ENDOTÉLIO
E DOENÇAS CARDIOVASCULARES
biologia vascular e síndromes clínicas

Cardiologia — Outros Livros de Interesse

- A Neurologia que Todo Médico Deve Saber 2ª ed. – Nitrini
- A Saúde Brasileira Pode Dar Certo – Lottenberg
- Acessos Vasculares para Quimioterapia e Hemodiálise – Wolosker
- Atualização em Hipertensão Arterial – Clínica, Diagnóstico e Terapêutica – Beltrame Ribeiro
- A Vida por um Fio e por Inteiro – Elias Knobel
- Bases Moleculares das Doenças Cardiovasculares – Krieger
- Cardiologia Clínica 2ª – Celso Ferreira e Rui Povoa
- Cardiologia Prática – Miguel Antônio Moretti
- Cardiologia Pediátrica – Carvalho
- Cardiologia Preventiva - Prevenção Primária e Secundária – Giannini
- Cardiopatias Congênitas no Recém-nascido 2ª ed. Revisada e Ampliada – Virgínia Santana
- Chefs do Coração – Ramires
- Cirurgia Cardiovascular – Oliveira
- Climatério e Doenças Cardiovasculares na Mulher – Aldrighi
- Clínicas Brasileiras de Cirurgia – CBC (Colégio Brasileiro de Cirurgiões) Vol. 2/5 - Cirurgia Cardiovascular – Oliveira
- Como Cuidar de seu Coração – Mitsue Isosaki e Adriana Lúcia Van-Erven Ávila
- Condutas em Terapia Intensiva Cardiológica – Knobel
- Coração e Sepse – Constantino José Fernandes Junior, Cristiano Freitas de Souza e Antonio Carlos Carvalho
- Desfibrilação Precoce - Reforçando a Corrente de Sobrevivência – Timerman
- Dinâmica Cardiovascular - Do Miócito à Maratona – Gottschal
- Doença Cardiovascular, Gravidez e Planejamento Familiar – Andrade e Ávila
- Doença Coronária – Lopes Palandri
- Eletrocardiograma – Cirenza
- Eletrocardiologia Atual 2ª ed. – Pastore
- Eletrofisiologia Cardíaca na Prática Clínica vol. 3 – SOBRAC
- Emergências em Cardiopatia Pediátrica – Lopes e Tanaka
- Endotélio e Doenças Cardiovasculares – Protásio, Chagas e Laurindo
- Enfermagem em Cardiologia – Cardoso
- Enfermaria Cardiológica – Ana Paula Quilici, André Moreira Bento, Fátima Gil Ferreira, Luiz Francisco Cardoso, Renato Scotti Bagnatori, Rita Simone Lopes Moreira e Sandra Cristine da Silva
- Hipertensão Arterial na Prática Clínica – Póvoa
- ICFEN - Insuficiência Cardíaca com Fração de Ejeção Normal – Evandro Tinoco Mesquista
- Insuficiência Cardíaca – Lopes Buffolo
- Intervenções Cardiovasculares – SOLACI
- Lesões das Valvas Cardíacas - Diagnóstico e Tratamento – Meneghelo e Ramos
- Manual de Cardiologia da SOCESP – SOCESP (Soc. Card. Est. SP)
- Manual do Clínico para o Médico Residente – Atala – UNIFESP
- Medicina Nuclear em Cardiologia - Da Metodologia à Clínica – Thom Smanio
- Medicina: Olhando para o Futuro – Protásio Lemos da Luz
- Medicina, Saúde e Sociedade – Jatene
- Os Chefs do Coração – InCor
- Parada Cardiorrespiratória – Lopes Guimarães
- Prescrição de Medicamentos em Enfermaria – Brandão Neto
- Prevenção das Doenças do Coração - Fatores de Risco – Soc. Bras. Card. (SBC) – FUNCOR
- Problemas e Soluções em Ecocardiografia Abordagem Prática – José Maria Del Castillo e Nathan Herzskowicz
- Psicologia e Cardiologia - Um Desafio que Deu Certo - SOCESP – Ana Lucia Alves Ribeiro
- Ressuscitação Cardiopulmonar – Hélio Penna Guimarães
- Riscos e Prevenção da Obesidade – De Angelis
- Rotinas de Emergência – Pró-cardíaco
- Rotinas Ilustradas da Unidade Clínica de Emergência do Incor – Mansur
- Semiologia Cardiovascular – Tinoco
- Série Clínica Médica - Dislipidemias – Lopes e Martinez
- Série Clínica Médica Ciência e Arte – Soc. Bras. Clínica Médica
- Doença Coronária – Lopes Palandri
- Insuficiência Cardíaca – Lopes Buffolo
- Série Fisiopatologia Clínica – Carvalho
  - Vol. 3 - Fisiopatologia Respiratória
- Série Fisiopatologia Clínica (com CD-ROM) – Rocha e Silva
  - Vol. 1 - Fisiopatologia Cardiovascular – Rocha e Silva
  - Vol. 2 - Fisiopatologia Renal – Zatz
  - Vol. 3 - Fisiopatologia Respiratória – Carvalho
  - Vol. 4 - Fisiopatologia Digestiva – Laudana
  - Vol. 5 - Fisiopatologia Neurológica – Yasuda
- Série Livros de Cardiologia de Bolso (Coleção Completa 6 vols.) – Tinoco
  - Vol. 1 - Atividade Física em Cardiologia – Nóbrega
  - Vol. 2 - Avaliação do Risco Cirúrgico e Cuidados Perioperatórios – Martins
  - Vol. 3 - Cardiomiopatias: Dilatada e Hipertrófica – Mady, Arteaga e Ianni
  - Vol. 4 - Medicina Nuclear Aplicada à Cardiologia – Tinoco e Fonseca
  - Vol. 5 - Anticoagulação em Cardiologia – Vilanova
  - Vol. 6 - Cardiogeriatria – Bruno
- Série SOBRAC – vol. 2 – Papel dos Métodos não Invasivos em Arritmias Cardíacas – Martinelli e Zimerman
- Série Terapia Intensiva – Knobel
  - Vol. 1 - Pneumologia e Fisioterapia Respiratória 2ª ed.
  - Vol. 3 - Hemodinâmica
- Síndrome Metabólica – Uma Abordagem Multidisciplinar – Ferreira e Lopes
- Síndromes Hipertensivas na Gravidez – Zugaib e Kahhale
- Síndromes Isquêmicas Miocárdicas Instáveis – Nicolau e Marin
- Sociedade de Medicina do Esporte e do Exercício - Manual de Medicina do Esporte: Do Paciente ao Diagnóstico – Antônio Claudio Lucas da Nóbrega
- Stent Coronário - Aplicações Clínicas – Sousa e Sousa
- Tabagismo: Do Diagnóstico à Saúde Pública – Viegas
- Terapias Avançadas - Células-tronco – Morales
- Transradial - Diagnóstico e Intervenção Coronária e Extracardíaca 2ª ed. – Raimundo Furtado
- Tratado de Cardiologia do Exercício e do Esporte – Ghorayeb
- Tratamento Cirúrgico da Insuficiência Coronária – Stolf e Jatene
- Um Guia para o Leitor de Artigos Científicos na Área da Saúde – Marcopito Santos

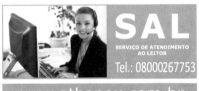
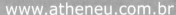

ENDOTÉLIO
E DOENÇAS CARDIOVASCULARES
biologia vascular e síndromes clínicas

| Protásio L. da Luz | Peter Libby | Antonio C. P. Chagas | Francisco R. M. Laurindo |

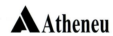

EDITORA ATHENEU

São Paulo — Rua Jesuíno Pascoal, 30
Tel.: (11) 2858-8750
Fax: (11) 2858-8766
E-mail: atheneu@atheneu.com.br

Rio de Janeiro — Rua Bambina, 74
Tel.: (21)3094-1295
Fax: (21)3094-1284
E-mail: atheneu@atheneu.com.br

Belo Horizonte — Rua Domingos Vieira, 319 — conj. 1.104

PRODUÇÃO EDITORIAL/CAPA: *Equipe Atheneu*
PROJETO GRÁFICO/DIAGRAMAÇÃO: *Triall Composição Editorial Ltda.*
ILUSTRAÇÕES: *Junior Falcetti*
CAPA: *Antonio Carlos Hermann de Andrade*
  Valéria Lira com colaboração da Dra. Luciana A. Pescatore

CIP-BRASIL. Catalogação na Publicação
Sindicato Nacional dos Editores de Livros, RJ

E46

Endotélio e doenças cardiovasculares : biologia vascular e síndromes clínicas / Protásio L. da Luz ... [et al.]. - Rio de Janeiro : Atheneu, 2016.
  900 p. : il. ; 28 cm.

  Inclui bibliografia
  ISBN 978-85-388-0733-9

  1. Endotélio - Fisiologia. 2. Sistema circulatório 3. Doenças cardiovasculares. I. Luz, Protásio l. da. II. Título.

16-35738
26/08/2016   30/08/2016

CDD: 611.0187
CDU: 611.018.74

LUZ, P. L.; LIBBY, P.; CHAGAS, A. C. P.; LAURINDO, F. R. M.
Endotélio e Doenças Cardiovasculares – Biologia Vascular e Síndromes Clínicas

© EDITORA ATHENEU
São Paulo, Rio de Janeiro, Belo Horizonte, 2017

Sobre os Editores

Protásio Lemos da Luz
- Professor Titular Sênior de Cardiologia da Faculdade de Medicina da Universidade de São Paulo (FMUSP);
- Pesquisador Sênior de Cardiologia do Instituto do Coração (InCor) da Faculdade de Medicina da Universidade de São Paulo (FMUSP) (atual);
- Membro Titular da Academia Brasileira de Ciências (ABC).

Peter Libby
- Mallinckrodt Professor of Medicine, Harvard Medical School. Brigham and Women's Hospital, Harvard Medical School, Boston, MA, USA.

Antonio Carlos Palandri Chagas
- Professor Titular, Chefe da Disciplina de Cardiologia da Faculdade de Medicina do ABC;
- Professor Livre-docente da Faculdade de Medicina da Universidade de São Paulo (USP).

Francisco Rafael Martins Laurindo
- Professor Livre-docente de Cardiologia da Faculdade de Medicina da Universidade de São Paulo (FMUSP);
- Diretor do Laboratório de Biologia Vascular do Instituto do Coração (InCor) do Hospital das Clínicas da Faculdade de Medicina da Universidade de São Paulo.

Sobre os Colaboradores

Alexander R. Moise

Departamento de Farmacologia e Toxicologia da Escola de Farmácia da Universidade do Kansas, EUA.

Alexandre Abizaid

Diretor do Serviço de Cardiologia Invasiva do Instituto Dante Pazzanese de Cardiologia, São Paulo, SP, Brasil (IDPC). Livre-docente pela Universidade de São Paulo (USP). Doutor em Medicina pela Escola Paulista de Medicina da Universidade Federal de São Paulo (EMP/Unifesp).

Alfredo Inácio Fiorelli

Professor Colaborador da Faculdade de Medicina da Universidade de São Paulo (FMUSP). Professor Livre-docente da FMUSP. Diretor da Unidade de Perfusão Cardiorrespiratória do Instituto do Coração (InCor) da FMUSP.

Aline Alexandra Iannoni de Moraes

Cardiologista e Professora de Medicina da Pontifícia Universidade Católica do Paraná (PUC-PR).

Allan Robson Kluser Sales

Pós-doutorando em Cardiopneumologia pela Faculdade de Medicina da Universidade de São Paulo (FMUSP). Doutor em Ciências Cardiovasculares pela Universidade Federal Fluminense (UFF) e Pesquisador Colaborador da Unidade de Reabilitação Cardiovascular e Fisiologia do Exercício do Instituto do Coração (InCor) da FMUSP.

Amit Nussbacher

Médico do Hospital Israelita Albert Einstein. Doutor em Cardiologia pela Faculdade de Medicina da Universidade de São Paulo (FMUSP).

Ana Cristina Andrade

Médica Assistente da Divisão Clínica do Instituto do Coração (InCor) do Hospital das Clínicas da Faculdade de Medicina de São Paulo (HC-FMUSP). Doutora em Cardiologia pela Universidade de São Paulo (USP). Professora Colaboradora do Departamento de Cardiopneumologia do InCor do HC-FMUSP.

Ana Maria Pita Lottenberg

Nutricionista da Disciplina de Endocrinologia da Faculdade de Medicina da Universidade de São Paulo (FMUSP). Doutora em Nutrição pela Faculdade de Ciências Farmacêuticas da Universidade de São Paulo (FCF-USP).

Ana Paula Azambuja

Laboratório Nacional de Biociências do Centro Nacional de Pesquisa em Energia e Materiais, Brasil.

Ana Paula Dantas

Doutora Pesquisadora do Institut d'Investigacions Biomèdiques August Pi i Sunyer – (IDIBAPS), Barcelona – Espanha.

Ângela M. Sousa Costa

Laboratório Nacional de Biociências do Centro Nacional de Pesquisa em Energia e Materiais, Brasil.

Antonio Augusto Lopes

Professor Livre-docente da Unidade Clínica de Cardiologia Pediátrica e Cardiopatias Congênitas do Adulto do Instituto do Coração (InCor) do Hospital das Clínicas da Faculdade de Medicina da Universidade de São Paulo (HC-FMUSP).

Antonio Carlos Palandri Chagas
Professor Titular, Chefe da Disciplina de Cardiologia da Faculdade de Medicina do ABC. Professor Livre-docente da Faculdade de Medicina da Universidade de São Paulo (FMUSP).

Antonio Casela Filho
Mestre em Clínica Médica em Cardiologia da Faculdade de Medicina de Ribeirão Preto da Universdidade de São Paulo (FMRP-USP). Doutor e Pós-doutor em Cardiologia do Instituto do Coração (InCor) do Hospital das Clínicas da Faculade de Medicina da Universidade de São Paulo (HC-FMUSP). Especialista em Cardiologia pela Sociedade Brasileira de Cardiologia (SBC) e em Clínica Médica pela Sociedade Brasileira de Clínica Médica (SBCM). *Fellow of American College of Cardiology*, USA.

Breno Bernardes de Souza
Divisão de Cardiologia, Departamento de Medicina, Brigham and Women's Hospital Harvard. Medical School, Boston, MA, Estados Unidos.

C. Noel Bairey Merz
Barbra Streisand Women's Heart Center, Cedars Sinai Heart Institute, Cedars-Sinai Medical Center, 127 South San Vicente Boulevard, Los Angeles, California, 90048, USA.

Carlos Eduardo Negrão
Professor Titular do Departamento de Biodinâmica do Movimento do Corpo Humano da Escola de Educação Física e Esporte da Universidade de São Paulo (USP) com vínculo subsidiário ao Departamento de Cardiopneumologia da Faculdade de Medicina da USP. Doutor pela University of Wisconsin-Madison, EUA e Diretor da Unidade de Reabilitação Cardiovascular e Fisiologia do Exercício do Instituto do Coração (InCor) do Hospital das Clínicas da Faculdade de Medicina da Universidade de São Paulo (HC-FMUSP).

Carlos J. Rocha Oliveira
Doutor em Biologia Molecular. Professor Titular da Universidade Anhembi Morumbi junto a Escola de Ciências da Saúde.

Cinthya Echem
Mestre em Farmacologia pela Universidade de São Paulo (USP). Doutorando do Departamento de Farmacologia do Instituto de Ciências Biomédicas da USP.

Clara Nobrega
Mestranda em Ciências pela Escola de Educação Física e Esporte da Universidade de São Paulo (EEFE-USP). Membro do Laboratório de Bioquímica e Biologia Molecular do Exercício da EEFE-USP. Membro da Sociedade Brasileira de Fisiologia (SBF).

Cristina Pires Camargo
Pós-doutorando pela Faculdade de Medicina da Universidade de São Paulo (FMUSP).

Daniel Chamie
Cardiologista Intervencionista do Serviço de Cardiologia Invasiva do Instituto Dante Pazzanese de Cardiologia, São Paulo, SP, Brasil. Diretor do Laboratório de Tomografia de Coerência Óptica da Cardiovascular Research Center, São Paulo, SP, Brasil.

Daniel Umpierre
Doutor em Ciências Cardiovasculares da Universidade Federal do Rio Grande do Sul (UFRGS). Professor do Programa de Pós-graduação em Cardiologia e Ciências Cardiovasculares da Faculdade de Medicina da UFRGS.

Denise C. Fernandes
Laboratório de Biologia Vascular do Instituto do Coração (InCor) do Hospital das Clínicas da Faculdade de Medicina da Universidade de São Paulo (HC-FMUSP).

Desidério Favarato
Doutor em Medicina pela Universidade de São Paulo (USP).

Edilamar Menezes de Oliveira
Professora Livre-docente do Departamento de Biodinâmica do Movimento do Corpo Humano da Escola de Educação Física e Esporte da Universidade de São Paulo (EEFE-USP). Pós-doutora pelo Laboratório de Stem Cells do Keck Graduate Institute of Applied Life Science, Claremont, California, USA. Doutora em Bioquímica e Biologia Molecular pela Universidade Federal do Rio Grande do Sul (UFRGS). Instituto do Coração (InCor) do Hospital das Clínicas da Faculdade de Medicina da Universidade de São Paulo (HC-FMUSP). Coordenadora do Laboratório de Bioquímica e Biologia Molecular do Exercício da EEFE-USP.

Elaine Guadalupe Rodrigues
Farmacêutica-bioquímica pela Faculdade de Ciências Farmacêuticas da Universidade de São Paulo (USP), São Paulo, SP, Brasil. Mestre e Doutora em Ciências pelo Programa de Microbiologia e Imunologia da Universidade Federal de São Paulo (Unifesp), São Paulo, SP, Brasil/New York University, Department of Parasitology, New York, NY, USA. Professora Adjunta do Departamento de Microbiologia, Imunologia e Parasitologia da Escola Paulista de Medicina da Universidade Federal de São Paulo (EPM/Unifesp). Chefe do Laboratório de Imunobiologia do Câncer, Departamento de Microbiologia, Imunologia e Parasitologia da EPM/Unifesp, São Paulo, SP, Brasil.

Elaine Marques Hojaij
Psicóloga com Especialização em Psicologia Hospitalar em Cardiologia pelo Instituto do Coração (InCor) do Hospital das Clínicas da Faculdade de Medicina da Universidade de São Paulo (HC-FMUSP). Especialização em Psicoterapia Comportamental Cognitiva pelo Instituto de Psiquiatria da FMUSP.

Eliana Hiromi Akamine
Professora Doutora do Departamento de Farmacologia do Instituto de Ciências Biomédicas da Universidade de São Paulo (USP).

Eliete Bouskela
Laboratório de Pesquisas Clínicas e Experimentais em Biologia Vascular (BioVasc), Centro Biomédico da Universidade do Estado do Rio Janeiro (UERJ).

Elisa Alberton Haas
Pós-graduanda em Cardiologia pela Faculdade de Medicina da Universidade de São Paulo (FMUSP). Médica Cardiologista e Ecocardiografista pela Sociedade Brasileira de Cardiologia (SBC).

Emilio Ros
Lipid Clinic, Endocrinology and Nutrition Service, Institut d'Investigacions Biomèdiques August Pi Sunyer, Hospital Clínic, Barcelona and CIBEROBN, ISCIII, Spain.

Erich Vinicius de Paula
Hematologista, Doutor em Fisiopatologia Médica pela Universidade Estadual de Campinas (Unicamp). Professor da Disciplina de Hematologia e Hemoterpia da Faculdade de Ciências Médicas da Unicamp.

Erik Svensjö
Instituto de Biofísica Carlos Chagas Filho da Universidade Federal do Rio de Janeiro (UFRJ).

Erika Jones
Barbra Streisand Women's Heart Center, Cedars Sinai Heart Institute, Cedars-Sinai Medical Center, 127 South San Vicente Boulevard, Los Angeles, California, 90048, USA.

Fabiano Vanderlinde
Residência em Clínica Médica pela Escola Paulista de Medicina da Universidade Federal de São Paulo (EPM/Unifesp). Especialização em Geriatria pela EPM/Unifesp. Colaborador do Ambulatório de Alterações Comportamentais em Idosos do Serviço de Geriatria do Hospital das Clínicas da Faculdade de Medicina da Universidade de São Paulo (HC-FMUSP).

Fabiola Zakia Mónica
BPharm, PhD, Universidade Estadual de Campinas (Unicamp).

Fernanda Fatureto Borges
Professora Auxiliar da Disciplina de Clínica Médica da Universidade Federal da Grande Dourados (UFGD). Doutoranda em Ciências pela Faculdade de Medicina da Universidade de São Paulo (FMUSP). Médica Especialista em Cardiologia pelo Instituto do Coração (InCor) do Hospital das Clínicas da Faculdade de Medicina da Universidade de São Paulo (HC-FMUSP) e pela Sociedade Brasileira de Cardiologia (SBC). Especialista em Ecocardiografia pelo InCor/HC-FMUSP e pelo Departamento de Imagem Cardiovascular da SBC.

Fernanda Marciano Consolim-Colombo
Livre-docente em Cardiologia pela Faculdade de Medicina da Universidade de São Paulo (FMUSP). Médica Assistente da Unidade de Hipertensão do Instituto do Coração (InCor) do Hospital das Clínicas da FMUSP. Coordenadora do Programa de Pós-graduação da Medicina da Universidade Nove de Julho (Uninove).

Fernanda Roberta Roque
Mestre e Doutora em Ciências pela Escola de Educação Física e Esporte da Universidade de São Paulo (EEFE-USP). Pós-doutoranda do Laboratório de Bioquímica e Biologia Molecular do Exercício da EEFE-USP. Membro da Sociedade Brasileira de Fisiologia (SBF) e da Sociedade de Cardiologia (SC) do Estado de São Paulo.

Fernando Bacal
Livre-docente em Cardiologia pela Faculdade de Medicina da Universidade de São Paulo (FMUSP). Diretor da Unidade Clínica de Transplante Cardíaco do Instituto de Cardiologia (InCor).

Francisco Antonio Helfenstein Fonseca
Professor Afiliado Livre-docente, Chefe do Setor de Lípides, Aterosclerose e Biologia Vascular da Disciplina de Cardiologia da Escola Paulista de Medicina da Universidade Federal de São Paulo (EPM/Unifesp).

Francisco Rafael Martins Laurindo
Professor Livre-docente de Cardiologia. Diretor do Laboratório de Biologia Vascular do Instituto do Coração (InCor), da Faculdade de Medicina da Universidade de São Paulo (FMUSP).

Geraldo Lorenzi-Filho
Diretor do Laboratório do Sono da Disciplina de Pneumologia do Instituto do Coração (InCor). Professor Livre-docente pela Faculdade de Medicina da Universidade de São Paulo (FMUSP). Presidente da Associação Brasileira do Sono (ABS).

Gilbert Alexandre Sigal
Médico Endocrinologista. Mestrado e Doutorado em Endocrinologia pelo Hospital das Clínicas da Faculdade de Medicina da Universidade de São Paulo (HC-FMUSP). Pós-doutorado em Endocrinologia pelo HC-FMUSP. Assistente-doutor do Laboratório de Metabolismo e Lípides do Instituto do Coração (InCor) do HC-FMUSP.

Gilberto De Nucci
MD, BPharm, PhD, Universidade Estadual de Campinas (Unicamp).

Guillermo Garcia-Cardña
Centro de Excelência em Biologia Vascular da Divisão de Medicina Cardiovascular do Departamento de Medicina e Divisão de Pesquisa Vascular, Departamento de Patologia, Brigham and Women's Hospital, Harvard Medical School, Boston, MA.

Gustavo Henrique Oliveira de Paula
Departamento de Farmacologia da Faculdade de Medicina de Ribeirão Preto da Universidade de São Paulo (FMRP-USP).

Haniel Alves Araújo
Divisão de Cardiologia do Departamento de Medicina de Brigham and Women's Hospital Harvard. Medical School, Boston, MA, Estados Unidos.

Heitor Moreno Júnior
Médico Cardiologista, Professor Titular de Medicina. Livre-docente da Faculdade de Ciências Médicas da Universidade Estadual de Campinas (Unicamp).

Helena Coutinho Franco de Oliveira
Professora Titular de Fisiologia do Departamento de Biologia Estrutural e Funcional do Instituto de Biologia da Universidade Estadual de Campinas (Unicamp).

Hozana A. Castillo
Laboratório Nacional de Biociências do Centro Nacional de Pesquisa em Energia e Materiais, Brasil.

Hugo Pequeno Monteiro
Professor Titular do Departamento de Bioquímica e Diretor do Centro de Terapia Celular e Molecular da Escola Paulista de Medicina da Universidade Federal de São Paulo (EPM/Unifesp).

Iáscara Wozniak de Campos
Especialista em Insuficiência Cardíaca\Transplante Cardíaco pela Unidade Clínica de Transplante Cardíaco do Instituto do Coração (InCor) do Hospital das Clínicas da Faculdade de Medicina da Universidade de São Paulo (HC-FMUSP). Médica da Unidade Clínica de Emergência do Pronto-socorro do InCor.

Ivan Aprahamian
Especialista em Geriatria pela Sociedade Brasileira de Geriatria e Gerontologia da Associação Médica Brasileira (SBGG/AMB) e Psiquiatria pela Associação Brasileira de Psiquiatria da (ABP/AMB). Mestre pela Faculdade de Ciências Médicas da Universidade Estadual de Campinas (FCM-Unicamp) e Doutor pela Faculdade de Medicina da Universidade de São Paulo (FMUSP). Coordenador do Ambulatório de Alterações Comportamentais em Idosos do Serviço de Geriatria do Hospital das Clínicas da FMUSP. Professor Adjunto e Chefe do Departamento de Clínica Médica da Faculdade de Medicina de Jundiaí (FMJ). *Fellow* of the American College of Physicians.

J. Eduardo Sousa
Diretor do Centro de Intervenções em Doenças Estruturais do Coração do Instituto Dante Pazzanese de Cardiologia (IDPC), São Paulo, SP, Brasil. Chefe do Laboratório de Hemodinâmica do Hospital do Coração (HCor) da Associação do Sanatório Sírio, São Paulo, SP, Brasil. Professor Livre-docente em Cardiologia da Escola Paulista de Medicina da Universidade Federal de São Paulo (EPM/Unifesp), São Paulo, SP, Brasil.

J. Ribamar Costa Jr.
Chefe da Seção Médica de Intervenção Coronária do Instituto Dante Pazzanese de Cardiologia (IDPC), São Paulo, SP, Brasil. Doutor em Cardiologia pela Universidade de São Paulo (USP/IDPC). Cardiologista Intervencionista do Hospital do Coração (HCor) da Associação do Sanatório Sírio, São Paulo, SP, Brasil.

Janet Wei
Barbra Streisand Women's Heart Center, Cedars Sinai Heart Institute, Cedars-Sinai Medical Center, 127 South San Vicente Boulevard, Los Angeles, California, 90048, USA.

Jenna Maughan
Barbra Streisand Women's Heart Center, Cedars Sinai Heart Institute, Cedars-Sinai Medical Center, 127 South San Vicente Boulevard, Los Angeles, California, 90048, USA; 2 University of California, Berkeley.

Jordi Merino
Vascular Medicine and Metabolism Unit, Research Unit on Lipids and Atherosclerosis, Hospital Sant Joan, Universitat Rovira i Virgili, IISPV, Reus and CIBERDEM, Instituto de Salud Carlos III (ISCIII), Spain.

José Eduardo Krieger
Professor de Genética e Cardiologia Molecular da Faculdade de Medicina da Universidade de São Paulo (USP). Diretor do Laboratório de Genética e Cardiologia Molecular do Instituto do Coração (InCor) do Hospital das Clínicas da Faculdade de Medicina da Universidade de São Paulo (HC-FMUSP).

José Eduardo Tanus dos Santos
Departamento de Farmacologia da Faculdade de Medicina de Ribeirão Preto da Universidade de São Paulo (FMRP-USP).

José Jayme Galvão de Lima
Professor Livre-docente do Instituto do Coração (InCor) do Hospital das Clínicas da Faculdade de Medicina da Universidade de São Paulo (FMUSP).

José Leudo Xavier Júnior
Especialista em Insuficiência Cardíaca/Transplante Cardíaco pela Unidade Clínica de Transplante Cardíaco do Instituto do Coração (InCor) da Faculdade de Medicina da Universidade de São Paulo (FMUSP). Médico da Unidade Clínica de Emergência do Pronto-socorro do Incor.

José Rocha Faria Neto
Ex-Presidente do Departamento de Aterosclerose da Sociedade Brasileira de Cardiologia (SBC). Doutor em Cardiologia pelo Instituto do Coração (InCor) do Hospital das Clínicas da Faculdade de Medicina da Universidade de São Paulo (HC-FMUSP). Pós-doutorado em Aterosclerose no Atherosclerosis Research Center do Cedars-Sinai Medical Center, Los Angeles. Professor Titular de Cardiologia da Pontifícia Universidade Católica do Paraná.

José Xavier Neto
Laboratório Nacional de Biociências do Centro Nacional de Pesquisa em Energia e Materiais, Brasil.

Joyce M. Annichino-Bizzacchi
Professora Titular em Hematologia pela Universidade Estadual de Campinas (Unicamp).

Juan Carlos Yugar Toledo
Professor Titular de Hematologia pela Universidade Estadual de Campinas (Unicamp). Médico Cardiologista. Professor Doutor em Farmacologia pela Faculdade de Ciências Médicas da Unicamp. Docente de Pós-graduação em Ciências da Saúde da Faculdade de Medicina de São José do Rio Preto (Famerp).

Juliana Carvalho Tavares
Departamento de Fisiologia e Biofísica do Instituto de Ciências Biológicas da Universidade Federal de Minas Gerais (UFMG).

Julio Flavio Marchini
MD, PhD. Serviço de Hemodinâmica e Cardiologia Intervencionista do Instituto do Coração (InCor) do Hospital das Clínicas da Faculdade de Medicina da Universidade de São Paulo (HC-FMUSP).

Keyla Yukari Katayama
Mestranda do Programa de Pós-graduação da Universidade Nove de Julho (Uninove). Graduada em Educação Física pela Universidade Estadual do Centro-oeste (Unicentro).

Leonardo Y. Tanaka
Laboratório de Biologia Vascular, Instituto do Coração (InCor), Faculdade de Medicina da Universidade de São Paulo (FMUSP).

Lucas Giglio Colli
Doutorando no Departamento de Farmacologia do Instituto de Ciências Biomédicas da Universidade de São Paulo (USP).

Luciano Drager
Professor Doutor do Departamento de Clínica Médica da Disciplina de Nefrologia da Faculdade de Medicina da Universidade de São Paulo (FMUSP). Médico Assistente da Unidade de Hipertensão do Instituto do Coração do Hospital das Clínicas da Faculdade de Medicina da Universidade de São Paulo. Especialista em Medicina do Sono pela Sociedade Brasileira de Clínica Médica (SBCM).

Luís Henrique Wolff Gowdak
Médico-assistente do Laboratório de Genética e Cardiologia Molecular e da Unidade Clínica de Coronariopatia Crônica do Instituto do Coração (InCor) do Hospital das Clínicas da Faculdade de Medicina da Universidade de São Paulo (HC-FMUSP). Coordenador Clínico do Núcleo de Estudos e Pesquisa em Angina Refratária do InCor/HC-FMUSP. Doutor em Cardiologia pela FMUSP. *Fellow* da Sociedade Europeia de Cardiologia.

Luiz Aparecido Bortolotto
Diretor da Unidade de Hipertensão do Instituto do Coração (InCor) do Hospital das Clínicas da Faculdade de Medicina da Universidade de São Paulo (HC-FMUSP). Professor Livre-docente do Departamento de Cardiologia da FMUSP. Coordenador do Núcleo de Hipertensão Arterial do Hospital Alemão Oswaldo Cruz.

Marcel Liberman
Pós-doutor pelo Brigham and Women's Hospital, Harvard Medical School, Boston, EUA. Doutor em Cardiologia pelo Instituto do Coração (InCor) do Hospital das Clínicas da Faculdade de Medicina da Universidade de São Paulo (HC-FMUSP). Cardiologista Clínico pelo InCor/HC-FMUSP. Médico Cardiologista do CTI-A e Pesquisador do IIEP do Hospital Albert Einstein.

Marcelo Nicolás Muscará
Departamento de Farmacologia do Instituto de Ciências Biomédicas da Universidade de São Paulo (USP), São Paulo, SP.

Marcelo Nishiyama
Pós-graduando em Cardiologia pela Faculdade de Medicina da Universidade de São Paulo (FMUSP). Médico Cardiologista do Setor de Métodos Gráficos do Hospital Israelita Albert Einstein.

Marcelo Zugaib
Professor Titular do Departamento de Obstetrícia e Ginecologia da Faculdade de Medicina da Universidade de São Paulo (FMUSP).

Marco Aurélio Lumertz Saffi
Centro de Excelência em Biologia Vascular da Divisão de Medicina Cardiovascular do Departamento de Medicina e Divisão de Pesquisa Vascular do Departamento de Patologia, Brigham and Women's Hospital, Harvard Medical School, Boston, MA.

Maria Cristina O. Izar
Livre-docente da Disciplina de Cardiologia do Departamento de Medicina da Escola Paulista de Medicina da Universidade Federal de São Paulo (EPM/Unifesp). Coordenadora do Laboratório de Biologia Molecular da Disciplina de Cardiologia da EPM/Unifesp.

Maria Helena Catelli de Carvalho
Professora Titular do Departamento de Farmacologia do Instituto de Ciências Biomédicas da Universidade de São Paulo (USP).

Maria Janieire de Nazaré Nunes Alves
Médica Assistente da Unidade de Reabilitação Cardiovascular e Fisiologia do Exercício do Instituto do Coração (InCor) do Hospital das Clínicas da Faculdade de Medicina da Universidade de São Paulo (HC-FMUSP). Professora-colaboradora do Departamento de Cardiologia da FMUSP. Doutora em Ciências pela FMUSP.

Maria Silvia Ferrari Lavrador
Nutricionista pela Universidade Federal de Alfenas (Unifal), Minas Gerais, MG. Mestre em Ciências e Especialista em Nutrição Materno-infantil pela Universidade Federal de São Paulo (Unifesp). Especialista em Nutrição em Doenças Crônicas Não Transmissíveis pelo IP do Hospital Albert Einstein. Doutoranda pela Faculdade de Medicina da Universidade de São Paulo (FMUSP) no Laboratório de Lípides (LIM-10).

Maria Theresa O. M. Albuquerque
Doutoranda em Ciências pelo Departamento de Medicina Translacional da Universidade Federal de São Paulo (Unifesp). Mestre em Ciências pelo Departamento de Clínica Médica da Unifesp. Professora da Faculdade Santa Marcelina.

Mariana Meira Clavé
Biomédica formada pela Universidade Luterana do Brasil (ULBRA), Canoas, Rio Grande do Sul. Doutoranda em Cardiologia pelo Programa de Pós-graduação em Cardiologia pelo Instituto do Coração (InCor) do Hospital das Clínicas da Faculdade de Medicina da Universidade de São Paulo (HC-FMUSP).

Marina Beltrami Moreira
Centro de Excelência em Biologia Vascular, Divisão de Medicina Cardiovascular, Departamento de Medicina e Divisão de Pesquisa Vascular, Departamento de Patologia, Brigham and Women's Hospital, Harvard Medical School, Boston, MA.

Marina Maria Biella
Residência em Clínica Médica pela Faculdade de Medicina do ABC (FMABC). Residência em Geriatria pela Faculdade de Medicina da Universidade de São Paulo (FMUSP). Especialização em Psiquiatria Geriátrica pela FMUSP. Atuação no Serviço de Geriatria do Hospital das Clínicas da Faculdade de Medicina da Universidade de São Paulo (HC-FMUSP) nas atividades do Ambulatório de Alterações Comportamentais em Idosos e na Enfermaria com o Curso de Geriatria Prática.

Mario J. A. Saad
Professor Titular do Departamento de Clínica Médica da Faculdade de Medicina da Universidade Estadual de Campinas (FCM-Unicamp).

Marli Ferreira Curcio
Doutora em Bioquímica pelo Departamento de Bioquímica e Biologia Molecular da Escola Paulista de Medicina da Universidade Federal de São Paulo (EPM/Unifesp). Pesquisadora Associada (PosDoc) pelo Departamento de Doenças Infecciosas e Parasitárias (DIPA) da EPM/Unifesp.

Mauricio Wajengarten
Professor Livre-docente em Cardiologia pela Faculdade de Medicina da Universidade de São Paulo (FMUSP).

Mayra Luciana Gagliani

Psicóloga Responsável pela Unidade de Terapia Intensiva Neonatal e Cardiopatias Congênitas do Instituto do Coração (InCor) do Hospital das Clínicas da Faculdade de Medicina da Universidade de São Paulo (HC-FMUSP). Especialista em Terapia Cognitiva Comportamental pelo Instituto de Psiquiatria do Hospital das Clínicas (Ipq-HC). Especialista em Medicina Comportamental pela Universidade Federal de São Paulo (Unifesp). Diretora do Departamento de Psicologia da Sociedade de Cardiologia do Estado de São Paulo (SOCESP) nos Biênios 2004 e 2005/2010 e 2011 e atual Diretora.

Michael Andrades

Doutor em Ciências Biológicas: Bioquímica pela Universidade Federal do Rio Grande do Sul (UFRGS). Professor do Programa de Pós-graduação em Cardiologia e Ciências Cardiovasculares pela Faculdade de Medicina da UFRGS.

Milessa da Silva Afonso

Nutricionista pela Universidade Estadual Paulista "Júlio de Mesquita Filho" (UNESP). Mestre em Ciência dos Alimentos pela Faculdade de Ciências Farmacêuticas da USP (FCF-USP). Doutoranda em Ciências pelo Programa de Endocrinologia da Faculdade de Medicina da Universidade de São Paulo (FMUSP).

Murilo Carvalho

Laboratório de Ictiologia, Departamento de Zoologia, Instituto de Biociências, Universidade de São Paulo. Laboratório Nacional de Biociências, Centro Nacional de Pesquisa em Energia e Materiais, Brasil.

Nadine Clausell

Professora Titular da Faculdade de Medicina da Universidade Federal do Rio Grande do Sul (UFRGS).

Noedir Antonio Groppo Stolf

Professor Sênior de Cirurgia Cardiovascular da Faculdade de Medicina da Universidade de São Paulo (FMUSP).

Otavio Berwanger

Médico Cardiologista e Epidemiologista. Diretor do Instituto de Pesquisa do Hospital do Coração (HCor) da Associação do Sanatório Sírio, São Paulo, Brasil. Professor do Curso de Pós-graduação em Cardiologia do Instituto do Coração (InCor) do Hospital das Clínicas da Faculdade de Medicina da Universidade de São Paulo (FMUSP).

Paulo Ferreira Leite

Doutor em Ciências pela Faculdade de Medicina da Universidade de São Paulo (FMUSP). Médico Assistente da Equipe de Coronariopatias Crônicas do Instituto do Coração (InCor) da FMUSP. Médico do Corpo Clínico do Hospital Sírio-Libanês – Unidade Crítica Cardiológica.

Paulo Magno Martins Dourado

Doutor em Ciências e Pós-doutor em Cardiologia pela Universidade de São Paulo (USP). *Fellow* do American College of Cardiology, American Heart Association, American Society of Echocardiography e European Society of Cardiology. Médico Pesquisador do Laboratório de Biologia Vascular do Instituto do Coração (InCor) do Hospital das Clínicas da Faculdade de Medicina da Universidade de São Paulo. Diretor Médico da Clínica Pró-Coração.

Paulo Roberto B. Evora

Doutor em Cirurgia Geral pela Faculdade de Medicina de Ribeirão Preto da Universidade de São Paulo (FMRP/USP). Professor Titular do Departamento de Cirurgia e Anatomia da FMRP/USP.

Pedro A. Lemos

MD, PhD do Serviço de Hemodinâmica e Cardiologia Intervencionista do Instituto do Coração (InCor) do Hospital das Clínicas da Faculdade de Medicina da Universidade de São Paulo (HC-FMUSP).

Peter Libby
Mallinckrodt Professor of Medicine, Harvard Medical School. Brigham and Women's Hospital, Harvard Medical School, Boston, MA, USA.

Prediman K. Shah
MD, MACC From the Division of Cardiology and Oppenheimer Atherosclerosis Research Center, Cedars Sinai Heart Institute, and UCLA School of Medicine, Los Angeles, California.

Protásio Lemos da Luz
Professor Titular Sênior de Cardiologia. Professor Sênior de Cardiologia do Instituto do Coração (InCor) da Faculdade de Medicina da Universidade de São Paulo (FMUSP) (atual). Membro Titular da Academia Brasileira de Ciências (ABC).

Puja Mehta
Barbra Streisand Women's Heart Center, Cedars Sinai Heart Institute, Cedars-Sinai Medical Center, 127 South San Vicente Boulevard, Los Angeles, California, 90048, USA.

Raul Cavalcante Maranhão
Professor Titular de Bioquímica Clínica da Faculdade de Ciências Farmacêuticas da Universidade de São Paulo. Diretor do Laboratório de Metabolismo e Lípides do Instituto do Coração (InCor) do Hospital das Clínicas da Faculdade de Medicina da Universidade de São Paulo (FMUSP).

Riccardo Lacchini
Departamento de Enfermagem Psiquiátrica e Ciências Humanas da Escola de Enfermagem de Ribeirão Preto da Universidade de São Paulo (EERP-USP).

Richard Kones
Cardiometabolic Research Institute, Houston, TX, USA.

Rita C. Tostes
Doutora em Farmacologia pela Faculdade de Medicina de Ribeirão Preto da Universidade de São Paulo (FMRP/USP). Professora Titular do Departamento de Farmacologia da FMRP/USP.

Roberta Eller Borges
Doutora em Biologia Celular e Molecular pela Universidade Federal de São Paulo (Unifesp).

Roberta Marcondes Machado
Doutora em Ciências pelo Programa de Endocrinologia da Faculdade de Medicina da Universidade de São Paulo (FMUSP). Especialista em Nutrição nas Doenças Crônicas Não Transmissíveis pelo Instituto de Ensino e Pesquisa do Hospital Israelita Albert Einstein (IEP-HIAE). Graduada em Nutrição pela Universidade Anhembi Morumbi.

Roberto Rocha C. V. Giraldez
Livre-docente da Universidade de São Paulo (USP). Professor da Faculdade de Medicina da Universidade de São Paulo (FMUSP). Médico da Unidade Clínica de Coronariopatia Aguda do Instituto do Coração (InCor) do Hospital das Clínicas da Faculdade de Medicina da Universidade de São Paulo (HC-FMUSP). Editor Chefe da Cardiosource em Português. Diretor Médico da Comissão Científica do InCor/HC-FMUSP.

Robson Augusto dos Santos
Doutor em Fisiologia pela Universidade de São Paulo (USP). Professor Titular do Departamento de Fisiologia e Biofísica da Universidade Federal de Minas Gerais (UFMG).

Rodrigo Modolo
Professor Doutor em Farmacologia da Faculdade de Ciências Médicas da Universidade Estadual de Campinas (Unicamp). Médico Cardiologista e Cardiologista Intervencionista/Hemodinamicista do Laboratório de Cateterismo Cardíaco do Hospital das Clínicas da Unicamp.

Rolf Gemperli
Professor Titular da Disciplina de Cirurgia Plástica do Departamento de Cirurgia da Universidade de São Paulo (USP).

Rossana Pulcineli Vieira Francisco
Professor-associado, Livre-docente da Faculdade de Medicina da Universidade de São Paulo (FMUSP).

Salvador Moncada
Director of Cancer Sciences, University of Manchester, United Kingdom.

Santiago A. Tobar
Doutor em Biociências pela Universidade do Estado do Rio de Janeiro (UERJ). Pós-doutorando do Programa de Pós-graduação em Cardiologia e Ciências Cardiovasculares.

Soubhi Kahhale
Professor-associado, Livre-docente da Faculdade de Medicina da Universidade de São Paulo (FMUSP).

Stefany B. A. Cau
Doutor e Pós-doutor em Farmacologia pela Faculdade de Medicina da Ribeirão Preto da Universidade de São Paulo (FMRP/USP). Professor Adjunto A do Departamento de Farmacologia do Instituto de Ciências Biológicas (ICB) da Universidade Federal de Minas Gerais (UFMG).

Thaís L. S. Araujo
Pós-doutora do Laboratório de Biologia Vascular do Instituto do Coração (InCor) do Hospital das Clínicas da Faculdade de Medicina da Universidade de São Paulo.

Tiago Fernandes
Mestre e Doutor em Ciências pela Escola de Educação Física e Esporte da Universidade de São Paulo (EEFE-USP). Pós-doutorando do Laboratório de Bioquímica e Biologia Molecular do Exercício da EEFE-USP. Membro da Sociedade Brasileira de Fisiologia (SBF) e da Sociedade de Cardiologia do Estado de São Paulo (SCES).

Tiago Januário da Costa
Mestre em Farmacologia pela Universidade de São Paulo (USP). Doutorando no Departamento de Farmacologia do Instituto de Ciências Biomédicas da USP.

Valentin Fuster
Diretor, Mount Sinai Heart. Médico-chefe, Mount Sinai Hospital. Mount Sinai Hospital San Francisco – EUA.

Valéria Costa-Hong
Doutora em Ciências pela Faculdade de Medicina da Universidade de São Paulo (FMUSP). Pesquisadora da Unidade de Hipertensão do Instituto do Coração (InCor) do Hospital das Clínicas da Faculdade de Medicina da Universidade de São Paulo (HC-FMUSP).

Vinicius Esteves
MD. Serviço de Hemodinâmica e Cardiologia Intervencionista do Instituto do Coração (InCor) do Hospital das Clínicas da Faculdade de Medicina da Universidade de São Paulo (HC-FMUSP).

Viviane Zorzanelli Rocha Giraldez
Médica da Unidade de Dislipidemias e Prevenção de Aterosclerose do Instituto do Coração (InCor) do Hospital das Clínicas da Faculdade de Medicina da Universidade de São Paulo (HC-FMUSP). Doutora em Ciências pela FMUSP. Post-doctoral *Fellow* pelo Brigham and Women's Hospital da Harvard Medical School (2004-2009).

Wagner Luiz Batista
Professor Adjunto da Disciplina de Microbiologia do Departamento de Ciências Farmacêuticas da Universidade Federal de São Paulo (Unifesp/Campus Diadema). Doutor em Ciências da Disciplina de Microbiologia e Imunologia pela Escola Paulista de Medicina da Universidade Federal de São Paulo (EPM/Unifesp).

Walkyria Oliveira Sampaio
Doutora em Fisiologia pela Universidade Federal de Minas Gerais (UFMG). Professora Adjunta na Universidade de Itaúna (UIT).

Dedicatória

*Às nossas esposas, Rosália, Beryl Benacerraf, Ieda e Jusete,
e aos nossos filhos, Salvador e Raphael da Luz,
Oliver e Brigitte Libby, Rafael e Lucas Laurindo,
João Paulo, Luis Fernando e Laura Beatriz Chagas.*

*Aos Professores Luiz V. Decourt, Fulvio Pileggi,
Eduardo Moacyr Krieger e Eugene Braunwald,
nossos mentores e exemplos de humanismo,
competência e espírito científico.*

Agradecimentos

Registramos nosso profundo agradecimento aos colaboradores nacionais e internacionais, cujas contribuições permitiram a composição desta obra.

Agradecemos ao Instituto do Coração (InCor) da Faculdade de Medicina da Universidade de São Paulo (FMUSP) e à Fundação Zerbini, pelo ambiente de trabalho e incentivo à pesquisa que caracterizam nosso meio acadêmico.

Agradecemos ao Banco Bradesco, pelo apoio aos trabalhos de pesquisa realizados em nosso grupo.

Os trabalhos de nosso grupo foram financiados pela FAPESP (Fundação de Amparo à Pesquisa do Estado de São Paulo), CNPq (Conselho Nacional de Desenvolvimento Científico e Tecnológico) e FINEP (Financiadora de Estudos e Projetos).

As colaborações de muitos pós-doutores, estudantes de graduação e pós-graduação foram fundamentais para os projetos de pesquisa do InCor relatados aqui.

Agradecemos também o excelente apoio técnico e administrativo de inúmeros indivíduos que contribuíram para nossos trabalhos.

Nosso agradecimento especial à Drª Michelle Pereira – Coordenadora de Pesquisa – pelo competente trabalho de organização.

Preface

The discovery that the endothelium is a master regulator of vascular function and structure was a profound scientific revolution, among the most transformative ones ever to occur in Biology and Medicine. Such a major role of the monolayer of cells interfacing the blood vessel wall and the circulation was at a time perplexing and challenging, while also filling important gaps in physiology and pathology. The identification of nitric oxide as a major endothelium-derived vasorelaxing factor was a landmark in this regard, as was accompanied by a steady flow of novel and relevant information connecting endothelium-derived mediators to most vascular processes and to systemic integrated physiological programs. As is often the case with genuine scientific revolutions, such a flow of novel concepts has maintained itself at high levels and is still growing at a surprisingly high pace. Over the recent years, such an enormous amount of information has been sistematically integrated into knowledge related to genetic, molecular, biochemical and physiological pathways. Most importantly, such pathways provided important mechanistic avenues to understand disease processes and paved the way to a number of related pharmacological interventions, while integrating with medical advances related to invasive vascular procedures. With these advances, endothelial function became deeply embedded and essentially reinvented vascular biology and pathophysiology.

Such a massive knowledge evolution created another challenge: the need to get acquainted with all this complex array of information. This challenge belongs to research scientists as well as to clinicians, health-care professionals and essentially to everyone willing to become familiar with basic as well as advanced scientific concepts in the area and how they integrate with disease pathophysiology and therapeutics. As a result, there has been a cogent need for a text that updates and summarizes both basic and translational knowledge of Vascular Biology as they relate to endothelial pathobiology. This need was the basic motivation for the present textbook, which follows the previous one published in 2003. The basic motivation and overall architecture of this textbook in its second edition remains the same as in the first one. Such similarities involve the overall interplay between basic science and clinical implications, providing a bridge between them. Essentials of vascular structure, molecular biology, pharmacology and physiology are back-to-back with the roles of endothelial function and dysfunction in a variety of clinical syndromes related to cardiovascular system. The success of the first book was a good indicator that it fulfilled its function to provide a syllabus for investigators but at the same time a basic text for clinicians willing to get familiar with the fundamentals of endothelial biology. The overall tone of providing a mechanistic basis underlying medical applications was a clear feature of this book. In parallel with these similarities, this second book comes up with profound differences, which reflect a number of advances. The first obvious difference is the size of the book, which is an evident remark of the amount of knowledge evolution throughout the period separating the two editions. The second difference is the scope of basic science chapters, which has grown substantially in diversity and sophystication, reflecting the significant advances in molecular biology, genetics, cell signaling, systems biology and stem cell biology over the last decade. The third advance has been the significant growth of the number and scope of chapters discussing the role of endothelial biology in clinical syndromes. The latter reflects the substantial amount of integration of endothelial biology to cardiovascular medicine and also to many inter-related disciplines, which allowed established or emerging clinical applications.

The book is divided for didactical purposes into two parts: Vascular Structure and Function and Endothelial Dysfunction and Clinical Syndromes. The first part is essentially related to basic science concepts, discussing vascular structure, signal transduction mechanisms and molecular pharmacology and physiology. Special attention is given to established and novel paracrine mediators and how they relate to vascular function but also to integrated (patho)physiological events. Also, reflecting the advance in genetics and stem cell biology, there are chapters dedicated to these discussions. The second part is dedicated to the discussion of several clinical syndromes that essentially translate into the role of endothelial dysfunction in Cardiovascular Medicine, while also introducing in a subtle way the foundations of what might be classified as the emerging discipline of Vascular Medicine. There is an extensive discussion of the role of lipids and how they integrate to vascular (dys)function, in parallel with the role of diets and exercise as interventions to counteract vascular dysfunction. Discussions about kydney dysfunction integrate well with the role of endothelium in systemic hypertension, while the discussion on pulmonary hypertension indicates the importance of endothelial dysfunction also for organ-specific diseases. This is particularly important with respect to the discussion of endothelial dysfunction in heart failure.

While the two book parts (basic and clinical) might seem to indicate distinct reader targets, this is clearly not the case and their integration is evident as one of the strongest parts of this book. This becomes clear as we approach the chapters dealing with inflammation and immunology of atherosclerosclerosis, in which basic concepts are quite closely tied to the clinical implications and the avenues of multidisciplinary research opening ahead of us. These concepts interplay with discussions of mechanistic and pathophysiological aspects of pharmacological, surgical and interventional therapeutic procedures. Particularly interesting and opportune is the discussion of a number of novel state-of-the-art topics such as cognitive dysfunction, gender issues, microcirculation and even cancer, as they relate to endothelial biology. Chapters addressing large perspectives in endothelial biology and clinical implications will facilitate the approach of those that want to start with a general overview of the problem and those who are less familiar with the basic sciences.

The book is headed by an authoritative editorial board, and the list of authors is marked by categorized specialists and a number of prominent international collaborators. Their experience is commensurate with the fact that the book is much more than just an abridged catalogue of information, but rather an organic body of discussions that provide a dynamic contextualized knowledge in Vascular Biology and its several related Medical areas. Those willing to get acquainted or to review basic and clinical applied concepts in the area will find a thoughtful and much valuable text, which will be accessible to a wide readership spanning basic science investigators, clinical investigators and also practicing clinicians and health care professionals. The leitmotif of this book, i.e., the integration between basic science and clinical implications, provides the foundations for a much needed yet accessible translational science.

I am pleased and honored to be invited to write this preface and warmly welcome all readers approaching this book with the aim of immersing themselves into this source of genuinely translational work.

Valentin Fuster, MD, PhD
Director, Mount Sinai Heart
Physician-in-Chief, Mount Sinai Hospital
Mount Sinai Hospital San Francisco – USA

Apresentação

Menções a células que recobrem os capilares já foram feitas por Rudolf Virchow, em 1860. Em 1865, o anatomista suíço Wilhelm His introduziu o termo 'Endotélio'. Ele achava que a função primordial do endotélio é a de uma barreira, e acrescentou: "Não tenho nenhuma razão para atribuir ao endotélio qualquer função secretora." Evidentemente, o cenário mudou, sobretudo com o advento de novas técnicas, como a microscopia eletrônica e a cultura de tecidos. Mas foi a descoberta da função moduladora da vasculatura pelo endotélio – e seu agente específico, o óxido nítrico – que deram o Prêmio Nobel de Medicina a Robert Furchgott, Louis Ignarro e Ferid Murad, em 1988. Salvador Moncada teve também contribuições essenciais nessa saga.

Há alguns anos publicamos o livro *Endotélio e Doenças Cardiovasculares*. Desde então, ocorreram vários descobrimentos, tanto na área básica quanto na clínica, que levaram naturalmente à elaboração deste novo livro.

Na área de investigação básica, os mecanismos moleculares que permeiam as múltiplas funções das substâncias endoteliais foram mais bem esclarecidos. Assim, a intimidade do funcionamento de substâncias, como óxido nítrico, endotelinas, sistema renina-angiotensina, citocinas, espécies reativas de oxigênio e nitrogênio, elementos do sistema de coagulação e fibrinólise, dentre outras, foi desvendada. Subunidades de sistemas enzimáticos, como a NAPH oxidase, foram mais bem estudadas, bem como outras moléculas que as modulam. Com isso, emergiram conceitos fundamentais sobre o papel da inflamação, do estresse oxidativo, da sinalização intracelular e de subunidades celulares como mitocôndria, *caveolae* e retículo endoplasmático. O papel do "*shear stress*" como força motora essencial para o funcionamento do endotélio vem sendo ressaltado, assim como as vias de sinalização redox vêm sendo mais conhecidas. A participação de genes no endotélio – e seu controle epigenético – mereceu grande atenção. Com isso, pode-se dizer que o conhecimento básico sobre a estrutura e funções do endotélio progrediu extraordinariamente. Quinze capítulos são dedicados a esses tópicos básicos.

Algumas consequências decorreram dessa sequência de eventos: primeiro, o aumento do conhecimento fisiológico e fisiopatológico; segundo, a expansão da participação do endotélio em síndromes clínicas; e terceiro, a busca de novos alvos terapêuticos; finalmente, houve o impacto sobre o ensino médico.

O conhecimento fisiopatológico fundamentado na biologia celular e molecular vem iluminando e expandindo nossa compreensão dos mecanismos e cursos clínicos de várias doenças, tais como aterosclerose, diabetes, hipertensão arterial, eclâmpsia, distúrbios cognitivos do envelhecimento, entre outras. Isso tem impacto direto na investigação diagnóstica e condutas terapêuticas.

Já a expansão da participação do endotélio em síndromes clínicas é notória. Além das situações mencionadas, destacamos angina com coronárias não obstrutivas, distúrbios do sono, estresse emocional, envelhecimento e função cognitiva, estilo de vida e saúde cardiovascular, dietas e exercício. Em vista disso, acrescentamos 20 novos capítulos à nova edição, compreendendo assim 35 capítulos de síndromes clínicas, completando o total de 50 capítulos.

Em função também dos avanços em fisiopatologia ao nível celular e molecular, novos alvos terapêuticos estão sendo considerados. Como exemplo, avalia-se a possibilidade de se desenvolver uma vacina para a aterosclerose baseada em epitopos da partícula de LDL, e a possibilidade de se usar uma LDL artificial que poderia carrear medicamentos antiateroscleróticos.

Não menos significativo é o impacto dos novos conhecimentos sobre o ensino médico. Não é mais possível compreender o sistema cardiovascular humano sem o entendimento profundo das funções do endotélio. Como amplamente demonstrado em vários capítulos, alterações das funções endoteliais constituem mecanismos básicos de síndromes clínicas, como síndrome coronariana aguda e infarto do miocárdio. Por extensão, fica claro que as escolas médicas deverão capacitar laboratórios com técnicas de biologia e genética para atender a essas novas demandas, bem como formar e manter pessoal com formação adequada a essa nova realidade. Transparece também dos textos apresentados a nova característica fundamental da ciência moderna – a medicina translacional, na qual uma interação constante entre ciência básica e aplicação clínica são fundamentais.

De especial significado é a participação de autores estrangeiros – Peter Libby, Pk Shah, Noel Bairey Merz, Emilio Ross, Salvador Moncada e Valentin Fuster –, cujas contribuições enriquecem o livro dada sua reconhecida qualificação científica. Decisiva também é a participação dos autores nacionais, todos com contribuições originais de seus próprios laboratórios.

Portanto, o espírito do livro é associar uma revisão aprofundada de conceitos básicos sobre o endotélio a aplicações de tais conhecimentos à área clínica. Com essas características, esperamos que este livro sirva a estudantes de graduação e pós-graduação, pesquisadores de diversos níveis e médicos assistenciais.

Agradecemos profundamente a todos os colaboradores; sem sua participação, este livro não existiria.

Os Editores

Sumário

PARTE I
ESTRUTURA E FUNÇÕES 1

SEÇÃO I — ESTRUTURA E DESENVOLVIMENTO 3

Capítulo 1 — Endotélio Vascular: Uma Perspectiva 5
Salvador Moncada

Capítulo 2 — Desenvolvimento do Sistema Coronário: Perspectivas para Terapia Celular a Partir da Diferenciação de Seus Precursores 13
Alexander R. Moise • Ângela M. Sousa Costa • Murilo Carvalho • Ana Paula Azambuja • José Xavier Neto • Hozana A. Castillo

Capítulo 3 — Vias de Transdução de Sinais em Células Endoteliais: Implicações na Angiogênese 27
Hugo Pequeno Monteiro • Maria Theresa O. M. Albuquerque • Carlos J. Rocha Oliveira • Marli Ferreira Curcio

Capítulo 4 — Barreira Endotelial: Fatores que Regulam Sua Permeabilidade 43
Erik Svensjö • Eliete Bouskela

Capítulo 5 — Fatores de Crescimento Vascular, Células Progenitoras e Angiogênese 57
Luís Henrique Wolff Gowdak • José Eduardo Krieger

Capítulo 6 — Características do Endotélio em Ambos os Sexos 73
Tiago Januário da Costa • Cinthya Echem • Lucas Giglio Colli • Eliana Hiromi Akamine • Ana Paula Dantas • Maria Helena Catelli de Carvalho

SEÇÃO II — FUNÇÕES ENDÓCRINAS E INTERAÇÕES METABÓLICAS 95

Capítulo 7 — Forças Hemodinâmicas no Endotélio: da Mecanotransdução às Implicações no Desenvolvimento da Aterosclerose 97
Denise C. Fernandes • Francisco Rafael Martins Laurindo • Thaís L. S. Araujo • Leonardo Y. Tanaka

Capítulo 8 Vasodilatação Dependente do Endotélio: Óxido Nítrico e Outros Mediadores 109
Francisco Rafael Martins Laurindo • Denise C. Fernandes • Marcel Liberman • Paulo Ferreira Leite

Capítulo 9 Substâncias Vasoconstritoras Produzidas pelo Endotélio 127
Stefany B. A. Cau • Paulo Roberto B. Evora • Rita C. Tostes

Capítulo 10 Via Redox de Sinalização Celular na Disfunção Endotelial e Doença Vascular 139
Francisco Rafael Martins Laurindo

Capítulo 11 Coagulação Sanguínea e Endotélio 159
Joyce M. Annichino-Bizzacchi • Erich Vinicius de Paula

Capítulo 12 Endotélio e Genética 165
Riccardo Lacchini • Gustavo Henrique Oliveira de Paula • José Eduardo Tanus dos Santos

Capítulo 13 Regulação Epigenética da Função Endotelial: com Foco em microRNAs 183
Fernanda Roberta Roque • Tiago Fernandes • Clara Nobrega • Edilamar Menezes de Oliveira

Capítulo 14 Moléculas de Adesão e Endotélio 201
Juliana Carvalho Tavares • Marcelo Nicolás Muscará

Capítulo 15 Endotélio e Sistema Renina/Angiotensina 215
Walkyria Oliveira Sampaio • Robson Augusto dos Santos

PARTE II
DISFUNÇÃO ENDOTELIAL E SÍNDROMES CLÍNICAS 225

SEÇÃO III MÉTODOS DE INVESTIGAÇÃO 227

Capítulo 16 Métodos de Investigação da Função Endotelial em Humanos 229
Valéria Costa-Hong • Keyla Yukari Katayama • Fernanda Marciano Consolim-Colombo

Capítulo 17 Biomarcadores Endoteliais 241
Francisco Antonio Helfenstein Fonseca • Maria Cristina O. Izar

SEÇÃO IV ENVELHECIMENTO E FUNÇÕES COGNITIVAS 247

Capítulo 18 Alterações Endoteliais no Envelhecimento 249
Mauricio Wajngarten • Amit Nussbacher • Paulo Magno Martins Dourado • Antonio Carlos Palandri Chagas

Capítulo 19 Função Vascular e o Declínio Cognitivo..265
   Ivan Aprahamian • Fabiano Vanderlinde • Marina Maria Biella

Capítulo 20 Estresse Emocional e Influências sobre o Endotélio...277
   Mayra Luciana Gagliani • Elaine Marques Hojaij • Protásio Lemos da Luz

SEÇÃO V   LIPOPROTEÍNAS..297

Capítulo 21 Mediadores Lipídicos e Lipoproteicos da Função e Disfunção Endotelial............299
   Helena Coutinho Franco de Oliveira

Capítulo 22 HDL e Endotélio...313
   Raul Cavalcante Maranhão • Antonio Casela Filho • Gilbert Alexandre Sigal •
   Antonio Carlos Palandri Chagas • Protásio Lemos da Luz

Capítulo 23 Lipoproteínas Artificiais na Disfunção Endotelial e Aterosclerose......................... 335
   Raul Cavalcante Maranhão

SEÇÃO VI   DIETAS E ENDOTÉLIO..357

Capítulo 24 Influências de Dietas Sobre a Função Endotelial..359
   Ana Maria Pita Lottenberg • Maria Silvia Ferrari Lavrador • Milessa da Silva Afonso •
   Roberta Marcondes Machado

Capítulo 25 Efeitos da Dieta Mediterrânea sobre a Função Endotelial...383
   Jordi Merino • Richard Kones • Emilio Ros

Capítulo 26 Ação do Vinho Tinto e Polifenóis sobre a Função Endotelial e Eventos Clínicos.....413
   Protásio Lemos da Luz • Desidério Favarato • Otavio Berwanger

SEÇÃO VII   RIM E HIPERTENSÃO...443

Capítulo 27 Rim e Endotélio...445
   José Jayme Galvão de Lima

Capítulo 28 Endotélio e Hipertensão Arterial..453
   Fernanda Marciano Consolim-Colombo • Luiz Aparecido Bortolotto

Capítulo 29 Alterações Endoteliais na Hipertensão Pulmonar..463
   Mariana Meira Clavé • Antonio Augusto Lopes

SEÇÃO VIII   DOENÇA CORONÁRIA E ATEROSCLEROSE...477

Capítulo 30 Alterações Endoteliais na Doença Coronária Crônica...479
   Aline Alexandra Iannoni de Moraes • José Rocha Faria Neto •
   Antonio Carlos Palandri Chagas • Protásio Lemos da Luz

Capítulo 31 Mecanismos Moleculares das Alterações da Parede Arterial nas Síndromes Coronarianas Agudas 497
Breno Bernardes de Souza • Viviane Zorzanelli Rocha Giraldez • Roberto Rocha C. V. Giraldez • Haniel Alves Araújo • Peter Libby

Capítulo 32 O Endotélio: Coordenador da Inflamação Aguda e Crônica 509
Marina Beltrami Moreira • Marco Aurélio Lumertz Saffi • Guillermo Garcia-Cardña • Peter Libby

Capítulo 33 Endotélio na Aterosclerose: Formação da Placa e Complicações 517
Protásio Lemos da Luz • Paulo Magno Martins Dourado • Antonio Carlos Palandri Chagas • Francisco Rafael Martins Laurindo

Capítulo 34 Função Endotelial e Fatores de Risco Cardiovasculares 537
Desidério Favarato • Protásio Lemos da Luz

Capítulo 35 Distúrbios do Sono e a Disfunção Endotelial 553
Fernanda Fatureto Borges • Geraldo Lorenzi-Filho • Luciano Drager

Capítulo 36 Tabagismo e Endotélio 565
Juan Carlos Yugar Toledo • Rodrigo Modolo • Heitor Moreno Júnior

Capítulo 37 Disfunção Endotelial e Disfunção Microvascular Coronária em Mulheres com Angina e Coronárias sem Obstrução 583
Jenna Maughan • Erika Jones • Puja Mehta • Janet Wei • C. Noel Bairey Merz

SEÇÃO IX   INSUFICIÊNCIA CARDÍACA 593

Capítulo 38 Alterações Endoteliais na Insuficiência Cardíaca. Mecanismos e Bases Moleculares 595
Santiago A. Tobar • Michael Andrades • Daniel Umpierre • Nadine Clausell

Capítulo 39 Insuficiência Cardíaca: Influência das Intervenções Medicamentosas Sobre os Vasos 605
Fernando Bacal • Iáscara Wozniak de Campos • José Leudo Xavier Júnior

SEÇÃO X   INTERVENÇÕES CORONÁRIAS PERCUTÂNEAS E CIRURGIA CARDÍACA 621

Capítulo 40 Reparação Endotelial Pós-intervenções Percutâneas 623
Julio Flavio Marchini • Vinicius Esteves • Pedro A. Lemos

Capítulo 41 *Stents* e Endotélio 629
J. Ribamar Costa Jr. • Daniel Chamie • J. Eduardo Sousa • Alexandre Abizaid

Capítulo 42 Doença Vascular do Coração Transplantado: Fisiopatologia e Opções Terapêuticas 641
Alfredo Inácio Fiorelli • Noedir Antonio Groppo Stolf • Raul Cavalcante Maranhão

SEÇÃO XI — DIABETES E DISFUNÇÃO ERÉTIL 659

Capítulo 43 Disfunção Erétil e Endotélio 661
Fabiola Zakia Mónica • Gilberto De Nucci

Capítulo 44 Obesidade, Diabetes e Endotélio: Interações Moleculares 671
Mario J. A. Saad

SEÇÃO XII — DOENÇAS NÃO CARDIOVASCULARES E ENDOTÉLIO 687

Capítulo 45 Mecanismos Endoteliais na Pré-eclâmpsia 689
Soubhi Kahhale • Rossana Pulcineli Vieira Francisco • Marcelo Zugaib

Capítulo 46 O Endotélio e o Óxido Nítrico: Interações na Evolução do Câncer 699
Roberta Eller Borges • Elaine Guadelupe Rodrigues • Wagner Luiz Batista • Hugo Pequeno Monteiro

Capítulo 47 Função Endotelial na Microcirculação da Pele 707
Cristina Pires Camargo • Rolf Gemperli

SEÇÃO XIII — TRATAMENTO DA DISFUNÇÃO ENDOTELIAL 715

Capítulo 48 Disfunção Endotelial na Clínica: Prognóstico e Alvo Terapêutico 717
Elisa Alberton Haas • Marcelo Nishiyama • Protásio Lemos da Luz

Capítulo 49 Exercício Físico e Endotélio 733
Carlos Eduardo Negrão • Maria Janieire de Nazaré Nunes Alves • Ana Cristina Andrade • Allan Robson Kluser Sales

Capítulo 50 Endotélio e Alterações Imunológicas na Aterosclerose 745
Prediman K. Shah

Índice Remissivo ....

Estrutura e Funções

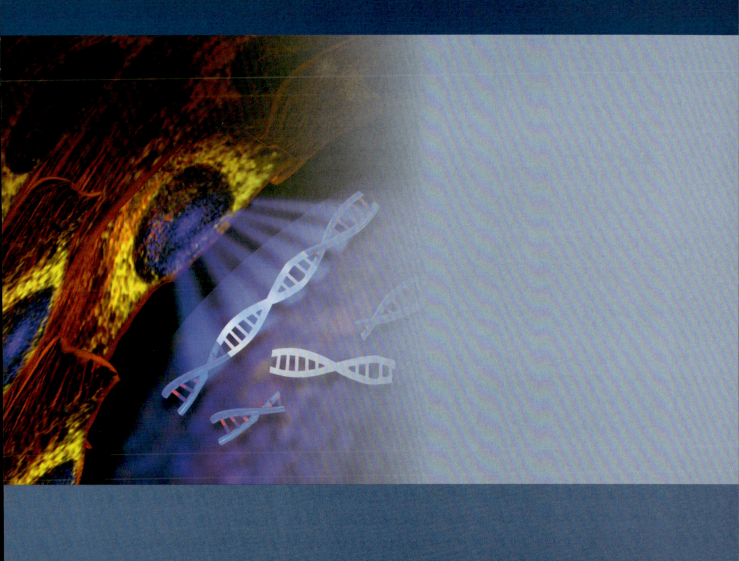

Seção I

Estrutura e Desenvolvimento

capítulo 1

Salvador Moncada

Endotélio Vascular: Uma Perspectiva

RESUMO

Nos últimos quarenta anos, a investigação sobre o endotélio vascular forneceu pistas importantes para a compreensão da doença vascular. Esse novo conhecimento está encontrando seu caminho na medicina clínica. Nesta revisão abordamos algumas áreas em que avanços significativos na prevenção e no tratamento da investigação cardiovascular foram alcançados, e algumas perguntas que permanecem sem resposta.

O endotélio vascular, a camada mais interna dos vasos sanguíneos e linfáticos, cobre toda a superfície do sistema vascular e promove a interface entre o sangue circulante ou linfa e a parede do vaso. Tem espessura de uma célula, e após a sua descoberta, no século XIX, por muito tempo acreditou-se que fosse uma camada inerte, que apenas facilitava a circulação de líquidos em torno do corpo. Foi Florey quem, ao descrever seu trabalho pioneiro sobre a ultraestrutura da célula endotelial vascular, previu que descobertas importantes poderiam ser feitas ao se buscar o estudo dessas células, apesar do fato de que o endotélio tinha até então sido considerado apenas um tipo de envoltório de celofane.[1] E ele estava certo.

Nos últimos quarenta anos, a pesquisa sobre o endotélio vascular tem sido muito produtiva e seus resultados têm contribuído muito para a nossa compreensão do funcionamento normal da vasculatura, além de proporcionar indícios importantes para desvendar o mistério da doença cardiovascular, sua origem, seu desenvolvimento, suas complicações e sua prevenção ou tratamento.[2-9] O endotélio é agora considerado um órgão com papéis fisiológicos significativos e não uma superfície inerte. A Figura 1.1 mostra o número de publicações sobre este assunto durante as

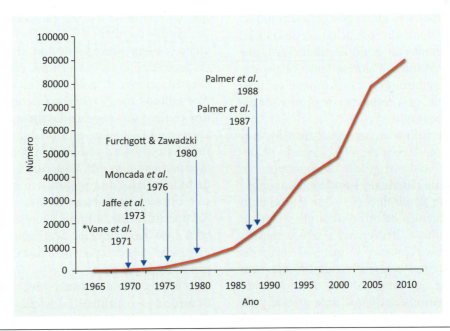

Figura 1.1 Algumas publicações importantes no campo da pesquisa sobre o endotélio vascular e o número de publicações na área ao longo do tempo.[2-9]

5

últimas quatro décadas, assim como descobertas importantes que contribuíram diretamente para o desenvolvimento do interesse no endotélio vascular. Estas incluem a descoberta da prostaciclina vasodilatadora, a do fator de relaxamento derivado do endotélio e sua identificação como Óxido Nítrico (NO). O autor descreveu em outro local a sua própria contribuição para esta pesquisa.[10]

O objetivo desta breve revisão é rever algumas áreas em que a pesquisa está atualmente gerando informações novas, significativas, ou onde está ocorrendo a aplicação em medicina clínica. Estas incluem a importância do equilíbrio entre prostaciclina e tromboxano A_2 para a homeostase vascular, o uso potencial de compostos de ácido acetilsalicílico e compostos afins na prevenção do câncer, disfunção endotelial e uso de prostaciclina como um medicamento para o tratamento de hipertensão pulmonar.

A descoberta inesperada do vasodilatador prostaciclina enquanto estávamos procurando o vasoconstritor tromboxano A_2 na parede vascular[10] revelou que os dois compostos com funções biológicas opostas, derivados do mesmo precursor (ácido araquidônico), são sintetizados pelas enzimas ciclo-oxigenase nas plaquetas e na parede vascular. Isso nos levou à hipótese de que existe um equilíbrio entre a geração desses dois compostos (o tromboxano A_2 das plaquetas e prostaciclina da parede do vaso) e que este é importante não só para a compreensão da homeostase de interações plaqueta-parede do vaso, mas também para a compreensão da doença. Uma pergunta estreitamente relacionada diz respeito ao efeito geral conseguido na vasculatura após tratamento com ácido acetilsalicílico e fármacos semelhantes ao ácido acetilsalicílico, que têm a capacidade de inibir a síntese tanto de prostaciclina como de tromboxano A_2. Esta provou ser uma questão permanente, cuja resposta começou a ser esclarecida nos últimos anos.

A ação exclusiva do ácido acetilsalicílico foi desvendada no final da década de 1970, quando se demonstrou que a ciclo-oxigenase plaquetária, ao contrário daquela da parede do vaso, é extremamente sensível ao ácido acetilsalicílico, e que a acetilação pelo ácido acetilsalicílico de um resíduo de serina no local ativo da enzima é irreversível e tem a mesma duração da vida das plaquetas,[11-13] que são incapazes de sintetizar novas proteínas. Isto, juntamente com a demonstração de que uma pequena dose de ácido acetilsalicílico é mais eficaz do que uma grande dose em tempo crescente de sangramento cutâneo em seres humanos,[14] levou à compreensão do atualmente bem reconhecido efeito protetor de doses baixas de ácido acetilsalicílico contra a doença vascular. Este efeito protetor foi demonstrado em grande número de ensaios clínicos em diferentes condições cardiovasculares.[15,16] O trabalho sobre o ácido acetilsalicílico deu suporte à hipótese da importância do equilíbrio entre prostaciclina e tromboxano A_2, pois o que uma dose baixa de ácido acetilsalicílico alcança inibindo seletivamente a geração de tromboxano A_2 é a alteração do equilíbrio em favor da prostaciclina.

Um apoio adicional à hipótese veio de uma fonte inesperada. Na década de 1990, foi descoberto que a ciclo-oxigenase existe em duas formas: uma constitutiva (chamada COX-1), que gera prostaglandinas para funções fisiológicas, e uma segunda forma induzível (chamada COX-2), que é expressa durante condições patológicas e gera prostaglandinas envolvidas na inflamação.[17] Cada enzima é codificada por um gene diferente, e sua estrutura molecular é suficientemente diferente para justificar a busca de inibidores seletivos da enzima COX-2. Acreditava-se que esses tipos de compostos iriam possuir atividade anti-inflamatória sem os efeitos colaterais (particularmente efeitos secundários gástricos), que atormentam os fármacos Anti-Inflamatórios Não Esteroides (AINE) clássicos. No caso, esses compostos foram sintetizados, e o objetivo de alcançar atividade anti-inflamatória semelhante aos fármacos semelhantes ao ácido salicílico tradicionais com efeitos colaterais gástricos reduzidos foi atingido.[18,19] No entanto, durante o desenvolvimento desses compostos, um problema potencial foi identificado,[20-22] que foi posteriormente confirmado em pacientes, ou seja, que inibidores de COX-2 aumentam o risco de eventos cardiovasculares.[18,19] Estudos indicaram que esse efeito colateral grave foi devido à inibição da produção de prostaciclina na vasculatura, causando aumento da pressão arterial e, assim, um estado pró-trombótico. Nos últimos anos, experiências com animais[23,24] e estudos clínicos têm produzido esmagadora evidência em apoio a esta sugestão, confirmando que se trata não de um efeito colateral relacionado com qualquer molécula específica, mas está associado à ação farmacológica de toda a classe de compostos, e é dependente da força e duração da inibição da síntese da prostaciclina.[19] Apropriadamente, a inibição concomitante de COX-1 com dose baixa de ácido acetilsalicílico protege contra esse efeito colateral por meio da inibição da geração de tromboxano A_2.[23,25]

Dois problemas ainda precisam ser totalmente esclarecidos: o primeiro dos quais é se a geração de prostaciclina na vasculatura é causada por COX-2 indutível, resultante de uma condição inflamatória subliminar da vasculatura, ou decorrente de uma enzima constitutiva. Há um corpo de evidências em favor deste último.[19] No entanto, evidências recentes indicam que pode ser uma mistura das duas enzimas,[26,27] fato que estaria de acordo com a observação inicial de que a concentração de 6-oxo PGF1a, o produto final estável do metabolismo de prostaciclina, é elevado em pacientes com aterosclerose.[28]

Se isso estiver correto, então a superexpressão de COX-2 seria parte de uma doença inflamatória e, assim, um mecanismo de defesa. O segundo problema refere-se à questão de saber se os AINE clássicos também carregam o risco de efeitos colaterais cardiovasculares. Esta continua sendo uma questão altamente controversa, que pode ser resolvida em novos ensaios clínicos. No entanto, é razoável supor que o risco cardiovascular desses fármacos serão associados ao grau e à duração da inibição de COX-2, e que a proporção entre COX-1 e COX-2 será determinante em sua tendência relativa a causar esse efeito colateral.[29,30] Com efeito, o uso de diclofenaco (que tem uma proporção de inibição de COX-1:COX-2 semelhante ao inibidor de COX-2 celebrex) está associado a aumento de risco cardiovascular, enquanto o uso de naproxeno (que é um inibidor mais seletivo de COX-1) não.[31] Os dados sobre o ibuprofeno, que é também um inibidor mais seletivo de COX-1, permanecem controversos.[32] Em resumo, o conceito de equilíbrio entre prostaciclina e tromboxano A_2 na homeostasia do sistema vascular foi validado e sua relevância na saúde e na doença é agora bem compreendida e está orientando um maior desenvolvimento de terapias. Recentemente, no entanto, uma variante genética do gene responsável para a codificação de COX-2 (PTGS2), associado a menor atividade de COX-2, foi identificada em seres humanos. A relação entre esta condição e o risco cardiovascular até agora tem sido controversa.[33-36] Uma das razões para isto pode ser que esta variante genética, embora associada a uma diminuição da excreção de 6-oxo PGF1a, também parece estar associada à diminuição das concentrações de tromboxano A_2; isto complica a interpretação dos resultados utilizando a hipótese de equilíbrio entre prostaciclina/tromboxano A_2.

Uma das descobertas mais empolgantes no uso de AINE foi a constatação de que esses compostos previnem o desenvolvimento de diferentes formas de câncer. Esse efeito, que foi identificado alguns anos atrás em ensaios clínicos prospectivos de grande porte,[37,38] foi posteriormente atribuído à inibição da síntese de prostaglandinas, especificamente a da prostaglandina E2 (PGE2), gerada por uma enzima COX-2 induzida por inflamação associada a lesões pré-malignas.[39] Acreditava-se que essa prostaglandina era responsável, pelo menos em parte, pela transformação neoplásica através da sua ativação de vias pró-sobrevivência.[40-43] Isto levou ao teste de inibidores da COX-2 na quimioprevenção de cânceres colorretais, nos quais uma ação protetora foi demonstrada. Esses ensaios foram, no entanto, prejudicados por preocupações relacionadas com os potenciais efeitos colaterais cardiovasculares desses fármacos, que dificultaram a sua avaliação completa.[44] Estudos demonstraram que a enzima que converte PGH2 em PGE2, a chamada prostaglandina E sintase-1 microssômica (MPGE-1), é superexpressa em inflamação e acopla com COX-2, aumentando a geração de PGE2. Isso levou mais recentemente à sugestão de que inibidores seletivos desta enzima podem ser um alvo terapêutico importante, que resultará na inibição seletiva da PGE2 patológica, possibilitando que a PGH2 seja convertida na prostaglandina fisiologicamente ativa, prostaciclina.[45,46] A superexpressão de MPGE-1 foi mostrada em diferentes formas de cânceres e a sua presença está significativamente correlacionada com pior prognóstico, pelo menos em cânceres colorretais.[47,48] Embora estudos em animais, nos quais a eliminação dessa enzima foi realizada, mostrem resultados controversos em relação ao câncer,[49,50] o desenvolvimento e os testes iniciais *in vitro* de inibidores seletivos da enzima prosseguem,[51,52] e ensaios clínicos são propensos a esclarecer, depois de muito tempo, a viabilidade desta hipótese.

A origem da reação inflamatória em lesões pré-malignas foi ligada à ativação de plaquetas. Evidências para isto vieram originalmente de ensaios clínicos de acompanhamento de longo prazo, mencionados anteriormente, em que a eficácia do ácido acetilsalicílico como agente antitrombótico foi investigada.[53-55] Observou-se que a ingestão de ácido acetilsalicílico, mesmo com baixas doses utilizadas para proteger contra trombose arterial, reduziu a incidência de mortalidade por câncer, particularmente do trato gastrintestinal. Esses resultados apontam para as plaquetas como culpadas,[55] suspeita que foi reforçada por várias observações, incluindo o fato de que a agregação de plaquetas pode produzir inflamação e indução da COX-2,[56,57] e que as doses de ácido acetilsalicílico que são protetoras não atingem concentrações plasmáticas suficientemente elevadas para inibir COX-2 e são, portanto, propensas a inibir COX-1 plaquetária.[52,58] Se esses resultados estiverem corretos, eles apontam para um papel essencial da ativação de plaquetas não só na aterosclerose e trombose, onde o seu papel agora é totalmente aceito, mas também no processo de transformação neoplásica. Ambos os efeitos ocorrem por meio de um processo de duas etapas que envolve a ativação de uma COX-1 e outras vias nas plaquetas, seguida de indução de COX-2 em série de células que participam no desenvolvimento da placa aterosclerótica ou do tumor.

No que diz respeito à prevenção ou terapia antineoplásica, uma dose baixa de ácido acetilsalicílico surge, portanto, como opção particularmente atraente para a terapia antitrombótica e antitumoral, claramente superior aos inibidores mais seletivos da COX-2, que possuem efeitos colaterais cardiovasculares, e também são superiores aos AINE clássicos, sendo que nenhum deles compartilha com o ácido acetilsalicílico sua seletividade exclusiva de inibição da enzima COX-1 plaquetária.

Embora a ideia de endotélio vascular disfuncional tenha sido sugerida há muitos anos,[59] apenas nos últimos vinte anos se tornou uma das áreas mais estudadas da biologia vascular. Com efeito, a detecção precoce da "disfunção endotelial" está provando ser preditiva de doenças cardiovasculares e pode indicar maneiras de evitar seu desenvolvimento. A disfunção endotelial ocorre em grande número de condições, incluindo hipertensão, diabetes (tipos 1 e 2), doenças das artérias coronárias e insuficiência renal crônica.[60] Tem sido equacionada com diminuição na geração de NO pelo endotélio vascular e é provável que isso possa realmente ser sua principal causa fisiopatológica. No entanto, mais recentemente, um número de outras alterações foi identificado, indicando que, além da diminuição na disponibilidade de NO, a disfunção endotelial também compreende aumento dos parâmetros vasoconstritores, pro-inflamatórios e protrombóticos.[60]

A diminuição da atividade de NO tem sido em grande parte atribuída a uma diminuição na sua disponibilidade, que resulta da interação com espécies derivadas do oxigênio, principalmente ânion superóxido,[61,62] que pode ser gerado por uma série de enzimas que incluem NADPH-oxidase, xantina oxidase, desacoplamento de NO sintase ou da cadeia de fosforilação oxidativa mitocondrial.[63-65]

Mais recentemente, sugeriu-se que aumentos na concentração de dimetilarginina assimétrica (ADMA) podem estar envolvidos na disfunção endotelial. Esse composto foi descoberto há alguns anos como sendo inibidor endógeno da sintase de NO e demonstrou-se que está aumentado em pacientes com insuficiência renal.[66] Desde então, evidências em favor de seu papel na disfunção endotelial e na doença cardiovascular têm sido crescentes. Na verdade, aumento na concentração plasmática de ADMA está associada a hipercolesterolemia,[67] e ao aumento dos fatores de risco cardiovasculares em pacientes com insuficiência renal.[68] Além disso, é preditivo de eventos coronários agudos,[69] mortalidade global de pacientes com insuficiência renal crônica[70] e mortalidade em pacientes graves.[71] Duas evidências independentes adicionaram apoio à sugestão de que ADMA desempenha papel na doença vascular. Primeiro, demonstrou-se que em algumas formas de patologia vascular a concentração intracelular de ADMA é elevada três a nove vezes em relação às concentrações fisiológicas; essas concentrações, ao contrário das concentrações fisiológicas, são suficientes para inibir a NO sintase, indicando que os inibidores endógenos de síntese de NO são fatores críticos na disfunção vascular após lesão.[72] Em segundo lugar, uma mutação genética foi identificada na enzima dimetilarginina dimetilaminoidrolase (DDAH, a enzima responsável pelo metabolismo da ADMA) em alguns indivíduos com uma suscetibilidade à pré-eclâmpsia.[73] Em resumo, embora grande quantidade de evidências tenha sido gerada dando apoio ao conceito de disfunção endotelial, muito trabalho ainda é necessário para esclarecer totalmente os mecanismos fisiopatológicos envolvidos nesta manifestação precoce de doença vascular. Será importante estabelecer se, e em que medida, a intervenção precoce tem efeito significativo sobre o desenvolvimento da doença vascular.

Embora o potente efeito vasodilatador e antiplaquetário da prostaciclina sugerisse inicialmente seu uso potencial em condições clínicas associadas a trombose e vasoconstrição,[74] seu emprego clínico principal no momento é no tratamento de hipertensão pulmonar primária,[75,76] em que demonstrou melhorar os sintomas, induzir remodelagem da vasculatura pulmonar e reduzir a mortalidade. As dificuldades relacionadas com seu uso intravenoso como composto instável, que exige administração contínua, levou ao desenvolvimento de diferentes formulações de prostaciclina ou seus análogos para administração intravenosa, subcutânea e inalatória.[75,76] Além da utilização desses compostos, duas abordagens diferentes também têm provado ser úteis no tratamento de hipertensão pulmonar primária. São elas: a utilização de antagonistas do receptor de endotelina e de inibidores da enzima 5-fosfodiesterase para reforçar o efeito de NO endógeno em seu receptor, a guanilato ciclase solúvel. Esses compostos, utilizados isoladamente ou em diferentes combinações e programas, revolucionaram o tratamento dessa doença complexa e fatal a ponto de o tratamento de longo prazo com compostos oralmente ativos estar sendo atualmente investigado e os antagonistas do receptor de prostaciclina e óxido nítrico serem atualmente objeto de ensaios clínicos de longo prazo.[76-80] Além disso, a natureza proliferativa da doença, pelo menos em parte relacionada com a liberação de fator de crescimento derivado de plaquetas, levou ao desenvolvimento e à utilização de diferentes inibidores de quinase.[79]

Em resumo, a pesquisa sobre o endotélio vascular e áreas estreitamente relacionadas continua gerando grande interesse. À medida que esse trabalho amadurece, avanços translacionais na medicina tornam-se proeminentes, e benefícios clínicos evidentes estão sendo demonstrados. Quase meio século depois de Florey, ainda é possível prever que a célula endotelial ainda tem muitos segredos a serem descobertos e que, quando isso ocorrer, novos caminhos para a prevenção e o tratamento da doença serão identificados.

REFERÊNCIAS BIBLIOGRÁFICAS

1. Florey L. The endothelial cell. Br Med J. 1906;2(5512):487-90.
2. Vane JR. Inhibition of prostaglandin synthesis as a mechanism of action for aspirin-like drugs. Nature New Biol. 1971;231:232-5.
3. Smith JB, Willis AL. Aspirin selectively inhibits prostaglandin production in human platelets. Nature New Biol. 1971;231:235-7.
4. Ferreira SH, Moncada S, Vane JR. Indomethacin and aspirin abolish prostaglandin release from the spleen. Nature New Biol. 1971;231:237-9.
5. Jaffe EA, Nachman RL, Becker CG, et al. Culture of human endothelial cells derived from umbilical veins. Identification by morphologic and immunologic criteria. J Clin Invest. 1973;52:2745-56.
6. Moncada S, Gryglewski R, Bunting S, et al. An enzyme isolated from arteries transforms prostaglandin endoperoxides to an unstable substance that inhibits platelet aggregation. Nature. 1976;263:663-5.
7. Furchgott RF, Zawadzki JV. The obligatory role of endothelial cells in the relaxation of arterial smooth muscle by acetylcholine. Nature. 1980;288:373-6.
8. Palmer RMJ, Ferrige AG, Moneada S. Nitric oxide release aeeounts for the bioloqical activlty of endothelium-derived relax.nq faetor. Nature. 1987;327:524-6.
9. Palmer RMJ, Ashton DS, Moneada S. Vascular endothelial cells synthesize nitric oxide from L arginine. Nature. 1988;333:664-6.
10. Moncada S. Adventures in vascular biology: a tale of two mediators. Philos Trans R Soc Lond B Biol Sci. 2006 May 29;361(1469):735-59.
11. Roth GJ, Majerus PW. The mechanism of the effect of aspirin on human platelets. I. Acetylation of a particulate fraction protein. J Clin Invest. 1975;56(3):624-32.
12. Burch JW, Baenziger NL, Stanford N, et al. Sensitivity of fatty acid cyclooxygenase from human aorta to acetylation by aspirin. Proc Natl Acad Sci USA, 1978 Oct;75(10):5181-4.
13. Patrono C, Baigent C, Hirsh J, et al. Antiplatelet drugs: American College of Chest Physicians Evidence-Based Clinical Practice Guidelines (8th Edition). Chest. 2008;133(6 Suppl):199S-233S.
14. O'Grady J, Moncada S. Aspirin: a paradoxical effect on bleeding-time. Lancet. 1978;2(8093): 780.
15. Oates JA, FitzGerald GA, Branch RA, et al. Clinical implications of prostaglandin and thromboxane A2 formation (1). N Engl J Med. 1988 Sep 15;319(11):689-98.
16. Antithrombotic Trialists' (ATT) Collaboration. Baigent C, Blackwell L, Collins R, et al. Aspirin in the primary and secondary prevention of vascular disease: collaborative meta-analysis of individual participant data from randomised trials. Lancet, 2009 MAy 30;373(9678):1849-60.
17. Masferrer JL, Zweifel BS, Seibert K, et al. Selective regulation of cellular cyclooxygenase by dexamethasone and endotoxin in mice. J Clin Invest. 1990 Oct;86(4):1375-9.
18. Hinz B, Renner B, Brune K. Drug insight: cyclo-oxygenase-2 inhibitors--a critical appraisal. Nat Clin Pract Rheumatol. 2007;3(10):552-60.
19. Grosser T, Yu Y. Fitzgerald GA. Emotion recollected in tranquility: lessons learned from the COX-2 saga. Annu Rev Med. 2010;61:17-33.
20. McAdam BF, Catella-Lawson F, Mardini IA, et al. Systemic biosynthesis of prostacyclin by cyclooxygenase (COX-2): the human pharmacology of a selective inhibitor of COX-2. Proc Natl Acad Sci USA. 1999 Jan;96(1):272-7.
21. Catella-Lawson F, McAdam B, Morrison BW, et al. Effects of specific inhibition of cyclooxygenase-2 on sodium balance, hemodynamics, and vasoactive eicosanoids. J Pharmacol Exp Ther. 1999 May;289(2):735-41.
22. Muscará MN, Vergnolle N, Lovren F, et al. Selective cyclo-oxygenase-2 inhibition with celecoxib elevates blood pressure and promotes leukocyte adherence. Br J Pharmacol. 2000 Apr;129(7):1423-30.
23. Cheng Y, Wang M, Yu Y, et al. Cyclooxygenases, microsomal prostaglandin E synthase-1, and cardiovascular function. J Clin Invest, 2006 May;116(5):1391-9.
24. Yu Y, Ricciotti E, Grosser T, et al. The translational therapeutics of prostaglandin inhibition in atherothrombosis. J Thromb Haemost. 2009 Jul;7 Suppl 1:222-6. doi: 10.1111/j.1538-7836.2009.03439.x.

25. Farkouh ME, Kirshner H, Harrington RA, et al. Comparison of lumiracoxib with naproxen and ibuprofen in the Therapeutic Arthritis Research and Gastrointestinal Event Trial (TARGET), cardiovascular outcomes: randomised controlled trial. Lancet. 2004 Aug 21-27;364(9435):675-84.
26. Bishop-Bailey D, Mitchell JA, Warner TD. COX-2 in cardiovascular disease. Arterioscler Thromb Vasc Biol. 2006;26(5):956-8.
27. Caughey GE, Cleland LG, Penglis PS, et al. Roles of cyclooxygenase (COX-1) and COX-2 in prostanoid production by human endothelial cells: selective up-regulation of prostacyclin synthesis by COX-2. J Immunol. 2001 Sep 1;167(5):2831-8.
28. FitzGerald GA. Smith B, Pedersen AK, et al. Increased prostacyclin biosynthesis in patients with severe atherosclerosis and platelet activation. N Engl J Med. 1984 Apr 26;310(17):1065-8.
29. White WB. Cardiovascular effects of the cyclooxygenase inhibitors. Hypertension. 2007;49(3):408-18.
30. Patrono C, Baigent C. Low-dose aspirin, coxibs, and other NSAIDS: a clinical mosaic emerges. Mol Interv. 2009 Feb;9(1):31-9.
31. FitzGerald GA, Patrono C. The coxibs, selective inhibitors of cyclooxygenase-2. N Engl J Med. 2001;345(6):433-42.
32. Coxib and traditional NSAID Trialists' (CNT) Collaboration, Bhala N, Emberson J, Merhi A, et al. Vascular and upper gastrointestinal effects of non-steroidal anti-inllammatory drugs: meta-analyses of individual participant data from randomised trials. Lancet. 2013 Aug 31;382(9894);769-79.
33. Papafili A, Hill MR, Brull DJ, et al. Common promoter variant in cyclooxygenase-2 represses gene expression: evidence of role in acute-phase inflammatory response. Arterioscler Thromb Vasc Biol. 2002 Oct 1;22(10):1631-6.
34. Cipollone F, Toniato E, Martinotti S, et al. A polymorphism in the cyclooxygenase 2 gene as an inherited protective factor against myocardial infarction and stroke. JAMA. 2004 May 12;291(18):2221-8.
35. Lee CR, North KE, Bray MS, et al. Cyclooxygenase polymorphisms and risk of cardiovascular events: the Atherosclerosis Risk in Communities (ARIC) study. Clin Pharmacol Ther. 2008 Jan;83(1):p. 52-60.
36. Ross S, Eikelboom J, Anand SS, et al. Association of cyclooxygenase-2 genetic variant with cardiovascular disease. Eur Heart J. 2014 Sep 1;35(33):2242-8.
37. Thun MJ, Namboodiri MM, Heath CW Jr. Aspirin use and reduced risk of fatal colon cancer. N Engl J Med. 1991;325(23):1593-6.
38. Thun MJ, Namboodiri MM, Calle EE, et al. Aspirin use and risk of latal cancer. Cancer Res. 1993;53(6):1322-7.
39. Sahin IH, Hassan MM, Garrett CR. Impact of nonsteroidal anti-inflammatory drugs on gastrointestinal cancers: current state-of-the science. Cancer Lett. 2014 Apr 10;345(2):249-57.
40. Plescia OJ, Smith AH, Grinwich K. Subversion of immune system by tumor cells and role of prostaglandins. Proc Natl Acad Sci USA. 1975;72(5):1848-51.
41. Ben-Av P, Crofford LJ, Wilder RL, et al. Induction of vascular endothelial growth factor expression in synovial fibroblasts by prostaglandin E and interleukin-l: a potential mechanism for inflammatory angiogenesis. FEBS Lett. 1995 Sep 16;372(1):83-7.
42. Sheng H, Shao J, Washington MK, et al. Prostaglandin E2 increases growth and motility of colorectal carcinoma cells. J Biol Chem. 2001 May 25;276(21):18075-81.
43. Wang D, Dubois RN. Eicosanoids and cancer. Nat Rev Cancer. 2010 Mar;10(3):181-93.
44. Garcia Rodriguez LA, Cea-Soriano L, Tacconelli S, et al. Coxibs: pharmacology, toxicity and efficacy in cancer clinical trials. Recent Results Cancer Res. 2013;191:67-93.
45. Samuelsson B, Morgenstern R, Jakobsson PJ. Membrane prostaglandin E synthase-l: a novel therapeutic target. Pharmacol Rev. 2007;59(3):207-24.
46. Wang M, FitzGerald GA. Cardiovascular biology of microsomal prostaglandin E synthase-l. Trends Cardiovasc Med. 2010 Aug;20(6):189-95.
47. Nakanishi M, Gokhale V, Meuillet EJ, et al. MPGES-l as a target for cancer suppression: A comprehensive invited review "Phospholipase A2 and lipid mediators". Biochimie. 2010 Jun;92(6):660-4.
48. Chang HH, Meuillet EJ. Identification and development of MPGES-l inhibitors: where we are at? Future Med Chem. 2011 Nov;3(15):1909-34.
49. Nakanishi M, Montrose DC, Clark P, et al. Genetic deletion of MPGES-l suppresses intestinal tumorigenesis. Cancer Res. 2008 May 1;68(9):3251-9.
50. Elander N, Ungerbäck J, Olsson H, et al. Genetic deletion of MPGES-l accelerates intestinal tumorigenesis in APC(Min/+) mice. Biochem Biophys Res Commun. 2008 Jul 18;372(1):249-53.
51. Leclerc P, Idborg H, Spahiu L, et al. Characterization of a human and murine MPGES-l inhibitor and comparison to MPGES-1 genetic deletion in mouse models of inflammation. Prostaglandins Other Lipid Mediat. 2013 Dec;107:26-34.
52. Guillem-Llobat P, Dovizio M, Alberti S, et al. Platelets, cyclooxygenases, and colon cancer. Semin Oncol. 2014 Jun;41(3):385-96.
53. Patrono C, Patrignani P, Garcia Rodriguez LA. Cyclooxygenase-selective inhibition of prostanoid formation: transducing biochemical selectivity into clinical read-outs. J Clin Invest. 2001;108(1):7-13.
54. Rothwell PM, Fowkes FG, Belch JF, et al. Effect of daily aspirin on long-term risk of death due to cancer: analysis of individual patient data from randomised trials. Lancet. 2011 Jan 1;377(9759):31-41.

55. Dovizio M, Tacconelli S, Sostres C, et al. Mechanistic and pharmacological issues of aspirin as an anticancer agent. Pharmaceuticals (Basel). 2012 Dec 5;5(12):1346-71.
56. Barry OP, Kazanietz MG, Praticò D, et al. Arachidonic acid in platelet microparticles up-regulates cyclooxygenase-2-dependent prostaglandin formation via a protein kinase C/mitogen-activated protein kinase-dependent pathway. J Biol Chem. 1999 Mar 12;274(11):7545-56.
57. Lindemann S, Tolley ND, Dixon DA, et al. Activated platelets mediate inflammatory signaling by regulated interleukin 1beta synthesis. J Cell Biol. 2001 Aug 6;154(3):485-90.
58. Dovizio M, Bruno A, Tacconelli S, et al. Mode of action of aspirin as a chemopreventive agent. Recent Results Cancer Res. 2013;191:39-65.
59. Stemerman MB. Vascular injury: platelets and smooth muscle cell response. Philos Trans R Soc Lond B Biol Sci. 1981;294(1072):217-24.
60. Endemann DH, Schiffrin EL. Endothelial dysfunction. J Am Soe Nephrol. 2004;15:1983-92.
61. Gryglewski RJ, Palmer RM, Moncada S. Superoxide anion is involved in the breakdown of endothelium-derived vascular relaxing factor. Nature. 1986;320(6061):454-6.
62. Moncada S, Palmer RM, Higgs EA. Nitric oxide: physiology, pathophysiology, and pharmacology. Pharmacol Rev. 1991;43(2):109-42.
63. Hamilton CA, Brosnan MJ, AI-Benna S, et al. NAD(P)H oxidase inhibition improves endothelial function in rat and human blood vessels. Hypertension. 2002 Nov;40(5):755-62.
64. Landmesser U, Spiekermann S, Dikalov S, et al. Vascular oxidative stress and endothelial dysfunction in patients with chronic heart failure: role of xanthine-oxidase and extracellular superoxide dis- mutase. Circulation. 2002 Dec 10;106(24):3073-8.
65. Moncada S. Mitochondria as pharmacological targets. Br J Pharmacol. 2010 May;160(2):217-9.
66. Vallance P, Leone A, Calver A, et al. Accumulation of an endogenous inhibitor of nitric oxide synthesis in chronic renal failure. Lancet. 1992 Mar 7;339(8793):572-5.
67. Boger RH, Bode-Böger SM, Szuba A, et al. Asymmetrie dimethylarginine (ADMA): a novel risk factor for endothelial dysfunction: its role in hypereholesterolemia. Circulation. 1998 Nov 3;98(18):1842-7.
68. Zoccali C, Benedetto FA, Maas R, et al. Asymmetric dimethylarginine, C-reactive protein, and carotid intima-media thickness in end-stage renal disease. J Am Soc Nephrol. 2002 Feb;13(2):490-6.
69. Valkonen VP, Päivä H, Salonen JT, et al. Risk of acute coronary events and serum concentration of asymmetrical dimethylarginine. Lancet. 2001 Dec 22-29;358(9299):2127-8.
70. Zoccali C, Bode-Böger S, Mallamaci F, et al. Plasma concentration of asymmetrical dimethylarginine and mortality in patients with end-stage renal disease: a prospective study. Lancet. 2001 Dec 22-29;358(9299):2113-7.
71. Nijveldt RJ, Teerlink T, Van Der Hoven B, et al. Asymmetrical dimethylarginine (ADMA) in critically ill patients: high plasma ADMA concentration is an independent risk factor of ICU mortality. Clin Nutr. 2003 Feb;22(1):23-30.
72. Cardounel AJ, Cui H, Samouilov A, et al. Evidence for the pathophysiological role of endogenous methylarginines in regulation of endothelial NO production and vascular function. J Biol Chem. 2007 Jan 12;282(2):879-87.
73. Akbar F, Heinonen S, Pirskanen M, et al. Haplotypic association of DDAHl with susceptibility to pre-eclampsia. Mol Hum Reprod. 2005 Jan;11(1):73-7.
74. Moncada S, Vane JR. Prostacyclin in PersPective, in Prostacyclin. New York: Raven Press New York, 1979. p.5-16.
75. Safdar Z. Treatment of pulmonary arterial hypertension: the role of prostacyclin and prostaglandin analogs. Respir Med. 2011 Jun. 105(6):818-27.
76. Duarte JD, Hanson RL, Machado RF. Pharmacologic treatments for pulmonary hypertension: exploring pharmacogenomics. Future Cardiol. 2013 May;9(3):335-49.
77. Stamm, JA, Risbano MG, Mathier MA. Overview of current therapeutic approaches for pulmonary hypertension. Pulm Circ. 2011 Apr-Jun;1(2):138-59.
78. Galie N, Ghofrani AH. New horizons in pulmonary arterial hypertension therapies. Eur Respir Rev. 2013 Dec;22(130):503-14.
79. Morrell NW, Archer SL, Defelice A, et al. Anticipated classes of new medications and molecular targets for pulmonary arterial hypertension. Pulm Circ. 2013 Jan;3(1):226-44.
80. Seferian A, Simonneau G. Therapies for pulmonary arterial hypertension: where arc wc today, where do we go tomorrow? Eur Respir Rev. 2013 Sep 1;22(129):217-26.

capítulo 2

Alexander R. Moise
Ângela M. Sousa Costa
Murilo Carvalho

Ana Paula Azambuja
José Xavier Neto
Hozana A. Castillo

Desenvolvimento do Sistema Coronário: Perspectivas para Terapia Celular a Partir da Diferenciação de Seus Precursores

Nas etapas iniciais da formação do coração, toda a nutrição do tecido miocárdico ocorre por difusão, uma vez que o coração nesta fase é um tubo cardíaco composto por apenas duas camadas celulares: um tubo endocárdico interno e uma camada externa de miocárdio. Todavia, com o aumento da espessura do miocárdio, esta difusão torna-se insuficiente. Evidências sugerem que neste estágio a hipóxia do tecido cardíaco funciona como um gatilho molecular para o início do desenvolvimento da circulação coronária, isto é, a malha vascular que se forma no coração e garante ao miocárdio a irrigação necessária ao seu desenvolvimento e funcionamento.[1] Neste capítulo abordaremos os processos celulares e as vias de sinalização envolvidos no desenvolvimento da circulação coronária, assim como o possível papel de células precursoras da circulação coronária na regeneração cardíaca e vascular. Utilizaremos uma abordagem comparativa, uma vez que os estudos em diferentes modelos animais fornecem dados sobre as bases moleculares dos processos de regeneração coronária e cardíaca. Esses dados fornecem importantes pistas que podem ser utilizadas no desenvolvimento de novas estratégias terapêuticas, tanto para o tratamento da Doença Arterial Coronariana (DAC) quanto na revascularização do miocárdio após infarto.

A ORIGEM EVOLUTIVA DA CIRCULAÇÃO CORONÁRIA

O surgimento evolutivo do sistema vascular coronário tem sido alvo de discussão na literatura. Hipóteses, hoje menos aceitas, sugerem diversas origens ao longo da evolução dos vertebrados (i.e., homoplasias). Outras sustentam que houve uma única origem, compartilhada por todos os descendentes (i.e., homologia), muito embora várias perdas independentes ao longo da evolução tenham ocorrido.

Nas linhagens mais basais de vertebrados (peixes não mandibulados, agnatas) o sistema vascular coronário está ausente. Nesses animais, o coração possui miocárdio esponjoso (trabeculado), que permite que o sangue venoso do lúmen atinja a camada epicárdica, difundindo nutrientes, O_2 e CO_2 no tecido. O sistema coronário está presente em todos os peixes cartilaginosos – elasmobrânquios (tubarões e raias)[2-4] e quimeras[5] – assim como nos peixes ósseos mais basais[6] e tetrápodes,[5,7] o que suporta a hipótese de origem única nos vertebrados mandibulados. A evolução coronariana nos vertebrados, trazendo sangue rico em oxigênio para o coração, parece ter clara associação com a emergência de miocárdio compacto, aumento de tamanho corporal e exploração de ambientes hipóxicos. Nos peixes mandibulados, o ventrículo pode possuir um tipo muscular adicional, compacto, com circulação coronária circundando o miocárdio esponjoso. Logo, uma porção variável do ventrículo pode ter suprimento secundário de sangue oxigenado proveniente diretamente das brânquias via artéria hipobranquial ou aorta dorsal. Já os répteis, as aves e os mamíferos apresentam sistema coronário completo, com segmentos arteriais e venosos e densa rede de vasos coronários que abastece as necessidades de oxigênio do espesso miocárdio cardíaco característico desses vertebrados.

Como mencionado acima, vários eventos evolutivamente independentes de perda da vasculatura coronária ocorreram na evolução dos vertebrados. A maioria dos peixes teleósteos não possui uma circulação coronária,[8] e aqueles que a possuem são, em geral, peixes predadores de maior porte ou que habitam ambientes pouco oxigenados. O mesmo é válido para anfíbios que, nesse caso, apresentam apenas vasos vestigiais na superfície do trato de saída que não penetram a parede miocárdica.[9]

Embora uma discussão mais detalhada sobre a origem evolutiva da vasculatura coronária esteja fora do escopo desta revisão, é importante atentar que uma perspectiva comparativa trará tanto melhor compreensão da evolução deste sistema, como melhor entendimento dos processos de desenvolvimento normal e patológico. Sendo assim, ao longo deste capítulo discutiremos o estabelecimento dos componentes da vasculatura coronária em diferentes organismos, em particular dos amniotos (aves e mamíferos) e do teleósteo peixe-zebra (*Danio rerio*), destacando os achados provenientes de pesquisas que fornecem dados sobre as bases moleculares dos processos de regeneração vascular e cardíaca.

A ARQUITETURA DO SISTEMA CORONARIANO ADULTO

No coração humano adulto, as artérias coronárias se ramificam do tronco aórtico e se destinam, primeiramente, à camada externa do coração (epicárdio), em seguida invadem o miocárdio, atingindo o seu ápice. A rede capilar irriga o coração e o sangue venoso geralmente retorna ao coração pelas veias coronarianas subepicárdicas, que drenam para o seio coronariano, embora veias menores, como a veia cardíaca direita, drenem diretamente ao átrio direito. O mecanismo que dirige temporal e espacialmente a conexão do plexo coronário à aorta é complexo e pouco compreendido, apesar de ser a fonte de anomalias coronárias congênitas.[10] Ademais, há também grande variação na anatomia, na posição e no padrão de ramificação do sistema coronário em diferentes indivíduos.[11] Algumas dessas variações podem afetar o fornecimento de sangue do coração e levar a aumento no risco de doenças cardíacas nos indivíduos afetados. Desse modo, é fundamental uma melhor compreensão dos fatores genéticos e ambientais que originam as variações de doenças associadas à vasculatura coronária.

A Doença Arterial Coronariana (DAC) é a causa mais comum de mortalidade no mundo atual, com opções limitadas de tratamentos eficazes e cuja recuperação é muitas vezes incompleta. A DAC total leva a isquemia cardíaca, angina e arritmia, e pode, eventualmente, resultar em infarto do miocárdio ou insuficiência cardíaca. A base patológica da DAC é uma disfunção do endotélio coronariano como consequência de aterosclerose, que é mais frequentemente causada por um acúmulo de gorduras oxidadas e colesterol na parede vascular coronariana. Além de terapias preventivas e modificações de estilo de vida, procedimentos mais invasivos, tais como: angioplastia, implante de *stent* e de pontes de safena são muitas vezes necessários no tratamento da DAC. Embora as causas de DAC sejam derivadas da exposição do endotélio a fatores pró-aterogênicos durante a vida pós-natal, uma melhor compreensão do desenvolvimento da vascularização coronária durante a vida embrionária pode revelar abordagens inexploradas no tratamento da DAC, aproveitando o potencial de regeneração da parede vascular.[12]

DESENVOLVIMENTO DA VASCULATURA CORONÁRIA

O desenvolvimento da vasculatura coronária é processo singular, no qual o plexo coronário se forma antes da conexão à circulação sistêmica via raiz da aorta.[13] Tal evento é bem exemplificado em camundongos, nos quais o sistema vascular coronário inicia o desenvolvimento no dia embrionário 10.5 (E10.5). O plexo está quase totalmente formado em E14.5, quando começa a se conectar à aorta (E15.5). A arquitetura do vaso coronário é a de típica parede vascular. Os três tipos celulares principais que compõem o vaso coronário são: as células endoteliais (CE), que revestem a luz vascular, e são suportadas por células murais, como os pericitos, e células musculares lisas (CML).

Nossas visões sobre a biologia do desenvolvimento coronário têm sido bastante desafiadas nos últimos anos. Atualmente considera-se a hipótese de que as CE coronarianas se desenvolvem de múltiplas fontes, cujas origens ainda permanecem controversas. Há três fontes em potencial das CE que formam o plexo coronariano primitivo: o epicárdio, o seio venoso e o endocárdio. Na visão mais tradicional, as CE coronarianas são derivadas de precursores endoteliais do epicárdio que migram para dentro do miocárdio, se diferenciam e se agrupam em túbulos, como o resultado de processo de vasculogênese – formação de tecido vascular a partir de precursores não vasculares. Em contraste, os modelos mais recentes, baseados em estudos de rastreamento genético de linhagens celulares, propõem que o plexo coronariano é formado via angiogênese, ou seja, formação de tecido vascular a partir de tecido vascular pré-formado por brotamento a partir do seio venoso ou do endocárdio. Esses modelos serão discutidos em seção posterior.

Após a formação da malha coronária, segue-se o processo de amadurecimento do plexo coronariano, no qual há extenso remodelamento, que é realizado principalmente por angiogênese. Mais especificamente, a maturação coronariana é caracterizada pela multiplicação de vasos pela inserção de matriz extracelular entre vasos pré-formados (*intussusceptive angiogenesis*), seguida pelo recrutamento de células murais que estabilizam a parede vascular. Os mecanismos moleculares que dirigem a maturação coronariana ainda são pouco conhecidos. Recentemente, foi demonstrado que a quimiocina CXCL12, que é expressa no epicárdio, atua de maneira parácrina para ativar seu receptor CXCR4, expresso nas células endoteliais coronárias, para influenciar a maturação do plexo coronariano vascular, sendo que mutantes de CXCL12 apresentam excesso de cadeias capilares imaturas e deficiência na maturação arterial.[14] Para permitir a completa vascularização do miocárdio, os vasos do plexo coronariano também apresentam anastomoses. Finalmente, o plexo coronariano cresce em direção à aorta, formando troncos coronarianos e criando aberturas ostiais na parede da aorta.[13,15] Remodelagens mais tardias do plexo coronariano resultam em adaptações que afetam o tamanho da luz e as propriedades mecanoelásticas da parede. Tais mudanças adaptativas parecem ocorrer em resposta à necessidade de acomodar diferentes taxas de fluxo sanguíneo e de suportar estresses por estiramento dentro dos vasos arteriais e venosos.[16] A remodelagem arteriovenosa implica grau de plasticidade considerável, permitindo, inclusive, intervenções cirúrgicas nas quais há extensa reprogramação de fenótipos celulares. Um exemplo bastante conhecido é a revascularização miocárdica através de pontes de safena, na qual há incorporação de segmentos venosos em artérias coronárias.

A FORMAÇÃO DE CORONÁRIAS A PARTIR DE PRECURSORES PROVENIENTES DO EPICÁRDIO

O proepicárdio

O proepicárdio (PE) é uma estrutura embrionária transitória, que surge como protuberância mesotelial do septo transverso a partir do seio venoso, próximo ao fígado embrionário, no estágio embrionário E9.5 em embriões de camundongos e no estágio embrionário E2.5 em embriões de aves (Figura 2.1A).[17] As células do PE sofrem interação adesiva com células do miocárdio e, através desse processo, migram sobre o coração embrionário enquanto proliferam, formando o epicárdio. Há dois mecanismos distintos de contato entre as células do PE e o miocárdio. Um dos mecanismos é predominante em embriões de peixes e de alguns mamíferos, e consiste na formação de agregados celulares pelas vilosidades do PE, que se desprendem do PE e atravessam passivamente a cavidade pericárdica para alcançar a superfície do miocárdio em diferentes pontos, dos quais se inicia a migração sobre a parede do miocárdio.[18,19] Já em embriões de aves e anfíbios ocorre mecanismo diferente de contato das células do PE com o miocárdio. Nesse mecanismo há a formação de uma ponte de matriz extracelular entre o PE e o coração em desenvolvimento. Essa ponte propicia a ligação de vilosidades do PE com o miocárdio num único ponto, a partir do qual as células do PE migram para cobrir a superfície cardíaca (Figura 2.1B).[18,20] Alguns autores afirmam que essa ponte de matriz extracelular atua não somente como ligação física entre o PE e o coração, mas também como centro de sinalização que controla a transferência das células do PE para o coração, uma vez que é rica em proteoglicanos, e essas moléculas podem funcionar como estoques de fatores de crescimento, que são potenciais sinalizadores parácrinos.[20]

O papel do PE no desenvolvimento coronário foi primeiramente demonstrado no início da década de 1930, por meio de experimentos nos quais o contato entre o PE e o coração foi impedido pela introdução de um pedaço de membrana da casca do ovo entre essas estruturas. O impedimento do contato direto entre o PE e o coração causou atraso na formação do epicárdio, o desenvolvimento de miocárdio ventricular hipoplásico e subdesenvolvimento coronário.[17] Os primeiros estudos usando marcações com corantes vitais em corações de aves, juntamente com transplantes e manutenção de quimeras galinha-codorna mostraram o PE como fonte importante de células na formação da vasculatura coronariana.[21] Posteriormente, foi demonstrado que o PE contém os precursores do epicárdio, de células endoteliais e das musculares lisas que formarão as coronárias, além de precursores de fibroblastos intersticiais.[21-25]

Apesar da plasticidade e de contribuições das células derivadas do PE terem sido bastante estudadas nos últimos anos, os fatores e processos que levam à formação dessa estrutura transitória foram pouco explorados. Uma informação que pode fornecer pistas sobre a origem do PE é a identificação de marcadores moleculares que possibilitem identificar o PE e as células que dele derivam, desde os estágios iniciais de sua formação. Nos últimos anos alguns fatores de transcrição, moléculas estruturais e enzimas foram propostas como marcadores da linhagem PE/epicárdio; são eles os fatores de transcrição WT1 (*Wilms Tumor-1*), T-box 18 (TBX18) e Epicardina (também reconhecida como Capsulina, TCF21 e POD); a proteína estrutural citoqueratina e a enzima retinaldeído desidrogenase 1A2 (ALDH1A2), que é a principal enzima de síntese de ácido retinoico durante o desenvolvimento embrionário.[26-30] Essas moléculas não apresentam expressão exclusiva no PE, porém, em coexpressão, têm sido utilizadas como marcadores moleculares das células da linhagem PE/epicárdio.

Outro dado fundamental para a compreensão da origem do PE é a identificação das células progenitoras dessa estrutura transitória. Zhou, von Gise[31] demonstraram que as células do PE descendem de uma população de precursores que expressam os genes *Nkx*2.5 e *Isl*1, marcadores da linhagem cardíaca. Contudo, desde o início de sua formação, as células do PE não expressam *Nkx*2.5 ou *Isl*1, o que indica que as células precursoras *Nkx*2.5+/*Isl*1+ estão numa posição precoce na hierarquia das células que darão origem ao PE, anterior à sua diferenciação e formação do mesmo. Os autores demonstraram, ainda, que a expressão de *Nkx*2.5 nas células precursoras do PE é fundamental para o desenvolvimento desta estrutura.[31] A contribuição de células da linhagem cardíaca como precursoras do PE é reforçada pela capacidade de diferenciação das células do PE em cardiomiócitos *in vitro*.[32] A contribuição de células derivadas do PE no desenvolvimento cardíaco vai além da formação das coronárias, uma vez que dele também se originam células que participarão da formação de septos e valvas. Como foi mencionado, as células derivadas do PE também possuem potencial para se diferenciar em cardiomiócitos e já foi demonstrado que essas células contribuem substancialmente com miócitos no septo interventricular e nas paredes atrial e ventricular durante o desenvolvimento cardíaco de mamíferos.[33,34] Ademais, a sinalização para o espessamento da parede do miocárdio e para a formação do sistema de condução do coração também é oriunda de células derivadas do PE.[35-42] Esses dados demonstram a plasticidade e os diferentes papéis das células derivadas do PE no desenvolvimento cardíaco.

O PAPEL DO EPICÁRDIO NA CORONARIOGÊNESE

O epicárdio é tecido fundamental no processo de formação da circulação coronária. Sua origem remonta a período embrionário posterior à formação do tubo cardíaco primordial, quando as células do proepicárdio delaminam, migram para o miocárdio e formam uma camada de células que cobre o coração, o epicárdio (Figura 2.1C).

Durante o início da formação do epicárdio, as células dessa monocamada aderem diretamente à superfície do miocárdio. Num momento seguinte, surge espaço preenchido por matriz extracelular entre o epicárdio em migração e o miocárdio, chamado espaço subepicárdico.[43] Esse espaço se forma, inicialmente, nas junções atrioventricular, conoventricular e interventricular e, em seguida, ao longo dos ventrículos e na porção ventral dos átrios.[19] O espaço subepicárdico contém elementos de matriz extracelular, como colágeno tipo IV, fibronectina e laminina.[44] Como esses elementos de matriz extracelular se acumulam de maneira descontínua, há maior concentração nas regiões do canal atrioventricular e do septo interventricular, o que torna esses territórios microambientes propícios à hematopoiese e vasculogênese.[44] O favorecimento à hematopoiese nesses locais, provavelmente, se deve ao acúmulo de fatores de crescimento produzidos pelo miocárdio como fator de crescimento endotelial vascular (VEGF), fator de crescimento transformante beta (TGFβ), de fatores de crescimento de fibroblasto (FGFs) e proteínas morfogenéticas ósseas (BMPs).[43]

O espaço subepicárdico é povoado por células mesenquimais que se destacam do epicárdio, ao passar por processo conhecido como transformação epiteliomesenquimal (TEM) (Figura 2.1C).[18,22,43] Após passar pela TEM, as células do epicárdio, agora com características mesenquimais, adquirem capacidade migratória e invadem o miocárdio (Figura 2.1D). Esse processo de migração miocárdica se inicia em estágios anteriores à completa formação do epicárdio, que ocorre no estágio embrionário E4.5 em embriões de aves, sendo que no estágio embrionário E3 já é possível verificar a presença de células migratórias derivadas do epicárdio invadindo o espaço subepicárdico e o miocárdio, respectivamente.[30,40,45] A população de células que povoam o espaço subepicárdico inclui precursores endoteliais (hemangioblastos), que contribuem para a formação das ilhotas sanguíneas e iniciam o processo de vasculogênese do plexo coronariano (Figura 2.1D). Em adição à contribuição das células endoteliais, o proepicárdio/epicárdio é a fonte de precursores subepicardiais das células de músculo liso (CML) vasculares e fibroblastos (Figura 2.1E).

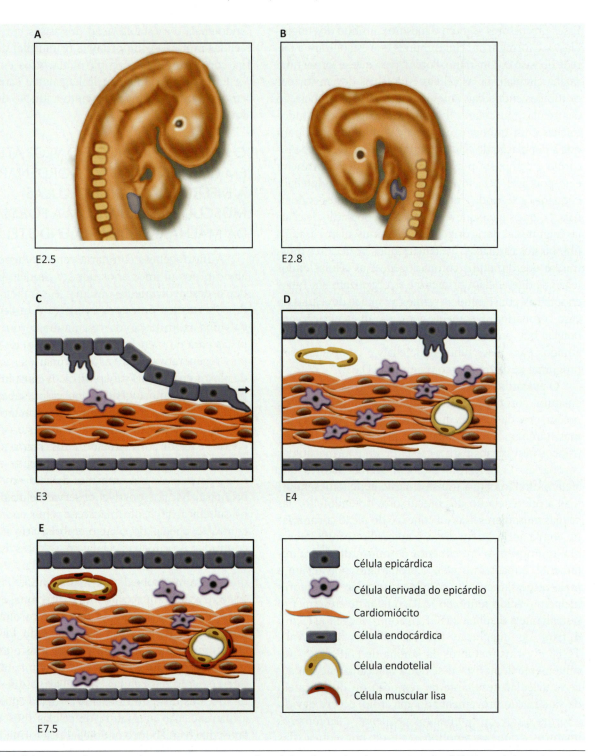

Figura 2.1 Modelo para a formação de coronárias a partir de células derivadas do proepicárdio. **(A)** O modelo mais aceito para a formação da vasculatura coronária assume que a mesma é formada a partir de células derivadas do proepicárdio (PE), destacado em azul no esquema de um embrião de ave no estágio embrionário E2.5. **(B)** Em embriões de aves, as células do PE aderem ao coração através de uma ponte de matriz extracelular (mostrado em azul), no estágio embrionário E2.8. **(C)** O início da formação do epicárdio ocorre no estágio embrionário E3. Mesmo antes da completa formação do epicárdio, as primeiras células mesenquimais derivadas do PE já são observadas no subepicárdio.[40] **(D)** Conforme a transformação epiteliomesenquimal de grupos de células do epicárdio prossegue, os primeiros tubos endoteliais são observados no estágio embrionário E4, na região atrioventricular.[52] **(E)** Apenas no estágio embrionário E7.5 são observadas as primeiras CML (células musculares lisas), compondo a parede do vaso.[52,53] Modificada de Azambuja AP, 2009.[54]

Capítulo 2

Esses precursores seguem o mesmo caminho dos angioblastos e formam as células murais que estabilizam a parede do vaso coronariano. Porém, para que se forme uma malha circulatória, as células endoteliais devem formar os túbulos endoteliais antes da migração e diferenciação das células musculares lisas. Interessantemente, estudos iniciais com quimeras codorna/galinha demonstraram que a população de células migratórias derivadas do epicárdio é composta por duas subpopulações: a primeira é responsável pela invasão de precursores endoteliais, enquanto a segunda é negativa para marcadores endoteliais,[39] o que sugere que a segunda subpopulação de células migratórias daria origem a células musculares lisas e a fibroblastos cardíacos. De fato, estudos posteriores mostraram que durante a coronariogênese as células endoteliais se diferenciam primeiro e se organizam em tubos endoteliais, constituindo a primeira camada de células do vaso coronário.[46] É somente após essa diferenciação endotelial que precursores de células musculares lisas são atraídos para esses tubos endoteliais e completam seu programa de diferenciação (Figuras 2.1D e E).

O epicárdio tem papel crítico na formação da vasculatura coronariana, não somente como fonte de precursores das células que formarão a parede vascular, mas também como local de produção de fatores tróficos necessários para o crescimento e formação das coronárias. O epicárdio também secreta fatores que afetam diretamente a transformação epiteliomesenquimal, a diferenciação dos precursores do endotélio, das células musculares lisas e a conexão do plexo coronariano com a aorta. Além disso, o epicárdio secreta fatores que promovem o crescimento do miocárdio e, indiretamente, impactam o plexo coronariano, pois levam a maior espessamento da parede ventricular. Tais fatores incluem o ácido retinoico (AR), o fator de crescimento semelhante à insulina 2 (IGF2), Sonic Hedgehog (Shh), o fator de integração MMTV *wingless-type* (Wnt), TGFβ e vários membros da família de FGFs.[38,47,48] Recentemente demonstrou-se que a fina camada compacta ventricular, resultante da remoção ou do bloqueio da sinalização proveniente do epicárdio, ocorre devido à formação de cardiomiócitos pequenos e sarcômeros imaturos, e que esse fenótipo é causado por redução das sinalizações por TGFβ e FGF, oriundas do epicárdio.[49] Por sua vez, o epicárdio é também responsivo aos sinais do miocárdio, via VEGF e angiopoietinas, e a sinais do fígado, via eritropoietina, que permitem a modulação da secreção de fatores tróficos pelo epicárdio.[50,51] Portanto, o epicárdio contribui para o plexo coronariano, tanto como fonte de células precursoras quanto sendo o centro de sinalização que coordena o crescimento do miocárdio com os processos de formação dos túbulos endoteliais e a estabilização dos vasos coronários por células murais. A importância primordial do epicárdio na coronariogênese é confirmada pelos consequentes defeitos coronarianos em linhagens de camundongos, em que tanto a formação quanto a função do epicárdio foi alterada.

O ÁCIDO RETINOICO E O VEGF ATUAM EM CONJUNTO PARA COORDENAR A DIFERENCIAÇÃO DE CÉLULAS MUSCULARES LISAS COM A FORMAÇÃO DA MALHA CORONÁRIA ENDOTELIAL

A morfogênese coronária vem recebendo bastante atenção nos últimos anos por ser modelo para entender o desenvolvimento vascular e, também, porque a descoberta dos processos celulares e moleculares envolvidos na formação da vasculatura coronária fornece pistas para o potencial desenvolvimento de novas terapias regenerativas. Os vasos coronários são formados de plexos endoteliais subepicárdicos e intramiocárdicos primários. A morfogênese dos vasos subepicárdicos/intramiocárdicos constitui uma das características mais intrigantes do desenvolvimento coronário, pois para que o vaso se forme corretamente, é necessário haver atraso entre a diferenciação de células endoteliais e de células musculares lisas. Em embriões de aves no estágio embrionário E4, já é possível observar células endoteliais no subepicárdio e a formação de tubos endoteliais. Em contraste, apenas no estágio embrionário E7.5 são encontradas as primeiras células musculares lisas completamente diferenciadas, no mesmo estágio embrionário que ocorrem a conexão da malha endotelial à aorta, a estabilização do fluxo sanguíneo direcional e o início do estresse por estiramento no endotélio coronário. Curiosamente, a diferenciação de células do PE, mantidas em cultura, em células musculares lisas é extraordinariamente eficiente e ocorre concomitantemente com a diferenciação das células endoteliais, o que sugere que há mecanismos embrionários/cardíacos que previnem a diferenciação prematura de células musculares lisas antes que o arcabouço endotelial seja formado.

O intervalo temporal que separa a diferenciação dos precursores derivados do epicárdio em células endoteliais e musculares lisas é crítico para garantir que haja extenso remodelamento dos tubos endoteliais, antes que uma complexa malha vascular seja formada pelo recrutamento de células musculares lisas. O primeiro modelo de mecanismos de controle da diferenciação das células derivadas do epicárdio foi proposto por Azambuja *et al.*, 2010.[55] Utilizando vetores adenovirais para superexpressão de ALDH1A2 e VEGF e a inibição *in vivo* da síntese ácido retinoico (AR), os autores mostraram que as vias de sinalização pelo AR, em conjunto com a do VEGF agem de maneira autócrina e parácrina para inibir a expressão de marcadores de músculo liso, tais como: CRP2, GATA-6, SRF e SM22A e, assim, atrasar a diferenciação das células musculares lisas. Nesse modelo, as células do epicárdio produzem ácido retinoico, que se difunde, criando um ambiente rico em AR no espaço subepicárdico e na face epicárdica do miocárdio. O AR seria responsável por manter as células derivadas do epicárdio num estado indiferenciado, através da ativação de uma alça de regulação positiva de ALDH1A2 e WT1, e também por impedir a diferenciação dessas células em músculo liso. De fato, a sinalização pelo AR regula não apenas a expressão de WT1, mas também do fator de transcrição POD1. Em embriões de galinha, a inibição da sinalização pelo AR diminui a expressão de POD1, o que leva à diferenciação imatura de células de músculo liso.[56] Além disso, o camundongo nocaute para *Pod1* apresenta aumento na diferenciação de células de músculo liso.[56] Esses dados confirmam o papel do AR em impedir a diferenciação das células derivadas do epicárdio em células de músculo liso. De acordo com o modelo proposto por Azambuja, Portillo-Sanchez,[55] uma vez no miocárdio, as células derivadas do epicárdio entram em contato com a sinalização por VEGF que induz sua diferenciação em células endoteliais, e consequente formação de uma malha vascular endotelial (Figura 2.2). Nesse momento, o VEGF também atua como mecanismo adicional de inibição da diferenciação de células musculares lisas. Com a maturação das células endoteliais, ocorre diminuição na produção de AR pelas mesmas, diminuindo assim a difusão desse morfógeno. A diminuição ou ausência da sinalização pelo AR cria no miocárdio ambiente permissivo à diferenciação das células derivadas do epicárdio em músculo liso. Com isso, esses precursores coronários respondem a fatores liberados pelas células endoteliais, como o fator de crescimento derivado de plaquetas (PDGF) e completam a diferenciação para o fenótipo de células musculares lisas (Figura 2.2). O modelo proposto por Azambuja, Portillo-Sanchez[55] sugere novas abordagens para dirigir a diferenciação de precursores coronários em direção a destinos específicos, que envolvem as vias de sinalização pelo AR, VEGF e PDGF. Esses dados sugerem, ainda, que as terapias regenerativas e/ou de revascularização podem ser melhoradas, levando em conta a descoberta dos mecanismos moleculares que coordenam os diferentes passos no desenvolvimento coronário e que envolvem tanto a morfogênese interna quanto a morfogênese externa do vaso coronário.

Apesar dos dados descritos nas seções anteriores, a contribuição das células derivadas do proepicárdio/epicárdio na formação das células endoteliais da vasculatura coronariana tem sido questionada por estudos de rastreamento genético usando marcadores de epicárdio como o Wt1 e Tbx18.[33,34,57] Esses estudos mostram que poucas células endoteliais são marcadas usando linhagens Cre dirigidas por Wt1 ou Tbx18. Contudo, o modelo de vasculogênese por precursores proepicardiais é suportado pela frequente observação de hemangioblastos e ilhotas sanguíneas no espaço subepicárdico. Ainda é preciso que seja esclarecido se as células endoteliais são, de fato, derivadas de uma pequena população de precursores proepicárdicos que não expressem os marcadores de epicárdio (Wt1 e Tbx18).[42]

NOVOS ATORES NA FORMAÇÃO DA VASCULATURA CORONÁRIA: CONTRIBUIÇÕES DO SEIO VENOSO E DO ENDOCÁRDIO

Estudos recentes mostram que os vasos coronários também podem ser formados por processo de angiogênese por brotamento, através da extensão da vasculatura presente no seio venoso.[57-59] O seio venoso é estrutura embrionária transitória em mamíferos, sendo derivada, em parte, do proepicárdio que, mais tarde, se torna parte do átrio direito, como o seio coronário.[53] Estudos de rastreamento genético de linhagem em embriões de camundongo mostram que o processo de angiogênese por brotamento do seio venoso pode contribuir para a formação tanto das artérias quanto das veias coronárias. Nesse modelo, células venosas subepicárdicas derivadas do seio venoso desdiferenciam e formam uma população de células progenitoras endoteliais que podem dar origem a artérias, capilares e veias.[57,59] Essa conclusão, no entanto, contradiz outros estudos de rastreamento que indicam que as artérias e veias coronárias seriam derivadas de linhagens distintas no desenvolvimento.[46,60] É possível que algumas artérias coronárias e veias possam ser derivadas de linhagens comuns, enquanto outras sejam derivadas de linhagens distintas.

Os precursores de células endoteliais que dão origem à vasculatura também são encontrados no septo ventricular. Logo, é mais provável que o seio venoso ou epicárdio contribuam para a formação de vasos subepicárdicos, mas não que os mesmos precursores endoteliais originem a vasculatura presente no septo ventricular ou no meio do endocárdio. Não sur-

Endotélio e Doenças Cardiovasculares

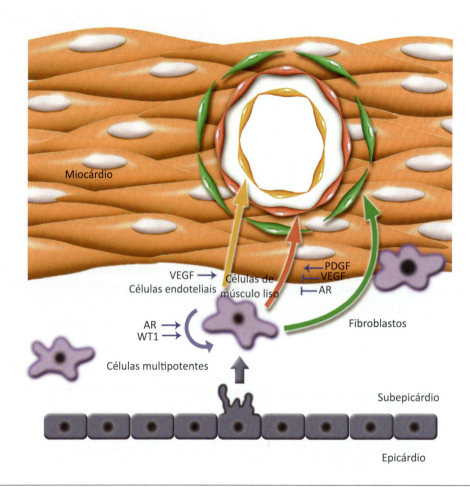

Figura 2.2 Modelo dos mecanismos de controle da diferenciação das células derivadas do epicárdio em coronárias.

O epicárdio é uma fonte de sinalização de ácido retinoico (AR), que está envolvido na manutenção das células derivadas do epicárdio num estado indiferenciado, dentro do espaço subepicárdico, através da ativação de uma alça de regulação positiva da enzima retinaldeído desidrogenase 1A2 (ALDH1A2) *Wilms Tumor*-1 (WT1). Os sinais de AR derivados do epicárdio também atuam em conjunto com fator de crescimento endotelial vascular (VEGF) para atrasar a diferenciação das células derivadas do epicárdio em músculo liso. Esse atraso é crucial porque permite a construção e o remodelamento da rede endotelial coronária antes da malha final ser estabilizada pela agregação de células musculares lisas, que se diferenciam por inativação da sinalização de VEGF e AR e por estímulo da sinalização de fator de crescimento derivado de plaquetas (PDGF). Modificada de Azambuja AP, 2009.[54]

preendentemente, estudos de rastreamento genético de linhagem mostram que nem o epicárdio nem os vasos que brotam de seio venoso dão origem à vasculatura no interior do miocárdio e na parede do septo. No entanto, mostrou-se recentemente que esta segunda camada vascular coronariana é gerada a partir da angiogênese do endotélio do endocárdio.[60,61] O mecanismo pelo qual o endocárdio contribui para as coronárias profundas ainda não está claro, tendo sido proposto que os vasos coronários derivados do endocárdio seriam formados por conversão de fenótipo endocárdico para vascular das células endoteliais. A conversão de linhagem supostamente seria dirigida pela coalescência da camada trabecular durante o processo de compactação da parede do ventrículo.[61]

Um achado interessante foi revelado por estudos de rastreamento genético de linhagem usando linhagem de camundongo transgênica Cre dirigida pelo promotor do gene *Fatty acid binding protein 4* (*Fabp4*). Esses estudos mostram que o endocárdio continua a ser fonte de nova vasculatura coronária mesmo após o nascimento.[62] Essa observação pode ser explicada pelo fato de a compactação trabecular continuar nos primeiros dias após o nascimento. Sendo assim, o processo de angiogênese coronária a partir do endocárdio poderia, em teoria, permitir a expansão vascular coronariana mais tardiamente na vida adulta do que outro mecanismo que envolve a vasculogênese via precursores subepicardiais ou via brotamento a partir do seio venoso.

DESENVOLVIMENTO DA CIRCULAÇÃO CORONÁRIA EM PEIXE-ZEBRA: UM MODELO PARA O ESTUDO DE REGENERAÇÃO CARDÍACA

O peixe-zebra (*Danio rerio*), um peixe teleósteo, apresenta vasos coronários na superfície do coração e na parede da camada compacta ventricular,[63] mas diferentemente dos amniotos, cuja vasculatura se desenvolve cedo, na fase embrionária, juntamente com a formação das câmaras cardíacas, em peixe-zebra vasos coronários aparecem somente na fase juvenil tardia (1-2 meses pós-fertilização) com emergência de células endoteliais na região atrioventricular. Essas células endoteliais migram posteriormente no sentido do bulbo arterioso (BA) e estabelecem conexões vasculares com os arcos branquiais, permitindo o abastecimento de oxigênio diretamente sobre o coração através da artéria coronária.[64]

A ausência da formação de plexo coronário, durante toda a fase larval até o final da fase juvenil, pode ser compreendida dado o pequeno tamanho do peixe-zebra, que apresenta uma câmara ventricular proporcionalmente pequena, composta por uma camada compacta externa relativamente fina, quando comparada com a espessa camada miocárdica dos amniotos. Assim, a difusão do oxigênio e a instalação cedo na embriogênese de um circuito vascular fechado (no qual o sangue sai do ventrículo, é oxigenado na passagem pelas brânquias e atravessa a vasculatura antes de retornar ao átrio) asseguram a sua sobrevivência e dispensam um sistema de vasos coronários dedicados à nutrição do miocárdio. Porém, à medida que o coração se desenvolve e aumenta de tamanho, capilares coronários invadem a região ventricular e conectam a camada subtrabecular junto à camada compacta, que passa a ser muito vascularizada no animal adulto.

Apesar de alguns aspectos na formação do sistema vascular coronário variarem entre diferentes espécies, estudos recentes mostram que mecanismos fundamentais e programas moleculares envolvidos na construção desses vasos em mamíferos e aves são extraordinariamente conservados em peixe-zebra. Por exemplo, recentes trabalhos demonstram a importância do epicárdio para a vascularização do miocárdio. De forma análoga ao observado em outros vertebrados, em peixe-zebra o epicárdio se forma cedo na embriogênese (48 horas pós-fertilização) a partir do proepicárdio, uma estrutura transiente formada por aglomerações esféricas de células localizadas próximo ao seio venoso. Durante o desenvolvimento embrionário em peixe-zebra, o epicárdio tem papel crucial para o crescimento e a maturação da camada compacta do miocárdio ventricular, contribuindo para a formação de cardiomiócitos.

Estudos de mapa de destino mostraram que células expressando o gene *tcf21/epicardina* especificam o epicárdio em peixe-zebra e dão origem a elementos da vasculatura coronária, tais como células de músculo liso que envolvem o bulbo arterioso, assim como fibroblastos que se localizam entre a região corticoide e trabecular do miocárdio.[65] De modo interessante, neste trabalho não há evidências de contribuição epicárdica direta para a formação de células endoteliais, dada a não colocalização de células positivas para o marcador *tcf21* (epicárdicas) e células expressando o gene *fli1* (marcador de células endoteliais).

Melhor entendimento sobre o papel do epicárdio na formação de vasos coronários em peixe-zebra advém, sobretudo, de importantes observações em estudos de regeneração cardíaca no animal adulto, em que o epicárdio é fundamental para a neovascularização da região lesionada e completa regeneração após amputação parcial do ventrículo.[66-68] Durante esse processo, vasos sanguíneos coronários são formados *de novo* na região amputada, envolvendo rápida ativação e proliferação de células epicárdicas por reativação da expressão dos genes *Tbx18* e *Aldh1a2*, assim como dos parálogos *Wt1a* e *Wt1b* (ortólogos do gene *WT1*), genes importantes na especificação do epicárdio e desenvolvimento do sistema coronário vascular em amniotos. Essa rápida reativação molecular de células epicárdicas é seguida de processo de TEM controlado por várias vias de sinalização, incluindo as vias de FGFs[67] e PDGF.[69]

O epicárdio contribui, portanto, para a formação de vasos coronários em peixe-zebra e exibe resposta rápida e robusta durante a regeneração ventricular, num processo altamente reminiscente do papel do epicárdio durante o desenvolvimento cardíaco em amniotos, durante o qual células epicárdicas voltam a proliferar, sofrem TEM, invadem a região subepicárdica e miocárdica e contribuem para a constituição de novos vasos coronários.

No entanto, assim como em amniotos, a origem epicárdica das células endoteliais da vasculatura coronária em peixe-zebra é controversa. Estudos recentes[64] demonstram, por meio de elegantes experimentos de recombinação Cre dirigidos por promotor endotelial e análise clonal, que células endoteliais derivam de células endocárdicas da região atrioventricular (AV) por processo de angiogênese e identificam a sinalização de quimiocinas Cxcr4/Cxcl12 como o mecanismo regulador-chave, tanto para o desenvolvimento da vasculatura no animal adulto, como para processos de regeneração cardíaca. O animal mutante para o gene

Cxcr4a não desenvolve vasos coronários nem os regenera. Curiosamente, essa sinalização está envolvida no desenvolvimento da artéria coronária em mamíferos.[70] É importante salientar, no entanto, que esses achados não excluem a possibilidade de diferentes linhagens celulares contribuírem para a formação das células endoteliais da circulação coronária, que representa cenário mais provável, uma vez que na análise clonal de Harrison, Bussmann[64] alguns vasos coronários não parecem derivar de células endocárdicas.

Dado que células epicárdicas também expressam o gene Cxcl12a após injúria[71,72] e que a inibição do seu receptor Cxcr4 impede a regeneração normal do miocárdio,[72] é provável que células derivadas tanto do endocárdio quanto do epicárdio contribuam para a formação de diferentes componentes da vasculatura coronária em peixe-zebra, reconciliando as visões aparentemente controversas sobre a origem do sistema coronário.

Estudos futuros serão necessários para compreender melhor o processo de coronariogênese, e estudos genéticos oriundos do animal-modelo peixe-zebra certamente contribuirão, não só para decifrar mais detalhes sobre os mecanismos moleculares envolvidos durante o desenvolvimento coronário, como também para o desenvolvimento de estratégias terapêuticas no contexto de regeneração e reparo cardíaco.

EXPLORANDO AS VIAS DE DESENVOLVIMENTO DAS CORONÁRIAS NA REGENERAÇÃO DO CORAÇÃO DE MAMÍFEROS

Uma das principais razões para melhor compreensão do desenvolvimento vascular coronariano é que ele pode fornecer uma ferramenta em potencial para desvendar o processo de vasculogênese e regeneração da vasculatura em casos de lesão ou doenças.[12] As abordagens terapêuticas promissoras baseadas em células para o reparo do coração consistem em explorar as funções bem conhecidas do epicárdio de regenerar o coração. Embora o epicárdio se torne quiescente após o nascimento, ele pode ser reativado em resposta à lesão do miocárdio e já foi mostrado que desempenha papel crítico na mediação da regeneração e reparo do miocárdio.[34,73,74] Além da regeneração de miócitos, a reativação do epicárdio também contribui para o programa angiogênico coronário e permite o remodelamento e reparo e, potencialmente, o desenvolvimento de irrigação colateral ao miocárdio lesionado.

Em exemplo de reparo mediado por epicárdio,[75] foi demonstrado o potencial de timosina β4 na indução da diferenciação de progenitores derivados de epicárdio em linhagem endotelial.[75] O mesmo grupo mostrou que as células do epicárdio também podem regenerar cardiomiócitos em resposta à timosina β4.[76] Foi proposto que o mecanismo de reparo do epicárdio envolveria mecanismo celular autônomo, embora uma contribuição do epicárdio para reparo do coração através de mecanismos parácrinos não tenha sido descartada.[76] De fato, estudos subsequentes por outros grupos sugerem que o reparo do coração mediado por timosina β4 poderia envolver mecanismos independentes da diferenciação epicárdica em miócitos e precursores endoteliais.[77,78] Portanto, há enorme potencial para pesquisa em abordagens multifacetadas para regeneração e reparo cardíaco, embora uma profunda compreensão da biologia básica do desenvolvimento vascular coronariano e do programa de diferenciação vascular seja necessária antes da implementação de tais terapias.

REFERÊNCIAS BIBLIOGRÁFICAS

1. Yue X, Tomanek RJ. Stimulation of coronary vasculogenesis/angiogenesis by hypoxia in cultured embryonic hearts. Dev Dyn. 1999;216(1):28-36.
2. Tota B, Cimini V, Salvatore G, et al. Comparative study of the arterial and lacunary systems of the ventricular myocardium of elasmobranch and teleost fishes. Am J Anat. 1983;167(1):15-32.
3. Tota B. Myoarchitecture and vascularization of the elasmobranch heart ventricle. J Exp Zool. 1989;252(S2):122-35.
4. Grimes AC, Kirby ML. The outflow tract of the heart in fishes: anatomy, genes and evolution. J Fish Biol. 2009;74(5):983-1036.
5. Durán AC, López-Unzu MA, Rodríguez C, et al. Structure and vascularization of the ventricular myocardium in Holocephali: their evolutionary significance. J Anat. 2015;226(6):501-10.
6. McKenzie DJ, Brauner CJ, Farrell AP. Primitive Fishes. Fish physiology. Amsterdam: Elsevier Academic Press, 2007. p.562.
7. Farrell AP, et al. A perspective on the evolution of the coronary circulation in fishes and the transition to terrestrial life. In: Sedmera D, Wang T. Ontogeny and Phylogeny of the Vertebrate Heart. New York: Springer, 2012. p.75-102.
8. Icardo JM. The teleost heart: a morphological approach. In: Sedmera D, Wang T. Ontogeny and Phylogeny of the Vertebrate Heart. New York: Springer, 2012. p.35-53.

9. Sedmera D, Wang T. Ontogeny and phylogeny of the vertebrate heart. New York: Springer, 2012. p.231.
10. Dyer L, Pi X, Patterson C. Connecting the coronaries: how the coronary plexus develops and is functionalized. Dev Biol. 2014;395(1):111-9.
11. Loukas M, Groat C, Khangura R, et al. The normal and abnormal anatomy of the coronary arteries. Clin Anat. 2009;22(1):114-28.
12. Michelis KC, Boehm M, Kovacic JC. New vessel formation in the context of cardiomyocyte regeneration--the role and importance of an adequate perfusing vasculature. Stem Cell Res. 2014;13(3 Pt B):666-82.
13. Bogers AJ, Gittenberger-de Groot AC, Poelmann RE, et al. Development of the origin of the coronary arteries, a matter of ingrowth or outgrowth? Anat Embryol (Berl). 1989;180(5):437-41.
14. Cavallero S, Shen H, Yi C, et al. CXCL12 Signaling Is Essential for Maturation of the Ventricular Coronary Endothelial Plexus and Establishment of Functional Coronary Circulation. Dev Cell. 2015;33(4):469-77.
15. Tian X, Hu T, He L, et al. Peritruncal coronary endothelial cells contribute to proximal coronary artery stems and their aortic orifices in the mouse heart. PLoS One. 2013;8(11):e80857.
16. Baeyens N, Nicoli S, Coon BG, et al. Vascular remodeling is governed by a VEGFR3-dependent fluid shear stress set point. Elife. 2015;4:e04645.
17. Manner J. Experimental study on the formation of the epicardium in chick embryos. Anat Embryol (Berl). 1993;187(3):281-9.
18. Manner J, Pérez-Pomares JM, Macías D, et al. The origin, formation and developmental significance of the epicardium: a review. Cells Tissues Organs. 2001;169(2):89-103.
19. Perez-Pomares JM, Macías D, García-Garrido L, et al. Contribution of the primitive epicardium to the subepicardial mesenchyme in hamster and chick embryos. Dev Dyn. 1997;210(2):96-105.
20. Nahirney PC, Mikawa T, Fischman DA. Evidence for an extracellular matrix bridge guiding proepicardial cell migration to the myocardium of chick embryos. Dev Dyn. 2003;227(4):511-23.
21. Mikawa T, Gourdie RG. Pericardial mesoderm generates a population of coronary smooth muscle cells migrating into the heart along with ingrowth of the epicardial organ. Dev Biol. 1996;174(2):221-32.
22. Dettman RW, Denetclaw W Jr, Ordahl CP, et al. Common epicardial origin of coronary vascular smooth muscle, perivascular fibroblasts, and intermyocardial fibroblasts in the avian heart. Dev Biol. 1998;193(2):169-81.
23. Mikawa T, Fischman DA. Retroviral analysis of cardiac morphogenesis: discontinuous formation of coronary vessels. Proc Natl Acad Sci U S A. 1992;89(20):9504-8.
24. Perez-Pomares JM, Macías D, García-Garrido L, et al. The origin of the subepicardial mesenchyme in the avian embryo: an immunohistochemical and quail-chick chimera study. Dev Biol. 1998;200(1):57-68.
25. Vrancken Peeters MP, Gittenberger-de Groot AC, Mentink MM, et al. Smooth muscle cells and fibroblasts of the coronary arteries derive from epithelial-mesenchymal transformation of the epicardium. Anat Embryol (Berl). 1999;199(4):367-78.
26. Carmona R, González-Iriarte M, Pérez-Pomares JM, et al. Localization of the Wilm's tumour protein WT1 in avian embryos. Cell Tissue Res. 2001;303(2):173-86.
27. Kraus F, Haenig B, Kispert A. Cloning and expression analysis of the mouse T-box gene Tbx18. Mech Dev. 2001;100(1):83-6.
28. Robb L, Mifsud L, Hartley L, et al. epicardin: A novel basic helix-loop-helix transcription factor gene expressed in epicardium, branchial arch myoblasts, and mesenchyme of developing lung, gut, kidney, and gonads. Dev Dyn. 1998;213(1):105-13.
29. Viragh S, Gittenberger-de Groot AC, Poelmann RE, et al. Early development of quail heart epicardium and associated vascular and glandular structures. Anat Embryol (Berl). 1993;188(4):381-93.
30. Xavier-Neto J, Shapiro MD, Houghton L, et al. Sequential programs of retinoic acid synthesis in the myocardial and epicardial layers of the developing avian heart. Dev Biol. 2000;219(1):129-41.
31. Zhou B, von Gise A, Ma Q, et al. Nkx2-5- and Isl1-expressing cardiac progenitors contribute to proepicardium. Biochem Biophys Res Commun. 2008;375(3):450-3.
32. Kruithof BP, van Wijk B, Kruithof-de Julio M, et al. BMP and FGF regulate the differentiation of multipotential pericardial mesoderm into the myocardial or epicardial lineage. Dev Biol. 2006;295(2):507-22.
33. Cai CL, Martin JC, Sun Y, et al. A myocardial lineage derives from Tbx18 epicardial cells. Nature. 2008;454(7200):104-8.
34. Zhou B, Ma Q, Rajagopal S, et al. Epicardial progenitors contribute to the cardiomyocyte lineage in the developing heart. Nature. 2008;454(7200):109-13.
35. Eralp I, Lie-Venema H, Bax NA, et al. Epicardium-derived cells are important for correct development of the Purkinje fibers in the avian heart. Anat Rec A Discov Mol Cell Evol Biol. 2006;288(12):1272-80.
36. Manner J, Schlueter J, Brand T. Experimental analyses of the function of the proepicardium using a new microsurgical procedure to induce loss-of-proepicardial-function in chick embryos. Dev Dyn. 2005;233(4):1454-63.
37. Chen T, Chang TC, Kang JO, et al. Epicardial induction of fetal cardiomyocyte proliferation via a retinoic acid-inducible trophic factor. Dev Biol. 2002;250(1):198-207.

38. Stuckmann I, Evans S, Lassar AB. Erythropoietin and retinoic acid, secreted from the epicardium, are required for cardiac myocyte proliferation. Dev Biol. 2003;255(2):334-49.
39. Gittenberger-de Groot AC, Vrancken Peeters MP, Mentink MM, et al. Epicardium-derived cells contribute a novel population to the myocardial wall and the atrioventricular cushions. Circ Res. 1998;82(10):1043-52.
40. Lie-Venema H, Eralp I, Maas S, et al. Myocardial heterogeneity in permissiveness for epicardium-derived cells and endothelial precursor cells along the developing heart tube at the onset of coronary vascularization. Anat Rec A Discov Mol Cell Evol Biol. 2005;282(2):120-9.
41. Wilting J, Buttler K, Schulte I, et al. The proepicardium delivers hemangioblasts but not lymphangioblasts to the developing heart. Dev Biol. 2007;305(2):451-9.
42. Katz TC, Singh MK, Degenhardt K, et al. Distinct compartments of the proepicardial organ give rise to coronary vascular endothelial cells. Dev Cell. 2012;22(3):639-50.
43. Wessels A, Perez-Pomares JM. The epicardium and epicardially derived cells (EPDCs) as cardiac stem cells. Anat Rec A Discov Mol Cell Evol Biol. 2004;276(1):43-57.
44. Kalman F, Viragh S, Modis L. Cell surface glycoconjugates and the extracellular matrix of the developing mouse embryo epicardium. Anat Embryol (Berl). 1995;191(5):451-64.
45. Perez-Pomares JM, Phelps A, Sedmerova M, et al. Experimental studies on the spatiotemporal expression of WT1 and RALDH2 in the embryonic avian heart: a model for the regulation of myocardial and valvuloseptal development by epicardially derived cells (EPDCs). Dev Biol. 2002;247(2):307-26.
46. Lavine KJ, Long F, Choi K, et al. Hedgehog signaling to distinct cell types differentially regulates coronary artery and vein development. Development. 2008;135(18):3161-71.
47. Lavine KJ, Ornitz DM. Fibroblast growth factors and Hedgehogs: at the heart of the epicardial signaling center. Trends Genet. 2008;24(1):33-40.
48. Lavine KJ, Yu K, White AC, et al. Endocardial and epicardial derived FGF signals regulate myocardial proliferation and differentiation in vivo. Dev Cell. 2005;8(1):85-95.
49. Takahashi M, Yamagishi T, Narematsu M, et al. Epicardium is required for sarcomeric maturation and cardiomyocyte growth in the ventricular compact layer mediated by transforming growth factor beta and fibroblast growth factor before the onset of coronary circulation. Congenit Anom (Kyoto). 2014;54(3):162-71.
50. Brade T, Kumar S, Cunnigham TJ, et al. Retinoic acid stimulates myocardial expansion by induction of hepatic erythropoietin which activates epicardial Igf2. Development. 2011;138(1):139-48.
51. Shen H, Cavallero S, Estrada KD, et al. Extracardiac control of embryonic cardiomyocyte proliferation and ventricular wall expansion. Cardiovasc Res. 2015;105(3):271-8.
52. Vrancken Peeters MP, Gittenberger-de Groot AC, Mentink MM, et al. The development of the coronary vessels and their differentiation into arteries and veins in the embryonic quail heart. Dev Dyn. 1997;208(3):338-48.
53. Vrancken Peeters MP, Gittenberger-de Groot AC, Mentink MM, et al. Differences in development of coronary arteries and veins. Cardiovasc Res. 1997;36(1):101-10.
54. Azambuja AP. Mecanismos embrionários de diferenciação de precursores coronários: princípios para aplicação em terapia celular, in Cell and Developmental Biology. São Paulo: University of São Paulo, 2009. p.127.
55. Azambuja AP, Portillo-Sánchez V, Rodrigues MV, et al. Retinoic acid and VEGF delay smooth muscle relative to endothelial differentiation to coordinate inner and outer coronary vessel wall morphogenesis. Circ Res. 2010;107(2):204-16.
56. Braitsch CM, Combs MD, Quaggin SE, et al. Pod1/Tcf21 is regulated by retinoic acid signaling and inhibits differentiation of epicardium-derived cells into smooth muscle in the developing heart. Dev Biol. 2012;368(2):345-57.
57. Red-Horse K, Ueno H, Weissman IL, et al. Coronary arteries form by developmental reprogramming of venous cells. Nature. 2010;464(7288):549-53.
58. Chen HI, Sharma B, Akerberg BN, et al. The sinus venosus contributes to coronary vasculature through VEGFC-stimulated angiogenesis. Development. 2014;141(23):4500-12.
59. Tian X, Hu T, Zhang H, et al. Subepicardial endothelial cells invade the embryonic ventricle wall to form coronary arteries. Cell Res. 2013;23(9):1075-90.
60. Wu B, Zhang Z, Lui W, et al. Endocardial cells form the coronary arteries by angiogenesis through myocardial-endocardial VEGF signaling. Cell. 2012;151(5):1083-96.
61. Tian X, Hu T, Zhang H, et al. Vessel formation. De novo formation of a distinct coronary vascular population in neonatal heart. Science. 2014;345(6192):90-4.
62. He L, Tian X, Zhang H, et al. Fabp4-CreER lineage tracing reveals two distinctive coronary vascular populations. J Cell Mol Med. 2014;18(11):2152-6.
63. Norman H, Yost HJ, Edward BC. Cardiac morphology and blood pressure in the adult zebrafish. Anatom Rec. 2001;264(1):1-12.

64. Harrison MR, Bussmann J, Huang Y, et al. Chemokine-guided angiogenesis directs coronary vasculature formation in zebrafish. Dev Cell. 2015;33(4):442-54.
65. Kikuchi K, Gupta V, Wang J, et al. tcf21+ epicardial cells adopt non-myocardial fates during zebrafish heart development and regeneration. Development. 2011;138(14):2895-902.
66. Masters M, Riley PR. The epicardium signals the way towards heart regeneration. Stem Cell Res. 2014;13(3 Pt B):683-92.
67. Lepilina A, Coon AN, Kikuchi K, et al. A dynamic epicardial injury response supports progenitor cell activity during zebrafish heart regeneration. Cell. 2006;127(3):607-19.
68. Kikuchi K, Holdway JE, Major RJ, et al. Retinoic acid production by endocardium and epicardium is an injury response essential for zebrafish heart regeneration. Dev Cell. 2011;20(3):397-404.
69. Jieun K, Wu Q, Zhang Y, et al. PDGF signaling is required for epicardial function and blood vessel formation in regenerating zebrafish hearts. Proc Natl Acad Sci. 2010;107(40):17206-10.
70. Ivins S, Chappell J, Vernay B, et al. The CXCL12/CXCR4 axis plays a critical role in coronary artery development. Dev Cell. 2015;33(4):455-68.
71. Gonzalez-Rosa JM, Peralta M, Mercader N. Pan-epicardial lineage tracing reveals that epicardium derived cells give rise to myofibroblasts and perivascular cells during zebrafish heart regeneration. Dev Biol. 2012;370(2):173-86.
72. Itou J, Oishi I, Kawakami H, et al. Migration of cardiomyocytes is essential for heart regeneration in zebrafish. Development. 2012;139(22):4133-42.
73. Zangi L, Lui KO, von Gise A, et al. Modified mRNA directs the fate of heart progenitor cells and induces vascular regeneration after myocardial infarction. Nat Biotechnol. 2013;31(10):898-907.
74. Wang J, Cao J, Dickson AL, et al. Epicardial regeneration is guided by cardiac outflow tract and Hedgehog signalling. Nature. 2015;522(7555):226-30.
75. Smart N, Risebro CA, Melville AA, et al. Thymosin beta4 induces adult epicardial progenitor mobilization and neovascularization. Nature. 2007;445(7124):177-82.
76. Smart N, Bollini S, Dubé KN, et al. Myocardial regeneration: expanding the repertoire of thymosin beta4 in the ischemic heart. Ann NY Acad Sci. 2012;1269:92-101.
77. Zhou B, Honor LB, Ma Q, et al. Thymosin beta 4 treatment after myocardial infarction does not reprogram epicardial cells into cardiomyocytes. J Mol Cell Cardiol. 2012;52(1):43-7.
78. Kispert A. No muscle for a damaged heart: thymosin beta 4 treatment after myocardial infarction does not induce myocardial differentiation of epicardial cells. J Mol Cell Cardiol. 2012;52(1):10-2.

capítulo 3

Hugo Pequeno Monteiro
Maria Theresa O. M. Albuquerque

Carlos J. Rocha Oliveira
Marli Ferreira Curcio

Vias de Transdução de Sinais em Células Endoteliais: Implicações na Angiogênese

PROTEÍNAS QUINASES E PROTEÍNAS FOSFATASES

Inicialmente, pensou-se que as proteínas quinases estariam envolvidas apenas na regulação do metabolismo celular. Entretanto, a facilidade com que grupos fosfato podem ser adicionados ou removidos de aminoácidos constituintes de proteínas, alterando com isso sua localização, atividade enzimática ou associação com outras proteínas, faz da fosforilação reversível de proteínas uma maneira bastante eficaz através da qual as células podem responder às alterações ambientais. Assim, adesão, diferenciação, proliferação, transformação ou morte celular são processos controlados reversivelmente por fosforilação de proteínas e requerem não somente uma proteína quinase (PK), mas também uma proteína fosfatase (PP). Proteínas-alvo são fosforiladas em aminoácidos específicos por uma ou mais PKs, e esses grupos fosfato são removidos por PPs específicas mantendo-se, assim, a homeostase do sistema.[1]

As proteínas quinases mais comumente encontradas em células eucarióticas são aquelas que catalisam a fosforilação, ou seja, a transferência de um grupo fosfato na posição 7 da molécula de ATP para resíduos de serina, treonina e/ou tirosina. Em termos gerais poderíamos apontar duas consequências básicas decorrentes da fosforilação em serina/treonina e em tirosina.

Fosfoserina/fosfotreonina modificam a conformação de enzimas e/ou sua ligação a substratos, alterando suas atividades.[1] A fosforilação em tirosina, por sua vez, desempenha um papel fundamental na formação de complexos proteína-proteína nas vias de sinalização celular.[2]

Nos últimos dez anos acumulam-se as evidências de uma participação crescente de outras modificações pós-tradução, de natureza redox, como a s-nitrosilação de resíduos de cisteína e a nitração de resíduos de tirosina que acompanham a fosforilação em resíduos de tirosina e/ou treonina, resultando em ganho ou perda de função das proteínas que sofreram essas modificações. Esse conjunto de modificações pós-tradução tem sido frequentemente detectado em processos de sinalização em células endoteliais.[3-6]

REGULAÇÃO DAS VIAS DE SINALIZAÇÃO CELULAR DEPENDENTES DA FOSFORILAÇÃO DE PROTEÍNAS EM RESÍDUOS DE TIROSINA – PROTEÍNAS TIROSINA-FOSFATASES

Devido à importância central das proteínas tirosina quinases (PTK) em processos de sinalização celular, sua atividade deve ser finamente controlada, seja por PPs específicas – as proteínas tirosina fosfatases (PTP) –, seja

---

* A produção científica do Laboratório de Sinalização Celular do Centro de Terapia Celular e Molecular da Unifesp, citada neste capítulo, foi obtida por intermédio do trabalho de estudantes e cols., e do imprescindível auxílio financeiro das instituições de fomento: Fapesp, CNPq e Capes.

por outras PKs (tirosina e/ou serina/treonina), por mecanismos de autorregulação,[7] ou por alterações no *status* redox intracelular.[8] Dada a complexidade e variedade dos sinais externos recebidos, é possível que os mecanismos de controle possam operar simultaneamente.

As PTPs são as responsáveis pela desfosforilação de resíduos de tirosina fosforilados em proteínas constituintes de vias de sinalização mediadas principalmente por esse tipo de modificação pós-tradução (MPT). As PTPs se localizam em dois compartimentos celulares: citoplasma e membrana plasmática. As PTPs citoplasmáticas apresentam um único domínio catalítico e várias extensões amino e carboxiterminal, as quais, provavelmente, tenham funções regulatórias.[9] As PTPs citoplasmáticas podem se ligar a sítios específicos pertencentes a domínios intracelulares de proteínas envolvidas em processos de sinalização. A primeira PTP intracelular isolada (de placenta humana), a PTP1B tem seu domínio catalítico localizado na região aminoterminal e não apresenta homologia estrutural com proteínas serina/treonina fosfatases. Algumas PTPs citoplasmáticas foram classificadas como fosfatases de dupla especificidade porque defosforilam resíduos de tirosina e/ou serina/treonina fosforilados. Exemplificadas pela fosfatase denominada VH-1, isolada do vírus *vaccinia*,[10] que atua defosforilando resíduos de treonina e tirosina da proteína substrato. Deste mesmo grupo de fosfatases destacam-se as MAPK fosfatases, MKP1/2 cuja atividade está bem caracterizada como inibidora das atividades das ERK1/2 MAP quinases em células endoteliais em confluência.[11]

As PTPs do tipo receptor possuem um domínio extracelular e um ou dois domínios catalíticos intracelulares. Os domínios extracelulares das PTPs do tipo receptor são similares às moléculas de adesão celular, N-CAM, Ng-CAM e tenascina,[12] com repetições de domínios tipo imunoglobulinas e fibronectina do tipo III.

Como representante desse grupo de PTPs, a CD45 é uma enzima presente em todas as células hematopoiéticas (com exceção das hemácias e suas precursoras), e que está envolvida na resposta imune de células T e B.[9,10] A expressão de uma PTP do tipo receptor, a RPTPα, encontrada em vários tipos celulares está associada à desfosforilação e ativação de Src quinase e demais membros desta família de proteínas tirosina quinases[13] (Figura 3.1).

A atividade das PTPs do tipo receptor tem sido associada à inibição de crescimento celular por contato célula-célula. Tem sido postulado que PTPs do tipo receptor podem agir como supressores tumorais, e que sua inativação poderia levar a um descontrole de proliferação tendo como consequência a transformação celular.[12] Todas as PTPs, sem exceção, possuem no mínimo 230 aminoácidos no domínio catalítico, que apresenta uma sequência altamente conservada de aminoácidos em seu sítio catalítico.[9,12] A oxidação ou mutação sítio-dirigida de um resíduo essencial de cisteína presente nessa sequência torna qualquer PTP cataliticamente inativa.[14] Estudos cinéticos e químicos da ação das PTPs demonstraram que o resíduo de cisteína presente no seu sítio catalítico é essencial para que essas enzimas removam o grupo fosfato das fosfoproteínas substrato. A partir desses estudos, foi sugerido o provável mecanismo de catálise da reação de desfosforilação, utilizado por essa enzima e ilustrado na Figura 3.2. A cisteína nucleofílica ataca o fosfato

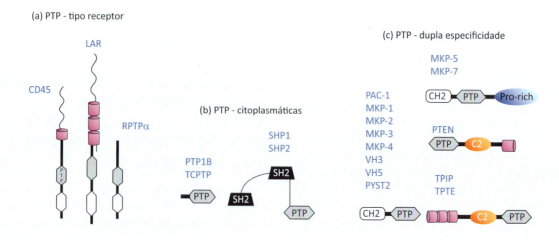

Figura 3.1 Representação esquemática da família das PTPs. As PTPs de dupla especificidade estão representadas pelas VH3, VH5, MKPs, PAC-1, PYST2, TPIP, TPTE e PTEN. As citoplasmáticas são representadas pela PTP1B, SHP1 SHP2 e TCTP. As PTPs do tipo receptor são representadas pela CD45, LAR e RPTPα. Os domínios catalíticos conservados estão representados por pequenas estruturas em meia-lua (siglas, ver texto).

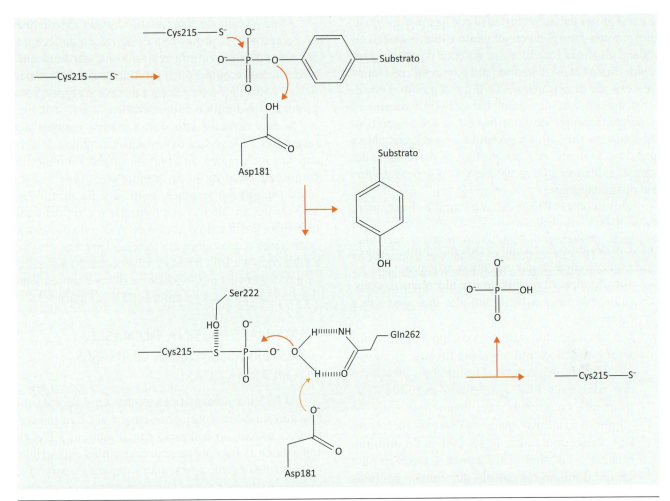

Figura 3.2 O mecanismo de catálise da desfosforilação do aminoácido tirosina pelas PTPs é um processo que ocorre em duas etapas. Na primeira etapa ocorre um ataque nucleofílico ao grupo fosfato ligado ao aminoácido tirosina pelo átomo de enxofre do resíduo de cisteína (na forma de ânion tiolato), essencial para catálise da reação de desfosforilação. Essa etapa está acoplada à protonação do grupo tirosil do substrato pelo resíduo conservado de ácido aspártico. A segunda etapa envolve a hidrólise do intermediário, enzima-fosfato, mediada por um resíduo conservado de glutamina (siglas, ver texto).

associado ao resíduo de tirosina da proteína-alvo, liberando essa proteína desfosforilada e formando um intermediário enzima-substrato de natureza tiolfosfato. No segundo passo da reação, esse produto intermediário sofre hidrólise lenta, regenerando a enzima ativa e liberando fosfato inorgânico.

PTPs atuam como sensores redox intracelulares nos processos de sinalização que têm a fosforilação no aminoácido tirosina como principal mediadora. Níveis excessivos de fosforilação, resultantes de condições de estresse oxidativo crônico, que irão promover a oxidação do resíduo de cisteína essencial para a atividade das PTPs podem contribuir para o perfil de proliferação desordenada característico de células tumorais.[15] Enquanto uma manutenção do aminoácido cisteína essencial para a atividade das PTPs em seu estado reduzido pode resultar em inibição de prolifera-

ção celular estimulada por fatores de crescimento que se ligam a receptores PTK.[16]

Várias PTPs foram identificadas como sendo codificadas por genes supressores de tumor. Uma dessas fosfatases, PTEN, é um componente importante da via de sinalização celular mediada pela proteína quinase fosfatidil-inositol-3-quinase (PI3K). Mutações nos genes codificadores para os componentes desta via, em especial as mutações do gene codificador de PTEN, têm sido associadas a vários tipos de tumores.[9]

PROTEÍNAS TIROSINA QUINASES – RECEPTORES PROTEÍNAS TIROSINA QUINASES

A importância central das PKs, em especial das PTKs em processos de sinalização celular, pode ser comprovada ao examinarmos as estruturas e funções de receptores para uma variedade de ligantes que inclui hormônios, fatores de crescimento e diferenciação celular e citocinas (ex.: receptor do fator de crescimento epidérmico (EGF), receptor para o fator de crescimento derivado de plaquetas (PDGF), receptor do fator de crescimento vascular endotelial (VEGF), receptor da insulina, receptor do fator básico de crescimento de fibroblastos (bFGF). Os receptores específicos para a insulina, EGF e PDGF são protótipos mais estudados de três subfamílias de receptores que possuem atividade tirosina quinase.

Os receptores PTK estão estruturados basicamente em três domínios:

- Um domínio extracelular, cuja estrutura é variável e que essencialmente reconhece o ligante.
- Um domínio transmembrana hidrofóbico, constituído de uma α-hélice simples que atravessa a membrana.
- Um domínio citoplasmático composto de um domínio catalítico com atividade tirosina quinase e um domínio regulatório. Os domínios catalíticos dos receptores PTK apresentam estrutura relativamente conservada com homologia entre os domínios catalíticos para os diversos receptores PTK variando de 32% a 95%.[3] Além do domínio catalítico, o domínio citoplasmático também possui um domínio regulatório que contém resíduos de tirosina que são fosforilados após associação do ligante ao receptor.

Com base nas características estruturais de seus domínios extracelulares, os receptores PTK poderiam ser classificados em dois grandes grupos:

- Receptores do grupo I, exemplificados pelos receptores de EGF, PDGF, VEGF e FGF, que se constituem em uma única cadeia polipeptídica e são monoméricos na ausência do ligante específico. Ainda apresentam em seu domínio extracelular duas sequências repetidas, ricas em cisteína (receptores de EGF e demais membros da subfamília), ou sequências homólogas às imunoglobulinas, com resíduos de cisteína entre essas sequências (receptores de PDGF, VEGF, FGF e demais membros das subfamílias).
- Receptores do grupo II, exemplificados pelo receptor de insulina e pelo receptor do fator de crescimento insulina-símile do tipo 1, que são dímeros de duas cadeias polipeptídicas, associados por pontes dissulfeto que dão origem a uma estrutura heterotetramérica $\alpha_2\beta_2$.

A associação do ligante ao domínio extracelular do receptor PTK promove a dimerização de receptores monoméricos ou um rearranjo na estrutura quaternária dos receptores heterotetraméricos, resultando na autofosforilação de resíduos de tirosina específicos, presentes no domínio citoplasmático.[17]

Já está demonstrado que a grande maioria dos receptores PTK possui de um a três resíduos de tirosina em uma região do domínio catalítico conhecida como *loop* de ativação da quinase ou *A-loop*.[18] A autofosforilação dos resíduos de tirosina localizados no *loop* resulta em alterações profundas na conformação da região, facilitando o acesso do ATP e de proteínas-substratos a seus sítios de ligação. Diversos estudos evidenciaram a importância da fosforilação desses resíduos de tirosina na atividade catalítica e consequente função biológica dos receptores PTK[18] (Figura 3.3).

PROTEÍNAS TIROSINA QUINASES – PROTEÍNAS TIROSINA QUINASES CITOPLASMÁTICAS

As PTKs citoplasmáticas, assim como aquelas que têm função de receptor, apresentam um domínio catalítico, porém, ao contrário das últimas, as PTKs citoplasmáticas não possuem os domínios extracelular ou transmembrana, apresentando módulos para interação com lipídios e com outras proteínas que são mediadoras dos processos de transdução de sinal. Como exemplos dessas PTKs citoplasmáticas destacamos as subfamílias Src quinase e da proteína quinase de adesão focal.[19] Nestas, e em outras proteínas (ex.: proteína ativadora de atividade GTPase e fosfolipase Cγ, etc.),[17] foram caracterizados dois domínios: um constituído de aproximadamente dez aminoácidos (SH2), e outro de 50-75 aminoácidos (SH3), com funções específicas de interagir com proteínas fosforiladas em tirosina ou com sequências ricas em prolina, respectivamente. Esses domínios, SH2 (*Src Homology Type 2*) e SH3 (*Src Homology Type 3*) foram assim denominados por haverem sido originalmente caracterizados como parte da sequência da proteína produto do protoncogene Src.[2] A regulação da atividade das PTKs citoplasmáticas frequentemente envolve interação entre os domínios SH2 e SH3. No caso da subfamília das Src quinases, que se compõe de 11 membros (Blk, Lyn, Brk, Fgr, Fyn, Hck, Lck, Src, Srm e Yes) com elevado grau de homologia estrutural no que diz respeito ao domínio regulador, tem suas atividades reguladas basicamente da mesma maneira.[19,20] As proteínas Src, Fyn e Yes são expressas em todos os tipos celulares.[21]

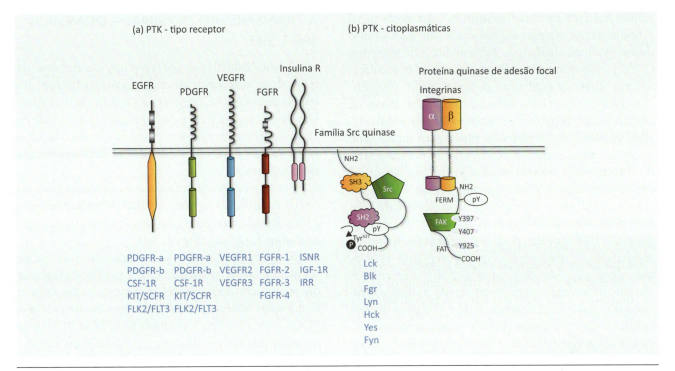

Figura 3.3 Representação esquemática dos protótipos de proteínas tirosina quinase do tipo receptor dos grupos I e II. O nome do receptor protótipo está indicado acima de sua respectiva representação esquemática. EGFR: receptor do fator de crescimento epidérmico; insulina R: receptor de insulina; PDGFR: receptor do fator de crescimento derivado de plaquetas; VEGFR: receptor do fator de crescimento vascular endotelial; FGFR: receptor do fator básico de crescimento de fibroblastos. Representação esquemática dos protótipos das PTK citoplasmáticas FAK e Src-quinase que são protótipos de suas respectivas famílias. Em destaque os domínios SH2, SH3 e quinase da Src-quinase e os domínios de ligação a integrinas (FERM) e a adesão focal (FAT) de FAK (siglas, ver texto).

Quando as células não sofrem estímulo por fatores de crescimento ou condições de estresse, as Src quinases se encontram em uma conformação inativa. Nessa conformação inativa ou "fechada", o domínio SH2 da enzima interage com o resíduo fosforilado de tirosina 527 (p-Tyr527) localizado na posição C-terminal de seu domínio quinase. Ao mesmo tempo, os domínios SH2 e SH3 interagem entre si e com o domínio quinase, impossibilitando a fosforilação do resíduo de tirosina 416 (Tyr416) localizado no *A-loop* do domínio quinase.[7] A liberação dessas restrições impostas pelas interações entre os diferentes domínios irá ocorrer quando resíduos de tirosina fosforilados pertencentes a outras proteínas efetivamente competirem pelo domínio SH2 da Src quinase[22] (Figura 3.3). Alternativamente, Src poderia ser ativada ao interagir com proteínas que possuam sequências ricas em prolina, que irão se ligar ao seu domínio SH3, liberando das restrições causadas por interações intramoleculares o domínio SH2 e, consequentemente, o domínio quinase da enzima. Esses domínios e sua importância nos processos de sinalização celular serão mais bem definidos na próxima seção.

A família de Src quinases participa de várias vias de transdução de sinal, incluindo as que resultam em divisão e/ou ativação celular, pelo estresse oxidativo e por rearranjos do citoesqueleto.[19]

A atividade sinalizadora de Src em células endoteliais está associada a um aumento na permeabilidade dessas células. Uma ruptura entre as junções intercelulares das células endoteliais permite um incremento de passagem de macromoléculas através do endotélio, evento que contribui para o estabelecimento de um microambiente pró-angiogênico.[23]

A transformação de células por excessiva expressão de Src quinase resulta em um aumento na fosforilação em tirosina de proteínas associadas à adesão focal, ocorrendo perda de adesão e mudanças na morfologia celular.[19] Especificamente, essa transformação resulta na fosforilação de resíduos tirosina de outra PTK citoplasmática, a proteína tirosina quinase de adesão focal (FAK).[24]

FAK tem uma estrutura distinta das demais proteínas da família de PTKs citoplasmáticas, constituindo-se essencialmente de um domínio catalítico (quinase) central flanqueado por domínios amino e carboxiterminais bastante amplos.[25] No domínio aminoterminal está localizada a região de associação da FAK com o domínio citoplasmático da subunidade β da integrina (FERM). No domínio carboxiterminal estão localizadas as sequências específicas de aminoácidos (sequências FABD), que irão conectar FAK aos sítios de adesão focal[26] (Figura 3.3). Após estímulo adequado, FAK associado às integrinas e situado em uma região de adesão focal sofrerá autofosforilação no aminoácido tirosina 397 (Tyr397) localizado entre os domínios aminoterminal e o domínio catalítico da FAK. Esse resíduo de tirosina, agora fosforilado, servirá de sítio para associação da FAK com os domínios SH2 das Src quinases. FAK também pode ser fosforilada em outros resíduos de tirosina, especialmente o resíduo Tyr925, que algumas evidências experimentais sugerem ser um sítio de interação com proteínas adaptadoras como Grb2 ou, ainda, com a subunidade reguladora da fosfatidil inositol-3-quinase (PI3K).[25] Essas proteínas são constituídas essencialmente de domínios SH2 e SH3. Além do estímulo fornecido pelas integrinas, fosforilação em resíduos de tirosina da FAK pode ser induzida por ligantes que estimulem receptores acoplados a proteínas G ou por aqueles que ativam receptores PTK.[25] A FAK faz parte de uma subfamília de tirosinas quinases citoplasmáticas constituída por ela mesma e pela enzima PYK2/CAKβ.[27] Trabalhos posteriores mostraram que a quinase PYK2/CAKβ está envolvida em respostas celulares ao estresse.[28]

A TRANSMISSÃO DO SINAL – DOMÍNIOS SH2 E SH3

A autotosforilação em resíduos de tirosina das PTKs do tipo receptor ou citoplasmáticas cumpre dois papéis essenciais na transmissão dos sinais biológicos. Um desses papéis seria o de regulação da atividade enzimática dessas enzimas; o outro seria o da criação de sítios de ligação de alta afinidade por outras moléculas sinalizadoras.

Em termos gerais, existem três mecanismos básicos de transdução de sinal, a partir de interações entre a PTK ativada e as moléculas sinalizadoras que contêm domínios SH2/SH3 (Figura 3.4).

No primeiro deles, a fosforilação em tirosina desempenha papel essencial, e as primeiras evidências da ocorrência desse processo foram obtidas com os estudos das interações entre os receptores de EGF e de PDGF com a enzima fosfolipase Cγ1[29] (PLCγ1).[29] A associação dos fatores de crescimento EGF ou PDGF a seus receptores específicos induz a fosforilação de resíduos de tirosina presentes no domínio citoplasmático desses receptores criando sítios de ligação específicos para os domínios SH2 da PLCg. Ao se associar ao receptor, PLCg é fosforilada em tirosina e ativada, catalisando a produção de diacilglicerol (DAG) e inositol trifosfato (IP3), dois segundos mensageiros essenciais para a ativação da proteína quinase C, e liberação de íons Ca^{2+} de seus estoques intracelulares, respectivamente.[30]

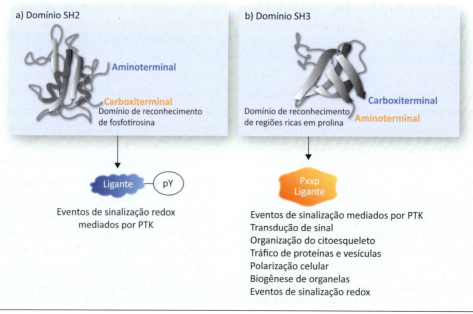

Figura 3.4 Os domínios SH2 e SH3 reconhecem respectivamente resíduos de tirosina fosforilados e sequências de aminoácidos, ricas em prolina. Esses domínios atuam na regulação de: eventos de sinalização mediados por PTKs, eventos de natureza redox, e outros eventos biológicos (siglas, ver texto).

No segundo mecanismo a fosforilação em tirosina também desempenha papel essencial, e ele poderia ser exemplificado por meio da associação dos receptores de PDGF ou interleucina-3 fosforilados em tirosina com a proteína quinase PI3K. Aqui, a ativação da PI3K recrutada pelo receptor fosforilado envolve mudanças conformacionais. A PI3K é uma proteína heterodimérica, constituída de uma subunidade reguladora de 85 kDa (p85) e uma subunidade catalítica de 110 kDa (p110). O domínio SH2, presente na p85, se associa ao resíduo fosfotirosina do receptor PTK. Essa associação provocará uma alteração conformacional na p85 que será transmitida a subunidade catalítica, fazendo com que o heterodímero, agora ativado, migre para a membrana plasmática e promova a fosforilação de fosfatidilinositóis. Nessa nova localização, PI3K poderá interagir com a proteína Sos que promove a troca GDP/GTP em Ras. Além disso, PI3K irá participar da ativação da S6 quinase ribossomal, Akt/proteína quinase B e do fator de transcrição NF-κB.[31]

Uma terceira maneira pela qual o sinal pode ser conduzido é a partir de mudanças de localização intracelular dos constituintes da via de sinalização. Neste caso, Grb2, através de seus domínios SH3, interage com uma região rica em prolina da proteína Sos, cuja função é promover a troca GDP/GTP em Ras. O complexo Grb2/Sos se liga ao resíduo de tirosina fosforilado da PTK através do domínio SH2 da proteína Grb2 se deslocando para a membrana plasmática. Nesta nova localização, o complexo Grb2/Sos é fosforilado em tirosina e se liga à proteína adaptadora SHC. Esse complexo multiproteína vai ativar Ras, promovendo a troca GDP por GTP no protoncogene. Ras associado a GTP inicia uma nova cascata de sinalização com ativação de PKs no citoplasma, culminando com a ativação de fatores de transcrição no núcleo.[31] Este é o módulo de sinalização Ras-ERK1/2 MAP quinases.

ALTERAÇÕES CONFORMACIONAIS E MODIFICAÇÕES PÓS-TRADUÇÃO (MPT) EM Ras

O sinal enviado por receptores ou por PTKs citoplasmáticas é quase invariavelmente conduzido pela Ras, uma oncoproteína de 21 kDa com atividade GTPase que se apresenta em três isoformas, N-Ras, H-Ras e K-Ras. Ras atua como reguladora do crescimento celular e de outras funções em todas as células eucarióticas. Sendo uma GTPase, Ras tem sua atividade biológica regulada pela liberação de GDP e associação com GTP. Dois grupos de enzimas que apresentam atividade antagônica controlam o ciclo Ras-GDP/Ras-GTP. Fatores de troca de nucleotídeos guanina (GEFs), RasGRF1/2 e Sos, promovem a formação de Ras-GTP, a forma ativa de Ras. No sentido inverso, proteínas estimuladoras da atividade GTPase (GAPs), p120 GAP e NF1, aceleram a atividade hidrolítica de GTP, intrínseca de Ras, promovendo a geração da forma inativa de Ras associada a GDP.

As trocas GDP-GTP não implicam MPT em Ras. Entretanto, novas descobertas têm evidenciado um papel determinante para as MPT de Ras no que diz respeito à distribuição dessa GTPase nos diferentes compartimentos intracelulares.[32] Algumas dessas MPT são constitutivas e ocorrem imediatamente após a tradução, e outras são condicionais. A farnesilação de Ras é uma MPT de Ras constitutiva e irreversível, catalisada pela enzima farnesil-transferase, que modifica o resíduo de cisteína da sequência CAAX. Em seguida, ocorre a clivagem proteolítica com a remoção do grupo AAX e, por fim, o resíduo de cisteína sofre um processo de metilesterificação. Essas três modificações promovem o remodelamento do domínio carboxiterminal das proteínas Ras de uma região hidrofílica para hidrofóbica, tornando-as capazes de se inserirem a membranas celulares e colaborando para a sua atividade sinalizadora. Entre as MPTs constitutivas também destacamos a palmitoilação de Ras, que é reversível e essencial para o tráfico das isoformas de Ras entre as endomembranas e a membrana plasmática.[32] Além das MPT reversíveis e irreversíveis, são de grande importância para os processos de sinalização mediados por Ras as MPT condicionais que compreendem a fosforilação, a ubiquitinação, a glicosilação e a s-nitrosilação.[32]

COMPARTIMENTALIZAÇÃO INTRACELULAR DE Ras

Como foi mencionado, as MPTs de Ras, ou seja, a farnesilação e a palmitoilação irão determinar as alterações de localização de Ras nos diferentes compartimentos intracelulares. A proteína Ras recém-sintetizada está presente, transitoriamente, no retículo endoplasmático e complexo de Golgi. Além disso, duas isoformas de Ras, N-Ras e H-Ras são expressas permanente e abundantemente no complexo de Golgi.[33,34]

Quando receptores na superfície da célula são ativados, a proteína tirosina quinase Src é recrutada para uma região na membrana plasmática próxima ao domínio intracelular do receptor que recebeu o sinal. Simultaneamente, a PLC-γ1 é recrutada pelo receptor e fosforilada por Src. Conforme mencionado, a ativação da PLC-γ1 resulta na produção de segundos mensageiros importantes o DAG e o IP3 e da ação deste último sobre seus receptores específicos no retículo endoplasmático, temos a liberação de íons Ca^{+2} destes estoques. DAG e Ca^{+2} levam a translocação de uma proteína citoplasmática, Ras-GRP1 (membro da família das GEFs), para o complexo de Golgi, ativando Ras associada a esta organela. Esta via de sinalização compartimentada coexiste com a via "clássica" de ativação de Ras na membrana plasmática que é independente dos níveis intracelulares de Ca^{+2}. Elevações nos níveis intracelulares de Ca^{+2} também induzem a ativação de CAPRI (membro da família das GAPs), que possivelmente inibe a ativação de Ras presente na membrana plasmática da célula (Figura 3.5).[35]

O MÓDULO DE SINALIZAÇÃO Ras – ERK1/2 MAP QUINASES

Ras atua como intermediário central do fluxo de informações gerado a partir de PTKs que se autofosforilaram, ativando uma cascata de reações catalisadas por PKs. Dentre essas PKs, as isoformas da serina/treonina PK, Raf (c-Raf1, A-Raf e B-Raf) têm sido as mais estudadas. Já se encontra bem estabelecido que Raf é o principal efetor de Ras em vias de sinalização celular. Ras interage com Raf através de duas regiões distintas localizadas no domínio aminoterminal de Raf, promovendo seu deslocamento do citoplasma para a membrana e facilitando sua ativação. Além de Ras, fosfolipídeos, PKs e outras proteínas também vão promover ativação de Raf, evidenciando a formação de um complexo envolvendo várias proteínas que estariam participando desse processo. Após ativação, Raf irá promover a fosforilação de MEK, uma PK que fosforila outras proteínas nos aminoácidos treonina e tirosina, cuja função específica é ativar as MAP quinases ERK1/ERK2 fosforilando essas PKs em resíduos de treonina e tirosina.[31,36] ERK1/ERK2, por sua vez, irão fosforilar outras proteínas no citoplasma e migrarão para o núcleo, estimulando a atividade de fatores de transcrição.[37] Raf quinases são enzimas capazes de converter os sinais enviados através de fosforilação em tirosina em sinais carreados por meio de fosforilação em serina/treonina, conectando receptores PTK ou PTKs citoplasmáticas aos fatores de transcrição. Entretanto, outras evidências sugerem que os eventos de sinalização que ocorrem após Ras envolvem mais do que a ativação de Raf. Além da cascata de reações de fosforilação Raf-dependente que culmina com a ativação de

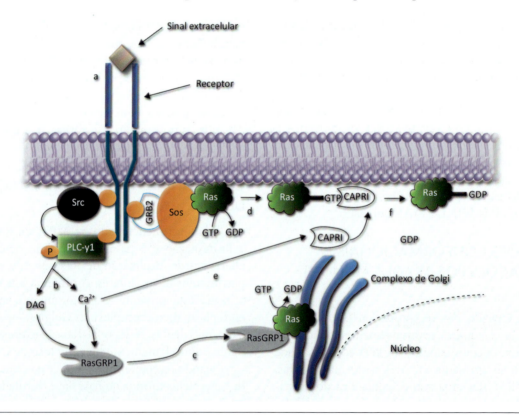

Figura 3.5 Apresentação esquemática da via de sinalização compartimentada de Ras descrevendo os eventos que levam à sinalização de Ras a partir da membrana plasmática em conexão com os eventos de sinalização dessa proteína no complexo de Golgi, como sugerido por Bivona e cols.[35] (siglas, ver texto).

ERK1/ERK2, duas outras MAP quinases, Jun NH_2-aminoterminal quinase (JNK) e p38 MAP quinase são ativadas por Ras independentemente de Raf.[31] Assim, além de Raf, outros efetores de Ras foram caracterizados e entre eles constam p120 Ras-GAP, MEKK e PI3K.[36] A ação desse conjunto de efetores expande o espectro de ação de Ras, colocando sob o controle dessa proteína, vias de sinalização iniciadas por fatores de crescimento, hormônios, citocinas e por condições de estresse, incluindo-se aí os estresses oxidativo e nitrosativo.[8,37,38,39]

Na cascata de sinalização, logo abaixo de Ras, um grupo de PKs desempenha função essencial na transdução de sinais gerados originalmente por um fator de crescimento, citocina ou espécie redox ativa.[37] Essas quinases cujas funções descrevemos, se organizam em um módulo de sinalização composto basicamente de três enzimas protótipos (Figura 3.6A):

a) Serina/treonina PKs, conhecidas em termos gerais como MAP3Ks (ex.: Raf-1, MEKK).

b) MAPKKs, que são PKs de dupla especificidade que catalisam a fosforilação das MAP quinases (MAPKs) nos aminoácidos treonina e tirosina (ex.: MEK, SEK).

c) MAPKs, que são serina/treonina PKs que migram para o núcleo, fosforilando e ativando fatores de transcrição (ex.: ERK1/ERK2, JNK e p38 MAPK).

SINALIZAÇÃO CELULAR NO ENDOTÉLIO: ANGIOGÊNESE E A PARTICIPAÇÃO DO ÓXIDO NÍTRICO (NO)

A formação de novos vasos capilares a partir de estruturas vasculares preexistentes é de importância fundamental na manutenção da integridade vascular, no reparo do tecido danificado, na cicatrização de ferimentos e na formação de vasos em resposta a eventos de isquemia. A angiogênese é um processo complexo, que é orquestrado por citocinas e fatores de crescimento. Iniciando-se com a estimulação de células endoteliais em quiescência, evoluindo para o estado de rápida proliferação e migração e terminando com a rediferenciação de células endoteliais ativadas que constituem os tubos vasculares.

A regulação da angiogênese é exercida por diversos fatores de crescimento, como EGF, VEGF e FGF. Dentre esses fatores, VEGF foi caracterizado como um dos mais potentes, podendo regular processos angiogênicos de origem patológica ou fisiológica. O VEGF desempenha papel fundamental no processo de angiogênese ao se ligar ao seu receptor (VEGFR), especialmente quando se elevam os níveis de expressão desse fator após estímulo por hipóxia. A hipóxia estimula a expansão vascular, e a sinalização mediada pelos fatores de transcrição de indução de hipóxia é fundamental na regulação positiva de diversos genes relacionados à angiogênese.[40]

As respostas biológicas a VEGF são mediadas pela ativação de seus receptores PTK, VEGFR-1, VEGFR-2 e VEGFR-3. VEGFR-2 e VEGFR-3 participam da ativação do módulo de sinalização Ras-MAP quinases, enquanto o receptor VEGFR-1 ativa preferencialmente o módulo de sinalização PI3K/Akt.[41,42] Além dos VEGFRs, cuja atividade é essencial para o desenvolvimento e crescimento dos novos vasos, uma outra classe de receptores PTK, Tie-1 e Tie-2 desempenha papel importante na fase final do processo de angiogênese, especificamente na remodelação dos novos vasos.[43] O uso de inibidores para as diferentes isoformas do VEGFR tem sido cada vez mais frequente em estudos clínicos, com objetivo de testar estratégias para a prevenção da angiogênese em doenças malignas.[44]

Estudos pioneiros evidenciaram que células endoteliais estimuladas com VEGF liberavam óxido nítrico (NO), radical livre gasoso com propriedades sinalizadoras, e que essa liberação era inibida pela ação neutralizante de anticorpos monoclonais específicos para o receptor VEGFR-1.[45]

O NO é produzido enzimaticamente a partir de L-arginina e O_2 pelas enzimas NO sintases (NOS), isoladas em células endoteliais, células musculares lisas vasculares, macrófagos, células neuronais, fibroblastos, plaquetas, e em células de diferentes tipos de tumores. Existem três isoformas principais das NOS, cujas propriedades já foram bem caracterizadas: as duas isoformas constitutivas, que são dependentes de cálcio/calmodulina, e que foram isoladas inicialmente em células endoteliais e neuronais, e a isoforma induzível, presente em macrófagos, células musculares lisas vasculares, fibroblastos, e em células tumorais.[46] Além da produção enzimática, o NO também pode ser produzido em condições fisiológicas a partir da oxidação de compostos conhecidos como doadores de NO.[47] Conforme foi comentado, devido às suas características químicas, o NO é capaz de estimular processos de sinalização através de reações com grupos sulfidrilas, com espécies reativas do oxigênio ou metais de transição. Em condições fisiológicas, o NO reage com O_2^-, metais de transição e sulfidrilas gerando óxidos de nitrogênio, peroxinitrito, adutos metal-NO e S-nitrosotióis.[48]

A angiogênese é iniciada pela vasodilatação, um processo reconhecidamente mediado pelo NO que, ao reagir com o grupo ferro-heme da forma solúvel da enzima guanilil ciclase estimula a produção do segundo mensageiro cGMP e/ou atua modificando resíduos de cisteína de proteínas participantes de diferentes vias de sinalização celular. Essa modificação foi definida como a S-nitrosilação, uma MPT que faz do NO um radical livre participante de um amplo espectro de processos de sinalização celular,[39] particularmente dos processos de sinalização que ocorrem em células endoteliais.

Os primeiros trabalhos publicados por Ziche e cols.[49] estabeleceram as bases para o entendimento do papel do NO como mediador de proliferação de células endoteliais. Nesses estudos, os autores demonstraram que os doadores de NO de diferentes classes, nitroprussiato de sódio (SNP), gliceril trinitrato e isosorbida dinitrato em concentrações crescentes promoviam crescimento e mobilização de células endoteliais capilares. Mais ainda, substâncias vasoativas como a substância P e o fator de crescimento VEGF tiveram suas capacidades de induzir proliferação endotelial associadas à produção de NO por estas células.[49,50] Elevação dos níveis intracelulares de cGMP e estímulo das atividades das ERK1/2 MAP quinases estavam de alguma forma relacionados com a atividade pró-proliferativa do NO.[51]

Em estudos realizados pelo nosso grupo de pesquisa, com fibroblastos de camundongo HER14 incubados com os doadores de NO, SNP e S-nitroso-N-acetilpenicilamina (SNAP), na ausência ou na presença de EGF, detectamos um aumento de fosforilação em tirosina de um grupo de proteínas de 126, 56, 43 e 40 kDa.[52] Src quinase foi imunoprecipitada a partir de células HER14 tratadas com SNP ou EGF, e verificou-se que ela era idêntica à proteína de 56 kDa cuja fosforilação em tirosina era estimulada por NO.[53] Outra PTK citoplasmática que aparentemente também pode ter sua atividade regulada pelo *status* redox intracelular é a quinase FAK. A proteína de 126 kDa, cujos níveis de fosforilação em tirosina eram estimulados após incubação de fibroblastos de camundongo HER14 com o doador de NO, era idêntica à FAK.[53] Estudos pioneiros publicados por Lander e col.[54] descreveram um novo mecanismo de sinalização de NO independente de cGMP. Os autores mostraram que NO poderia sinalizar através da ativação de proteínas G (que se ligam aos nucleotídeos guanina). Estudos *in vitro* utilizando Ras recombinante revelaram que NO promovia uma pronunciada alteração conformacional da proteína, associada a um estímulo na liberação de GDP e consequente associação com GTP.[38] A alteração conformacional de Ras que resultava em sua ativação era dependente da s-nitrosilação do resíduo cisteína 118 (Cys118) localizado no domínio de ligação dos nucleotídeos guanina em Ras.[55]

Demonstrada a regulação de Ras por NO, passou-se a investigar a possibilidade de as MAPKs também serem passíveis do mesmo tipo de regulação. Assim, em estudos realizados pelo nosso grupo de pesquisa e por outros, evidenciou-se a participação de mecanismos de natureza redox na regulação da atividade das PKs pertencentes às três subfamílias de MAPKs, ERK1/ERK2, JNK e p38 MAPKs.[56]

Em estudos subsequentes realizados por nosso grupo de pesquisa, procuramos desvendar essa relação descrevendo uma via de sinalização celular desencadeada por doadores de NO em células endoteliais de aorta de coelho, que utiliza elementos das vias dependentes e independentes da ativação da guanilil ciclase.[57] Verificou-se inicialmente que os doadores de NO, SNP e SNAP em baixas concentrações elevaram os níveis intracelulares de cGMP. Ambos os doadores e o análogo estável de cGMP, 8BrcGMP, estimularam fosforilação em tirosina, além de promoverem a atividade de Ras e dos demais elementos constituintes do módulo de sinalização Ras-MAP quinases. Esses achados nos levaram a propor a expressão de uma proteína trocadora de nucleotídeos guanina (CNRasGEF) no endotélio, cuja atividade é modulada positivamente pelos níveis intracelulares de cGMP/cAMP, e cuja expressão em células neuronais havia sido previamente documentada.[58] Observamos nas células estimuladas com os doadores de NO e 8Br-cGMP, uma transativação do receptor de EGF (EGFR) mediada pelas ERK1/2 MAP quinases.[57]

Também demonstramos em células endoteliais de aorta de coelho (RAEC) que a ativação do módulo de sinalização Ras-ERK1/2 MAP quinases por concentrações baixas do doador de NO SNAP, dependia essencialmente da s-nitrosilação do resíduo cisteína 118 (Cys118) de Ras resultando na ativação da GTPase e dos demais elementos da cascata de sinalização *downstream* em relação à Ras. A ativação das ERK1/2 MAP quinases neste processo resultou em sua migração para o núcleo e na ativação do fator de transcrição Elk 1 por essas quinases. A ativação de Elk 1 levou ao estímulo da síntese de ciclinas e da atividade de proteínas quinases dependentes de ciclinas (cdks) com a progressão através do ciclo celular e culminando na proliferação das células endoteliais.[59]

Em estudo subsequente demonstramos que diferentes fontes geradoras de NO, o s-nitrosotiól, S-nitrosoglutationa (GSNO) e a produção de NO pelo estímulo de células endoteliais de cordão umbilical humano (HUVEC) com o peptídeo bradicinina (BK) mediavam a ativação de Ras em diferentes compartimentos celulares. Células HeLa de tumor cervical humano estimuladas com concentrações baixas de GSNO apresentavam um perfil de ativação de Ras que envolvia dois compartimentos celulares, a membrana plasmática e o complexo de Golgi. Nas condições experimentais desse modelo, observamos uma ativação rápida e transiente de Ras na membrana plasmática seguida de uma ativação sustentada de Ras no complexo de Golgi. A ativação de Ras no complexo de Golgi mediada pelo GSNO nessas células era dependente da s-nitrosilação e ativação da PTK citoplasmática Src. Por outro lado, a ativação de Ras por fontes endógenas de NO em células HUVEC estimuladas com o peptídeo BK resultou em um processo que acontece em um único compartimento, a membrana plasmática dessas células. Ao contrário do observado quando o agonista foi GSNO, a ativação de Ras resultante da ação de NO gerado por estímulo das células com o peptídeo BK não era dependente da atividade de Src quinase.[60]

Em dois outros estudos recentes,[61,62] evidenciamos o papel central desempenhado pelo NO como regulador positivo das vias de sinalização associadas à proliferação e migração de células endoteliais que culminam no processo de angiogênese. Nesses estudos, o NO foi gerado a partir do estímulo de células endoteliais RAEC e HUVEC com o peptídeo BK. Esse estímulo promoveu a ativação da isoforma endotelial da NOS (eNOS) e o estímulo da fosforilação em tirosina e da s-nitrosilação em cisteína do EGFR. Além da nitrosilação do EGFR, o NO promoveu a s-nitrosilação da PTP SHP-1 e da GTPase Ras. A ativação de Ras por s-nitrosilação a partir de fontes endógenas de NO também promoveu a ativação das ERK1/2 MAP quinases corroborando as observações que fizemos quando incubávamos essas células com baixas concentrações do s-nitrosotiól SNAP.[59] As ERK1/2 MAP quinases, por sua vez, quando ativadas, fosforilaram resíduos específicos de treonina do domínio citoplasmático do EGFR, o que impede a internalização imediata desse receptor, mantendo por tempos mais longos os sinais por ele mediados.

O estímulo dessas células com BK resultou em indução de proliferação das mesmas. Os uso dos inibidores L-NAME, inibidor inespecífico das NOS, e PD98059 inibidor específico da proteína quinase MEK, resultou em inibição da proliferação das células endoteliais HUVEC estimulada por BK. O estímulo de BK também resultou na indução de expressão do fator VEGF. Ainda nesse estudo, demonstramos que a expressão de VEGF é dependente das ativações do EGFR, do receptor B2 de BK, e de Ras. Também verificamos que a expressão de VEGF é dependente da produção endógena de NO.

Uma nova abordagem experimental está sendo implementada em nosso grupo de pesquisa, no qual investigamos a relação entre a resposta de células endoteliais HUVEC ao estímulo com BK, resultando em um processo de angiogênese *in vitro* e a expressão de diferentes microRNAs. Estes são RNAs não codificantes de aproximadamente 18 a 22 nucleotídeos, que regulam a expressão gênica através de repressão da tradução ou degradação do RNA mensageiro homólogo. Inicialmente, por predição *in silico*, foram identificados nove miRs pró-angiogênicos (miR-27b, -miR-92a, miR-126, miR-130a, miR-132, miR-210, miR-296) e sete antiangiogênicos (miR-15a/b, miR-16, miR-20a/b, miR-21, miR-221 e miR-222), que regulam a expressão de proteínas participantes das vias de sinalização celular mediadas por VEGF, EGFR e eNOS.[61] Por meio de análises por técnicas apropriadas pudemos identificar vários microRNAs em condições de ausência de estímulo. Nessas condições foram identificados os microRNAs miR-16-5p, miR-125b-5p, miR-126-3p, miR-222-3p. Já na presença do estímulo com BK, foram identificados os microRNAs: miR-15b-5p, miR-20a-5p, miR-21-5p, miR-125a-5p. O miR-375 se encontra altamente expresso quando comparamos as situações experimentais: células não estimuladas, células estimuladas por BK, células estimuladas por BK e pré-incubadas com o inibidor específico para eNOS, L- N^5-(1-Iminoetil) ornitina. Por outro lado, os microRNAs: miR-15a-5p, miR-15b-5p, miR-20b-5p, miR-130a-3p e miR-210-3p, estão subexpressos em células não estimuladas por BK. O microRNA miR-33a-5p também tem seus níveis de expresesão reduzidos quando as células HUVEC são estimuladas por BK. Esses novos achados nos permitem descrever um processo de regulação da via de sinalização celular mediada pelo NO, e que leva à angiogênese realizado por microRNAs específicos.[63]

Um outro elemento essencial no processo de angiogênese é a migração celular que é estimulada pelo NO. Várias observações independentes descrevem o papel do NO como regulador positivo dos níveis de expressão da integrina avb3 e das metaloproteases da matrix extracelular, MT1-MMP, MMP-9 e MMP-13, permitindo a invasão de células endoteliais e a formação de novos vasos.[64-67] Nossas observações corroboram e ampliam essas observações quando procedemos com o estímulo de células endoteliais RAEC com BK durante períodos menores que aqueles determinados para o acompanhamento da proliferação dessas células. Ao procedermos desta maneira observamos a ocorrência de migração dessas células dependentes da produção endógena de NO. O NO promoveu indiretamente a ativação da GTPase Rac1 através da s-nitrosilação de Ras e a ativação da proteína quinase PI3K.[62]

Em conjunto, essas observações nos permitem atribuir à ativação pelo NO das vias de sinalização iniciadas pelos receptores EGFR/BK-B2R e/ou pela GTPase Ras, um papel essencial na angiogênese. O conjunto desses achados foi sumarizado e está apresentado na Figura 3.6B.

Endotélio e Doenças Cardiovasculares

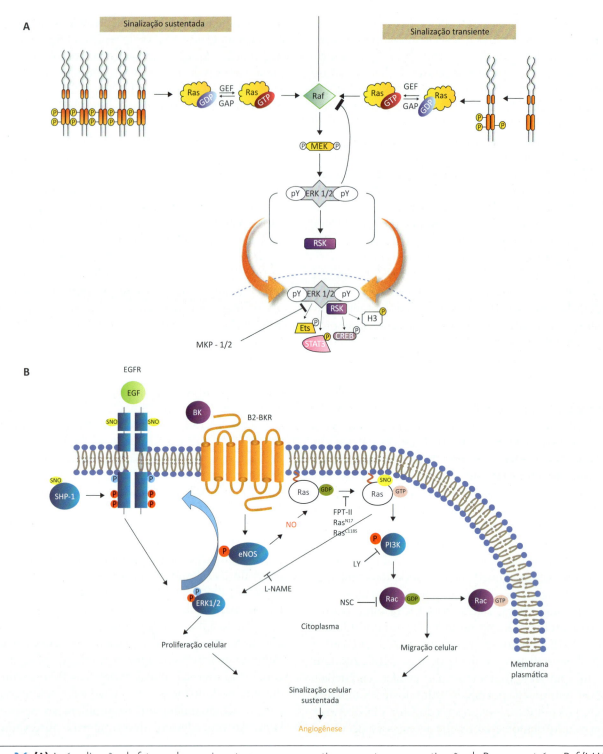

Figura 3.6 (A) Após a ligação de fatores de crescimento aos seus respectivos receptores com ativação de Ras, as proteínas Raf (MAP3K) são recrutadas para a membrana plasmática e são ativadas. Raf ativada fosforila e ativa a proteína quinase MEK1/2 (MAP2K), que por sua vez fosforila as proteínas ERK1/2 MAP quinases (MAPK). As ERK1/2 MAP quinases ativadas fosforilam outras proteínas localizadas na face interna da membrana plasmática e do citoplasma. As ERK1/2 MAP quinases ativadas migram para o núcleo onde irão fosforilar fatores de transcrição e reguladores transcricionais. Concentrações elevadas dos fatores de crescimento irão mediar processos de sinalização sustentada. Baixas concentrações desses fatores irão mediar processos de sinalização transiente. **(B)** Vias de sinalização celular, desencadeadas por BK e mediadas pelo NO em células endoteliais. De acordo com esse modelo, três vias distintas estão integradas: ativação do receptor de EGF, ativação do receptor B2 pelo peptídeo BK e ativação da proteína G de baixo peso molecular Ras e suas interações com a proteína Rac1. A integração entre as três vias resulta em proliferação e migração celular culminando no processo de angiogênese (siglas, ver texto).

REFERÊNCIAS BIBLIOGRÁFICAS

1. Hunter T. Protein kinases and phosphatases: The Yin and Yang of protein phosphorylation and signaling. Cell. 1995;80:225-36.
2. Schlessinger J. SH2/SH3 signaling proteins. Curr Opin Genet Dev. 1994;4:25-30.
3. Monteiro HP, Arai RJ, Travassos LR. Protein tyrosine phosphorylation and protein tyrosine nitration in redox signaling. Antiox Redox Signal. 2008;10:843-89.
4. Thibeault S, Rautureau Y, Oubaha M, et al. S-nitrosylation of β-catenin by eNOS-derived NO promotes VEGF-induced endothelial cell permeability. Mol Cell. 2010;39:468-76.
5. Curcio MF, Batista WL, Linares E, et al. Regulatory effects of nitric oxide on Src kinase, FAK, p130Cas, and receptor protein tyrosine phosphatase alpha: A role for the cellular redox environment. Antiox Redox Signal. 2010;13:109-25.
6. Feng X, Sun T, Bei X, et al. S-nitrosylation of ERK inhibits ERK phosphorylation and induces apoptosis. Sci Rep. 2013;3:1814.
7. Hubbard SR, Mohammadi M, Schlessinger J. Autoregulatory mechanisms in protein tyrosine kinases. J Biol Chem. 1998:273:11987-90.
8. Monteiro HP, Stern A. Redox modulation of tyrosine phosphorylation-dependent signal transduction pathways. Free Rad Biol Med. 1996;21:323-33.
9. Tonks N. Protein tyrosine phosphatases: from genes, to function, to disease. Nature Rev Mol Cell Biol. 2006;7:833-46.
10. Sun H, Tonks NK. The coordinated action of protein tyrosine phosphatases and kinases in cell signaling. Trends Biochem Sci. 1994;19:480-5.
11. Viñals F, Pouyssegur J. Confluence of vascular endothelial cells induces cell cycle exit by inhibiting p42/44 mitogen-activated protein kinase activity. Mol Cell Biol. 1999;19:2763-72.
12. Brady-Kalnay SM, Tonks NK. Protein tyrosine phosphatases as adhesion receptors. Curr Opin Cell Biol. 1995;7:650-7.
13. Su J, Muranjan M, Sap J. Receptor protein tyrosine phosphatase α activates Src-family kinase and controls integrin-mediated responses in fibroblasts. Curr Biol. 1999:9:505-11.
14. Monteiro HP, Ivaschenko Y, Fischer R, et al. Inhibition of protein tyrosine phosphatase activity by diamide is reversed by epidermal growth in fibroblasts. FEBS Lett. 1991;295:146-8.
15. Hussain SP, Hofseth LJ, Harris CC. Radical causes of cancer. Nature Rev Cancer. 2003;3:276-85.
16. Sundaresan M, Yu ZX, Ferrans VJ, et al. Requirement for generation of H_2O_2 for platelet-derived growth factor signal transduction. Science. 1995;270:296-9.
17. Schlessinger J. Cell signaling by receptor tyrosine kinases. Cell. 2000;103:211-25.
18. Mohammadi M, Schlessinger J, Hubbard S. Structure of the FGF receptor tyrosine kinase domain reveals a novel autoinhibitory mechanism. Cell. 1996:86:577-87.
19. Abram CL, Courtneidge SA. Src family tyrosine kinases and growth factor signaling. Exp Cell Res. 2000;254:1-13.
20. Manning GDB, Whyte RM, Hunter T, et al. The protein kinase complement of the human genome. Science. 2002;298:1912-34.
21. Thomas SM, Brugge JS. Cellular functions regulated by Src family kinase. A comprehensive review of the physiology and substrates of Src and Src-family kinases. Annu Rev Dev Biol. 1997;13:513-609.
22. Cobb BS, Schaller MD, Lee TH, et al. Stable association of pp60src and p59fyn with the focal adhesion-associated protein tyrosine kinase, pp125FAK. Mol Cell Biol. 1994;14:147-55.
23. Eliceiri BP, Paul R, Schwartzberg PL, et al. Selective requirement for Src kinases during VEGF-induced angiogenesis and vascular permeability. Mol Cell. 1999;4:915-24.
24. Schaller MD, Hildebrand JD, Shannon JD, et al. Autophosphorylation of the focal adhesion kinase pp125FAK, directs SH2-dependent binding of pp60src. Mol Cell Biol. 1994;14:1680-8.
25. Schaller MD. The focal adhesion kinase. J Endocrinol. 1996:150:1-7.
26. Blume-Jensen P, Hunter T. Oncogenic kinase signaling. Nature. 2001;411:355-65.
27. Sasaki H, Nagura K, Ishino M, et al. Cloning and characterization of cell adhesion kinase beta, a novel protein-tyrosine kinase of the focal adhesion kinase subfamily. J Biol Chem. 1995:270:21206-19.
28. Dikic I, Tokiwa G, Lev S, et al. A role for PYK2 and Src in linking G-protein coupled receptors with MAP kinase activation. Nature. 1996;383:547-50.
29. Margolis B, Rhee SG, Felder S, et al. EGF induces tyrosine phosphorylation of phospholipase C-II: A potential mechanism for EGF receptor signaling. Cell. 1989;57:1101-7.
30. Nishizuka Y. Intracellular signaling by hydrolysis of phospholipids and activation of protein kinase C. Science. 1992:258:607-14.
31. Vojtek AB, Der CJ. Increasing complexity of the Ras signaling pathway. J Biol Chem. 1998;273(32):19925-8.
32. Ahearn IM, Haigis K, Bar-Sagi D, et al. Regulating the regulator: post-translational modifications of Ras. Nature Rev Mol Cell Biol. 2012;13:39-51.

33. Apolloni A, Prior IA, Lindsay M, et al. H-ras but not K-ras traffics to the plasma membrane through the exocytic pathway. Mol Cell Biol. 2000;20(7):2475-87.
34. Choy E, Chiu VK, Silletti J, et al. Endomembrane trafficking of ras: the CAAX motif targets proteins to the ER and Golgi. Cell. 1999;98:69-80.
35. Bivona TG, Pérez De Castro I, Ahearn IM, et al. Phospholipase Cgamma activates Ras on the Golgi apparatus by means of Ras-GRP1. Nature. 2003;424:694-8.
36. Kolch W. Meaningful relationships: the regulation of the Ras/Raf,MEK/ERK pathway by protein interactions. Biechem J. 2000;351:289-305.
37. Garrington TP, Johnson CL. Organization and regulation of mitogen-activated protein kinase signaling pathways. Curr Opin Cell Biol. 1999;11:211-8.
38. Lander HM, Ogiste JS, Pearce SFA, et al. Nitric oxide-stimulated guanine nucleotide exchange on p21 ras. J Biol Chem. 1995;270:7017-20.
39. Hess DT, Matsumoto A, Kim SO, et al. Protein s-nitrosylation: Purview and parameters. Nature Rev Mol Cell Biol. 2005;6:150-66.
40. Carmeliet P. Angiogenesis in health and disease. Nature Med. 2003;9:653-60.
41. Koch S, Tugues S, Li X, et al. Signal transduction by vascular endothelial growth factor receptors. Biochem J. 2011;437:169-83.
42. Tvorogov D, Anisimov A, Zheng W, Leppanen VM, Tammela T, Laurinavicius S, et al. Effective suppression of vascular network formation by combination of antibodies blocking VEGFR ligand binding and receptor dimerization. Cancer Cell. 2010;18:630-40.
43. Augustin HG. Angiogenesis in the female reproductive system. EXS. 2005;94:35-52.
44. Jeltsch M, Leppanen VM, Saharinen P, et al. Receptor tyrosine kinase-mediated angiogenesis. Cold Spring Harb Perspect Biol. 2013;5:a009183.
45. Bussolati B, Dunk C, Grohman M, et al. Vascular endothelial growth factor recptor-1 modulates vascular endothelial growth factor-mediated angiogenesis via nitric oxide. Am J Pathol. 2001;159:993-1008.
46. Fleming I, Busse R. Signal transduction of eNOS activation. Cardiov Res. 1999:43:532-41.
47. Cruetter DY, Cruetter CA, Barry BK, et al. Activation of coronary arterial guanylate cyclase by nitric oxide, nitroprusside, and nitrosoguanidine - inhibition by calcium, lanthanum, and other cations, enhancement by thiols. Biochem Pharmacol. 1980;29:2943-50.
48. Stamler JS, Lamas S, Fang FC. Nitrosylation: The protoypic redox-based signaling mechanism. Cell. 2001;106:675-83.
49. Ziche M, Morbidelli L, Masini E, et al. Nitric oxide mediates angiogenesis in vivo and endothelial cell growth and migration in vitro promoted by substance P. J Clin Invest. 1994;94:2036-44.
50. Bussolati B, Dunk C, Grohman M, et al. Vascular endothelial growth factor receptor-1 modulates vascular endothelial growth factor-mediated angiogenesis via nitric oxide. Am J Pathol. 2001;159:993-1008.
51. Parenti A, Morbidelli L, Cui XL, et al. Nitric oxide is an upstream signal of vascular endothelial growth factor-induced extracellular-signal-regulated kinase 1/2 activation in postcapillary endothelium. J Biol Chem. 1998;273:4220-6.
52. Peranovich TMS, da Silva AM, Fries DM, et al. Nitric oxide stimulates tyrosine phosphorylation in murine fibroblasts in the absence and presence of epidermal growth factor. Biochem. 1995;305:613-9.
53. Monteiro HP, Gruia-Gray I, Peranovich TMS, et al. Nitric oxide stimulates tyrosine phosphorylation of focal adhesion kinase, Src kinase and mitogen-activated protein kinases in murine fibroblasts. Free Rad Biol Med. 2000;28:174-82.
54. Lander HM, Sehaipal P, Levine DM, et al. Activation of human peripheral blood mononuclear cells by nitric oxide-generating compounds. J Immunol. 1993;150:1509-16.
55. Lander HM, Milbank AJ, Tauras JM, et al. Redox regulation of cell signalling. Nature. 1996;381:380-1.
56. Allen RG, Tresini M. Oxidative stress and gene regulation. Free Rad Biol Med. 2000;28:463-99.
57. Rocha Oliveira CL. Óxido nítrico e cGMP ativam a via de Ras-MAP quinase estimulando fosforilação de resíduos de tirosina em proteínas intracelulares e proliferação em céulas endoteliais de aorta de coelho. [Dissertação de Mestrado]. Departamento de Bioquímica. Disciplina Biologia Molecular. Escola Paulista de Medicina. Universidade Federal de São Paulo, 2001.
58. Pham N, Cheglakov CA, Koch CL, et al. The guanine nucleotide Exchange factor CNrasGEF activates Ras in response to cAMP and cGMP. Curr Biol. 2000;10:555-8.
59. Rocha Oliveira CJ, Curcio MF, Moraes MS, et al. The low molecular weight s-nitrosothiol, S-nitroso-N-acetylpenicillamine, promotes cell cycle progression in rabbit aortic endothelial cells. Nitric Oxide. 2008;18:241-55.
60. Batista WL, Ogata FT, Curcio MF, et al. S-nitrosoglutathione and endothelial nitric oxide synthase-derived nitric oxide regulate compartmentalized Ras S-nitrosylation and stimulate cell proliferation. Antioxid Redox Signal. 2013;18:221-38.
61. Moraes MS, Costa PE, Batista WL, et al. Endothelium-derived nitric oxide (NO) activates NO-epidermal growth fator receptor-mediated signaling pathway in bradykinin-stimulated angiogenesis. Arch Biochem Biophys. 2014;558:14-27.
62. Borges RE, Batista WL, Costa PE, et al. Ras, Rac1, and phosphatidylinositol-3kinase (PI3K) signaling in nitric oxide-induced endotelial cell migration. Nitric Oxide. 2015;47:40-51.

63. Medeiros Albuquerque MTO, Carvalho CV, Rosa H, et al. Prediction os MicroRNAs associated with the free radical NO during angiogenesis. Resumo publicado no "Annals of the 23rd Congress of the International Union for Biochemistry and Molecular Biology and 44th Annual Meeting of the Brazilian Society for Biochemistry and Molecular Biology". Brazilian Society for Biochemistry and Molecular Biology (SBBq), 2015.
64. Lee PC, Kibbe MR, Schuchert MJ, et al. Nitric oxide induces angiogenesis and up regulates alpha(v)beta(3) integrin expression on endothelial cells. Microvasc Res. 2000;60:269-80.
65. López Rivera E, Lizarbe TR, Martínez-Moreno M, et al. Matrix metalloproteinase 13 mediates nitric oxide activation of endothelial cell migration. Proc Natl Acad Sci USA. 2005;102:3685-90.
66. Genís L, Gonzalo P, Tutor AS, et al. Functional interplay between endothelial nitric oxide synthase and membrane type 1 matrix metalloproteinase in migrating endothelial cells. Blood. 2007;110:2916-23.
67. Lee CZ, Xue Z, Hao Q, et al. Nitric oxide in vascular endothelial growth factor-induced focal angiogenesis and matrix metalloproteinase-9 activity in the mouse brain. Stroke. 2009;40:2879-81.

capítulo 4

Erik Svensjö
Eliete Bouskela

Barreira Endotelial: Fatores que Regulam Sua Permeabilidade

INTRODUÇÃO

O endotélio tem papel importante na manutenção da função vascular. A disfunção da barreira endotelial leva a um aumento da permeabilidade e o extravasamento vascular é associado a diversas condições patológicas, como edema e sepse. Assim, hoje uma área de pesquisa muito ativa é a descoberta/o desenvolvimento de drogas que podem melhorar a função/disfunção endotelial. Nas últimas décadas várias doenças foram caracterizadas por ter um componente inflamatório por causa das novas descobertas sobre as mudanças na função das células endoteliais induzidas por essas doenças. Aterosclerose, asma e diabetes são hoje consideradas doenças inflamatórias e mesmo uma condição clínica como a obesidade pode ser considerada uma condição inflamatória de baixo grau com mudanças na função endotelial que precedem o aparecimento de consequências mais severas como diabetes ou hipertensão.[1]

O endotélio vascular é a monocamada de células que reveste o sistema cardiovascular responsável pela barreira entre os tecidos e o sangue. Assim, o endotélio é estrategicamente posicionado para servir de sentinela de comunicação das informações provenientes do interstício para as células do sistema imunológico (p. ex., leucócitos). Desta maneira, o endotélio tem papel crítico no direcionamento dos padrões de tráfico assim como nos estados de ativação dos leucócitos. O endotélio pode também sofrer injúria por respostas imunológicas/inflamatórias inapropriadas que o transformam em uma barreira disfuncional, característica de muitas doenças inflamatórias como sepse, isquemia/reperfusão, anafilaxia, aterosclerose e artrite.

A publicação contínua e maciça de estudos e revisões sobre a função da barreira endotelial nos anos recentes ilustra a necessidade de compreender a célula endotelial (CE) em diferentes doenças – diabetes, aterosclerose, asma, periodontite –, assim como doenças tropicais, doença de Chagas, leishmaniose e dengue em pacientes e em modelos experimentais. Todos esses exemplos servem para mostrar que a quebra da integridade da barreira endotelial, que permite o extravasamento do plasma, pode ser o evento inicial para o desenvolvimento progressivo da doença.

O equilíbrio fisiológico entre o volume de sangue circulante e o volume de fluido extravascular é mantido pelo endotélio sadio que reveste todo o sistema cardiovascular. A troca de solutos e fluidos em condições normais foi objeto de muitos estudos e revisões, dentre as quais vale a pena citar Michel,[2] Michel e Curry,[3] e mais recentemente a revisão de Levick e Michel[4] sobre a importância do glicocálice na troca de solutos que ocorre na microcirculação. O glicocálice endotelial é formado por uma camada fina, com espessura de 400-500 nm, semipermeável, de proteoglicanas e glicoproteínas ligado à membrana da célula endotelial.[5] As propriedades mecânicas dessa camada limitam o acesso de componentes do plasma às membranas das células endoteliais. As propriedades de barreira dessa camada da superfície endotelial são deduzidas pela velocidade de penetração de marcadores (como isotiocianato de fluoresceína [FITC, sigla em inglês] – dextrana) e pela mecânica dos movimentos de hemácias e leucócitos nos capilares.[6] O glicocálice em vasos glomerulares é essencial para a filtração normal de proteína pelos rins.[7] A metformina, droga usada no tratamento do diabetes, ministrada a camundongos diabéticos, durante duas semanas, melhorou a função de barreira do glicocálice, medida pela duração da retenção de macromoléculas na circulação.[8]

Uma revisão geral da permeabilidade microvascular ou do edema tissular não é o escopo deste capítulo, uma vez que esses tópicos já foram revisados extensamente, e em detalhes.[3,9,10] Este capítulo pretende ser um guia que mostra os aspectos mais importantes da regulação da permeabilidade endotelial em diversas condições clínicas em que a inflamação é um componente importante, e apontar o progresso do conhecimento dos mecanismos regulatórios das junções do tipo *adherens* entre células endoteliais na região pós-capilar da microcirculação, que avançou muito nos últimos anos, e informar as referências em que informações detalhadas podem ser encontradas.

A chave de todo processo inflamatório é a injúria ou destruição da barreira endotelial dos vasos iniciada pela contração ativa do citoesqueleto da CE. Majno e Palade,[11] Majno e cols.[12] mostraram em seus estudos clássicos com microscopia eletrônica que no extravasamento vascular induzido por histamina e serotonina, partículas coloidais passavam através de espaços (*gaps*) alargados entre células endoteliais em vênulas pós-capilares e sugeriram que a separação das células endoteliais poderia ter origem na contração das células endoteliais, confirmada posteriormente em estudos de Majno *et al.*[13,14] Simionescu e cols.[15] demonstraram que as células endoteliais em vênulas pós-capilares eram mais separadas do que em outras partes da microcirculação, confirmando a observação original de Majno e Palade[11] de que o extravasamento vascular ocorre entre células endoteliais em vênulas pós-capilares. Em um estudo usando microscopia eletrônica com histamina ligada de maneira covalente à ferritina ativada por glutaraldeído, monômeros ou pequenos agregados de ferritina foram preparados e usados para detecção dos sítios de ligação da histamina na microcirculação do diafragma de camundongo. Os conjugados histamina-ferritina mantinham a capacidade da histamina de induzir a abertura das junções endoteliais em vênulas e, assim, foi possível mostrar que havia mais ligações de histamina nas células endoteliais de vênulas do que em outras partes da microcirculação.[16] Uma revisão detalhada dos aspectos morfológicos e fisiológicos do endotélio microvascular, incluindo várias fotografias da ultraestrutura dessas células foi publicada por Palade e cols..[17]

Um estudo com microscopia intravital (Figura 4.1), posteriormente confirmado com microscopia eletrônica da mesma amostra de tecido, mostrou que a localização das células endoteliais separadas no tecido fixado coincidia com os sítios de extravasamento de FITC-dextrana em vênulas pós-capilares observados alguns minutos antes da fixação, Hultström e Svensjö.[18] Evidências farmacológicas da inibição da contração endotelial como explicação para o aumento do extravasamento de plasma foram demonstradas pela inibição do extravasamento macromolecular induzido por bradicinina, Svensjö *et al.*[19] e histamina, O'Donnel e Persson[20] por agonista β_2-adrenérgico. Mais tarde, Erlansson *et al.*,[21] Persson *et al.*,[22] Svensjö e Grega,[23] e Svensjö *et al.*[24] confirmaram o efeito de diminuição da permeabilidade da terbutalina (agonista β_2-adrenérgico), e Baluk e McDonald[25] do formoterol (agonista β_2-adrenérgico) apontando para a ação de relaxamento ou anticontração das células endoteliais desses compostos. A questão sobre se os espaços (*gaps*) entre as células endoteliais ocorrem na inflamação foi revista por McDonald e cols.,[26] que examinaram as evidências sobre a formação desses *gaps*, e se eles podem ser diferenciados dos buracos transendoteliais ou outras vias potenciais de extravasamento. Os resultados, usando cinco métodos diferentes para observação da formação de *gaps*, mostraram que eles são raros ou mesmo ausentes em condições normais e aparecem com o início do extravasamento de plasma induzido por inflamação neurogênica, histamina e substância P, e têm distribuição similar à dos extravasamentos. Os *gaps* têm morfologia complexa e são acompanhados por processos celulares em forma de dedos, que parecem ancorar células endoteliais adjacentes umas às outras e participam também no processo de fechamento do *gap*. Buracos através de células endoteliais têm frequência menor que 1% comparados aos *gaps*.[26]

A hipótese da contração da célula endotelial como uma explicação para o aumento de permeabilidade foi, e ainda é, uma hipótese atraente para muitos investigadores, e ganhou suporte indireto de estudos farmacológicos nos quais drogas que relaxam a musculatura lisa vascular (inibidores da fosfodiesterase e da adenilciclase além de β_2-adrenérgicos) foram testadas com indução de extravasamento de plasma por bradicinina e histamina, e sua inibição com aminofilina, milrinona, rolipram e terbutalina[20,24] (Figura 4.2).

Historicamente, os estudos sobre a permeabilidade vascular podem ser separados em duas categorias: aqueles feitos em camadas de células endoteliais não inflamadas, revistos por Michel,[2] Michel e Curry,[3] Levick e Michel,[4] e outros, em que grande número de estímulos foi usado para interferir com o mecanismo contrátil intercelular localizado nas junções das células endoteliais, por exemplo, histamina, bradicinina, prostaglandinas, leucotrienos e mediadores formados por leucócitos ativados como TNF-α e espécies rea-

Barreira Endotelial: Fatores que Regulam Sua Permeabilidade

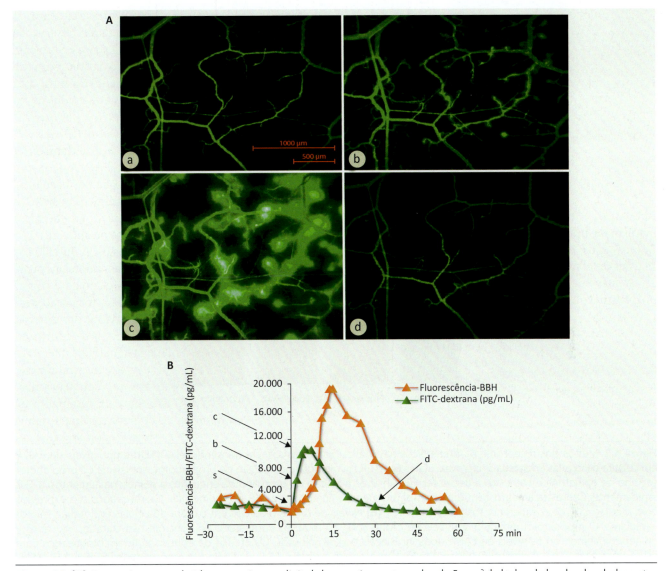

Figura 4.1 (A) Quatro imagens obtidas com câmara digital de uma área retangular de 5 mm² da bolsa da bochecha do hamster (BBH) usada para medidas de fluorescência, apresentadas na Figura 1B, antes (a), em 1 min (b), 4 min (c) e 30 min (d) depois da aplicação tópica de histamina. **(B)** Fluorescência em uma área retângular de 5 mm² da bolsa da BBH (Figura 1A) e concentrações de FITC-dextrana no fluido de superfusão da mesma BBH (pg/mL de fluido de superfusão). Histamina (10 µM) foi aplicada topicamente por 2 min provocando um aumento na fluorescência da BBH e da concentração de FITC-dextrana no fluido que sai da preparação. As letras e as setas indicam a fluorescência medida antes (a), em 1 min (b), em 4 min (c) e em 30 min (d) após a aplicação de histamina. Os valores de pico para as 2 curvas diferem por ~10 min. A análise por regressão linear mostrou uma correlação linear significativa entre a fluorescência da área de 5 mm² e as concentrações de FITC-dextrana (n = 12, r = 0,973 e P = 0,00001). Adaptada de Svensjö et al., 2009.[27a]

tivas de oxigênio (EROS). Há, entretanto, exceções a esta divisão como é o caso do estudo Curry e cols.,[27] e Adamson e cols.,[28,29] que mostram que a concentração de esfingosina-1-fosfato (S1P, em inglês) durante a perfusão de vasos mesentéricos com albumina determina a quantidade de albumina que sai da vênula perfundida para o espaço extravascular. Há a hipótese de que as hemácias podem doar S1P para a albumina, que estabiliza a barreira endotelial por interação com a maquinaria contrátil das junções do tipo *adherens*.

Uma vez que as junções endoteliais em vênulas pós--capilares foram aceitas como o local mais importante do sistema cardiovascular para a regulação da permeabilidade a macromoléculas (proteínas plasmáticas) na inflamação, e também como o local para migração de leucócitos através dos trabalhos pioneiros de Majno e Palade,[11] Simionescu e cols.,[15] Heltianu e cols.,[16] confirmados por McDonald e cols.,[26] e outros, os estudos sobre a permeabilidade endotelial foram dirigidos para a microanatomia das junções endoteliais do tipo *adherens*

Capítulo 4

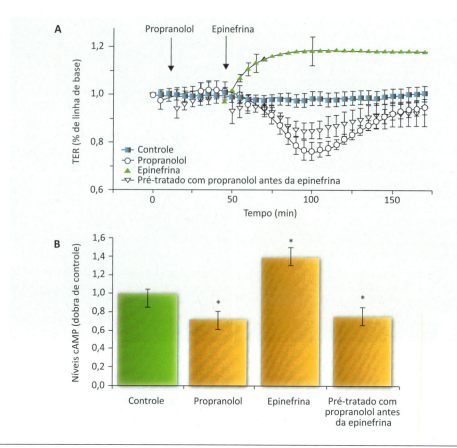

Figura 4.2 Efeitos dos receptores β-adrenérgicos na sinalização da resistência transendotelial (TER) e nos níveis de cAMP em cultura de células endoteliais microvasculares **(A)**. TER foi medida após adição de propranolol, epinefrina ou propranolol seguido de epinefrina e começou a decrescer 60 min após a adição de propranolol, enquanto a epinefrina aumentou a TER rapidamente. O pré-tratamento com propranolol bloqueou o aumento da TER por epinefrina. Os resultados são expressos com média ± S.E. de 6 experimentos independentes. **(B)** Níveis de cAMP medidos em cultura de células endoteliais microvasculares. O propranolol diminuiu os níveis de cAMP após 60 minutos comparado ao controle não-tratado, enquanto a epineprina aumentou os níveis de cAMP após incubação por 60 minutos. Os efeitos da epinefrina foram bloqueados com o pré-tratamento com propranolol. Os resultados representam a média ± S.E. de 5 experimentos independentes. * P < 0,05. Adaptada de Spindler e Waschke, 2011.[42]

e *tight*, assim como os mecanismos de sinalização em células endoteliais adjacentes, como ilustrado em diversas revisões.[9,30-33]

REGULAÇÃO DA PERMEABILIDADE VASCULAR POR ABERTURA E FECHAMENTO DE JUNÇÕES DO TIPO *ADHERENS* – PRINCIPAIS MECANISMOS

Manutenção da barreira endotelial: β_2-adrenérgicos ou cAMP

Infusão intra-arterial de histamina na pata traseira do cão provoca marcado efluxo de proteína e formação de edema (inchaço da pata) pelo aumento da permeabilidade microvascular às proteínas plasmáticas.[34] Em contraste, infusões sistêmicas de histamina, endovenosa ou no ventrículo esquerdo, em doses calculadas para serem iguais ou superiores àquelas que produziram efluxo maciço de proteínas e formação de edema durante a infusão intra-arterial não provocaram edema de pata.[35,36] Entretanto, se um betabloqueador, como propranolol, for infundido antes da infusão endovenosa de histamina, a resposta à histamina é dramaticamente diferente porque o tratamento com propranolol aumenta muito a filtração de fluidos e o efluxo de proteínas, indicando que esse agente edemogênico causa liberação endógena de catecolaminas que antagonizam a ação direta da histamina na microcirculação via estimulação de receptores beta-adrenérgicos.[37] O antagonismo da histamina e bradicinina do efluxo de proteínas por catecolaminas é completamente independente das variações no fluxo de sangue, na pressão microvascular e da área perfundida,[38,39] e reflete uma ação direta das catecolaminas na microcirculação que contrabalança os efeitos endoteliais produzidos pela histamina ou bradicinina.

Usando microscopia intravital e marcadores fluorescentes foi possível demonstrar que a histamina e a bradicinina provocam aumento no número de grandes *gaps* venulares (extravasamentos) pela separação das células endoteliais em pequenas vênulas através das quais as macromoléculas passam rapidamente para o espaço extravascular.[19,40]

Mediadores inflamatórios aumentam a permeabilidade vascular basicamente por formação de *gaps* intercelulares entre células endoteliais de vênulas pós-capilares. Nessas condições, contatos célula-célula, tais como junções dos tipos *tight* e *adherens*, se abrem para permitir a passagem de fluido por via paracelular, Spindler e cols..[41] Esse estudo ilustra a existência de mecanismos fisiológicos de proteção ao endotélio, provavelmente elevação do monofosfato de adenosina cíclico (cAMP, em inglês), estimulada por epinefrina, que estabiliza a barreira endotelial, como mostrado por Spindler e Waschke.[42] Eles estudaram o propranolol, antagonista β_2-adrenérgico específico, nas medidas da condutividade hidráulica (Lp) *in vivo* em vênulas pós-capilares de ratos e compararam os resultados com mudanças dos níveis de cAMP celular, resistência elétrica transendotelial (TER, em inglês) e distribuição da VE-caderina no endotélio vascular em monocamadas de células endoteliais da microcirculação da derme de pacientes, *in vitro*. Foi visto que a superfusão das células endoteliais em cultura com propranolol aumentou a permeabilidade transendotelial e a superfusão com epinefrina diminuiu, como mostrado na Figura 4.2 de Spindler e Waschke.[42]

Os resultados de experimentos *in vitro* e *in vivo* usando ferramentas farmacológicas foram reforçados pelas observações simultâneas das mudanças morfológicas na VE-caderina e na distribuição dos filamentos de actina na camada de células endoteliais. Os resultados sugerem que a epinefrina seja secretada por células endoteliais e que esteja envolvida na regulação das propriedades da barreira endotelial via mecanismo que depende do cAMP de maneira parácrina ou autócrina. Essa estimulação local pode ser também influenciada pela epinefrina presente na circulação sistêmica (Figura 4.3) de Spindler e Waschke.[42] Além disso, o papel importante do cAMP na ativação do Rac1 foi demonstrado em uma investigação que com-

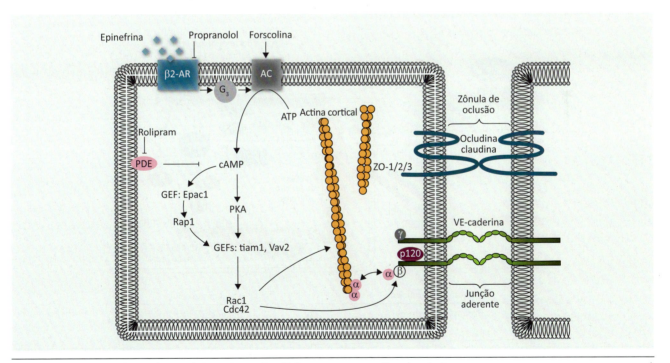

Figura 4.3 Esquema da regulação da barreira endotelial por receptores β_2-adrenérgicos.

A epinefrina local ou circulante ativa os receptores β-adrenérgicos nas células endoteliais que promovem a ativação de adenilciclases por estimulação de proteínas G, aumentando o aparecimento de cAMP a partir do ATP. O cAMP aumenta a atividade Rac1 via proteína quinase A (PKA) ou promove a troca ativada diretamente pelo fator (Epac) do nucleotídeo de guanina. O cAMP, pelo menos parcialmente com a Rac 1, é capaz de modular as propriedades da barreira endotelial por mecanismos diferentes, como aumento da adesão de moléculas de junção intercelulares, conjugando complexos juncionais ao citoesqueleto de actina ou fortalecendo o citoesqueleto de actina cortical. Adaptada de Spindler e Waschke, 2011.[42]

binou estudos funcionais e ultraestruturais do endotélio microvascular *in vitro* e *in vivo*, que mostrou que a melhora da barreira endotelial via ativação de Rac1 só ocorria no endotélio microvascular e não no macrovascular.[41] Outros estudos do grupo de Waschke, e também outros que revisaram esse ponto em detalhes, sugeriram que o cAMP ativa uma pequena GTPase conhecida como Rac1, que vai na mesma direção da S1P secretada por eritrócitos e plaquetas ativadas.[43] A principal conclusão desse trabalho sobre a regulação pelo cAMP das junções do tipo *adherens* e seus mecanismos de sinalização é que o eixo cAMP/Rac1 é crítico para a regulação da barreira endotelial, e como a estimulação da sinalização cAMP/Rac1 é efetiva para o bloqueio do aumento de permeabilidade em resposta à maioria dos mediadores inflamatórios, esta via deve ser considerada como um alvo terapêutico.[43]

Estabilização da barreira endotelial por esfingosina 1 fosfato (S1P)

A descoberta da capacidade de estabilização da barreira endotelial pela S1P iniciou com a observação clínica que a redução no número de plaquetas circulantes acelerava o extravasamento capilar e o edema tecidual, que pode ser verificado em animais que sofreram depleção de plaquetas.[44,45] Para examinar o papel específico das plaquetas, corações de ratos foram perfundidos com plasma pobre ou rico em plaquetas e a permeabilidade microvascular investigada, usando microscopia intravital com fluorescência e FITC-marcado com albumina, foi maior nos corações perfundidos com plasma pobre em plaquetas, comparados com os perfundidos com plasma rico em plaquetas.[46] Com a hipótese que a liberação de S1P pelas plaquetas circulantes melhoraria a função da barreira, Garcia e cols.[47] demonstraram, pela primeira vez, que S1P neutraliza o efeito do extravasamento de plasma induzido por trombina, e esse efeito foi medido por contração do citoesqueleto das células endoteliais ou redução da resistência elétrica transendotelial. Após extensivos estudos, Garcia e cols.[47] concluíram que S1P pode ser adicionada à lista de fatores-chaves de crescimento endotelial que regulam a função vascular e a homeostase, e também à seleta lista de agonistas que promovem a integridade do leito vascular (Figura 4.4).

S1P é um esfingolipídeo bioativo natural, que age no compartimento extracelular via receptor S1P acoplado à proteína G, e também no compartimento

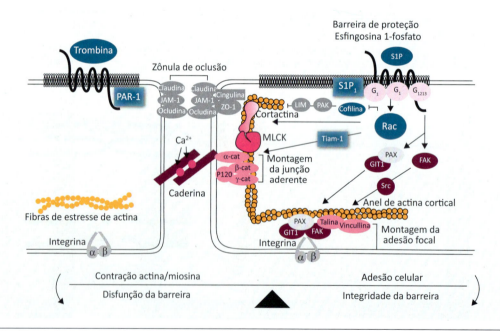

Figura 4.4 Regulação da função da barreira endotelial por S1P.

A S1P ligada à proteína G acoplada à S1P1 ativa a Rac1 e induz uma série de cascatas de sinalização, incluindo a reorganização do citoesqueleto, o conjunto de junções *adherens* e *tight* e a formação de adesões que agem em conjunto para aumentar a função de barreira endotelial. Entretanto, a quebra do receptor ativado por protease (PAR-1, sigla em inglês) por trombina induz estresse na formação de fibras de actina e rompe o conjunto de junções *adherens* e *tight* juntamente com proteínas focais. LIM, LIM quinase; PAK, p21-quinase-2 ativada activated; ZO, zona *occludins*; JAM, molécula de adesão juncional; PXN, paxilina; GIT, proteína G acoplada ao receptor da quinase que interage com proteína; FAK, quinase de adesão focal; MLCK, quinase da cadeia leve da miosina; cat, catenina; Src, oncogene do homólogo celular do sarcoma de Rous; Rac1, relacionado com Ras C3 da toxina botulínica 1. Adaptada de Natarjan *et al.*, 2012.[48]

intracelular em vários alvos. Foi demonstrado que o S1P é um potente fator angiogênico, que aumenta a integridade das células endoteliais do pulmão e inibe a permeabilidade vascular e o enchimento alveolar em modelos animais, pré-clínicos, de injúria pulmonar aguda. Além disso, S1P e análogos do S1P como o 2-amino-2-(2-[4-octilphenil]etil)-1,3-propanediol (FTY720), FTY720 fosfato e FTY720 fosfonato oferecem um potencial terapêutico em modelos murinos de injúria pulmonar. Uma revisão recente resume os papéis do S1P, seus análogos, as enzimas para sua metabolização e seus receptores na fisiopatologia, e a Figura 4.4 ilustra a cascata de sinalização relacionada à estabilização da barreira endotelial.[48] A Figura 4.4 tem um esquema da cascata de sinalização mostrando como o S1P age para preservar a barreira endotelial.

Como foi mencionado antes, Curry e cols.[27] e Adamson e cols.[28,29] demonstraram a importância do S1P na regulação da permeabilidade vascular na ausência de inflamação. Em estudos posteriores, eles estudaram o papel da albumina como estabilizadora da barreira endotelial, mostrando que o componente realmente responsável pela estabilização na solução não era a albumina, mas o S1P dissolvido e transportado pela albumina[29] (Figuras 4.5 e 4.6). Usando um inibidor seletivo do S1P (W-146) eles mostraram que em presença de W-146 + S1P a permeabilidade vascular, medida pela condutividade hidráulica, aumentou na mesma proporção da perfusão, sem a presença do S1P, e concluíram que o efeito albumina (definido como proteção à permeabilidade normal) depende da ação da albumina como facilitadora da liberação e do transporte do S1P das hemácias que normalmente fornecem quantidade significativa de S1P para o endotélio.[29]

Fosforilação da VE-caderina e sua relação com a permeabilidade endotelial

Junções do tipo *adherens* têm papel importante no controle da permeabilidade vascular. Essas estruturas estão localizadas em contatos célula-célula, servem como mediadoras da adesão celular, e transferem sinais intracelulares. A adesão é mediada por caderinas que interagem homofilicamente na versão *trans* e formam interações laterais na versão *cis*. A VE-caderina (também conhecida como CDH5 e CD144) é o maior componente da junção tipo *adherens* endotelial, e é específica para essas células. As células endoteliais de diferentes tipos de vasos, como linfáticos, artérias e veias, apresentam diferenças na composição e organização das junções. A permeabilidade vascular aumenta por modificações na expressão e função dos componentes da junção do tipo *adherens*.[49]

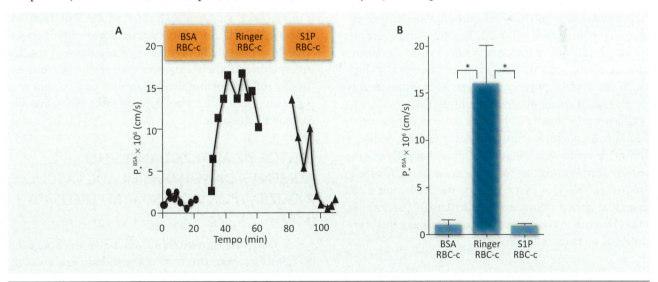

Figura 4.5 (A) Dados representativos mostrando que a solução de Ringer condicionada com hemácias não mantém a permeabilidade normal para a albumina contida na solução de BSA (10 mg/mL) de condicionamento para hemácias (RBCc; n = 9). Em outro grupo de experimentos os vasos foram também perfundidos com fosfato de S1P (1000 nM) em solução de Ringer que restaurou a permeabilidade aos solutos para valores normais (n = 6). As soluções foram condicionadas (20 – 22 °C) com hemácias em concentrações tipicamente usadas como marcadores de fluxo em experimentos de microperfusão (hematócrito [Hct]: 1,3% Hct). O marcador BSA (Alexa fluor 555, concentração: 0,5-1 mg/mL) sozinho não manteve a permeabilidade baixa. (B) dados de vasos, como em A. P = 0,05 (por teste de Kruskal-Wallis com Dunn como pós-teste). Adaptada de Adamson *et al.*, 2014.[29]

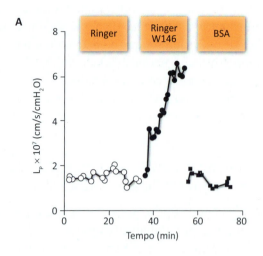
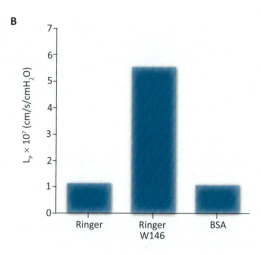

Figura 4.6 (A) Medida da condutividade hidráulica (L_p) para testar o "efeito proteína" comparando a L_p medida com albumina bovina (BSA, sigla em inglês) e aquela medida com solução de Ringer, sem proteína. O experimento mostra que as duas são similares, mas a adição de W-146 (antagonista da S1P) à solução de perfusão causou um aumento da Lp, demonstrando que as hemácias são capazes de doar S1P ao endotélio, na ausência de BSA. A solução de perfusão continha hemácias como marcadora de fluxo (hematócrito 1,3%). **(B)** Resumo dos dados dos experimentos feitos nas condições mostradas em A (n = 12) *P < 0,05 de acordo com o teste de Friedman com pós-teste de Dunn. Adaptada de Adamson et al., 2014.[29]

Vários estudos sugerem que a fosforilação em tirosina da VE-caderina é necessária para a abertura das junções endoteliais.[50-52] Parece que a fosforilação induzida pelo fator de crescimento vascular endotelial (VEGF, sigla em inglês) é altamente seletiva, e três moléculas de tirosina na cadeia da VE-caderina são importantes para os efeitos de aumento de permeabilidade, Tyr658, Tyr685 e Tyr731. Em um estudo recente, foi mostrado que a fosforilação da Tyr731 provocou apenas a migração de leucócitos, enquanto a fosforilação da Tyr685 provocou apenas o extravasamento de plasma, mostrando uma regulação distinta da VE-caderina relacionada à abertura das junções *in vivo*.[53] Em um comentário editorial desse estudo, Sidibé e Imhof[54] propuseram a Figura 4.7 para ilustrar, em uma versão simplificada, as consequências da fosforilação altamente seletiva. Esses estudos sugerem que a via principal para a migração de leucócitos é paracelular, mas eles podem passar também através das células endoteliais ou transcelulares.[55,56]

MUDANÇAS NA BARREIRA ENDOTELIAL INDUZIDAS PELA INFLAMAÇÃO NA OBESIDADE

Há evidências tanto clínicas quanto experimentais que demonstram que a obesidade induz a um estado inflamatório de baixo grau. Produtos de ativação (adipocinas) de um *pool* de adipócitos aumentado provavelmente representam a ligação entre obesidade e inflamação. O maior alvo tecidual para as ações pró-inflamatórias das adipocinas liberadas local e sistemicamente é a microcirculação, que exibem disfunção similar em arteríolas, capilares e vênulas. A disfunção microvascular induzida pela obesidade contribui para a iniciação e a propagação da resposta inflamatória. A consequência do estado inflamatório sistêmico associado à obesidade predispõe os tecidos a respostas inflamatórias/injúrias maiores quando ocorre um estímulo inflamatório adicional, o que pode explicar o papel da obesidade como fator de risco para uma variedade de doenças.[57]

EFEITOS DE ANTIOXIDANTES NO AUMENTO DA PERMEABILIDADE VASCULAR INDUZIDA POR ISQUEMIA/REPERFUSÃO (I/R)

A isquemia experimental da bolsa da bochecha do hamsters, com um torniquete inflado em volta da região da preparação mais próxima do corpo do animal para bloquear completamente a circulação do sangue, seguida de reperfusão pode causar mudanças imediatas na microcirculação observada por microscopia intravital. Inicialmente, há adesão e acumulação de leucócitos em vênulas pós-capilares e, em menos de 2 min depois, extravasamento visível e mensurável do marcador de macromoléculas, FITC-dextrana, que

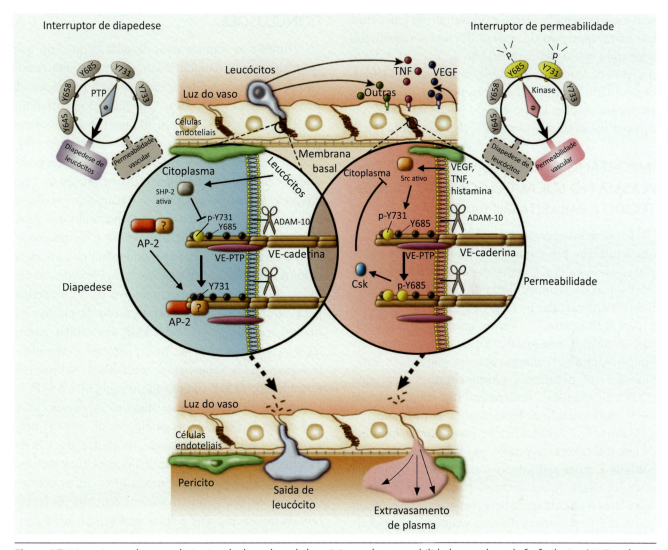

Figura 4.7 Mecanismos de controle *in vivo* da diapedese de leucócitos e da permeabilidade vascular pela fosforilação de VE-caderina. Uma mudança na fosforilação da VE-caderina por leucócitos ou fatores solúveis é responsável pelo resultado final. Os leucócitos induzem a ativação de SHP-2, que leva à desfoforilação do resíduo fosforilado de Tyr 731 (p-Y731) da VE-caderina que se associa ao complexo AP-2 com consequente endocitose da VE-caderina. Por outro lado, fatores que aumentam a permeabilidade como o VEGF, TNF-α ou histamina induzem a fosforilação, mediada por Src, da VE-caderina no resíduo Tyr 685 (p-Y685). A quebra da VE-caderina dependente da metalloproteinase ADAM-10 é induzida pelos dois processos, mas tem relação somente com permeabilidade e transmigração e aguarda demonstração em estudos com VE-caderina mutante, com sítio proteolítico de ligação alterado. Adaptada de Sidibé e Imhof, 2014.[54]

atinge um valor máximo 5 a 7 minutos após o início da reperfusão.[58] O aumento reversível do extravasamento de plasma induzido por I/R se deve aos efeitos oxidativos das espécies reativas de oxigênio (EROS), uma vez que ele pode ser prevenido por administração endovenosa de superóxido dismutase extracelular recombinante (EC-SOD, sigla em inglês), ou por CuZn-SOD antes da isquemia de 30 minutos sugerindo que as EROs são formadas quando o sangue oxigenado entra na área de isquemia.[59] Os efeitos da I/R também podem ser prevenidos por antioxidantes de ação menos seletiva, como flavonoides.[60-65] O flavonoide hesperidina também tem efeito antipermeabilidade em hamsters diabéticos.[66] Ácidos graxos poli-insaturados (n-3 PUFA, sigla em inglês), como o ácido eicosapentaenoico (EPA, sigla em inglês, 20:5n-3) e o ácido docosaexaenoico (DHA, sigla em inglês, 22:6n-3), encontrados no óleo de peixe, têm várias propriedades anti-inflamatórias, e seu potencial benefício para a lesão de I/R foi estudado na bolsa da bochecha de hamsters que mostrou que esses dois ácidos graxos poli-insaturados preveniram o aumento da adesão de leucócitos comparado à solução fisiológica (NaCl 0,9%) e reduziram o extravasamento de plasma em 70%.[67] O iloprost, análogo da prostaciclina, dado por via endovenosa antes da isquemia, também inibiu quase completamente a adesão e o acúmulo de leucócitos e o extravasamento de plasma durante a reperfusão, sugerindo que o efeito antiadesão do iloprost reduziu a adesão de leucócitos e a subsequente ativação e liberação de EROs.[68] A mesma droga, iloprost, preveniu as alterações observadas no estágio inicial da endotoxemia por lipopolissacarídeo (LPS) de *Escherichia coli*.[69]

IMPORTÂNCIA DO EXTRAVASAMENTO DE PLASMA NO LOCAL DO CONTATO COM O TECIDO E PARASITA OU BACTÉRIA

Foi demonstrado em vários estudos experimentais que a infecção por parasitas como *Leishmania major* e *Trypanosoma cruzi*, assim como algumas bactérias (*P. gingivalis*) é acompanhada por mudanças na permeabilidade vascular no local de contato com o tecido e parasita/bactéria.[70-75] Vários agentes farmacológicos, como B_2R-antagonista (HOE-140), mepiramina (anti-histamínico), antagonistas da endotelina, estabilizador de mastócitos (cromoglicato), reparixina (CCR2-antagonista), mostraram sua capacidade de inibir a acumulação de leucócitos e o extravasamento de plasma.[72,74-77] Estudos feitos para explorar a hipótese de que o plasma extravasado, por ação de tripomastigotos de *T. cruzi*, aplicado topicamente e/ou histamina pode ser usado como substrato para proteases extravasculares ou teciduais (calicreína tissular) mostraram que a simples presença de uma pequena quantidade de extravasamento de plasma em volta de vênulas pós-capilares aumenta significativamente a resposta aos tripomastigotos do *T. cruzi*.[78]

CONCLUSÕES

Durante as últimas duas décadas ficou claro que os mediadores inflamatórios induzem *gaps* interendoteliais, um mecanismo essencial para a regulação da permeabilidade paracelular e a migração transendotelial de leucócitos que, em muitos leitos vasculares da circulação sistêmica, os *gaps* são observados principalmente em vênulas pós-capilares, e que o citoesqueleto endotelial e a VE-caderina na junção do tipo *adherens* sofrem reorganização dinâmica e reversível para possibilitar a abertura e o fechamento dos *gaps*. Há várias possibilidades fisiológicas e farmacológicas para estabilizar a barreira endotelial que interfere com os mecanismos de sinalização nas junções de vênulas pós-capilares e nos complexos de VE-caderina para contrabalançar o extravasamento de plasma: 1) manutenção dos níveis de cAMP em células endoteliais com inibidores da fosfodiesterase e agonistas β_2-adrenérgicos (epinefrina, terbutalina, salmeterol, formoterol); 2) S1P e agonistas relacionados à S1P; 3) inibidores da Rho-quinase (Fasudil [aprovado para uso clínico], Y-27632); 4) inibidores da tirosina quinase que pode contrabalançar os efeitos do VEGF; 5) glicocorticoides; e 6) antioxidantes (flavonoides, resveratrol, etc.). Alguns mediadores inflamatórios (inclusive isquemia/reperfusão) podem induzir o pré-condicionamento das células endoteliais, uma condição que, quando repetida, reduz o extravasamento de plasma e representa um mecanismo fisiológico de preservação da barreira endotelial.

REFERÊNCIAS BIBLIOGRÁFICAS

1. Kraemer-Aguiar LG, Miranda ML, Bottino DA, et al. Increment of body mass index is positively correlated with worsening of endothelium-dependent and independent changes in forearm blood flow. Front Physiol. 2015;6:223.
2. Michel CC. Transport of macromolecules through microvascular walls. Cardiovasc Res. 1996;32:644-53.
3. Michel CC, Curry FE. Microvascular permeability. Physiol Rev. 1999;79:703-61.
4. Levick JR, Michel CC. Microvascular fluid exchange and the revised Starling principle. Cardiovasc Res. 2010;87:198-210.
5. Vink H, Duling BR. Identification of distinct luminal domains for macromolecules, erythrocytes, and leukocytes within mammalian capillaries. Circ Res. 1996;79:581-9.
6. Curry FE, Adamson RH. Endothelial glycocalyx: permeability barrier and mechanosensor. Ann Biomed Eng. 2012;40(4):828-39.
7. Fridén V, Oveland E, Tenstad O, et al. The glomerular endothelial cell coat is essential for glomerular filtration. Kidney Int. 2011;79(12):1322-30.
8. Eskens BJ, Zuurbier CJ, van Haare J, et al. Effects of two weeks of metformin treatment on whole-body glycocalyx barrier properties in db/db mice. Cardiovasc Diabetol. 2013;12:175.
9. Mehta D, Malik AB. Signaling mechanisms regulating endothelial permeability. Physiol Rev. 2006;86:279-367.
10. Sukriti S, Tauseef M, Yazbeck P, et al. Mechanisms regulating endothelial permeability. Pulm Circ. 2014;4:535-51.

11. Majno G, Palade GE. Studies on inflammation. 1. The effect of histamine and serotonin on vascular permeability: an electron microscopic study. J Biophys Biochem Cytol. 1961;11:571-605.
12. Majno G, Palade GE, Schoefl GI. Studies on inflammation. II. The site of action of histamine and serotonin along the vascular tree: a topographic study. J Biophys Biochem Cytol. 1961;11:607-26.
13. Majno G, Gilmore V, Leventhal M. On the mechanism of vascular leakage caused by histamine type mediators. A microscopic study in vivo. Circ Res. 1967;21:833-47.
14. Majno G, Shea SM, Leventhal M. Endothelial contraction induced by histamine-type mediators: an electron microscopic study. J Cell Biol. 1969;42:647-72.
15. Simionescu N, Simionescu M, Palade GE. Open junctions in the endothelium of the postcapillary venules of the diaphragm. J Cell Biol. 1978;79(1):27-44.
16. Heltianu C, Simionescu M, Simionescu N. Histamine receptors of the microvascular endothelium revealed in situ with a histamine-ferritin conjugate: characteristic high-affinity binding sites in venules. J Cell Biol. 1982;93(2):357-64.
17. Palade GE, Simionescu M, Simionescu N. Structural aspects of the permeability of the microvascular endothelium. Acta Physiol Scand Suppl. 1979;463:11-32.
18. Hultström D, Svensjö E. Intravital and electron microscopic study of bradykinin-induced vascular permeability changes using FITC-dextran as a tracer. J Pathol. 1979;129:125-33.
19. Svensjö E, Persson CG, Rutili G. Inhibition of bradykinin induced macromolecular leakage from post-capillary venules by a beta2--adrenoreceptor stimulant, terbutaline. Acta Physiol Scand. 1977;101:504-6.
20. O'Donnell SR, Persson CG. Beta-adrenoceptor mediated inhibition by terbutaline of histamine effects on vascular permeability. Br J Pharmacol. 1978;62:321-24.
21. Erlansson M, Persson NH, Svensjö E, et al. Macromolecular permeability increase following incomplete ischemia in the hamster cheek pouch and its inhibition by terbutaline. Int J Microcirc Clin Exp. 1987;6:265-71.
22. Persson NH, Erlansson M, Bergqvist D, et al. Terbutaline and budesonide as inhibitors of postischaemic permeability increase. Acta Physiol Scand. 1987;129:517-24.
23. Svensjö E, Grega GJ. Evidence for endothelial cell-mediated regulation of macromolecular permeability by postcapillary venules. Fed Proc. 1986;45:89-95.
24. Svensjö E, Andersson KE, Bouskela E, et al. Effects of two vasodilatory phosphodiesterase inhibitors on bradykinin-induced permeability increase in the hamster cheek pouch. Agents Actions. 1993;39:35-41.
25. Baluk P, McDonald DM. The beta 2-adrenergic receptor agonist formoterol reduces microvascular leakage by inhibiting endothelial gap formation. Am J Physiol. 1994;266:L461-8.
26. McDonald DM, Thurston G, Baluk P. Endothelial gaps as sites for plasma leakage in inflammation. Microcirculation. 1999;6:7-22.
27. Curry FE, Clark JF, Adamson RH. Erythrocyte-derived sphingosine-1-phosphate stabilizes basal hydraulic conductivity and solute permeability in rat microvessels. Am J Physiol Heart Circ Physiol. 2012;303:H825-34.
27a Svensjö E, Saraiva EM, Bozza MT, et al. Salivary gland homogenates of Lutzomyia longipalpis and its vasodilatoy peptide maxadilan cause plasma leakage via PAC1 receptor activation. J Vasc Res. 2009;46:435-46.
28. Adamson RH, Sarai RK, Altangerel A, et al. Sphingosine-1-phosphate modulation of basal permeability and acute inflammatory responses in rat venular microvessels. Cardiovasc Res. 2010;88:344-51.
29. Adamson RH, Clark JF, Radeva M, et al. Albumin modulates S1P delivery from red blood cells in perfused microvessels: mechanism of the protein effect. Am J Physiol Heart Circ Physiol. 2014;306(7):H1011-7. Erratum in: Am J Physiol Heart Circ Physiol. 2014;307:H120.
30. Komarova YA, Mehta D, Malik AB. Dual regulation of endothelial junctional permeability. Sci STKE. 2007;2007(412):re8.
31. Komarova Y, Malik AB. Regulation of endothelial permeability via paracellular and transcellular transport pathways. Annu Rev Physiol. 2010;72:463-93.
32. Ochoa CD, Stevens T. Studies on the cell biology of interendothelial cell gaps. Am J Physiol Lung Cell Mol Physiol. 2012;302:L275-86.
33. Trani M, Dejana E. New insights in the control of vascular permeability: vascular endothelial-cadherin and other players. Curr Opin Hematol. 2015;22:267-72.
34. Grega GJ, Kline RL, Dobbins DE, et al. Mechanisms of edema formation by histamine administered locally into canine forelimbs. Am J Physiol. 1972;223:1165-71.
35. Daugherty RM Jr, Scott JB, Emerson TE Jr, et al. Comparison of iv and ia infusion of vasoactive agents on dog forelimb blood flow. Am J Physiol. 1968;214:611-9.
36. Marciniak DL, Dobbins DE, Maciejko JJ, et al. Effects of systemically infused histamine on transvascular fluid and protein transfer. Am J Physiol. 1977;233:H148-53.
37. Grega GJ, Marciniak DL, Jandhyala BS, et al. Effects of intravenously infused histamine on canine forelimb transvascular protein efflux following adrenergic receptor blockade. Circ Res. 1980;47:584-91.

38. Marciniak DL, Dobbins DE, Maciejko JJ, et al. Antagonism of histamine edema formation by catecholamines. Am J Physiol. 1978;234:H180-5.
39. Rippe B, Grega GJ. Effects of isoprenaline and cooling on histamine induced changes of capillary permeability in the rat hindquarter vascular bed. Acta Physiol Scand. 1978;103:252-62.
40. Svensjö E, Arfors KE, Raymond RM, et al. Morphological and physiological correlation of bradykinin-induced macromolecular efflux. Am J Physiol. 1979;236:H600-6.
41. Spindler V, Peter D, Harms GS, et al. Ultrastructural analysis reveals cAMP-dependent enhancement of microvascular endothelial barrier functions via Rac1-mediated reorganization of intercellular junctions. Am J Pathol. 2011;178:2424-36.
42. Spindler V, Waschke J. Beta-adrenergic stimulation contributes to maintenance of endothelial barrier functions under baseline conditions. Microcirculation. 2011;18:118-27.
43. Schlegel N, Waschke J. cAMP with other signaling cues converges on Rac1 to stabilize the endothelial barrier- a signaling pathway compromised in inflammation. Cell Tissue Res. 2014;355:587-96.
44. Shepro D, Welles SL, Hechtman HB. Vasoactive agonists prevent erythrocyte extravasation in thrombocytopenic hamsters. Thromb Res. 1984;35:421-30.
45. Lo SK, Burhop KE, Kaplan JE, et al. Role of platelets in maintenance of pulmonary vascular permeability to protein. Am J Physiol. 1988;254:H763-71.
46. McDonagh PF. Platelets reduce coronary microvascular permeability to macromolecules. Am J Physiol. 1986;251:H581-7.
47. Garcia JG, Liu F, Verin AD, et al. Sphingosine 1-phosphate promotes endothelial cell barrier integrity by Edg-dependent cytoskeletal rearrangement. J Clin Invest. 2001;108:689-701.
48. Natarajan V, Dudek SM, Jacobson JR, et al. Sphingosine-1-phosphate, FTY720, and sphingosine-1-phosphate receptors in the pathobiology of acute lung injury. Am J Respir Cell Mol Biol. 2013;49:6-17.
49. Dejana E, Orsenigo F. Endothelial adherens junctions at a glance. J Cell Sci. 2013;126:2545-9.
50. Esser S, Lampugnani MG, Corada M, et al. Vascular endothelial growth factor induces VE-cadherin tyrosine phosphorylation in endothelial cells. J Cell Sci. 1998;111:1853-65.
51. Wallez Y, Cand F, Cruzalegui F, et al. Src kinase phosphorylates vascular endothelial-cadherin in response to vascular endothelial growth factor: identification of tyrosine 685 as the unique target site. Oncogene. 2007;26:1067-77.
52. Orsenigo F, Giampietro C, Ferrari A, et al. Phosphorylation of VE-cadherin is modulated by haemodynamic forces and contributes to the regulation of vascular permeability in vivo. Nat Commun. 2012;3:1208.
53. Wessel F, Winderlich M, Holm M, et al. Leukocyte extravasation and vascular permeability are each controlled in vivo by different tyrosine residues of VE-cadherin. Nat Immunol. 2014;15:223-30.
54. Sidibé A, Imhof BA. VE-cadherin phosphorylation decides: vascular permeability or diapedesis. Nat Immunol. 2014;15:215-7.
55. Carman CV, Sage PT, Sciuto TE, et al. Transcellular diapedesis is initiated by invasive podosomes. Immunity. 2007;26:784-97.
56. Carman CV. Mechanisms for transcellular diapedesis: probing and pathfinding by 'invadosome-like protrusions. J Cell Sci. 2009;122:3025-35.
57. Vacharajani V, Granger DN. Adipose tissue: a motor for the inflammation associated with obesity. IUBMB Life. 2009;61:424-30.
58. Persson NH, Erlansson M, Svensjö E, et al. The hamster cheek pouch--an experimental model to study postischemic macromolecular permeability. Int J Microcirc Clin Exp. 1985;4(3):257-63.
59. Erlansson M, Bergqvist D, Marklund SL, et al. Superoxide dismutase as an inhibitor of postischemic microvascular permeability increase in the hamster. Free Radic Biol Med. 1990;9:59-65.
60. Bouskela E, Cyrino FZ, Marcelon G. Inhibitory effect of the Ruscus extract and of the flavonoid hesperidine methylchalcone on increased microvascular permeability induced by various agents in the hamster cheek pouch. J Cardiovasc Pharmacol. 1993;22:225-30.
61. Bouskela E, Cyrino FZ, Marcelon G. Possible mechanisms for the inhibitory effect of Ruscus extract on increased microvascular permeability induced by histamine in hamster cheek pouch. J Cardiovasc Pharmacol. 1994;24:281-5.
62. Bouskela E, Donyo KA, Verbeuren TJ. Effects of Daflon 500 mg on increased microvascular permeability in normal hamsters. Int J Microcirc Clin Exp. 1995;15 Suppl 1:22-6.
63. Bouskela E, Svensjö E, Cyrino FZ, et al. Oxidant-induced increase in vascular permeability is inhibited by oral administration of S-5682 (Daflon 500 mg) and alpha-tocopherol. Int J Microcirc Clin Exp. 1997;17 Suppl 1:18-20.
64. Bouskela E, Donyo KA. Effects of oral administration of purified micronized flavonoid fraction on increased microvascular permeability induced by various agents and on ischemia/reperfusion in diabetic hamsters. Int J Microcirc Clin Exp. 1995;15:293-300.
65. Bouskela E, Donyo KA. Effects of oral administration of purified micronized flavonoid fraction on increased microvascular permeability induced by various agents and on ischemia/reperfusion in the hamster cheek pouch. Angiology. 1997;48:391-9.
66. Svensjö E, Bouskela E, Cyrino FZ, et al. Antipermeability effects of Cyclo 3 Fort in hamsters with moderate diabetes. Clin Hemorheol Microcirc. 1997;17:385-8.

67. de Souza Md, Conde CM, Laflôr CM, et al. n-3 PUFA induce microvascular protective changes during ischemia/reperfusion. Lipids. 2015;50(1):23-37.
68. Erlansson M, Bergqvist D, Persson NH, et al. Modification of postischemic increase of leukocyte adhesion and vascular permeability in the hamster by Iloprost. Prostaglandins. 1991;41(2):157-68
69. Bouskela E, Rubanyi GM. Effects of iloprost, a stable prostacyclin analog, and its combination with NW-nitro-L-arginine on early events following lipopolysaccharide injection: observations in the hamster cheek pouch microcirculation. Int J Microcirc Clin Exp. 1995;15:170-80.
70. Todorov AG, Andrade D, Pesquero JB, et al. Trypanosoma cruzi induces edematogenic responses in mice and invades cardiomyocytes and endothelial cells in vitro by activating distinct kinin receptor (B1/B2) subtypes. FASEB J. 2003;17:73-5.
71. Svensjö E, Batista PR, Brodskyn CI, et al. Interplay between parasite cysteine proteases and the host kinin system modulates microvascular leakage and macrophage infection by promastigotes of the Leishmania donovani complex. Microbes Infect. 2006;8(1):206-20.
72. Monteiro AC, Schmitz V, Svensjo E, et al. Cooperative activation of TLR2 and bradykinin B2 receptor is required for induction of type 1 immunity in a mouse model of subcutaneous infection by Trypanosoma cruzi. J Immunol. 2006;177:6325-35.
73. Monteiro AC, Scovino A, Raposo S, et al. Kinin danger signals proteolytically released by gingipain induce Fimbriae-specific IFN--gamma- and IL-17-producing T cells in mice infected intramucosally with Porphyromonas gingivalis. J Immunol. 2009;183:3700-11.
74. Andrade D, Serra R, Svensjö E, et al. Trypanosoma cruzi invades host cells through the activation of endothelin and bradykinin receptors: a converging pathway leading to chagasic vasculopathy. Br J Pharmacol. 2012;165:1333-47.
75. Schmitz V, Almeida LN, Svensjö E, et al. C5a and bradykinin receptor cross-talk regulates innate and adaptive immunity in Trypanosoma cruzi infection. J Immunol. 2014;193:3613-23.
76. Svensjö E, Saraiva EM, Amendola RS, et al. Maxadilan, the Lutzomyia longipalpis vasodilator, drives plasma leakage via PAC1--CXCR1/2-pathway. Microvasc Res. 2012;83:185-93.
77. Svensjö E, Nogueira de Almeida L, Vellasco L, et al. Ecotin-like ISP of L. major promastigotes fine-tunes macrophage phagocytosis by limiting the pericellular release of bradykinin from surface-bound kininogens: a survival strategy based on the silencing of proinflammatory G-protein coupled kinin B2 and B1 receptors. Mediators Inflamm. 2014;2014:143450.
78. Scharfstein J, Andrade D, Svensjö E, et al. The kallikrein-kinin system in experimental Chagas disease: a paradigm to investigate the impact of inflammatory edema on GPCR-mediated pathways of host cell invasion by Trypanosoma cruzi. Front Immunol. 2013;3:396.

capítulo 5

Luís Henrique Wolff Gowdak
José Eduardo Krieger

Fatores de Crescimento Vascular, Células Progenitoras e Angiogênese

Blood vessels will respond to the body's requirements and grow in length and diameter as and when required to do so.
John Hunter (1728-1793)

In: *"A treatise on the blood, inflammation and gun-shot wounds"*
Londres, John Richardson (ed.), 1794 (obra póstuma).

ASPECTOS HISTÓRICOS

O conhecimento atual sobre os complexos processos que envolvem o crescimento vascular, bem como dos fatores envolvidos em sua regulação, teve início em uma série de experimentos realizados no final dos anos de 1960, que culminaram com duas publicações[1,2] de autoria daquele que, mais tarde, seria merecidamente reconhecido no meio científico como o "pai" da angiogênese moderna, Dr. Judah Folkman (1933-2008). À época trabalhando no Departamento de Cirurgia e Pediatria na Harvard Medical School em Boston, Folkman e seu grupo conduziam experimentos sobre sistemas artificiais de perfusão e tumores sólidos, estudando, entre outros aspectos da biologia tumoral, os fatores determinantes do seu crescimento.

Desde meados da década de 1940, com os trabalhos de Algire e Chalkley[3] já se tinha conhecimento de que células tumorais têm a capacidade de induzir continuamente o crescimento de novas células endoteliais capilares *in vivo*. Nesse sentido, Greene[4] havia notado que pequenos tumores, quando implantados por mais de um ano na câmara anterior do olho de uma cobaia, não experimentam crescimento apreciável, provavelmente devido à falta de vascularização local; por outro lado, quando esses mesmos tumores são retirados e reimplantados no tecido muscular de um coelho, situação na qual a vascularização do tumor é possível, os tumores crescem de maneira espantosa. Igualmente, Folkman e cols.[5] também demonstraram que tumores implantados experimentalmente em diferentes órgãos e mantidos por um sistema artificial de perfusão não crescem além de cerca de 3 a 4 mm de diâmetro. Essas observações sobre as diferenças encontradas entre o crescimento tumoral em sistemas artificiais avasculares e em tecidos biológicos vascularizados levaram Folkman a formular a hipótese de que haveria uma estreita interdependência entre crescimento tumoral e vascularização; essa relação, imaginava, envolveria obrigatoriamente a participação de substâncias difusíveis, até então desconhecidas, liberadas pelas células tumorais e com capacidade de estimular o crescimento de células endoteliais capilares a distância. Movidos por essa ideia, e após sucessivos experimentos animais com diversas linhagens de células tumorais, em 1971 Folkman e seus colaboradores finalmente conseguiram isolar, pela primeira vez, a partir de extratos de células ascíticas de tumor de Walker em ratos, uma substância capaz de estimular o crescimento de capilares *in vivo*, à qual denominaram Fator Angiogênico Tumoral (TAF, *tumor angiogenic factor*).[1]

Após a descoberta de Folkman, suas atenções se voltaram rapidamente para a possibilidade de aplicação clínica desses novos conhecimentos sobre o crescimento de tumores para o tratamento do câncer pelo bloqueio do crescimento de novos vasos sanguíneos que nutrem o tumor e permitem sua expansão. Surgia, assim, quase simultaneamente à descoberta da primeira substância com capacidade angiogênica conhecida, um novo conceito, pioneiro e inovador, a ser aplicado na terapia de tumores sólidos, o de antiangiogênese.[6]

Enquanto Folkman e outros procuravam contrapor os efeitos angiogênicos dessa nova substância, a comunidade científica tardou a perceber outras possibilidades, diametralmente opostas, de uso para este fator angiogênico recém-descoberto, especificamente, o de revascularização de tecidos isquêmicos. Tanto é que, somente em 1977, em uma carta de não mais do que três parágrafos enviada aos editores do *The Lancet*, dois cientistas russos Svet-Moldavsky e Chimishkyan do Laboratório de Virologia do Centro de Pesquisa em Câncer de Moscou, contrariando a corrente de investigação da época, sugeriram que:

> *O fator angiogênico tumoral de Folkman poderia ser usado para a indução de vascularização em tecidos isquêmicos e infartados (particularmente, no infarto do miocárdio.)*[7]

Alguns anos mais tarde, Kumar e cols.[8] isolaram, em amostras de tecido miocárdico obtidas por necrópsia em pacientes vítimas de infarto agudo, um potente fator angiogênico semelhante ao TAF, ao qual denominaram fator angiogênico do infarto do miocárdio humano (*human myocardial infarct angiogenic factor* – MIAF). Em seu trabalho, os autores sugeriram que esse fator poderia modular a abertura de vasos preexistentes ou mesmo levar ao crescimento de novos vasos colaterais no tecido infartado, podendo, portanto, ser de algum valor clínico no tratamento das síndromes isquêmicas miocárdicas.

A possibilidade de aplicação terapêutica de fatores de crescimento vascular ganhou impulso quando Vallee e cols.[9-11] isolaram e caracterizaram bioquimicamente um fator angiogênico tumoral, determinaram sua sequência de aminoácidos e clonaram o gene responsável por sua produção. Após essa detalhada caracterização, o grupo de Vallee propôs o nome Angiogenina a esse novo fator angiogênico. Imediatamente, editoriais[12,13] foram publicados destacando a importância desta descoberta; a possibilidade de sua aplicação clínica em situações tão diversas quanto a cicatrização de feridas, o infarto do miocárdio e o acidente vascular encefálico foi, então, consistentemente aventada. Finalmente, em 1993, Höckel e cols. propuseram o termo angiogênese terapêutica, assim definido em sua publicação original:

> *Nós sugerimos o termo angiogênese terapêutica para intervenções que objetivem a indução ou estimulação do crescimento local de vasos sanguíneos como princípio terapêutico para aquelas condições clínicas caracterizadas por hipovascularidade.*[14]

Iniciar-se-ia uma era de grandes avanços no recém-surgido campo da angiogênese terapêutica, todos resultantes da integração de conhecimentos em fisiologia vascular e biologia molecular, culminando com sua aplicação clínica a partir de meados da década de 1990.

VASCULOGÊNESE, ANGIOGÊNESE E ARTERIOGÊNESE

A formação de um vaso pode ocorrer por diferentes processos.[15-17] No início do desenvolvimento embrionário, a formação de vasos ocorre a partir de células mesodérmicas precursoras, os angioblastos, num processo denominado vasculogênese (Figura 5.2). Esse processo dinâmico envolvendo interações célula-célula e célula-matriz extracelular ocorre em tecidos extra e intraembrionários. Os angioblastos a) já estão comprometidos como precursores de artérias ou veias a partir do mesoderma lateral. Os precursores arteriais migram em direção à linha média; b) em resposta à secreção de fatores de crescimento vascular como o VEGF. Nesse caminho, os angioblastos podem alinhar-se em cordões, formando uma rede; c) finalmente, os angioblastos coalescem em vasos maiores, como a aorta dorsal; d), ainda que se desconheça precisamente quando tem início a formação da luz do vaso.

A Figura 5.1 apresenta vasculogênese no embrião vertebrado.

Por sua vez, angiogênese é termo que descreve o crescimento vascular por brotamento, divisão celular, migração e organização de células endoteliais a partir da vasculatura preexistente.[19] De fundamental importância para o desenvolvimento vascular embrionário, a angiogênese é fenômeno incomum no adulto. Ocorre fisiologicamente no sistema reprodutor feminino, durante o ciclo menstrual, e na placenta durante a gestação.[20] Além disso, participa de processos reparadores como a cicatrização de feridas e reparação óssea.[21] A neoformação vascular, entretanto, está também intimamente implicada no aparecimento, no desenvolvimento e na progressão de várias doenças como a retinopatia diabética,[22] a artrite reumatoide,[23] a psoríase,[24] e, conforme já mencionado, o crescimento de tumores sólidos.[25]

Existem basicamente dois tipos de angiogênese: por brotamento e intussusceptiva. O processo de crescimento vascular por brotamento prevê uma série de eventos que ocorrem sequencialmente, de maneira orquestrada no tempo e no espaço, envolvendo células endoteliais e pericitos além da própria matriz extracelular[19] (Figura 5.2).

Após a ativação das células endoteliais e dos pericitos, alterações morfológicas ocorrem nessas células; as células endoteliais ativadas produzem proteases (p. ex., colagenases e o ativador do plasminogênio te-

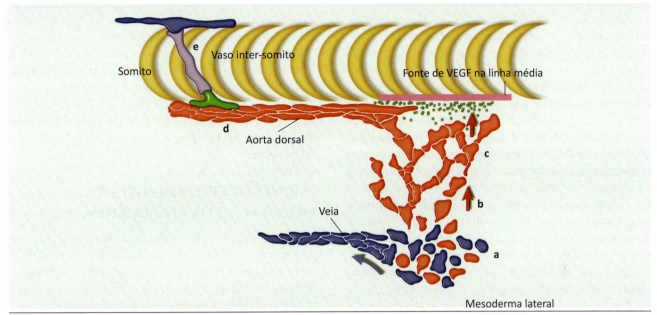

Figura 5.1 Vasculogênese no embrião vertebrado. VEGF: Fator de crescimento do endotélio vascular. a. Precursores de artérias (vermelho) ou veias (azul); b. precursores arteriais migram para a linha média em resposta ao VEGF; c. no caminho formam um plexo; d. angioblastos se agrupam formando grandes vasos; e. vasos inter-somitos são organizados sequencialmente a partir de células endoteliais. Modificada de Hogan BL, et al., 2002.[18]

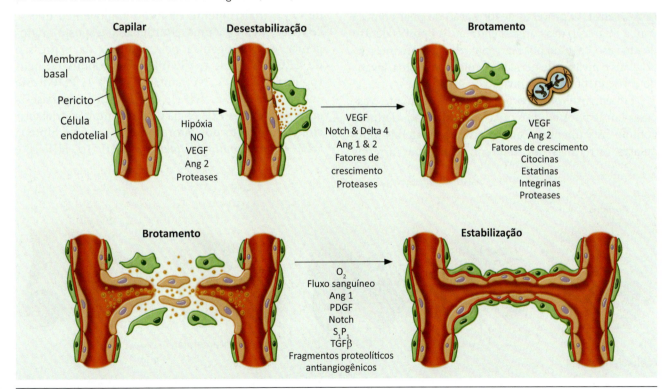

Figura 5.2 Angiogênese por brotamento.[18] notch: entalhe; VEGF: Fator de crescimento do endotélio vascular; PDGF: Fator de crescimento derivado de plaquetas; Aq Ang 1; TGFβ: Fator de crescimento transformador beta (Ver texto e Tabela 5.2). Modificada de Carmeliet P., 2000.[19]

cidual), responsáveis pela degradação da membrana basal. Fatores quimiotáticos e mitógenos produzidos por vários tipos celulares indicam a sinalização para o brotamento, a migração e a proliferação endotelial.[26] O término da diferenciação celular endotelial está associado ao restabelecimento do fenótipo de quiescência celular, caracterizado pela cessação da proliferação e migração celulares, redefinição do contato célula-célula e formação da luz do vaso. A seguir, os pericitos migram na direção da superfície externa da estrutura vascular recém-formada; ocorre a síntese e a deposição de uma nova membrana basal, o que marca os estágios finais do processo de maturação do vaso; com o início do fluxo sanguíneo no interior do vaso neoformado, se estabelece sua integração funcional ao sistema colateral.

A angiogênese intussusceptiva é também chamada de crescimento vascular por divisão, porque a parede do vaso se estende em direção ao lúmen fazendo com que um único vaso seja dividido em dois (Figura 5.3).

Esse tipo de crescimento vascular é considerado rápido e eficiente em comparação com a angiogênese por brotamento porque, inicialmente, ele requer apenas reorganização de células endoteliais existentes e não se baseia na proliferação endotelial imediata ou migração. A característica mais marcante desse tipo de crescimento vascular é a formação do pilar transluminal (Figura 5.4, setas). O processo de formação do pilar começa com a migração das paredes endoteliais opostas dentro de um vaso, seguido por rearranjos das junções interendoteliais e invasão de pericitos e miofibroblastos, levando consequentemente à divisão do vaso.[27]

Finalmente, outro processo de crescimento vascular em tecidos adultos, a arteriogênese, foi definida como o crescimento *in situ* de artérias colaterais musculares (arteríolas que interconectam duas artérias principais) em resposta à oclusão arterial.[28] Várias etapas são atualmente reconhecidas durante a arteriogênese: uma fase inicial, de ativação endotelial; uma fase proliferativa, caracterizada por atividade mitótica máxima de células endoteliais, células musculares lisas e fibroblastos; uma fase sintética, na qual a lâmina elástica interna é desfeita, facilitando a migração das células musculares lisas para o espaço subendotelial; e, finalmente, uma fase de maturação, definida pela aquisição de propriedades funcionais vasomotoras e viscoelásticas pelo vaso recém-formado. No organismo adulto, o hipofluxo arterial deflagra ambos mecanismos de crescimento vascular descritos, angiogênese e arteriogênese.

FATORES DE CRESCIMENTO E A MODULAÇÃO DA ANGIOGÊNESE

Os eventos anteriormente descritos, envolvidos no crescimento vascular, são resultado de um equilíbrio entre a ação de fatores pró-angiogênicos e antiangiogênicos. A Tabela 5.1 elenca os principais fatores envolvidos na regulação do crescimento vascular.

Essas citocinas são liberadas por vários tipos celulares em resposta a diversos estímulos angiogênicos, como a hipóxia tecidual e forças mecânicas como as de cisalhamento. A baixa tensão tecidual de O_2, o mais potente estímulo angiogênico que se conhece, deflagra uma coordenada resposta angiogênica e arteriogênica pela indução da expressão de VEGF, VEGFR-1, VEGFR-2, neuropilina-1, neuropilina-2, Ang 2, NO sintase, TGFβ-1, PDGF-BB, endotelina-1, IL-8, IGF-1, Tie-2, ciclo-oxigenase-2, entre outros.[29] A existência de um complexo transcricional composto por fatores induzíveis pela hipóxia (HIF, *hypoxia inducible factors*) – HIF-1α, HIF-1β e

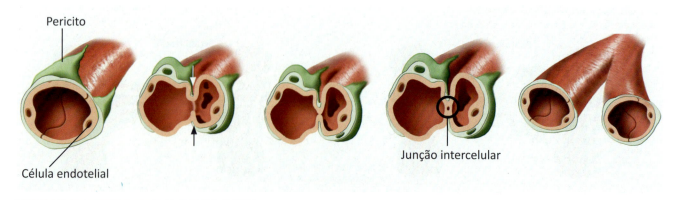

Figura 5.3 Angiogênese intussusceptiva. Modificada de Spiegelaere W, *et al.*, 2012.[27]

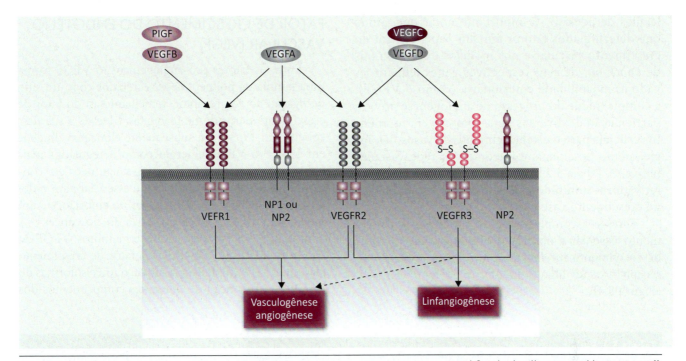

Figura 5.4 Múltiplas interações entre membros da família VEGF e seus receptores. Modificada de Ellis LM, Hicklin DJ, 2008.[33]

Tabela 5.1 Principais fatores envolvidos na regulação do crescimento vascular.		
Processo	**Estimuladores**	**Inibidores**
Vasculogênese	VEGF, GM-CSF, bFGF, IGF-1	Não são conhecidos
Angiogênese	VEGF-A, VEGF-B, VEGF-C, VEGF-D, PlGF, VEGFR-1, VEGFR-2, VEGFR-3, Ang1, Ang2, Tie2, FGF, PDGF, IGF-1, HGF, TNF-α, TGFb-1, $\alpha v\beta 3$, $\alpha 5\beta 3$, PA, MMP, PECAM, VE-cad, NO, CXC, HIF-1α, COX-2, IL-8	TSP-1, TSP-2, endostatina, angiostatina, vasostatina, PF4, IFNg, IFNβ, IL-12, IL-4, Id1, Id3, TFPI, VEGFI, TIMP, PEX, IP-10
Arteriogênese	MCP-1, GM-CSF, bFGF, FGF-4, FGFR-1, PDGF-B, VCAM, TNF-α, PA, MMP, selectina, TGFβ-1	PAI-1, TIMP

VEGF: fator de crescimento de endotélio vascular; GM-CSF: fator estimulador de colônias de macrófagos-granulócitos; bFGF: fator de crescimento de fibroblastos básico; IGF: fator de crescimento semelhante à insulina; PlGF: fator de crescimento placentário; VEGFR: receptor do fator de crescimento de endotélio vascular; Ang: angiopoietina; FGF: fator de crescimento de fibroblastos; PDGF: fator de crescimento derivado de plaquetas; HGF: fator de crescimento de hepatócitos; TNF: fator de necrose tumoral; TGF: fator de crescimento de transformação; PA: ativador do plasminogênio; MMP: metaloproteinase de matriz; PECAM: molécula de adesão celular endotélio-plaquetas; VE-cad: caderina de endotélio vascular; NO: óxido nítrico; CXC: quimiocinas da família CXC; HIF: fator induzível pela hipóxia; COX: ciclo-oxigenase; IL: interleucina; MCP: proteína quimiotática de monócitos; VCAM: molécula de adesão de endotélio vascular; TSP: trombospondim; IFN: interferon; TFPI: inibidor da via do fator tissular; PEX: fragmento de metaloproteinase 2; IP: proteína induzida por interferon gamma; PAI: inibidor do ativador de plasminogênio; TIMP: inibidor tissular de metaloproteinase.

HIF-2α – leva à superexpressão de muitos dos genes envolvidos na angiogênese, na presença de hipóxia.[30] Além do aumento da expressão de citocinas angiogênicas, a hipóxia também promove um aumento na expressão local de receptores celulares para esses fatores de crescimento, explicando assim o achado de crescimento vascular preferencialmente em sítios de isquemia.[31]

Há, ainda, considerável evidência de que as forças de cisalhamento (*shear stress*) causadas pelo fluxo sanguíneo afetam o desenvolvimento da circulação colateral tanto sob condições fisiológicas quanto patológicas,[32] através da participação de fatores de transcrição (c-Fos e Egr-1), enzimas (ECA e NO sintase), fatores de crescimento (PDGF-A e B, TGF-β) e moléculas sinalizadoras (integrinas e moléculas de adesão). É importante notar que, ainda que determinados fatores tenham papel central no crescimento vascular e nos modelos experimentais de *knock-out* de seus respectivos genes tenham levado à inviabilidade embrionária (como o VEGF); a complexidade do processo de angiogênese prevê a participação de diversos desses fatores em momentos cruciais para o estabelecimento de vasos fisiologicamente funcionais e integrados à rede vascular nativa. A Tabela 5.2 lista alguns fatores selecionados (ativadores e inibidores), e seus respectivos papéis no crescimento vascular.

Acresce à complexidade do processo de crescimento vascular a observação de que alguns fatores de crescimento interagem com mais de um tipo de receptor, como alguns membros da família VEGF (Figura 5.4).

FATOR DE CRESCIMENTO DO ENDOTÉLIO VASCULAR (VEGF)

Entre os fatores pró-angiogênicos, o VEGF forma uma família de polipeptídeos secretados com um sítio de ligação ao seu receptor, semelhante ao do fator de crescimento derivado de plaquetas.[34] Desde a sua descoberta em 1983,[35] e a subsequente clonagem do gene em 1989,[36] o VEGF emergiu como o regulador mais importante de formação de vasos sanguíneos em condições fisiológicas e patológicas; é essencial para o desenvolvimento do sistema vascular no embrião, e é um mediador chave da neovascularização no câncer.[37] A família VEGF se constitui de cinco membros: VEGF-A, VEGF-B, VEGF-C, VEGF-D e o fator de crescimento placentário (PlGF). Existem, ainda, outras isoformas do VEGF-A, em função de diferentes comprimentos dos

Tabela 5.2 Principais funções de fatores selecionados envolvidos na regulação do crescimento vascular.

Ativadores	
Fator	Função
VEGF	Estímulo à angiogênese; aumento de permeabilidade
VEGF-C	Estímulo à linfoangiogênese
PlGF	Envolvido na angiogênese patológica
Angiopoietina-1	Estabilização dos vasos pelo reforço da interação entre células musculares lisas e células endoteliais
PDGF-BB	Recrutamento de células musculares lisas
TGF-β1	Estabilização dos vasos por estímulo à produção de matriz extracelular
FGF	Estímulo à angiogênese e arteriogênese
HGF	Estímulo à angiogênese
MCP-1	Estímulo à arteriogênese
Efrinas	Regulação da diferenciação entre artérias e veias
Ativadores do plasminogênio e metaloproteinases de matriz	Envolvidos na migração celular e remodelamento de matriz; liberação de FGF e VEGF; ativação de TGF-β1
NO sintase e ciclo-oxigenase	Estímulo à angiogênese e vasodilatação
Inibidores	
Fator	Função
Angiopoietina-2	Desestabilização dos vasos antes do brotamento; induz à regressão do vaso na ausência de estímulo angiogênico
Angiostatin	Inibição da migração endotelial e sobrevivência celular
Endostatin	Inibição da migração endotelial e sobrevivência celular
Vasostatin	Inibição do crescimento vascular
Interferon e interleucinas	Inibição da migração endotelial

transcritos (em número de aminoácidos, excluindo-se o peptídeo de sinalização): 121, 145, 165, 183, 189 e 206 aminoácidos. Os fatores VEGF-A$_{121}$ e VEGF-A165 são as principais isoformas em mamíferos.

Os principais receptores envolvidos na iniciação das cascatas de transdução de sinal em resposta ao VEGF compreendem uma família de três membros de receptores tirosinaquinase fortemente relacionados, atualmente denominados VEGFR-1 (anteriormente conhecido como Flt-1), VEGFR-2 (anteriormente conhecido como KDR ou Flk-1), e VEGFR-3 (previamente conhecido como Flt-3).

Dentre os mecanismos reguladores da expressão gênica do VEGF, a tensão de O$_2$ é um mediador destacadamente importante, tanto *in vitro* quanto *in vivo*. A expressão do RNAm do VEGF é rápida e reversivelmente induzida pela exposição à baixa pressão parcial de O$_2$ em uma variedade de culturas de células normais ou transformadas. Uma sequência de 28b localizada a montante do início da transcrição no promotor do gene humano, e murino do VEGF, foi identificada como sendo a mediadora da transcrição induzida pela hipóxia. Além da ativação transcricional do VEGF em resposta à hipóxia, o aumento da estabilidade do RNAm do VEGF tem sido apontado como um elemento pós-transcricional responsável pela superexpressão do VEGF nessas condições.[38]

O acúmulo de conhecimento sobre a família VEGF tornou evidente que a secreção desse potente e fundamental regulador do crescimento vascular deve ser rigorosamente controlada em quantidade, no tempo e espaço, para que seja evitado o crescimento desordenado de vasos sanguíneos. Uma elegante demonstração da importância do VEGF para o desenvolvimento normal da vasculatura vem da observação de que a supressão de até mesmo um único alelo de VEGF em camundongos leva à letalidade embrionária devido a anomalias vasculares graves, fornecendo talvez o único exemplo de letalidade embrionária devido ao efeito de "meia-dose".[39]

Angiopoietinas

Apesar do seu papel indispensável na formação vascular, os membros da família VEGF devem trabalhar em conjunto com outros fatores. As angiopoietinas parecem ser um dos mais importantes parceiros do VEGF. As angiopoietinas foram descobertas como ligantes para os receptores *Tie*, uma família de receptores tirosinaquinase expressos seletivamente no interior do endotélio vascular como o são os receptores de VEGF.

As angiopoietinas vieram se somar aos membros da família VEGF como os únicos fatores de crescimento conhecidos, altamente específicos para o endotélio vascular. A família das angiopoietinas inclui uma molécula agonista (angiopoietina-1), bem como uma antagonista (angiopoietina-2), ambas atuando por meio do receptor Tie2. Recentemente, estudos de biologia molecular levaram à identificação de dois novos membros da família, a angiopoietina-3 (camundongo), e a angiopoietina-4 (homem).[40] Aparentemente, a angiopoietina-3 parece atuar como antagonista, ao passo que a angiopoietina-4 parece funcionar como um agonista do crescimento vascular.

A Ang-1 é predominantemente expressa em células perivasculares, tais como: pericitos, células musculares lisas vasculares, fibroblastos e células tumorais.[41] A hipóxia, o VEGF-A e PDGF-B aumentam a expressão de Ang-1 em pericitos e células musculares lisas.[42] Após a ligação de Ang-1 ao receptor Tie-2, diversas vias de sinalização intracelular são ativadas, levando à síntese de NO e maior sobrevida de células endoteliais por diminuição de apoptose.

Por outro lado, Ang-2 é expressa por células endoteliais, e sua produção é regulada por vários fatores de crescimento (incluindo o VEGF-A) e condições fisiopatológicas (como a hipóxia tecidual).[43] Enquanto quase ausente na vasculatura quiescente, a expressão de Ang-2 é rapidamente aumentada após ativação angiogênica do endotélio. A liberação de Ang-2 pela célula endotelial permite a desestabilização do endotélio de uma maneira autócrina, e esse efeito desestabilizador pode ser antagonizado pela Ang-1. Além disso, já se demonstrou que a Ang-2 induz à regressão dos vasos sanguíneos na ausência de VEGF mas promove a angiogênese em sua presença[44]. Assim, a proporção entre Ang-1 e Ang-2 é essencial para o equilíbrio da sinalização do receptor Tie-2 e regulação da homeostase vascular em resposta aos estímulos angiogênicos.

Efrinas

Os receptores Eph são uma família única de receptores tirosina-quinase que desempenham papéis críticos na fase embrionária, no desenvolvimento vascular e na neovascularização de indivíduos adultos. O acoplamento de receptores Eph aos seus ligantes (efrins) medeia fenômenos críticos da angiogênese, incluindo contatos célula-célula, a adesão celular à matriz extracelular, e a migração celular[45]. Evidências recentes a partir de ensaios de angiogênese *in vitro* e análise de camundongos deficientes para um ou mais membros da família Efrin estabeleceram o papel da sinalização Efrin na angiogênese por brotamento e remodelamento dos vasos sanguíneos durante o desenvolvimento vascular. Além disso, a expressão elevada de receptores Eph e seus ligantes Efrins está presente em diversos tipos de câncer, sugerindo também um papel crítico na angiogênese tumoral e no crescimento dos tumores. No sistema cardiovascular em desenvolvimento, os receptores de Efrinas e seus ligantes parecem controlar o remodelamento angiogênico de vasos sanguíneos e vasos linfáticos, desempenham papéis essenciais em células endoteliais, bem como em pericitos de suporte e células musculares lisas vasculares.

Ao contrário de muitos fatores angiogênicos, tais como VEGF ou bFGF, as efrinas não são conhecidas por promover diretamente a proliferação ou a transformação celular. No entanto, a superexpressão de EphA1 em fibroblastos e EphA2 em células epiteliais da mama normais promoveu o crescimento de colônias celulares e a formação de tumor em camundongos, indicando a capacidade do receptor EphA2 para transformar células normais.[46]

Vários membros da família dos receptores de Efrinas e seus ligantes são expressos no sistema cardiovascular, mas o receptor EphB4 e seu ligante Efrina-B2 têm atraído o maior interesse. Efrina-B2 é predominantemente expressa em células endoteliais arteriais, enquanto EphB4 é mais específica para veias.[47]

CÉLULAS PROGENITORAS E ANGIOGÊNESE

Há muito reconhece-se a importância do endotélio na homeostase cardiovascular. De fato, disfunção endotelial tem sido implicada em diversas condições clínicas incluindo, mas não limitada a, aterosclerose, trombose e hipertensão arterial. Igualmente, o equilíbrio entre lesão e recuperação endotelial parece estar relacionado com a ocorrência de eventos cardiovasculares. Nesse sentido, e diante da observação de que células endoteliais maduras possuem limitada capacidade de regeneração, cresce o interesse pelo papel de células progenitoras endoteliais na manutenção da integridade endotelial e na neovascularização pós-natal.[48]

Além das células progenitoras endoteliais, vários outros tipos celulares foram implicados no crescimento vascular, e alguns já testados em estudos clínicos de terapia celular para tecidos isquêmicos.[49] Destacam-se as células pró-angiogênicas derivadas da medula óssea, células-tronco vasculares residentes, células-tronco mesenquimais e células-tronco embrionárias ou células-tronco pluripotentes induzidas (Figura 5.5).

O marco inicial dos avanços nesta área do conhecimento se deu com a identificação no final dos anos de 1990 por Asahara e cols.[50] de células progenitoras endoteliais, abrindo a possibilidade de exploração terapêutica mediada pela terapia celular no tratamento de síndromes isquêmicas, algo que viria a ocorrer apenas uma década depois. Essas células estão implicadas no crescimento vascular por migração, implantação e diferenciação em estruturas vasculares, encontrado, por exemplo, durante o desenvolvimento fetal; na angiogênese, o crescimento vascular se dá por migração, proliferação e brotamento de células endoteliais a partir da vasculatura preexistente.[50] Ainda que possa haver alguma controvérsia sobre a natureza e função das células progenitoras endoteliais, admite-se que essas células participem de processos de crescimento vascular e reparação endotelial.

Diversos estudos experimentais demonstraram que células pró-angiogênicas derivadas tanto da medula óssea quanto do sangue periférico são essenciais para a recuperação funcional de tecidos isquêmicos.[51-53] É interessante notar que fatores de risco vascular, como o estresse oxidativo, podem alterar o funcionamento das células pró-angiogênicas, resultando em menor recuperação funcional de tecidos isquêmicos.[54] Mais ainda, sabendo-se que os fatores de risco cardiovascular contribuem para o processo de aterosclerose por determinarem disfunção endotelial, condição fundamental para a aterogênese, é lícito supor associação entre fatores de risco, capacidade regenerativa das células endoteliais e progressão de aterosclerose. Hill e cols.[55] estudaram o número de unidades formadoras de colônias de células progenitoras endoteliais obtidas em amostras de sangue periférico de 45 homens com média de idade de 50 ± 2 anos, com diferentes graus de risco cardiovascular, porém na ausência de doença cardiovascular clinicamente manifesta ou pregressa. A vasodilatação endotélio-dependente e endotélio-independente foi determinada por ultrassonografia de alta resolução da artéria braquial. A Figura 5.6A mostra a forte associação entre o risco cardiovascular (avaliado pelo escore de risco de Framingham) e o número de unidades formadoras de colônias de células progenitoras endoteliais. A Figura 5.6B, por sua vez, ilustra a relação entre o número de células progenitoras endoteliais e a função endotelial.

Concluem os investigadores, que em homens saudáveis os níveis e a funcionalidade das células progenitoras endoteliais podem ser um marcador substituto da função endotelial e do risco cardiovascular cumulativo, levando a menor capacidade de reparação/regeneração endotelial e, consequentemente, predispondo o indivíduo à progressão da doença cardiovascular. Mais do que sua importância fisiopatológica, a estreita relação entre células progenitoras endoteliais e doença cardiovascular foi documentada em outro estudo clínico com 519 pacientes com doença arterial coro-

Fatores de Crescimento Vascular, Células Progenitoras e Angiogênese

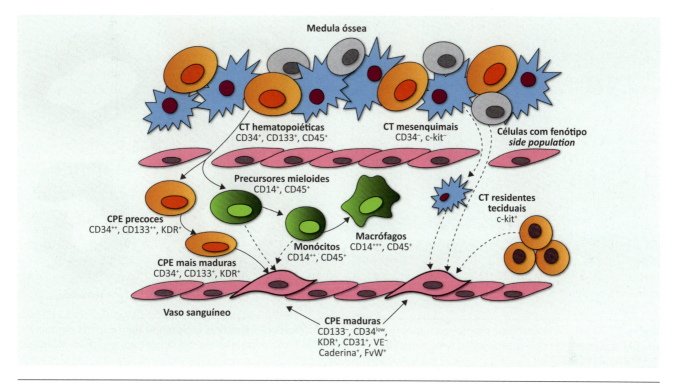

Figura 5.5 Potenciais origens e vias de diferenciação de células progenitoras endoteliais.[48] CT: células-tronco; CPE: células progenitoras endoteliais. Modificada de Shantsila E, Watson T, 2007.[48]

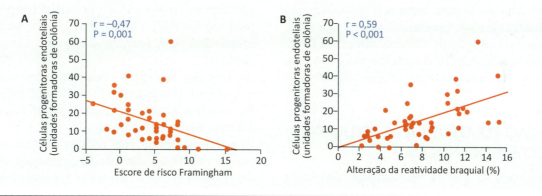

Figura 5.6 Associação entre fatores de risco cardiovascular e número de unidades formadoras de colônias de células progenitoras endoteliais **(A)** e entre essas e a função endotelial **(B)**. Adaptada de Hill HM, 2003.[55]

nariana confirmada angiograficamente.[56] Nesse estudo, os níveis basais de células progenitoras endoteliais foram inversamente associados ao risco de eventos cardiovasculares, incluindo morte de causa cardiovascular, infarto agudo do miocárdio, e necessidade de revascularização no primeiro ano de seguimento. Especificamente, os pacientes com níveis circulantes mais elevados de células progenitoras endoteliais tiveram reduções do risco relativo de morte por causa cardiovascular de 69% em relação aos pacientes com menores níveis.

Compreendida a importância das células progenitoras endoteliais no processo fisiopatológico da aterosclerose, e a sua relação direta com fatores de risco e eventos cardiovasculares, documentou-se em modelo experimental de lesão endotelial mediada por cateter-balão que o uso de sinvastatina promoveu rápida reendotelização do vaso lesado por mobilização e incorporação de células progenitoras endoteliais derivadas da medula óssea (Figura 5.7A), levando a menor grau de espessamento neointimal (Figura 5.7B),[57] sem alterar os níveis lipídicos.

Capítulo 5

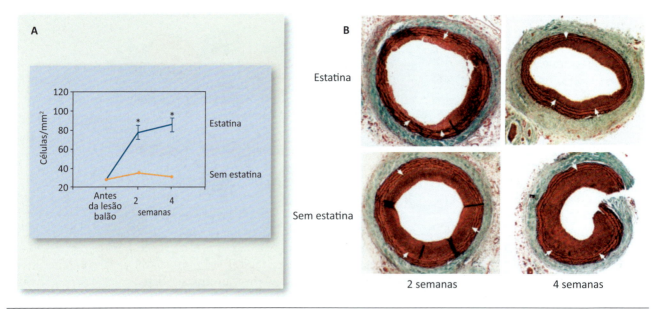

Figura 5.7 O uso de sinvastatina promoveu aumento no número de células progenitoras endoteliais derivadas da medula óssea **(A)**, e menor grau de espessamento neointimal **(B)** em modelo de lesão endotelial mediada por cateter-balão. Adaptada de Walter DH, 2002.[57]

A modulação funcional de células progenitoras endoteliais já foi documentada com outros fármacos, incluindo atorvastatina,[58] ramipril,[59] perindopril,[60] e rosiglitazona.[61] Cabe mencionar que não apenas intervenções farmacológicas impactam a mobilização de células angiogênicas circulantes; intervenções dietéticas como o consumo de alimentos ricos em flavonoides[62] ou resveratrol[63,64] e o exercício físico[65] podem aumentar a funcionalidade de células angiogênicas circulantes.

APLICAÇÃO TERAPÊUTICA DE CÉLULAS-TRONCO E PROGENITORAS

Demonstrou-se que as três camadas dos vasos sanguíneos (íntima, média e adventícia) contêm células progenitoras residentes, incluindo células progenitoras endoteliais, e células mesenquimais estromais.[66] Na fisiopatologia da doença vascular, células-tronco e células progenitoras podem participar de processos de reparação vascular e da formação de lesões neointimais. Na adventícia, por exemplo, células progenitoras em grande número expressando Sca-1 foram identificadas, as quais podem contribuir tanto para a regeneração endotelial quanto para o acúmulo de células musculares lisas em lesões neointimais.[67] Esses poucos exemplos ilustram a complexidade das células-tronco vasculares, as quais podem estar diretamente relacionadas a processos reparativos ou ao desenvolvimento de doença.

Ainda assim, com os avanços no domínio de técnicas de biologia celular e o aparecimento de técnicas para caracterização, isolamento e purificação dos mais diversos tipos de células implicadas no crescimento vascular, estas tiveram seu potencial terapêutico testado em modelos animais de isquemia periférica ou miocárdica para, a seguir, alcançarem a fase de testes clínicos.[68]

Um dos primeiros exemplos bem-sucedidos da aplicação de células progenitoras vasculares vem de estudo em que injeção sistêmica dessas células aumentou a formação de vasos em animais submetidos à ligadura da artéria coronária, com recuperação funcional comparativamente aos animais do grupo-controle.[69] Além de provável efeito direto sobre o crescimento vascular por diferenciação celular, a liberação de citocinas angiogênicas (p. ex., VEGF ou HGF) pode contribuir sobremaneira para a indução ao crescimento vascular observada em modelos de isquemia miocárdica e periférica.[70]

Estimulados pelo sucesso acumulado na última década, com o transplante de células progenitoras hematopoiéticas derivadas da medula óssea de adultos, não tardou para que as aplicações iniciais desse tipo celular fossem iniciadas em pacientes com diagnóstico de doença arterial coronariana e insuficiência cardíaca. Assmus e cols.[71] transplantaram, por infusão intracoronária, células progenitoras derivadas de medula óssea (n = 9) ou de sangue periférico (n = 11) em pacientes com infarto agudo do miocárdio, dentro de

4,9 ± 1,5 dias após o evento agudo. Durante o seguimento de quatro meses, os pacientes tratados apresentaram aumento da fração de ejeção de VE, melhor motilidade regional na zona do infarto, diminuição do volume sistólico final, e aumento da reserva de fluxo coronário na artéria relacionada ao IAM, resultados mantidos no seguimento de um ano com número maior de pacientes (n = 59).[72] O seguimento tardio de cinco anos confirmou os resultados iniciais obtidos, com um ano após o procedimento, quais sejam: aumento sustentado da fração de ejeção do VE de 46% para 57%, e diminuição da área de infarto avaliada pela ressonância cardíaca.[73] Por outro lado, infusão intracoronária de células mononucleares derivadas da medula óssea em pacientes com disfunção do ventrículo esquerdo duas a três semanas pós-IAM não promoveu aumento da função global ou regional do VE em seguimento de seis meses.[74] Esses resultados conflitantes explicam a complexidade envolvida em ensaios clínicos de terapia celular, não apenas quanto ao melhor tipo celular, à via de administração e concentração celular, mas também às características do microambiente no momento do transplante celular.

O uso de células derivadas da medula óssea do adulto para o tratamento de doença isquêmica grave do coração, associado à insuficiência cardíaca, foi proposto por Perin e cols. em trabalho conduzido em 14 pacientes.[75] Os pacientes foram submetidos a injeção transendocárdica guiada por mapeamento eletromecânico em áreas viáveis, porém isquêmicas (miocárdio hibernante). Os autores mostraram que, em seguimento de quatro meses, houve melhora da classe funcional, redução significativa nos defeitos de perfusão avaliados por SPECT e significativo aumento da fração de ejeção de 20% para 29%.

Stamm e cols.[76] propuseram a utilização de injeções intramiocárdicas de células-tronco derivadas da medula óssea com potencial de indução de angiogênese, combinada à cirurgia de revascularização miocárdica em seis pacientes pós-IAM. Cerca de $1,5 \times 10^6$ células foram injetadas em cada paciente na borda da zona de infarto durante a cirurgia. Após três a nove meses de seguimento, documentou-se aumento na motilidade global (em quatro dos seis pacientes), e da perfusão da área de infarto (em cinco dos seis pacientes). Gowdak e cols.[77] adotaram estratégia semelhante para o tratamento de pacientes com doença arterial coronária grave e difusa, refratários ao tratamento clínico e não passíveis de revascularização cirúrgica completa pela extensão da doença. Nesses pacientes, células-tronco e progenitoras hematopoiéticas autólogas foram injetadas durante a cirurgia de revascularização, naquelas áreas de miocárdio previamente identificadas como viáveis e isquêmicas. A análise da perfusão miocárdica nos seguimentos injetados e não revascularizados apontou para a reversão da isquemia nesses segmentos e melhora contrátil. Obviamente, pelo tipo de estudo aberto sem grupo-controle, não há como se excluir a contribuição dos enxertos realizados a distância para a melhora observada nos segmentos injetados; a finalização de grande estudo multicêntrico nacional deverá responder a esta inquietante questão.[78]

Mais recentemente, uma nova estratégia terapêutica baseada no uso de células progenitoras linfomononucleares derivadas da medula óssea de adultos foi proposta para pacientes portadores de angina refratária, não candidatos a procedimentos convencionais de revascularização miocárdica. A combinação da revascularização transmiocárdica a *laser* à injeção intramiocárdica de material celular foi realizada em pacientes portadores de angina refratária, com subsequente aumento à tolerância ao exercício (melhora na capacidade funcional) e diminuição da carga isquêmica do ventrículo esquerdo, durante os seis primeiros meses de seguimento.[79]

O estudo RENEW,[80] atualmente em andamento, testará a eficácia e a segurança da injeção intramiocárdica de células CD34+ autólogas em pacientes com angina refratária ao tratamento clínico otimizado, e não candidatos a procedimentos de revascularização. Outro estudo recentemente iniciado, o IMPACT-CABG,[81] testará a segurança e a eficácia da injeção intramiocárdica de células CD133+ autólogas em pacientes submetidos à cirurgia de revascularização miocárdica.

Ainda que muito provavelmente por mecanismos adicionais, além de seu potencial angiogênico, um dos últimos tipos celulares explorados no tratamento de pacientes com cardiomiopatia isquêmica foi resultado da identificação de células-tronco residentes cardíacas com potencial para regeneração miocárdica.[82] Alguns estudos pré-clínicos haviam demonstrado potencial benefício dessas células no tratamento da disfunção ventricular esquerda pós-infarto.[83,84] No estudo clínico SCIPIO,[85] células-tronco residentes cardíacas foram obtidas a partir do apêndice atrial direito durante cirurgia para revascularização miocárdica. Uma vez isoladas, as células foram expandidas e infundidas por via intracoronária aproximadamente quatro meses após a cirurgia. A função cardíaca avaliada pela ressonância magnética mostrou aumento significativo da FEVE no grupo tratado, de 27,5% (basal) para 35,1% e 41,2%, respectivamente, 4 e 12 meses após a infusão das células, além de diminuição significativa da área de infarto.

CONCLUSÕES

A observação feita por Hunter há mais de duzentos anos sobre o crescimento vascular em resposta às necessidades do corpo pode parecer ingênua diante dos complexos mecanismos envolvidos na angiogênese. De fato, algumas das interações entre fatores de crescimento e seus receptores e entre fatores pró e antiangiogênicos permanecem apenas parcialmente compreendidas. Mais ainda, o reconhecimento de que em diversas condições clínicas tão diversas quanto a artrite reumatoide, a psoríase, a retinopatia diabética e o câncer guardam aspectos comuns relacionados à angiogênese patológica, fez com que uma nova frente de investigação fosse explorada. Vislumbrou-se a possibilidade de estratégias terapêuticas fundamentadas no bloqueio do crescimento vascular ou terapia antiangiogênica, algumas já implementadas na prática clínica.[86] Por outro lado, para aquelas condições clínicas marcadas por isquemia crônica, como a doença arterial periférica e a doença isquêmica do coração, a proposta terapêutica é diametralmente oposta, ou seja, almeja-se o estímulo ao crescimento vascular ou angiogênese terapêutica.[87,88] Nessa última estratégia, pelo grande número de fatores envolvidos, regulados com precisão no tempo, no espaço e nas quantidades secretadas, pode-se antecipar a dificuldade inerente a essa tentativa de se recapitular um processo fisiológico, fundamental para a manutenção da vitalidade de órgãos e tecidos.

Há que se ter em mente, no entanto, que a real contribuição da terapia celular em cardiologia somente poderá ser definida através da condução de ensaios clínicos randomizados, duplo-cegos, controlados por placebo, e com número suficientemente grande de pacientes seguidos por longo tempo. Inúmeras questões permanecem em aberto ou foram apenas parcialmente respondidas, referentes aos elementos que regulam os complexos processos envolvidos na transdiferenciação dos diversos tipos celulares em estudo e aos efeitos parácrinos, responsáveis pela regeneração miocitária e/ou indução ao crescimento vascular.[89] A influência do microambiente no qual as células são injetadas pode determinar não somente sua sobrevida, mas também seu destino (fenótipo) final.[90] A melhor via de acesso para implante celular no coração ainda está para ser definida, mas deverá levar em conta o momento dentro da história natural da doença a ser tratada (evento agudo *versus* doença crônica), em procedimento isolado ou associado.[91]

A contribuição terapêutica de células progenitoras derivadas da medula óssea no tratamento de pacientes com cardiomiopatia isquêmica foi recentemente revista por metanálise envolvendo 48 estudos randomizados e 2.602 pacientes incluídos.[92] Comparativamente à terapia habitual, o uso da terapia celular promoveu aumento da FEVE de aproximadamente 3%, redução de pouco mais de 2% no tamanho do infarto, e de cerca de 6 mL no volume sistólico final. Ainda que numericamente modestas, essas diferenças identificadas por métodos de imagem nos pacientes submetidos à terapia celular traduziram em menor risco de desfechos clínicos, incluindo mortalidade por todas as causas, infarto do miocárdio recorrente ou arritmias ventriculares.

Eventualmente, os avanços nas áreas de biologia molecular e celular poderão tornar possível não apenas maior detalhamento do processo de crescimento vascular, mas também permitir a possibilidade de sua precisa modulação terapêutica, seja com finalidade antiangiogênica ou pró-angiogênica.

REFERÊNCIAS BIBLIOGRÁFICAS

1. Folkman J, Merler E, Abernathy C, et al. Isolation of a tumor factor responsible for angiogenesis. J Exp Med. 1971;133(2):275-88.
2. Folkman J. Tumor angiogenesis: therapeutic implications. N Engl J Med. 1971;285(21):1182-6.
3. Algire GH, Chalkley HW. Vascular reactions of normal and malignant tissues in vivo. I. Vascular reactions of mice to wounds and to normal and neoplastic implants. J Nat Cancer Inst. 1945;6:73-85.
4. Greene HS. Heterologous transplantation of mammalian tumors. J Exp Med. 1941;73(4):461-74.
5. Folkman J, Cole P, Zimmerman S. Tumor behavior in isolated perfused organs. Ann Surg. 1966;164(3):491-502.
6. Folkman J. Anti-angiogenesis: new concept for therapy of solid tumors. Ann Surg. 1972;175(3):409-16.
7. Svet-Moldavsky GJ, Chimishkyan KL. Tumour angiogenesis factor for revascularisation in ischaemia and myocardial infarction. Lancet. 1977;1(8017):913.
8. Kumar S, West D, Shahabuddin S, et al. Angiogenesis factor from human myocardial infarcts. Lancet. 1983;2(8346):364-8.
9. Fett JW, Strydom DJ, Lobb RR, et al. Isolation and characterization of angiogenin, an angiogenic protein from human carcinoma cells. Biochemistry. 1985;24(20):5480-6.

10. Strydom DJ, Fett JW, Lobb RR, et al. Amino acid sequence of human tumor derived angiogenin. Biochemistry. 1985;24(20):5486-94.
11. Kurachi K, Davie EW, Strydom DJ, et al. Sequence of the cDNA and gene for angiogenin, a human angiogenesis factor. Biochemistry. 1985;24(20):5494-9.
12. Angiogenin. Lancet. 1985;2(8468):1340-1.
13. Liotta LA. Isolation of a protein that stimulates blood vessel growth. Nature. 1985;318(6041):14.
14. Höckel M, Schlenger K, Doctrow S, et al. Therapeutic angiogenesis. Arch Surg. 1993;128(4):423-9.
15. Risau W. Mechanisms of angiogenesis. Nature. 1997;386(6626):671-4.
16. Carmeliet P. Mechanisms of angiogenesis and arteriogenesis. Nat Med. 2000;6(4):389-95.
17. Semenza GL. Vasculogenesis, angiogenesis, and arteriogenesis: mechanisms of blood vessel formation and remodeling. J Cell Biochem. 2007;102(4):840-7.
18. Hogan BL, Kolodziej PA. Organogenesis: molecular mechanisms of tubulogenesis. Nat Rev Genet. 2002;3(7):513-23.
19. Carmeliet P. Mechanisms of angiogenesis and arteriogenesis. Nat Med. 2000;6(3):389-95.
20. Okada H, Tsuzuki T, Shindoh H, et al. Regulation of decidualization and angiogenesis in the human endometrium: mini review. J Obstet Gynaecol Res. 2014;40(5):1180-7.
21. Stegen S, van Gastel N, Carmeliet G. Bringing new life to damaged bone: the importance of angiogenesis in bone repair and regeneration. Bone. 2015;70:19-27.
22. Behl T, Kotwani A. Exploring the various aspects of the pathological role of vascular endothelial growth factor (VEGF) in diabetic retinopathy. Pharmacol Res. 2015;99:137-48.
23. Azizi G, Boghozian R, Mirshafiey A. The potential role of angiogenic factors in rheumatoid arthritis. Int J Rheum Dis. 2014;17(4):369-83.
24. Chua RA, Arbiser JL. The role of angiogenesis in the pathogenesis of psoriasis. Autoimmunity. 2009;42(7):574-9.
25. Lee SH, Jeong D, Han YS, et al. Pivotal role of vascular endothelial growth factor pathway in tumor angiogenesis. Ann Surg Treat Res. 2015;89(1):1-8.
26. Clapp C, Thebault S, Jeziorski MC, et al. Peptide hormone regulation of angiogenesis. Physiol Rev. 2009;89(4):1177-215.
27. De Spiegelaere W, Casteleyn C, Van den Broeck W, et al. Intussusceptive angiogenesis: a biologically relevant form of angiogenesis. J Vasc Res. 2012;49(5):390-404.
28. Cai W, Schaper W. Mechanisms of arteriogenesis. Acta Biochim Biophys Sin (Shanghai). 2008;40(8):681-92.
29. Conway EM, Collen D, Carmeliet P. Molecular mechanisms of blood vessel growth. Cardiovasc Res. 2001;49(3):507-21.
30. Semenza GL. Hypoxia-inducible factor 1 and cardiovascular disease. Annu Rev Physiol. 2014;76:39-56.
31. Semenza GL. Regulation of tissue perfusion in mammals by hypoxia-inducible factor 1. Exp Physiol. 2007;92(6):988-91.
32. Wragg JW, Durant S, McGettrick HM, et al. Shear stress regulated gene expression and angiogenesis in vascular endothelium. Microcirculation. 2014;21(4):290-300.
33. Ellis LM, Hicklin DJ. VEGF-targeted therapy: mechanisms of anti-tumour activity. Nat Rev Cancer. 2008;8(8):579-91.
34. Holmes DI, Zachary I. The vascular endothelial growth factor (VEGF) family: angiogenic factors in health and disease. Genome Biol. 2005;6(2):209.
35. Senger DR, Galli SJ, Dvorak AM, et al. Tumor cells secrete a vascular permeability factor that promotes accumulation of ascites fluid. Science. 1983;219(4587):983-5.
36. Leung DW, Cachianes G, Kuang WJ, et al. Vascular endothelial growth factor is a secreted angiogenic mitogen. Science. 1989;246(4935):1306-9.
37. Ferrara N, Gerber HP, LeCouter J. The biology of VEGF and its receptors. Nat Med. 2003;9(6):669-76.
38. Kumar VB, Binu S, Soumya SJ, et al. Regulation of vascular endothelial growth factor by metabolic context of the cell. Glycoconj J. 2014;31(6-7):427-34.
39. Carmeliet P, Ferreira V, Breier G, et al. Abnormal blood vessel development and lethality in embryos lacking a single VEGF allele. Nature. 1996;380(6573):435-9.
40. Valenzuela DM, Griffiths JA, Rojas J, et al. Angiopoietins 3 and 4: diverging gene counterparts in mice and humans. Proc Natl Acad Sci USA. 1999;96(5):1904-9.
41. Fagiani E, Christofori G. Angiopoietins in angiogenesis. Cancer Lett. 2013;328(1):18-26.
42. Park YS, Kim NH, Jo I. Hypoxia and vascular endothelial growth factor acutely up-regulate angiopoietin-1 and Tie2 mRNA in bovine retinal pericytes. Microvasc Res. 2003;65(2):125-31.
43. Oh H, Takagi H, Suzuma K, et al. Hypoxia and vascular endothelial growth factor selectively up-regulate angiopoietin-2 in bovine microvascular endothelial cells. J Biol Chem. 1999;274(22):15732-9.
44. Hanahan D. Signaling vascular morphogenesis and maintenance. Science. 1997;277(5322):48-50.

45. Cheng N, Brantley DM, Chen J. The ephrins and Eph receptors in angiogenesis. Cytokine Growth Factor Rev. 2002;13(1):75-85.
46. Zelinski DP, Zantek ND, Stewart JC, et al. EphA2 overexpression causes tumorigenesis of mammary epithelial cells. Cancer Res. 2001;61(5):2301-6.
47. Kuijper S, Turner CJ, Adams RH. Regulation of angiogenesis by Eph-ephrin interactions. Trends Cardiovasc Med. 2007;17(5):145-51.
48. Shantsila E, Watson T, Lip GYH. Endothelial progenitor cells in cardiovascular disorders. J Am Coll Cardiol. 2007;49(7):741-52.
49. Zhang L, Xu Q. Stem/Progenitor cells in vascular regeneration. Arterioscler Thromb Vasc Biol. 2014;34(6):1114-9.
50. Asahara T, Murohara T, Sullivan A, et al. Isolation of putative progenitor endothelial cells for angiogenesis. Science. 1997;275(5302):964-7.
51. Rafii S, Lyden D. Therapeutic stem and progenitor cell transplantation for organ vascularization and regeneration. Nat Med. 2003;9(6):702-12.
52. Assmus B, Honold J, Schächinger V, et al. Transcoronary transplantation of progenitor cells after myocardial infarction. N Engl J Med. 2006;355(12):1222-32.
53. Kawamoto A, Gwon HC, Iwaguro H, et al. Therapeutic potential of ex vivo expanded endothelial progenitor cells for myocardial ischemia. Circulation. 2001;103(5):634-7.
54. Bae ON, Wang JM, Baek SH, et al. Oxidative stress-mediated thrombospondin-2 upregulation impairs bone marrow-derived angiogenic cell function in diabetes mellitus. Arterioscler Thromb Vasc Biol. 2013;33(8):1920-7.
55. Hill JM, Zalos G, Halcox JP, et al. Circulating endothelial progenitor cells, vascular function, and cardiovascular risk. N Engl J Med. 2003;348(7):593-600.
56. Werner N, Kosiol S, Schiegl T, et al. Circulating endothelial progenitor cells and cardiovascular outcomes. N Engl J Med. 2005;353(10):999-1007.
57. Walter DH, Rittig K, Bahlmann FH, et al. Statin therapy accelerates reendothelialization: a novel effect involving mobilization and incorporation of bone marrow-derived endothelial progenitor cells. Circulation. 2002;105(25):3017-24.
58. Vasa M, Fichtlscherer S, Adler K, et al. Increase in circulating endothelial progenitor cells by statin therapy in patients with stable coronary artery disease. Circulation. 2001;103(24):2885-90.
59. Min TQ, Zhu CJ, Xiang WX, et al. Improvement in endothelial progenitor cells from peripheral blood by ramipril therapy in patients with stable coronary artery disease. Cardiovasc Drugs Ther. 2004;18(3):203-9.
60. Ferrari R, Guardigli G, Ceconi C. Secondary prevention of CAD with ACE inhibitors: a struggle between life and death of the endothelium. Cardiovasc Drugs Ther. 2010;24(4):331-9.
61. Pistrosch F, Herbrig K, Oelschlaegel U, et al. PPARgamma-agonist rosiglitazone increases number and migratory activity of cultured endothelial progenitor cells. Atherosclerosis. 2005;183(1):163-7.
62. Heiss C, Jahn S, Taylor M, et al. Improvement of endothelial function with dietary flavanols is associated with mobilization of circulating angiogenic cells in patients with coronary artery disease. J Am Coll Cardiol. 2010;56(3):218-24.
63. Hamed S, Alshiek J, Aharon A, et al. Red wine consumption improves in vitro migration of endothelial progenitor cells in young, healthy individuals. Am J Clin Nutr. 2010;92(1):161-9.
64. Huang PH, Chen YH, Tsai HY, et al. Intake of red wine increases the number and functional capacity of circulating endothelial progenitor cells by enhancing nitric oxide bioavailability. Arterioscler Thromb Vasc Biol. 2010;30(4):869-77.
65. Kaźmierski M, Wojakowski W, Michalewska-Włudarczyk A, et al. Exercise-induced mobilisation of endothelial progenitor cells in patients with premature coronary heart disease. Kardiol Pol. 2015;73(6):411-8.
66. Torsney E, Xu Q. Resident vascular progenitor cells. J Mol Cell Cardiol. 2011;50(2):304-11.
67. Hu Y, Zhang Z, Torsney E, et al. Abundant progenitor cells in the adventitia contribute to atherosclerosis of vein grafts in ApoE--deficient mice. J Clin Invest. 2004;113(9):1258-65.
68. O'Neill CL, O'Doherty MT, Wilson SE, et al. Therapeutic revascularisation of ischaemic tissue: the opportunities and challenges for therapy using vascular stem/progenitor cells. Stem Cell Res Ther. 2012;3(4):31.
69. Asahara T, Kalka C, Isner JM. Stem cell therapy and gene transfer for regeneration. Gene Ther. 2000;7(6):451-7.
70. Ziebart T, Yoon CH, Trepels T, et al. Sustained persistence of transplanted proangiogenic cells contributes to neovascularization and cardiac function after ischemia. Circ Res. 2008;103(11):1327-34.
71. Assmus B, Schächinger V, Teupe C, et al. Transplantation of Progenitor Cells and Regeneration Enhancement in Acute Myocardial Infarction (TOPCARE-AMI). Circulation. 2002;106(24):3009-17.
72. Schächinger V, Assmus B, Britten MB, et al. Transplantation of progenitor cells and regeneration enhancement in acute myocardial infarction: final one-year results of the TOPCARE-AMI Trial. J Am Coll Cardiol. 2004;44(8):1690-9.
73. Leistner DM, Fischer-Rasokat U, Honold J, et al. Transplantation of progenitor cells and regeneration enhancement in acute myocardial infarction (TOPCARE-AMI): final 5-year results suggest long-term safety and efficacy. Clin Res Cardiol. 2011;100(10):925-34.
74. Traverse JH, Henry TD, Ellis SG, et al. Effect of intracoronary delivery of autologous bone marrow mononuclear cells 2 to 3 weeks following acute myocardial infarction on left ventricular function: the Late TIME randomized trial. JAMA. 2011;306(19):2110-9.

75. Perin EC, Dohmann HF, Borojevic R, et al. Transendocardial, autologous bone marrow cell transplantation for severe, chronic ischemic heart failure. Circulation. 2003;107(18):2294-302.
76. Stamm C, Westphal B, Kleine HD, et al. Autologous bone-marrow stem-cell transplantation for myocardial regeneration. Lancet. 2003;361(9351):45-6.
77. Gowdak LH, Schettert IT, Rochitte CE, et al. Early increase in myocardial perfusion after stem cell therapy in patients undergoing incomplete coronary artery bypass surgery. J Cardiovasc Transl Res. 2011;4(1):106-13.
78. Tura BR, Martino HF, Gowdak LH, et al. Multicenter randomized trial of cell therapy in cardiopathies – MiHeart Study. Trials. 2007;8:2.
79. Gowdak LH, Schettert IT, Rochitte CE, et al. Transmyocardial laser revascularization plus cell therapy for refractory angina. Int J Cardiol. 2008;127(2):295-7.
80. Povsic TJ, Junge C, Nada A, et al. A phase 3, randomized, double-blinded, active-controlled, unblinded standard of care study assessing the efficacy and safety of intramyocardial autologous CD34+ cell administration in patients with refractory angina: design of the RENEW study. Am Heart J. 2013;165(6):854-61.
81. Forcillo J, Stevens LM, Mansour S, et al. Implantation of CD133+ stem cells in patients undergoing coronary bypass surgery: IMPACT-CABG pilot trial. Can J Cardiol. 2013;29(4):441-7.
82. Beltrami AP, Barlucchi L, Torella D, et al. Adult cardiac stem cells are multipotent and support myocardial regeneration. Cell. 2003;114(6):763-76.
83. Dawn B, Stein AB, Urbanek K, et al. Cardiac stem cells delivered intravascularly traverse the vessel barrier, regenerate infarcted myocardium, and improve cardiac function. Proc Natl Acad Sci USA. 2005;102(10):3766-71.
84. Tang XL, Rokosh G, Sanganalmath SK, et al. Intracoronary administration of cardiac progenitor cells alleviates left ventricular dysfunction in rats with a 30-day-old infarction. Circulation. 2010;121(2):293-305.
85. Bolli R, Chugh AR, D'Amario D, et al. Cardiac stem cells in patients with ischaemic cardiomyopathy (SCIPIO): initial results of a randomised phase 1 trial. Lancet. 2011;378(9806):1847-57.
86. Jain RK. Antiangiogenesis strategies revisited: from starving tumors to alleviating hypoxia. Cancer Cell. 2014;26(5):605-22.
87. Gowdak LH, Poliakova L, Wang X, et al. Adenovirus-mediated VEGF(121) gene transfer stimulates angiogenesis in normoperfused skeletal muscle and preserves tissue perfusion after induction of ischemia. Circulation. 2000;102(5):565-71.
88. Hinkel R, Trenkwalder T, Kupatt C. Gene therapy for ischemic heart disease. Expert Opin Biol Ther. 2011;11(6):723-37.
89. Jadczyk T, Faulkner A, Madeddu P. Stem cell therapy for cardiovascular disease: the demise of alchemy and rise of pharmacology. Br J Pharmacol. 2013;169(2):247-68.
90. Maher KO, Xu C. Marching towards regenerative cardiac therapy with human pluripotent stem cells. Discov Med. 2013;15(85):349-56.
91. Mummery CL, Davis RP, Krieger JE. Challenges in using stem cells for cardiac repair. Sci Transl Med. 2010;2(27):27ps17.
92. Afzal MR, Samanta A, Shah ZI, et al. Adult bone marrow cell therapy for ischemic heart disease: Evidence and insights from randomized controlled trials. Circ Res. 2015;117(6):558-75.

capítulo 6

Tiago Januário da Costa
Cinthya Echem
Lucas Giglio Colli

Eliana Hiromi Akamine
Ana Paula Dantas
Maria Helena Catelli de Carvalho

Características do Endotélio em Ambos os Sexos

INTRODUÇÃO

O interesse em estudar a influência do sexo como uma variável biológica e determinante para diversas doenças cresceu nos últimos anos, principalmente após a publicação do livro *Exploring the Biological Contributions to Human Health: Does Sex Matter?*[1]

Diversos trabalhos publicados na literatura científica referem-se às diferenças sexuais, inerentes a um contexto biológico, classificando-as sem distinção entre sexo e gênero. Atualmente, ainda é possível encontrar a sobreposição desses termos na literatura sem a correta distinção entre eles.

O termo sexo refere-se à condição biológica e fisiológica do indivíduo (humano e animal), categorizado como macho ou fêmea. Os indicadores dessa condição são os cromossomos sexuais, as gônadas, os órgãos reprodutivos internos e a genitália externa. O termo gênero refere-se a atributos que envolvem aspectos econômicos, sociais e culturais associados com a concepção de ser homem ou mulher.[1,2]

Os genes nos cromossomos sexuais são expressos de maneira distinta de acordo com o sexo do organismo, uma vez que fêmeas apresentam cromossomo XX, enquanto machos XY. Existem 1.100 genes no cromossomo X, sendo que a maioria não está expressa no cromossomo Y. Além disso, o mosaicismo celular criado pela inativação do cromossomo X proporciona uma vantagem biológica para as fêmeas, ou seja, genes expressos no cromossomo X estão randomizados entre os alelos provenientes do pai e da mãe, enquanto nos machos esses genes são exclusivos do X materno.[3] Deve-se considerar, também, os processos meióticos distintos e o *imprinting* genético.[1,4,5]

Por décadas, as pesquisas envolvendo doenças cardiovasculares e endotélio, em sua grande maioria, utilizavam machos como modelo experimental e extrapolavam os resultados para fêmeas. Além disso, em muitos estudos conduzidos em cultura celular não há especificação do sexo da linhagem celular utilizada. O *imprinting* genético devido em parte à presença de dois cromossomos "X" nas fêmeas e do "Y" nos machos pode influenciar diferentemente diversas vias bioquímicas e moleculares que serão determinantes para a fisiologia celular.[6,7]

Diferenças comportamentais, anatômicas, fisiológicas, celulares e moleculares entre machos e fêmeas são características comuns observadas em diversas espécies de vertebrados. Algumas das diferenças já se tornam evidentes ao nascimento devido principalmente à influência inerente dos cromossomos sexuais e, em menor extensão, à exposição fetal aos hormônios sexuais gonadais. Atualmente, sabe-se que muitas das diferenças observadas podem aparecer com a maturação sexual, uma vez que as concentrações dos hormônios sexuais gonadais diferem desde o período intrauterino e perdura ao longo da vida.[8-10]

As doenças cardiovasculares são a maior causa de morbimortalidade em países desenvolvidos em ambos os sexos.[11]

Mulheres em idade fértil apresentam menor risco de desenvolvimento de doenças cardiovasculares do que homens da mesma faixa etária, entretanto na pós-menopausa, em que há redução da concentração plasmática do estrógeno, o risco para doenças cardiovasculares torna-se semelhante entres os sexos.[11-14] Há

Os autores Tiago, Cinthya, Lucas, Eliana e Ana tiveram igual participação neste trabalho.

consenso científico de que homens e mulheres respondem de modo distinto aos fatores de risco, no desenvolvimento e na severidade das doenças cardiovasculares.[15]

A maioria dos estudos avaliando as diferenças associadas ao sexo no sistema cardiovascular dá especial enfoque à função endotelial, uma vez que o endotélio vascular é um tecido importante para a regulação da homeostasia cardiovascular e pode apresentar diferenças entre machos e fêmeas.[16,17] Doenças cardiovasculares como hipertensão arterial e doenças coronarianas são mais severas em homens jovens, assim como em diversos modelos de experimentação animal, do que em mulheres/fêmeas da mesma espécie e faixa etária.[11,18,19] As diferenças sexuais na progressão e severidade das doenças cardiovasculares podem ser atribuidas, em grande parte, à regulação diferenciada da função endotelial, que pode depender por uma parte do *imprint* genético de machos e fêmeas, e, em grande parte, à regulação hormonal de moléculas reguladoras da função cardiovascular, como de determinados receptores, α-adrenérgicos e o B2 de bradicinina, bem como da enzima óxido nítrico sintase endotelial (eNOS).[20]

Foi demonstrado que a acetilcolina (ACh), vasodilatador dependente do endotélio, se liga aos receptores muscarínicos e promove maior vasodilatação em anéis de aorta isolados de fêmeas do que os de machos, tanto em linhagem de ratos normotensos[21] quanto da linhagem SHR (ratos espontaneamente hipertensos)[22,23] (Figura 6.1). Nesses animais, também se observaram diferenças associadas ao sexo na regulação endotelial a agentes vasoconstritores, como a angiotensina-II, a endotelina-1 e a noradrenalina.[24] A redução da concentração plasmática de estrógeno promovida pela remoção cirúrgica dos ovários, ovariectomia, reduz a vasodilatação à ACh em comparação as fêmeas SHR não castradas e o tratamento hormonal com 17β-estradiol ou estrogênios conjugados equinos foi eficaz em restaurar a vasodilatação à ACh que estava reduzida em fêmeas SHR ovariectomizadas[25,26] (Figura 6.2).

Em 1996, Taddei *et al.* estudaram as diferenças sexuais na disfunção endotelial associada ao envelhecimento. Medindo a alteração do fluxo sanguíneo do antebraço após administração de ACh (vadosiltador dependende do endotélio) ou nitroprussiato de sódio (vasodilatador independente do endotélio) em homens e mulheres normotensos e com hipertensão arterial essencial, observaram declínio constante e relativo à idade na vasodilatação máxima à ACh em homens normotensos e hipertensos. Em contraste, as mulheres (normotensas e hipertensas) demonstraram apenas uma ligeira diminuição na vasodilatação à ACh por ano, até atingirem a meia-idade (aproximadamente 50 anos). Depois disso, o declínio na resposta ao vasodilatador dependente do endotélio se acelerou e passou a ser mais acentuado em comparação com os homens.[27] Com isso, avaliaram também a influência da pós-menopausa e, consequentemente, a deficiência estrogênica na vasodilatação dependente de endotélio.[27]

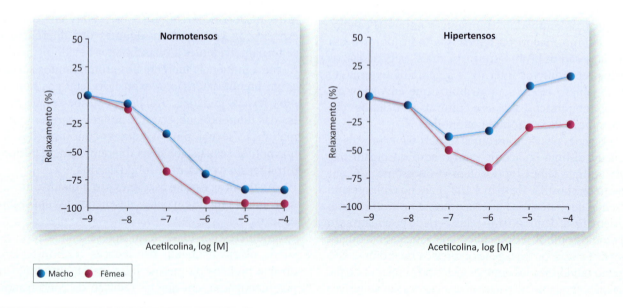

Figura 6.1 O relaxamento à acetilcolina, vasodilatador dependente do endotélio, é menor em anéis de aorta, com endotélio, isolados de ratos machos normotensos (Wistar) e hipertensos (SHR) quando comparado com os das fêmeas normotensas (Wistar) e hipertensas (SHR). Adaptada de Kauser K, *et al.*, 1995.[22]

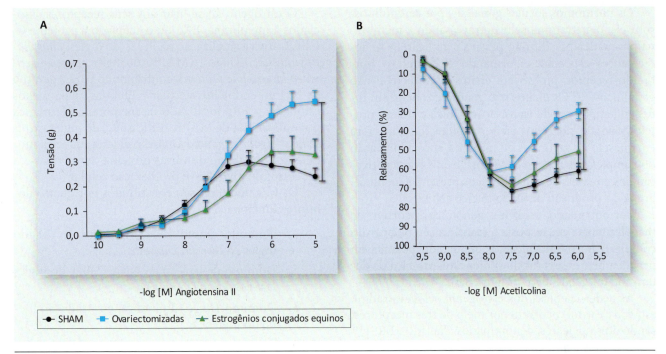

Figura 6.2 (A) A vasoconstrição à angiotensina II em anéis de aorta com endotélio isolados de fêmea SHR ovariectomizada está aumentada quando comparada com os anéis de aorta isolados de fêmea SHR controle (SHAM – falso-operado), e os da ovariectomizada tratada com estrogênios conjugados equinos. **(B)** O relaxamento à acetilcolina, vasodilatador dependente do endotélio, está reduzido em anéis de aorta isolados de fêmea SHR ovariectomizada quando comparado com os de fêmea SHR controle (SHAM – falso-operado), e os da ovariectomizada tratada com estrogênios conjugados equinos. Adaptada de Costa TJ, et al., 2015.[25]

Os valores da pressão arterial de mulheres em idade fértil são menores do que as de homens de mesma idade, e essa diferença tem sido atribuída principalmente aos hormônios sexuais gonadais femininos. Com frequência, a pressão arterial diminui durante a gravidez, uma vez que nesse período a concentração de estrógeno e progesterona circulantes estão elevadas[28-30] e na pós-menopausa, quando a concentração plasmática de estrógeno está reduzida, observa-se aumento da pressão arterial.[31]

ESTRÓGENOS, PROGESTERONA E TESTOSTERONA – MECANISMOS DE AÇÃO VASCULAR

A função endotelial em ambos os sexos pode sofrer influência de duas importantes variáveis: cromossomos sexuais e hormônios sexuais. No período pré-natal o impacto dos cromossomos sexuais e a regulação genética têm grande contribuição para determinar as diferenças sexuais. Células endoteliais de veias umbilicais humanas de fetos do sexo feminino (FHUVECs) têm maior expressão de ácido ribonucleico mensageiro (mRNA) da eNOS do que as de fetos do sexo masculino (MHU-VECs),[32] embora nesse tipo celular a expressão proteica dos receptores de estrógeno (ERα, ERβ e GPER) e de andrógeno não difiram entre os sexos.[32]

Após o nascimento e durante toda a vida do indivíduo as características dependentes do sexo são determinadas, também, pela cronobiologia dos hormônios sexuais gonadais. Portanto, a influência dos cromossomos e dos hormônios sexuais pode atuar de forma conjunta ou paralela para definir o fenótipo, dependendo do sexo. Ao longo da vida, homens e mulheres são expostos a diferentes concentrações de hormônios sexuais gonadais. A diferença inclui a variação entre os sexos, e as variações intrínsecas do próprio sexo feminino, por exemplo, durante o período menstrual e o declínio do hormônio na pós-menopausa.

Os principais hormônios sexuais em homens e mulheres (estrógeno, progesterona e testosterona) atuam sobre receptores específicos em células-alvo para promover suas múltiplas ações em tecidos não sexuais, incluindo o sistema cardiovascular.[33-38] Os receptores esteroidais foram identificados na membrana plasmática, no citosol e no núcleo de células-alvo.[39] O endotélio vascular expressa todos os subtipos de receptores para estrógenos (ER) bem como receptores de andrógenos (AR) e progesterona (PR).[22,40,41]

Os hormônios sexuais gonadais, por serem lipossolúveis, penetram na célula atravessando a membrana plasmática por difusão passiva e ao ligarem-se aos receptores específicos, formando o complexo hormônio-receptor, promovem efeitos genômicos e não genômicos.[34-38] Os efeitos não genômicos ocorrem independentemente de transcrição gênica e síntese proteica. São considerados efeitos rápidos, que ocorrem em questão de segundos ou minutos, após a formação do complexo estrógeno-receptor[42] e envolvem a ativação de quinases, de canais iônicos presentes na membrana e a produção de óxido nítrico (NO).[43,44]

Por outro lado, os efeitos genômicos ocorrem de maneira tardia em resposta à translocação nuclear do complexo hormônio-receptor, regulando positiva ou negativamente a expressão gênica e/ou proteica de determinados genes-alvo[37] (Figura 6.3).

As ações clássicas dos estrogênios (17β-estradiol, estrona e estriol) ocorrem por meio de três receptores, sendo dois nucleares, denominados alfa (ERα/ERS1)[45] e beta (ERβ/ERS2),[46] e um receptor de membrana acoplado à proteína G, GPR30 (do inglês, *G-protein coupled receptor*)[47] (atualmente denominado GPER). Os três tipos de receptores,[48-50] bem como a enzima aromatase para a metabolização de andrógenos em estrógenos[51] são expressos tanto no músculo liso como no endotélio vascular de machos e fêmeas.

O estrógeno ao se ligar aos seus receptores associados à membrana, ERα ou o acoplado à proteína G, GPER, ativa a sinalização da PI3K (do inglês, *phosphatidylinositol 3-kinase*) e MAPK (do inglês, *mitogen activated kinase-like protein*), contribuindo para a geração de NO no endotélio vascular.[52] Embora esteja menos estudado, o ERβ localizado na membrana plasmática pode ativar vias de MAPK (ERK e SRc, do inglês *extracellular signal-regulated kinases*), e desta maneira modular a fosforilação de várias proteínas envolvidas em processos de migração e proliferação celular.[53]

Os ERs nucleares são constituídos por quatro domínios funcionais:

1. Domínio amino (NH2)-terminal (NTD, do inglês *N-Termial Domain*);
2. Domínio de ligação ao DNA (DBD, do inglês *DNA Binding Domain*);
3. Domínio *Hinge* (dobradiça, em tradução literal do inglês); e
4. Domínio de ligação ao agonista (LBD, do inglês *Ligand Binding Domain*), localizado na porção caboxiterminal (COOH) do receptor (Figura 6.4).

O NTD contém uma região autônoma de ativação transcricional denominada AF-1 (função de ativação 1),

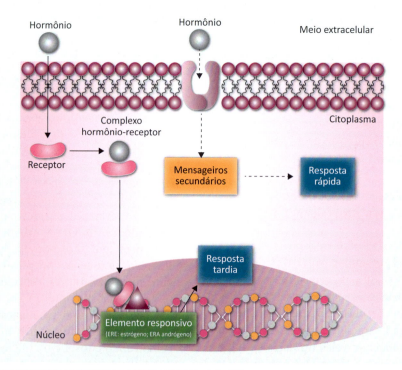

Figura 6.3 Visão geral dos mecanismos de ação genômicos e não genômicos dos hormônios sexuais. ERE: elemento responsivo ao estrógeno; ERA: elemento responsivo aos andrógenos.

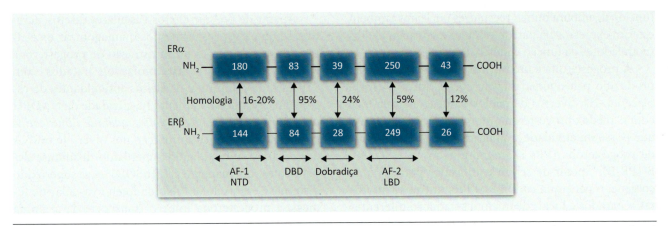

Figura 6.4 Domínios funcionais e homologia dos subtipos de receptores de estrógeno: ERα e ERβ. NTD: domínio amino (NH$_2$) terminal; DBD: domínio de ligação ao DNA. LBD: domínio de ligação ao agonista (siglas, ver texto).

que modula a transcrição de forma específica em cada gene e em cada célula. Esse domínio de regulação é consideravelmente diferente nos dois ERs (apenas 16% a 20% de homologia) e, em alguns casos, no ERβ, o AF1 pode estar significativamente modificado ou ausente.[54] Adjacente ao NTD, e altamente conservado entre ERα e ERβ (95% de homologia), fica o DBD. O DBD é um domínio estruturado na forma de dois dedos de zinco capazes de reconhecer sequências específicas de ácido desoxirribonucleico (DNA) em genes-alvo (chamado de elemento responsivo ao estrógeno – ERE). O domínio *Hinge* é essencial para a dimerização do receptor, e é também um local de rotação (daí a designação "dobradiça") que é essencial para que o receptor alcance diferentes conformações necessárias para a ligação ao DNA. Apesar da alta homologia do DBD nos dois subtipos de receptores, sugerir que estes se liguem de maneira semelhante ao DNA, a baixa homologia entre os domínios NTD e *Hinge* indicam que os dois receptores podem mover-se de maneira diferenciada e modular a transcrição gênica de formas distintas.

Na porção carboxiterminal do receptor está o domínio LBD, que contém o sítio de ligação ao hormônio e é responsável pela maior parte das funções ativadas pelo agonista, como dimerização do receptor e sua translocação para o núcleo, além da atração de moléculas correguladoras da transcrição gênica, via região autônoma de ativação, denominada de AF-2 (função de ativação 2).[55,56] Em contraste com a grande homologia do DBD entre os dois receptores, os domínios LBD de ERα e ERβ exibem menor homologia (~ 59%), sugerindo que as afinidades dos agonistas/antagonistas para os subtipos de receptores podem diferir acentuadamente.

Os estrógenos influenciam a reatividade vascular através de efeitos diretos nas células endoteliais dos vasos sanguíneos.[57] Os efeitos vasculoprotetores dos estrógenos em fêmeas é mediado em parte via ERα,[58,59] enquanto em machos esse efeito tem maior participação do ERβ.[60,61] De fato, arteríolas mesentéricas de machos knockout para ERβ têm aumento da resposta à fenilefrina[62] e níveis pressóricos maiores do que fêmeas knockout para ERβ.[62,63]

Devido ao processo de *splicing* alternativo, várias formas de ERα têm sido descritas, embora apenas algumas tenham apresentado relevância fisiopatológica: o ERαΔ3, que perde o exon 3, que codifica parte do DBD e, consequentemente, sua capacidade transcricional; e os ERα36 e ERα46, variantes com menor peso molecular (36 e 46 kDa respectivamente), que o ERα original (com 66 kDa).[64] Para o ERβ, até o momento, foram descritas pelo menos quatro isoformas: ERβ2, ERβ3, ERβ4 e ERβ5.[55] Na maioria dos casos, os *splicings* alternativos perdem sua função, ou parte de sua função, e podem atuar como domínios negativos, ou seja, são capazes de inibir a ação dos ERs selvagens ao formar um dímero com esses receptores e inibir sua ação.[64] Acredita-se que a razão entre os receptores selvagens e seus *splicings* alternativos em determinado tecido podem alterar a resposta ao estrógeno e levar a uma disfunção tecidual.

Embora esta teoria venha sendo confirmada em diferentes tipos de câncer ginecológico, a participação dessas variantes dos ERs no endotélio vascular ainda precisa ser elucidada. Por um lado, estudos têm descrito que a isoforma ERα46 pode facilitar sua ligação à membrana plasmática e, desta forma, melhorar a função endotelial via ativação rápida da eNOS.[65] Entretanto, um aumento da expressão do ERα46 sobre o ERα66 (selvagem) no citosol altera significativamente os efeitos genômicos induzidos pelo estrógeno na parede vascular.[66-68] Até o momento, os ERs são os receptores de hormônios sexuais com melhor caracterização estrutural e funcional, embora outros receptores nucleares também estejam expressos na parede vascular e possuam efeitos moduladores da função endotelial.

A progesterona é um hormônio esteroide natural, produzido pelas gônadas, pelo córtex adrenal e pela placenta. Há diversos derivados da progesterona, tais como: medoxiprogesterona, norgestrona e o acetato, que possuem atividade similar entre si. Os receptores de progesterona (PR) são denominados A (PR-A) e B (PR-B). Apesar de serem codificados por um único gene, o gene que codifica os PRs utiliza promotores separados e locais de início da tradução diferentes para produzir as duas isoformas, que são praticamente idênticas, exceto para um grupo de aminoácidos adicional na porção N-terminal do PR-B.[69] Embora o PR-A e o PR-B compartilhem vários domínios estruturais, a atividade transcricional é distintas e media seus próprios genes de resposta e efeito fisiológico com pouca sobreposição.[70] Ambos PRs foram identificados no músculo liso e no endotélio vascular de humanos, camundongos, ratos, coelhos e primatas.[71] O PR-B está expresso igualmente na aorta de homens e mulheres, enquanto o PR-A tem maior expressão no sexo feminino.[72] O papel da progesterona sobre o endotélio é relevante, mas não está bem caracterizado, como os efeitos dos estrógenos. Suas ações têm sido geralmente associadas à regulação do processo de angiogênese em tumores,[73] embora os efeitos isolados da progesterona também tenham sido associados à diminuição da pressão arterial e potencial anti-inflamatório.[40,74-76] Foi demonstrado que a admistração aguda de progesterona induziu rápida vasodilatação (via não gênomica) em artéria coronária de macacas Rheus (macaca mulatta) ovariectomizadas.[77] Em cultura de células endoteliais, a administração de progesterona aumenta, por via genômica, a atividade da eNOS e a produção de NO.[78] Para a sinalização não genômica, os receptores de membrana da progesterona (mPR) são fortes candidatos. Os mPRs são receptores com sete domínios transmembrana acoplados à proteína G, e possuem cinco subtipos: mPRα, mPRβ, mPRγ, mPRδ e mPRε. Os mPRs são expressos tanto em HUVECs quanto no músculo liso vascular. O tratamento tanto com progesterona quanto com o agonista específico de mPRα aumenta a produção de NO rapidamente e causa diminuição da concentração de cAMP, sugerindo que o receptor está acoplado a uma proteína G inibitória. Por outro lado, o tratamento com um agonista específico de PR não causa o mesmo efeito na produção de NO.[30] A influência desses mPRs na parede vascular em ambos os sexos ainda precisa ser elucidada.

Apesar de possuir efeitos vasculares diretos, acredita-se que a progesterona possa antagonizar os efeitos dos estrógenos. A administração de progesterona em camundongos ovariectomizados tratados com 17β-estradiol diminuiu os efeitos antioxidantes do estrógeno, levando ao aumento na atividade da NADPH oxidase (do inglês, *nicotinamide adenine dinucleotide phosphate oxidase*) e diminuição nos níveis de mRNA das enzimas antioxidantes superóxido dismutase dependentes de manganês (MnSOD) e a superóxido dismutase extracelular.[79] No endotélio vascular de fêmeas, a progesterona inibe o transporte de arginina através do transportador 1 de aminoácidos catiônicos prejudicando a atividade da eNOS.[80]

A testosterona é o principal andrógeno natural produzido em homens e mulheres, sendo responsável pelas características sexuais masculinas, pela libido, e pelo aumento da massa óssea e muscular em ambos os sexos.[81] A testosterona exerce suas ações pela interação com seus receptores-alvo, sendo um deles um receptor citosólico pertencente à família dos receptores nucleares para hormônios esteroides, e outro localizado na membrana plasmática.[82] No sistema cardiovascular, esses receptores são expressos em células do músculo liso e no endotélio vascular.[41,82,83]

Embora esteja associada a características masculinas, o gene que codifica o receptor para a testosterona está localizado no cromossomo X, é codificado por oito exons e tem como produto uma proteína com massa molecular de aproximadamente 110 kDa.[84] Semelhantes aos ERs, os receptores de andrógenos (AR) possuem um domínio de reconhecimento do agonista (LBD) e domínios AF-1 e AF-2 que reconhecem elementos de resposta aos andrógenos (ERA) no DNA.[84-86] Quando ativado por seu agonista, o AR é translocado para o núcleo e liga, em sua forma dimerizada, nos ERAs de genes-alvo, ativando ou reprimindo a expressão desses genes. Modificações na sequência do AR são constituídas principalmente por repetições trinucleotídicas altamente polimórficas (CAG) no exon 1, e o número dessas repetições está inversamente correlacionado com a atividade transcricional dos genes-alvo dos andrógenos.[87] Em homens, o número dessas repetições CAG não tem correlação com a concentração sérica de testosterona total ou livre, porém poucas repetições CAG acarretam níveis baixos de lipoproteínas de alta densidade (HDL) e redução na vasodialtação mediada por fluxo em artérias braquiais, aumentando, assim, o risco de desenvolvimento de doenças cardiovasculares.[88] Também de forma semelhante aos ERs, a testosterona pode exercer ações não genômicas através da ativação de um AR localizado na membrana plasmática.[82]

O papel dos andrógenos no sistema cardiovascular ainda é controverso. Estudos demonstram tanto efeitos benéficos quanto deletérios desses hormônios.[89-91] Por exemplo, em homens a baixa concentração de testosterona está associada a maior valor do índice de massa corporal, maior circunferência da cintura, diabetes, hipertensão, baixo HDL e risco de desenvolver doença arterial coronariana,[90-92] enquanto em mulheres na pós-menopausa a alta concentração de testosterona está associada a resistência à insulina, síndrome metabólica e doenças cardiovasculares.[93]

Os andrógenos exercem efeitos específicos em cada sexo sobre funções reguladas pelas células endoteliais, incluindo a angiogênese e a interação entre monócitos e o endotélio, via AR. MHUVECs expostas a Di-hidrotestosterona (DHT) aumentam a expressão gênica da molécula de adesão celular vascular-1 (VCAM-1), efeito abolido quando utilizado o antagonista do receptor de AR, hidroxiflutamida. Porém, quando as HUVECs eram de doadores do sexo feminino, o fenômeno não foi observado.[94] Foi demonstrado em estudos desenvolvidos *in vivo* e *in vitro*, que os andrógenos endógenos são necessários para a angiogênese em machos, mas não em fêmeas.[95]

A testosterona pode exercer parte dos seus efeitos sobre o endotélio vascular por meio da sua metabolização em estrógeno pela enzima aromatase presente na célula endotelial. De fato, a administração de testosterona em HUVECs diminuiu a expressão gênica e proteica da VCAM-1 devido à conversão em estrógeno.[96] Porém, a testosterona pode ter efeito direto sobre o endotélio vascular, uma vez que em células endoteliais de aorta de ratos o hormônio aumenta a produção de NO, que foi abolido e na presença do antagonista do receptor de androgênio (flutamina), mas não com o inibidor da aromatase (anastrol).[97]

AÇÃO DOS HORMÔNIOS SEXUAIS SOBRE OS FATORES RELAXANTES DERIVADOS DO ENDOTÉLIO (FRDEs) E CONTRÁTEIS DERIVADOS DO ENDOTÉLIO (FCDEs)

Óxido nítrico (NO)

O NO é uma molécula capaz de promover o relaxamento vascular, induzir angiogênese e inibir a proliferação de células do músculo liso vascular, adesão leucocitária, agregação plaquetária e trombose, entre outras funções. Ele é formado a partir da transformação da L-arginina em L-citrulina por uma família de enzimas denominadas óxido nítrico sintase (NOS), presente em diversos tecidos. Os mamíferos possuem três isoformas de NOS, sendo duas isoformas constitutivas, a NOS endotelial (eNOS/NOS3) e a NOS neuronal (nNOS/NOS1), e uma isoforma induzível, a NOS induzível (iNOS/NOS2), produzida em resposta a estímulos inflamatórios.[98] O aumento na produção ou biodisponibilidade do NO via hormônios sexuais gonadais, principalmente o estrógeno, pode envolver diversos mecanismos, como aumento na expressão proteica da eNOS,[99] redução na geração de espécies reativas de oxigênio (EROs) como o ânion superóxido,[100,101] aumento de cálcio intracelular ($[Ca^{2+}]_i$) em células endoteliais,[102] ativação da via da PI3K,[103] diminuição do inibidor endógeno da eNOS dimetilarginina assimétrica (ADMA), e aumento da concentração de L-arginina (Figura 6.5).[104]

Em vários estudos, a liberação de NO pelo endotélio vascular de fêmeas foi maior do que a dos machos, provavelmente devido à maior expressão/atividade da eNOS observada em fêmeas.[105,106] De fato, anéis de aorta isolados de fêmeas SHR apresentam maior vasodilatação à ACh e maior vasoconstrição à fenilefrina após incubação com inibidor da NOS, L-NAME (do inglês, *N^G-nitro-L-arginine methyl ester*) em comparação aos machos SHR.[107]

A progesterona e a testosterona também podem aumentar a produção de NO modulando positivamente a expressão e a atividade da eNOS em aorta de fêmeas Wistar.[78,108] Em aorta de fêmeas Wistar a progesterona aumenta a produção de NO, regulando positivamente a atividade da eNOS.[97,98] Em cultura de células endotelias de fêmeas normomentas Wistar, o tratamento agudo com testosterona aumenta a produção de NO via ativação de AR.[97]

O papel do estrógeno como potente liberador de NO torna-se evidente quando a redução dos níveis endógenos de estrógeno, por meio da ovariectomia, diminuiu a expressão da eNOs em aorta de fêmeas normotensas *Sprague-Dawley*,[109] e aorta de hipertensas SHR.[25] O tratamento hormonal com estrogênios conjugados equinos em fêmeas SHR ovariectomizadas restaurou a expressão do RNAm da eNOS e, consequentemente, melhorou a função endotelial.[25]

Apesar de os efeitos do estrógeno sobre a produção de NO estarem bem caracterizados em fêmeas, seus efeitos biológicos são menos conhecidos e mais controversos em machos. Em machos, já foi demonstrado que a administração aguda e crônica de estrógeno melhora a função endotelial e aumenta a liberação de NO em carótidas e aorta de ratos *Sprague-Dawley* e SHR,

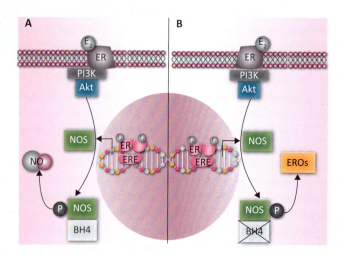

Figura 6.5 Representação da via genômica e não genômica da sinalização do estrógeno na regulação da produção de NO em fêmeas jovens **(A)** e velhas **(B)**. ER: receptor de estrógeno; E_2: estrógeno; NOS: óxido nítrico sintase; BH4: tetra-hidrobipterina; EROs: espécies reativas de oxigênio; PI3K: fosfatidilinositol 3-cinase; ERE: elemento responsivo ao estrógeno. Adaptada de Murphy E, et al., 2011.[52]

respectivamente.[110,111] Por outro lado, o estrógeno pode aumentar o dano vascular em machos via ativação de iNOS.[112] Os efeitos opostos e controversos do estrógeno em machos e fêmeas podem ser resultado da expressão diferencial dos subtipos de ERs em ambos sexos.[52,113]

Prostaglandina (PG)

Além do NO, as células endoteliais também produzem e liberam a prostaciclina (PGI_2), uma prostaglandina vasodilatadora produzida a partir da conversão do ácido araquidônico pela ciclo-oxigenase (COX). Apesar de a PGI_2 ser o principal prostanoide produzido nas células endoteliais, o equilíbrio entre a produção de prostanoides vasodilatadores e prostanoides vasoconstritores, como o tromboxano A_2 (TXA_2) é de extrema importância para a regulação do tônus vascular.[114] Desta forma, as diferenças sexuais no relaxamento dependente do endotélio de macro e microvasos de ratos e camundongos podem ser parcialmente explicadas pelo desequilíbrio na produção de prostanoides derivados da COX-1 ou COX-2.[115-117]

A deleção do receptor de PGI_2 em fêmeas C57Bl6 reduziu a proteção cardiovascular de fêmeas ovariectomizadas tratadas com estrógeno,[46] sugerindo que a PGI_2 é um dos importantes mediadores na proteção vascular de fêmeas. Outros estudos demonstraram que o estrógeno foi capaz de modular a função vascular pela diminuição da produção de prostanoides vasoconstritores.[26]

Os efeitos do estrógeno sobre a expressão gênica e proteica das COX-1 COX-2 no endotélio são ainda controversos. Por um lado, o estrógeno aumenta a expressão do mRNA e proteica de COX-2 no endotélio da microcirculação uterina de mulheres;[118] por outro, reduziu sua expressão na veia cava e microcirculação da derme de camundongos fêmeas,[119] demonstrando que a regulação da expressão de COX pelo estrógeno pode ser específica para cada leito vascular.

Em machos *Sprague-Dawley*, a remoção cirúrgica dos testículos (orquidectomia) aumentou a expressão proteica da COX-2 em aorta e induziu desequilíbrio na produção de prostanoides vasodiltadores e vasocontritores, com predomínio na produção dos prostanoides vasoconstritores.[120] Apesar disso, a administração crônica de testosterona em machos da linhagem fisher-344, orquidectomizados, aumentou o tônus vascular de artérias cerebrais, via aumento de TXA_2,[121] mostrando que os níveis fisiológicos de hormônios sexuais gonadais são importantes para o controle do tônus vascular, uma vez que eles podem influenciar a produção de diversos agentes vasoativos.

FATORES HIPERPOLARIZANTES DERIVADOS DO ENDOTÉLIO (FHDEs)

Os FHDEs são mediadores de relaxamento vascular, com importante papel no controle do tônus. Estudos têm proposto que a contribuição dos FHDEs para o relaxamento vascular aumenta em leitos vasculares e condições fisiopatológicas em que exista redução da participação do NO.[122] A liberação dos FHDEs pode ser modulada pela ligação do agonista a receptores específicos e pela tensão de cisalhamento na parede dos vasos sanguíneos. Os FHDEs podem atuar em artérias de resistência ou condutância, mas o efeito vasodilatador é mais pronunciado em artérias de resistência de humanos e modelos experimentais.[123,124]

O estrógeno também pode regular o relaxamento vascular mediado pelos FHDEs, sendo esse um dos possíveis mecanismos pelos quais o tratamento hormonal exerce efeito protetor sobre o sistema cardiovascular.[125] Foi demonstrada redução na hiperpolarização mediada pelo FHDE em arteríolas do leito mesentérico de fêmeas Wistar submetidas à ovariectomia, o que foi revertido após tratamento com 17β-estradiol.[125]

Diferenças associadas ao sexo na contribuição dos FHDEs no relaxamento de artérias de resistência têm sido descritas em diversos leitos vasculares, embora efeitos opostos tenham sido observados.[126,127] Em artérias de resistência do leito mesentérico e outros leitos periféricos, a liberação de FHDEs é maior em fêmeas do que em machos.[126] Por outro lado, na circulação cerebral a contribuição dos FHDEs para o relaxamento vascular é menor em fêmeas do que em machos.[126] Apesar da menor contribuição do FHDE em fêmeas, a área do infarto após indução de isquemia em Wistar ou SHR *stroke-prone* (animais propensos a acidente vascular encefálico) é maior em machos do que em fêmeas. Esses resultados sugerem maior proteção cerebral pós-isquemia em fêmeas, por ser independente da liberação de FHDEs.[128-130]

Embora ainda não se conheça a natureza dos FHDEs, a diferença sexual na vasodilatação mediada pela hiperpolarização pode estar correlacionada com a enzima epóxido hidroxilase solúvel (EHs), responsável por metabolizar ácidos epoxieicosatrienoicos, importante vasodilatador e candidato a um dos FHDE.[126] Camundongos C57Bl6 fêmeas, que foram submetidas à ovariectomia, apresentaram aumento na expressão proteica de EHs, que foi revertido pelo tratamento com estrógeno. Foi também demonstrado em estudos desenvolvidos *in vivo* que camundongos fêmeas *knockout* para EHs apresentavam área de infarto similar à de machos da mesma espécie.[131]

Sabe-se que mesmo uma redução temporária de estrógeno pode afetar a reatividade vascular de microvasos da circulação mesentérica, mediada por FHDE, pois camungondos C57Bl6 fêmeas em diestro, fase estral em que a concentração plasmática de estrógeno está reduzida, apresentaram redução na resposta mediada por FHDE.[125] Em machos *Sprague-Dawley* o tratamento com 17β-estradiol aumentou o relaxamento dependente do endotélio, via FHDEs, em anéis de aortas isoladas.[132] Portanto, o estrógeno pode promover relaxamento vascular em diferentes leitos vasculares de machos e fêmeas via FHDEs não identificados.

ESPÉCIES REATIVAS DE OXIGÊNIO (EROs)

As espécies reativas de oxigênio (EROs) exercem papel importante na função endotelial, de forma direta, como agentes vasodilatadores (H_2O_2), vasoconstritores ($ONOO^-$) ou, de maneira indireta, reduzindo a biodisponibilidade de NO. Neste último caso, o anion superóxido (O_2^-) reage rapidamente com o NO, promovendo sua inativação e diminuindo seus efeitos benéficos na parede vascular.[133-135] A produção de EROs bem como a biodisponibilidade de NO são fatores importantes para determinar a disfunção endotelial.[133-135]

Foi demonstrado em experimentos desenvolvidos em arteríolas mesentéricas de SHR estudadas por microscopia intravital[136] e anéis de aortas isolados de SHR,[127] que a produção de EROs foi menor em fêmeas do que a de machos e, com isso, os vasos sanguíneos de fêmeas tendem a responder de modo menos pronunciado a agonistas vasoconstritores. O ambiente pró-oxidante também é menos acentuado na mulher, demonstrado pela menor concentração plasmática de malondialdeído e TBARS (do inglês, *thiobarbituric acid reactive substances*), marcadores de estresse oxidativo em humanos.[138,139] Além disso, a redução da concentração plasmática de estrógeno, induzida por ovariectomia, em fêmeas SHR,[136,137] e *Sprague-Dawley*[140] aumentou a concentração de ânion superóxido em arteríolas mesentéricas[136] e em aortas.[137,140] O tratamento hormonal com 17β-estradiol[136,140] ou estrogênios conjugados equinos[137] reduziram a concentração de EROs na aorta e arteríolas mesentéricas nos modelos experimentais de fêmeas acima descritos.[136]

O efeito dos estrógenos (estradiol, estrona e estriol) em reduzir EROs pode estar relacionado à estrutura fenólica desses hormônios, uma vez que, independentemente da interação com seus receptores, estes podem sequestrar EROs. Contudo, esse efeito só foi observado em concentrações mil vezes maiores do que as fisiológicas,[141,142] enquanto efeitos antioxidantes do estrógeno são observados em fêmeas que apresentam níves fisiológicos de estrógeno.[101]

As ações dos hormônos sexuais sobre a regulação de EROs têm sido associadas à modulação da expressão/atividade da NADPH oxidase, que requer o recrutamento de subunidades citosólicas ($p40^{phox}$, $p47^{phox}$ e p67[phox]), e sua associação com subunidades de membrana (gp91[phox] e p22[phox]). Alterações na expressão ou fosforilação dessas subunidades induzem maior ou menor atividade da enzima, e consequentemente da produção de EROs. Foram descritas sete subunidades homólogas à gp91[phox] denominadas Nox, sendo que quatro delas foram descritas na vasculatura (Nox1, Nox2, Nox4 e Nox5).[143]

Em 2004, Dantas et al.,[136] demonstraram em estudos in vivo, desenvolvidos em animais SHR, que havia menor produção de EROs em arteríolas mesentéricas de fêmeas hipertensas do que as de machos. A diferença sexual na geração de EROs na vasculatura SHR foi acompanhada por maior expressão proteica das subunidades gp91[phox], p22[phox], p47[phox] e p67[phox] da NADPH oxidase em machos. Também no processo de envelhecimento, condição fisiológica associada ao aumento de EROs, se observou aumento maior e mais antecipado da geração de EROs em aorta de camundongos machos do que em fêmeas. Com sete meses de idade (meia-idade em camundongos), os machos apresentam maior produção de EROs do que machos jovens (três meses). Nas fêmeas essa diferença se torna evidente apenas aos 12 meses, quando os animais entram na fase senil. Nesses animais, o tratamento com apocinina, inibidor da NAPDH-oxidase, reduziu esse parâmetro.[154]

Camundongos machos *knockout* para Nox2 apresentaram redução da vasoconstrição em artéria média cerebral para angiotensina II em comparação com os camundongos selvagens. A redução da vasoconstrição acima descrita foi maior em machos *knockouts* do que em fêmeas.[144] Além disso, em fêmeas SHR ovariectomizadas observou-se aumento na produção de EROs, associado à regulação positiva do mRNA da gp91[phox], p22[phox] e proteico da p47[phox], subunidades da NADPH oxidase. O tratamento com estrogênios conjugados equinos[25,137] ou 17β-estradiol reduziu a geração de EROs e a expressão do mRNA das subunidades gp91[phox], p22[phox] da NADPH oxidase[25] e proteica da p47[phox].[137]

Os efeitos da testosterona sobre a geração de EROs parecem ser opostos aos do estrógeno. Fêmeas SHR ovariectomizadas tratadas apenas com testosterona[19] ou com testosterona associada a estrogênios conjugados equinos[25] apresentaram aumento na geração de EROs vascular, devido principalmente ao aumento da ativação (fosforilação) da subunidade p47[phox] da NADPH oxidase.[25]

A geração de EROs pode também estar relacionada com a mitocôndria e sua modulação pelos estrógenos.[145] A redução na geração de EROs em situações como reoxigenação, seguida por anoxia, ocorreu de forma mais pronunciada em mitocôndrias de cardiomiócitos em cultura isolados de fêmeas do que os de machos.[146] A geração de EROs mitocondrial pode ser modulada pelos estrógenos, pois os receptores ERα e ERβ estão presentes na membrana mitocondrial.[147,148] As células dos organismos aeróbios desenvolveram um complexo sistema de enzimas antioxidantes que mantém o controle da produção de EROs, evitando o dano celular. Pela ação da superóxido dismutase (SOD), o $O_2^{\cdot-}$ é transformado em peróxido de hidrogênio (H_2O_2). O H_2O_2 por ação da catalase é convertido em água (H_2O) e oxigênio (O_2). Desta forma, a regulação da expressão ou atividade de enzimas antioxidantes, influenciada diretamente pelos hormônios sexuais gonadais, pode contribuir para o estado redox circulante.[133-135]

Foi demonstrado que aorta de fêmeas SHR ovariectomizadas apresentou redução da expressão proteica da SOD e catalase, o que foi corrigido pelo tratamento com estrogênios conjugados.[137] Bellanti et al.[149] analisaram o equilíbrio redox em células mononucleares no sangue periférico de mulheres na pré-menopausa, com ovariectomia bilateral (menopausa cirúrgica). Isso foi avaliado trinta dias após a cirurgia, sem tratamento estrogênico, e trinta dias após tratamento estrogênico. Aumento do estresse oxidativo foi observado após a cirurgia, devido à redução da expressão do mRNA para SOD e glutationa peroxidase, e recuperado após tramento com estrógeno. A expressão do mRNA da catalase e glutationa transferase não foram modificadas em nenhuma dessas condições. Os autores concluíram que a menopausa está associada a mudanças significantes na expressão gênica de enzimas antioxidantes que, por sua vez, alteram o estado redox circulante.

Fêmeas e machos *knockout* para MnSOD foram infundidos com dose não pressórica de Ang II e os autores observaram disfunção endotelial associada ao aumento de EROs em anéis de artéria basilar, de forma mais pronunciada em machos do que em fêmeas.[46] De fato, foi observado aumento na atividade da SOD em cultura de células do músculo liso vascular de fêmeas do que de machos.[150]

É importante salientar que a maioria dos trabalhos acima descritos demonstrou claramente a participação de enzimas antioxidantes na função endotelial de animais de experimentação e mulheres na pós-menopausa, entretanto poucos resultados são descritos comparando as diferenças sexuais. A diferença sexual foi encontrada em células do músculo liso vascular, no cérebro e no fígado, uma vez que nesses dois últimos tecidos a catalase e a glutationa peroxidase estão mais expressas em fêmeas do que em ratos machos.[151,152]

SISTEMA RENINA-ANGIOTENSINA

O sistema renina-angiotensina (SRA) é um importante complexo hormonal que atua na regulação da pressão arterial, sais e fluidos corporais. A angiotensina II (Ang II), principal peptídeo vasoconstritor do SRA, atuando em receptores do tipo AT1 (AT1R), contribui para o aumento da vasoconstrição e da geração de EROs.[153]

Anéis de aorta isolados de machos SHR foram mais responsivos à Ang II comparados com os de fêmeas SHR em estrofisiológico, apesar de o antagonismo do AT1R reduzir a vasoconstrição de forma similar em ambos os sexos.[23] Resultados similares foram demonstrados em animais em processo de envelhecimento. Anéis de aortas de camundongos CD-1 machos com 12 meses de idade foram mais responsivos à Ang II do que fêmeas da mesma idade.[154]

O procedimento de ovariectomia em fêmeas SHR aumentou a vasoconstrição à Ang II, igualando-se com machos SHR. Essa resposta foi corrigida após tratamento das fêmeas com 17β-estradiol,[136] sugerindo que o estrógeno possa reduzir a resposta à Ang II. A diferença sexual na resposta à Ang II está parcialmente relacionada com a capacidade do estrógeno em reduzir a expressão do mRNA de AT1R[155] e aumentar a do AT2R após injúria vascular.[156] De fato, foi demonstrado que a expressão de AT1R em aortas foi maior em machos do que em fêmeas SHR. Entretanto, a expressão do AT2R foi maior em fêmeas do que em machos SHR.[23] A ativação do AT2R nos vasos sanguíneos está associada à vasodilatação por aumento na produção de NO, via eNOS, de FHDE e do receptor B2 de bradicinina.[157]

Foi demonstrado por Okomura et al.[156] que após oclusão vascular e indução de processo inflamatório, camundongos fêmeas jovens apresentaram maior expressão do AT2R em artéria femoral do que as dos machos, porém essa diferença foi reduzida em fêmeas velhas com redução dos níveis estrogênicos. A diferença sexual na expressão do AT2R no sistema cardiovascular ocorre devido ao cromossomo X, uma vez que em artérias ilíacas de camundongos machos *knockout* para o cromossomo Y, a resposta vasoconstritora à Ang II tornou-se igual à das fêmeas.[157]

O estrógeno pode atuar também sobre a enzima conversora de angiotensina (ECA), responsável pela conversão da angiotensina I em Ang II. Em macrovaso, como a aorta, o estrógeno reduziu a expressão do mRNA da ECA e conteúdo plasmático dessa enzima, reduzindo a produção local e sistêmica de Ang II e os efeitos deletérios desse peptídeo no endotélio.[158] O menor conteúdo plasmático de ECA contribui para o aumento da biodisponibilidade da Ang 1-7[1,60,32,74,128,8,159] e bradicinina, cujas ações vasculares são opostas às da Ang II, potencializando assim os efeitos benéficos do estrógeno.[160] De fato, foi demonstrado por Sullivan et al.[161] que a produção de Ang 1-7[1,8,32,60,74,128,159] renal foi maior em fêmeas do que em machos SHRs.

ENDOTELINAS

Em 1985, Hickey et al.[162] descreveram um polipeptídeo vasoconstritor derivado do endotélio que regula a contratilidade do músculo liso vascular. Posteriormente, esse potente peptídeo vasoconstritor de 21 aminoácidos foi isolado e nomeado de endotelina-1 (ET-1).[163] Atualmente, três diferentes isoformas endógenas do peptídeo de 21 aminoácidos (ET-1, ET-2 e ET-3) e três de 31 aminoácidos (ET-1^{1-31}, ET-2^{1-31} e ET-3^{1-31}) foram identificadas.[164-166] Existem dois principais subtipos do receptor de endotelina: ET_A e ET_B, que pertencem à superfamília de receptores acoplados à proteína G e expressos no endotélio, músculo liso vascular e células mesangiais.[166]

A ET-1 é responsável por promover potente vasoconstrição, crescimento celular e agente pró-inflamatório, além de estimular a geração de EROs, deposição de colágeno nos tecidos e expressão de moléculas de adesão nas células endoteliais.[165] A ET-1 se liga principalmente ao receptor ET_A, porém ainda é controversa a existência desse subtipo do receptor de endotelina no endotélio. Entretanto, foi demonstrado que em células endoteliais de aorta de humanos a presença dos receptores ET_A e ET_B e do peptídeo ET-1 é predominantemente nuclear (incluindo seu envoltório).[167] O ET_B está expresso em células endoteliais vasculares e sua ativação pela ET-1 libera NO e prostaglandina.[168]

O sistema das endotelinas (ET-1 e os receptores de endotelina) contribuem para as diferenças sexuais presentes em doenças cardiovasculares e na hipertensão arterial.[169] Mulheres apresentam menor quantidade total dos receptores de endotelina na veia safena, na razão ET_A para ET_B quando comparadas aos homens.[170] A expressão do mRNA vascular de ET_B está aumentada em ratos com hipertensão DOCA-sal (ratos uninefrectomizados tratados cronicamente com acetato de desoxicorticosterona e cloreto de sódio) quando comparados com o das fêmeas.[171] A vasoconstrição induzida pela ET-1 é duas vezes maior em amostras de veia safena de homens submetidos a cirurgia de *bypass* do que a de mulheres submetidas ao mesmo procedimento.[170]

Os hormônios sexuais têm ação modulatória na concentração plasmática de endotelina. Tanto em pacientes hipertensos ou não hipertensos a concentração plasmática de ET-1 é maior no sexo masculino do que no feminino.[165,169,172]

A concentração de ET1 no plasma varia de acordo com a fase do ciclo menstrual, sugerindo ação modulatória dos estrógenos sobre as endotelinas. Durante a fase menstrual, em que a concentração de estrógeno circulante está menor, a concentração de ET-1 plasmática é maior do que aquelas das fases folicular e lútea.[108] Durante o período gestacional a concentração de ET-1 também diminui. Em transexuais femininos, o tratamento com estradiol e a substância progestacional acetato de ciproterona diminuiu a concentração plasmática de ET-1, enquanto em transexuais masculinos tratados com testosterona a concentração de ET-1 aumentou.[108]

TRATAMENTO HORMONAL COM ESTRÓGENO – ESTUDOS CLÍNICOS

Estudos observacionais sugeriram que o tratamento com estrógeno reduzia de 30% a 50% o risco de mortalidade por complicações cardiovasculares em mulheres na pós-menopausa.[173-175] O estudo realizado com as enfermeiras do hospital de Framingham (*Nurses Health Studies*) foi considerado um dos maiores estudos observacionais sobre os efeitos da terapia hormonal no sistema cardiovascular. Neste estudo, mais de 48 mil mulheres foram seguidas durante o período de dez anos. Após ajustes por idade e fatores de risco cardiovascular, os autores concluíram que as mulheres que faziam uso da terapia com estrógeno apresentavam menor risco de desenvolver doença coronária aguda ou de morte por doenças cardiovasculares.[173,176]

Esses resultados incentivaram a estudos clínicos menores – randomizado e duplo-cego –, em avaliar os efeitos do tratamento com o estradiol na vasodilatação dependente do endotélio mediada por fluxo da artéria braquial de mulheres na pós-menopausa. Em um desses estudos se demonstrou que o hormônio tem efeito vasodilatador dependente do endotélio.[176] Não somente o tratamento crônico com 17β-estradiol, mas também o agudo tem efeito sobre o tecido vascular de mulheres. Além disso, foi demonstrado por Gilligan *et al.*, 1994, que infusão intra-arterial de doses fisiológicas de estradiol em mulheres na pós-menopausa, com ou sem aterosclerose coronariana diagnosticada, promoveu vasodilatação dependente do endotélio. O mesmo foi observado em mulheres normotensas que foram submetidas ao procedimento de ovariectomia (menopausa cirúrgica) e tratadas com estradiol transdérmico.[177,178] Entretanto, grandes ensaios clínicos randomizados, duplo-cego e controlados por placebo, levantaram dúvidas sobre os benefícios da terapia hormonal com estrogênios conjugados equinos no sistema cardiovascular.

O estudo HERS (*The Heart and Estrogen/Progestin Replacement Study*) teve como objetivo avaliar o papel do estrógeno na prevenção secundária de doenças cardiovasculares. Iniciado na década de 1990, acompanhou um grupo de 2.763 mulheres com média de idade de 66,7 anos, que receberam estrogênios conjugados equinos (0,625 mg) associados a acetato de medroxiprogesterona (2,5 mg), pelo período de 4,1 anos. Nesse estudo, foi observado que o uso da terapia hormonal aumentou eventos coronarianos e tromboembolismo venoso no primeiro ano de seguimento após infarto agudo do miocárdio.[179] No segundo segmento do HERS, HERS II, o qual foi ampliado em 2,7 anos e passou a avaliar o papel do estrógeno na prevenção primária de doenças cardiovasculares, não foram observadas diferenças em relação à ocorrência de infarto agudo não fatal do miocárdio, mortes por doença coronariana ou outros eventos cardiovasculares, exceto para arritmia ventricular não fatal, que foi maior no grupo tratado com estrógeno.[180]

Posteriormente, o *Women's Health Initiative* (WHI), o maior estudo sobre os efeitos da terapia hormonal na saúde da mulher (mais de 15 mil mulheres na pós-menopausa), avaliou o efeito da terapia com estrogênios conjugados equinos associado à medroxiprogesterona na prevenção primária de doenças cardiovasculares. Foi demonstrado que a terapia hormonal pode acarretar aumento no risco de eventos cardiovasculares como infarto do miocárdio e acidente vascular encefálico.[181,185]

Diversos questionamentos surgiram a partir desses estudos randomizados (HERS e WHI). Um deles é que a administração de estrogênios conjugados equinos, concomitantemente a progestágenos, pode influenciar o impacto do hormônio sobre o endotélio vascular.[182]

A progesterona é comumente administrada com o estrógeno para diminuir os riscos de desenvolvimento de câncer de endométrio, entretanto pouco se sabe sobre seus efeitos no sistema cardiovascular. Sorensen *et al.*, 1998, demonstraram, em estudo randomizado, que a administração de estrógeno juntamente com noretisterona – um progestágeno, em mulheres na pós-menopausa –, não melhorou a dilatação mediada pelo fluxo da artéria braquial que está reduzida na pós-menopausa. Por outro lado, McCrohon *et al.*,[183] demonstraram que a medroxiprogesterona não interferiu na vasodilatação promovida pelo estrógeno na artéria braquial de mulheres na pós-menopausa.[183] O braço terapêutico do estudo WHI, em que se analisou a terapia hormonal apenas com estrógeno, não apresentou diferenças quanto aos resultados cardiovasculares, além de ter sido interrompido antecipadamente por aumentar o risco de câncer de mama.[184]

Outro ponto importante a ser considerado é a idade em que se inicia a terapia com estrógeno, uma vez que nos estudos descritos os grupos de mulheres estavam, em média, havia dez anos na pós-menopausa. Isso poderia conferir interpretações errôneas, pois, atualmente, pouco se sabe sobre a relação entre os efeitos vasculares dos estrógenos e as alterações decorrentes do processo de envelhecimento vascular.[185] A esse respeito, surgiu *Timing Hypotesis* ou janela de oportunidade terapêutica, uma hipótese criada por pesquisadores do WHI propondo que os potenciais benefícios mediados pelo estrógeno para prevenir as doenças cardiovasculares somente aparecem quando a terapia hormonal é iniciada antes dos efeitos prejudiciais do envelhecimento ou antes que uma disfunção vascular subclínica esteja presente na parede vascular.[186]

De fato, o estudo clínico ELITE (*Early versus Late Intervention Trial with Estradiol*), que avaliou 673 mulheres com menos de seis e mais de dez anos na pós-menopausa, observou que o tratamento com 17β-estardiol reduziu a progressão da aterosclerose, medido na carótida por ultrassom, nas mulheres que estavam na pós-menopausa por menos de seis anos.[187]

Em homens, a concentração plasmática de testosterona também exerce efeitos favoráveis diretos e indiretos sobre o sistema cardiovascular. A reposição de testosterona em homens idosos com insuficiência cardíaca está associada à melhora da capacidade ao exercício físico, da força muscular e do metabolismo da glicose.[188] Já em homens com angina de peito, a administração aguda de testosterona promove vasodilatação em coronárias, via canal de potássio.[189] Em contrapartida, mulheres transexuais que receberam administração crônica de testosterona apresentaram redução na resposta vasodilatadora induzida por nitratos, aumento na concentração de triglicerídeos (TG), colesterol total, lipoproteínas de baixa densidade (LDL) e apolipoproteína-B, bem como redução nos níveis de HDL.[190]

Diante de todos esses relatos, conclui-se que diversos aspectos a respeito das ações dos hormônios sexuais gonadais sobre o sistema cardiovascular são controversos, e ainda não estão completamente elucidados. É importante ressaltar que os efeitos endoteliais induzidos pela ação dos hormônios sexuais gonadais e as diferenças sexuais dependem do leito vascular, do modelo animal utilizado, da concentração plasmática dos hormônios, e da associação de diferentes hormônios.

NOVAS ABORDAGENS EXPERIMENTAIS

As diferenças sexuais em diversas doenças cardiovasculares são um fato bem estabelecido, e apesar da importância significativa dos hormônios sexuais gonadais sobre a regulação dos mecanismos envolvidos nessas diferenças, ainda não se sabe se a expressão de genes sexualmente dimórficos ou se diferenças sexuais intrínsecas das próprias células podem influenciar no dimorfismo sexual na fisiopatologia cardiovascular.[191]

Nesse contexto, atualmente células endoteliais de veias umbilicais (do inglês, *Umbilical Vein Endothelial Cells* – HUVECs) além de serem amplamente utilizadas para estudar a fisiologia e a patologia endotelial sobre o sistema cardiovascular, têm sido utilizadas também para estudar as diferenças sexuais presentes em doenças cardiovasculares.[32]

Curiosamente, quando culturas primárias de HUVECs obtidas a partir de doadores do sexo masculino (MHUVECs) e feminino (FHUVECs) foram estudadas de forma independente, diversas diferenças sexuais foram notadas, como exemplo, MHUVECs sintetizam maiores concentrações de prostaciclina e prostaglandinas E2 do que FHUVECs quando estimuladas com trombina, uma molécula com papel importante na agregação plaquetária.[192] Em HUVECs estimuladas com DHT foi demonstrado que em MHUVECs esse andrógeno exerceu ação pró-inflamatória, pró-aterogênica, aumentou a migração de células endoteliais, proliferação, tubulogênese, e a produção de fator de crescimento vascular endotelial, enquanto não houve alterações similares em FHUVECs, sugerindo que andrógenos podem regular alterações vasculares de maneira diferente nos dois sexos.[94-96,183,193]

Outros estudos demonstraram que FHUVECs apresentaram maiores taxas de proliferação e migração celular, maior expressão de genes associados ao metabolismo, ao estresse e à resposta imune, bem como maior expressão da eNOS em comparação às MHUVECs. Além disso, após essas células serem submetidas à tensão de cisalhamento, as células provenientes de FHUVECs apresentaram maior expressão dos genes de eNOS, SOD-1 e HO-1 (do inglês, *Heme Oxygenase 1*), bem como menor expressão do gene de ET-1 em comparação com MHUVECs. Em contrapartida, as células MHUVECs apresentaram maior produção de peróxido de hidrogênio, maior expressão da proteína beclina-1 e da razão LC3-II/LC3-I (do inglês, *microtubule-associated protein 1 light chain 3*), indicando maior atividade autofágica nessas células em comparação com as FHUVECs.[32,191]

É importante ressaltar que não foram encontradas diferenças na expressão dos receptores de estrógenos e andrógenos (ER-α, ERβ, GPER e AR) e das enzimas aromatase 5α-redutase 1 e 5α-redutase 2 (convertem a testosterona em DHT) em HUVECs provenientes de ambos os sexos, bem como também não foram encontradas diferenças na expressão de Akt (do inglês, *protein kinase B*) e mTOR (do inglês, *mammalian target of rapamycin*), uma via envolvida em diversos processos celulares, incluindo proliferação, crescimento e sobrevivência celular.[32,159] Além disso, através de imagens capturadas por microscópio invertido também não foram encontradas diferenças no tamanho, na forma e na morfologia de células provenientes de MHUVECs e FHUVECs. Em contrapartida, imagens obtidas por *microscópio eletrônico de transmissão* revelaram que MHUVECs e FHUVECs apresentam diferentes padrões ultraestruturais. Nesse contexto, células provenientes de MHUVECs apresentaram, por exemplo, vesículas pinocíticas distribuídas de maneira uniforme na membrana celular, diversos vacúolos autofágicos e ausência de vacúolos lipídicos, enquanto células provenientes de FHUVECs apresentaram, por exemplo, vesículas pinocíticas distribuídas de forma excêntrica na membrana celular, muitos lisossomos e vacúolos lipídicos, o que poderia justificar o dimorfismo sexual encontrado em diversas respostas celulares.[32]

As diferenças sexuais observadas em células endoteliais podem contribuir para melhor compreensão da função endotelial em doenças cardiovasculares. Em conjunto, os achados aqui descritos salientam a importância do uso de células masculinas e femininas em experimentos de cultura celular, o que deveria ser aplicado não somente às células endoteliais, mas também a outros tipos celulares, órgãos e tecidos, bem como a utilização de ambos os sexos (machos e fêmeas) em estudos que visam a compreender os mecanismos envolvidos no desenvolvimento e na progressão das doenças cardiovasculares.

PERSPECTIVA CLÍNICA

Apesar das evidências sobre as diferenças sexuais na regulação do sistema cardiovascular, o tratamento eficaz das doenças cardiovasculares em mulheres na pré ou pós-menopausa é uma questão difícil na medicina, principalmente por causa da falta de compreensão dos mecanismos envolvidos na fase inicial das doenças cardiovasculares, nos sintomas e no processo da menopausa. As doenças cardiovasculares constituem a principal causa de morte em mulheres na pós-menopausa, e, portanto, deveriam receber alta prioridade entre os problemas de saúde das mulheres. No entanto, ainda existe uma lacuna preocupante quanto ao conhecimento e a compreensão dos efeitos do estrógeno sobre o sistema cardiovascular e a sensibilização geral das sociedades médicas e científicas sobre como tratar doenças cardiovasculares nas mulheres. A formação de médicos ainda é dominada por estudos realizados em homens e, portanto, as tendências e orientações clínicas sobre recomendação de fármacos e procedimentos concentram-se nesses dados. A falta de informação crucial e as discrepâncias entre os dados disponíveis sobre a regulação do sistema cardiovascular de mulheres muitas vezes levam a diagnóstico e tratamento inadequados. Assim, as mulheres continuam a ser tratadas da mesma maneira que homens, apesar das diferenças sexuais notáveis na função cardiovascular. Aumentar a conscientização sobre os fatores de risco e tratamentos específicos para doenças cardiovasculares em mulheres é necessário para permitir o diagnóstico precoce e o tratamento mais eficaz nesse grupo.

CONCLUSÕES

Tendo em vista a importância do sexo para as diferenças de morbimortalidade cardiovascular, o diagnóstico e as estratégias terapêuticas diferenciadas para homens e mulheres são importantes. Na pesquisa básica, a utilização de ambos sexos, machos e fêmeas, em modelos experimentais e celulares são determinantes para caracterizar os efeitos vasculares dos hormônios sexuais gonadais.

REFERÊNCIAS BIBLIOGRÁFICAS

1. Exploring the biological contributions to human health: does sex matter? J Womens Health Gend Based Med. 2001;10:433-9.
2. Arnold AP. Promoting the understanding of sex differences to enhance equity and excellence in biomedical science. Biol Sex Differ. 2010;1:1.
3. Deng X, Berletch JB, Nguyen DK, et al. X chromosome regulation: diverse patterns in development, tissues and disease. Nat Rev Genet. 2014;15:367-78.
4. Itoh Y, Arnold AP. Are females more variable than males in gene expression? Meta-analysis of microarray datasets. Biol Sex Differ. 2015;6:18.

5. Liu H, Lamm MS, Rutherford K, et al. Large-scale transcriptome sequencing reveals novel expression patterns for key sex-related genes in a sex-changing fish. Biol Sex Differ. 2015;6:26.
6. Chandra R, Federici S, Haskó G, et al. Female X-chromosome mosaicism for gp91phox expression diversifies leukocyte responses during endotoxemia. Crit Care Med. 2010;38:2003-10.
7. Shah K, McCormack CE, Bradbury NA. Do you know the sex of your cells? Am J Physiol Cell Physiol. 2014;306:C3-18.
8. Alonso LC, Rosenfield RL. Oestrogens and puberty. Best Pract Res Clin Endocrinol Metab. 2002;16:13-30.
9. Korstanje R, Li R, Howard T, et al. Influence of sex and diet on quantitative trait loci for HDL cholesterol levels in an SM/J by NZB/BlNJ intercross population. J Lipid Res. 2004;45:881-8.
10. Ober C, Loisel DA, Gilad Y. Sex-specific genetic architecture of human disease. Nat Rev Genet. 2008;9:911-22.
11. Mozaffarian D, Benjamin EJ, Go AS, et al. Heart disease and stroke statistics--2015 update: a report from the American Heart Association. Circulation. 2015;131:e29-322.
12. Bairey Merz CN, Shaw LJ, Reis SE, et al. Insights from the NHLBI-Sponsored Women's Ischemia Syndrome Evaluation (WISE) Study: Part II: gender differences in presentation, diagnosis, and outcome with regard to gender-based pathophysiology of atherosclerosis and macrovascular and microvascular coronary disease. J Am Coll Cardiol. 2006;47:S21-29.
13. Messerli FH, Garavaglia GE, Schmieder RE, et al. Disparate cardiovascular findings in men and women with essential hypertension. Ann Intern Med. 1987;107:158-61.
14. Shaw LJ, Bairey Merz CN, Pepine CJ, et al. Insights from the NHLBI-Sponsored Women's Ischemia Syndrome Evaluation (WISE) Study: Part I: gender differences in traditional and novel risk factors, symptom evaluation, and gender-optimized diagnostic strategies. J Am Coll Cardiol. 2006;47:S4-S20.
15. Mosca L, Barrett-Connor E, Wenger NK. Sex/gender differences in cardiovascular disease prevention: what a difference a decade makes. Circulation. 2011;124:2145-54.
16. Denton K, Baylis C. Physiological and molecular mechanisms governing sexual dimorphism of kidney, cardiac, and vascular function. Am J Physiol Regul Integr Comp Physiol. 2007;292:R697-699.
17. Orshal JM, Khalil RA. Gender, sex hormones, and vascular tone. Am J Physiol Regul Integr Comp Physiol. 2004;286:R233-49.
18. Go AS, Mozaffarian D, Roger VL, et al. Executive summary: heart disease and stroke statistics--2014 update: a report from the American Heart Association. Circulation. 2014;129:399-410.
19. Reckelhoff JF, Zhang H, Srivastava K. Gender differences in development of hypertension in spontaneously hypertensive rats: role of the renin-angiotensin system. Hypertension. 2000;35:480-3.
20. Nunes RA, Barroso LP, Pereira AaC, et al. Gender-related associations of genetic polymorphisms of α-adrenergic receptors, endothelial nitric oxide synthase and bradykinin B2 receptor with treadmill exercise test responses. Open Heart. 2014;1:e000132.
21. Nigro D, Fortes ZB, Scivotetto R, et al. Simultaneous release of endothelium-derived relaxing and contracting factors induced by noradrenaline in normotensive rats. Gen Pharmacol. 1990;21:443-6.
22. Kauser K, Rubanyi GM. Gender difference in endothelial dysfunction in the aorta of spontaneously hypertensive rats. Hypertension. 1995;25:517-23.
23. Silva-Antonialli MM, Fortes ZB, Carvalho MH, et al. Sexual dimorphism in the response of thoracic aorta from SHRs to losartan. Gen Pharmacol. 2000;34:329-35.
24. Fortes ZB, Nigro D, Scivoletto R, et al. Influence of sex on the reactivity to endothelin-1 and noradrenaline in spontaneously hypertensive rats. Clin Exp Hypertens A. 1991;13:807-16.
25. Costa TJ, Ceravolo GS, dos Santos RA, et al. Association of testosterone with estrogen abolishes the beneficial effects of estrogen treatment by increasing ROS generation in aorta endothelial cells. Am J Physiol Heart Circ Physiol. 2015;308:H723-32.
26. Dantas AP, Scivoletto R, Fortes ZB, et al. Influence of female sex hormones on endothelium-derived vasoconstrictor prostanoid generation in microvessels of spontaneously hypertensive rats. Hypertension. 1999;34:914-9.
27. Taddei S, Virdis A, Ghiadoni L, et al. Menopause is associated with endothelial dysfunction in women. Hypertension. 1996;28:576-82.
28. Wilson M, Morganti AA, Zervoudakis I, et al. Blood pressure, the renin-aldosterone system and sex steroids throughout normal pregnancy. Am J Med. 1980;68:97-104.
29. Wiinberg N, Høegholm A, Christensen HR, et al. 24-h ambulatory blood pressure in 352 normal Danish subjects, related to age and gender. Am J Hypertens. 1995;8:978-86.
30. Pang Y, Dong J, Thomas P. Progesterone increases nitric oxide synthesis in human vascular endothelial cells through activation of membrane progesterone receptor-α. Am J Physiol Endocrinol Metab. 2015;308:E899-911.
31. Cannoletta M, Cagnacci A. Modification of blood pressure in postmenopausal women: role of hormone replacement therapy. Int J Womens Health. 2014;6:745-57.
32. Addis R, Campesi I, Fois M, et al. Human umbilical endothelial cells (HUVECs) have a sex: characterisation of the phenotype of male and female cells. Biol Sex Differ. 2014;5:18.

33. dos Santos RL, da Silva FB, Ribeiro RF, et al. Sex hormones in the cardiovascular system. Horm Mol Biol Clin Investig. 2014;18:89-103.
34. Franconi F, Campesi I, Occhioni S, et al. Sex and gender in adverse drug events, addiction, and placebo. Handb Exp Pharmacol. 2012;(214)107-26.
35. Mendelsohn ME, Karas RH. Molecular and cellular basis of cardiovascular gender differences. Science. 2005;308:1583-7.
36. Mendelsohn ME, Karas RH. The protective effects of estrogen on the cardiovascular system. N Engl J Med. 1999;340:1801-11.
37. Paech K, Webb P, Kuiper GG, et al. Differential ligand activation of estrogen receptors ERalpha and ERbeta at AP1 sites. Science. 1997;277:1508-10.
38. Spoletini I, Vitale C, Malorni W, et al. Sex differences in drug effects: interaction with sex hormones in adult life. Handb Exp Pharmacol. 2012;91-105.
39. Morrill GA, Kostellow AB, Gupta RK. Transmembrane helices in "classical" nuclear reproductive steroid receptors: a perspective. Nucl Recept Signal. 2015;13:e003.
40. Goddard LM, Murphy TJ, Org T, et al. Progesterone receptor in the vascular endothelium triggers physiological uterine permeability preimplantation. Cell. 2014;156:549-62.
41. Torres-Estay V, Carreño DV, San Francisco IF, et al. Androgen receptor in human endothelial cells. J Endocrinol. 2015;224:R131-7.
42. Farhat MY, Abi-Younes S, Ramwell PW. Non-genomic effects of estrogen and the vessel wall. Biochem Pharmacol. 1996;51:571-6.
43. Hammes SR, Levin ER. Extranuclear steroid receptors: nature and actions. Endocr Rev. 2007;28:726-41.
44. Simoncini T, Mannella P, Fornari L, et al. Genomic and non-genomic effects of estrogens on endothelial cells. Steroids. 2004;69:537-42.
45. Kuiper GG, Enmark E, Pelto-Huikko M, et al. Cloning of a novel receptor expressed in rat prostate and ovary. Proc Natl Acad Sci U S A. 1996;93:5925-30.
46. Chrissobolis S, Zhang Z, Kinzenbaw DA, et al. Receptor activity-modifying protein-1 augments cerebrovascular responses to calcitonin gene-related peptide and inhibits angiotensin II-induced vascular dysfunction. Stroke. 2010;41:2329-34.
47. Revankar CM, Cimino DF, Sklar LA, et al. A transmembrane intracellular estrogen receptor mediates rapid cell signaling. Science. 2005;307:1625-30.
48. Colburn P, Buonassisi V. Estrogen-binding sites in endothelial cell cultures. Science. 1978;201:817-9.
49. Orimo A, Inoue S, Ikegami A, et al. Vascular smooth muscle cells as target for estrogen. Biochem Biophys Res Commun. 1993;195:730-6.
50. Takada Y, Kato C, Kondo S, et al. Cloning of cDNAs encoding G protein-coupled receptor expressed in human endothelial cells exposed to fluid shear stress. Biochem Biophys Res Commun. 1997;240:737-41.
51. Villablanca AC, Jayachandran M, Banka C. Atherosclerosis and sex hormones: current concepts. Clin Sci (Lond). 2010;119:493-513.
52. Murphy E. Estrogen signaling and cardiovascular disease. Circ Res. 2011;109:687-96.
53. Levin ER. Plasma membrane estrogen receptors. Trends Endocrinol Metab. 2009;20:477-82.
54. Giguère V, Tremblay A, Tremblay GB. Estrogen receptor beta: re-evaluation of estrogen and antiestrogen signaling. Steroids. 1998;63:335-9.
55. Jia M, Dahlman-Wright K, Gustafsson J. Estrogen receptor alpha and beta in health and disease. Best Pract Res Clin Endocrinol Metab. 2015;29:557-68.
56. Kumar R, Zakharov MN, Khan SH, et al. The dynamic structure of the estrogen receptor. J Amino Acids. 2011:812540.
57. Khalil RA. Estrogen, vascular estrogen receptor and hormone therapy in postmenopausal vascular disease. Biochem Pharmacol. 2013;86:1627-42.
58. Douglas G, Cruz MN, Poston L, et al. Functional characterization and sex differences in small mesenteric arteries of the estrogen receptor-beta knockout mouse. Am J Physiol Regul Integr Comp Physiol. 2008;294:R112-120.
59. Kublickiene K, Svedas E, Landgren BM, et al. Small artery endothelial dysfunction in postmenopausal women: in vitro function, morphology, and modification by estrogen and selective estrogen receptor modulators. J Clin Endocrinol Metab. 2005;90:6113-22.
60. Aavik E, du Toit D, Myburgh E, et al. Estrogen receptor beta dominates in baboon carotid after endothelial denudation injury. Mol Cell Endocrinol. 2001;182:91-8.
61. Lindner V, Kim SK, Karas RH, et al. Increased expression of estrogen receptor-beta mRNA in male blood vessels after vascular injury. Circ Res. 1998;83:224-9.
62. Luksha L, Poston L, Gustafsson JA, et al. Gender-specific alteration of adrenergic responses in small femoral arteries from estrogen receptor-beta knockout mice. Hypertension. 2005;46:1163-8.
63. Zhu Y, Bian Z, Lu P, et al. Abnormal vascular function and hypertension in mice deficient in estrogen receptor beta. Science. 2002;295:505-8.

64. Herynk MH, Fuqua SA. Estrogen receptor mutations in human disease. Endocr Rev. 2004;25:869-98.
65. Li L, Haynes MP, Bender JR. Plasma membrane localization and function of the estrogen receptor alpha variant (ER46) in human endothelial cells. Proc Natl Acad Sci U S A. 2003;100:4807-12.
66. Figtree GA, McDonald D, Watkins H, et al. Truncated estrogen receptor alpha 46-kDa isoform in human endothelial cells: relationship to acute activation of nitric oxide synthase. Circulation. 2003;107:120-6.
67. Novella S, Dantas AP, Segarra G, et al. Aging enhances contraction to thromboxane A2 in aorta from female senescence-accelerated mice. Age (Dordr). 2013;35:117-28.
68. Novella S, Heras M, Hermenegildo C, et al. Effects of estrogen on vascular inflammation: a matter of timing. Arterioscler Thromb Vasc Biol. 2012;32:2035-42.
69. Hagan CR, Faivre EJ, Lange CA. Scaffolding actions of membrane-associated progesterone receptors. Steroids. 2009;74:568-72.
70. Scarpin KM, Graham JD, Mote PA, et al. Progesterone action in human tissues: regulation by progesterone receptor (PR) isoform expression, nuclear positioning and coregulator expression. Nucl Recept Signal. 2009;7:e009.
71. Goletiani NV, Keith DR, Gorsky SJ. Progesterone: review of safety for clinical studies. Exp Clin Psychopharmacol. 2007;15:427-44.
72. Nakamura Y, Suzuki T, Inoue T, et al. Progesterone receptor subtypes in vascular smooth muscle cells of human aorta. Endocr J. 2005;52:245-52.
73. Simoncini T, Mannella P, Fornari L, et al. In vitro effects of progesterone and progestins on vascular cells. Steroids. 2003;68:831-6.
74. Aksoy AN, Toker A, Celık M, et al. The effect of progesterone on systemic inflammation and oxidative stress in the rat model of sepsis. Indian J Pharmacol. 2014;46:622-6.
75. Goddard LM, Ton AN, Org T, et al. Selective suppression of endothelial cytokine production by progesterone receptor. Vascul Pharmacol. 2013;59:36-43.
76. Kristiansson P, Wang JX. Reproductive hormones and blood pressure during pregnancy. Hum Reprod. 2001;16:13-7.
77. Minshall RD, Pavcnik D, Browne DL, et al. Nongenomic vasodilator action of progesterone on primate coronary arteries. J Appl Physiol (1985). 2002;92:701-8.
78. Selles J, Polini N, Alvarez C, et al. Progesterone and 17 beta-estradiol acutely stimulate nitric oxide synthase activity in rat aorta and inhibit platelet aggregation. Life Sci. 2001;69:815-27.
79. Wassmann S, Bäumer AT, Strehlow K, et al. Endothelial dysfunction and oxidative stress during estrogen deficiency in spontaneously hypertensive rats. Circulation. 2001;103:435-41.
80. Bentur OS, Schwartz D, Chernichovski T, et al. Estradiol augments while progesterone inhibits arginine transport in human endothelial cells through modulation of cationic amino acid transporter-1. Am J Physiol Regul Integr Comp Physiol. 2015;309:R421-7.
81. Matsumoto T, Sakari M, Okada M, et al. The androgen receptor in health and disease. Annu Rev Physiol. 2013;75:201-24.
82. Liu PY, Death AK, Handelsman DJ. Androgens and cardiovascular disease. Endocr Rev. 2003;24:313-40.
83. Tostes RC, Carneiro FS, Carvalho MH, et al. Reactive Oxygen Species: players in the cardiovascular effects of testosterone. Am J Physiol Regul Integr Comp Physiol. 2016;310(1):R1-14.
84. Lubahn DB, Joseph DR, Sullivan PM, et al. Cloning of human androgen receptor complementary DNA and localization to the X chromosome. Science. 1988;240:327-30.
85. Callewaert L, Christiaens V, Haelens A, et al. Implications of a polyglutamine tract in the function of the human androgen receptor. Biochem Biophys Res Commun. 2003;306:46-52.
86. Tan MH, Li J, Xu HE, et al. Androgen receptor: structure, role in prostate cancer and drug discovery. Acta Pharmacol Sin. 2015;36:3-23.
87. Zitzmann M, Nieschlag E. The CAG repeat polymorphism within the androgen receptor gene and maleness. Int J Androl. 2003;26:76-83.
88. Zitzmann M, Brune M, Kornmann B, et al. The CAG repeat polymorphism in the AR gene affects high density lipoprotein cholesterol and arterial vasoreactivity. J Clin Endocrinol Metab. 2001;86:4867-73.
89. Herring MJ, Oskui PM, Hale SL, et al. Testosterone and the cardiovascular system: a comprehensive review of the basic science literature. J Am Heart Assoc. 2013;2:e000271.
90. Oskui PM, French WJ, Herring MJ, et al. Testosterone and the cardiovascular system: a comprehensive review of the clinical literature. J Am Heart Assoc. 2013;2:e000272.
91. Ruige JB, Ouwens DM, Kaufman JM. Beneficial and adverse effects of testosterone on the cardiovascular system in men. J Clin Endocrinol Metab. 2013;98:4300-10.
92. Srinath R, Hill Golden S, Carson KA, et al. Endogenous testosterone and its relationship to preclinical and clinical measures of cardiovascular disease in the atherosclerosis risk in communities study. J Clin Endocrinol Metab. 2015;100:1602-8.
93. Patel SM, Ratcliffe SJ, Reilly MP, et al. Higher serum testosterone concentration in older women is associated with insulin resistance, metabolic syndrome, and cardiovascular disease. J Clin Endocrinol Metab. 2009;94:4776-84.
94. Death AK, McGrath KC, Sader MA, et al. Dihydrotestosterone promotes vascular cell adhesion molecule-1 expression in male human endothelial cells via a nuclear factor-kappaB-dependent pathway. Endocrinology. 2004;145:1889-97.

95. Sieveking DP, Lim P, Chow RW, et al. A sex-specific role for androgens in angiogenesis. J Exp Med. 2010;207:345-52.
96. Mukherjee TK, Dinh H, Chaudhuri G, et al. Testosterone attenuates expression of vascular cell adhesion molecule-1 by conversion to estradiol by aromatase in endothelial cells: implications in atherosclerosis. Proc Natl Acad Sci U S A. 2002;99:4055-60.
97. Campelo AE, Cutini PH, Massheimer VL. Cellular actions of testosterone in vascular cells: mechanism independent of aromatization to estradiol. Steroids. 2012;77:1033-40.
98. Bielli A, Scioli MG, Mazzaglia D, et al. Antioxidants and vascular health. Life Sci. 2015;143:209-16.
99. Lamas AZ, Caliman IF, Dalpiaz PL, et al. Comparative effects of estrogen, raloxifene and tamoxifen on endothelial dysfunction, inflammatory markers and oxidative stress in ovariectomized rats. Life Sci. 2015;124:101-9.
100. Borgo MV, Claudio ER, Silva FB, et al. Hormonal therapy with estradiol and drospirenone improves endothelium-dependent vasodilation in the coronary bed of ovariectomized spontaneously hypertensive rats. Braz J Med Biol Res. 2016;49(1):e4655.
101. Dantas AP, Tostes RC, Fortes ZB, et al. In vivo evidence for antioxidant potential of estrogen in microvessels of female spontaneously hypertensive rats. Hypertension. 2002;39:405-11.
102. Thor D, Uchizono JA, Lin-Cereghino GP, et al. The effect of 17 beta-estradiol on intracellular calcium homeostasis in human endothelial cells. Eur J Pharmacol. 2010;630:92-9.
103. Chen W, Cui Y, Zheng S, et al. 2-methoxyestradiol induces vasodilation by stimulating NO release via PPARγ/PI3K/Akt pathway. PLoS One. 2015;10:e0118902.
104. Valtonen P, Punnonen K, Saarelainen H, et al. ADMA concentration changes across the menstrual cycle and during oral contraceptive use: the Cardiovascular Risk in Young Finns Study. Eur J Endocrinol. 2010;162:259-65.
105. Kleinert H, Wallerath T, Euchenhofer C, et al. Estrogens increase transcription of the human endothelial NO synthase gene: analysis of the transcription factors involved. Hypertension. 1998;31:582-8.
106. Knot HJ, Lounsbury KM, Brayden JE, et al. Gender differences in coronary artery diameter reflect changes in both endothelial Ca2+ and ecNOS activity. Am J Physiol. 1999;276:H961-969.
107. Loria AS, Brinson KN, Fox BM, et al. Sex-specific alterations in NOS regulation of vascular function in aorta and mesenteric arteries from spontaneously hypertensive rats compared to Wistar Kyoto rats. Physiol Rep. 2014;2(8).
108. Cutini PH, Campelo AE, Massheimer VL. Differential regulation of endothelium behavior by progesterone and medroxyprogesterone acetate. J Endocrinol. 2014;220:179-93.
109. Yung LM, Wong WT, Tian XY, et al. Inhibition of renin-angiotensin system reverses endothelial dysfunction and oxidative stress in estrogen deficient rats. PLoS One. 2011;6:e17437.
110. Sobey CG, Weiler JM, Boujaoude M, et al. Effect of short-term phytoestrogen treatment in male rats on nitric oxide-mediated responses of carotid and cerebral arteries: comparison with 17beta-estradiol. J Pharmacol Exp Ther. 2004;310:135-40.
111. Yen CH, Lau YT. 17beta-Oestradiol enhances aortic endothelium function and smooth muscle contraction in male spontaneously hypertensive rats. Clin Sci (Lond). 2004;106:541-6.
112. Francisco YA, Dantas AP, Carvalho MH, et al. Estrogen enhances vasoconstrictive remodeling after injury in male rabbits. Braz J Med Biol Res. 2005;38:1325-9.
113. Tsutsumi S, Zhang X, Takata K, et al. Differential regulation of the inducible nitric oxide synthase gene by estrogen receptors 1 and 2. J Endocrinol. 2008;199:267-73.
114. Kang KT. Endothelium-derived Relaxing Factors of Small Resistance Arteries in Hypertension. Toxicol Res. 2014;30:141-8.
115. Duckles SP, Krause DN. Cerebrovascular effects of oestrogen: multiplicity of action. Clin Exp Pharmacol Physiol. 2007;34:801-8.
116. Geary GG, Krause DN, Duckles SP. Estrogen reduces mouse cerebral artery tone through endothelial NOS- and cyclooxygenase-dependent mechanisms. Am J Physiol Heart Circ Physiol. 2000;279:H511-519.
117. Graham DA, Rush JW. Cyclooxygenase and thromboxane/prostaglandin receptor contribute to aortic endothelium-dependent dysfunction in aging female spontaneously hypertensive rats. J Appl Physiol (1985). 2009;107:1059-67.
118. Tamura M, Deb S, Sebastian S, et al. Estrogen up-regulates cyclooxygenase-2 via estrogen receptor in human uterine microvascular endothelial cells. Fertil Steril. 2004;81:1351-6.
119. Hertrampf T, Schmidt S, Laudenbach-Leschowsky U, et al. Tissue-specific modulation of cyclooxygenase-2 (Cox-2) expression in the uterus and the v. cava by estrogens and phytoestrogens. Mol Cell Endocrinol. 2005;243:51-7.
120. Martorell A, Blanco-Rivero J, Aras-López R, et al. Orchidectomy increases the formation of prostanoids and modulates their role in the acetylcholine-induced relaxation in the rat aorta. Cardiovasc Res. 2008;77:590-7.
121. Gonzales RJ, Ghaffari AA, Duckles SP, et al. Testosterone treatment increases thromboxane function in rat cerebral arteries. Am J Physiol Heart Circ Physiol. 2005;289:H578-585.
122. Edwards G, Félétou M, Weston AH. Endothelium-derived hyperpolarising factors and associated pathways: a synopsis. Pflugers Arch. 2010;459:863-79.
123. Félétou M, Vanhoutte PM. Endothelium-derived hyperpolarizing factor: where are we now? Arterioscler Thromb Vasc Biol. 2006;26:1215-25.

124. Urakami-Harasawa L, Shimokawa H, Nakashima M, et al. Importance of endothelium-derived hyperpolarizing factor in human arteries. J Clin Invest. 1997;100:2793-9.
125. Liu MY, Hattori Y, Fukao M, et al. Alterations in EDHF-mediated hyperpolarization and relaxation in mesenteric arteries of female rats in long-term deficiency of oestrogen and during oestrus cycle. Br J Pharmacol. 2001;132:1035-46.
126. Davis CM, Siler DA, Alkayed NJ. Endothelium-derived hyperpolarizing factor in the brain: influence of sex, vessel size and disease state. Womens Health (Lond Engl). 2011;7:293-303.
127. Villar IC, Hobbs AJ, Ahluwalia A. Sex differences in vascular function: implication of endothelium-derived hyperpolarizing factor. J Endocrinol. 2008;197:447-62.
128. Alkayed NJ, Harukuni I, Kimes AS, et al. Gender-linked brain injury in experimental stroke. Stroke. 2998;29:159-65; discussion 166.
129. Haast RA, Gustafson DR, Kiliaan AJ. Sex differences in stroke. J Cereb Blood Flow Metab. 2012;32:2100-7.
130. Liu M, Dziennis S, Hurn PD, et al. Mechanisms of gender-linked ischemic brain injury. Restor Neurol Neurosci. 2009;27(3):163-79.
131. Zhang W, Iliff JJ, Campbell CJ, et al. Role of soluble epoxide hydrolase in the sex-specific vascular response to cerebral ischemia. J Cereb Blood Flow Metab. 2009;29:1475-81.
132. Woodman OL, Boujaoude M. Chronic treatment of male rats with daidzein and 17 beta-oestradiol induces the contribution of EDHF to endothelium-dependent relaxation. Br J Pharmacol. 2004;141:322-8.
133. Azevedo LC, Pedro MA, Souza LC, et al. Oxidative stress as a signaling mechanism of the vascular response to injury: the redox hypothesis of restenosis. Cardiovasc Res. 2000;47:436-45.
134. Li H, Horke S, Forstermann U. Oxidative stress in vascular disease and its pharmacological prevention. Trends Pharmacol Sci. 2013;34:313-9.
135. Li H, Horke S, Forstermann U. Vascular oxidative stress, nitric oxide and atherosclerosis. Atherosclerosis. 2014;237:208-19.
136. Dantas AP, Franco MoC, Silva-Antonialli MM, et al. Gender differences in superoxide generation in microvessels of hypertensive rats: role of NAD(P)H-oxidase. Cardiovasc Res. 2004;61:22-9.
137. Ceravolo GS, Filgueira FP, Costa TJ, et al. Conjugated equine estrogen treatment corrected the exacerbated aorta oxidative stress in ovariectomized spontaneously hypertensive rats. Steroids. 2013;78:341-6.
138. Ide T, Tsutsui H, Ohashi N, et al. Greater oxidative stress in healthy young men compared with premenopausal women. Arterioscler Thromb Vasc Biol. 2002;22:438-42.
139. Powers RW, Majors AK, Lykins DL, et al. Plasma homocysteine and malondialdehyde are correlated in an age- and gender-specific manner. Metabolism. 2002;51:1433-8.
140. Florian M, Freiman A, Magder S. Treatment with 17-beta-estradiol reduces superoxide production in aorta of ovariectomized rats. Steroids. 2004;69:779-87.
141. Ceravolo GS, Tostes RC FZ, Carvalho MHC. Efeitos do estrógeno no sistema cardiovascular. Hipertensão. 2007;10:124-30.
142. Dubey RK, Gillespie DG, Imthurn B, et al. Phytoestrogens inhibit growth and MAP kinase activity in human aortic smooth muscle cells. Hypertension. 1999;33:177-82.
143. Lassègue B, Griendling KK. NADPH oxidases: functions and pathologies in the vasculature. Arterioscler Thromb Vasc Biol. 2010;30:653-61.
144. Miller AA, De Silva TM, Judkins CP, et al. Augmented superoxide production by Nox2-containing NADPH oxidase causes cerebral artery dysfunction during hypercholesterolemia. Stroke. 2010;41:784-9.
145. Doughan AK, Harrison DG, Dikalov SI. Molecular mechanisms of angiotensin II-mediated mitochondrial dysfunction: linking mitochondrial oxidative damage and vascular endothelial dysfunction. Circ Res. 2008;102:488-96.
146. Lagranha CJ, Deschamps A, Aponte A, et al. Sex differences in the phosphorylation of mitochondrial proteins result in reduced production of reactive oxygen species and cardioprotection in females. Circ Res. 2010;106:1681-91.
147. Razmara A, Sunday L, Stirone C, et al. Mitochondrial effects of estrogen are mediated by estrogen receptor alpha in brain endothelial cells. J Pharmacol Exp Ther. 2008;325:782-90.
148. Yager JD, Chen JQ. Mitochondrial estrogen receptors--new insights into specific functions. Trends Endocrinol Metab. 2007;18:89-91.
149. Bellanti F, Matteo M, Rollo T, et al. Sex hormones modulate circulating antioxidant enzymes: impact of estrogen therapy. Redox Biol. 2013;1:340-6.
150. Morales RC, Bahnson ES, Havelka GE, et al. Sex-based differential regulation of oxidative stress in the vasculature by nitric oxide. Redox Biol. 2015;4:226-33.
151. Capel ID, Smallwood AE. Sex differences in the glutathione peroxidase activity of various tissues of the rat. Res Commun Chem Pathol Pharmacol. 1983;40:367-78.
152. Pajović SB, Saicić ZS. Modulation of antioxidant enzyme activities by sexual steroid hormones. Physiol Res. 2008;57:801-11.
153. Touyz RM. Reactive oxygen species in vascular biology: role in arterial hypertension. Expert Rev Cardiovasc Ther. 2003;1:91-106.
154. Garabito M, Costa G, Jimenez-Altayo F, et al. Sex-associated differences in oxidative stress and renin-angiotensin system contribute to a differential regulation of vascular aging. Barcelona: IDIBAPS Cardiology, 2014. p.137. DOI: http://dx.doi.org/10.1093/cvr/cvu098.171

155. Nickenig G, Bäumer AT, Grohè C, et al. Estrogen modulates AT1 receptor gene expression in vitro and in vivo. Circulation. 1998;97:2197-201.
156. Okumura M, Iwai M, Nakaoka H, et al. Possible involvement of AT2 receptor dysfunction in age-related gender difference in vascular remodeling. J Am Soc Hypertens. 2011;5:76-84.
157. Pessôa BS, Slump DE, Ibrahimi K, et al. Angiotensin II type 2 receptor- and acetylcholine-mediated relaxation: essential contribution of female sex hormones and chromosomes. Hypertension. 2015;66:396-402.
158. Gallagher PE, Li P, Lenhart JR, et al. Estrogen regulation of angiotensin-converting enzyme mRNA. Hypertension. 1999;33:323-8.
159. Annibalini G, Agostini D, Calcabrini C, et al. Effects of sex hormones on inflammatory response in male and female vascular endothelial cells. J Endocrinol Invest. 2014;37:861-9.
160. Brosnihan KB, Senanayake PS, Li P, et al. Bi-directional actions of estrogen on the renin-angiotensin system. Braz J Med Biol Res. 1999;32:373-81.
161. Sullivan JC, Bhatia K, Yamamoto T, et al. Angiotensin (1-7) receptor antagonism equalizes angiotensin II-induced hypertension in male and female spontaneously hypertensive rats. Hypertension. 2010;56:658-66.
162. Hickey KA, Rubanyi G, Paul RJ, et al. Characterization of a coronary vasoconstrictor produced by cultured endothelial cells. Am J Physiol. 1985;248:C550-556.
163. Yanagisawa M, Kurihara H, Kimura S, et al. A novel potent vasoconstrictor peptide produced by vascular endothelial cells. Nature. 1988;332:411-5.
164. Kishi F, Minami K, Okishima N, et al. Novel 31-amino-acid-length endothelins cause constriction of vascular smooth muscle. Biochem Biophys Res Commun. 1998;248:387-90.
165. Tostes RC, Fortes ZB, Callera GE, et al. Endothelin, sex and hypertension. Clin Sci (Lond). 2008;114:85-97.
166. Tostes RC, Muscará MN. Endothelin receptor antagonists: another potential alternative for cardiovascular diseases. Curr Drug Targets Cardiovasc Haematol Disord. 2005;5:287-301.
167. Avedanian L, Riopel J, Bkaily G, et al. ETA receptors are present in human aortic vascular endothelial cells and modulate intracellular calcium. Can J Physiol Pharmacol. 2010;88:817-29.
168. Schiffrin EL. Vascular endothelin in hypertension. Vascul Pharmacol. 2005;43:19-29.
169. Kitada K, Ohkita M, Matsumura Y. Pathological Importance of the Endothelin-1/ET(B) Receptor System on Vascular Diseases. Cardiol Res Pract. 2012:731970.
170. Ergul A, Shoemaker K, Puett D, et al. Gender differences in the expression of endothelin receptors in human saphenous veins in vitro. J Pharmacol Exp Ther. 1998;285:511-7.
171. David FL, Montezano AC, Rebouças NA, et al. Gender differences in vascular expression of endothelin and ET(A)/ET(B) receptors, but not in calcium handling mechanisms, in deoxycorticosterone acetate-salt hypertension. Braz J Med Biol Res. 2002;35:1061-8.
172. Miyauchi T, Yanagisawa M, Iida K, et al. Age- and sex-related variation of plasma endothelin-1 concentration in normal and hypertensive subjects. Am Heart J. 1992;123:1092-3.
173. Stampfer MJ, Colditz GA. Estrogen replacement therapy and coronary heart disease: a quantitative assessment of the epidemiologic evidence. Prev Med. 1991;20:47-63.
174. Bush TL. Evidence for primary and secondary prevention of coronary artery disease in women taking oestrogen replacement therapy. Eur Heart J. 1996;17 Suppl D:9-14.
175. Limacher MC. Hormones and heart disease: what we thought, what we have learned, what we still need to know. Trans Am Clin Climatol Assoc. 2002;113:31-40; discussion 40-31.
176. Lieberman EH, Gerhard MD, Uehata A, et al. Estrogen improves endothelium-dependent, flow-mediated vasodilation in postmenopausal women. Ann Intern Med. 1994;121:936-41.
177. Gilligan DM, Sack MN, Guetta V, et al. Effect of antioxidant vitamins on low density lipoprotein oxidation and impaired endothelium-dependent vasodilation in patients with hypercholesterolemia. J Am Coll Cardiol. 1994;24:1611-7.
178. Pinto S, Virdis A, Ghiadoni L, et al. Endogenous estrogen and acetylcholine-induced vasodilation in normotensive women. Hypertension. 1997;29:268-73.
179. Hulley S, Grady D, Bush T, et al. Randomized trial of estrogen plus progestin for secondary prevention of coronary heart disease in postmenopausal women. Heart and Estrogen/progestin Replacement Study (HERS) Research Group. JAMA. 1998;280:605-13.

180. Grady D, Herrington D, Bittner V, et al. Cardiovascular disease outcomes during 6.8 years of hormone therapy: Heart and Estrogen/progestin Replacement Study follow-up (HERS II). JAMA. 2002;288:49-57.
181. Howard BV, Rossouw JE. Estrogens and cardiovascular disease risk revisited: the Women's Health Initiative. Curr Opin Lipidol. 2013;24:493-9.
182. Virdis A, Taddei S. Endothelial aging and gender. Maturitas. 2012;71:326-30.
183. McCrohon JA, Adams MR, McCredie RJ, et al. Hormone replacement therapy is associated with improved arterial physiology in healthy post-menopausal women. Clin Endocrinol (Oxf). 1996;45:435-41.
184. Rossouw JE, Anderson GL, Prentice RL, et al. Risks and benefits of estrogen plus progestin in healthy postmenopausal women: principal results From the Women's Health Initiative randomized controlled trial. JAMA. 2002;288:321-33.
185. Manson JE. The 'timing hypothesis' for estrogen therapy in menopausal symptom management. Womens Health (Lond Engl). 2015;11:437-40.
186. Harman SM. Estrogen replacement in menopausal women: recent and current prospective studies, the WHI and the KEEPS. Gend Med. 2006;3:254-69.
187. Hodis HN, Mack WJ. Estrogen therapy and coronary-artery calcification. N Engl J Med. 2007;357:1252-53; author reply 1254.
188. Caminiti G, Volterrani M, Iellamo F, et al. Effect of long-acting testosterone treatment on functional exercise capacity, skeletal muscle performance, insulin resistance, and baroreflex sensitivity in elderly patients with chronic heart failure a double-blind, placebo-controlled, randomized study. J Am Coll Cardiol. 2009;54:919-27.
189. Wu SZ, Weng XZ. Therapeutic effects of an androgenic preparation on myocardial ischemia and cardiac function in 62 elderly male coronary heart disease patients. Chin Med J (Engl). 1993;106:415-8.
190. McCredie RJ, McCrohon JA, Turner L, et al. Vascular reactivity is impaired in genetic females taking high-dose androgens. J Am Coll Cardiol. 1998;32:1331-5.
191. Lorenz M, Koschate J, Kaufmann K, et al. Does cellular sex matter? Dimorphic transcriptional differences between female and male endothelial cells. Atherosclerosis. 2015;240:61-72.
192. Batres RO, Dupont J. Gender differences in prostacyclin and prostaglandin E2 synthesis by human endothelial cells. Prostaglandins Leukot Med. 1986;22:159-71.
193. Egan KM, Lawson JA, Fries S, et al. COX-2-derived prostacyclin confers atheroprotection on female mice. Science. 2004;306:1954-7.

SEÇÃO II

Funções Endócrinas e Interações Metabólicas

capítulo 7

Denise C. Fernandes
Francisco Rafael Martins Laurindo

Thaís L. S. Araujo
Leonardo Y. Tanaka

Forças Hemodinâmicas no Endotélio: da Mecanotransdução às Implicações no Desenvolvimento da Aterosclerose

O ENDOTÉLIO

Introdução

Células estão constantemente expostas a forças físicas, que geram estímulos mecânicos conforme seu microambiente. Dentre as forças que atuam em sistemas biológicos estão a gravidade, adesão, pressão, turgidez e estresse de cisalhamento. Essas forças sofrem transdução para sinais bioquímicos, compondo redes de sinalização ativadas por elementos estruturais (mecanotransdução) que culminam em respostas fisiológicas de adaptação ou reação ao ambiente físico. Redes de sinalização dependentes de forças mecânicas regulam diversos processos celulares, que incluem crescimento, diferenciação, migração, angiogênese e apoptose.[1,2]

Em mamíferos os principais estímulos mecânicos são as forças associadas ao fluxo sanguíneo: tensão do estresse de cisalhamento (ou *shear stress*, em inglês), pressão de distensão (estiramento, ou *stretch*), e pressão hidrostática (ou pulsátil) (Figura 7.1). Tanto o estiramento quanto a pressão hidrostática atuam em todas as células do vaso, mas têm recebido atenção na literatura somente nos últimos anos. Já o *shear stress*, estímulo mecânico exclusivo do endotélio, pois ocorre na interface sangue/células endoteliais, tem sido estudado há mais de 25 anos.[1] As três forças causam respostas adaptativas fisio(pato)lógicas conforme sua magnitude, e cada força promove respostas celulares diferentes, dependendo do contexto, como, por exemplo, o tipo de angiogênese da célula endotelial submetida a *shear stress* ou estiramento *in vitro*.[3]

Neste capítulo abordaremos como a mecanotransdução ocorre no endotélio quando submetido ao *shear stress*. Essa resposta compreende quatro etapas sequenciais: ativação de mecanossensores, transdução do estímulo mecânico em bioquímico, transmissão intracelular deste sinal que, finalmente, determina alterações na estrutura celular, no metabolismo e/ou na expressão gênica. Essas alterações permitem ao endotélio responder e se adaptar a alterações específicas do microambiente. Mecanotransdução pelo estiramento e as implicações do *shear stress* no desenvolvimento da patologia da aterosclerose também serão brevemente discutidas no final do capítulo.

Estresse de cisalhamento no endotélio

Estresse de cisalhamento é definido como a força friccional gerada pelo fluxo sanguíneo no endotélio, ou seja, a força que o fluxo sanguíneo exerce na parede do vaso, expressa em unidades de força-área (tipicamente dinas/cm^2). Quando o sangue flui sem turbulências ou misturas, mais especificamente, sem transferências convectivas de massas,[4] o fluxo é denominado laminar e ocorre predominantemente nas regiões retas das artérias. Em bifurcações ou curvas do sistema arterial o fluxo pode apresentar turbulências, movimentos aleatórios e/ou randômicos, sendo classificado como oscilatório ou turbulento (Tabela 7.1).

Endotélio e Doenças Cardiovasculares

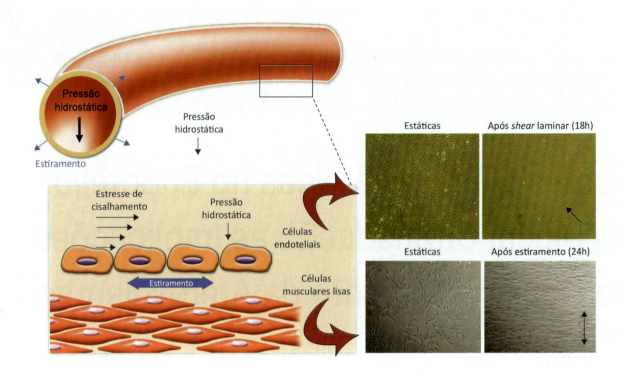

Figura 7.1 Principais forças associadas ao fluxo sanguíneo no vaso.

As células do vaso estão constantemente expostas à pressão hidrostática (representada pela pressão sanguínea), estiramento (causado pela pulsatilidade do fluxo sanguíneo), e, no caso do endotélio, também ao estresse de cisalhamento (*shear stress*, causado pela força friccional tangencial do fluxo sanguíneo no endotélio). Tanto *shear stress* quanto estiramento alteram a morfologia celular, e células endoteliais e musculares lisas tendem a se orientar de acordo com o sentido do fluxo (mostrado nas fotos como setas). As fotos de alinhamento celular referem-se à célula endotelial de cordão umbilical humana (HUVEC) após 18 horas de *shear stress* laminar em equipamento cone e placa, e células musculares lisas de aorta de rato (A7r5) após 24 horas de estiramento (frequência de 1 Hz).

Tabela 7.1 Padrões de estresse de cisalhamento, localização e magnitude no sistema vascular.

Sistema arterial			Shear stress
			10-70 dinas/cm²
	Localização	Padrão	
Grandes artérias	Regiões retas	Laminar	15-30 dinas/cm²
	Bifurcações/curvaturas	Turbulento/oscilatório	± 4 dinas/cm²
Artérias estenóticas		Turbulento/oscilatório	30-40 dinas/cm²
Pequenas artérias		Laminar	> 12 dinas/cm²
Sistema venoso			1-6 dinas/cm²

Fluxo laminar: fluxo sem turbulências, caracteriza-se por camadas paralelas que não se misturam durante o movimento; fluxo turbulento/oscilatório: fluxo com movimentação irregular e caótica, com certo grau de aleatoriedade. Adaptada de Nigro, et al., 2011.[2]

Alterações do *shear stress* determinam alterações vasomotoras instantâneas cuja regulação batimento a batimento tende a manter o *shear stress* constante[5] e a otimizar a função distributiva de fluxo de artérias de condutância. Desta forma, aumentos de fluxo sanguíneo nesses vasos induzem vasodilatação e, inversamente, reduções de fluxo determinam vasoconstrição. Essas alterações vasomotoras são fortemente dependentes da integridade da função endotelial, particularmente da produção de óxido nítrico (NO) pela enzima NO sintase endotelial (eNOS), em sintonia com o conceito de que o endotélio é o sensor primário de alterações do *shear stress*,[6,7] e que o *shear stress* é o principal mecanismo fisiológico de ativação tônica da eNOS[7,8] (ver Respostas fisiológicas, a seguir). Alterações persistentes do padrão de forças de *shear*, particularmente o fluxo oscilatório, têm sido associadas a regiões do vaso com maiores taxas de oxidação de lipoproteínas,[9] aumento da apoptose endotelial[10] e, recentemente, demonstrou-se em modelo experimental a sua relação causal com o desenvolvimento de placas de ateroma.[11] Em geral, pode-se dizer que o *shear stress* laminar alto é ateroprotetor, enquanto o baixo *shear stress* ou o *shear* oscilatório tendem a incrementar a aterogenicidade.[2] De fato, aumentos persistentes do *shear stress* laminar reduzem a proliferação de células neointimais[12,13] e podem, inclusive, determinar a regressão de uma neoíntima já instalada[14] (ver Patologia da aterosclerose, a seguir).

OS SENSORES DA FORÇA DE CISALHAMENTO

Mecanotransdução é um processo de sinalização subcelular que envolve vias sensoras e integradoras da resposta celular a forças mecânicas. No caso da mecanotransdução do *shear stress* na célula endotelial, diversas proteínas e microdomínios na membrana plasmática são propostos como mecanossensores. Os mecanossensores proteicos têm sua estrutura conformacional alterada pelo *shear stress*, direta ou indiretamente, dependendo de onde estiver na célula endotelial, e, nesta nova conformação, são capazes de ativar vias de sinalização intracelulares. Já os microdomínios na membrana plasmática têm sua fluidez alterada localmente pelo estímulo mecânico, proporcionando rearranjos espaciais de diversas proteínas, com consequente ativação de vias de sinalização, e incluem as cavéolas (invaginações encontradas na região apical da célula endotelial) e *lipid rafts* (regiões de maior rigidez por conter maiores concentrações de colesterol).

Os mecanossensores em células endoteliais que atuam em resposta ao *shear stress* são canais iônicos, receptores do fator de crescimento endotelial vascular tipo 2 (VEGFR2 ou Flk-1), moléculas de adesão como a molécula de adesão à célula endotelial de plaquetas (PECAM-1), receptores acoplados a proteína G (GPCRs) e proteínas G triméricas[15] (Tabela 7.2). Dentre esses mecanossensores (Figura 7.2), não há um sensor universal, mas complexos multiméricos de diversas biomoléculas que devem atuar em conjunto e transduzir o sinal mecânico em bioquímico.

A transdução de forças pelo citoesqueleto é proposta com base no modelo de tensegridade, no qual uma série de estruturas resistentes à compressão é cercada por elementos tensionais, criando uma tensão

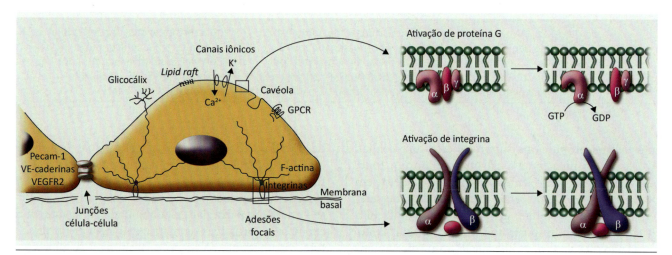

Figura 7.2 Mecanossensores na célula endotelial.
Localização de mecanossensores como o citoesqueleto, integrinas, junções célula-célula, cavéolas, *lipid rafts*, glicocálix da superfície celular, receptores acoplados a proteínas G (GPCR), e canais iônicos. Enquanto os mecanossensores da região apical (luminal) são ativados diretamente pelo *shear stress* (como as proteínas G), o citoesqueleto (representado pelas fibras de actina, F-actina) é responsável pela transmissão das forças para os mecanossensores da região basal da célula endotelial (como as integrinas). A ativação de proteína G ocorre por alterações da fluidez da membrana plasmática localmente, portanto diretamente pelo *shear stress* e independente de agonista, causando hidrólise do GTP a GDP. Já as integrinas mecanossensíveis têm sua estrutura conformacional alterada de inativa para ativa quando submetidas a *shear stress*, possivelmente por transmissão de força mecânica pelo citoesqueleto. Em conformação ativa as integrinas apresentam maior afinidade por proteínas cognatas na matriz extracelular.

Tabela 7.2 Características de alguns mecanossensores da célula endotelial.

Mecanossensor	Descrição	Atuação como mecanossensor	Como o estímulo mecânico é transduzido em sinal bioquímico
Canais iônicos	Canais de potássio (K⁺)	Alterações da fluidez da membrana pelo estímulo mecânico alteram conformação dos canais, causando geralmente maior abertura	Causa hiperpolarização da membrana plasmática localmente
	Canais de cálcio (Ca²⁺)		Aumento da Ca²⁺ intracelular, que liga-se à calmodulina aumentando sua afinidade pela eNOS e, consequentemente, a produção de NO
Receptores acoplados à proteína G (GPCR)	Receptores transmembranares que, uma vez ativados, ativam proteínas citoplasmáticas, como proteínas G	Devido à força mecânica ocorre alteração conformacional	Os receptores são ativados de forma independente do agonista. Por exemplo, receptor de angiotensina II (AT1R), receptor β-2 adrenérgico (B2)
Cavéolas	Invaginações na região luminal da membrana plasmática, ricas em lipídios	Por redistribuição/ aumento do número das cavéolas na membrana plasmática	Possivelmente por servir de estrutura de elementos mecanossensíveis próximos de biomoléculas efetoras (p. ex., cinases)
Citoesqueleto	Estrutura composta principalmente por microtúbulos, microfilamentos e filamentos intermediários	Por deformações em sua estrutura na superfície celular; a força tensional pode ser transmitida a outras partes da estrutura	Ainda não está claro se atua diretamente como mecanossensor ou como estrutura para regulação espacial de eventos de sinalização intracelulares
Proteínas de adesão	Integrinas: proteínas transmembranares que ligam proteínas do citoesqueleto a componentes da matriz extracelular	Força tensional do citoesqueleto é redistribuída pelas integrinas às proteínas conectadas a ela	Ativação de cinases como c-Src e de adesão focal
	PECAM-1: Molécula de adesão expressa na superfície da célula endotelial, encontrada nas junções célula-célula	Formação de complexo mecanossensor com a cinase Fyn, receptor de VEGF (VEGFR2) e proteína adaptadora VE-caderina.	Força tensional das junções célula-célula alteram a conformação de PECAM-1, que ativa Fyn, que por sua vez ativa VEGFR2 de forma independente do ligante

Fonte: Chatterjee S, et al., 2015.[16]

interna que proporciona suporte e estrutura celular. Ao se aplicar uma força à estrutura como um todo, ocorre rearranjo dos elementos do citoesqueleto sem perda da tensão. Desta forma, rearranjos do citoesqueleto poderiam possibilitar ativação local de moléculas de sinalização em resposta ao *shear stress*. Entretanto, ainda não está claro se o citoesqueleto atua diretamente como mecanossensor ou como estrutura para regulação espacial de eventos de sinalização intracelular.[17] O citoesqueleto pode transmitir a força tensional da região apical da célula endotelial para regiões de adesão, como as adesões focais (regiões de ligação com a matriz extracelular) e junções célula-célula. Nessas adesões focais estão localizados alguns principais mecanossensores, as integrinas. Integrinas são exemplos de proteínas de adesão; são glicoproteínas heterodiméricas transmembranares, que se ligam à matriz extracelular. Quando as células são submetidas a *shear stress*, as integrinas são ativadas pela conversão do seu estado de baixa para alta afinidade ao ligante, por exemplo, as proteínas da matriz extracelular fibronectina, vitronectina, colágeno e laminina.[18] A alteração conformacional que promove a ativação de integrinas como αvβ3, αIIbβ3 e α2β1, envolve a mudança do seu estado redox através da redução ou isomerização de pontes dissulfeto intramoleculares. Uma vez ativadas, as integrinas convertem estímulos externos em respostas intracelulares de vias de sinalização que governam principalmente organização do citoesqueleto e motilidade celular.

A molécula de adesão PECAM-1 é outro mecanossensor bastante estudado, que medeia a ativação de ERK em resposta à tensão mecânica. Na verdade, PECAM-1 é o mecanossensor de um complexo proteico recentemente denominado "mecanossomo",[16] localizado nas junções célula-célula, que contém também a proteína adaptadora VE-caderina e VEGFR2. Após estímulo mecânico, PECAM-1 ativa VEGFR2, levando à ativação de cinases da família Src e Akt, bem como da cinase PI3K; esta, por sua vez, ativa integrina(s). As respostas de PECAM-1 são iniciais e transitórias após *shear* laminar, e sustentadas no *shear* oscilatório.

Além dos mecanossensores clássicos (Tabela 7.2), ressalte-se que a catepsina L é uma protease de matriz mecanossensível regulada por *shear* laminar. O *shear* laminar de 15 dinas/cm^2 unidirecional por 24 horas leva à diminuição da capacidade proteolítica da matriz de células endoteliais por regular a atividade de catepsina L.[19]

RESPOSTAS FISIOLÓGICAS DA CÉLULA ENDOTELIAL SOB *SHEAR STRESS*

Os efeitos fisiológicos opostos do *shear* laminar e oscilatório no endotélio estão descritos na Figura 7.3. A exposição de células endoteliais ao *shear* laminar traduz-se em respostas ateroprotetoras tais como: inibição de trombose, inibição de adesão de plaquetas e recrutamento de monócitos, inibição de apoptose das células endoteliais[20] e redução da proliferação de células neointimais.[12,13] Em contraste, o *shear* oscilatório induz no endotélio respostas pró-inflamatórias e pró-aterogênicas, como trombose, adesão de leucócitos, e apoptose das células endoteliais.[20] O alinhamento das fibras de estresse na direção do fluxo é um ponto marcante das regiões resistentes à aterosclerose *in vivo*, ou seja, aquelas submetidas a *shear stress* laminar (Figura 7.1). O *shear* laminar crônico em células endoteliais tem efeito similar ao observado *in vivo*, sendo

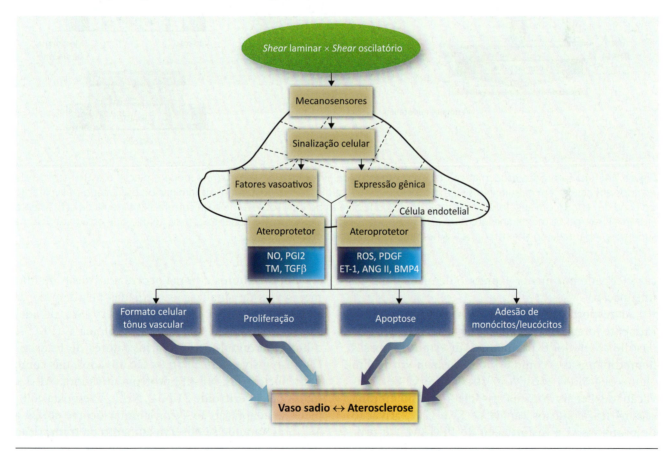

Figura 7.3 Os diferentes efeitos da *shear* laminar e *shear* oscilatório na função celular e aterosclerose.

As linhas pontilhadas simbolizam o citoesqueleto da célula endotelial. O *shear* laminar e o *shear* oscilatório são reconhecidos pela célula endotelial por mecanossensores e os mecanossinais iniciam cascatas de sinalização que regulam a produção de fatores vasoativos. Enquanto o *shear* laminar estimula a produção de fatores ateroprotetores, o *shear* oscilatório estimula a produção de fatores aterogênicos, e o balanço desses fatores determina a propensão do vaso de se manter sadio ou desenvolver placas ateroscleróticas. PGI2: prostaciclina; TM: trombomodulina; TGFβ: fator de crescimento de transformação b; PDGF: fator de crescimento derivado de plaquetas; ET-1: endotelina-1; BMP4: proteína morfogênica óssea 4. Adaptada de Jo H, *et al.*, 2006.[29]

Métodos experimentais de estudo de forças hemodinâmicas

A maioria das vias de sinalização descritas neste capítulo foi descoberta com base em modelos reducionistas de células em cultura (endoteliais ou musculares lisas), isoladas de vasos (de origem animal ou humana). Esses estudos de forças hemodinâmicas geralmente comparam células sem estímulo mecânico (estáticas) com as submetidas a tensão mecânica, diferentes padrões de *shear stress* (laminar *versus* oscilatório) ou, ainda, diferentes tipos de estresse mecânico (*shear versus stretch*).

Shear stress: o movimento unidirecional do meio de cultivo sobre a monocamada de células endoteliais mimetiza o fluxo laminar do sangue nas artérias. Para simular *shear* laminar são geralmente utilizados equipamentos baseados em placas paralelas ou cone e placa. Este último pode também mimetizar fluxo oscilatório se for motorizado, de tal forma que gire 180 graus para cada lado, em frequência controlada. Algumas câmaras de placas paralelas podem ser desenhadas de forma que contenham bifurcações, para que em um mesmo experimento simulem regiões de distintos estímulos, *shear* laminar e oscilatório/turbulento.

Estiramento: para submeter células a estiramento, as células são geralmente cultivadas em membranas de silicone, que são estiradas mecanicamente, induzindo indiretamente o estímulo que ocorre *in vivo* (Figura 7.4).

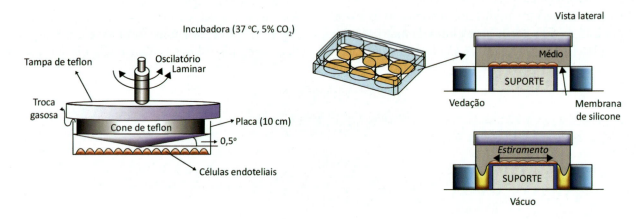

Figura 7.4 Representação esquemática dos equipamentos de simulação de *shear stress* (cone e placa), e estiramento para estudos em células em cultura. No sistema cone e placa as células são expostas a fluxo laminar ou oscilatório pela rotação do cone de teflon (com ângulo de 0,5° do centro do cone para as bordas) sobre o meio de cultura. No sistema de estiramento (sistema Flexercell) a membrana inferior é estirada (por aplicação de vácuo) juntamente com as células que estão aderidas na superfície. Adaptada do site http://www.flexcellint.com/BioFlex.htm.

caracterizado por menor expressão de marcadores de inflamação.[21]

As respostas induzidas pelo *shear stress* temporalmente foram estudas em células endoteliais isoladas (Box Métodos experimentais de estudo de forças hemodinâmicas – como estudar *shear in vitro*). Em alguns segundos após *shear stress* observa-se a ativação de canais iônicos associados à membrana plasmática, como os canais de K^+ e Ca^{2+}, ativação de proteínas G e fosforilação de PECAM-1 e produção de oxidantes. Em poucos minutos, várias vias de sinalização intracelular são ativadas, incluindo as fosforilações dependentes de cálcio e a ativação da eNOS, com liberação de NO,[22] ativação da cinase fosfatidil inositol 3 fosfato (PI3K) e sinalização mediada por integrinas.[17]

Entre minutos e horas ocorre a ativação de inúmeras vias de sinalização mediadas pela família de Rho GTPases, bem como das cinases c-Src, de adesão focal (FAK), MAP (MAPK), proteína C (PKC) e c-jun C-terminal (JNK). Vários fatores de transcrição responsivos a *shear stress* são ativados, tais como fator nuclear kB, NF-κB, proteína ativadora, AP-1 e fator nuclear eritroide 2 tipo 2, Nrf2. A resposta completa de adaptação ao *shear* laminar ocorre em 24 a 48 horas, em que se observa aumento da transcrição de vários genes relacionados à sinalização intracelular, citoesqueleto, matriz extracelular, metabolismo e angiogênese.[23-25]

A regulação da expressão gênica pelo *shear stress* no endotélio é, em parte, mediada pelas sequências denominadas "elemento responsivo a *shear stress*"

(SSREs) quando presentes na região promotora do gene. Entretanto, genes independentes de SSREs também são transcritos em células submetidas a *shear stress*.[26,27]

Dentre os fatores de transcrição ativados durante o *shear stress*, KLF2 é especificamente induzido pelo *shear* laminar nas células endoteliais. O KLF2 induz a expressão de proteínas anticoagulantes e anti-inflamatórias, especialmente eNOS e trombomodulina, e reduz a expressão de genes proinflamatórios e antifibrinolíticos por inibir os fatores de transcrição NF-κB e AP-1. O fator de transcrição Nrf2, que aumenta a expressão de diversos genes antioxidantes, também é induzido pelo *shear* laminar. A ação combinada de KLF2 e Nrf2 corresponde a cerca de 70% da expressão gênica induzida pelo *shear* laminar.[28]

Por outro lado, observa-se indução dos fatores de transcrição NF-κB e AP-1 em células endoteliais submetidas a *shear* oscilatório. Esses fatores, por sua vez, aumentam a expressão de genes pró-inflamatórios e pró-aterogênicos como fator de adesão molecular (ICAM-1), E-selectina, fator de crescimento derivado de plaquetas (PDGF), interleucina (IL-1a), proteína morfogênica óssea 4 (BMP4), proteína quimiotática de monócito (MCP-1) e o vasoconstritor endotelina 1 (ET-1). Desta forma, enquanto o *shear* laminar ativa KLF2 e Nrf2, que inibem a inflamação, o *shear* oscilatório induz NF-κB e AP-1, que promovem inflamação.[2,29]

O *shear stress* é um dos mais potentes ativadores de enzima NO sintase endotelial (eNOS).[30] A eNOS é uma enzima dimérica, de ativação complexa, regulada por diversos co-fatores, dentre eles calmodulina, e inúmeros sítios de fosforilação (ver Capítulo 5 – Vasodilatação Dependente do Endotélio: Óxido Nítrico e outros Mediadores). A ativação da eNOS pelo *shear* laminar ocorre principalmente pela fosforilação da serina na posição 1179 (para a eNOS humana) pela cinase Akt, que aumenta a produção de NO mesmo em concentrações baixas de cálcio por aumentar transferência de elétrons do NADPH ao substrato L-arginina e diminuir a sensibilidade da calmodulina ao cálcio.[31,32] O *shear stress* ainda eleva a atividade da eNOS por propiciar maior interação física da eNOS com a chaperona Hsp90 que aumenta a produção de NO possivelmente por alterar a conformação da eNOS e por promover fosforilação da eNOS na serina 116 (que interfere em sua interação com a caveolina-1, proteína que associa-se à eNOS na membrana e diminui sua atividade).[33] Uma importante característica do papel ateroprotetor do *shear* laminar sustentado é o aumento da estabilidade do RNA mensageiro da eNOS[34] e, principalmente, da sua expressão proteica, aumentando, em última análise, a biodisponibilidade do NO no endotélio.

Outro aspecto marcante do *shear* laminar é a reestruturação do citoesqueleto para polarizar a célula endotelial na direção do sentido fluxo, que deriva no alinhamento observado após *shear* laminar sustentado (Figura 7.1). *Em parte, essas alterações no alinhamento celular são decorrentes da ativação de integrinas (Figura 7.3), via que envolve ativação de cinases que fosforilam efetores de pequenas GTPases (Ras e Rap1) ativando via Raf-MEK-ERK[35] e RhoGTPases. Uma dessas RhoGTPases é a RhoA, que, se suprimida, leva à inibição do alinhamento e da formação de fibras de estresse induzidos por *shear stress*.[35] O remodelamento do citoesqueleto de actina e o alinhamento de células endoteliais humanas de cordão umbilical (HUVEC) ocorrem com 6 horas de *shear* laminar, enquanto o aumento típico das fibras de estresse ocorre após 24 horas. Ainda, o alinhamento de filamentos de actina na direção do fluxo é dependente da ativação do complexo mecanossensor PECAM-1/VE-caderina/VEGFR2 (Tabela 7.2). *In vivo*, camundongos nocaute para PECAM-1 apresentam defeito na organização das fibras de actina (F-actina) e ativação de NF-κB.[36]

PROCESSOS REDOX NA TRANSDUÇÃO DE SINAIS INDUZIDOS PELO *SHEAR STRESS* NO ENDOTÉLIO

Uma resposta precoce a aumentos súbitos de *shear stress* é a produção do radical livre superóxido, descrita inicialmente por nosso grupo através de ensaios com vasos isolados de coelhos perfundidos com salina. Por espectroscopia de ressonância paramagnética de elétrons (ESR) foi possível identificar a produção do ânion radical superóxido nos vasos perfundidos com uso de captadores de *spin* ou a formação do radical ascorbila no plasma desses animais (que reforça a produção de radicais livres durante *shear stress*).[37] Essa produção de superóxido foi dependente da integridade endotelial. De fato, em células endoteliais em cultura observou-se que a NADPH oxidase é ativada tanto pelo *shear stress* laminar quanto oscilatório.[6]

A NADPH oxidase é a principal fonte de superóxido para fins de sinalização redox em células vasculares[38] tanto em situações fisiológicas quanto em diversas patologias, inclusive aquelas associadas à aterosclerose,

---

* Células endoteliais derivadas da aorta alinham no sentido do fluxo, mas este comportamento depende da origem das células. Por exemplo, células endoteliais derivadas de válvulas do coração tendem a se alinhar perpendicularmente ao fluxo.

como hipercolesterolemia, diabetes e hipertensão.[39,40] O multicomplexo proteico NADPH oxidase é formado pelas variantes NOX (1-5) e p22[phox] ancorados nas membrana celulares, e, dependendo da variante, subunidades citoplasmáticas são recrutadas para membrana para a montagem final do complexo e produção de superóxido. As principais variantes de NADPH oxidase expressas na célula endotelial são a NOX1 e NOX4; a NOX5 também é expressa em animais superiores a roedores, e tem sido estudada mais recentemente. Enquanto o *shear* laminar gera a produção de superóxido de forma transiente, o *shear stress* oscilatório produz maiores níveis de espécies reativas de forma sustentada e dependente da subunidade p47[phox] da NADPH oxidase.[41] A produção sustentada de superóxido durante *shear* oscilatório aumenta a expressão de subunidades da NADPH oxidase, como p22[phox], NOX2 e NOX4 e da subunidade citossólica p47[phox], em células em cultura[2] e, de fato, *in vivo*, em artérias carótidas com fluxo alto anormal observa-se aumento crônico da produção de superóxido dependente da NADPH oxidase.[42]

Além da regulação da atividade da NADPH oxidase, após algumas horas de estímulo mecânico observa-se aumento na expressão de enzimas antioxidantes como superóxido dismutase (isoformas Cu, ZnSOD e MnSOD, que convertem superóxido em H_2O_2), glutationa peroxidase (GPx), peroxirredoxina 1 (Prx1) – ambas envolvidas na remoção do H_2O_2 – e tiorredoxina 1, que é importante para a reciclagem de GPx e Prx. Também ocorre aumento da expressão da eNOS. Finalmente, o *shear* laminar sustentado aumenta a atividade da enzima glicose-6-fosfo-desidrogenase (G6PD), que por aumentar a formação de NADPH celular também contribui para manter maiores níveis de glutationa na forma reduzida (GSH) (ver Capítulo 5 – Vasodilatação Dependente do Endotélio: Óxido Nítrico e Outros Mediadores). Desta forma, durante *shear* laminar sustentado propõe-se um *shift* para um ambiente mais redutor, e de maior disponibilidade de NO.[2]

MECANORRESPOSTA AO ESTIRAMENTO CÍCLICO

Modelos que mimetizam *in vitro* o estresse de estiramento sofrido por células endoteliais e musculares lisas vasculares durante cada ciclo cardíaco (Figura 7.1) têm demonstrado sua importante influência em mecanismos fisiológicos e em diferentes processos patológicos.[43] O reposicionamento das células perpendicularmente ao sentido do estiramento tem sido utilizado para entender como as forças exógenas afetam os processos dinâmicos que controlam o citoesqueleto. Nesse sentido, vários mecanismos em diferentes níveis hierárquicos proximais ao sinal do estiramento vêm sendo demonstrados como ativação de integrinas e rearranjo de componentes do citoesqueleto e adesão focal.[44,45] Por exemplo, o estiramento ativa a cinase JNK e, consequentemente, o fator de transcrição AP-1, que aumenta a expressão de diversos genes inflamatórios, similar ao *shear* oscilatório, comentado anteriormente. Entretanto, a ativação de JNK depende da direção da força de estiramento em relação às fibras de actina; se o estiramento for perpendicular às fibras de actina, JNK não é ativada.[46]

Durante o estiramento das células musculares também ocorre ativação de NADPH oxidases, principalmente da variante NOX4, importante para ativar a cofilina – proteína que aumenta a velocidade da despolimerização das fibras de actina – e, desta forma, permitir o rearranjo do citoesqueleto e alinhamento celular.[47]

Finalmente, o entendimento da sinalização parácrina mediado por células vasculares também vem sendo investigado, como os mecanismos regulados por células endoteliais no controle da proliferação de células musculares lisas.[44] Entretanto, ainda existe extenso campo de investigação para melhor entendimento de como o estiramento cíclico assim como outras forças hemodinâmicas interagem e convergem durante o controle de processos mecanoadaptativos no sistema cardiovascular.

FORÇAS HEMODINÂMICAS E PATOLOGIA DA ATEROSCLEROSE

A tradução de forças hemodinâmicas em alterações na estrutura vascular é bem evidente durante o processo de aterosclerose, influenciando desde a formação do ateroma, definição do fenótipo da placa e evolução para eventos agudos pela rotura da mesma.[48]

A aterosclerose é uma doença localizada, com o desenvolvimento de placas em regiões preferenciais do sistema vascular, como bifurcações de artérias ou regiões de curvatura. Particularmente, essas regiões coincidem com o padrão de *shear stress* a que esses vasos estão submetidos. Regiões que apresentam *shear stress* baixo ou oscilatório, normalmente em bifurcações ou curvaturas, são locais preferenciais da aterogênese. Ao contrário, regiões com *shear stress* moderado/fisiológico são naturalmente mais resistentes à aterosclerose (Tabela 7.1 e Figura 7.5). Os mecanismos regulados por *shear stress* que acarretam a manutenção da função endotelial são amplamente investigados em modelos *in vitro* e foram descritos previamente. A fisiopatologia da aterosclerose integra a associação en-

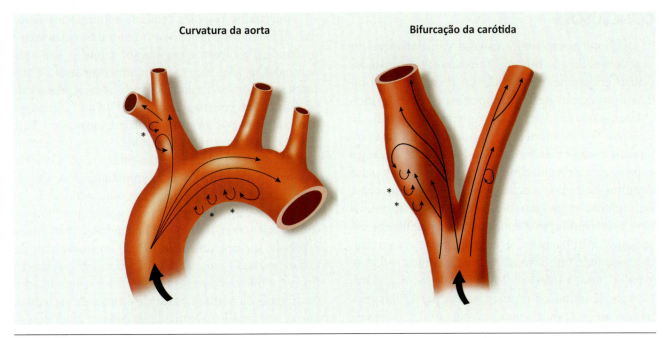

Figura 7.5 Padrão de fluxo na aorta e carótida.

O sentido do fluxo sanguíneo está indicado pelas flechas, e nessas regiões de curvatura da aorta e bifurcação da carótida ocorrem turbulências no fluxo (marcadas com asteriscos vermelhos) e baixo *shear stress*. Estas são as regiões mais propensas ao desenvolvimento de placas de aterosclerose. Adaptada de White CR, *et al.*, 2007.[49]

tre o padrão local do fluxo sanguíneo e os diferentes fatores de risco para doença coronariana, promovendo um processo inflamatório crônico dirigido por lipídeos.[1] Particularmente, o baixo *shear stress* afeta a integridade endotelial por: a) redução da produção de NO, com concomitante aumento de espécies reativas bem como de outras moléculas vasoativas como endotelina-1; b) indução de apoptose e alteração do fenótipo de células endoteliais, que assumem um padrão poligonal; c) acúmulo de colesterol LDL e sua modificação por ROS. De modo importante, o baixo *shear stress* ativa uma resposta inflamatória via NF-κB, que regula a expressão de moléculas de adesão e citocinas. Dessa forma, os monócitos são recrutados, que diferenciam para macrófagos e posteriormente evoluem para células espumosas, desempenhando importante papel na progressão da aterosclerose. Também de modo dependente de NF-κB, a redução do *shear stress* acarreta aumento da expressão e atividade de metaloproteinases que atuam na formação da placa, bem como em outras alterações na arquitetura vascular.[48]

A progressão da placa de aterosclerose altera o padrão de fluxo sanguíneo, promovendo outras alterações.[50] Inicialmente, ocorre resposta compensatória de remodelamento positivo ou expansivo, caracterizada por aumento da área do vaso e preservação do calibre luminal. Tal processo, conhecido como fenômeno de Glagov, é capaz de acomodar o aumento da massa da placa em até cerca de 40% de estenose, e também foi descrito em outras doenças vasculares como hipertensão e resposta à angioplastia. Entretanto, o remodelamento positivo pode sustentar o baixo *shear stress*, acentuando as alterações citadas anteriormente e, consequentemente, promovendo a evolução do ateroma para um fenótipo mais instável ou vulnerável, que apresenta uma capa fibrosa fina, pronunciado centro necrótico rico em macrófagos e baixo conteúdo de colágeno.

Finalmente, a heterogeneidade da arquitetura vascular promovida pela evolução da placa influencia o modo como forças biomecânicas afetam a rotura da placa. Quando o estresse na parede vascular, que é determinado pela pressão arterial, geometria do vaso e composição da placa supera a força suportada pela capa fibrosa, esta se rompe e pode promover, mediante formação de trombos murais, quadros clínicos de eventos agudos. Acredita-se que o *shear stress* aumentado em regiões da placa instável, com grau elevado de estenose, contribua para a rotura ou erosão da mesma.[50] Entretanto, ainda são necessários estudos adicionais para entender como as características da placa influenciam a sua rotura, uma vez que somente 5% de placas com fenótipo vulnerável foram associadas a rotura.[51,52]

CONCLUSÕES

Embora já tenhamos extensa caracterização de vias de sinalização durante a mecanotransdução das células endoteliais submetidas ao *shear stress*, há diversos aspectos que requerem mais estudos, principalmente quanto aos eventos iniciais de transdução de sinal. O entendimento profundo nas diversas esferas de complexidade, isto é, molecular, bioquímica e fisiológica da regulação das células vasculares pelos distintos estímulos mecânicos tais como *shear stress*, estiramento e pressão hidrostática é fundamental para a interpretação de mecanismos detalhados associados à inflamação, à aterosclerose, e ao envelhecimento. Com base nesses mecanismos, pode-se aventar futuras intervenções terapêuticas vasculares capazes de imitar ou reproduzir, em parte, vias protetoras de mecanotransdução ou, ainda, possíveis biomarcadores baseados no entendimento profundo desses mecanismos.

Análises da resposta celular a estímulo mecânico nas diferentes regiões da aorta (com diferentes fluxos predominantes, para comparação) também têm sido realizadas *in vivo*. Em modelos experimentais de aterosclerose, por exemplo, são analisadas expressão de proteína, RNA (mensageiro, microRNAs, RNAs longos não codificantes), localização de proteínas etc.[53] Para simular de forma mais controlada *shear* oscilatório, existem algumas estratégias descritas, como a obstrução parcial da carótida de camundongo.[54] A grande vantagem do uso de modelos em camundongos é poder utilizar camundongos geneticamente modificados (transgênicos ou nocaute). É também possível analisar a expressão (principalmente de RNA) separadamente no endotélio *versus* músculo liso, fazendo uma separação física dos tipos celulares com protocolos mais refinados de digestão da aorta. A partir de estudos de varredura, que geram grande quantidade de dados e hipóteses, os mecanismos são testados e explorados em detalhe nos modelos reducionistas de células em cultura.[53]

REFERÊNCIAS BIBLIOGRÁFICAS

1. Hahn C, Schwartz MA. Mechanotransduction in vascular physiology and atherogenesis. Nat Rev Mol Cell Biol. 2009 Jan;10(1):53-62.
2. Nigro P, Abe J, Berk BC. Flow shear stress and atherosclerosis: a matter of site specificity. Antioxid Redox Signal. 2011 Sep 1;15(5):1405-14.
3. Shiu YT, Weiss JA, Hoying JB, et al. The Role of Mechanical Forces in Angiogenesis. Crit Rev Biomed Eng. 2005;33(5):431-50.
4. Jacobs CR, Huang H, Kwon RY. Introduction to cell mechanics and mechanobiology. London: Garland Science, 2013. p.94.
5. Kamiya A, Togawa T. Adaptive regulation of wall shear stress to flow change in the canine carotid artery. Am J Physiol. 1980 Jul;239(1):H14-21.
6. De Keulenaer GW, Chappell DC, Ishizaka N, et al. Oscillatory and steady laminar shear stress differentially affect human endothelial redox state: role of a superoxide-producing NADH oxidase Circ Res. 1998 Jun 1;82(10):1094-101.
7. Lehoux S, Tedgui A. Cellular mechanics and gene expression in blood vessels. J Biomech. 2003 May;36(5):631-43
8. Hendrickson RJ, Cappadona C, Yankah EN, et al. Sustained pulsatile flow regulates endothelial nitric oxide synthase and cyclooxygenase expression in co-cultured vascular endothelial and smooth muscle cells. J Mol Cell Cardiol. 1999 Mar;31(3):619-29.
9. Hwang J, Ing MH, Salazar A, et al. Pulsatile versus oscillatory shear stress regulates NADPH oxidase subunit expression: implication for native LDL oxidation. Circ Res. 2003;93:1225-32.
10. Davies PF, Remuzzi A, Gordon EJ, et al. Turbulent fluid shear stress induces vascular endothelial cell turnover in vitro. Proc Natl Acad Sci U S A. 1986 Apr;83(7):2114-7.
11. Pedrigi RM, Poulsen CB, Mehta VV, et al. Inducing Persistent Flow Disturbances Accelerates Atherogenesis and Promotes Thin Cap Fibroatheroma Development in D374Y-PCSK9 Hypercholesterolemic Minipigs. Circulation. 2015 Sep 15;132(11):1003-12.
12. Wentzel JJ, Krams R, Schuurbiers JC, et al. Relationship between neointimal thickness and shear stress after Wallstent implantation in human coronary arteries. Circulation. 2001 Apr 3;103(13):1740-5.
13. Kohler TR, Kirkman TR, Kraiss LW, et al. Increased blood flow inhibits neointimal hyperplasia in endothelialized vascular grafts. Circ Res. 1991 Dec;69(6):1557-65.
14. Mattsson EJ, Kohler TR, Vergel SM, et al. Increased blood flow induces regression of intimal hyperplasia. Arterioscler Thromb Vasc Biol. 1997 Oct;17(10):2245-9.
15. Li YS, Haga JH, Chien S. Molecular basis of the effects of shear stress on vascular endothelial cells. J Biomech. 2005 Oct;38(10):1949-71.
16. Chatterjee S, Fujiwara K, Pérez NG, et al. Mechanosignaling in the vasculature: emerging concepts in sensing, transduction and physiological responses. Am J Physiol Heart Circ Physiol. 2015 Jun 15;308(12):H1451-62.
17. Collins C, Tzima E. Hemodynamic forces in endothelial dysfunction and vascular aging. Exp Gerontol. 2011 Feb-Mar;46(2-3):185-8.

18. Tzima E, Irani-Tehrani M, Kiosses WB, et al. A mechanosensory complex that mediates the endothelial cell response to fluid shear stress. Nature. 2005 Sep 15;437(7057):426-31.
19. Platt MO, Ankeny RF, Jo H. Laminar shear stress inhibits cathepsin L activity in endothelial cells. Arterioscler Thromb Vasc Biol. 2006 Aug;26(8):1784-90.
20. Traub O, Berk BC. Laminar shear stress: mechanisms by which endothelial cells transduce an atheroprotective force. Arterioscler Thromb Vasc Biol. 1998 May;18(5):677-85.
21. Boon RA, Leyen TA, Fontijn RD, et al. KLF2-induced actin shear fibers control both alignment to flow and JNK signaling in vascular endothelium. Blood. 2010 Mar 25;115(12):2533-42.
22. Kumagai R, Lu X, Kassab GS. Role of glycocalyx in flow-induced production of nitric oxide and reactive oxygen species. Free Radic Biol Med. 2009 Sep 1;47(5):600-7.
23. Cullen JP, Sayeed S, Sawai RS, et al. Pulsatile flow-induced angiogenesis: role of G(i) subunits. Arterioscler Thromb Vasc Biol. 2002 Oct 1;22(10):1610-6.
24. Abumiya T, Sasaguri T, Taba Y, et al. Shear stress induces expression of vascular endothelial growth factor receptor Flk-1/KDR through the CT-rich Sp1 binding site. Arterioscler Thromb Vasc Biol. 2002 Jun 1;22(6):907-13.
25. Nagel T, Resnick N, Dewey CF Jr, et al. Vascular endothelial cells respond to spatial gradients in fluid shear stress by enhanced activation of transcription factors. Arterioscler Thromb Vasc Biol. 1999 Aug;19(8):1825-34.
26. Resnick N, Yahav H, Khachigian LM, et al. Endothelial gene regulation by laminar shear stress. Adv Exp Med Biol. 1997;430:155-64
27. Tzima E. Role of small GTPases in endothelial cytoskeletal dynamics and the shear stress response. Circ Res. 2006 Feb 3;98(2):176-85.
28. Fledderus JO, Boon RA, Volger OL, et al. KLF2 primes the antioxidant transcription factor Nrf2 for activation in endothelial cells. Arterioscler Thromb Vasc Biol. 2008;28:1339-46.
29. Jo H, Song H, Mowbray A. Role of NADPH oxidases in disturbed flow- and BMP4- induced inflammation and atherosclerosis. Antioxid Redox Signal. 2006 Sep-Oct;8(9-10):1609-19.
30. Malek AM, Jiang L, Lee I, et al. Induction of nitric oxide synthase mRNA by shear stress requires intracellular calcium and G-protein signals and is modulated by PI 3 kinase. Biochem Biophys Res Commun. 1999 Jan 8;254(1):231-42.
31. Dimmeler S, Fleming I, Fisslthaler B, et al. Activation of nitric oxide synthase in endothelial cells by Akt-dependent phosphorylation. Nature. 1999 Jun 10;399(6736):601-5.
32. McCabe TJ, Fulton D, Roman LJ, et al. Enhanced electron flux and reduced calmodulin dissociation may explain "calcium-independent" eNOS activation by phosphorylation. J Biol Chem. 2000 Mar 3;275(9):6123-8.
33. Qian J, Fulton D. Post-translational regulation of endothelial nitric oxide synthase in vascular endothelium. Front Physiol. 2013 Dec 13;4:347.
34. Weber M, Hagedorn CH, Harrison DG, et al. Laminar shear stress and 3' polyadenylation of eNOS mRNA. Circ Res. 2005 Jun 10;96(11):1161-8.
35. Shyy JY, Chien S. Role of integrins in endothelial mechanosensing of shear stress. Circ Res. 2002 Nov 1;91(9):769-75.
36. Tzima E, Irani-Tehrani M, Kiosses WB, et al. A mechanosensory complex that mediates the endothelial cell response to fluid shear stress. Nature. 2005 Sep 15;437(7057):426-31.
37. Laurindo FR, Pedro Mde A, Barbeiro HV, et al. Vascular free radical release. Ex vivo and in vivo evidence for a flow-dependent endothelial mechanism. Circ Res. 1994 Apr;74(4):700-9.
38. Clempus RE, Griendling KK. Reactive oxygen species signaling in vascular smooth muscle cells. Cardiovasc Res. 2006 Jul 15;71(2):216-25.
39. Guzik TJ, West NE, Black E, et al. Vascular superoxide production by NAD(P)H oxidase: association with endothelial dysfunction and clinical risk factors. Circ Res. 2000;86:E85-90.
40. Rajagopalan S, Kurz S, Munzel T, et al. Angiotensin II mediated hypertension in the rat increases vascular superoxide production via membrane NADH/NADPH oxidase activation. Contribution to alterations of vasomotor tone. J Clin Invest. 1996;97:1916-23.
41. Hwang J, Saha A, Boo YC, et al. Oscillatory shear stress stimulates endothelial production of O2- from p47phox-dependent NAD(P)H oxidases, leading to monocyte adhesion. J Biol Chem. 2003;278:47291-8.
42. Castier Y, Brandes RP, Leseche G, et al. p47phox-dependent NADPH oxidase regulates flow-induced vascular remodeling. Circ Res. 2005 Sep 16;97(6):533-40.
43. Lu D, Kassab GS. Role of shear stress and stretch in vascular mechanobiology. J R Soc Interface. 2011 Oct 7;8(63):1379-85.
44. Lehoux S, Castier Y, Tedgui A. Molecular mechanisms of the vascular responses to haemodynamic forces. J Intern Med. 2006 Apr;259(4):381-92.
45. Halka AT, Turner NJ, Carter A, et al. The effects of stretch on vascular smooth muscle cell phenotype in vitro. Cardiovasc Pathol. 2008 Mar-Apr;17(2):98-102.

46. Kaunas R, Usami S, Chien S. Regulation of stretch-induced JNK activation by stress fiber orientation. Cell Signal. 2006 Nov;18(11):1924-31.
47. Montenegro MF, Valdivia A, Smolensky A, et al. Nox4-dependent activation of cofilin mediates VSMC reorientation in response to cyclic stretching. Free Radic Biol Med. 2015 Aug;85:288-94.
48. Wentzel JJ, Chatzizisis YS, Gijsen FJ, et al. Endothelial shear stress in the evolution of coronary atherosclerotic plaque and vascular remodelling: current understanding and remaining questions. Cardiovasc Res. 2012 Nov 1;96(2):234-43.
49. White CR, Frangos JA. The shear stress of it all: the cell membrane and mechanochemical transduction. Philos Trans R Soc Lond B Biol Sci. 2007 362(1484):1459-67.
50. Kwak BR, Bäck M, Bochaton-Piallat ML, et al. Biomechanical factors in atherosclerosis: mechanisms and clinical implications. Eur Heart J. 2014 Nov 14;35(43):3013-20, 3020a-3020d.
51. Tanaka LY, Araújo HA, Hironaka GK, et al. Peri/Epicellular Protein Disulfide Isomerase sustains vascular lumen caliber through an anticonstrictive remodeling effect. Hypertension. 2016;67(3):613-22.
52. Stone GW, Maehara A, Lansky AJ, et al. A prospective natural-history study of coronary atherosclerosis. N Engl J Med. 2011 Jan 20;364(3):226-35.
53. Davies PF, Civelek M, Fang Y, et al. The atherosusceptible endothelium: endothelial phenotypes in complex haemodynamic shear stress regions in vivo. Cardiovasc Res. 2013 Jul 15;99(2):315-27.
54. Nam D, Ni CW, Rezvan A, et al. Partial carotid ligation is a model of acutely induced disturbed flow, leading to rapid endothelial dysfunction and atherosclerosis. Am J Physiol Heart Circ Physiol. 2009 Oct;297(4):H1535-43.

capítulo 8

Francisco Rafael R.M. Laurindo
Denise C. Fernandes

Marcel Liberman
Paulo Ferreira Leite

Vasodilatação Dependente do Endotélio: Óxido Nítrico e Outros Mediadores

VASODILATAÇÃO DEPENDENTE DO ENDOTÉLIO: ÓXIDO NÍTRICO E OUTROS MEDIADORES

A vasodilatação tornou-se o arquétipo da função da célula endotelial. O conceito de que o endotélio controla o tônus vascular de modo parácrino (i.e., por meio da secreção de mediadores solúveis difusíveis capazes de agir em células fisicamente contíguas, no caso a musculatura lisa) foi extremamente inovador e relevante na fisiologia vascular. O estudo dos mecanismos da vasodilatação dependente do endotélio tem, assim, comandado as investigações na área da função endotelial. Ainda hoje, o termo disfunção endotelial é frequentemente assumido para designar a perda da vasodilatação dependente do endotélio, apesar das várias outras funções dessas células.[1] De modo análogo, a identificação do óxido nítrico como o principal fator relaxante derivado do endotélio[2] foi um marco tão importante desses estudos, que a vasodilatação dependente do endotélio é usualmente associada ao óxido nítrico, ainda que existam vários outros mediadores capazes de tal efeito (p. ex., fatores hiperpolarizantes derivados do endotélio). Neste capítulo discutiremos os fatores cuja relevância biológica tem sido mais estudada. A identificação do óxido nítrico como um vasodilatador parácrino abriu ainda um inovador capítulo na fisiologia vascular: o dos mediadores gasosos endógenos, aos quais juntaram-se mais recentemente o monóxido de carbono e o sulfeto de hidrogênio, também discutidos brevemente neste capítulo.

ÓXIDO NÍTRICO

Apesar dos inúmeros efeitos biológicos do óxido nítrico, deve-se mencionar que a maioria dos estudos sobre este mediador ainda está centrada no seu efeito vasodilatador. A molécula do óxido nítrico (NO) é um radical livre (pois apresenta um elétron desemparelhado na última camada) em estado gasoso.[2,3] O NO é livremente difusível e permeável a membranas celulares. Esta natureza confere ao NO uma capacidade de reagir com outros radicais livres ou com o oxigênio molecular (que é um dirradical).[3] Dentre os produtos de oxidação do NO, o nitrito (NO_2^-) e o nitrato (NO_3^-) são os principais metabólitos fisiológicos do NO em meio aquoso e podem ser mensurados como um índice da produção de NO em um determinado sistema biológico.[4,5]

Reações do NO: um determinante dos seus efeitos biológicos

Uma característica peculiar dos sistemas redox em biologia, que os distingue dos mecanismos de sinalização não redox, é a forte dependência da reatividade química dos intermediários no efeito biológico final. No caso do NO, a variada reatividade química é um dos fatores responsáveis pela multiplicidade dos efeitos biológicos.[6] Outro fator importante é a atividade e fisiologia das óxido nítrico sintases, discutida nas sessões subsequentes.

Os efeitos do NO podem ser classificados em: protetores, reguladores e deletérios (Figura 8.1).[6] Em ge-

Endotélio e Doenças Cardiovasculares

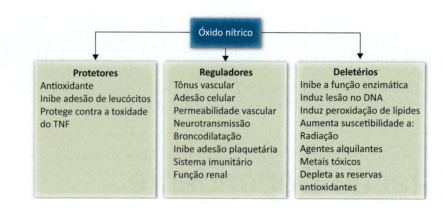

Figura 8.1 Efeitos biológicos e reatividade do óxido nítrico. Adaptada de Wink DA, 1998.[6]

ral, os efeitos protetores e reguladores são mediados por reações diretas de coordenação entre NO e metais, principalmente com o grupo heme da guanilil ciclase, ou reações de combinação radicalares com peróxidos lipídicos.[7] Reações do NO com grupos tiol (–SH presentes em peptídeos ou proteínas) explicam possivelmente vários efeitos reguladores do NO.[6,7] Os efeitos deletérios geralmente são associados à produção excessiva de NO e sua reação com o radical superóxido, gerando intermediários reativos.[5,6] Essa simplificação é didática e certamente várias exceções poderão ser encontradas à medida que os complexos mecanismos de reação do NO sejam desvendados com maior profundidade.

Neste ponto, é útil definir alguns termos cujo significado frequentemente é confundido.

- **Nitrosilação:** em sentido estrito, o termo nitrosilação deve ser empregado para designar a reação de coordenação entre o NO e metais, por exemplo, grupo heme da hemoglobina ou da guanilil ciclase, ou núcleo ferro-enxofre da enzima aconitase. Frequentemente, entretanto, no campo de estudo da transdução de sinais, o termo nitrosilação é empregado com significado amplo, designando qualquer modificação de uma proteína por um grupo NO, quer associado a um heme ou a tióis, independentemente do processo químico envolvido.[7]
- **Nitrosação:** é a reação de doação de um íon nitrosônio (NO⁺) a um substrato nucleofílico, exemplificada pela nitrosação de tióis (nem toda a nitrosação de tióis, contudo, envolve a química do NO⁺).[7]
- **Nitração:** é a adição de grupos NO_2 a um substrato, geralmente secundária a sequências de reações envolvendo o radical dióxido de nitrogênio

(•NO_2), o qual, por sua vez, é um intermediário das reações secundárias do peroxinitrito. O principal substrato da nitração são resíduos de tirosina ou triptofano em proteínas.[7]

Guanilil ciclase: um importante sensor redox ativado pelo NO

Dentre os efeitos vasculares do NO, incluem-se: vasodilatação, inibição da proliferação de células musculares lisas, inibição da ativação plaquetária e inibição tônica da adesão leucocitária ao endotélio vascular.[1] Todos esses efeitos têm como importante – embora de modo algum o único – mecanismo transdutor intracelular a ativação da fração solúvel da guanilil ciclase e elevação dos níveis de cGMP.[7,8]

A guanilil ciclase é uma hemeproteína presente na membrana (que é ativada, por exemplo, pelo fator natriurético atrial) ou no citosol, constituindo a fração solúvel da enzima (sGC), que é o receptor de NO.[8] A sGC catalisa a conversão da guanosina-5'-trifosfato (GTP) em guanosina monofosfato cíclica (cGMP) e pirofosfato.[8] A sGC é ativada por uma mudança conformacional do grupo heme induzida após a ligação do NO ao átomo de ferro.[9,10] Um outro ativador fisiológico da sGC é o monóxido de carbono (CO) produzido endogenamente pela enzima heme oxigenasse.[9] A preferência da sGC pelo CO, contudo, é cerca de 6 ordens de magnitude menor do que pelo NO, fazendo com que este último seja o principal ativador fisiológico.[9] De fato, apesar dos inúmeros efeitos fisiológicos do CO endógeno, que guardam semelhanças superficiais com os do NO, o papel fisiológico do CO endógeno em doenças é relativamente pouco evidenciado; por outro lado, inúmeros doadores farmacológicos de CO têm potencial terapêutico centrado em tais efeitos funcionais.[9] Algumas moléculas, como o azul de metileno, LY83583 e ODQ podem interagir com o grupo heme da sGC e inibir a enzima. Os mecanismos pelos quais o cGMP induz vasodilatação são mais complexos do que anteriormente antecipados. O cGMP ativa uma quinase específica denominada GK (também denominada PKG, quinase proteica dependente de cGMP).[8] Quinases são proteínas que fosforilam determinados substratos proteicos, induzindo sua ativação ou inibição. Os substratos fosforilados pela GKs são múltiplos e incluem, entre outras proteínas: VASP (fosfoproteína estimulada por vasodilatadores, com função de sinalização na adesão celular via integrinas), fosfodiesterase V, fosfolambam (aumenta a recaptação de cálcio pelo retículo na célula muscular lisa), alguns canais iônicos e proteína de choque térmico 20 (HSP 20).[8,10] A fosforilação desses substratos, particularmente a VASP, é marcador útil da ativação da sGC em sistemas biológicos. Uma vez que o cGMP aumenta intracelularmente, seus efeitos são autorregulados no âmbito celular por pelo menos dois mecanismos: a) efeito de fosfatases, cujo papel no caso do NO é ainda pouco claro; b) fosfodiesterases, que degradam o cGMP, algumas de modo específico, outras de modo inespecífico (i.e., também degradam outros nucleotídeos como o cAMP).[10]

Reação entre NO e peróxidos lipídicos: o efeito antioxidante do NO

A reação de adição entre NO e peróxidos lipídicos é uma das mais favoráveis cineticamente, com alta constante de velocidade ($\sim 10^{10}$ M^{-1}s^{-1}).[1] Desta forma, o NO é capaz de interromper a propagação da peroxidação lipídica enzimática e não enzimática, sendo nesse sentido um dos mais eficientes antioxidantes.[11] Os subprodutos dessa reação são os lipoperóxidos nitrosados LONOs e LOONOs, que podem significar não apenas moléculas-alvo, cuja medida reflete a produção endógena de NO, mas ainda doadores de NO de potencial importância farmacoterapêutica.[11] Com efeito, nitrolípides são agentes com significante potencial farmacoterapêutico contra aterosclerose e trombose.[12] O NO pode formar adutos com alguns peróxidos formados enzimaticamente no metabolismo do ácido araquidônico pela ciclo ou lipoxigenase. Devido à alta velocidade dessa reação, a atividade dessas enzimas representa um sistema funcionalmente removedor do NO, podendo modular seus efeitos fisiológicos. Por exemplo, peróxidos formados pela ciclo-oxigenase-1 (PGHS-1) de plaquetas podem acelerar o consumo catalítico do NO de origem endotelial e favorecer a ativação plaquetária.[6,11]

Nitrosação de tióis: um novo e importante efetor da sinalização mediada por NO

Alguns estudos sugerem que a nitrosação (ou nitrosilação, citado anteriormente) de tióis (grupos – SH, geralmente do aminoácido cisteína) tem papel-chave na modificação pós-translacional de proteínas associadas à sinalização celular dependente do NO.[6] De fato, a nitrosação guarda analogia com a fosforilação, a modificação pós-translacional clássica por excelência, no sentido de que ambas são reversíveis e específicas, permitindo à célula modificar a função proteica em resposta a sinais ambientais.

A reação de nitrosação consiste em: RSH (proteína com grupo tiol) + NO $\rightleftharpoons$ RSNO (proteína com nitrosotiol, também chamada nitrosoproteína). Essa mesma reação pode ocorrer com tióis de baixo peso molecular, por exemplo, glutationa.[6] Neste caso, assim como em certas proteínas como a albumina, a nitrosação representa um mecanismo de armazenamento do NO, que pode ser novamente liberado a distância ou localmente a partir desse estoque.

Algumas proteínas, ainda, podem ser nitrosadas por reações de trans-nitrosação, que consistem na transferência direta de grupos tiol a partir de outra proteína nitrosada ou nitrosotióis de baixo peso molecular. Alguns exemplos de alvos proteicos celulares modulados por nitrosação incluem: canais de cálcio, canais de potássio ativados por cálcio, receptor de NMDA no cérebro, tiorredoxina e particularmente a proteína *ras*, que pode controlar a proliferação celular.

Interação NO-superóxido: a química do peroxinitrito e espécies relacionadas

Uma das principais e mais rápidas reações envolvendo o NO é com o radical superóxido. Esta reação ocorre com uma constante de velocidade de 10^{10} M^{-1}.s^{-1}; a favorável cinética desta reação faz com que a sua ocorrência seja limitada apenas pela capacidade de difusão dos reagentes no sistema biológico em questão.[13,14] A reação NO-superóxido priva o sistema da bioatividade do NO e é considerada um dos principais mecanismos controladores da sua ação em sistemas biológicos aeróbicos. É discutível, entretanto, até que ponto a interação NO-superóxido participa do controle fisiológico da ação do NO ou representa primariamente um mecanismo de fenômenos patológicos. Esta discussão situa-se no escopo da controversa biologia de um dos principais subprodutos dessa reação, que é o ânion peroxinitrito, conforme a equação:

$NO^\bullet + O_2^{\bullet-} \rightarrow ONOO^-$ (peroxinitrito) → Intermediários reativos radicalares e não radicalares

As complexas vias químicas que envolvem a reatividade e o decaimento do peroxinitrito foram revistas por Radi et al.,[14] e Augusto et al.[5] Os fatores que determinam as vias de decomposição desse intermediário *in vivo* são múltiplos e incluem a natureza química, constante de reação, e a concentração do reagente, compartimentalização, caminhos específicos de remoção ou sequestro, e as propriedades biofísicas da proteína-alvo. Tais fatores constituem-se em variáveis específicas para cada situação fisiológica e mesmo para cada microambiente em particular.

Em sistemas biologicamente relevantes, apenas uma pequena fração de peroxinitrito sofre decomposição espontânea, uma vez que, na maioria das vezes, peroxinitrito é diretamente consumido por meio de reações com uma variedade de moléculas como glutationa, cisteína, ascorbato, e bicarbonato,[5,14] assim como tiol-proteínas. Desta forma, é provável que o peroxinitrito, *in vivo*, seja consumido preferencialmente por outras vias, evitando o decaimento para nitrato. Dados de experimentos em nosso laboratório após lesão arterial em coelhos dão suporte a esta noção.[15] Enquanto o óxido nítrico, um radical livre gasoso altamente difusível e permeável a membranas, tem meia-vida biológica no patamar de segundos, o decaimento do radical $O_2^{\bullet-}$ é em torno de milissegundos, e este passa através das membranas somente por canais aniônicos. Assim, a probabilidade de formação de peroxinitrito é maior próximo ao sítio de geração de radical superóxido.[16,17] Uma vez formado, o peroxinitrito pode se difundir em um raio de ~5-20 µM do sítio de formação.[14]

O peroxinitrito pode exercer vários efeitos nocivos nas células, incluindo estresse oxidativo secundário à geração de radicais dióxido de nitrogênio e hidroxila. Assim, o peroxinitrito representa, antes de mais nada, um efetor de estresse oxidativo. Em particular, entretanto, o peroxinitrito ou intermediários estreitamente relacionados a ele estão associados à nitração de resíduos de tirosina em várias proteínas.[14,16] À situação em que a geração de tais intermediários leva à nitração de proteínas dá-se o nome de *estresse nitrativo* (às vezes chamado de nitrosativo, embora na realidade o estresse nitrativo seja de fato um subtipo de estresse oxidativo). A nitração de tirosina pode levar à perda ou modificação de função da mesma e parece representar, assim, uma importante via de modificação patológica de proteínas sob condições inflamatórias associadas ao aumento da expressão/atividade das NOSs, particularmente da iNOS, condições em que existem altos fluxos de NO.[7,15,16] Alguns exemplos de proteínas que são nitradas em condições patológicas incluem, dentre muitas, a superóxido dismutase, albumina e a actina.[16] Entretanto, embora um marcador potencial da formação de peroxinitrito, está bem aceito atualmente que a nitrotirosina pode ser formada por várias outras vias, embora o peroxinitrito pareça ser a fonte mais provável *in vivo*, em situações de fluxos equimolares simultâneos dos dois radicais.

Outra via que pode ainda contribuir para nitração da tirosina envolve a enzima mieloperoxidase, a qual é secretada por fagócitos neutrófilos em condições inflamatórias, pode gerar radicais tirosil que podem reagir com NO, levando à formação de nitrotirosina na presença de oxidante adicional como H_2O_2.[21] Na presença de H_2O_2, mieloperoxidase pode também causar nitração pela oxidação de NO_2^- a $^\bullet NO_2$.[16,17]

Finalmente, mieloperoxidase catalisa a formação de ácido hipocloroso (HOCl), o qual reage não enzimaticamente com NO_2^- formando o potente agente nitrador cloreto de nitrila.[17] A geração de $^\bullet NO_2$ formado pela autoxidação de $NO^\bullet$ (i.e., reação entre NO e oxigênio) poderia influenciar a nitração em sistemas biológicos, particularmente considerando que a reação do NO com O_2 é acelerada aproximadamente 300 vezes na fase lipídica de membranas biológicas.[18] A formação de nitrotirosina não é a única, e provavelmente nem mesmo a majoritária via de reação do peroxinitrito, o que é ulteriormente sugerido pela comprovação de oxidação simultânea de outros resíduos, como cisteína, metionina e triptofano, concomitante à tirosina.[16,17] Em conjunto, essas considerações indicam que a interpretação de índices de nitração de tirosina deve ser cuidadosa e levar em conta várias possibilidades ditadas pela reatividade química dos intermediários oriundos da interação NO-superóxido.

Nitrato e nitrito: formas de armazenamento do NO

Durante algum tempo, pensou-se que nitrito (NO_2^-) e nitrato (NO_3^-), que são produtos da oxidação do NO por oxigênio molecular ou hemeproteínas, fossem formas inativas do NO. De fato, atividade vasorrelaxante do nitrito, por exemplo, é muito baixa em meio aquoso. Entretanto, na presença de hemoglobina, que tem uma atividade nitrito redutase, o nitrito é reduzido a NO e mostra substancial atividade vasodilatadora.[4] Várias evidências indicam que este mecanismo é fisiológica e clinicamente relevante. Por exemplo, nitritos endógenos geram vasodilatação e inibição da agregação plaquetária na presença da atividade redutase da hemoglobina intraeritrocitária.[4,19] Ainda, nitrito plasmático pode ser um mediador de precondicionamento remoto. Neste caso, NO derivado da estimulação da eNOS por forças de cisalhamento circula como nitrito e pode ser reduzido a NO pela mioglobina do cardiomiócito, proporcionando cardioproteção,[20] por melhora da função mitocondrial. A citoglobina, uma proteína intracelular semelhante à hemoglobina, pode ter efeito similar de reduzir o nitrito a NO.[21] Esses dados indicam a relevância fisiológica e potencialmente farmacológica do nitrito.

Mecanismos de síntese do óxido nítrico

A integração das vias de sinalização redox envolve não apenas os intermediários reativos em si, mas também as fontes enzimáticas que os produzem. Esse conceito é inteiramente aplicável ao caso do óxido nítrico, que é produzido por enzimas denominadas óxido nítrico sintases (NOS), as quais se apresentam em diferentes isoformas. O entendimento dos mecanismos reguladores e do perfil de atividade das NOS é essencial para o conhecimento do possível papel fisiopatológico do óxido nítrico, em particular a multiplicidade e alguns aspectos aparentemente contraditórios dos seus efeitos. Os contrastes existentes entre as diferentes isoformas de NOS refletem-se fortemente na função biológica do NO e nas suas implicações fisiopatológicas.

As NOS apresentam-se em três isoformas bem caracterizadas, codificadas por genes distintos, descritas à Tabela 8.1: a isoforma originalmente identificada no cérebro (NOS neuronal ou nNOS), em macrófagos (NOS induzível ou iNOS) e células endoteliais (eNOS).[22,23]

Estudos com clonagens por homologia não têm identificado e tornam assim pouco provável a existência de outras NOS que tenham semelhança molecular com essas isoformas. Essas isoformas compartilham 50% a 60% de homologia na sequência de aminoácidos, determinadas pelos seus genes, designados como NOS1, NOS2 e NOS3, respectivamente.[22,23] As NOS possuem em cada lado da molécula duas porções funcionalmente complementares. A porção carboxiterminal contém um domínio redutase (i.e., que recebe elétrons do NADPH) homólogo ao citocromo P450, enquanto a porção aminoterminal compreende o domínio oxidase (i.e., que abstrai um elétron do substrato L-arginina), que possui sítios de ligação para heme, para o cofator tetra-hidrobiopterina (BH4) e para o substrato L-arginina. As duas porções são unidas por um sítio de ligação para cálcio-calmodulina, essencial para o acoplamento funcional da transferência de elétrons dos grupos flavina para o heme.[22,23] A produção de NO ocorre, assim, após cinco passos envolvendo transferência de elétrons, na ordem NADPH – FAD – FMN – calmodulina – heme/oxigênio – L-arginina/NO. A transferência de elétrons para o ferro heme induz a sua ativação, com consequente ligação ao oxigênio molecular, e esse complexo catalisa a oxidação do nitrogênio guanidino terminal da L-arginina, re-

Tabela 8.1	Isoformas de NO sintases (NOS) de mamíferos.		
Característica	nNOS (NOS I)	eNOS (NOS III)	iNOS (NOS II)
Peso molecular	160 Kda	135 Kda	125-30 Kda
Indutibilidade	Constitutiva/induzível	Constitutiva	Induzível
Ligação à calmodulina	~$3,0 \times 10^9$ M	~$3,0 \times 10^9$ M	> $3,0 \times 10^9$ M
Modificação pós-translacional	Sítios específicos de fosforilação presente	Miristoilação, palmitoilação, sítios específicos de fosforilação presentes	Sítios específicos de fosforilação presentes
Fontes de formação de $O_2^{\cdot-}$	Domínio heme e redutase	Principalmente domínio heme	Principalmente domínio redutase
Interação proteína-proteína	PSD-95, caveolina 3	Caveolina 1, HSP90, receptor de bradicinina	—
Função fisiológica maior	Transmissão neuronal	Vasodilatação	Citotoxicidade
Papel nas doenças	AVC, distrofia muscular, lesão de isquemia-reperfusão	Disfunção endotelial, hipercolesterolemia, hipertensão, remodelamento vascular, vasculogênese	Sepse, inflamação, doenças autoimunes

HSP: proteínas de choque térmico; AVC: acidente vascular cerebral.

sultando na síntese de NO e o subproduto L-citrulina, conforme Figura 8.1.[22,24,25] Um dos aspectos estruturais mais relevantes de todas as NO sintases, mostrado de modo claro nos anos recentes, é a dimerização (Figura 8.1). Esta é importante para a otimização do fluxo de elétrons na enzima, utilizando o domínio redutase de um dos pares e o domínio oxidase do outro par, permitindo síntese de NO adequada. Intervenções que perturbam a dimerização causam desacoplamento de NOS (ver a seguir), e redução da produção de NO bioativo.[24,25]

Mecanismos regulatórios da ativação da eNOS

Os mecanismos de ativação da eNOS têm se revelado os mais elaborados dentre as três isoformas de NOS, talvez refletindo a complexidade do controle fisiológico dos diferentes leitos vasculares.[2,5] O mecanismo mais conhecido e clássico de ativação da eNOS é o aumento da concentração citosólica de cálcio. Este se liga à calmodulina, que efetua a acoplamento do transporte de elétrons, aparentemente o único exemplo conhecido em que a calmodulina exerce tal papel transportador de elétrons (Figura 8.2). Tais vias dependentes do cálcio citosólico são responsáveis pela ativação da eNOS após exposição à acetilcolina e, em boa parte, à bradicinina.[22] Por outro lado, a ativação tônica ou fásica da eNOS em resposta a alterações de fluxo sanguíneo, o principal mecanismo fisiológico de liberação de NO, ocorre na ausência de mudança da concentração citosólica de cálcio. Neste caso, a eNOS é ativada por mecanismo envolvendo a fosforilação do aminoácido serina na posição 1177. A enzima responsável por esta fosforilação é a Akt quinase (ou proteína quinase B),[26,27] que por sua vez é fosforilada pela quinase lipídica PI-3 (fosfatidil-inositol 3 quinase). Essa fosforilação aumenta significativamente a sensibilidade da eNOS aos níveis basais de cálcio/calmodulina, levando a essa independência aparente do cálcio citosólico (que não é na verdade absoluta, mas sim independência da mudança dos níveis desse cátion).[22,23] A fosforilação da eNOS via Akt tem sido documentada em várias outras condições, por exemplo, produção de NO nas fases iniciais da hipertensão portal, ereção peniana e, em particular, a migração de células endoteliais na angiogênese estimulada pelo VEGF (fator de crescimento vascular endotelial). Este último efeito confere à Akt um papel central na angiogênese, considerando-se, ainda, que essa quinase é uma via importante de sobrevivência das células endoteliais.[26,27] De fato, a fosforilação via Akt é também responsável por certos efeitos antiapoptóticos da eNOS, como na isquemia/reperfusão.[27] Um terceiro mecanismo de ativação da eNOS, aparentemente envolvido na regulação da proliferação e maturação de células vasculares, é a via de esfingolípides. A esfingosina-1-fosfato ativa a eNOS em concentrações fisiológicas, possivelmente em interação com a Akt quinase.[22,23]

As vias de sinalização da ativação da eNOS descritas ocorrem no contexto de um complexo tráfego intracelular dessa proteína e de interações proteína-proteína. A localização basal da eNOS não ativada é ainda incerta e pode incluir o sistema Golgi e pós--Golgi, bem como uma associação com proteínas

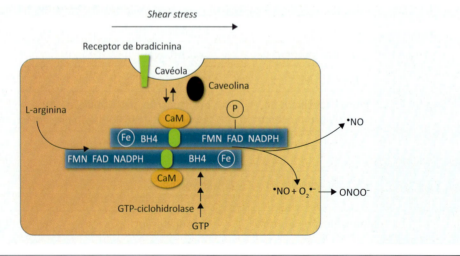

Figura 8.2 Estrutura da NOS endotelial na sua forma ativa (dímero). Os componentes FMN, FAD, e NADPH formam o domínio redutase, enquanto os sítios de ligação à BH4 e ao ferro heme formam o domínio oxidase. BH4: tetra-hidrobiopterina; CaM: calmodulina; FMN: flavina mononucleotídeo; FAD: flavina adenina dinucleotídeo. GTP: Guanosina Trifosfato. Modificada de Andrew PJ, 1999.[28a]

do citoesqueleto 2.[2] Em particular, certa parte desse conjunto, e aparentemente toda a eNOS em processo de ativação, encontra-se localizada em cavéolas.[22,23] Essas são invaginações da membrana plasmática ricas em esfingolípides e colesterol, e pobres em fosfolípides, que se formam e desaparecem de maneira dinâmica na dependência da proteína caveolina e podem chegar a ocupar 30% da superfície de células endoteliais capilares. Cavéolas exercem a função de um microambiente integrativo de sinalização celular, sequestrando vários receptores, quinases e enzimas.[23] O tráfego da eNOS para a cavéola é dependente da adição enzimática de resíduos de ácidos graxos. O enriquecimento da eNOS com uma molécula de miristato, adicionada durante a tradução, e duas de palmitato, adicionadas após a tradução, ancoram a eNOS na cavéolas, em aparente interação física com o domínio de suporte (*scaffolding*) da caveolina-1, que tem ação inibitória sobre a eNOS.[2,5] Essa conformação inibitória da eNOS é atenuada e revertida mediante a elevação da concentração de cálcio/calmodulina e/ou da fosforilação via Akt quinase. Assim, a combinação da perda da interação com a caveolina-1 e o efeito direto de calmodulina/cálcio induzem a atividade enzimática da eNOS. Camundongos deficientes do gene da caveolina-1 apresentam aumento da atividade da eNOS, a qual encontra-se livre no citoplasma das células endoteliais.[28] De modo análogo, camundongos com mutações específicas na caveolina são capazes de formar a cavéola, mas mostram aumento da bioatividade do NO, evidenciando de fato um efeito inibitório direto da caveolina na eNOS.[29]

Devido à particular composição lipídica da cavéola, é sugestivo propor que a conhecida associação entre hipercolesterolemia e disfunção do vaso-relaxamento dependente do endotélio possa envolver uma alteração da fisiologia dessa estrutura. A exposição de células ao colesterol *per se* aumenta o número de cavéolas, bem como a expressão da eNOS e sua associação com as cavéolas e a produção de NO.[22,30] Por outro lado, a exposição a um estresse oxidativo ou a lipoproteínas oxidadas leva a redução do número de cavéolas, bem como da associação da eNOS com as mesmas, levando a menor produção de NO. A importância relativa desses mecanismos no contexto da disfunção endotelial tem sido cada vez mais evidente, embora complexa.[22,29,30]

Mecanismos regulatórios da iNOS e nNOS

Em relação à eNOS, os mecanismos que regulam a ativação da iNOS e nNOS, particularmente no sistema cardiovascular, são menos evidentes. Como foi mencionado, a ativação da iNOS independe da elevação das concentrações intracelulares de cálcio devido à alta afinidade da ligação da enzima com a calmodulina. Uma vez induzida, a enzima parece estar localizada no citosol e é continuamente ativada, produzindo, na dependência de cofatores específicos discutidos a seguir, um alto fluxo de NO.[23]

A localização intracelular da nNOS é diferente das outras isoformas e parece ser o retículo endoplasmático ou organelas específicas não identificadas; existe uma observação isolada da associação da nNOS com cavéolas. A ativação da proteína, à semelhança da outra isoforma constitutiva eNOS, é estreitamente ligada à elevação do cálcio citosólico.[22,23]

Um mecanismo particularmente interessante, que influencia a atividade das NOS, é a inibição alostérica pelo próprio NO, capaz de se ligar ao grupo heme da enzima e inibir o transporte de elétrons.[31] A inibição pelo NO parece particularmente importante para a nNOS, em grau menor para a eNOS e está caracteristicamente ausente na iNOS.[7,31]

Controle da expressão gênica das NOS

Apesar de as isoformas eNOS e nNOS serem definidas como constitutivas, em oposição a uma isoforma cuja expressão pode ser induzível, a expressão de ambas pode ser induzida por diversos fatores. Em vasos, na condição basal não estimulada, a expressão da eNOS é marcante no endotélio vascular e desprezível nas outras camadas.[22,32] Ocorre pequena expressão da nNOS na adventícia e pequena ou ausente expressão da iNOS nas células musculares lisas da camada média, enquanto esta última está presente em eventuais fagócitos da adventícia. *Shear stress*, estrógenos, fatores angiogênicos como VEGF e regeneração endotelial estão associados a aumento da expressão do RNA e/ou da proteína eNOS.[22,33] Observações experimentais recentes de nosso laboratório indicam que a expressão da nNOS é induzida no sistema vascular durante o processo de reparação a uma lesão vascular,[15] semelhante ao observado por outros grupos nas fases iniciais da aterosclerose.[32] As vias que sinalizam tal expressão não estão inteiramente claras.

A expressão da iNOS pode ser induzida em praticamente qualquer tipo celular presente no sistema cardiovascular por citocinas (como fator de necrose tumoral alfa e interleucina-1), outros estímulos inflamatórios, lipolissacarídeo bacteriano e estresse oxidativo (p. ex., lipoproteínas oxidadas).[34] Essa indução é fortemente dependente da ativação do fator de transcrição NF-κB.

NO sintase mitocondrial

A ação inibitória do NO sobre a respiração mitocondrial tem sido bem documentada em modelos *ex vivo*. O NO inibe a respiração mitocondrial por ligação ao grupo heme da citocromo-oxidase, e possivelmente por nitrosação de tióis de desidrogenases do complexo 1.[35] A presença de uma NO sintase na mitocôndria tem sido também documentada,[35] embora seu papel funcional e caracterização genética sejam controversos. Isto é, apesar da existência física de uma proteína capaz de produzir NO, não estão claros o papel fisiológico *in vivo* do NO na respiração mitocondrial, bem como a importância da NO sintase na mitocôndria e, ainda, se essa NO sintase representa ou não uma modificação particular específica de uma das isoformas conhecidas da NOS.[35]

Efeitos cardiovasculares das distintas isoformas de NOS: estudos em modelos geneticamente modificados

Estudos em modelos geneticamente modificados representam a ferramenta mais poderosa e a referência mais importante para o entendimento dos efeitos fisiológicos globais de uma proteína. Estudos com camundongos nos quais os genes de isoformas específicas de NO sintases foram modificados ou camundongos *knock-in*, nos quais se produz uma mutação permanente da enzima, indicaram de modo claro uma associação entre eNOS e disfunção endotelial. Camundongos nocautes (i.e., sem o gene funcionante) para a eNOS são hipertensos, apresentam disfunção endotelial e têm uma resposta exacerbada à lesão vascular.[36,37] Em resposta a dietas hiperlipemiantes, a deleção genética da eNOS exacerba a aterosclerose, indicando papel protetor da eNOS.[36,37] Intrigantemente, a superexpressão geneticamente induzida da eNOS exacerba a aterosclerose, mostrando uma dupla face do NO derivado da eNOS.[38] Possivelmente, o excesso de enzima pode gerar uma insuficiência de cofatores e, por conseguinte, seu desacoplamento funcional com produção de oxidantes (será abordado mais adiante). Distintas mutações da eNOS, por exemplo, em resíduos associados à ativação por fosforilação, produzem graus intermediários de disfunção endotelial, mas de modo geral concordantes com os efeitos da deleção total da eNOS.[36] Camundongos nocaute para o gene da nNOS têm menor lesão celular em resposta à isquemia cerebral, mas por outro lado desenvolvem maior extensão de aterosclerose induzida por dieta, enfatizando o fato de que essa isoforma também apresenta efeitos cardiovasculares.[37] Camundongos nocaute para o gene da iNOS apresentam menor hipotensão em resposta ao choque séptico. Uma vez que o nocaute de uma isoforma específica de NO sintase pode promover efeitos compensatórios por outras isoformas, mais recentemente se desenvolveu um modelo nocaute para as três isoformas simultaneamente: eNOS, nNOS e iNOS. Esse triplo nocaute confirma de modo inequívoco que o NO tem um efeito protetor cardiovascular, uma vez que seu fenótipo envolve manifestações cardiovasculares exacerbadas em relação aos modelos de *knockouts* de único gene, incluindo aterosclerose, dislipidemia e infarto do miocárdio.[39]

Cofatores das NO sintases e desacoplamento da síntese de NO

Para que a transferência de elétrons durante a catálise enzimática da síntese de NO se efetue adequadamente, diversos cofatores são necessários, incluindo a disponibilidade do grupo heme, tióis reduzidos (grupos –SH), mono e dinucleotídeos de flavinas, e particularmente o derivado do ácido fólico tetra-hidrobiopterina (BH4), além do substrato L-arginina.[1,2,22,23] Destes, os dois últimos cofatores têm sido particularmente estudados e podem afetar significativamente a função enzimática, como discutido a seguir. Além desses, a ligação da NOS à proteína de choque térmico 90 (hsp-90) tem sido recentemente estudada como facilitadora da síntese de NO.[22,40]

A dependência desses cofatores descritos ocorre para todas as isoformas de NOS. Entretanto, ela é particularmente importante em situações de alto débito da atividade enzimática como a atividade normal da iNOS ou em situações de superestimulação ou superexpressão da eNOS ou nNOS. Nessas situações, a deficiência relativa de cofatores induz o fenômeno denominado desacoplamento da NOS.[41,42]

Desacoplamento da NOS é designado como a situação em que a transferência de elétrons da NOS não se completa de modo adequado. Esses elétrons que "vazam" durante a atividade enzimática e são captados pelo oxigênio molecular, que é por excelência o aceptor de elétrons em organismos aeróbicos, gerando o radical superóxido (i.e., O_2 + elétron → O_2^{-}) (Figura 8.3). Em outras palavras, a NOS desacoplada funciona como uma NADPH oxidase, pois o balanço de sua atividade termina por transferir um elétron do NADPH para o oxigênio molecular.[41] Portanto, a NOS desacoplada não apenas priva o ambiente celular da

Vasodilatação Dependente do Endotélio: Óxido Nítrico e Outros Mediadores

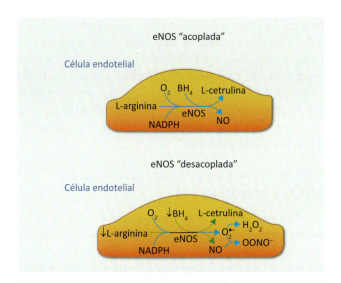

Figura 8.3 Representação esquemática do "desacoplamento" da eNOS. Concentrações subótimas de L-arginina e/ou tetra-hidrobiopterina (BH4) podem levar a uma transferência incompleta de elétrons e "vazamento" destes para o oxigênio (o aceptor "universal" de elétrons da célula), levando à geração do radical superóxido. $O_2^{·-}$: radical superóxido; $ONOO^-$: peronitrito; H_2O_2: peróxido de hidrogênio. Modificada de Hamilton SJ, Watts GF, 2013.[42a]

síntese de NO, como também produz o principal antagonista do NO, o radical superóxido, propiciando uma situação ideal para a geração do intermediário tóxico peroxinitrito.[41,42] O desacoplamento da(s) NOS é um importante (embora não o único) mecanismo envolvido na assim chamada "dupla face do NO", que designa a possibilidade de que o NO exerça tanto efeitos benéficos como tóxicos em sistemas biológicos. No caso de efeitos tóxicos é preciso notar que o efetor da toxicidade geralmente não é o NO, mas sim o peroxinitrito e/ou superóxido gerado pela enzima. O desacoplamento da eNOS parece constituir-se em um importante mecanismo de disfunção endotelial, particularmente nas fases iniciais da aterosclerose, no *diabetes mellitus*, hipertensão arterial, e nos casos de tolerância aos nitratos.[23,42] Por exemplo, a LDL nativa ou oxidada é capaz de induzir o desacoplamento da eNOS.[42] Como comentado na seção anterior, um efeito paradoxal estudado recentemente é o aumento da suscetibilidade à aterosclerose em camundongos que superexpressam a eNOS.[38] Esse efeito parece ser explicado pela desproporção entre a expressão da proteína eNOS e a atividade dos cofatores da enzima (que não foram aumentados em paralelo), levando possivelmente ao desacoplamento da eNOS. Em outras palavras, o simples aumento da expressão da eNOS não é suficiente para garantir que o subproduto final da enzima seja o NO em condições de bioatividade protetora do vaso. É interessante, assim, entender em maior detalhe a fisiopatologia de alguns cofatores da NOS.

A L-arginina é um aminoácido constituinte normal de proteínas e que apresenta, na sua forma livre, que é o substrato da NOS, concentrações da ordem de 100-1.000 mM, bem acima do Km da enzima, que é em torno de 5 mM (Km é a concentração de substrato que promove 50% da atividade máxima de uma enzima).[42,43] Apesar desse excesso de substrato, a atividade enzimática é fortemente influenciada pela administração exógena de L-arginina. Um exemplo clássico desse fenômeno é a reversão pela L-arginina do antagonismo competitivo da NOS exercido pela N-metil-L-arginina (L-NMMA) ou nitro-L-arginina (L-NA). Os mecanismos desse aparente paradoxo não estão conhecidos no momento, mas podem envolver processos específicos associados à subcompartimentalização ou captação da L-arginina.[42, 43] Algumas condições podem propiciar uma deficiência da disponibilidade de L-arginina e, por conseguinte, maior chance de desacoplamento da NOS: a) competição com outros aminoácidos, por exemplo, glutamina; b) inibição do intracelular da L-arginina, que pode ocorrer, p. ex., pela LDL oxidada; c) alterações da atividade de enzimas que sintetizam a L-arginina (L-arginina sintase), ainda pouco estudadas; d) aumento da atividade de enzimas que degradam a L-arginina, como a arginase, cujo excesso pode levar à depleção do *pool* específico da L-arginina. Uma situação peculiar é a redução da função das NOS provocada por modificações da L-arginina induzidas em condições patológicas.[43] A dimetilarginina assimétrica (ADMA) é o exemplo mais bem conhecido e pode levar à redução da função da eNOS não apenas por se constituir em falso substrato da enzima, mas também por induzir a produção de radical superóxido.[26] A ADMA é formada enzimaticamente por metiltransferases de L-arginina, que utilizam a S-adenosilmetionina como doador do grupo metil. A formação de ADMA é favorecida em situações de estresse oxidativo. Concentrações aumentadas de ADMA têm sido descritas em aparente correlação com disfunção endotelial em pacientes sob hemodiálise crônica, no envelhecimento, *diabetes mellitus*, e correlacionam-se com fatores de risco para aterosclerose.[44,45] A LDL oxidada promove menor remoção da ADMA plasmática.[44] Finalmente, os significantes efeitos protetores da administração exógena aguda ou crônica de L-arginina em estudos experimentais ou clínicos de aterosclerose[23,43] sugerem que a deficiência desse substrato (via mecanismos descritos acima) seja um fator patogenético da disfunção endotelial nessa condição.

Tetra-hidrobiopterina (BH4) é um cofator essencial para a atividade catalítica das três isoformas da NOS, e um fator determinante da produção de NO em ambientes fisiológicos e patológicos.[42,45] Esse cofator é um derivado remoto do ácido fólico sintetizado pela GTP ciclo-hidrolase I, e tem efeitos profundos na estrutura das NOS, incluindo a habilidade de deslocar o ferro heme para um *spin* maior, facilitar a ligação da L-arginina, e estabilizar a forma dimérica ativa da enzima. A proximidade entre a BH4 e o heme, assim como das flavinas quando a enzima está na sua forma ativa (dímero), é possivelmente importante na transferência de elétrons facilitada pela BH4.[45]

O ciclo e a atividade da GTP ciclo-hidrolase I estão intimamente relacionados à atividade da NOS. A transferência gênica da enzima aumenta as concentrações de BH4 e a produção de NO em células endoteliais.[45] A administração exógena de BH4 ou de seus precursores metabólicos minimiza a disfunção endotelial em estudos experimentais ou clínicos de hipercolesterolemia/aterosclerose, indicando a importância desse cofator.[42] Estudos experimentais mostram ainda que a menor síntese de NO em camundongos diabéticos correlaciona-se à deficiência de BH4.[46] A deficiência de BH4 pode ser induzida por maior estresse oxidativo (p. ex., LDL oxidada), particularmente pelo efeito do peroxinitrito (o principal subproduto da reação entre NO e radical superóxido).[47] O peroxinitrito oxida a BH4 ao subproduto inativo di-hidrobiopterina (BH2), de modo que a relação BH2/BH4 é um indicador relevante da produção de NO bioativo pela eNOS. Certos antioxidantes, particularmente a vitamina C, são capazes de estabilizar a BH4 e aumentar a síntese de NO em células endoteliais, independentemente da sua interação com o radical superóxido. Em resumo, a atividade da BH4 é um importante mecanismo capaz de influenciar a síntese de NO pela eNOS (e outras isoformas da NOS) e, portanto, o grau de disfunção endotelial.

A proteína de choque térmico 90 (hsp90) é um cofator da eNOS que se liga à enzima e aumenta significativamente a síntese de NO em células endoteliais. Recentes estudos mostram que o bloqueio da hsp90 não apenas reduz a síntese de NO, mas aumenta o desacoplamento da mesma e, por conseguinte, a produção de radical superóxido.[40]

Estudos recentes mostram outros fatores que podem induzir desacoplamento de NO sintases. Um deles é a glutatiolação, isto é, a formação de um dissulfeto misto entre a NO sintase e a glutationa, induzida por oxidantes.[46] Glutatiolação reduz a atividade da enzima e pode ser um mecanismo de regulação funcional relevante da enzima. Outro cofator importante pode ser o NADP(H). Durante a disfunção pós-isquêmica, a recuperação da função endotelial não é completa após reposição da tetra-hidrobiopterina apenas, fazendo suspeitar de deficiências adicionais de outros cofatores. A depleção de NADP(H) pela atividade NADPase da molécula CD38 contribui para o desacoplamento da NOS após reperfusão.[47]

Polimorfismos e variantes genéticas da eNOS e aterosclerose

Alguns estudos têm investigado a relação entre polimorfismos genéticos da eNOS e ocorrência de doença cardiovascular, mais especificamente aterosclerose. A associação entre a substituição do resíduo 298 de glutamato por aspartato no éxon 7 e doença arterial coronária foi investigada na população do estudo CHAOS (Cambridge Heart Association Study).[48] Em duas séries diferentes, houve maior prevalência de doença angiográfica nos pacientes homozigotos para a variante Asp298.[30,48] Em outro estudo, a presença do alelo 4 da eNOS foi associada a maior prevalência de doença arterial coronária em não fumantes.[30,48] Embora o valor preditivo de polimorfismos únicos de genes seja em geral limitado em condições clínicas e deve ser visto com precaução, esses dados podem ajudar a compor futuros índices preditivos baseados em múltiplos genes.

Geração não enzimática de NO

Em pH fisiológico, o NO é oxidado espontaneamente a nitrito e nitrato de modo irreversível. Em pH ácido, entretanto, pode ocorrer redução do nitrito, gerando NO por uma via não enzimática.[49] Possíveis situações em que esse processo possa ocorrer são no estômago e em células submetidas a isquemia prolongada.[49] A importância da geração não enzimática de NO é ainda controversa.

FATORES HIPERPOLARIZANTES DERIVADOS DO ENDOTÉLIO (EDHF)

Em muitas preparações fisiológicas, foi observado que mesmo com a inibição da prostaciclina e do NO, permanece um grau variável de vasodilatação dependente do endotélio em resposta a agonistas como a acetilcolina, bradicinina, substância P ou a alterações hemodinâmicas como a redução de pressão de perfusão arterial.[50] O mesmo fenômeno foi mais recentemente observado em camundongos com silenciamento gênico das três isoformas de NO sintases.[39]

Esse fenômeno ocorre em grau bastante variável, na dependência do calibre e do leito vascular, da espécie e da concentração relativa dos outros vasodilatadores. Essa vasodilatação é acompanhada de hiperpolarização da membrana (i.e., maior negatividade do potencial transmembrana) da célula endotelial e, em sequência, de células musculares lisas. Essa hiperpolarização envolve o efluxo celular de potássio através de canais de potássio ativados por cálcio (K_{Ca}) e de canais de potássio retificadores (K_{IR}). A hiperpolarização da célula muscular lisa reduz a probabilidade de abertura de canais de cálcio dependentes de voltagem, levando à diminuição da concentração citosólica de cálcio e consequente relaxamento. Desta forma, o relaxamento dependente do endotélio em vasos tratados com inibidores da ciclo-oxigenase e da NO sintase, bloqueável por inibidores do canal K_{Ca} ou por excesso de potássio extracelular, é atribuível a um ou mais fatores denominados "fatores hiperpolarizantes derivados do endotélio" ou EDHF. Muito se discutiu se de fato o efeito EDHF seria causado por um mediador solúvel liberado de modo parácrino pelo endotélio. Em conjunto, pode-se dizer que há considerável suporte à ideia de um mediador químico autônomo, independente do NO e da prostaciclina, embora sua identidade não esteja totalmente esclarecida e seja provável que vários fatores distintos possam desempenhar o papel de EDHF em circunstâncias específicas. As identidades mais prováveis do EDHF são: metabólitos do ácido araquidônico derivados do citocromo P450,[51] peróxido de hidrogênio,[52,53] íons potássio,[54] ou comunicações via *gap junctions*[55] entre células endoteliais e musculares lisas, além do sulfeto de hidrogênio, discutido em seção à parte.

Epoximetabólitos do ácido araquidônico (EETs)

A evidência de que o sistema enzimático do citocromo P450, que possui um amplo espectro de efeitos, participa da gênese do EDHF é baseada no fato de que seus inibidores suprimem a vasodilatação dependente desse mecanismo.[51] Epoxigenases centradas no citocromo P450 metabolizam o ácido araquidônico, gerando metabólitos como os ácidos 8,9-, 14,15-, 5,6- ou 11,12- epoxieicosatrienoicos (EETs) e seus correspondentes derivados di-hidroxi-EETs. Em células endoteliais humanas, a isoforma 2C do citocromo P450 preenche critérios para ser uma EDHF sintase. Os EETs liberados por células endoteliais estimuladas por bradicinina têm efeito hiperpolarizante em células musculares lisas e características cinéticas compatíveis com aquelas previamente sugeridas para o EDHF. EETs promovem relaxamento de artérias coronárias concomitantes a maior probabilidade de abertura dos canais K_{Ca} e redução de cálcio citosólico. A passagem dos EETs para a célula muscular lisa parece ocorrer predominantemente via *gap junctions*, cuja abertura é estimulada pelo próprio EET.[55] É possível, assim, que os EETs funcionem como segundos mensageiros intracelulares importantes para a iniciação e transmissão da hiperpolarização propagada a partir da célula endotelial. Importante, a EDHF sintase (citocromo P450 2C9) tem efeito gerador de espécies reativas de oxigênio[51] em células endoteliais de artérias coronárias. Essas espécies de oxigênio induzem ativação do fator de transcrição NF-κB e aumento da expressão de moléculas de adesão para leucócitos.

Peróxido de hidrogênio

Em camundongos geneticamente deficientes da NO sintase endotelial, o relaxamento dependente da acetilcolina é inibido pela catalase,[52] uma enzima removedora de peróxido de hidrogênio (H_2O_2, ou água oxigenada). O H_2O_2, além de efetuar a vasodilatação, induz a hiperpolarização da célula muscular lisa via ativação de canais K_{Ca} e possui características físico-químicas compatíveis com as esperadas para o EDHF. H_2O_2 é permeável a membranas celulares, sendo, portanto, capaz de se difundir a partir do endotélio. Além disso, o H_2O_2 tem papel fisiológico no controle da autorregulação de pequenas artérias coronárias em resposta tanto à acetilcolina como a reduções graduais da pressão de perfusão.[53] Dentre os mecanismos pelos quais peróxido de hidrogênio induz vasodilatação, inclui-se a formação de uma ponte dissulfeto na proteína quinase G (GK), capaz de ativar a enzima de um modo independente da guanilciclase. Camundongos com mutação de uma única cisteína desse dissulfeto têm vasoconstrição exacerbada e são hipertensos.[56] Este é um dos exemplos mais importantes de sinalização redox e efeitos potencialmente protetores de uma espécie oxidante.

Íons potássio e *gap junctions*

A ativação de canais K_{Ca} em células endoteliais, por exemplo, pela acetilcolina, promove efluxo de potássio para o espaço mioendotelial. Os íons potássio, por sua vez, ativam a Na-K ATPase da célula muscular lisa e os canais retificadores de potássio (K_{IR}) da célula endotelial e relaxam a musculatura lisa por mecanismos inibíveis pela combinação de ouabaína e íons bário (um inibidor do canal K_{IR}). Em vasos sem endotélio, o relaxamento devido ao potássio é bloqueado pela ouabaína, mas não pelos íons bário, indicando uma ação sinérgica entre a hiperpolarização da célula endotelial (via K_{IR}) e a Na-K ATPase da célula muscular lisa.[50,55] Certos efeitos do EDHF, ao contrário do NO, são também inibidos pela ouabaína. Deste modo, foi proposto que o potássio poderia ser um EDHF potencialmente capaz de trafegar entre as células endotelial e muscular lisa via *gap junctions*. A importância dessas junções celulares em intermediar o relaxamento via EDHF tem sido reconhecida.[55] Assim como o EDHF, a prevalência das *gap junctions* é maior em arteríolas e é inexistente em artérias de grande calibre. A existência de acoplamento elétrico entre as células endoteliais e musculares lisas dá suporte à importância dessas comunicações. A condução da resposta hiperpolarizante inexiste na ausência do endotélio, e é abolida em camundongos deficientes da conexina-40 (a proteína-chave da *gap junction*). Assim, *gap junctions* poderiam mediar diretamente o acoplamento elétrico entre endotélio e músculo liso ou, alternativamente, serem condutoras de mediadores químicos.[55]

Inter-relação dos diferentes EDHFs

Como pode-se notar nessas considerações, apenas um tipo de EDHF não é capaz de responder por todas as características do fenômeno de hiperpolarização em diferentes condições ou leitos vasculares. Pode ser visto, ainda, que os diferentes EDHF compartilham vários elementos em comum e têm atividade complementar, conforme ilustrado à Figura 8.4.

Gap junctions, por exemplo, poderiam participar da propagação de cada um desses mediadores. A ação da superóxido dismutase pode gerar peróxido de hidrogênio a partir do superóxido gerado pelo citocromo P450 ou de outras fontes. O H_2O_2, via proteína quinase C, estimula a ativação da fosfolipase A_2, produzindo, assim, ácido araquidônico, que além de poder participar diretamente da abertura de canais K_{Ca}, é o substrato da citocromo P450 geradora de EETs.

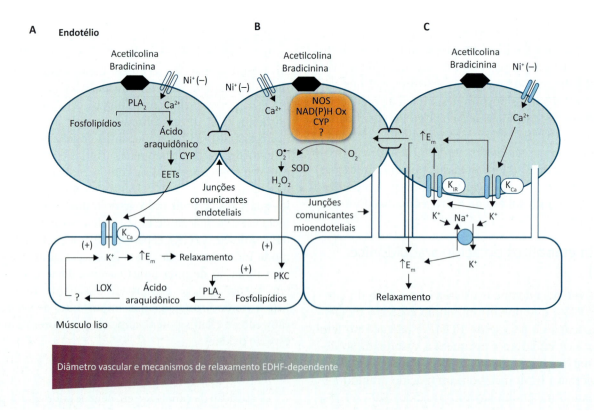

Figura 8.4 Mecanismos propostos de hiperpolarização e relaxamento por: **(A)** ácidos epoxieicosatrienoicos EET's); **(B)** peróxido de hidrogênio; ou **(C)** íon potássio. Estímulo endotelial por acetilcolina, bradicinina, ou aumento de fluxo induz liberação de EDHF's. Sua difusão e atuação em células musculares lisas levam à hiperpolarização de membrana (aumento E_m). Propagação elétrica também ocorre através de *gap junction* endotelial e mioendotelial. A contribuição dos diferentes EDHF's varia de acordo com o calibre do vaso. CYP-Citocromo P450; K_{Ca}: canal de potássio ativado por Cálcio; K_{IR}: canal retificador potássio; LOX: Lipoxigenases; NAD(P)H Ox: NAD(P)H oxidase; NOS: Óxido nítrico sintase; PKC: Proteína quinase C; PLA_2: Fosfolipase A2; SOD: Superóxido dismutase. Adaptada de Campbell WB e Gauthier KM, 2002.[55a]

Disfunção patológica da hiperpolarização dependente de endotélio

A disfunção endotelial encontrada em várias doenças vasculares tem sido descrita e bastante estudada em conexão com o sistema NO-NO sintase. Crescente atenção tem sido dada à disfunção do EDHF nessas circunstâncias. No *diabetes mellitus*, inúmeros estudos demonstram perda ou redução da atividade do EDHF como componente de controle do tônus vascular.[50] Em camundongos com resistência à insulina, EETs perdem a capacidade de relaxamento vascular e hiperpolarização. Inibidores de citocromo P450 perdem o efeito inibitório do relaxamento à acetilcolina em ratos diabéticos. No camundongo diabético, certos estudos mostram maior deficiência nas respostas hiperpolarizantes do que naquelas dependentes de NO. O relaxamento dependente de EDHF está também deficiente em animais hipertensos[50] e pode ser melhorado pelo tratamento com inibidores da enzima conversora da angiotensina. Em pacientes hipertensos, a menor resposta do fluxo do antebraço à infusão de acetilcolina pode ser melhorada por inibidores dos canais de cálcio. A atividade do EDHF participa, ainda, no componente vascular do efeito de estrógenos.

Sulfeto de hidrogênio (H_2S): um novo EDRF e EDHF

O sulfeto de hidrogênio (H_2S), que foi por muito tempo considerado somente um gás tóxico (e malcheiroso) presente na atmosfera e metabolizado por bactérias, é a mais recente molécula gasosa descrita como segundo mensageiro de vias de sinalização,[57] ao lado do NO e CO. Concentrações baixas de H_2S regulam o tônus vascular e a pressão sanguínea, por mecanismos ainda pouco elucidados, como discutido a seguir.

O H_2S pode ser produzido em células eucarióticas por três diferentes enzimas que usam o aminoácido L-cisteína como substrato: cistationina g-liase (CSE), cistationina β-sintase (CBS), e mercaptopiruvato S-transferase (MST). Outra fonte de H_2S em mamíferos são os micróbios residentes no intestino.[58] No endotélio há evidências, até o presente momento, da produção de H_2S principalmente pela enzima CSE, que se caracteriza por ser bastante induzível, de forma similar à iNOS. A ação vasodilatadora do H_2S foi inicialmente descrita com o uso de doadores de H_2S e/ou inibidores farmacológicos da CSE e confirmada posteriormente com estudos com camundongos nocaute para esta enzima (CSE-KO), que apresentam produção de H_2S comprometida e desenvolvem hipertensão associada ao envelhecimento.[57]

A deficiência na produção de H_2S também implicou em desenvolvimento precoce de aterosclerose. Os camundongos CSE-KO quando submetidos a dieta pró-aterogênica (dieta Paigen), comparados aos camundongos controles, apresentaram precocemente lesões ateroscleróticas na região curva da aorta, com aumento da camada íntima, maiores níveis plasmáticos de colesterol e LDL, e aumento da expressão das moléculas de adesão ICAM-1 e VCAM-1 nas células musculares lisas.[59] Além disso, observou-se desbalanço da homeostase redox no plasma (aumento dos níveis de malonaldeído, diminuição da concentração de GSH e da atividade de enzimas antioxidantes como glutationa peroxidase, glutationa redutase e superóxido dismutase), além de aumento dos níveis de LDL oxidada no espaço subendotelial. Alguns desses parâmetros foram revertidos pelo tratamento com NaHS, doador de H_2S exógeno.[59]

Apesar de todos os efeitos protetores do H_2S observados *in vivo*, a descrição de mecanismos pelos quais o H_2S atua ainda são escassos. Uma das formas do H_2S agir como molécula sinalizadora é por modificação de resíduos de cisteínas de proteínas-alvos, um processo denominado "sulfidração" ou persulfidação.[60] O H_2S é um ácido fraco em solução (pKa = 7) em equilíbrio com sua base conjugada (HS⁻) e não reage diretamente com tióis reduzidos (RSH). Dentre os mecanismos possíveis de ação do H_2S em sistemas biológicos, o mais plausível é a reação da base conjugada (HS⁻) com dissulfetos (RSSR) ou ácidos sulfênicos (RSOH), que produz perssulfetos (RSSH ou RS_nH), o produto da "sulfidração".[61] Também se discute na área que alguns dos efeitos do H_2S poderiam ser mediados pelos polissulfetos, formados a partir da oxidação do H_2S, encontrados nas soluções de H_2S.[62]

A sulfidração geralmente aumenta a reatividade da cisteína modificada, ao contrário do processo de nitrosação (formação de RSNO), que geralmente diminui a reatividade da cisteína-alvo. A sulfidração parece ser uma modificação altamente prevalente; por exemplo, 25% da enzima gliceraldeído 3-fosfato desidrogenase (GAPDH) está sulfidrilada em lisados de células hepáticas.[60] Ainda, em alguns casos, a sulfidrilação precede a nitrosação na mesma cisteína; a subunidade p65 de NF-κB é inicialmente sulfidrilada nas primeiras duas horas de tratamento com TNF-α e então é nitrosada.[63]

O tônus vascular é regulado por H_2S de forma dependente ou independente do endotélio, via sulfidrilação do canal de potássio dependente de ATP (K_{ATP}). A modificação do canal K_{ATP} ocorre na cisteína 43 que inibe sua associação com ATP, promovendo sua ligação com fosfatidilinositol-4,5-bifosfato (PIP_2), que

Capítulo 8

o mantém em conformação aberta para favorecer a vasodilatação.[60,64] Este H_2S pode ser produzido pelas próprias células musculares lisas ou de origem endotelial. Ainda, a deleção da enzima CSE especificamente no endotélio de camundongos diminui, além da produção de H_2S, o vasorrelaxamento dependente do endotélio induzido por acetilcolina.[57] Essas observações sugerem que o H_2S seja, de forma similar ao NO, um fator de relaxamento do endotélio (EDRF).[65]

Além de um EDRF, o H_2S também tem sido considerado um fator hiperpolarizante derivado do endotélio (EDHF), pois seus efeitos dependentes do endotélio no vasorrelaxamento são mais proeminentes nas artérias de resistência que nas artérias de condutância e necessitam de hiperpolarização da membrana plasmática tanto das células endoteliais quanto musculares lisas.[66] O H_2S produzido no endotélio ativa os canais de cálcio dependente de potássio (SK_{Ca} e IK_{Ca}), causando hiperpolarização endotelial que induz hiperpolarização nas células musculares lisas por acoplamento elétrico via junções *gap* mioendoteliais e/ou aumento do efluxo de potássio. A hiperpolarização de ambas as células é inibida por bloqueadores de canais de cálcio ativados por potássio (K_{Ca}).

Outra forma pela qual o H_2S pode afetar o tônus vascular é pela regulação da produção de NO. O tratamento de camundongos com Na_2S (doador de H_2S) aumenta a expressão da eNOS,[67] e em células em cultura observou-se que o H_2S aumenta a atividade da eNOS por induzir modificações pós-transducionais, como sulfidrilação, fosforilação e dimerização.[68-70] Ainda, os camundongos CSE-KO apresentam menores níveis de NO e eNOS disfuncionante.[71] Por outro lado, o NO pode inibir a atividade da CSE, via nitrosação, mas também aumenta a expressão da CSE. Esses efeitos opostos talvez reflitam uma fina regulação da produção de H_2S, dependente da concentração de NO.

A deficiência na expressão/atividade da CSE ou baixos níveis endógenos de H_2S já têm sido discutidos como futuros potenciais fatores de risco para desenvolvimento de aterosclerose. De fato, pacientes hipertensos (graus 2 e 3) e diabéticos com hipertensão apresentam níveis plasmáticos de H_2S menores que indivíduos saudáveis.[66,72] Entretanto, os métodos para obtenção de medidas confiáveis de H_2S em amostras biológicas ainda estão em desenvolvimento, e ainda não há um consenso sobre os níveis fisiológicos de H_2S no sangue. Do ponto de vista terapêutico, uma boa estratégia deve ser a modulação de vias que produzem H_2S endógeno, mas há muitas questões relacionadas ainda abertas, por exemplo, como a CSE é ativada nas células endoteliais. Ainda, o desenvolvimento de inibidores/ativadores específicos da CSE (e das outras fontes potenciais endógenas de H_2S no endotélio) bem como doadores controlados de H_2S, além de métodos específicos para monitorar os níveis de H_2S circulantes, serão ferramentas essenciais para futuras propostas terapêuticas antiaterosclerose.

Inter-relação dos mediadores da vasodilatação dependente de endotélio

O NO é capaz de inibir a atividade da EDHF sintase via ligação ao grupo heme. Desta forma, estados de disfunção endotelial nos quais a bioatividade do NO está reduzida levam a maior ativação do citocromo P450 e aumento do mecanismo vasodilatador dependente de EDHF. Com a inibição da produção de NO ou em camundongos geneticamente deficientes da NO sintase endotelial, o EDHF assume maior importância como mecanismo parácrino de vasodilatação. É possível que o EDHF possa manter a perfusão miocárdica em situações de perda do NO em doenças cardiovasculares. Esses dados indicam uma conexão funcional entre fatores relaxantes e hiperpolarizantes derivados do endotélio. O papel fisiológico de cada um desses sistemas, contudo, é diferente, de acordo com a espécie e conforme o calibre vascular. Em particular, artérias de condutância (p. ex., aorta, artérias epicárdicas), o NO é o mediador hierarquicamente mais importante da vasodilatação dependente do endotélio. Por outro lado, em pequenas artérias e arteríolas < 100 μm (vasos de resistência), o mecanismo hierarquicamente predominante de vasodilatação mediada pelo endotélio é dependente do EDHF. A atividade do EDHF é importante como mecanismo de autorregulação coronariana *in vivo*, em cooperação com NO e adenosina.

Dados recentes sugerem interessantes mecanismos responsáveis pela hierarquia dos efeitos de EDRFs (NO) *versus* EDHF(s) relacionados a uma estrutura que, embora conhecida de longa data, não havia sido estudada em detalhes: a *junção mioendotelial*.[73] Essas estruturas consistem de uma interface entre porções específicas da célula endotelial e a célula muscular lisa, com um espaço relativamente fixo e reduzido intermembranas celulares, constituindo uma verdadeira sinapse. Junções mioendoteliais são muito mais abundantes em arteríolas de resistência em relação a artérias de condutância. A célula endotelial, nessa região, mostra uma redistribuição e acúmulo de retículo endoplasmático rugoso e ribossomos, bem como um enriquecimento em eNOS.[73] Nesta região existe, ainda, um acúmulo intraendotelial da cadeia alfa da hemoglobina, ligada ao Fe^{3+}, e esta se associa ao citocromo b5R3, que exerce a função de reduzir o Fe^{3+} ao Fe^{2+}, capaz de sequestrar e inativar o NO.

O silenciamento do citocromo b5R3 promove aumento da biodisponibilidade de NO. Esse mecanismo pode, assim, ajudar a esclarecer por que arteríolas de resistência têm menor contribuição relativa do EDRF (NO) em relação a outros EDHFs.[73]

CONCLUSÕES

A vasodilatação parácrina mediada pelo endotélio é uma função primordial dessas células, que se integra às outras múltiplas funções. Os mecanismos de vasodilatação representam um sistema orquestrado, que efetua uma regulação de primeira ordem no tônus vasomotor de artérias de condutância, bem como na modulação do fluxo em vasos de resistência e ajustes distributivos entre diferentes camadas do órgão. Esses efeitos têm papel fisiológico essencial e participam da gênese e das adaptações a condições patológicas vasculares, constituindo-se, nesses casos, em alvos primários de intervenções terapêuticas.

Boa parte da complexidade da biologia do óxido nítrico pode ser atribuída às distintas vias de sua reatividade química, cujo entendimento gerou importantes implicações, algumas de interesse terapêutico, como por exemplo, o efeito vasodilatador e protetor celular de nitrito na presença de hemerredutases. Em paralelo, a biologia do NO depende fortemente das distintas isoformas das NOS. O papel preciso dos cofatores, como tetra-hidrobiopterina e L-arginina e sua regulação nas doenças, embora incompletamente compreendido, pode ainda gerar implicações clínicas relevantes. Da mesma forma, o entendimento do papel do radical superóxido produzido pelo desacoplamento das NOS nos processos de sinalização celular devem propiciar relevantes avanços na fisiopatologia e tratamento de inúmeras condições vasculares. Finalmente, evidências crescentes demonstram que diferenças estruturais entre as isoformas de NOS permitem que essas enzimas desempenhem funções distintas em diferentes compartimentos. Essas diferenças estruturais devem ser exploradas quanto à possibilidade de terapias gênicas, que modifiquem seletivamente uma isoforma específica. Os avanços recentes no entendimento dos mediadores do relaxamento vascular associados à hiperpolarização deve ampliar de modo significativo o escopo das funções endoteliais e propiciar um entendimento global desses processos, ajudando a esclarecer como NO se integra ao peróxido de hidrogênio, derivados do ácido araquidônico e outros EDHFs, incluindo novos mediadores gasosos como monóxido de carbono e sulfeto de hidrogênio.

REFERÊNCIAS BIBLIOGRÁFICAS

1. Harrison DG. Cellular and molecular mechanisms of endothelial cell dysfunction. J Clin Invest. 1997;100:2153-7.
2. Moncada S, Higgs EA. Nitric oxide and the vascular endothelium. Handb Exp Pharmacol. 2006;(176 Pt 1):213-54.
3. Kojda G, Harrison, D. Interactions between NO and reactive oxygen species: pathophysiological importance in atherosclerosis, hypertension, diabetes and heart failure. Cardiovasc Res. 1999;43:562-71.
4. Kim-Shapiro DB, Gladwin MT. Mechanisms of nitrite bioactivation. Nitric Oxide. 2014;38:58-68.
5. Augusto O, Bonini MG, Amanso AM, et al. Nitrogen dioxide and carbonate radical anion: two emerging radicals in biology. Free Radic Biol Med. 2002;32:841-59.
6. Wink DA, Mitchell JB. Chemical biology of nitric oxide: Insights into regulatory, cytotoxic, and cytoprotective mechanisms of nitric oxide. Free Radic Biol Med. 1998;25:434-56.
7. Espey MG, Miranda KM, Thomas DD, et al. A chemical perspective on the interplay between NO, reactive oxygen species, and reactive nitrogen oxide species. Ann N Y Acad Sci. 2002;962:195-206.
8. Lucas KA, Pitari GM, Kazerounian S, et al. Guanylyl cyclases and signaling by cyclic GMP. Pharmacol Rev. 2000;52:375-414.
9. Andreadou I, Iliodromitis EK, Rassaf T, et al. The role of gasotransmitters NO, H2S and CO in myocardial ischaemia/reperfusion injury and cardioprotection by preconditioning, postconditioning and remote conditioning. Br J Pharmacol. 2015;172:1587-606.
10. Koesling D, Friebe A. Soluble guanylyl cyclase: structure and regulation. Rev Physiol Biochem Pharmacol. 1999;135:41-65.
11. O'Donnell VB, Freeman BA. Interactions between nitric oxide and lipid oxidation pathways: implications for vascular disease. Circ Res. 2001;88:12-21.
12. Trostchansky A, Bonilla L, González-Perilli L, et al. Nitro-fatty acids: formation, redox signaling, and therapeutic potential. Antioxid Redox Signal. 2013;19:1257-65.
13. Fridovich I. Fundamental aspects of reactive oxygen species, or what's the matter with oxygen? Ann N Y Acad Sci. 1999;893:13-8.

Apoios financeiros: os estudos de nosso laboratório descritos no presente capítulo foram apoiados pela Fapesp (vários projetos), CNPq, Finep/Pronex e Fundação EJ Zerbini. FRML e DCF são membros do Cepid de Processos Redox em Biomedicina ("Redoxoma", Fapesp nº 13/07937-8) e Instituto Nacional de Ciência e Tecnologia de Processos Redox em Biomedicina (Fapesp/CNPq).

14. Radi R, Peluffo G, Alvarez MN, et al. Unraveling peroxynitrite formation in biological systems. Free Radic Biol Med. 2001;30:463-88.
15. Leite PF, Danilovic A, Moriel P, et al. Sustained decrease in superoxide dismutase activity underlies constrictive remodeling after balloon injury in rabbits. Arterioscler Thromb Vasc Biol. 2003;23:2197-202.
16. Ischiropoulos H. Biological tyrosine nitration: a pathophysiological function of nitric oxide and reactive oxygen species. Arch Biochem Biophys. 1998;356:1-11.
17. Brennan ML, Wu W, Fu X, et al. A tale of two controversies: defining both the role of peroxidases in nitrotyrosine formation in vivo using eosinophil peroxidase and myeloperoxidase-deficient mice, and the nature of peroxidase-generated reactive nitrogen species. J Biol Chem. 2002;277:17415-27.
18. Liu X, Miller MJ, Joshi MS, et al. Accelerated reaction of nitric oxide with O2 within the hydrophobic interior of biological membranes. Proc Natl Acad Sci U S A. 1998;95:2175-9.
19. Apostoli GL, Solomon A, Smallwood MJ, et al. Role of inorganic nitrate and nitrite in driving nitric oxide-cGMP-mediated inhibition of platelet aggregation in vitro and in vivo. J Thromb Haemost. 2014;12:1880-9.
20. Rassaf T, Totzeck M, Hendgen-Cotta UB, et al. Circulating nitrite contributes to cardioprotection by remote ischemic preconditioning. Circ Res. 2014;114:1601-10.
21. Halligan KE, Jourd'heuil FL, Jourd'heuil D. Cytoglobin is expressed in the vasculature and regulates cell respiration and proliferation via nitric oxide dioxygenation. J Biol Chem. 2009;284:8539-47.
22. Stuehr D, Pou S, Rosen GM. Oxygen reduction by nitric-oxide synthases. J Biol Chem. 2001;276:1433-6.
23. Michel T. Nitric oxide synthases: which, where, how, and why. J Clin Invest. 1997; 100:2146-52.
24. Stuehr DJ, Tejero J, Haque MM. Structural and mechanistic aspects of flavoproteins: electron transfer through the nitric oxide synthase flavoprotein domain. FEBS J. 2009;276:3959-74.
25. Campbell MG, Smith BC, Potter CS, et al. Molecular architecture of mammalian nitric oxide synthases. Proc Natl Acad Sci U S A. 2014;111:E3614-23.
26. Fulton D, Gratton J-P, McCabe TJ, et al. Regulation of endothelium derived nitric oxide production by the protein kinase Akt. Nature. 1999;399:597-601.
27. Dimmeler S, Fleming I, Fisslthaler B, et al. Activation of nitric oxide synthase in endothelial cells by Akt-dependent phosphorylation. Nature. 1999;399:601-5.
28. Drab M, Verkade P, Elger M, et al. Loss of caveolae, vascular disfunction, and pulmonary defects in caveolin-1 gene-disrupted mice. Science. 2001;293:2449-52.
28a. Andrew PJ, Mayer B. Enzymatic function of nitric oxide synthases. Cardiovasc Res. 1999;43:521-31.
29. Kraehling JR, Hao Z, Lee MY, et al. Uncoupling caveolae from intracellular signaling in vivo. Circ Res. 2016;118(1):48-55.
30. Goligorsky MS, Brodsky S, Chen J. Relationship between caveolae and eNOS: everything in proximity and the proximity of everything. Am J Physiol Renal Physiol. 2002;283:F1-10.
31. Griscavage JM, Fukuto JM, Komori Y, et al. Nitric oxide inhibits neuronal nitric oxide synthase by interacting with the heme prosthetic group. J Biol Chem. 1994;269:21644-49.
32. Wilcox JN, Subramanian RR, Sundell CL, et al. Expression of multiple isoforms of nitric oxide synthase in normal and atherosclerotic vessels. Arterioscler Thromb Vasc Biol. 1997;17:2479-88.
33. Chavakis E, Dimmeler S. Regulation of endothelial cell survival and apoptosis during angiogenesis. Arterioscler Thromb Vasc Biol. 2002;22:887-93.
34. Kibbe M, Billiar T, Tzeng E. Inducible nitric oxide synthase and vascular injury. Cardiovasc Res. 1999;43:650-7.
35. Giulivi C. Characterization and function of mitochondrial nitric oxide synthase. Free Rad Biol Med. 2003;34:397-405.
36. Liu VW, Huang PL. Cardiovascular roles of nitric oxide: a review of insights from nitric oxide synthase gene disrupted mice. Cardiovasc Res. 2008;77:19-29.
37. Huang PL. Mouse models of nitric oxide synthase deficiency. J Am Soc Nephrol. 2000;11 Suppl 16:S120-3.
38. Ozaki M, Kawashima S, Yamashita T, et al. Overexpression of endothelial nitric oxide synthase accelerates atherosclerotic lesion formation in apoE-deficient mice. J Clin Invest. 2002;110:331-40.
39. Tsutsui M, Tanimoto A, Tamura M, et al. Significance of nitric oxide synthases: Lessons from triple nitric oxide synthases null mice. J Pharmacol Sci. 2015;127:42-52.
40. Ou-J, Ou-Z, Ackerman AW, et al. Inhibition of heat shock protein 90 (hsp90) in proliferating endothelial cells uncouples endothelial nitric oxide synthase activity. Free Radic Biol Med. 2003;15:269-76.
41. Vasquez-Vivar J, Kalyanaraman B, Martasek P, et al. Superoxide generation by endothelial nitric oxide synthase: the influence of cofactors. Proc Natl Acad Sci U S A. 1998;95:9220-5.
42. Cai H, Harrison DG. Endothelial dysfunction in cardiovascular diseases: the role of oxidant stress. Circ Res. 2000;87:840-4.
42a Hamilton SJ, Watts GF. Endothelial dysfunction in diabetes: pathogenesis, signifi cance and treatment. Rev Diabetic Studies. 2013;10:133-56.
43. Cooke JP. Does ADMA cause endothelial dysfunction? Arterioscler Thromb Vasc Biol. 2000;20:2032-7.
44. Böger RH, Sydow K, Borlak J, et al. LDL Cholesterol Upregulates Synthesis of Asymmetrical Dimethylarginine in Human Endothelial Cells. Circ Res. 2000;87:99-105.

45. Thomazella MC, Góes MF, Andrade CR, et al. Effects of high adherence to mediterranean or low-fat diets in medicated secondary prevention patients. Am J Cardiol. 2011;108:1523-9.
46. Chen CA, Wang TY, Varadharaj S, et al. S-glutathionylation uncouples eNOS and regulates its cellular and vascular function. Nature. 2010;468:1115-8.
47. Reyes LA, Boslett J, Varadharaj S, et al. Depletion of NADP(H) due to CD38 activation triggers endothelial dysfunction in the postischemic heart. Proc Natl Acad Sci U S A. 2015;112:11648-53.
48. Hingorani AD, Liang CF, Fatibene J, et al. A common variant of the endothelial nitric oxide synthase (glu298→Asp) is a major risk factor for coronary artery disease in the UK. Circulation. 1999;100:1515-20.
49. Zweier JL, Wang P, Samouilov A, et al. Enzyme-independent formation of nitric oxide in biological tissues. Nat Med. 1995;8:804-9.
50. Busse R, Edwards G, Feletou M, et al. EDHF: bringing the concepts together. Trends Pharmacol Sci. 2002;23:374-80.
51. Fleming I. Cytochrome P450 2C is an EDHF Synthase in coronary arteries. Trends Cardiovasc Med. 2000;10:166-70.
52. Matoba T, Shimokawa H, Nakashima M, et al. Hydrogen peroxide is an endothelium-derived hyperpolarizing factor in mice. J Clin Invest. 2000;106:1521-30.
53. Yada T, Shimokawa H, Hiramatsu O, et al. Hydrogen peroxide, an endogenous endothelium-derived hyperpolarizing factor, plays an important role in coronary autoregulation in vivo. Circulation. 2003;107:1040-5.
54. Edwards G, Dora KA, Gardener MJ, et al. K+ is an endothelium-derived hyperpolarizing factor in rat arteries. Nature. 1998;396:269-72.
55. Popp R, Brandes RP, Ott G, et al. Dynamic modulation of interendothelial gap junctional communication by 11,12-epoxyeicosatrienoic acid. Circ Res. 2002;19;90:800-6.
55a Campbell WB, Gauthier KM. What is new in endotheliumderived hyperpolarizing factors? Curr Opin Nephrol Hypertens. 2002;11:177-83.
56. Burgoyne JR, Madhani M, Cuello F, et al. Cysteine redox sensor in PKGIa enables oxidant-induced activation. Science. 2007;317:1393-7.
57. Yang G, Wu L, Jiang B, et al. H2S as a physiologic vasorelaxant: hypertension in mice with deletion of cystathionine gamma-lyase. Science. 2008 Oct 24;322(5901):587-90.
58. Carbonero F, Benefiel AC, Alizadeh-Ghamsari AH, et al. Microbial pathways in colonic sulfur metabolism and links with health and disease. Front Physiol. 2012 Nov 28;3:448.
59. Mani S, Li H, Untereiner A, et al. Decreased endogenous production of hydrogen sulfide accelerates atherosclerosis. Circulation. 2013 Jun 25;127(25):2523-34.
60. Mustafa AK, Gadalla MM, Sen N, et al. H2S signals through protein S-sulfhydration. Sci Signal. 2009 Nov 10;2(96):ra72.
61. Cuevasanta E, Lange M, Bonanata J, et al. Reaction of Hydrogen Sulfide with Disulfide and Sulfenic Acid to Form the Strongly Nucleophilic Persulfide. J Biol Chem. 2015 Nov 6;290(45):26866-80.
62. Kimura Y, Mikami Y, Osumi K, et al. Polysulfides are possible H2S-derived signaling molecules in rat brain. FASEB J. 2013 Jun;27(6):2451-7.
63. Sen N, Paul BD, Gadalla MM, et al. Hydrogen sulfide-linked sulfhydration of NF-κB mediates its antiapoptotic actions. Mol Cell. 2012 Jan 13;45(1):13-24.
64. Mustafa AK, Sikka G, Gazi SK, et al. Hydrogen sulfide as endothelium-derived hyperpolarizing factor sulfhydrates potassium channels. Circ Res. 2011 Nov 11;109(11):1259-68.
65. Wang R. Hydrogen sulfide: a new EDRF. Kidney Int. 2009 Oct;76(7):700-4.
66. Wang R, Szabo C, Ichinose F, et al. The role of H2S bioavailability in endothelial dysfunction. Trends Pharmacol Sci. 2015 Sep;36(9):568-78.
67. Kram L, Grambow E, Mueller-Graf F, et al. The anti-thrombotic effect of hydrogen sulfide is partly mediated by an upregulation of nitric oxide synthases. Thromb Res. 2013 Aug;132(2):e112-7.
68. Altaany Z, Ju Y, Yang G, et al. The coordination of S-sulfhydration, S-nitrosylation, and phosphorylation of endothelial nitric oxide synthase by hydrogen sulfide. Sci Signal. 2014 Sep 9;7(342):ra87.
69. Kida M, Sugiyama T, Yoshimoto T, et al. Hydrogen sulfide increases nitric oxide production with calcium-dependent activation of endothelial nitric oxide synthase in endothelial cells. Eur J Pharm Sci. 2013 Jan 23;48(1-2):211-5.
70. Coletta C, Papapetropoulos A, Erdelyi K, et al. Hydrogen sulfide and nitric oxide are mutually dependent in the regulation of angiogenesis and endothelium-dependent vasorelaxation. Proc Natl Acad Sci U S A. 2012 Jun 5;109(23):9161-6.
71. King AL, Polhemus DJ, Bhushan S, et al. Hydrogen sulfide cytoprotective signaling is endothelial nitric oxide synthase-nitric oxide dependent. Proc Natl Acad Sci U S A. 2014 Feb 25;111(8):3182-7.
72. Whiteman M, Gooding KM, Whatmore JL, et al. Adiposity is a major determinant of plasma levels of the novel vasodilator hydrogen sulphide. Diabetologia. 2010 Aug;53(8):1722-6.
73. Straub AC, Zeigler AC, Isakson BE. The myoendothelial junction: connections that deliver the message. Physiology (Bethesda). 2014;29:242-9.

capítulo 9

Stefany B. A. Cau
Paulo Roberto B. Evora
Rita C. Tostes

Substâncias Vasoconstritoras Produzidas pelo Endotélio

INTRODUÇÃO

As últimas três décadas testemunharam a descoberta da produção dos fatores vasodilatadores dependentes do endotélio (EDRF – *endothelium-derived relaxing factors*) como prostaciclina, óxido nítrico (NO) e fatores hiperpolarizantes dependentes do endotélio (EDHF – *endothelium-derived hyperpolarizing factors*) representados por metabólitos do ácido araquidônico (EET) derivados do citocromo P450, peróxido de hidrogênio, íons potássio (K+) e comunicações via junções comunicantes (*gap junctions*). Os mecanismos pelos quais os EDRF desencadeiam seus efeitos: 1) ativação da via guanilil ciclase (GC) – GMP cíclico; 2) ativação da via adenilil ciclase (AC) – AMP cíclico: e 3) ativação de mecanismos que controlam o potencial de membrana das células musculares lisas vasculares (CMLV) produzindo hiperpolarização (como abertura de canais de K+ e ativação da bomba Na+/K+) também foram desvendados (Capítulo 8 – Vasodilatação dependente do endotélio: óxido nítrico e outros mediadores).

Nesse mesmo período tornou-se evidente que o endotélio também produz substâncias vasoconstritoras ou fatores contráteis dependentes do endotélio (EDCF, *endothelium-derived contracting factors*).[1,2] Inicialmente, os EDCF foram identificados como produtos da ciclo-oxigenase (COX), os chamados prostanoides, uma vez que inibidores dessa enzima bloqueavam as contrações vasculares dependentes do endotélio.[3] Posteriormente, demonstrou-se que as células endoteliais produzem outros EDCF, incluindo endotelina-1 (ET-1), angiotensina II (Ang II), espécies reativas de oxigênio (ERO), como ânion superóxido (•O2−) e tetrafosfato de uridina adenosina [*uridine adenosine tetraphosphate* (Up4A)].*

O aumento na concentração de cálcio (Ca^{2+}) intracelular ([Ca^{2+}]$_i$) nas células endoteliais é o evento inicial que leva à liberação de EDRF e EDCF. Essa conclusão baseia-se nos seguintes fatos:

- A ativação de receptores da membrana celular por agonistas que liberam EDRF e EDCF, tais como acetilcolina, ADP e ATP, aumenta a [Ca^{2+}]$_i$.
- Redução da concentração de Ca^{2+} extracelular diminui os relaxamentos e as contrações dependentes do endotélio.
- Ionóforos de Ca^{2+}, tais como A23187, induzem relaxamentos e contrações dependentes do endotélio.

Em células não excitáveis eletricamente, como as células endoteliais, o aumento da [Ca^{2+}]$_i$ induzido por agonistas geralmente é bifásico. Na primeira fase, ocorre aumento transitório da [Ca^{2+}]$_i$ por liberação de Ca^{2+} do retículo endoplasmático (RE). Desta forma, por exemplo, a ativação de receptores de membrana plasmática acoplados a fosfolipase C (PLC) promove formação de 1,4,5-trisfosfato de inositol (IP$_3$), que ativa receptores de IP$_3$ no RE e promove, assim, liberação de Ca^{2+} no citosol. O Ca^{2+} liberado desta maneira é captado no RE ou levado para o meio extracelular por meio de transportadores localizados na membrana plasmática, o que faz com que o aumento da [Ca^{2+}]$_i$ seja transitório.

---

* Na proposição inicial do prof. Paul Vanhoutte, os EDCF foram classificados em: EDCF1 – fatores vasoconstritores dependentes da via das ciclo-oxigenases (COX); EDCF2 – família das endotelinas; EDCF3 – vasoconstritores liberados durante hipóxia; e EDCF4 – radicais livres do oxigênio independentes da via da COX.

Na segunda fase ocorre aumento sustentado da [Ca^{2+}]$_i$, somente em presença de Ca^{2+} extracelular, por influxo de Ca^{2+} através de canais na membrana plasmática. Como a segunda fase ocorre após liberação dos estoques intracelulares de Ca^{2+}, é denominada de entrada de Ca^{2+} operada por estoques ([SOCE], *store-operated calcium entry*) e os canais permeáveis ao Ca^{2+} na membrana plasmática, denominados de canais operados por estoque ([SOC], *store-operated channels*).

A hipótese mais recente para explicar o mecanismo da ativação da SOCE sugere que a proteína STIM (*stromal interaction molecule*), a qual se localiza na membrana do RE, se oligomeriza e se desloca para microrregiões de contato entre o RE e a membrana celular plasmática, onde se localizam outras proteínas que controlam o influxo de Ca^{2+}, como ORAI ou TRPC (canais não seletivos para íons Ca^{2+}, *transient receptor potential cation channels*). Assim, a interação entre proteínas STIM e ORAI/TRPC promove estimulação da SOCE e aumento de Ca^{2+} na célula endotelial,[4] como ilustrado na Figura 9.1.

A seguir, os mecanismos que conduzem à produção de EDCF, suas principais ações e participação na disfunção endotelial associada a complicações vasculares em doenças cardiovasculares e metabólicas serão discutidos.

DISFUNÇÃO ENDOTELIAL

Alterações das funções regulatórias do endotélio, resultando em desequilíbrio na produção de fatores relaxantes e contráteis, mediadores pró-coagulantes e anticoagulantes ou substâncias inibidoras e promotoras de crescimento, caracterizam a disfunção endotelial. Mecanismos fisiopatológicos que levam à disfunção endotelial ou redução de EDRF/aumento de EDCF, incluem os fatores de risco para doenças cardiovasculares tais como hipercolesterolemia, tabagismo,

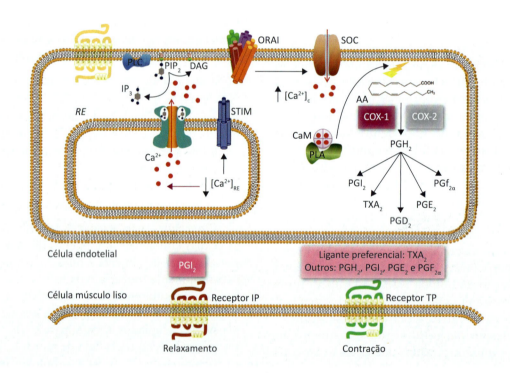

Figura 9.1 Sinalização por cálcio nas células endoteliais aumenta a liberação de EDCF derivados do ácido araquidônico.

O aumento da concentração de cálcio no citosol, [Ca^{2+}]$_c$, pode ocorrer via ativação de receptor acoplado à proteína G, o qual ativa a fosfolipase C (PLC), clivando o PIP_2 a diacilglicerol (DAG) e 1,4,5-trisfosfato de inositol (IP_3). O IP_3 se liga a seus receptores (RIP_3), que são canais para Ca^{2+}, presentes na membrana do retículo endoplasmático (RE), aumentando ainda mais a [Ca^{2+}]$_c$. A depleção dos estoques de Ca^{2+} ativam a proteína STIM presente na membrana do retículo, a qual se associa à proteína da membrana plasmática ORAI, que é reguladora de canais para Ca^{2+} operados por estoque (SOC). O Ca^{2+} se liga à calmodulina (CaM), e o complexo Ca^{2+}/CaM ativa a clivagem de lipídeos da membrana em ácido araquidônico por meio da ativação de fosfolipase A (PLA). O ácido araquidônico é convertido pelas ciclooxigenases-1, 2 (COX-1, COX-2) a derivados prostanoides (prostaglandinas – PG, e tromboxanos – Tx). Os produtos da COX difundem para as células musculares lisas, onde podem interagir com seus respectivos receptores. A ligação ao receptor TP é a que tem sido mais extensivamente relacionada à vasoconstrição excessiva em doenças como diabetes e hipertensão arterial. O receptor IP para PGI_2 medeia a vasodilatação induzida por PGI_2 em condições fisiológicas (siglas, ver texto).

resistência insulínica, hiperglicemia, hipertensão arterial, hiper-homocisteinemia, ou combinação desses fatores. A redução da produção e/ou biodisponibilidade de NO é considerada mecanismo central responsável pela disfunção endotelial. Clinicamente, a «síndrome» da disfunção endotelial pode ser evidenciada por vasoespasmo local ou generalizado, trombose, e está associada ao desenvolvimento de aterosclerose e reestenose, e às complicações vasculares associadas a várias doenças cardiovasculares e metabólicas.

A maioria dos textos sobre disfunção endotelial associa a sua presença ao comprometimento da liberação de substâncias vasoativas endoteliais, sem considerar as situações de vasoplegia causadas por aumento da liberação de fatores vasorrelaxantes. A leitura corrente desses textos, bem com a pesquisa bibliográfica específica, falha na apresentação de uma classificação da disfunção endotelial. É evidente que essa classificação facilitaria a integração de conceitos etiológicos, fisiopatológicos e, consequentemente, as considerações sobre as perspectivas terapêuticas dessa condição patológica de importância crescente. Tais fatos levaram um dos autores deste capítulo a propor uma classificação para a disfunção endotelial,[5,6] sem a pretensão de que seja definitiva, mas que possa ser um início de discussão para que se encontre uma definição consensual (Tabela 9.1). Com base nessa classificação, é possível a discussão, de modo geral, das possibilidades de diagnóstico e das perspectivas terapêuticas da disfunção endotelial. Esta abordagem evidencia a transição dos aspectos das pesquisas laboratoriais para a prática clínica.

Considerando-se essa classificação, ainda passível de críticas quanto à sua aplicabilidade clínica, os EDCF estariam relacionados mais claramente a uma disfunção fenotípica, vasotônica, e parcialmente reversível pela ação de medicamentos. Sob esse ponto de vista, a classificação proposta teria, pelo menos, uma aplicabilidade didática.

A disfunção endotelial está presente em várias doenças cardiovasculares e metabólicas, tais como hipertensão arterial, insuficiência cardíaca crônica, doença arterial periférica, aterosclerose, diabetes, obesidade, choque séptico e insuficiência renal crônica. Na aterosclerose, a disfunção endotelial contribui para o início e a evolução de eventos trombóticos, proinflamatórios e proliferativos. A disfunção endotelial também é evidente no envelhecimento e pode ser causada por drogas, como o agente imunossupressor ciclosporina A, e por substâncias tóxicas no ambiente. Aumento na liberação ou ação dos EDCF contribui de maneira significativa para a disfunção endotelial associada a essas doenças/condições, como será discutido a seguir.

FATORES CONTRÁTEIS DERIVADOS DO ENDOTÉLIO

Produtos das ciclo-oxigenases

Todos os eicosanoides e prostanoides, incluindo epoximetabólitos do ácido araquidônico (EETs) e tromboxano A_2 (TxA_2), são formados, após aumento da $[Ca^{2+}]_i$, pela metabolização do ácido araquidônico

Tabela 9.1 Proposta de classificação da disfunção endotelial.
Classificação da disfunção endotelial
I. Classificação etiológica
a) **Disfunção endotelial primária ou "genotípica"**: demonstrada em crianças homozigóticas portadoras de homocistinúria, e em pacientes normotensos com antecedentes familiares de hipertensão arterial essencial. b) **Disfunção endotelial secundária ou "fenotípica"**: presente em todas as doenças cardiovasculares (aterosclerose, coronariopatias, hipertensão arterial, diabetes e outras).
II. Classificação funcional
a) **Disfunção endotelial "vasotônica"**: presente nas doenças cardiovasculares, implicando no risco de vasoespasmo e trombose. b) **Disfunção endotelial "vasoplégica"**: presente nos estados de choque distributivos (sepse, choque anafilático, reações anafilactoides e vasoplegias relacionadas com a circulação extracorpórea) pela ação de citocinas que estimulam aumento patológico da liberação de fatores relaxantes endoteliais, em especial o NO.
III. Classificação evolutiva ou prognóstica
a) **Disfunção endotelial "reversível"**: ocorrência mais provável nas fases iniciais das disfunções "vasoplégicas". As disfunções "vasotônicas" associadas às doenças cardiovasculares dificilmente são completamente revertidas. b) **Disfunção endotelial "irreversível"**: estados avançados das doenças cardiovasculares e da sepse.

ou outros substratos lipídicos, tais como ácido eicosa-pentaenoico, ácido docosa-hexaenoico e ácido linoleico.[7] Por exemplo, o ácido araquidônico é metabolizado por uma das duas isoformas de prostaglandina H_2 (PGH_2) sintases [mais comumente conhecidas como ciclo-oxigenases, ciclo-oxigenase-1 (COX-1) e ciclo-oxigenase-2 (COX-2)] para formar o intermediário PGH_2, o qual é posteriormente metabolizado por vários subtipos de prostaglandina-sintases e isomerases, originando uma variedade de metabólitos ou prostanoides vasoativos.[7] Mais especificamente, o TxA_2 é formado após metabolização de PGH_2 por uma TxA sintase, membro da superfamília epoxigenase citocromo P450 (CYP) (CYP5, nos seres humanos). Receptores para eicosanoides e prostanoides, como o receptor TP para TxA_2, tanto em CMLV e endoteliais, mediam as ações parácrinas e autócrinas dos metabólitos das COX formados nas células endoteliais (Figura 9.1).

Em ratos espontaneamente hipertensos (SHR, *spontaneously hypertensive rats*), assim como em outros modelos experimentais de hipertensão arterial, a produção de EDCF envolve aumento na $[Ca^{2+}]_i$ endotelial, produção de ERO, ativação predominante de COX-1 e, em menor escala, de COX-2.[8] A difusão de EDCF para as CMLV e a subsequente estimulação de receptores TP promove contrações dependentes do endotélio, mais intensas em animais hipertensos que as observadas em animais-controle e normotensos. Todos os prostanoides podem se ligar aos receptores TP, porém com afinidades diferentes. Dependendo do modelo experimental de hipertensão arterial, TxA_2, PGH_2, $PGF_2\alpha$, PGE_2 e, paradoxalmente, PGI_2, atuam como EDCF.[9] A explicação para esse papel ambíguo da PGI_2 sobre o tônus vascular é dada em função de sua afinidade relativa pelos receptores IP *versus* TP, e de sua produção relativa. A produção fisiológica de PGI_2 e sua interação com os receptores IP nas CMLV são associadas à vasodilatação. Porém, em artérias de indivíduos hipertensos ou idosos os níveis de PGI_2 sintase e PGI_2 estão aumentados, levando à ativação do receptor TP e à vasoconstrição dependente do endotélio.

Em humanos, aumento da produção de EDCF derivados de COX é uma característica dos vasos sanguíneos de idosos e pacientes com hipertensão essencial,[10] causando início mais precoce e aceleração da disfunção endotelial. Uma vez que na maioria dos casos a ativação dos receptores TP é o efetor a jusante comum,[11] antagonistas seletivos desses receptores poderiam impedir a disfunção endotelial e são de interesse terapêutico no tratamento de distúrbios cardiovasculares.

Endotelinas

Em 1988, o grupo de Yanagisawa identificou a endotelina-1 (ET-1) como o primeiro fator contrátil derivado do endotélio.[12] A ET-1 é liberada pelas células endoteliais como um peptídeo biologicamente inativo (*Big* ET-1 ou pró-ET-1), e pela ação de enzimas conversoras de endotelina (ECE) e quimases, é convertida à sua forma ativa, um peptídeo de 21 aminoácidos. Três diferentes isoformas de ETs estão identificadas, ET-1, ET-2, ET-3, e vários são os estímulos que aumentam a expressão do pré-propeptídeo ET-1 nas células endoteliais: trombina, adrenalina, angiotensina II, bradicinina, hipóxia, lipoproteínas de alta e baixa densidade, insulina, isquemia, tensão de cisalhamento e fatores de crescimento.[13] A ET-1 é potente vasoconstritor, tanto em vasos de grande calibre quanto na microcirculação, sendo os vasos intramiocárdicos bastante sensíveis às suas ações. A ET-1 também promove vasodilatação, a qual depende da presença do endotélio, tanto em artérias isoladas como *in vivo*.

Os efeitos da ET-1 são mediados por dois subtipos de receptores, receptores ET_A e ET_B.[12,14] Receptores ET_A são expressos em CMLV e células cardíacas, e o subtipo ET_B, expresso em células endoteliais, renais, e também em CMLV.[13,14] Em vasos com endotélio funcionalmente intacto, a ET-1 estimula a produção de NO e PGI_2, que, então, modulam negativamente as ações vasoconstritoras e reduzem a síntese da própria ET-1. Em estados de disfunção endotelial, como na aterosclerose, as ações vasoconstritora, proliferativa e pró-inflamatória da ET-1, sem a oposição do NO, são potencializadas.

Em seres humanos constatou-se que, na maioria das doenças cardiovasculares, como infarto do miocárdio, choque cardiogênico, vasoespasmo cerebral após hemorragia subaracnoidea, angina instável, doença arterial coronariana, insuficiência cardíaca e hipertensão essencial, os níveis circulantes de ET-1 estão aumentados, levando a ET-1 a ser considerada mediador provável da disfunção endotelial ou vasoconstrição excessiva associada às mesmas.[14,15]

A circulação pulmonar é altamente suscetível a ET-1. Níveis elevados de ET-1 estão associados à hipertensão arterial pulmonar e os níveis circulantes de ET-1 são considerados marcador da gravidade e prognóstico da doença. Em modelos animais de hipertensão arterial pulmonar, antagonistas não seletivos de receptores ET_A e ET_B (bosentana) e antagonistas seletivos do receptor ET_A (sitaxsentana, atrasentana, TBC-3711) são eficazes na redução da resistência arterial pulmonar e vascular inibindo remodelação.

Em seres humanos são utilizados ambos os tipos de antagonistas. Bosentana, o primeiro antagonista de receptores ET$_A$ e ET$_B$ a entrar em aplicação clínica (em 1993), foi aprovado para o tratamento da hipertensão arterial pulmonar em 2001 com base em dois ensaios clínicos ("Estudo 351", com 32 pacientes da classe III, com HAP idiopática ou associada à esclerose sistêmica; e o importante estudo BREATHE-1, que incluiu 150 pacientes com hipertensão arterial pulmonar idiopática, 47 com hipertensão arterial pulmonar sistêmica associada a esclerose múltipla, e 16 com lúpus eritematoso sistêmico associado a hipertensão arterial pulmonar).[16] Antagonistas ET$_A$, como ambrisentana e sitaxsentana, também foram aprovados para uso em pacientes com hipertensão pulmonar classes II, III e IV, em países como Estados Unidos e Canadá, e países europeus. Devido a efeitos colaterais, como insuficiência hepática irreversível, sitaxsentana foi retirada dos mercados globais em 2010. Isso não se aplica à ambrisentana, uma vez que, em 2011, a FDA emitiu comunicado sobre remoção de aviso relacionado à lesão hepática da bula desse medicamento. No Brasil, em 2013, a Comissão Nacional de Incorporação de Tecnologias no SUS (Conitec) aprovou a incorporação da ambrisentana e da bosentana para o tratamento da Hipertensão Arterial Pulmonar como segunda linha de tratamento.

Angiotensina II

Na década passada, a identificação de todos os constituintes formadores da angiotensina II (Ang II), isto é, angiotensinogênio, renina e enzima conversora de angiotensina (ECA), nas diferentes camadas dos vasos sanguíneos, levou à proposição de que o aumento do tônus vascular associado às doenças cardiovasculares estaria relacionado à maior formação tecidual de Ang II, de modo independente do angiotensinogênio e renina circulantes.[17] Embora a importância da formação tecidual de Ang II permaneça em aberto, admite-se que as grandes quantidades de ECA – responsável pela formação da Ang II a partir da angiotensina I (Ang I) – nas células endoteliais representam uma forma de regular a concentração local de Ang II.

Os principais efeitos da Ang II são mediados por receptores do subtipo AT$_1$ que são dominantes em adultos e amplamente distribuídos ao longo da vasculatura e seu endotélio (Figura 9.2). Ang II desencadeia uma série de ações para minimizar perdas de fluidos e de sódio renal, e para manter o volume de líquido extracelular e a pressão arterial.[18] Além de vasoconstrição e diminuições no fluxo sanguíneo e aumentos da resistência vascular, Ang II possui propriedades pró-inflamatórias, pró-oxidativas, proliferativas e pró-fibróticas. Também estimula a liberação de aldosterona, aumenta a taxa de reabsorção de sódio tubular, estimula a sede e aumenta a atividade nervosa simpática.[18]

Os receptores do subtipo AT$_2$ desencadeiam ações normalmente opostas às ações mediadas por receptores AT$_1$, mas têm baixa expressão em adultos e são mais proeminentes em rins fetais e recém-nascidos. São expressos nas células endoteliais, nas quais se acoplam ao aumento da produção do NO (Figura 9.2).

Antagonistas do receptor AT$_1$, inibidores de ECA, e o inibidor da renina são frequentemente utilizados clinicamente para bloquear os efeitos da Ang II endógena em várias condições, tais como hipertensão arterial, insuficiência cardíaca congestiva e nefropatia diabética. Em condições associadas a aumento de atividade da Ang II, a inibição do sistema renina-angiotensina aumenta o fluxo de sangue, reduz a resistência vascular periférica, e reduz a pressão arterial.

Ao nível celular, a Ang II aumenta o Ca^{2+} citosólico, através de canais de Ca^{2+} dependentes de voltagem e mobilização de Ca^2 de estoques intracelulares. É importante ressaltar que, enquanto nas células endoteliais o aumento do Ca^{2+} se acopla à formação de EDRF e EDCF, em CMVL o aumento da $[Ca^{2+}]_i$ via canais de Ca^{2+} dependentes de voltagem induz contração celular e subsequente vasoconstrição.[19] Por conseguinte, algumas das respostas vasoconstritoras da Ang II são inibidas por bloqueadores dos canais de Ca^{2+}. Entre as proteínas à jusante reguladas pelo complexo Ca^{2+}/calmodulina encontra-se a cinase da cadeia leve de miosina (MLCK), a qual fosforila a miosina, energizando-a para a contração (Figura 9.2). Para o processo contrátil destaca-se, ainda, a ativação da RhoA, um membro da família de pequenas GTPases, que participa da vasoconstrição via ativação da Rho-cinase. A Rho-cinase, por sua vez, inativa a fosfatase da cadeia leve de miosina (MLCP), impedindo a remoção do fosfato da miosina e favorecendo o processo de contração.

A sinalização por Ang II via receptor AT$_1$ nas CMLV é complexa e envolve a fosforilação de várias tirosina-cinases, incluindo c-Src, cinases da família Janus (JAK), cinase de adesão focal (FAK), e outras.[20] Essas vias de sinalização contribuem para lesão vascular associada a condições clínicas, como doença renal crônica, diabetes, aterosclerose e hipertensão arterial.[20]

Na disfunção endotelial, a ligação da Ang II aos receptores AT$_1$ presentes no endotélio induz à transcrição da ET-1, que contribui para a vasoconstrição e eleva a produção de ERO. A principal enzima envolvida na produção de ERO induzida por Ang II é a nicotinamida

Endotélio e Doenças Cardiovasculares

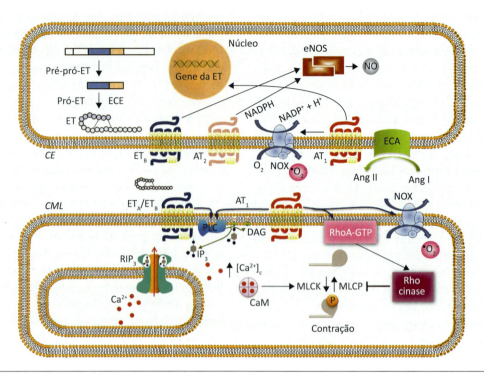

Figura 9.2 Endotelina-1 e angiotensina-II atuam como EDCF.

A endotelina-1 (ET-1) é gerada nas células endoteliais como pré e pró-endotelina, e esta é clivada a pró-endotelina (ou *big*-endotelina). Por ação da enzima conversora de endotelina (ECE), a pró-endotelina é clivada ao peptídeo ativo ET-1 A ET-1 pode se ligar a receptores ET$_A$ (presentes nas células musculares lisas – CMLV – e nas células endoteliais – CE) e ET$_B$ (presentes nas CE). Localmente, a síntese de outro peptídeo vasoconstritor, a angiotensina II (Ang II), é mediada pela enzima conversora de angiotensina (ECA), presente na superfície das células endoteliais, que converte a angiotensina I (Ang I) circulante a Ang II. A Ang II pode se ligar a receptores AT$_1$ (presentes nas CMLV e CE) e AT$_2$ (presentes nas CE). Nas células endoteliais, a sinalização por ET-1 e Ang II via receptores ET$_B$ e AT$_2$, respectivamente, está associada à produção do NO, principal EDRF. Nas células musculares lisas, porém, ET-1 e Ang II, via receptores ET$_{A/B}$ e AT$_1$, ativam vias de sinalização celular relacionadas à contração, como o aumento do cálcio citosólico pela atividade da fosfolipase C (PLC), ativando a cinase da cadeia leve de miosina (MLCK), e ativação da Rho-cinase, que fosforila a fosfatase da cadeia leve de miosina (MLCP), inativando-a. A atividade aumentada da MLCK e diminuída da MLCP levam à vasoconstrição. Além dessas vias, a Ang II pode induzir à formação de espécies reativas do oxigênio por meio da NADPH-oxidase (NOX) (siglas, ver texto).

adenina dinucleotídeo fosfato (NADPH)-oxidase, ou NOX.[20] Outras enzimas associadas à produção de ERO que podem ser ativadas pela ligação da Ang II ao receptor AT$_1$, tanto nas células endoteliais como nas CMLV, incluem a xantina oxidase[21] e a sintase endotelial do óxido nítrico (eNOS) desacoplada[22] (aparentemente, esta última exclusivamente presente nas células endoteliais). Adiante, esses mecanismos serão discutidos, assim como a proposição de que ERO constituam EDCF.

Espécies reativas de oxigênio

Espécies reativas do oxigênio (ERO) são moléculas altamente reativas que contêm oxigênio com um ou mais elétrons desemparelhados no seu orbital mais externo. A instabilidade química das ERO é responsável pela reação das mesmas com alvos moleculares, resultando no controle de diversos eventos celulares. Em condições patológicas, porém, há um aumento da produção das ERO, enquanto as defesas antioxidantes são reduzidas, o que é comumente designado estresse oxidativo. Na disfunção endotelial, o estresse oxidativo é mecanismo fundamental dos fenômenos de hipercoagulabilidade, inflamação e proliferação, bem como aumento do tônus vascular.

A proposição de que as ERO atuem como EDCF na vasculatura advém de diversas observações experimentais: 1) vasos intactos ou células endoteliais *in vitro* submetidos a forças mecânicas, que mimetizam o estresse de cisalhamento, geram, além do NO, •O$_2^-$ e peróxido de hidrogênio (H$_2$O$_2$); 2) em alguns leitos vasculares (artéria renal de rato e artéria basilar de cão), a vasoconstrição induzida por doses crescentes de acetilcolina é inibida por antioxidantes;[23,24] 3) agentes antioxidantes restauram a vasodilatação em artérias com endotélio provenientes de animais hipertensos e diabéticos.[25]

Substâncias Vasoconstritoras Produzidas pelo Endotélio

Diversas fontes enzimáticas, de diversos tipos celulares, são responsáveis pela produção das ERO, conforme ilustrado na Figura 9.3. Nas células endoteliais destacam-se: NOX, eNOS desacoplada, xantina-oxidase e COX.

Diferentemente das últimas, nas quais as ERO são sintetizadas como subprodutos, as enzimas NOX são NADPH-oxidases de membrana com a única função de produzir $\cdot O_2^-$, por meio da redução de um elétron do oxigênio molecular usando NAD(P)H como doador de elétrons. A eNOS, enzima que sintetiza o NO por oxidação do aminoácido L-arginina, em situações específicas, como a ausência de seu substrato ou a depleção de seu cofator tetra-hidrobiopterina (BH_4), transfere um elétron para o oxigênio molecular, formando $\cdot O_2^-$. A xantina oxidase é uma enzima ubiquamente distribuída no organismo e responsável pelo catabolismo de purinas, produzindo ácido úrico, $\cdot O_2^-$ e H_2O_2.

Os mecanismos através dos quais as ERO induzem vasoconstrição são múltiplos, e serão aqui didaticamente divididos naqueles que causam alterações rápidas na maquinaria de relaxamento/contração e naqueles que causam alteração da estrutura da parede arterial, contribuindo para o aumento sustentado da resistência vascular periférica.

Quanto aos mecanismos rápidos, as ERO reduzem a capacidade do endotélio em promover relaxamento via NO; amplificam o efeito de outros EDCF, como os derivados da COX; aumentam as concentrações citosólicas de Ca^{2+} nas CMLV; ativam cinases reguladoras da contração, como PKC, Rho-cinase e cinases ativadas por mitógenos (MAPK). É importante observar que esses mecanismos ganham importância em processos patológicos, acompanhados de estresse oxidativo. Por exemplo, foi mostrado em artérias de ratos hipertensos que o $\cdot O_2^-$ formado a partir da NOX modifica o BH_4, favorecendo o desacoplamento da eNOS, que se torna fonte importante de $\cdot O_2^-$.[26] Além disso, sabe-se que o $\cdot O_2^-$ pode *per se* consumir o NO, produzindo peroxinitrito ($ONOO^-$), outra ERO potencialmente prejudicial à função vascular. Semelhantemente, em

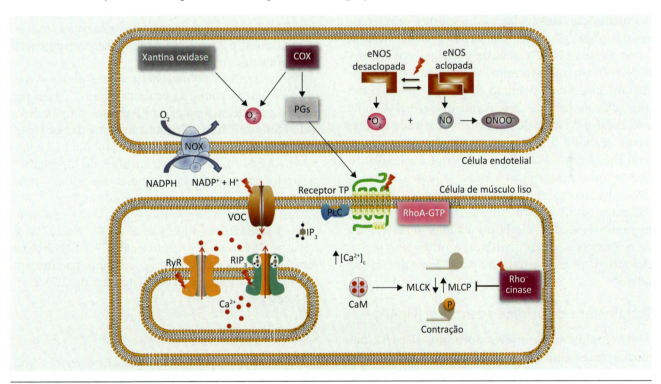

Figura 9.3 Espécies reativas do oxigênio derivadas do endotélio induzem vasoconstrição.

Espécies reativas do oxigênio (ERO) podem ser formadas nas células endoteliais, principalmente via atividade da NADPH-oxidase (NOX), xantina oxidase, COX e sintase endotelial do óxido nítrico (eNOS) desacoplada. O ânion superóxido ($\cdot O_2^-$) é um subproduto das atividades da xantina oxidase e COX; porém, o único produto da NOX. Em vez de produzir o NO, principal EDRF, a eNOS desacoplada forma o $\cdot O_2^-$, contribuindo para o estresse oxidativo vascular. O $\cdot O_2^-$ atua como EDCF por diferentes mecanismos, tais como: consumo do NO, formando o peroxinitrito ($ONOO^-$) e favorecimento do desacoplamento da eNOS; potencialização da sinalização por receptor para prostanoides (receptor TP); aumento da atividade da Rho-cinase; aumento da concentração de cálcio no citosol, $[Ca^{2+}]_c$, pela modulação da saída de Ca^{2+} de estoques intracelulares pelos receptores de rianodina (RyR) e de IP_3 (RIP_3) e influxo de Ca^{2+} pelo canais de Ca^{2+} sensíveis à voltagem (VOC). Os alvos com os quais o $\cdot O_2^-$ reage são destacados com o símbolo ↯ (siglas, ver texto).

Capítulo 9

aortas de SHR, a ativação da COX por acetilcolina resulta na produção de prostanoides vasoconstritores e ERO. As ERO ativam diretamente COX nas células endoteliais e na musculatura lisa. Esse mecanismo de *feedback* positivo conduz à geração excessiva de prostanoides, que ativam receptores TP hiper-responsivos e induz contração do músculo liso.[27] Em carótidas de SHR, a resposta contrátil dependente de endotélio, que é mediada por prostaglandinas e ERO derivadas da COX, é revertida por inibidor da Rho-cinase e não por inibidor da PKC,[28] corroborando os achados *in vitro* de que as ERO ativam diretamente Rho cinase. Elegantes demonstrações *in vitro* de que as ERO oxidam resíduos sensíveis ao estado redox dos canais iônicos que controlam a entrada (canais de Ca^{2+} sensíveis à voltagem) e liberação dos estoques de Ca^{2+} (receptor de IP_3 e receptor de rianodina) sugerem um possível mecanismo direto por meio do qual as ERO induzem vasoconstrição.[29] Porém, sua participação *in vivo* não foi ainda convincentemente demonstrada.

Adicionalmente, as ERO agem sobre diversas vias de sinalização envolvidas nas respostas proliferativas das CMLV. Por exemplo, as ERO ativam MAPK, como as cinases-1/2 reguladas por sinal extracelular (ERK1/2), cinase N-Terminal C-Jun (JNK) e p38; ativam receptores com domínio de tirosina-cinase, como o receptor do fator de crescimento epidermal (EGFR) e receptor-β do fator de crescimento derivado de plaquetas (PDGFR-β). Esses eventos moleculares culminam com o remodelamento de artérias e arteríolas, o que as torna mais rígidas e reduz o lúmen vascular, respectivamente. Tanto em modelos animais como em pacientes com hipertensão arterial e diabetes, esses mecanismos ajudam a explicar o aumento sustentado da resistência vascular periférica, contribuindo para a elevação da pressão arterial ou para a lesão de órgãos-alvo.[30]

Tetrafosfato de uridina adenosina (Up4A)

O tetrafosfato de uridina adenosina (Up4A), um dinucleotídeo com porções de purina e pirimidina, foi identificado por Jankowski *et al.*, em 2005, como novo e potente EDCF.[31] Up4A é liberado por células endoteliais em resposta a vários estímulos, tais como estresse mecânico, acetilcolina, ET-1, ATP, UTP e ionóforo de cálcio (A23187).[31] Embora os mecanismos moleculares que levam à produção/liberação de Up_4A ainda sejam desconhecidos, a ativação do receptor para fator de crescimento vascular endotelial 2 (VEGFR2) leva à produção de Up_4A.[32]

Up4A modula o tônus de várias artérias, induzindo relaxamento em aorta de ratos e artéria coronária suína, e contração em artéria pulmonar, aorta e artérias renais de rato.[33] Up_4A desencadeia seus efeitos via ativação de receptores purinérgicos (vasoconstrição via receptores $P2X_1$ $P2Y_2$ e $P2Y_4$; vasodilatação via receptores $P2Y_1$ e $P2Y_2$ nas células endoteliais, o que induz liberação de NO).[33] Além de contrações vasculares, Up4A induz calcificação vascular,[34] ativação de mediadores inflamatórios, proliferação e migração de CMLV,[34,35] e geração de ERO via ativação de NADPH oxidase. A vasoconstrição induzida por Up_4A envolve mecanismos dependentes de Ca^{2+} (influxo de Ca^{2+} extracelular e liberação de Ca^{2+} de estoques intracelulares) e independentes de Ca^{2+}, como ativação de cinases (ERK1/2). A proliferação de CMVL induzida por Up_4A envolve as vias de sinalização de PI_3K/Akt e ERK1/2, enquanto as respostas pró-inflamatórias estão associadas à geração de ERO e ativação de ERK1/2 e p38 MAPK.

Uma vez que esses eventos estão envolvidos na disfunção vascular associada ao diabetes e à hipertensão arterial,[36,37] especula-se que a regulação da sinalização ativada por Up_4A em CMLV pode ser um potencial alvo terapêutico.

Nesse sentido, os níveis circulantes de Up_4A são maiores em pacientes hipertensos jovens,[38] e em pacientes com doença renal crônica[34] em comparação a indivíduos saudáveis. A contração induzida por Up4A está alterada em artérias (basilar, femoral, renal e mesentérica) de modelos experimentais de hipertensão arterial – ratos DOCA-sal[39,40] e diabetes tipo 2 – ratos Goto-Kakizaki.[41] Em artérias renais de animais hipertensos, o aumento da contração para Up4A está associado a aumento da atividade de ERK1/2 em CMLV, e não a alteração de receptores P2Y.[31,39] Em artérias renais de animais diabéticos, o aumento da contratilidade a Up_4A está associado à ativação de COX e receptores TP.[41]

CONCLUSÕES

Os conceitos apresentados neste e em outros capítulos deste livro ressaltam que o endotélio é um regulador crucial da fisiologia vascular, que em condições saudáveis produz várias substâncias com potentes propriedades vasodilatadoras, antitrombóticas e antiateroscleróticas. Por conseguinte, a presença de disfunção endotelial está associada ao aumento do risco de eventos cardiovasculares. Na presença de condições patológicas, os EDCF, incluindo ET-1, Ang II, prostanoides derivados da COX e ERO, contribuem ativamente para a disfunção endotelial, observada, por exemplo, em pacientes com doenças cardiovasculares e metabólicas.

Apesar dos esforços no desenvolvimento de estratégias terapêuticas que melhoram a função endotelial, apenas alguns medicamentos demonstraram ter benefícios clínicos a longo prazo. Atualmente os inibidores da ECA, antagonistas de receptores AT_1, estatinas e tiazolidinedionas são os únicos medicamentos que efetivamente modificam a função endotelial. Esses agentes são bem conhecidos pela sua ação pleiotrópica (não relacionada ao seu principal mecanismo de ação). Por exemplo, as estatinas que promovem inibição da enzima 3-hidroxi-3-metil-glutaril-CoA redutase (HMG-CoA redutase), prevenindo a formação do mevalonato e a síntese do colesterol, também possuem efeitos secundários – que independem da redução dos níveis de colesterol ou efeitos pleiotrópicos como modulação dos sistemas neuro-humoral e imunidade inata, inibição do estresse oxidativo etc. Esses medicamentos também interferem, positivamente, no tratamento dos fatores de risco cardiovasculares subjacentes, e também afetam diretamente o endotélio vascular, melhorando a sua função.

EDCF derivados da COX e ERO foram identificados como responsáveis pelo comprometimento da vasodilatação dependente do endotélio em pacientes com hipertensão essencial e pacientes diabéticos. A produção de EDCF dependentes da COX também é característica do processo de envelhecimento, e a hipertensão essencial parece antecipar o fenômeno. A produção de EDCF derivados de COX é uma característica dos vasos sanguíneos de doentes idosos com hipertensão essencial, causando início mais precoce e aceleração da disfunção endotelial. Nesse sentido, inibidores de COX e/ou agentes antioxidantes representam potenciais estratégias terapêuticas para redução da disfunção endotelial. Entretanto, o uso crônico de inibidores de COX, especialmente inibidores de COX-2, está associado a importantes efeitos cardiovasculares adversos, que incluem aumento do risco de infarto do miocárdio, acidente vascular cerebral, insuficiência cardíaca, insuficiência renal e hipertensão arterial.

Uma vez que, na maioria dos casos, a ativação dos receptores TP medeia os efeitos dos EDCF derivados de COX, antagonistas seletivos desse receptor impediriam a disfunção endotelial e seriam de interesse terapêutico no tratamento de distúrbios cardiovasculares. Estudos iniciais com antagonistas de receptores TP demonstram melhora da função endotelial em pacientes com doença arterial coronariana e pacientes com aterosclerose e alto risco cardiovascular.[42] Entretanto, há longo caminho até que se demonstre que esses inibidores são adequados em relação a possíveis efeitos adversos nos sistemas gastrointestinal e renal.

Em relação ao uso de agentes antioxidantes, como as vitaminas A, C, e E, coenzima Q, betacaroteno, polifenois e flavonoides para redução da disfunção endotelial, os dados de ensaios clínicos são inconsistentes e inconclusivos, já que a maioria dos grandes ensaios clínicos não demonstra efeitos cardiovasculares benéficos por parte dos antioxidantes.[43] Em relação ao uso de inibidores de enzimas geradoras de ERO, como xantina oxidase e NOX, os primeiros ensaios clínicos demonstraram melhora da função vascular em pacientes com hipertensão arterial, doença renal crônica e hipertensão pulmonar. Entretanto, várias questões relativas a esses inibidores, como grau de seletividade, disponibilidade oral e mecanismos de ação precisam ser esclarecidas. A realização de estudos de eficácia e segurança em seres humanos também é imprescindível antes de quaisquer conclusões sobre a utilidade clínica desses inibidores.

Essas considerações ilustram claramente que os mecanismos que regulam o equilíbrio entre EDRF e EDCF, e os processos que transformam o endotélio de um órgão de proteção a uma fonte de mediadores vasoconstritores, pró-agregatórios e pró-mitogênicos continuam a ser um grande desafio. Uma melhor compreensão desses processos e a investigação clínica de potenciais agentes terapêuticos garantirão novas abordagens para o tratamento da disfunção endotelial.

REFERÊNCIAS BIBLIOGRÁFICAS

1. De Mey JG, Vanhoutte PM. Heterogeneous behavior of the canine arterial and venous wall. Importance of the endothelium. Circ Res. 1982;51(4):439-47.
2. Hickey KA, Rubanyi G, Paul RJ, et al. Characterization of a coronary vasoconstrictor produced by cultured endothelial cells. Am J Physiol. 1985;248(5 Pt 1):C550-6.
3. Miller VM, Vanhoutte PM. Endothelium-dependent contractions to arachidonic acid are mediated by products of cyclooxygenase. Am J Physiol. 1985;248(4 Pt 2):H432-7.

4. Ruhle B, Trebak M. Emerging roles for native Orai Ca2+ channels in cardiovascular disease. Curr Top Membr. 2013;71:209-235.
5. Evora PRB. An open discussion about endothelial dysfunction: is it timely to propose a classification? Int J Cardiol. 2000;73(3):289-92.
6. Evora PRB, Baldo CF, Celotto AC, et al. Endothelium dysfunction classification: Why is it still an open discussion? Int J Cardiol. 2009;137(2):175-6.
7. Wong MSK, Vanhoutte PM. COX-mediated endothelium-dependent contractions: from the past to recent discoveries. Acta Pharmacol Sin. 2010;31(9):1095-102.
8. Gluais P, Paysant J, Badier-Commander C, et al. In SHR aorta, calcium ionophore A-23187 releases prostacyclin and thromboxane A2 as endothelium-derived contracting factors. Am J Physiol Heart Circ Physiol. 2006;291(5):H2255-64.
9. Feletou M, Huang Y, Vanhoutte PM. Vasoconstrictor prostanoids. Pflug Arch Eur J Phy. 2010;459(6):941-50.
10. Taddei S, Virdis A, Ghiadoni L, et al. Vitamin C improves endothelium-dependent vasodilation by restoring nitric oxide activity in essential hypertension. Circulation. 1998;97(22):2222-9.
11. Feletou M, Vanhoutte PM, Verbeuren TJ. The Thromboxane/Endoperoxide Receptor (TP): The Common Villain. J Cardiovasc Pharm. 2010;55(4):317-32.
12. Yanagisawa M, Kurihara H, Kimura S, et al. A novel potent vasoconstrictor peptide produced by vascular endothelial cells. Nature. 1988;332(6163):411-5.
13. Barton M, Yanagisawa M. Endothelin: 20 years from discovery to therapy. Can J Physiol Pharmacol. 2008;86(8):485-98.
14. Sandoval YH, Atef ME, Levesque LO, et al. Endothelin-1 signaling in vascular physiology and pathophysiology. Curr Vasc Pharmacol. 2014;12(2):202-14.
15. Taddei S, Virdis A, Ghiadoni L, et al. Role of endothelin in the control of peripheral vascular tone in human hypertension. Heart Fail Rev. 2001;6(4):277-85.
16. Channick RN, Simonneau G, Sitbon O, et al. Effects of the dual endothelin-receptor antagonist bosentan in patients with pulmonary hypertension: a randomised placebo-controlled study. Lancet. 2001;358(9288):1119-23.
17. Cockcroft JR, O'Kane KP, Webb DJ. Tissue angiotensin generation and regulation of vascular tone. Pharmacol Ther. 1995;65(2):193-213.
18. Navar LG. Physiology: hemodynamics, endothelial function, renin-angiotensin-aldosterone system, sympathetic nervous system. J Am Soc Hypertens. 2014;8(7):519-24.
19. Cheyou ER, Bouallegue A, Srivastava AK. Ca2+/calmodulin-dependent protein kinase- II in vasoactive peptide- induced responses and vascular biology. Curr Vasc Pharmacol. 2014;12(2):249-57.
20. Montezano AC, Nguyen Dinh Cat A, Rios FJ, et al. Angiotensin II and vascular injury. Curr Hypertens Rep. 2014;16(6):431.
21. Landmesser U, Spiekermann S, Preuss C, et al. Angiotensin II induces endothelial xanthine oxidase activation: role for endothelial dysfunction in patients with coronary disease. Arterioscler Thromb Vasc Biol. 2007;27(4):943-8.
22. Chalupsky K, Cai H. Endothelial dihydrofolate reductase: critical for nitric oxide bioavailability and role in angiotensin II uncoupling of endothelial nitric oxide synthase. Proc Natl Acad Sci USA. 2005;102(25):9056-61.
23. Gao YJ, Lee RM. Hydrogen peroxide is an endothelium-dependent contracting factor in rat renal artery. Br J Pharmacol. 2005;146(8):1061-8.
24. Katusic ZS, Vanhoutte PM. Superoxide anion is an endothelium-derived contracting factor. Am J Physiol. 1989;257(1 Pt 2):H33-37.
25. Cai H, Harrison DG. Endothelial dysfunction in cardiovascular diseases: the role of oxidant stress. Circ Res. 2000;87(10):840-4.
26. Landmesser U, Dikalov S, Price SR, et al. Oxidation of tetrahydrobiopterin leads to uncoupling of endothelial cell nitric oxide synthase in hypertension. J Clin Invest. 2003;111(8):1201-9.
27. Tang EH, Vanhoutte PM. Prostanoids and reactive oxygen species: team players in endothelium-dependent contractions. Pharmacol Ther. 2009;122(2):140-9.
28. Denniss SG, Jeffery AJ, Rush JW. RhoA-Rho kinase signaling mediates endothelium- and endoperoxide-dependent contractile activities characteristic of hypertensive vascular dysfunction. Am J Physiol Heart Circ Physiol. 2010;298(5):H1391-405.
29. Song MY, Makino A, Yuan JX. Role of reactive oxygen species and redox in regulating the function of transient receptor potential channels. Antioxid Redox Signal. 2011;15(6):1549-65.
30. Staiculescu MC, Foote C, Meininger GA, et al. The role of reactive oxygen species in microvascular remodeling. Int J Mol Sci. 2014;15(12):23792-835.
31. Jankowski V, Tolle M, Vanholder R, et al. Uridine adenosine tetraphosphate: a novel endothelium- derived vasoconstrictive factor. Nat Med. 2005;11(2):223-7.
32. Jankowski V, Schulz A, Kretschmer A, et al. The enzymatic activity of the VEGFR2 receptor for the biosynthesis of dinucleoside polyphosphates. J Mol Med. 2013;91(9):1095-107.
33. Matsumoto T, Tostes RC, Webb RC. The role of uridine adenosine tetraphosphate in the vascular system. Adv Pharmacol Sci. 2011;2011:435132.
34. Schuchardt M, Tolle M, Prufer J, et al. Uridine adenosine tetraphosphate activation of the purinergic receptor P2Y enhances in vitro vascular calcification. Kidney Int. 2012;81(3):256-65.

35. Wiedon A, Tolle M, Bastine J, et al. Uridine adenosine tetraphosphate (Up4A) is a strong inductor of smooth muscle cell migration via activation of the P2Y2 receptor and cross-communication to the PDGF receptor. Biochem Biophys Res Commun. 2012;417(3):1035-40.
36. Chen NX, Moe SM. Vascular calcification: pathophysiology and risk factors. Curr Hypertens Rep. 2012;14(3):228-37.
37. Touyz RM, Briones AM. Reactive oxygen species and vascular biology: implications in human hypertension. Hypertens Res. 2011;34(1):5-14.
38. Jankowski V, Meyer AA, Schlattmann P, et al. Increased uridine adenosine tetraphosphate concentrations in plasma of juvenile hypertensives. Arterioscler Thromb Vasc Biol. 2007;27(8):1776-81.
39. Matsumoto T, Tostes RC, Webb RC. Uridine adenosine tetraphosphate-induced contraction is increased in renal but not pulmonary arteries from DOCA-salt hypertensive rats. Am J Physiol Heart Circ Physiol. 2011;301(2):H409-417.
40. Matsumoto T, Tostes RC, Webb RC. Alterations in vasoconstrictor responses to the endothelium-derived contracting factor uridine adenosine tetraphosphate are region specific in DOCA-salt hypertensive rats. Pharmacol Res. 2012;65(1):81-90.
41. Matsumoto T, Watanabe S, Kawamura R, et al. Enhanced uridine adenosine tetraphosphate-induced contraction in renal artery from type 2 diabetic Goto-Kakizaki rats due to activated cyclooxygenase/thromboxane receptor axis. Pflugers Archiv. 2014;466(2):331-42.
42. Lesault PF, Boyer L, Pelle G, et al. Daily administration of the TP receptor antagonist terutroban improved endothelial function in high-cardiovascular-risk patients with atherosclerosis. Br J Clin Pharmacol. 2011;71(6):844-51.
43. Montezano AC, Touyz RM. Reactive oxygen species, vascular Noxs, and hypertension: focus on translational and clinical research. Antioxid Redox Signal. 2014;20(1):164-82.

capítulo 10

Francisco Rafael Martins Laurindo

Via Redox de Sinalização Celular na Disfunção Endotelial e Doença Vascular

INTRODUÇÃO

Um aspecto peculiar ao sistema vascular é o fato, não tão evidente em outros sistemas, de a fisiologia do órgão refletir diretamente a fisiologia celular e subcelular. Nesse sentido, a importante regulação redox da biologia de células vasculares reflete-se na grande importância desses processos na fisiologia global do sistema e, por conseguinte, na fisiopatologia vascular.

Em perspectiva, a elaboração de um paradigma de regulação da função e estrutura vasculares centrado em processos redox constituiu-se em um dos maiores avanços da fisiologia vascular nas últimas décadas. As investigações dando suporte a esse paradigma foram desencadeadas pela identificação do radical livre gasoso NO· (óxido nítrico) como um importante fator vasorrelaxante derivado do endotélio. A noção de que intermediários quimicamente simples poderiam se comportar biologicamente de modo inteligente, sendo capazes de efetuar sinais biológicos específicos autócrinos e parácrinos, foi logo ampliada para outras espécies redox, particularmente *espécies reativas derivadas de oxigênio* (ROS, do termo *reactive oxygen species*).

Algumas ROS interagem estreitamente com NO e modulam seus efeitos. Em vários tipos celulares, particularmente vasos, existe ampla evidência do envolvimento de ROS na sinalização do crescimento, proliferação, diferenciação, senescência e apoptose. Portanto, *disfunção endotelial e,* em última análise *disfunção vascular,* sob vários ângulos, é uma disfunção da *sinalização redox.*

Esses paradigmas redox têm se mostrado essenciais para o entendimento da fisiopatologia da aterosclerose, vasculopatia diabética e hipertensiva, e reestenose pós-angioplastia. Especificamente, a teoria oxidativa da aterogênese estendeu a noção do papel fisiopatológico de radicais livres vasculares.

Como consequência de todos esses avanços, o conceito de terapêutica antioxidante ganhou espaço e inúmeros estudos foram realizados nesse sentido. No entanto, os resultados têm sido essencialmente negativos ou questionáveis, evidenciando um quadro ainda complexo, que indica a necessidade de se conhecer melhor os mecanismos subcelulares e moleculares dos processos redox para que o enorme potencial translacional desta área se torne realidade.

O objetivo deste capítulo é rever as bases bioquímicas e os mecanismos fisiológicos e patológicos da modulação redox da função vascular em conexão com vias mecanísticas de doenças. Alguns exemplos de nosso laboratório serão também comentados. Um foco importante é abordar a conexão entre estudos experimentais e sua potencial tradução em avanços clínicos relevantes.

O QUE É UM RADICAL LIVRE?

O conceito de homeostase redox, isto é, o equilíbrio dinâmico de reações de transferência de elétrons está intrinsecamente ligado à noção de radicais livres. Radical livre é *um intermediário capaz de existência independente que possui um elétron desemparelhado na última camada.*[1] Como consequência, este pode doar este elétron – atividade redutora – ou retirar um elétron de uma outra substância para se estabilizar – atividade oxidante. Vários elementos químicos podem centrar radicais livres, porém razões de natureza química determinam especial propensão do oxigênio a formar esses radicais.

Os principais radicais livres de importância biológica formados a partir do oxigênio molecular são o radical superóxido ($O_2^{·-}$) e o radical hidroxila ($OH^·$). O termo *espécies reativas de oxigênio* é usado para designar radicais livres e intermediários não radicalares relacionados (p. ex., peróxido de hidrogênio, H_2O_2) que em conjunto participam de reações de transferência de elétrons. O peróxido de hidrogênio pode ser formado: a) pela dismutação espontânea (baixa constante de velocidade) ou enzimática (pela superóxido dismutase, alta constante de velocidade) do radical superóxido; b) pela redução bioeletrônica do oxigênio por certas enzimas, como as oxidases (p. ex., de fagócitos ou vasculares). Embora o uso do termo *espécies reativas de oxigênio* (ROS) tenha se disseminado, o seu uso tem sido frequentemente incorreto no cenário biológico. Cada espécie química englobada neste termo tem reatividade química, propriedades difusionais e características físicas distintas, sendo um erro assumir que ROS são uma entidade genérica que tenham em conjunto algum sentido biológico unificado. Assim, é sempre importante tentar definir e distinguir qual a espécie química envolvida em um dado fenômeno biológico.[2,3] Outros elementos químicos podem centrar radicais livres de importância biológica, discutidos à Tabela 10.1.

A reatividade de um radical livre é o principal determinante de seus efeitos e especialmente de sua toxicidade. Tal reatividade é resultante ao mesmo tempo de fatores termodinâmicos e cinéticos.[4] Fatores termodinâmicos que podem ser comparados à "tendência espontânea" de ocorrer a reação dependem do potencial de redução dos componentes do par redox. Por exemplo, o radical hidroxila ($OH^·$) tem alto caráter oxidante, o mais negativo potencial redutor dentre intermediários passíveis de se formarem *in vivo*. Fatores cinéticos a "velocidade" com que a reação ocorre) dependem, além do potencial de redução, da acessibilidade, difusibilidade e concentrações relativas dos reagentes, da velocidade de remoção dos produtos e das condições ambientais como pH e temperatura. Deste modo, a toxicidade/reatividade de um radical pode ser bastante variável conforme o local e o meio em que ele é produzido.[2-4]

Tabela 10.1 Radicais livres e espécies relacionadas de importância biológica.

Elemento centralizador	Radical	Propriedades
Oxigênio	Superóxido ($O_2^{·-}$)	• Provável mediador de sinais em vasos. Relativamente pouco reativo, atravessa membranas celulares através de canais aniônicos. Reage rapidamente com o NO, reduzindo sua bioatividade.
	Peróxido de hidrogênio	• Um oxidante relativamente moderado, tem várias características de segundo mensageiro de sinais e pode dar origem a outros oxidantes. Não carregado, é difusível e permeável a membranas.
	Hidroxila ($OH^·$)	• O mais potente oxidante conhecido passível de ser formado em condições biológicas. Papel em fisiopatologia incerto.
	Oxigênio singlete	• Não é um radical, mas sim o produto da excitação energética de um elétron da última camada, por exemplo, por radiação ionizante. Evidências crescentes para possíveis efeitos biológicos.
Nitrogênio	Óxido nítrico (NO)	• Radical livre gasoso, é o principal fator relaxante derivado do endotélio. Relativamente pouco reativo *per se*. Lipossolúvel e altamente permeável a membranas.
	Peroxinitrito ($ONOO^-$)	• Dá origem a oxidantes potentes. Propriedades vasodilatadoras cujo mecanismo é ainda incerto.
	Dióxido de nitrogênio ($·NO_2$)	• É um potente intermediário, capaz de nitrar resíduos de proteínas.[3]
Carbono	Metil	• Possível envolvimento em modificações do DNA.
	Carbonato	• Subproduto do peroxinitrito. Potente oxidante. Efeitos biológicos têm se tornado evidentes.[3]
Enxofre	Tiil (RS·)	• Intermediário da oxidação e interconversão de tióis. Efeitos biológicos prováveis, mas não demonstrados.

Nem todos os radicais livres são oxidantes, e nem todos altamente reativos. Deste modo, alguns desses intermediários podem ter vida média suficientemente longa, aliada à permeabilidade a membranas, para poderem exercer um papel de mediadores de sinalização biológica.[5-7] Por exemplo, o radical superóxido, em geral um redutor levemente reativo, tem maior importância na regulação vascular do que o radical hidroxila, um potente e reativo oxidante.

Deve-se considerar que o conceito de reatividade de radicais livres é relativo do ponto de vista termodinâmico, isto é, uma espécie tende a ser oxidante em relação a outra cujo potencial de redução seja mais negativo, mas pode ser redutora em relação a outro componente do par redox cujo potencial seja mais positivo.[4] Além disso, fatores externos como pH são também importantes. O radical superóxido, por exemplo, pode agir como oxidante e tem sua reatividade muito aumentada em meio ácido: neste caso, o radical, que em pH 7.4 é um ânion ($O_2^{·-}$), assume a forma de um radical não carregado, o radical hidroperoxila (HOO·).[1]

CARACTERÍSTICAS BIOQUÍMICAS DE PROCESSOS REDOX: VIAS RADICALARES E NÃO RADICALARES

A bioquímica de processos redox compreende vias radicalares e não radicalares,[7] conforme tais processos envolvam reações de transferência de um ou dois elétrons, respectivamente. Algumas características marcantes de vias envolvendo radicais livres são:

a) A possibilidade de *formação de produtos tóxicos a partir de radicais pouco reativos*. Por exemplo, a interação entre dois radicais pouco reativos, o radical superóxido e o óxido nítrico pode gerar peroxinitrito ($ONOO^-$), um intermediário cuja decomposição origina oxidantes potentes, que incluem o radical dióxido de nitrogênio (·NO_2). Esta é uma importante via de toxicidade potencial em sistemas biológicos.

b) A possibilidade de *reações em cadeia*. Por exemplo, a peroxidação não enzimática de lípides, como os da membrana celular e das organelas, um dos efeitos tóxicos mais conhecidos de radicais oxidantes – é uma reação em cadeia que pode levar a alterações de permeabilidade e perda da estrutura das membranas. Peroxidação é a introdução de um radical peroxil (ROO·) em um substrato. Um exemplo de peroxidação enzimática é a oxidação do ácido araquidônico por ciclo ou lipoxigenase; outro exemplo, no caso, uma ação benéfica, é a remoção do peróxido de hidrogênio e outros peróxidos orgânicos pela ação da glutationa peroxidase, conforme a reação: $GSH + H_2O_2 \rightarrow GSSG + H_2O$.[1]

c) Outro aspecto importante de processos radicalares é a *interação com íons metálicos*. A reação entre peróxido de hidrogênio e radical superóxido, levando ao radical hidroxila, é um fenômeno lento espontaneamente. Além de termodinamicamente desfavorável, esta reação é conhecida como reação de Haber-Weiss. Entretanto, essa reação é acelerada na presença de complexos metálicos catalíticos, especialmente ferro e cobre nos seus estados reduzidos (i.e., Fe^{2+} e Cu^+). Um dos agentes que podem reduzir o Fe^{3+} ao Fe^{2+} e torná-lo disponível para a catálise é o próprio radical superóxido. A geração de radicais hidroxila a partir de peróxido de hidrogênio e metais reduzidos é conhecida como reação de Fenton. A combinação das reações de Fenton/Haber-Weiss é um mecanismo bastante estudado, de potencial formação de radicais hidroxila *in vivo*. Com efeito, um dos principais mecanismos antioxidantes do meio extracelular pode ser o de manter o ferro em estado incapaz de catalisar a reação de Fenton. É preciso frisar, entretanto, que *in vivo* a ocorrência da reação de Fenton não deve ser aceita sem críticas, e que existem poucas evidências claras para a importância desse mecanismo.[4] Além disso, essa reação não é o único mecanismo potencialmente tóxico de metais de transição. Por exemplo, estes podem induzir diretamente a peroxidação lipídica (ver a seguir). Além disso, o radical superóxido pode liberar o ferro ligado à ferritina ou a proteínas com núcleo ferro-enxofre (4Fe-4S, ex.: aconitase).

Vias não radicalares de processos redox envolvem espécies capazes de exercer oxidação por dois elétrons, não formando, assim, um radical livre intermediário. Essas vias podem envolver, em particular, o próprio peróxido de hidrogênio, mas incluem também hidroperóxidos lipídicos, aldeídos, quinonas, peroxinitrito e dissulfetos.[7] Essas vias convergem para alvos regulatórios em tiol-proteínas e são controladas por tiorredoxinas, glutationa (GSH) e cisteína. Vias não radicalares têm sido cada vez mais implicadas em sinalização redox e podem ter importância quantitativa elevada, embora ainda não completamente esclarecida. É interessante notar que tais vias provavelmente não são sensíveis a antioxidantes dirigidos especificamente a vias radicalares, como por exemplo as vitaminas antioxidantes.

O QUE É UM ANTIOXIDANTE? O CONCEITO QUÍMICO CLÁSSICO

O termo *antioxidante designa classicamente compostos que, quando presentes em baixas concentrações relativas a um substrato oxidável, retardam ou impedem de modo significativo a oxidação do mesmo*.[1] Em termos mais gerais, existem os antioxidantes *preventivos*, cujo arquétipo são as enzimas intracelulares, como a superóxido dismutase (que remove o radical superóxido), a catalase e a glutationa peroxidase (que removem peróxido de hidrogênio). Recentemente, a família das peroxirredoxinas foi identificada como a principal via de detoxificação, e ao mesmo tempo sinalização (discutido a seguir), envolvendo peróxido de hidrogênio. Peroxirredoxinas estão presente em altas concentrações intracelulares e têm alta constante de reação com peróxido de hidrogênio, sendo regeneradas por sistemas redutores citosólicos.[6,8] No meio extracelular, em contraposição, grande parte do poder antioxidante é determinado por pequenas moléculas *reparadoras* que anulam o radical *depois* de o mesmo ter sido formado), cujos principais representantes são as vitaminas C (ácido ascórbico, que é solúvel em água) e E (alfa-tocoferol, que se concentra nos lípides da membrana), urato, além dos grupos tiol proteicos (principalmente os da albumina). *Além da alta constante de velocidade da reação com o radical a ser antagonizado, uma das principais características desejáveis de um antioxidante é ser acessível ao local de geração dos intermediários oxidantes*. Por exemplo, a administração de superóxido dismutase exógena não modificada nem sempre é eficaz, pois esta proteína é pouco permeável a membranas intactas e tem acesso restrito à célula. Outro exemplo é a oxidação de LDL, que é preferencialmente inibida por compostos lipofílicos ligados à partícula, como vitamina E ou probucol.

A noção de que os antioxidantes são redutores potentes não é verdadeira, pois redutores potentes podem ter o efeito de formar radical superóxido a partir do oxigênio.[4] Além disso, um excesso de redutores celulares pode causar um estado de estresse redutor, discutido nas sessões subsequentes. Os antioxidantes adequados apresentam potencial standard de redução próximo de zero, isto é, não são nem muito oxidantes nem muito redutores. O subproduto da atividade dos mesmos é, assim, um radical bem mais estável e inócuo, por exemplo, ascorbil ou alfatocoferoxil. Entretanto, em grandes doses, esses radicais podem ainda exercer efeitos tóxicos. Entende-se, assim, por que em certas circunstâncias pode haver um efeito pró-oxidante dos antioxidantes. Uma outra característica dos antioxidantes é a possibilidade de ação conjunta ou interação entre os mesmos. O exemplo mais conhecido é a importância do ácido ascórbico na ação da vitamina E; o ácido ascórbico, além de seu poder antioxidante próprio, age no sentido de reparar o radical alfatocoferoxil e, portanto, regenerar a vitamina E ativa.[4] A interação negativa, ou seja, a anulação do efeito de um antioxidante por um outro é também possível e tem sido demonstrada em alguns exemplos.

ESTRESSE OXIDATIVO E SINALIZAÇÃO REDOX CELULAR: O AVANÇO DO CONCEITO

O envolvimento de ROS na fisiopatologia de doenças, incluindo as vasculares, está ligado à noção de estresse oxidativo. O conceito clássico de estresse oxidativo foi formulado na década de 1980,[9] no contexto da ideia de ROS como intermediários lesivos a biomoléculas. Nesse sentido, conceituou-se *estresse oxidativo como um desiquilíbrio entre a produção de intermediários oxidantes e a capacidade antioxidante celular, levando a lesão oxidativa de vários componentes celulares, como lípides, proteínas e açúcares*. O conceito de estresse oxidativo emergiu de sólida base bioquímica para constituir-se em metáfora, com grande poder de contextualização e comunicação da ciência na área. No entanto, vários conceitos básicos evoluíram e modificaram premissas que limitaram a força mecanística dessa metáfora, embora a eficácia desta em comunicar e contextualizar a ciência da área ainda seja válida.[9] De fato, *a evolução do conceito de estresse oxidativo constituiu-se em um dos principais avanços da década na ciência redox*. Alguns pontos básicos dessa evolução foram: 1) a ineficácia dos estudos clínicos com antioxidantes clássicos em doenças cardiovasculares, câncer, doença metabólica e outras, indica que o paradigma de disfunção celular redox é mais complexo do que um simples desequilíbrio oxidante/antioxidante; 2) o estudo de modelos celulares e animais geneticamente modificados e a melhora dos métodos de detecção de oxidantes mostrou conclusivamente que a produção de oxidantes é um evento fisiológico que não ocorre "por acidente"; 3) em sintonia com esse conceito, foram caracterizados no âmbito molecular vários geradores enzimáticos de ROS, em particular a família das NADPH oxidases, cuja função específica é dedicada a tal produção; 4) foram caracterizadas várias proteínas contendo grupos tiol (-SH ou sulfidrila) associados ao aminoácido cisteína, cuja função específica envolve modificações redox reversíveis em sua estrutura (verdadeiros "receptores redox" destinados à transdução fisiológica de sinais celulares); 5) nesse contexto, foram caracterizados novos estados intermediários de oxidação de tióis, sugerindo uma especificidade bioquímica até então não comprovada;[6] 6) foram caracterizadas outras vias de reações redox envolvendo fenômenos fisiológicos; 7) caracterizou-se de modo claro a existência de vias moleculares ativadas por oxidantes (Nrf2 e FOXO), capazes de gerar sinais celulares protetores antioxidantes; 8) recentemente, mostrou-se a existência de proteínas com capacidade de agir como sensores redox, por exemplo, peroxirredoxina.[6,7,9] *Em conjunto, esses avanços cristalizaram o conceito de sinalização redox e a noção de estresse oxidativo é antes de mais nada um desequilíbrio da sinalização redox,* não necessariamente envolvendo lesão de biomoléculas, embora esta possa estar associada.

O QUE É SINALIZAÇÃO REDOX?

Sinalização redox é a transdução de sinais de processos celulares nos quais os elementos integrativos são reações de transferência de elétrons envolvendo radicais livres ou espécies relacionadas, metais ativos em sistemas redox (ex: ferro, cobre etc.) ou equivalentes redutores. Um exemplo de equivalente redutor é o átomo de hidrogênio doado por substratos redutores como o NADPH, glutationa reduzida (GSH) ou tiol-proteínas (RSH). Um atributo primário da sinalização redox é sua estreita dependência da cinética e termodinâmica da transferência de elétrons. Ao mesmo tempo, fatores biológicos como a natureza das fontes enzimáticas de radicais livres, a subcompartimentalização celular das mesmas e interação com outras proteínas são determinantes cruciais dos sinais redox efetores. A distinção entre processos redox sinalizadores e tóxicos nem sempre é óbvia, e algumas características desses processos estão citadas à Tabela 10.2.

A especificidade da sinalização redox baseia-se em dois pilares. Primeiro, na formação de espécies químicas específicas, como mencionado anteriormente, por exemplo, os estados intermediários de oxidação de tióis. Segundo, a especificidade é dada principalmente pela existência de proteínas-alvo efetoras, moduladas reversivelmente por mecanismos redox-sensíveis, por exemplo, química tiol-dissulfeto ou metais redox-ativos. Exemplos de tais proteínas-alvo incluem várias quinases, fosfatases, fatores de transcrição, receptores, moléculas de adesão e proteases, as quais são determinantes críticos de proliferação, sobrevivência ou apoptose.[5-7,9] Alguns dentre inúmeros exemplos prototípicos de sinalização redox em vasos estão listados à Tabela 10.3, evidenciando que tanto fenômenos protetores como lesivos podem ser mediados por ROS. Processos desse tipo constituem a base para o proposto envolvimento de ROS e processos redox em geral, na aterosclerose e em outras doenças vasculares.

Do ponto de vista evolutivo, faz sentido considerar que organismos aeróbicos, ao mesmo tempo que se adaptaram para controlar a toxicidade de ROS, desenvolveram mecanismos para utilizar seus potentes efeitos biológicos como segundos mensageiros para o controle autócrino ou parácrino de processos celulares.

Tabela 10.2 Radicais livres e estresse oxidativo: características dos efeitos.

Sinalizadores	*Versus*	Tóxicos
• Quantidade de radicais gerada	• Pico/nanomolar	• Nano/micromolar
• Localização	• Restrita	• Deslocalizada
• Estado das defesas antioxidantes	• Usualmente acessíveis e eficazes; frequentemente induzidas pelo próprio estresse oxidativo	• Tipicamente inacessíveis ou ineficazes; podem ser induzidas se o estresse for subletal
• Alvo celular afetado	• Em geral, proteínas especificamente controladas por mecanismos redox (ex.: tióis, metais)	• Os mesmos, mas vários componentes celulares não usualmente controlados por mecanismo redox
• Organização	• Modular	• Perda da modularidade[9]

Tabela 10.3 Alguns exemplos típicos de transdução de sinais mediada por processos redox.

- Papel crítico do peróxido de hidrogênio intracelular nos efeitos do PDGF (fator de crescimento derivado de plaquetas).
- Modulação redox de tirosinofosfatases envolvidas na inibição de crescimento por contato celular.
- Produção de superóxido em fibroblastos transformados por *ras*.
- Ativação da p38 MAP quinase pela angiotensina II mediada pelo peróxido de hidrogênio.
- Efeitos vasopressores da angiotensina II mediados pelo radical superóxido.
- Inibição da proliferação ou indução de apoptose devido à superexpressão de catalase em células musculares lisas.
- Efeito de ROS na ativação da Akt quinase pela angiotensina II.
- Sinalização de estresse do RE em células vasculares.
- Autofagia e apoptose.
- Indução de senescência celular na hipertrofia vascular.
- Ativação de moléculas de adesão para células inflamatórias.

UMA REDEFINIÇÃO CONCEITUAL DE ANTIOXIDANTES

Considerando que a definição de estresse oxidativo exibiu evolução significativa e que ROS podem ser considerados segundos mensageiros subcelulares, torna-se necessário reanalisar a definição clássica de antioxidantes. Em geral, estresse oxidativo pode ser prevenido ou reparado por intervenções que bloqueiam vias metabólicas de geração de ROS (p. ex., mitocôndrias ou NADPH oxidases) ou que simulam ou multiplicam os efeitos de mecanismos de defesa fisiológicos. A hierarquia desses mecanismos de defesa é variável conforme o local; no citoplasma os principais mecanismos de defesa são enzimáticos, enquanto no plasma, pequenas moléculas respondem pela maior parte do poder antioxidante. No interstício vascular, as altas concentrações da isoenzima SOD extracelular sugerem eventual papel defensivo.[10] Por outro lado, o desenvolvimento do conceito de sinalização redox carrega a noção de que qualquer intervenção capaz de reequilibrar ou restaurar tais vias pode ser considerada um "antioxidante". Assim, a abrangência conceitual do conceito de antioxidantes deve ser bastante expandida.[9]

Além disso, um conceito cada vez mais estabelecido é o da *hormese redox*, que consiste na indução de defesas antioxidantes endógenas mediante desafio oxidante não letal.[11,12] Este parece ser o mecanismo de ação de vários produtos naturais tidos como antioxidantes flavonoides, porém cuja ação *in vivo* não é antioxidante direta e sim via mecanismo hormético. Este é o caso do resveratrol, ácido lipoico, sulforafane e inúmeros outros produtos relacionados.[11,12] O treinamento físico é sob vários ângulos uma via de hormese redox, e é notável que a administração maciça de antioxidantes imediatamente antes de uma sessão de treinamento físico abole os efeitos condicionantes desse treinamento.[13] Assim, o consumo de flavonoides ou exercício físico ativam, respectivamente, por vias diretas ou por meio de um desafio oxidante, vias moleculares antioxidantes protetoras, causando efeito final antioxidante. Essas vias protetoras incluem os fatores de transcrição Nrf2 e FOXO, que se ligam a sequências promotoras em genes que codificam várias proteínas antioxidantes.

Em vasos, devido ao rápido consumo de óxido nítrico pelo radical superóxido, a disfunção do relaxamento dependente de endotélio é marcador sensível de estresse oxidativo vascular, embora não seja por certo ocorrência específica dessa condição. Não está claro, entretanto, se todo estresse oxidativo vascular é necessariamente acompanhado de disfunção do relaxamento dependente do endotélio.

FONTES ENZIMÁTICAS DE RADICAL SUPERÓXIDO EM VASOS

A geração enzimática de ROS é ao mesmo tempo requisito e corolário da noção de sinalização redox, uma vez que vias enzimáticas podem prover mecanismos finos de gradação de atividade catalítica e intensidade de produção dessas espécies. Ao mesmo tempo, enzimas permitem um espectro de modificações pós-traducionais e interações proteína-proteína capazes de localizar tal atividade em compartimentos subcelulares específicos, por exemplo, cavéolas, vesículas, lamelipódios ou adesões focais. Finalmente, enzimas permitem interação controlada com antioxidantes enzimáticos mediante interações proteína-proteína, acrescentando nível adicional de controle da produção de ROS. Sob o aspecto translacional, fontes enzimáticas de ROS são alvos terapêuticos relevantes ao desenvolvimento de novas terapias antioxidantes.

Fontes enzimáticas conhecidas de ROS incluem o complexo NADPH oxidase, mitocôndrias, NO sintases desacopladas, xantina oxidase, citocromo P450 e ciclo-oxigenases, entre outras (Figura 10.1). Destas, a

Via Redox de Sinalização Celular na Disfunção Endotelial e Doença Vascular

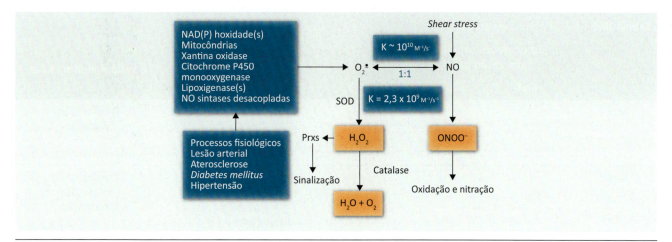

Figura 10.1 Esquema ilustrando o panorama geral de vias de sinalização redox e estresse oxidativo em vasos.

Processos fisiológicos e vários sinais que ocorrem durante a fisiopatologia de doenças deflagram ativação de várias fontes enzimáticas de ROS, dentre as quais NADPH oxidase e mitocôndrias têm sido mais estudadas e são as principais em termos quantitativos. O radical superóxido (O_2^-) reage rapidamente com o NO de origem endotelial (cujo principal estímulo fisiológico é o *shear stress* laminar) em uma reação extremamente rápida, que sobrepassa a própria superóxidodismutase (SOD). Essa reação promove a remoção de NO bioativo pelo estresse oxidativo, e é a principal via pela qual estresse oxidativo gera disfunção endotelial e vascular. O peróxido de hidrogênio (H_2O_2) formado pela dismutação espontânea de superóxido ou como produto da SOD pode ser removido pela catalase ou utilizado como um segundo mensageiro de sinalização celular. Nesse caso, uma via importante é a reação com peroxidases, por exemplo do grupo das peroxirredoxinas (Prxs), que agem como sensores de H_2O_2 e podem transferir equivalentes oxidantes para outras proteínas-alvo (siglas, ver texto).

NADPH oxidase, pela sua importância em sinalização redox, será comentada em maior detalhe, enquanto o papel do desacoplamento das NO sintases será discutido no capítulo sobre vasodilatadores dependentes do endotélio.

NADPH oxidase vascular

Um dos avanços mais importantes da biologia celular redox foi a descoberta de que células vasculares e, em última análise, essencialmente todos os outros tipos celulares, apresentam expressão e atividade de complexos enzimáticos NADPH oxidase da família NOX, análogos àqueles inicialmente identificados em fagócitos.[14-16] Nesses últimos, a função da NADPH oxidase é bactericida, enquanto nas outras células as múltiplas funções são basicamente de transdução de sinais celulares. Os complexos NADPH oxidase são a única fonte especificamente dedicada à produção de ROS (i.e., ROS não são produzidas como efeito colateral da atividade, mas como produto da catálise), e têm capacidade de sinalização fina e regulada de processos localizados em compartimentos específicos, por exemplo, polos de migração celular.[14] A regulação da atividade e expressão desse complexo é tema importante da fisiopatologia de processos redox e está envolvida em várias doenças vasculares. O complexo NADPH oxidase tem estrutura modular com múltiplas subunidades, das quais uma delas é uma subunidade catalítica transmembrana (Nox) com sítios de ligação a flavinas e heme, e várias outras são subunidades regulatórias cuja combinação varia de acordo com a isoforma de Nox[14] (Tabela 10.4).

A subunidade catalítica transmembrana transfere um elétron doado pelo substrato NADPH (citosólico) via grupos flavina e heme, ao oxigênio molecular, gerando o radical superóxido ou, no caso da Nox4, peróxido de hidrogênio. A família Nox tem ainda dois membros da subfamília Duox (*dual oxidases*), relativamente pouco expressos em vasos. Em todos os casos, a geração da espécie reativa ocorre do lado da membrana oposto ao citosólico, podendo ser o compartimento extracelular ou o interior de vesículas ou fagosomos[14] (Figura 10.2). Ou seja, pode haver geração intracelular de ROS, mas em compartimentos topologicamente relacionados ao meio extracelular. A existência dessas várias subunidades, que determinam atividade da enzima somente quando montadas à maneira de um quebra-cabeças, reflete a complexa regulação de uma enzima potencialmente letal para a célula. A Tabela 10.4 resume as principais subunidades catalíticas e reguladoras presentes em células do sistema vascular, assim como as funções associadas. A Figura 10.2 ilustra a montagem das subunidades nos estados de repouso e atividade da oxidase vascular e fagocítica.

Desta forma, o fator de primeira ordem envolvido na regulação de Nox(es) é a identidade e características estruturais das subunidades catalíticas presentes em

Endotélio e Doenças Cardiovasculares

Tabela 10.4 NADPH oxidase vascular.

	Subunidades catalíticas (expressão basal)			Subunidades reguladoras associadas	Principal efeito celular
	End	MuscLis	Fib		
Nox 1	+	++	0/+	p22phox Noxo 1 Noxa 1 p47phox (?)	Proliferação Migração
Nox 2	++	0	+++	p22phox p47phox p67phox p40phox (?)	Proliferação Migração Inflamação
Nox 4	+++	++	+	p22phox	Diferenciação Apoptose
Nox 5	+	++	(?)	p22phox	Respostas Ca^{2+}-dependentes

End: célula endotelial; MuscLis: célula muscular lisa vascular; Fib: fibroblasto.
A quantificação de + a +++ representa estimativas semiquantitativas coletadas de várias referências da literatura.

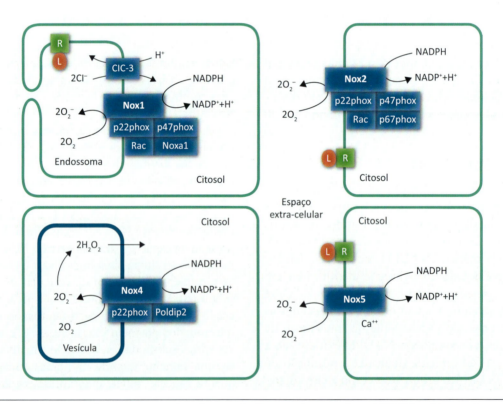

Figura 10.2 Diagrama mostrando a estrutura das diversas isoformas do complexo NADPH oxidase existente em células vasculares.

As subunidades catalíticas (Nox1, 2, 4 ou 5) são o núcleo central de transferência de elétrons do complexo, contendo os grupos heme transmembrana e sítio de ligação a flavinas (na porção citosólica). No caso de Nox 1, 2 e 4, elas estão heterodimerizadas com a subunidade regulatória transmembrana p22phox, que estabiliza o complexo. A redução por um elétron do O_2 gera superóxido às expensas de NADPH como equivalente redutor. *Rac* é uma proteína G de baixo peso molecular, que tem função regulatória, enquanto p67phox e p47phox são subunidades reguladoras citoplasmáticas que migram para o complexo oxidase na membrana quando este é ativado, possivelmente por fosforilação das próprias subunidades citoplasmáticas. No caso da Nox1, análogos de p47phox e p67phox, conhecidos como Noxo1 e Noxa1, exercem este papel, embora p47phox seja também importante. A produção de superóxido ocorre sempre do lado oposto ao citosólico. Modificada de Lassègue B, Griendling KK., 2010.[14a]

cada tipo de célula, e variáveis conforme a condição fisiológica ou patológica. O segundo fator é o tráfego, fosforilação etc., das subunidades regulatórias listadas à Tabela 10.4. Além disso, foram descritas interações regulatórias com várias proteínas que não pertencem ao elenco dos reguladores usuais de Noxes e conectam a ativação da oxidase a programas fisiológicos específicos e/ou localizam temporoespacialmente a ativação do complexo a microdomínios celulares.[17]

Inúmeros estudos indicam que esse complexo enzimático é o principal gerador de ROS com função de sinalização celular na parede vascular, tanto em células endoteliais como em células musculares lisas. Além disso, a camada adventícia apresenta grande atividade dessa enzima e um sítio importante de produção de superóxido na parede vascular, talvez com a função de inativar o NO de origem endotelial. Existe usualmente pequena/moderada atividade basal da NADPH oxidase vascular, gerando concentrações nanomolares de intermediários reativos.[14-16] Entretanto, a expressão e atividade da NAD(P)H oxidase vascular pode ser estimulada por vários fatores, tais como angiotensina II, bradicinina, trombina, fator de crescimento derivado de plaquetas (PDGF), citocinas como TNF-alfa, ceramidas e estiramento mecânico.[14-16] A angiotensina II é um agonista particularmente importante; cerca de 70% dos efeitos vasoconstrictores da infusão prolongada de angiotensina II podem ser atribuídos à produção de radical superóxido. A ativação da NADPH oxidase vascular é ainda elemento essencial na transdução de sinais de proliferação celular desencadeados pela ativação do receptor AT-1 da angiotensina.[14] Vários efeitos da angiotensina em quinases que sinalizam proliferação celular e na síntese de proteínas são antagonizados por inibição da NADPH oxidase. Desta forma, pode-se afirmar que inibidores da enzima conversora da angiotensina ou antagonistas de receptores AT-1 compõem uma intervenção antioxidante em vasos. Nox1 e Nox4 são expressas de maneira mais intensa de acordo com o fenótipo da célula muscular lisa: se em fase proliferativa, ocorre predomínio de expressão de Nox1, e em fase de quiescência, da Nox4.

Os complexos NADPH oxidase no sistema vascular e em outros sistemas não fagocíticos diferem significativamente do complexo fagocítico, que tem eminentemente função bactericida. A enzima vascular, condizente com seu papel na fisiologia celular, apresenta valores mais baixos e contínuos de produção de superóxido ou peróxido de hidrogênio. Além disso, a enzima leucocitária tem atividade "explosiva", gerando rapidamente concentrações elevadas de ROS, enquanto a enzima vascular gera fluxos mais estáveis.

Além disso, o complexo enzimático leucocitário é ativado essencialmente pela montagem de subunidades já estocadas na célula, enquanto o complexo NADPH oxidase vascular requer atividade transcricional de síntese de novo das subunidades.[14-17] Nox4 e Nox2, esta em células do corpo carotídeo ou de vasos pulmonares, podem funcionar como sensores de oxigênio.[15,16] Análogos da gp91^{phox} têm função de transporte de Fe^{+2} em procariotos e participam da síntese de hormônios tireoidianos. Do ponto de vista evolutivo, a enzima leucocitária representa especialização de uma enzima mais ancestral em várias espécies. Concluindo, o termo "NADPH oxidase vascular" engloba, na verdade, uma mistura desigual de complexos enzimáticos estruturalmente distintos e variáveis conforme o tipo celular.

Geração mitocondrial de ROS

Durante o processo de fosforilação oxidativa, essencial à eficiência energética celular, mitocôndrias consomem oxigênio para gerar ATP, porém neste processo podem gerar ROS. Estimativas de que esta geração de ROS corresponderia a 1% a 2% do consumo de oxigênio são provavelmente excessivas; os valores mais plausíveis em situações fisiológicas são 0,1% a 0,3% e podem aumentar significativamente em condições de disfunção mitocondrial e metabólica.[18] Ainda assim, mitocôndrias são, talvez, em termos quantitativos, a principal fonte de ROS na maioria das células, embora nas células vasculares esse fato não tenha sido mostrado. A redução parcial do oxigênio molecular, levando à produção de superóxido e, por conseguinte, de peróxido de hidrogênio, pode ocorrer principalmente nos complexos I e III da cadeia transportadora de elétrons.[18,19] A mitocôndria expressa uma isoforma específica da SOD na matriz, MnSOD (ou SOD2), e no espaço intermembranas existe a CuZnSOD (SOD1). Além disso, há isoformas específicas de peroxirredoxinas e a tiorredoxina2. Graças às elevadas concentrações desses antioxidantes, a mitocôndria tende a manter as concentrações de oxidantes em níveis seguros. Nesse sentido, mitocôndrias são o exemplo mais evidente de compartimentalização de processos redox subcelulares. ROS de origem mitocondrial em geral não são candidatas a exercer sinalização fina de processos celulares, uma vez que boa parte das espécies geradas é contida dentro da própria organela, em condições normais, e o vazamento extramitocondrial de ROS é usualmente considerado pouco compartimentalizado e específico.[9] Esta visão tem mudado recentemente, e ROS de origem mitocondrial têm sido descritas como mediadores de vários processos de sinalização, por exemplo, resposta à hipóxia e inúmeras vias de controle metabólico celular e sistêmico,[19] que afetam processos como transcrição gênica, proliferação, diferenciação, mecanotransdução e vários outros. Em particular, é bem aceito que peróxido de hidrogênio de origem mitocondrial gerado por aumento da força de cisalhamento (*shear stress*) tem atividade vasorrelaxante e hiperpolarizante em arteríolas.[20] ROS mitocondriais são mediadores importantes de fome e saciedade no sistema nervoso central.[19] Em particular, processos redox associados à mitocôndria são reguladores importantes da apoptose celular. Mitocôndrias têm ainda papel importante na regulação redox da resposta fisiológica ao exercício físico. A regulação do consumo de oxigênio pela mitocôndria é fortemente influenciada pela concentração mitocondrial de óxido nítrico.[18] Mitocôndrias convergem significativamente com Nox NADPH oxidases mediante vias regulatórias bidirecionais.

Xantina oxidase e oxigenases

Xantina oxidase

A xantina oxidase normalmente produz ROS durante sua atividade de oxidação da xantina a ácido úrico. A importância dessa enzima como gerador de ROS em sistemas biológicos foi inicialmente proposta em situações de isquemia e reoxigenação.[21] No homem, esse papel não se confirmou de modo uniforme, em parte porque os níveis de xantina oxidase são muito baixos em certos tecidos, por exemplo, células miocárdicas. Na aterosclerose existem algumas evidências implicando esta enzima na gênese da disfunção endotelial. A célula endotelial possui níveis detectáveis da enzima, a qual pode ser induzida por certas citocinas. Além disso, a xantina oxidase circulante liga-se à membrana basal da parede arterial.[2] Em pacientes tabagistas, a inibição da xantina oxidase com alopurinol corrige a disfunção endotelial.[22] Outros subprodutos não redox da xantina oxidase podem eventualmente contribuir para patologia vascular.[23]

Ciclo e lipoxigenases

O papel da ciclo-oxigenase como gerador de radical superóxido foi sugerido a partir de estudos iniciais na circulação cerebral. Outros estudos atribuíram a certas lipoxigenases papel análogo na gênese da oxidação de lipoproteínas.[24] O efeito vasoconstritor de endoperóxidos cíclicos (PGG_2 e PGH_2) tem sido atribuído à geração de radical superóxido. Lipoxigenases são genes de suscetibilidade à aterosclerose em camundongos. Entretanto, estudos clínicos não têm confirmado a importância quantitativa dessas enzimas na produção de radicais livres vasculares na aterosclerose.

Citocromo P450

O potencial das mono-oxigenases centradas no citocromo P450 na produção de ROS foi postulado há vários anos. Entretanto, apenas recentemente dados experimentais demonstraram de modo consistente o papel dessa enzima na produção de ROS por células vasculares. A importância relativa do citocromo P450 na produção total de ROS em situações fisiológicas e patológicas ainda não está clara, mas é interessante mencionar que essa via enzimática está associada no endotélio à produção de uma família de epóxidos com atividade hiperpolarizante de musculatura lisa, sugestivas do assim chamado EDHF (*endothelium derived hyperpolarizing factor*).

RETÍCULO ENDOPLASMÁTICO E ESTRESSE OXIDATIVO

O retículo endoplasmático (RE) é o local de síntese, enovelamento e processamento pós-translacional de proteínas destinadas à secreção celular ou inserção em membranas, correspondendo a cerca de 50% do total de proteínas produzidas. O RE é ainda o principal local de metabolismo lipídico, controle do cálcio intracelular e várias outras funções. Evidências crescentes implicam o RE direta ou indiretamente em processos redox em situações fisiológicas e patológicas. A principal função do RE neste contexto é o enovelamento redox de proteínas nascentes, isto é, a inserção de pontes dissulfeto. Essa função, essencial à homeostase celular, é exercida por uma família de proteínas residentes primariamente no RE, as *dissulfeto isomerases proteicas, cujo protótipo é a dissulfeto isomerase proteica propriamente dita (PDI ou PDIA1)*, uma chaperona redox pertencente ao grupo de ditiol proteínas da superfamília da tiorredoxina.[17,25,26] A catálise pela PDI do enovelamento proteico redox no lúmen do RE é sustentada pela regeneração do dissulfeto (i.e., reoxidação) da PDI a partir da flavo-oxidase do RE Ero1 (*Endoplasmic Reticulum Oxidoreductin*). Por sua vez, a reoxidação da Ero1 requer a transferência de elétrons de seu sítio ativo para o oxigênio molecular, gerando fluxo significativo de peróxido de hidrogênio. Evidências recentes sugerem que esse peróxido pode oxidar de modo produtivo a peroxirredoxina-4 e glutationa peroxidase 7/8, que transferem seus equivalentes oxidantes para a PDI, promovendo enovelamento proteico. Esse fato tem grande importância para entender o equilíbrio redox do RE. Ou seja, o RE tem uma via de enovelamento redox que produz oxidantes e pelo menos outras duas que consomem esse mesmo oxidante, proporcionando assim equilíbrio redox adequado. Em quaisquer desses casos, a PDI e possivelmente os outros membros da família constituem-se na via central de regulação da homeostase redox do RE.[25]

O enovelamento correto de proteínas é função essencial à manutenção da homeostase celular. Devido à importância desse mecanismo, o RE é dotado de um sofisticado sistema de controle de qualidade proteico, evitando que as proteínas sejam incorretamente enoveladas e formem agregados lesivos à célula. Estresse do RE é condição frequente, resultante da incapacidade de o RE processar adequadamente proteínas recém-sintetizadas, causando acúmulo de proteínas mal-enoveladas. Estresse do RE gera complexa rede de sinalização conhecida como *unfolded protein response* (UPR). A UPR está envolvida na gênese de várias doenças, incluindo câncer e doenças neurodegenerativas, doenças cardiovasculares como hipertrofia miocárdica e, particularmente, a aterosclerose e seus fatores de risco como obesidade e resistência à insulina.[27] A sinalização da UPR (Figura 10.3) envolve vias de adaptação pró-sobrevivência, que induzem redução da carga de tradução proteica (via fosforilação do fator eIF$_2$-α), expressão de genes antioxidantes, maior capacidade de enovelamento (aumento de chaperonas residentes), degradação de proteínas mal-enoveladas pelo proteasoma e de agregados proteicos por autofagia. Simultaneamente, a UPR ativa vias pró-apoptóticas, que promovem morte celular quando os mecanismos adaptativos não conseguem restaurar a homeostase do RE. Várias evidências sugerem convergência entre processos redox e a UPR em modelo no qual a UPR deflagra a produção de ROS e ao mesmo tempo a produção de ROS sustenta a sinalização da UPR.[25,27] Embora essa convergência esteja bem documentada, os mecanismos de estresse oxidativo durante a UPR são complexos e não estão claros.[28] Uma das vias de produção de ROS durante a UPR é a indução da isoforma Nox4 da NADPH oxidase, além da ativação da Nox2 nas fases finais da apoptose e de conexões entre RE e mitocôndria.[17,27,28]

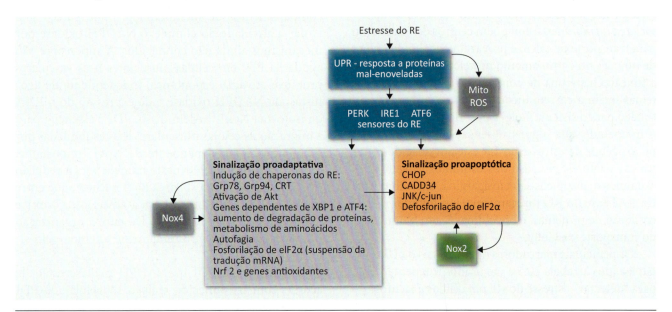

Figura 10.3 Esquema demonstrando as principais vias de sinalização ativadas durante a UPR (*unfolded protein response*) secundária a estresse do retículo endoplasmático (RE).

O estresse do RE, que é secundário à desproporção entre a carga e a capacidade de processamento de proteínas pelo RE, gera acúmulo de proteínas mal-enoveladas no lúmen do RE, que deflagra a UPR. A UPR é uma rede de sinais promovida inicialmente por sensores de proteínas mal-enoveladas localizados no RE (a quinase PERK, a quinase/endonuclease IRE1 e o fator de transcrição ATF6). Esses sensores geram uma série de sinais nucleares, que codificam genes para respostas pró-adaptativas, relacionadas a aumento da capacidade de processamento de proteínas pelo RE (chaperonas do ER), adaptações metabólicas (aminoácidos), degradação de proteínas deficientes pelo proteasoma, autofagia, genes antioxidantes e vias de sobrevivência celular. A sinalização pró-adaptativa tende a corrigir o estresse, inibindo a posterior propagação da sinalização. Ao mesmo tempo, são codificados genes que codificam fatores pró-apoptóticos. A fosforilação do fator eIF$_2$-α suspende a tradução proteica, diminuindo a carga de proteínas como um processo adaptativo. Porém, a manutenção prolongada dessa fosforilação pode provocar dano celular. Ao mesmo tempo, à desfosforilação de eIF$_2$-α (pelo fator GADD 34) pode, em alguns casos, levar à apoptose. Embora a sinalização apoptótica seja geralmente um resultado da adaptação ineficiente, ambos os mecanismos são coativados durante a UPR. Modificada de Laurindo FR, *et al.*, 2014.[17]

Em paralelo, a manutenção de ambiente relativamente oxidativo no lúmen do RE, expresso por uma razão relativamente baixa do par GSH/GSSG, é essencial para prover ambiente propício à formação de dissulfetos proteicos. Assim, a incubação de células *in vitro* com redutores potentes como ditiotreitol induz estresse do RE. Recentemente, tem-se descrito uma situação na qual células geram excesso de equivalentes redutores, conhecida como "estresse redutor".[29] O estresse redutor tem toxicidade celular importante, causada pelo menos em parte pela menor capacidade de enovelamento redox de proteínas no RE.[27,28] Os mecanismos que geram estresse redutor não estão ainda claros. Em algumas situações, há evidências possíveis de que uma supercompensação de estresse oxidativo pelos sistemas horméticos Nrf2 ou FOXO (discutidos acima) possa promover estresse redutor.[2] Além do ambiente redox, a manutenção de altas concentrações intrarreticulares de Ca^{2+} é essencial para todas as etapas do processo secretor. O RE apresenta plataformas de interface física com mitocôndrias, compostas por membranas contíguas e proteínas específicas a esses verdadeiros canais. Essas plataformas são as chamadas MAM (*mitochondrial-associated membranes*) e compõem centros de sinalização para transporte de cálcio e provavelmente lípides, além de funções no enovelamento proteico.[27,28] Em paralelo, a função chaperona de controle de qualidade de proteínas inclui a correta incorporação de carboidratos e tráfego para o sistema Golgi e pós-Golgi. Portanto, não é inesperado que alguns desencadeantes endógenos ou exógenos de estresse do ER estejam dirigidos contra esses fatores. No caso dos estímulos exógenos, os exemplos mais típicos são tapsigargina, um inibidor da Ca^{2+}-ATPase do RE, tunicamicina, um inibidor da glicosilação de proteínas, e brefeldina-A, um bloqueador do transporte via Golgi.

Os principais marcadores operacionais da UPR estão listados à Tabela 10.5 e são usados frequentemente para "detectar" estresse do RE em células e tecidos.

Outro aspecto relacionado ao envolvimento do RE em vias redox é o efeito da PDI na regulação de Nox NADPH oxidases,[25] descrito e caracterizado em detalhes por nosso grupo. PDI age como proteína reguladora e talvez adaptadora da ativação do complexo NADPH oxidase em células musculares lisas vasculares,[30,31] bem como macrófagos,[32] células endoteliais e neutrófilos.[33] Experimentos de perda de função da PDI com várias ferramentas que incluíram RNA de interferência evidenciaram de modo consistente que a PDI exerce modulação funcional da oxidase, e particularmente de sua ativação por angiotensina II. Além disso,

Tabela 10.5 Alguns marcadores operacionais da UPR.[27]

Sensores de estresse do RE

- Fosforilação da quinase/endonuclease IRE1
- Fosforilação da quinase PERK
- Clivagem e migração nuclear do fator de transcrição ATF6

Vias de sinalização da UPR

- Fosforilação do fator eIF_2-α
- Clivagem do fator de transcrição XBP1 (mRNA) *splicing*
- Migração nuclear do fator ATF4
- Migração nuclear do fator de transcrição CHOP
- Expressão das *chaperonas* KDEL: Grp78, Grp94, calreticulina, Orp150

nossos dados indicam que a PDI colocaliza ou coimunoprecipita pelo menos com as subunidades p22phox, Nox1, Nox2 e Nox4 da NADPH oxidase, indicando associação próxima com o complexo enzimático.[25] Durante a ativação da oxidase, a PDI transloca-se para compartimentos de membrana(s), onde parece sustentar a atividade do complexo NADPH oxidase por mecanismos ainda não conhecidos. A superexpressão aguda da PDI em células musculares lisas vasculares promove ativação espontânea, independente de agonistas, da NADPH oxidase e da expressão do mRNA da isoforma Nox1.[31] Além disso, PDI é essencial para a migração de células musculares lisas estimuladas por PDGF, um efeito dependente de Nox1. Importante, o silenciamento da PDI neste modelo leva à redução de atividade das RhoGTPases Rac1 e RhoA, que entre outros efeitos contribuem para a ativação da Nox1 e organização do citoesqueleto. De fato, a organização do citoesqueleto foi profundamente alterada pelo silenciamento da PDI.[34]

Os efeitos da PDI na NADPH oxidase estão de acordo com o conhecido tráfego subcelular da PDI para vesículas e superfície celular. A PDI participa do transporte subcelular e secreção de várias proteínas.[25,26] Na membrana plasmática, exerce modulação redox de proteínas de superfície, dentre as quais as mais estudadas têm sido integrinas, indicando papel central da PDI no controle redox da adesão e agregação plaquetária.[25,35] PDI interage por vias redox com integrinas plaquetárias e é fundamental para a formação do trombo. Antagonistas da PDI constituem intervenções potencialmente inovadoras, submetidas no momento a testes clínicos.[35] Tais ações da PDI na superfície de células endoteliais e de plaquetas indicam uma nova via redox reguladora de trombogenicidade vascular, com implicações significantes terapêuticas potenciais.

Em conjunto, essas considerações sugerem que o RE é um novo e importante componente em paradigmas redox de sinalização celular em fisiologia e fisiopatologia.

PROCESSOS REDOX EM DOENÇAS VASCULARES: REPARAÇÃO VASCULAR À LESÃO COMO MODELO DE FISIOPATOLOGIA ENDOTELIAL/VASCULAR

Praticamente todas as doenças vasculares, e em particular a aterosclerose, ocorrem em associação estreita com a tríade de estresse oxidativo, inflamação e disfunção endotelial, que são elementos fortemente conectados entre si. Além disso, estresse do RE contribui para cada um desses processos (Figura 10.4). Neste capítulo, discutiremos algumas evidências do envolvimento de vias redox focando na fisiopatologia da resposta vascular à lesão e aterosclerose. Outras doenças serão discutidas nos capítulos específicos e foram revistas na literatura.[14-16]

A resposta de reparação vascular à lesão tem amplo significado como protótipo de vários eventos comuns responsáveis por adaptações fisiológicas ou alterações patológicas em uma variedade de condições, por exemplo, disfunção endotelial, remodelamento induzido por fluxo, hipertensão e aterosclerose.[36,37] Tais estudos definiram mediadores trombóticos e inflamatórios responsáveis pela fase inflamatória inicial, que é também acompanhada de maciça perda celular e degradação da matriz extracelular. Vários possíveis fatores de crescimento e citocinas responsáveis pela fase proliferativa subsequente foram descritos. A fase tardia de estabilização resolutiva da lesão é governada por proliferação residual, migração celular, apoptose, remodelamento e secreção de matriz extracelular. O elemento típico de toda esta reação à lesão, à semelhança da aterosclerose, é o desenvolvimento de uma camada neoíntima. Células-tronco pluripotentes de diversas fontes podem dar origem à neoíntima, embora a proporção dessas células pareça variar conforme o processo fisiopatológico de base. Enquanto após lesão por balão células-tronco circulantes parecem ser talvez a fonte principal de células neointimais, na aterosclerose células da camada média parecem ser a fonte predominante.[38]

Nosso grupo investigou processos redox responsáveis pela resposta vascular à lesão ao longo de vários anos.[36,37,39-43] Esses estudos e outros relatos da literatura compuseram a assim denominada "hipótese redox da reestenose", cujos aspectos básicos foram revistos previamente.[36,37] A administração da superóxido dismutase, uma enzima sequestradora do radical superóxido, preveniu significativamente o vasoespasmo imediatamente após uma lesão por cateter-balão,[39] indicando que há produção de oxidantes imediatamente após a lesão, provavelmente envolvendo robusta ativação de NADPH oxidase(s)[41] (Figura 10.5).

Além disso, em fases mais tardias da reparação vascular, há produção exacerbada de oxidantes na fase resolutiva da lesão, juntamente com maior expressão das subunidades da NADPH oxidase vascular.[40,42-44] Em paralelo, redução da atividade da SOD, associada a menor bioatividade do NO produzido pela iNOS, contribui para o remodelamento constritivo após lesão, que é o principal mecanismo responsável pela redução do lúmen vascular. A reposição exógena de SOD3 (extracelular), mesmo quando iniciada sete dias após a lesão vascular, restaura a produção de NO e preserva o calibre vascular por melhora do remodelamento, sem alteração da neoíntima.[42] Portanto, após produção inicial importante de oxidantes, logo após a lesão, a neoíntima parece manter um estado pró-oxidante sustentado, no qual a ativação da NAD(P)H oxidase coexiste com redução da atividade de SOD. As células neointimais estão ainda sob carga secretora aumentada, considerando que mais de 80% da neoíntima madura é composta por matriz extracelular. De fato, o estresse oxidativo coexiste com intenso estresse do RE, juntamente com expressão extremamente elevada da PDI em todas as camadas do vaso.[43] Em paralelo, ocorre também aumento da PDI na superfície de células vasculares. Importante, o antagonismo da PDI

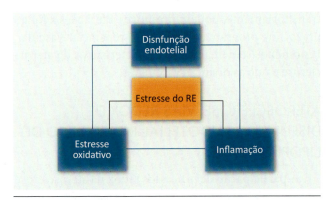

Figura 10.4 Estresse oxidativo está intimamente ligado à disfunção endotelial e inflamação.

Esses processos permeiam a história natural da gênese, evolução e complicações de praticamente todas as doenças vasculares. Recentemente, várias evidências indicam que estresse do retículo endoplasmático (RE) contribui para esses processos e é um componente importante da fisiopatologia de doença vascular.

Endotélio e Doenças Cardiovasculares

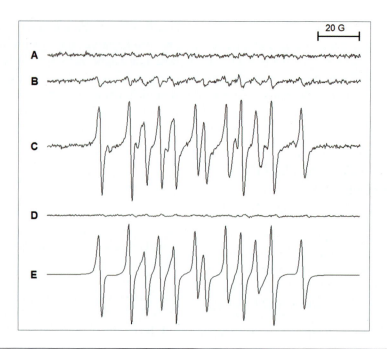

Figura 10.5 Espectro dos adutos radicalares de EPR demonstrando geração de radical superóxido após lesão vascular *ex vivo*.
Aortas de coelho foram incubadas em tampão Krebs-HEPES contendo o captador de spin DEPMPO (5-diethoxyphosphoryl-5-methyl-1--pyrroline-*N*-oxide, 100 mmol/L). Pouco ou nenhum sinal de EPR foi detectado nas condições mostradas no (painel A) tampão com DEPMPO e no (painel B) tampão + vaso intacto. Após lesão por superdistensão, um robusto espectro de EPR foi detectado (painel C), o qual mostrou à simulação computadorizada (painel E) ser uma composição de diferentes adutos de DEPMPO. Lesão realizada na presença de superóxido dismutase (30 μg) evidenciou redução do sinal (painel D), indicando o radical superóxido como a espécie primária dos espectros observados. Condições do instrumento: potência 20 mW; amplitude de modulação 1 G; constante de tempo 81×10^{-3}; velocidade de scan 0,466 G/s; ganho 2×10^6. Adaptada de Souza HP *et al.*, 2000.[41]

da superfície vascular com anticorpos neutralizantes induziu menor produção de peróxido de hidrogênio e levou à perda do calibre vascular por remodelamento constritivo.[43] Isto é, a PDI de superfície (extracelular), que contribui para trombose, sustenta ao mesmo tempo novo mecanismo capaz de reorganizar a arquitetura do citoesqueleto de modo a manter o calibre vascular durante a resposta de reparação.

Em conjunto, é possível sugerir que o principal componente evidentemente redox-sensível da resposta vascular de reparação é o remodelamento vascular, enquanto as vias redox que controlam a neoíntima parecem ser complexas e contexto-específicas. De fato, o *"Probucol and Multivitamin Trial"* mostrou que a administração do antioxidante probucol, embora não multivitaminas, após angioplastia por balão em pacientes reduziu significativamente a reestenose, essencialmente por prevenir o remodelamento constritivo e não a extensão da neoíntima.[45]

A modulação redox do remodelamento vascular contribui para entender uma questão relevante, isto é, o estresse oxidativo após lesão parece ter, de fato, função de sinalização da reparação vascular e não representa apenas consequência da lesão. Com efeito, é possível identificar vias de sinalização redox-dependentes durante este processo: ativação de MAP quinases, proteína-C quinase e fatores de transcrição, particularmente o NF-κB nas fases iniciais após lesão.[36] Como NF-κB é um fator que codifica genes da resposta inflamatória, é importante que vias redox, mesmo se ativadas transitoriamente, podem promover alterações a longo prazo nos programas gênicos de reparação vascular. Fenômenos semelhantes são característicos da aterosclerose e outras doenças vasculares.

ATEROSCLEROSE, VIAS REDOX DE DISFUNÇÃO ENDOTELIAL E OXIDAÇÃO DE LIPOPROTEÍNAS

A participação de processos redox na aterosclerose envolve pelo menos três importantes aspectos. Primeiro, a maior fonte de oxidantes na parede arterial no processo aterosclerótico é originada da própria parede do vaso, como mensageiros de proliferação, migração, apoptose etc. Todas as considerações que foram feitas no início deste capítulo com respeito à sinalização redox explicam este fato e dão a dimensão de sua magnitude. Conforme também já discutido, este fato associa-se a incremento da complexidade na abordagem antioxidante, pois envolve mecanismos que vão muito além do simples desequilíbrio pró-oxidante. Segundo, processos inflamatórios que caracterizam a aterosclerose são fortemente associados a mecanismos redox (Figura 10.3). Terceiro, a peroxidação de componentes de lipoproteínas é evento relevante na gênese do ateroma – a denominada "teoria oxidativa da aterogênese".[24,46] Nesta seção discutiremos alguns aspectos dessa teoria.

Além de todos os efeitos das lipoproteínas oxidadas discutidos a seguir, as evidências da teoria oxidativa da aterogênese incluem:[46]

a) Demonstração de produtos da decomposição oxidativa da LDL na parede arterial em modelos experimentais de aterosclerose;
b) Semelhanças entre a LDL extraída da parede arterial nesses modelos e a LDL oxidada;
c) Demonstração de imunorreatividade para LDL modificada pelo malondialdeído em placas de ateroma complicadas no homem, assim como a demonstração de correlação entre imunorreatividade para LDL oxidada no plasma e progressão de aterosclerose;
d) O efeito preventivo de antioxidantes em modelos experimentais;
e) Dados epidemiológicos correlacionando dietas e estilo de vida associados a menor estresse oxidativo, com menor incidência de complicações da doença arterial coronariana.

Diversos graus de oxidação da LDL podem existir, variando desde peroxidação de alvos fosfolipídicos específicos na superfície da partícula (a chamada "LDL minimamente oxidada") até extensa oxidação dos lípides internos e das proteínas da partícula. Como consequência da propagação desses processos, ocorre acúmulo de subprodutos tóxicos, por exemplo, malondialdeído, 4-hidroxinonenal e outros. Estes podem servir como marcadores do processo de oxidação. Em certos casos, porém, os efeitos biológicos da LDL minimamente modificada podem estar presentes sem que isso reflita em níveis aumentados de quaisquer destes marcadores.[46] Embora a LDL pouco modificada seja ainda reconhecida pelos receptores de apolipoproteína E, cuja expressão é regulada negativamente pelos níveis de colesterol intracelular, a modificação extensa da proteína da partícula de LDL impede a captação por estes receptores, levando a alterações da carga da superfície que suscitam o reconhecimento pelo receptor *scavenger* do monócito/macrófago (CD36). Este receptor não é regulado pelos níveis intracelulares de colesterol e permite a captação maciça da LDL. *In vitro*, o iniciador clássico da oxidação de LDL é a exposição a metais de transição, por exemplo, ferro ou cobre (ver a seguir). Esses metais funcionam como catalisadores da decomposição de lipoperóxidos (= LOOH), conforme a reação:

$$LOOH + Fe^{3+} [\text{ou } Cu^{2+}] = Fe^{2+} [\text{ou } Cu^{+}] + LOO^{\cdot} [= \text{radical peroxil}] + H^{+}$$

ou

$$LOOH + Fe^{2+} [\text{ou } Cu^{+}] = Fe^{3+} [\text{ou } Cu^{2+}] + LO^{\cdot} [= \text{radical alcoxil}] + OH^{-}$$

Desta forma, a partir do peróxido inicial (= LOOH na reação acima), a reação pode se propagar em cadeia por causa da formação de radicais peroxil e alcoxil. Embora a via catalisada por metais também possa ocorrer *in vivo*, há evidências de que outras vias não enzimáticas, como exposição ao peroxinitrito e a produtos clorinados de leucócitos ou enzimáticas, dependente da ativação da 15-lipoxigenase, possam ser tão ou mais importantes.[46] Quando menos, essas vias parecem ter papel na formação (a chamada "semeadura") do lipoperóxido inicial (= LOOH nas reações acima), o qual depois poderia se propagar através de outros mecanismos. O evento inicial da oxidação de LDL ainda é discutido. Não está claro se a oxidação pode ocorrer no plasma, mas está certo que ela ocorre na parede vascular, induzida por células endoteliais ou monócitos/macrófagos. A lipoproteína oxidada pode ficar retida no espaço subendotelial. A identificação do receptor endotelial LOX para proteínas oxidadas corrobora a ideia de que um certo grau de oxidação ocorra de modo fisiológico e pode contribuir para a eliminação da LDL da parede vascular via monócitos/macrófagos.[47]

Alguns dos principais efeitos da LDL oxidada são:

a) Retenção no espaço subendotelial;
b) Recrutamento e quimiotaxia de monócitos/macrófagos;
c) Ativação de monócitos/macrófagos e células musculares lisas, a qual induz a captação intracelular da LDL através dos receptores *scavenger*, formando as "células espumosas";
d) Toxicidade para células endoteliais;
e) Estímulo à produção excessiva de radicais superóxido por células endoteliais.

A teoria oxidativa da aterogênese está intimamente relacionada à fisiopatologia da disfunção endotelial, associada à degradação do óxido nítrico endotelial por superóxido.

NADPH oxidases na fisiopatologia da aterosclerose

O envolvimento das diversas NADPH oxidases na aterosclerose é complexo e relacionado às peculiaridades das distintas isoformas, bem como aos tipos celulares em que estas são expressas. A exposição a fatores de crescimento como angiotensina II e PDGF ativa Nox2 em células endoteliais e Nox1 em células musculares lisas, dando suporte à proliferação celular, migração, exposição de moléculas inflamatórias de adesão. Isto é, tais efeitos podem coletivamente ser descritos como ativação celular. A LDL oxidada é ativador da Nox1 e da Nox5. Ao contrário, a Nox4 tem, intrigantemente, efeito de indução hormética (ver início deste capítulo) de fatores de transcrição que codificam genes antioxidantes, como o Nrf2, e induz diferenciação celular, efeitos que coletivamente podem ser definidos como protetores.[14,16] Tanto Nox4 como Nox2 podem ainda associar-se indiretamente a vias angiogênicas, induzindo proliferação de células endoteliais via NO ou VEGF.[16] Deste modo, não se pode falar em efeito "da NADPH oxidase" na aterosclerose, mas sim em efeitos individuais de cada isoforma. Além disso, devido à complexidade dos efeitos nas distintas células vasculares, o entendimento integrado do papel de cada Nox só é possível mediante o estudo de modelos animais transgênicos, e/ou inibidores específicos (que são ainda essencialmente inexistentes). Em geral, esses estudos sugerem várias evidências de que Nox1 e Nox5 contribuem para a aterosclerose e seus fatores de risco, mas vários desses dados são ainda indiretos e focados nos fatores de risco e não na lesão em si. Nos estudos que analisaram diretamente modelos murinos de aterosclerose, o efeito de Noxes foi variável.[14-16] Em alguns exemplos, a deleção genética de subunidades específicas de Noxes (p. ex., Nox1, Nox2 ou p47phox,) levou à redução da extensão das lesões ateroscleróticas intrínsecas aos fenótipos de deficiência de apoE ou do receptor de LDL em camundongos. Os estudos com Nox2 são também algo conflitantes, focados particularmente na inflamação. Os dados dos efeitos protetores de Nox4 são sugestivos, mas não há estudo até o momento em modelos de aterosclerose. Em resumo, as evidências sugestivas do envolvimento de Nox NADPH oxidases são bem fundamentadas em estudos mecanísticos e baseadas essencialmente em variáveis-alvo indiretas, enquanto os estudos em modelos murinos de aterosclerose são ainda inconclusivos. Por outro lado, há evidências mais claras sugerindo que Nox1 e Nox2 contribuam para o crescimento de neoíntima após lesão vascular.[15] É possível que Noxes exerçam efeito cooperativo em suas ações e a inibição de apenas uma isoforma seja pouco informativa.

Mitocôndrias na fisiopatologia redox da aterosclerose

O entendimento de vários aspectos da função mitocondrial e suas implicações tem avançado de modo significativo recentemente. Em paralelo, vias redox associadas à mitocôndria têm sido estudadas. No contexto da aterosclerose, pode-se dizer que há várias evidências emergentes para um papel dessas vias, que podem ser resumidas nos seguintes fatos:[19, 48]

a) Há aumento da detecção de ROS mitocondriais em modelos de lesão aterosclerótica;

b) Na maioria desses casos, é possível detectar distúrbios dos mecanismos antioxidantes mitocondriais;

c) Em paralelo com disfunção mitocondrial há evidências de defeitos de mecanismos autofágicos que removem mitocôndrias defeituosas (mitofagia);

d) Há evidências de desequilíbrio na maquinaria proteica de fusão e fissão mitocondrial na aterosclerose experimental, levando a alteração da arquitetura da rede mitocondrial e consequente prejuízo funcional;

e) A enzima desacopladora UCP2, que tem aparentes efeitos protetores na produção mitocondrial de ROS, tem sua regulação alterada em modelo murino de aterosclerose.

Em analogia com a disfunção mitocondrial em outras situações fisiopatológicas (p. ex., síndrome metabólica), há evidências de que ROS de origem mitocondrial gere aumento da resposta inflamatória.[48] Em paralelo à disfunção mitocondrial, ocorrem mutações no DNA dessa organela, que contribuem para amplificar o efeito funcional. Em conjunto, o estudo da modulação redox pela mitocôndria na aterosclerose e disfunção vascular é área em franco progresso, que pode gerar novas informações relevantes ao entendimento de como distúrbios em vias metabólicas geram inflamação e doença.

ANTIOXIDANTES E ATEROSCLEROSE

Poucos tópicos em fisiopatologia têm proporcionado tanta controvérsia e discussão como o uso de antioxidantes em doenças. Considerando os aspectos discutidos neste capítulo, essa proposta tem sólido fundamento conceitual. Especificamente, no caso do sistema vascular, resposta à lesão e aterosclerose, os resultados em modelos experimentais são bastante sugestivos e encorajadores. Entretanto, na esfera clínica, os resultados dos melhores estudos bem controlados e conduzidos têm sido uniformemente negativos quanto ao uso de vitaminas, compostos sequestradores de ROS em geral, e suplementos alimentares relacionados.[36,49]

Por exemplo, estudos experimentais avaliaram o efeito de antioxidantes após lesão arterial por angioplastia[36] mostram efeito protetor de ácido ascórbico (vitamina C), alfatocoferol (vitamina E) e probucol na redução da neoíntima ou remodelamento vascular constritivo. Estudos clínicos,[45] por outro lado, demonstraram efeito consistente do probucol, mas não multivitaminas, no antagonismo do remodelamento constritivo, mas não do espessamento neointimal. Na aterosclerose, inúmeros estudos experimentais documentaram reversão, por estratégias terapêuticas antioxidantes, da disfunção endotelial, extensão da placa, produção aumentada de radical superóxido, infiltração de macrófagos e proteínas de sinalização celular, dentre outros efeitos. No homem, a administração de antioxidantes consistentemente amplia os efeitos benéficos de hipolipemiantes na melhora da disfunção endotelial vasomotora e de marcadores de inflamação.

Assim, as razões para a negatividade dos estudos clínicos com antioxidantes podem ser múltiplas.[49] Estas podem incluir o fato de que:

a) Muitos processos oxidantes efetuam a transdução de sinais fisiologicamente protetores;

b) Os antioxidantes disponíveis no presente são inespecíficos e pouco eficazes;

c) Processos redox dependem ao mesmo tempo de eventos oxidantes e redutores, e a ação de antioxidantes pode ser contraditória;

d) Muitos antioxidantes exibem efeito pró-oxidantes dependentes da concentração;

e) Os estudos clínicos com antioxidantes podem ter selecionado eventos que ocorrem em placas avançadas cujo mecanismo seja tão complexo que o efeito de antioxidantes seja pouco expressivo.

Em particular, fica claro que o estudo dos mecanismos redox na aterosclerose é uma área promissora e pode concretamente revelar intervenções eficazes, mas necessita de maior aprofundamento mecanístico.[9] Neste contexto, é importante notar que o uso indiscriminado de suplementação antioxidante não parece ser isento de riscos e pelo menos dois recentes estudos experimentais bem conduzidos[50,51] mostraram que antioxidantes comuns podem acelerar o crescimento e metastatização do câncer.

É importante enfatizar que esta discussão diz respeito à suplementação farmacológica de antioxidantes e não à modulação do equilíbrio redox proporcionada por alimentação, exercício moderado e estilos de vida saudáveis. Para estes, existe substancial evidência indicativa de efeito protetor, cujo mecanismo deve ser multifatorial (i.e., não apenas redox). Com relação a intervenções antioxidantes emergentes, há vários caminhos. Alguns deles centram-se em alvos moleculares como NADPH oxidases ou na modulação da função mitocondrial, por exemplo, por antioxidantes dirigidos especificamente à mitocôndria. Outra linha de estudo é centrada em compostos doadores de óxido nítrico. Ainda, há grande interesse no desenvolvimento de fármacos que mimetizam produtos naturais como flavonoides e outros compostos.

CONCLUSÕES

Estresse oxidativo vascular leva à inativação do óxido nítrico de origem endotelial e é importante base mecanística da disfunção endotelial na aterosclerose. Desequilíbrio redox, inflamação e disfunção endotelial são estreitamente relacionados à fisiopatologia da aterosclerose, proliferação neointimal e, em última análise, de várias doenças vasculares. A gênese do estresse oxidativo depende fundamentalmente do desequilíbrio de processos celulares associados a proliferação, migração, diferenciação, apoptose. Esses processos envolvem vias enzimáticas de produção de oxidantes, dentre as quais NADPH oxidases e mitocôndrias são as mais estudadas. A modificação oxidativa da LDL é talvez a primeira teoria consistente de aterogênese a unificar os componentes celulares e lipídicos da placa de ateroma.

Dada esta sólida base fisiopatológica, é lícito esperar que o aprofundamento do entendimento mecanístico desses processos deva levar ao futuro desenho de intervenções terapêuticas racionais e efetivas. É interessante concluir perguntando se o investigador clinicamente orientado pode, de modo razoável, esperar que, de fato, tais estudos fisiopatológicos tragam alguma contribuição para o manejo dos pacientes. A resposta pode ser que, de modo similar a tipos análogos de investigação, avanços relevantes poderão advir, porém de modo essencialmente imprevisível. Claramente, o alvo final de tais investigações é identificar determinantes específicos da perda do calibre vascular, do crescimento da placa e de sua instabilidade e, em última análise, desenhar intervenções que melhorem o bem-estar do paciente.

A curto prazo, entretanto, os objetivos imediatos levam a entender aspectos fisiológicos e fisiopatológicos específicos. Discrepâncias entre achados celulares e experimentais e implicações clínicas não são exclusivas do estudo de processos redox e nem mesmo da área cardiovascular, mas fazem parte das vias usuais do avanço do conhecimento científico.

REFERÊNCIAS BIBLIOGRÁFICAS

1. Halliwell B, Gutteridge J. Free Radicals in Biology and Medicine. 2.ed. Orford: Oxford University Press, 1999.
2. Forman HJ, Augusto O, Brigelius-Flohe R, et al. Even free radicals should follow some rules: a guide to free radical research terminology and methodology. Free Radic Biol Med. 2015;78:233-5.
3. Augusto O, Bonini MG, Amanso AM, et al. Nitrogen dioxide and carbonate radical anion: two emerging radicals in biology. Free Radic Biol Med. 2002;32:841-59.
4. Buettner GR. The pecking order of free radicals and antioxidants: lipid peroxidation, a-tocopherol, and ascorbate. Arch Biochem Biophys. 1993;300:535-43.
5. Jones DP. Redefining oxidative stress. Antioxid Redox Signal. 2006;8:1865-79.
6. Winterbourn CC. Reconciling the chemistry and biology of reactive oxygen species. Nat Chem Biol. 2008;4:278-86.
7. Jones DP. Radical-free biology of oxidative stress. Am J Physiol Cell Physiol. 2008;295:C849-68.
8. Rhee SG, Woo HA, Kil IS, et al. Peroxiredoxin functions as a peroxidase and a regulator and sensor of local peroxides. J Biol Chem. 2012;287:4403-10.
9. Fernandes DC, Bonatto D, Laurindo FRM. The evolving concept of oxidative stress. In: Sauer H, Shah A, Laurindo FR. Oxidative stress in clinical practice: Cardiovascular Diseases. New York: Springer, 2010. p.1-41.
10. Stralin P, Karlsson K, Johansson BO, et al. The interstitium of the human arterial wall contains very large amounts of extracellular superoxide dismutase. Arterioscler Thromb Vasc Biol. 1995;15:2032-6.
11. Howitz KT, Sinclair DA. Xenohormesis: sensing the chemical cues of other species. Cell. 2008;133:387-91.
12. Forman HJ, Traber M, Ursini F. Antioxidants: GRABbing new headlines. Free Radic Biol Med. 2014;66:1-2.
13. Ristow M, Zarse K, Oberbach A, et al. Antioxidants prevent health-promoting effects of physical exercise in humans. Proc Natl Acad Sci U S A. 2009;106:8665-70.
14. Lassègue B, San Martín A, Griendling KK. Biochemistry, physiology, and pathophysiology of NADPH oxidases in the cardiovascular system. Circ Res. 2012;110:1364-90.
14a Lassègue B, Griendling KK. NADPH oxidases: functions and pathologies in the vasculature. Arterioscler Thromb Vasc Biol. 2010;30:653-61.
15. Brandes RP, Weissmann N, Schröder K. NADPH oxidases in cardiovascular disease. Free Radic Biol Med. 2010;49:687-706.
16. Konior A, Schramm A, Czesnikiewicz-Guzik M, et al. NADPH oxidases in vascular pathology. Antioxid Redox Signal. 2014;20:2794-814.
17. Laurindo FR, Araujo TL, Abrahão TB. Nox NADPH oxidases and the endoplasmic reticulum. Antioxid Redox Signal. 2014;20:2755-75.
18. Figueira TR, Barros MH, Camargo AA, et al. Mitochondria as a source of reactive oxygen and nitrogen species: from molecular mechanisms to human health. Antioxid Redox Signal. 2013;18:2029-74.
19. Shadel GS, Horvath TL. Mitochondrial ROS Signaling in Organismal Homeostasis. Cell. 2015;163:560-9.
20. Zhang DX, Gutterman DD. Mitochondrial reactive oxygen species-mediated signaling in endothelial cells. Am J Physiol Heart Circ Physiol. 2007;292:H2023-31
21. White CR, Darley-Usmar V, Berrington WR, et al. Circulating plasma xanthine oxidase contributes to vascular dysfunction in hypercholesterolemic rabbits. Proc Natl Acad Sci U.S.A. 1996;93:87445-9.
22. Guthikonda S, Sinkey C, Barenz T, et al. Xanthine oxidase inhibition reverses endothelial dysfunction in smokers. Circulation. 2003;107:416-21.
23. Battelli MG, Polito L, Bolognesi A. Xanthine oxidoreductase in atherosclerosis pathogenesis: not only oxidative stress. Atherosclerosis. 2014;237:562-7.

Fontes de suporte: os trabalhos do grupo foram financiados pela Fundação de Amparo à Pesquisa do Estado de São Paulo (Fapesp #09/54764-6), Centro de Pesquisa, Inovação e Difusão Fapesp (Cepid *Processos Redox em Biomedicina*, #13/07937-8), Instituto Nacional de Ciência, Tecnologia e Inovação de Processos Redox em Biomedicina (INCT *Redoxoma*, CNPq) e Fundação Zerbini.

24. Darley-Usmar V, Halliwell B. Blood radicals: reactive nitrogen species, reactive oxygen species, transition metal ions, and the vascular system. Pharmac Res. 1996;13:649-62.
25. Laurindo FR, Pescatore LA, Fernandes D de C. Protein disulfide isomerase in redox cell signaling and homeostasis. Free Radic Biol Med. 2012;52:1954-69.
26. Hatahet F, Ruddock LW. Protein disulfide isomerase: a critical evaluation of its function in disulfide bond formation. Antioxid Redox Signal. 2009;11:2807-50.
27. Santos CX, Tanaka LY, Wosniak J, et al. Mechanisms and implications of reactive oxygen species generation during the unfolded protein response: roles of endoplasmic reticulum oxidoreductases, mitochondrial electron transport, and NADPH oxidase. Antioxid Redox Signal. 2009;11:2409-27.
28. Eletto D, Chevet E, Argon Y, et al. Redox controls UPR to control redox. J Cell Sci. 2014;127:3649-58.
29. Lloret A, Fuchsberger T, Giraldo E, et al. Reductive stress: A new concept in Alzheimer's disease. Curr Alzheimer Res. 2016;13(2):206-11.
30. Janiszewski M, Lopes LR, Carmo AO, et al. Regulation of NAD(P)H oxidase by associated protein disulfide isomerase in vascular smooth muscle cells. J Biol Chem. 2005;280:40813-9.
31. Fernandes DC, Manoel AH, Wosniak J Jr, et al. Protein disulfide isomerase overexpression in vascular smooth muscle cells induces spontaneous preemptive NADPH oxidase activation and Nox1 mRNA expression: effects of nitrosothiol exposure. Arch Biochem Biophys. 2009;484:197-204.
32. Santos CX, Stolf BS, Takemoto PV, et al. Protein disulfide isomerase (PDI) associates with NADPH oxidase and is required for phagocytosis of Leishmania chagasi promastigotes by macrophages. J Leukoc Biol. 2009;86:989-98.
33. de A Paes AM, Veríssimo-Filho S, Guimarães LL, et al. Protein disulfide isomerase redox-dependent association with p47(phox): evidence for an organizer role in leukocyte NADPH oxidase activation. J Leukoc Biol. 2011;90:799-810.
34. Pescatore LA, Bonatto D, Forti FL, et al. Protein disulfide isomerase is required for platelet-derived growth factor-induced vascular smooth muscle cell migration, Nox1 NADPH oxidase expression, and RhoGTPase activation. J Biol Chem. 2012;287:29290-300.
35. Furie B, Flaumenhaft R. Thiol isomerases in thrombus formation. Circ Res. 2014;114:1162-73.
36. Azevedo LCP, Pedro MA, Souza LC, et al. Oxidative stress as a signaling mechanism of the vascular response to injury. The redox hypothesis of restenosis. Cardiovasc Res. 2000;47:436-45.
37. Laurindo FRM, Souza HP, Pedro MA, et al. Redox aspects of vascular response to injury. Methods Enzymol. 2002;352:432-54.
38. Daniel JM, Sedding DG. Circulating smooth muscle progenitor cells in arterial remodeling. J Mol Cell Cardiol. 2011;50:273-9.
39. Laurindo FRM, da Luz PL, Uint L, et al. Evidence for superoxide radical-dependent coronary vasospasm after angioplasty in intact dogs. Circulation. 1991;83:1705-15.
40. Janiszewski M, Pasqualucci CA, Souza LC, et al. Oxidized thiols markedly amplify the vascular response to balloon injury in rabbits through a redox active metal-dependent mechanism. Cardiovasc Res. 1998;39:327-38.
41. Souza HP, Souza LC, Anastacio VM, et al. Vascular oxidant stress early after balloon injury: evidence for increased NAD(P)H oxidoreductase activity. Free Radic Biol Med. 2000;28:1232-42.
42. Leite PF, Danilovic A, Moriel P, et al. Sustained decrease in superoxide dismutase activity underlies constrictive remodeling after balloon injury in rabbits. Arterioscler Thromb Vasc Biol. 2003;23:2197-202.
43. Tanaka LY, Araújo HA, Hironaka GK, et al. Peri/epicellular protein disulfide isomerase sustains vascular lumen caliber through an anti-constrictive remodeling effect. Hypertension. 2016;67(3):613-22.
44. Szöcs K, Lassègue B, Sorescu D, et al. Upregulation of nox-based NAD(P)H oxidase in restenosis after carotid injury. Arterioscler Thromb Vasc Biol. 2002;22:21-7.
45. Côté G, Tardif JC, Lespérance J, et al. Effects of probucol on vascular remodeling after coronary angioplasty. Multivitamins and Protocol Study Group. Circulation. 1999;99:30-5.
46. Navab M, Berliner JA, Watson AD, et al. The Yin and Yang of oxidation in the development of the fatty streak. A review based on the 1994 George Lyman Duff Memorial Lecture. Arterioscler Thromb Vasc Biol. 1996;16:831-42.
47. Sawamura T, Kume N, Aoyama T, et al. An endothelial receptor for oxidized low-density lipoprotein. Nature. 1997;386:73-7.
48. Wang Y, Tabas I. Emerging roles of mitochondria ROS in atherosclerotic lesions: causation or association? J Atheroscler Thromb. 2014;21(5):381-90.
49. Griendling KK, FitzGerald GA. Oxidative stress and cardiovascular injury: Part II: animal and human studies. Circulation. 2003;108:2034-40.
50. Le Gal K, Ibrahim MX, Wiel C, et al. Antioxidants can increase melanoma metastasis in mice. Sci Transl Med. 2015;7:308re8.
51. Sayin VI, Ibrahim MX, Larsson E, et al. Antioxidants accelerate lung cancer progression in mice. Sci Transl Med. 2014;6:221ra15.

capítulo 11

Joyce M. Annichino-Bizzacchi
Erich Vinicius de Paula

Coagulação Sanguínea e Endotélio

INTRODUÇÃO

As células endoteliais formam uma monocamada contínua, que recobre todo o sistema vascular, mantendo o sangue fluido dentro dos vasos e promovendo a perfusão dos órgãos. Têm papel de barreira entre o sangue e os tecidos, e participam de inúmeros processos, como a hemostasia, e mecanismos inflamatórios e imunológicos.

De acordo com sua localização, como órgãos e sítios específicos, o tipo de função das células endoteliais também é variável. A cultura de células endoteliais de diversos sítios vasculares, venosos ou arteriais, evidencia diferenças na expressão de proteínas, particularmente na microcirculação, conferindo propriedades específicas, dependendo de sua localização.[1] Em relação à hemostasia podemos citar como exemplo a ausência de expressão de trombomodulina (TM) na microcirculação cerebral, e ao longo das válvulas venosas dos membros inferiores. Esta última situação predispõe à ativação da coagulação quando da estase venosa.[2]

A proporção entre o volume de sangue e a área endotelial também é diferente nos diversos sítios vasculares, contribuindo para a diversidade em relação a funções do sistema vascular.[3]

Quanto à hemostasia, fisiologicamente o endotélio exerce função anticoagulante e antitrombótica, prevenindo a adesão plaquetária à sua superfície, inibindo o complexo formado entre o fator VII ativado (FVIIa) e o fator tissular (FT), ativando a via anticoagulante da proteína C (PC), e contribuindo para a ativação da fibrinólise com a liberação do ativador tissular do plasminogênio (t-PA) (Figura 11.1).

A manutenção do volume sanguíneo é importante ao promover quantidades adequadas de fatores de coagulação e plaquetas. A diferença no fluxo sanguíneo tem influência na composição do trombo, pois os arteriais são ricos em plaquetas, e com maior quantidade de fibrina e hemácias quando comparados aos venosos.

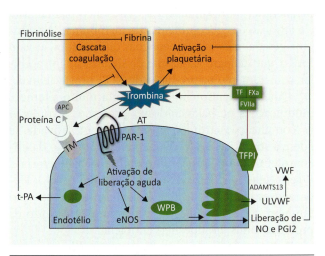

Figura 11.1 Célula endotelial. Vias envolvidas nos processos de ativação e inibição da coagulação e ativação plaquetária. APC: proteína C ativada; TM: trombomodulina; AT: antitrombina; eNOS: óxido nítrico sintase endotelial; WBP: Corpúsculos Weibel Palade; vWF: fator von Willebran; ULVWF: fator von Willebrand de altíssimo peso molecular; t-PA: ativador tissular do plasminogênio; FT: fator tissular; TFPI: inibidor da via do fator tissular. Adaptada de van Hinsberg VWM, 2012.[6]

COAGULAÇÃO SANGUÍNEA

A ação anticoagulante e antitrombótica do endotélio inclui a expressão de receptores, controle no extravasamento de fluidos e macromoléculas, das plaquetas, e de outras células sanguíneas.

PLAQUETAS

Ao suprimir a adesão e agregação plaquetárias, o endotélio previne ou limita a formação do trombo. As plaquetas normalmente não se aderem ao endotélio por ação dos glicosaminoglicanos com carga negativa. As ectonucleotidases presentes na superfície endotelial também convertem o ADP em adenosina, prevenindo a agregação plaquetária.[5]

A ativação das células endoteliais promove uma sinalização celular, mediada por receptores, influxo de cálcio, e indução da fosforilação, com a geração de óxido nítrico (NO), prostaciclina/prostaglandina E2, endotelina-1, e o recrutamento de vesículas que contêm proteínas pré-formadas.[6] A liberação de prostaciclina e a prostaglandina E2 nos grandes vasos é mediada por substâncias vasoativas, e pela trombina nos pequenos vasos.[7] O efeito das prostaciclinas é potencializado pelo NO produzido a nível do endotélio pela NO sintase endotelial (eNOS). Agentes vasoativos e aumento do fluxo vascular promovem o aumento da síntese de eNOs. O NO também inibe diretamente a adesão e agregação plaquetária, diminuindo o Ca^{2+} citosólico plaquetário, e a ativação das glicoproteínas de membrana.[8] A trombina gerada, mesmo em pequenas quantidades, ativa o PAR-1 que deflagra várias vias de sinalização intracelular, com aumento na produção de NO e prostaciclinas.

Quando o endotélio se apresenta muito alterado, modificações no balanço desses processos favorecem as complicações trombóticas. A plaqueta ativada se adere à superfície endotelial, através da ligação da glicoproteína Ibα (GpIbα) da membrana plaquetária à P-selectina ou ao fator de von Willebrand (vWF). Heparanases plaquetárias liberadas durante sua ativação também podem facilitar essa ligação, degradando os proteoglicanos da superfície endotelial.

Após a adesão da plaqueta ao endotélio, receptores fosfolipídicos da membrana plaquetária propiciam uma aproximação dos fatores de coagulação, favorecendo a ativação da coagulação e geração das primeiras moléculas de trombina. A trombina tem um papel central nesse processo, pois estimula tanto a coagulação e a formação de fibrina como ativa mecanismos de controle desse processo.

FATOR DE VON WILLEBRAND

O vWF é sintetizado pelo retículo endoplasmático das células endoteliais e megacariócitos, e processado no complexo de Golgi, sob a forma de dímeros, que se polimerizam em multímeros espiralados.[9] O vWF fica estocado nos corpos de Weibel-Palade e nos grânulos-α das plaquetas.

O estímulo para a liberação do vWF pode ser representado por substâncias vasoativas, como histamina, bradicinina, vasopressina e trombina, que aumentam a concentração de cálcio citoplasmático e ativam a proteína C quinase. Nesse processo, os corpúsculos de Weibel-Palade se fundem com a membrana celular e liberam o vWF,[10] que pode apresentar um comprimento muito grande (ULVWF- *ultralarge vWF multimers*). Os ULVWF alinham-se ao longo da superfície endotelial ou dos vasos lesados, e interagem com a GpIbα plaquetária, através do seu domínio A1. Sob condições de alto fluxo essa ligação também é mediada pelo domínio A3 do vWF.

A ADAMTS13 é uma metaloprotease responsável pela clivagem dos ULVWF em multímeros de menor tamanho na superfície endotelial. Essa lise ocorre no sítio específico Tyr_{1605}-Met_{1606} no domínio A2 do vWF.[11] A ligação da ADAMTS13 com a superfície endotelial facilita essa atividade proteolítica. A deficiência da ADAMTS13 se expressa por um quadro clínico grave, caracterizado por obstrução da microcirculação pelos complexos formados entre os ULVWF e as plaquetas, plaquetopenia e anemia microangiopática, denominada Púrpura Trombótica Trombocitopênica. Portanto, mais uma vez fica evidenciado o papel da superfície endotelial como essencial para a prevenção de fenômenos trombóticos.

Sob condições de fluxo normal, o vWF liga-se à GpIbα promovendo a adesão plaquetária, mas em situações de elevado *shear stress*, o vWF também se liga à glicoproteína IIb/IIIa, favorecendo a agregação plaquetária.

O vWF também participa da coagulação sanguínea como carreador do fator FVIII (FVIII).

ATIVAÇÃO DA COAGULAÇÃO MEDIADA POR FATORES ENDOTELIAIS

Como foi citado, dentro de um perfil saudável, o endotélio tem uma atividade anticoagulante e antitrombótica. Dependendo de estímulos, todos os processos ocorrem de forma orquestrada, promovendo a formação de um coágulo sanguíneo, que tem a função de contenção do sangramento e cicatrização, mas sem promover danos desnecessários, ficando circunscrito ao local. Portanto, em condições fisiológicas, é importante a ativação da coagulação para formação de um coágulo dentro das necessidades locais.

Contudo, em situações em que o nível de ativação é exacerbado, como por exemplo na septicemia, no câncer, entre outros, esse equilíbrio pode ser quebrado, tendo efeitos deletérios, como a trombose maciça, a coagulação intravascular disseminada, entre outros.

FATOR TISSULAR E INIBIDOR DA VIA DO FATOR TISSULAR

O FT é uma proteína transmembrana que deflagra a coagulação, através da sua ligação ao fator VII (FVII), que uma vez ativado vai atuar sobre o fator X (FX) e o fator XI (FXI). O fator Xa ativa a protrombina em trombina, a enzima que converte o fibrinogênio em fibrina. A ativação do FXI é muito importante, pois o fator Xa e o fator VIIa são logo inativados pelo inibidor da via do fator tissular (TFPI), expresso na superfície endotelial.[12] A ativação do FXIa gera moléculas adicionais de FXa, propiciando a continuidade da coagulação, mesmo quando o fator VIIa é inativado.

O FT é expresso na superfície endotelial e por diversas células, como macrófagos, monócitos e fibroblastos.[13] Estudos recentes demonstraram a presença de FT em micropartículas geradas por plaquetas, células endoteliais e monócitos, contribuindo para uma visão mais dinâmica sobre a geração e expressão desse fator.[14] Em condições normais, o controle do endotélio sobre a deflagração da coagulação ocorre pela ação do TFPI, que limita a atividade do complexo TF/VIIa/Xa.[15]

Por outro lado, isomerases liberadas de células endoteliais ativadas são importantes na promoção da coagulação, pela ativação do FT presente nas micropartículas.[16]

SISTEMA DE CONTATO

O sistema de contato compreende os fatores XII e XI, a procalicreína (PPK), o cininogênio de alto peso molecular (HK), e os inibidores C1-inibidor (C1INH) e a α_2-macroglobulina. Na presença de superfícies carregadas negativamente ocorre a ativação desse sistema, levando à ativação da coagulação e geração de fibrina, via ativação do fator XI.[17] Apesar de a coagulação sanguínea poder ser ativada através dessa via, fisiologicamente o FXI é ativado diretamente pela trombina. O sistema de contato também é responsável pela produção de bradicinina, um peptídio envolvido na permeabilidade vascular.

O sistema de contato pode ser ativado na superfície endotelial pelo acúmulo local dos seus componentes.[18] O FXII e o HK ligam-se diretamente a essas células, enquanto a PPK e o FXI são recrutados via HK. Estudos sugerem que mudanças ou estresse celular evocam o recrutamento dos componentes do sistema de contato.

O endotélio apresenta três sítios de ligação para os componentes do sistema de contato: os glicosaminoglicanos com sua carga negativa,[19] o receptor C1q, e a citoqueratina-1.[20] O C1INH tem menor capacidade de inativar o FXIIa e PK do plasma quando sobre a superfície das células endoteliais, em virtude da presença dos glicosaminoglicanos.

Tanto o FXII, como a PPK e HK podem induzir a ativação do plasminogênio e fibrinólise. A PK também pode ativar a uroquinase, constituindo um importante mecanismo de ativação da fibrinólise *in vivo*.[21]

PROPRIEDADES ANTICOAGULANTES DO ENDOTÉLIO

Antitrombina

A antitrombina (AT) é uma serpina sintetizada no fígado e liga-se ao heparan sulfato dos proteoglicanos que recobrem a superfície endotelial.[22] A AT inibe serinoproteases, tendo como principal alvo a trombina, mas também inativando as formas ativadas dos fatores X, IX, VII, XI e XII. A formação do complexo AT-protease envolve peptídeos específicos que, uma vez formados, levam a uma inibição irreversível.

O papel da AT na prevenção da coagulação e trombose fica evidente ao observarmos os quadros tromboembólicos graves dos pacientes com deficiência de AT. Um dos medicamentos anticoagulantes mais importantes é a heparina, e seu mecanismo de ação é a potencialização da ação da AT.

Via anticoagulante da proteína C

Outra via de extrema importância no controle da coagulação é a via anticoagulante da PC. A PC é uma proteína sintetizada pelo fígado, dependente da vitamina K, que é ativada pelo complexo formado pela trombina/TM. A proteína C ativada (APC) inibe a cascata da coagulação pela clivagem dos fatores Va e VIIIa.

Ao mesmo tempo em que a trombina participa da formação da fibrina, ao atuar sobre o fibrinogênio, a sua ligação aos domínios 5 e 6 EGF-*like* da TM, converte sua atividade em anticoagulante. Ocorre uma mudança de especificidade, com atuação sobre a PC e o inibidor da fibrinólise ativado pela trombina (TAFI).[23] A especificidade desse complexo trombina/TM depende da concentração de TM, que quando elevada atua sobre a PC, e quando baixa sobre o TAFI. A expressão em diferentes tecidos e diâmetro dos vasos regula esse processo, sendo maior em pequenos vasos, pela relação aumentada entre a superfície e o volume sanguíneo.[24]

A TM é sintetizada quase exclusivamente pelas células endoteliais, e é expressa em todo o sistema vascular, exceto na circulação cerebral.[2] A transcrição da

TM está aumentada em situações de aumento de fluxo arterial, e diminuída na presença de inflamação.[25]

A importância da TM no complexo processo de regulação da coagulação pode ser demonstrada pela observação de que camundongos *knockout*[26] morrem no início do processo embrionário, por volta do décimo dia. Animais transgênicos com alteração apenas da expressão da TM na vasculatura morrem na fase intrauterina ou nas primeiras semanas após o nascimento, apresentando uma coagulopatia de consumo e formação de trombos em diversos órgãos.[27]

O receptor endotelial para PC, o EPCR, tem um importante papel nesse processo ao propiciar a interação dos componentes da via anticoagulante da PC. A PC liga-se ao EPCR, convertendo-se em PC ativada (APC) pela ação do complexo trombina/TM. A APC destaca-se do EPCR e atua inibindo os fatores V e VIII ativados, tendo a proteína S (PS) como cofator.[28] Uma vez clivados, esses fatores perdem sua ação procoagulante, inibindo a conversão da protrombina em trombina.

Portanto, a formação de APC limita a geração de trombina, exercendo um mecanismo de *feedback* negativo sobre a coagulação sanguínea. O processo de clivagem da PC é mil vezes mais eficiente quando a trombina está complexada à TM, sendo potencializado pela ligação da PC ao EPCR.[28,29]

As alterações na via anticoagulante da PC são evidenciadas clinicamente pelo quadro clínico trombótico expresso pelos pacientes que apresentam deficiência de PC ou resistência à APC decorrente da mutação no gene do fator V, denominado Fator V Leiden. Alguns casos de síndrome Hemolítico-Urêmica, que é caracterizada por obstruções vasculares, podem exibir mutações no gene da TM.[30]

O EPCR também interfere com a coagulação, independentemente da via anticoagulante da PC, em decorrência da ligação do FVII ou FVIIa e diminuição da atividade procoagulante do FT.[31,32] Esses fatores são transportados e estocados nos tecidos e têm diminuição de sua meia-vida.[31,32]

ENDOTÉLIO E FIBRINÓLISE

O plasminogênio é produzido pelo fígado, e o t-PA ligado à fibrina o converte em plasmina, que é a responsável pela degradação da fibrina em produtos de degradação de fibrina, evitando a obstrução dos vasos sanguíneos.

A produção e liberação de t-PA pelas células endoteliais é contínua, e promove um efeito fibrinolítico sempre que se liga à fibrina circulante.[33] O t-PA fica estocado nos corpúsculos de Weibel-Palade e em vesículas específicas,[34] sendo liberado por ação de substâncias vasoativas ou da trombina. A disponibilidade de t-PA durante a geração de fibrina é muito importante, permitindo que se integre ao coágulo, tornando sua ação muito mais eficaz, em comparação à incorporação somente após a formação do mesmo.

O ativador de plasminogênio tipo uroquinase (u-PA) também pode ser sintetizado e liberado pelo endotélio, sob condições inflamatórias.[35] Contudo, sua ação é restrita à superfície celular após a ligação ao receptor de uroquinase (UPAR),[36] e não tem efeito na coagulação e na fibrinólise sanguínea.

O TAFI inibe a fibrinólise através da remoção dos resíduos de lisina da fibrina, necessários para a ligação do plasminogênio e do t-PA. Como consequência, o plasminogênio não pode ser convertido a plasmina, diminuindo o potencial fibrinolítico.[37]

O inibidor do ativador do plasminogênio, PAI-1, é produzido pelas células endoteliais e inibe o t-PA e u-PA, mas sua contribuição *in vivo* é controversa.

Dependendo da circulação há uma influência no tipo de mecanismo envolvido na fibrinólise. Assim, as veias dos membros inferiores são propensas ao desenvolvimento de tromboses, pela estase, mas também apresentam alto potencial fibrinolítico, pela grande disponibilidade de t-PA, que contribui para um mínimo contato do trombo com o endotélio. Contudo, isso pode propiciar o crescimento do trombo no lúmen do vaso e a formação de êmbolos, como é o caso da complicação mais comum na trombose de membros inferiores, a embolia de pulmão.

CONCLUSÕES

O endotélio tem papel anticoagulante natural, mas fisiologicamente pequenas quantidades de trombina e de fibrina são geradas, sem repercussões patológicas. Quando esse processo se altera, por ativação das células endoteliais, presença de moléculas ou micropartículas, ou lesão com exposição do subendotélio, a deflagração da coagulação e geração de trombina de forma exacerbada pode levar a situações graves, e ao desencadeamento de fenômenos tromboembólicos.

Infelizmente, na prática clínica as avaliações funcionais ou dos componentes endoteliais são muito limitadas, pela falta de acesso direto às células endoteliais. Atualmente, podemos contar com métodos de análise indireta, como a dosagem de TM circulante e do vWF. O desenvolvimento de métodos que permitam essa análise poderá contribuir para o melhor entendimento da fisiopatologia de diversas doenças, em especial das tromboembólicas, avançando na abordagem terapêutica dos pacientes acometidos por elas.

REFERÊNCIAS BIBLIOGRÁFICAS

1. Chi JT, Chang HY, Haraldsen G, et al. Endothelial cell diversity revealed by global expression profiling. Proc Natl Acad Sci USA. 2003;100(19):10623-8.
2. Ishii H, Salem HH, Bell CE, et al. Thrombomodulin, an endothelial anticoagulant protein, is absent from the human-brain. Blood. 1986;67:362-5.
3. Aird WC. Phenotypic heterogeneity of the endothelium I. Structure, function, and mechanisms. Circ Res. 2007;100:158-73.
4. Sixma JJ, vanZanten GH, Huizinga EG, et al. Platelet adhesion to collagen: an update. Thromb Haemost. 1997;78:434-8.
5. Pearson JD. Endothelial cell function and thrombosis. Best Pract Res Clin Haematol. 1999;12:329-41.
6. van Hinsbergh VWM. Endothelium-role in regulation of coagulation and inflammation. Semin Immunopathol. 2012;34:93-106.
7. Gerritsen ME. Functional-heterogeneity of vascular endothelial-cells—commentary. Biochem Pharmacol. 1987;36:2701-11.
8. Fulton D, Gratton JP, Mccabe TJ, et al. Regulation of endothelium-derived nitric oxide production by the protein kinase Akt. Nature. 1999;399:597-601.
9. Sadler JE. von Willebrand factor assembly and secretion. J Thromb Haemost. 2009;7:24-7.
10. Valentijn KM, Sadler JE, Valentijn JA, et al. Functional architecture of Weibel–Palade bodies. Blood. 2011;117:5033-43.
11. Turner NA, Nolasco L, Ruggeri ZM, et al. Endothelial cell ADAMTS-13 and VWF: production, release, and VWF string cleavage. Blood. 2009;114:5102-11.
12. Osterud B, Bajaj MS, Bajaj SP. Sites of tissue factor pathway inhibitor (Tfpi) and tissue factor expression under physiological and pathological conditions. Thromb Haemost. 1999;73:873-5.
13. Drake TA, Morrissey JH, Edgington TS. Selective cellular expression of tissue factor in human-tissues - implications for disorders of hemostasis and thrombosis. Am J Pathol. 1989;134:1087-97.
14. Dignat-George F, Boulanger CM. The many faces of endothelial microparticles. Arterioscler Thromb Vasc Biol. 2011;31:27-33.
15. White TA, Johnson T, Zarzhevsky N, et al. Endothelialderived tissue factor pathway inhibitor regulates arterial thrombosis but is not required for development or hemostasis. Blood. 2010;116:1787-94.
16. Jasuja R, Furie B, Furie BC. Endothelium-derived but not platelet-derived protein disulfide isomerase is required for thrombus formation in vivo. Blood. 2010;116:4665-74.
17. Maas C, Renné T. Regulatory mechanisms of the plasma contact system. Thromb Res. 2012;129(Suppl 2):S73-S76.
18. van Iwaarden F, de Groot PG, Bouma BN. The binding of high molecular weight kininogen to cultured human endothelial cells. J Biol Chem. 1988;263:4698-703.
19. Renné T, Dedio J, David G, et al. High molecular weight kininogen utilizes heparan sulfate proteoglycans for accumulation on endothelial cells. J Biol Chem. 2000;275:33688-96.
20. Joseph K, Shibayama Y, Ghebrehiwet B, et al. Factor XII-dependent contact activation on endothelial cells and binding proteins gC1qR and cytokeratin 1. Thromb Haemost. 2001;85:119-24.
21. Lynch J, Shariat-Madar Z. Physiological Effects of the Plasma Kallikrein-Kinin System: Roles of the Blood Coagulation Factor XII (Hageman Factor). J Clinic Toxicol. 2012;2:3.
22. Bauer KA, Rosenberg RD. Role of antithrombin-iii as a regulator of invivo coagulation. Semin Hematol. 1991;28:10-8.
23. Morser, J. Thrombomodulin links coagulation to inflammation and immunity. Curr Drug Targ. 2012;13:421-31.
24. Colucci M, Semeraro N. Thrombin activatable fibrinolysis inhibitor: at the nexus of fibrinolysis and inflammation. Thromb Res. 2012;129:314-9.
25. Parmar KM, Larman HB, Dai GH, et al. Integration of flow-dependent endothelial endothelial phenotypes by Kruppel-like factor 2. J Clin Investig. 2006;116:49-58.
26. Healy AM, Rayburn HB, Rosenberg RD, et al. Absence of the blood-clotting regulator thrombomodulin causes embryonic lethality in mice before development of a functional cardiovascular system. Proc Natl Acad Sci USA. 1995;92:850-4.
27. Isermann B, Hendrickson SB, Zogg M, et al. Endothelium-specific loss of murine thrombomodulin disrupts the protein C anticoagulant pathway and causes juvenile-onset thrombosis. J Clin Invest. 2001;108:537-46R.
28. Rezaie AR. Regulation of the protein C anticoagulant and anti-inflammatory pathways. Curr Med Chem. 2010;17:2059-69.
29. Stearns-Kurosawa DJ, Kurosawa S, Mollica JS, et al. The endothelial cell protein C receptor augments protein C activation by the thrombin-thrombomodulin complex. Proc Natl Acad Sci U S A. 1996;93(19):10212-6.
30. Delvaeye M, Noris M, De Vriese A, et al. Thrombomodulin mutations in atypical hemolytic-uremic syndrome. New Engl J Med. 2009;361:345-57.
31. Nayak RC, Sen P, Ghosh S, et al. Endothelial cell protein C receptor cellular localization and trafficking: potential functional implications. Blood. 2009;114:1974-86.
32. Gopalakrishnan R, Hedner U, Ghosh S, et al. Biodistribution of pharmacologically administered recombinant factor VIIa (rFVIIa). J Thromb Haemost. 2010;8:301-10.

33. Medcalf RL. Fibrinolysis, inflammation, and regulation of the plasminogen activating system. J Thromb Haemost. 2007;5:132-42.
34. Emeis JJ, vandenEijnden Schrauwen Y, vandenHoogen CM, et al. An endothelial storage granule for tissue-type plasminogen activator. J Cell Biol. 1997;139(1):245-56.
35. vanHinsbergh VWM, Vandenberg EA, Fiers W, et al. Tumor-necrosis-factor induces the production of urokinasetype plasminogen-activator by human endothelial-cells. Blood. 1990;75:1991-8.
36. Blasi F, Sidenius N. The urokinase receptor: focused cell surface proteolysis, cell adhesion and signaling. FEBS Lett. 2010;584:1923-30.
37. Foley JH, Cook PF, Nesheim ME. Kinetics of activated thrombin-activatable fibrinolysis inhibitor (TAFIa)-catalyzed cleavage of C-terminal lysine residues of fibrin degradation products and removal of plasminogen-binding sites. J Biol Chem. 2011;286:19280-6.

capítulo 12

Riccardo Lacchini
Gustavo Henrique Oliveira de Paula
José Eduardo Tanus dos Santos

Endotélio e Genética

INTRODUÇÃO

Quando pensamos em doenças associadas à disfunção endotelial, é comum identificarmos pacientes que se comportam de forma diferente da maioria, ou seja, com um pequeno número de fatores de risco clínicos desenvolvem a doença (fenótipo), enquanto outros pacientes com maior número de fatores de risco clínicos apresentam certa resistência à doença. Da mesma forma, às vezes, a progressão da doença se dá de forma mais rápida em alguns indivíduos do que em outros, sem causa aparente. Um dos fatores que podem explicar isso é um conjunto de características genéticas (genótipos) que conferem maior risco ou maior resistência a determinado fenótipo.

Fenótipo é definido como um traço observável, seja ele diretamente visível, como a cor do cabelo ou a presença de uma doença, ou apenas mensurável, como a taxa de metabolismo de um fármaco, resposta a fármacos etc. Além disso, quando há bases genéticas que influenciam o risco para determinado fenótipo, é comum vermos casos em que a doença se repete ao longo das gerações de uma mesma família. Isso é bem claro em relação a doenças comuns como o câncer e a hipertensão, entre outras. De fato, estima-se que a herdabilidade da pressão arterial de consultório seja em torno de 15% a 30%, e até 60% da variabilidade da pressão arterial medida a longo prazo seria influenciada por traços hereditários.[1]

Hoje, entende-se que a maior parte dos fenótipos comuns é de natureza multifatorial e, na grande maioria, multigênica.[2] Isso equivale a dizer que não há um determinismo genético em que um indivíduo que carrega um alelo (característica genética) será condenado, necessariamente, a apresentar uma doença associada àquele alelo.[2] Na verdade, esses fenótipos comuns sofrem influência de diversos fatores genéticos e ambientais que, em conjunto, compõem um risco quantificável para o desenvolvimento de determinado fenótipo (Figura 12.1). Esse conceito é aplicável às doenças cardiovasculares que envolvem disfunção endotelial: além de fatores clínicos como obesidade, tabagismo, etilismo, gênero e idade,[3,4] variantes genéticas em componentes importantes da função endotelial podem predispor ou proteger contra o desenvolvimento da doença.[3] Disso, obviamente, excluem-se os erros inatos do metabolismo ou outras doenças raras de característica monogênica, nas quais uma mutação leva à perda maciça da capacidade de uma via metabólica, por exemplo, e aí sim temos a associação de um alelo com um fenótipo de maneira clara e precisa.[1] Mutações desse tipo são raras, e provavelmente não explicam a maioria dos casos de doenças comuns, as quais são de maior relevância do ponto de vista da saúde pública.

Este capítulo propõe-se a gerar uma visão geral, voltada para o clínico, da atual conjuntura em relação à genética envolvendo genes expressos pelo endotélio. Não temos, portanto, o objetivo de exaurir o assunto, mas apenas comentar brevemente alguns resultados que temos no momento, bem como sua relevância clínica. A título de exemplo, entraremos de forma mais aprofundada no gene que poderíamos pensar como o "gene-candidato protótipo" do endotélio, obviamente, o NOS3, que codifica a sintase endotelial do óxido nítrico.

TREZE ANOS APÓS A CONCLUSÃO DO PROJETO GENOMA HUMANO: O QUE MUDOU?

Uma das grandes conquistas recentes em termos de genética humana foi a análise do genoma humano, que nos permitiu conhecer a nós mesmos de forma muito mais completa.[5,6] Mais de uma década após a divulgação do primeiro rascunho do genoma humano, ainda não temos exames de DNA determinando a profissão, o salário e a expectativa de vida de nossos filhos, como

Endotélio e Doenças Cardiovasculares

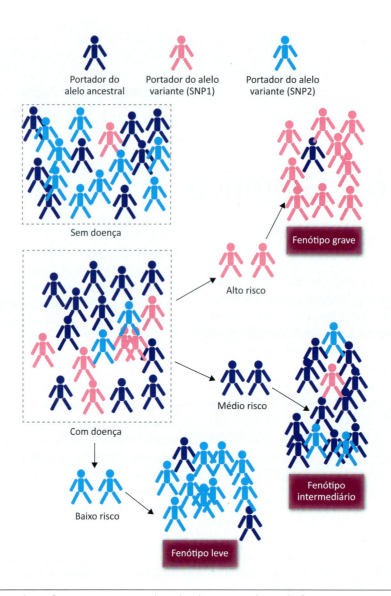

Figura 12.1 Associação de polimorfismos com grupos de indivíduos portadores de fenótipos.

Nessa figura estão exemplificados dois polimorfismos: o *single nucleotide polymorphism* (SNP) 1 e o SNP2. Temos como exemplo portadores de ambos os alelos ancestrais (sujeito azul-escuro), portadores do alelo variante do SNP1 (sujeito rosa) e portadores do alelo variante do SNP2 (sujeito azul-claro). Para simplificar a figura, não representamos os portadores de ambos os alelos variantes. Supondo que alelo variante do SNP1 tenha efeito maléfico, enquanto o alelo variante do SNP2 tenha efeito protetor, quando analisarmos populações caso-controle veremos uma frequência relativa maior de sujeitos azul-claro no grupo sem doença em relação ao grupo com doença. Da mesma forma, a proporção de sujeitos rosa é maior nos grupos com doença quando comparado ao grupo sem doença. A mesma análise pode ser feita em relação à progressão da doença ou outros subfenótipos mais específicos (resposta a fármacos, subclassificações de sintomas, entre outros). Ali também a ideia será a mesma: se há um efeito genético, espera-se maior proporção de portadores do alelo protetor (sujeito azul-claro) em populações de portadores de fenótipos mais brandos, ao passo que se espera proporção maior de portadores do alelo de risco (sujeito rosa) nos grupos de fenótipos mais intensos. A presença de todos os genótipos no grupo saudável ilustra a ideia de que não há um determinismo genético. Não é pelo fato de o indivíduo rosa ser portador de alelo de risco que ele desenvolverá a doença. Outro fato interessante é que a análise de cada subfenótipo é independente: alelos de genes não relacionados ao gatilho da doença, e que, portanto, não afetam o risco para ter ou não a doença podem alterar outros parâmetros como velocidade da progressão da doença ou resposta aos fármacos.

imaginado em 1997 pelo famoso filme *Gattaca*. De fato, a genética de doenças complexas e a farmacogenética, que eram as grandes promessas de desdobramentos do projeto genoma humano, não se desenvolveram com a rapidez prevista (Figura 12.2). A grande expectativa que se sucedeu aos bilhões de dólares gastos no projeto Ge-

Endotélio e Genética

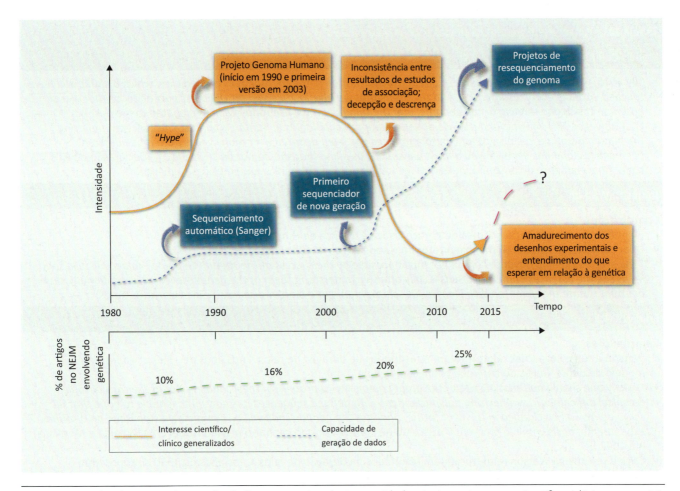

Figura 12.2 Linha do tempo ilustrando de forma aproximada a capacidade técnica, o interesse científico/clínico e a contribuição de real impacto da genética na medicina.

A linha azul representa o interesse científico e clínico na medicina genômica ao longo do tempo, ao passo que as linhas laranja e preta representam respectivamente a capacidade técnica (principalmente a velocidade) em gerar dados e o percentil de artigos da prestigiada revista clínica *New England Journal of Medicine* enfocando dados genéticos. A década de 1980 foi o grande *boom* da biologia molecular, e nessa época criou-se enorme expectativa sobre o impacto da biologia molecular na medicina. No ano de 1990 criou-se o projeto genoma humano que, num prazo de quinze anos, desvendaria o código genético humano. Ao longo da década de 1990 houve um gigantesco investimento em equipamentos de sequenciamento de DNA em todo o mundo, o que permitiu tanto a execução do genoma humano como de centenas de outros organismos em seguida. Ao passo que se obteve o genoma, passou-se a estudar como marcadores individuais se associariam a fenótipos clínicos. Salvo poucas exceções, demonstrou-se que polimorfismos comuns causam efeitos pequenos, muitas vezes irrisórios frente aos fatores ambientais, o que gerou grande decepção e descrença. Contribuíram, também, para essa descrença, o fato de milhares de artigos terem sido publicados trazendo resultados conflitantes, havendo associações genótipo-fenótipo obtidos por uns que não se reproduziram em estudos de outros grupos ou foram até mesmo refutados por outros. Apesar dessa descrença por grande parte da comunidade científica e clínica, ainda houve grande investimento em genotipagens por parte de projetos de ressequenciamento do genoma, o que criou uma demanda para o desenvolvimento de novas tecnologias de sequenciamento. Com isso, na década de 1990 e em meados da década de 2000 surgiram novas técnicas, como os microarranjos de DNA e o sequenciamento de nova geração, respectivamente. Essas técnicas demandaram algum tempo entre sua criação e seu amadurecimento. Portanto, o verdadeiro salto na capacidade técnica de geração de genótipos aparece do meio para o fim do ano 2000. Ao passo que, nos últimos cinco anos, o crescimento da capacidade de determinação de genótipos aumentou exponencialmente, tanto pelos chips de DNA (hoje chegando a mais de 1 milhão de polimorfismos por chip), quanto pelos sequenciadores de nova geração. Houve também um amadurecimento dos critérios científicos para criação desse tipo de estudo, o que deve reduzir paulatinamente as inconsistências entre os dados, tendo em vista que dificuldades técnicas vão sendo eliminadas. Esse amadurecimento, em conjunto com a redução do custo por base de DNA sequenciada, e com novas abordagens genômicas, estão reavivando o interesse clínico e científico pela medicina genômica. Em paralelo a todos esses acontecimentos, é visível que a genética vem paulatinamente se consolidando na área prática/clínica. Se nos anos de 1980 apenas 10% dos artigos publicados no NEJM envolviam genética, hoje em dia um a cada quatro artigos publicados na mesma revista envolve dados genéticos/genômicos.

Capítulo 12

Endotélio e Doenças Cardiovasculares

Tabela 12.1	Citações de grandes cientistas sobre a genômica na medicina.

Francis Collins

- "By 2015, we will see the beginnings of a real transformation in the therapeutics of medicine, which by 2020 will have touched virtually every disorder [...]. And the drugs that we give in 2020 will for the most part be those that were based on the understanding of the genome, and the things that we use today will be relegated to the dust bin[139]"
- "[...] However, NIH will not fund any use of gene-editing technologies in human embryos. The concept of altering the human germline in embryos for clinical purposes has been debated over many years from many different perspectives, and has been viewed almost universally as a line that should not be crossed [...]." Declaração do NIH sobre financiamento de pesquisa utilizando tecnologias de edição gênica em embriões humanos.[140]

James D. Watson

Contribuições
- Identificação dos genes causadores de fibrose cística e doença de Huntington.
- Líder do projeto Genoma Humano e diretor do National Institute of Health.
- "The ever quickening advances of science made possible by the success of the Human Genome Project will also soon let us see the essences of mental disease. Only after we understand them at the genetic level can we rationally seek out appropriate therapies for such illnesses as schizophrenia and bipolar disease." – The New York Times.[141]

Francis Crick

Contribuições
- Watson e seu colega Crick reinterpretaram resultados de difração de raios X nos anos de 1950 e propuseram o modelo de dupla-hélice do DNA que conhecemos hoje.
- "Finally one should add that in spite of the great complexity of protein synthesis and in spite of the considerable technical difficulties in synthesizing polynucleotides with defined sequences it is not unreasonable to hope that all these points will be clarified in the near future, and that the genetic code will be completely established on a sound experimental basis within a few years." Discurso de Francis Crick ao ganhar o prêmio Nobel em Fisiologia e Medicina, em 1962.[142]
- Crick e seu colega Watson reinterpretaram resultados de difração de raios X nos anos de 1950 e propuseram o modelo de dupla hélice do DNA que conhecemos hoje.

noma Humano entre 1990 e 2003 não foi satisfeita de imediato, e muito do *hype* (o "dar o que falar", o "estar na moda") se perdeu. Apesar de pesquisadores de grande reputação na área terem visões otimistas (Tabela 12.1),[2] a verdade é que muito pouco em relação à aplicabilidade clínica dessa enormidade de informações, de fato, foi alcançada, e muito tempo e esforço ainda são necessários para tornar real tal visão.[2] Houve um enorme "choque de realidade" em nós, cientistas: conseguimos decodificar o código bioquímico em letras. Muito bem, mas que palavras, parágrafos, capítulos e mensagens essas letras querem dizer?

A verdade é que a complexidade da genética humana é muito maior do que se previa. Os grandes gargalos de garrafa no avanço da genética de doenças complexas têm sido a interpretação dos resultados obtidos, as limitações experimentais, as conclusões baseadas em associações frágeis, e a própria natureza da genética de populações. Esta última nos mostra que não é possível extrapolar diretamente dados obtidos em uma população de origem étnica bem-definida diretamente para outras populações. Se um fenótipo é resultado da interação de centenas de variantes, ao analisarmos populações com diferentes conjuntos de características genéticas percebemos, por exemplo, que um resultado contundente em japoneses pode não ser relevante para caucasianos, e assim por diante. Pouco a pouco, essa área de investigação científica tem se adaptado, sendo atualmente difícil publicar um artigo simplesmente demonstrando um efeito biológico associado a um único polimorfismo, particularmente quando a amostra é pequena (cem controles e cem pacientes, por exemplo). Poucos darão crédito a tal achado sem que números muito maiores de indivíduos sejam estudados e sem que haja replicação dos achados em outras populações. Por outro lado, estudos envolvendo milhares de casos e controles, com abordagens genômicas, são mais facilmente aceitos, apesar de até agora terem contribuído relativamente pouco frente ao seu alto custo de execução.

Entre diversos avanços que podemos citar na última década está o desenvolvimento dos *Genome Wide Association Studies* – GWAS, livremente traduzidos como estudos de associação genômica ampla.[2] Esses estudos amplos realizam centenas de milhares de testes independentes, examinando a possível associação de cada polimorfismo comum com o fenótipo estudado. É sabido em estatística que, se você fizer testes suficientes, em algum momento você encontrará uma associação (falsa), totalmente devida ao acaso. Esse é o chamado erro tipo I. Para compensarmos esse erro, precisamos ajustar o valor de alfa (convencionalmente menor do que 0,05 em análises estatísticas comuns), de tal forma a assegurarmos que associações falsas não sejam detectadas em uma taxa muito alta. Nesse sentido, é comum nos GWAS ser utilizado um valor de $P < 10^{-7}$ ou $P < 10^{-10}$, por exemplo, para se considerar uma associação como significativa.[7] Ainda, avaliar os genótipos de centenas de milhares de polimorfismos de cada voluntário não é uma tarefa ordinária. Para facilitar a execução desses estudos, o primeiro passo foi determinar as estruturas de haplótipos em diferentes populações (HapMap Project, http://hapmap.ncbi.nlm.nih.gov/). Haplótipos são conjuntos de alelos de diferentes polimorfismos que, por serem próximos entre si, acabam segregando conjuntamente, passando de geração a geração. Isso é explicado pelo fato de que a recombinação gênica (que ocorre durante a meiose na formação dos gametas) não é um evento completamente aleatório; há regiões do DNA mais propensas a serem clivadas durante esse processo. Dessa forma, há uma baixa taxa de recombinação dentro dos blocos haplotípicos, e uma alta recombinação entre os demais blocos. Uma vez sabendo quais são os blocos haplotípicos comuns, passou-se a usar a estratégia de avaliar os genótipos de determinado polimorfismo para representar qual seria o conjunto de alelos de um bloco haplotípico completo (os polimorfismos "etiqueta", ou tagSNP). Isso permitiu que fosse mapeada de forma contundente e ampla a grande quantidade de polimorfismos frequentes, tendo-se que determinar experimentalmente apenas uma fração destes.

Assim nasciam os primeiros GWAS utilizando chips de microarranjos de DNA (ou do inglês, *microarrays*). Estes, com apenas alguns milhares de genotipagens, proporcionam informações sobre a variabilidade genética comum do genoma como um todo. Essa abordagem, de certa forma, também é limitada devido às extrapolações feitas, assumindo-se haver homogeneidade nas populações estudadas e representatividade para os haplótipos atribuídos. Deve ser óbvio para o leitor que essa era uma abordagem que analisava o todo de forma grosseira, sem avaliar um universo de informações referentes às variantes mais raras do genoma, pois analisava-se somente um conjunto predefinido de polimorfismos. Seria como se um médico míope fizesse um exame de um paciente sem óculos, usando luvas de amianto, fazendo perguntas em português a um paciente que só entende alemão. De fato, alguns resultados contundentes foram encontrados, porém em quantidade muito pequena e a custos exorbitantemente altos, o que dificultou a popularização dessa abordagem experimental em escala mundial.

Mais recentemente foi desenvolvida a abordagem de sequenciamento de DNA de nova geração. Essa abordagem permite o sequenciamento direto de todo um genoma em algumas semanas, determinando exatamente cada base em cada posição do DNA. Apesar de ainda ser muito cara, essa abordagem já tem sido utilizada para diagnóstico molecular de síndromes monogênicas sem diagnóstico fechado, em alguns tipos de câncer ou em pesquisa.[2]

O sequenciamento de nova geração representa um grande salto, que permitirá a investigação não apenas das variantes comuns, mas também das mutações raras sobre fenótipos comuns. Seja por sequenciamento ou por microarranjos, a grande vantagem dos GWAS frente à estratégia comum de análise de genes-candidatos é que, por ser uma análise não limitada por hipóteses formuladas *a priori*, não há limitação devida aos parcos conhecimentos fisiopatológicos existentes.

De fato, os GWAS têm auxiliado a ampliar a rede de genes e proteínas envolvidas em fenótipos macroscópicos e ajudam a entender processos fisiopatológicos.[2] Alguns "novos genes" identificados pelos GWAS têm sido de fato confirmados como protagonistas relevantes em doenças cardiovasculares. Por outro lado, grande parte do atual conjunto de dados oriundos desses estudos aponta para associações de polimorfismos em regiões intergênicas ou em genes cuja função até então é completamente desconhecida. Assim, voltamos à questão anterior: como interpretar essas associações? Se não conhecemos como o gene X se relaciona com a doença, como interpretar o resultado encontrado no GWAS? Seria apenas um artefato estatístico ou, de fato, estamos diante de uma nova via metabólica ou de sinalização celular até então desconhecida? O tempo dirá. Enquanto isso, fique claro para o leitor que, apesar de alguns dados contundentes, a grande maioria das informações relevantes da genética de doenças complexas não vem de GWAS, nem de polimorfismos em genes candidatos, mas sim da elucidação molecular de doenças monogênicas.[1] Ora, se uma mutação que gera um *stop códon* no gene X causa o fenótipo Y, fica óbvia a relevância de alterações menos contundentes nesse mesmo gene, alterando de forma mais sutil o mesmo fenótipo.

Um claro avanço, que está diretamente relacionado ao projeto genoma, porém muitas vezes não interpretado dessa forma, foi a enxurrada de modelos animais *knockout* para milhares de diferentes genes que surgiram na última década.[2] Uma vez que se criou uma capacidade instalada para gerar sequências de DNA, por que não desvendar o genoma dos ratos *Wistar* ou dos camundongos BALB/C, e assim por diante? Com o conhecimento da sequência de DNA é muito mais fácil utilizar as tecnologias de *knockout* ou de RNA de interferência para modular o gene e descobrir a relevância deste em modelos de doenças ou na resposta aos fármacos. O grande desdobramento disto, obviamente, não está no avanço do entendimento dos aspectos hereditários das doenças complexas, mas no maior entendimento das bases moleculares dos processos fisiopatológicos e respostas aos fármacos. Esta é, de fato, uma grande vitória dos projetos genômicos que, por si sós, já justificam diversos gastos feitos, desconsiderando-se os avanços que ainda ocorrerão em décadas por vir.

Outro avanço, extremamente recente, é o desenvolvimento de uma técnica relativamente de fácil execução para a criação de linhagens de culturas de células *knockout*,[8,9] e para alterações de células embrionárias. Esse sistema é denominado CRISPR/Cas-9 (*Clustered Regularly Interspaced Short Palindromic Repeats*), e tudo indica que trará uma revolução na geração de modelos *knockout*, já que simplifica muito o processo, tanto para a geração de animais *knockout* como para a geração de linhagens imortalizadas *knockout*, ou até mesmo para a manipulação gênica de células oriundas de pacientes.[10,11] Essa técnica está gerando grande debate em relação ao seu uso em embriões humanos para cura de doenças monogênicas e possível melhoramento genético humano. Este assunto tem provocado reações negativas por haver um limite ético, que não pode ser ultrapassado sem uma decisão consciente da comunidade científica e da comunidade em geral (Tabela 12.2).[12]

Outra área do conhecimento que sofreu grande impulso nos últimos anos é a da epigenética. Esta trata de fatores que também podem ser herdados e que se relacionam ao DNA, porém não são informações contidas nos códigos de adeninas, timinas, citosinas e guaninas. Essa área do conhecimento trata, por exemplo, da metilação de citosinas no DNA (ilhas CpG), metilação e acetilação de histonas (ambos processos regulando quando um gene está ou não disponível para leitura), e a produção de RNAs de interferência que atuam sobre a expressão de um gene a nível pós-transcricional. Essa também é uma área em franca "ebulição" e que, certamente, trará muitos resultados animadores nos próximos anos. Uma belíssima revisão da epigenética relacionada ao endotélio foi publicada na *Circulation Research*[13] e pode ser consultada pelo leitor interessado na área.

Por fim, ao refletirmos sobre o porquê de estudos tanto em genes-candidatos como em GWAS terem grande dificuldade em gerar resultados reprodutíveis, surgiu um certo questionamento sobre se, de fato, estamos determinando o fenótipo dos pacientes de forma precisa. Será que um hipertenso com excesso de aldosterona e alta atividade do sistema renina-angiotensina deveria estar no mesmo grupo de outro hipertenso com hiperatividade do sistema nervoso simpático? Se entendemos que a fisiopatologia é diferente, por que imaginaríamos que as influências genéticas seriam iguais? Eis, talvez, o maior obstáculo aos estudos de associação: se definimos todos os pacientes como "hipertensos" para conseguir atingir um número na ordem de poucos milhares de participantes por grupo, como garantir que um estudo no Reino Unido tenha a mesma proporção de pacientes sal-sensíveis que um estudo no Brasil? Será que um resultado obtido no Reino Unido e não reproduzido no Brasil pode ser devido às diferenças populacionais ou poderia haver diferença na composição dos fenótipos? Essa é a maior limitação de todas que, de certa forma, vincula o avanço dos conhecimentos de bases genéticas de doenças complexas necessariamente ao avanço da medicina diagnóstica. Se no futuro separarmos esses diferentes subgrupos de doenças, talvez os estudos de associação genética que no passado falharam em mostrar evidências confiáveis, contundentes e reprodutíveis, passem a trazer resultados mais animadores.

Aqui nos encontramos em um certo dilema: a necessidade de melhorar cada vez mais a determinação do fenótipo dos pacientes, e com isso a estratificação destes em subgrupos (razões clínicas/biológicas). Por outro lado, precisamos manter um número de indivíduos robusto para termos poder amostral (razões estatísticas). Como determinar fenótipos e subfenótipos e como estratificá-los mantendo um enorme número de indivíduos em cada subgrupo? Esse problema é contornável com duas estratégias, que por sua vez também têm limitações: o uso de estudos multicêntricos ou a coleta progressiva de amostras de pacientes acompanhados por um determinado centro ao longo de várias décadas. Aceitar e apropriar-se dessa dificuldade pode parecer algo desanimador, mas é algo que pode nos levar à direção certa. Existem catalisadores que podem permitir o sucesso dessas empreitadas: políticas públicas que criem bases de dados integradas, que criem biobancos integrados e que tutelem e disponibilizem os dados, amostras e contatos dos pacientes para estudos presentes ou futuros, com números maiores, incorporando novas tecnologias que estão se popularizando. Hoje está absolutamente claro que o grande gargalo desse processo científico não é mais a capacidade técnica de gerar dados na escala de gigabases de DNA (que já existe, apesar de ter um alto custo), mas, sim, ter um enorme número de sujeitos portadores de um mesmo subfenótipo, altamente específico e bem escrutinizado, disponíveis em um curto espaço de tempo.

Ao leitor que tem interesse em se aprofundar no assunto, sugerimos uma revisão[14] e uma perspectiva de 2011 do National Institute of Health sobre a medicina genômica.[2] Informações sobre os polimorfismos e sobre as sequências dos genes podem ser encontradas nos sites do PubMed (http://www.ncbi.nlm.nih.gov/snp/), no site Ensembl (www.ensembl.org), e no site Genome Browser (https://genome.ucsc.edu/). Informações sobre frequências alélicas de milhares de polimorfismos em populações de diferentes origens estão disponíveis nos sites do HapMap (www.hapmap.org), e Seattle SNPs (http://pga.gs.washington.edu). Informações sobre fatos e números relacionados à genética humana podem ser encontradas no site do National Human Genome Research Institute (http://www.genome.gov/10000202). Finalmente, informações sobre farmacogenética podem ser encontradas nos sites <www.pharmgkb.org e http://www.drugbank.ca/>.

Nas sessões a seguir abordaremos algumas das associações de polimorfismos genéticos em genes expressos pelo endotélio com doenças cardiovasculares. Para não gerarmos um texto demasiadamente longo, limitamo-nos a apenas alguns casos dos genes mais importantes relacionados ao controle do tônus vascular pelo endotélio. Não abordaremos, portanto, as funções do endotélio sobre a hemostasia ou sobre a migração de leucócitos durante processos inflamatórios, ou outros. Além disso, não abordaremos em maior detalhe a epigenética do endotélio e técnicas de manipulação gênica, pois apesar de serem muito excitantes do ponto de vista científico, ainda são incipientes em relação à sua aplicação clínica.

PRINCIPAIS GENES ENVOLVIDOS NAS FUNÇÕES ENDOTELIAIS

Um dos principais genes envolvidos na regulação da função endotelial é o NOS3, que codifica a sintase endotelial do óxido nítrico. Além disso, existem genes que não necessariamente são expressos no endotélio, mas podem gerar produtos cujos receptores estão lá. É interessante expor ao clínico a visão crítica de que, das associações a seguir, poucos exemplos de fato estão sólidos na literatura. A maioria dos dados apresentados configura evidências de envolvimento dos genes que ainda necessitam de validações em populações maiores ou diferentes das estudadas originalmente para considerar-se a utilização dessas informações na prática clínica. Além disso, são necessárias análises sobre o custo/benefício que potenciais informações genéticas podem adicionar à prática clínica antes que essa possa ser utilizada, por exemplo, pelo Sistema Único de Saúde (SUS). Para o leitor que se interessar em uma leitura mais aprofundada sobre fatores genéticos relacionados à pressão arterial, uma elegante revisão está disponível na revista *Circulation research*.[1]

Sistema do óxido nítrico

Sintase endotelial do óxido nítrico (NOS3)

A sintase endotelial do óxido nítrico (eNOS) é a principal enzima responsável pela síntese de óxido nítrico (NO) no endotélio vascular. Essa enzima é codificada pelo gene NOS3, mapeado na região 7q36 nos seres humanos.[15] Desde sua caracterização, no início da década de 1990, um número considerável de polimorfismos tem sido descrito nesse gene, incluindo polimorfismos de base única (SNPs), repetições em tandem de número variável (VNTRs), microssatélites e inserções/deleções (indel).[16] Dentre esses polimorfismos, destacam-se aqueles com implicações funcionais e clínicas.

Implicações funcionais de polimorfismos no gene NOS3

De maneira geral, os polimorfismos no gene NOS3 considerados funcionais são aqueles que afetam a expressão ou a atividade da eNOS. Dentre eles, dois SNPs na região promotora, um VNTR no intron 4, e um SNP no exon 7 têm sido amplamente estudados.[17,18,19] A Figura 12.3 ilustra os mecanismos funcionais desses polimorfismos.

O SNP g.-786T>C (rs2070744) é caracterizado pela substituição de uma timina por uma citosina na posição -786 na região promotora do gene NOS3. As implicações funcionais desse polimorfismo estão provavelmente relacionadas à proteína de replicação A1 (RPA1), que atua como repressor gênico.[20] Estudos *in vitro* demonstraram que essa proteína repressora se liga com maior afinidade à região promotora do gene NOS3 quando o alelo C está presente, resultando em uma drástica redução da atividade transcricional e, consequentemente, menor expressão da eNOS

Endotélio e Doenças Cardiovasculares

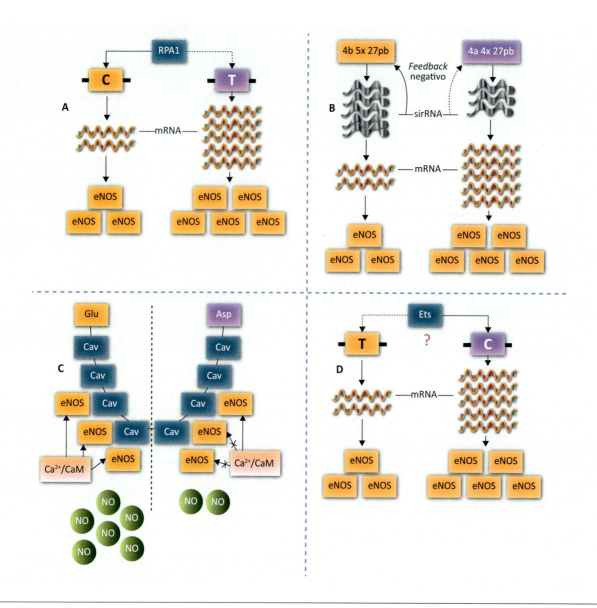

Figura 12.3 Polimorfismos funcionais do gene NOS3: mecanismos pelos quais a expressão ou atividade da proteína é modificada.

Nos quadros A, B, C e D estão representados os mecanismos dos polimorfismos g.-786T>C, *Variable Number of Tandem Repeats* no intron 4, g.894G>T (ou Glu298Asp) e g.-665C>T, respectivamente. **(A)** O polimorfismo situa-se em uma região que, quando possui o alelo T, se configura em uma sequência reconhecida pelo RPA1, reprimindo a transcrição do gene, portanto, levando a uma queda na expressão da eNOS quando comparado ao alelo C. **(B)** Cada porção de 27 pares de base, que pode ser repetida cinco (alelo 4b) ou quatro vezes (alelo 4a) codifica um siRNA que reduz a expressão do próprio gene da eNOS. Uma vez que o alelo 4b tem maior número de repetições, gera mais siRNA que, por sua vez, reduz o RNAm do gene NOS3 e, portanto, temos menor expressão da enzima. **(C)** O alelo Glu gera uma proteína com alta afinidade pela caveolina 1. Ao passo que a caveolina 1 inativa a eNOS, essa interação serve para localizar a eNOS na caveola, onde estará disponível para os fatores que ativam a enzima. O alelo Asp gera uma enzima com baixa afinidade pela caveolina 1 e, portanto, a eNOS não se acumula de forma tão eficiente na caveola, não estando disponível, portanto, aos fatores de ativação da eNOS. **(D)** Foi demonstrado que o polimorfismo g.-665C>T é funcional, de tal forma que o alelo T está associado a maior expressão da eNOS em relação ao alelo C. Apesar de funcional, ainda não se sabe ao certo o mecanismo, mas análises computacionais sugerem que a mudança de alelos poderia alterar a afinidade por fatores de transcrição da família ETS que poderiam reconhecer essa região, porém isso ainda não está definitivamente demonstrado. RPA1: Proteína de Replicação A 1; mRNA: ácido ribonucleico (RNA) mensageiro; eNOS: sintase endotelial do óxido nítrico; Cav: caveolina; Ca^{2+}/CaM: cálcio-calmodulina; NO: óxido nítrico; siRNA: *small interference RNA*; Ets: E26 *transformation specific* (família de fatores de transcrição).

em comparação ao alelo T.[20,21] Consistentes com esses achados, estudos *in vivo* revelaram menor biodisponibilidade de NO em indivíduos portadores do alelo C em relação aos carreadores do alelo T,[22] corroborando o papel funcional desse polimorfismo.

Outro importante SNP localizado na região promotora do gene NOS3 é o g.-665C>T (rs3918226), cujo aspecto funcional foi demonstrado recentemente.[19] Apesar da ausência de associação entre esse polimorfismo e níveis plasmáticos de nitrito[23] (um importante marcador da produção endógena de NO), estudos *in vitro* mostraram que a troca de citosina por timina na posição -665 do promotor resulta em uma redução da expressão da eNOS. Esse efeito estaria possivelmente relacionado à modificação da afinidade por determinados fatores de transcrição,[18] os quais regulam a atividade do promotor, afetando, assim, a transcrição gênica.

Diferente dos SNPs localizados na região promotora, que modificam a transcrição gênica, o VNTR, conhecido como 4b/4a afeta a eNOS no âmbito pós-transcricional.[24,25] Esse VNTR é caracterizado pela repetição de 27 pares de bases no intron 4 do gene NOS3; os alelos mais comuns desse polimorfismo são aqueles com cinco (variante 4b) e quatro (variante 4a) cópias dos 27 pares de bases supracitados, embora outros alelos mais raros tenham sido relatados.[26] O papel funcional do VNTR 4b/4a está relacionado à formação de pequenos RNAs de interferência, conhecidos como *small interference* RNAs (siRNA). Estudos moleculares revelaram que células endoteliais contendo o alelo 4b apresentam maior quantidade de siRNA, resultando em níveis reduzidos de RNA mensageiro da eNOS em relação às células contendo o alelo 4a.[24,25]

Finalmente, o SNP Glu298Asp (rs1799983) tem sua funcionalidade atribuída à modificação da atividade da eNOS.[27] Esse polimorfismo está localizado no exon 7 e corresponde à troca de uma guanina por uma timina na posição 894 do gene NOS3, resultando na substituição do aminoácido glutamina por aspartato na posição 298 da proteína.[15] Estudos em cultura de células revelaram que o alelo "Asp" reduz a ligação da eNOS à caveolina-1, diminuindo assim a disponibilidade da enzima na sua fração caveolar nas células endoteliais.[27] Deste modo, uma reduzida quantidade de eNOS fica disponível para ativação mediada pelo complexo cálcio-calmodulina, resultando em menor atividade enzimática em relação ao alelo 'Glu'.[27] Esses achados parecem ser de fato relevantes *in vivo*, uma vez que indivíduos portadores do alelo 'Asp' apresentaram reduzida formação plaquetária de NO comparados aos carreadores do alelo 'Glu'.[28,29]

Implicações clínicas de polimorfismos no gene NOS3

Hipertensão arterial, doenças hipertensivas da gravidez, disfunção erétil, enxaqueca e distúrbios metabólicos são exemplos de doenças altamente prevalentes que envolvem a redução da formação endógena de NO como mecanismo fisiopatológico relevante. Considerando o papel fundamental desempenhado pelo NO no sistema cardiovascular e os efeitos de polimorfismos no gene NOS3 sobre a expressão e atividade da eNOS, bem como sobre os níveis de marcadores da produção endógena de NO, grande número de estudos tem avaliado a influência de polimorfismos no gene NOS3 nas doenças mencionadas acima. Os achados desses estudos serão brevemente discutidos a seguir.

Hipertensão arterial

Em decorrência do grande número de evidências demonstrando que distúrbios na regulação da eNOS podem levar à deficiência de NO e causar hipertensão arterial,[30] diversos estudos têm avaliado se polimorfismos no gene NOS3 influenciam a suscetibilidade a esta condição clínica. De fato, um risco aumentado para o desenvolvimento de hipertensão arterial com os alelos variantes para os polimorfismos g.-786T>C, g.-665C>T, 4b/4a VNTR e Glu298Asp foram observados em alguns estudos.[19,31-34] Porém, diversos outros estudos têm relatado ausência de associação entre esses polimorfismos e hipertensão arterial.[35-37] Tais discrepâncias podem estar relacionadas à análise de polimorfismos individualmente ao invés da análise da combinação de polimorfismos em haplótipos, além dos aspectos comentados anteriormente.

A abordagem haplotípica é altamente recomendada para o estudo de genes candidatos a suscetibilidade à hipertensão arterial.[38] Nesse sentido, estudos têm avaliado associações entre haplótipos envolvendo os polimorfismos g.-786T>C, 4b/4a VNTR e Glu298Asp e o risco de desenvolvimento de hipertensão arterial.[36,37,39,40] Particularmente, o haplótipo C-4b-Glu foi apontado como protetor contra o desenvolvimento da hipertensão arterial, enquanto o haplótipo C-4b-Asp aumentou o risco para a suscetibilidade a essa doença, tanto para indivíduos negros quanto para brancos.[36]

Doenças hipertensivas da gravidez

As doenças hipertensivas da gravidez representam as principais causas de morbidade e mortalidade materna e neonatal, afetando de 3% a 5% das gestações.[41,42] Nesse contexto, estudos indicam que a deficiência na formação de NO pode contribuir para o aumento da pressão arterial em importantes doenças hipertensivas da gravidez, como a hipertensão gestacional e a pré--eclâmpsia.[41] Com base nessas evidências, uma série de estudos tem se dedicado a investigar os efeitos de polimorfismos no gene NOS3 sobre a suscetibilidade a doenças hipertensivas da gravidez. Alguns desses estudos observaram associações entre os alelos variantes dos polimorfismos g.-786T>C, 4b/4a VNTR e Glu298Asp e o risco de desenvolvimento de pré-eclâmpsia ou hipertensão gestacional.[43,44,45] Outros estudos, porém, falharam em demonstrar essas associações.[42,46] Para esclarecer essas inconsistências, uma recente metanálise avaliou estudos envolvendo polimorfismos no gene NOS3 em pré-eclâmpsia e encontrou que o alelo C do SNP g.-786T>C e o alelo 4a do VNTR 4b/4a aumentam a suscetibilidade a essa doença hipertensiva.[47] O polimorfismo Glu298Asp, por sua vez, não afetou o risco para pré-eclâmpsia nesta metanálise.[47]

Além de analisar os polimorfismos individualmente, alguns estudos utilizaram, também, a abordagem haplotípica. Um dos estudos, avaliando haplótipos que incluíam os polimorfismos g.-786T>C, 4b/4a VNTR e Glu298Asp, observou associação entre o haplótipo C-4b-Asp e pré-eclâmpsia.[44] Outro estudo, por sua vez, observou maior frequência do haplótipo C-4b-Glu entre grávidas saudáveis do que nas portadoras de pré--eclâmpsia.[42] Curiosamente, esse mesmo haplótipo foi associado ao aumento da biodisponibilidade de NO em grávidas saudáveis, o que sugere que o haplótipo C-4b-Glu pode proteger contra a pré-eclâmpsia por aumentar a formação de NO.[42]

Migrânea

A migrânea é uma importante doença neurovascular, de etiologia multifatorial e fisiopatologia complexa. Por ser um importante mediador do controle do fluxo sanguíneo cerebral e contribuir para ativação de nociceptores, o NO desempenha um importante papel na gênese da migrânea.[48] Nesse contexto, polimorfismos no gene NOS3 parecem contribuir para a suscetibilidade a esta doença.

Os alelos variantes para os polimorfismos g.--786T>C e Glu298Asp foram associados a um risco aumentado para o desenvolvimento de migrânea.[49,50] Além disso, o genótipo 'AspAsp' para o polimorfismo Glu298Asp foi associado a um risco três vezes maior de ocorrência de aura[50] (sintomas neurológicos transitórios que precedem um ataque de migrânea). Esse mesmo polimorfismo também parece influenciar a intensidade da dor e a idade em que a migrânea inicia.[49] Por outro lado, outros estudos relataram ausência de associação entre polimorfismos no gene NOS3 e migrânea,[51,52] o que reforça a ideia de que a análise individual dos polimorfismos pode não ser tão eficaz para evidenciar efeitos genéticos quanto a abordagem haplotípica. De fato, um estudo envolvendo haplótipos que incluíam os polimorfismos g.-786T>C, g.-665C>T, 4b/4a VNTR, e Glu298Asp e o tagSNP rs743506, observou que indivíduos portadores dos haplótipos C-C-4a-Glu-G e C-C-4b-Glu-G possuíam risco aumentado para a ocorrência de aura,[52] o que sugere que haplótipos no gene NOS3 podem afetar a suscetibilidade à ocorrência desses sintomas em pacientes com migrânea.

Doenças metabólicas

Doenças metabólicas tais como *diabetes mellitus* e obesidade são altamente prevalentes e têm atingido um número cada vez maior de indivíduos ao redor do mundo.[53] Tendo em vista que a fisiopatologia de ambas as doenças envolve uma redução da biodisponibilidade de NO, estudos têm avaliado a contribuição de polimorfismos no gene NOS3 para a suscetibilidade a essas doenças.

Nesse sentido, fortes evidências sugerem que o alelo 4a para o VNTR 4b/4a está associado à suscetibilidade ao *diabetes mellitus*, tanto do tipo 1 quanto do tipo 2[54-56] e esse efeito estaria provavelmente relacionado à disfunção endotelial associada a esse alelo em pacientes diabéticos.[57] O alelo 'Asp' para o polimorfismo Glu298Asp também parece estar associado a risco aumentado para o desenvolvimento de *diabetes mellitus*,[56,58] e essa associação é particularmente importante em indivíduos obesos.[59] Já uma análise haplotípica envolvendo os polimorfismos g.-786T>C, 4b/4a VNTR e Glu298Asp evidenciou o haplótipo C-4b-Glu como protetor contra o desenvolvimento do *diabetes mellitus*,[60] indicando que a combinação de polimorfismos no gene NOS3 pode também predizer a suscetibilidade a essa doença.

Polimorfismos no gene NOS3 também têm sido associados à obesidade e a fatores associados. De fato, portadores do alelo 'Asp' no polimorfismo Glu298Asp apresentaram maiores índices de massa corporal e maiores valores de circunferência abdominal,[61] o que sugere que esse polimorfismo pode influenciar a suscetibilidade genética à obesidade. Além disso, o genótipo 4a4a no VNTR 4b/4a foi associado à obesidade em crianças e adolescentes.[62] Nesse contexto, considerando-se que a obesidade frequentemente se desenvolve durante a infância, é fundamental a avaliação da suscetibilidade genética a essa doença em crianças e adolescentes.

Disfunção erétil

A redução da biodisponibilidade de NO é um importante fator que contribui para a disfunção erétil, uma desordem caracterizada pela incapacidade de adquirir e manter uma ereção que permita a relação sexual.[63] Por isso, diversos estudos têm se dedicado a avaliar o efeito de polimorfismos no gene NOS3 sobre a suscetibilidade a essa desordem. O alelo 'Asp' referente ao SNP Glu298Asp tem sido consistentemente associado a risco aumentado para disfunção erétil em diversos estudos.[64-66] Além disso, o genótipo CC referente ao SNP g.-786T>C também foi associado à suscetibilidade à disfunção erétil, sendo inclusive considerado um fator de risco independente na ausência de outros fatores.[67] Embora até o momento não existam estudos avaliando a influência de haplótipos no gene NOS3 sobre a suscetibilidade à disfunção erétil, um estudo recente demonstrou que haplótipos neste gene podem afetar a resposta ao sildenafil,[68] um fármaco frequentemente prescrito para tratar essa desordem. Esses achados sugerem importantes implicações farmacogenéticas de polimorfismos no gene NOS3, como será discutido a seguir.

Implicações farmacogenéticas de polimorfismos no gene NOS3

Polimorfismos no gene NOS3 são os principais candidatos a afetar as respostas a fármacos que atuam na via de sinalização mediada pelo NO, como por exemplo, as estatinas. Além de atuar inibindo a síntese de colesterol, as estatinas têm como efeitos pleiotrópicos a ativação da eNOS e o aumento de sua expressão, resultando na elevação da biodisponibilidade de NO.[17] Nesse contexto, células endoteliais com o genótipo CC para o polimorfismo g.-786T>C tratadas com estatinas apresentaram maiores níveis de mRNA para eNOS do que células portadoras do genótipo TT.[69] Esse efeito é provavelmente decorrente do aumento da taxa transcricional, da estabilidade do mRNA para eNOS e da diminuição da expressão da proteína repressora RPA1 promovida pela estatina de forma mais significativa nas células portadoras do genótipo CC.[69] Além disso, voluntários sadios portadores do alelo raro tratados com atorvastatina tiveram maior aumento da biodisponibilidade de NO[22], corroborando os achados *in vitro*. Juntos, esses dados sugerem que as estatinas podem restaurar uma produção NO endógeno prejudicada, possivelmente associada com o genótipo CC.

Os inibidores da enzima conversora de angiotensina (iECA) também interferem na produção de NO pela eNOS, o que suporta a ideia de que as respostas a esses fármacos podem ser influenciadas por polimorfismos no gene NOS3. De fato, pacientes hipertensos portadores dos genótipos TC ou CC, e do alelo C para o polimorfismo g.-786T>C apresentaram melhor resposta anti-hipertensiva ao iECA enalapril.[70] O sildenafil é um fármaco que tem seu efeito modulado pela biodisponibilidade de NO, com respostas terapêuticas modificadas por polimorfismos no gene NOS3.[71] Desta forma, indivíduos com disfunção erétil, portadores do alelo C para o SNP g.-786T>C, e do alelo 4a para o VNTR 4b/4a demonstraram melhor resposta ao tratamento com sildenafil em comparação aos portadores dos alelos T e 4b.[68,72] Esses achados são consistentes, com um recente estudo que observou que uma menor biodisponibilidade de NO em pacientes com disfunção erétil está associada a melhor resposta terapêutica ao sildenafil.[73] Finalmente, haplótipos incluindo os polimorfismos g.-786T>C, 4b/4a VNTR e Glu298Asp também influenciaram as respostas ao sildenafil,[68] sugerindo que a análise de haplótipos pode ajudar a definir melhor as contribuições genéticas para as respostas a drogas.

Arginase I (ARG1) e arginase II (ARG2)

As arginases I e II são enzimas homólogas que transformam a L-arginina em ureia e L-ornitina.[74,75] Apesar de serem expressas por todo o corpo, essas enzimas são mais expressas no fígado, no endotélio, na musculatura lisa vascular (arginase I), e nas mitocôndrias de células do rim, próstata, trato gastrointestinal e vasos (arginase II).[75] O principal papel da arginase I no fígado é a eliminação de nitrogênio gerado pelo metabolismo de aminoácidos e nucleotídeos pelo ciclo da ureia.[75,76] O papel da arginase II ainda não é bem conhecido, apesar de seu envolvimento na regulação da homeostase da L-arginina.[75]

O interessante em relação às arginases é que são enzimas que competem com a eNOS pelo mesmo substrato, a L-arginina, e em alguns tecidos são co-localizadas com a eNOS. De fato, acredita-se que um desbalanço entre a expressão e a atividade das arginases e da eNOS possa ser uma das causas para a disfunção endotelial.[75] Diversos fatores afetam a regulação da expressão da arginase, incluindo fatores inflamatórios (lipopolissacarídeos, fator de necrose tumoral (TNF-α), interferon-γ,[75,77] interleucinas 4, 10, 13,[78] dentre outros), subprodutos do estresse oxidativo (H_2O_2,[79] peroxinitrito[80,81]), hipóxia,[82,83] angiotensina II,[84] entre outros.[75] A interação entre as arginases e a eNOS parece ser importante, principalmente em doenças cardiovasculares[75,85,86] e no diabetes.[75,87,88]

Aparentemente há uma redução na produção de NO devido à deficiência do substrato L-arginina. De fato, foi demonstrado que um aumento na atividade da arginase está associado à disfunção endotelial em diversos contextos, como hipertensão, aterosclerose,[89] diabetes,[90,91] e no envelhecimento. Polimorfismos nas arginases I e II foram bastante estudados em relação às respostas alérgicas e à asma,[92-94] com parcos resultados mostrando associação de polimorfismos nesses genes com pressão arterial,[95] risco para infarto do miocárdio[96] e espessura da íntima-média da carótida.[96] Esse é um gene que necessita maior atenção em futuros estudos, devido ao grande potencial em afetar a função endotelial.

Fator de crescimento vascular endotelial (vascular endotelial growth factor – VEGF)

O VEGF é uma das principais citocinas envolvidas no estímulo à angiogênese.[97-99] Essa citocina também está relacionada a outros efeitos, como por exemplo à sobrerregulação da eNOS endotelial e ao aumento da produção de óxido nítrico pelo endotélio.[100-105] Pelo menos três polimorfismos foram amplamente estudados, por terem um aspecto funcional, ou seja, eles são capazes de alterar a expressão do VEGF:[106,107] g.-2578C>A (rs699947), g.-1154G>A (rs1570360), e g.-634G>C (rs2010963). Esses polimorfismos foram associados a diversas doenças cardiovasculares, como por exemplo: pré-eclâmpsia,[108] enxaqueca,[109] hipertrofia cardíaca,[110] obesidade infantil,[111] aterosclerose,[112] doença coronariana.[113] Apesar de interessantes, a maioria dos estudos citados teve limitações, por exemplo, pequeno número de sujeitos incluídos ou população miscigenada. Isso não desqualifica os achados, porém é necessário validar esses resultados em populações maiores para podermos extrapolar os dados para a prática clínica.

Dimetilarginina assimétrica (asymmetrical dimethylarginine – ADMA) e sua enzima de metabolismo, a dimetilarginina dimetilamino-hidrolase (DDAH1)

ADMA é uma forma natural de L-arginina, que deriva da proteólise de proteínas metiladas.[114] A ADMA age como um inibidor endógeno dos três subtipos de NO sintases (eNOS, nNOS e iNOS). Dessa forma, quando estão presentes concentrações maiores de ADMA ocorre uma redução na produção de NO por essas enzimas. De fato, a ADMA foi implicada na patogênese de doenças cardiovasculares pela redução da síntese de NO.[115] Além disso, há claro aumento dos níveis plasmáticos de ADMA em pacientes com falência cardíaca,[116] doença cardíaca congênita,[117] arritmias,[118] hipertensão arterial,[119] entre outros. Diversos estudos mostram que os níveis plasmáticos de ADMA podem prever eventos deletérios e mortalidade cardiovascular.[114] Existem enzimas que metabolizam a ADMA, sendo as principais as dimetilarginina dimetilamino-hidrolases tipo 1 e 2. Essas enzimas são codificadas pelos genes DDAH1 e DDAH2, sendo responsáveis pelo metabolismo de 80% do ADMA gerado pelo meio intracelular.[120] Estudos clínicos recentes têm mostrado que polimorfismos no gene DDAH1 são capazes de modular os níveis plasmáticos de ADMA,[121-123] e que esses níveis, quando aumentados, também aumentam o risco para desfechos cardiovasculares.[124-126] A associação direta entre polimorfismos no DDAH1 e desfechos cardiovasculares já foi demonstrada em chineses com respeito a infarto e doença coronariana,[127] porém necessita de ampliação e validação em outras populações.

Sistema da endotelina

O sistema da endotelina envolve pelo menos seis principais genes: EDN1 e EDN2, que codificam respectivamente a endotelina 1 e 2; e os genes EDNRA e EDNRB que codificam os receptores A e B das endotelinas e os genes das enzimas conversoras de endotelina, ECE1 e ECE2. As endotelinas 1 e 2 são sintetizadas como formas maiores e inativas, que são subsequentemente clivadas para as formas ativas. Quando esses peptídeos atuam sobre receptores ET_a e ET_b em células de musculatura lisa dos vasos, levam à intensa vasoconstrição através do aumento do cálcio citoplasmático dessas células.[128] O receptor ET_b expresso nas células endoteliais, por outro lado, leva à formação de óxido nítrico pelo endotélio e também funciona como um sistema de sequestro e internalização da endotelina circulante. A importância desse sistema é ilustrada pela eficácia dos fármacos Bosentan e Darusentan, antagonistas principalmente do receptor ET_a em reduzir a pressão arterial.[129,130] Alterações no sistema da endotelina parecem ser particularmente importantes na função renal e na gênese da hipertensão sal sensível.[128] Alguns estudos na literatura mostram associações de polimorfismos em genes do sistema endotelina com fenótipos cardiovasculares. Polimorfismos no gene do receptor, EDNRA foram associados à hipertensão pulmonar idiopática[131] e piores fenótipos correlatos. Polimorfismos nos genes de ambos os receptores (EDNRA e EDNRB) foram associados a alterações na velocidade da onda de pulso e espessura da íntima média da carótida de hipertensos.[132] Polimorfismos no gene EDN1 foram associados à disfunção endotelial em crianças.[133] Polimorfismo no gene da enzima conversora de endotelina 1, o ECE1 foi associado a maiores valores de pressão arterial de mulheres hipertensas japonesas.[134] Finalmente, um polimorfismo próximo ao gene *EDN3* e ao gene *GNAS* (codifica a subunidade alfa da proteína G, presente em conjunto com diversos receptores de membrana, inclusive os adrenérgicos), foi associado a diferenças na queda de pressão arterial em resposta ao diurético hidroclorotiazida em um grande GWAS.[135] Não está claro se esse último estudo, de fato, tem relação com o sistema da endotelina necessitando, portanto, de estudos de aprofundamento e validação dessa associação.

Mediadores inflamatórios

Selectina E (SELE)

Essa proteína tem sua expressão aumentada na membrana endotelial após estímulos proinflamatórios.[136] Uma vez expressa, a selectina E tem como função promover a adesão leucocitária, permitindo que essas células realizem suas respostas inflamatórias e/ou imunes. A relação disso com a hipertensão é que essas respostas imunológicas podem causar um dano endotelial que, por sua vez, pode levar à hipertensão e a outras doenças cardiovasculares. Um grande estudo em asiáticos acompanhou 1.768 pacientes ao longo de nove anos (2003 a 2012) para verificar o aumento da pressão arterial. Entre vários genes candidatos testados, quatro *TAGSNPs* no gene *SELE* foram associados a diferenças na progressão da pressão arterial e ao risco de desenvolvimento de hipertensão nessa amostra.[137] Esses resultados são consistentes com outro trabalho em caucasianos, também com número de pacientes bastante robusto e acompanhamento de 11 anos, no qual polimorfismos do *SELE* também foram associados a mudanças na pressão arterial.[138] Alguns fatores tornam esses estudos bastante robustos: primeiro, grande o número amostral; segundo, o fenótipo não foi acompanhado em apenas um momento, mas na realidade foi avaliado repetidas vezes ao longo do tempo, e um padrão consistente de aumento foi observado. Isso reduz as chances de que flutuações aleatórias tenham influenciado os resultados reportados. Esse mesmo estudo em asiáticos também encontrou associações (menos contundentes) em relação aos genes *DDAH1* e *EDNRA* (abordados em outras sessões deste capítulo).

O QUE A MEDICINA GENÔMICA RESERVA PARA O FUTURO DO TRATAMENTO DAS DOENÇAS ENDOTELIAIS?

Atualmente, em termos de aplicabilidade da medicina genômica no tratamento das doenças cardiovasculares, ainda temos dados e evidências relativamente incipientes. Por outro lado, há muito ainda a ser estudado e descoberto, o que nos faz ter a ideia de que é possível extrapolar toda a empolgação vista em outras áreas da medicina (especialmente na oncologia), com os avanços da genômica. O entendimento de como fatores genéticos afetam as doenças pode nos permitir selecionar pacientes que se beneficiem de abordagens personalizadas de tratamentos farmacológicos. Por exemplo, um portador de determinado painel de alelos de polimorfismos em genes importantes pode se beneficiar de um tratamento precoce, ou de metas de controle de pressão arterial mais rígidas. Valendo-se dos dados genéticos, o médico poderá decidir pelo uso do melhor fármaco na melhor dose para aquele determinado paciente, minimizando a necessidade da abordagem de tentativa e erro. A genômica trará avanços no entendimento da biologia e da patologia cardiovascular que poderão resultar em novos alvos terapêuticos e novos fármacos. O próprio uso de ácidos nucleicos na forma de terapia gênica, RNAs de interferência ou, quem sabe, até mesmo o sistema CRISPR/Cas9 e outras abordagens poderão ser empregados no tratamento farmacológico dessas doenças. Estamos, hoje, em uma situação análoga àquela do início dos anos de 1970, quando se pensava em como seria fantástico usar um anticorpo para tratar uma doença (hoje é uma realidade, apesar dos custos). Obviamente, há uma série de barreiras a serem superadas além da aquisição do conhecimento que ainda não temos, mas a principal delas ainda é o custo por base analisada (genotipada). Este vem caindo ao longo dos anos (http://genome.gov/sequencingcosts), partindo de 10 dólares por base (em 1990), e situando-se pouco abaixo dos 10 mil dólares por genoma hoje. É claro que apenas o ganho de escala com as tecnologias atuais não será capaz de viabilizar o sequenciamento de um genoma a custos suficientemente baixos. Ainda temos um bom caminho até ser desenvolvida alguma técnica cujo custo seja realmente baixo e que permita o sequenciamento de genomas, por exemplo, em neonatos, a título de triagem preditiva (eventualmente, substituindo o teste do pezinho). Não há como negar as inúmeras vantagens e os benefícios que podem advir dos avanços da genômica na medicina. Só não sabemos se estaremos ainda por aqui para vivenciar o pleno uso desses potenciais, e se eles de fato irão revolucionar o tratamento das doenças cardiovasculares.

REFERÊNCIAS BIBLIOGRÁFICAS

1. Padmanabhan S, Caulfield M, Dominiczak AF. Genetic and molecular aspects of hypertension. Circ Res. 2015;116(6):937-59.
2. Green ED, Guyer MS. Charting a course for genomic medicine from base pairs to bedside. Nature. 2011;470(7333)204-13.
3. Rosendorff C, Lackland DT, Allison M, et al. Treatment of hypertension in patients with coronary artery disease: a scientific statement from the American Heart Association, American College of Cardiology, and American Society of Hypertension. Circulation. 2015;131(19):e435-70.
4. [VI Brazilian Guidelines on Hypertension]. Arq Bras Cardiol. 2010;95(1 Suppl):1-51.
5. Lander ES, Linton LM, Birren B, et al. Initial sequencing and analysis of the human genome. Nature. 2001;409(6822)860-921.
6. Venter JC, Adams MD, Myers EW, et al. The sequence of the human genome. Science. 2001;291(5507):1304-51.
7. Link E, Parish S, Armitage J, et al. SLCO1B1 variants and statin-induced myopathy--a genomewide study. N Engl J Med. 2008;359(8):789-99.
8. Hendel A, Bak RO, Clark JT, et al. Chemically modified guide RNAs enhance CRISPR-Cas genome editing in human primary cells. Nat Biotechnol. 2015;33(9):985-9.
9. Hale CR, Majumdar S, Elmore J, et al. Essential features and rational design of CRISPR RNAs that function with the Cas RAMP module complex to cleave RNAs. Mol Cell. 2012;45(3):292-302.
10. Sander JD, Joung JK. CRISPR-Cas systems for editing, regulating and targeting genomes. Nat Biotechnol. 2014;32(4):347-55.
11. Shalem O, Sanjana NE, Zhang F. High-throughput functional genomics using CRISPR-Cas9. Nat Rev Genet. 2015;16(5):299-311.
12. Baltimore D, Berg P, Botchan M, et al. Biotechnology. A prudent path forward for genomic engineering and germline gene modification. Science. 2015;348(6230):36-8.
13. Matouk CC, Marsden PA. Epigenetic regulation of vascular endothelial gene expression. Circ Res. 2008;102(8):873-87.
14. Lander ES. Initial impact of the sequencing of the human genome. Nature. 2011;470(7333):187-97.
15. Marsden PA, Heng HH, Scherer SW, et al. Structure and chromosomal localization of the human constitutive endothelial nitric oxide synthase gene. J Biol Chem. 1993;268(23):17478-88.
16. Cooke GE, Doshi A, Binkley PF. Endothelial nitric oxide synthase gene: prospects for treatment of heart disease. Pharmacogenomics. 2007;8(12):1723-34.
17. Lacchini R, Silva PS, Tanus-Santos JE. A pharmacogenetics-based approach to reduce cardiovascular mortality with the prophylactic use of statins. Basic Clin Pharmacol Toxicol. 2010;106(5):357-61.
18. Salvi E, Kutalik Z, Glorioso N, et al. Genomewide association study using a high-density single nucleotide polymorphism array and case-control design identifies a novel essential hypertension susceptibility locus in the promoter region of endothelial NO synthase. Hypertension. 2012;59(2):248-55.
19. Salvi E, Kuznetsova T, Thijs L, et al. Target sequencing, cell experiments, and a population study establish endothelial nitric oxide synthase (eNOS) gene as hypertension susceptibility gene. Hypertension. 2013;62(5):844-52.
20. Miyamoto Y, Saito Y, Nakayama M, et al. Replication protein A1 reduces transcription of the endothelial nitric oxide synthase gene containing a -786T-->C mutation associated with coronary spastic angina. Human Mol Gen. 2000;9(18):2629-37.
21. Nakayama M, Yasue H, Yoshimura M, et al. T-786-->C mutation in the 5'-flanking region of the endothelial nitric oxide synthase gene is associated with coronary spasm. Circulation. 1999;99(22):2864-70.
22. Nagassaki S, Sertório JT, Metzger IF, et al. eNOS gene T-786C polymorphism modulates atorvastatin-induced increase in blood nitrite. Free Radic Biol Med. 2006;41(7):1044-9.
23. Luizon MR, Metzger IF, Lacchini R, et al. Endothelial nitric oxide synthase polymorphism rs3918226 associated with hypertension does not affect plasma nitrite levels in healthy subjects. Hypertension. 2012;59(6):e52; author reply e53.
24. Zhang MX, Zhang C, Shen YH, et al. Effect of 27nt small RNA on endothelial nitric-oxide synthase expression. Mol Biol Cell. 2008;19(9):3997-4005.
25. Zhang MX, Zhang C, Shen YH, et al. Biogenesis of short intronic repeat 27-nucleotide small RNA from endothelial nitric-oxide synthase gene. J Biol Chem. 2008;283(21):14685-93.
26. Tanus-Santos JE, Desai M, Flockhart DA. Effects of ethnicity on the distribution of clinically relevant endothelial nitric oxide variants. Pharmacogenetics. 2001;11(8):719-25.
27. Joshi MS, Mineo C, Shaul PW, et al. Biochemical consequences of the NOS3 Glu298Asp variation in human endothelium: altered caveolar localization and impaired response to shear. FASEB J. 2007;21(11):2655-63.
28. Tanus-Santos JE, Desai M, Deak LR, et al. Effects of endothelial nitric oxide synthase gene polymorphisms on platelet function, nitric oxide release, and interactions with estradiol. Pharmacogenetics. 2002;12(5):407-13.
29. Godfrey V, Chan SL, Cassidy A, et al. The functional consequence of the Glu298Asp polymorphism of the endothelial nitric oxide synthase gene in young healthy volunteers. Cardiovasc Drug Rev. 2007;25(3):280-8.
30. Thomas GD, Zhang W, Victor RG. Nitric oxide deficiency as a cause of clinical hypertension: promising new drug targets for refractory hypertension. JAMA. 2001;285(16):2055-7

31. Uwabo J, Soma M, Nakayama T, et al. Association of a variable number of tandem repeats in the endothelial constitutive nitric oxide synthase gene with essential hypertension in Japanese. Am J Hypertens. 1998;11(1 Pt 1):125-8.
32. Hyndman ME, Parsons HG, Verma S, et al. The T-786-->C mutation in endothelial nitric oxide synthase is associated with hypertension. Hypertension. 2002;39(4):919-22.
33. Pereira TV, Rudnicki M, Cheung BM, et al. Three endothelial nitric oxide (NOS3) gene polymorphisms in hypertensive and normotensive individuals: meta-analysis of 53 studies reveals evidence of publication bias. J Hypertens. 2007;25(9):1763-74.
34. De Miranda JA, Lacchini R, Belo VA, et al. The effects of endothelial nitric oxide synthase tagSNPs on nitrite levels and risk of hypertension and obesity in children and adolescents. J Hum Hypertens. 2015;29(2):109-14.
35. Kato N, Sugiyama T, Morita H, et al. Lack of evidence for association between the endothelial nitric oxide synthase gene and hypertension. Hypertension. 1999;33(4):933-6.
36. Sandrim VC, Coelho EB, Nobre F, et al. Susceptible and protective eNOS haplotypes in hypertensive black and white subjects. Atherosclerosis. 2006;186(2):428-32.
37. Sandrim VC, Yugar-Toledo JC, Desta Z, et al. Endothelial nitric oxide synthase haplotypes are related to blood pressure elevation, but not resistance to antihypertensive drug therapy. J Hypertens. 2006;24(12):2393-7.
38. Yagil Y, Yagil C. Candidate genes, association studies and haplotype analysis in the search for the genetic basis of hypertension. J Hypertens. 2004;22(7):1255-8.
39. Sandrim VC, de Syllos RW, Lisboa HR, et al. Endothelial nitric oxide synthase haplotypes affect the susceptibility to hypertension in patients with type 2 diabetes mellitus. Atherosclerosis. 2006;189(1):241-6.
40. Vasconcellos V, Lacchini R, Jacob-Ferreira AL, et al. Endothelial nitric oxide synthase haplotypes associated with hypertension do not predispose to cardiac hypertrophy. DNA Cell Biol. 2010;29(4):171-6.
41. Sandrim VC, Palei AC, Metzger IF, et al. Nitric oxide formation is inversely related to serum levels of antiangiogenic factors soluble fms-like tyrosine kinase-1 and soluble endoglin in preeclampsia. Hypertension. 2008;52(2):402-7.
42. Sandrim VC, Palei AC, Sertorio JT, et al. Effects of eNOS polymorphisms on nitric oxide formation in healthy pregnancy and in pre-eclampsia. Mol Hum Reprod. 2010;16(7):506-10.
43. Tempfer CB, Dorman K, Deter RL, et al. An endothelial nitric oxide synthase gene polymorphism is associated with preeclampsia. Hypertens Pregnancy. 2001;20(1):107-18.
44. Serrano NC, Casas JP, Díaz LA, et al. Endothelial NO synthase genotype and risk of preeclampsia: a multicenter case-control study. Hypertension. 2004;44(5):702-7.
45. Seremak-Mrozikiewicz A, Drews K, Barlik M, et al. The significance of -786T > C polymorphism of endothelial NO synthase (eNOS) gene in severe preeclampsia. J Matern Fetal Neonatal Med. 2011;24(3):432-6.
46. Landau R, Xie HG, Dishy V, et al. No association of the Asp298 variant of the endothelial nitric oxide synthase gene with preeclampsia. Am J Hypertens. 2004;17(5 Pt 1):391-4.
47. Dai B, Liu T, Zhang B, et al. The polymorphism for endothelial nitric oxide synthase gene, the level of nitric oxide and the risk for pre-eclampsia: a meta-analysis. Gene. 2013;519(1):187-93.
48. Olesen J. Nitric oxide-related drug targets in headache. Neurotherapeutics. 2010;7(2):183-90.
49. Eröz R, Bahadir A, Dikici S, et al. Association of endothelial nitric oxide synthase gene polymorphisms (894G/T, -786T/C, G10T) and clinical findings in patients with migraine. Neuromolecular Med. 2014;16(3):587-93.
50. Borroni B, Rao R, Liberini P, et al. Endothelial nitric oxide synthase (Glu298Asp) polymorphism is an independent risk factor for migraine with aura. Headache. 2006;46(10):1575-9.
51. Toriello M, Oterino A, Pascual J, et al. Lack of association of endothelial nitric oxide synthase polymorphisms and migraine. Headache. 2008;48(7):1115-9.
52. Goncalves FM, Martins-Oliveira A, Speciali JG, et al. Endothelial nitric oxide synthase haplotypes associated with aura in patients with migraine. DNA Cell Biol. 2011;30(6):363-9.
53. Golden SH, Robinson KA, Saldanha I, et al. Clinical review: Prevalence and incidence of endocrine and metabolic disorders in the United States: a comprehensive review. J Clin Endocrinol Metab. 2009;94(6):1853-78.
54. Galanakis E, Kofteridis D, Stratigi K, et al. Intron 4 a/b polymorphism of the endothelial nitric oxide synthase gene is associated with both type 1 and type 2 diabetes in a genetically homogeneous population. Hum Immunol. 2008;69(4-5):279-83.
55. Mehrab-Mohseni M, Tabatabaei-Malazy O, Hasani-Ranjbar S, et al. Endothelial nitric oxide synthase VNTR (intron 4 a/b) polymorphism association with type 2 diabetes and its chronic complications. Diabetes Res Clin Pract. 2011;91(3):348-52.
56. Jia Z, Zhang X, Kang S, et al. Association of endothelial nitric oxide synthase gene polymorphisms with type 2 diabetes mellitus: a meta-analysis. Endocr J. 2013;60(7):893-901.
57. Komatsu M, Kawagishi T, Emoto M, et al. ecNOS gene polymorphism is associated with endothelium-dependent vasodilation in Type 2 diabetes. Am J Physiol Heart Circ Physiol. 2002;283(2):H557-61.
58. Monti LD, Barlassina C, Citterio L, et al. Endothelial nitric oxide synthase polymorphisms are associated with type 2 diabetes and the insulin resistance syndrome. Diabetes. 2003;52(5):1270-5.

59. Bressler J, Pankow JS, Coresh J, et al. Interaction between the NOS3 gene and obesity as a determinant of risk of type 2 diabetes: the Atherosclerosis Risk in Communities study. PloS One. 2013;8(11):e79466.
60. De Syllos RW, Sandrim VC, Lisboa HR, et al. Endothelial nitric oxide synthase genotype and haplotype are not associated with diabetic retinopathy in diabetes type 2 patients. Nitric Oxide. 2006;15(4):417-22.
61. Podolsky RH, Barbeau P, Kang HS, et al. Candidate genes and growth curves for adiposity in African- and European-American youth. Int J Obes. 2007;31(10):1491-9.
62. Souza-Costa DC, Belo VA, Silva OS, et al. eNOS haplotype associated with hypertension in obese children and adolescents. Int J Obes. 2011;35(3):387-92.
63. Hatzimouratidis K, Amar E, Eardley I, et al. Guidelines on male sexual dysfunction: erectile dysfunction and premature ejaculation. Eur Urol. 2010;57(5):804-14.
64. Hermans MP, Ahn SA, Rousseau MF. eNOS [Glu298Asp] polymorphism, erectile function and ocular pressure in type 2 diabetes. Eur J Clin Invest. 2012;42(7):729-37.
65. Lee YC, Huang SP, Liu CC, et al. The association of eNOS G894T polymorphism with metabolic syndrome and erectile dysfunction. J Sex Med. 2012;9(3):837-43.
66. Wang JL, Wang HG, Gao HQ, et al. Endothelial nitric oxide synthase polymorphisms and erectile dysfunction: a meta-analysis. J Sex Med. 2010;7(12):3889-98.
67. Sinici I, Güven EO, Serefoglu E, et al. T-786C polymorphism in promoter of eNOS gene as genetic risk factor in patients with erectile dysfunction in Turkish population. Urology. 2010;75(4):955-60.
68. Muniz JJ, Lacchini R, Rinaldi TO, et al. Endothelial nitric oxide synthase genotypes and haplotypes modify the responses to sildenafil in patients with erectile dysfunction. Pharmacogenomics J. 2013;13(2):189-96.
69. Abe K, Nakayama M, Yoshimura M, et al. Increase in the transcriptional activity of the endothelial nitric oxide synthase gene with fluvastatin: a relation with the -786T>C polymorphism. Pharmacogenet Genomics. 2005;15(5):329-36.
70. Silva PS, Fontana V, Luizon MR, et al. eNOS and BDKRB2 genotypes affect the antihypertensive responses to enalapril. Eur J Clin Pharmacol. 2013;69(2):167-77.
71. Lacchini R, Tanus-Santos JE. Pharmacogenetics of erectile dysfunction: navigating into uncharted waters. Pharmacogenomics. 2014;15(11):1519-38.
72. Peskircioglu L, Atac FB, Erdem SR, et al. The association between intron 4 VNTR, E298A and IVF 23+10 G/T polymorphisms of ecNOS gene and sildenafil responsiveness in patients with erectile dysfunction. Int J Impot Res. 2007;19(2):149-53.
73. Muniz JJ, Lacchini R, Sertório JT, et al. Low nitric oxide bioavailability is associated with better responses to sildenafil in patients with erectile dysfunction. Naunyn Schmiedebergs Arch Pharmacol. 2013;386(9):805-11.
74. Durante W, Johnson FK, Johnson RA. Arginase: a critical regulator of nitric oxide synthesis and vascular function. Clin Exp Pharmacol Physiol. 2007;34(9):906-11.
75. Pernow J, Jung C. Arginase as a potential target in the treatment of cardiovascular disease: reversal of arginine steal? Cardiovasc Res. 2013;98(3):334-43.
76. Masuda H. Significance of nitric oxide and its modulation mechanisms by endogenous nitric oxide synthase inhibitors and arginase in the micturition disorders and erectile dysfunction. Int J Urol. 2008;15(2):128-34.
77. Nelin LD, Wang X, Zhao Q, et al. MKP-1 switches arginine metabolism from nitric oxide synthase to arginase following endotoxin challenge. Am J Physiol Cell Physiol. 2007;293(2):C632-40.
78. Munder M. Arginase: an emerging key player in the mammalian immune system. Br J Pharmacol. 2009;158(3):638-51.
79. Thengchaisri N, Hein TW, Wang W, et al. Upregulation of arginase by H_2O_2 impairs endothelium-dependent nitric oxide-mediated dilation of coronary arterioles. Arterioscler Thromb Vasc Biol. 2006;26(9):2035-42.
80. Sankaralingam S, Xu H, Davidge ST. Arginase contributes to endothelial cell oxidative stress in response to plasma from women with preeclampsia. Cardiovasc Res. 2010;85(1):194-203.
81. Chandra S, Romero MJ, Shatanawi A, et al. Oxidative species increase arginase activity in endothelial cells through the RhoA/Rho kinase pathway. Br J Pharmacol. 2012;165(2):506-19.
82. Prieto CP, Krause BJ, Quezada C, et al. Hypoxia-reduced nitric oxide synthase activity is partially explained by higher arginase-2 activity and cellular redistribution in human umbilical vein endothelium. Placenta. 2011;32(12):932-40.
83. Chen B, Calvert AE, Cui H, et al. Hypoxia promotes human pulmonary artery smooth muscle cell proliferation through induction of arginase. Am J Physiol Lung Cell Mol Physiol. 2009;297(6):L1151-9.
84. Toque HA, Romero MJ, Tostes RC, et al. p38 Mitogen-activated protein kinase (MAPK) increases arginase activity and contributes to endothelial dysfunction in corpora cavernosa from angiotensin-II-treated mice. J Sex Med. 2010;7(12):3857-67.
85. Quitter F, Figulla HR, Ferrari M, et al. Increased arginase levels in heart failure represent a therapeutic target to rescue microvascular perfusion. Clin Hemorheol Microcirc. 2013;54(1):75-85.
86. Porembska Z, Kedra M. Early diagnosis of myocardial infarction by arginase activity determination. Clin Chim Acta. 1975;60(3):355-61.

87. Ogino K, Takahashi N, Takigawa T, et al. Association of serum arginase I with oxidative stress in a healthy population. Free Radic Res. 2011;45(2):147-55.
88. Kashyap SR, Lara A, Zhang R, et al. Insulin reduces plasma arginase activity in type 2 diabetic patients. Diabetes Care. 2008;31(1):134-9.
89. Ryoo S, Lemmon CA, Soucy KG, et al. Oxidized low-density lipoprotein-dependent endothelial arginase II activation contributes to impaired nitric oxide signaling. Circ Res. 2006;99(9):951-60.
90. Romero MJ, Platt DH, Tawfik HE, et al. Diabetes-induced coronary vascular dysfunction involves increased arginase activity. Circ Res. 2008;102(1):95-102.
91. Bivalacqua TJ, Hellstrom WJ, Kadowitz PJ, et al. Increased expression of arginase II in human diabetic corpus cavernosum: in diabetic-associated erectile dysfunction. Biochem Biophys Res Commun. 2001;283(4):923-7.
92. Li H, Romieu I, Sienra-Monge JJ, et al. Genetic polymorphisms in arginase I and II and childhood asthma and atopy. J Allergy Clin Immunol. 2006;117(1):119-26.
93. Vonk JM, Postma DS, Maarsingh H, et al. Arginase 1 and arginase 2 variations associate with asthma, asthma severity and beta2 agonist and steroid response. Pharmacogenet Genomics. 2010;20(3):179-86.
94. Salam MT, Bastain TM, Rappaport EB, et al. Genetic variations in nitric oxide synthase and arginase influence exhaled nitric oxide levels in children. Allergy. 2011;66(3):412-9.
95. Meroufel D, Dumont J, Médiène-Benchekor S, et al. Characterization of arginase 1 gene polymorphisms in the Algerian population and association with blood pressure. Clin Biochem. 2009;42(10-11):1178-82.
96. Dumont J, Zureik M, Cottel D, et al. Association of arginase 1 gene polymorphisms with the risk of myocardial infarction and common carotid intima media thickness. J Med Genet. 2007;44(8):526-31.
97. Ferrara N. Vascular endothelial growth factor. Arterioscler Thromb Vasc Biol. 2009;29(6):789-91.
98. Holmes DI, Zachary I. The vascular endothelial growth factor (VEGF) family: angiogenic factors in health and disease. Genome Biol. 2005;6(2):209.
99. Giordano FJ, Gerber HP, Williams SP, et al. A cardiac myocyte vascular endothelial growth factor paracrine pathway is required to maintain cardiac function. Proc Natl Acad Sci U S A. 2001;98(10):5780-5.
100. Hood JD, Meininger CJ, Ziche M, et al. VEGF upregulates ecNOS message, protein, and NO production in human endothelial cells. Am J Physiol. 1998;274(3 Pt 2):H1054-8.
101. Van Der Zee R, Murohara T, Luo Z, et al. Vascular endothelial growth factor/vascular permeability factor augments nitric oxide release from quiescent rabbit and human vascular endothelium. Circulation. 1997;95(4):1030-7.
102. Lin CS, Ho HC, Chen KC, et al. Intracavernosal injection of vascular endothelial growth factor induces nitric oxide synthase isoforms. BJU Int. 2002;89(9):955-60.
103. Shen BQ, Lee DY, Zioncheck TF. Vascular endothelial growth factor governs endothelial nitric-oxide synthase expression via a KDR/Flk-1 receptor and a protein kinase C signaling pathway. J Biol Chem. 1999;274(46):33057-63.
104. Musicki B, Kramer MF, Becker RE, et al. Inactivation of phosphorylated endothelial nitric oxide synthase (Ser-1177) by O-GlcNAc in diabetes-associated erectile dysfunction. Proc Natl Acad Sci USA. 2005;102(33):11870-5.
105. Musicki B, Kramer MF, Becker RE, et al. Age-related changes in phosphorylation of endothelial nitric oxide synthase in the rat penis. J Sex Med. 2005;2(3):347-55; discussion 355-7.
106. Lambrechts D, Storkebaum E, Morimoto M, et al. VEGF is a modifier of amyotrophic lateral sclerosis in mice and humans and protects motoneurons against ischemic death. Nat Genet. 2003;34(4):383-94.
107. Shahbazi M, Fryer AA, Pravica V, et al. Vascular endothelial growth factor gene polymorphisms are associated with acute renal allograft rejection. J Am Soc Nephrol. 2002;13(1):260-4.
108. Sandrim VC, Palei AC, Cavalli RC, et al. Vascular endothelial growth factor genotypes and haplotypes are associated with pre-eclampsia but not with gestational hypertension. Mol Hum Reprod. 2009;15(2):115-20.
109. Goncalves FM, Martins-Oliveira A, Speciali JG, et al. Vascular endothelial growth factor genetic polymorphisms and haplotypes in women with migraine. DNA Cell Biol. 2010;29(7):357-62.
110. Lacchini R, Luizon MR, Gasparini S, et al. Effect of genetic polymorphisms of vascular endothelial growth factor on left ventricular hypertrophy in patients with systemic hypertension. Am J Cardiol. 2014;113(3):491-6.
111. Belo VA, Souza-Costa DC, Luizon MR, et al. Vascular endothelial growth factor haplotypes associated with childhood obesity. DNA Cell Biol. 2011;30(9):709-14.
112. Howell WM, Ali S, Rose-Zerilli MJ, et al. VEGF polymorphisms and severity of atherosclerosis. J Med Genet. 2005;42(6):485-90.
113. Biselli PM, Guerzoni AR, de Godoy MF, et al. Vascular endothelial growth factor genetic variability and coronary artery disease in Brazilian population. Heart Vessels. 2008;23(6):371-5.
114. Bouras G, Defereos S, Tousoulis D, et al. Asymmetric Dimethylarginine (ADMA): a promising biomarker for cardiovascular disease? Curr Top Med Chem. 2013;13(2):180-200.

115. Pope AJ, Karuppiah K, Cardounel AJ. Role of the PRMT-DDAH-ADMA axis in the regulation of endothelial nitric oxide production. Pharmacol Res. 2009;60(6):461-5.
116. Kielstein JT, Bode-Böger SM, Klein G, et al. Endogenous nitric oxide synthase inhibitors and renal perfusion in patients with heart failure. Eur J Clin Invest. 2003;33(5):370-5.
117. Tutarel O, Denecke A, Bode-Böger SM, et al. Asymmetrical dimethylarginine--more sensitive than NT-proBNP to diagnose heart failure in adults with congenital heart disease. PLoS One. 2012;7(3):e33795.
118. Yang L, Xiufen Q, Shugin S, et al. Asymmetric dimethylarginine concentration and recurrence of atrial tachyarrythmias after catheter ablation in patients with persistent atrial fibrillation. J Interv Card Electrophysiol. 2011;32(2):147-54.
119. Tousoulis D, Bouras G, Antoniades C, et al. Methionine-induced homocysteinemia impairs endothelial function in hypertensives: the role of asymmetrical dimethylarginine and antioxidant vitamins. Am J Hypertens. 2011;24(8):936-42.
120. Teerlink T. ADMA metabolism and clearance. Vasc Med. 2005;(10 Suppl 1):S73-81.
121. Anderssohn M, McLachlan S, Lüneburg N, et al. Genetic and environmental determinants of dimethylarginines and association with cardiovascular disease in patients with type 2 diabetes. Diabetes Care. 2014;37(3):846-54.
122. Seppala I, Kleber ME, Lyytikäinen LP, et al. Genome-wide association study on dimethylarginines reveals novel AGXT2 variants associated with heart rate variability but not with overall mortality. Eur Heart J. 2014;35(8):524-31.
123. Abhary S, Burdon KP, Kuot A, et al. Sequence variation in DDAH1 and DDAH2 genes is strongly and additively associated with serum ADMA concentrations in individuals with type 2 diabetes. PLoS One. 2010;5(3):e9462.
124. Krzyzanowska K, Mittermayer F, Wolzt M, et al. Asymmetric dimethylarginine predicts cardiovascular events in patients with type 2 diabetes. Diabetes Care. 2007;30(7):1834-9.
125. Lu TM, Chung MY, Lin MW, et al. Plasma asymmetric dimethylarginine predicts death and major adverse cardiovascular events in individuals referred for coronary angiography. Int J Cardiol. 2011;153(2):135-40.
126. Boger RH, Sullivan LM, Schwedhelm E, et al. Plasma asymmetric dimethylarginine and incidence of cardiovascular disease and death in the community. Circulation. 2009;119(12):1592-600.
127. Ding H, Wu B, Wang H, et al. A novel loss-of-function DDAH1 promoter polymorphism is associated with increased susceptibility to thrombosis stroke and coronary heart disease. Circ Res. 2010;106(6):1145-52.
128. Boesen EI. Endothelin receptors, renal effects and blood pressure. Curr Opin Pharmacol. 2005;21:25-34.
129. Krum H, Viskoper RJ, Lacourciere Y, et al. The effect of an endothelin-receptor antagonist, bosentan, on blood pressure in patients with essential hypertension. Bosentan Hypertension Investigators. N Engl J Med. 1998;338(12):784-90.
130. Nakov R, Pfarr E, Eberle S. Darusentan: an effective endothelinA receptor antagonist for treatment of hypertension. Am J Hypertens. 2002;15(7 Pt 1):583-9.
131. Calabro P, Limongelli G, Maddaloni V, et al. Analysis of endothelin-1 and endothelin-1 receptor A gene polymorphisms in patients with pulmonary arterial hypertension. Intern Emerg Med. 2012;7(5):425-30.
132. Yasuda H, Kamide K, Takiuchi S, et al. Association of single nucleotide polymorphisms in endothelin family genes with the progression of atherosclerosis in patients with essential hypertension. J Hum Hypertens. 2007;21(11):883-92.
133. Chatsuriyawong S, Gozal D, Kheirandish-Gozal L, et al. Genetic variance in nitric oxide synthase and endothelin genes among children with and without endothelial dysfunction. J Transl Med. 2013;11:227.
134. Banno M, Hanada H, Kamide K, et al. Association of genetic polymorphisms of endothelin-converting enzyme-1 gene with hypertension in a Japanese population and rare missense mutation in preproendothelin-1 in Japanese hypertensives. Hypertens Res. 2007;30(6):513-20.
135. Turner ST, Boerwinkle E, O'Connell JR, et al. Genomic association analysis of common variants influencing antihypertensive response to hydrochlorothiazide. Hypertension. 2013;62(2):391-7.
136. Kansas GS. Selectins and their ligands: current concepts and controversies. Blood. 1996;88(9):3259-87.
137. Liu F, He J, Gu D, et al. Associations of Endothelial System Genes With Blood Pressure Changes and Hypertension Incidence: The GenSalt Study. Am J Hypertens. 2015;28(6):780-8.
138. Sass C, Pallaud C, Zannad F, et al. Relationship between E-selectin L/F554 polymorphism and blood pressure in the Stanislas cohort. Hum Genet. 2000;107(1):58-61.
139. Lesko LJ, Zineh I. DNA, drugs and chariots: on a decade of pharmacogenomics at the US FDA. Pharmacogenomics. 2010;11(4):507-12.
140. Collins FS. Statement on NIH funding of research using geneediting technologies in human embryos. [Internet] [Acesso em 20 Jun 2016]. Disponível em: http://www.nih.gov/about/director/04292015_statement_gene_editing_technologies.htm >.
141. Watson J. Statement by James D Watson. The New York Times. [Internet] [Acesso em 20 Jun 2016]. Disponível em: http://www.nytimes.com/2007/10/25/science/26wattext.html?_r=0
142. Crick F. On the Genetic Code - Nobel Lecture. [Internet] [Acesso em 20 Jun 2016]. Disponível em: http://www.nobelprize.org/nobel_prizes/medicine/laureates/1962/crick-lecture.html

capítulo 13

Fernanda Roberta Roque
Tiago Fernandes

Clara Nobrega
Edilamar Menezes de Oliveira

Regulação Epigenética da Função Endotelial: com Foco em microRNAs

INTRODUÇÃO

Como as células endoteliais sabem que são diferentes das demais células do sistema? Como essas células sabem que devem dividir-se em células do mesmo tipo? Apesar de a genética clássica responder a primeira pergunta por meio de fatores de transcrição proteica que verdadeiramente direcionam alguns genes a serem ativados enquanto outros permanecem silenciados, a segunda pergunta mantém-se sem reposta, nos levando ao estudo dos mecanismos epigenéticos de regulação da função endotelial e de sua identidade celular.

O termo epigenética foi utilizado pela primeira vez por Conrad Waddington, em 1946, quando este o definiu como "um ramo da biologia que estuda a interação casual entre os genes e seus produtos".[1] Apesar de bastante ampla, essa definição abriu o interesse sobre a epigenética enquanto moduladora da transcrição gênica que, com a crescente relevância dos estudos, resultou na definição mais aceita atualmente, que diz que a epigenética é o estudo das modificações na expressão gênica, transmissíveis por meiose e/ou mitose, ou seja, mudanças hereditárias na cromatina, que independem e não resultam em mudanças na sequência de DNA.[2] Características diferentes em gêmeos monozigóticos, mudanças progressivas na função da cromatina ao longo do envelhecimento, a inativação do cromossomo X em mulheres, o *imprinting* genômico e a expressão de genes tecido-específica são alguns exemplos de diferenças fenotípicas herdadas de sequências de DNA imutadas.[3,4]

Pelo caráter dinâmico do código epigenético, entende-se que a suscetibilidade a doenças, principalmente as relacionadas com disfunções metabólicas, cânceres e doenças cardiovasculares, a partir de influências ambientais aleatórias, exposição a determinados reagentes químicos e padrões comportamentais diversificados sofridos por gerações anteriores é proeminente, podendo influenciar a saúde de seus descendentes a partir de diferenças na expressão gênica atribuídas às variações epigenéticas em regiões codificadoras ou não do genoma. Dessa forma, conhecer os mecanismos que levam a esses eventos e suas consequências, pode ser a chave para o desenvolvimento de métodos capazes de prevenir o acúmulo de mudanças epigenéticas prejudiciais à saúde das gerações futuras, independentemente das influencias e exposições ambientais sofridas pela geração atual.[3-6] Para tanto, deve-se conhecer os três principais grupos de regulação de mecanismos epigenéticos: metilação do DNA, modificação de histonas e a regulação de genes associados ao RNA (Figura 13.1).

Metilação do DNA

A metilação do DNA consiste na adição de um grupo metil ao carbono 5 (5-mC) do sitio citosina-fosfato-guanina dinucleotídeos (CpGs), sendo uma reação bastante conservada em procariotos e eucariotos. As ilhas CpGs são regiões do genoma associadas à aproximadamente 50% dos promotores gênicos que geralmente encontram-se não metiladas, adquirindo metilação apenas para regulação gênica. A metilação das citosinas pode ocorrer nas regiões promotoras, as CpGs, ou ainda em regiões intergênicas, que são regiões não codificadoras. Quando ocorrem nas CpGs, resultam no silenciamento do gene pela supressão da transcrição gênica, impossibilitando a ligação entre fatores de transcrição e seus sítios promotores. Apesar

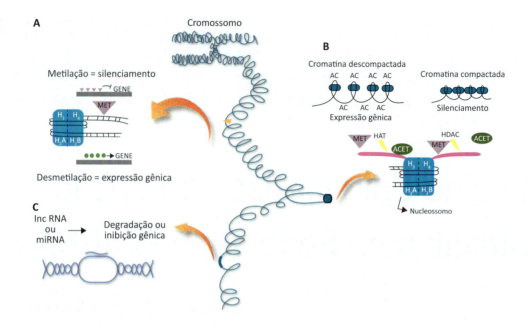

Figura 13.1 Mecanismos de regulação epigenética. **(A)** A metilação do DNA nas ilhas CpGs promove o silenciamento gênico. **(B)**. A modificação de histonas a partir de HATs e HDACs promove o remodelamento da cromatina. Ao adicionar um grupo acetil, as HATs promovem o afrouxamento da cromatina, descompactando-a e permitindo a ligação de reguladores transcricionais. Já as HDACs removem o grupo acetil, compactando a cromatina, o que impossibilita a ligação desses reguladores, promovendo o silenciamento gênico. **(C)** A regulação epigenética associada ao RNA ocorre através da ligação de RNAs longos não codificadores (lncRNA) ou microRNAs (miRNA) aos seus genes alvo, promovendo então o silenciamento desses genes.

Fonte: Fernanda Roberta Roque, Tiago Fernandes, Clara Nobrega e Edilamar Oliveira.

da metilação do DNA ter importante função durante a fase embrionária, estabelecendo propriedades que levam à identidade da célula, a indução da hipermetilação através de fatores ambientais tem sido relacionada com silenciamento de repressores de crescimento de tumores, com desregulação de expressão de genes em doenças e distúrbios como lúpus, esclerose múltipla e insuficiência cardíaca. Os mecanismos de regulação do equilíbrio metilação/desmetilação tem se tornado cada vez mais importantes para a manutenção da homeostase fisiológica, como o balanço entre as enzimas catalisadoras da reação de metilação do DNA, as metiltransferases (DNMT) 1, 3A e 3B, e as enzimas que promovem a desmetilação do DNA, as *ten-eleven* metilcitosina dioxigenase (TET).[7,8]

Modificação de histonas

Em eucariotos, o DNA é compactado em cromatina, que tem como unidade base o nucleossomo, que por sua vez possui em seu centro duas copias das histonas H2A, H2B, H3 e H4, e é envolto por aproximadamente 146 pares de bases. As modificações das histonas regulam a transcrição gênica por alterar o estágio de condensação da cromatina, fenômeno fundamental para permitir ou prevenir a transcrição. As alterações em histonas mais estudadas são a acetilação, a metilação, a fosforilação e a ubiquitinação, com principal atenção para a primeira. As enzimas histonas acetiltransferases (HAT) são capazes de adicionar grupos acetil às lisinas localizadas nas caudas das histonas, em especial das H3 e H4, em um processo que promove a descondensação da cromatina, que passa a ser conhecida como eucromatina e está associada à desmetilação do DNA. Por outro lado, as histonas desacetilases classe I e II (HDAC I e II), removem os grupos acetil, promovendo uma condensação de cromatina, chamada de heterocromatina, que está associada a metilação de histonas e do DNA. Assim, enquanto a eucromatina está relacionada à ativação gênica, uma vez que permite maior acesso aos fatores de transcrição, a heterocromatina relaciona-se a repressão gênica, por não permitir a ligação dos fatores de transcrição às suas regiões promotoras.[9,10]

Regulação de genes associada ao RNA: lncRNA e microRNA

RNAs derivados de sequências não codificadoras podem exercer importante função de regulação da expressão gênica através de pequenos RNAs de interferência, de RNAs longos não codificadores (lncRNA) ou ainda pelos microRNAs (miRNA). Os lncRNA possuem, em sua maioria, mais de 200 nucleotídeos, podendo interagir em diversos níveis da célula como na estrutura, na conformação e em mecanismos de ativação e repressão celular.[11] No sistema vascular os lncRNA expressos no endotélio e no músculo liso foram recentemente demonstrado como reguladores tanto de processos de crescimento e função endotelial, quanto do fenótipo contrátil das células de músculo liso (CML), respectivamente.[12] Ainda, estudos mostram que lncRNAs podem ser regulados por forças de cisalhamento impostas pelo fluxo sanguíneo ao endotélio ou ainda a redução de efeitos de metaloproteinases AMZ2 por meio da ligação de lncRNA ao seu sítio de repressão na cromatina.[13] Já os miRNAs são pequenas moléculas endógenas de RNA que regulam pós-transcricionalmente a expressão gênica. Ao ligarem-se aos seus genes alvos, os miRNAs promovem a total degradação ou inibição desses genes codificadores de proteínas.[14] No estudo da função endotelial, os miRNAs exercem papel fundamental na regulação das diversas vias e mecanismos envolvidos com esse sistema, mas também possuem importante papel na regulação epigenética em si, uma vez que essas moléculas são capazes de regular a metilação de DNA e a condensação de cromatina, alvejando as DNMT 1, 3A e 3B e as HDAC.[15] Com o grande potencial regulatório dos miRNAs, passaremos a analisá-los ao longo deste capítulo, desde a sua biogênese até a sua função fisiológica e patológica na função vascular.

microRNA

Os miRNAs são moléculas de ácido ribonucleico (RNA) de fita simples, com um tamanho de aproximadamente 22 nucleotídeos, não codificadores de proteínas, atuando principalmente na repressão da tradução de proteínas em plantas e animais.[16,17] Estudos de bioinformática mostram que um terço de todos os genes codificadores de proteína e, essencialmente, todas as vias biológicas estão sob o controle de miRNAs.[18] Dessa forma, não é surpreendente que essa classe de pequenos RNAs desempenhe papéis na progressão da doença vascular.

Os miRNAs regulam uma série de processos biológicos que começaram a ser investigados em decorrência da descoberta da participação de lin-4 no desenvolvimento larval de *Caenorhabditis elegans (nematódes)*.[19,20] Mais tarde foi demonstrado que o lin-4 atuava no nível pós-transcricional e apresentava com-plementaridade parcial com a região 3'-UTR (região não traduzida) do mRNA da proteína lin-13.[14,21] O segundo miRNA, denominado let-7, foi descoberto somente sete anos após a descrição do lin-4. Verificou-se então que o let-7 também atuava no nível pós-transcricional e apresentava complementaridade parcial com a região 3'-UTR do mRNA da proteína lin-41.[22,23] Essa descoberta possibilitou o levantamento da hipótese de que pequenos RNAs pudessem estar presentes e desempenhar funções similares em outras espécies, além dos nematódeos. Foi constatado que lin-7 e lin-41 são evolutivamente conservados em metazoários, com homólogos que foram prontamente detectados em moscas, camundongos e humanos. Essa conservação evolutiva fortemente indicou um papel mais geral de pequenos RNAs na regulação de desenvolvimento, o que abriu perspectivas para a descoberta de novos miRNAs e de outros processos biológicos que incluíam seu mecanismo de regulação.[24]

A partir de então, novos miRNAs foram descobertos e hoje já existem mais de 35.000 sequências de miRNAs maduros, de mais de 220 tipos de organismos diferentes, catalogados no banco de dados de bioinformática (miRBase).[25,26] Até o início de 2015, de acordo com *o site* do miRBase 21.0, identificou-se mais de 2.500 miRNAs na espécie humana, comparado aos mais de 1.900 em camundongos e 700 em ratos, indicando que o número de miRNAs parece correlacionar-se com a maior complexidade do organismo.[27] Dessa forma, é possível que esse número seja muito maior e que essa classe seja uma das maiores reguladoras gênicas endógenas encontradas até hoje.[28]

Em humanos, aproximadamente um terço dos miRNAs são organizados em *clusters*. É provável que um dado *cluster* seja uma única unidade transcricional, sugerindo uma regulação coordenada de miRNAs em *cluster*. Análise *in silico* revelou que mais da metade dos *clusters* contêm duas ou mais sequências de miRNAs semelhantes. No entanto, é muito raro miRNAs que apresentem sequências idênticas quando maduro serem repetidos em um *cluster*. Essa organização genômica confere expressão simultânea de miRNAs semelhante, possivelmente levando a diversidade combinatória e sinergia dos efeitos biológicos. No entanto, todos os miRNAs derivados de um mesmo *cluster* não são expressos em níveis iguais, sugerindo que os miRNAs são regulados também em nível pós-transcricional. Além disso, uma parcela significativa de miRNAs estão localizados na região intrônica de genes codificadores de proteínas, podendo atuar de forma sinérgica a esta.[29]

Os miRNAs exercem seus efeitos regulatórios ligando-se à região 3'-UTR de mRNAs alvo. Esse mecanismo de atuação permite a redução dos níveis proteicos de seus genes alvo, raramente afetando o nível de expressão transcricional.[16] Em função dos miRNAs possuírem sequências pequenas e agirem sem a necessidade de pareamento completo, um único miRNA pode regular muitos mRNAs alvo, além de cooperarem no controle de um único mRNA.[17,30] Alguns estudos indicam que um miRNA possa regular 200 mRNAs apresentando funções totalmente diversas. Dessa forma, os miRNAs constituem uma enorme e complexa rede regulatória da sinalização celular. Em plantas, a regulação dos miRNAs ocorre principalmente por meio de sua interação perfeita com o mRNA, levando-o à sua degradação (mecanismo de siRNA). No entanto, já se têm exemplos da ocorrência desse tipo de silenciamento gênico também em mamíferos.[17,31,32]

Estudos recentes do transcriptoma e de bioinformática sugerem a existência de milhares de outros tipos de RNAs não codificadores de proteína, porém, o número desses codificados dentro do genoma humano é desconhecido. Diferentemente do miRNA, muitos dos RNAs não codificadores recentemente identificados não foram validados para a sua função; é possível que muitos não sejam funcionais.[33] Os lncRNAs fazem parte dos RNAs não codificadores que interagem com as principais vias de crescimento celular, proliferação, diferenciação e sobrevivência. Recentemente descobertos, os lncRNAs têm sido descritos por regularem a expressão de gene e podem agir como esponjas de miRNA, para reduzir seus níveis.[34,35] Assim, o entendimento dos mecanismos regulados por diferentes RNAs não codificantes revelam uma área promissora de investigação que podem contribuir futuramente para o entendimento dos processos moleculares induzido por condições fisiológicas e patológicas.

Biogênese e função do microRNA

A maioria dos miRNAs são transcritos pela RNA polimerase II gerando um transcrito primário chamado pri-miRNA.[36] Esses miRNAs primários foram transcritos como se fossem um gene codificador de proteínas, por isso apresentam a estrutura cap 5' e a cauda de poli (A).[37] A geração do miRNA maduro é precedida de eventos de clivagens realizados por complexos enzimáticos.[38]

O processo de formação dos miRNAs tem início a partir do pri-miRNA, o qual apresenta uma estrutura de dupla hélice do tipo *hairpin* (~300 nucleotídeos), sendo processado no núcleo por uma ribonuclease do tipo III denominada Drosha, e seu cofator DGCR8 (*DiGeorge syndrome critical region gene 8*). A molécula resultante do processamento da Drosha é denominada de precursor do miRNA (pré-miRNA), o qual é exportado do núcleo para o citoplasma pela exportina 5. Uma proteína de exportação nuclear dependente de Ran-GTP como cofator. No citoplasma, o pré-miRNA sofre a ação de outra ribonuclease do tipo III denominada Dicer e dá origem a um pequeno e imperfeito duplex (dupla fita) de RNA, que contém tanto a fita de miRNA maduro quanto sua fita anti-sense.[16,26,28,39]

O produto da Dicer é incorporado por um complexo multimérico denominado RISC (do inglês *RNA-induced silence complex*), o qual contém proteínas da família Argonauta como principais componentes de atuação na catálise que realiza.[36] Apenas uma das fitas do duplex de miRNA permanece no complexo RISC para controlar a expressão pós-transcricional de genes alvos. Geralmente, a parte do duplex com menor estabilidade será selecionada para ser elemento do complexo RISC.[40-42] A quantidade expressa do miRNA pode ser controlada na transcrição do pri-miRNA, nos passos da biogênese e também no *turnover* do miRNA maduro.[43]

A expressão endógena dos genes pode ser regulada de duas formas pelos miRNAs maduros. A primeira é pela clivagem ou degradação total do miRNA, com o seu mRNA induzida pelo pareamento perfeito dos nucleotídeos do miRNA com seu mRNA-alvo.[44] A segunda forma de regulação, mais comum em animais, ocorre por intermédio de repressão traducional, por complementariedade parcial.[45] Nesse tipo de regulação há apenas total complementariedade com o mRNA-alvo de uma região do miRNA que abrange do segundo ao oitavo nucleotídeos. Essa sequência é denominada como região *seed* ou semente, e é responsável pela especificidade do miRNA.[42,46] Os animais possuem regiões de complementariedade ao *seed* em regiões 3'-UTR dos seus mRNA-alvos sendo essa região do mRNA preferencial para o acoplamento dos miRNAs e a efetivação do seu mecanismo de ação de regulação negativa.[21,42] O miRNA maduro de fita simples, incorporado ao complexo proteico RISC, direciona o miRNA para a região de complementariedade na região 3'-UTR do mRNA-alvo, para efetuar a regulação negativa da expressão de genes por repressão traducional (Figura 13.2).[43]

Em mamíferos, a relevância biológica dos miRNAs foi demonstrada primeiramente por meio de um modelo animal *knockout* para *Dicer*[48] e DGCR8,[49] ambas

Regulação Epigenética da Função Endotelial: com Foco em microRNAs

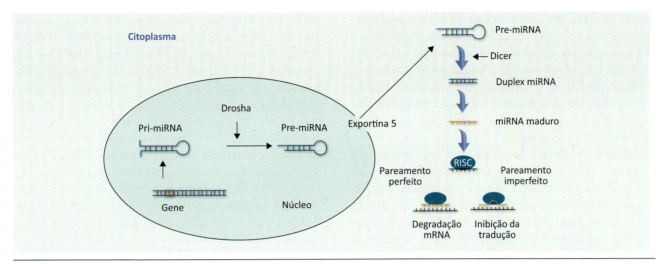

Figura 13.2 Biogênese dos miRNAs e seu mecanismo de ação. Adaptada de Song XW et al., 2014.[47]

envolvidas no processo de biogênese dos miRNAs, que resultava em letalidade embrionária e demonstrava, portanto, que a ausência total de miRNAs era incompatível com a vida. Ao longo das últimas duas décadas, entretanto, os diversos estudos realizados em cultura celular, ou ainda, pela maior expressão ou deleção de miRNAs específicos em modelos animais, foram demonstrando que eram menos de 10% os miRNAs que individualmente eram requeridos para processos de desenvolvimento e viabilidade, mas que em sua maioria atuam em conjunto na regulação de uma variedade de alvos, regulando assim processos de homeostase e doença.[50,51]

No sistema vascular crescentes evidências sugerem que a ação de uma variedade de miRNAs são importantes para a sinalização e função vascular, mediados por seu envolvimento na regulação de diversos processos celulares como proliferação, diferenciação, migração celular e apoptose podendo, portanto, contribuir para a disfunção endotelial, processos de angiogênese e rarefação vascular, e o remodelamento vascular.[18,52]

Mecanismo do microRNA na regulação da função vascular: aspectos fisiológicos e patológicos

O sistema vascular é responsável pela distribuição do fluxo sanguíneo aos diversos tecidos, regulando a resistência vascular e a pressão sanguínea, permitindo que ocorram importantes processos como a troca gasosa, oferta de nutrientes e a remoção de resíduos metabólicos, entre outros. Esse sistema é classificado primariamente de acordo com sua função, ou seja, artérias de condutância, artérias de resistência, vasos de troca e vasos de capacitância. A estrutura vascular básica inclui três camadas distintas e interconectadas, uma mais interna nomeada camada íntima, uma central nominada camada média, e outra mais externa denominada adventícia, além da matriz extracelular, apresentando uma variação na sua composição, de acordo com cada tipo de segmento vascular e suas respectivas funções.

Diferentes estímulos de características fisiológicas ou patológicas podem induzir processos adaptativos na estrutura da parede vascular nomeados com o remodelamento vascular. Exemplos de remodelamento vascular fisiológico são os processos de angiogênese ou arteriogênese embrionária, ou ainda, a angiogênese induzida pelo exercício físico. De remodelamento vascular patológico podemos citar a reestenose, que ocorre por acúmulo de células do músculo liso vascular (CMLV) formando a neoíntima, a hipertrofia da camada média do vaso na hipertensão arterial ou ainda a aterosclerose, que ocorre em função de uma maior resposta inflamatória, dentre outros. Assim, células vasculares endoteliais, musculares lisas, fibroblastos, além de células inflamatória e as próprias proteínas da matriz extracelular têm um papel importante no processo de remodelamento vascular. Pesquisas recentes vêm buscando identificar miRNAs que possam regular o processo de remodelamento vascular e, assim, serem utilizados como alvo para o tratamento de doenças vasculares.[18,52-54]

MicroRNAs e células endoteliais

A integridade da camada endotelial é fundamental para a homeostase do sistema vascular; uma vez danificado, o endotélio pode contribuir para a patogênese de diversas doenças vasculares, como a hipertensão arterial e a aterosclerose. As células endoteliais apresentam papel de destaque no desenvolvimento, manutenção e remodelamento das redes vasculares necessárias para a angiogênese, um processo que envolve a proliferação, migração e a diferenciação de células endoteliais.[25] Uma característica marcante das patologias vasculares é a perda de microvasos funcionais e prejudicado processo angiogênico.[55-57] Dessa forma, a melhora da função endotelial e a correção da rarefação microvascular são de considerável interesse como estratégias terapêuticas para estas doenças.[55-60]

Diversos estudos sugerem que reguladores da biogênese de miRNA, bem como miRNAs específicos, possam ser importantes na patogênese da disfunção endotelial e reduzida capacidade angiogênica em doenças vasculares. De fato, miRNAs específicos regulam a função das células endoteliais, sendo que esses miRNAs estão envolvidos principalmente com a regulação dos processos de apoptose, angiogênese e inflamação vascular.[25,61,62]

A importância dos miRNAs em células endoteliais foi demonstrado por meio de estudos com modelo *knockout* para Dicer, o qual observou que a presença dessa enzima é necessária para a angiogênese embrionária e o desenvolvimento normal do camundongo.[63] Em analogia, o modelo *knockdown* para a enzima Dicer resultou em reduzida proliferação da célula endotelial e formação vascular.[64] Além disso, o modelo *knockdown* de ambas Dicer e Drosha resultou em prejuízo no desenvolvimento capilar e na formação de tubos das células endoteliais.[65] Dessa forma, os resultados demonstram o papel determinante dos miRNAs sobre a regulação da célula endotelial e angiogênese pós-natal via seu processamento pelas enzimas Drosha e Dicer.

O perfil de expressão de miRNAs em células endoteliais foi documentado e vários miRNAs altamente expressos foram relacionados com fatores pró e anti-angiogênicos (miRNAs pro-angiogênicos-17-92 *cluster*, -23/-27, -126, -130a, -210, -296, -378 e let-7f; miRNAs anti-angiogênicos -15b, -16, -20, -21, 92a, -221, -222, e -328),[25,61,62,66] de acordo com a previsão dos mRNAs alvo pelos algoritmos. Entretanto, alvos específicos validados e funções nas células endoteliais relacionadas com a angiogênese, inflamação, apoptose e função vascular têm sido caracterizadas por apenas alguns destes miRNAs. Entre os miRNAs envolvidos nestes processos, os miRNAs-16, -21, -126, -155, -221 e -222 tem papel de destaque.[25,61,62,67-71]

O miRNA-126 é o único sugerido como sendo especificamente expresso em células endoteliais e células progenitoras hematopoiéticas. Expresso de forma abundante, o miRNA-126 foi descrito por regular a migração de células inflamatórias, a formação da rede de capilares e a sobrevivência celular envolvido, portanto, na disfunção, inflamação e rarefação vascular em diferentes patologias.[52,72-74] Importantes estudos que utilizaram animais *knockdown* para o miRNA-126 mostraram prejuízo na migração de células endoteliais durante o crescimento dos vasos, ruptura do lúmen vascular, comprometimento na formação do tubo endotelial e processos hemorrágicos.[52,67,72,73] As análises moleculares revelaram que o miRNA-126 inibe a proteína relacionada ao brotamento 1 (SPRED1) e a subunidade reguladora 2 do fosfatidilinositol 3,4,5 trifosfato (PIK3R2, também conhecida como p85-beta), os quais regulam negativamente a sinalização do fator de crescimento vascular endotelial (VEGF) por inibir as vias MAPK e PI3K/Akt, respectivamente.[67,72,74]

Recentemente, estudos prévios do nosso grupo mostraram uma redução na expressão do miRNA-126 microvascular em animais espontaneamente hipertensos (SHR) e um aumento na expressão de seu alvo PI3KR2 comparado ao animal normotenso (WKY). O aumento da PI3KR2 levou a uma inibição de PI3K e da via de sinalização regulada por ela como Akt/eNOS. De fato, foi observada uma redução na expressão de eNOS nesses animais, indicando um possível papel dessa via na rarefação capilar de animais hipertensos.[75]

Interessantemente, o VEGF e a proteína anti-apoptótica Bcl-2 foram identificados por abordagens de bioinformática e validados como alvos para o miRNA-16 em células endoteliais, mostrando que miméticos desse miRNA promoveram redução na expressão de VEGF e Bcl-2, enquanto os antagonistas específicos aumentaram sua expressão.[25,61,62,70,71] Além disso, estudos mostram que a superexpressão do miRNA-16 promoveu menor proliferação, migração e formação de tubos de células endoteliais *in vitro*, e a superexpressão do miRNA-16 por *lentivírus* reduziu a capacidade das células endoteliais para formar vasos sanguíneos *in vivo*.[76,77] Corroborando, o miRNA-21 também é um miRNA apoptótico que alveja a Bcl-2, sugerindo seu importante papel na regulação da atividade angiogênica intrínseca da célula.[25,61,62,68] Curiosamente, observamos que a hipertensão arterial também foi associada com aumento na expressão dos miRNAs-16 e -21 periférica em paralelo com uma diminuição da expressão de seus genes alvo VEGF e Bcl-2.[75]

Estudos também mostram que o miRNA-21 pode influenciar a função e a migração de células progenitoras endoteliais na doença arterial coronariana.[78] Do mesmo modo, a angiogênese induzida por isquemia em tecidos adultos pode ser promovida ou inibida pelo uso de oligonucleotídeos *antisense* para o miRNA-92a[79] e o miRNA-126,[80] respectivamente. O miRNA-126 também pode influenciar a susceptibilidade à aterosclerose por meio de alteração na função das células endoteliais.[81]

Diversos estudos têm mostrado, por meio de predição bioinformática, que os miRNAs-221 e -222 alvejam a óxido nítrico sintase endotelial (eNOS) e o c-kit, um marcador de célula tronco, presente também em células progenitoras endoteliais.[25,57,61,62] Interessantemente, Sun e cols.[71] mostraram que também o miRNA-155 é um regulador essencial da expressão da eNOS e da vasodilatação dependente do endotélio. Assim, os autores sugerem que a inibição do miRNA-155 possa ser uma nova abordagem terapêutica para melhora da disfunção endotelial durante o desenvolvimento de doenças cardiovasculares. A liberação de NO pelo endotélio tem um importante papel na manutenção do tônus basal do vaso, portanto, na regulação da pressão arterial e distribuição do fluxo sanguíneo, contribuindo de maneira importante para as propriedades vasodilatadoras e para a manutenção da estrutura vascular. A disfunção endotelial refere-se à redução nas propriedades vasoativas derivadas do endotélio, sendo principalmente detectada por uma redução na biodisponibilidade de NO, constantemente observada na hipertensão arterial.[82,83]

Embora o tema seja inquietante e com grande perspectiva no entendimento molecular de diversas doenças cardiovasculares, poucos são os estudos com a temática envolvendo aspectos patológicos e fisiológicos. Com base na descrição dos estudos citados, diversas evidências sugerem que a ação de miRNAs específicos são muito importantes para a manutenção da homeostase microvascular, uma vez que estão envolvidos na regulação de diversos processos celulares como proliferação, diferenciação, migração, inflamação e apoptose podendo, portanto, contribuir para a disfunção endotelial, reduzida capacidade angiogênica e o remodelamento vascular amplamente observados em doenças vasculares.[39,52,57,84]

MicroRNAs e células do músculo liso vascular

As CMLV são o principal componente da camada média dos vasos, que tem como função primordial em vasos sanguíneos de adultos, o ajuste do tônus vascular pela sua capacidade de contração e relaxamento, diferente do observado em estágios de desenvolvimento vascular que suas principais características são a alta capacidade proliferativa, migratória e de síntese de componentes da matriz extracelular, incluindo colágeno, elastina, integrinas, caderinas e proteoglicanos. A plasticidade é uma característica das CMLV, e seu processo de diferenciação pode exibir uma variedade de diferentes fenótipos que vão oscilar entre contrátil ou sintético, ocorrendo principalmente durante os estágios de desenvolvimento, mas também em organismos adultos em resposta a diferentes condições, por exemplo, estímulos relacionados às situações fisiológicas ou patológicas.

Diferenças na morfologia, potencial de proliferação e migração e ainda na expressão de genes marcadores de CMLV podem ser observadas entre os fenótipos contrátil e sintético. Uma maior expressão de proteínas do fenótipo contrátil, dentre elas, a cadeia pesada da miosina do músculo liso (SM-MHC), a alfa actina de músculo liso (α-SMA), smotelina, SM-22α, calponina-h1, e menor razão de proliferação e migração são características de CMLV com fenótipo contrátil, ou seja, CMLV diferenciadas. Assim como uma redução na expressão das proteínas marcadoras de fenótipo contrátil e o aumento de algumas proteínas como cadeia pesada B da miosina não muscular (SMemb), proteína de ligação ao retinol celular-1 (CRBP-1), associados ao aumento na razão de proliferação, migração e produção de proteínas da matriz extracelular são características de CMLV com fenótipo sintético. A modulação fenotípica, ou seja, essa capacidade de transição entre os fenótipos é considerada um processo chave na reparação de lesão vascular, entretanto, a possibilidade de alteração nos processos de crescimento/apoptose, contração/relaxamento, migração e diferenciação das CMLV, prejuízo na produção/degradação da matriz extracelular e estimulação de respostas inflamatórias podem resultar em remodelamento estrutural, e levar a progressão de doenças vasculares.[85,86]

O processo de transição entre os fenótipos contrátil e sintético das CMLV é dependente de uma integração de múltiplos fatores que atuam localmente, e diversos estudos vêm comprovando o papel de miRNAs específicos atuando em genes alvos envolvidos na modulação fenotípica. Diversos miRNAs têm sido considerados importantes para o processo de diferenciação das CMLV, incluindo, miRNAs-1, -10a, -21, -24, -26a, -31, -100, -133, -143, -145, -146a, -204, -208, -221, -222, e let-7.[52,87] Alguns dos mais estudados miRNAs envolvidos na promoção de um fenótipo contrátil (diferenciado) ou de um fenótipo sintético (proliferativo) serão discutidos a seguir.

O papel crítico dos miRNAs-143/145 nas CMLV foi demonstrado pelo fato de que camundongos duplo *knockout* para esses miRNAs apresentam um fenótipo muito similar ao modelo *knockout* para Dicer, embora não letal e menos grave, no qual foi observado uma redução da pressão arterial, significante redução no número de CMLV contráteis e um aumento expressivo no número de células proliferativas, apresentando, portanto, uma morfologia sintética associada com significante redução de marcadores contráteis.[88] Esses miRNAs possuem uma alta expressão em CMLV e têm como função reprimir múltiplos fatores que normalmente produzem um fenótipo mais sintético, sendo importantes, portanto, para a manutenção do fenótipo contrátil das CMLV. Estudos demonstram, por exemplo, que o miRNA-145 tem como alvo uma rede de fatores de transcrição como os fatores 4 e 5 do tipo Kruppel (KLF-4, KLF-5). KLF4 reprime a ativação induzida por miocardina de genes de CML e a própria expressão de miocardina.[89] Quando reprimida, a miocardina, que é um regulador positivo para o fenótipo contrátil, contribui para o processo de proliferação. A ativação do miRNA-145 inibe seus alvos KLF-4 e KLF-5, o qual permite um efeito positivo na atividade da miocardina, que se associa com fator de resposta ao soro (SRF) colaborando para um fenótipo contrátil. De fato, a superexpressão do miRNA-145 aumentou a expressão de genes contráteis como SM-MHC, α-SMA e calponina.

O microRNA-143 apesar de parecer ter um efeito regulador menor que o do miRNA-145 também colabora para a manutenção do fenótipo contrátil. Estudos demonstram que camundongos com deficiência dos miRNAs-143/145 necessitam de ambos miRNAs para que ocorra transição entre os fenótipos. O miRNA-143 atua pela repressão de Elk-1, o qual compete com a miocardina para se ligar ao SRF, ou ainda, pela repressão de tropomiosina 4 (TPM-4), uma proteína estrutural com alta expressão em CMLV com fenótipo sintético.[90,91] Como já citado, as CMLV para modelos animais com miRNA143/145$^{-/-}$ apresentam reduzida expressão de genes contráteis, reduzida pressão arterial e características mais sintéticas. Em contraste, elevada expressão do miRNA-145 foi observada no tecido pulmonar e em CMLV de pacientes com hipertensão arterial pulmonar.[92] Portanto, parece que uma redução dos miRNAs-143/145 pode colaborar para um fenótipo mais sintético como o observado em situações de injúria vascular, assim como um aumento como o observado na hipertensão arterial, parece ser maléfico por colaborar mais para o quadro hipertensivo. Esses dados indicam que a família dos miRNAs-143/145 tem, portanto, sua expressão aumentada ou reduzida em função de diferentes estímulos patológicos, e a manipulação da expressão desses miRNAs pode ter fundamental importância para alteração do fenótipo das CMLV, para a contratilidade das artérias e controle da pressão arterial.

A família de miRNAs-1/133 são considerados especificamente expressos em músculo cardíaco e esquelético e mediadores de diferenciação e proliferação celular.[93] Entretanto, um estudo mais recente demonstrou que a proliferação de CMLV também foi inibida pela expressão do miRNA-1 induzida por miocardina, sendo essa resposta mediada pela ação do miRNA no seu alvo a proteína proto-oncogênica serina-treonina quinase (Pim-1). Adicionalmente, observou-se que a cascata de sinalização miocardina-miRNA-1-Pim-1 também estava envolvida na regulação da proliferação vascular *in vivo*, sendo que em um modelo de lesão da neoíntima induzida por ligadura da artéria carótida, houve redução da expressão de miocardina e miRNA-1 associado a um aumento de Pim-1.[94] No mesmo ano, outro estudo demonstrou que a expressão do miRNA-1 é necessária para o processo de diferenciação de células tronco embrionárias em CML *in vitro*, sendo que a utilização de um inibidor do miRNA-1 (antagomir) diminui a expressão de marcadores específicos de células contráteis do músculo liso e a população de CML. Os autores observaram que a repressão do KLF-4 pelo miRNA-1 participava desse processo de diferenciação.[95] Apesar dos resultados anteriores, ainda existem controvérsias na literatura sendo que Torella e cols.[96] demonstraram que não o miRNA-1, mas sim o miRNA-133 regulava o crescimento das CMLV inibindo a proliferação e a migração *in vitro*, além de apresentar uma expressão reduzida em CMLV, em estado de proliferação, devido a injúria vascular provocada por angioplastia *in vivo*. Nesse estudo os autores concluíram que a via de atuação do miRNA-133 também envolvia o eixo KLF4-miocardina por meio da repressão do fator de transcrição Sp-1, já conhecido por regular esse eixo.[96]

Ainda relacionado ao KLF4 podemos citar o papel do miRNA-146a na regulação do fenótipo das CMLV. O miRNA-146a tem sua expressão aumentada em artéria carótida de ratos, em um modelo de injúria vascular induzida por um balão. Nesse modelo podemos observar uma proliferação de CMLV e hiperplasia da neoíntima.[97,98] A expressão do miRNA-146a é, portanto, aumentada em células proliferativas interessantemente reduzindo a expressão de KLF4 e aumentando a expressão de PCNA (Antígeno Nuclear de Proliferação Celular), um marcador de proliferação. Adicionalmente, a redução na expressão do KLF4 induzida pelo miRNA-146a também inibe a transcrição do próprio miRNA, formando assim um ciclo de alimentação negativa no qual um ajusta a expressão do outro. KLF4, entretanto, compete com KLF5 para regular a transcrição do miRNA-146a sendo observado um efeito oposto de ambos, ou seja, enquanto a superexpressão de KLF4 diminui o nível de expressão do miRNA-146a, a superexpressão de KLF5 aumenta a expressão do mesmo miRNA.[98]

O miRNA-21 tem sido extensivamente estudado no câncer e por isso denominado um oncomiR, mas também em muitas outras condições patológicas, como doenças cardiovasculares e pulmonares.[99] O miRNA-21 tem sua expressão abundantemente aumentada na artéria carótida de ratos após injúria vascular provocada por angioplastia.[97] Em adição, esse estudo também demonstrou que uma redução na aberrante expressão do miRNA-21 nesse modelo diminui a formação da neoíntima e, a sua inibição diminui a proliferação de CMLV e aumenta a apoptose *in vitro*, sinalizando para envolvimento de um supressor de tumor, o homólogo da fosfatase e tensina (PTEN) e da proteína anti-apoptótica Bcl-2.[97] Um estudo mais recente observou que o SRF regula a expressão de PTEN em CMLV através do eixo miRNA-143-FRA-1-miRNA-21, demonstrando a presença de uma conversa entre vias de sinalização e miRNAs.[100] Em contrapartida, ainda existem controvérsias sobre o papel do microRNA-21, sendo que alguns estudos apontam para o miRNA-21 como um indutor de síntese de proteínas contráteis. É o caso dos estudos nos quais foi observado que o miRNA-21 reduziu a expressão de um regulador negativo de genes contráteis das CMLV, o PDCD4 (morte celular programada 4).[101] Mais recentemente, o mesmo grupo publicou um novo alvo do miRNA-21, membros da família DOCK (do inglês *dedicator of cytokinesis*), que por ter sua expressão reduzida pelo miRNA-21 inibiu a migração celular e aumentou a expressão de genes contráteis, tais como α-SMA e calponina.[102]

Os miRNAs-221/222 são expressos em CMLV, células endoteliais e hematopoiéticas, por um conjunto comum de genes no cromossomo X. A função desSes miRNAs no sistema cardiovascular é totalmente dependente do tipo celular. Em CMLV observamos que esses miRNAs regulam o processo de diferenciação celular, uma vez que a sua expressão inibe a diferenciação por repressão da transcrição de genes contráteis específicos do músculo liso. Portanto, uma redução na expressão desses miRNAs aumenta a expressão de marcadores de diferenciação em CMLV e bloqueia os efeitos de proliferação e migração, bem como o aumento na expressão dos miRNAs-221/222 promove um efeito proliferativo das CMLV. Esses efeitos proliferativos são mediados por uma redução na expressão do receptor de proteína tirosina-quinase c-kit (receptor para o fator de crescimento SCF do inglês *stem cell factor*), que por sua vez reduz o nível de expressão da miocardina e inibe assim a expressão de genes contráteis da CMLV,[103] e também por uma redução de p27(kip1) e p57(kip2) (membros da família de inibidores de ciclinas, envolvidas no processo do ciclo celular).[104] De fato, podemos observar claramente esse efeito *in vivo*, em modelo de lesão vascular seguida de angioplastia, e também *in vitro*, em CMLV em estado proliferativo estimulado pelo fator de crescimento derivado de plaqueta (PDGF), onde existe uma alta expressão dos miRNAs-221/222.[104]

Resumidamente, como observado pela breve discussão para a apresentação de alguns miRNAs, podemos confirmar seu importante papel na regulação dos processos de diferenciação, proliferação e migração de CMLV, contribuindo de maneira inquestionável para a homeostase e função vascular e para as muitas patologias que envolvem o sistema vascular. A Tabela 13.1 apresenta MicroRNAs da célula endotelial e da célula de músculo liso: genes alvo e função vascular.

MicroRNAs como biomarcadores de lesão vascular

Os miRNAs exibem uma elevada estabilidade nos fluidos corporais como os compartimentos do sangue (plasma, plaquetas e hemácias), urina e saliva possibilitando seu uso no desenvolvimento de biomarcadores moleculares para diversas doenças. Assim, vários miRNAs circulantes no plasma foram identificados como biomarcadores para um número de doenças incluindo as cardiovasculares[105-107] e, sem dúvida, têm desempenhado papéis cada vez mais importantes em aplicações clínicas, tais como o diagnóstico de doenças e o monitoramento de efeitos terapêuticos. Especificamente, os miRNAs circulantes têm muitas características dos bons biomarcadores:

1. São estáveis na circulação e resistentes à digestão com RNAse e outras condições adversas, tais como pH extremo, ebulição, armazenamento prolongado e vários ciclos de congelamento e descongelamento;
2. Muitas sequências são conservadas entre espécies;
3. Mudanças nos níveis circulantes têm sido associados com diferentes doenças;
4. Podem ser facilmente determinados por vários métodos de pesquisa.[108,109]

Curiosamente, os miRNAs circulantes são protegidos da atividade de RNAse endógena,[110] e evidências mostram que esta proteção é alcançada por meio do empacotamento de miRNAs circulantes em micropartículas como, exossomos, microvesículas ou corpos apoptóticos;[111,112] por ligação de proteínas ligadas ao RNA como, Argonauta 2 e nucleofosmina 1;[113] ou por ligação de lipoproteína de alta densidade (HDL)[114] (Figura 13.3).

Tabela 13.1 MicroRNAs da célula endotelial e da célula de músculo liso: genes alvo e função vascular.

MiRNA	Localização	Gene alvo	Função	Referência
miRNA-126	Célula endotelial	SPRED1, PIK3R2	Angiogênese, integridade vascular	Wang et al. 2008; Fish et al. 2008; Staszel et al. 2011
miRNA-16	Célula endotelial	VEGF, Bcl-2	Angiogênese, integridade vascular	Chamorro-Jorganes et al. 2011; Cimmino et al. 2005; Dejean et al. 2011
miRNA-21	Célula endotelial	SOD2, Sprouty2, Bcl-2	Angiogênese, apoptose	Urbich et al. 2008; Fleissner et al. 2010
miRNA-92a	Célula endotelial	Integrina α5	Angiogênese	Bonauer et al. 2009
miRNA-221/222	Célula endotelial	eNOS, c-kit	Função endotelial, angiogênese	Urbich et al. 2008; Suárez & Sessa, 2009
miRNA-155	Célula endotelial	eNOS	Função vascular	Sun et al. 2012
miRNA-145	Célula de músculo liso	KLF4, KLF5	Diferenciação, proliferação	Liu et al. 2005; Cordes et al. 2009; Rangrezet et al. 2011
miRNA-143	Célula de músculo liso	Elk-1, TPM-4	Diferenciação, proliferação	Cordes et al. 2009; Rangrez et al. 2011
miRNA-1	Célula de músculo liso	Pim-1	Diferenciação, proliferação	Chen et al. 2011
miRNA-133	Célula de músculo liso	Sp-1	Proliferação	Torella et al. 2011
miRNA-146a	Célula de músculo liso	KLF4	Proliferação	Sun et al. 2011
miRNA-21	Célula de músculo liso	PTEN, Bcl-2	Proliferação, apoptose	Ji et al. 2007; Horita et al. 2011
		PDCD4, DOCK	Diferenciação	Davis et al. 2008; Kang et al. 2012
miRNA-221/222	Célula de músculo liso	c-Kit, p27(kip1), p57(kip2)	Diferenciação, proliferação	Davis et al. 2009; Liu et al. 2009

SPRED1: proteína relacionada ao brotamento 1; PIK3R2: subunidade reguladora 2 do fosfatidilinositol 3,4,5 trifosfato; VEGF: fator de crescimento vascular endotelial; Bcl-2: proteína anti-apoptótica Bcl-2; SOD2: superóxido dismutase 2; eNOS: óxido nítrico sintase endotelial; c-kit: receptor de proteína tirosina-quinase c-kit; KLF4, KLF5: fatores 4 e 5 do tipo Kruppel; Elk-1: membro da família de fatores de transcrição com domínio ETD do inglês E-26 *Transformation-specific*; TPM-4: Tropomiosina 4; Pim-1: proteína proto-oncogênica serina-treonina quinase; SP-1: fator de transcrição SP-1; PTEN: supressor de tumor homólogo da fosfatase e tensina; PDCD4: morte celular programada 4; DOCK: família de proteínas com dedicação à citocinese; p27(kip1) e p57(kip2): membros da família de inibidores de ciclina.

Os exossomos são pequenas vesículas (50 a 100 nm) que se originam a partir do endossomo e são liberados das células quando os corpos multivesiculares fundem com a membrana plasmática. As microvesículas são vesículas membranosas que são maiores (0,1 a 1 μM) do que os exossomos e são liberados das células por meio da formação de bolhas na membrana plasmática. Os corpos apoptóticos são as maiores micropartículas (0,5 a 2 μM) e são eliminados das células durante a apoptose.[106] Kosaka e cols.[115] têm mostrado que os miRNAs são liberados para circulação por meio de uma maquinaria secretora dependente de ceramida. Além disso, autores mostraram que canais e receptores associados à membrana celular permitem a passagem do complexo proteico Argonauta2-miRNAs.

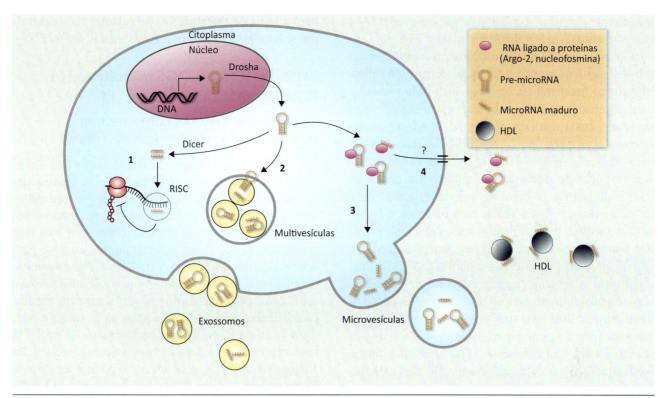

Figura 13.3 Mecanismos de liberação e sistema de transporte extracelular dos miRNAs. Uma das fitas do duplex de miRNA pode se ligar ao complexo RISC orientando este complexo para alvos de mRNA específicos para evitar a tradução do gene em proteína (1). A outra fita do duplex de miRNA pode ser degradada ou liberada da célula por meio de mecanismos de exportação descritos a seguir. No citoplasma, pré-miRNAs também podem ser incorporados em pequenas vesículas denominadas exossomos e liberados das células quando os corpos multivesiculares se fundem com a membrana plasmática (2). MiRNAs citoplasmáticos (pré-miRNA ou miRNA maduro) também podem ser liberados por microvesículas que são libertadas da célula por meio de vesículas da membrana plasmática (3). MiRNAs também são encontrados na circulação na forma livre de micropartículas. Esses miRNAs podem ser associados com lipoproteínas de alta densidade (HDL) ou ligados a proteínas de ligação ao RNA como Argo-2. Esses miRNAs podem ser libertado de forma passiva, como subprodutos de células mortas, ou ativamente, por meio da interação com os canais de membrana ou proteínas específicas (4). Adaptada de Creemers et al., 2012.[106]

A presença de miRNAs em micropartículas levou à ideia intrigante que miRNAs circulantes podem ter uma função na comunicação de célula para célula. Isso sugeriria que miRNAs são seletivamente orientados para secreção em células e absorvido por uma célula alvo distante, possivelmente para regular a expressão de genes. Essa é uma área de intensa investigação e os primeiros estudos revelaram recentemente que miRNAs podem efetivamente funcionar como mediadores de comunicação célula a célula.[106,112,116] De fato, tem sido relatado que corpos apoptóticos são liberados na circulação inibindo a progressão da aterosclerose. Em um estudo realizado por Zernecke e cols.[112] foi proposto que o miRNA-126 é liberado por corpos apoptóticos responsável por esse efeito protetor via indução da quimiocina CXCL12. Além disso, os autores mostraram que os corpos apoptóticos de camundongo controle protegeram contra a aterosclerose de camundongos com deleção da apolipoproteína E submetidos a uma dieta aterogênica, como evidenciado pela infiltração reduzida de macrófagos.

Padrões distintos de miRNAs circulantes foram encontrados para infarto do miocárdio, insuficiência cardíaca, doença aterosclerótica, *diabetes mellitus* tipo 2 (DM2) e hipertensão arterial.[106,117-119] Embora esses estudos indiquem que os níveis plasmáticos de miRNAs específicos correlacionam com diferentes formas de doenças cardiovasculares, eles atualmente não mostram se os níveis plasmáticos de miRNA correspondem a um agravamento ou melhora dessas patologias.

Vários grupos têm estudado a hipótese de que miRNAs específicos cardíacos são liberados para a circulação durante um infarto agudo do miocárdio (IAM) e pode ser utilizado para detectar e monitorar lesão do miocárdio. Quatro miRNAs cardíacos como, miRNAs-208a, -499, -1 e -133 encontram-se consistentemente elevados no plasma de pacientes com IAM dentro de horas após o início do infarto.[106,109,117]

Tijsen e cols.[118] foram um dos primeiros grupos a investigar a expressão diferencial de miRNAs plasmáticos na insuficiência cardíaca, incluindo pacientes com dispneia e pacientes com dispneia sem a presença de insuficiência cardíaca. Seis miRNAs foram confirmados nesses pacientes como, miRNAs-18b, -129-5p, -423-5p, -622, -675 e -1254. O miRNA-423-5p apresentou papel de destaque por diferenciar pacientes com insuficiência cardíaca de indivíduos saudáveis e de pacientes sem insuficiência com dispneia; além de se correlacionar positivamente com os níveis do peptídeo natriurético cerebral (BNP) e negativamente a fração de ejeção do ventrículo esquerdo. Estudo recente confirmou o aumento na expressão do miRNA-423-5p e de um conjunto de miRNAs circulantes como os miRNAs-16, -20b, -93, -106b e -223 em insuficiência cardíaca induzida por hipertensão de ratos sensíveis ao sal (Dahl). Curiosamente, essas alterações foram atenuadas com o tratamento de antimiR-208a e do inibidor da enzima conversora de angiotensina.[120]

Fukushima e cols.[121] verificaram uma correlação negativa da expressão do miRNA-126 com a idade, BNP e a classe funcional em pacientes com insuficiência cardíaca de etiologia isquêmica comparado a indivíduos saudáveis. Curiosamente, alteração na expressão do miRNA-126 em células progenitoras endoteliais de 106 pacientes com insuficiência cardíaca foi confirmado e associado á mortalidade.[122] Além disso, mudança nos níveis circulantes do miRNA-126 foram encontrados em pacientes com aterosclerose[119] e DM 2,[123] podendo refletir a condição da célula endotelial vascular de pacientes com insuficiência cardíaca.

Na hipertensão arterial essencial, uma assinatura de miRNAs plasmáticos têm sido identificados.[124] Após análise inicial do microarry de miRNA no plasma de pacientes hipertensos e controles, eles foram capazes de confirmar os diferentes níveis de três miRNAs (hcmv-miRNA-UL112, let-7e, e miRNA-296-5p). Interessantemente, um dos miRNAs validados parece ser um promotor de citomegalovírus humano (HCMV), o que sugere uma nova ligação entre a infecção HCMV e hipertensão essencial.

Resumidamente, a identificação de miRNAs circulantes estáveis desafia uma série de conceitos e lança uma nova geração de potenciais biomarcadores. No entanto, questões fundamentais sobre o seu transporte, as ações distantes e *feedback* sobre essas ações devem ser respondidas, antes que se possa compartilhar ainda mais a ideia de que miRNAs circulantes são partes de um sistema de mensagens móvel baseado em miRNAs.

PAPEL POTENCIAL DOS microRNAs NA TERAPIA VASCULAR

O papel dos miRNAs como terapia farmacológica nas doenças vasculares

Devido a capacidade de interação de um único miRNA com diversos alvos, relacionados a um determinado fenótipo, sua modulação pode exercer efeitos mais potentes, quando comparado aos tratamentos atuais com atuação em um único alvo, por isso vem sendo apontando como um tratamento atrativo para doenças cardiovasculares, entre outras. Das ferramentas disponíveis para modular a ação de miRNAs em seus alvos, oligonucleodídeos quimicamente modificados, complementares à sequência de miRNA maduro (anti-miR), podem reduzir os níveis de miRNAs com expressão aumentada. Inversamente, sequências análogas ao miRNA (miR-mímico) podem servir para elevar os níveis de miRNAs com expressão reduzida. Devido aos miRNAs atuarem como inibidores da expressão gênica, o efeito do acréscimo de miR-mímicos específicos para um sistema promove a diminuição da expressão dos mRNAs-alvos. Inversamente, o efeito de anti-miR atenua a inibição dos genes alvos. Desse modo, o principal efeito de um inibidor de miRNA é a ativação da expressão gênica e um miR-mímico é a supressão do gene.[125] Os estudos que utilizam o silenciamento ou a mimetização da função dos miRNAs já tem investigado uma variedade de vias de sinalização e também diversas patologias, entretanto, em sua grande parte tem sido realizados *in vitro* e então subsequentemente sua relevância é investigada *in vivo* em camundongos. No entanto, para testar o potencial terapêutico e inclusive a segurança no uso dessas ferramentas, alguns estudos tem proposto a investigação em animais mais complexos que os roedores. Avançando ainda mais, recentemente um importante estudo clínico foi publicado demonstrando a segurança e a eficácia do uso terapêutico do miRNA-122 em pacientes com hepatite C crônica.[126]

As diversas alterações vasculares são o foco de muitos estudos que buscam o papel terapêutico dos miRNAs na hipertensão arterial. Essa é caracterizada por uma persistente elevação da pressão arterial sistêmica e considerada um importante fator de risco para o desenvolvimento de doença arterial coronária, insuficiência cardíaca e acidente vascular cerebral (AVC). Na revisão recentemente publicada por Shi e cols.[127]

podemos verificar claramente a participação de diversos miRNAs, assim como seus genes alvos, que tem como função o controle da proliferação, diferenciação e tônus vascular de CMLV, a regulação da função endotelial e seu papel no desenvolvimento vascular, na regulação do tônus vascular e do próprio fenótipo das CMLV, dentre outros, e que apresentam a expressão alterada na hipertensão arterial, podendo ser um interessante alvo terapêutico para essa patologia. Para focarmos no sistema vascular, entre os diversos miRNAs que estão alterados com a hipertensão arterial demonstrados na recente revisão de literatura de Shi e cols.,[127] podemos citar aqueles que tem relação com as alterações de CMLV, como os miRNAs-9, -17, -21, -130/301, -145, -193, -204, -206 e -328, e com as alterações de células endoteliais como os miRNAs-17/92, -21, -103/301, -126, -155, -204, -424/503 e -708. Ainda, é importante salientar que dentre os diferentes tipos de hipertensão, por exemplo: a pulmonar, a genética, a gestacional, a induzida por sal, induzida por angiotensina II, entre outras, o perfil de expressão dos miRNAs é diferenciado, e portanto, os alvos terapêuticos também serão específicos de acordo com cada situação, ainda que dentro da condição hipertensiva.[127,128]

Na aterosclerose, uma doença inflamatória crônica da parede arterial, que induz uma importante redução no lúmen vascular, podendo ocasionar a morte por IAM ou AVC devido à ruptura de placas ou trombose, um recente trabalho de revisão também discute como os miRNAs podem contribuir para a perda de quiescência e função de barreira das células endoteliais, dentre eles os miRNAs-221/222, -155, -126, -21, -10a, ou para as alterações fenotípicas em CMLV como os miRNAs-221/222, 143/145, -146a, -133, -21, para os processos de síntese e degradação da matriz extracelular como os miRNAs-29 e -204, e ainda para as alterações ocasionadas por monócitos e macrófagos como os miRNAs-33a/33b, -125a-5p, -146a e -155, que são comumente observados nessa patologia.[129]

Outras recentes e interessantes publicações vêm demonstrando a importância dos miRNAs em diversas doenças cardiovasculares,[130] entre elas, mais especificamente no IAM,[131] no aneurisma aórtico,[132] na insuficiência cardíaca,[133] entre outras. Sem dúvida nas duas últimas décadas avançamos rapidamente no entendimento dos processos moleculares regulados por miRNAs, e como eles podem atuar em processos patológicos o que representa um importante passo para a medicina terapêutica, que busca ferramentas para o tratamento e a prevenção de doenças.

Modulação dos microRNAs pelo exercício físico: uma terapia não farmacológica para o tratamento de doenças vasculares

O treinamento físico aeróbio é considerado uma das mais importantes medidas não farmacológicas para a prevenção e o tratamento de doenças cardiovasculares. Recentes estudos têm colaborado para a comprovação de que o exercício físico é capaz de modular os miRNAs, entretanto, ainda muito pouco se sabe sobre o seu efeito na regulação. Revisamos recentemente os diversos miRNAs que podem estar promovendo o remodelamento cardíaco fisiológico induzido pelo treinamento físico aeróbio.[134] Como evidências podemos citar que no coração a hipertrofia fisiológica induzida pelo treinamento físico envolve a regulação do miRNA-27a e -27b, bem como do miRNA-143.[135] Esse trabalho realizado por nosso grupo de pesquisa demonstrou que esses miRNAs podem promover um balanço positivo na via de formação do vasodilatador angiotensina (1-7) em detrimento de uma via de vasoconstrição da angiotensina II. Ainda, observamos o aumento na expressão do miRNA-29 correlacionado com uma redução de colágeno do tipo I e do tipo III, colaborando para uma melhora de complacência ventricular em ratas fêmeas submetidas a dois diferentes protocolos de treinamento físico aeróbio[136] e, do miRNA-126 na regulação da angiogênese cardíaca induzida pelo treinamento físico via inibição de seus genes alvos SPRED-1 e PI3KR2.[74] Entretanto, não somente o treinamento físico aeróbio, mas também o treinamento físico resistido pode modular um miRNA e regular a função cardíaca, como demonstrado pela redução do miRNA-214 e o aumento em paralelo na expressão da SERCA2a, uma bomba de cálcio do retículo sarcoplasmático.[137]

Como o treinamento físico aeróbio de baixa a moderada intensidade é o mais bem estabelecido tipo de treinamento recomendado para o tratamento de doenças cardiovasculares, alguns estudos também já vêm buscando o efeito deste na modulação de miRNAs associados com patologias. Especificamente em doenças vasculares como a hipertensão arterial podemos observar uma variedade de miRNAs que podem sofrer a influência do treinamento físico e serem modulados revertendo alterações observadas com essa patologia, portanto, apresentando potencial terapêutico.[138] Como já citado anteriormente, nosso grupo demonstrou que a hipertensão arterial foi associada com uma redução na expressão do miRNA-126 microvascular em paralelo ao aumento na expressão do seu alvo PI3KR2, além de um aumento na expressão dos miRNAs-16 e -21 periférica em paralelo com uma diminuição da expressão de seus genes alvo VEGF e Bcl-2. Interessantemente, o treinamento físico aeróbio restabeleceu a expressão desses parâmetros na hipertensão arterial, recuperando a expressão do miRNA-126, -16 e -21, e em paralelo de seus genes alvos. Essa resposta foi acompanhada pela correção da rarefação capilar em animais hipertensos treinados, indicando que a formação de novos capilares pode depender do balanço entre os fatores pró-angiogênicos/de sobrevivência e os fatores anti-angiogênicos/apoptóticos via ação de miRNAs.[75] Já na aterosclerose, um recente estudo demonstrou que o treinamento físico, assim como o tratamento com estatinas, pode induzir a expressão do miRNA-146a e reduzir a expressão do miRNA-155, demonstrando provável efeito protetor do exercício aeróbio na doença vascular.[139]

CONCLUSÕES

Com as novas descobertas no âmbito da genética nas últimas décadas, os miRNAs tem ganhado papel de destaque entre as várias áreas da comunidade científica por terem sido identificados como uma das maiores classes de reguladores gênicos. Essa nova classe de pequenos RNAs regulam vários processos celulares participando de um amplo espectro de doenças humanas. Assim, o uso de *microarray* de miRNAs complementados por *software* de predição bioinformática para identificar grupos de miRNAs, redes de sinalização relacionados e genes alvo contribuíram determinantemente para o nosso entendimento da importância biológica dos miRNAs.

Como evidenciado ao longo da revisão, os miRNAs trabalham de forma orquestrada para controlar uma via ou função biológica comum; essa característica única dos miRNAs os tornam ferramentas eficientes para determinação de vias específicas envolvidas em doenças ou processos biológicos. Dessa forma, observamos que há perfis de miRNAs específicos responsáveis pelos processos de diferenciação, proliferação e migração de células endoteliais e CMLV, contribuindo sobremaneira para a homeostase e função vascular e para as muitas patologias que envolvem o sistema vascular.

Apesar das opções terapêuticas atualmente disponíveis para o tratamento das doenças cardiovasculares, as alterações na função e estrutura vasculares associadas a estas patologias persistem em grande número de pacientes, levando a lesões em órgãos-alvo, como no coração e músculo esquelético, e ainda representam uma complicação bastante significativa. Portanto, o estudo de novas e potenciais terapias, como o uso de miRNAs, para o tratamento desses danos associados as doenças cardiovasculares deve ser estimulado. Desse modo, a identificação de perfis de miRNAs específicos para determinada patologia e em tecido específico abre perspectivas para estudos futuros, utilizando miRNAs como biomarcadores de diagnóstico clínico e como agentes terapêuticos por meio de sua superexpressão ou inibição.

REFERÊNCIAS BIBLIOGRÁFICAS

1. Armstrong L. Epigenetics. United States: Garland Science, 2014.
2. Zimmer P, Bloch W. Physical Exercise and epigenetic adaptations of the cardiovascular system. Herz. 2015;40:353–60.
3. Webster AL, Yan MS, Marsden PA. Epigenetics and cardiovascular disease. Can J Cardiol. 2013;29:46-57.
4. Jiang YZ, Manduchi E, Jiménez JM, et al. Endothelial epigenetics in biomechanical stress: disturbed flow–mediated epigenomic plasticity in vivo and in vitro. Arterioscler Thromb Vasc Biol. 2015;35:1317-26.
5. Bird A. Perceptions of epigenetics. Nature. 2007;447:396-8.
6. Turgeon PJ, Sukumar AN, Marsden PA. Epigenetics of cardiovascular disease: a new 'beat' in coronary artery disease. Med Epigenet. 2014;2:37–52.
7. Udali S, Guarini P, Moruzzi S, et al. Cardiovascular epigenetics: from DNA methylation to microRNAs. Mol Aspects Med. 2013;34:883–901.
8. Nührenberg T, Gilsbach R, Preissl S, et al. Epigenetics in cardiac development, function, and disease. Cell Tissue Res. 2014;3:585-600.
9. Han P, Hang CT, Yang J, et al. Chromatin remodeling in cardiovascular development and physiology. Circ Res. 2010;108:378-96.
10. Dunn J, Simmons R, Thabet S, et al. The role of epigenetics in the endothelial cell shear stress response and atherosclerosis. Int J Biochem Cell Biol. 2015;67:167-76.
11. Lee JT. Epigenetic regulation by long noncoding RNAs. Science. 2012;338:1435–9.
12. Uchida S, Dimmeler S. Long noncoding RNAs in cardiovascular diseases. Circ Res. 2015;116:737-50.
13. Hartung CT, Michalik KM, You X, et al. Regulation and function of the laminar flow-induced non-coding Rnas in endothelial cells. Circulation. 2014;130:A18783.

14. Ambros V. The functions of animal microRNAs. Nature. 2004;431:350-5.
15. Chuang JC, Jones PA. Epigenetics and microRNAs. Pediatr Res. 2007;61:24R-9.
16. Kim VN. MicroRNA biogenesis: coordinated cropping and dicing. Nat Rev Mol Cell Biol. 2005;6:376-85.
17. Guo H, Ingolia NT, Weissman JS, et al. Mammalian microRNAs predominantly act to decrease target mRNA levels. Nature. 2010;466:835-40.
18. Hartmann D, Thum T. MicroRNAs and vascular (dys)function. Vascul Pharmacol. 2011;55:92-105.
19. Lee RC, Feinbaun RL, Ambros V. The C. elegans heterochronic gene lin-4 encodes small RNAs with antisense complementarity to lin-14. Cell. 1993;75:843-54.
20. Wightman B, Ha I, Ruvkun G. Posttranscriptional regulation of the heterochronic gene lin-14 by lin-4 mediates temporal pattern formation in C. elegans. Cell. 1993;75:855-62.
21. Lau NC, Lim LP, Weinstein EG, et al. An abundant class of tiny RNAs with probable regulatory roles in Caenorhabditis elegans. Science. 2001;294:858-62.
22. Reinhart BJ, Slack FJ, Basson M, et al. The 21-nucleotide let-7 TNA regulates developmental timing in Caenorhabditis elegans. Nature. 2000;403:901-6.
23. Lee RC, Ambros V. An extensive class of small RNAs in Caenorhabditis elegans. Science. 2001;294:862-4.
24. Pasquinelli AE, Reinhart BJ, Slack F, et al. Conservation of the sequence and temporal expression of let-7 heterochronic regulatory RNA. Nature. 2000;408:86-9.
25. Urbich C, Kuehbacher A, Dimmeler S. Role of microRNAs in vascular diseases, inflammation, and angiogenesis. Cardiovasc Res. 2008;79:581-8.
26. Kingwell K. Cardiovascular disease: microRNA protects the heart. Nat Rev Drug Discov. 2011;10:98.
27. Liu N, Williams AH, Maxeiner JM, et al. microRNA-206 promotes skeletal muscle regeneration and delays progression of Duchenne muscular dystrophy in mice. J Clin Invest. 2012;122:2054-65.
28. Olena AF, Patton JG. Genomic organization of microRNAs. J Cell Physiol. 2010;222:540-5.
29. Lee YS, Dutta A. MicroRNAs in Cancer. Annu Rev Pathol. 2009;4:199-227.
30. Brennecke J, Stark A, Russell RB, et al. Principles of microRNA-target recognition. PLoS Biol. 2005;3:e85.
31. Hammond SM. Dicing and slicing: The core machinery of de RNA interference pathway. FEBS Lett. 2005;579:5822-9.
32. Valencia-Sanches MA, Liu J, Hannon GJ, et al. Control of translation and mRNA degradation by miRNAs and siRNAs. Genes Dev. 2006;20:515-24.
33. Hangauer MJ, Vaughn IW, McManus MT. Pervasive transcription of the human genome produces thousands of previously unidentified long intergenic noncoding RNAs. PLoS Genet. 2013;9(6) :e1003569.
34. Hansen TB, Jensen TI, Clausen BH, et al. Natural RNA circles function as efficient microRNA sponges. Nature. 2013;495:384–8.
35. Wang K, Liu F, Zhou LY, et al. The long noncoding RNA CHRF regulates cardiac hypertrophy by targeting miR-489. Circ Res. 2014;114:1377-88.
36. Czech B, Hannon GJ. Small RNA sorting: matchmaking for Argonautes. Nat Rev Genet. 2011;12:19-31.
37. Williams AH, Liu N, van Rooij E, et al. MicroRNA control of muscle development and disease. Curr Opin Cell Biol. 2009;21:461-9.
38. He L, Hannon GJ. MicroRNAs: small RNAs with a big role in gene regulation. Nat Rev Genet. 2004;5:522-31.
39. Thum T. MicroRNA therapeutics in cardiovascular medicine. EMBO Mol Med. 2012;4:3-14.
40. Khvorova A, Reynolds A, Jayasena SD. Functional siRNAs and miRNAs exhibit strand bias. Cell. 2003;115:209-16.
41. Schwarz DS, Hutvágner G, Du T, et al. Asymmetry in the assembly of the RNAi enzyme complex. Cell. 2003;115:199-208.
42. Vasques LR, School CG, Botelho EL. MicroRNAs: A New Paradigm for Gene Regulation. In: Gaur RK, Gafni Y, Sharma P, Gupta VK. RNAi Technology. 2012;8:135-52.
43. Schwarz S, Grande AV, Bujdoso N, et al. The microRNA regulated SBP-box genes SPL9 and SPL15 control shoot maturation in Arabidopsis. Plant Mol Biol. 2008;67:183-95.
44. Rhoades MW, Reinhart BJ, Lim LP, et al. Prediction of plant microRNA targets. Cell. 2002;110:513-20.
45. Doench JG, Sharp PA. Specificity of microRNA target selection in translational repression. Genes Dev. 2004;18:504-11.
46. Lewis BP, Burge CB, Bartel DP. Conserved seed pairing, often flanked by adenosines, indicates that thousands of human genes are microRNA targets. Cell. 2005;120:15-20.
47. Song XW, Shan DK, Chen J, et al. miRNAs and lncRNAs in vascular injury and remodeling. Sci China Life Sci. 2014 ;57:826-35.
48. Bernstein E, Kim SY, Carmell MA, et al. Dicer is essential for mouse development. Nat Genet. 2003;35:215-7.
49. Wang Y, Medvid R, Melton C, et al. DGCR8 is essential for microRNA biogenesis and silencing of embryonic stem cell self--renewal. Nat Genet. 2007;39:380-5.
50. Vidigal JA, Ventura A. The biological function of miRNAs: lessons from in vivo studies. Trends Cell Biol. 2015;25:137-47.
51. Hammond SM. An overview of microRNAs. Adv Drug Deliv Rev. 2015;87:3-14.

52. Nazari-Jahantigh M, Wei Y, Schober A. The role of microRNAs in arterial remodelling. Thromb Haemost. 2012;107:611-8.
53. Neth P, Nazari-Jahantigh M, Schober A, et al. MicroRNAs in flow-dependent vascular remodeling. Cardiovasc Res. 2013;99:294-303.
54. Wey Y, Schober A, Weber C. Pathogenic arterial remodeling: the good and bad of microRNAs. Am J Physiol Heart Circ Physiol. 2013;304:H1050-9.
55. Levy BI, Ambrosio G, Pries AR, et al. Microcirculation in hypertension: a new target for treatment? Circulation. 2001;104:735-40.
56. Feihl F, Liaudet L, Waeber B, et al. Hypertension: a disease of the microcirculation? Hypertension. 2006;48:1012-7.
57. Bátkai S, Thum T. MicroRNAs in Hypertension: Mechanisms and Therapeutic Targets. Curr Hypertens Rep. 2012;14:79-87.
58. Laurent S, Boutouyrie P. The structural factor of hypertension: large and small artery alterations. Circ Res. 2015;116:1007-21.
59. Coffman TM. Under pressure: the search for the essential mechanisms of hypertension. Nat Med. 2011;17:1402-9.
60. Roque FR, Briones AM, García-Redondo AB, et al. Aerobic exercise reduces oxidative stress and improves vascular changes of small mesenteric and coronary arteries in hypertension. Br J Pharmacol. 2013;168:686-703.
61. Suárez Y, Sessa WC. MicroRNAs as novel regulators of angiogenesis. Circ Res. 2009;104:442-54.
62. Quintavalle C, Garofalo M, Croce CM, et al. «ApoptomiRs» in vascular cells: their role in physiological and pathological angiogenesis. Vascul Pharmacol. 2011;55:87-91.
63. Yang WJ, Yang DD, Na S, et al. Dicer is required for embryonic angiogenesis during mouse development. J Biol Chem. 2005;280:9330-5.
64. Suárez Y, Fernández-Hernando C, Pober JS, et al. Dicer dependent microRNAs regulate gene expression and functions in human endothelial cells. Circ Res. 2007;100:1164-73.
65. Kuehbacher A, Urbich C, Zeiher AM, et al. Role of Dicer and Drosha for endothelial microRNA expression and angiogenesis. Circ Res. 2007;101:59-68.
66. Poliseno L, Tuccoli A, Mariani L, et al. MicroRNAs modulate the angiogenic properties of HUVECs. Blood. 2006;108:3068-71.
67. Wang S, Aurora AB, Johnson BA, et al. The endothelial-specific microRNA miR-126 governs vascular integrity and angiogenesis. Dev Cell. 2008;15:261-71.
68. Sen CK, Gordillo GM, Khanna S, et al. Micromanaging vascular biology: tiny microRNAs play big band. J Vasc Res. 2009;46:527-40.
69. Weber M, Baker MB, Moore JP, et al. MiR-21 is induced in endothelial cells by shear stress and modulates apoptosis and eNOS activity. Biochem Biophys Res Commun. 2010;393:643-8.
70. Chamorro-Jorganes A, Araldi E, Penalva LO, et al. MicroRNA-16 and microRNA-424 regulate cell-autonomous angiogenic functions in endothelial cells via targeting vascular endothelial growth factor receptor-2 and fibroblast growth factor receptor-1. Arterioscler Thromb Vasc Biol. 2011;31:2595-606.
71. Sun HX, Zeng DY, Li RT, et al. Essential role of microRNA-155 in regulating endothelium-dependent vasorelaxation by targeting endothelial nitric oxide synthase. Hypertension. 2012;60:1407-14.
72. Fish JE, Santoro MM, Morton SU, et al. miR-126 regulates angiogenic signaling and vascular integrity. Dev Cell. 2008;15:272-84.
73. Staszel T, Zapała B, Polus A, et al. Role of microRNAs in endothelial cell pathophysiology. Pol Arch Med Wewn. 2011;121:361-6.
74. Da Silva Jr ND, Fernandes T, Soci UP, et al. Swimming training in rats increases cardiac MicroRNA-126 expression and angiogenesis. Med Sci Sports Exerc. 2012;44:1453-62.
75. Fernandes T, Magalhães FC, Roque FR, et al. Exercise training prevents the microvascular rarefaction in hypertension balancing angiogenic and apoptotic factors. Role of microRNAs-16, -21, and -126. Hypertension. 2012;59:513-20.
76. Cimmino A, Calin GA, Fabbri M, et al. miR-15 and miR-16 induce apoptosis by targeting BCL2. Proc Natl Acad Sci U S A. 2005;102:13944-9.
77. Dejean E, Renalier MH, Foisseau M, et al. Hypoxia-microRNA-16 downregulation induces VEGF expression in anaplastic lymphoma kinase (ALK)-positive anaplastic large-cell lymphomas. Leukemia. 2011;25:1882-90.
78. Fleissner F, Jazbutyte V, Fiedler J, et al. Asymmetric dimethylarginine impairs angiogenic progenitor cell function in patients with coronary artery disease through a microRNA-21-dependent mechanism. Circ Res. 2010;107:138–43.
79. Bonauer A, Carmona G, Iwasaki M, et al. MicroRNA-92a controls angiogenesis and functional recovery of ischemic tissues in mice. Science. 2009;324:1710–3.
80. van Solingen C, Seghers L, Bijkerk R, et al. Antagomir-mediated silencing of endothelial cell specific microRNA-126 impairs ischemia-induced angiogenesis. J Cell Mol Med. 2009;13:1577–85.
81. Harris TA, Yamakuchi M, Ferlito M, et al. MicroRNA-126 regulates endothelial expression of vascular cell adhesion molecule 1. Proc Natl Acad Sci USA. 2008;105:1516–21.
82. Landmesser U, Drexler H. Endothelial function and hypertension. Curr Opin Cardiol. 2007;22:316-20.
83. Gkaliagkousi E, Douma S, Zamboulis C, et al. Nitric oxide dysfunction in vascular endothelium and platelets: role in essential hypertension. J Hypertens. 2009;27:2310-20.

84. Dangwal S, Bang C, Thum T. Novel techniques and targets in cardiovascular microRNA research. Cardiovasc Res. 2012;93:545-54.
85. Owens GK, Kumar MS, Wamhoff BR. Molecular regulation of vascular smooth muscle cell differentiation in development and disease. Physiol Rev. 2003;84:767-801.
86. Rensen SS, Doevendans PA, van Eys GJ. Regulation and characteristics of vascular smooth muscle cell phenotypic diversity. Neth Heart J. 2007;15:100-8.
87. Kang H, Hata A. MicroRNA regulation of smooth muscle gene expression and phenotype. Curr Opin Hematol. 2012;19:224-31.
88. Elia L, Quintavalle M, Zhang J, et al. The knockout of miR-143 and miR-145 alters smooth muscle cell maintenance and vascular homeostasis in mice: correlates with human disease. Cell Death Differ. 2009;16:1590-8.
89. Liu Y, Sinha S, McDonald OG, et al. Kruppel-like factor 4 abrogates myocardin-induced activation of smooth muscle gene expression. J Biol Chem. 2005;280:9719-27.
90. Cordes KR, Sheehy NT, White M, et al. miR-145 and miR-143 regulate smooth muscle cell fate decisions. Nature. 2009;460:705-10.
91. Rangrez AY, Massy ZA, Metzinger-Le Meuth VM, et al. miR-143 and miR-145. Molecular keys to switch the phenotype of vascular smooth muscle cells. Cir Cardiovasc Genet. 2011;4:197-205.
92. Caruso P, Dempsie Y, Stevens HC, et al. A role for miR-145 in pulmonary arterial hypertension: evidence from mouse models and patients samples. Circ Res. 2012;111:290-300.
93. Townley-Tilson WH, Callis TE, Wang D. MicroRNAs 1, 133, and 206: critical factors of skeletal and cardiac muscle development, function, and disease. Int J Biochem Cell Biol. 2010;42:1252-5.
94. Chen J, Yin H, Jiang Y, et al. Induction of microRNA-1 by miocardin in smooth muscle cells inhibits cell proliferation. Arterioscler Thromb Vasc Biol. 2011;31:368-75.
95. Xie C, Huang H, Sun X, et al. MicroRNA-1 regulates smooth muscle cell differentiation by repressing Kruppel-like factor 4. Stem Cells Dev. 2011;20:205-10.
96. Torella D, Iaconetti C, Catalucci D, et al. MicroRNA-133 controls vascular smooth muscle cell phenotypic switch in vitro and vascular remodeling in vivo. Circ Res. 2011;109:880-93.
97. Ji R, Cheng Y, Yue J, et al. MicroRNA expression signature and antisense-mediated depletion reveal an essential role of microRNA in vascular neointimal lesion formation. Circ Res. 2007;100:1579-88.
98. Sun SG, Zheng B, Han M, et al. miR-146a and Kruppel-like factor 4 form a feedback loop to participate in vascular smooth muscle cell proliferation. EMBO Rep. 2011;12:56-62.
99. Kumarswamy R, Volkmann I, Thum T. Regulation and function of miRNA-21 in health and disease. RNA Biol. 2011;8:706-13.
100. Horita HN, Simpson PA, Ostriker A, et al. Serum response factor regulates expression of PTEN through a Micro-RNA network in vascular smooth muscle cells. Arterioscler Thromb Vasc Biol. 2011;31:2909-19.
101. Davis BN, Hilyard AC, Lagna G, et al. SMAS proteins control DROSHA-mediated microRNA maturation. Nature. 2008;454:56-61.
102. Kang H, Davis-Dusenbery BN, Nguyen PH, et al. Bone morphogenetic protein 4 promotes vascular smooth muscle contractility by activating microRNA-21 (miR-21), which down-regulates expression of family of dedicator of cytokinesis (DOCK) proteins. J Biol Chem. 2012;287:3976-86.
103. Davis BN, Hilyard AC, Nguyen PH, et al. Induction of microRNA-221 by platelet-derived growth factor signaling is critical for modulation of vascular smooth muscle phanotype. J Biol Chem. 2009;284:3728-38.
104. Liu X, Cheng Y, Zhang S, et al. A necessary role of miR-221 and miR-222 in vascular smooth muscle cell proliferation and neointimal hyperplasia. Circ Res. 2009;104:476-87.
105. Gupta SK, Bang C, Thum T. Circulating microRNAs as biomarkers and potential paracrine mediators of cardiovascular disease. Circ Cardiovasc Genet. 2010;3:484-88.
106. Creemers EE, Tijsen AJ, Pinto YM. Circulating microRNAs: novel biomarkers and extracellular communicators in cardiovascular disease? Circ Res. 2012;110:483-95.
107. Khalyfa A, Gozal D. Exosomal miRNAs as potential biomarkers of cardiovascular risk in children. J Transl Med. 2014;12:162.
108. Park NJ, Zhou H, Elashoff D, et al. Salivary microRNA: discovery, characterization, and clinical utility for oral cancer detection. Clin Cancer Res. 2009;15:5473-77.
109. Corsten MF, Dennert R, Jochems S, et al. Circulating MicroRNA-208b and MicroRNA-499 reflect myocardial damage in cardiovascular disease. Circ Cardiovasc Genet. 2010;3:499–506.
110. Mitchell PS, Parkin RK, Kroh EM, et al. Circulating microRNAs as stable blood-based markers for cancer detection. Proc Natl Acad Sci USA. 2008;105:10513-18.
111. Valadi H, Ekstrom K, Bossios A, et al. Exosome-mediated transfer of mRNAs and microRNAs is a novel mechanism of genetic exchange between cells. Nat Cell Biol. 2007;9:654-9.

112. Zernecke A, Bidzhekov K, Noels H, et al. Delivery of microRNA-126 by apoptotic bodies induces CXCL12-dependent vascular protection. Sci Signal. 2009;2:ra81.
113. Arroyo JD, Chevillet JR, Kroh EM, et al. Argonaute2 complexes carry a population of circulating microRNAs independent of vesicles in human plasma. Proc Natl Acad Sci USA. 2011;108:5003-8.
114. Vickers KC, Palmisano BT, Shoucri BM, et al. MicroRNAs are transported in plasma and delivered to recipient cells by high--density lipoproteins. Nat Cell Biol. 2011;13:423-33.
115. Kosaka N, Iguchi H, Yoshioka Y, et al. Secretory mechanisms and intercellular transfer of microRNAs in living cells. J Biol Chem. 2010;285:17442-52.
116. Zhang Y, Liu D, Chen X, et al. Secreted monocytic miR-150 enhances targeted endothelial cell migration. Mol Cell. 2010;39:133-44.
117. Wang GK, Zhu JQ, Zhang JT, et al. Circulating microRNA: a novel potential biomarker for early diagnosis of acute myocardial infarction in humans. Eur Heart J. 2010;31:659-66.
118. Tijsen AJ, Creemers EE, Moerland PD, et al. MiR423–5p as a circulating biomarker for heart failure. Circ Res. 2010;106:1035-9.
119. Fichtlscherer S, De Rosa S, Fox H, et al. Circulating microRNAs in patients with coronary artery disease. Circ Res. 2010;107:677-84.
120. Dickinson BA, Semus HM, Montgomery RL, et al. Plasma microRNAs serve as biomarkers of therapeutic efficacy and disease progression in hypertension-induced heart failure. Eur J Heart Fail. 2013;15:650-9.
121. Fukushima Y, Nakanishi M, Nonogi H, et al. Assessment of plasma miRNAs in congestive heart failure. Circ J. 2011;75:336-40.
122. Qiang L, Hong L, Ningfu W, et al. Expression of miR-126 and miR-508-5p in endothelial progenitor cells is associated with the prognosis of chronic heart failure patients. Int J Cardiol. 2013;168:2082-8.
123. Zampetaki A, Kiechl S, Drozdov I, et al. Plasma microRNA profiling reveals loss of endothelial miR-126 and other microRNAs in type 2 diabetes. Circ Res. 2010;107:810-17.
124. Li S, Zhu J, Zhang W, et al. Signature microRNA expression profile of essential hypertension and its novel link to human cytomegalovirus infection. Circulation. 2011;124:175-84.
125. Van Rooij E, Marshall WS, Olson EN. Toward microRNA-based therapeutics for heart disease: the sense in antisense. Circ Res. 2008;103:919-28.
126. Van der Ree MH, van der Meer AJ, de Bruijne J, et al. Long term safety and efficacy of microRNA-targeted therapy in chronic hepatitis C patients. Antiviral Res. 2014;111:53-9.
127. Shi L, Liao J, Liu B, et al. Mechanisms and therapeutic potential of microRNAs in hypertension. Drug Discov Today. 2015;20(10):1188-204.
128. Gupta S, Li L. Modulation of microRNAs in pulmonary hypertension. Int J Hypertens. 2015;2015:169069.
129. Araldi E, Chamorro-Jorganes A, van Sollingen C, et al. Therapeutic potential of modulating microRNAs in atherosclerotic vascular disease. Curr Vasc Pharmacol. 2015;13:291-304.
130. Nishiguchi T, Imanishi T, Akasaka T. MicroRNAs and cardiovascular diseases. Biomed Res Int. 2015;2015:682857.
131. Boon RA, Dimmeler S. MicroRNAs in myocardial infarction. Nat Rev Cardiol. 2015;12:135-42.
132. Fu XM, Zhou YZ, Cheng Z, et al. MicroRNAs: Novel players in aortic aneurysm. Biomed Res Int. 2015;2015:831641.
133. Duygu B, de Windt LJ, da Costa Martins PA. Targeting microRNAs in heart failure. Trends Cardiovasc Med. 2016;26(2):99-100.
134. Fernandes T, Barauna VG, Negrão CE, et al. Aerobic exercise training promotes physiological cardiac remodeling involving a set of microRNAs. Am J Physiol Heart Circ Physiol. 2015;309(4):H543-52.
135. Fernandes T, Hashimoto N, Magalhães FC, et al. Aerobic exercise training-induced left ventricular hypertrophy involves regulatory microRNAs, decreased angiotensin-converting enzyme-angiotensin II, and synergistic regulation of angiotensin-converting enzyme 2-angiotensin (1-7). Hypertension. 2011;58:182-9.
136. Soci UP, Fernandes T, Hashimoto NY, et al. MicroRNAs 29 are involved in the improvement of ventricular compliance promoted by aerobic exercise training in rats. Physiol Genomics. 2011;43:665-73.
137. Melo SF, Barauna VG, Junior MA, et al. Resistance training regulates cardiac function through modulation of microRNA-214. Int J Mol Sci. 2015;16:6855-67.
138. Neves VJ, Fernandes T, Roque FR, et al. Exercise training in hypertension: Role of microRNAs. World J Cardiol. 2014;6:713-27.
139. Wu XD, Zeng K, Liu WL, et al. Effect of aerobic exercise on miRNA-TLR4 signaling in atherosclerosis. Int J Sports Med. 2014;35:344-50.

capítulo 14

Juliana Carvalho Tavares
Marcelo Nicolás Muscará

Moléculas de Adesão e Endotélio

INTRODUÇÃO

No processo inflamatório, a migração de leucócitos circulantes para o foco da lesão é um evento central do processo que se segue à vasodilatação local, a qual não somente permite maior afluxo de leucócitos para o local da lesão, mas também facilita o extravasamento de plasma nos tecidos (edema).

Nesses eventos, as células endoteliais participam de várias formas, seja liberando mediadores vasodilatadores (como o óxido nítrico – NO e prostaciclina – PGI_2), como também outros mediadores inflamatórios (citocinas e outros lipídios derivados do ácido araquidônico) com características quimiotáticas para leucócitos. Assim, a adesão destes à camada endotelial da microcirculação precede a sua migração para dentro do tecido (diapedese). A quebra da continuidade da camada endotelial nesse processo promove aumento da permeabilidade vascular, resultando na saída de plasma e proteínas no foco inflamatório (edema).

O favorecimento da adesão dos leucócitos circulantes à superfície endotelial é mediado pelo grande aumento da expressão das moléculas que medeiam essa interação, tanto nos leucócitos como nas células endoteliais, em resposta a uma grande variedade de mediadores inflamatórios. Por exemplo, histamina e trombina (mediadores liberados na fase aguda do processo inflamatório) promovem nas células endoteliais o deslocamento de moléculas de adesão estocadas em grânulos para a superfície celular no curto prazo (minutos), enquanto estímulos tais como endotoxina, IL-1β e TNF-α, estimulam a síntese *de novo* dessas moléculas no médio/longo prazo (horas/dias).

A BARREIRA ENDOTELIAL

As propriedades de barreira que caracteriza o endotélio na parede vascular são devidas à expressão de proteínas com propriedades adesivas e que determinan as diversas junções descritas entre as células endoteliais: as junções aderentes (*adherens junctions*), as junções comunicantes (*gap junctions*) e as junções estreitas (*tight junctions*). A movimentação da água, e os diversos solutos entre o sangue e o líquido intersticial, é regulada por essas junções e, assim, alterações na expressão das proteínas ou disrupção da integridade física das junções são causadoras do aumento de permeabilidade vascular que ocorre no processo inflamatório.

O contato entre células endoteliais adjacentes é mediado pelas junções aderentes através da ligação de moléculas da proteína caderina presentes em ambas as células. Essa ligação resulta em reorganização do citoesqueleto endotelial através da interação com os filamentos de actina. Outras proteínas (tais como α-catenina, β-catenina, p120 catenina, vinculina e a-actinina) participam da estrutura.

Proteínas da família das conexinas formam as junções comunicantes (*gap junctions*), as quais permitem a comunicação entre células endoteliais adjacentes através de canais, ligando assim os citoplasmas e permitindo, desta forma, a passagem de moléculas e íons pequenos (menos de 1 kDa). Essas junções participam de outros processos celulares, tais como apoptose e diferenciação, e permitem a comunicação entre as células endoteliais e o músculo liso da parede vascular.

As junções apertadas (*gap junctions*) são características da vasculatura cerebral (o que resulta na barreira hematoencefálica), e fazem que as células endoteliais adjacentes estejam praticamente fundidas, reforçando assim a restrição da passagem de agua e solutos do plasma para o espaço intersticial. Essas junções estão formadas por uma grande variedade de proteínas, tais como a ocludina, membros das famílias das claudinas e *zonula occludens*, e outras moléculas de adesão juncionais. Para uma abordagem mais profunda sobre as junções e proteínas endoteliais envolvidas no aumento da permeabilidade vascular nos processos inflamatórios, vide a recente revisão de Rodrigues e Granger.[1]

PROTEÍNAS ENVOLVIDAS NAS INTERAÇÕES LEUCÓCITO-ENDOTÉLIO

As selectinas são receptores de adesão expressos tanto por células endoteliais como leucocitárias (ou hematopoiéticas em geral). Contam-se três tipos de selectinas: P-, E- e L-selectinas, sendo que os ligantes de selectina compreendem uma variedade de hidratos de carbono sialilados e fucosilados. As selectinas participam de uma ampla gama de processos fisiologicamente importantes, incluindo as interações de células-tronco hematopoiéticas com o microambiente da medula óssea, o recrutamento de linfócitos a vênulas endoteliais, a migração de leucócitos para áreas de inflamação, e a metástase de células cancerosas. Em geral, as selectinas medeiam interações rápidas, enquanto outro grupo de receptores de adesão, as integrinas, estão envolvidos em ligações estáveis de alta afinidade junto às moléculas de adesão do tipo imunoglobulinas (IgCAM). Assim, as selectinas participam da interação inicial entre células hematopoiéticas em movimento, e outras células, seja em repouso, tais como as células endoteliais, como em movimento, tais como outras células do sangue circulante. O estresse de cisalhamento (*shear stress*) pode ser crítico para a ativação de alguns eventos mediados por selectinas, os quais podem, em seguida, conduzir à adesão de uma célula a outra de curta duração (*tethering*). Em interacções envolvendo células endoteliais, observa-se o fenômeno de rolamento (*rolling*), o qual consiste em interações repetidas de curta duração de células hematopoiéticas em movimento com a superfície do endotélio. Após essas interações transitórias, seguem outras interações mais firmes, mediadas por outros tipos de receptores de adesão e ligantes. Assim, as selectinas são as responsáveis pelo rolamento de células circulatórias sobre as superfícies endoteliais, ao passo que as integrinas e IgCAMs medeiam uma interação mais intensa e mais duradoura com tais células.

Selectinas

De forma geral, as selectinas têm no extremo N-terminal um domínio de lectina responsável pela ligação de hidratos de carbono e cuja atividade é dependente de íon cálcio. Na direção da membrana, segue-se um domínio do tipo fator de crescimento epidermal (EGF), ligado a um número variável de repetições de consenso único para cada selectina: 2 na L-, 6 na E- e 9 na P-selectina. O restante das moléculas consiste de um domínio transmembrana e um domínio citoplasmático C-terminal curto.[2]

A E-selectina, também chamada de molécula de adesão endotélio-leucócito tipo 1, CD62E, ou molécula de adesão de leucócito-endotélio tipo 2, está pobremente expressa em células endoteliais em repouso, mas a sua expressão aumenta consideravelmente em resposta a estresse de cisalhamento e citocinas pró-inflamatórias (síntese *de novo* via ativação do gene *SELE*). Há expressão de E-selectina também na pele e na medula óssea. Leucócitos mononucleares e polimorfonucleares expressam ligantes para E-selectina que medeiam as interações dessas células com o endotélio durante o processo inflamatório.

A L-selectina (ou CD62L) está constitutivamente expressa em leucócitos mononucleares e polimorfonucleares, assim como em linfócitos T do tipo *naïve* e de memória central, evidenciando assim a importância dessas moléculas no tráfego de células do sistema imunológico. A interação da L-selectina com seus ligantes resulta na ativação de diversas vias de sinalização (tirosinaquinase src p56[lck], Ras, MAP quinase, Rac2) que levam ao aumento da produção de ânion superóxido (O_2^-). Em neutrófilos e linfócitos, a expressão de L-selectina está regulada por endometaloproteinases (tais como a ADAM-17), que clivam o extremo extracelular da L-selectina quando as células são ativadas. Em resposta à perda de L-selectina, ocorre aumento da expressão de outras moléculas de adesão nos leucócitos e o consequente aumento das concentrações circulantes de L-selectina solúvel (SL-selectina) exerce uma retroalimentação negativa sobre a adesão dos leucócitos ao endotélio.

No caso da P-selectina, a sua expressão na superfície de plaquetas e células endoteliais precisa ser ativada. Nas plaquetas, a translocação rápida da P-selectina armazenada nos grânulos α e densos para a superfície da célula é induzida pela trombina; nas células endoteliais, a histamina, ésteres de forbol, componentes do sistema complemento, ionóforo de cálcio, trombina, peróxido de hidrogênio, hipóxia e compostos contendo grupo heme estimulam a rápida translocação da P-selectina armazenada nos corpos de Weibel-Palade para a superfície da célula; essa expressão é de curta duração, decaindo consideravelmente em questão de minutos.[3]

Integrinas

As integrinas, com alguns proteoglicanos de membrana são, em geral, os principais receptores que a célula tem para ligar-se à maioria das proteínas da matriz extracelular (ECM, incluindo os diversos tipos de lamininas, colágenos e fibronectina), e que permitem a comunicação entre a ECM e o citoesqueleto da célula.

Constituem uma grande família de receptores transmembranares e que, no caso das células sanguíneas, também servem como moléculas de adesão entre células. Assim como as selectinas e outras moléculas de adesão celular, as integrinas têm afinidades bem menores pelos ligantes das que usualmente apresentam os receptores farmacológicos, porém, na superfície da célula encontram-se em número de dez a cem vezes mais do que estes últimos, e também ativam vias de sinalização intracelular.

Estruturalmente são heterodímeros de glicoproteínas (denominadas de sub-unidades alfa e beta), associadas de forma não covalente. A ligação das integrinas aos ligantes depende dos cátions Ca^{2+} ou Mg^{2+} extracelulares (dependendo da integrina), os quais podem também influenciar a afinidade e a especificidade da ligação. Em humanos, os heterodímeros de integrinas são resultado da combinação de 24 tipos de subunidades alfa, e nove tipos de subunidades beta, e o número dessa grande variedade de heterodímeros possíveis aumenta ainda mais pelo processamento alternativo de alguns mRNAs (mRNA *alternative splicing*).

A mesma molécula de integrina pode ter diferentes especificidades de ligação, dependendo da célula; assim, é provável que factores específicos de cada tipo de céula interajam com as integrinas e modulem a sua atividade. Por outro lado, integrinas diferentes podem ligar-se a uma mesma proteína; por exemplo, a fibronectina é ligante de pelo menos oito integrinas diferentes, e a laminina de pelo menos cinco.

Como já foi exposto, as integrinas não só medeiam a interação de células com a ECM, mas também com outras células. Por exemplo, as subunidades β2 formam dímeros com pelo menos quatro tipos de subunidade alfa e são exclusivamente expressos na superfície das células inflamatórias circulantes. Essas integrinas medeiam a interação com ligantes específicos da célula endotelial (membros da superfamília de imunoglobulinas de adesão, discutidas a seguir) para fixar-se firmemente nos locais de infecção e combater o agente invasor. Desta forma, humanos com a doença genética chamada de "deficiência de adesão leucócitária" sofrem repetidas infecções bacterianas como consequência da incapacidade de sintetizar subunidades β2.

As integrinas β3 medeiam, dentre outras ações, a ligação das plaquetas circulantes ao fibrinogênio durante a coagulação do sangue; assim, pacientes com a doença de Glanzmann caracterizam-se por excessivo sangramento secundário à deficiência genética da subunidade β3.

A relação entre sinalização intracelular e a expressão e/ou atividade das integrinas é bidirecional. Por um lado, a célula, em resposta a determinados estímulos, pode aumentar ou diminuir a expressão das integrinas ou, mais frequentemente, a afinidade destas pelo ligante. Por exemplo, antes de poderem mediar a adesão de plaquetas ou células brancas do sangue ao endotélio, as integrinas têm de ser ativadas, seja por fosforilação da porção citoplasmática seja por associação dessa porção com proteínas citoplasmáticas. E essa ativação ocorre, por exemplo, nas plaquetas, após contato com uma lesão vascular ou em resposta a moléculas de sinalização solúveis. O estímulo desencadeia vias de sinalização intracelular, que resultam na rápida ativação (alteração conformacional no domínio extracelular) de uma integrina β3 na membrana das plaquetas, o que permite uma ligação de alta afinidade com o fibrinogênio, favorecendo a fibrinólise e a consequente formação do *plug* plaquetário.

Por outro lado, as integrinas ligam moléculas da ECM com o citoesqueleto (especificamente, os filamentos de actina), regulando a forma, a orientação e o movimento das células. Vias de sinalização intracelulares também podem ser ativadas por mecanismos semelhantes aos envolvidos nos diversos tipos de receptores farmacológicos, tais como mudanças na expressão gênica ou ativação de proteínas tirosinaquinase (como a FAK – *focal adhesion kinase*).

Ainda, as integrinas e os receptores farmacológicos podem agir em conjunto. Por exemplo, o crescimento e a proliferação de certas células em cultura não ocorrerá em resposta a fatores de crescimento extracelulares se as células não estiverem ligadas a moléculas da ECM através de integrinas. Células endoteliais entram em apoptose ao perderem contato com a ECM via integrinas. Essa obrigatoriedade de fixação à ECM, como condição de sobrevivência e proliferação, é talvez um indicativo de que as células sobrevivem e proliferam somente quando estão na posição apropriada.[4]

Moléculas de adesão celular de tipo imunoglobulinas – IgCAM

A migração de leucócitos através do endotélio é um processo complexo, que ocorre de forma sequencial e envolve funções ativas tanto por parte do aderente (leucócito) como do endotélio, desempenhando este último um importante papel na promoção da diapedese eficiente. E os mecanismos de transdução de sinal no interior das células endoteliais estão mediados por moléculas de adesão celular do tipo imunoglobulinas (IgCAM), que afetam não só as interações leucócito-

-endotélio, mas também aquelas entre as células endoteliais.

Como foi descrito, a migração transendotelial envolve primeiro a adesão de curta duração (*tethering*) ao endotélio, e é seguida pelo rolamento ao longo do revestimento endotelial até a firme adesão. O leucócito, então, espalha-se e migra efetivamente através do endotélio (diapedese) para o foco da lesão. A adesão firme de leucócitos ao endotélio é mediada por integrinas e IgCAMs tais como a molécula de adesão intercelular-1 (ICAM-1).

Em condições de repouso, a expressão endotelial de ICAM-1 é baixa, porém, aumenta significativamente em resposta a estímulos pró-inflamatórios e, assim, facilita a adesão e a transmigração de leucócitos mediada por integrinas. A estrutura da ICAM-1 consiste de cinco repetições de domínios tipo imunoglobulina (Ig) na porção extracelular, uma porção transmembrana e um domínio intracelular curto de 28 aminoácidos envolvido na ativação das vias de transdução de sinal e na migração transendotelial. O reagrupamento de ICAM-1 endotelial mediado por integrinas é o início da sinalização intracelular que envolve a ativação de pequenas RhoA GTPases (como e RhoG), alterações do citoesqueleto e ativação de Src-quinase, entre outros. Essas vias agem de forma sinérgica, reduzindo transitoriamente a integridade endotelial e, consequentemente, facilitando a eficiente migração transendotelial de leucócitos. Mecanismo semelhante ocorre no caso da molécula de adesão celular vascular-1 (VCAM-1), um ligante de integrinas β1, o que também envolve a produção de espécies reativas de oxigênio que contribuem para uma migração transendotelial eficiente pela diminuição das junções endoteliais via regulação da atividade de metaloproteinases extracelulares.

Além da conhecida migração de leucócitos que ocorre através das junções entre células endoteliais adjacentes (paracelular), há também a migração transcelular (isto é, através do corpo da célula endotelial) cujo mecanismo de regulação é desconhecido. A PECAM-1 (molécula de adesão celular plaqueta-endotélio-1) é uma das IgCAM com maiores possibilidades de envolvimento nesse processo. Leucócitos e células endoteliais expressam PECAM, e são estas moléculas expressas em ambos os tipos celulares as que facilitam a diapedese pelo estabelecimento de uma adesão homotípica entre elas. Em muitos casos a PECAM atua como regulador negativo, afetando a função de outras proteínas de membrana, por exemplo, os receptores do tipo *toll*-4 (TLR4), a integrina α2b-β3 e a ICAM-1.[5]

EXEMPLOS DA PARTICIPAÇÃO DE MOLÉCULAS DE ADESÃO EM DOENÇAS CARDIOVASCULARES

Aterosclerose

As células endoteliais apresentam heterogeneidade inata, expressa pela diferença na estrutura e na função, de acordo com o vaso e o tecido no qual ela reside. Essa heterogeneidade endotelial explica patologias específicas do vaso sanguíneo, tais como o desenvolvimento de placas ateroscleróticas arteriais em áreas propensas a lesão, a trombose venosa e o extravazamento vascular nas vênulas. Modulações de funções constitutivas da célula endotelial, como permeabilidade seletiva e capacidade de biossíntese, ocorrem em condições de hiperglicemia e/ou hiperlipidemia. As células endoteliais que recobrem regiões resistentes ou suscetíveis à aterosclerose, tanto na carótida quanto na aorta de humanos, têm diferenças estruturais, moleculares e funcionais exclusivas que ajudam a explicar, pelo menos em parte, os fenótipos ateroprotetor *versus* aterogênico.[6]

A doença vascular aterosclerótica é a causa subjacente de infarto do miocárdio, acidente vascular cerebral (AVC), angina instável, e morte súbita cardíaca.[8] Coletivamente essas doenças representam a principal causa de morte no mundo, e a incidência continua a aumentar como resultado da epidemia internacional de obesidade e diabetes tipo 2, as quais são potentes fatores de risco para aterosclerose, além da hiperlipidemia causada por fatores genéticos e/ou ambientais. A doença é iniciada pela deposição de lipoproteínas (LPs) contendo apolipoproteína B (apoB) na região subendotelial pela interação da apoB com proteoglicanos da ECM, em áreas focais de artérias, particularmente em regiões em que o fluxo laminar é perturbado por curvas ou pontos de ramificação nas artérias.[9] De fato, existe uma correlação positiva entre as áreas de baixo estresse de cisalhamento, locais de acúmulo de LDL e o início da lesão.[10] Várias modificações moleculares da LP retida, tais como oxidação, lipólise, proteólise ou agregação,[11] provavelmente mimetizam padrões moleculares associados a patógenos (PAMPs) e/ou ao dano tecidual (DAMPs), e desencadeiam uma resposta inflamatória de baixa intensidade.

Na última década, a doença crônica da parede arterial tem sido associada à resposta inflamatória mediada pelo sistema imunológico, uma vez que a interação das células desse sistema com o endotélio vascular é um evento essencial. Alguns dias após a formação da placa de ateroma, desencadeia-se um aumento do recrutamento de leucócitos, os quais aderem e migram através da monocamada de células endoteliais e, posteriormente, se diferenciam em macrófagos (Figura 14.1). Os macrófagos são as células responsáveis por fagocitar as lipoproteínas, causando a formação das células espumosas.[12] Os conteúdos lipídicos provenientes de células espumosas mortas contribuem para a formação do núcleo necrótico da lesão, o qual apresenta um acúmulo de células musculares lisas secretoras de elementos fibróticos, contribuindo para a expansão da placa fibrótica.[13] A lesão continua a crescer devido à migração de células mononucleares sanguíneas. Além disso, ocorre um aumento da proliferação celular e formação de ECM.[14]

Assim, fica evidente que o recrutamento de monócitos é um passo importante no desenvolvimento de placas ateroscleróticas. No mecanismo de recrutamento de leucócitos associado à resposta inflamatória, a primeira etapa é o rolamento de leucócitos sobre a superfície das células endoteliais, e como já foi exposto, esse mecanismo é mediado pelas selectinas.

Em modelo experimental de aterosclerose, camundongos deficientes em P- e E-selectina mostraram diminuição relevante do desenvolvimento da aterosclerose, sugerindo o papel dessas proteínas de adesão na patogênese da doença.[15] Após a etapa do rolamento, os leucócitos devem aderir firmemente ao endotélio, para que possa acontecer a etapa da transmigração através da célula endotelial, em direção à camada íntima.[15] A firme adesão de monócitos e células T sobre o endotélio é mediada pela interação de IgCAMs, tais como ICAM-1, VCAM-1, e PECAM-1, presentes na superfície do endotélio, com as integrinas VLA4, CD11/CD18 ou a4b7 presentes na superfície de leucócitos.[16]

Além das moléculas de adesão, diferentes quimiocinas e citocinas regulam o recrutamento de leucócitos. As quimiocinas induzem a quimiotaxia através da ativação de receptores acoplados à proteína G, e recrutam monócitos ou linfócitos para o local de formação de placas. Estudos em animais deficientes para a quimiocina CCL2/MCP1 (CCL2$^{-/-}$), e/ou deficientes no seu receptor CCR2 (CCR2$^{-/-}$), demonstraram que essas moléculas desempenham papel-chave na migração de monócitos e células T em direção à camada íntima.[17]

Citocinas pró-inflamatórias, tais como as interleucinas (IL)-1b, IL-6, IL-8, e TNF-α produzidas pelas células presentes na íntima, em resposta às lipoproteínas,

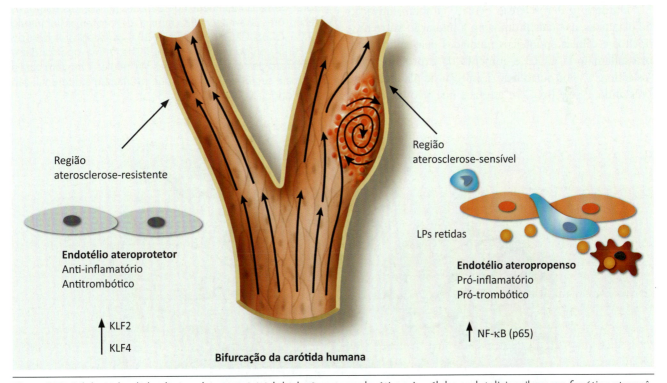

Figura 14.1 Célula endotelial e desenvolvimento inicial das lesões ateroscleróticas. As células endoteliais exibem um fenótipo aterogênico, que promove um meio pró-inflamatório pela ativaçao da via de sinalização de NF-κB, que é então perpetuado em resposta a LPS a apoB subendotelial. A ativação de NF-κB promove a entrada de monócitos do sangue (células azuis), através das junções de células endoteliais (células laranja), para dentro da íntima, onde se diferenciam em macrófagos (células vermelhas). Ao contrário, as geometrias arteriais que são expostas ao fluxo laminar uniforme apresentam um fenótipo de células endoteliais ateroprotetor (siglas, ver texto).

podem também ativar monócitos circulantes.[18] Fatores endoteliais de crescimento e mediadores inflamatórios tais como: NO derivado da NO sintase induzível (iNOS) e angiotensinas I e II também contribuem para a regulação das propriedades adesivas do endotélio vascular.[19,20]

O NO derivado do endotélio é uma molécula crítica para a função normal do vaso, bem como para a progressão/inversão da aterosclerose. Diminuição da produção/biodisponibilidade de NO proveniente da NO sintase endotelial (eNOS) é característica de disfunção endotelial associada com produção aumentada de ânion superóxido (O_2^-). De fato, dentro da placa aterosclerótica as células inflamatórias e as células musculares lisas são uma fonte de ânion superóxido.[21,22] A inativação do NO pelo ânion superóxido leva à formação de produtos altamente oxidantes (ânion peroxinitrito – $ONOO^-$, radical hidroxila – OH^-), que resultarão em peroxidação lipídica e nitração de proteínas, afetando diretamente a membrana da célula endotelial, e na depleção dos estoques de defesas antioxidantes.[23,24]

O acúmulo de LDL oxidado pode estimular diretamente as células endoteliais a aumentar a expressão de moléculas de adesão, e a consequente migração de monócitos circulantes em direção à camada íntima (Figura 14.3).

Durante a aterosclerose ocorre, também, ativação de plaquetas, as quais promovem a interação entre monócitos e células endoteliais mediadas pela quimiocina pró-inflamatória CCL5 e aumento da expressão de P-selectina.[25,26] Por outro lado, a injeção de plaquetas expressando P-selectina, em animais que não expressam a apolipoproteína E (ApoE$^{-/-}$) acelera a formação de lesões ateroscleróticas, ao passo que a injeção de plaquetas deficientes em P-selectina apenas causa lesões menores.[27]

A diapedese dos monócitos ocorre através das junções da célula endotelial, especificamente nas áreas focais de deposição de lipoproteínas modificadas, na lâmina basal hiperplásica (Figura 14.2).

Os monócitos retidos na camada íntima se diferenciam em macrófagos (Figura 14.4), e o fator es-

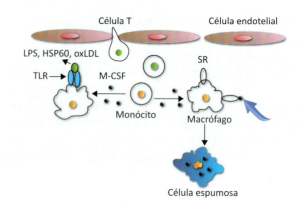

Figura 14.3 Os macrófagos recém-formados caracterizam-se por apresentarem um aumento na expressão de receptores de reconhecimento de padrões (PRRs), tais como, os receptores scavenger (SR, família de proteínas incluindo CD36, CD68, CXCL16, SR-A e SR-B1) e os receptores do tipo *toll* (TLR). SR pode ligar-se a oxLDL na íntima, que conduz à formação de células espumosas. As células T migram para a íntima e secretam citocinas que estimulam a diferenciação de monócitos.

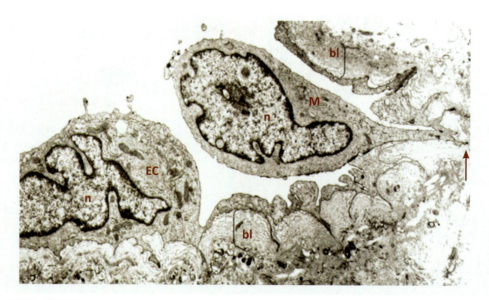

Figura 14.2 Diapedese de monócito (M) através de uma junção interendotelial (seta) na área da aorta propensa à lesão, que apresenta a lâmina basal hiperplásica (bl), e acúmulo de lipoproteínas modificadas. N indica núcleo; ECs, células endoteliais; l, lúmen; _7000. Reproduzida de Am J Pathol, 1996.[26a]

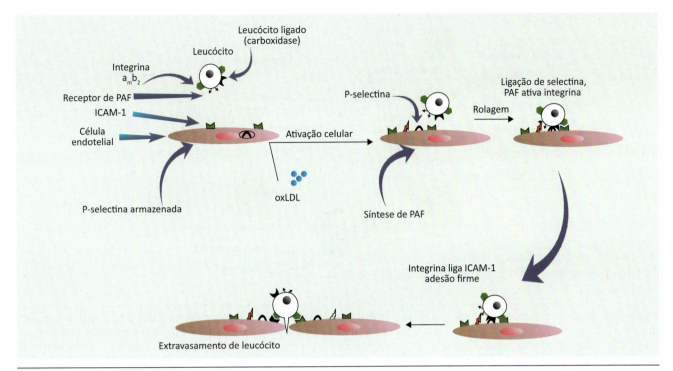

Figura 14.4 LDL-oxidada (oxLDL) desencadeia um aumento da expressão de moléculas de adesão endoteliais, e leucócitos e linfócitos circulantes aderem às células endoteliais via moléculas de adesão. A expressão de superfície da P-seletina leva à interação fraca com leucócitos circulantes, os quais diminuem sua velocidade, mas não param. Para que ocorra firme adesão devem ser ativadas as integrinas β2. A ligação de PAF ao seu receptor em células do sistema imunológico ativa integrinas β2 através de Rho. Uma vez ativadas, as integrinas se ligam a ICAMs, expressas na superfície de células endoteliais, permitindo uma forte aderência.

timulante de colônias de macrófagos (M-CSF) têm papel-chave no desencadeamento dessa diferenciação.[29] De fato, animais deficientes no fator M-CSF desenvolvem tardiamente a lesão e apresentam menor acúmulo de macrófagos.[30,31] Linfócitos T, que também migram para a camada íntima, secretam citocinas que promovem a diferenciação de monócitos em macrófagos.

Além de se diferenciarem em macrófagos, os monócitos também podem se diferenciar em células dendríticas (DC), as quais atuam como células apresentadoras de antígeno dentro da camada íntima. Na camada subendotelial, antígenos apresentados por células dendríticas ou macrófagos podem interagir com células T e, consequentemente, ativá-las. A ativação das células T culmina com a produção das citocinas pró-inflamatórias interferon gama (IFNγ) e TNF-α, as quais estimulam a ativação de macrófagos e a liberação de outros mediadores inflamatórios.[33] Acredita-se que uma pré-ativação das células T aconteça na região dos nódulos linfáticos, uma vez que as células apresentadoras de antígenos podem trafegar da placa para os nódulos linfáticos.[34]

Os macrófagos recém-formados caracterizam-se por apresentar aumento na expressão de receptores de reconhecimento de padrões (PRRs), tais como os receptores *"scavenger"* (SR, família de proteínas incluindo CD36, CD68, CXCL16, SR-A e SR-B1) e os receptores do tipo *toll* (TLR). Os receptores TLR podem ser ativados por lipopolissacarídeo (LPS) ou pela proteína de choque térmico HSP60. Essa sinalização pode disparar a produção de moléculas pró-inflamatórias, tais como citocinas, quimiocinas, metaloproteinases de matriz (MMP) e NO derivado de iNOS[35] (Figura 14.5).

Formação das células espumosas e placas fibróticas

Na parede arterial, os macrófagos contribuem para a formação da placa fibrosa, via metabolização de componentes subendoteliais.[36] Lipoproteínas infiltradas na íntima ficam retidas antes de sofrer modificações químicas (oxidação enzimática ou não enzimática), as quais são responsáveis pela produção de oxLDLs. Por outro lado, a oxLDL presente na íntima pode se ligar aos receptores SR presentes nos macrófagos, levando à formação das células espumosas[34] (Figura 14.6).

Por outro lado, espécies reativas do oxigênio produzidas pelas células endoteliais, e enzimas, tais como: mieloperoxidase, esfingomielinase e fosfolipase A2 estão todas envolvidas no processo de modificação do LDL dentro das lesões ateroscleróticas em humanos.[37,38]

Endotélio e Doenças Cardiovasculares

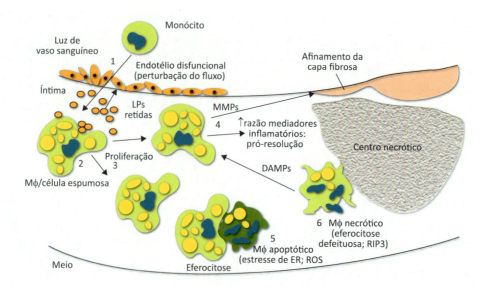

Figura 14.5 Papéis pró-aterogênicas dos macrófagos presentes nas lesões. (1) A disfunção endotelial e o acúmulo de apolipoproteína B desencadeia a entrada de monócitos pró-inflamatórios para a íntima sub-endotelial (setas vermelhas representam disfunção endotelial desencadeada por LPs retidos na íntima). (2) Os macrófagos fagociam os LPs retidos e transformam-se em células espumosas carregadas de lipídios. (3) Os macrófagos presentes em lesões avançadas podem proliferar. (4) Os macrófagos promovem a progressão da placa amplificando a resposta inflamatória exacerbada. Além disso, metaloproteinases de matriz (MMP) secretadas por macrófagos pró-inflamatórios podem levar a um afinamento da capa fibrótica e à ruptura da placa. (5) Fatores ambientais em lesões avançadas promovem a apoptose de macrófagos, por exemplo, como resultado de prolongado estresse do retículo endoplasmático (ER) e/ou estresse oxidativo. A morte de células apoptóticas pode não ser problemático se removidas de forma eficiente pelos fagócitos da lesão (eferocitose). (6) No entanto, na aterosclerose avançada, esse processo ocorre levando à necrose post-apoptótica. Células necróticas, que também podem desenvolver-se através da ativação de RIP3 (necrose primária), liberam receptores de padrão molecular associados ao dano (DAMPs), que amplificam a inflamação. Estas células também podem fundir-se em áreas, chamadas de núcleos necróticos, que promovem a quebra da placa e a consequente trombose.

A apolipoproteína E produzida por macrófagos pode inibir a transformação de macrófagos em células espumosas. Quimeras obtidas através do transplante de medula óssea de animais deficientes em apo-E em animais-controle promoveu o desenvolvimento de grandes lesões ateroscleróticas nos animais transplantados.[39]

A pronunciada agregação de células espumosas pode levar à formação de um núcleo necrótico (Figura 14.6). No centro desse núcleo, as células espumosas morrem e começam a acumular os debris e lipídeos extracelulares. Quanto mais a placa cresce, mais cresce o núcleo necrótico e, consequentemente, há liberação de proteases pelas células espumosas, as quais facilitam a destruição da placa.

A placa fibrótica é constituída pelo núcleo necrótico, contendo lipídeos e debris de células mortas, com uma capa fibrótica que reveste o núcleo. A capa fibrótica é composta por células musculares lisas (SMCs), uma crescente massa de lipídeo extracelular e matriz extracelular (ECM) derivada das células SMC.[14] Células do sistema imune, como macrófagos, células T e mastócitos são encontradas na placa fibrótica.[34] Mediadores inflamatórios como citocinas e fatores de crescimento secretados pelas células imunes são peças

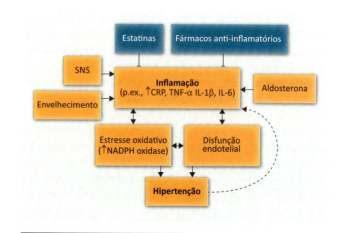

Figura 14.6 Diagrama ilustrativo da interação entre inflamação e hipertensão, e os fatores que podem estar associados. Drogas anti-inflamatórias e estatinas podem ser efetivos anti-hipertensivos devido às suas ações anti-inflamatórias.

fundamentais na resposta inflamatória da placa, e na função vascular.[40,41]

A capa fibrótica é revestida de células endoteliais, as quais sequestram sangue periférico da lesão subendotelial, antes que aconteça a ruptura da placa. No processo de ruptura da placa, citocinas produzidas por células T, mastócitos, alguns linfócitos B, e até mesmo por células citotóxicas naturais (NK), levam à morte das células endoteliais.[42,43] Além disso, as colagenases e as proteases produzidas por macrófagos destroem a matriz extracelular das células SMC e desencadeiam a ruptura da placa.[44] Por outro lado, o crescimento e a ruptura da placa podem ser inibidos por citocinas anti-inflamatórias, como IL-10 e fator de crescimento transformador beta (TGF-β), os quais estimulam a produção de colágeno e ajudam a aumentar a estabilidade da capa fibrótica.[45]

Lesão avançada e trombose

A degradação da matriz dentro da capa fibrosa mediada por diferentes proteases (colagenases, gelatinases e estromolisina), torna a placa mais vulnerável e mais suscetível à ruptura.[44] A presença de fator tecidual no núcleo lipídico da lesão é um elemento indispensável para iniciar a trombose. Esse fator é produzido por células endoteliais ativadas, e macrófagos. Quando acontece a ruptura da placa, a fibrina presente no núcleo necrótico é exposta às plaquetas circulantes, causando adesão e agregação plaquetária, processo que induz o mecanismo de trombose.[46] Outras moléculas, como o fator ativador de plasminogênio, também são importantes mediadores da trombose, pois contribuem para a degradação da malha de fibrina.[14]

Hipertensão

A hipertensão é o fator de risco cardiovascular mais comum,[47] e contribui para aumentar a taxa de morbidade e mortalidade no mundo.[48] Uma interação entre hipertensão e resposta inflamatória tem sido demonstrada, entretanto ainda não é claro se a inflamação é causa ou consequência da hipertensão.

Entre as terapias atuais para a hipertensão podemos citar os antagonistas do receptor AT1 (AT1R) de angiotensina II (Ang II), os inibidores da enzima conversora de angiotensina (iECA), diuréticos, bloqueadores de canais de cálcio e bloqueadores beta-adrenérgicos. Além disso, mesmo quando os alvos moduladores da pressão arterial são alcançados, muitos pacientes hipertensos permanecem em risco de um evento cardiovascular, o que pode ser devido a inflamação subjacente.

Resposta inflamatória associada à hipertensão

A inflamação é uma resposta defensiva para conter a invasão de patógenos ou reparar uma lesão. É um processo complexo, caracterizado por alterações vasculares, e uma cascata de eventos moleculares e celulares, sendo de grande relevância o recrutamento de leucócitos para o tecido, o qual envolve interações leucócito-endotélio mediadas por moléculas de adesão celular, migração através do endotélio vascular, e a liberação de diferentes mediadores inflamatórios. As células do sistema imunológico infiltradas no tecido-alvo têm como objetivo eliminar o agente agressor e colaborar com a reparação do local da lesão. Entretanto, uma resposta inflamatória exacerbada pode ter efeitos prejudiciais e contribui para a progressão de doenças crônicas tais como aterosclerose,[8] artrite reumatoide,[49] e lúpus eritematoso sistêmico.[50]

A proteína de fase aguda, proteína C-reactiva (CRP), está envolvida em respostas imunes inatas e tem funções que incluem potenciar a fagocitose,[51] estimular a síntese e a secreção de citocinas pró-inflamatórias, tais como a IL-6, IL-1β e TNF-α[52] por monócitos, assim como a expressão das moléculas de adesão ICAM-1 e VCAM-1 no endotélio.[53] Curiosamente, pacientes hipertensos geralmente têm concentrações circulantes elevadas de CRP,[54] e desta forma o CRP é considerado um marcador inflamatório associado à hipertensão (Figura 14.7).

As células do sistema imunológico têm sido implicadas no desenvolvimento da hipertensão. Pacientes com nefrosclerose hipertensiva apresentam maior infiltração renal de células T CD4+ e CD8+ do que os controles normotensos.[56] Camundongos *knock-out* para o gene RAG-1 (deficientes em células T e B) não desenvolvem hipertensão em resposta à Ang II, tratamento com deoxicorticosterona + sobrecarga salina (DOCA-sal),[57] ou estresse crônico.[58] Além disso, é importante notar que as células T expressam o receptor AT1, ECA, angiotensinogênio, renina, e o receptor de renina, sendo todos estes importantes componentes do sistema renina-angiotensina-aldosterona (RAAS).[59]

Disfunção endotelial induzida por inflamação na hipertensão

A inflamação pode modular a disponibilidade de agentes vasoconstritores e vasodilatadores, incluindo o NO, uma importante molécula de sinalização na regulação do tônus vascular. A inflamação tem mostrado regular negativamente a atividade da eNOS. Em contrapartida, a terapia gênica para aumentar a ati-

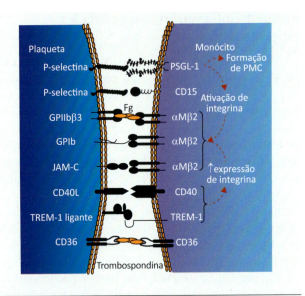

Figura 14.7 Interação molecular plaqueta-monócito. A P-selectina expressa em plaquetas medeia o contato inicial com monócitos via PSGL-1 e CD15. Outras interações ocorrem através da comunicação entre as moléculas CD40L-CD40 ligando TREM-1-TREM-1 e CD36-CD36 através de trombospondina (siglas, ver texto).

vidade da eNOS atenua a expressão de moléculas de adesão de leucócitos e a infiltração de monócitos induzidos por hipercolesterolemia.[60] A inibição crônica de NOS aumenta as contrações dependentes do endotélio da aorta de ratos, induz a expressão de COX-2 e o aumento da produção de fatores constritores derivados do endotélio (EDCFs).[61] O complexo mecanismo de aumento da pressão sanguínea em ratos hipertensos deficientes em NO envolve aumento do tônus do sistema nervoso simpático, do sistema renina-angiotensina, e do estresse oxidativo.[62] Portanto, a disfunção endotelial pode exacerbar a inflamação vascular, o que por sua vez pode contribuir para o desenvolvimento de hipertensão.

O estresse oxidativo é uma das principais causas de disfunção endotelial, principalmente através da redução da biodisponibilidade do NO. A inflamação crônica também pode causar o estresse oxidativo, o qual tem sido associado à hipertensão.[63] As células do sistema imune inato, como neutrófilos e macrófagos, produzem espécies reativas de oxigênio (ROS), tais como superóxido e peróxido de hidrogênio, como mecanismo microbicida. O complexo enzimático fosfato de dinucleótideo de adenina e nicotinamida (NADPH) oxidase é uma importante fonte de ROS, tanto nas células do sistema imunológico quanto na vasculatura. É curioso destacar que a transferência passiva de células T deficientes em NADPH oxidase não só resultou em menor produção de superóxido como também atenuou a hipertensão induzida pela Ang II.[57]

Efeitos pró-inflamatórios da aldosterona

A aldosterona é um hormônio esteroide, sintetizado no córtex da suprarrenal, e secretado no sangue. Nos rins, a aldosterona entra nas células principais do túbulo distal e se liga ao seu receptor mineralocorticoide (RM) citoplasmático, modulando a reabsorção tubular renal de sódio. O aumento da reabsorção de sódio promove aumento da osmolaridade, estimulando assim a sede. Com o aumento da ingestão de água, aumenta a volemia e consequentemente a pressão arterial.

Até recentemente, acreditava-se que as ações da aldosterona estavam restritas ao rim. Entretanto, outros tecidos associados ao controle da pressão arterial, incluindo o cérebro,[64] os vasos,[65] e o coração[66] foram caracterizados como alvos da aldosterona. Têm sido relatados alguns efeitos pró-inflamatórios da aldosterona. Por exemplo, a administração de aldosterona exógena em animais levou ao aumento dos níveis de ICAM-1, MCP-1, e TNF-α em artérias coronarianas,[67] e também da infiltração vascular de macrófagos e linfócitos.[68] No coração, a aldosterona aumenta a expressão vascular de ICAM-1, MCP-1, osteopontina e COX-2, efeitos que podem ser bloqueados pelo antagonista do RM eplerenona.[66] Além disso, há uma associação entre aldosterona e inflamação em pacientes hipertensos essenciais, em que altos níveis plasmáticos de aldosterona foram correlacionados com níveis elevados de CRP e leucócitos[69] na circulação.

Complexos plaquetas-monócitos em doenças cardiovasculares

Além das funções conhecidas das plaquetas no controle da coagulação e cicatrização, essas células podem contribuir para a integridade do endotélio e participar de processos inflamatórios. Em condições de repouso, o endotélio funcional, não ativado, impede a adesão de plaquetas à parede do vaso pelas suas propriedades antitrombóticas, envolvendo a liberação de substâncias que inibem a ativação de plaquetas, tais como NO e prostaciclina derivada da ciclo-oxigenase-2.[70] Entretanto, em condições inflamatórias, o fenótipo endotelial pode alterar-se para um perfil pró-trombótico, estimulando a liberação de fatores ativadores de plaquetas, tais como ADP e fator de von Willebrand (vWF), além de modular a expressão de fatores teciduais e moléculas de adesão.[71] A aderência de plaquetas é ainda mais estimulada quando as proteínas da ECM, colágeno e vWF, fortes ligantes de plaquetas, são expostas na parede de um vaso que sofreu uma lesão. Após a ativação plaquetária, uma rápida adesão de plaquetas às proteínas da ECM é o evento primário na formação de trombos.

A ativação plaquetária também leva a aumento dos agregados de leucócitos-plaquetas circulantes. Os complexos plaqueta-monócito foram já descritos em diferentes situações clínicas, tais como doença vascular periférica, hipertensão,[72] síndromes coronárias agudas ou estáveis,[73] acidente vascular cerebral[74] e diabetes;[75] aumentos nos níveis de complexos plaqueta-monócito têm sido utilizados como marcador precoce de infarto agudo do miocárdio.[76] Por outro lado, a alta ingestão de ácidos graxos insaturados ômega-3 induz à diminuição no número de plaquetas ativadas e de complexos plaqueta-monócito.[77] Entretanto, a presença desses complexos não é, simplesmente, um marcador sensível para a ativação *in vivo* de plaquetas e doenças cardiovasculares, mas também é considerada fator de risco cardiovascular.[78] A importância das plaquetas ativadas e dos complexos plaqueta-monócito na doença vascular é reforçada por vários estudos que demonstraram que a inibição da adesão de plaquetas a monócitos, mediada pelo bloqueio da ligação da P-selectina de plaquetas à *glicoproteína* ligante de selectina P-1 (PSGL-1) constitutivamente expressa em monócitos reduz a inflamação. O complexo PSGL1-P-selectina induz a ativação da integrina em monócitos, ampliando as interações moleculares, como CD40L-CD40, ligando TREM1-TREM1, e CD36-CD36 via trombospondina (Figura 14.7).

REFERÊNCIAS BIBLIOGRÁFICAS

1. Rodrigues SF, Granger DN. Blood cells and endothelial barrier function. Tissue Barriers. 2015;3(1–2):e978720.
2. Telen MJ. Cellular Adhesion and the Endothelium. E-Selectin, L-Selectin, and Pan-Selectin Inhibitors. Hematol Oncol Clin North Am. 2014;28:341-54.
3. Kutlar A, Embury SH. Cellular Adhesion and the Endothelium: P-Selectin. Hematol Oncol Clin North Am. 2014;28:323-39.
4. Alberts B, Johnson A, Lewis J, et al. "Integrins" in Molecular Biology of the Cell. 4.ed. New York: Garland Science, 2002.
5. van Buul JD, Hordijk PL. Endothelial signalling by Ig-like cell adhesion molecules. Transfus Clin Biol. 2008;15(1–2):3-6.
6. Gimbrone MA Jr, Garcia-Cardena G. Vascular endothelium, hemodynamics, and the pathobiology of atherosclerosis. Cardiovasc Pathol. 2013;22:9–15.
7. Tabas I, García-Cardeña G, Owens GK. Recent insights into the cellular biology of atherosclerosis. J Cell Biol. 2015 Apr 13;209(1):13-22.
8. Lusis AJ. Atherosclerosis. Nature. 2000;407:233-41.
9. Williams KJ, Tabas I. The response-to-retention hypothesis of early atherogenesis. Arterioscler Thromb Vasc Biol. 1995;15:551-61.
10. Zand T, Hoffman AH, Savilonis BJ, et al. Lipid deposition in rat aortas with intraluminal hemispherical plug stenosis. A morphological and biophysical study. Am J Pathol. 1999;155:85–92.
11. Goldstein JL, Brown MS. Binding sites on macrophages that mediate uptake and degradation of aceylated low density lipoprotein, producing massive cholesterol deposition. Proc Natl Acad Sci USA. 1979;76:3337.
12. Ross R. The pathogenesis of atherosclerosis: A perspective for the 1990s. Nature. 1993;362:8019.
13. Tamminen M, Mottino G, Qiao H, et al. Ultrastructure of early lipid accumulation in apoEdeficient mice. Arterioscler Thromb Vasc Biol. 1999;19:84753.
14. Lusis AJ. Atherosclerosis. Nature. 2000;407:23341.
15. Cybulsky M, Gimbrone MA. Endothelial expression of a mononuclear leukocyte adhesion molecule during atherosclerosis. Science. 1991;251:78891.
16. Colling RG. Pselectin or intercellular adhesion molecule (ICAM1) deficiency substantially protects against atherosclerosis in apolipoprotein Edeficient mice. J Exp Med. 2000;191:18994.
17. Boring L, Gosling J, Cleary M, et al. Decreased lesion formation in CCR2/ mice reveals a role for chemokines in the initiation of atherosclerosis. Nature. 1998;394:8947.
18. Bazan JF, Bacon KB, Hardiman G, et al. A new class of membranebound chemokine with a CX3C motif. Nature. 1997;385:6404.
19. Daugherty A, Webb NR, Rateri DL, et al. Thematic review series: The immune system and atherogenesis. Cytokine regulation of macrophage functions in atherosclerosis. J Lipid Research. 2005;46:181222.
20. Zernecke A, Weber C. Inflammatory mediators in atherosclerotic vascular disease. Basic Res Cardiol. 2005;100:93101.
21. Heistad DD. Oxidative stress and vascular disease. Arterioscler Thromb Vasc Biol. 2006;26:689-95.
22. Manea A, Raicu M, Simionescu M. Expression of functionally phagocyte-type NAD(P)H oxidase in pericytes: effect of angiotensin II and high glucose. Biol Cell. 2005;97:723-34.

23. Henning B, Chow CK. Lipid peroxidation and endothelial cell injury: Implications in atherosclerosis. Free Rad Biol Med. 1988;4:9-106.
24. Rubanyi GM, Vanhoutte PM. Oxygen-derived free radicals, endothelium, and responsiveness of vascular smooth muscle cells. Am J Physiol. 1986;250:H815–H821.
25. Huo Y, Ley KF. Role of platelets in the development of atherosclerosis. Trends Cardiovasc Med. 2004;14:18–22.
26. von Hundelshausen P, Weber KS, Huo Y, et al. RANTES deposition by platelets triggers monocyte arrest on inflamed and atherosclerotic endothelium. Circulation 2001;103:1772-7.
26a Simionescu M, Popov D, Sima A, et al. Pathobiochemistry of combined diabetes and atherosclerosis studied on a novel model. The hyperlipemic-hyperglycemic hamster. Am J Pathol. 1996;148:997-1014.
27. Huo Y, Schober A, Forlow SB, et al. Circulating activated platelets exacerbate atherosclerosis in mice deficient in apolipoprotein E. Nat Med. 2003;9:61–7.
28. Simionescu M. Implications of early structural-functional changes in the endothelium for vascular disease. Arterioscler Thromb Vasc Biol. 2007 Feb;27(2):266-74.
29. Rosenfeld ME, YlaHerttuala S, Lipton BA, et al. Macrophage colonystimulating factor mRNA and protein in atherosclerotic lesions of rabbits and humans. Am J Pathol. 1992;140:291300.
30. Yuri VB. Monocyte recruitment and foam cell formation in atherosclerosis. Micron. 2006;37:20822.
31. Smith JD, Trogan E, Ginsberg M, et al. Decreased atherosclerosis in mice deficient in both macrophage colonystimulating factor (op) and apolipoprotein E. Proc Natl Acad Sci USA. 1995;92:82648.
32. Chi Z, Melendez AJ. Role of cell adhesion molecules and immune-cell migration in the initiation, onset and development of atherosclerosis. Cell Adh Migr. 2007 Oct-Dec;1(4):171-5.
33. Quehenberger O. Molecular mechanisms regulating monocyte recruitment in atherosclerosis. J Lipid Research. 2005;46:158290.
34. Goran KH, Peter L. The immune response in atherosclerosis: A doubleedged sword. Nat Rev Immunol. 2006;6:50819.
35. Miller YI, Viriyakosol S, Binder CJ, et al. Minimally modified LDL binds to CD14, induces macrophage spreading via TLR4/MD2 and inhibits phagocytosis of apoptotic cells. J Biol Chem. 2003;278:15618.
36. Itabe H. Oxidized low density lipoproteins: What is understood and what remains to be clarified. Biol Pharm Bulletin. 2003;26:19.
37. Ivandic B, Castellani LW, Wang XP, et al. Role of group II secretory phospholipase A2 in atherosclerosis: 1. Increased atherogenesis and altered lipoproteins in transgenic mice expressing group IIa phospholipase A2. Arterioscler Thromb Vasc Biol. 1999;19:128490.
38. Marathe S, Kuriakose G, Williams KJ, et al. Sphingomyelinase, an enzyme implicated in atherogenesis, is present in atherosclerotic lesions and binds to specific components of the subendothelial extracellular matrix. Arterioscler Thromb Vasc Biol. 1999;19:264858.
39. Accad M, Smith SJ, Newland DL, et al. Massive xanthomatosis and altered composition of atherosclerotic lesions in hyperlipidemic mice lacking acyl CoA: Cholesterol acyltransferase 1. J Clin Invest. 2000;105:7119.
40. Moreno PR, Falk E, Palacios IF, et al. Macrophage infiltration in acute coronary syndromes: Implications for plaque rupture. Circulation. 1994;90:7758.
41. Weber C. Platelets and chemokines in atherosclerosis, partners in crime. Circ Res. 2005;96:6126.
42. Bobryshev YV, Lord RS. A S100 positive cells in human arterial intima and in atherosclerotic lesions. Cardiovas Res. 1995;29:68996.
43. Friesel R, Komoriya A, Maciag T. Inhibition of endothelial cell proliferation by INFg. J Cell Biol. 1987;104:68996.
44. Libby P. Changing concepts of atherosclerosis. J Intern Med. 1999;247:34958.
45. AitOufella H, Salomon BL, Potteaux S, et al. Natural regulatory T cells control the development of atherosclerosis in mice. Nat Med. 2006;12:17880.
46. Mach F, Schönbeck U, Bonnefoy JY, et al. Activation of monocyte/macrophage functions related to acute atheroma complication by ligation of CD40: Induction of collagenases, stromelysin, and tissue factor. Circulation. 1997;96:3969.
47. Ventura HO, Taler SJ, Strobeck JE. Hypertension as a hemodynamic disease: the role of impedance cardiography in diagnostic, prognostic, and therapeutic decision making. Am J Hypertens. 2005;18(2):26S–43S.
48. Kearney PM, Whelton M, Reynolds K, et al. Global burden of hypertension: Analysis of worldwide data. Lancet. 2005;365(9455):217–23.
49. Sweeney SE, Firestein GS. Rheumatoid arthritis: regulation of synovial inflammation. Int J Biochem Cell Biol. 2004;36(3):372-8.
50. Asanuma YF. Accelerated atherosclerosis and inflammation in systemic lupus erythematosus. Japanese J Clin Immunol. 2012;35(6):470-80.
51. Mortensen RF, Zhong W. Regulation of phagocytic leukocyte activities by C-reactive protein. J Leukoc Biol. 2000;67,(4):495–500.
52. Ballou SP, Lozanski G. Induction of inflammatory cytokine release from cultured humanmonocytes by C-reactive protein. Cytokine. 1992;4(5):361-8.
53. Pasceri V, Willerson JT, Yeh ET. Direct proinflammatory effect of C-reactive protein on human endothelial cells. Circulation. 2000;102(18):2165-8.
54. Stumpf C, Jukic J, Yilmaz A, et al. Elevated VEGF-plasma levels in young patients with mild essential hypertension. Eur J Clin Invest. 2009;39(1):31-6.

55. Dinh QN, Drummond GR, Sobey CG, et al. Roles of inflammation, oxidative stress, and vascular dysfunction in hypertension. Biomed Res Int. 2014;2014:406960.
56. Youn J, Yu HT, Lim BJ, et al. Immunosenescent CD8+ T cells and C-X-C cemokine receptor type 3 chemokines are increased in human hypertension. Hypertension. 2013;62(1):126-33.
57. Guzik TJ, Hoch NE, Brown KA, et al. Role of the T cell in the genesis of angiotensin II-induced hypertension and vascular dysfunction. J Exp Med. 2007;204(10):2449-60.
58. Marvar PJ, Vinh A, Thabet S, et al. T lymphocytes and vascularinf lammation contribute to stress-dependent hypertension. Biol Psychiatry. 2012;71(9):774–82.
59. Jurewicz M, McDermott DH, Sechler JM, et al. Human T and natural killer cells possess a functional renin-angiotensin system: further mechanisms of angiotensin II-induced inflammation. J Am Soc Nephrol. 2007;18(4):1093-102.
60. Qian H, Neplioueva V, Shetty GA, et al. Nitric oxide synthase gene therapy rapidly reduces adhesion molecule expression and inflammatory cell infiltration in carotid arteries of cholesterol-fed rabbits. Circulation. 1999;99(23):2979-82.
61. Qu C, Leung SWS, Vanhoutte PM, et al. Chronic inhibition of nitric-oxide synthase potentiates endothelium-dependent contractions in the rat aorta by augmenting the expression of cyclooxygenase-2. J Pharmacol Exp Ther. 2010;334(2):373-80.
62. Tomita H, Egashira K, Kubo-Inoue M, et al. Inhibition of NO synthesis induces inflammatory changes and monocyte chemoattractant protein-1 expression in rat hearts and vessels. Arterioscler Thromb Vasc Biol. 1998;18(9):1456-64.
63. Crowley SD. The cooperative roles of inflammation and oxidative stress in the pathogenesis of hypertension. Antioxid Redox Signal. 2014;20(1):102-20.
64. Zhang Z, Yu Y, Kang Y, et al. Aldosterone acts centrally to increase brain renin-angiotensin system activity and oxidative stress in normal rats. Am J Physiol Heart Circ Physiol. 2008;294(2):H1067–H1074.
65. Leibovitz E, Ebrahimian T, Paradis P, et al. Aldosterone induces arterial stiffness in absence of oxidative stress and endothelial dysfunction. J Hypertens. 2009;27(11):2192-200.
66. Rocha R, Rudolph AE, Frierdich GE, et al. Aldosterone induces a vascular inflammatory phenotype in the rat heart. Am J Physiol Heart Circ Physiol. 2002;283(5):H1802–H1810.
67. Sun Y, Zhang J, Lu L, et al. Aldosterone-induced inflammation in the rat heart: role of oxidative stress. Am J Pathol. 2002;161(5):1773-81.
68. Kasal DA, Barhoumi T, Li MW, et al. T regulatory lymphocytes prevent aldosterone-induced vascular injury. Hypertension. 2012;59(2):324-30.
69. Tzamou V, Vyssoulis G, Karpanou E, et al. Aldosterone levels and inflammatory stimulation in essential hypertensive patients. J Human Hypertens. 2013;27(9):535-8.
70. Jin RC, Voetsch B, Loscalzo J. Endogenous mechanisms of inhibition of platelet function. Microcirculation. 2005;12:247-58.
71. Van Hinsbergh VW. The endothelium: vascular control of hemostasis. Eur J Obstet Gynecol Reprod Biol. 2001;95:198-201.
72. Nomura S, Kanazawa S, Fukuhara S. Effects of efonidipine on platelet and monocyte activation markers in hypertensive patients with and without type 2 diabetes mellitus. J Hum Hypertens. 2002;16:539-47.
73. Neumann FJ, Marx N, Gawaz M, et al. Induction of cytokine expression in leukocytes by binding of thrombin-stimulated platelets. Circulation. 1997;95:2387-94.
74. McCabe DJ, Harrison P, Mackie IJ, et al. Platelet degranulation and monocyte-platelet complex formation are increased in the acute and convalescent phases after ischemic stroke or transient ischemic attack. Br J Haematol. 2004;125:777-87
75. Elalamy I, Chakroun T, Gerotziafas GT, et al. Circulating platelet-leukocyte aggregates: a marker of microvascular injury in diabetic patients. Thromb Res. 2008;121:843–8.
76. Li G, Sanders JM, Bevard MH, et al. CD40 ligand promotes Mac-1 expression, leukocyte recruitment, and neointima formation after vascular injury. Am J Pathol. 2008;172:1141-52.
77. Atarashi K, Hirata T, Matsumoto M, et al. Rolling of Th1 cells via P-selectin glycoprotein ligand-1 stimulates LFA-1-mediated cell binding to ICAM-1. J Immunol. 2005;174:1424-32.
78. Lippi G, Montagnana M, Salvagno GL, et al. Risk stratification of patients with acute myocardial infarction by quantification of circulating monocyte-platelet aggregates. Int J Cardiol. 2007;115:101-2.
79. van Gils JM, Zwaginga JJ, Hordijk PL. Molecular and functional interactions among monocytes, platelets, and endothelial cells and their relevance for cardiovascular diseases. J Leukoc Biol. 2009 Feb;85(2):195-204.

capítulo 15

Walkyria Oliveira Sampaio
Robson Augusto dos Santos

Endotélio e Sistema Renina/Angiotensina

INTRODUÇÃO

Ao longo dos anos, a maioria das publicações relacionadas às ações hemodinâmicas do sistema renina-angiotensina (SRA) destacaram as ações vasculares das angiotensinas. Nas últimas duas décadas, houve importante ampliação do conceito que definia o SRA apenas como a cascata linear de formação da angiotensina (Ang) II, constituída por Angiotensinogênio-Renina-Angiotensina I – Enzima Conversora de Angiotensina (ECA) – Angiotensina II – Receptor AT1. A identificação da atividade biológica de outras angiotensinas, a descoberta de novos receptores bem como vias enzimáticas, em particular dos eixos Angiotensina-(1-7)/ECA2/receptor e recentemente, da Alamandina e receptor MrgD, levaram ao reconhecimento de um sistema complexo com características contrarregulatórias intrínsecas, no qual as angiotensinas formadas, seus receptores e vias de sinalização exercem influência modulatória entre si. Dessa forma, como será discutido neste capítulo, existe um contraponto importante entre as ações desses eixos na modulação do tônus vascular e da função endotelial, uma vez que as respostas vasculares a Angiotensina- (1-7) (Ang- [1-7]) são significativamente diferentes das induzidas pela angiotensina II (Ang II). A Ang II é classicamente conhecida por seus efeitos vasoconstritores, pró-oxidativos, proliferativos e trombóticos. Por outro lado, o eixo formado pela Ang – (1-7) e Alamandina induz vasodilatação, inibe a proliferação do músculo liso vascular e reduz a formação de trombos.

EXPRESSÃO DOS COMPONENTES DO SRA NA VASCULATURA

A presença do sistema renina-angiotensina (Figura 15.1) na vasculatura está bem estabelecida. Tanto o sistema circulante quanto o local desempenham funções importantes nos vasos, relacionadas principalmente com a manutenção da funcionalidade endotelial, regulação do crescimento e proliferação vascular.[1] O mapeamento da distribuição dos principais componentes do sistema renina-angiotensina em vasos normais e alterados trouxe a base morfológica para o entendimento das funções vasculares do SRA na fisiologia e fisiopatologia. A ECA vascular está presente predominantemente no endotélio e adventícia, e em menor quantidade nas células musculares lisas.[2-4] A ECA2, enzima homologa à ECA, especialmente envolvida na formação do heptaptídeo Ang-(1-7) a partir da Ang II, está expressa tanto no endotélio como musculatura lisa.[5] Os receptores AT_1 se expressam em grande quantidade nas células musculares lisas dos grandes vasos e em menor proporção na adventícia. Níveis elevados desse receptor também ocorrem em células musculares lisas associadas a lesões vasculares avançadas.[6] O receptor AT_2 é o principal e praticamente o único receptor de Ang II expresso na aorta fetal, apesar de sua expressão reduzir-se significativamente após o nascimento e durante o processo de maturação.[7] Em contraste ao receptor AT_1, o receptor AT_2 se expressa principalmente na adventícia da artéria renal humana[8] e parece mediar ações importantes da Ang II na vasculatura renal, já que animais com deleção do recep-

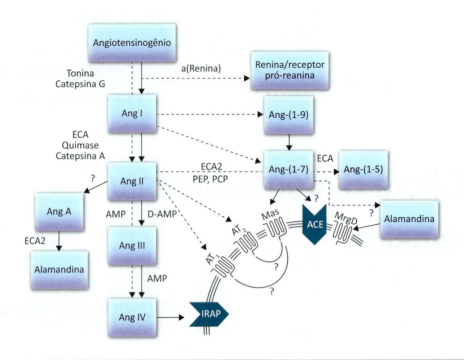

Figura 15.1 Visão atualizada e simplificada do sistema renina-angiotensina. ACE: enzima conversora de angiotensina; AMP: aminopeptidase; Ang: angiotensina; AT_1: receptor tipo 1 de angiotensina; AT_2: receptor tipo 2 de angiotensina; D-Amp: dipeptidil aminopeptidase I–III; IRAP: *insulin-regulated aminopeptidase*; Mas: receptor Mas; MrgD: *Mas-related G-protein–coupled receptor D*; NEP: endopeptidase neutra; PCP: prolil carboxipeptidase; PEP: prolil endopeptidase.

Fonte: Santos RAS, 2014.[1]

tor AT2 apresentam agravamento da lesão glomerular, função renal alterada e albuminúria.[8,9] Tais alterações são provavelmente secundárias à redução da síntese de oxido nítrico.[10] As células endoteliais possuem receptores AT_1 e AT_2, ambos em contanto direto com a Ang II circulante.[11] O receptor MAS também é expresso tanto no endotélio quanto no músculo liso vascular, mediando as ações contrarregulatórias da Ang-(1-7).[12-14] Recentemente, foi descoberto um novo peptídeo componente do sistema, a Alamandina, cuja estrutura é muito semelhante à da Ang-(1-7), diferindo apenas pela presença de um resíduo de alanina substituindo o resíduo de aspartato na porção amino-terminal do peptídeo. Além disso, os mesmos autores descreveram que a Alamandina é um ligante do receptor MrgD (*Mas-related receptor D)*. Esse receptor é expresso no endotélio e no musculo liso vascular e medeia efeitos vasodilatadores e anti-proliferativos.[15,16]

Ações vasculares do SRA e mecanismos celulares envolvidos

Além do efeito vasoconstritor clássico, que contribui para o aumento da resistência vascular periférica e manutenção de níveis normais da pressão arterial a angiotensina II quando inapropriadamente aumentada, contribui para o desenvolvimento/manutenção de níveis elevados de pressão arterial. Além disso, uma série de evidências demonstra a participação da Ang II na lesão endotelial. A Ang II, via receptor AT_1, é um potente ativador de cascatas oxidativas e inflamatórias, principais mediadoras da disfunção endotelial e da peroxidação lipídica. Simultaneamente, as ações da Ang II no músculo liso vascular levam à proliferação, migração e alteração fenotípica, decorrente da produção de fatores de crescimento e matriz extracelular.[17,18] A produção excessiva de espécies reativas de oxigênio e nitrogênio (ERON) é etapa precursora primordial de vários efeitos vasculares deletérios da Ang II, tendo em vista que essas espécies, além de lesarem a membrana celular, agem como moléculas de sinalização intra e intercelulares, ativando cascatas relacionadas à proliferação e inflamação. As ERON têm diversas origens: mitocôndria, xantina oxidase, NADPH oxidases, lipoxigenases e sintase de óxido nítrico (NOS) desacoplada, sendo a NADPH oxidase a maior fonte de ROS na parede vascular.[18,19] A Ang II é considerada o principal estímulo para ativação da NADPH oxidase no vaso e, portanto, para o aumento da produção de ERON. As vias de sinalização pelas quais a Ang II estimula a NADPH oxidase envolvem a PLD, PKC, PLA2, PI3K e tiol-oxiredutases. No músculo liso vascular, a tirosina quinase c-Src regula a atividade da NADPH oxidase induzida pela Ang II, estimulando a fosforilação e translocação da subunidade p47phox. Além disso, a Src é essencial para os efeitos da Ang II na síntese das subunidades da NADPH, estimulando o aumento na expressão da gp91phox, p22phox, p47phox e p67phox. Além de estimular a NADPH oxidase, a Ang II também ativa outros processos de geração de ERON. Entre esses, destaca-se o desacoplamento da NOS, caracterizado pela deficiência de arginina e tetra-hidrobiopterina que leva a NOS a gerar preferencialmente O_2^-. O desacoplamento da NOS ocorre em várias condições patológicas nas quais a atividade do SRA encontra-se aumentada (hipertensão, aterosclerose e diabetes).[18-22] As enzimas da cadeia mitocondrial, estimuladas pela Ang II, também podem contribuir para o aumento na produção de O_2^- na vasculatura. Os alvos intracelulares das ERON abrangem fatores de transcrição (NFkB, AP-1, HIF-1), tirosina quinases (PDGFR, EGRF, Src, JAK2, STAT, Pyk2 e Akt), MAPKs (p38MAPK), canais iônicos e fosfolipases. Além disso, as ERON podem modificar a atividade de enzimas como fosfatases, inativando-as através de oxidação. Dessa forma, o aumento da produção de ERON retroalimenta os mecanismos deletérios estimulados pela Ang II.[21,22]

As ações da Ang II via receptor AT2 são, em parte, distintas daquelas mediadas pelo receptor AT1. Os efeitos da estimulação de receptores AT2 na pressão arterial ainda são controversos; no entanto estudo recente descreveu que a estimulação do receptor AT2 resultou em resposta vasodilatadora em vários leitos vasculares, tais como mesentérico, renal, coronário, cerebral, cutâneo e em artérias uterinas de roedores.[23] A estimulação do receptor AT_2 ativa pelo menos três diferentes vias clássicas de sinalização tradicional: cGMP/óxido nítrico, fosfatases e fosfolipase A2. Além disso, esse receptor pode mediar ações anti-inflamatórias, através da inibição do NF-κB, efeitos antifibróticos, reduzindo a expressão de metaloproteases e efeitos antiproliferativos, via fosfatase SHP-1 e proteína associada ao receptor (ATIP).[24] Entretanto, o papel do receptor AT2 na apoptose é controverso, já que medeia ações pró-apoptóticas ou anti-apoptóticas. Foi demonstrado que esse receptor pode mediar um efeito de inativação da MAP quinase regulada por sinal extracelular quinase (ERK) ½, o que resulta na desfosforilação de Bcl-2 e efeitos pró-apoptóticos induzidos por bax. Por outro lado, a estimulação do receptor AT2 estimula a transcrição de GATA-6 por meio da ativação de ERK1/2 e de c-Jun N-terminal quinase (JNK).

A GATA-6 ativa o promotor FasL e, consequentemente, induz a apoptose via caspase.[24]

Por sua vez, as respostas vasculares da Ang-(1-7) são significativamente diferentes das induzidas pela angiotensina II (Ang II). Nos vasos sanguíneos, o eixo Ang-(1-7)/Mas tem ações vasodilatadoras, antiproliferativas e antitrombóticas.[1] Os vasos sanguíneos de várias espécies, inclusive de humanos, são capazes de gerar Ang-(1-7) e expressam o receptor MAS, tanto em células endoteliais quanto no músculo liso vascular.[25-27] A vasodilatação é o efeito melhor caracterizado da Ang-(1-7). Como exemplos da vasta ação vasodilatadora, a Ang-(1-7) produz o relaxamento de anéis aórticos de ratos *Sprague-Dawley* e ratos mren-2,[28] artérias coronárias de porcos,[29,30] artéria cerebral média de cães,[31] arteríolas piais,[32] vasculatura sistêmica de felinos,[33] arteríolas aferentes de coelho,[34] e microvasos mesentéricos de ratos.[35,36] Além disso, tanto em animais normotensos quanto em hipertensos, a Ang-(1-7) potencializa o efeito vasodilatador da bradicinina em vários leitos vasculares, incluindo coronária[37] de cão e rato,[29,36] artérias renais e mesentéricas de rato.[35,38]

A seletividade do efeito vasodilatador da Ang-(1-7)/MAS contrasta com a vasoconstrição mais generalizada descrita para Ang II/AT_1. Em ratos normotensos, Ang-(1-7) produz alterações marcantes sobre o fluxo sanguíneo regional, aumentando a condutância vascular mesentérica, bem como cerebral, cutânea e em territórios renais. Em adição, a Ang-(1-7) aumenta o débito cardíaco (CO) em 30% e diminui, simultaneamente, a resistência periférica total (RPT) em 26%. Essas alterações opostas na resistência periférica total e no débito cardíaco justificam a ausência de mudanças substanciais na pressão arterial diante da administração de Ang-(1-7).[39] Da mesma forma, ratos transgênicos que possuem aumento nos níveis circulantes Ang-(1-7)-(TGRL-3292) apresentam alterações acentuadas no fluxo sanguíneo regional, resultando em aumento da condutância vascular nos rins, pulmões, glândulas suprarrenais, baço, cérebro, testículos e tecido adiposo marrom.[40] Em contrapartida, os ratos com deleção do receptor MAS demonstram resistência vascular elevada em diversos territórios, como rim, pulmão, glândula adrenal, mesentério, baço e no tecido marrom. Nesse modelo, um aumento paralelo da resistência periférica total e a diminuição do índice cardíaco foram também observados.[41] Além de suas ações no tônus vascular, a Ang-(1-7) inibe o crescimento vascular e tem efeitos protetores contra a trombose.[26,42] Cabe ressaltar que esse potencial antiproliferativo foi igualmente observado em fibroblastos cardíacos[43] e células tumorais.[44,45]

Endotélio e Doenças Cardiovasculares

O principal evento subjacente aos efeitos vasculares da Ang-(1-7) consiste na liberação de óxido nítrico (NO). As células endoteliais humanas expressam o receptor acoplado à proteína G, MAS, por meio do qual Ang-(1-7) medeia a ativação da óxido nítrico endotelial (eNOS) e a produção de NO. A liberação de NO estimulada pela Ang-(1-7) é dependente da via fosfoinositil 3-quinase (PI3K)/AKT. Nesse efeito, a Ang-(1-7) fosforila a Akt no resíduo S473 que, por sua vez, fosforila a sintase de eNOS. O efeito da Ang-(1-7) na produção de NO, envolve uma regulação coordenada dos aminoácidos Ser1177 e Thr495 da eNOS.[14] Em condições de repouso, a eNOS está fosforilada no resíduo Thr495 e apenas fracamente fosforilada na Ser1177. Portanto, o mecanismo principal de ação da Ang-(1-7) na eNOS é a fosforilação da Sr1177, via Akt e a simultânea desfosforilação da Thr495. Esses efeitos pós-translacionais estimulam a atividade catalítica da enzima e a produção de NO. A evidência da participação do receptor MAS foi obtida pelo tratamento das células com o antagonista do MAS, A-779, o qual bloqueou os efeitos da Ang-(1-7) na via PI3K/Akt/eNOS e na produção de NO.[14] A Figura 15.2 resume as principais cascatas de sinalização que medeiam as ações modulatórias dos eixos do SRA. A Alamandina também tem ação vasodilatadora, em anéis de aorta isolados, inclusive de vasos retirados de camundongos com deleção do receptor MAS, demonstrado que essa ação é decorrente da ligação do peptídeo em seu receptor específico, MrgD. A ação vasodilatadora da Alamandina é mediada pela liberação de óxido nítrico.[15]

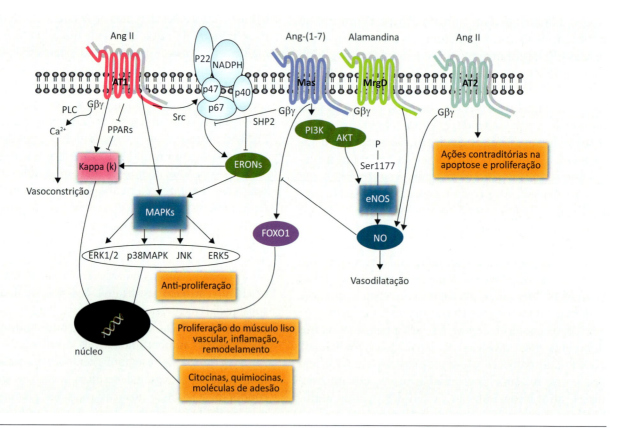

Figura 15.2 Principais vias de sinalização envolvidas na mediação dos efeitos vasculares da Ang II e da Ang-(1-7). As vias de sinalização que medeiam as ações do eixo Ang II/AT₁ incluem, entre outras: ativação da NADPH oxidase, via Src, aumentando a produção de ERON; ativação de MAPKs (ERK1/2, p28MAPK, JNK, ERK5), levando a processos de remodelamento e fibrose; ativação do NF-κB, principal mediador dos processos inflamatórios; inibição da via anti-inflamatória dos PPARs; e aumento da concentração de cálcio. Por outro lado, as vias ativadas pelo eixo Ang-(1-7)/Mas levam ao aumento na produção de óxido nítrico (NO), via PI3K/Akt; ativação de FOXO1, inibição de MAPKs (ERK1/2, p38 MAPK);e inibição da ativação da NADPH oxidase, através de desfosforilação da Src, provavelmente pela fosfatase SHP2. A Alamandina, via receptor MrgD estimula a produção de NO. Apesar de estimular a produção de NO, as ações da Ang II mediadas pelo receptor AT2 na apoptose e proliferação são controversas.

PLC: fosfolipase C; PPAR: receptores ativados por proliferadores de peroxissoma; Src: tirosina quinase; ERON: espécies reativas de oxigênio e nitrogênio; eNOS: sintase de óxido nítrico endotelial; SHP2: tirosina fosfatase homóloga à Src; PI3K: fosfatidilinositol 3 quinase; Akt: serina-treonina quinase; FOXO1: *Forkhead box* proteína O1; NF-κB: fator nuclear kappa B; MAPK: proteína quinase ativada por mitógenos; ERK1: quinase regulada por sinal extracelular; JNK: Janus quinase.
Fonte: Walkyria Sampaio e Robson dos Santos

Contudo, apesar dos efeitos estimulatórios da Ang-(1-7) na PI3K/Akt – conhecida como uma importante via intracelular que produz efeitos antiapoptóticos e proliferativos –, recentemente foi demonstrado que Ang-(1-7) também é capaz de ativar outros componentes intracelulares mais periféricos, como o fator de transcrição FOXO1, um potente supressor tumoral.[46] Tais achados paradoxais indicam que o efeito modulatório da Ang-(1-7) é complexo e, provavelmente, envolve múltiplos efetores. Esses, por meio de mecanismos intracelulares refinados podem coordenar alças negativas de retroalimentação, resultando em efeitos específicos demonstrados em células diferentes. A título de exemplo dessa especificidade incluem-se as ações distintas da Ang-(1-7) no endotélio (antiapoptóticas) e no musculo liso vascular (antiproliferativas).

SRA NA DISFUNÇÃO ENDOTELIAL, ATEROSCLEROSE E TROMBOSE

Além de ser um dos peptídeos mais importantes na gênese da hipertensão arterial, a Ang II também tem participação direta na disfunção endotelial que desencadeia a doença aterosclerótica. A aterosclerose é um processo inflamatório crônico, orquestrado pela produção sistêmica (fígado, rim, coração, pulmão, tecido adiposo, adrenais, pâncreas e glândulas sexuais) e local (leucócitos, endotélio e músculo liso vascular) de mediadores inflamatórios.[47] A Ang II também participa da patogênese da aterosclerose como um potente agente pró-inflamatório. No vaso, a Ang II regula a expressão de moléculas de adesão (VCAM-1, ICAM-1 e p-selectina), estimula os mediadores inflamatórios clássicos e regula a ativação das proteínas do sistema complemento. Efetivamente, o eixo ECA/Ang II/AT_1 compartilha com outras citocinas (TNF-α e IL-1β) cascatas de sinalização intracelular, como a ativação de ERON e das vias PTK, PKC, MAPK, e AP-1.[47,48] Por consequência, alguns autores classificam a Ang II como uma verdadeira citocina. Ressalta-se ainda, evidências da participação da Ang II no aumento da permeabilidade vascular, na infiltração leucocitária e no remodelamento tecidual, eventos esses que representam as principais etapas do processo inflamatório. Os efeitos da Ang II incluem o aumento na expressão de citocinas (IL-6, IL-1, IL-18Ra), de quimiocinas (MCP-1), de moléculas de adesão leucocitária (selectinas P, E e L; integrinasα1 e β2; VCAM, ICAM) e de receptores de LDLox em células endoteliais, aumento da oxidação do LDL-c em macrófagos e peroxidação lipídica. Além disso, a Ang II favorece o recrutamento intraplaca de monócitos e linfócitos e aumenta diretamente a expressão de TNF-α e de COX-2 em artérias ateroscleróticas.[47,48]

O principal mediador dos efeitos pró-inflamatórios da Ang II é a ativação do complexo proteico NF-κB, que age como fator de transcrição. A forma inativa citoplasmática do NF-κB resulta da ligação com proteínas inibitórias kB (IkBs). A Ang II estimula, via receptores AT_1 e AT_2, a fosforilação da subunidade p65 do complexo NF-κB e sua translocação nuclear, levando à síntese de moléculas inflamatórias e de angiotensinogênio. A ativação do NF-κB inibe, ainda, os PPARs, os quais representam importante via modulatória por atenuarem a expressão dos genes pró-inflamatórios.[49] A Ang II estimula também mediadores inflamatórios envolvidos na cascata de coagulação. Em particular, o eixo ECA/Ang II/AT_1 inibe a fibrinólise e aumenta a trombose, acarretando na produção elevada do PAI-1 em células endoteliais e musculares lisas.[50]

A Ang II atua também nas plaquetas, estimulando a liberação de tromboxano A2 e do fator de crescimento derivado destas células.[50] Há evidencias de que os efeitos inflamatórios da Ang II na vasculatura podem envolver a mediação do receptor AT_2.[49] Não obstante, diversos estudos demonstram os efeitos da Ang II no remodelamento vascular. No músculo liso vascular, a Ang II, via AT_1, ativa tirosina-quinases (Src, FAK, PI3K e JAK2), as quais, por sua vez, regulam cascatas celulares como a MEKs/MAPKs (ERK1/2, p38MAPK, JNK e ERK5) e fatores de crescimento (bFGF, PDGF, VEGF, TGF-beta) que resultam em proliferação, apoptose, inflamação e migração celular.[19-21]

Adicionalmente, a Ang II estimula a síntese de colágeno e altera a atividade de metaloproteinases, levando à deposição de MEC e ao enrijecimento vascular. Os eventos oxidativos e inflamatórios, desencadeados pela Ang II, estão diretamente interligados à remodelação celular, uma vez que ativam diretamente as moléculas envolvidas e atuam como vias de retroalimentação do processo.[20-47] Podem ser citadas entre as ações da Ang II que reforçam a disfunção vascular, o estímulo à expressão de outras substâncias vasoativas, como a endotelina e a aldosterona e o aumento da atividade simpática.[18,19]

As ações da Ang-(1-7), via MAS, por outro lado, contrarregulam o processo de crescimento vascular, através da redução da atividade da ERK1/2 e estimulando a produção de prostaciclina no músculo liso vascular.[51] Demonstrou-se, ainda, que a formação neointimal reduziu-se após implante de *stent* em ratos tratados com a Ang-(1-7).[52] De maneira similar, recentemente foi demonstrado que o receptor MrgD de Alamandina é expresso em placas ateroscleróticas e parece ter efeito protetor vascular, por meio de vasodilatação e ações antiproliferativas.[16]

Em células endoteliais humanas, Ang-(1-7) também contrarregula a sinalização Ang II, reduzindo a fosforilação de c-Src e ERK1/2, bem como a ativação de NAD (P) H oxidase pela Ang II. Esse efeito modulador é mediado pela ativação da fosfatase SHP-2, que inibe a c-Src-proteína e medeia a estimulação da NAD (P) H oxidase estimulada pela Ang II. O A-779, antagonista do receptor MAS, inibe essas ações, demonstrando, dessa forma, que as elas são mediadas por meio desse receptor.[53] De acordo com esse conceito, o comprometimento da função endotelial encontrado em duas diferentes linhagens genéticas com deleção do MAS (C57BL/6 e FVB/N), indica um papel crucial desse receptor no endotélio.[54,55]

Na linhagem FVB/N, a disfunção endotelial está associada ao aumento na pressão arterial,[54] enquanto nos camundongos C57BL/6 não foram encontradas tal alteração pressórica.[55] Além disso, nos animais com deleção do receptor MAS houve agravamento da hipertensão resultante do modelo Goldblatt (2rins-1 clipe).[56] Por outro lado, uma infusão de curto prazo de Ang-(1-7) produziu melhora na função endotelial de ratos normotensos, aumentando significativamente o efeito hipotensor da administração intra-arterial de acetilcolina.[57] A administração oral de Alamandina, incluída em HP-beta ciclodextrina reduziu a pressão arterial de ratos espontaneamente hipertensos, indicando que a ação vasodiladora do peptídeo é ampla e provavelmente leva à diminuição da resistência vascular periférica total.[15]

A Ang-(1-7)/eixo MAS também têm sido reconhecida por seus efeitos antitrombóticos e antiproliferativos. Nesse sentido, camundongos com deleção desse receptor possuem aumento no tamanho do trombo venoso e redução do tempo de sangramento.[58] Resultados semelhantes foram observados com uma formulação ativa de Ang-(1-7) incluída em HP-beta ciclodextrina, administrada oralmente.[59] A atividade antitrombótica também foi encontrada em camundongos com deleção dos receptores B2 da bradicinina (BDKRB2 -/-), nos quais o antagonista do receptor MAS A-779, reduziu o tempo de formação de trombo arterial, bem como o tempo de sangramento da cauda.[59] Os mecanismos envolvidos nessas ações antitrombogênicas incluem a liberação de NO e o aumento da prostaciclina nas plaquetas.[60]

A ação antiproliferativa da Ang-(1-7) na vasculatura é observada em células de músculo liso vascular (CMVL), nas quais esse peptídeo reduziu a atividade da MAP cinase ERK1/2 induzida pela Ang II.[61] Também foi descrito um aumento na produção de prostaciclina (PGI2) em células musculares lisas tratadas em Ang-(1-7). Ademais, em ratos com calcificação vascular, a Ang-(1-7) reverteu, em VSMC, a diminuição de marcadores como (SM) alfa-actina, SM22alfa, calponina e *smoothelina* e retardou a transição osteogénica dessas células.[62]

As ações da Ang-(1-7) na vasculatura humana ainda requerem investigações adicionais para confirmar o efeito potente vasodilatador descrito em roedores. Embora as primeiras pesquisas com foco em vasos humanos demonstraram algumas controvérsias, os resultados contrastantes obtidos em humanos podem ser justificados pelas discrepâncias metodológicas, diferenças raciais ou por diferenças na sensibilidade para Ang-(1-7) em razão de territórios vasculares distintos. A infusão de Ang-(1-7) em pacientes cronicamente tratados com inibidores da ECA, não resultou em alteração no fluxo sanguíneo do antebraço enquanto a infusão de bradicinina produziu vasodilatação.[63] Essa observação foi utilizada como evidência para justificar a falta de relevância da Ang-(1-7) nos efeitos hemodinâmicos inibidores da ECA. Todavia, para tal conclusão, não considerou-se que a inibição da ECA aumenta significativamente os níveis circulantes de Ang-(1-7).[64] Desta forma, é evidente que teria sido mais apropriada a utilização do antagonista do receptor MAS do que da Ang-(1-7) avaliar o efeito do peptídeo no modelo experimental citado. Contudo, outros autores como Sasaki e colaboradores[65] observaram uma vasodilatação dose-dependente na circulação do antebraço de indivíduos normotensos, bem como com hipertensão essencial. De maneira semelhante, Ueda e colaboradores[66] relataram que a Ang-(1-7) potenciou de forma dose-dependente a vasodilatação induzida pela bradicinina em vasos de resistência do antebraço em indivíduos normotensos. Esse achado representa um exemplo importante da clássica atividade ponteciadora da Ang-(1-7) descrita em diversos modelos.[29,35,36]

A Ang-(1-7) também atenuou o efeito vasoconstritor de Ang II no antebraço de pacientes normotensos, bem como as artérias torácicas *in vitro*.[65,67] Outro estudo descreveu que a Ang-(1-7) antagoniza a Ang II em vasos renais *in vitro*.[68] Van Twist e cols.[69] observaram um aumento significativo dose dependente do fluxo sanguíneo para o rim durante a infusão intrarrenal de Ang-(1-7) em pacientes hipertensos. Curiosamente, estudos similares obtiveram resultados semelhantes em vasos renais de ratos.[70] Esse efeito foi atenuado em pacientes utilizando dieta com restrição sódica, provavelmente decorrente do fato dessa restrição aumentar a Ang-circulante (1-7) e, consequentemente, sua ação endógena.

Em resumo, o sistema renina-angiotensina, circulante ou local, influencia de forma importante a função vascular contribuindo para manutenção dos níveis normais de pressão arterial. Entretanto, via Ang II, quando inapropriadamente elevada, o SRA contribui de forma significativa para a disfunção endotelial que acompanha a hipertensão arterial e outras doenças cardiovasculares. Por outro lado, a Ang-(1-7) e, possivelmente, a Alamandina contribuem para contrarregular os efeitos deletérios da Ang II tanto no endotélio quanto na musculatura lisa vascular. A Figura 15.3 lista os principais efeitos vasculares resultantes da ativação dos eixos do SRA. Estudos em andamento sugerem que a utilização terapêutica de agonistas do eixo ECA2/Ang-(1-7)/MAS possam contribuir para tratamento da disfunção endotelial e suas consequências.

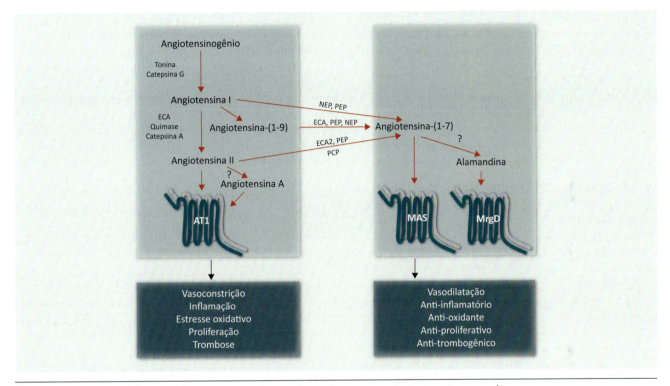

Figura 15.3 Eixos modulatórios dos sistema-renina angiotensina e suas principais ações vasculares.
Fonte: Walkyria Sampaio e Robson dos Santos.

REFERÊNCIAS BIBLIOGRÁFICAS

1. Santos RAS. Angiotensin-(1-7). Hypertension. 2014 Jun;63(6):1138-47.
2. Cadwell PR, Segal BC, Hsu KC, et al. Angiotensin converting enzyme: vascular endothelial localization. Science. 1976;191(4231):1050-1.
3. Rogerson FM, Chai SY, Schlawe I, et al. Presence of angiotensin converting enzyme in the adventitia of large vessels. J Hypertens. 1992;7:615-20.
4. Arnal JF, Battle T, Rasetti C, et al. ACE in three tunicae of rat aorta: expression in smooth muscle and effect of renovascular hypertension. Am J Physiol. 1994;267(5 Pt 2):H1777-84.
5. Shenoy V, Qi Y, Katovich MJ, et al. ACE2, a promising therapeutic target for pulmonary hypertension. Curr Opin Pharmacol. 2011 Apr;11(2):150-5.
6. Allen AM, Zhuo J, Mendelsohn FAO. Localization and function of angiotensin AT1 receptors. Am J Hypert. 2000;13:31S-38S.
7. Carey RM. Update on the role of AT2 receptor. Curr Opin Nephrol Hypertens. 2005;14(1):67-71.
8. Ozono R, Wang ZQ, Moore AF, et al. Expression of the subtype 2 angiotensin (AT2) receptor protein in rat kidney. Hypertension. 1997;30(5):1238-46.
9. Carey RM, Wang ZQ, Siragy HM. Role of the angiotensin type-2 receptor in the control of bloodpressure and renal function. Hypertension. 2000;35:155-63.

10. Benndorf RA, Krebs C, Hirsch-Hoffmann B, et al. Angiotensin II type 2 receptor deficiency aggravates renal injury and reduces survival in chronic kidney disease in mice. Kidney Int. 2009;75(10):1039-49.
11. Ardaillou, R. Angiotensin II receptors. J Am Soc Nephrol. 1999;10:S30-9.
12. Tallant EA, Lu X, Weiss RB, et al. Bovine aortic endothelial cells contain an angiotensin-(1-7) receptor. Hypertension. 1997 Jan;29(1 Pt 2):388-93
13. Santos RA, Simões e Silva AC, Maric C, et al. Angiotensin-(1-7) is an endogenous ligand for the G protein-coupled receptor Mas. Proc Natl Acad Sci U S A. 2003;100(14):8258-63.
14. Sampaio WO, Santos RAS, Faria-Silva R, et al. Angiotensin-(1-7) through receptor Mas mediates endothelial nitric oxide synthase activation via Akt-dependent pathways. Hypertension. 2007;49(1):185-92.
15. Lautner RQ, Villela DC, Fraga-Silva RA, et al. Discovery and characterization of alamandine: a novel component of the renin-angiotensinsystem. Circ Res. 2013 Apr 12;112(8):1104-11.
16. Habiyakare B, Alsaadon H, Mathai ML, et al. Reduction of angiotensina and alamandine vasoactivity in the rabbit model of atherogenesis: differential effects of alamandine and Ang(1-7). Int J Exp Pathol. 2014 Aug;95(4):290-5.
17. Billet S, Aguilar F, Baudry C, et al. Role of angiotensin II AT1 receptor activation in cardiovascular diseases. Kidney Int. 2008;74:1379-84.
18. Mehta PK, Griendling KK. Angiotensin II cell signaling: physiological and pathological effects in the cardiovascular system. Am J Physiol Cell Physiol. 2007;292:C82-97.
19. Touyz RM, Schiffrin EL. Signal transduction mechanisms mediating the physiological and pathophysiological actions of angiotensin II in vascular smooth muscle cells. Pharmacol Rev. 2000;52(4):639-72.
20. Nguyen Dinh Cat A, Touyz RM. Cell signaling of angiotensin II on vascular tone: novel mechanisms. Curr Hypertens Rep. 2011;13(2):122-8.
21. Briones AM, Touyz RM. Oxidative stress and hypertension: current concepts. Curr Hypertens Rep. 2010;12(2):135-42.
22. Touyz RM. Reactive oxygen species and angiotensin II signaling in vascular cell – implictions in cardiovascular disease. Braz J Med Biol Res. 2004;37(8):1263-73
23. Danyel LA, Schmerler P, Paulis L, et al. Impact ofAT2-receptor stimulation on vascular biology, kidney function, and bloodpressure. Integr Blood Press Control. 2013 Nov 22;6:153-61.
24. Namsolleck P, Recarti C, Foulquier S, et al. AT(2) receptor and tissue injury: therapeutic implications. Curr Hypertens Rep. 2014 Feb;16(2):416.
25. Santos RA, Brosnihan KB, Jacobsen DW, et al. Production of angiotensin-(1-7) by human vascular endothelium. Hypertension. 1992;19:II56–II61.
26. Sampaio WO, Santos RAS, Faria-Silva R, et al. Angiotensin-(1-7) through receptor Mas mediates endothelial nitric oxide synthase activation via Akt-dependent pathways. Hypertension. 2007;49:185-92.
27. Freeman EJ, Chisolm GM, Ferrario CM, et al. Angiotensin-(1–7) inhibits vascular smooth muscle cell growth. Hypertension. 1996;28:104-8.
28. Lemos VS, Cortes SF, Silva DM, et al. Angiotensin-(1–7) is involved in the endothelium-dependent modulation of phenylefrine-induced contraction in the aorta of m-Ren transgenic rats. Br J Pharmacol. 2002;135(7):1743-8.
29. Brosnihan KB, Li P, Ferrario CM. Angiotensin-(1–7) dilates canine coronary arteries through kinins and nitric oxide. Hypertension. 1996;27(3 Pt 2):523-8
30. Pörsti I, Bara AT, Busse R, et al. Release of oxide nitric by angiotensin-(1–7) from porcine coronary endothelium: implications for a novel angiotensin receptor. Br J Pharmacol. 1994;111(3):652-4.
31. Feterik K, Smith L, Katusic ZS. Angiotensin-(1–7) causes endothelium-dependent relaxatation in canine middle cerebral artery. Brain Res. 2000;873:75-82.
32. Meng W, Busija DW. Comparative effects of angiotensin-(1–7) and angiotensin II on piglet pial arterioles. Stroke. 1993;24:2041-5.
33. Osei SY, Ahima RS, Minkes RK, et al. Differential responses to Ang-(1–7) in the feline mesenteric and hindquarter vascular beds. Eur J Pharmacol. 1993;234:35-42.
34. Ren Y, Garvin JL, Carretero OA. Vasodilator action of angiotensin-(1–7) on isolated rabbit afferent arterioles. Hypertension. 2002;39:799-802.
35. Fernandes L, Fortes ZB, Nigro D, et al. Potentiation of bradykinin by angiotensin-(1–7) on arterioles of spontaneously hypertensive rats studies in vivo. Hypertension. 2001;37(2 Pt 2):703-9.
36. Oliveira MA, Fortes ZB, Santos RAS, et al. Synergistic effect of angiotensin-(1–7) on bradykinin arteriolar dilation in vivo. Peptides. 1999;20:1195–201.
37. Almeida AP, Fabregas BC, Madureira MM, et al. Angiotensin-(1–7) potentiates the coronary vasodilatatory effect of bradykinin in the isolated rat heart. Braz J Mol Biol Med. 1999;33:709-13.

38. Santos RAS, Passaglio KT, Pesquero JB, et al. Interactions between kinins and angiotensin-(1–7) in kidney and blood vessels. Hypertension. 2001;38(3 Pt 2):660-4.
39. Sampaio WO, Nascimento AA, Santos RA. Systemic and regional hemodynamic effects of angiotensin-(1-7) in rats. Am J Physiol Heart Circ Physiol. 2003;284(6):H1985-94.
40. Botelho-Santos GA, Sampaio WO, Reudelhuber TL, et al. Expression of an angiotensin-(1-7)-producing fusion protein in rats induced marked changes in regional vascular resistance. Am J Physiol Heart Circ Physiol. 2007;292(5):H2485-90.
41. Botelho-Santos GA, Bader M, Alenina N, et al. Altered regional blood flow distribution in Mas-deficient mice. Ther Adv Cardiovasc Dis. 2012;6(5):201-11.
42. Fraga-Silva RA, Da Silva DG, Montecucco F, et al. The angiotensin-converting enzyme 2/angiotensin-(1-7)/Mas receptor axis: a potential target for treating thrombotic diseases. Thromb Haemost. 2012;108(6):1089-96.
43. McCollum LT, Gallagher PE, Tallant EA. Angiotensin-(1-7) abrogatesmitogen-stimulated proliferation of cardiac fibroblasts. Peptides. 2012;34:380-8.
44. Gallagher PE, Tallant EA. Inhibition of human lung cancer cell growth by angiotensin-(1-7). Carcinogenesis. 2004;25:2045-52.
45. Ni L, Feng Y, Wan H, et al. Angiotensin-(1-7) inhibits the migration and invasion of A549 human lung adenocarcinoma cells through inactivation of the PI3K/AktandMAPK signaling pathways. Oncol Rep. 2012;27(3):783-90.
46. Verano-Braga T, Schwämmle V, Sylvester M, et al. Time-resolved quantitative phosphoproteomics: new insights into Angiotensin-(1-7) signaling networks in human endothelial cells. J Proteome Res. 2012;11(6):3370-81.
47. Marchesi C, Paradis P, Schiffrin EL. Role of the renin-angiotensin system in vascular inflammation. Trends Pharmacol Sci. 2008;29(7):367-74.
48. Montecucco F, Pende A, Mach F. The renin-angiotensin system modulates inflammatory processes in atherosclerosis: evidence from basic research and clinical studies. Mediators Inflamm. 2009;2009:752406.
49. Ruiz-Ortega M, Lorenzo O, Rupérez M, et al. Angiotensin II activates nuclear transcription factor kappaB through AT(1) and AT(2) in vascular smooth muscle cells: molecular mechanisms. Circ Res. 2000;86(12):1266-72.
50. Celi A, Cianchetti S, Dell'Omo G, et al. Angiotensin II, tissue factor and the thrombotic paradox of hypertension. Expert Rev Cardiovasc Ther. 2010Dec;8(12):1723-9.
51. Tallant EA, Clark MA. Molecular mechanisms of inhibition of vascular growth by angiotensin-(1-7). Hypertension. 2003;42(4):574-9.
52. Langeveld B, Van Gilst WH, Tio RA, et al. Angiotensin-(1-7) attenuates neointimal formation after stent implantation in the rat. Hypertension. 2005;45(1):138-41.
53. Sampaio WO, Castro CH, Santos RA, et al. Angiotensin-(1-7) counterregulates angiotensin II signaling inhuman endothelial cells. Hypertension. 2007;50:1093-8.
54. Xu P, Costa-Goncalves AC, Todiras M, et al. Endothelial dysfunction and elevated blood pressure in MAS gene-deleted mice. Hypertension. 2008;51:574-80.
55. Rabelo LA, Xu P, Todiras M, et al. Ablation of angiotensin- (1-7) receptor Mas in C57Bl/6 mice causes endothelial dysfunction. J Am Soc Hypertens. 2008;2:418-24.
56. Rakušan D, Bürgelová M, Vaněčková I, et al. Knockout of angiotensin- (1-7) receptor Mas worsens the course of two-kidney, one-clip Goldblatt hypertension: roles of nitric oxide deficiency and enhanced vascular responsiveness to angiotensin II. Kidney Blood Press Res. 2010;33:476-88.
57. Faria-Silva R, Duarte FV, Santos RA. Short-term angiotensin(1-7) receptor MAS stimulation improves endothelial function in normotensive rats. Hypertension. 2005;46:948-52.
58. Fraga-Silva RA, Pinheiro SVB, Gonçalves ACC, et al. The antithrombotic effect of angiotensin-(1-7) involves mas-mediated NO release from platelets. Mol Med. 2008;14(1-2):28-35.
59. Fraga-Silva RA, Costa-Fraga FP, De Sousa FB, et al. An orally active formulation of angiotensin-(1-7) produces an antithrombotic effect. Clinics. 2011;66(5):837-41.
60. Fang C, Stavrou E, Schmaier AA, et al. Angiotensin- (1-7) and Mas decrease thrombosis in Bdkrb2-/- mice by increasing NO and prostacyclin to reduce platelet spreading and glycoprotein VI activation. Blood. 2013;121(15):3023-32.
61. Tallant EA, Clark MA. Molecular mechanisms of inhibition of vascular growth by angiotensin-(1-7). Hypertension. 2003;42(4):574-9.
62. Sui YB, Chang JR, Chen WJ, et al. Angiotensin-(1-7) inhibits vascular calcification in rats. Peptides. 2013;42:25-34.
63. Wilsdorf T, Gainer JV, Murphey LJ, et al. Angiotensin-(1-7) does not affect vasodilator or TPA responses to bradykininin human forearm. Hypertension. 2001;37:1136-40.
64. Davie AP, McMurray JJ. Effect of angiotensin-(1-7) and bradykinin inpatients with heart failure treated with an ACE inhibitor. Hypertension. 1999;34:457-60.
65. Sasaki S, Higashi Y, Nakagawa K, et al. Effects of angiotensin-(1-7) on forearm circulation in normotensive subjects and patients with essential hypertension. Hypertension. 2001;38(1):90-4.

66. Ueda S, Masumori-Maemoto S, Wada A, et al. Angiotensin(1-7) potentiates bradykinin-induced vasodilatation in man. J Hypertens. 2001;19:2001-9.
67. Roks AJ, Van Geel PP, Pinto YM, et al. Angiotensin-(1-7) is a modulator of the human renin-angiotensin system. Hypertension. 1999;34(2):296-301.
68. Roks AJ, Nijholt J, Van Buiten A, et al. Low sodium diet inhibits the local counter-regulator effect ofangiotensin-(1-7) on angiotensin II. J Hypertens. 2004;22:2355-61.
69. Van Twist DJ, Houben AJ, de Haan MW, et al. Angiotensin-(1-7)-induced renal vasodilation in hypertensive humans is attenuated by low sodium intake and angiotensin II co-infusion. Hypertension. 2013;62:789-93.
70. Van der Wouden EA, Ochodnický P, Van Dokkum RP, et al. The role of angiotensin(1-7) in renal vasculature of the rat. J Hypertens. 2006;24:1971-8.

PARTE II
Disfunção Endotelial e Síndromes Clínicas

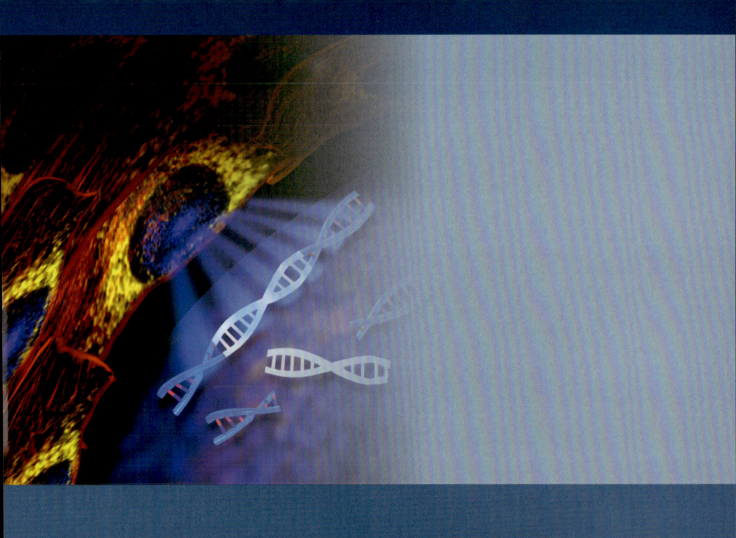

Seção III

Métodos de Investigação

capítulo 16

Valéria Costa-Hong
Keyla Yukari Katayama
Fernanda Marciano Consolim-Colombo

Métodos de Investigação da Função Endotelial em Humanos

MÉTODOS DE INVESTIGAÇÃO DA FUNÇÃO ENDOTELIAL EM HUMANOS

O endotélio, camada de células endoteliais que reveste a superfície luminal dos vasos sanguíneos, funciona como um órgão espacialmente distribuído por todo o corpo, e é altamente ativo do ponto de vista metabólico.[1]

É bem estabelecido que o endotélio apresente inúmeras funções fisiológicas, que em conjunto, visam manter a saúde vascular.[1] Além disso, ele está envolvido em vários processos patológicos, incluindo o desenvolvimento da aterosclerose e do câncer.[2]

Apesar da mesma origem embriológica, as células endoteliais não representam um conjunto homogêneo de células, pois diferem quanto a sua morfologia e função ao longo dos diferentes segmentos do sistema circulatório. Aspectos genéticos, bioquímicos e participação de forças biomecânicas contribuem para esta importante característica, que apenas recentemente vem sendo abordada.[3] A heterogeneidade fenotípica das células endoteliais fornece pelo menos duas vantagens: primeiro, permite que o endotélio atue de conformidade com as diversas necessidades dos tecidos subjacentes em todo o corpo; segundo, favorece a capacidade de adaptação das células aos diferentes microambientes, por exemplo, ambiente hiperosmolar e hipóxico da medula interna do rim, e ambiente bem oxigenado dos alvéolos pulmonares.[3]

Existem propriedades ou funções comuns a toda célula endotelial. A vasodilatação dependente do endotélio foi definida pela descoberta do fator relaxante derivado do endotélio (EDRF, *endothelial derived relaxing factor*) em 1980 por R. Furchgott.[4] Essa importante função do endotélio é responsável pela autorregulação do fluxo nos tecidos pela microcirculação e pelas alterações de diâmetro em resposta ao estresse de cisalhamento *(shear stress)* nos vasos de condutância. Com o avanço no conhecimento da fisiologia endotelial, suas outras funções foram sendo descritas: regulação da coagulação e anticoagulação, antiagregação plaquetária e modulação da resposta inflamatória vascular. Ainda, tornou-se evidente que a disfunção endotelial tem implicações profundas e complexas em diversas doenças, como a hipertensão arterial, *diabetes mellitus*, dislipidemia, aterosclerose, síndromes coronárias agudas, sepse e síndrome da resposta inflamatória sistêmica, ficando clara, nestas últimas, a importância da disfunção do endotélio nas alterações da microcirculação.[5-9]

O endotélio pode ser estudado de diferentes formas, desde aspectos celulares e moleculares, até em preparações fisiológicas em animais de experimentação e com vasos/órgãos isolados e também pode ser inferida, mesmo que de forma indireta, em humanos. Cada um dos métodos de investigação é adequado para elucidar determinado tipo de questionamento científico, desde intimidade molecular dos mecanismos de sinalização intra e intercelulares, passando pelos mecanismos de homeostase da circulação e da coagulação, pela fisiopatologia da inflamação e mecanismos de reparo da lesão vascular, chegando às implicações clínicas para diagnóstico, prognóstico e tratamento de determinada patologia.

Avaliação da função endotelial em humanos

Apesar dos enormes avanços na compreensão da biologia das células endoteliais, pouca percepção desse órgão chega à prática clínica. Na avaliação do paciente, a saúde do endotélio ainda não é questão feita de rotina, nem é situação na qual se busque correção terapêutica específica. Muitos fatores corroboram para tal situação. O endotélio não se apresenta para a inspeção, palpação, percussão e/ou ausculta. Além disso, os testes que medem a função endotelial disponíveis no momento, bioquímicos ou funcionais, têm limitações quanto à padronização, facilidade de execução, reprodutibilidade e variabilidade.[1,10] Assim, a natureza invisível e difusa da camada de células, a complexidade do sistema e a sua adaptabilidade são características que dificultam a incorporação da avaliação da função endotelial na prática clínica. Dessa forma, o enorme potencial do endotélio como alvo diagnóstico, preventivo e terapêutico permanece largamente inexplorado.[1]

Existem atualmente alguns testes que fornecem informações mesmo que de forma indireta sobre a função endotelial em humanos e, portanto, capazes de detectar a injúria endotelial.[10,11] Esses testes constituem-se de avaliações funcionais que inferem sobre a estrutura da parede do vaso, e dosagens de marcadores sanguíneos.

Nos testes funcionais pode-se estimar a reatividade vasomotora, ou seja, a capacidade de dilatação/contração do vaso sanguíneo ou o aumento/diminuição de fluxo de sangue de um segmento, frente a diversos estímulos. A dilatação vascular que se segue à estimulação fisiológica e/ou farmacológica, por meio da administração de drogas que atuam especificamente nos receptores das células endoteliais, por exemplo, acetilcolina, bradicinina, substância P, é compreendida como dilatação dependente da integridade da função endotelial.[11] Os métodos que avaliam a reatividade do vaso são considerados invasivos quando há infusão de drogas vasoativas diretamente dentro de artérias ou em veias. Os métodos são considerados não invasivos quando o estímulo para o vaso é feito de forma indireta, por meio de manobras, como hiperemia reativa, exercício isotônico (*hand grip*) ou estresse mental. A quantificação da variação do diâmetro dos vasos ou do volume de fluxo de sangue, em respostas aos diferentes estímulos, pode ser feita por meio de diferentes técnicas, como pletismografia e ultrassom vascular.[11-16]

Métodos invasivos

Artérias coronárias – cineangiocoronariografia

Em pacientes submetidos à cineangiocoronariografia diagnóstica, a angiografia biplanar quantitativa de um segmento epicárdico de coronária e a utilização de um *probe* de ultrassom Doppler intracoronário (Flow Wire®) permitem avaliar o diâmetro do vaso e o fluxo coronário, antes e após a injeção intracoronária de acetilcolina e bradicinina que são vasodilatadores dependentes do endotélio. A resposta observada em indivíduos normais é a dilatação do vaso e o aumento de fluxo de sangue. Já em pacientes com doença aterosclerótica coronária (DAC) observa-se, tanto no vaso acometido quanto nas áreas sem lesões obstrutivas evidentes, redução significativa da dilatação ou até mesmo resposta vasoconstritora, em resposta a infusão de vasodilatadores.[17] A expressão disfunção endotelial foi cunhada em 1986 tendo por base essa observação. Inúmeros estudos demonstraram que em pacientes sem DAC, mas portadores de fatores de risco como *diabetes mellitus*, dislipidemia, hipertensão ou tabagismo, podem ser encontradas alterações tanto na vasodilatação quanto na reserva de fluxo coronário. Já o controle do diabetes, da hipercolesterolemia, da hipertensão arterial e o abandono do tabagismo podem reverter esta disfunção endotelial. A reatividade das coronárias avaliada de forma invasiva, além de demonstrar que o grau de disfunção endotelial nesse território arterial, apresenta correlação com o risco de eventos coronários adversos futuros.[18]

Artéria braquial – pletismografia

A pletismografia com oclusão venosa é uma técnica que vem sendo utilizada há aproximadamente 50 anos na avaliação do fluxo de sangue periférico.[19] Da forma como foi desenvolvida por Whitney as variações do volume de um segmento, por exemplo, antebraço, são transformadas automaticamente em variação porcentual do fluxo de sangue para a região (mL/100 mL de tecido/min).

Os equipamentos que compõem o conjunto necessário para a pletismografia constam de sensores de estiramento (*mercury in sylastic strain-gauge*), manguitos de pressão para o punho e para o braço, compressor e insuflador de ar, e transformador de sinais, por exemplo, pletismógrafo propriamente dito. A instalação do equipamento pode ser brevemente descrita: um sensor de estiramento de tamanho adequado para o diâmetro do antebraço é colocado 5 cm abaixo da prega cubital e o braço mantido elevado a 10 cm do nível do coração, por meio de um suporte (Figura 16.1). A circulação da mão é excluída com a insuflação de manguito colocado no punho com pressão suprassistólica (200 mmHg), um minuto antes da determinação do volume de fluxo. A oclusão do retorno venoso é feita de forma intermitente, aplicando-se pressão de 35-40 mmHg no manguito localizado no terço médio do braço. A oclusão pode durar 7 a 10 segundos, e a liberação mais 7 a 10 segundos. Dessa forma, obtém-se registro de três curvas de fluxo por minuto (Figura 16.1).

Métodos de Investigação da Função Endotelial em Humanos

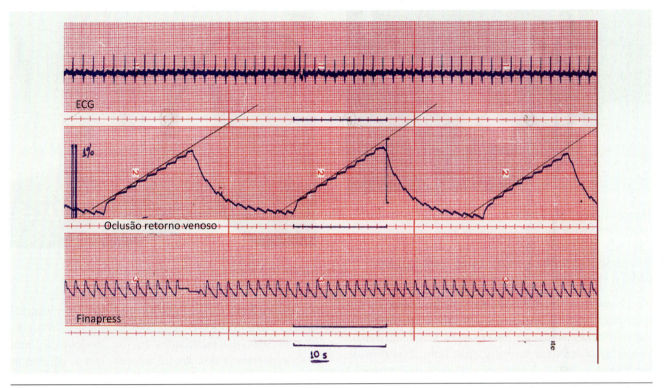

Figura 16.1 Registro das curvas, de fluxo. No traçado aparecem 3 canais: ECG: uma derivação de eletrocardiograma; fluxo: registro do pletismógrafo; Finapress: registro das curvas de pressão batimento a batimento de forma não invasiva (Finapress®).
Fonte: Laboratório de Hipertensão Arterial, InCor.

Para o cálculo dos valores do fluxo, pode-se utilizar a análise manual ou semianual, com ajuda de um programa de computador.

A quantificação do fluxo de sangue do antebraço por meio da pletismografia durante a infusão de drogas vasoativas na artéria braquial é considerada o padrão ouro de avaliação da função endotelial. Para esse teste farmacológico, há necessidade de se realizar punção na artéria e infundir drogas em doses ajustadas ao volume do segmento a ser analisado, para que não ocorram efeitos sistêmicos que possam interferir na interpretação dos resultados. Usualmente, infundem-se doses crescentes da medicação escolhida para se obter curva dose-resposta (p. ex. curva de resposta de vasodilatação).[19] O procedimento, embora simples de se realizar em centros de pesquisa clínica, possui risco mínimo de complicações decorrentes da punção arterial, como espasmo da artéria, trombose, sangramentos ou hematomas.

Podemos descrever de forma sucinta, o protocolo de estudo da função endotelial por meio de infusão de drogas na artéria braquial: inicialmente, quantifica-se o volume do antebraço, com objetivo de se adequar a infusão das drogas; a seguir, os indivíduos são posicionados em maca, na posição supina; em condições assépticas e com anestesia superficial local, realiza-se a punção da artéria braquial do braço não dominante (a 2 cm da prega cubital) com cateter específico para o procedimento; o cateter é fixado no local e conectado a uma via que mantem infusão contínua de solução salina com heparina para manter a permeabilidade do sistema e a outra para infundir as drogas vasoativas (Figura 16.2). Após a punção, os acessórios do conjunto de pletismografia (Hokannson, Inc., Ilevue, WA, EUA) são posicionados para obtenção das curvas de fluxo de sangue para o antebraço. Aguarda-se o tempo mínimo de 30 minutos antes de se iniciar a infusão de drogas. Com o objetivo de estudar a dilatação dependente do endotélio, infunde-se pelo menos três doses crescentes de acetilcolina (0,75; 5 e 15 mg/100 mL tecido/minuto) sendo a duração de cada infusão de 2 minutos. Após 15 minutos de intervalo, a mesma sequência é repetida, agora utilizando-se a infusão o nitroprussiato de sódio (doses de 1, 2 e 4 mg/100 mL tecido/minuto, também 2 minutos cada dose), que é fármaco que causa dilatação do vaso por ação direta da musculatura lisa (avaliação da vasodilatação independente do endotélio). O volume de infusão total não deve ultrapassar 2 mL/minuto, para evitar o efeito que um volume maior poderia ter sobre o endotélio (aumento do *shear stress*). Ao término do exame, é realizada a compressão do local da punção arterial por 10 a 15 minutos.[20]

Capítulo 16

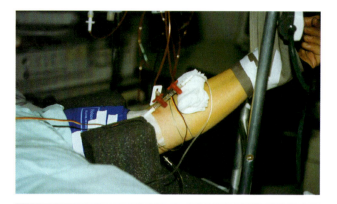

Figura 16.2 Pletismografia.
Fonte: Laboratório de Hipertensão Arterial, InCor.

Veia do dorso da mão – técnica de complacência (Dorsal Hand Vein Technique – DHV)

O método de avaliação da função endotelial no território venoso considera os mesmos princípios de infusão intravascular de doses crescentes de fármacos vasodilatadores de ação local, mas num território de fácil acesso e com menor possibilidade de complicações: a veia do dorso da mão.

De forma breve, podemos descrever o método da seguinte forma: o paciente é colocado em posição supina com o antebraço esquerdo acomodado em um suporte, com ângulo de 30° em relação à horizontal. Uma agulha de 23G é inserida em veia do dorso da mão esquerda e em seguida infunde-se solução fisiológica a 0,9% por meio da bomba de infusão Harvard (Harvard Apparatus Inc. South Natick, Mass) durante 30 minutos a 0,3 mL/minuto, para possibilitar a recuperação da vasoconstrição causada pela inserção da agulha. Um tripé com transdutor central (LVDT, Shaevitz Engineering, Pennsauken NJ) é fixado no dorso da mão, 10 mm acima do ponto de inserção da agulha (Figura 16.3). O transdutor é capaz de detectar pequenos deslocamentos lineares sobre a superfície dorsal da mão esquerda. A variação no diâmetro da veia promove movimentação vertical proporcional do transdutor que é captada e transformada em sinal para a construção da curva.[12] A seguir, realiza-se a infusão de doses crescentes de acetilcolina, nitroprussiato de sódio, ou demais drogas a serem investigadas, sempre se respeitando a farmacocinética das drogas e o uso doses e concentrações de efeito puramente local.[21]

Há estudos na literatura que demonstraram boa correlação entre função endotelial do território arterial com a função endotelial do território venoso[12] avaliadas por técnicas diferentes, ainda que seja possível quantificar respostas terapêuticas de forma semelhante nesses dois territórios vasculares.[22]

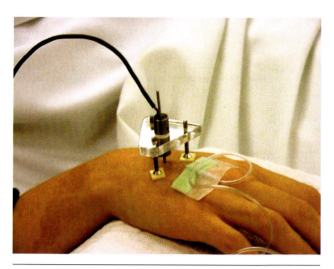

Figura 16.3 Posicionamento do transdutor.
Fonte: Laboratório de Hipertensão Arterial, InCor.

Dessa forma, a escolha do método a ser utilizado em cada protocolo depende das questões a serem respondidas, das facilidades que os serviços dispõem e da experiência dos pesquisadores com as diferentes técnicas.

MÉTODOS NÃO INVASIVOS

Diâmetro das artérias – ultrassom vascular de alta resolução

O fluxo e no diâmetro de artérias periféricas podem ser aferidos utilizando-se equipamento de ultrassom vascular com transdutor de alta resolução.[23-25] Essa técnica pode ser utilizada na situação de repouso e durante a realização de manobras que causam aumento de fluxo de sangue e dilatação dos vasos (hiperemia reativa) ou administração sistêmica de diversos fármacos vasodilatadores, incluindo nitrato sublingual. Dessa forma, trata-se de método capaz de avaliar mudanças no diâmetro dos vasos em resposta a estímulos dependentes e independentes do endotélio e fornece informações sobre a função endotelial do segmento estudado.

A avaliação da dilatação arterial dependente do aumento de fluxo após hiperemia reativa e denomina-se dilatação mediada pelo fluxo (DMF – do inglês, *flow mediated vasodilation*, FMD), sendo uma das técnicas mais usadas, não somente para o diagnóstico da presença de disfunção endotelial, mas também como marcadora de prognóstico cardiovascular.[25]

Sabe-se que quando um segmento arterial é ocluído, os tecidos isquêmicos liberam fatores ou moléculas, como adenosina, íons H+, EDHF, entre outros, que causam dilatação da microcirculação, numa tentativa de restaurar a perfusão de sangue. Com a desobstrução do segmento ocluído há, imediatamente, grande aumento do aporte de sangue para a região isquêmica, causando hiperemia do tecido, a chamada hiperemia reativa. O incremento do fluxo depende inicialmente da pressão arterial e da quantidade de substancias produzidas pelo endotélio da microcirculação e representa o estado funcional dessas células. O aumento da velocidade e do fluxo de sangue provoca na parede das artérias que nutrem o tecido previamente isquêmico (artérias de condução) incremento da força de cisalhamento (*shear stress*), que é potente estímulo para que as células endoteliais produzam vasodilatadores. O *shear stress* estimula canais de potássio da membrana levando à hiperpolarização das células endoteliais, com consequente aumento do cálcio intracelular, ativação da enzima óxido nítrico sintase endotelial (eNOS), e liberação de óxido nítrico (NO). Como decorrência, há relaxamento do músculo liso vascular subjacente e aumento do diâmetro arterial. Há curto tempo para que todo esse processo ocorra, dessa forma, a dilatação mediada pelo fluxo pode ser quantificada em grandes artérias minutos após a liberação da oclusão/isquemia do segmento irrigado por ela.[26,27]

A menor capacidade de DMF caracteriza a disfunção endotelial nas artérias de condutância. Como o mecanismo da DMF é dependente de NO[26,27] a função endotelial pode ser considerada marcador não invasivo da biodisponibilidade de NO, importante fator oponente ao início e/ou progressão da aterosclerose.[28]

O uso de vasodilatadores independentes de endotélio, como a nitroglicerina sublingual, permite verificar se a camada muscular lisa do vaso está funcionando normalmente ou não, em resposta a sua estimulação direta. Uma menor DMF associada à preservada vasodilatação independente do endotélio comprova a presença de disfunção somente da camada endotelial. A importância da disfunção das células musculares lisa na estratificação do risco da doença cardiovascular (DCV) ainda não está bem estabelecida.

A técnica de DMF por ultrassom na artéria braquial é o método mais comumente utilizado para avaliação da função endotelial.[29,30] Esse método pode ser usado na investigação de pacientes com doenças cardiovasculares, em portadores de fatores de risco cardiovascular, em indivíduos assintomáticos e até mesmo nas crianças. A DMF correlaciona-se com a função endotelial das artérias coronarianas avaliadas de forma invasiva[31] e é preditora de eventos cardiovasculares.[32-35]

Para ter boa acurácia e reprodutibilidade, a técnica deve ser realizada por profissionais experientes, com equipamento padronizado e usando protocolo estabelecido. Em 2002, Corretti e cols.[36] publicaram a primeira diretriz para execução da técnica da DMF no território da artéria braquial. Outras diretrizes surgiram ao longo desses anos, que objetivaram incorporar descobertas sobre como variáveis fisiológicas e da própria técnica poderiam influenciar a resposta da vasodilatação.[23,37,38]

Destacaremos alguns pontos que são importantes na técnica de DMF, e também para as outras técnicas que avaliam a função endotelial.

Para aumentar a exatidão e reprodutibilidade do teste e reduzir condições que influenciam a reatividade vascular, como dieta, fumo, exercício físico, medicação, ciclo menstrual, entre outros, alguns cuidados devem ser observados e padronizados (Tabela 16.1).

Tabela 16.1 Recomendações para a avaliação da DMF em artéria de condutância.[23,37,38]

- Suplementos vitamínicos devem ser suspensos ao menos 72 horas antes da avaliação.
- Cafeína deve ser evitada por pelo menos 12 horas antes das avaliações.
- Não fumar ou se expor à fumaça do cigarro por pelo menos 12 horas antes da avaliação.
- Mulheres em fase fértil devem ser avaliadas sempre na mesma fase do ciclo.
- Em estudos com foco nas diferenças entre gêneros a avaliação deve ser realizada entre o 1º e 7º dia do ciclo menstrual.
- Sempre que possível, as avaliações devem ser realizadas em jejum de pelo menos de 6 horas.
- Testes com medidas repetidas devem ser refeitos sempre no mesmo dia.
- Abstinência do exercício físico de pelo menos 12 horas antes do teste.
- As medicações vasoativas, quando possível, devem ser suspensas por pelo menos 4 meias-vidas antes da avaliação; quando não for possível a suspensão, deve-se considerar o papel dessas medicações durante a interpretação dos resultados obtidos.
- Anti-inflamatórios não esteroides e a aspirina devem ser suspensos 1 e 3 dias respectivamente antes do estudo da função endotelial.
- O exame deve ser realizado em ambiente calmo, com temperatura controlada variando de 20° a 25°C.

O indivíduo deve permanecer na posição supina e a escolha do braço que será avaliado é indiferente na literatura. Pode-se colocar o manguito de pressão, que será usado para obstruir a circulação do sangue no membro, no antebraço. Deve-se fazer a aquisição da imagem da secção longitudinal da artéria braquial acima da prega do cotovelo, e utilizar uma marca anatômica como referência, para sempre utilizar a mesma imagem da artéria em registros sucessivos. A profundidade e o ganho são otimizados para identificar a luz e a parede do vaso em cada estudo e o Doppler é posicionado a 60° em relação ao centro do vaso. O diâmetro da artéria braquial é definido pela distância entre a camada íntima da parede anterior até a parede posterior, quantificada de forma manual ou semiautomática, com um *software* específico, para evitar a interferência do observador. Para a leitura, as imagens adquiridas devem conter pelo menos seis ciclos cardíacos, coincidente com a onda R do ECG, ao utilizar um software de análise automática o diâmetro é calculado durante o ciclo cardíaco completo.

Após a avaliação do diâmetro da artéria em repouso, procede-se a realização da manobra de hiperemia reativa. Para tal, posiciona-se um torniquete pneumático ao redor do antebraço e insufla-se até 50 mmHg acima do valor da pressão sistólica, por 5 minutos. Após desinsuflar o manguito, registramos os cinco primeiros fluxos (Doppler) e registramos imagem da artéria para calcular o diâmetro, por período de 10 segundos antes da liberação do cuff até 180 segundos após (Figura 16.4). Aguarda-se um intervalo de 20 minutos para que a artéria volte às condições normais, e registra-se novamente um segundo momento de repouso. A seguir, administra-se nitroglicerina *spray* ou nitrato sublingual (5 mg). Após 5 minutos do uso analisamos diâmetro e fluxo e calcula-se a porcentagem de dilatação da artéria braquial. O nitrato não deve ser administrado a pacientes hipotensos ou com bradicardia clinicamente significativa. Devem ser excluídos da análise da reatividade vascular por esse método, os pacientes com diâmetro da artéria braquial menor que 2,5 mm pela dificuldade de realizar as medidas, e com diâmetro maior que 5 mm por haver uma menor vasodilatação.[39]

A DMF é expressa na porcentagem de mudança do diâmetro da artéria braquial após estímulo em relação ao diâmetro basal, conforme a fórmula a seguir:

$$VMF = (\text{diâmetro HR} - \text{diâmetro basal}) / \text{diâmetro basal} \times 100$$

Em seguida, tem-se a fórmula para o cálculo da porcentagem de mudança no diâmetro após uso de nitrato.

$$VMF = (\text{diâmetro pré nitrato} - \text{diâmetro pós-nitrato}) / \text{diâmetro pré-nitrato} \times 100$$

A vasodilatação máxima nem sempre ocorre aos 60 segundos pós-liberação do *cuff* pressórico, como mostra Black e cols..[40] Esses autores avaliaram o tempo em que a vasodilatação máxima ocorreu em três grupos: jovens, idosos sedentários e treinados; o grupo jovem atingiu o pico máximo de dilatação antes que os grupos de idosos. Quanto à DMF, se analisadas da forma tradicional, por exemplo, 60 segundos após a liberação não haveria diferença entre os três grupos, mas pela análise contínua foi possível observar que a DMF foi semelhante entre os jovens e idosos treinados; já os idosos sedentários apresentaram pior DMF quando comparados ao grupo jovem.

Há no mercado *softwares* que realizam a captura simultânea da velocidade do fluxo e do diâmetro arterial de forma contínua, sendo possível acompanhar o valor do fluxo sanguíneo previamente a liberação do manguito e continuar avaliando por até 120 segundos, no caso da artéria braquial. Com essa metodologia,

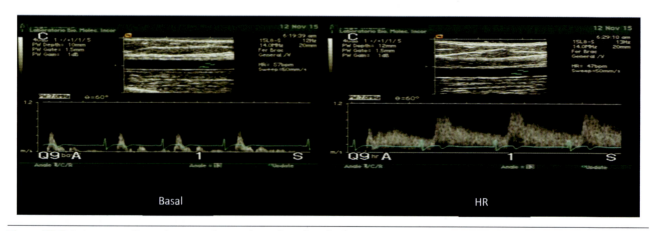

Figura 16.4 Diâmetro e fluxo da artéria braquial nas fases basal e hiperemia reativa.

Fonte: Laboratório de Hipertensão Arterial, InCor.

PARTE II
Disfunção Endotelial e Síndromes Clínicas

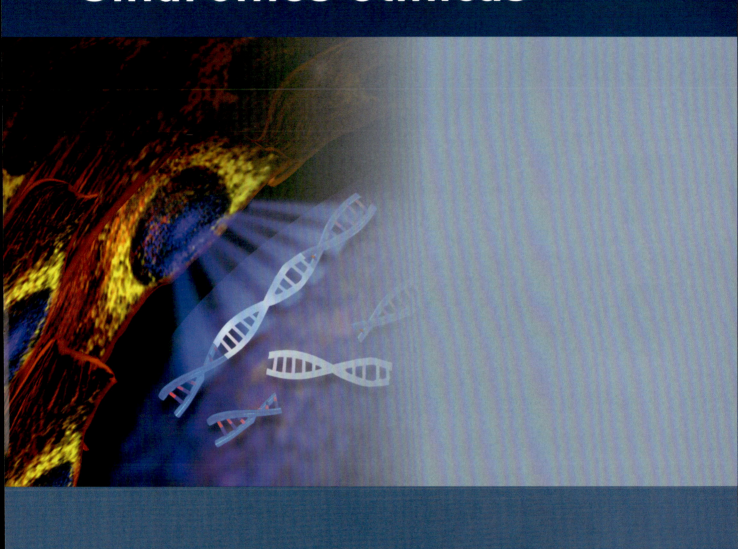

Seção III

Métodos de Investigação

Endotélio e Doenças Cardiovasculares

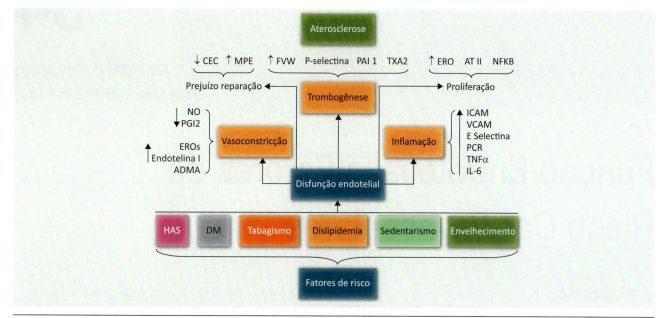

Figura 34.1 Fatores de risco e disfunção endotelial. CEC: células endoteliais circulantes; MPE: micropartículas endoteliais; NO: óxido nítrico; PGI2: prostaciclina; EROs: espécies reativas de oxigênio; ADMA: dimetilarginina assimétrica; vWF: fator de von Willebrand; P-selectina: selectina plaquetária; PAI 1: inibidor 1 do plasminogênio; TXA2: tromboxane A2; A-II: angiotensina II; NF-κB: fator de transcrição nuclear Kapa B; ICAM: molécula de adesão intercelular; VCAM: molécula de adesão vascular; E-selectina: selectina endotelial; PCR: proteína C reativa; TNF-α: fator de necrose tumoral alfa; IL-6: interleucina-6.

riférica; fluometria por *laser* Doppler; imagem por ressonância magnética; PET scan.

b) **Métodos invasivos:** coronariografia com administração intracoronária de agentes vasoativos; administração intrabraquial de agentes vasoativos.

c) **Marcadores circulatórios da função endotelial:** dimetilarginina assimétrica (ADMA), E-selectina solúvel, trombomodulina, fator de vonWillebrand, células endoteliais e células progenitoras endoteliais circulantes e micropartículas endoteliais circulantes.

ATIVIDADE ENDOTELIAL E PROGNÓSTICO

Vários autores demonstraram que a avaliação funcional do endotélio se correlaciona com o prognóstico dos pacientes.

Assim, pelo uso de testes de resposta vasomotora coronária, Al Suwaidi e colaboradores,[3] avaliando indivíduos com aterosclerose coronária sem lesões críticas, encontraram que a vasomoção coronária alterada predizia maior ocorrência de eventos cardíacos; enquanto Targonski e colaboradores[4] correlacionaram com aumento da ocorrência de eventos cerebrovasculares nesse mesmo tipo de paciente.

Halcox e colaboradores,[5] em estudo comparativo entre portadores de doença coronária e isentos de lesões, encontraram que a vasomotricidade coronária alterada foi preditor independente de eventos cardiovasculares.

Quanto aos métodos de avaliação em circulação periférica também há comprovação de sua efetividade preditora em vários subgrupos estudados.

A pletsmografia de oclusão venosa revelou-se útil na discriminação de pacientes de alto risco para eventos coronários em hipertensos,[6] portadores de doença coronária,[7] mulheres na pós-menopausa[8] e em pacientes com síndromes coronárias agudas.[9]

A vasodilatação mediada por fluxo alterada correlacionou-se com eventos cardiovasculares em população de portadores de fatores de risco,[10,11] mulheres hipertensas pós-menopausadas,[8,12] idosos,[13] portadores de doença vascular periférica[14] e pré-operatório de doença vascular.[15] Em portadores de doença coronária houve aumento de eventos em pacientes com infarto sem supradesnivelamento de ST,[16] doença coronária estável[17] e após implante de *stent*.[18]

A verificação de baixa amplitude do pulso capilar e a hiperemia reativa por tonografia por aplanação arterial periférica correlacionam-se com a presença de doença coronária e com maior incidência de eventos.[19,20]

Na vasodilatação por administração intra-arterial de acetilcolina em portadores de doença coronária houve o dobro de eventos em pacientes com vasodila-

capítulo 34

Desidério Favarato
Protásio Lemos da Luz

Função Endotelial e Fatores de Risco Cardiovasculares

INTRODUÇÃO

As doenças cardiovasculares de origem aterosclerótica são as principais causas de morte no mundo ocidental e no Brasil.[1] A aterosclerose tem seu início, manutenção e desencadeamento de complicações na disfunção endotelial, que surge na presença dos fatores de risco. A disfunção endotelial é o traço comum a todos os fatores de risco para doença cardiovascular.

Os fatores de risco clássicos são: gênero masculino, idade, tabagismo, diabetes, hipercolesterolemia, baixo HDL e sedentarismo. Com o tempo outros mais foram sendo acrescentados, tais como, obesidade, síndrome metabólica, depressão, estresse emocional, além da predisposição familiar, hiper-homicisteinemia etc.

Contudo, no estudo *Interheart*, sobre prevalência de fatores de risco em pacientes internados com diagnóstico de infarto, 90% deles apresentavam fatores de risco clássicos.[2]

ATIVIDADES DO ENDOTÉLIO NORMAL E DISFUNCIONANTE

O endotélio normofuncionante possui propriedades de vasodilatação, ações antiplaquetária, anti-inflamatória, antiproliferativa e fibrinólise. As substâncias produzidas nessas circunstâncias são o óxido nítrico, a prostaciclina e o fator hiperpolarizante derivado do endotélio.

No endotélio disfuncional há vasoconstrição, inflamação, agregação plaquetária, ações pró-coagulante e proliferativa. As substâncias produzidas nessas ações são a angiotensina II, a endotelina-1, os radicais livres derivados do oxigênio e o tromboxane A_2.

Assim o endotélio saudável apresenta o fenótipo vasodilatador com altos níveis de vasodilatadores, como óxido nítrico (NO) e prostaciclina (PGI2) e baixos níveis de espécies reativas de oxigênio (EROS) e ácido úrico. Além disso, tem fenótipo anticoagulante com baixos níveis de inibidor 1 do ativador de plasminogênio (PAI-1), fator de von Willebrand (vWF) e P-selectina. Acrescentam-se baixos níveis de inflamação com baixos níveis de moléculas de adesão vascular solúvel (sVCAM), molécula de adesão intercelular solúvel (sICAM), E-selectina, proteína C reativa (PCR), fator de necrose tumoral alfa (TNF-α) e interleucina-6 (IL-6). Além disso, a população de células progenitoras endoteliais, indicativas da capacidade de reparação endotelial, é alta; ao contrário dos baixos níveis de micropartículas de origem endotelial e células endoteliais circulantes indicativas de estresse ou dano endotelial.

Na disfunção endotelial, o fenótipo inclui prejuízo da vasodilatação, aumento do estresse oxidativo e do ácido úrico, radicais lipídicos peroxidados, nitrotirosina e baixos níveis de NO e perfil pró-coagulante e pró-inflamatório com reduzida capacidade de reparação vascular e aumento do numero de micropartículas endoteliais (MPE) e células endoteliais circulantes (CEC), 6-ceto-prostaglandina F1-alfa, produto da degradação de prostaciclina e ADMA (dimetilarginina assimétrica), NO_2 (nitrito), NO_3 (nitrato) e peroxinitrito (Figura 34.1).

MÉTODOS DE AVALIAÇÃO DA ATIVIDADE ENDOTELIAL

Existem diversos modos de avaliação da atividade endotelial:

a) **Métodos não invasivos:** dilatação mediada pelo fluxo; análise onda de pulso; pletsmografia de oclusão venosa; tonometria arterial pe-

97. Jones DP. Radical-free biology of oxidative stress. Am J Physiol Cell Physiol. 2008;295:C849-68.
98. Zhang DX, Gutterman DD. Mitochondrial reactive oxygen species-mediated signaling in endothelial cells. Am J Physiol Heart Circ Physiol. 2007;292:H2023-31.
99. Santos CX, Tanaka LY, Wosniak J, et al. Mechanisms and implications of reactive oxygen species generation during the unfolded protein response: roles of endoplasmic reticulum oxidoreductases, mitochondrial electron transport, and NADPH oxidase. Antioxid Redox Signal. 2009;11:2409-27.
100. White CR, Darley-Usmar V, Berrington WR, et al. Circulating plasma xanthine oxidase contributes to vascular dysfunction in hypercholesterolemic rabbits. Proc Natl Acad Sci USA. 1996;93:87445-9.
101. Battelli MG, Polito L, Bolognesi A. Xanthine oxidoreductase in atherosclerosis pathogenesis: not only oxidative stress. Atherosclerosis. 2014;237:562-7.
102. Guthikonda S, Sinkey C, Barenz T, et al. Xanthine oxidase inhibition reverses endothelial dysfunction in smokers. Circulation. 2003;107:416-21.
103. Feng B, Yao PM, Li Y. The endoplasmic reticulum is the site of cholesterol-induced cytotoxicity in macrophages. Nat Cell Biol. 2003;5:781-92.
104. Eletto D, Chevet E, Argon Y, et al. Redox controls UPR to control redox. J Cell Sci. 2014;27:3649-58.
105. Laurindo FR, Pescatore LA, Fernandes D de C. Protein disulfide isomerase in redox cell signaling and homeostasis. Free Radic Biol Med. 2012;52:1954-69.
106. Janiszewski M, Lopes LR, Carmo AO, et al. Regulation of NAD(P)H oxidase by associated protein disulfide isomerase in vascular smooth muscle cells. J Biol Chem. 2005;280:40813-9.
107. Fernandes DC, Manoel AH, Wosniak J Jr, et al. Protein disulfide isomerase overexpression in vascular smooth muscle cells induces spontaneous preemptive NADPH oxidase activation and Nox1 mRNA expression: effects of nitrosothiol exposure. Arch Biochem Biophys. 2009;484:197-204.
108. Darley-Usmar V, Halliwell B. Blood radicals: reactive nitrogen species, reactive oxygen species, transition metal ions, and the vascular system. Pharmac Res. 1996;13:649-62
109. Falk E, Nakano M, Bentzon JF. Update on acute coronary syndromes: the pathologists view. Eur Heart J. 2013;34:719-28.
110. Stone GW, Maehara A, Lansky AJ, et al. A prospective natural-history study of coronary atherosclerosis. N Engl J Med. 2011;364:226-35.
111. Forrester JS, Litvack F, Grundfest W, et al. A perspective of coronary disease seen through the arteries of living man. Circulation. 1987;75:505-13.
112. Burke AP, Farb A, Malcolm GT, et al. Coronary risk factors and plaque morphology in men with coronary disease who died suddenly. N Engl J Med. 1997;336:1276-82.
113. ten Kate GL, Sijbrands EJG, Valkema R, et al. Molecular imaging of inflammation and intraplaque vasa vasorum: A step forward to identification of vulnerable plaques? J Nucl Cardiol. 2010;17:897-912.
114. Glagov S, Weisenberg E, Zarins CK, et al. Compensatory enlargement of human atherosclerotic coronary arteries. N Engl J Med. 1987;316:1371–5.
115. Motoyama S, Sarai M, Harigaya H, et al. Computed tomographic angiography characteristics of atherosclerotic plaques subsequently resulting in acute coronary syndrome. J Am Coll Cardiol. 2009;54:49–57.
116. Katasoka Y, Wolski K, Uno K, et al. Spotty calcification as a marker of accelerated progression of coronary atherosclerosis: insights from serial intravascular ultrasound. J Am Coll Cardiol. 2012;59:1592–7.
117. Rambhia SH, Liang X, Xenos M. Microcalcifications increase coronary vulnerable plaque rupture potential : a patients-based micro- CT fluid –structure interaction study. Ann Biomed Eng. 2012;40:1443-54.
118. Ehara S, Kobayashi Y, Yoshiyama M, et al. Spotty calcification typifies the culprit plaque in patients with acute myocardial infaction: an intravascular ultrasound study. Circulation. 2004;110:3424-9.
119. Arbustini E, Dal Bello B, Morbini P, et al. Plaque erosion is a major substrate for coronary thrombosis in acute myocardial infarction. Heart. 1999;82:269-72.
120. Da Luz PL, Laurindo FRM, Chagas ACP. Endotélio: Doenças Cardiovasculares. 1.ed. São Paulo: Atheneu, 2004.
121. Schönbeck U, Sukhova GK, Shimizu K, et al. Inhibition of CD40 signaling limits evolution of established atherosclerosis in mice. Proc Natl Acad Sci USA. 2000;97:7458–63.
122. Mach F, Schönbeck U, Sukhova GK, et al. Reduction of atherosclerosis in mice by inhibition of CD40 signalling. Nature. 1998;394:200–3.
123. Siasos G, Tousoulis D, Kioufis S, et al. Inflammatory mechanisms in atherosclerosis: the impact of matrix metalloproteinases. Curr Top Med Chem. 2012;12:1132-48.
124. Lindstedt KA, Leskinen MJ, Kovanen PT. Proteolysis of the pericellular matrix: a novel element determining cell survival and death in the pathogenesis of plaque erosion and rupture. Arterioscler Thromb Vasc Biol. 2004;24:1350-8.

67. Rajamaki K, Lappalainen J, Oorni K, et al. Cholesterol crystals activate the NLRP3 inflammasome in human macrophages: A novel link between cholesterol metabolism and inflammation. Plos One. 2010;5:e11765.
68. Kawana N, Yamamoto Y, Kino Y, et al. Molecular network of NLRP3 inflammasome activation responsive genes in a human monocyte cell line. J Clin Immunol. 2014;1:1017.
69. Mallat Z. Expression of interleukin-18 in human atherosclerotic plaques and relation to plaque instability. Circulation. 2011;104:1598–603.
70. Jefferis BJ, Papacosta O, Owen CG, et al. Interleukin-18 and coronary heart disease: prospective study and systematic review. Atherosclerosis. 2011;217:227–3.
71. Tiret L, Godefroy T, Lubos E, et al. Genetic analysis of the interleukin-18 system highlights the role of the the interleukin-18 gene in cardiovascular disease. Circulation. 2005;112:643-50.
72. Ridker PM, Danielson E, Fonseca FA, et al. Reduction in C-reactive protein and LDL cholesterol and cardiovascular event rates after initiation of rosuvastatin: a prospective study of the JUPITER trial. Lancet. 2009;373:1175-82.
73. Ridker PM, Thuren T, Zalewski A, et al. Interleukin-1β inhibition and the prevention of recurrent cardiovascular events: rationale and design of the Canakinumab Anti-inflammatory Thrombosis Outcomes Study (CANTOS). Am Heart J. 2011;162:597-605.
74. Ridker PM. Testing the inflammatory hypothesis of atherothrombosis: scientific rationale for the cardiovascular inflammation reduction trial (CIRT). J Thromb Haemost. 2009;7(Suppl. 1):332–9.
75. Chinetti G, Fruchart JC, Staels B. Peroxisome proliferator-activated receptors (PPARs): nuclear receptors at the crossroads between lipid metabolism and inflammation. Inflamm Res. 2000;49:497-505.
76. Duez H, Fruchart JC, Staels B. PPARS in inflammation, atherosclerosis and thrombosis. J Cardiovasc Risk. 2001;8:187-19.
77. Moore KJ, Rosen ED, Fitzgerald ML, et al. The role of PPAR-gamma in macrophage differentiation and cholesterol uptake. Nat Med. 2001;7;41-7.
78. Song L, Leung C, Schindler C. Lymphocytes are important in early atherosclerosis. J Clin Investig. 2001;108:251–9.
79. Daugherty A. The effects of total lymphocyte deficiency on the extent of atherosclerosis in apolipoprotein E−/− mice. J Clin Investig. 1997;100:1575–80.
80. Shalhoub J, Falck-Hansen MA, Davies AH, et al. Innate immunity and monocyte-macrophage activation in atherosclerosis. J Inflamm (Lond). 2011;8:9.
81. Lahoute C, Herbin O, Mallat Z, et al. Adaptive immunity in atherosclerosis: mechanisms and future therapeutic targets. Nat Rev Cardiol. 2011;8:348–58.
82. Johnson JL. Emerging regulators of vascular smooth muscle cell function in the development and progression of atherosclerosis. Cardiovasc Res. 2014;103:452-60.
83. Packard RR, Magantyo-Garcia, Gotsman I, et al. CD11c dendritic cells maintain antigen processing, presentation capabilities, and CD4+T cell primary efficacy under hypercholesterolemic conditions associated with atherosclerosis. Circ Res. 2008;103:965-73.
84. Koltsova EK, Garcia Z, Chodaczek G, et al. Dynamic T cell-APC interactions sustain chronic inflammation in atherosclerosis. J Clin Investig. 2012;122:3114-26.
85. Nilsson J, Fredrikson GN, Björkbacka H, et al. Vaccines modulating lipoprotein autoimmunity as a possible future therapy for cardiovascular disease. J Intern Med. 2009;266:221–31.
86. Hansson GK, Nilsson J. Vaccination against atherosclerosis? Induction of atheroprotective immunity. Semin Immunopathol. 2009;31:95-101.
87. Miller YI, Choi SH, Fang L, et al. Lipoprotein modification and macrophage uptake: role of pathologic cholesterol transport in atherogenesis. Subcell Biochem. 2010;51:229–51.
88. Steinberg D, Witztum JL. Oxidized low-density lipoprotein and atherosclerosis. Arterioscler Thromb Vasc Biol. 2010;30:2311–6.
89. Zhao L, Funk CD. Lipoxygenase pathways in atherogenesis. Trends Cardiovasc Med. 2004;14:191–5.
90. Goldstein JL, Ho YK, Basu SK, et al. Binding site on macrophages that mediates uptake and degradation of acetylated low density lipoprotein, producing massive cholesterol deposition. Proc Natl Acad Sci USA. 1979;76:333–7.
91. Mueller C, Baudler S, Nickenig G, et al. Identification of a Novel Redox-Sensitive Gene, Id3, Which Mediates Angiotensin II–Induced Cell Growth. Circulation. 2002;105:2423-8.
92. Fernandes DC, Bonatto D, Laurindo FRM. The evolving concept of oxidative stress. In: Sauer H, Shah A, Laurindo FR. Oxidative stress in clinical practice: Cardiovascular Diseases. New York: Springer, 2010. p.1-41.
93. Li HZN, Miao YDP. Losartan alleviates hyperuricemia-induced atherosclerosis in a rabbit model. Int J Clin Exp Pathol. 2015;8(9):10428-35.
94. Sleight P. The HOPE Study (Heart Outcomes Prevention Evaluation). J Renin Angiotensin Aldosterone Syst. 2000;1:18-20.
95. Scheen AJ, Legrand V. Clinical study of the month. The EUROPA study: cardiovascular protection with perindopril in patients with stable coronary heart disease. Rev Med Liege. 2003;58:713-6.
96. Winterbourn CC. Reconciling the chemistry and biology of reactive oxygen species. Nat Chem Biol. 2008;4:278-86.

37. Moore KJ, Sheedy FJ, Fisher EA. Macrophages in atherosclerosis: a dynamic balance. Nature. 2013;13:709-21.
38. Robbins CS, Hilgendorf I, Weber GF, et al. Local proliferation dominates lesional macrophage accumulation in atherosclerosis. Nat Med. 2013;19:1166-72.
39. Wolfs IM, Donners MM, de Winther MP. Differentiation factors and cytokines in the atherosclerotic plaque micro-environment as a trigger for macrophage polarisation. Thromb Haemost. 2011;106:763-71.
40. Chinetti-Gbaguidi G, Colin S, Staels B. Macrophage subsets in atherosclerosis. Nat Rev Cardiol. 2015;12:10-7.
41. Bellingan GJ, Caldwell H, Howie SE. In vivo fate of the inflammatory macrophage during the resolution of inflammation: inflammatory macrophages do not die locally, but emigrate to the draining lymph nodes. J Immunol. 1996;15;157:2577-85.
42. Randolph GJ. Emigration of monocyte-derived cells to lymph nodes during resolution of inflammation and its failure in atherosclerosis. Curr Opin Lipidol. 2008 Oct;19462-8.
43. Moore KJ, Freeman MW. Scavenger receptors in atherosclerosis: beyond lipid uptake. Arterioscler Thromb Vasc Biol. 2006;26:1702-11.
44. Cardilo-Reis L, Gruber S, Schreier SM, et al. Interleukin-13 protects from atherosclerosis and modulates plaque composition by skewing the macrophage phenotype. EMBO Mol Med. 2012;10:1072-86
45. Tabas I. Macrophage death and defective inflammation resolution in atherosclerosis. Nat Rev Immunol. 2010;10:36-46.
46. Tabas l. Consequences and therapeutic implications of macrophage apoptosis in atherosclerosis: the importance of lesion stage and phagocytic efficiency. Arterios Thromb Vasc Biol. 2005;25:2255-64.
47. Yao PM, Tabas I. Free cholesterol loading of macrophages induces apoptosis involving the fas pathway. J Biol Chem. 2000 4;275:23807-13.
48. Yao PM, Tabas I. Free cholesterol loading of macrophages is associated with widespread mitochondrial dysfunction and activation of the mitochondrial apoptosis pathway. J Biol Chem. 2001;276:42468-76.
49. Ball RY, Stowers EC, Burton JH, et al. Evidence that the death of macrophage foam cells contribute to the lipid core of atheroma. Atherosclerosis. 1995;114:45-54.
50. Thorp E, Subramanian M, Tabas I. The role of macrophages and dendritic cells in the clearance of apoptotic cells in advanced atherosclerosis. Eur J Immunol. 2011;41:2515-8.
51. Konior A, Schramm A, Czesnikiewicz-Guzik M, et al. NADPH oxidases in vascular pathology. Antioxid Redox Signal. 2014;20:2794-814.
52. Trogan E, Feig JE, Dogan S, et al. Gene expression changes in foam cells and the role of chemokine receptor CCR7 during atherosclerosis regression in ApoE-deficient mice. Proc Natl Acad Sci U S A. 2006;103:3781–6.
53. Chaabane C, Coen M, Bochaton-Piallat ML. Smooth muscle cell phenotypic switch: implications for foam cell formation. Curr Opin Lipidol. 2014;25:374-9.
54. Feig JE, Rong JX, Shamir R, et al. HDL promotes rapid atherosclerosis, regression in mice and alters inflammatory properties of plaque monocyte-derived cells. Proc Natl Acad Sci U S A. 2011;108:7166–71.
55. Rosenfeld ME, Ross R. Macrophage and smooth musclr cell proliferation in atherosclerotic lesions of WHHL and comparably hypercholesterolemic fat-fed rabbits. Arteriosclerosis. 1990;10:680-7.
56. Witztum JL, Lichtman AH. The influence of innate and adaptive immune responses on atherosclerosis. Annu Rev Pathol. 2014;9:73-102.
57. Steinberg D, Witztum JL. Oxidized low- density lipoprotein in atherosclerosis. Arterioscl Thromb Vasc Biol. 2010;30:2311-6.
58. Miller YI, Choi SH, Fang L, et al. Lipoprotein modification and macrophage uptake: role of pathologic cholesterol transport in atherogenesis. Subcell Biochem. 2010;51:229-51.
59. Higashimori M, Tatro JB, Moore KJ, et al. Role of toll-like receptor 4 in intimal foam accumulation in apolipoprotein deficient mice. Arterio Thromb Vasc Biol. 2011;31:50-7.
60. Hayashi C, Papadopoulos G, Gudino CV, et al. Protectin role for TLR4 signaling in atherosclerosis pregression as revealed by infection with a common oral pathogen. J Immunol. 2012;189:3681-8.
61. Stewart CR, Stuart LM, Wilkinson K, et al. CD36 ligands promote sterile inflammation through assembly of a Toll-like receptor 4 and 6 heterodimer. Nat Immunol. 2010;11:155-61.
62. Dai Y, Condorelli G, Mehta JL. Scavenger receptors and non-coding RNAs: Relevance in Atherogenesis. Cardiovasc Res. 2016;109(1):24-33.
63. Tufano A, Di Capua M, Coppola A, et al. The infectious burden in atherothrombosis. Semin Thromb Hemost. 2012;38:515-23.
64. Grayston JT, Kronmal RA, Jackson LA. Azithromycin for the secondary prevention of coronary events. N Engl J Med. 2005;352:1637-45.
65. Tarbutton GL, Mitia AK. Is antibiotic treatment effective for coronary artery disease? J Appl Res. 2007;7:39-49.
66. Sheedy FJ, Grebe A, Rayner KJ. CD36 coordinates NLRP3 inflammasome activation by facilitating the intracellular nucleation from soluble to particulate ligands in sterile inflammation. Nat Immunol. 2013;14:812-20.

3. Berenson GS, Srinivasan SR, Bao W, et al. Association between multiple cardiovascular risk factors and atherosclerosis in children and young adults. N Engl J Med. 1998;338:1650-6.
4. Kannel WB, Dawber TR, Kagan A, et al. Factors of risk in the development of coronary heart disease—six year follow-up experience. The Framingham Study. Ann Intern Med. 1961;55:33-50.
5. Ignatowsky AI. Ueber die Wirkung der tiershen Einwesses auf der Aorta. Virchows Archiv Fur Pathologische Anatomie. 1909;198:248.
6. Stuckey NW. On the changes of rabbit aorta under the influence of rich animal food. São Petersburgo: Dissertação inaugural, 1910.
7. Anichkov N, Chalatov S. Ueber expetimentelle Cholesterinsteatose-Ihre Bedeutung fur die Enstehung einiger pathologischer Proesen". Centrablatt fur Allgemeine Pathologie und Pathologische Anatomie. 1913;1:1.
8. Dock W. Research in Atherosclerosis – the first fifty years. Ann Intern Med. 1958;49(3):699-705.
9. Anichkov N. A history of experimentation on arterial atherosclerosis in animals. In: Blumental HT. Ed. Cowdry's Arteriosclerosis – A survey of the problem. 2.ed. Springfiled, Ill., 1967.
10. Ross R. Atherosclerosis – an inflammatory disease. N Engl J Med. 1999;340:115-26.
11. Libby P. Inflammation in atherosclerosis. Aterioscler Thromb Vasc Biol. 2012;32:2045-51.
12. Libby P, Tabas I, Fredman G, et al. Inflammation and its resolution as determinants of acute coronary syndromes. Cir Res. 2014;114:1867-79.
13. Roberts R. Genetics of coronary artery disease. Circ Res. 2014;114:1890-903.
14. Fernandes DC, Laurindo FRM, Araujo TL, et al. Forças hemodinâmicas no endotélio: da mecanotransdução às implicações no desenvolvimento de aterosclerose.
15. Gimbrone MA Jr, García-Cardeña G. Vascular endothelium, hemodynamics, and the pathobiology of atherosclerosis. Cardiovasc Pathol. 2013;22:9–15.
16. Tabas I, Willians KJ, Borén J. Subendothelial lipoprotein retention as the initiating process in atherosclerosis – update and therapeutic implications. Circulation. 2007;116:1832-44.
17. Ait-Oufella H, Taleb S, Mallat Z, et al. Recent advances on the role of cytokines in atherosclerosis. Arterioscler Thromb Vasc Biol. 2011;31:969-79.
18. Zernecke A, Weber C. Chemokines in atherosclerosis: proceedings resumed. Arterioscler Thromb Vasc Biol. 2014;34:742-50.
19. Ramji DP, Davies TS. Cytokines in atherosclerosis: Key players in all stages of disease and promising therapeutic targets. Cytokine Growth Factor Rev. 2015;26:673-85
20. Da Luz PL, Uint L, Serrano Jr CV, et al. Endotélio e Aterosclerose. Rev Soc Cardiol Est de São Paulo. 1996;2:160-70.
21. Tsimikas S, Miller YI. Oxidative modification of lipoproteins: mechanisms, role in inflammation and potential clinical applications in cardiovascular disease. Curr Pharm Des. 2011;17:27-37.
22. Bae YS, Lee JH, Choi SH, et al. Macrophage generate oxygen species in response to minimally oxidized low density lipoprotein: toll-like receptor-4 and spleen tyrosine kinase dependent activation of NADPH oxidase 2. Circ Res. 2009;104:210-8, 21p following 218.
23. Fuster V, Moreno PR, Fayad ZA, et al. Atherothrombosis and high-risk plaque. J Am Coll Cardiol. 2005;46:937-54.
24. Libby P, Ridker PM. Inflammation atherothrombosis: from population biology and bench research to clinical practice. J Am Coll Cardiol. 2006;48:A33-A46.
25. Ridker PM. Targeting inflammatory pathways for the treatment of cardiovascular disease. Eur Heart J. 2014;35:540–3.
26. Libby P, Ridker P, Hanson GK. Progress and challenges in translating the biology of atherosclerosis. Nature. 2011;473:317-25
27. Gu L, Okada Y, Clinton SK, et al. Absence of monocyte chemoattractant protein-1 reduces atherosclerosis in low density lipoprotein receptor-deficient mice. Mol Cell. 1998;2:275-81.
28. Gratchev A, Sobenin I, Orekhov A, et al. Monocytes as a diagnostic marker of cardiovascular diseases. Immunobiology. 2012;217:476-82.
29. Tapp LD, Shantsila E, Wrigley BJ, et al. The CD14++CD16+ monocyte subset and monocyte-platelet interactions in patients with ST-elevation myocardial infarction. J Thromb Haemost. 2012;10:1231-41.
30. Jaipersad AS, Lip GYH, Silverman S, et al. The role of monocytes in angiogenesis and atherosclerosis. J Am Coll Cardiol. 2014;63:1-11.
31. Landsman L, Bar-On L, Zernecke A, et al. CX3CR1 is required for monocyte homeostasis and atherogenesis by promoting cell survival. Blood. 2009;113:963–72.
32. Ghattas A, Griffiths HR, Devitt A, et al. Monocytes in coronary artery disease and atherosclerosis. J Am Coll Cardiol. 2013;62;1541:51.
33. Hilgendorf I, Swirski FK, Robbins CS. Monocyte fate in atherosclerosis. Arterioscler Thromb Vasc Biol. 2015;35:272-9.
34. Wanschel A, Seibert T, Hewing B, et al. Neuroimmune guidance cue semaphoring 3E is expressed in atherosclerotic plaques and regulates macrophages retention. Arterioscler Thronb Vasc Biol. 2013;33:886-93.
35. Van Gils JM, Ramkhelawon B, Fernandes L, et al. Endothelial expression of guidance cues in vessel wall homeostasis dysregulation under proatherosclerotic conditions. Arterioscler Thromb Vasc Biol. 2013;33:911–9.
36. Van Gils JM, Derby MC, Fernandes LR, et al. The neuroimmune guidance cue netrin-1 promotes atherosclerosis by inhibiting the emigration of macrophages from plaques. Nature Immunol. 2012;13:136–43.

Endotélio e Doenças Cardiovasculares

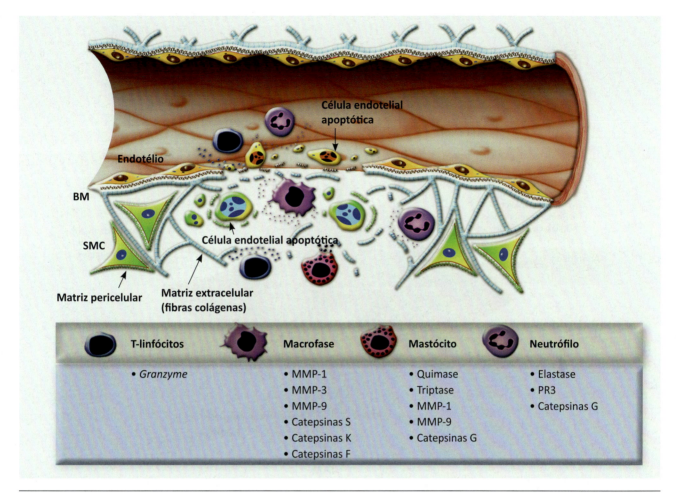

Figura 33.8 Esquema representativo dos mecanismos que levam à rotura do endotélio nas síndromes coronárias agudas. Essencialmente a infiltração do espaço subendotelial por macrófagos, linfócitos, mastócitos e neutrófilos, e a produção de ROS, citocinas e metaloproteinases causa apoptose das CE, das CML e desarranjo da matriz peri e extracelular.[124] MMP: metaloproteinases da matriz; PR3: anticorpo antiproteinase 3;. SMC: célula muscular lisa; BM: membrana basal. Adaptada de Lindstedt KA, *et al*. 2004.[124]

Em conclusão, o processo de desenvolvimento da aterosclerose envolve fatores de risco, em grande parte relacionados a estilo de vida, fatores genéticos, interações entre células inflamatórias, partículas lipídicas, células endoteliais, células musculares lisas, vasavasorum e adventícia. Evolui a longo prazo e tende a ser sistêmico. Essencialmente, a evolução assume a forma em que a placa progride lentamente, levando à redução progressiva de fluxo coronário, cuja manifestação clássica é a angina do peito.

Já o processo de instabilização da placa aterosclerótica é muito complexo, envolvendo fatores anatômicos, hemodinâmicos e químicos. Estes parecem estar num estado de equilíbrio dinâmico, no qual alterações de um ou mais deles podem causar o desmoronamento de toda a estrutura da placa e levar à sua instabilização com consequentes quadros clínicos agudos, como síndrome coronária aguda ou infarto do miocárdio.

REFERÊNCIAS BIBLIOGRÁFICAS

1. Faggiotto A, Ross R, Harker L. Studies of hypercholesterolemia in the nonhuman primate. I. Changes that lead to fatty streak formation. Arteriosclerosis. 1984;4:323–40.
2. Relationship of atherosclerosis in young men to serum lipoprotein cholesterol concentrations and smoking: a preliminary report from the Pathobiological Determinants of Atheroclerosis in Youth (PDAY) Research Group. JAMA. 1990;264:3018-24.

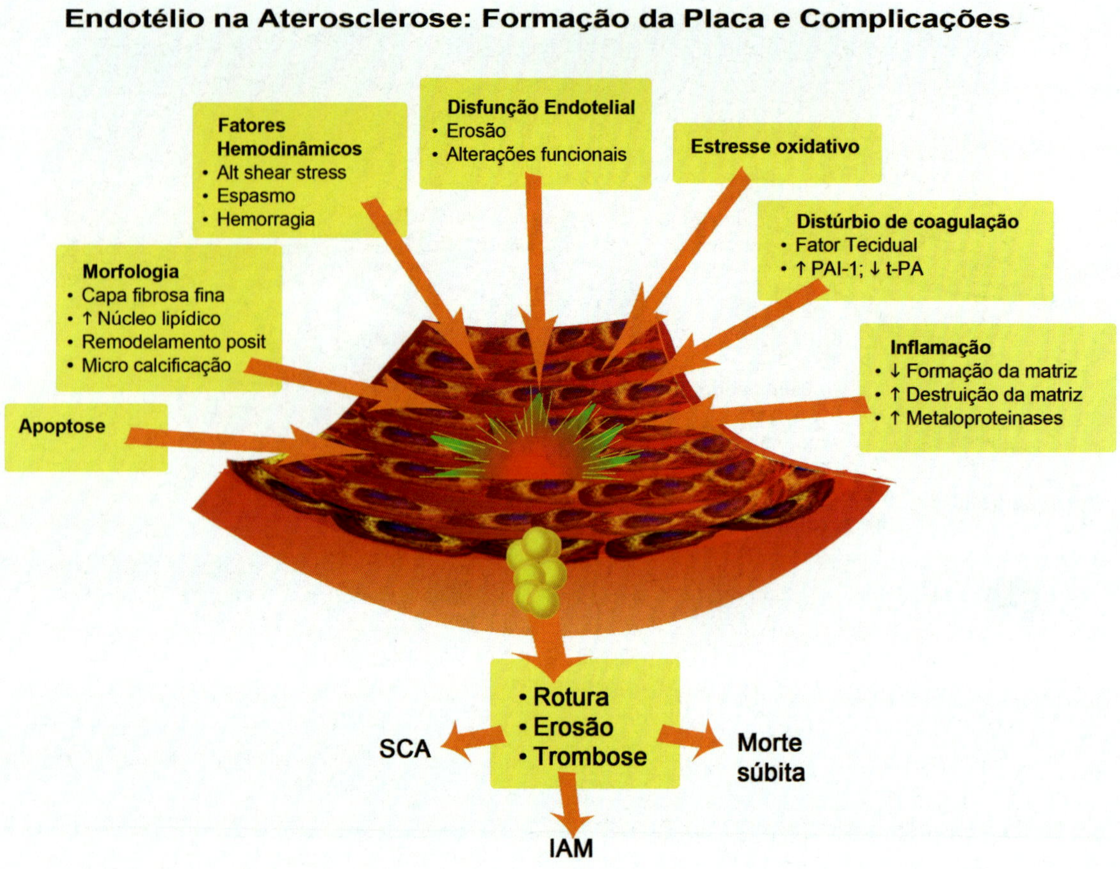

Endotélio na Aterosclerose: Formação da Placa e Complicações

Figura 33.7 Esquema dos fatores essenciais que participam da instabilização da placa aterosclerótica. Note que a instabilização ocorre principalmente nas placas com morfologia especial (capa fibrosa fina, grande núcleo lipídico, microcalcificações, remodelamento positivo). No entanto, essas características anatômicas por si mesmas não são suficientes para desencadear a instabilização. É necessário que outros fatores, isto é, alterações hemodinâmicas, disfunção endotelial, processo inflamatório e alterações da coagulação também ocorram para que o trombo se forme e a redução do fluxo sanguíneo aconteça. SCA: síndrome coronária aguda; IAM: infarto agudo do miocárdio; TPA: ativador tecidual do plasminogênio; PAI: inibidor do ativador do plasminogênio; MMP: método proteinases da matriz extracelular. Adaptada de Da Luz PL, et al., 2004.[120]

vas e ativadas por proteólise, degradam componentes da matriz extracelular. A expressão e/ou atividade de MMP e TIMP, por sua vez, são reguladas por citocinas. MMP e TIMP também sinalizam a produção e secreção de citocinas e fatores de crescimento, atuando na mediação de migração e proliferação celular e de remodelamento tecidual. A Figura 33.8 ilustra alguns elementos fundamentais que compõem o cenário para a instabilização da placa, como apoptose de células endoteliais e células musculares lisas, inflamação e desorganização da matriz extracelular e pericelular.[124]

Diferentes citocinas relacionam-se à vulnerabilidade da placa. IFN-γ inibe a síntese de colágeno por células musculares lisas e, assim como IL-18, GDF-15 (*growth differentiation* fator-15) e TWEAK (TNF-*like weak inducer of apoptosis*), associa-se à instabilização da placas em modelos experimentais. IFN-γ, TNF-α e IL-1b promovem, por um lado, apoptose de macrófagos, aumentando o núcleo lipídico e, por outro, apoptose de células musculares lisas, contribuindo para o afilamento da capa fibrótica. Já a citocina TGF-β associa-se à maior estabilização da placa.[12]

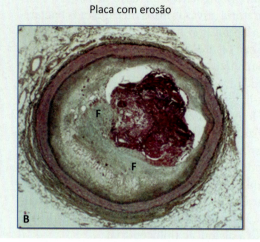

Figura 33.6 (A) Corte da artéria descendente anterior em paciente que faleceu por infarto agudo do miocárdio. Nota-se trombo suboclusivo, rotura da placa com capa fibrosa fina, núcleo lipídico grande e comprometimento de toda a circunferência arterial pelo processo aterosclerótico. **(B)** Placa com trombose por erosão; placas com erosão são fibróticas, com maior conteúdo em proteoglicanos, menor inflamação que as rotas e mais frequentes em mulheres. (Contribuição da Dra. Maria de Lourdes Higuchi. Departamento de Patologia, InCor).

que mesmo placas sem grande core lipídico ou com capa fibrosa espessa podem dar origem a trombo, mais provavelmente por disfunção endotelial. Tem sido notado também que as erosões são mais comuns em mulheres fumantes com menos de 50 anos. Isso foi observado por Burke e colaboradores,[112] que estudaram as coronárias de 51 casos de morte súbita, comparando-as com 15 casos de mulheres que morreram de trauma. Constataram que erosões de placas se associaram a tabagismo em mulheres jovens sem elevações significativas do colesterol plasmático. O mecanismo é pouco conhecido, porém, acredita-se que a apoptose local das células endoteliais possa contribuir para a predisposição local de formação de um trombo obstrutivo. Revisão pormenorizada sobre síndrome aguda e o papel da inflamação foi recentemente apresentada por Libby e colaboradores.[12] De particular significado é o aumento da produção de IL-6 pelos hepatócitos; estudos genéticos recentes implicam fortemente a IL-6 na patogênese da síndrome coronariana aguda.[12]

A Figura 33.7 ilustra vários mecanismos envolvendo rotura de placas.

Em conjunto, os dados de vários estudos indicam que placas mais vulneráveis à rotura são aquelas com fina capa fibrosa, poucas células musculares lisas, pronunciado núcleo lipídico, alto conteúdo de macrófagos, microcalcificações e infiltrados inflamatórios. Nesse sentido, o mediador inflamatório ligante CD40[121,122] é relevante ativador da expressão do fator tecidual em macrófagos humanos, o que influencia sobremaneira a formação de trombo.

Por outro lado, as placas pouco inflamadas, com poucos macrófagos, núcleo necrótico pequeno, bastante colágeno e capa fibrosa espessa, são menos vulneráveis à instabilização, embora não imunes a ela.

Assim, em circunstâncias menos frequentes, placas sem as características anatômicas acima citadas também podem sofrer instabilização aguda, como se observa em casos de erosão, o que comprova a importância dos outros fatores (disfunção endotelial, inflamação e outros). Ainda mais, observações em coronariografias de pacientes submetidos a exames diagnósticos mostram que placas com morfologia "instável" não se associam necessariamente a síndromes clínicas agudas. Como a maioria dos estudos anatômicos sobre placas instáveis foi realizada em espécimes de pacientes que sofreram crises coronárias agudas (infarto, SCA), é forçoso reconhecer que nosso entendimento sobre o fenômeno instabilização é ainda incompleto.

A rotura reflete um desequilíbrio entre fatores que compõem a placa e forças mecânicas da capa fibrosa. Formas intersticiais de colágeno são as responsáveis pela resistência biomecânica da placa à rotura. Dessa forma, o remodelamento da matriz extracelular e pericelular assume papel fundamental na composição da placa aterosclerótica e sua propensão à rotura. Esse é um processo controlado por uma série de proteases, particularmente metaloproteinases de matriz (MMP) e seus inibidores teciduais (TIMP) produzidos por macrófagos e outras células vasculares.[123] As MMP, em sua maioria formadas como pró-enzimas inati-

Ainda, mesmo no fagócito, a ativação de Nox2 e a explosão respiratória ativam vários mecanismos bactericidas, porém ao mesmo tempo limitam a inflamação ou facilitam sua resolução.

A teoria oxidativa da aterogênese, envolvendo modificações oxidativas da LDL, foi um dos primeiros elos lógicos entre lipídeos, proliferação celular e crescimento da placa.[108] Hoje, essa teoria tem elementos sólidos para sua caracterização e é bastante aceita. Por outro lado, isso não quer dizer que antioxidantes inespecíficos sejam capazes de alterar o curso da doença de um modo previsível, conforme evidenciado nos estudos controlados em clínica. O desequilíbrio redox da parede vascular e a oxidação de lipoproteínas estão ainda ligados de modo estreito à disfunção mitocondrial.

Em conjunto, estresse oxidativo vascular promove e amplifica a disfunção endotelial na aterosclerose. Desequilíbrio redox, inflamação e disfunção endotelial são estreitamente relacionados à fisiopatologia da aterosclerose e de várias doenças vasculares.

ROTURA, EROSÃO DA PLACA E TROMBOSE

A placa de ateroma é composta de células, predominantemente macrófagos e linfócitos, matriz extracelular (colágeno intersticial tipos I e III e proteoglicanos), células musculares lisas e núcleo lipídico. A porcentagem de composição varia entre as placas, podendo em um mesmo indivíduo coexistir placas das mais diferentes composições.[109]

No estudo *Prospect*, Stone e colaboradores[110] investigaram 697 pacientes com síndrome coronariana aguda usando imagem de ultrassom intravascular e angiografia convencional após angioplastia coronária. O objetivo foi analisar eventos cardiovasculares ao longo de três anos pós-intervenção, isto é,. morte cardiovascular, re-hospitalização, infarto e parada cardíaca, e relacioná-los tanto às lesões culpadas quanto às não culpadas.

Eventos cardiovasculares ocorrem em 20,4% dos pacientes, dos quais 12,9% são relacionados a lesões culpadas e 11,6%, a não culpadas. Estas tinham estenoses leves, isto é, 32,3 ± 20,6%. No entanto, essas lesões não culpadas associaram-se mais frequentemente a 70% ou mais de cargas de placa em comparação às que não se associaram a eventos, tinham área luminal pequena, isto é, 4,0 mm² ou menos, ou tinham capa fina de fibroateroma (60 a 70 mm). Assim, os autores concluíram que eventos pós-angioplastia ocorreram igualmente nas lesões culpadas e nas não culpadas; estas eram frequentemente leves angiograficamente, tinha ateroma de capa fina ou grandes cargas de pal-

que; e, claro, combinações dessas características aumentaram significativamente a proporção de eventos, variando entre 4,9% nas que tinham capa fina de ateroma, 10,2% naquelas com capa fina + área luminal ≤ 4 mm², 16,4% nas com capa fina mais 70% de carga de placa e 18,2% nas lesões que tinham as três características associadas. Uma das implicações do estudo é que o tratamento pós-angioplastia deve visar à aterosclerose como um todo para evitar sua progressão e complicações; não bastam apenas os cuidados com as lesões culpadas.

Por outro lado, Forrester e colaboradores[111] descreveram alterações na superfície endotelial com ulcerações em pacientes com síndrome coronária aguda, usando ultrassom intracoronário, constando a incorporação de trombo intraluminal à parede arterial, o que contribui para o crescimento da lesão.

O mecanismo mais comum de instabilização da placa aterosclerótica é a rotura, possibilitando o íntimo contato entre o sangue circulante e o núcleo lipídico altamente trombogênico pela presença de fator tecidual, potente pró-coagulante expresso em macrófagos e células musculares lisas no interior das placas. Isso ocorre em aproximadamente 70% dos casos.[112] Desencadeia-se, assim, a cascata da coagulação, e o trombo resultante pode ocluir a artéria a ponto de prejudicar a irrigação sanguínea e provocar isquemia e quadros clínicos agudos (p. ex.: angina instável ou infarto agudo do miocárdio) (Figura 33.6). Também se reconhece a neovascularização intraplaca por vasavasorum da adventícia como fator independente preditor de hemorragia e rotura de placa.[113] Por outro lado, remodelamento positivo que representa expansão compensatória como descrito por Glagov[114] e também observada por Motoyama[115] é outra característica da placa instável. Além disso, microcalcificações também têm sido observadas em associação com instabilidade e progressão de placas.[116-118]

Trombose junto da placa de ateroma também pode ocorrer devido à erosão da placa ou, mais raramente, na presença de nódulo calcificado, o que ocorre com mais frequência em idosos com artérias tortuosas e muito calcificadas. A erosão de placas como substrato de trombose em pacientes que faleceram do infarto do miocárdio foi estudada por Arbustini e colaboradores[119] em 298 necropsias de 189 homens e 109 mulheres. Trombos agudos foram encontrados em 98% dos casos. Em 25% dos casos havia erosão da placa como substrato anatômico, predominantemente em mulher (37,4% em mulheres *versus* 18,5% nos homens). Assim, concluiu-se pela importância da erosão como substrato de trombose no infarto especialmente em mulheres. Os autores também consideram

ou não sofrer inativação parcial ou total. Em praticamente todos os tipos celulares, incluindo vasos, várias evidências claramente indicam um papel modulador de distintos intermediários reativos derivados do oxigênio na sinalização de proliferação, diferenciação, migração, senescência e apoptose celular. Nas células endoteliais, a produção excessiva de radical superóxido reduz diretamente a bioatividade do NO, outro radical livre gasoso com efeitos vasculoprotetores (inibição da proliferação, proteção contra peroxidação lipídica, inibição da inflamação e da trombose). Portanto, disfunção endotelial é antes de tudo uma disfunção da sinalização redox.

No âmbito molecular, vários sistemas enzimáticos contribuem para a geração de ROS, em particular a família das NADPH oxidases, cuja função específica é dedicada a tal produção. Além de NADPH oxidase, mitocôndrias, NO-sintases desacopladas, xantina oxidase, citocromo P450, ciclo-oxigenases, entre outras, também podem contribuir para essa função.[98,99]

A NADPH oxidase vascular é o principal complexo enzimático gerador de ROS com função de sinalização celular na parede vascular, tanto em células endoteliais como em células musculares lisas. A camada adventícia também apresenta grande atividade dessa enzima e um sítio importante de produção de ROS. A expressão e atividade da NADPH oxidase vascular pode ser estimulada por vários fatores, incluindo forças mecânicas (distensão vascular cíclica), fatores de crescimento (angiotensina II, fator de crescimento derivado de plaquetas), citocinas (TNF-α), autacoides (bradicinina) e fatores de coagulação (trombina). A ativação da NADPH oxidase vascular é a transdução de sinais desencadeados pela ativação do receptor AT1 da angiotensina,[92] envolvendo quinases proliferativas e estímulo da síntese proteica geral. O papel redox e metabólico de mitocôndrias tem sido cada vez mais estabelecido. Por exemplo, peróxido de hidrogênio de origem mitocondrial gerado por aumento da força de cisalhamento (*shear stress*) tem atividade vasorrelaxante e hiperpolarizante em arteríolas.[98] Na aterosclerose, o papel da mitocôndria tem sido cada vez mais estudado e pode revelar mecanismos importantes de doença e alvos terapêuticos essenciais.

A gênese da disfunção endotelial na aterosclerose pode ainda envolver a xantina oxidase, que é expressa em pequena quantidade nessa célula, mas pode se ligar a ela a partir do *pool* circulante.[100,101] Em pacientes tabagistas, a inibição da xantina oxidase com alopurinol corrige a disfunção endotelial.[102]

Por outro lado há grande interesse atual sobre a interação entre estresse oxidativo e retículo endoplasmático.[103] Estresse do RE é condição frequente, resultante da incapacidade do RE em exercer sua principal função, que é a de enovelar corretamente e glicosilar proteínas recém-sintetizadas. Estresse do RE gera uma complexa rede de sinalização conhecida como *unfolded protein response* (UPR), envolvida na gênese de várias doenças, incluindo a aterosclerose e seus fatores de risco, como obesidade e resistência à insulina.[99] A UPR leva a maior produção de oxidantes e ao mesmo tempo distúrbios da homeostase redox sustentam a sinalização da UPR.[104] Os mecanismos de estresse oxidativo durante estresse do RE envolvem várias vias, incluindo Nox4 NADPH oxidase, além da ativação da Nox2 nas fases finais da apoptose. Importante, proteínas constituintes do RE, como a dissulfeto isomerase proteica (PDI), podem se associar e modular o complexo NADPH oxidase.[105-107] Além disso, há várias conexões funcionais e físicas entre RE e mitocôndria. Em conjunto, o RE é um novo elemento a ser considerado no entendimento da sinalização celular redox.

INTERAÇÕES ENTRE VIAS REDOX DE DISFUNÇÃO ENDOTELIAL, OXIDAÇÃO DE LIPOPROTEÍNAS E ATEROSCLEROSE

A participação de processos redox na aterosclerose envolve pelo menos três importantes aspectos. Primeiro, a maior fonte de oxidantes na parede arterial no processo aterosclerótico é originada da própria parede do vaso, como mensageiros de proliferação, migração, apoptose etc. Segundo, processos inflamatórios que caracterizam a aterosclerose são fortemente associados a mecanismos redox. Terceiro, a peroxidação de componentes de lipoproteínas é evento relevante na gênese do ateroma – a denominada "teoria oxidativa da aterogênese".[108]

O efeito redox de processos tróficos de crescimento celular na aterosclerose está de acordo com o papel de vias redox de proliferação celular. A interação entre inflamação e vias redox é complexa. Certamente, citocinas pró-inflamatórias são capazes de desencadear estresse oxidativo em várias células da parede vascular. Além disso, há o efeito direto de vias redox de ativação de células inflamatórias. De fato, um dos primeiros efeitos do estresse oxidativo e disfunção endotelial é expor moléculas de adesão para células inflamatórias.[108] Por outro lado, não se deve minimizar o fato de que nem toda a produção de oxidantes no vaso é deflagradora de inflamação. Por exemplo, Nox4, ao contrário de Nox1 e Nox2 NADPH oxidases, tem efeito potencialmente protetor contra doença vascular.[107]

instabilização. É fácil de observar que a imunidade humoral pode atuar como fator inflamatório ou anti-inflamatório dependendo dos estímulos externos e outras circunstâncias.[83,84] Recentemente o grupo de PK Shah procurou desenvolver vacinas contra a aterosclerose tentando antagonizar epitopos específicos das células que participam do processo aterosclerótico;[85,86] trata-se de projetos em andamento, a longo prazo, cujos resultados finais são aguardados com grande interesse.

Cabe aqui uma ressalva. Os conceitos acima mencionados derivam principalmente de experimentos em culturas de macrófagos e estudos *in vivo* em modelos animais. Até que ponto são aplicáveis ao ser humano é ainda um tanto obscuro.

AS CÉLULAS MUSCULARES LISAS E A FORMAÇÃO DA PLACA FIBRÓTICA

A progressão da placa de ateroma nascente ou inicial para placa madura envolve dois aspectos fundamentais: a formação da capa fibrosa e a constituição do núcleo lipídico.

O componente essencial da capa fibrosa é o colágeno, produzido principalmente por células musculares lisas. Estas, por sua vez, originam-se da migração da camada média para a íntima e de sua proliferação, processos regulados por vários fatores de crescimento produzidos por macrófagos, células endoteliais e linfócitos T. Na placa de ateroma, as células musculares lisas deixam de ter papel contrátil e assumem fenótipo secretor. Além de secretar colágeno, as células musculares lisas podem internalizar LDL oxidada via receptores de varredura e se tornar células espumosas. De fato, o tratamento de células musculares lisas com LDL oxidada induz à formação de típicas células espumosas.[87-89] O núcleo lipídico, muitas vezes denominado núcleo necrótico, forma-se a partir de lipídeos e debris oriundos da morte de células espumosas. O excesso de colesterol livre é tóxico para as células e resulta em estresse de retículo endoplasmático, morte celular por apoptose e necrose.[90] Além disso, a depuração deficiente de células apoptóticas contribui para o acúmulo de lipídeos,[52] o que também sofre modulação por citocinas. TNF-α, por exemplo, inibe o *clearance* de células apoptóticas por macrófagos.

PARTICIPAÇÃO SISTEMA RENINA-ANGIOTENSINA-ALDOSTERONA NA ATEROSCLEROSE

O sistema Renina-Angiotensina-Aldosterona (SRAA) é um complexo hormonal que participa significativamente da regulação de pressão arterial, sais e fluidos corporais. Agindo no sistema vascular e no tecido adiposo perivascular, é reconhecido como elemento importante envolvido na disfunção endotelial, o que contribui significativamente para a rigidez arterial. Sob a ação de vários fatores de risco, como hipertensão, tabagismo e hipercolesterolemia, observa-se estimulação do SRAA vascular com maior produção de angiotensina II e ativação do receptor AT1 da angiotensina, o que causa aumento do estresse oxidativo e inflamação no tecido vascular.[91] Angiotensina II induz produção de ROS pelo endotélio, aumenta a expressão de IL-6 e MCP-1 e hiper-regula VCAM-1. A-II é agonista muito importante da NADPH oxidase, causando produção de radical superóxido, inativação do NO e portanto hipertensão;[92] grande parte do efeito hipertensivo da A-II deve-se a esse mecanismo. A intercomunicação entre angiotensina e aldosterona sublinha a importância dos receptores mineralocorticoides na modulação da resistência à insulina, na diminuição da biodisponibilidade do NO, na disfunção endotelial e na rigidez arterial. Além disso, tanto a imunidade inata quanto a adaptativa estão envolvidas nessa ativação local do tecido pelo SRAA.[56]

Essas modificações no endotélio promovem inflamação do vaso, criando condições para o desenvolvimento de aterosclerose e hipertensão arterial.[54] Estudos experimentais e clínicos mostraram que a evolução da aterosclerose pode ser reduzida significativamente pelo bloqueio de receptor AT1 com losartana[93] ou com inibidores de enzima conversora de angiotensina em homens, como no estudo *Hope*,[94] que incluiu 9.541 pacientes randomizados para receber ramipril ou placebo; após 4,5 anos de seguimento houve redução significativa do índice combinado de morte cardiovascular, infarto não fatal e AVC não fatal. Já no estudo *Europa*[95] comparou-se perindopril (n = 6.110) com placebo (n = 6.108) em pacientes com DAC estável, obtendo-se redução de 20% de risco relativamente ao índice combinado de morte cardiovascular, infarto do miocárdio e parada cardíaca. Portanto tanto observações experimentais quanto clínicas demonstram considerável participação do SRAA no processo aterosclerótico.

ESTRESSE OXIDATIVO E ATEROSCLEROSE

Conceitua-se estresse oxidativo como um desequilíbrio entre a produção de intermediários oxidantes e a capacidade antioxidante celular, levando a desequilíbrio na sinalização celular por vias redox[96,97] e modificações oxidativas de vários componentes celulares, como lipídeos, proteínas e açúcares, que podem

reparação tecidual. Identificaram-se quatro PAR, nomeados de 1 a 4.[75-77] Em lesões ateroscleróticas e lesões vasculares induzidas, seus níveis encontram-se elevados; estão presentes em CE, CML e plaquetas. Ativação de PAR-1 e PAR-4 causa adesividade de monócitos ao endotélio por meio da liberação de p-selectina e fator de von Willebrand. Ativação de PAR também se liga à produção de IL-6 no fígado, a interleucina que promove síntese de PCR. A ativação de PAR também está relacionada à ativação plaquetária, que é importante fenômeno na evolução da aterosclerose. E mais, a ativação de PAR-2 induziu migração de CML *in vitro*, fenômeno inibido por anticorpo antiPAR.[76] No geral, a ativação de PAR promove resposta inflamatória na íntima e, assim, facilita desencadeamento e progressão das placas. Receptores ativados de proliferação peroxisomal (PPAR) modulam os estágios iniciais da aterogênese, pois regulam a quimiotaxia e a adesão de células circulantes às células endoteliais. Os ativadores dos PPAR-α e PPAR-γ inibem a expressão de endotelina-1 e MCP-1, modulam a proliferação de linfócitos T e a resposta imune e reduzem a expressão de VCAM-1 e ICAM-1. Os PPAR são receptores nucleares ativados por ácidos graxos e derivados e participam da regulação de lipídeos plasmáticos, lipoproteínas, secreção de insulina e de processos inflamatórios. Além dos efeitos acima, os PPAR modulam a agregação plaquetária por meio da redução da expressão de tromboxane A2 e reduzem a expressão de receptores ativadores de plaquetas e do fator tecidual de monócitos e macrófagos, diminuindo a resposta trombogênica do vaso. Assim, o efeito antiaterogênico do PPAR-γ é predominante e foi documentado em modelos experimentais de aterosclerose. A ação antiaterogênica dos PPAR também é decorrente da inibição de genes inflamatórios e da síntese de citocinas como o TNF-α, as IL-1β, IL-6 e IL-8 e metaloproteinases.[75-77]

A presença de linfócitos T no processo de aterogênese, associada à de macrófagos, sugere que ao lado da reação inflamatória também coexiste reação imunológica local, que poderia estar associada à presença de um antígeno específico. As células espumosas, além de serem grande reserva local de lipídeos, também são importante fonte de mediadores pró-inflamatórios (citocinas e quimiocinas) e elaboradoras de espécies oxidantes, caracterizando papel significativo como amplificadores do processo inflamatório local, denominado imunidade inata.[78,79]

RESPOSTA IMUNE ADAPTATIVA

Como dito acima, a presença de LDL modificada na parede vascular pode não só desencadear resposta imune inata a elemento estranho ao microambiente, como também representa gatilho para a formação de resposta imune mais elaborada e precisa, dirigida a antígenos específicos, a chamada resposta imune adaptativa. Essa reação envolve linfócitos e contribui para o processo inflamatório local. De fato, linfócitos T e B estão presentes na placa aterosclerótica, embora em menor número em relação aos macrófagos.[80,81]

Células apresentadoras de antígenos, como macrófagos e células dendríticas, engolfam e processam antígenos, expondo-os em sua superfície em associação a complexos de histocompatibilidade principal (MHC). Linfócitos T reconhecem esses antígenos e desencadeiam a reação imune caracterizada pela proliferação e ativação de diferentes tipos de linfócitos, produção de anticorpos e secreção de citocinas.[78,82]

Células T *naïve* CD4+ podem se diferenciar em diferentes subtipos de linfócitos T auxiliadores (Th), definidos de acordo com o perfil de citocinas que produzem. IL-12 e IL-18, produzidos por macrófagos, são potentes indutores de IFN-γ e promovem a diferenciação de células T *naïve* em linfócitos T auxiliadores do tipo 1 (Th-1), o tipo de linfócito mais abundante na placa aterosclerótica. Estes, por sua vez, secretam IFN-γ, TNF-α e IL-2, assumindo comportamento pró-aterogênico. Já os linfócitos T reguladores (Tregs) CD4+, que podem derivar de células T *naïve* em tecidos linfoides periféricos ou do timo, produzem TGF-β e IL-10 e têm ação considerada antiaterogênica. As células Th-2, secretando IL-4, IL-5 e IL-13, e as células Th-17, produzindo IL-17A/F, IL-22 e IL-23, têm papel ainda controverso sobre a aterosclerose.[78-79]

Os linfócitos T citotóxicos, derivados da apresentação de antígenos a células T *naïve* CD8+, promovem a morte de células-alvo que transportam antígeno e secretam IFN-γ, contribuindo para inflamação vascular e crescimento da lesão aterosclerótica.

Os linfócitos T presentes na lesão são ativados por meio do reconhecimento de determinados antígenos, tais como lipoproteínas modificadas, beta-2-glicoproteína I-b e agentes infecciosos mostrados pelas células apresentadoras de antígenos (macrófagos e células dendríticas). As células T ativadas podem secretar citocinas capazes de modular todo o processo de aterogênese. As células T-helper CD4 se subdividem em duas categorias. A Th-1 elabora citocinas pró-inflamatórias (interferon-gama, linfotoxina, TNF-α), ativando células da parede vascular e contribuindo para o processo de instabilização e aumento da trombogenicidade. A Th-2, por outro lado, elabora citocinas anti-inflamatórias, servindo como inibidora da inflamação local.[78,79] Células citolíticas T CD8 expressam fatores citotóxicos capazes de contribuir para a progressão da placa e sua

removedor de detritos celulares de células apoptóticas ou lesadas. Na presença de vários fatores de risco, como hipertensão, diabetes e hipercolesterolemia, LOX-1 é fartamente encontrado em vasos sanguíneos.[57] Angiotensina II e endotelina, dois antagonistas de NO, intermedeiam a expressão de LOX-1. O aumento de LOX-1 eleva também a captação de LDLox pelas células, o que, por sua vez, incrementa a síntese de LOX-1; isso reduz a disponibilidade de NO, agravando a disfunção endotelial.[15, 21] O aumento de LOX-1 também induz apoptose, aumenta expressão de P-selectina, VCAM-1 e ICAM-1, desencadeia a atuação da via de sinalização CD40/CD40L e aumenta a produção de ROS, bem como modula a ação de metaloproteinases.[20]

CONCEITO DE INFLAMAÇÃO – UMA SINOPSE

O conceito de inflamação adquiriu nas últimas décadas grande relevância na fisiopatologia da aterosclerose como amplamente discutido por Ross e Libby.[10-12] Bactérias como *Chlamydia pneumoniae* foram encontradas em lesões coronárias,[63] além de sinais de vírus incluindo ácidos nucleicos. Há também associação positiva entre colonização bacteriana e risco aumentado de DAC. No entanto, estudos com agentes antibacterianos não mostraram efeitos significativos sobre eventos cardiovasculares,[64,65] sugerindo que infecção em si não é causa de aterosclerose. O conceito predominante hoje é que o processo inflamatório na aterosclerose seja o resultado de alterações bioquímicas consequentes à presença de células inflamatórias como monócitos, macrófagos e linfócitos. É a inflamação estéril. Várias evidências corroboram essa visão. Ultimamente descreveram-se mecanismos envolvendo "inflamosomas" em doenças degenerativas como aterosclerose, Alzheimer e diabetes.[56,66] Inflamosomas constituem um complexo multimolecular de sinalização intracelular e que constitui a plataforma para ativação da caspase-1 e maturação da IL-1B e IL-18. Em lesões ateroscleróticas humanas encontram-se cristais de colesterol dentro de macrófagos e fora das células; por longo tempo esses cristais foram considerados substâncias inativas. Não mais. Rajamaki e colaboradores,[67] em culturas de macrófagos humanos, observaram que essas células fagocitam avidamente cristais de colesterol, estocando-os na forma de ésteres de colesterol. Os cristais de colesterol induziram secreção de IL-1B madura em macrófagos e monócitos. Esse fenômeno foi dependente de Caspase-1, o que indica participação da via inflamosoma. Silenciando o receptor de NLRP3, que é um componente crucial do inflamosoma, a secreção de IL-1B foi completamente abolida, o que indica que o NLRP3 é o elemento responsável pelo fenômeno da ação inflamatória de cristais de colesterol. Esses achados, portanto, estabelecem uma ligação importante entre metabolismo de colesterol e inflamação na lesões ateroscleróticas. Sheedy e colaboradores[66] também observaram que CD36 coordena a ativação do inflamosoma NLRP3.

Já Kawana e colaboradores[68] identificaram 83 genes envolvidos na ativação do inflamosoma NLRP3 em monócitos humanos por "*genome wide gene expression profiling*" esclarecendo assim as bases moleculares dessa via inflamatória.

Portanto, fica claro que várias interleucinas estão envolvidas no processo inflamatório. Por exemplo, a interleucina-18 participa significativamente do processo aterosclerótico.[69-71] Está expressa nas placas ateroscleróticas, principalmente em macrófagos, e mostrou-se marcador de risco independente em pacientes com doença coronária. IL-18 induz o recrutamento de células inflamatórias na placa e estimula a produção de ICAM-1 e VCAM-1. Tem-se até considerado que o bloqueio da IL-8 possa ser objetivo terapêutico; assim, notou-se que perda de peso reduz seus níveis circulantes.[70] Ridker e colaboradores[72] no estudo *Jupiter*, de pacientes com LDL baixa e proteína C reativa (PCR) aumentada, mostraram que a rosuvastatina diminuiu eventos cardiovasculares. Como não ficou claro se esse benefício se deveu à redução de LDL ou à redução da inflamação em si, os autores planejaram o estudo *Cantos*[73] cujo alvo terapêutico é a IL-1B. O estudo *Cantos*, que envolve aproximadamente 17.000 pacientes em 40 centros médicos no mundo, vai investigar os efeitos de bloqueio específico da IL-1B pelo anticorpo monoclonal Canakinumab sobre a incidência de infarto, acidentes cerebrais e morte cardiovascular em pacientes sem dislipidemia evidente mas com PCR aumentada. A população é de pacientes com doença arterial coronária (DAC) estável após infarto do miocárdio. Além desse, o estudo CIRT (*The Cardiovascular Inflammation Reduction TR*)[74] vai avaliar se doses baixas de methotrexate reduzirão a incidência de infarto, acidentes cerebrais e morte cardiovascular em pacientes com DAC estável e diabetes II, ou síndrome metabólico. Portanto esses estudos deverão oferecer resposta definitiva sobre a importância clínica dos processos inflamatórios na evolução da aterosclerose.

Por outro lado, receptores ativados por proteases (PAR) são uma família de receptores de membrana ligados a proteínas-G que intermedeia lesões teciduais a diversas respostas celulares, incluindo inflamação e

MODIFICAÇÕES DA LDL, FORMAÇÃO DA CÉLULA ESPUMOSA E IMPLICAÇÕES FISIOPATOLÓGICAS

Os monócitos recrutados para a íntima podem se diferenciar em macrófagos ou células dendríticas, dependendo da sinalização por citocinas. O fator estimulante de colônia de macrófago, por exemplo, facilita a diferenciação para esse tipo celular.[45] A maior parte das células brancas encontradas no ateroma é representada pela população de macrófagos. Os macrófagos expressam uma série de receptores de reconhecimento padrão, como receptores de varredura, *Toll-like* (TLRs) e *nucleotide-binding oligomerization domain* (NOD)-*like* (NLR).[47-48] Entre eles, contam-se os receptores que reconhecem células apoptóticas, o que permite aos macrófagos exercerem sua fagocítica, contribuindo para a formação do núcleo necrótico do ateroma.[48-51] Entre as vias que levam à apoptose, está a disfunção mitocondrial consequente à sobrecarga de colesterol livre nos macrófagos.[48]

A LDL que se acumula no espaço subendotelial é passível de modificações, como oxidação, acetilação e agregação, e então se torna elemento estranho ao organismo e antigênico, desencadeando respostas imunológicas inatas e adaptativas, que formam a essência do processo inflamatório na aterogênese. Em particular, a retenção e a modificação oxidativa da LDL são eventos cruciais no início da formação da placa aterosclerótica.

A oxidação da LDL pode ocorrer pela presença de oxidantes derivados do endotélio ativado, metais de transição (p. ex.: cátions de ferro divalente), radical heme da hemoglobina e por enzimas como lipoxigenases, mieloperoxidases, NADPH oxidases e óxido nítrico sintases.[48,49,51]

Ao contrário da captação celular de LDL nativa, não modificada, pelo receptor de LDL que é regulada por mecanismo de retroalimentação negativa, a internalização de LDL oxidada nos macrófagos ocorre de forma não regulada, levando a grande acúmulo de lipídeos no interior das células e formação das chamadas células espumosas. Além da importância da LDL oxidada, a LDL minimamente modificada induz genes que levam a modificações pró-inflamatórias nos macrófagos.[52,53]

Na parede vascular a LDL retida e modificada é reconhecida e avidamente internalizada principalmente por receptores de varredura de macrófagos, como SRA1, LOX1, SRB1 e CD36. Outros mecanismos, como pinocitose, fagocitose e macropinocitose, também contribuem para o influxo de lipoproteínas, incluindo LDL nativa e modificada[37] (Figura 33.5).

Uma vez no interior do macrófago, lipídeos provenientes das lipoproteínas são digeridos no lisossomo, resultando na liberação de colesterol livre, que pode se direcionar para a membrana plasmática e sofrer efluxo da célula ou para a membrana do retículo endoplasmático, sendo esterificado pela acil-coA colesterol aciltransferase (ACAT) e armazenado na forma de gotículas de lipídeos no citosol. Essa gordura estocada também pode ser direcionada para efluxo. O excesso de colesterol na célula igualmente ativa vias de sinalização intracelular implicadas com o transporte de colesterol livre para apolipoproteína A-1 (APOA-I), pobre em lipídeos, formando HDL nascente, ou para partículas de HDL já com lipídeos, formando HDL madura.[54] Embora a maior parte das células espumosas seja proveniente de fagócitos mononucleares, sabe-se que as células musculares lisas e endoteliais também podem acumular lipídeos.[16] Evidência recente indica que o acúmulo de lipídeos no interior das células pode ocorrer ainda na circulação: monócitos espumosos podem se formar precocemente no sangue de camundongos hipercolesterolêmicos e se infiltram na placa aterosclerótica nascente.

A formação de células espumosas é também modulada por diversas citocinas. IFN-γ e TNF-α, citocinas pró-inflamatórias, promovem a formação de células espumosas, enquanto IL-1RA, IL-33, TGF-β1 e IL-10 a inibem.[55-57]

Por outro lado, à medida que aumenta o acúmulo de colesterol na célula, promove-se sinalização via TLR4, o que resulta em ativação do fator nuclear κB (NF-κB) e produção de citocinas pró-inflamatórias. A própria LDL oxidada pode induzir o *Toll-like receptor* TLR4 através de um complexo heterotrimérico composto de CD36-TLR4-TLR6. Exemplos de citocinas pró-inflamatórias secretadas por células espumosas incluem IL-1, IL-6, TNF e quimiocinas (CCL2, CCL5 e CXCL1), além de fatores de retenção de macrófago (como netrina 1 e semaforina 3E).[57-61]

Mais recentemente, RNAs não codificadores (ncRNA), isto é, nucleotídeos de RNA funcional que não sofrem translação para proteína, como microRNAs (miRs) e ncRNAs longos (lncRNAs), também têm sido envolvidos na regulação de receptores de varredura, cascata inflamatória e aterosclerose.[62]

As ações aterogênicas da LDLox se exercem em parte por meio do receptor semelhante a lectina, específico para LDLox, LOX-1, pela qual é ativado. LOX-1 está presente em CE, macrófagos e CML; é uma proteína de membrana tipo II, com um domínio extracelular tipo lectina, que pode ser clivado e, assim, liberar sua forma solúvel, LOX-1. Em condições normais, serve como

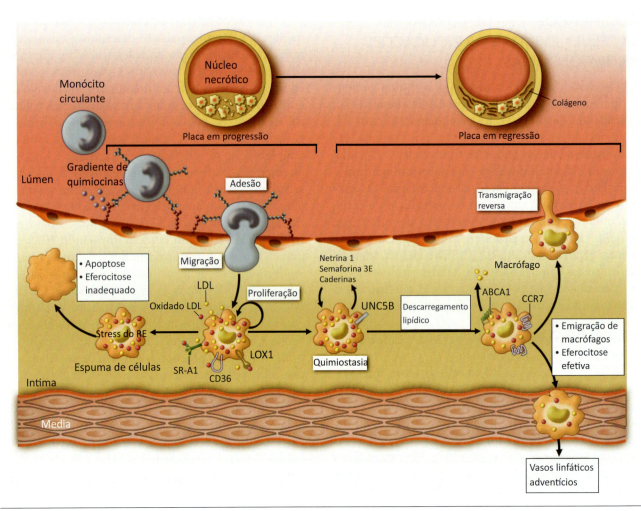

Figura 33.5 Desequilíbrios no metabolismo de lipídeos nos macrófagos durante a progressão de placa levam à retenção de macrófagos e inflamação crônica. Macrófagos sobrecarregados de lipídeos expressam moléculas de retenção (como netrina e seu receptor UNC5b, semaforina 3E e caderinas) que promovem *chemostasis* de macrófagos. Nesse meio inflamatório esses macrófagos sofrem estresse do retículo endoplasmático (RE), que se prolongado resulta em apoptose. Essa morte celular, junto com efetocitose defeituosa, causa formação do núcleo necrótico. Mecanismos que promovem descarregamento de lipídeos de células espumosas, incluindo fatores que hiper-regulam a expressão de ABCA1 em macrófagos de placas, e fluxo de cholesterol, revertem o acúmulo de células espumosas. A regressão de placa é caracterizada por hiper-regulação do receptor 7 de quimiocina cc (CCR7) em células de origem mieloide e redução na expressão de fatores de retenção. Portanto, há evidências de que fatores que regulam a migração de macrófagos contribuem para a migração de macrófagos da placa para o lúmen ou para linfáticos da adventícia. Adaptada de Moore KJ, *et al.* 2013.[37]

Citocinas derivadas de linfócitos T-helper (Th-1), como IFN-γ e IL-1b, favorecem a diferenciação de macrófagos em M1, enquanto citocinas de células Th-2, como IL-4 e IL-13, são requeridas para a diferenciação em M2.[46]

A diferenciação de monócitos em macrófagos e a proliferação destes devem-se em grande parte à ação do M-CSF. As células espumosas originam-se de macrófagos ou das CML que migram para o espaço subendotelial, como descrito antes. Por outro lado, células gordurosas produzem citocinas, que mantêm estímulo para a atração de leucócitos, promovem replicação de macrófagos e aumentam a expressão de receptores removedores.[40,42] Uma vez internalizadas, as lipoproteínas são hidrolisadas, transformando-se em colesterol livre e ácidos graxos, sendo posteriormente eliminados pelos receptores ABCA-1 ou por difusão passiva. O núcleo necrótico que se observa em lesões avançadas é fruto da apoptose ou necrose de macrófagos ou de fagocitose defeituosa (eferocitose); as células que morrem liberam corpos apoptóticos e micropartículas, que formam o potente fator pró-coagulante chamado fator tecidual, o qual é essencial para a formação do trombo.[12] O equilíbrio entre apoptose/necrose e eferocitose é crítico para a estabilização das lesões.[44]

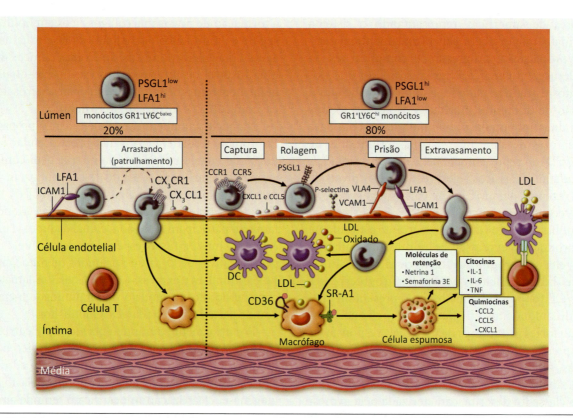

Figura 33.4 Mecanismos de participação de monócitos na formação da placa. A hiperlipidemia aumenta o número de monócitos GR1+LY6Chi, que constituem 80% dos monócitos recrutados pelas placas ateroscleróticas de ratos, sendo o restante realizado pelos monócitos de patrulha GR1–LY6Clow. Esses subgrupos de monócitos utilizam diferentes pares de receptores de quimiocina-quimiocina para infiltrar a íntima, o que é facilitado pelas moléculas de adesão endoteliais, incluindo selectinas, ICAM-1 e VCAM-1. Os monócitos recrutados se diferenciam em macrófagos ou células dendríticas (CD) na íntima, onde interagem com lipoproteínas aterogênicas. Os macrófagos absorvem as LDL nativas e modificadas por meio de vias mediadas pelo receptor de macropinocitose ou *scavenger* (incluindo a via do receptor *scavenger* A1 (SR-A1) e CD36), o que resulta na formação de células espumosas, que são a base da placa aterosclerótica. Essas células espumosas secretam citocinas pró-inflamatórias, incluindo IL-1, IL-6 e TNF, e quimiocinas (p. ex.: ligante de quimiocina CC-2 [CCL2], CCL5 e ligante de quimiocina CXC [CXCL1]), bem como fatores de retenção de macrófago (tais como netrina 1 e semaforina 3E), que amplificam a resposta inflamatória. CX3CL1, ligante 1 da quimiocina CX3C; CX3CR1, receptor 1 da quimiocina CX3C; LFA1, função de linfócitos associado ao antígeno 1; PSGL1, ligante 1 da glicoproteína P-selectina; VLA4, antígeno 4 muito tardio. Adaptada de Jaipersad AS, et al. 2014.[30]

Além disso, evidência recente indica que o tempo de reposição de macrófagos em modelos de aterosclerose em camundongo é curto, aproximadamente quatro semanas, e essa reposição depende predominantemente de proliferação local de macrófagos e não do influxo de monócitos. Tal proliferação local de macrófagos envolve a participação do receptor de varredura A (SR-A).[43]

Estudos predominantemente *in vitro* mostram que os macrófagos na placa aterosclerótica não se comportam de forma uniforme, mas podem assumir diferentes fenótipos. Assim macrófago pode se tornar uma grande célula espumosa ou uma pequena célula inflamatória. Tal polarização e plasticidade são influenciadas pelo microambiente local, incluindo lipídeos modificados, citocinas e eritrócitos senescentes.

A diversidade de macrófagos na placa aterosclerótica parece ser fenômeno dinâmico e pode-se especular que venha a influenciar o tipo de placa, seu desenvolvimento, sua progressão e possivelmente o risco de complicações.[43-45]

Classicamente se reconhecem os macrófagos pró-inflamatórios M1 e os anti-inflamatórios M2, embora essa diferenciação pareça ser mais complexa e tal dicotomia seja provavelmente simplista. O subtipo de macrófagos M1 supostamente deriva dos monócitos LY6C[high] e produz citocinas pró-inflamatórias, como IL-6, IL-12 e TNF-α. Já os macrófagos M2 parecem derivar dos monócitos LY6C[low] e secreta citocinas anti-inflamatórias, como IL-10 e TGF-β, o que poderia ajudar na resolução da inflamação.

receptores de superfície, representando o sistema imune inato, que exercem papel fundamental na iniciação, propagação, progressão e complicações da aterosclerose.[28,30] Uma característica importante dos monócitos é sua diversidade. Estudos envolvendo a expressão de diferentes moléculas de adesão identificaram duas subpopulações de monócitos com base no receptores de superfície. Células produtoras de CD14+/CD16– representam 80% a 90% dos monócitos circulantes "clássicos" e expressam altos níveis de CCR2 (receptor para MCP-1) e baixos níveis de CX-3CR1 (receptor da fructalquina).[31-33] Em exposição ao lipopolissacarídeo (LPS) – importante estimulante para a produção e expressão de quimiocinas inflamatórias – eles são produtores fracos de citocinas inflamatórias. Já os monócitos que expressam os receptores CD14+/CD16+ em sua membrana representam 10% a 20% dos monócitos circulantes "não clássicos", os quais são fortes produtores de CX3CR1, responsáveis pela expressão de grande parte das citocinas inflamatórias, sendo estes os maiores contribuintes para a expansão do ateroma.[28,29,31] Mais recentemente uma terceira classe foi descrita, caracterizada pela expressão de CCR2 na superfície. Durante a sua função de patrulhamento na circulação os monócitos são ativados por diferentes fatores e atuam no endotélio danificado, participando do processo de aterosclerose em três momentos distintos.[33] Primeiro, durante a longa etapa de iniciação e formação da placa aterosclerótica, provavelmente acelerada por diferentes fatores como tabagismo, hipertensão, hiperglicemia e mais acentuadamente hiperlipidemia. Nessa fase os monócitos trafegam para o endotélio lesado. O endotélio disfuncionante hiperexpressa a MCP-1, VCAM-1 e ICAM-1 na sua superfície. Depois de rolar e aderir ao endotélio, os monócitos atravessam a superfície endotelial, configurando o fenômeno de *diapedese*. Além desses fatores, recentemente descreveram-se fatores neurais que participam do recrutamento de monócitos. Assim, moléculas das famílias netrina, semaforina e efrina[34-36] são expressas em células endoteliais e promovem ou protegem da aterosclerose ao atuar na homeostase da parede arterial. No espaço subendotelial os monócitos podem proliferar dando origem a células-filhas ou se diferenciar em macrófagos por meio do fator estimulante de colônias de macrófagos (MCSF). Os macrófagos incorporam LDL oxidada pelos receptores *scavenger* A1 e B1, CD36, bem como pelo receptor específico para LDLox, o LOX1,[12,37] formando células espumosas. Estas passam por processo de apoptose/necrose, que perpetua a formação de novos macrófagos ricos em lipídeos. A seguir os monócitos participam da fase inflamatória aguda, que corresponde às síndromes clínicas de angina instável ou infarto do miocárdio nas quais, em geral, ocorrem a instabilização da placa aterosclerótica, com rotura e formação do trombo.

Monócitos também contribuem para a propagação do trombo; sua aderência à matriz extracelular e a indução de metaloproteinases da matriz, bem como seu extravasamento para o tecido lesado, induzem a expressão de inúmeras citocinas, tais como TNF, IL-6 e IL-1, todas potentes citocinas inflamatórias. Monócitos também participam na lesão tecidual da hipóxia na cascata isquemia/perfusão, especialmente por meio de espécies reativas de O_2 (ROS) oriundos de mitocôndrias; ROS estimulam a expressão de moléculas inflamatórias, como proposto no modelo "autoimunidade inata", em grande parte representada pelos monócitos.[33]

Posteriormente durante o período de cicatrização, os monócitos residentes no tecido miocárdico na fase de hipóxia, que ocorre durante um evento coronário agudo, promovem acumulo de miofibroblastos, angiogênese, cicatrização miocárdica e remodelamento. Portanto, exercem também papel relevante na fase de cicatrização.[32] A Figura 33.4 ilustra a participação dos monócitos na formação da placa.

MACRÓFAGOS

Uma vez aderentes ao endotélio, monócitos migram para a região subendotelial, passando por entre as células endoteliais, via interação com receptor de monócitos CCR2. A MCP-1, um poderoso agente quimiotático, exerce papel importante na migração de monócitos. Como visto antes, na íntima os monócitos se diferenciam em macrófagos ou células dendríticas e formam células espumosas. Macrófagos são células heterogêneas e suas subpopulações não são ainda totalmente conhecidas[37-40] (Figura 33.5).

O papel dos diferentes macrófagos

Em princípio, monócitos recrutados para locais de inflamação deveriam contribuir para resolver o processo, remover células do local, eferocitose de células apoptóticas, e limitar o acúmulo de novas células imunes no local. Esses mecanismos homeostáticos estão comprometidos na aterogênese, e a resultante é o contínuo recrutamento de monócitos, a remoção reduzida de células, eferocitose (renovação de células mortas) reduzida, e a perpetuação do processo inflamatório.[41-42]

por células da parede vascular e leucócitos emigrados, interagem com receptores que ativam proteínas G heterotriméricas e vias de sinalização intracelular. Originalmente, as quimiocinas foram relacionadas ao recrutamento de leucócitos para locais de inflamação; hoje é sabido que elas têm propriedades além do recrutamento celular, interferindo na homeostase vascular e na formação da célula espumosa. A Figura 33.3 ilustra as diversas funções das quimiocinas na aterosclerose.[18]

No contexto de disfunção endotelial, células endoteliais ativadas expressam moléculas de adesão, como a molécula de adesão intercelular-1 (ICAM-1), a molécula de adesão da célula vascular-1 (VCAM-1) e selectina, que interagem com receptores de leucócitos circulantes, particularmente monócitos e linfócitos T, recrutando-os para o endotélio.[26]

Uma vez aderidas à superfície endotelial, as células mononucleares entram na camada íntima sob a influência de mediadores, por exemplo, a MCP-1. De forma concordante, a ausência de MCP-1 reduz a formação de placas de ateroma em modelo experimental.[27]

Diferentes subtipos de monócitos usam também diferentes combinações de quimiocina/receptor de quimiocina para infiltrar a íntima.[28-30] Em modelos de aterosclerose em camundongos, 80% dos monócitos recrutados são do subtipo GR1+LY6C^{hi}, e o restante do subtipo GR1–LY6C^{low} (Figura 33.3).

Os monócitos GR1+LY6C^{hi} relacionam-se com a diferenciação em macrófagos com perfil pró-inflamatório (ver adiante), e seu número é elevado na presença de hiperlipidemia. Quimiocinas induzidas por IFN-γ contribuem para o recrutamento seletivo de linfócitos para a placa aterosclerótica nascente.[18]

MONÓCITOS E ENDOTÉLIO

Os monócitos são células mononucleares caracterizadas principalmente pela expressão de vários

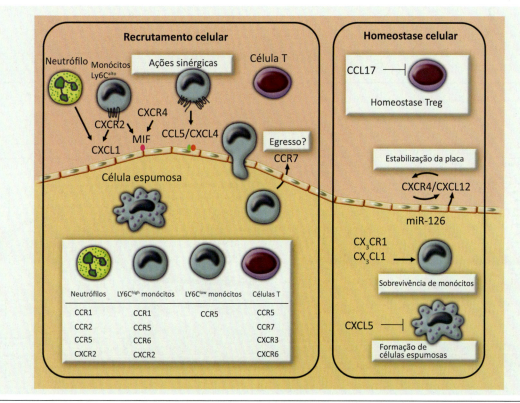

Figura 33.3 A diversidade funcional das quimiocinas na aterosclerose. Quimiocinas direcionam leucócitos para locais de inflamação, utilizando receptores de quimiocinas específicos (ver caixa à esquerda). Ácido lisofosfatídico, um componente das lipoproteínas de baixa densidade, induz quimiocina endotelial CXC ligante (CXCL) 1 para mobilizar e recrutar monócitos e neutrófilos por meio dos receptores de quimiocinas CXC (CXCR) 2. CCRT pode mediar a saída de macrófagos sob certas condições. A migração do fator inibitório (MIF) interage diretamente tanto com CXCR2 quanto com CXCR4. Interações sinérgicas de CCL5 e CXCR4 no recrutamento de células de monócitos resumem o conceito de uma interação da quimiocina funcional. Para além do recrutamento, quimiocinas exercem funções homeostáticas. CCL17 restringe células T reguladoras (Tregs) para promover a aterosclerose. CXCL12 pode ser induzida por microRNA (MIR) 126 em células endoteliais para estabilizar lesões ateroscleróticas. CX3CR1 fornece sinais de sobrevivência essenciais para os monócitos/macrófagos e promove proteção contra apoptose. CXCL5 limita a formação de células espumosas de macrófagos. Adaptada de Zernecke A, Weber C. 2014.[18]

subendotélio. A interação entre moléculas de adesão de monócitos e células endoteliais facilita a adesão monocitária do endotélio, sua fixação e, na sequência, sua penetração para a região subendotelial. Aí eles se diferenciam em macrófagos e estes em células espumosas[23] (ver adiante). A Figura 33.2 ilustra pontos fundamentais das funções endoteliais normais e suas alterações na aterotrombose.[13]

Não há concordância sobre a cronologia dos eventos que levam à formação da placa. De um lado, Tabas e colaboradores[16] propuseram que a retenção subendotelial de lipoproteínas apo-B é o processo iniciador da aterosclerose; chamaram isso de "modelo de resposta à retenção da aterogênese". Por outro lado, outros como Libby e colaboradores[24] e Ross e colaboradores[10] sugerem que tudo começa a partir da disfunção endotelial, colocando inflamação, disfunção endotelial e oxidação como fatores iniciantes principais. Diferenças à parte, todos esses fenômenos são integrantes essenciais do processo aterosclerótico.

CITOCINAS, MOLÉCULAS DE ADESÃO E O RECRUTAMENTO DE CÉLULAS MONONUCLEARES

O processo inflamatório na parede vascular é regulado por muitos mediadores.[24,25] O termo *citocinas* refere-se ao grupo diverso de mais de 100 proteínas de baixo peso molecular identificadas até o momento, agrupadas em diferentes classes, tais como interleucinas (IL), quimiocinas, fatores estimulantes de colônias (CSF), fatores de necrose tumoral (TNF), interferons (IFN) e fatores transformadores de crescimento (TGF). São secretadas tanto por células inflamatórias como por células da parede vascular.[17-19]

O termo *quimiocinas* refere-se a uma grande família de citocinas estruturalmente relacionadas, com propriedades de quimioatração.[18] São divididas em subgrupos com base na posição dos resíduos de cisteína N-terminal (CC, CXC, CX3C, XC). Expressas

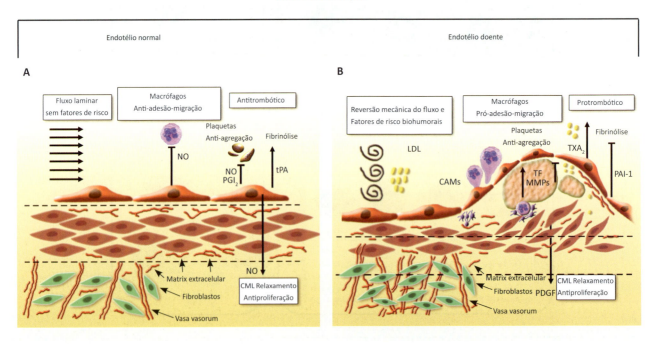

Figura 33.2 Ação de fatores de risco sobre o endotélio normal levando à disfunção endotelial e ao desenvolvimento de aterotrombose. **(A)** Endotélio normal sob as condições de fluxo laminar e sem fatores de riscos. O óxido nítrico (NO) está envolvido nas vias multifatoriais, que impedem a adesão de monócitos, a agregação plaquetária e a proliferação de células musculares lisas. PGI2: prostaciclina 2; CML: células musculares lisas; tPA: ativador de plasminogênio tecidual. **(B)** Endotélio doente com fluxo não laminar, deposição de lipoproteína de baixa densidade (LDL), expressão de células de adesão molecular (CAM), migração de macrófagos, fator tecidual (TF) e expressão de metaloproteinases da matriz (MMP), causando proliferação de células musculares lisas e neovascularização por vasa vasorum. PDGF: fator de crescimento derivado de plaquetas; PAI-1: inibidor do ativador de plasminogênio-1; TXA2: thromboxane A2. Adaptada de Fuster V, *et al*. 2005.[23]

- Recrutamento de células inflamatórias essencialmente monócitos e linfócitos T;
- Diferenciação de monócitos em macrófagos e formação de células espumosas;
- Necrose e apoptose de células espumosas e formação do núcleo lipídico;
- Migração e proliferação de células musculares lisas, com consequente produção de colágeno e formação da capa fibrosa;
- Rotura ou erosão da placa e formação de trombo.

Todas essas etapas são reguladas por mediadores capazes de sinalizar diferentes processos, estimulando ou inibindo adesão, proliferação e diferenciação de diversos tipos celulares, bem como interferindo em sua função secretora. A presença de células e mediadores inflamatórios é característica marcante em todo o processo aterogênico, da formação da placa nascente às complicações trombóticas.

A participação de alterações gênicas tem sido reconhecida em até 50% dos casos.[13] Porém as características e a magnitude de tais alterações ainda não estão bem elucidadas e não serão discutidas aqui.

A DISFUNÇÃO ENDOTELIAL COMO EVENTO PRECOCE

Senescência, aumento da pressão arterial, alterações lipídicas, glicêmicas e tabagismo são alguns dos fatores capazes de alterar a função das células endoteliais. Em particular, forças mecânicas influenciam a função dessas células e a sinalização de vias inflamatórias. Uma força de cisalhamento (*shear stress*) uniforme reduz a expressão de proteínas inflamatórias e o recrutamento de leucócitos para a parede vascular, enquanto uma força de cisalhamento de baixa oscilação tem efeitos opostos. A sinalização de vias inflamatórias é também sensível à frequência e magnitude da onda de pulso.[14]

A disfunção endotelial é reconhecida como evento precoce na formação da placa aterosclerótica.[15,16] Alteração da morfologia das células endoteliais e aumento da permeabilidade a macromoléculas permitem a penetração passiva da LDL no espaço subendotelial. Essa permeabilidade é modulada por citocinas, sendo aumentada, por exemplo, por interferon-gama (IFN-γ) e fator de necrose tumoral alfa (TNF-α).[17-19] Interações entre a apolipoproteína B da LDL e componentes da matriz extracelular, como proteoglicanos, colaboram para a retenção da partícula no subendotélio.

Uma das funções principais do endotélio é a de barreira semipermeável que separa o sangue da parede arterial. A remoção do endotélio por método físico, que causa desendotelização da aorta *in vivo*, expõe toda a parede arterial à infiltração maciça de lipídeos em coelhos submetidos à dieta hipercolesterolêmica, como ilustrado na Figura 33.1.[20]

O processo aterosclerótico começa pela penetração de partículas circulantes ricas em apo-B por entre as células endoteliais, às quais são retidas no espaço subendotelial e sofrem modificações oxidativas e enzimáticas.[21,22] Estas ativam o endotélio, que passa a produzir citocinas como a proteína quimiotática de monócitos-1 (MCP-1) que atraem monócitos para o

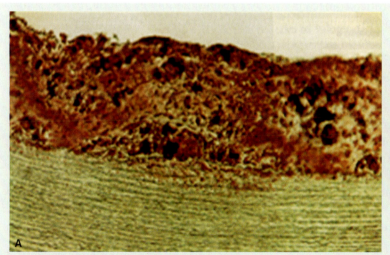
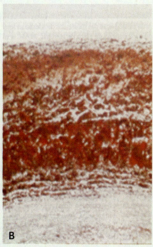

Figura 33.1 Corte histológico de aorta de coelho submetido à dieta enriquecida com colesterol por 14 semanas. **(A)** Animal com endotélio preservado com infiltração lipídica restrita à íntima; **(B)** animal submetido à deendotelização antes do início da dieta com deposição lipídica em toda a parede arterial.[20]

capítulo 33

Protásio Lemos da Luz
Paulo Magno Martins Dourado

Antonio Carlos Palandri Chagas
Francisco Rafael Martins Laurindo

Endotélio na Aterosclerose: Formação da Placa e Complicações

INTRODUÇÃO E PERSPECTIVA HISTÓRICA

Aterosclerose refere-se ao lento processo de formação de placas nas paredes das artérias que pode resultar em complicações agudas, como infarto do miocárdio, angina instável e acidente vascular cerebral. Trata-se, portanto, do processo fisiopatológico que está por trás das principais causas de morte no mundo ocidental. A palavra aterosclerose deriva da combinação do termo grego *athēra* (sopa ou pasta de aveia) e *esclerose* (endurecimento ou espessamento); remete ao depósito de gordura e restos celulares na parede interna das artérias, que se tornam progressivamente espessadas pela resposta proliferativa da parede do vaso e frequentemente calcificadas.[1]

Tipicamente o processo aterosclerótico começa já nas primeiras décadas de vida e progride lentamente, de acordo com a presença e o grau de controle de diversos fatores de risco, como hipertensão arterial, dislipidemia, *diabetes mellitus* e tabagismo.[2-4] O envelhecimento e a susceptibilidade genética exercem papel preponderante sobre a evolução da aterosclerose. O processo tende a ser universal, acometendo diferentes leitos arteriais, e assintomático por várias décadas. O comprometimento de aorta, carótidas, coronárias, artérias periféricas, como as femorais, e artérias menores dos membros inferiores, bem como mesentéricas e artérias penianas, é usual.

Ao longo da história, o entendimento fisiopatológico da aterosclerose passou por diversas etapas. Inicialmente considerava-se um processo passivo, simples depósito de colesterol e debris celulares na parede arterial.[5-9] Nas décadas de 1960 e 1970, muita ênfase foi dada à participação das células musculares lisas e sua proliferação no processo aterogênico. Nas últimas décadas, observou-se marcante aprofundamento do conhecimento sobre os mecanismos fisiopatológicos envolvidos na aterogênese. Hoje, ela é entendida como um processo ativo, dinâmico, envolvendo múltiplas e complexas interações entre diferentes tipos e subtipos celulares, mediadas por inúmeras citocinas, e que tem como base alterações pró-inflamatórias no microambiente da parede vascular. Em suma, trata-se de doença inflamatória/proliferativa.[10-12]

Alterações das células endoteliais ou disfunção endotelial assumem papel central na formação da placa aterosclerótica, na sua progressão e no desencadeamento de complicações. Portanto, o objetivo principal deste capítulo é oferecer uma revisão sumária e integrada dos principais fatores que participam da formação da placa aterosclerótica com foco específico sobre o endotélio. Revisões mais detalhadas do papel desses fatores podem ser encontradas em outros capítulos deste livro ou em outras revisões.[4,36]

VISÃO GERAL DA ATEROGÊNESE

Didaticamente pode-se dizer que o processo aterotrombótico passa pelas seguintes etapas:

- Dano às células endoteliais e sua consequente disfunção;
- Aumento da permeabilidade endotelial a macromoléculas (p. ex.: lipoproteína de baixa densidade [LDL]);
- Retenção e modificação de partículas ricas em colesterol no subendotélio (p. ex.: oxidação de LDL);

9. Curtiss LK, Tobias PS. Emerging role of Toll-like receptors in atherosclerosis. J Lipid Res. 2009;50 Suppl:S340-345.
10. Fischetti F, Tedesco F. Cross-talk between the complement system and endothelial cells in physiologic conditions and in vascular diseases. Autoimmunity. 2006;39(5):417-28.
11. Levi M, Poll T. Coagulation in patients with severe sepsis. Semin Thromb Hemost. 2015;41(1):9-15.
12. Gupta AK, Joshi MB, Philippova M, et al. Activated endothelial cells induce neutrophil extracellular traps and are susceptible to NETosis-mediated cell death. FEBS Lett. 2010;584(14):3193-7.
13. Neeli I, Dwivedi N, Khan S, et al. Regulation of extracellular chromatin release from neutrophils. J Innate Immun. 2009;1(3):194-201.
14. Xu J, Zhang X, Pelayo R, et al. Extracellular histones are major mediators of death in sepsis. Nat Med. 2009;15(11):1318-21.
15. Knight JS, Luo W, O'Dell AA, et al. Peptidylarginine deiminase inhibition reduces vascular damage and modulates innate immune responses in murine models of atherosclerosis. Circ Res. 2014;114(6):947-956.
16. Fuchs TA, Brill A, Duerschmied D, et al. Extracellular DNA traps promote thrombosis. Proc Natl Acad Sci U S A. 2010;107(36):15880-5.
17. Semeraro F, Ammollo CT, Morrissey JH, et al. Extracellular histones promote thrombin generation through platelet-dependent mechanisms: involvement of platelet TLR2 and TLR4. Blood. 2011;118(7):1952-61.
18. The Vascular Endothelium I. Vol 176/I 2006.
19. The Vascular Endothelium II. Vol 176/II 2006.
20. Bonow RO, Mann DL, Zipes DP, et al. Braunwald's Heart Disease: A Textbook of Cardiovascular Medicine. Vol I2011:1949.
21. Kumar V, Abbas AK, Fausto N, et al. Robbins and Cotran Pathologic Basis of Disease, Professional Edition: Expert Consult-Online internet, 2009.

tídicos, várias pequenas moléculas de natureza lipídica promovem ativamente a resolução do processo inflamatório via desativação das funções celulares pró-inflamatórias. Exemplos incluem lipoxinas, resolvinas e protectinas (Tabela 32.1). Um desequilíbrio entre vias pró e anti-inflamatórias, a falha dos mecanismos de resolução da inflamação e o acúmulo de monócitos/macrófagos na íntima arterial podem levar à progressão da lesão aterosclerótica ao longo dos anos.

Células endoteliais também participam das complicações tromboembólicas agudas da aterosclerose. Apesar do desenvolvimento insidioso das placas ateromatosas, suas complicações tromboembólicas ocorrem subitamente: o rompimento da placa e a exposição do seu conteúdo necrótico ativam a cascata de coagulação. Os mesmos mecanismos moleculares que promovem complicações trombóticas em vasos de pequeno calibre na sepse também promovem formação e acúmulo de trombos nos vasos de maior calibre, sujeitos à formação de ateromas.

Além dos eventos relacionados à ruptura da placa, as células endoteliais parecem ser particularmente importantes na erosão superficial – um mecanismo de oclusão coronariana cuja frequência tem aumentado proporcionalmente em relação ao total de eventos coronarianos. A ativação do TLR 2 na superfície endotelial pode invocar funções que promovem tromboembolismos no contexto da erosão da placa aterosclerótica. Os PMN e as NETs foram implicados no desenvolvimento de placas ateromatosas[15] e na erosão superficial. No segundo caso, não está claro ainda se os PMN são causa ou consequência da degeneração de células endoteliais, mas a formação de NETs tem sido mencionada no aumento de risco de trombose.[16,17]

CONCLUSÕES

Até poucas décadas atrás, muitos consideravam o endotélio uma estrutura passiva, com função de membrana semipermeável e conduzindo apenas função de filtração entre o sangue e os tecidos.[18,19] Do ponto de vista atual, contemplamos a participação central das células endoteliais em doenças agudas e crônicas, como ilustradas neste capítulo. Perturbações das funções endoteliais oferecem um novo alvo para intervenção. Diversos inibidores das moléculas de adesão foram submetidos à avaliação experimental no intuito de limitar aterogênese.[20,21] Tais intervenções podem não ser apropriadas para prevenção ou tratamento de doenças crônicas associadas à disfunção endotelial a longo prazo, tais como a aterosclerose. Não obstante, o benefício das mudanças de estilo de vida que melhoram a sensibilidade à insulina e controlam estímulos pró-inflamatórios (excesso de adiposidade abdominal, resistência insulínica e concentrações elevadas de lipoproteínas ricas em triglicerídeos etc.) podem advir em parte dos efeitos dessas intervenções sobre a saúde do endotélio. A diversidade de funções exercidas pelas células endoteliais vasculares oferece um campo fértil para investigação e um alvo atrativo para novas terapias que visam debelar as consequências devastadoras da disfunção endotelial, seja ela aguda ou crônica.

REFERÊNCIAS BIBLIOGRÁFICAS

1. Libby P, Okamoto Y, Rocha VZ, et al. Inflammation in atherosclerosis: transition from theory to practice. Circ J. 2010;74(2):213-220.
2. Tousoulis D, Kampoli AM, Tentolouris C, et al. The role of nitric oxide on endothelial function. Curr Vasc Pharmacol. 2012;10(1):4-18.
3. Gimbrone MA, García-Cardeña G. Vascular endothelium, hemodynamics, and the pathobiology of atherosclerosis. Cardiovasc Pathol. 2013 Jan-Feb 2013;22(1):9-15.
4. Chatzizisis YS, Coskun AU, Jonas M, et al. Role of endothelial shear stress in the natural history of coronary atherosclerosis and vascular remodeling: molecular, cellular, and vascular behavior. J Am Coll Cardiol. 2007;49(25):2379-93.
5. Hajra L, Evans AI, Chen M, et al. The NF-κB signal transduction pathway in aortic endothelial cells is primed for activation in regions predisposed to atherosclerotic lesion formation. Proc Natl Acad Sci U S A. 2000;97(16):9052-7.
6. SenBanerjee S, Lin Z, Atkins GB, et al. KLF2 Is a novel transcriptional regulator of endothelial proinflammatory activation. J Exp Med. 2004;199(10):1305-15.
7. Parmar KM, Larman HB, Dai G, et al. Integration of flow-dependent endothelial phenotypes by Kruppel-like factor 2. J Clin Invest. 2006;116(1):49-58.
8. Hovland A, Jonasson L, Garred P, et al. The complement system and toll-like receptors as integrated players in the pathophysiology of atherosclerosis. Atherosclerosis. 2015;241(2):480-94.

leucócitos mononucleados (monócitos). A molécula de adesão clássica que medeia o recrutamento de monócitos pelo endotélio é a molécula de adesão celular vascular-1 (*vascular cell adhesion molecule-1*, VCAM-1). Outras moléculas de adesão, como a fractalcina e as integrinas, também participam do recrutamento de monócitos para a lesão ateromatosa em evolução. Os estímulos que ativam a expressão de moléculas de adesão em células endoteliais incluem produtos associados à degeneração oxidativa de lipoproteínas, bem como citocinas pró-inflamatórias produzidas na neoíntima do vaso. O Capítulo 36 – Tabagismo e Endotélio apresenta mais informações sobre a interação entre o endotélio e o sistema imune.

Os monócitos e macrófagos têm participação central na resposta do sistema imune inato à lesão ateromatosa. Essas células acumulam-se na íntima, na qual podem permanecer ativas ou sofrer apoptose ou oncose. Monócitos/macrófagos contribuem para o crescimento da placa de ateroma via quimiotaxia de células musculares lisas da túnica média (as quais podem vir a formar a capa fibrosa) ou via acúmulo de debris celular, compondo o centro necrótico/lipídico da lesão. O crescimento volumétrico da placa, a formação de núcleo lipídico e a formação da capa fibrosa são características de lesões avançadas (Figura 32.3).

Sobre a participação direta do endotélio na aterosclerose, estudos clássicos oferecem evidência da disfunção da barreira endotelial em locais da árvore arterial, nos quais lesões ateroscleróticas classicamente se desenvolvem. Nessas regiões há, por exemplo, extravasamento de azul de Evans – um pigmento que se liga à albumina e serve para demonstrar o excesso de permeabilidade do endotélio naquele local. Essa disfunção da barreira é um dos facilitadores do acúmulo de lipoproteínas sob o endotélio. Lipoproteínas oxidadas e colesterol cristalizado, entre outras substâncias que podem se acumular na íntima da artéria, servem como ativadores da resposta inflamatória. Em última instância, portanto, um dos principais iniciadores dos processos que levam à aterosclerose é a falha da função de barreira do endotélio, entre outros descritos nos Capítulos 32 e 41.

Além de responder aos estímulos que aumentam a expressão de moléculas de adesão e a produção de quimiocinas, as células endoteliais também participam da expressão de citocinas anti-inflamatórias, que contribuem para o controle do processo inflamatório. Um exemplo dessas citocinas é a IL-10, que inibe funções inflamatórias de macrófagos e células T *helper* 1 (Th1), entre outras. Essas células T *helper* 1, sendo ativadas, secretam interferon-gama, um estímulo proaterogênico em si. Recentemente, as células B parecem estar envolvidas nas atividades pró e antiaterogênicas. Assim, enquanto as células BB2 apresentam efeitos pró-aterogênicos, as células BB1 secretando anticorpos naturais os quais, pelo menos em animais, atenuam o processo aterosclerótico. Adicionalmente aos mediadores pep-

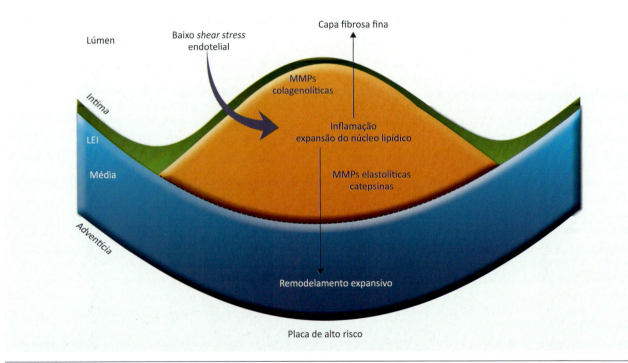

Figura 32.3 MMPs: Metaloproteinases; LEI: lâmina elástica interna.

A ativação do endotélio leva também ao recrutamento de leucócitos, especialmente células de inflamação aguda (Figura 32.2). Células endoteliais ativadas passam a expressar moléculas de adesão em sua superfície; leucócitos polimorfonucleados (PMN, neutrófilos) ligam-se à E-selectina e são capazes de incrementar o recrutamento de células inflamatórias, infiltrando os tecidos e/ou causando congestionamento de leucócitos na microcirculação.

Uma vez aderidos ao endotélio, os PMN são capazes de gerar armadilhas extracelulares de neutrófilos (NETs). Material genético, cromatina, histonas deaminadas e outras proteínas formam uma rede que captura bactérias, expondo-as mais efetivamente a substâncias bactericidas, como espécies reativas de oxigênio produzidas por PMN. Nesse processo, leucócitos e plaquetas também podem ser capturados, aumentando o risco de trombose. Indivíduos com doenças genéticas que impedem formação de NETs apresentam maior susceptibilidade a infecções, e concentração de histonas na circulação periférica foi associada à gravidade da sepse. Observações *in vitro* sugerem que a adesão de PMN é absolutamente necessária para a produção de NETs, apontando mais uma vez a importância do endotélio nesse processo.[12-14]

O papel do endotélio no recrutamento de leucócitos mediante sinais de perigo está intimamente relacionado à disfunção de tônus vascular (mediada principalmente pelo óxido nítrico, causando hipotensão arterial) e ao aumento da permeabilidade endotelial. A permeabilidade excessiva do endotélio leva ao extravasamento de fluidos e proteínas da luz do vaso para o interstício. Esses fenômenos manifestam-se clinicamente como agravamento da hipotensão (piorando a hipoperfusão tecidual) e como um acúmulo de fluidos. No caso do interstício pulmonar, esse acúmulo causa a síndrome da angústia respiratória do adulto, que inclui hipoxemia.

Exemplifica-se, assim, como as mais temidas consequências da sepse não derivam apenas da ação direta do agente infeccioso ou da hipotensão arterial, mas das alterações das funções micro e macrovasculares do endotélio. A disfunção endotelial, nesse contexto, leva ao extravasamento vascular de fluidos e proteínas, hemorragias, trombose e potencialização da inflamação.

A CÉLULA ENDOTELIAL EM UM ESTADO INFLAMATÓRIO CRÔNICO: ATEROSCLEROSE

Contrapondo-se à inflamação aguda no contexto da sepse, como descrita acima, as consequências da ativação endotelial em uma condição crônica – como a aterosclerose – desenvolvem-se ao longo de muitas décadas. Enquanto na sepse os principais leucócitos recrutados pelas células endoteliais são PMN, na inflamação crônica da aterosclerose preponderam os

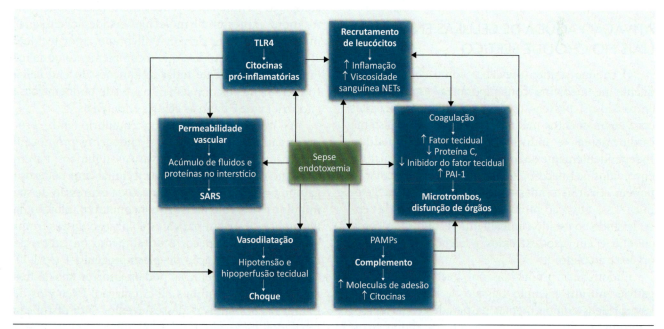

Figura 32.2 Mecanismos inflamatórios na endotoxemia e na sepse. O endotélio participa no combate a insultos infecciosos. A resposta exacerbada, no entanto, culmina em muitas das complicações clínicas da sepse grave. TLR4: toll like receptor 4; SARS: síndrome aguda respiratória severa; NETs: armadilhas extracelulares de neutrófilos (*neutrophil extracellular traps*); PAI-1: *plasminogen activator inhibitor*-1; PAMPs: *pathogen-associated molecular pattern*.

séptico como exemplo de cenário agudo em que as células endoteliais exercem papel central. Para ilustrar o papel da disfunção endotelial em doenças crônicas, salientaremos a participação dessas células na gênese, na progressão e nas complicações trombóticas da aterosclerose. Uma descrição pormenorizada desse processo é apresentada no Capítulo 33.

Tabela 32.1 Fatores "pró-ativação" versus "pró-restauração" endotelial (siglas, ver texto).

Promovem a ativação	Promovem a homeostase
PAMP	**Fatores mecânicos**
Endotoxinas	Estresse de cisalhamento, fluxo laminar
Lipopolissacarídeos	**Fatores bioquímicos**
Ácido micólico	Citocinas anti-inflamatórias: IL-10
Outros componentes da parede celular de micro-organismos	Mediadores lipídicos da resolução da inflamação: resolvinas, maresinas
Exotoxinas	
DAMPs	
Conteúdo de células necróticas e piroptóticas: ADP, IL-1α	

ATIVAÇÃO AGUDA DE CÉLULAS ENDOTELIAIS NO CHOQUE SÉPTICO

O choque séptico prevalece como condição frequente na medicina contemporânea, especialmente entre idosos, pessoas com comorbidades, pacientes com equipamentos médicos implantados no sistema cardiovascular e indivíduos imunocomprometidos. Independentemente do foco ou dos micro-organismos envolvidos na infecção, PAMP liberados na circulação podem ativar as células endoteliais de maneira sistêmica. Essa ativação promove as complicações da sepse, levando ao estado clinicamente reconhecido como choque, e, em casos extremos, à falência de múltiplos órgãos e ao óbito.

Endotoxinas produzidas por bactérias gram-negativas são um exemplo clássico de PAMP. Lipopolissacarídeos e lipoproteínas na parede celular desses micro-organismos mediam seus efeitos endotóxicos: eles estimulam as células endoteliais – via receptores Toll-like 4 (TLR4) e Toll-like 2 (TLR2), respectivamente – a produzirem citocinas pró-inflamatórias, como fator de necrose tumoral (TNF-α), interleucina-1 (IL-1β) e interleucina-6 (IL-6), além de estimular uma resposta antimicrobiana por meio da ativação do NF-κB. Esses efeitos na ativação do sistema imune inato e na sinalização dos TLRs são importantes mecanismos envolvidos não somente na patogênese da aterosclerose, mas também na desestabilização da placa ateromatosa.[8,9] Experimentos em animais que recebem administração exógena de endotoxinas demonstraram que a neutralização dessas citocinas pró-inflamatórias é capaz de atenuar os efeitos deletérios e a mortalidade associada. De fato, as manifestações mais letais da endotoxemia são, em grande parte, atribuíveis às consequências nefastas da interação entre citocinas pró-inflamatórias e o endotélio.

O sistema do complemento faz parte da resposta inicial contra patógenos, podendo ser ativado por PAMP. O complemento participa também da imunidade mediada por anticorpos, tanto dirigidos contra patógenos quanto autoanticorpos. Complemento e endotélio interagem continuamente. Células endoteliais em estados fisiológicos participam da síntese de C1s e C4, e são capazes de sintetizar C3 e fator B. Sob estímulos inflamatórios, o endotélio pode sintetizar quantidades significativas de C3, C4 e fator B. Outras porções do complemento também são reguladas quando células são expostas a hipóxia/reoxigenação. Células endoteliais também expressam receptores para componentes do complemento, incluindo C1q, C5a e complexo terminal C. O engajamento desses receptores induz expressão de moléculas de adesão, citocinas inflamatórias, fator de von Willebrand, fator tecidual etc. Essa resposta indica que o complemento pode influenciar diretamente todas as funções do endotélio. Indiretamente, o complemento ativado também causa citotoxicidade e dano às células endoteliais.[10]

As mudanças radicais no equilíbrio entre pró-coagulantes e anticoagulantes endógenos promovem a formação de trombos nos vasos sanguíneos; há um aumento da expressão de fator tecidual (um poderoso gatilho à trombose) e diminuição da expressão de seu inibidor e de proteína C. A concomitante inibição da fibrinólise contribui para a estabilização desses trombos, e a primeira decorre do aumento da expressão do inibidor da ativação do plasminogênio-1 (PAI-1). Complicações isquêmicas podem ocorrer após a formação de microtrombos na circulação. Exemplos de manifestações clínicas desses eventos são: disfunção renal por dano glomerular ou tubular, necrose das glândulas adrenais (síndrome de *Waterhouse-Friederichsen*, especialmente em meningococemia) e coagulação intravascular disseminada.[11]

Endotélio e Doenças Cardiovasculares

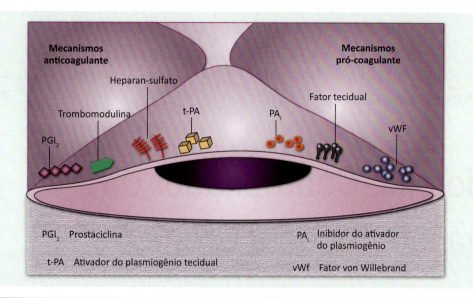

Figura 32.1 Células endoteliais expressam moléculas envolvidas nos mecanismos anticoagulantes e fibrinolítico (esquerda) e moléculas envolvidas nos mecanismos pró-coagulantes e antifibrinolíticos (direita). PGI$_2$: prostaciclina; t-PA: ativador do plasminogênio tecidual; PA$_i$: inibidor do ativador do plasminogênio; vWf: fator von Willebrand. Adaptada de Braunwald's Heart Disease.[20]

como: endotoxina de organismos gram-negativos e componentes da parede de organismos gram-positivos. Exemplos de DAMP incluem sinais derivados de células expirantes ou mortas.

Contrapondo os estímulos pró-inflamatórios aos quais estão expostas as células endoteliais, dois importantes fatores promovem e reconstituem a função homeostática das células endoteliais após perturbações: estímulos biomecânicos e o balanço entre estímulos pró-inflamatórios e anti-inflamatórios/pró-resolutivos. O endotélio arterial, na maior parte das circunstâncias fisiológicas, é exposto a altos níveis de estresse de cisalhamento (*laminar shear stress*): a força exercida pelo sangue fluindo paralelamente à superfície endotelial. Em regiões com perturbações no fluxo sanguíneo (como em pontos de ramificação vascular ou em divisores de fluxo), as células endoteliais perdem os benefícios do ambiente com alto estresse de cisalhamento, o que promove as funções patogênicas descritas anteriormente.[3,4] Mais detalhes sobre o tópico estão descritos no Capítulo 4.

No nível molecular, as perturbações de fluxo podem ativar o fator nuclear kB (*Nuclear Factor kappa B*, NF-κB), um mediador pró-inflamatório que regula a expressão de múltiplos genes envolvidos neste processo.[5] Esse fator de transcrição pode inibir a expressão de fatores anti-inflamatórios como o *Krüppel-like fator* 2 (KLF 2) e *Krüppel-like fator* 4 (KLF 4) e estimular a expressão de receptores celulares pró-aterogênicos. Em contrapartida, evidências mostraram que o aumento da expressão do KLF 2 estimula a produção do óxido nítrico, inibe a IL-1B e a estimulação de células de adesão pró-inflamatórias em cultura de células endoteliais humanas.[6] Além disso, em regiões arteriais com fluxo laminar uniforme – regiões de ateroproteção – há também este aumento da expressão do KLF 2, promovendo, assim, efeitos anti-inflamatórios e antitrombóticos que limitam o desenvolvimento da lesão aterosclerótica.[7]

Além dos fatores biomecânicos, compreendemos cada vez mais a importância do balanço entre citocinas pró e anti-inflamatórias na determinação das propriedades apresentadas pelas células endoteliais. Também reconhece-se agora a importância de mediadores de baixo peso molecular que promovem a resolução ativa da inflamação e a restauração da homeostase, uma vez que as células endoteliais são ativadas. Esses mediadores previnem a amplificação irrestrita da resposta inflamatória – fenômeno que muitas vezes torna-se desastroso para o organismo (Tabela 32.1).

Os programas celulares de ativação endotelial, bem como seus mecanismos de compensação, podem atuar em processos imediatos e breves ou em processos insidiosos e duradouros. Assim, o endotélio participa de quadros inflamatórios agudos e crônicos. Oferecemos dois exemplos – situações comumente encontradas na prática clínica – para ilustrar essa versatilidade das células endoteliais como guardiãs da homeostase e participantes essenciais em mecanismos de doença. Primeiramente, consideraremos o choque

capítulo 32

Marina Beltrami Moreira
Marco Aurélio Lumertz Saffi

Guillermo Garcia-Cardña
Peter Libby

O Endotélio: Coordenador da Inflamação Aguda e Crônica

INTRODUÇÃO

O endotélio vascular – uma admirável monocamada de células – constitui interface importante entre os vasos sanguíneos e o sangue. Ele serve como portal para passagem de oxigênio, de nutrientes e, ainda, de células inflamatórias no contexto da manutenção da homeostase e da resposta à injúria ou infecção. O endotélio saudável possui uma miríade de participações na manutenção da homeostase. Ele fornece um estímulo vasodilatador constante por meio da produção de óxido nítrico – o fator de relaxamento derivado do endotélio. O óxido nítrico auxilia na inibição da agregação plaquetária, na proliferação das células musculares lisas e na manutenção do efeito antiaterosclerótico.[1,2]

As células endoteliais, em seu estado basal, apresentam propriedades anticoagulantes e fibrinolíticas. Este equilíbrio deriva, em parte, da expressão de moléculas na superfície celular, as quais atuam no controle da adesão, proliferação celular e no efeito vasodilatador (Figura 32.1).

O endotélio arterial em circunstâncias homeostáticas não atrai ou adere leucócitos que passam diante de si na circulação sanguínea. Porém, quando a célula endotelial encontra um sinal de lesão, ela pode substituir essas propriedades homeostáticas por aquelas que oferecem proteção fundamental contra infecções – mas que também podem causar danos ao organismo e promover doenças. Os sinais patológicos que induzem esse câmbio de funções endoteliais incluem: padrões moleculares associados a patógenos (*pathogen-associated molecular patterns*, PAMPs), padrões moleculares associados a dano (*danger-associated molecular patterns*, DAMPs), e pequenas e grandes moléculas mediadoras da inflamação. A capacidade das células endoteliais de produzir substâncias em resposta a esses estímulos originam uma condição frequentemente chamada de "ativação endotelial". O endotélio ativado deixa de apresentar propriedades anticoagulantes e pró-fibrinolíticas e passa a expressar características que promovem a trombose e a inibição da fibrinólise. O equilíbrio oxidativo normal, em que agentes antioxidantes preponderam sobre agentes pró-oxidantes, sofre um desequilíbrio. Há um excesso de espécies oxidativas, principalmente devido à redução da produção de superóxido dismutase nas células endoteliais. O excesso de espécies reativas de oxigênio é um dos mecanismos que reduzem a biodisponibilidade do óxido nítrico, repercutindo em diversas funções do endotélio. Além disso, ao invés de oferecer resistência ao recrutamento de leucócitos, o endotélio ativado expressa moléculas de adesão que promovem o rolamento e, em última instância, a firme adesão de diversos tipos de leucócitos à sua superfície.

Células endoteliais são também capazes de produzir quimiocinas que, em conjunto com as quimiocinas produzidas por células dos tecidos subjacentes, dirigem a migração e acúmulo dos leucócitos aderidos ao endotélio, promovendo a permanência de células inflamatórias nos tecidos envolvidos. Sendo assim, o endotélio oferece a primeira linha de defesa contra lesão ou invasão de patógenos. Uma vez ativado, exerce papel central na iniciação da resposta inflamatória local; o endotélio ativado pode promover vasoconstrição, estresse oxidativo e acúmulo de trombos. Vários estímulos podem desencadear essa ativação endotelial. Exemplos de PAMP incluem produtos bacterianos

60. Michel T. Targeting and translocation of endothelial nitric oxide synthase. Braz J Med Biol Res. 1999;32(11):1361-6.
61. Arnold WP, Mittal CK, Katsuki S, et al. Nitric oxide activates guanylate cyclase and increases guanosine 3':5'-cyclic monophosphate levels in various tissue preparations. Proc Natl Acad Sci U S A. 1977;74(8):3203-7.
62. Radomski MW, Palmer RM, Moncada S. Endogenous nitric oxide inhibits human platelet adhesion to vascular endothelium. Lancet. 1987;2(8567):1057-8.
63. Lefer DJ, Jones SP, Girod WG, et al. Leukocyte-endothelial cell interactions in nitric oxide synthase-deficient mice. Am J Physiol. 1999;276(6 Pt 2):H1943-50.
64. Schwartz GG, Olsson AG, Ezekowitz MD, et al. Effects of atorvastatin on early recurrent ischemic events in acute coronary syndromes: the MIRACL study: a randomized controlled trial. JAMA. 2001;285(13):1711-8.
65. Spencer FA, Allegrone J, Goldberg RJ, et al. Association of statin therapy with outcomes of acute coronary syndromes: the GRACE study. Ann Intern Med. 2004;140(11):857-66.
66. Dupuis J, Tardif JC, Cernacek P, et al. Cholesterol reduction rapidly improves endothelial function after acute coronary syndromes. The RECIFE (reduction of cholesterol in ischemia and function of the endothelium) trial. Circulation. 1999;99(25):3227-33.
67. Satoh M, Takahashi Y, Tabuchi T, et al. Cellular and molecular mechanisms of statins: an update on pleiotropic effects. Clin Sci (Lond). 2015;129(2):93-105.

31. Kaneda H, Taguchi J, Kuwada Y, et al. Coronary artery spasm and the polymorphisms of the endothelial nitric oxide synthase gene. Circ J. 2006;70(4):409-13.
32. Moriyama Y, Tsunoda R, Harada M, et al. Nitric oxide-mediated vasodilatation is decreased in forearm resistance vessels in patients with coronary spastic angina. Jpn Circ J. 2001;65(2):81-6.
33. Okumura K, Yasue H, Matsuyama K, et al. Diffuse disorder of coronary artery vasomotility in patients with coronary spastic angina. Hyperreactivity to the constrictor effects of acetylcholine and the dilator effects of nitroglycerin. J Am Coll Cardiol. 1996;27(1):45-52.
34. Ito K, Akita H, Kanazawa K, et al. Systemic endothelial function is preserved in men with both active and inactive variant angina pectoris. Am J Cardiol. 1999;84(11):1347-9, A1348.
35. Egashira K, Inou T, Yamada A, et al. Preserved endothelium-dependent vasodilation at the vasospastic site in patients with variant angina. J Clin Invest. 1992;89(3):1047-52.
36. Yasue H, Nakagawa H, Itoh T, et al. Coronary artery spasm--clinical features, diagnosis, pathogenesis, and treatment. J Cardiol. 2008;51(1):2-17.
37. Yasue H, Mizuno Y, Harada E, et al. Effects of a 3-hydroxy-3-methylglutaryl coenzyme A reductase inhibitor, fluvastatin, on coronary spasm after withdrawal of calcium-channel blockers. J Am Coll Cardiol. 2008;51(18):1742-48.
38. Motoyama T, Kawano H, Kugiyama K, et al. Vitamin E administration improves impairment of endothelium-dependent vasodilation in patients with coronary spastic angina. J Am Coll Cardiol. 1998;32(6):1672-9.
39. Camici PG, Crea F. Coronary microvascular dysfunction. N Engl J Med. 2007;356(8):830-40.
40. Lanza GA, Crea F. Primary coronary microvascular dysfunction: clinical presentation, pathophysiology, and management. Circulation. 2010;121(21):2317-25.
41. Crea F, Lanza GA. Angina pectoris and normal coronary arteries: cardiac syndrome X. Heart. 2004;90(4):457-63.
42. Lanza GA. Cardiac syndrome X: a critical overview and future perspectives. Heart. 2007;93(2):159-66.
43. Hurst T, Olson TH, Olson LE, et al. Cardiac syndrome X and endothelial dysfunction: new concepts in prognosis and treatment. Am J Med. 2006;119(7):560-6.
44. Kaski JC. Pathophysiology and management of patients with chest pain and normal coronary arteriograms (cardiac syndrome X). Circulation. 2004;109(5):568-72.
45. Kayikcioglu M, Payzin S, Yavuzgil O, et al. Benefits of statin treatment in cardiac syndrome-X1. Eur Heart J. 2003;24(22):1999-2005.
46. Rosano GM, Peters NS, Lefroy D, et al. 17-beta-Estradiol therapy lessens angina in postmenopausal women with syndrome X. J Am Coll Cardiol. 1996;28(6):1500-5.
47. Pizzi C, Manfrini O, Fontana F, et al. Angiotensin-converting enzyme inhibitors and 3-hydroxy-3-methylglutaryl coenzyme A reductase in cardiac Syndrome X: role of superoxide dismutase activity. Circulation. 2004;109(1):53-8.
48. Hearse DJ. Reperfusion of the ischemic myocardium. J Mol Cell Cardiol. 1977;9(8):605-16.
49. Maroko PR, Libby P, Ginks WR, et al. Coronary artery reperfusion. I. Early effects on local myocardial function and the extent of myocardial necrosis. J Clin Invest. 1972;51(10):2710-6.
50. Braunwald E, Kloner RA. Myocardial reperfusion: a double-edged sword? J Clin Invest. 1985;76(5):1713-9.
51. Lefer AM, Hayward R. The role of nitric oxide in ischemia-reperfusion. In: Loscalzo J, Vita JA, eds. Nitric oxide and the cardiovascular system. Totowa: Humana Press, 2000. p.357-80.
52. Zweier JL. Measurement of superoxide-derived free radicals in the reperfused heart. Evidence for a free radical mechanism of reperfusion injury. J Biol Chem. 1988;263(3):1353-7.
53. Chambers DE, Parks DA, Patterson G, et al. Xanthine oxidase as a source of free radical damage in myocardial ischemia. J Mol Cell Cardiol. 1985;17(2):145-52.
54. Zweier JL, Kuppusamy P, Lutty GA. Measurement of endothelial cell free radical generation: evidence for a central mechanism of free radical injury in postischemic tissues. Proc Natl Acad Sci U S A. 1988;85(11):4046-50.
55. Tsao PS, Aoki N, Lefer DJ, et al. Time course of endothelial dysfunction and myocardial injury during myocardial ischemia and reperfusion in the cat. Circulation. 1990;82(4):1402-12.
56. Davies MJ, Thomas AC, Knapman PA, et al. Intramyocardial platelet aggregation in patients with unstable angina suffering sudden ischemic cardiac death. Circulation. 1986;73(3):418-27.
57. Vander Heide RS, Steenbergen C. Cardioprotection and myocardial reperfusion: pitfalls to clinical application. Circ Res. 2013;113(4):464-77.
58. Hausenloy DJ, Yellon DM. Myocardial ischemia-reperfusion injury: a neglected therapeutic target. J Clin Invest. 2013;123(1):92-100.
59. Parmar KM, Larman HB, Dai G, et al. Integration of flow-dependent endothelial phenotypes by Kruppel-like factor 2. J Clin Invest. 2006;116(1):49-58.

REFERÊNCIAS BIBLIOGRÁFICAS

1. Suwaidi JA, Hamasaki S, Higano ST, et al. Long-term follow-up of patients with mild coronary artery disease and endothelial dysfunction. Circulation. 2000;101(9):948-54.
2. Crea F, Camici PG, Bairey Merz CN. Coronary microvascular dysfunction: an update. Eur Heart J. 2014;35(17):1101-11.
3. Bogaty P, Hackett D, Davies G, et al. Vasoreactivity of the culprit lesion in unstable angina. Circulation. 1994;90(1):5-11.
4. Libby P. Mechanisms of acute coronary syndromes and their implications for therapy. N Engl J Med. 2013;368(21):2004-13.
5. Bentzon JF, Otsuka F, Virmani R, et al. Mechanisms of plaque formation and rupture. Circ Res. 2014;114(12):1852-66.
6. Libby P, Pasterkamp G. Requiem for the 'vulnerable plaque'. Eur Heart J. 2015;36(43):2984-7.
7. van Lammeren GW, den Ruijter HM, Vrijenhoek JE, et al. Time-dependent changes in atherosclerotic plaque composition in patients undergoing carotid surgery. Circulation. 2014;129(22):2269-76.
8. Burke AP, Farb A, Malcom GT, et al. Effect of risk factors on the mechanism of acute thrombosis and sudden coronary death in women. Circulation. 1998;97(21):2110-6.
9. Finn AV, Nakano M, Narula J, et al. Concept of vulnerable/unstable plaque. Arterioscler Thromb Vasc Biol. 2010;30(7):1282-92.
10. Kolodgie FD, Burke AP, Wight TN, et al. The accumulation of specific types of proteoglycans in eroded plaques: a role in coronary thrombosis in the absence of rupture. Curr Opin Lipidol. 2004;15(5):575-82.
11. Libby P, Ganz P, Schoen FJ, et al. The vascular biology of the acute coronary syndromes. In: Topol EJ. Acute Coronary Syndromes. 2.ed. New York: Marcel Dekker Inc, 2000. p.33-57.
12. Rajavashisth TB, Liao JK, Galis ZS, et al. Inflammatory cytokines and oxidized low density lipoproteins increase endothelial cell expression of membrane type 1-matrix metalloproteinase. J Biol Chem. 1999;274(17):11924-9.
13. Dollery CM, Libby P. Atherosclerosis and proteinase activation. Cardiovasc Res. 2006;69(3):625-35.
14. Turner AW, Nikpay M, Silva A, et al. Functional interaction between COL4A1/COL4A2 and SMAD3 risk loci for coronary artery disease. Atherosclerosis. 2015;242(2):543-52.
15. Daugherty A, Dunn JL, Rateri DL, et al. Myeloperoxidase, a catalyst for lipoprotein oxidation, is expressed in human atherosclerotic lesions. J Clin Invest. 1994;94(1):437-44.
16. Sugiyama S, Okada Y, Sukhova GK, et al. Macrophage myeloperoxidase regulation by granulocyte macrophage colony- stimulating factor in human atherosclerosis and implications in acute coronary syndromes. Am J Pathol. 2001;158(3):879-91.
17. Vaisar T, Shao B, Green PS, et al. Myeloperoxidase and inflammatory proteins: pathways for generating dysfunctional high-density lipoprotein in humans. Curr Atheroscler Rep. 2007;9(5):417-24.
18. Sugiyama S, Kugiyama K, Aikawa M, et al. Hypochlorous acid, a macrophage product, induces endothelial apoptosis and tissue factor expression: involvement of myeloperoxidase-mediated oxidant in plaque erosion and thrombogenesis. Arterioscler Thromb Vasc Biol. 2004;24(7):1309-14.
19. Ferrante G, Nakano M, Prati F, et al. High levels of systemic myeloperoxidase are associated with coronary plaque erosion in patients with acute coronary syndromes: a clinicopathological study. Circulation. 2010;122(24):2505-13.
20. Tricot O, Mallat Z, Heymes C, et al. Relation between endothelial cell apoptosis and blood flow direction in human atherosclerotic plaques. Circulation. 2000;101(21):2450-3.
21. Mullick AE, Soldau K, Kiosses WB, et al. Increased endothelial expression of Toll-like receptor 2 at sites of disturbed blood flow exacerbates early atherogenic events. J Exp Med. 2008;205(2):373-83.
22. Dunzendorfer S, Lee HK, Tobias PS. Flow-dependent regulation of endothelial Toll-like receptor 2 expression through inhibition of SP1 activity. Circ Res. 2004;95(7):684-91.
23. Scheibner KA, Lutz MA, Boodoo S, et al. Hyaluronan fragments act as an endogenous danger signal by engaging TLR2. J Immunol. 2006;177(2):1272-81.
24. Quillard T, Araujo HA, Franck G, et al. TLR2 and neutrophils potentiate endothelial stress, apoptosis and detachment: implications for superficial erosion. Eur Heart J. 2015;36(22):1394-404.
25. Demers M, Wagner DD. Neutrophil extracellular traps: A new link to cancer-associated thrombosis and potential implications for tumor progression. Oncoimmunology. 2013;2(2):e22946.
26. Brinkmann V, Reichard U, Goosmann C, et al. Neutrophil extracellular traps kill bacteria. Science. 2004;303(5663):1532-5.
27. Badimon L, Vilahur G. Neutrophil extracellular traps: a new source of tissue factor in atherothrombosis. Eur Heart J. 2015;36(22):1364-6.
28. Arbab-Zadeh A, Nakano M, Virmani R, et al. Acute coronary events. Circulation. 2012;125(9):1147-56.
29. Prinzmetal M, Kennamer R, Merliss R, et al. Angina pectoris. I. A variant form of angina pectoris; preliminary report. Am J Med. 1959;27:375-88.
30. Lanza GA, Careri G, Crea F. Mechanisms of coronary artery spasm. Circulation. 2011;124(16):1774-82.

jam escassas, é bastante provável que a recuperação da função endotelial seja fator essencial para a resolução do processo patológico e para a recuperação da homeostase da parede arterial. Influenciar positivamente a função endotelial passa a ser um interessante alvo terapêutico para estudos que objetivam melhorar a morbidade e mortalidade associadas às SCA, e é provável que o benefício de algumas medidas já utilizadas na prática clínica envolva uma melhora da função endotelial. Um exemplo é o uso de estatinas logo após eventos de SCA, detalhado a seguir.

O estudo MIRACL (*Myocardial ischemia reduction with aggressive cholesterol lowering*) foi delineado para avaliar o benefício do uso precoce de estatinas nas SCAs.[64] Esse estudo randomizado duplo-cego comparou a introdução precoce de doses elevadas de atorvastatina (80 mg/dia) após um evento de SCA em relação ao placebo. Após seguimento de 16 semanas, o uso precoce mostrou redução no desfecho primário, definido como mortalidade total, infarto miocárdico fatal e não fatal, parada cardíaca e isquemia recorrente necessitando de hospitalização. Um estudo do grupo GRACE (*Global registry of acute coronary events*) envolveu registros de quase 20.000 pacientes com SCA divididos em quatro grupos: o que iniciou e o que não iniciou estatinas durante a internação, o que suspendeu e o que continuou o uso desse medicamento durante este período.[65] O estudo mostrou efeitos benéficos nas taxas de mortalidade ou complicações nos grupos que iniciaram ou mantiveram o uso de estatinas em comparação aos grupos que suspenderam ou nunca utilizaram o medicamento, dando apoio à hipótese de que a terapêutica estatínica pode modular a fisiopatologia envolvida nas SCA de forma precoce. Essa hipótese é também corroborada pelo estudo RECIFE (*Reduction of cholesterol in ischemia and function of the endothelium*), pioneiro ao demonstrar a recuperação precoce da vasodilatação endotélio-dependente da artéria braquial em portadores de angina instável e infarto do miocárdio sem supradesnivelamento de ST tratados com pravastatina (40 mg/dia).[66] Esses estudos clínicos em associação aos estudos experimentais[67] que comprovam o efeito benéfico das estatinas nas células endoteliais fornecem uma base teórico-clínica para o uso de estatinas como terapia adjunta no tratamento agudo das SCA. Muito provavelmente, os benefícios desse tratamento são consequência não apenas de redução nos níveis de colesterol (aspecto não discutido aqui), mas em grande parte uma consequência da melhora da função endotelial.

CONCLUSÕES

No início do milênio, o papel agudo do endotélio nas SCAs era praticamente irrelevante do ponto de vista clínico, pois limitava-se ao campo teórico especulativo. Os estudos experimentais recentes do nosso grupo evidenciaram o papel primordial e os aspectos mecanísticos do envolvimento endotelial em uma complicação aguda da aterosclerose, a erosão superficial. Nossos estudos tornam-se ainda mais importantes ao considerar que a prevalência de erosão superficial como mecanismo causal de SCA está aumentando, em contraste com o declínio na incidência da rotura das placas. No contexto das SCA, o estudo da erosão superficial e do endotélio passa então a ocupar papel tão importante quanto dos estudos envolvendo a rotura da placa e os macrófagos. As pesquisas das últimas três décadas ajudaram muito a compreender a doença aterosclerótica e a melhorar os índices de morbidade e mortalidade cardiovascular com a implementação de tratamentos e medidas eficazes para a prevenção do surgimento, progressão e complicações da doença. Essas medidas terapêuticas focaram, sobretudo, na estabilização das lesões ateroscleróticas. Devido às terapêuticas implementadas, em especial o uso disseminado de estatinas, vivemos hoje em um contexto de maior estabilidade das placas, no qual a erosão superficial representa a principal complicação aguda da aterosclerose e, por isso, passa a ser importante alvo terapêutico para a cardiologia. Porém, antes de propor tratamentos, é necessário entender melhor os fatores que causam a apoptose ou a descamação das células da monocamada endotelial. Há ainda muito a avançar neste campo e os próximos anos da pesquisa cardiovascular serão animadores.

Talvez, de forma não tão importante quanto na erosão superficial, o endotélio participa, com papel secundário, nas SCA relacionadas com os espasmos das artérias epicárdicas coronarianas e relacionadas com as disfunções coronarianas microvasculares. Esse papel secundário não deve ser de todo subestimado, pois medicamentos que melhoram a função endotelial (como estatinas e inibidores da ECA) já se mostraram eficazes em reduzir os sintomas desses pacientes. Por fim, somando-se a toda essa ampla participação endotelial no cenário das SCA, o endotélio torna-se alvo terapêutico ainda mais promissor, no que tange ao tratamento na fase aguda das SCA, considerando sua participação importante na fisiopatologia das lesões de reperfusão e nos eventos que cooperam para a recuperação da homeostase após perturbações agudas da função vascular.

enquanto a enzima xantina desidrogenase é convertida à sua forma oxidante, xantina oxidase, na superfície da célula endotelial. Mediante reperfusão, a xantina oxidase catalisa a conversão da hipoxantina ao ácido úrico, tendo o ânion superóxido (O_2^-) como coproduto.[53] Assim, a via da xantina oxidase, além de outras menos importantes, é capaz de gerar quantidades abundantes de espécies reativas de oxigênio durante a reperfusão miocárdica.[54] Estes produtos, altamente tóxicos, agridem o endotélio, amplificando a disfunção endotelial preexistente causada pelos fatores tradicionais de risco.[55] O funcionamento inadequado do endotélio permite a expressão de moléculas de adesão que promovem sua interação mais íntima com elementos do sangue, principalmente leucócitos polimorfonucleares circulantes que aderem a sua superfície e migram para a região subendotelial da íntima, na qual passam a gerar novas espécies reativas de oxigênio e substâncias quimiotáticas, perpetuando a resposta de lesão da reperfusão.[52] Além disso, o endotélio também interage com plaquetas da circulação, que em associação aos leucócitos formam grumos que podem obstruir a microcirculação em fenômeno conhecido como *no-reflow*.[56] Em conclusão, o endotélio desempenha papel preponderante no processo de lesão induzida pela reperfusão tanto pela formação primária de espécies reativas de oxigênio quanto por sua interação com células do sangue, que acabam por consolidar os danos iniciais. Apesar de múltiplos estudos objetivando reduzir a lesão de reperfusão, eficazes em animais, até agora nenhum mostrou consistentemente um efeito benéfico na clínica.[57,58]

Recuperação da função endotelial após perturbações

Além de cumprir papel importante no desencadeamento das SCA e das lesões de reperfusão, é bastante provável que as células endoteliais também sejam fundamentais para a recuperação do vaso após o evento isquêmico. O endotélio é capaz de modificar seu comportamento muito rapidamente e, por isso, uma ação positiva do endotélio provavelmente contribui para a recuperação vascular após perturbações. Contrapondo-se aos estímulos nocivos a que são expostas as células endoteliais durante as SCA ou durante as lesões de reperfusão, há dois importantes fatores que, posteriormente às perturbações, provavelmente contribuem para o restabelecimento da homeostase endotelial: estímulos biomecânicos e o balanço entre estímulos pró e anti-inflamatórios. O fluxo laminar promove ativação, na célula endotelial, de vias que resultam em atividade anti-inflamatória e antitrombótica, contribuindo para o restabelecimento da função endotelial normal. Além disso, o reequilíbrio da homeostase endotelial está relacionado com um balanço bioquímico no qual a produção de citocinas anti-inflamatórias e de óxido nítrico prepondera sobre a produção de espécies reativas de oxigênio e de citocinas pró-inflamatórias. Com tudo isso, a função basal das células endoteliais, com propriedades anticoagulantes e fibrinolíticas, pode ser restabelecida.

Além de induzir a expressão de fatores de transcrição altamente benéficos à função endotelial, como o KLF-2 (*Krüppel-like factor* 2), o qual estimula a produção de óxido nítrico e tem efeitos anti-inflamatórios que reduzem a progressão da placa aterosclerótica,[59] o fluxo laminar também induz diretamente a produção de óxido nítrico pelas células endoteliais. Ele provoca a entrada de cálcio para o meio intracelular endotelial e este influxo é capaz de dissociar a eNOS da caveolina, proteína estrutural que compõe as cavéolas, deslocando-a para estruturas do citosol, onde a enzima se torna ativa.[60] O óxido nítrico formado no endotélio rapidamente se difunde para a camada muscular média adjacente, na qual estimula o relaxamento vascular.[61] Além de se difundir para o interior da parede vascular, o óxido nítrico propaga-se para a luz dos vasos sanguíneos, atuando sobre plaquetas e leucócitos circulantes, limitando a interação dessas células com a íntima vascular. O óxido nítrico não somente previne a formação de trombos, assim como é provido de ação trombolítica capaz de dissolver grumos plaquetários pré-formados.[62]

O endotélio saudável possui reduzida expressão de moléculas de adesão na superfície celular. Em vasos normais, os leucócitos e as plaquetas do sangue são incapazes de aderir ao endotélio. Na presença de distúrbio endotelial secundário à atividade inflamatória ou à insuficiência de óxido nítrico, as moléculas de adesão passam a se multiplicar na superfície das células.[63] O reequilíbrio da função endotelial é essencial para que haja redução dessas moléculas de adesão com consequente redução do rolamento de neutrófilos e plaquetas na superfície endotelial, o que contribui para a resolução do processo inflamatório e trombótico na parede vascular.

Em resumo, o endotélio intacto garante uma superfície de excelentes propriedades antitrombóticas e anticoagulantes. Uma inversão nessas propriedades provavelmente acompanha o curso das SCA e das lesões de reperfusão. Ainda que evidências diretas se-

Em adição aos dois mecanismos clássicos que levam às SCA (doenças ateroscleróticas e vasoespásticas), as disfunções na microcirculação coronariana têm emergido como um terceiro mecanismo potencial para as SCA.[2] Essas disfunções consistem em alteração da homeostase coronariana ao nível microvascular, o que prejudica o aporte sanguíneo para o miocárdio.[39] Em pacientes com doença arterial coronariana ou cardiomiopatias, as disfunções microvasculares apresentam-se como um epifenômeno, um fator extra que secundariamente contribui para eventos isquêmicos nessa população.[40] Os próprios eventos isquêmicos podem agravar ainda mais a homeostase da microvasculatura por meio de microembolizações após SCA (fenômeno *no-reflow*, discutido na próxima seção). No entanto, em indivíduos sem doença arterial coronariana e sem cardiomiopatias, a presença de disfunções microvasculares coronarianas pode ser um fator que independentemente é capaz de causar angina instável ou estável, com ou sem síndrome de balão apical ou Takotsubo (a síndrome de Takotsubo é atualmente considerada uma forma de doença coronariana microvascular).[2,41]

O conceito de disfunção microvascular como causa primária de SCA é bem amplo e engloba casos de angina instável ou estável, com ou sem alterações detectáveis nos biomarcadores isquêmicos e na motilidade miocárdica (quando a apresentação se dá por angina estável predominantemente causada por esforço, a entidade clínica é comumente conhecida por síndrome cardíaca X).[40,42] O diagnóstico é de exclusão e a suspeita ocorre em pacientes com dores anginosas e que não possuem evidências de alterações nas artérias coronárias epicárdicas.[2] A principal limitação a um diagnóstico preciso é a complexidade e a indisponibilidade, na maioria dos centros hospitalares, de métodos que acessem de modo eficaz a função coronariana microvascular.[39] A disfunção microvascular coronariana como causa de SCA é primariamente um conceito teórico, por isso seu estudo experimental é extremamente difícil, em grande parte por não haver modelos animais. As causas e a fisiopatologia dessas disfunções microvasculares são pouco conhecidas e uma revisão ampla foge ao escopo desse capítulo (para maiores detalhes, consulte a revisão de Crea e colaboradores, 2014).[2] No entanto, deve-se ressaltar que a disfunção endotelial é provavelmente um dos mecanismos patogênicos envolvidos, ao lado da disfunção das células musculares lisas, do remodelamento vascular e da disfunção autonômica.[2,39] Ainda que as comprovações diretas sejam escassas, o endotélio, o qual possui poderosas propriedades antitrombóticas e anticoagulantes, deve sofrer perda de sua capacidade protetora, adquirindo tendência pró-trombótica e pró-coagulante.[43] Além disso, o controle endotelial sobre o controle vasomotor provavelmente fica prejudicado e deve haver redução na biodisponibilidade de óxido nítrico.[44] A melhora de sintomas com estatinas,[45] estrogênio[46] e inibidores da ECA,[47] os quais comprovadamente melhoram a função endotelial, corrobora ainda mais com o envolvimento endotelial no quadro clínico. De forma ainda mais incipiente do que no caso da erosão superficial, há muitos aspectos mecanísticos das disfunções coronarianas microvasculares ainda poucos conhecidos. Para as próximas décadas, os estudos nesse campo são promissores e provavelmente permitirão a criação de uma precisa classificação etiopatogênica que aloque as diferentes e múltiplas formas de apresentação clínica destas disfunções da microcirculação.

Lesão de reperfusão

Como previamente detalhado neste capítulo, o endotélio participa ativamente de eventos crônicos e agudos que guardam íntima relação com as síndromes coronarianas agudas. Entre estes eventos, estão a formação, progressão e a determinação da estabilidade das placas ateroscleróticas, a erosão superficial, os espasmos das artérias coronárias e as disfunções da microcirculação coronariana. A seguir, será detalhado o envolvimento do endotélio em um evento que ocorre após a SCA: a lesão de reperfusão após isquemia miocárdica. A possibilidade de que o restabelecimento do fluxo sanguíneo em uma região previamente isquêmica pudesse lesar as células viáveis no momento da reperfusão foi sugerida na década de 1970[48,49] e confirmada no tecido cardíaco por Braunwald e Kloner alguns anos depois.[50] Ao considerar que a reperfusão miocárdica é uma condição extremamente frequente na cardiologia contemporânea, presente desde a terapêutica de reperfusão por fibrinólise e angioplastia até a cirurgia de revascularização miocárdica e de transplante de órgãos, o tema da lesão de reperfusão conquistou grande destaque. Desde então, a fisiopatologia da isquemia-reperfusão tem sido intensamente estudada e uma série de eventos envolvidos nesse fenômeno foram definidos mais claramente.

A reperfusão miocárdica produz uma lesão tecidual imediata que envolve duas fases inter-relacionadas.[51] A primeira corresponde a uma fase precoce desencadeada pelo endotélio, enquanto a segunda, mais tardia, é amplificada pelos neutrófilos. O fator primário para a lesão de reperfusão parece ser a geração de radicais livres derivados do oxigênio pela íntima vascular.[52] Durante a isquemia miocárdica, a adenosina trifosfato (ATP) é degradada a hipoxantina,

mantêm o DNA (com cargas negativas) robustamente enrolado aos oligômeros de histonas de modo a formar os nucleossomas. Esses granulócitos em morte celular podem liberar longas fibras de DNA para o meio extracelular, formando as armadilhas extracelulares de neutrófilos (NETs).[25] O processo de geração dos NETs é conhecido por NETose e consiste em um tipo recentemente descoberto de morte celular, que não a apoptose, na qual os granulócitos se engajam em uma missão suicida em prol da formação dessas estruturas, os NETs, que contribuem para a imunidade inata.[26] Essas armadilhas de DNA são vastamente embebidas com constituintes dos grânulos neutrofílicos, desde suas enzimas bactericidas, como a mieloperoxidase, até o fator tecidual pró-coagulante.[27] Evidências consideráveis têm sugerido que os NETs proporcionam uma superfície que, em conjunto com a rede de fibrina, plaquetas e leucócitos, pode agravar tanto a trombose quanto a resposta inflamatória aguda local. Análises de placas ateroscleróticas humanas têm mostrado que as lesões com características morfológicas associadas à erosão superficial apresentam localização de células endoteliais apoptóticas com NETs.[24]

Em conjunto, essas observações corroboram o papel fundamental da disfunção endotelial na patogênese da erosão superficial como fator desencadeante de trombose e síndromes coronarianas agudas. Como a erosão superficial parece ser responsável por uma proporção crescente de síndromes coronarianas agudas na era atual, é necessário ampliar nosso conceito de disfunção endotelial para além das respostas vasomotoras deficitárias, passando a incluir aspectos pró-inflamatórios e pró-trombóticos. O estudo da erosão superficial em um nível mecanicista está apenas começando. Este aspecto da disfunção endotelial irá exigir atenção consideravelmente maior do ponto de vista fisiopatológico e poderá sugerir novas estratégias terapêuticas para combater as síndromes coronarianas agudas, como terapias com desoxirribonuclease (DNAase) que promovam a degradação de NETs.

DOENÇAS VASOESPÁSTICAS E DA MICROCIRCULAÇÃO CORONARIANA

Embora a aterosclerose seja considerada uma condição praticamente essencial para a ocorrência de SCAs, existem casos em que os pacientes não apresentam indicativos de doença arterial coronariana mediante métodos diagnósticos invasivos e não invasivos.[2,28] Nesses casos, os prováveis mecanismos de SCA envolvem espasmos das artérias coronárias epicárdicas ou disfunção da microcirculação coronariana (Figura 31.1).[2] Em ambos os casos, há provável envolvimento endotelial na patogênese associada.

Os espasmos das artérias coronárias foram sugeridos em 1959 por Prinzmetal e colaboradores.[29] De acordo com os autores, o elevado tônus vascular era o responsável pela sintomatologia de pacientes com ataques recorrentes de dor precordial ao repouso associados a supradesnivelamento transitório do segmento ST. Atualmente, sabe-se que estes espasmos podem ocorrer em sítios de estenose arterial ou de morfologia normal, podem ser focais ou multifocais e transitórios ou persistentes. As causas envolvem hiper-reatividade a estímulos vasoconstritores e/ou exposição a estes estímulos (comuns em pacientes com abuso de substâncias estimulantes, tais como cocaína). Esses fatores causais convergem de modo a modificar a fisiologia normal das células musculares lisas, deixando-as em um estado de hiper-reatividade; no entanto, a disfunção endotelial também deve ser considerada como potencial contribuinte para o quadro clínico.[30]

O endotélio possui papel crucial na regulação do tônus vascular e, portanto, é coerente supor que a disfunção endotelial faz parte da patogênese dos espasmos arteriais coronarianos. Kaneda e colaboradores[31] induziram espasmos com infusões de acetilcolina tanto em pacientes saudáveis quanto em pacientes com angina sem evidências de estenose à angiografia coronariana. A avaliação genética demonstrou, em ambos os grupos, uma correlação da ocorrência de espasmos após as infusões com maior prevalência das mutações no gene da oxidonitrico-sintase endotelial (eNOS), que são associadas a menor produção de óxido nítrico. Evidências de alteração na vasodilatação endotelial mediada pelo óxido foram também demonstradas tanto em artérias periféricas[32] quanto em regiões não espásticas das artérias coronárias[33] de pacientes com história prévia de espasmos coronarianos, sugerindo que a deficiência de óxido afeta todo o sistema vascular desses pacientes. No entanto, há estudos[34,35] que não identificaram disfunção endotelial nessa população e os polimorfismos no gene da eNOS estão presentes em apenas um terço dos casos.[36] O fato de a literatura ser controversa quanto ao envolvimento endotelial nessa condição talvez seja um reflexo de um papel secundário do endotélio nos espasmos coronarianos, nos quais as células musculares lisas certamente assumem o papel principal.[30] Corroborando com o envolvimento endotelial na doença, há também estudos que demonstram redução dos sintomas com o uso de estatinas[37] ou vitamina E,[38] substâncias que conhecidamente influenciam de forma positiva a função endotelial.

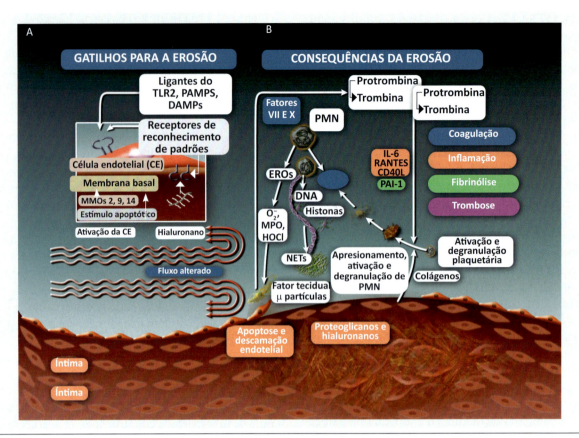

Figura 31.3 Via fisiopatológica potencial pela qual a erosão superficial causa as complicações trombóticas das placas ateroscleróticas: modelo de "duas etapas". A parte inferior do diagrama mostra uma secção longitudinal de uma artéria acometida por placa aterosclerótica rica em proteoglicanos. O tom marrom mais escuro indica o acúmulo de proteoglicanos, tais como ácido hialurônico. **(A)** Alguns dos prováveis gatilhos para o dano endotelial, os quais são considerados causas subjacentes à erosão superficial. Tais gatilhos incluem padrões moleculares associados a patógenos (PAMPs), padrões moleculares associados a danos (DAMPs), e outros ligantes dos receptores da imunidade inata, incluindo o TLR2. Estes ligantes interagem com os receptores de reconhecimento de padrão presentes na superfície da célula endotelial. O ácido hialurônico, um constituinte comum das placas afetadas por erosão superficial, pode atuar como um ligante do TLR2. Além disso, vários estímulos apoptóticos derivados das células inflamatórias das placas, bem como das lipoproteínas modificadas, podem promover a apoptose de células endoteliais. Enzimas que degradam a matriz, como as metaloproteinases de matriz (MMPs), podem comprometer os constituintes da membrana basal, que proporcionam um substrato para adesão celular endotelial por meio de integrinas e de outras moléculas de adesão presentes na superfície basal da célula endotelial. As colagenases não fibrilares, MMP-2 e MMP-9, e o ativador de MMP-2, MMP-14, são enzimas frequente e anormalmente expressas nas placas e que podem danificar a ancoragem das células endoteliais na superfície da íntima. **(B)** Mostra algumas das consequências da erosão. Ao sofrer descamação (tal como ilustrado pela célula endotelial danificada com um núcleo picnótico), a célula endotelial em processo de morte celular pode liberar micropartículas que possuem fator tecidual, o qual pode acentuar a atividade dos fatores VII e X, aumentando a formação de trombina e, em última instância, a conversão do fibrinogênio em fibrina produzindo um aumento da coagulação sanguínea. A exposição da matriz subendotelial pode fornecer substrato para a aderência, ativação e degranulação de granulócitos. Esses leucócitos polimorfonucleares (PMN) são fonte de espécies reativas de oxigênio (EROs), tais como o ácido hipocloroso (HOCl), um produto da mieloperoxidase (MPO), e também o ânion superóxido (O_2^-). De acordo com este diagrama esquemático, os granulócitos chegam ao local da lesão após a descamação inicial da monocamada endotelial. Os granulócitos também podem secretar o MRP-8/14, um membro da família das calgranulinas que está envolvido com a inflamação e com outros aspectos da aterotrombose. Os granulócitos em morte celular liberam DNA e histonas para o meio extracelular, formando as "armadilhas extracelulares de neutrófilos" (NETs). As fibras de DNA destas estruturas formam uma rede que pode contribuir para aumento na extensão da trombose e para o aprisionamento de leucócitos da circulação sanguínea, amplificando a resposta inflamatória local. A exposição das macromoléculas da matriz extracelular subendotelial pode ativar plaquetas, resultando em sua degranulação com liberação de mediadores pró-inflamatórios, como a interleucina-6 e o RANTES. As plaquetas ativadas também podem secretar o inibidor do ativador do plasminogênio tipo 1 (PAI-1), um importante inibidor de enzimas fibrinolíticas endógenas. O PAI-1 pode, portanto, reduzir a fibrinólise e aumentar a estabilidade do coágulo. Adaptada de Quillard T, et al., 2015.[24]

cursor de outra metaloproteinase de matriz (MMP-2), também conhecida por colagenase tipo IV.[13] A MMP-2 degrada colágenos não fibrilares, tais como o colágeno tipo IV, uma forma abundante na membrana basal na qual as células endoteliais se aderem. Esses experimentos demonstram uma relação entre as lipoproteínas oxidadas e o enfraquecimento da ancoragem das células endoteliais na sua matriz subjacente. A propósito, estudos recentes de associação genômica ampla (GWAS) implicaram variantes no lócus COL4A1/COL4A2 (lócus relacionado com a expressão de colágeno tipo IV) no risco da doença coronariana.[14]

Nós também propusemos a hipótese da existência de um papel para o ácido hipocloroso (HOCl) na erosão superficial. Uma subpopulação de macrófagos nas placas ateroscleróticas contém mieloperoxidase (MPO), uma enzima que gera HOCl.[15-17] Experimentos in vitro demonstraram aumento, dependente da concentração, na apoptose de células endoteliais induzida por HOCl, sendo que as concentrações de HOCl utilizadas foram compatíveis com as esperadas em sítios inflamatórios.[18] Além disso, as células endoteliais em processo de morte celular aumentaram sua produção de fator tecidual, um potente pró-coagulante. Estudos subsequentes do grupo do professor Filippo Crea mostraram que pacientes com SCA devido à erosão superficial, averiguada por tomografia de coerência óptica, têm maiores concentrações séricas de MPO.[19] Em conjunto, essas observações laboratoriais e clínicas apoiam a hipótese de que o estresse oxidativo mediado pelo HOCl gerado pela MPO aumenta a disfunção endotelial em pacientes propensos à SCA secundária à erosão superficial.

Estudos recentes têm investigado outros gatilhos para a disfunção endotelial no que tange à erosão superficial. Locais com fluxo sanguíneo alterado distais a estenoses apresentam sinais de apoptose das células endoteliais mais frequentes do que aqueles em regiões arteriais com fluxo laminar.[20] Regiões com fluxo turbulento em artérias de camundongos ateroscleróticos expressam níveis mais elevados do receptor de reconhecimento padrão *Toll-like receptor* 2 (TLR2).[21] Fluxo não laminar *in vitro* aumenta a expressão de TLR2 em cultura de células endoteliais humanas.[22] Essas observações sugerem que o TLR2 participa dos mecanismos de sinalização celular que são relevantes para a erosão superficial.

O ácido hialurônico, um glicosaminoglicano encontrado abundantemente em placas que sofrem erosão, pode ser um ativador endógeno do TLR2.[23] Estudos *in vitro* mostraram que o cultivo de células endoteliais humanas sobre uma superfície revestida com ácido hialurônico leva à ativação de diversas vias de sinalização pró-inflamatórias, incluindo a expressão de IL-8, um potente quimioatrator de granulócitos.[24] A exposição de células endoteliais humanas a ácido hialurônico ativa a caspase-3, uma protease importante no mecanismo de morte celular por apoptose. A exposição ao hialuronano também rompe as junções intercelulares de caderina-VE entre as células endoteliais, as quais são importantes para a integridade da monocamada endotelial. *In vitro*, agonistas do TLR2 promovem maior susceptibilidade à descamação das monocamadas. A presença de leucócitos polimorfonucleares (PMN) intensifica consideravelmente muitos destes efeitos da ativação do TLR2 em células endoteliais. Esses experimentos sugerem que a ativação do TLR2 participa tanto da descamação quanto da morte de células endoteliais. Demonstramos também que o ácido hialurônico pode atuar como ligante endógeno do TLR2 em placas com morfologia associada à erosão superficial.[24]

Além disso, a sinergia, na fisiopatologia da disfunção endotelial, entre o recrutamento de granulócitos e a ativação do TLR2 sugere um modelo de "duas etapas" para a erosão superficial (Figura 31.3). Em um primeiro momento, uma quantidade limitada de células endoteliais descamaria e/ou sofreria apoptose (lado esquerdo da Figura 31.3). Estímulos desencadeantes, tais como a ativação do TLR2, poderiam prejudicar a recuperação das pequenas "feridas" na monocamada endotelial, que comumente possui capacidade regenerativa. Nesse contexto de disfunção endotelial, quimioatratores de granulócitos, como IL-8, poderiam recrutar tais células inflamatórias agudas para o local da lesão. Após os eventos desencadeantes, uma segunda etapa se iniciaria (lado direito da Figura 31.3), na qual fatores como a geração de ácido hipocloroso pela mieloperoxidase, uma abundante enzima neutrofílica; o recrutamento de plaquetas devido à exposição do colágeno tipo IV da membrana basal e a trombose incitada pelo fator tecidual poderiam, em conjunto com outras potenciais vias, amplificar a resposta trombótica e inflamatória na placa em erosão.

Granulócitos geralmente sofrem apoptose após o seu recrutamento para os sítios inflamatórios. As histonas, que normalmente mantêm o DNA firmemente compactado em cromatina, podem perder suas cargas positivas conferidas pela arginina devido à ação da peptidil arginina deaminase tipo 4 (PAD4). Essa enzima converte resíduos de arginina em citrulina de carga neutra, levando à dissociação das ligações iônicas que

mecanismo de disrupção da placa que leva à SCA.[4,5] Os mecanismos fisiopatológicos que causam a rotura dos ateromas de capa fibrosa fina geralmente não envolvem anormalidades da função endotelial.[4] No entanto, a erosão superficial, uma segunda forma de disrupção que pode provocar SCA, provavelmente envolve disfunção endotelial.[5]

Previamente considerada responsável por 20% a 25% das síndromes coronarianas agudas, a prevalência de erosão superficial como causa de SCA parece estar aumentando na época atual.[6] Com o crescente uso de estatinas, cessação do tabagismo e outras medidas preventivas, especialmente as que abordam os altos níveis de LDL, a rotura da placa parece estar em declínio.[7] A erosão superficial deve se tornar mais proeminente como mecanismo que provoca trombose coronariana à medida que a terapia com estatinas se amplia e com a introdução de agentes terapêuticos como os inibidores da absorção de colesterol e os moduladores da PCSK9, os quais tornam possível a redução dos níveis de LDL a valores abaixo dos alcançados pela terapêutica estatínica isolada. O perfil demográfico atribuído à erosão superficial em estudos *post mortem* reflete a população que corresponde a uma parcela crescente de SCA na era das estatinas: pacientes mais jovens, do sexo feminino, diabéticos ou com padrão de resistência insulínica, e com perfil dislipidêmico caracterizado por altos níveis de triglicerídeos.[8,9]

A causa e a fisiopatologia da erosão superficial têm recebido relativamente pouca atenção em comparação à dedicação científica direcionada à fisiopatologia da rotura da capa fibrosa das placas, que é atualmente bastante estudada.[4] Os mecanismos subjacentes à erosão superficial provavelmente diferem de forma significativa daqueles que causam a rotura da capa fibrosa (Figura 31.2). As lesões que causam morte devido a erosões superficiais contêm em geral poucas células inflamatórias. No entanto, essas placas são abundantes em células musculares lisas, proteoglicanos e glicosaminoglicanos.[10]

Nós levantamos a hipótese, no início do milênio, do papel das anormalidades endoteliais na patogênese da erosão superficial.[11] Propusemos que a descamação endotelial ocorre devido a uma adesão deficiente à membrana basal subjacente e devido à morte celular aumentada. De fato, propusemos que uma fixação enfraquecida à membrana promove a morte celular (anoikis, ou morte celular dependente de ancoragem). Nos primeiros experimentos, verificamos que o LDL minimamente modificado, conhecido por acumular-se abaixo da monocamada endotelial durante a aterogênese, pode ativar em células endoteliais a metaloproteinase de matriz 14 (MMP-14, ou MT1-MMP). Essa enzima se localiza na membrana celular ao invés de ser solúvel na matriz extracelular, como a maioria das enzimas da família MMP.[12] A MMP-14 ativa o pre-

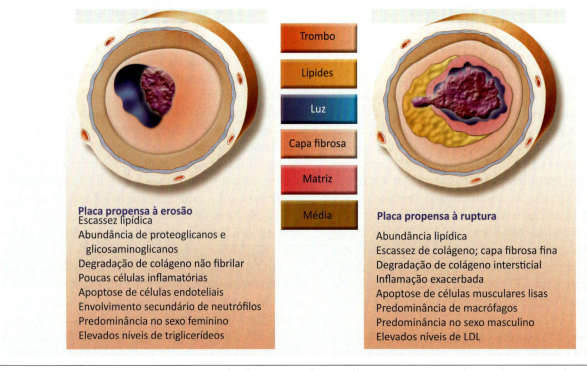

Figura 31.2 Contrastes entre a erosão superficial e a rotura da capa fibrosa como causas de trombose arterial. LDL: lipoproteína de baixa densidade. Adaptada de Libby P, *et al.*, 2015.[6]

Endotélio e Doenças Cardiovasculares

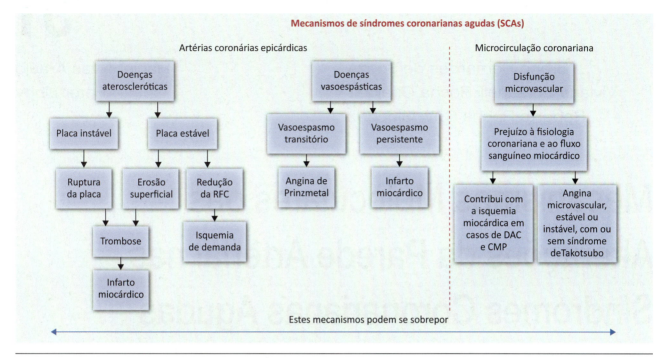

Figura 31.1 Mecanismos que levam a síndromes coronarianas agudas (SCA). CMP, cardiomiopatia; DAC, doença arterial coronariana; RFC, reserva de fluxo coronariano. Nota: mecanismos raros de SCA e que aparentemente não guardam relação com a função endotelial (como dissecção coronária espontânea, arterites e pontes miocárdicas) não foram incluídos neste capítulo. Adaptada de Crea F, et al., 2014.[2]

quanto para a progressão e complicações da doença aterosclerótica. A entrada de células inflamatórias na íntima arterial só é possível devido a moléculas de adesão expressas no endotélio e o endotélio ativado tem participação decisiva na progressão e na determinação da estabilidade da placa aterosclerótica. Esse papel crônico do endotélio na aterosclerose é discutido nos capítulos 33 (Alterações Endoteliais na Doença Coronária Crônica) e 39 (Endotélio da Aterosclerose: Formação da Placa e Complicações).

Os dois principais mecanismos de complicações agudas da placa aterosclerótica são a rotura da placa e a erosão superficial; o endotélio não está envolvido diretamente na fase aguda do primeiro mecanismo, a não ser em casos de rotura da placa por conta da vasoconstrição paradoxal associada ao endotélio[3] e, por isso, a rotura da placa não será discutida agora. No entanto, a disfunção endotelial possui papel fundamental na patogênese da erosão superficial, que é uma forma de disrupção da placa com incidência crescente e que será detalhada a seguir.

O endotélio também está envolvido com as SCA que são secundárias a condições vasoespásticas das artérias coronárias epicárdicas e com as SCA relacionadas à disfunção coronariana microvascular. O entendimento desses tipos de SCA não relacionadas com a doença aterosclerótica obstrutiva é limitado, mas o envolvimento endotelial parece ser importante, principalmente por alterações na produção ou ação do óxido nítrico na camada endotelial.

O endotélio também participa de eventos que ocorrem após as SCA. As células endoteliais possuem papel importante tanto na lesão de reperfusão após a isquemia miocárdica quanto na possível recuperação do vaso após o evento isquêmico. A função endotelial pode sofrer alterações extremamente rápidas em seu comportamento e é provável que uma ação positiva do endotélio contribua para melhor prognóstico em casos de eventos coronarianos agudos. É provável que o benefício de medidas terapêuticas atualmente utilizadas após SCA envolva também uma melhora da função endotelial. Por exemplo, há evidências de que o papel das estatinas na fase aguda da doença coronariana não se limita à mera redução dos níveis plasmáticos de LDL, mas também inclui efeitos positivos na função endotelial independente da colesterolemia, o que pode contribuir para um restabelecimento mais rápido da homeostase vascular, com consequente redução de morbidade e mortalidade.

Erosão superficial

As lesões físicas das placas ateroscleróticas são responsáveis pela maioria das SCA. A rotura da capa fibrosa tem recebido muita atenção como o principal

capítulo 31

Breno Bernardes de Souza
Viviane Zorzanelli Rocha Giraldez
Roberto Rocha C. V. Giraldez

Haniel Alves Araújo
Peter Libby

Mecanismos Moleculares das Alterações da Parede Arterial nas Síndromes Coronarianas Agudas

INTRODUÇÃO

Ao longo das últimas duas décadas, o endotélio vascular que recobre a face luminal dos vasos sanguíneos foi identificado como o principal regulador da homeostase vascular. A princípio considerado uma mera barreira inerte, semisseletiva à difusão de macromoléculas do sangue ao espaço intersticial, o endotélio mostrou desempenhar papel essencial no controle da reatividade dos vasos sanguíneos da macro e microcirculação, da trombose e coagulação intravascular, assim como dos processos inflamatórios que envolvem a parede dos vasos. A descoberta do papel decisivo do endotélio na manutenção da homeostase vascular permitiu constatar que, em algumas condições específicas consideradas de risco para o desenvolvimento da aterosclerose, como a dislipidemia, hipertensão e diabetes, ou na presença de tabagismo a função endotelial normal pode estar amplamente prejudicada.[1]

Estes fatores de risco impõem uma agressão ao endotélio que, assim, perde a sua capacidade de manter a homeostase vascular. A disfunção endotelial pode, então, interferir diretamente na fisiologia vascular, reduzindo a capacidade natural do endotélio de inibição aos processos inflamatórios e de proliferação celular que ocorrem na íntima vascular, predispondo o paciente ao aparecimento e à progressão da doença aterosclerótica.

Além de interferir em processos crônicos, a disfunção do endotélio pode induzir modificações agudas no equilíbrio vascular, facilitando a ocorrência de fenômenos de vasoespasmo ou mesmo de trombose intravascular. O papel regulatório do endotélio parece especialmente crítico na circulação coronária, frequentemente acometida pela aterosclerose. As formas agudas da doença arterial coronária e suas complicações são a principal causa de óbito nos países desenvolvidos e interrompem milhares de vidas anualmente no Brasil. Assim, torna-se essencial compreender a participação do endotélio nas complicações agudas da aterosclerose, ou seja, de que forma o endotélio pode influir na evolução do processo aterotrombótico associado a disrupções da placa aterosclerótica. Ademais, é importante avaliar de que maneira podemos interferir nesse processo, restabelecendo a função fisiológica do endotélio e permitindo um desfecho mais favorável do quadro agudo. Também é importante entender a participação do endotélio nas síndromes coronarianas agudas (SCA) que não são relacionadas com a doença aterosclerótica, no entanto, a fisiopatologia deste tipo de SCA, que é menos frequente, é ainda pouco conhecida.

DISFUNÇÃO ENDOTELIAL NAS SÍNDROMES CORONARIANAS AGUDAS

As síndromes coronarianas agudas possuem mecanismos fisiopatológicos diversos (Figura 31.1)[2] e a disfunção endotelial parece estar envolvida, seja de forma aguda ou crônica, em pelo menos uma etapa de todas as principais diferentes vias etiopatogênicas. A disfunção endotelial contribui tanto para o início

98. Brovkovych VV, Kalinowski L, Muller-Peddinghaus R, et al Synergistic Antihypertensive Effects of Nifedipine on Endothelium : Concurrent Release of NO and Scavenging of Superoxide. Hypertension. 2001;37(1):34-9.
99. Luscher TF, Pieper M, Tendera M, et al. A randomized placebo-controlled study on the effect of nifedipine on coronary endothelial function and plaque formation in patients with coronary artery disease: the ENCORE II study. Eur Heart J. 2009;30(13):1590-7.
100. Munzel T, Gori T. Nitrate therapy and nitrate tolerance in patients with coronary artery disease. Curr Opin Pharmacol. 2013;13(2):251-9.
101. Knorr M, Hausding M, Kroller-Schuhmacher S, et al. Nitroglycerin-induced endothelial dysfunction and tolerance involve adverse phosphorylation and S-Glutathionylation of endothelial nitric oxide synthase: beneficial effects of therapy with the AT1 receptor blocker telmisartan. Arterioscler Thromb Vasc Biol. 2011;31(10):2223-31.
102. Ishikawa K, Kanamasa K, Ogawa I, et al. Long-term nitrate treatment increases cardiac events in patients with healed myocardial infarction. Secondary Prevention Group. Jpn Circ J. 1996;60(10):779-88.
103. Nakamura Y, Moss AJ, Brown MW, et a. Long-term nitrate use may be deleterious in ischemic heart disease: A study using the databases from two large-scale postinfarction studies. Multicenter Myocardial Ischemia Research Group. Am Heart J. 1999;138(3 Pt 1):577-85.
104. Babelova A, Sedding DG, Brandes RP. Anti-atherosclerotic mechanisms of statin therapy. Curr Opin Pharmacol. 2013;13(2):260-4.
105. Parmar KM, Nambudiri V, Dai G, et al. Statins exert endothelial atheroprotective effects via the KLF2 transcription factor. J Biol Chem. 2005;280(29):26714-9.
106. Sen-Banerjee S, Mir S, Lin Z, et al. Kruppel-like factor 2 as a novel mediator of statin effects in endothelial cells. Circulation. 2005;112(5):720-6.
107. Bu DX, Tarrio M, Grabie N, et al. Statin-induced Kruppel-like factor 2 expression in human and mouse T cells reduces inflammatory and pathogenic responses. J Clin Invest. 2010;120(6):1961-70.
108. Zhou Q, Liao JK. Pleiotropic effects of statins. – Basic research and clinical perspectives. Circ J. 2010;74(5):818-26.
109. Liu PY, Liu YW, Lin LJ, et al. Evidence for statin pleiotropy in humans: differential effects of statins and ezetimibe on rho-associated coiled-coil containing protein kinase activity, endothelial function, and inflammation. Circulation. 2009;119(1):131-8.
110. Jasinska-Stroschein M, Owczarek J, Wejman I, et al. Novel mechanistic and clinical implications concerning the safety of statin discontinuation. Pharmacol Rep. 2011;63(4):867-79.
111. Hennekens CH, Dalen JE. Aspirin in the treatment and prevention of cardiovascular disease: past and current perspectives and future directions. Am J Med. 2013;126(5):373-8.
112. Antithrombotic Trialists C. Collaborative meta-analysis of randomised trials of antiplatelet therapy for prevention of death, myocardial infarction, and stroke in high risk patients. BMJ. 2002;324(7329):71-86.
113. Hetzel S, DeMets D, Schneider R, et al. Aspirin increases nitric oxide formation in chronic stable coronary disease. J Cardiovasc Pharmacol Ther. 2013;18(3):217-21.
114. Ehsani AA, Heath GW, Hagberg JM, et al. Effects of 12 months of intense exercise training on ischemic ST-segment depression in patients with coronary artery disease. Circulation. 1981;64(6):1116-24.
115. Schuler G, Hambrecht R, Schlierf G, et al. Myocardial perfusion and regression of coronary artery disease in patients on a regimen of intensive physical exercise and low fat diet. J Am Coll Cardiol. 1992;19(1):34-42.
116. Hambrecht R, Wolf A, Gielen S, et al. Effect of exercise on coronary endothelial function in patients with coronary artery disease. N Engl J Med. 2000;342(7):454-60.
117. Dod HS, Bhardwaj R, Sajja V, et al. Effect of intensive lifestyle changes on endothelial function and on inflammatory markers of atherosclerosis. Am J Cardiol. 2010;105(3):362-7.

72. Kappetein AP, Feldman TE, Mack MJ, et al. Comparison of coronary bypass surgery with drug-eluting stenting for the treatment of left main and/or three-vessel disease: 3-year follow-up of the SYNTAX trial. Eur Heart J. 2011;32(17):2125-34.
73. Singh IM, Holmes DR Jr. Myocardial revascularization by percutaneous coronary intervention: past, present, and the future. Curr Probl Cardiol. 2011;36(10):375-401.
74. Sigwart U, Puel J, Mirkovitch V, et al. Intravascular stents to prevent occlusion and restenosis after transluminal angioplasty. N Engl J Med. 1987;316(12):701-6.
75. Boden WE, O'Rourke RA, Teo KK, et al. Optimal medical therapy with or without PCI for stable coronary disease. N Engl J Med. 2007;356(15):1503-16.
76. Group BDS, Frye RL, August P, et al. A randomized trial of therapies for type 2 diabetes and coronary artery disease. N Engl J Med. 2009;360(24):2503-15.
77. Barton M, Haudenschild CC. Endothelium and atherogenesis: endothelial therapy revisited. J Cardiovasc Pharmacol. 2001;38 Suppl 2:S23-25.
78. Sheppard RJ, Schiffrin EL. Inhibition of the renin-angiotensin system for lowering coronary artery disease risk. Curr Opin Pharmacol. 2013;13(2):274-9.
79. Chen JW, Hsu NW, Wu TC, et al. Long-term angiotensin-converting enzyme inhibition reduces plasma asymmetric dimethylarginine and improves endothelial nitric oxide bioavailability and coronary microvascular function in patients with syndrome X. Am J Cardiol. 2002;90(9):974-82.
80. Pauly DF, Johnson BD, Anderson RD, et al. In women with symptoms of cardiac ischemia, nonobstructive coronary arteries, and microvascular dysfunction, angiotensin-converting enzyme inhibition is associated with improved microvascular function: A double-blind randomized study from the National Heart, Lung and Blood Institute Women's Ischemia Syndrome Evaluation (WISE). Am Heart J. 2011;162(4):678-84.
81. Willoughby SR, Rajendran S, Chan WP, et al. Ramipril sensitizes platelets to nitric oxide: implications for therapy in high-risk patients. J Am Coll Cardiol. 2012;60(10):887-94.
82. Fox KM. Efficacy of perindopril in reduction of cardiovascular events among patients with stable coronary artery disease: randomised, double-blind, placebo-controlled, multicentre trial (the EUROPA study). Lancet. 2003;362(9386):782-8.
83. Investigators O, Yusuf S, Teo KK, et al. Telmisartan, ramipril, or both in patients at high risk for vascular events. N Engl J Med. 2008;358(15):1547-59.
84. Mangiacapra F, Peace AJ, Di Serafino L, et al. Intracoronary EnalaPrilat to Reduce MICROvascular Damage During Percutaneous Coronary Intervention (ProMicro) study. J Am Coll Cardiol. 2013;61(6):615-21.
85. Riccioni G, Vitulano N, Zanasi A, et al. Aliskiren: beyond blood pressure reduction. Expert Opin Investig Drugs. 2010;19(10):1265-74.
86. Parving HH, Brenner BM, McMurray JJ, et al. Cardiorenal end points in a trial of aliskiren for type 2 diabetes. N Engl J Med. 2012;367(23):2204-13.
87. Mancia G, Fagard R, Narkiewicz K, et al. 2013 ESH/ESC guidelines for the management of arterial hypertension: the Task Force for the Management of Arterial Hypertension of the European Society of Hypertension (ESH) and of the European Society of Cardiology (ESC). Eur Heart J. 2013;34(28):2159-219.
88. Shah NC, Pringle S, Struthers A. Aldosterone blockade over and above ACE-inhibitors in patients with coronary artery disease but without heart failure. J Renin Angiotensin Aldosterone Syst. 2006;7(1):20-30.
89. Vanhoutte PM, Gao Y. Beta blockers, nitric oxide, and cardiovascular disease. Curr Opin Pharmacol. 2013;13(2):265-73.
90. Fonseca VA. Effects of beta-blockers on glucose and lipid metabolism. Curr Med Res Opin. 2010;26(3):615-29.
91. Alfieri AB, Briceno L, Fragasso G, et al. Differential long-term effects of carvedilol on proinflammatory and antiinflammatory cytokines, asymmetric dimethylarginine, and left ventricular function in patients with heart failure. J Cardiovasc Pharmacol. 2008;52(1):49-54.
92. Sorrentino SA, Doerries C, Manes C, et al. Nebivolol exerts beneficial effects on endothelial function, early endothelial progenitor cells, myocardial neovascularization, and left ventricular dysfunction early after myocardial infarction beyond conventional beta1-blockade. J Am Coll Cardiol. 2011;57(5):601-11.
93. de Nigris F, Mancini FP, Balestrieri ML, et al Therapeutic dose of nebivolol, a nitric oxide-releasing beta-blocker, reduces atherosclerosis in cholesterol-fed rabbits. Nitric Oxide. 2008;19(1):57-63.
94. Furberg CD, Psaty BM, Meyer JV. Nifedipine. Dose-related increase in mortality in patients with coronary heart disease. Circulation. 1995;92(5):1326-31.
95. Pitt B, Byington RP, Furberg CD, et al. Effect of amlodipine on the progression of atherosclerosis and the occurrence of clinical events. PREVENT Investigators. Circulation. 2000;102(13):1503-10.
96. Poole-Wilson PA, Lubsen J, Kirwan BA, et al. Effect of long-acting nifedipine on mortality and cardiovascular morbidity in patients with stable angina requiring treatment (ACTION trial): randomised controlled trial. Lancet. 2004;364(9437):849-57.
97. Cooper-DeHoff RM, Chang SW, Pepine CJ. Calcium antagonists in the treatment of coronary artery disease. Curr Opin Pharmacol. 2013;13(2):301-8.

49. Camici PG, d'Amati G, Rimoldi O. Coronary microvascular dysfunction: mechanisms and functional assessment. Nat Rev Cardiol. 2015;12(1):48-62.
50. Uren NG, Marraccini P, Gistri R, et al. Altered coronary vasodilator reserve and metabolism in myocardium subtended by normal arteries in patients with coronary artery disease. J Am Coll Cardiol. 1993;22(3):650-8.
51. van de Hoef TP, Bax M, Meuwissen M, et al. Impact of coronary microvascular function on long-term cardiac mortality in patients with acute ST-segment-elevation myocardial infarction. Circ Cardiovasc Interv. 2013;6(3):207-15.
52. Serruys PW, di Mario C, Piek J, et al. Prognostic value of intracoronary flow velocity and diameter stenosis in assessing the short- and long-term outcomes of coronary balloon angioplasty: the DEBATE Study (Doppler Endpoints Balloon Angioplasty Trial Europe). Circulation. 1997;96(10):3369-77.
53. Pepine CJ, Anderson RD, Sharaf BL, et al. Coronary microvascular reactivity to adenosine predicts adverse outcome in women evaluated for suspected ischemia results from the National Heart, Lung and Blood Institute WISE (Women's Ischemia Syndrome Evaluation) study. J Am Coll Cardiol. 2010;55(25):2825-32.
54. De Bruyne B, Baudhuin T, Melin JA, et al. Coronary flow reserve calculated from pressure measurements in humans. Validation with positron emission tomography. Circulation. 1994;89(3):1013-22.
55. van de Hoef TP, Meuwissen M, Piek JJ. Fractional flow reserve-guided percutaneous coronary intervention: where to after FAME 2? Vasc Health Risk Manag. 2015;11:613-22.
56. van de Hoef TP, van Lavieren MA, Damman P, et al. Physiological basis and long-term clinical outcome of discordance between fractional flow reserve and coronary flow velocity reserve in coronary stenoses of intermediate severity. Circ Cardiovasc Interv. 2014;7(3):301-11.
57. Echavarria-Pinto M, Escaned J, Macias E, et al. Disturbed coronary hemodynamics in vessels with intermediate stenoses evaluated with fractional flow reserve: a combined analysis of epicardial and microcirculatory involvement in ischemic heart disease. Circulation. 2013;128(24):2557-66.
58. De Bruyne B, Pijls NH, Kalesan B, et al. Fractional flow reserve-guided PCI versus medical therapy in stable coronary disease. N Engl J Med. 2012;367(11):991-1001.
59. Gould KL, Johnson NP, Bateman TM, et al. Anatomic versus physiologic assessment of coronary artery disease. Role of coronary flow reserve, fractional flow reserve, and positron emission tomography imaging in revascularization decision-making. J Am Coll Cardiol. 2013;62(18):1639-53.
60. Johnson NP GK. Physiologic basis for angina and ST change: PET-verified thresholds of quantitative stress myocardial perfusion and coronary flow reserve. J Am Coll Cardiol Img. 2011;4:990-8.
61. Murthy VL, Naya M, Foster CR, et al. Improved cardiac risk assessment with noninvasive measures of coronary flow reserve. Circulation. 2011;124(20):2215-24.
62. Hozumi T, Yoshida K, Akasaka T, et al. Noninvasive assessment of coronary flow velocity and coronary flow velocity reserve in the left anterior descending coronary artery by Doppler echocardiography: comparison with invasive technique. J Am Coll Cardiol. 1998;32(5):1251-9.
63. Caiati C, Montaldo C, Zedda N, et al. Validation of a new noninvasive method (contrast-enhanced transthoracic second harmonic echo Doppler) for the evaluation of coronary flow reserve: comparison with intracoronary Doppler flow wire. J Am Coll Cardiol. 1999;34(4):1193-200.
64. Cortigiani L, Rigo F, Gherardi S, et al. Implication of the continuous prognostic spectrum of Doppler echocardiographic derived coronary flow reserve on left anterior descending artery. Am J Cardiol. 2010;105(2):158-62.
65. Lepper W, Hoffmann R, Kamp O, et al. Assessment of myocardial reperfusion by intravenous myocardial contrast echocardiography and coronary flow reserve after primary percutaneous transluminal coronary angioplasty [correction of angiography] in patients with acute myocardial infarction. Circulation. 2000;101(20):2368-74.
66. Galiuto L, Garramone B, Scara A, et al. The extent of microvascular damage during myocardial contrast echocardiography is superior to other known indexes of post-infarct reperfusion in predicting left ventricular remodeling: results of the multicenter AMICI study. J Am Coll Cardiol. 2008;51(5):552-9.
67. Wang L, Jerosch-Herold M, Jacobs DR Jr, et al. Coronary risk factors and myocardial perfusion in asymptomatic adults: the Multi-Ethnic Study of Atherosclerosis (MESA). J Am Coll Cardiol. 2006;47(3):565-72.
68. Doyle M, Weinberg N, Pohost GM, Bairey Merz CN, Shaw LJ, Sopko G, et al. Prognostic value of global MR myocardial perfusion imaging in women with suspected myocardial ischemia and no obstructive coronary disease: results from the NHLBI-sponsored WISE (Women's Ischemia Syndrome Evaluation) study. JACC Cardiovasc Imaging. 2010;3(10):1030-6.
69. Dallan LA, Jatene FB. Myocardial revascularization in the XXI century. Rev Bras Cir Cardiovasc. 2013;28(1):137-44.
70. Goetz RH, Rohman M, Haller JD, et al. Internal mammary-coronary artery anastomosis. A nonsuture method employing tantalum rings. J Thorac Cardiovasc Surg. 1961;41:378-86.
71. Forrester JS. When the pampas came to Cleveland. In: the Heart Healers. St Martin's Press: Macmillan, 2015. p.143.

20. O'Driscoll G, Green D, Taylor RR. Simvastatin, an HMG-coenzyme A reductase inhibitor, improves endothelial function within 1 month. Circulation. 1997;95:1126-31.
21. Prasad A, Husain S, Quyyumi AA. Abnormal flow-mediated epicardial vasomotion in human coronary arteries is improved by angiotensin-converting enzyme inhibition: a potential role of bradykinin. J Am Coll Cardiol. 1999;33(3):796-804.
22. Luscher TF, Barton M. Endothelins and endothelin receptor antagonists: therapeutic considerations for a novel class of cardiovascular drugs. Circulation. 2000;102(19):2434-40.
23. Haller H, Schaberg T, Lindschau C, et al. Endothelin increases [Ca2+]i, protein phosphorylation, and O2-. production in human alveolar macrophages. Am J Physiol. 1991;261(6 Pt 1):L478-84.
24. Marini M, Carpi S, Bellini A, et al. Endothelin-1 induces increased fibronectin expression in human bronchial epithelial cells. Biochem Biophys Res Commun. 1996;220(3):896-9.
25. Guidry C, Hook M. Endothelins produced by endothelial cells promote collagen gel contraction by fibroblasts. J Cell Biol. 1991;115(3):873-80.
26. Lopez Farre A, Riesco A, Espinosa G, et al. Effect of endothelin-1 on neutrophil adhesion to endothelial cells and perfused heart. Circulation. 1993;88(3):1166-71.
27. Matsuura A, Yamochi W, Hirata K, et al. Stimulatory interaction between vascular endothelial growth factor and endothelin-1 on each gene expression. Hypertension. 1998;32(1):89-95.
28. Yanagisawa M, Kurihara H, Kimura S, et al. A novel potent vasoconstrictor peptide produced by vascular endothelial cells. Nature. 1988;332(6163):411-5.
29. Singel DJ, Stamler JS. Chemical physiology of blood flow regulation by red blood cells: the role of nitric oxide and S-nitrosohemoglobin. Annu Rev Physiol. 2005;67:99-145.
30. Stamler JS, Jia L, Eu JP, et al. Blood flow regulation by S-nitrosohemoglobin in the physiological oxygen gradient. Science (New York, NY). 1997;276(5321):2034-7.
31. Pohl U, Busse R. Hypoxia stimulates release of endothelium-derived relaxant factor. Am J Physiol. 1989;256(6 Pt 2):H1595-1600.
32. Jones CJ, DeFily DV, Patterson JL, et al. Endothelium-dependent relaxation competes with alpha 1- and alpha 2-adrenergic constriction in the canine epicardial coronary microcirculation. Circulation. 1993;87(4):1264-74.
33. Sparks HV Jr, Bardenheuer H. Regulation of adenosine formation by the heart. Circ Res. 1986;58(2):193-201.
34. Duffy SJ, Castle SF, Harper RW, et al. Contribution of vasodilator prostanoids and nitric oxide to resting flow, metabolic vasodilation, and flow-mediated dilation in human coronary circulation. Circulation. 1999;100(19):1951-7.
35. Friedman PL, Brown EJ Jr, Gunther S, et al. Coronary vasoconstrictor effect of indomethacin in patients with coronary-artery disease. N Engl J Med. 1981;305(20):1171-5.
36. Sambuceti G, Marzilli M, Marraccini P, et al. Coronary vasoconstriction during myocardial ischemia induced by rises in metabolic demand in patients with coronary artery disease. Circulation. 1997;95(12):2652-9.
37. Zeiher AM, Krause T, Schachinger V, et al. Impaired endothelium-dependent vasodilation of coronary resistance vessels is associated with exercise-induced myocardial ischemia. Circulation. 1995;91(9):2345-52.
38. Lanza GA, Careri G, Crea F. Mechanisms of coronary artery spasm. Circulation. 2011;124(16):1774-82.
39. Zimarino M, D'Andreamatteo M, Waksman R, et al. The dynamics of the coronary collateral circulation. Nat Rev Cardiol. 2014;11(4):191-7.
40. Cai W, Schaper W. Mechanisms of arteriogenesis. Acta Biochim Biophys Sin (Shanghai). 2008;40(8):681-92.
41. Carmeliet P. Mechanisms of angiogenesis and arteriogenesis. Nat Med. 2000;6(4):389-95.
42. Semenza GL. Angiogenesis in ischemic and neoplastic disorders. Annu Rev Med. 2003;54:17-28.
43. Fraisl P, Mazzone M, Schmidt T, et al. Regulation of angiogenesis by oxygen and metabolism. Dev Cell. 2009;16(2):167-79.
44. van Royen N, Piek JJ, Buschmann I, et al. Stimulation of arteriogenesis; a new concept for the treatment of arterial occlusive disease. Cardiovasc Res. 2001;49(3):543-53.
45. Heil M, Schaper W. Influence of mechanical, cellular, and molecular factors on collateral artery growth (arteriogenesis). Circ Res. 2004;95(5):449-58.
46. Bonow RO, Maurer G, Lee KL, et al. Myocardial viability and survival in ischemic left ventricular dysfunction. N Engl J Med. 2011;364(17):1617-25.
47. Cascio WE, Yang H, Muller-Borer BJ, et al. Ischemia-induced arrhythmia: the role of connexins, gap junctions, and attendant changes in impulse propagation. J Electrocardiol. 2005;38(4 Suppl):55-9.
48. Priori SG, Blomstrom-Lundqvist C, Mazzanti A, et al. 2015 ESC Guidelines for the management of patients with ventricular arrhythmias and the prevention of sudden cardiac death: The Task Force for the Management of Patients with Ventricular Arrhythmias and the Prevention of Sudden Cardiac Death of the European Society of Cardiology (ESC) Endorsed by: Association for European Paediatric and Congenital Cardiology (AEPC). Eur Heart J. 2015;36(41):2793-867.

A perda de peso associada à atividade física também pode ter importante papel na melhora da DMC em pacientes com DAC.[3] Além de a redução de peso propiciar melhora do controle da hipertensão arterial e do diabetes,[3] a obesidade em si resulta em DMC por aumento da atividade simpática e da endotelina-1, com consequentes vasoconstrição e ativação inflamatória.[3] Estudos pequenos têm demonstrado que a perda de peso associada à atividade física moderada (3 horas/semana) e dieta baseada em vegetais e pobre em gorduras (10% das calorias) promovem melhora da disfunção endotelial.[117]

CONCLUSÕES

A disfunção endotelial tem papel central na fisiopatologia da doença arterial coronariana, mas sua mensuração ainda é um desafio. As análises da função endotelial via CFR e MBF, particularmente empregando o PET-Scan ou o Doppler intracoronariano, trazem informações prognósticas em pacientes com DAC, mas ainda não está claro o ganho na estratificação de risco e na alteração do tratamento que esses métodos podem proporcionar.

As mudanças em estilo de vida e os medicamentos que têm benefício comprovado no tratamento da DAC devem sua eficácia, ao menos em parte, ao seu efeito sobre a estabilização da função do endotélio. No entanto, nem todas as ações que demonstram perfil benéfico sobre a disfunção endotelial foram capazes de comprovar redução de eventos cardiovasculares em estudos clínicos. A complexidade fisiopatológica da ateromatose é um desafio no desenvolvimento de métodos complementares e tratamentos dirigidos para a disfunção endotelial. A maior compreensão do papel do endotélio na DAC é um elemento-chave para o progresso das pesquisas e ter controle sobre uma das maiores causas de morte no mundo: a doença cardiovascular.

REFERÊNCIAS BIBLIOGRÁFICAS

1. Montalescot G, Sechtem U, Achenbach S, et al. 2013 ESC guidelines on the management of stable coronary artery disease: the Task Force on the management of stable coronary artery disease of the European Society of Cardiology. Eur Heart J. 2013;34(38):2949-3003.
2. Steg PG, Bhatt DL, Wilson PW, et al. One-year cardiovascular event rates in outpatients with atherothrombosis. JAMA. 2007;297(11):1197-206.
3. Barton M. Prevention and endothelial therapy of coronary artery disease. Curr Opin Pharmacol. 2013;13(2):226-41.
4. Ross R, Glomset JA. Atherosclerosis and the arterial smooth muscle cell: Proliferation of smooth muscle is a key event in the genesis of the lesions of atherosclerosis. Science (New York, NY). 1973;180(4093):1332-9.
5. Moncada S, Gryglewski R, Bunting S, et al. An enzyme isolated from arteries transforms prostaglandin endoperoxides to an unstable substance that inhibits platelet aggregation. Nature. 1976;263(5579):663-5.
6. SoRelle R. Nobel prize awarded to scientists for nitric oxide discoveries. Circulation. 1998;98(22):2365-6.
7. Kluge MA, Fetterman JL, Vita JA. Mitochondria and endothelial function. Circ Res. 2013;112(8):1171-88.
8. Feigl EO. Coronary physiology. Physiol Rev. 1983;63(1):1-205.
9. Duncker DJ, Bache RJ. Regulation of coronary blood flow during exercise. Physiol Rev. 2008;88(3):1009-86.
10. Camici PG, Crea F. Coronary microvascular dysfunction. N Engl J Med. 2007;356(8):830-40.
11. Quilley J, Fulton D, McGiff JC. Hyperpolarizing factors. Biochem Pharmacol. 1997;54(10):1059-70.
12. Jones CJ, Kuo L, Davis MJ, et al. Regulation of coronary blood flow: coordination of heterogeneous control mechanisms in vascular microdomains. Cardiovasc Res. 1995;29(5):585-96.
13. Lamping KG, Kanatsuka H, Eastham CL, et al. Nonuniform vasomotor responses of the coronary microcirculation to serotonin and vasopressin. Circ Res. 1989;65(2):343-51.
14. Bache RJ, Stark RP, Duncker DJ. Serotonin selectively aggravates subendocardial ischemia distal to a coronary artery stenosis during exercise. Circulation. 1992;86(5):1559-65.
15. Hoffman JL. Maximal coronary flow and the concept of coronary vascular reserve. Circulation. 1984;70:153-9.
16. Epstein SE, Cannon RO 3rd, Talbot TL. Hemodynamic principles in the control of coronary blood flow. Am J Cardiol. 1985;56:4E-10E.
17. Ludmer PL, Selwyn AP, Shook TL, et al. Paradoxical vasoconstriction induced by acetylcholine in atherosclerotic coronary arteries. N Engl J Med. 1986;315:1046-51.
18. Suwaidi JA, Hamasaki S, Higano ST, et al. Long-term follow-up of patients with mild coronary artery disease and endothelial dysfunction. Circulation. 2000;101:948-54.
19. Clarkson P, Celermajer DS, Powe AJ, et al. Endothelium-dependent dilatation is impaired in young healthy subjects with a family history of premature coronary disease. Circulation. 1997;96:3378-83.

dos nitratos sobre eventos cardiovasculares em longo prazo, mas estudos retrospectivos e subanálises de grandes estudos[102,103] reportaram aumento do risco de eventos cardiovasculares em pacientes com DAC em uso crônico de nitratos.

Estatinas

As estatinas limitam a progressão da aterosclerose, podendo até mesmo regredir as placas, e são a primeira escolha no tratamento da dislipidemia no contexto da DAC.[1] O principal mecanismo de ação das estatinas para diminuir a ocorrência eventos cardiovasculares é reduzir o colesterol LDL. No entanto, elas se mostram mais eficazes na prevenção de eventos cardiovasculares do que outros hipolipemiantes, provavelmente por seus efeitos pleiotrópicos.[104]

Os efeitos pleiotrópicos das estatinas são muito relacionados à inibição da formação dos isoprenoides, que são formados durante a síntese de colesterol pela HMG-CoA-redutase.[104] Os isoprenoides são importantes âncoras da membrana citoplasmática, particularmente as GTPases da família-Rho, como a Rac 1 ou a RhoA. A diminuição dessas "âncoras" resulta em diversos efeitos. A diminuição da interação entre a RhoA e o citoesqueleto propicia aumento da expressão da oxidonitrico-sintase a partir de seu RNA mensageiro, culminando em aumento do óxido nítrico liberado pelo endotélio e todos os efeitos benéficos já anteriormente descritos.[104]

O efeito anti-inflamatório das estatinas se relaciona à limitação da ligação entre a Rac1 e a membrana, o que impede a ativação da NADPH oxidase e diminui a peroxidação dos lipídeos.[104] Além do efeito anti-inflamatório, a inibição da NADPH oxidase propicia redução da atividade e recrutamento plaquetários, justificando o efeito anticoagulante das estatinas.[104]

Outra justificativa para os efeitos anti-inflamatórios da estatinas parece ser o aumento da transcrição do fator *Krüppler-like* 2 (KLF-2). No endotélio, esse fator diminui proliferação celular,[105,106] e nas células do sistema imunológico adquirido e inato, o aumento da atividade do KLF-2 tem efeito anti-inflamatório.[107]

As estatinas também melhoram a resposta angiogênica,[108] provavelmente devido ao aumento dos monócitos circulantes com potencial angiogênico por meio de alterações da sinalização em nível de medula óssea.[108]

O efeito hipolipemiante das estatinas já inicia em doses baixas e leva semanas para ocorrer. Em contraste, os efeitos pleiotrópicos exigem doses mais elevadas e iniciam poucas horas após a tomada do medicamento.[89,109] A suspensão das estatinas pode levar a um efeito rebote de ativação da NADPH oxidase. Com a incapacidade das GTPases de se ligarem à Rac1, há falta do *feedback* negativo e consequente aumento da atividade das GTPases. Com a suspensão da estatinas e aumento dos isoprenoides, a ação das GTPases se torna exagerada, resultando em ativação excessiva da NDPH oxidase, supressão da NOS e consequente aumento do estresse oxidativo e estado pro-inflamatório.[110]

Ácido acetilsalicílico

Apesar de a aterosclerose ser a principal causa da doença cardiovascular, a trombose é um importante fator no desenvolvimento dos eventos cardiovasculares.[111] O ácido acetilsalicílico (AAS) é um dos pilares do tratamento da DAC, promovendo redução em 22% de novos eventos cardiovasculares após IAM.[112] O principal mecanismo pelo qual o AAS confere esse grau de proteção é o seu efeito antitrombótico. O AAS inibe a produção do tromboxano A2 por meio da inibição da cicloxigenase, o que resulta em efeito antiagregante plaquetário irreversível.[111] Mais recentemente, outros mecanismos de ação do AAS relacionados ao aumento da produção de óxido nítrico têm sido estudados. A ativação da NOS, a ativação da via do GMP cíclico relacionada ao óxido nítrico nas células endoteliais e nas plaquetas, bem como a redução da atividade da ADMA parecem estar parecem estar relacionadas ao AAS. Em um estudo randomizado com 37 pacientes com DAC utilizando AAS por 12 semanas, houve redução das concentrações plasmáticas de ADMA e aumento dos níveis de hemeoxigenase (um metabólito do óxido nítrico), o que indica aumento da produção do óxido nítrico promovida pelo AAS.[113] Os efeitos do AAS sobre a liberação de óxido podem ser parcialmente responsáveis pelos benefícios do fármaco.

Modificações do estilo de vida

As modificações do estilo de vida são a base do tratamento da aterosclerose e dos fatores de risco cardiovasculares. A atividade física regular melhora a capacidade física e diminui os defeitos de perfusão, o que indica um possível papel sobre a melhora da perfusão miocárdica.[114,115]

O benefício em pacientes com DAC pode estar relacionado à melhora da microcirculação induzida pela atividade física. Um estudo pequeno demonstrou que 10 minutos de atividade física, seis vezes ao dia, sob 80% da frequência cardíaca máxima durante quatro semanas foi capaz de aumentar a CRF em 29% em 10 pacientes com DAC. O grupo-controle, de 9 pacientes mantidos sob sedentarismo, não obteve melhora nas medidas.[116]

o hormônio tem diversos efeitos nos vasos sanguíneos. Estudos em animais sugerem que a aldosterona possa afetar a função endotelial coronariana, favorecendo a inflamação e a progressão da necrose fibrinoide.[88] No entanto, ainda não há grandes estudos clínicos avaliando os efeitos dos antagonistas da aldosterona em pacientes com DAC, de forma que ainda não está claro se os benefícios sobre DMC se revertem em redução de eventos cardiovasculares em humanos.[78]

Betabloqueadores

Os betabloqueadores são conhecidamente benéficos no tratamento da DAC devido a diversos aspectos de sua ação.[89] O efeito principal se dá pela redução do consumo de O_2 pelo miocárdio ao diminuir a contratilidade miocárdica, a pressão arterial e a frequência cardíaca.[89] Ao inibirem os receptores beta 1 adrenérgicos, os betabloqueadores também reduzem a liberação de renina e, consequentemente, diminuem os níveis de angiotensina-II.[89] A inibição da angiotensina-II traz o efeito adicional de diminuição do estresse oxidativo, conforme anteriormente disposto.[89]

Os betabloqueadores são uma classe heterogênea de drogas, com efeitos que divergem de acordo com o receptor que está sendo bloqueado. Em situações habituais, os receptores β1 no miocárdio têm ação crono e inotrópica positivas, e os receptores β2 na musculatura brônquica têm ação broncodilatadora.[89] Nos vasos sanguíneos, a ativação dos receptores β1, β2 e β3 adrenérgicos estimulam a produção de óxido nítrico pelo endotélio. Assim, os betabloqueadores de primeira geração (não seletivos) e de segunda geração (β1 seletivos) não têm propriedades vasodilatadoras, enquanto o nebivolol e o carvedilol (ambos betabloqueadores de terceira geração) apresentam efeito vasodilatador periférico.[89] Essa diferença de perfil dos fármacos se reflete clinicamente no fato de que os betabloqueadores de terceira geração exercem efeito mais favorável sobre o perfil lipídico e glicêmico em comparação com os BB tradicionais.[90]

Os betabloqueadores de terceira geração possivelmente também desempenhem papel sobre melhora de DMC.[89] No caso do nebivolol, a vasodilatação é induzida devido ao aumento da produção e da disponibilidade do óxido nítrico. O aumento da produção do óxido é induzido pelo nebivolol por meio da ativação dos receptores β3 vasculares, que ativa a NOS e a maior biodisponibilidade devido à inibição da ADMA.[89] O carvedilol também é capaz de reduzir os níveis plasmáticos de ADMA e este efeito parece estar associado à melhora da fração de ejeção em pacientes com disfunção ventricular.[91] Estudos em ratos têm demonstrado a capacidade do nebivolol em preservar a função ventricular após IAM[92] e estudos em coelhos demonstraram redução do desenvolvimento da placa de aterosclerose.[93]

Outros fármacos anti-hipertensivos

O uso dos bloqueadores de canais de cálcio (BCC) dihidropiridínicos na DAC foi inicialmente limitado devido à evidência de aumento da mortalidade com o uso de nifedipina de ação rápida.[94] Posteriormente, foi demonstrado que agentes de ação prolongada não traziam esse malefício. O anlodipino se mostrou eficaz na redução da hospitalização[95] e o nifedipino GITS diminuiu a necessidade de novos procedimentos coronarianos em pacientes com DAC.[96] Os benefícios dos BCC dihidropiridínicos decorrem dos seus efeitos antihipertensivo e vasodilatador coronariano, sendo capazes, portanto, de reduzir o consumo e aumentar a oferta de O_2.[97] Outra possível justificativa para os efeitos benéficos dos BCC de ação prolongada na DAC é o seu efeito antioxidante.[97] Estudo em células endoteliais de coelhos demonstrou aumento da produção do óxido nítrico e redução do superóxido após tratamento com nifedipina[98] e o uso de nifedipina por até dois anos em pacientes com DAC demonstrou redução da vasorreatividade coronariana.[99]

Os nitratos são agentes antiangionosos muito eficazes agudamente na redução da isquemia miocárdica.[100] Sua eficácia advém da sua capacidade de reduzir a pré-carga sobre o ventrículo esquerdo (redução do consumo de O_2) associada ao efeito vasodilatador sobre coronárias e circulação colateral (aumento da oferta de O_2).[100] O uso crônico dos nitratos, no entanto, é limitado pelo desenvolvimento de tolerância e este fenômeno está relacionado à DMC por aumento do estresse oxidativo e ativação do sistema RA.[100] O mecanismo do aumento do estresse oxidativo associado aos nitratos ainda não está claro, mas parece estar relacionado à liberação de O_2 durante o processo de biotransformação da nitroglicerina ou da ativação da NADPH oxidase pelo sistema RA.[100] O processo culmina em aumento do estresse oxidativo, vasoconstrição e expansão volêmica intravascular. Há evidências de que o tratamento com iECA, BRA, BB e estatinas diminuam o risco de tolerância e a DMC relacionada ao nitrato,[100,101] e as diretrizes recomendam seu uso em angina aguda e naqueles pacientes crônicos que se mantêm sintomáticos apesar do tratamento com AAS, estatinas, BB e BCC.[1] Não há, até o momento, estudos clínicos prospectivos testando os benefícios do uso

em situações como o tratamento de pacientes que se mantêm sintomáticos apesar da terapia medicamentosa e que possuam anatomia coronariana favorável ao procedimento.[1,72]

Apesar de o retorno do fluxo sanguíneo para a área de isquemia ser a terapia mais intuitiva, é necessário manter em mente que os objetivos do tratamento de pacientes com DAC são reduzir o risco de morte e morbidade (infarto agudo do micárdio, arritmias, insuficiência cardíaca) e melhorar os sintomas. O tratamento medicamentoso e as modificações do estilo de vida são fundamentais e, em alguns pacientes, podem ser mais importantes que a cirurgia de revascularização miocárdica e a angioplastia coronariana na obtenção desses objetivos.[1,75,76] As modificações do estilo de vida e os medicamentos controlam os sintomas anginosos; reduzem a progressão da placa ateromatosa; estabilizam a placa devido ao controle da inflamação; e, caso a ruptura da placa ocorra, os medicamentos diminuem a chance de uma rápida obstrução coronariana ocorrer devido à formação de trombo, ou seja: diminui o risco de síndrome coronariana aguda.[1] Os principais medicamentos envolvidos no tratamento da DAC incluem betabloqueadores, bloqueadores de canais de cálcio, nitratos, fármacos inibidores do sistema renina-angiotensina (SRA), estatinas e o ácido acetil-salicílico.[1]

Observa-se que os fármacos associados à redução de eventos cardiovasculares apresentam ação favorável sobre a estabilização da disfunção endotelial e DMC. No final da década de 1990, desenvolveu-se o conceito de "terapia endotelial" como uma abordagem para preservar ou restaurar a saúde do endotélio e consequentemente controlar a aterosclerose, diminuindo eventos cardiovasculares.[77] Dentro desse conceito, é possível observar que os fármacos inibidores do SRA os betabloqueadores, as estatinas, o ácido acetilsalicílico e a atividade física, medidas que comprovadamente diminuem eventos cardiovasculares na DAC, têm seu efeito parcialmente devido à melhora da DMC que proporcionam.

Fármacos inibidores do SRA

O agente efetor central do SRA é a angiotensina-II.[78] A angiotensina-II é formada a partir da conversão da angiotensina-I pela enzima conversora de angiotensina (ECA),[15] que aparece em grandes quantidades na superfície das células endoteliais[21] e a sua atuação em nível celular tem efeitos pró-inflamatórios, proliferativos e vasoconstritores que contribuem com o início e a progressão da aterosclerose. Dessa forma, espera-se que fármacos que reduzam a formação de angiotensina (como os inibidores da ECA – iECA) ou impeçam a sua atuação (como os bloqueadores do receptores de angiotensina – BRA) tenham efeito favorável no remodelamento vascular e disfunção endotelial.[78] Os fármacos iECA têm, ainda, efeito adicional em comparação aos BRA: o aumento dos níveis teciduais de bradicinina,[21] peptídeo produzido localmente e que propicia vasodilatação coronariana ao promover a liberação de óxido nítrico e prostaciclina. A ECA promove degradação da bradicinina.[21] Assim, a inibição da ECA aumenta a atividade de bradicinina, podendo culminar em melhora da função endotelial.[21]

De fato, os iECA são capazes de melhorar a função endotelial.[78] Estudos têm demonstrado redução dos níveis de ADMA e consequente aumento do óxido nítrico, e diminuição dos níveis de fator de von Willebrand em pacientes com síndrome *versus* medicados com enalapril.[79] O quinapril administrado durante 16 semanas reduziu o CFR e a angina em[61] mulheres com dor torácica e CFR ≤ 2,5, mas sem DAC.[80] O ramipril aumenta a responsividade plaquetária ao óxido nítrico, o que pode justificar sua ação antiagregante.[81] Assim, é possível que o benefício sobre a redução de eventos cardiovasculares demonstrado em estudos clínicos envolvendo os iECA[82] e BRA[83] seja, ao menos parcialmente, resultado da melhora da função endotelial que o fármaco promove.[84]

O alisquireno, fármaco inibidor da renina, é capaz de bloquear o sistema RAA na fase inicial da sua ativação.[78] Seu efeito reduz não só os níveis de angiotensina-II, mas também de angiotensina-I e renina, peptídeos que também possuem efeitos deletérios sobre a microcirculação.[85] Não existem estudos clínicos analisando os efeitos desse fármaco em pacientes com DAC, porém o estudo Altitude[86] incluiu pacientes com doença cardiovascular e associou o alisquireno a iECA ou BRA em pacientes diabéticos com doença renal crônica e/ou cardiovascular.[86] O resultado esperado era que o duplo bloqueio do sistema RAA culminasse em redução de eventos cardiovasculares. O que se observou, no entanto, foi aumento do risco de hipercalemia e hipotensão e a associação entre alisquireno e iECA ou BRA passou a ser proscrita neste cenário.[87] Os resultados do estudo Altitude são um alerta de que embora uma ação possa parecer lógica, não necessariamente ela se reverte em benefício ao paciente e demonstram a importância de se avaliar os resultados de estudos clínicos antes de admitir uma estratégia terapêutica.[78]

A aldosterona é o mediador final do sistema RA. Apesar de o seu principal impacto principal ser renal,

tabagismo, comorbidades ou mesmo o consumo de cafeína.[55] A variabilidade do estado de hiperemia máxima limita a capacidade do FFR em refletir a CFR e é uma das razões pelas quais as medidas de FFR e CFR podem ser discordantes.[55-57]

A FFR é uma medida validada e aplicada na prática clínica para definir a presença de isquemia determinada por uma estenose coronariana.[1] O valor de corte de FFR ≤ 0,8 pode ser utilizado na prática clínica para auxiliar na indicação de angioplastia.[1,58]

Uma outra forma de quantificar o fluxo coronariano é utilizando o fluxo de TIMI (*Thrombolysis in Myocardial Infartion*). Nessa técnica, analisa-se o grau de opacidade no tecido miocárdico (*blush*) atingido após a injeção de contraste em coronária epicárdica.[10] Quanto mais intenso for o *blush* miocárdico, e mais rápido for o seu desaparecimento, melhor é a perfusão miocárdica. A escala vai de zero a três. Apesar de indireto, é um método frequentemente utilizado na prática diária devido à sua ampla disponibilidade e facilidade técnica.[10]

Métodos não invasivos

O método não invasivo mais bem estabelecido na aferição da CFR é o PET-Scan.[53] Foi estudado em mais de 14 mil pacientes nos últimos 25 anos.[59] Na DAC, o CFR médio detectado pelo PET-Scan é de 2,02, valor que se assemelha ao valor de corte proposto para o Doppler intracoronariano.[59] O PET-Scan traz o benefício adicional de ser capaz de calcular o fluxo de sangue por unidade de massa do miocárdio (MBF – expressa como volume de sangue por minuto por grama de tecido).[59] Os valores de corte para o CFR e MBF no PET-Scan ainda não estão bem definidos. O maior estudo envolveu 1674 pacientes e demostrou que um fluxo máximo no estresse de 0,91 cc/min/g e em CFR de 1,74 eram os valores de corte que melhor identificavam o grupo de pacientes com isquemia significativa.[60] Diversos estudos demonstraram correlação entre CFR baixo e eventos cardiovasculares.[59] O maior deles avaliou 2783 pacientes com suspeita de DAC e submetidos ao PET-Scan. Indivíduos com CFR < 1,5 tiveram mortalidade 5,6 vezes maior de óbito cardíaco em comparação com aqueles com CFR > 2,0 (IC 2,5 – 12,4, p < 0,0001).[61]

O ecodopplercardiograma é capaz de avaliar o CFR em coronária descendente anterior (ADA) após a aplicação de adenosina ou dipiridamol intravenoso.[62] Em mãos experientes, tem boa correlação com o Doppler intracoronariano,[63] e a aplicação de microbolhas e do Doppler com segundo harmônico podem melhorar a nitidez da imagem.[63] O método se mostrou preditor independente de óbito em estudo envolvendo 1620 pacientes com angina estável. O CFR em ADA ≤ 1,8 foi preditor independente de óbito, infarto e revascularização em 19 meses de seguimento.[64] O método é promissor por não ser invasivo, no entanto, há considerável variabilidade intra e interobservador, de forma que mais estudos são necessários para determinar o papel do método na prática clínica.[49]

A ecocardiografia transtorácica também é capaz de aferir o MBF quando se utiliza o contraste com microbolhas. Os estudos são pequenos, mas o MBF calculado pelo ecocardiograma é promissor. Demonstrou boa correlação com o CFR calculado pelo Doppler intracoronariano[65] e superior ao blush do TIMI na predição de remodelamento ventricular seis meses após IAM.[66]

As análises da perfusão miocárdica, o CFR e a MBF pela ressonância nuclear magnética estão em rápido desenvolvimento. Um dos maiores fatores limitantes é a necessidade de correção para artefatos de imagem. No entanto, estudos em pacientes não coronarianos, como o MESA[67] e o WISE,[68] já demonstraram a capacidade do método em predizer eventos cardiovasculares.

A DMC E O TRATAMENTO DA DAC

Na presença de uma estenose coronariana, um tratamento capaz de restabelecer o fluxo sanguíneo normal talvez seja a terapia mais intuitiva. O desenvolvimento da cineangiocoronariografia e da circulação extracorpórea na década de 1950 possibilitou o desenvolvimento da cirurgia de revascularização miocárdica.[69] Nessa modalidade de revascularização, o fluxo coronariano é restabelecido por meio do implante de enxertos venosos de safena e/ou arteriais distalmente à lesão estenótica. A primeira cirurgia de revascularização do miocárdio bem-sucedida foi realizada em 1960 por Goetz,[70] mas foi Rene Favaloro quem tornou a cirurgia um sucesso ao empregar anastomoses de veia safena.[71] Desde então, aprimoramentos técnicos tornaram a cirurgia o procedimento de revascularização de escolha em situações como o tratamento de pacientes com DAC complexa.[1,72]

Outra modalidade de revascularização miocárdica, a angioplastia coronariana, foi realizada pela primeira vez em 1977.[73] Na angioplastia, o fluxo arterial é restabelecido na artéria nativa por meio da insuflação de um balão intracoronariano e pode ou não ser seguido de implante de *stent* – dispositivo que tornou-se disponível para uso humano em 1986.[74] A angioplastia é, hoje, a modalidade de revascularização de escolha

diagnóstico de DMC. A descrição detalhada dos exames complementares para diagnóstico para DAC foge ao escopo desse capítulo, no entanto, uma breve descrição se faz necessária para maior compreensão dos métodos diagnósticos para DMC.

O método padrão-ouro para reconhecimento e grau de obstrução causado pela placa arterial coronariana é a cineangiocoronariografia. No entanto, devido aos mecanismos adaptativos da circulação coronariana e do cardiomiócito, a gravidade da estenose coronariana não necessariamente reflete a gravidade da isquemia gerada pela lesão. Por esse motivo, diversos métodos que avaliam a presença e o grau de isquemia miocárdica foram desenvolvidos e incluem o teste ergométrico, os métodos de imagem (ecocardiografia, cintilografia de perfusão miocárdica e ressonância nuclear magnética) associados ao estresse físico ou farmacológico, e a reserva de fluxo fracionada (FFR – do inglês *fractional flow reserve*).[1]

Acessar a função endotelial ainda é um desafio. Não há métodos que permitam visualização direta da microcirculação coronariana em humanos. Dessa forma, medidas indiretas, que quantificam o fluxo sanguíneo pela circulação coronariana são utilizadas.[10] Os métodos invasivos são os mais extensamente avaliados experimentalmente, porém têm aplicação clínica limitada pela necessidade de realizar cineangiocoronariografia. Exames complementares não invasivos têm sido elaborados e espera-se que a avaliação da DMC ganhe popularidade para propósitos diagnósticos e avaliação de novas intervenções terapêuticas.[49]

Métodos invasivos

O método mais utilizado em estudos clínicos para avaliar DMC é a determinação da reserva de fluxo coronariana (CFR) utilizando ultrassom Doppler intracoronariano.[49] A CFR mede a alteração do fluxo sanguíneo intracoronariano que se obtém após vasodilatação máxima obtida com a aplicação de adenosina ou dipiridamol.[49] O racional é que, na presença de estenose coronariana ou de DMC relacionada a outras patologias, há crônica liberação de agentes vasodilatadores, incluindo a própria adenosina. Assim, a aplicação de agentes vasodilatadores não será capaz de aumentar o fluxo de sangue para o miocárdio na proporção necessária, ou seja: a reserva de fluxo coronariano é baixa. A CFR é calculada por meio da razão entre o fluxo coronariano sob a ação de agentes vasodilatadores e o fluxo coronariano em repouso.[49]

Enquanto o CFR é um bom método na identificação da DMC relacionada a cardiomiopatias, iatrogênica e na DMC não relacionada a cardiomiopatias ou à DAC, o método perde em acurácia na aferição da DMC relacionada à DAC.[43] Isto porque as lesões em coronárias epicárdicas podem comprometer a medida do CFR, de forma que quantificar a DMC nesses pacientes representa desafio adicional.[10,49] Mesmo assim, a medida da CFR é um dos métodos mais estudados para quantificar DMC em DAC.[49]

Valores baixos de CFR já foram demonstrados em artérias angiograficamente normais de pacientes com DAC[50,51] e se correlacionaram a pior prognóstico.[51] Em um estudo envolvendo 100 pacientes com infarto agudo do miocárdio, uma reserva de fluxo < 2,1 em coronária angiograficamente normal se associou a um aumento da mortalidade cardíaca em 4,09 vezes ao longo de 10 anos de seguimento.[51]

A CRF também se mostrou útil na predição de eventos pós-angioplastia na DAC crônica. Em 225 pacientes submetidos a angioplastia por angina estável, aqueles com CRF > 2,5 após o procedimento tiveram menor recorrência de sintomas (23% *versus* 47%, p = 0,005), reestenose (16% *versus* 41%, p = 0,002) e necessidade de reintervenção (16% *versus* 34%, p = 0,24).[52]

Um dos desafios na aplicação clínica da CRF é a falta de definição de seu valor de corte. Como estudos têm demonstrado que valores de CFR inferiores a 2,1 a 2,3 se relacionam a aumento do risco de óbito cardíaco em até quatro vezes ao longo de 5 a 10 anos,[51,53] o valor < 2 é o mais aceito. No entanto, mais estudos ainda são necessários para estabelecer valores de corte, que ainda precisarão ser corrigidos para idade e sexo.[10]

Antes de ser possível aferir o fluxo coronariano *in vivo* em humanos, calculava-se a pressão intracoronariana, e essa medida era utilizada como uma forma de inferir a CFR.[54,55] O método tem semelhanças com a CFR: no local de estenose coronariana aplica-se adenosina para obter vasodilatação e consequente hiperemia miocárdica máxima.[55] Em seguida, utilizando um cateter com sensor de pressão, mede-se a pressão distal à lesão e a pressão em aorta.[55] A razão entre a pressão distal à lesão e a pressão na aorta durante vasodilatação com hiperemia máxima é denominada FFR.[55] É importante considerar que para a FFR ser capaz de refletir a CFR, a resistência exercida pelos demais segmentos coronarianos deve ser mínima, ou seja: deve-se garantir vasodilatação máxima.[55] A adenosina é utilizada na tentativa de atingir essa condição, denominada hiperemia máxima. No entanto, a complexidade do mecanismo de autorregulação coronariana pode comprometer o efeito da adenosina e mais do que isso: o seu efeito pode variar de pessoa para pessoa, a depender de fatores como uso de medicações,

As células endoteliais alongam-se e alinham-se, estabelecendo formações tubulares.[39] A anastomose das formações tubulares e a formação de membrana basal estabelecem o fluxo sanguíneo.[43]

O aumento da força de cisalhamento sobre os vasos da circulação colateral promove alterações genéticas nas células endoteliais.[39] Citocinas, fatores de crescimento e moléculas de adesão estimulam a adesão de monócitos, que migram para a parede do vaso.[44] Ali, os macrófagos secretam citosinas e fatores de crescimento que estimulam a proliferação e a diferenciação das células musculares lisas, de forma que vasos antes com apenas uma ou duas camadas de células musculares aumentam em até 20 vezes o seu diâmetro e em até 50 vezes a sua massa.[45]

Os vasos sanguíneos resultantes da circulação colateral costumam ser tortuosos; sua anastomose com a parte distal da coronária ocluída costuma ser angulosa[39] e o aporte pode ser insuficiente para garantir a demanda miocárdica.

Em suma, diversos mecanismos envolvendo vasodilatação coronariana e o desenvolvimento de circulação colateral tentam aumentar o aporte de O_2 para o local onde há estenose da artéria coronária epicárdica. Quando esses mecanismos são insuficientes para suprir a demanda metabólica miocárdica instaura-se a isquemia miocárdica.

Consequências da isquemia miocárdica

A isquemia miocárdica estabelece-se na presença de estenose em artéria epicárdica suficiente para suplantar os mecanismos adaptativos coronarianos e limitar o aporte de O_2. O sintoma mais típico da isquemia miocárdica é a *angina pectoris*. Trata-se de dor ou desconforto precordial referido como opressivo ou como queimação, ocasionalmente com irradiação para membro superior esquerdo ou mandíbula, e que pode estar associado a outros sintomas, como dispneia e fadiga.[1] A angina associada à DAC crônica, na qual a placa coronariana está íntegra, tipicamente ocorre com os esforços físicos ou emoções por conta da incapacidade dos mecanismos adaptativos em aumentar o aporte de O_2 em situações de aumento da demanda miocárdica.[1,9] A disfunção endotelial e o estado de hiper-reatividade vascular presentes na DAC podem causar flutuações do grau de esforço físico necessário para gerar sintomas ou mesmo resultar em episódios de angina ao repouso.[1] A diferenciação entre episódios de angina estável ao repouso e episódios de angina instável ou de infarto agudo do miocárdio (associados à ruptura da placa coronariana) pode ser difícil, mas o rápido alívio da dor com o uso de nitratos sublinguais aumenta a chance de se tratar de condição estável.[1]

A isquemia também pode induzir à redução do consumo de O_2 pelo miocárdio. Nos segmentos miocárdicos irrigados por coronárias estenosadas, os cardiomiócitos reduzem sua contratilidade na tentativa de adequar a sua demanda à oferta de O_2 disponível. Essa condição é denominada miocárdio hibernado, e pode ser evidenciada pela ecocardiografia por meio de hipo ou acinesia de segmentos de miocárdio.[1] A administração de dobutamina no ecoestresse pode fazer retornar a contratilidade da região acinética, o que diferencia o miocárdio viável (hibernante) de área de acinesia consequente a infartos prévios.[1,46]

Caso a área de isquemia miocárdica seja muito grande, o que pode ocorrer em casos de estenoses proximais da artéria descendente anterior, por exemplo, a área de miocárdio hibernado pode ser tamanha a ponto de resultar em disfunção miocárdica.[1] Clinicamente, esses pacientes apresentam sintomas de insuficiência cardíaca, tais como dispneia aos esforços, fadiga e congestão sistêmica, associados ou não a angina.[1]

A comunicação intercelular entre os cardiomiócitos garante a propagação da despolarização e mantém o ritmo cardíaco apropriado. As grandes responsáveis por garantir a adequada comunicação intercelular são as *gap junctions*, formadas pelas conexinas.[47] A condutância das *gap junctions* é modulada por H+, Ca^{2+}, Mg^{2+}, ácido aracdônico e ATP, metabólitos que se acumulam ou que são consumidos durante a isquemia miocárdica.[47] A alteração da condutância das *gap junctions* pode gerar acoplamento inadequado entre os cardiomiócitos, podendo culminar em arritmias e morte súbita.[47] Outros mecanismos para o desenvolvimento de arritmias ventriculares e morte súbita incluem a reentrada pelo miocárdio isquemiado ou em áreas de fibrose, bem como o aneurisma em ponta de ventrículo esquerdo após infarto apical.[48]

Em suma, as consequências da isquemia miocárdica variam de acordo com a área do miocárdio em risco, o que, por sua vez, depende do local e do grau da estenose coronariana, bem como da capacidade dos mecanismos compensatórios em limitar a isquemia. Os pacientes podem se apresentar com angina de esforço, eventuais episódios ao repouso, ter clínica de insuficiência cardíaca, arritmias ou mesmo ser assintomáticos.

A AFERIÇÃO DA DISFUNÇÃO MICROVASCULAR CORONARIANA

É necessário diferenciar os métodos utilizados para diagnóstico de DAC daqueles empregados no

Na tentativa de conter a isquemia miocárdica, mecanismos compensatórios para promover vasodilatação crônica se desenvolvem em pacientes com DAC. Há aumento da liberação de óxido nítrico pelos eritrócitos[29,30] e pelo endotélio[31] estimulados pela baixa tensão de O_2 e ativação dos receptores alfa 2 adrenérgicos endoteliais.[32] A produção de adenosina pelo endotélio e miócitos[9,33] é estimulada pela maior concentração de ADP.[9] O efeito vasodilatador das prostaglandinas também parece estar potencializado em pacientes com isquemia crônica[34,35] em comparação a situações fisiológicas.[9] O efeito da serotonina em pacientes com DAC difere daquele exercido sobre corações normais. Uma vez que outros mecanismos compensatórios já estão provocando vasodilatação, o efeito vasoconstritor dos vasos epicárdicos prevalece, contribuindo com aumento da isquemia miocárdica.[9] Os demais mecanismos de vasodilatação coronariana descritos previamente também estão presentes e podem, inclusive, permitir a adaptação adicional a um aumento da demanda metabólica (como atividade física, por exemplo).[9]

Infelizmente, a ação dos mecanismos adaptativos à isquemia pode estar comprometida em pacientes com DAC. A resposta vasodilatadora pode ser limitada pela DMC,[9,36,37] e as células musculares lisas podem entrar num estado de hiper-reatividade que as tornam propensas à vasoconstrição.[1] As causas da hiper-reatividade muscular coronariana não estão bem esclarecidas, mas parecem estar associadas a alterações dos canais de K_{ATP} e da bomba de Na^+-H^+.[38] Devido à natureza dinâmica da resposta das células musculares lisas, a compensação da isquemia varia de pessoa para pessoa e até mesmo em uma mesma pessoa.[1] A Figura 30.6 resume a ação dos agentes vasodilatadores e vasoconstritores na DAC.

O endotélio também é fundamental em outro mecanismo de compensação de fluxo coronariano: o desenvolvimento da circulação colateral.[39] Na formação de circulação colateral através de vasos pré-formados no período embrionário, o aumento do fluxo de sangue se dá pelo aumento substancial do diâmetro do lúmen das arteríolas e capilares e pela diferenciação das células musculares lisas.[40,41] Outro possível mecanismo de formação de circulação colateral é a angiogênese, ainda que o seu grau de importância na DAC não esteja bem determinado.[39] Neste processo, as células endoteliais dos capilares ou das vênulas pós-capilares são ativadas pelo fator 1-α hipóxia induzível (HIF1-α – do inglês *hypoxia-inducible factor* 1-α).[42,43] A ativação endotelial induz à formação de protrusões citoplasmáticas.[39] Segue-se a degradação da membrana basal, a migração direta das células endoteliais em direção ao estímulo angiogênico e a multiplicação celular.[39]

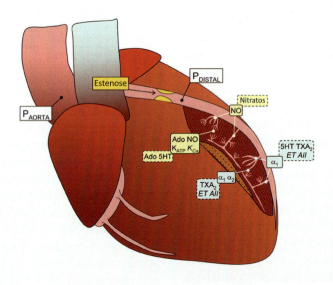

Figura 30.6 Esquema de fatores vasodilatadores (amarelo) e vasoconstritores (azul) que influenciam vários segmentos da microvasculatura (artérias intramurais pequenas A e B e anteríolas) na presença de estenose coronariana durante exercício. Nas caixas fechadas estão substâncias endógenas que contribuem para o controle vasomotor; nas caixas com linhas interrompidas, substâncias vasoativas administradas externamente. Fontes regulares referem-se a mecanismos demonstrados em animais acordados, em exercício; em itálico, mecanismos demonstrados em animais anestesiados com tórax aberto. TAX_2: tromboxano A_2; 5HT: serotonina; AII: angiotensina-II; ET: endotelina; $α_1$ e $α_2$, receptores adrenérgicos; Ado: adenosina; NO: óxido nítrico; K_{ATP}: canal de K^+ sensível a ATP; K_{Ca}: canal de K^+ sensível a Ca^{++}. Fonte: Duncker DJ, Bache RJ. 2008.[9]

DAC clinicamente documentada apresentam disfunção endotelial.[19]

Outra característica essencial é que a disfunção endotelial precede as manifestações clínicas de DAC, sendo, portanto, também marcador de risco. Confirmando a participação do endotélio, o tratamento da dislipidemia e outros fatores de risco melhoram a função endotelial em curto espaço de tempo,[20] exíguo demais para possibilitar regressão da placa, portanto indica recuperação funcional do endotélio.

Por outro lado, ao menos parte da isquemia miocárdica ocorre como consequência de disfunção microvascular coronariana (DMC) induzida pelos fatores de risco cardiovasculares, como hipertensão arterial, *diabetes mellitus* e o tabagismo.[3] Na presença de DMC, a vasodilatação induzida pelo óxido nítrico pode não ser suficiente devido ao desequilíbrio na formação de fatores estimulantes de liberação de óxido (como a bradicinina[21]) e inibitórios da ação do óxido (como a dimetilarginina assimétrica – ADMA[3]).

Paralelamente à ação insuficiente do óxido nítrico, há aumento da liberação de ET-1 por conta do estímulo da angiotensina-II e do LDL oxidado pela NADP oxidase.[3,16] A ET-1 promove o desenvolvimento da placa de ateromatose ao estimular a proliferação e migração da célula muscular lisa,[3,22] agir como fator quimiotático para os macrófagos[23] e induzir à formação de fibronectina[24] e de proteínas na matriz extracelular.[25] Seu efeito pró-inflamatório é mediado pelo aumento da expressão de moléculas de adesão,[26] produção de citocinas pró-inflamatórias (como a interleucina-1-beta e o TNF-α)[22] e fatores de crescimento (como o vascular endotelial[27]), e induz à formação de placas com maior núcleo lipídico e à angiogênese intraplaca.[3,22] A liberação de peroxinitrito e aumento da adesão plaquetária induzidas pela ET-1[3,22] tornam ainda maior a propensão à formação de placas de ateroma instáveis. Pequenas rupturas da placa fibrosa e de vasos sanguíneos dentro da placa, seguidas de cicatrização, proporcionam rápido crescimento do ateroma e maior propensão à instabilização e síndrome coronariana aguda. Finalmente, a endotelina tem, por si só, efeito vasoconstritor[28] e inibidor da liberação de óxido nítrico,[22] concluindo seu importante papel em todas as etapas da formação e instabilização da placa ateromatosa coronariana. A Figura 30.5 resume os principais agentes da aterosclerose coronariana.

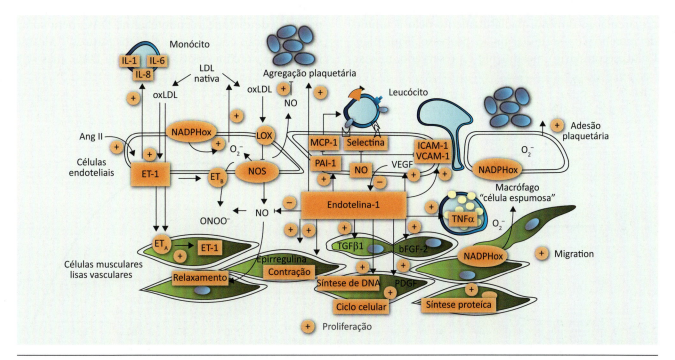

Figura 30.5 Papel do óxido nítrico e endotelina-1 na ateromatose. Ang-II: angiotensina-II; ONOO⁻: peroxinitrito; ET-1: endotelina-1; ET$_A$: receptor de endotelina subtipo A; ET$_B$: receptor de endotelina subtipo B; NADHPox: NADPH oxidase; NO: óxido nítrico; NOS: oxidonítrico-sintase; MCP-1: proteína quimiotática monocitária-1; ICAM-1: molécula intracelular de adesão-1; VCAM-1: molécula de adesão vascular-1; O$_2^-$: ânion superóxido; LDL: lipoproteína de baixa densidade; oxLDL: lipoproteína de baixa densidade oxidada; IL-1: interleucina-1; IL-6: interleucina-6; IL-8: interleucina-8; TNF-α: fator de necrose tumoral alfa; TGFβ-1: fator transformador de crescimento beta-1; PDGF: fator de crescimento derivado das plaquetas; bFGF-2: fator de crescimento fibroblástico básico; VEGF: fator de crescimento vascular endotelial; (+) indica estimulação e (−) inibição (siglas, ver texto). Adaptada de Luscher TF, Barton M. 2000.[22]

Alterações Endoteliais na Doença Coronária Crônica

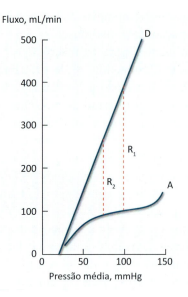

Figura 30.3 Esquema demonstrativo do fenômeno de autorregulação no ventrículo esquerdo normal (linha A) e com vasodilatação máxima (linha D). R1 e R2 representam reserva do fluxo coronário sob pressão de perfusão de 75 e 100 mmHg, com pressão da aorta e frequência cardíaca constantes. Adaptada de Hoffman JL., 1984.[15]

exponencialmente em proporção ao aumento da estenose. Simultaneamente, a resistência (R2) na microcirculação diminui paulatinamente pelo acúmulo de metabólicos secundários ao processo isquêmico. O fluxo coronário inicialmente é preservado, mas se reduz progressivamente com o progredir da estenose e da R1 porque a pressão de perfusão a jusante da estenose cai aos poucos, causando isquemia. Por outro lado, a capacidade do fluxo coronário de aumentar por hiperemia reativa também se reduz até chegar a um ponto mínimo, e o processo de isquemia miocárdica torna-se persistente.[16]

A Figura 30.4A apresenta a influência do grau de estenose sobre a resistência e fluxo coronário e a Figura 30.4B apresenta a influência de estenose coronária em condições basais (linha interrompida), e sob estímulo vasodilatador.

Outra determinante importante do grau de isquemia é a circulação colateral, que pode chegar a ponto de compensar os efeitos de uma estenose coronária.

A participação do endotélio na DAC crônica tem sido analisada sob vários aspectos. Ludmer e colaboradores[17] fizeram a observação fundamental, de que em homens com DAC a injeção de acetilcolina intracoronária provoca vasoconstrição no local da placa aterosclerótica, bem como em segmentos adjacentes à lesão, ao invés da vasodilatação esperada em segmentos sem aterosclerose. Isso mostra claramente que a função endotelial vasodilatadora está grosseiramente prejudicada na DAC. Outros estudiosos também confirmaram a presença de disfunção endotelial na DAC, bem como sua correlação com eventos clínicos futuros.[18] Mesmo indivíduos só com estória familiar de DAC, mas sem

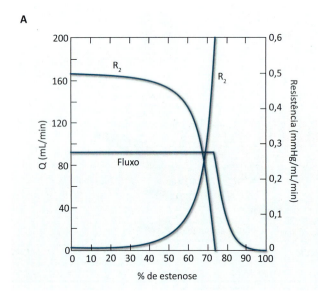
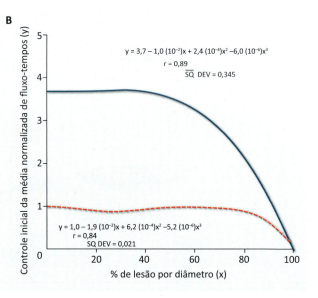

Figura 30.4 (A) Influência do grau de estenose sobre a resistência e fluxo coronário. Nota-se aumento da resistência coronária epicárdica (R_1) e diminuição da resistência arteriolar à medida que o grau de estenose aumenta. Quando a reserva de R_2 se exaure, aumentos subsequentes da R_1 causam redução do fluxo. **(B)** Influência de estenose coronária em condições basais (linha interrompida) e sob estímulo vasodilatador. A capacidade vasodilatadora progressivamente se reduz conforme a estenose evolui; note-se que o fluxo induzido por estímulo vasodilatador é modificado com lesões menores do que as que alteram o fluxo basal. Quando a lesão é maior, ambos os fluxos se reduzem. Adaptada de Epstein SE, Cannon RO 3rd, Talbot TL. 1985.[16]

Capítulo 30

dilatadora ocorre por meio do aumento do GMPc nas células musculares lisas, o que resulta em ativação dos canais de K_{Ca} e K_{ATP} e hiperpolarização celular, com consequente relaxamento muscular.[9] Outra via de ação do óxido nítrico via GMPc é a ativação da proteino-quinase dependente de GMPc (PKG). A PKG reduz a concentração intracelular de cálcio, ativando a fosfatase da cadeia leve de miosina (MLCP) que, por sua vez, reduz a sensibilidade dos miofilamentos ao cálcio, culminando em vasodilatação.[3] A produção de óxido nítrico no endotélio ocorre pela ação da oxidonitrico-sintase sobre a L-arginina e o processo pode ser modulado pela estimulação de receptores (como os alfa 2 adrenérgicos e ET_B) e pela deformação mecânica resultante de forças de cisalhamento impostas pelo fluxo sanguíneo.[9] Desta forma, sua ação é discreta durante o repouso e aumenta em situações de maior demanda de O_2 (como a atividade física) devido a estímulos como o aumento da força de cisalhamento e a ativação dos receptores alfa 2 adrenérgicos no endotélio.[9]

Outros agentes vasodilatadores produzidos pelo endotélio incluem os prostanoides e os fatores hiperpolarizantes endoteliais (EDHF).[9] A prostaciclina e demais prostanoides são produzidos a partir do ácido aracdônico via cicloxigenasse 1 e promovem relaxamento muscular por meio da abertura de canais de K_{ATP} via AMPc. Os EDHF incluem produtos do metabolismo do ácido aracdônico pelo citocromo P-450[11] e o peróxido de hidrogênio[12] e sua ação sobre a célula muscular lisa também se dá via abertura de canais de K_{Ca}, com consequente hiperpolarização e relaxamento muscular.

Um outro agente vasodilatador merece destaque ainda que haja maior evidência de que seja produzido pelo miócito do que pelo endotélio: a adenosina. Em situação de repouso, sua produção ocorre no meio extracelular e a molécula é utilizada pelo cardiomiócito para formação de AMP.[9] Quando há aumento do metabolismo miocárdico, o aumento da hidrólise de ATP resulta em aumento de ADP livre no meio intracelular.[9] A adenilato ciclase converte o ADP em AMP e este, por sua vez, é transformado em adenosina por meio da AMP 5'nucleotidase. A adenosina produzida pelo cardiomiócito é, então, liberada para o meio extracelular, no qual promove vasodilatação arteriolar.[9] O mecanismo por meio do qual a adenosina provoca o relaxamento muscular parece envolver a abertura de canais de K_{ATP} após estímulo dos receptores A_1 e A_2.[9]

A endotelina-1 (ET-1), produzida pelo endotélio após clivagem de seus precursores, exerce diferentes funções sobre o endotélio e sobre a célula muscular lisa.[9] No endotélio, sua ligação ao receptor ET_B promove a produção de óxido nítrico e prostaciclina, induzindo à vasodilatação.[9] Em contraste, a ligação da ET-1 aos receptores ET_A e ET_B na célula muscular lisa resulta em vasoconstrição.[9] Estudos em animais apontam para uma discreta ação vasoconstritora da ET-1 em situação de repouso, e que esta ação seja compensada por um aumento da liberação de óxido nítrico pelo endotélio durante situações de aumento da demanda de O_2 (como atividade física), culminando em predomínio de vasodilatação em lugar de vasoconstrição.[9]

Finalmente, a corrente sanguínea, assim como os eritrócitos e as plaquetas, também produz ou traz consigo fatores vasodilatadores (como o pH ácido, ATP e óxido nítrico) e vasoconstritores (como as catecolaminas circulantes, a angiotensina, a histamina e o tromboxano A2).[9] A seroronina tem a interessante propriedade de causar vasodilatação microvascular e, ao mesmo tempo, induzir à vasoconstrição dos vasos epicárdicos.[13] No coração normal, o efeito de vasodilatação periférica predomina sobre o de vasoconstrição.[14] O sistema simpático e parassimpático do coração também é capaz de induzir à vasodilatação e vasoconstrição coronariana,[9] concluindo a demonstração da complexidade do sistema de autorregulação coronariana para garantir aporte de O_2 adequado às demandas metabólicas miocárdicas em situações fisiológicas.

O fluxo coronariano na DAC

Na DAC, a isquemia miocárdica é induzida principalmente pela presença da estenose coronariana, porém modulada pelo desequilíbrio entre oferta e demanda de O_2.[1] O fluxo sanguíneo coronário tem algumas características próprias. Primeiro, ocorre principalmente na diástole. Segundo, é pressão-dependente, e a pressão de perfusão corresponde à diferença entre a pressão diastólica na raiz da aorta e a pressão do átrio direito. Terceiro, há o fenômeno da autorregulação, segundo o qual variações súbitas de pressão arterial são logo antagonizadas automaticamente, de modo que o fluxo coronário se mantém constante entre aproximadamente 140 e 60 mmHg; esta propriedade permite que o fluxo coronário seja mantido mesmo frente a grandes variações da pressão, como ocorre na vida normal ou na hipertensão arterial. Porém, de aproximadamente 60/mmHg para baixo a perfusão miocárdica é inteiramente pressão-dependente (Figura 30.3).

A causa maior da DAC crônica é a obstrução coronária por placa aterosclerótica. A placa se desenvolve e progride lentamente. De início, a resistência nas artérias de condutância é mínima e o fluxo não se altera. Porém, quando a obstrução atinge 70% ou mais da luz arterial, a resistência (R1) ao nível da lesão aumenta

O papel do endotélio na regulação do fluxo coronariano no coração normal

O endotélio é fundamental na regulação do fluxo coronariano. Em resposta ao aumento ou à redução da demanda metabólica miocárdica, a célula endotelial produz diversos agentes vasodilatadores e vasoconstritores coronarianos, garantindo aporte adequado de O_2 e impedindo a isquemia do miocárdio.[9] A Figura 30.2 resume a ação de cada agente descrito na sequência.

O principal agente vasodilatador coronariano produzido pelo endotélio é o óxido nítrico. Sua ação vaso-

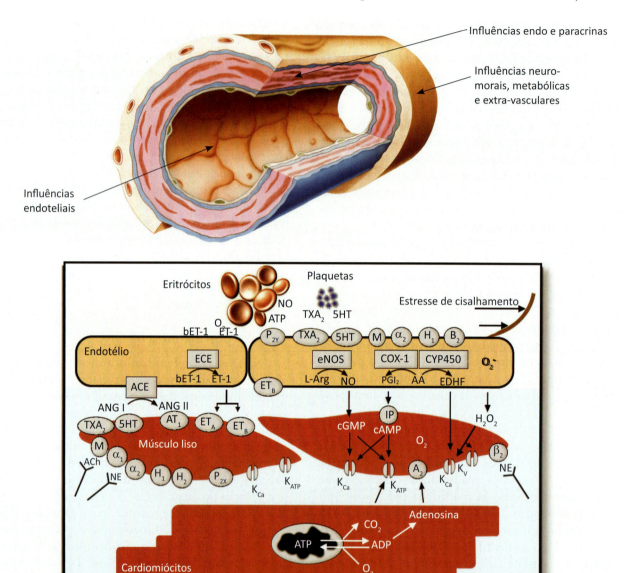

Figura 30.2 Arteríola coronariana e as diversas influências que determinam o tônus vasomotor. Legenda: PO_2: tensão de oxigênio; TxA_2: tromboxano A_2 e seu receptor; 5HT: serotonina e seu receptor; P_{2X} e P_{2Y}: receptores purinérgicos subtipos 2X e 2Y que medeiam, respectivamente, a vasoconstrição e a vasodilatação induzida pelo ATP; Ach: acetilcolina; M: receptor muscarínico; H_1 e H_2: receptores histamínicos tipo 1 e 2; B_2: receptor de bradicinina subtipo 2; ANG-I e ANG-II: angiotensina-I e II; AT_1: receptor de angiotensina-II subtipo 1; ET-1: endotelina-1; ET_A e ET_B: receptores de endotelina subtipos A e B; A_2: receptor de adenosina subtipo 2; β_2: receptor beta 2 adrenérgico; α_1 e α_2: receptores alfa adrenérgicos subtipos 1 e 2; NO: óxido nítrico; eNOS: oxidonitrico-sintase endotelial; PGI_2: prostaciclina; IP: receptor de prostaciclina; COX-1: cicloxigenase-1; EDHF: fator hiperpolarizante endotelial; CYP450: citocromo 450 2C9; K_{Ca}: canal de K sensível ao Ca; K_{ATP}: canal de K sensível ao ATP; K_v: canal de K voltagem-sensível; AA: ácido aracdônico; L-Arg: L-arginina; O_2^-: superóxido. Os receptores estão representados por símbolos circulares ou ovais e as enzimas por símbolos retangulares. Adaptada de Duncker DJ, Bache RJ., 2008.[9]

principal mecanismo para proporcionar o aporte energético necessário em situações como atividade física.[9] O fluxo coronariano é capaz de aumentar 4 a 6 vezes em resposta à atividade física vigorosa a partir de um basal em repouso de 0,5 a 1,5 mL/min/g de miocárdio.[9]

O sistema arterial coronariano pode ser compreendido como três compartimentos com diferentes funções, ainda que sem uma distinção anatômica clara.[10] As grandes artérias coronarianas epicárdicas compreendem o compartimento proximal, seu diâmetro varia entre 500 m e 2 a 5 mm e têm a condutância como principal função, motivando a denominação de "artérias de condutância".[10] Segue o compartimento das pré-arteríolas, ainda em posição extramiocárdica e com diâmetro de 100 a 500 µm.[10] A função das pré-arteríolas e, em menor grau, das artérias coronárias epicárdicas é manter constante a pressão de cisalhamento (do inglês *shear stress*) por meio de vasodilatação ou vasoconstrição em resposta a alterações de pressão ou de fluxo, independentes do endotélio.[10]

O compartimento distal é representado pelas arteríolas intramurais, com diâmetro < 100 µm e a importante função de regular o fluxo coronariano de acordo com o consumo miocárdico de 10. As arteríolas intramurais apresentam alto tônus em repouso e dilatam-se em reposta à liberação de metabólitos pelo miocárdio como resultado de aumento do consumo de O_2 e mediado pelo endotélio.[10] A vasodilatação arteriolar acaba por reduzir a resistência em toda a rede, e o consequente aumento da força de cisalhamento induz as pré-arteríolas proximais e os vasos epicárdicos à vasodilatação.[10] Dessa forma, o aumento de consumo de oxigênio pelo miocárdio é capaz de promover vasodilatação de todo o sistema coronariano para garantir adequação do aporte energético em situações de aumento de demanda (por exemplo, durante a atividade física).[10] A Figura 30.1 resume a anatomia funcional do sistema coronariano.

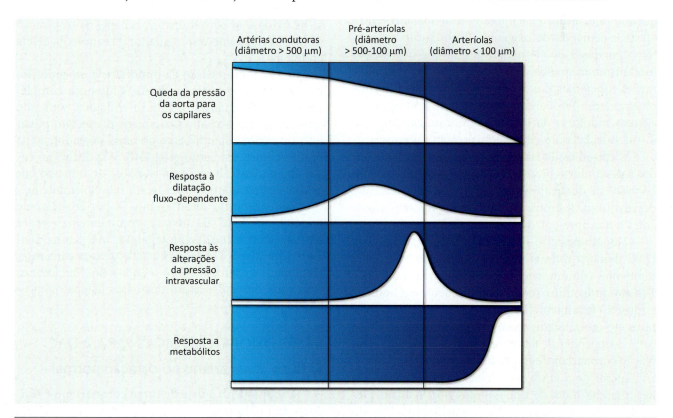

Figura 30.1 Anatomia funcional do sistema arterial coronariano. Artérias epicárdicas (artérias de condutância), pré-arteríolas e arteríolas formam as subdivisões funcionais do sistema arterial coronariano. A redução de pressão é discreta nas artérias de condutância, mais pronunciada nas pré-arteríolas e maior nas arteríolas. As artérias de condutância e, em maior grau, as arteríolas proximais são responsivas ao fluxo coronariano. As pré-arteríolas distais são mais responsivas do que os outros segmentos a mudanças na pressão intravascular e são as principais responsáveis pela autorregulação do fluxo arterial coronariano. As arteríolas são responsivas a alterações na concentração intramiocárdica de metabólitos e são as principais responsáveis pela adequação do fluxo sanguíneo às necessidades metabólicas do miocárdio. As pré-arteríolas, por definição, não são expostas aos metabólitos miocárdicos, uma vez que são localizadas no epicárdio (siglas, ver texto). Adaptada de Camici PG, Crea F., 2007.[10]

Aline Alexandra Iannoni de Moraes
José Rocha Faria Neto

Antonio Carlos Palandri Chagas
Protásio Lemos da Luz

Alterações Endoteliais na Doença Coronária Crônica

INTRODUÇÃO

A doença aterosclerótica coronariana crônica (DAC) é caracterizada por episódios reversíveis de isquemia miocárdica relacionados ao desbalanço entre oferta e demanda de oxigênio.[1] A obstrução coronariana por placa de aterosclerose estável é o principal mecanismo fisiopatológico da DAC. No entanto, alterações funcionais dos vasos epicárdicos e/ou da microcirculação coronariana também podem atuar como agentes indutores de isquemia miocárdica, tanto de forma isolada como em associação com a aterosclerose.[1] Os episódios de isquemia podem estar relacionados a desconforto precordial (*angina pectoris*), porém, há casos de doença assintomática e de pacientes que desenvolvem síndrome coronariana aguda sem nunca antes terem apresentado sintomas de angina.[1]

O amplo espectro sintomático e fisiopatológico da DAC dificulta estimar sua prevalência, mas seu sintoma mais comum, *angina pectoris*, atinge entre 5% e 14% dos indivíduos, sendo mais frequente em homens e idosos.[1] Igualmente amplo é seu prognóstico, com taxas de mortalidade anuais variando entre 0,63% e 3,8%, a depender de fatores como grau e local da obstrução coronariana, e morbidades associadas.[2]

Apesar de a DAC e a *angina pectoris* terem sido descritas há mais de dois séculos por William Heberden,[3] a demonstração da participação ativa do endotélio no processo de ateromatose foi possível há apenas 40 anos. No início da década de 1970, Ross e Glomset demonstraram que a remoção mecânica das células endoteliais acelerava a progressão da aterosclerose[4] e, no final da mesma década, Moncada e Vane identificaram a prostaciclina.[5] Vinte anos depois, no final da década de 1990, a caracterização do óxido nítrico como agente vasodilatador coronariano rendeu a Furchgott, Ignarro e Murad o prêmio Nobel de medicina.[6] Ainda mais recentes foram as descobertas da endotelina, espécies reativas de oxigênio e a NADPH oxidase, o peroxinitrito e o papel da respiração mitocondrial como um regulador da função da célula endotelial.[3,7]

Com a compreensão da importância do endotélio no processo ateromatoso, diversos métodos complementares para analisar a função endotelial têm sido elaborados. Esses exames complementares têm possibilitado maior entendimento do papel do endotélio na prática clínica, avaliação prognóstica da disfunção endotelial na DAC, bem como a análise do impacto que os diferentes tratamentos exercem sobre o endotélio.

Nesse capítulo abordaremos a participação do endotélio na DAC, os métodos complementares para aferição da disfunção endotelial na DAC e as evidências disponíveis sobre o impacto que os diferentes tratamentos exercem sobre o endotélio. Iniciaremos com uma breve descrição das bases fisiopatológicas para a DAC.

BASES FISIOPATOLÓGICAS PARA A DAC

O fluxo coronariano no coração normal

A acurácia do ajuste de fluxo coronariano é fundamental para o músculo miocárdico. Ao contrário da musculatura esquelética, capaz de reduzir sua taxa de extração de O_2 para 30% a 40% ao repouso, o coração mantém o ritmo de 60 a 70 batimentos/minuto mesmo em situação de repouso. A alta demanda de O_2 é compensada pela taxa de extração de 70% a 80%.[8] Com a alta taxa de extração de O_2 em repouso, o aumento do fluxo coronariano é o

Seção VIII

Doença Coronária e Aterosclerose

80. Brun H, Holmstrøm H, Thaulow E, et al. Patients with pulmonary hypertension related to congenital systemic-to-pulmonary shunts are characterized by inflammation involving endothelial cell activation and platelet-mediated inflammation. Congenit Heart Dis. 2009;4(3):153-9.
81. Sungprem K, Khongphatthanayothin A, Kiettisanpipop P, et al. Serum level of soluble intercellular adhesion molecule-1 correlates with pulmonary arterial pressure in children with congenital heart disease. Pediatr Cardiol. 2009;30(4):472-6.
82. Oguz MM, Oguz AD, Sanli C, et al. Serum levels of soluble ICAM-1 in children with pulmonary artery hypertension. Tex Heart Inst J. 2014;41(2):159-64.
83. Smadja DM, Gaussem P, Mauge L, et al. Circulating endothelial cells: a new candidate biomarker of irreversible pulmonary hypertension secondary to congenital heart disease. Circulation. 2009;119(3):374-81.
84. Levy M, Bonnet D, Mauge L, et al. Circulating endothelial cells in refractory pulmonary hypertension in children: markers of treatment efficacy and clinical worsening. PLoS One. 2013;8(6):e65114.
85. Lévy M, Maurey C, Celermajer DS, et al. Impaired apoptosis of pulmonary endothelial cells is associated with intimal proliferation and irreversibility of pulmonary hypertension in congenital heart disease. J Am Coll Cardiol. 2007;49(7):803-10.
86. Loukanov T, Hoss K, Tonchev P, et al. Endothelial nitric oxide synthase gene polymorphism (Glu298Asp) and acute pulmonary hypertension post cardiopulmonary bypass in children with congenital cardiac diseases. Cardiol Young. 2011;21(2):161-9.

51. Ogawa S, Gerlach H, Esposito C, et al. Hypoxia modulates the barrier and coagulant function of cultured bovine endothelium. Increased monolayer permeability and induction of procoagulant properties. J Clin Invest. 1990;85(4):1090-8.
52. Healy AM, Hancock WW, Christie PD, et al. Intravascular coagulation activation in a murine model of thrombomodulin deficiency: effects of lesion size, age, and hypoxia on fibrin deposition. Blood. 1998;92(11):4188-97.
53. Cacoub P, Karmochkine M, Dorent R, et al. Plasma levels of thrombomodulin in pulmonary hypertension. Am J Med. 1996;101(2):160-4.
54. Lopes AA. Pathophysiological basis for anticoagulant and antithrombotic therapy in pulmonary hypertension. Cardiovasc Hematol Agents Med Chem. 2006;4(1):53-9.
55. Aliberti G, Proietta M, Pulignano I, et al. The lungs and platelet production. Clin Lab Haematol. 2002;24(3):161-4.
56. Weyrich AS, Zimmerman GA. Platelets in lung biology. Annu Rev Physiol. 2013;75:569-91.
57. Léon C, Evert K, Dombrowski F, et al. Romiplostim administration shows reduced megakaryocyte response-capacity and increased myelofibrosis in a mouse model of MYH9-RD. Blood. 2012;119(14):3333-41.
58. Herve P, Drouet L, Dosquet C, et al. Primary pulmonary hypertension in a patient with a familial platelet storage pool disease: role of serotonin. Am J Med. 1990;89(1):117-20.
59. Beaulieu LM, Freedman JE. Inflammation & the platelet histone trap. Blood. 2011;118(7):1714-5.
60. Kroll MH, Afshar-Kharghan V. Platelets in pulmonary vascular physiology and pathology. Pulm Circ. 2012;2(3):291-308.
61. Lopes AA, Maeda NY, Ebaid M, et al. Effect of intentional hemodilution on platelet survival in secondary pulmonary hypertension. Chest. 1989;95(6):1207-10.
62. Lopes AA, Maeda NY, Almeida A, et al. Circulating platelet aggregates indicative of in vivo platelet activation in pulmonary hypertension. Angiology. 1993;44(9):701-6.
63. Maeda NY, Bydlowski SP, Lopes AA. Increased tyrosine phosphorylation of platelet proteins including pp125(FAK) suggests endogenous activation and aggregation in pulmonary hypertension. Clin Appl Thromb Hemost. 2005;11(4):411-5.
64. Sakamaki F, Kyotani S, Nagaya N, et al. Increased plasma P-selectin and decreased thrombomodulin in pulmonary arterial hypertension were improved by continuous prostacyclin therapy. Circulation. 2000;102(22):2720-5.
65. Lopes AA, Maeda NY, Aiello VD, et al. Abnormal multimeric and oligomeric composition is associated with enhanced endothelial expression of von Willebrand factor in pulmonary hypertension. Chest. 1993;104(5):1455-60.
66. Lopes AA, Maeda NY. Abnormal degradation of von Willebrand factor main subunit in pulmonary hypertension. Eur Respir J. 1995;8(4):530-6.
67. Lopes AA, Ferraz de Souza B, Maeda NY. Decreased sialic acid content of plasma von Willebrand factor in precapillary pulmonary hypertension. Thromb Haemost. 2000;83(5):683-7.
68. Lopes AA, Maeda NY. Circulating von Willebrand factor antigen as a predictor of short-term prognosis in pulmonary hypertension. Chest. 1998;114(5):1276-82.
69. Lopes AA, Maeda NY, Bydlowski SP. Abnormalities in circulating von Willebrand factor and survival in pulmonary hypertension. Am J Med. 1998;105(1):21-6.
70. Lopes AA, Maeda NY, Gonçalves RC, et al. Endothelial cell dysfunction correlates differentially with survival in primary and secondary pulmonary hypertension. Am Heart J. 2000;139(4):618-23.
71. Kawut SM, Horn EM, Berekashvili KK, et al. von Willebrand factor independently predicts long-term survival in patients with pulmonary arterial hypertension. Chest. 2005;128(4):2355-62.
72. Lopes AA, Barreto AC, Maeda NY, et al. Plasma von Willebrand factor as a predictor of survival in pulmonary arterial hypertension associated with congenital heart disease. Braz J Med Biol Res. 2011;44(12):1269-75.
73. Katayama M, Handa M, Araki Y, et al. Soluble P-selectin is present in normal circulation and its plasma level is elevated in patients with thrombotic thrombocytopenic purpura and haemolytic uraemic syndrome. Br J Haematol. 1993;84(4):702-10.
74. Sakamaki F, Ishizaka A, Handa M, et al. Soluble form of P-selectin in plasma is elevated in acute lung injury. Am J Respir Crit Care Med. 1995;151(6):1821-6.
75. Davì G, Romano M, Mezzetti A, et al. Increased levels of soluble P-selectin in hypercholesterolemic patients. Circulation. 1998;97(10):953-7.
76. Barreto AC, Maeda NY, Soares RPS, et al. Rosuvastatin and vascular dysfunction markers in pulmonary arterial hypertension: a placebo-controlled study. Braz J Med Biol Res. 2008;41(8):657-63.
77. Binotto M, Maeda N, Lopes A. Evidence of endothelial dysfunction in patients with functionally univentricular physiology before completion of the Fontan operation. Cardiol Young. 2005;15(1):26-30.
78. Binotto MA, Maeda NY, Lopes AA. Altered endothelial function following the Fontan procedure. Cardiol Young. 2008;18(1):70-4.
79. Caramuru L, Lopes A, Maeda N, et al. Long-term Behavior of endothelial and coagulation markers in Eisenmenger syndrome. Clin Appl Thromb Hemost. 2006;12(2):175-83.

23. Yeager ME, Halley GR, Golpon HA, et al. Microsatellite instability of endothelial cell growth and apoptosis genes within plexiform lesions in primary pulmonary hypertension. Circ Res. 2001;88(1):E2-E11.
24. Guignabert C, Alvira CM, Alastalo TP, et al. Tie2-mediated loss of peroxisome proliferator-activated receptor-gamma in mice causes PDGF receptor-beta-dependent pulmonary arterial muscularization. Am J Physiol Lung Cell Mol Physiol. 2009;297(6):L1082-90.
25. Hansmann G, Wagner RA, Schellong S, et al. Pulmonary arterial hypertension is linked to insulin resistance and reversed by peroxisome proliferator-activated receptor-gamma activation. Circulation. 2007;115(10):1275-84.
26. Hansmann G, de Jesus Perez VA, Alastalo TP, et al. An antiproliferative BMP-2/PPARgamma/apoE axis in human and murine SMCs and its role in pulmonary hypertension. J Clin Invest. 2008;118(5):1846-57.
27. Martin-Nizard F, Furman C, Delerive P, et al. Peroxisome proliferator-activated receptor activators inhibit oxidized low-density lipoprotein-induced endothelin-1 secretion in endothelial cells. J Cardiovasc Pharmacol. 2002;40(6):822-31.
28. Wakino S, Hayashi K, Tatematsu S, et al. Pioglitazone lowers systemic asymmetric dimethylarginine by inducing dimethylarginine dimethylaminohydrolase in rats. Hypertens Res. 2005;28(3):255-62.
29. Kim NH, Delcroix M, Jenkins DP, et al. Chronic thromboembolic pulmonary hypertension. J Am Coll Cardiol. 2013;62(25 Suppl):D92-9.
30. Perloff JK, Hart EM, Greaves SM, et al. Proximal pulmonary arterial and intrapulmonary radiologic features of Eisenmenger syndrome and primary pulmonary hypertension. Am J Cardiol. 2003;92(2):182-7.
31. Silversides CK, Granton JT, Konen E, et al. Pulmonary thrombosis in adults with Eisenmenger syndrome. J Am Coll Cardiol. 2003;42(11):1982-7.
32. Broberg C, Ujita M, Babu-Narayan S, et al. Massive pulmonary artery thrombosis with haemoptysis in adults with Eisenmenger's syndrome: a clinical dilemma. Heart. 2004;90(11):e63.
33. Caramuru L, Maeda N, Bydlowski S, et al. Age-dependent likelihood of In situ thrombosis in secondary pulmonary hypertension. Clin Appl Thromb Hemost. 2004;10(3):217-23.
34. Eggebrecht H, Naber CK, Bruch C, et al. Value of plasma fibrin D-dimers for detection of acute aortic dissection. J Am Coll Cardiol. 2004;44(4):804-9.
35. Monaco C, Rossi E, Milazzo D, et al. Persistent systemic inflammation in unstable angina is largely unrelated to the atherothrombotic burden. J Am Coll Cardiol. 2005;45(2):238-43.
36. Rajappa M, Goswami B, Balasubramanian A, et al. Interplay Between Inflammation and Hemostasis in Patients with Coronary Artery Disease. Indian J Clin Biochem. 2015;30(3):281-5.
37. Shitrit D, Bendayan D, Bar-Gil-Shitrit A, et al. Significance of a plasma D-dimer test in patients with primary pulmonary hypertension. Chest. 2002;122(5):1674-8.
38. Tournier A, Wahl D, Chaouat A, et al. Calibrated automated thrombography demonstrates hypercoagulability in patients with idiopathic pulmonary arterial hypertension. Thromb Res. 2010;126(6):e418-22.
39. Ataga KI, Moore CG, Hillery CA, et al. Coagulation activation and inflammation in sickle cell disease-associated pulmonary hypertension. Haematologica. 2008;93(1):20-6.
40. Maeda NY, Carvalho JH, Otake AH, et al. Platelet protease-activated receptor 1 and membrane expression of P-selectin in pulmonary arterial hypertension. Thromb Res. 2010;125(1):38-43.
41. Damås JK, Otterdal K, Yndestad A, et al. Soluble CD40 ligand in pulmonary arterial hypertension: possible pathogenic role of the interaction between platelets and endothelial cells. Circulation. 2004;110(8):999-1005.
42. Polanowska-Grabowska R, Wallace K, Field JJ, et al. P-selectin-mediated platelet-neutrophil aggregate formation activates neutrophils in mouse and human sickle cell disease. Arterioscler Thromb Vasc Biol. 2010;30(12):2392-9.
43. Rabinovitch M, Guignabert C, Humbert M, et al. Inflammation and immunity in the pathogenesis of pulmonary arterial hypertension. Circ Res. 2014;115(1):165-75.
44. Budhiraja R, Tuder RM, Hassoun PM. Endothelial dysfunction in pulmonary hypertension. Circulation. 2004;109(2):159-65.
45. Balabanian K, Foussat A, Dorfmüller P, et al. CX(3)C chemokine fractalkine in pulmonary arterial hypertension. Am J Respir Crit Care Med. 2002;165(10):1419-25.
46. Dorfmüller P, Perros F, Balabanian K, et al. Inflammation in pulmonary arterial hypertension. Eur Respir J. 2003;22(2):358-63.
47. von Hundelshausen P, Weber KS, Huo Y, et al. RANTES deposition by platelets triggers monocyte arrest on inflamed and atherosclerotic endothelium. Circulation. 2001;103(13):1772-7.
48. Humbert M, Morrell NW, Archer SL, et al. Cellular and molecular pathobiology of pulmonary arterial hypertension. J Am Coll Cardiol. 2004;43(12 Suppl S):13S-24S.
49. Molet S, Furukawa K, Maghazechi A, et al. Chemokine- and cytokine-induced expression of endothelin 1 and endothelin-converting enzyme 1 in endothelial cells. J Allergy Clin Immunol. 2000;105(2 Pt 1):333-8.
50. Takahashi H, Ito S, Hanano M, et al. Circulating thrombomodulin as a novel endothelial cell marker: comparison of its behavior with von Willebrand factor and tissue-type plasminogen activator. Am J Hematol. 1992;41(1):32-9.

Assim, entende-se que a identificação de biomarcadores constitui tarefa difícil, que não deve se limitar a simples análises de correlação com fatos conhecidos na doença. Na hipertensão pulmonar, o terreno é amplo, com inúmeras possibilidades de investigação na direção de perguntas a serem respondidas. Para o futuro, espera-se que o elenco de biomarcadores se torne progressivamente mais consistente, no sentido de nos ajudar a identificar novos alvos de terapias, cada vez mais específicas, assim como alterações sutis no curso da doença que nos permitam mudar o rumo das estratégias de tratamento.

REFERÊNCIAS BIBLIOGRÁFICAS

1. Simonneau G, Gatzoulis MA, Adatia I, et al. Updated clinical classification of pulmonary hypertension. J Am Coll Cardiol. 2013;62(25 Suppl):D34-41.
2. Stenmark KR, Frid MG. Pulmonary Vascular Remodeling: Cellular and Molecular Mechanisms. In: Yuan JX-J, Garcia JGN, Hales CA, et al. Textbook of Pulmonary Vascular Disease. New York: Springer Science+Business Media, 2011. p.759-77.
3. Christman BW, McPherson CD, Newman JH, et al. An imbalance between the excretion of thromboxane and prostacyclin metabolites in pulmonary hypertension. N Engl J Med. 1992;327(2):70-5.
4. Giaid A, Saleh D. Reduced expression of endothelial nitric oxide synthase in the lungs of patients with pulmonary hypertension. N Engl J Med. 1995;333(4):214-21.
5. Ghofrani HA, Osterloh IH, Grimminger F. Sildenafil: from angina to erectile dysfunction to pulmonary hypertension and beyond. Nat Rev Drug Discov. 2006;5(8):689-702.
6. Wharton J, Strange JW, Møller GM, et al. Antiproliferative effects of phosphodiesterase type 5 inhibition in human pulmonary artery cells. Am J Respir Crit Care Med. 2005;172(1):105-13.
7. Leiper J, Nandi M, Torondel B, et al. Disruption of methylarginine metabolism impairs vascular homeostasis. Nat Med. 2007;13(2):198-203.
8. Pullamsetti S, Kiss L, Ghofrani HA, et al. Increased levels and reduced catabolism of asymmetric and symmetric dimethylarginines in pulmonary hypertension. FASEB J. 2005;19(9):1175-7.
9. Giaid A, Yanagisawa M, Langleben D, et al. Expression of endothelin-1 in the lungs of patients with pulmonary hypertension. N Engl J Med. 1993;328(24):1732-9.
10. Rubens C, Ewert R, Halank M, et al. Big endothelin-1 and endothelin-1 plasma levels are correlated with the severity of primary pulmonary hypertension. Chest. 2001;120(5):1562-9.
11. Farber HW, Loscalzo J. Pulmonary arterial hypertension. N Engl J Med. 2004;351(16):1655-65.
12. Launay JM, Hervé P, Peoc'h K, et al. Function of the serotonin 5-hydroxytryptamine 2B receptor in pulmonary hypertension. Nat Med. 2002;8(10):1129-35.
13. Jeffery TK, Morrell NW. Molecular and cellular basis of pulmonary vascular remodeling in pulmonary hypertension. Prog Cardiovasc Dis. 2002;45(3):173-202.
14. Girgis RE, Champion HC, Diette GB, et al. Decreased exhaled nitric oxide in pulmonary arterial hypertension: response to bosentan therapy. Am J Respir Crit Care Med. 2005;172(3):352-7.
15. Rabinovitch M. Pulmonary Hypertension and the Extracellular Matrix. In: Yuan JX-J, Garcia JGN, Hales CA, et al. Textbook of Pulmonary Vascular Disease. 1.ed. New York: Springer Science+Business Media, 2011. p.801-9.
16. Alastalo TP, Li M, Perez Vde J, et al. Disruption of PPARγ/β-catenin-mediated regulation of apelin impairs BMP-induced mouse and human pulmonary arterial EC survival. J Clin Invest. 2011;121(9):3735-46.
17. Kim J, Kang Y, Kojima Y, et al. An endothelial apelin-FGF link mediated by miR-424 and miR-503 is disrupted in pulmonary arterial hypertension. Nat Med. 2013;19(1):74-82.
18. Taraseviciene-Stewart L, Nicolls MR, Kraskauskas D, et al. Absence of T cells confers increased pulmonary arterial hypertension and vascular remodeling. Am J Respir Crit Care Med. 2007;175(12):1280-9.
19. Rabinovitch M, Haworth SG, Castaneda AR, et al. Lung biopsy in congenital heart disease: a morphometric approach to pulmonary vascular disease. Circulation. 1978;58(6):1107-22.
20. Taraseviciene-Stewart L, Kasahara Y, Alger L, et al. Inhibition of the VEGF receptor 2 combined with chronic hypoxia causes cell death-dependent pulmonary endothelial cell proliferation and severe pulmonary hypertension. FASEB J. 2001;15(2):427-38.
21. Farkas L, Farkas D, Ask K, et al. VEGF ameliorates pulmonary hypertension through inhibition of endothelial apoptosis in experimental lung fibrosis in rats. J Clin Invest. 2009;119(5):1298-311.
22. Tuder RM, Chacon M, Alger L, et al. Expression of angiogenesis-related molecules in plexiform lesions in severe pulmonary hypertension: evidence for a process of disordered angiogenesis. J Pathol. 2001;195(3):367-74.

limorfonucleares mediante ligação com seu receptor, a PSGL-1 (Figuras 29.1 e 29.2). Níveis circulantes aumentados de selectina-P são considerados como indicativos de ativação endotelial e plaquetária, e são assim descritos em várias doenças incluindo púrpura trombocitopênica trombótica, injúria pulmonar aguda, hipercolesterolemia e na hipertensão pulmonar (na qual respondem a determinadas terapias específicas).[64,73-75] Em estudo controlado por placebo desenvolvido em nossa instituição, observamos que o tratamento de médio prazo (seis meses) com estatina (rosuvastatina) foi capaz de reduzir, significantemente, o nível plasmático de selectina-P em pacientes com HAP.[76]

O ativador do plasminogênio do tipo tecidual (t-PA), expresso em células endoteliais, é uma serino protease implicada na fibrinólise, mas com ação não apenas no processo da coagulação. Sabe-se que o t-PA atua em diversos eventos de proteólise pericelular, com papel importante no crescimento de células, inclusive em neoplásicas. A proteólise pericelular permite a liberação de fatores de crescimento (TGF-β, FGF-2) a partir de seus depósitos na matriz. Em condições fisiológicas, em termos de fibrinólise, a resposta ao garroteamento venoso sistêmico se faz por liberação local de t-PA e supressão de seu inibidor, o PAI-1 (inibidor do ativador do plasminogênio). Em condições patológicas, a circulação venosa sistêmica responde de forma defectiva na liberação de t-PA, sem supressão de PAI-1.[77,78] Na doença vascular pulmonar avançada, em condição de repouso, sem garroteamento venoso, o que se observa é a elevação na concentração plasmática do t-PA, que aqui aparece como marcador de disfunção endotelial, presumivelmente pulmonar (Figura 29.2). Nesse sentido, o t-PA plasmático se altera na mesma direção que o fator de von Willebrand e a selectina-P (aumento) e de modo contrário ao que se observa com a trombomodulina (que se encontra reduzida em circulação).[54,79] Dados recentes e ainda não publicados de nosso grupo sugerem que o nível plasmático do t-PA, inicialmente aumentado, sofre redução, em curto para médio prazo, mediante tratamentos específicos para HAP com emprego de vasodilatadores.

Muitos outros elementos têm sido investigados e suas concentrações em sangue circulante, mensuradas como marcadores de disfunção e lesão microvascular na hipertensão pulmonar (Figuras 29.1 e 29.2). Entre eles, destacam-se citocinas, quimiocinas, moléculas de adesão celular e outros mediadores de inflamação.[80-82] O complexo CD40-CD40L tem sido investigado por seu importante papel na intermediação de eventos interativos entre endotélio, leucócitos e plaquetas.[41] Células endoteliais podem estar presentes em circulação, em condições patológicas, incluindo a doença vascular pulmonar; são detectadas por citometria de fluxo, e seu número guarda relação com a gravidade.[83,84] Em preparações de tecidos, a apoptose de células endoteliais tem sido investigada como aspecto da disfunção, e correlacionada à gravidade da doença.[85] A disfunção endotelial também tem sido estudada em termos de aspectos genéticos. Polimorfismos têm sido investigados, por exemplo, no gene que codifica a eNOS; a substituição Glu298Asp, em região transcrita, está relacionada à expressão defectiva, associada à elevação de pressões pulmonares em crianças com cardiopatias congênitas submetidas ao tratamento cirúrgico das mesmas.[86] Finalmente, muitas mutações têm sido descritas para os genes que codificam receptores da família TGF-β, muitos dos quais têm profundas implicações com o funcionamento das células endoteliais, sobretudo o BMPR2, conforme mencionado anteriormente.

O FUTURO DOS BIOMARCADORES NA HIPERTENSÃO PULMONAR

Na doença vascular pulmonar, semelhantemente a outras vasculopatias, marcadores de lesão vascular estão inseridos dentro de um contexto maior de biomarcadores. A caracterização dessas substâncias, sejam elas recuperáveis em amostras de sangue periférico, teciduais ou representadas por material genético, implica perguntas específicas e vários passos. Em primeiro lugar, deseja-se saber o que aquela determinada substância ou molécula "marca". Nesse sentido, estabelecem-se correlações com grandes eventos e desfechos (sobrevida, piora clínica) e com outros marcadores já caracterizados (funcionais, hemodinâmicos, metabólicos etc.). O passo seguinte consiste em identificar se determinado marcador é elemento de uma cadeia ("cascata", via de sinalização etc.) já conhecida na fisiopatologia do processo, ou se representa um achado, eventualmente secundário. Trata-se de um marcador de evolução ou de complicação? Em seguida, procura-se verificar sua resposta frente a tratamentos. Biomarcadores que seguem alterados no curso de tratamento bem-sucedido podem significar evolução insidiosa da doença a despeito de melhora clínica transitória. Procura-se também verificar se é um marcador independente, e para tanto, a análise comparativa com diversas possíveis interferências torna-se imperativa, muitas vezes com uso de ferramentas estatísticas exaustivas. Finalmente, em particular na população pediátrica, é necessário investigar o comportamento de certos marcadores diante do crescimento e desenvolvimento normais, para depois caracterizar os desvios patológicos.

em situações agudas como coagulação intravascular disseminada, hepatite fulminante, trombose venosa a tromboflebite e certos tipos de leucemia, os níveis circulantes de trombomodulina encontram-se elevados.[50] Em geral, estas situações cursam com ativação de múltiplas proteases. Em pacientes crônicos com HAP, entretanto, a trombomodulina plasmática encontra-se caracteristicamente reduzida,[53,54] refletindo, provavelmente, expressão endotelial reduzida. É possível que a trombomodulina plasmática venha a constituir um marcador bioquímico de resposta celular a agentes terapêuticos.[64] Dados ainda não publicados de nossa observação sugerem que terapias de administração oral para a HAP também podem agir favoravelmente sobre os níveis de trombomodulina.

O fator de von Willebrand constitui um importante marcador de disfunção microvascular em doenças agudas e crônicas. Trata-se de uma proteína multimérica (polímeros) de grande massa molecular, expressa exclusivamente por megacariócitos (plaquetas) e células endoteliais. Encontra-se no subendotélio como formas de altíssimo peso molecular, ancorando células endoteliais mediante ligação a receptores de vitronectina (integrina $\alpha_V\beta 3$) e servindo à adesão plaquetária em situações de lesão, e também em circulação, na qual, entre outras funções, atua como transportador do fator VIII da coagulação. Admite-se que o *pool* plasmático seja representativo de proteína oriunda essencialmente do endotélio. O fator secretado de plaquetas seria prontamente utilizado, em superfície, em processos de adesão e agregação, pouco contribuindo para o *pool* plasmático (Figura 29.2). Dados de nossa instituição (e de outros autores) mostram que na HAP o fator de von Willebrand encontra-se elevado em circulação, apresentando várias alterações estruturais, funcionais e em relação ao seu conteúdo de ácido siálico, o que confere maior adesividade à proteína.[65-67] Em alguns estudos iniciais de correlação clínica, observamos que o fator de von Willebrand se apresentava como indicador de prognóstico reservado, no curto prazo (um ano de evolução), em pacientes com HAP.[68-70] Mais recentemente, o grupo da Universidade de Columbia identificou o fator de von Willebrand como preditor independente de sobrevida, em longo prazo, em pacientes com HAP idiopática, familial e associada a uso de anorexígenos.[71] Posteriormente, em estudo de sobrevida de quatro anos, caracterizamos essa proteína como preditor independente de sobrevida em portadores de HAP associada a cardiopatias congênitas.[72] Finalmente, dados ainda não publicados do nosso grupo confirmam a associação entre níveis elevados do fator de von Willebrand e a redução da expectativa de sobrevida em HAP em cardiopatias congênitas, desta feita em seguimento de nove anos (Figura 29.3).

A selectina-P é um outro importante marcador de disfunção endotelial, embora seja também expressa em outros tipos celulares (megacariócitos, plaquetas). Armazenada juntamente com o fator de von Willebrand nos corpúsculos de Weibel-Palade, em células endoteliais, é secretada mediante diversos estímulos (hipóxia, ativação de receptores do tipo PAR pela trombina etc.). É considerada como importante mediador de inflamação, uma vez que participa, como moléculas de adesão, do recrutamento de leucócitos mono e po-

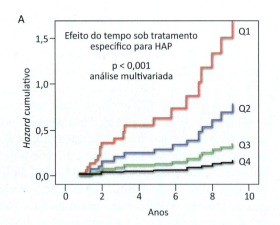
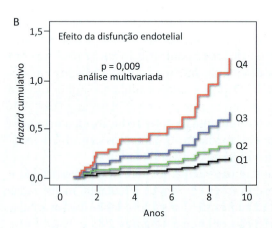

Figura 29.3 Análise de regressão do tipo Cox Proportional Hazards aplicada ao estudo de fatores com impacto na sobrevida livre de eventos (piora clínica acompanhada de baixo débito cardíaco) em portadores de hipertensão pulmonar avançada associada a cardiopatias congênitas. **(A)** Tempo de exposição a fármacos específicos para a hipertensão arterial pulmonar (anos) analisado em quartis; Q1 e Q4, respectivamente, menores e maiores tempos de tratamento. **(B)** Fator de von Willebrand plasmático, no início do seguimento, tendo suas concentrações (U/dL) analisadas como quartis; Q1 e Q4, respectivamente, menores e maiores concentrações (siglas, ver texto).

Endotélio e Doenças Cardiovasculares

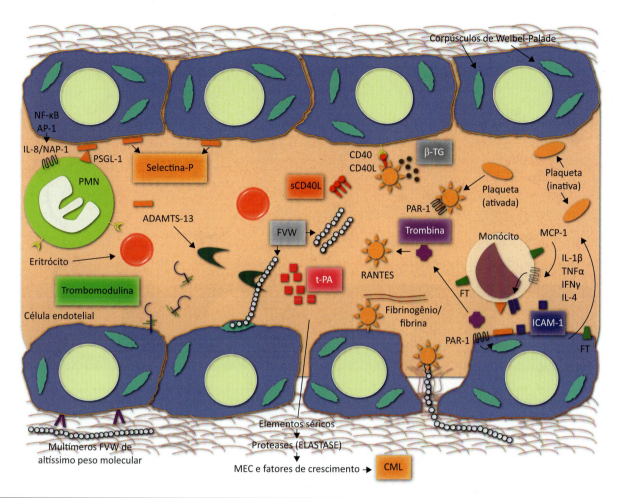

Figura 29.2 Esquema ilustrativo de alguns eventos biológicos que ocorrem no processo de ativação das células endoteliais, apresentando elementos que são considerados e investigados como marcadores de disfunção microvascular na doença vascular pulmonar. Diversos estímulos como mediadores de inflamação (citocinas, quimiocinas), trombina, hipóxia e forças físicas do tipo *shear* e *stretch* agem sobre o endotélio, promovendo mobilização de Ca++ e fusão dos corpúsculos de Weibel-Palade com a membrana plasmática, seguindo-se a secreção de seu conteúdo (selectina-P, fator de von Willebrand (FVW), ativador do plasminogênio tipo tecidual (t-PA), entre outras moléculas). A selectina-P participa do recrutamento de leucócitos (sobretudo polimorfonucleares em condições de hipóxia), evento que é facilitado por quimiotaxia a partir da quimiocina NAP-1 (*neutrophil attractant protein-1*, também designada por interleucina 8 — IL-8). A interação via selectina-P se faz através de sua proteína de ligação, a PSGL-1 (*P-selectin glycoprotein ligand-1*). O FVW, uma vez secretado, pode circular ou permanecer em superfície, ligando-se à selectina-P, participando no recrutamento de plaquetas. Uma vez em circulação, o FVW é fisiologicamente clivado pela metaloprotease ADAMTS-13 (*a desintegrin and metalloproteinase with thrombospondin type 1 motif, member 13*), operando como transportador para o fator VIII da coagulação. A perda de integridade do endotélio expõe moléculas de altíssimo peso molecular do FVW, armazenadas na região subendotelial, que recrutam plaquetas, em condições de fluxo, mediante interação com o complexo glicoproteico plaquetário GPIb-V-IX. A mesma perda de integridade permite que fatores séricos entrem em contato com o subendotélio, participando na ativação da elastase endovascular, seguindo-se uma cascata de eventos que resultam em disponibilização de fatores de crescimento, e proliferação de células musculares lisas e miofibroblastos. Em células endoteliais e monócitos, o estímulo via mediadores inflamatórios (IL-1β, interleucina 1-β; TNF-α, fator de necrose tumoral alfa; IFN-γ, interferon gama; IL-4, interleucina-4) induz a expressão do fator tecidual (FT), com ativação da via extrínseca do sistema de coagulação, resultando em geração de trombina. Esta age por meio de seu receptor PAR-1 (*protease-activated receptor-1*) promovendo, em células endoteliais, a secreção do conteúdo dos corpúsculos de Weibel-Palade. Plaquetas ativadas por trombina liberam beta-tromboglobulina (β-TG), CD40L, moléculas de adesão, fatores de crescimento e quimiocinas (RANTES, *regulated on activation, normal T cell expressed and secreted*). Células endoteliais ativadas expressam moléculas de adesão, incluindo ICAM-1, da família das imunoglobulinas (*intercellular adhesion molecule-1*), que interagem com leucócitos por meio de integrinas da classe β2, induzidas por quimiocinas do tipo MCP-1 (*monocyte chemoattractant protein-1*). Em situações agudas, a atividade de proteases resulta na quebra e liberação em circulação de fragmentos de trombomodulina, cuja concentração se eleva. Em situações de disfunção endotelial crônica, a concentração plasmática se reduz, em consequência de expressão endotelial defectiva. Na doença vascular pulmonar, o FVW, a selectina-P, a trombomodulina, o t-PA, a β-TG e a fração solúvel de CD40L têm sido mensurados, ao lado de citocinas, quimiocinas e outras moléculas de adesão, como marcadores de disfunção endotelial e microvascular.

Alterações Endoteliais na Hipertensão Pulmonar

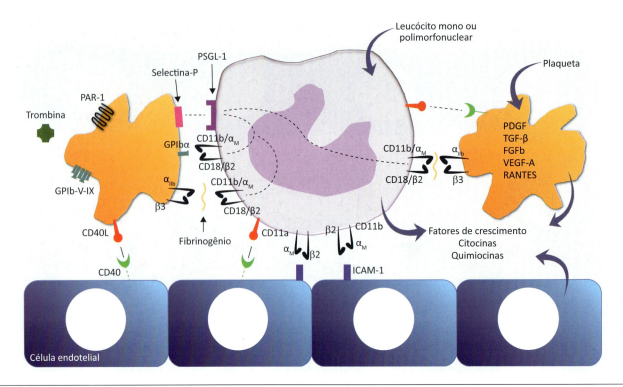

Figura 29.1 Esquema ilustrativo de alguns mecanismos moleculares que operam na interação entre células endoteliais, plaquetas e leucócitos, caracterizando inflamação e trombose como processo único. Havendo geração de trombina em circulação, esta serino protease age por meio do seu receptor PAR-1 (*protease activated receptor-1*), o que resulta em expressão de selectina-P em membrana plaquetária. A primeira interação com leucócitos ocorre por ligação da selectina-P com a PSGL-1 (*P-selectin glycoprotein ligand-1*). Segue-se sinalização, no leucócito, com a expressão de integrinas do tipo β2 (CD11b/CD18 ou $α_M β2$), que interagem com a glicoproteína Ibα plaquetária e, posteriormente, com a glicoproteína $α_{IIb}/β3$, tendo a molécula de fibrinogênio como "ponte". A mesma classe de integrinas β2, no leucócito ($α_L β2$ e $α_M β2$), serve como receptor para as moléculas ICAM-1 (*intercellular adhesion molecule-1*) em células endoteliais. Interações entre plaquetas, leucócitos e endotélio também ocorrem através da molécula CD40 e sua proteína de ligação, CD154, frequentemente designada por CD40L. Finalmente, resulta dessa interação múltipla, e liberação de diversas citocinas, quimiocinas e fatores de crescimento, com ação sobre todos os tipos celulares, particularmente o endotélio. PDGF: *platelet-derived growth factor*; TGF-β: *transforming growth factor-beta*; FGFb: *basic fibroblast growth factor*; VEGF-A: *vascular endothelial growth factor A*; RANTES: *regulated on activation, normal T cell expressed and secreted*.

tratamentos, em algumas situações, sugere que a efetividade dessas novas drogas muitas vezes se caracteriza por melhora de sintomas e variáveis hemodinâmicas, embora a doença continue progredindo. Com efeito, sabe-se que dificilmente pacientes com HAP se mantêm estáveis por mais de dois anos sob uso de monoterapias, sobretudo medicamentos dados por via oral. Além disso, dados não publicados, da prática clínica, sugerem que mesmo pacientes mantidos estáveis, por anos, sob uso de prostaciclina (via intravenosa, p. ex.), ao evoluírem para óbito, e tendo o tecido pulmonar examinado por meio de autópsia, mostram graves e extensas lesões vasculares na circulação pulmonar (lesões plexiformes, por exemplo, consideradas como avançadas na evolução da doença). Assim sendo, deve-se enfatizar com relação a marcadores de prognóstico na hipertensão pulmonar que muito se tem

evoluído em termos de parâmetros funcionais (índices de desempenho físico, débito cardíaco, pressão em átrio direito, medidas ecocardiográficas e de ressonância magnética da função ventricular direita, peptídeos natriuréticos), havendo ainda um longo caminho a ser percorrido a respeito de marcadores biológicos específicos de evolução da doença.

Alguns progressos têm sido feitos, mas há necessidade de incorporação progressiva na prática clínica. A Figura 29.2 ilustra alguns marcadores de disfunção/lesão microvascular que têm sido investigados na doença vascular pulmonar. Sabe-se, de longa data, que a trombomodulina plasmática é um importante marcador de processos microvasculares. O que se mede em circulação são fragmentos proteolíticos desse proteoglicano de superfície. Estudos mais antigos, mas absolutamente aplicáveis ao presente, mostram que

incremento de serotonina circulante.[58] Sabe-se que a serotonina e seus receptores têm papel fisiopatológico crítico no desenvolvimento da doença vascular pulmonar, não apenas no sentido de vasoconstrição mas também na proliferação de células musculares lisas.

Exceção feita à doença familiar com defeito de armazenamento, não há evidência de que as plaquetas possam estar primariamente envolvidas na gênese da doença vascular pulmonar. Entretanto, por sua interação com células endoteliais e leucócitos, além de outros elementos, evidências apontam para sua participação fisiopatológica na progressão e complicações da doença. Plaquetas armazenam e liberam TGF-β e RANTES, citocinas importantes na indução da expressão endotelial de endotelina-1.[47-49] Além dessas, uma série de outras moléculas é armazenada em plaquetas, com efeitos significantes no microambiente ao redor, destacando-se o PDGF (*platelet derived growth factor*, com importante papel mitogênico), FGF-2 (básico) e VEGF-A, além de outras citocinas. Plaquetas também possuem receptores do tipo TLR (*Toll-like receptors*), em particular, TLR-2 e TLR-4. Estes receptores são ativados por histonas ou complexos histona-DNA liberados por leucócitos (sobretudo neutrófilos) ativados ou apoptóticos, resultando na deflagração de respostas pró-inflamatória e pró-trombótica, com liberação de selectina-P, citocinas e quimiocinas.[59] Ressalte-se que a interação entre plaquetas e leucócitos se faz graças a diversas outras intermediações. Em plaquetas ativadas, a selectina-P, mobilizada à superfície, liga-se à PSGL-1 (neutrófilos, monócitos). Essa ligação sinaliza para a expressão, nos leucócitos, de Mac-1 (cadeia α da integrina $\alpha_M\beta2$, que juntamente com $\alpha_L\beta2$, ou LFA-1, corresponde a receptor para ICAM-1), capaz de se ligar à glicoproteína plaquetária GPIbα. Essa segunda interação amplifica a ativação da integrina $\alpha_M\beta2$, que se liga indiretamente à integrina plaquetária $\alpha_{IIb}/\beta3$ usando a molécula de fibrinogênio como ponte. Esta "recaptura secundária" frequentemente se associa a interações entre leucócitos e células endoteliais, seguida da liberação de mediadores inflamatórios e pró-trombóticos.[60] Alguns desses eventos moleculares encontram-se ilustrados na Figura 29.1.

Apesar da reconhecida participação das plaquetas em diversos eventos fisiopatológicos que contribuem para agravação da doença vascular pulmonar e ocorrência de eventos clínicos, ainda não existem estudos randomizados, envolvendo grande número de pacientes, com objetivo de testar os possíveis benefícios de drogas antiplaquetárias no tratamento dessa cardiopatia. Na prática clínica, sobretudo no manejo de pacientes com HAP avançada associada a cardiopatias congênitas com hipoxemia crônica e hiperviscosidade sanguínea devido à eritrocitose, a redução no número de plaquetas circulantes chega algumas vezes a ser preocupante (contagem abaixo de 50.000 plaquetas/mm^3). Este fenômeno está associado à hipoagregabilidade plaquetária, sugerindo que ao examinarmos as plaquetas *ex vivo*, as mesmas encontram-se exauridas, em consequência de ativação endógena crônica. Estudos iniciais em nossa instituição demonstram que plaquetas de indivíduos com HAP possuem proteínas hiperfosforiladas em tirosina, meia-vida reduzida (*turnover* aumentado) e formam agregados, em circulação, com outros elementos celulares.[61-63] Assim sendo, reconhece-se plaquetas e todos os sistemas que operam conjuntamente concorrendo para a tendência à trombose como alvos potenciais de intervenções terapêuticas na HAP e outras formas da doença, enquanto são aguardados estudos clínicos neste sentido.

MARCADORES DE DISFUNÇÃO MICROVASCULAR NA DOENÇA VASCULAR PULMONAR

Inicialmente, essas moléculas foram caracterizadas como marcadores de disfunção/lesão endotelial. Entretanto, conhecidas as interações entre endotélio, leucócitos, plaquetas e elementos solúveis circulantes, que compõem o cenário fisiopatológico, os biomarcadores passam a ser mais bem designados como identificadores dos eventos microvasculares, com a ressalva de que na doença avançada o processo patológico não se restringe à microcirculação. A identificação de biomarcadores na hipertensão pulmonar torna-se central na compreensão da doença e sua evolução. Por exemplo, com o desenvolvimento dos estudos, observam-se dois fatos curiosos. A aplicação das terapias específicas (prostanoides, antagonistas de receptores de endotelina, inibidores de fosfodiesterases e outros fármacos), segundo os estudos randomizados, proporciona melhora na capacidade funcional, parâmetros hemodinâmicos e qualidade de vida. Impacto na sobrevida também tem sido demonstrado e os estudos mais recentes abordam morbimortalidade como desfecho. Entretanto, há um número relativamente pequeno de estudos procurando relacionar a melhora clínica com parâmetros que definem comportamento biológico. Ocasionalmente, se observa melhora em marcadores bioquímicos no curso de terapias específicas.[64] Entretanto, a persistência de anormalidades bioquímicas, ou a não modificação desses parâmetros frente aos

mentados de IL-1 e IL-6 são encontrados em pacientes com hipertensão pulmonar.[44] Células endoteliais também expressam quimiocinas como IL-8 (ou NAP-1, *neutrophil attractant protein 1*) e MCP-1 (*monocyte chemoattractant protein 1*), assim como receptores das subfamílias CC (CCRs, para RANTES – *regulated on activation, normal T cell expressed and secreted* e MCP-1, p. ex.) e CXC (CXCRs onde se ligam GROs – *growth regulated oncogenes*, NAP-1 e outras). Quimiocinas agem por meio de seus receptores do tipo sete domínios transmembrana, para induzir a expressão de integrinas que interagem com moléculas de adesão do tipo ICAM-1 (*intercellular adhesion molecule 1*) e VCAM-1 (*vascular cellular adhesion molecule 1*), promovendo recrutamento celular. Estudos demonstram expressão aumentada de fractalcina (FKN) e seu receptor CX3CR1 em pacientes com HAP, enfatizando a importância de complexos desse tipo (FKN/CX3CR1) na adesão leucocitária.[45,46] Por fim, ressaltem-se eventos interativos, por exemplo, entre células endoteliais e plaquetas, resultando em propensão à vasoconstrição e proliferação celular. Plaquetas expressam TGF-β e RANTES, entre outros fatores.[47] Tem sido demonstrado que por meio dessas duas citocinas, plaquetas são capazes de induzir a expressão de endotelina-1 em células endoteliais.[48,49]

Anormalidades envolvendo fatores de coagulação podem tornar pacientes com HAP predispostos a episódios de sangramento. Isto é particularmente importante em adolescentes e adultos com hipoxemia crônica associada à síndrome de Eisenmenger. A fragilidade de pequenos vasos pulmonares que são sedes de lesões dilatadas favorece rupturas, as quais são agravadas por alterações na coagulação ou uso de anticoagulantes, exteriorizadas por hemoptises, por vezes copiosas. Por outro lado, preocupam as alterações no endotélio nos sistemas anticoagulante natural e fibrinolítico, que predispõem à coagulação intravascular crônica e agravamento da condição vaso-oclusiva global. A trombomodulina é um proteoglicano de superfície endotelial, rico em sulfato de condroitina, capaz de ligar-se à trombina recém-formada, com ativação subsequente da proteína C e inativação dos fatores V e VIII da coagulação. Níveis de trombomodulina podem ser facilmente medidos no plasma, e refletem fragmentos proteolíticos presentes em circulação. Embora esses níveis estejam marcadamente elevados em situações agudas que cursam com proteólise disseminada,[50] em situações crônicas tendem a estar diminuídos, refletindo produção reduzida. É classicamente conhecido o fato de que a hipóxia suprime a expressão endotelial de trombomodulina em nível transcripcional,[51] favorecendo, por este mecanismo, a deposição de fibrina em modelos animais.[52] Na HAP, os níveis circulantes de trombomodulina encontram-se reduzidos,[53-54] achado compatível com expressão endotelial defectiva, que deve predispor sobretudo pacientes com hipoxemia crônica (síndrome de Eisenmenger) à coagulação intravascular e trombose. Ressalte-se que a disfunção endotelial nas diversas formas de HAP não se restringe à circulação pulmonar.

PLAQUETAS NA DOENÇA VASCULAR PULMONAR

É praticamente impossível discutir endotélio vascular pulmonar sem mencionar a participação das plaquetas, sobretudo no processo da disfunção/lesão microvascular. Plaquetas e células endoteliais possuem grande proximidade estrutural e funcional. Ambas possuem grânulos de armazenamento (corpúsculos de Weibel-Palade no caso das células endoteliais) que armazenam as mesmas moléculas (selectina-P, fator de von Willebrand) e as secretam mediante estímulos parecidos (trombina, via receptores do tipo PARs). Ambas possuem receptores do tipo integrinas ($\alpha_{IIb}/\beta 3$, $\alpha_v/\beta 3$ e outras), selectinas e suas proteínas de ligação (PSGL), moléculas de adesão celular da família das imunoglobulinas, assim como suas proteínas ligantes, e elementos do complexo CD40-CD40L, que as tornam capazes de interagir ente si e com leucócitos. Ambas possuem ativa a via de cicloxigenase, com produção preferencial de tromboxane (plaquetas) ou prostaciclina (endotélio).

Sabe-se, de longa data, que parte das plaquetas são geradas, a partir de megacariócitos, fora da medula óssea, constituindo a trombopoiese extramedular. Parece não haver mais dúvidas a este respeito, discutindo-se apenas a porcentagem que isso representa do total de plaquetas produzidas. Acredita-se que cerca de 20% das plaquetas são geradas, dessa forma, na circulação pulmonar (leito capilar), em condições fisiológicas, podendo esta porcentagem ser maior na doença. Além disso, drogas que mimetizam a trombopoietina são capazes de incrementar o trânsito de megacariócitos do compartimento medular em direção à microvasculatura pulmonar.[55-57] Entende-se, portanto, que as plaquetas desempenham papel importante na biologia vascular pulmonar, tanto em situações fisiológicas como patológicas. A hipertensão pulmonar é uma ocorrência conhecida na doença familiar designada por *platelet storage pool disease*, na qual as plaquetas são incapazes de armazenar seu conteúdo granular (sobretudo grânulos densos), resultando em

[NOS]).[27,28] Assim sendo, esta via de sinalização passa a constituir um alvo potencial para intervenções terapêuticas a serem desenvolvidas e testadas no futuro.

ENDOTÉLIO, TROMBOSE E INFLAMAÇÃO NA DOENÇA VASCULAR PULMONAR

O primeiro aspecto a ser considerado é o reconhecimento da trombose como elemento fisiopatológico relevante na doença vascular pulmonar. Por um lado, enfatize-se que o tromboembolismo pulmonar crônico constitui o Grupo 4 na atual classificação diagnóstica da hipertensão pulmonar.[29] Por outro, é importante lembrar que a trombose pulmonar (inclusive central, envolvendo artérias pulmonares principais, direita e esquerda) é uma complicação crítica em outras formas da doença. Pacientes com HAP associada a cardiopatias congênitas, sobretudo adultos, com doença avançada (síndrome de Eisenmenger, com cianose, eritrocitose e hiperviscosidade sanguínea), podem apresentar esse tipo de complicação, o que lhes confere prognóstico reservado.[30-33] Além disso, a complicação trombótica faz parte do cenário fisiopatológico da HAP idiopática e da HAP hereditária, que aparecem juntamente com as cardiopatias congênitas no Grupo 1 da classificação diagnóstica.

Antes mesmo que eventos tromboembólicos ou trombóticos possam se exteriorizar como falhas de enchimento em grandes artérias pulmonares, reconhecidas via exame angiográfico ou angiotomográfico, a oclusão de pequenos vasos subsegmentares e intra-acinares muito provavelmente evolui de forma subclínica, e responde por piora clínica sem causa aparente. Na doença vascular pulmonar, assim como em outros processos relacionados, trombose e inflamação são componentes fisiopatológicos indissociáveis. Por exemplo, altos níveis circulantes de dímero-D constituem elemento diagnóstico na doença tromboembólica. Entretanto, níveis de dímero-D podem estar elevados na ausência de tromboembolismo clínico, e têm sido associados a processos de natureza inflamatória.[34-36] Em pacientes com HAP idiopática, níveis circulantes de dímero-D têm implicações com a gravidade da doença, estando associados à classe funcional, parâmetros hemodinâmicos e sobrevida.[37]

Níveis circulantes aumentados de dímero-D pressupõem geração de trombina em associação a anormalidades vasculares pulmonares.[38,39] Trata-se de serino protease com ações marcantes sobre o comportamento de plaquetas, células endoteliais e musculares lisas, com papel central na intermediação entre inflamação e trombose. A trombina ativa plaquetas (e outros elementos celulares) por meio da clivagem de receptores do tipo PAR (*protease activated receptors*, pertencentes à superfamília de receptores do tipo sete domínios transmembrana acoplados à proteína G), promovendo agregação, além de expressão em superfície e secreção de várias moléculas. Em portadores de HAP, no Instituto do Coração, da Faculdade de Medicina da Universidade de São Paulo, tivemos a oportunidade de observar aumento na densidade de receptores PAR-1, associado a incremento na expressão de selectina-P mediante estimulação plaquetária *in vitro* por trombina.[40] Além disso, a HAP cursa com aumento na expressão de CD40 e sua proteína de ligação, CD40L (ou CD154), o que possibilita interatividade entre plaquetas e células endoteliais.[41] Essas últimas também possuem receptores do tipo PAR-1, que respondem à estimulação por trombina com mobilização dos corpúsculos de Weibel-Palade e fusão com a membrana plasmática, formação de poros de secreção e liberação de várias moléculas, incluindo a selectina-P e o fator de von Willebrand. Plaquetas, por sua vez, possuem vários receptores para o fator de von Willebrand (sobretudo glicoproteínas Ib e IIb/IIIa), enquanto granulócitos e monócitos podem ser recrutados mediante ligação entre selectina-P e PSGL-1. Assim sendo, a selectina-P é um importante elemento de interação entre células endoteliais, plaquetas e neutrófilos, sobretudo em situação de hipóxia.[42] Portanto, a trombina, a sinalização a partir de receptores do tipo PAR, a expressão de selectina-P e os eventos interativos entre células endoteliais, plaquetas e leucócitos, também envolvendo complexos CD40-CD40L, tornam-se centrais na unificação dos processos de trombose e inflamação, amplamente estudados na doença vascular pulmonar, de forma semelhante ao que ocorre na aterosclerose.

Anormalidades relacionadas à inflamação e imunidade têm sido amplamente estudadas na doença vascular pulmonar. Eventos envolvendo elementos e mediadores inflamatórios são descritos junto a todas as camadas da parede dos vasos, do endotélio à adventícia, em diferentes formas da doença, na condição humana e em todo tipo de preparação laboratorial.[43] Células endoteliais produzem e/ou são estimuladas por um número de citocinas e fatores de crescimento, incluindo interleucinas 1 (IL-1β), 4, 6 e 8, TNF-α e interferon-gama (IFN-γ). Entre outros efeitos, citocinas são capazes de induzir a expressão genética do fator tissular em células endoteliais e monócitos/macrófagos via fator de transcrição NF-κB, criando uma condição local pró-coagulante. Níveis circulantes au-

epidermal growth factor), aptos a iniciar processos de sinalização que culminam com a replicação celular (músculo liso e miofibroblastos). Todos esses mecanismos têm sido extensamente estudados em modelos animais, cultivo celular e na doença humana.[15]

Outro aspecto importante, extensamente explorado nas últimas décadas, é a disfunção celular a partir de alterações em receptores BMPR2 (para a *bone morphogenetic protein*). Tratam-se de proteínas da superfamília TGF-β, cujo funcionamento normal tenderia a manter células em estado de quiescência, isto é, fora do ciclo de replicação. Esse tipo de receptor constitui uma das cadeias de um receptor dimérico. Inúmeras mutações têm sido descritas na HAP enquanto doença humana, tanto em regiões transcritas como não transcritas de seu gene, configurando o aspecto genético/hereditário da enfermidade. Mutações em receptores da mesma família, como a endoglina e ALK-1, também são amplamente relatadas na HAP. Assim, a disfunção do sistema TGF-β, não apenas de origem genética mas também em termos de vias de sinalização, tanto na HAP em humanos como em modelos experimentais, constitui subcapítulo importante entre os aspectos fisiopatológicos. Em células endoteliais arteriais pulmonares, a perda da função BMPR2 está relacionada à repressão da proteína apelina.[16] Como resultado, há redução em um microRNA, que normalmente suprimiria o fator de crescimento FGF-2.[17] A disfunção BMPR2 em células vasculares também está associada a aumento na expressão de interleucina-6 (IL-6) e aumento na secreção de GM-CSF (*granulocyte-macrophage colony-stimulating factor*) em resposta ao TNF-α (*tumor necrosis factor alpha*). Finalmente, as alterações nas vias de sinalização a partir de BMPR2 resultam em disfunção no sistema regulador Foxp3+ Treg (células T), que em condições normais é fundamental na supressão da resposta autoimune associada ao desenvolvimento da doença vascular pulmonar experimental e humana.[18]

Ainda há considerável controvérsia a respeito da proliferação de células endoteliais e do papel do VEGF (*vascular endothelial growth factor*) e seus receptores na fisiopatologia das alterações vasculares pulmonares. A princípio, a angiogênese, a partir de células endoteliais, seria um fenômeno reparador; ela também é parte do processo de desenvolvimento normal da circulação pulmonar. É conhecido o fato de que em lactentes e crianças de baixa idade, portadoras de HAP acentuada associada a defeitos septais cardíacos, há uma rarefação de pequenos vasos pulmonares intra-acinares, com aumento na razão entre o número de alvéolos e de artérias.[19] Nesse sentido, VEGF e FGF-2 (FGF básico ou FGFb) e seus receptores, entre outras moléculas, têm papel central no sentido fisiológico. Ressalte-se que em condições experimentais, a inibição de receptores de VEGF com exposição de animais à hipóxia constitui modelo clássico de indução de doença vascular pulmonar grave,[20] enquanto a hiperexpressão de VEGF atenua o desenvolvimento da hipertensão pulmonar.[21] Por outro lado, sabe-se que a proliferação endotelial é parte do elenco de alterações vasculares pulmonares. O conceito atual é que a apoptose de células endoteliais seria um evento inicial, que favoreceria a seleção de células resistentes à apoptose e hiperproliferativas. Em última instância, essas células contribuiriam para o desenvolvimento das assim chamadas lesões plexiformes, que são características da doença vascular pulmonar avançada. Observação curiosa, interessante e crítica sob o ponto de vista fisiopatológico: as células que compõem as lesões plexiformes têm padrão de crescimento com característica monoclonal.[22] Em lesões plexiformes de pacientes com HAP idiopática foram observadas mutações somáticas em genes que codificam proteínas regulatórias de proliferação e apoptose como TGF-β RII e Bax, conferindo instabilidade de crescimento a células endoteliais presentes nos plexos, caracterizando comportamento do tipo neoplásico, análogo ao que se observa em câncer de cólon. Na patogênese da doença vascular pulmonar, um segundo *hit* poderia então ser representado pela hipóxia, ou infecções virais, uso de anorexígenos ou mutações gênicas adicionais.[23]

Os assim chamados PPARs (*peroxisome proliferator-activated receptors*) constituem um grupo de fatores de transcrição envolvidos em eventos fisiológicos como lipogênese e inflamação. O PPAR-γ é expresso em muitos tipos celulares, incluindo endotélio e músculo liso vascular. Pode ser ativado por agonistas naturais e também por substâncias sintéticas, como tiazolidinadionas (troglitasona, rosiglitazona) usadas no tratamento do *diabetes mellitus* tipo 2. O papel do PPAR-γ na patogênese da HAP tem sido amplamente demonstrado. Camundongos desenvolvem espontaneamente hipertensão pulmonar mediante *knock out* condicional de PPAR-γ em células musculares lisas ou endoteliais.[24] A ativação de PPAR-γ resulta em reversão da hipertensão pulmonar em modelo experimental de resistência à insulina.[25] Estudos utilizando antagonismo de PPAR-γ demonstram que o mesmo é necessário para a inibição da proliferação de células musculares lisas mediadas por BMP-2.[26] A ativação de PPAR-γ reduz os níveis de dois fatores críticos na patogênese da HAP: a endotelina-1 e a dimetilarginina assimétrica (antagonista endógeno da óxido nítrico sintase

assim como do segundo mensageiro na mesma via de sinalização, o monofosfato de guanosina cíclico (GMP cíclico).[4-6] O aumento nos níveis de dimetil-arginina assimétrica (um inibidor endógeno da óxido nítrico sintase) pode ser um fator adicional.[7,8]

Em conjunto, essas anormalidades na geração do óxido nítrico e produção de prostaciclina têm como resultado, além da redução na capacidade de promover vasodilatação, também o comportamento defectivo do endotélio em suas propriedades de inibir a agregação plaquetária e a proliferação celular. Fármacos têm sido desenvolvidos no sentido de tentar compensar esses defeitos. Podem ser citados prostanoides (epoprostenol, iloprost e treprostinil), inibidores da fosfodiesterase-5 no sentido de poupar níveis intracelulares de GMP cíclico (sildenafil, tadalafil, vandernafil) e, mais recentemente, a possibilidade de ativação direta da guanilato ciclase solúvel (receptor para o óxido nítrico) por meio do riociguat. Além disso, o óxido nítrico é administrado por via inalatória em diversas condições agudas que cursam com aumento de resistência arterial em território pulmonar.

Em contrapartida, há um excesso de estímulos vasoconstritores representados principalmente pela endotelina-1,[9,10] tromboxane[11] e 5-hidroxitriptamina.[12] A endotelina-1 constitui o mais potente vasoconstritor endógeno conhecido, produzindo efeitos a partir de sua ligação a receptores ET_A e ET_B, ambos do tipo sete domínios transmembrana. Esses receptores são acoplados à proteína G, com ações a partir da produção de mediadores como o diacilglicerol (indutor da via da proteína quinase C – PKC) e o trifosfato de inositol (mobilizador de cálcio intracelular). Ademais, a sinalização intracelular a partir do acoplamento da endotelina ao seu receptor resulta na ativação da via das MAP quinases, além de expressão de genes de resposta rápida, como c-fos e c-jun.[13] A resultante desses processos, além de vasoconstrição, é a indução da proliferação celular, sendo a endotelina-1 considerada como mitogênica.

Em condições fisiológicas, os pulmões removem endotelina da circulação, de modo que a concentração em veias pulmonares é inferior à arterial. Na HAP, a situação se inverte, com expressão e liberação de endotelina na circulação. Recursos terapêuticos utilizados na tentativa de reduzir seus efeitos são representados pelos antagonistas de receptores de endotelina (bosentan, ambrisentan, macitentan), de amplo uso clínico na HAP. Observação interessante, com implicação terapêutica, é a redução de óxido nítrico exalado em condições de baixo fluxo expiratório em pacientes com HAP, e a demonstração de que esta anormalidade pode ser revertida mediante administração de bosentan. A observação sugere que a supressão de óxido nítrico pode estar relacionada em parte à expressão aumentada de endotelina nesses pacientes.[14]

PARTICIPAÇÃO NO PROCESSO DE REMODELAGEM VASCULAR

Primeiramente, deve-se considerar que os moduladores de tônus vascular, o óxido nítrico, a prostaciclina e a endotelina-1 são também controladores de crescimento celular. O óxido nítrico é um inibidor de crescimento de células musculares lisas, de adesão de leucócitos e de agregação plaquetária. A prostaciclina é capaz de inibir a síntese de DNA e a proliferação de células musculares lisas, além de constituir o mais potente agente antiagregante plaquetário endógeno. Conforme mencionado, a endotelina-1 é considerada um peptídeo mitogênico, a partir da ativação de várias vias de sinalização que resultam em replicação celular.

A perda da função endotelial enquanto "barreira" entre o sangue circulante e elementos da parede do vaso é um evento importante no desenvolvimento da doença vascular pulmonar, e toda uma linha de investigação tem sido desenvolvida nesse sentido. Forças físicas do tipo *shear* e *stretch* provavelmente induzem o aparecimento de falhas na integridade e continuidade entre células endoteliais, permitindo que substâncias contidas no soro (a apolipoproteína-A1 é um candidato) entrem em contato com a região subendotelial. Uma sucessão de eventos moleculares resulta na ativação da elastase endovascular (EVE). Trata-se de uma serino protease produzida e liberada por células musculares lisas (precursoras ou células maduras), com propriedades de promover não apenas fragmentação de elastina, mas também proteólise pericelular, que resulta na liberação e disponibilização de fatores de crescimento (*fibroblast growth factor* – FGF, *transforming growth factor beta* – TGF-β) a partir de seus depósitos em proteoglicanos da matriz. A interação de células musculares com a matriz alterada (sobretudo colágeno modificado) promove a expressão e nova ligação a outras proteínas extracelulares, como a tenascina-C, todos esses mecanismos mediados por integrinas. O resultado é a organização do citoesqueleto (células musculares lisas), a formação de complexos de adesão focal com várias moléculas sinalizadoras e a ativação de receptores para fatores de crescimento, que se organizam em *clusters* (p. ex., receptores para o EGF,

capítulo 29

Mariana Meira Clavé
Antonio Augusto Lopes

Alterações Endoteliais na Hipertensão Pulmonar

INTRODUÇÃO

A doença vascular pulmonar compreende um extenso conjunto de anormalidades de etiologia diversa. A hipertensão pulmonar, consequência hemodinâmica tardia dessas anormalidades, é hoje classificada em cinco categorias, de acordo com semelhanças fisiopatológicas entre as doenças.[1] A primeira categoria corresponde à hipertensão arterial pulmonar (HAP), sendo a mais amplamente estudada sob os pontos de vista genético, bioquímico, experimental por meio de modelos animais, clínicos, terapêuticos e prognósticos. Nessa categoria, classificam-se a HAP idiopática, a hereditária, assim como as formas associadas às doenças do tecido conectivo, às cardiopatias congênitas, à esquistossomose, à infecção pelo vírus HIV e à ingestão de anorexígenos e substâncias tóxicas. Na segunda categoria diagnóstica estão as doenças do lado esquerdo do coração, com hipertensão pulmonar pós-capilar, ou mista, pré e pós-capilar. A terceira categoria reúne os transtornos respiratórios. Na quarta, está a doença tromboembólica. Finalmente, a quinta categoria reúne etiologias com mecanismos fisiopatológicos ainda não completamente esclarecidos. Em todas essas situações, o remodelamento vascular pulmonar está presente em extensão variável. Alterações vasculares são observadas em todos os segmentos (do arterial ao venoso) e em todas as camadas da parede dos vasos.[2]

O endotélio vascular pulmonar tem participação central na dinâmica dos vasos em condições fisiológicas e está envolvido de forma marcante em situações patológicas. A regulação do tônus vascular e a proteção antitrombótica são funções críticas do endotélio pulmonar. Particularmente em vasos de pequeno calibre, os eventos fisiológicos e patológicos se fazem sentir por meio de intenso e extenso *cross-talk* entre células endoteliais e elementos sanguíneos circulantes na face luminal, assim como componentes celulares e matriciais no lado abluminal. Por esta razão, tem havido certa tendência à substituição do termo disfunção endotelial por disfunção microvascular, considerando-se a complexidade dos fenômenos interativos.

O ENDOTÉLIO NA DISFUNÇÃO VASCULAR PULMONAR: DIMINUIÇÃO NA CAPACIDADE DE MEDIAR A VASODILATAÇÃO

A hipertensão pulmonar instala-se a partir da perda progressiva do leito vascular pulmonar (notadamente, a somatória das áreas de secção transversa dos vasos de resistência) em decorrência de vasoconstrição e vaso-oclusão (lesões proliferativas intimais). A resultante hemodinâmica é a elevação da pressão média arterial pulmonar a níveis superiores a 25 mmHg em repouso, em geral associada a aumento na resistência vascular pulmonar acima de três unidades Wood por metro quadrado. Nos casos típicos de HAP, a pressão pulmonar de encunhamento (*wedge*) é inferior a 15 mmHg, sendo o gradiente transpulmonar (pressão média – *wedge*) e o gradiente diastólico (pressão diastólica – *wedge*) superiores a 12 e 7 mmHg, respectivamente.

Há evidências experimentais e clínicas sobre a perda do equilíbrio entre fatores vasodilatadores naturais e vasoconstritores na HAP. A síntese de prostaciclina (prostaglandina I2), assim como a excreção urinária do metabólito 2,3-dinor-6-ceto-$PGF_{1\alpha}$ encontram-se reduzidos.[3] A redução da capacidade de promover vasodilatação é agravada pela diminuição nos níveis de óxido nítrico (em parte em decorrência de expressão reduzida na óxido nítrico sintase endotelial ([eNOS]),

60. Laurent S, Boutouyrie P, Lacolley P. Structural and genetic bases of arterial stiffness. Hypertension. 2005 Jun;45(6):1050-5.
61. Hanon O, Luong V, Mourad J, et al. Aging, carotid artery distensibility, and the Ser422Gly elastin gene polymorphism in humans. Hypertension. 2001;38(5):1185-9.
62. Zieman SJ, Melenovsky V, Kass D. Mechanisms, pathophysiology and therapy of arterial stiffness. Arterioscler Thromb Vasc Biol. 2005;25;932-43.
63. Suwaidi JA, Hamasaki S, Higano ST, et al. Long-term follow-up of patients with mild coronary artery disease and endothelial dysfunction. Circulation. 2000;101:948–54.
64. Perticone F, Ceravolo R, Pujia A, et al. Prognostic significance of endothelial dysfunction in hypertensive patients. Circulation. 2001;104(2):191-6.
65. Rossi R, Nuzzo A, Origliani G, et al. Prognostic role of flow-mediated dilation and cardiac risk factors in post-menopausal women. J Am Coll Cardiol. 2008;51:997-1002.
66. Matsuzawa Y, Kwon TG, Lennon RJ, et al. Prognostic Value of Flow-Mediated Vasodilation in Brachial Artery and Fingertip Artery for Cardiovascular Events: A Systematic Review and Meta-Analysis. J Am Heart Assoc. 2015;4(11). pii: e002270.
67. Rajagopalan S, Harrison DG. Reversing endothelial dysfunction with ACE inhibitors. A new trend. Circulation. 1996 Aug 1;94(3):240-3.
68. Mancini GB, Henry GC, Macaya C, et al. Angiotensin-converting enzyme inhibition with quinapril improves endothelial vasomotor dysfunction in patients with coronary artery disease. The TREND (Trial on Reversing ENdothelial Dysfunction) Study. Circulation. 1996;94(3):258-65.
69. Shahin Y, Khan JA, Samuel N, et al. Angiotensin converting enzymeinhibitors effect on endothelial dysfunction: a meta-analysis of randomisedcontrolled trials. Atherosclerosis. 2011;216(1):7-16.
70. Sola S, Mir MQ, Cheema FA, et al. Irbesartan and lipoic acid improve endothelial function and reduce markers of inflammation in the metabolic syndrome: results of the Irbesartan and Lipoic Acid in Endothelial Dysfunction (ISLAND) study. Circulation. 2005 Jan 25;111(3):343-8.
71. Kalinowski L, Dobrucki LW, Szczepanska-Konkel M, et al. Third-generation beta-blockers stimulate nitric oxide release from endothelial cells through ATP efflux: a novel mechanism for antihypertensive action. Circulation. 2003;107(21):2747-52.
72. Toblli JE, DiGennaro F, Giani JF, et al. Nebivolol: impact on cardiac and endothelial function and clinical utility. Vasc Health Risk Manag. 2012;8:151-60.
73. Khan MU, Zhao W, Zhao T, et al. Nebivolol: a multifaceted antioxidant and cardioprotectant in hypertensive heart disease. J Cardiovasc Pharmacol. 2013;62:445-51.
74. Bank AJ, Kelly AS, Thelen AM, et al. Effects of carvedilol versus metoprolol on endothelial function and oxidative stress in patients with type 2 diabetes mellitus. Am J Hypertens. 2007;20:777-83.
75. Tang EH, Vanhoutte PM. Endothelial dysfunction: a strategic target in the treatment of hypertension? Pflugers Arch. 2010 May;459:995-1004.
76. Evaluation of Nifedipine and Cerivastatin On Recovery of coronary Endothelialfunction). Circulation. 2003;107(3):422-8,
77. Lüscher TF, Pieper M, Tendera M, et al. A randomized placebo-controlled study on the effect of nifedipine on coronary endothelial function and plaque formation in patients with coronary artery disease: the ENCORE II study. Eur Heart J. 2009;30:1590-7.
78. Higashi Y, Sasaki S, Nakagawa K, et al. Endothelial function and oxidative stress in renovascular hypertension. N Engl J Med. 2002;346:1954-62.
79. Miyamoto M, Kotani K, Taniguchi N. Effect of non-antihypertensive drugs on endothelial function in hypertensive subjects evaluated by flow-mediated vasodilation. Curr Vasc Pharmacol. 2015;13(1):121-7.

28. Fortepiani LA, Reckelhoff JF. Treatment with tetrahydrobiopterin reduces blood pressure in male SHR by reducing testosterone synthesis. Am J Physiol Regul Integr Comp Physiol. 2005;288(3):R733-6.
29. Boos CJ, Lip GY. Is hypertension an inflammatory process? Curr Pharm Des. 2006;12(13):1623-35.
30. Montezano AC, Touyz RM. Molecular mechanisms of hypertension-reactive oxygen species and antioxidants: a basic science update for the clinician. Can J Cardiol. 2012;28(3):288-95.
31. Montezano AC, Touyz RM. Oxidative stress, Noxs, and hypertension: experimental evidence and clinical controversies. Ann Med. 2012;44 Suppl 1:S2-16.
32. Laurindo FRM, Pescatore LA, Fernandes DC. Protein disulfide isomerase in redox cell signaling and homeostasis. Free Radic Biol Med. 2012;52(9):1954-69.
33. Santos CXC, Tanaka LY, Wosniak Jr J, et al. Mechanisms and implications of reactive oxygen species generation during the unfolded protein response: roles of endoplasmic reticulum oxidoreductases mitochondrial electron transport, and NADPH oxidase. Antioxid Redox Signal. 2009;11:2409-27.
34. Hasty AH, Harrison DG. Endoplasmic reticulum stress and hypertension – a new paradigm? J Clin Invest. 2012;122(11):3859-61.
35. Young CN, Cao X, Guruju MR, et al. ER stress in the brain subfornical organ mediates angiotensin-dependent hypertension. J Clin Invest. 2012;122(11):3960-4.
36. Kassan M, Galan M, Partyka M, et al. Endoplasmic reticulum stress is involved in cardiac damage and vascular endothelial dysfunction in hypertensive mice. Arterioscler Thromb Vasc Biol. 2012;32(7):1652-61.
37. Schiffrin EL. Vascular endothelin in hypertension. Vascul Pharmacol. 2005;43(1):19-29.
38. Krum H, Viskoper RJ, Lacourciere Y, et al. The effect of an endothelin-receptor antagonist, bosentan, on blood pressure in patients with essential hypertension. Bosentan Hypertension Investigators. N Engl J Med. 1998;338(12):784-90.
39. Packard RR, Lichtman AH, Libby P. Innate and adaptive immunity in atherosclerosis. Semin Immunopathol. 2009;31(1):5-22.
40. Coffman TM. Under pressure: the search for the essential mechanisms of hypertension. Nat Med. 2011;17(11):1402-9.
41. Harrison DG, Guzik TJ, Lob HE, et al. Inflammation, immunity, and hypertension. Hypertension. 2011;57(2):132-40.
42. Leibowitz A, Schiffrin EL. Immune mechanisms in hypertension. Curr Hypertens Rep. 2011;13(6):465-72.
43. Schiffrin EL. The immune system: role in hypertension. Can J Cardiol. 2013;29(5):543-8.
44. Guzik TJ, Hoch NE, Brown KA, et al. Role of the T cell in the genesis of angiotensin II induced hypertension and vascular dysfunction. J Exp Med. 2007;204(10):2449-60.
45. Vinh A, Chen W, Blinder Y, et al. Inhibition and genetic ablation of the B7/CD28 T-cell costimulation axis prevents experimental hypertension. Circulation. 2010;122(24):2529-37.
46. Madhur MS, Lob HE, McCann LA, et al. Interleukin 17 promotes angiotensin II-induced hypertension and vascular dysfunction. Hypertension. 2010;55(2):500-7.
47. Tipton AJ, Baban B, Sullivan JC. Female spontaneously hypertensive rats have greater renal anti-inflammatory T lymphocyte infiltration than males. Am J Physiol Regul Integr Comp Physiol. 2012;303(4):R359-67.
48. Barhoumi T, Kasal DA, Li MW, et al. T regulatory lymphocytes prevent angiotensin II-induced hypertension and vascular injury. Hypertension. 2011;57(3):469-76.
49. Kvakan H, Kleinewietfeld M, Qadri F, et al. Regulatory T cells ameliorate angiotensin II-induced cardiac damage. Circulation. 2009;119(22):2904-12.
50. Marvar PJ, Thabet SR, Guzik TJ, et al. Central and peripheral mechanisms of T-lymphocyte activation and vascular inflammation produced by angiotensin II-induced hypertension. Circ Res. 2010;107(2):263-70.
51. Savoia C, Sada L, Zezza L, et al. Vascular inflammation and endothelial dysfunction in experimental hypertension. Int J Hypertens. 2011;2011:281240.
52. Laurent S, Briet M, Boutouyrie P. Large and small artery cross-talk and recent morbidity-mortality trials in hypertension. Hypertension. 2009;54(2):388-92.
53. Lacolley P, Safar M, Regnault V, et al. Angiotensin II, mechanotransduction, and pulsatile arterial hemodynamics in hypertension. Am J Physiol Heart Circ Physiol. 2009 Nov;297(5):H1567-75.
54. Safar M, Struijker-Boudier H. Cross-talk between macro- and microcirculation. Acta Physiol (Oxf). 2010 Apr;198(4):417-30.
55. Safar M. Hypertension, systolic blood pressure, and large arteries. Med Clin North Am. 2009 May;93(3):605-19.
56. Bortolotto LA, Hanon O, Franconi G, et al. The aging process modifies the distensibility of elastic but not muscular arteries. Hypertension. 1999;34(4 Pt 2):889-92.
57. Lacolley P, Safar M, Regnault V, et al. Angiotensin II, mechanotransduction, and pulsatile arterial hemodynamics in hypertension. Am J Physiol Heart Circ Physiol. 2009 Nov;297(5):H1567-75.
58. Laurent S, Boutouyrie P. The structural factor of hypertension: large andsmall artery alterations. Circ Res. 2015 Mar 13;116(6):1007-21.
59. Donato AJ, Morgan RG, Walker AE, et al. Cellular and molecular biologyof aging endothelial cells. J Mol Cell Cardiol. 2015 Dec;89(Pt B):122-35.

na adicionada a estatinas. Já pacientes hipertensos obesos tiveram melhora da função endotelial com a redução do peso obtida com orlistato, efeito independente da redução da pressão arterial atingida.[79]

Medicamentos experimentais que atuam nos produtos finais de glicação avançada administrados em pacientes hipertensos melhoraram a função endotelial independente de efeito sobre a pressão.[79]

REFERÊNCIAS BIBLIOGRÁFICAS

1. Perkovic V, Huxley R, Wu Y, et al. The burden of blood pressure-related disease: a neglected priority for global health. Hypertension. 2007;50(6):991-7.
2. Lawes CM, Vander Hoorn S, Rodgers A. Global burden of blood-pressure-related disease, 2001. Lancet. 2008;371(9623):1513-8.
3. Kaplan NM. Primary Hypertension: Pathogenesis. In: Kapklan NM, Victor R. Clinical Hypertension. Baltimore: Williams & Wilkins, 2009. p.41-99.
4. Hall JE. Textbook of Medical Physiology. Philadelphia: Elsevier, 2011.
5. Gokce N, Keaney JF Jr, Vita JA. Endotheliopathies: Clinical manifestations of endothelial dysfunction. In: Loscalzo J, Shafer AI. Thrombosis and Hemorrhage. Baltimore: Williams & Wilkins, 1998. p.901-24.
6. Widlansky ME, Gokce N, Keaney JF Jr, et al. The clinical implications of endothelial dysfunction. J Am Coll Cardiol. 2003;42:1149–60.
7. Treasure CB, Manoukian SV, Klein JL, et al. Epicardial coronary artery responses to acetylcholine are impaired in hypertensive patients. Circ Res. 1992;71:776–81.
8. Panza JA, Quyyumi AA, Callahan TS, et al. Effect of antihypertensivetreatment on endothelium-dependent vascular relaxation in patients with essential hypertension. J Am Coll Cardiol. 1993;21(5):1145-51.
9. Panza JA, Casino PR, Kilcoyne CM, et al. Role of endothelium-derived nitric oxide in the abnormal endothelium-dependent vascular relaxation of patients with essential hypertension. Circulation. 1993;87:1468–74.
10. Panza JA, Garcia CE, Kilcoyne CM, et al. Impaired endothelium-dependent vasodilation in patients with essential hypertension: evidence that nitric oxide abnormality is not localized to a single signal transduction pathway. Circulation. 1995;91:1732–8.
11. Shimbo D, Muntner P, Mann D, et al. Endothelial dysfunction and the risk of hypertension: the Multi- Ethnic Study of Atherosclerosis. Hypertension. 2010;55:1210–6.
12. Quyyumi AA, Patel RS. Endothelial dysfunction and hypertension: cause or effect? Hypertension. 2010;55:1092–4.
13. Escobales N, Crespo MJ. Oxidative-nitrosative stress in hypertension. Curr Vasc Pharmacol. 2005 Jul;3(3):231-46.
14. Vascular abnormalities in hypertension: cause, effect, or therapeutic target? Curr Hypertens Rep. 2004 Jun;6(3):171-6.
15. Moncada S, Palmer RM, Higgs EA. Nitric oxide: physiology, pathophysiology, and pharmacology. Pharmacol Rev. 1991;43(2):109-42.
16. Aroor AR, Demarco VG, Jia G, et al. The role of tissue Renin-Angiotensin-aldosterone system in the development of endothelial dysfunction and arterial stiffness. Front Endocrinol. 2013;4:161.
17. Feletou M, Vanhoutte PM. Endothelial dysfunction: a multifaceted disorder (The Wiggers Award Lecture). Am J Physiol Heart Circ Physiol. 2006;291(3):H985-1002.
18. Rubira MC, Consolim-Colombo FM, Rabelo ER, et al. Venous or arterial endothelium evaluation for early cardiovascular dysfunction in hypertensive patients? J Clin Hypertens (Greenwich). 2007;9(11):859-65.
19. Baylis C. Nitric oxide synthase derangements and hypertension in kidney disease. Curr Opin Nephrol Hypertens. 2012;21(1):1-6.
20. Panza JA, Quyyumi AA, Brush JE Jr, et al. Abnormal endothelium-dependent vascular relaxation in patients with essential hypertension. N Engl J Med. 1990;323(1):22-7.
21 Kietadisorn R, Juni RP, Moens AL. Tackling endothelial dysfunction by modulating NOS uncoupling: new insights into its pathogenesis and therapeutic possibilities. Am J Physiol Endocrinol Metab. 2012;302(5):E481-95.
22. Michel T. NO way to relax: the complexities of coupling nitric oxide synthase pathways in the heart. Circulation. 2010;121(4):484-6.
23. Roe ND, Ren J. Nitric oxide synthase uncoupling: a therapeutic target in cardiovascular diseases. Vascul Pharmacol. 2012;57(5-6):168-72. Epub 2012/03/01.
24. Noguchi K, Hamadate N, Matsuzaki T, et al. Improvement of impaired endothelial function by tetrahydrobiopterin in stroke-prone spontaneously hypertensive rats. Eur J Pharmacol. 2010;631(1-3):28-35.
25. Higashi Y, Sasaki S, Nakagawa K, et al. Tetrahydrobiopterin enhances forearm vascular response to acetylcholine in both normotensive and hypertensive individuals. Am J Hypertens. 2002;15(4 Pt 1):326-32. Epub 2002/05/07.
26. Moens AL, Kietadisorn R, Lin JY, et al. Targeting endothelial and myocardial dysfunction with tetrahydrobiopterin. J Mol Cell Cardiol. 2011;51(4):559-63.
27. Porkert M, Sher S, Reddy U, et al. Tetrahydrobiopterin: a novel antihypertensive therapy. J Hum Hypertens. 2008;22(6):401-7.

tre os efeitos dos IECA e BRA na função endotelial periférica.[69]

Por outro lado, estudos com BRA têm demonstrado um efeito positivo sobre a função endotelial, que endossa o papel importante da angiotensina-II no desenvolvimento da aterosclerose.[70] No estudo Island (Sola), os BRA demonstraram melhora da função endotelial e redução dos marcadores inflamatórios, o que implica em um papel importante desses fatores na patogênese da aterosclerose.

Quanto aos betabloqueadores, houve uma evolução histórica em relação à função endotelial. Diferentemente da primeira e segunda gerações de betabloqueadores, os medicamentos de terceira geração, tais como carvedilol[71] e nebivolol,[72] têm efeitos favoráveis sobre a função endotelial. Ambas as medicações estimulam os receptores β3, que ativam a eNOS, têm efeitos antioxidantes e aumentam a liberação de óxido nítrico.[71,73]

Em recente estudo randomizado, observou-se que, em comparação com o metoprolol, o carvedilol melhorou significativamente a função endotelial em pacientes com hipertensão e *diabetes mellitus* tipo 2 quando administrado por cinco meses, além de seus medicamentos habituais.[74]

Já os BCC reduzem a entrada de cálcio em canais tipo L voltagem-dependentes em células musculares vasculares promovendo vasodilatação arterial periférica e coronariana. Além disso, alguns BCC ativam a eNOS ou têm propriedades antioxidantes, aumentando assim a biodisponibilidade desse óxido.[75] Os estudos ENCORE-1[76] e ENCORE-2[77] mostraram que a nifedipina de ação prolongada melhora a função endotelial coronariana em pacientes com DAC estável, efeito que persistiu mesmo após a interrupção da medicação.

Em outras formas de hipertensão, como a hipertensão secundária a estenose de artéria renal, o tratamento da causa pode proporcionar também melhora da função endotelial. Em um elegante trabalho publicado por Higashi *et al.*,[78] pacientes com hipertensão renovascular submetidos a angioplastia de artéria renal apresentaram melhora da vasodilatação mediada por fluxo e de marcadores de estresse oxidativo, sugerindo que o estresse oxidativo excessivo está envolvido, ao menos em parte, na disfunção endotelial em pacientes com estenose de artéria renal, provavelmente por aumento de atividade do sistema renina-angiotensina-aldosterona (Figura 28.3).

Além dos anti-hipertensivos, outras medicações usadas frequentemente por pacientes com hipertensão arterial devido à associação de comorbidades têm se mostrado efetivas na melhora da função endotelial desses pacientes.[79] Assim, hipertensos com hipercolesterolemia que usaram estatinas melhoraram a função endotelial, avaliada por ultrassom, com uma redução nos níveis de colesterol e nenhuma mudança significativa na pressão arterial.[79] Hipertensos dislipidêmicos também apresentaram melhora da vasodilatação fluxomediada após o uso de aspiri-

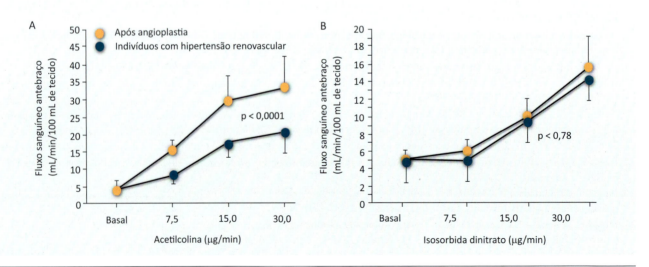

Figura 28.3 Função endotelial avaliada por dilatação fluxo-mediada em pacientes com hipertensão renovascular por fibrodisplasia muscular antes e após angioplastia de artéria renal. Gráfico **(A)** vasodilatação endotélio dependente. Gráfico **(B)** vasodilatação endotélio independente modificada. Adaptada de Higashi Y, *et al.* 2002.[78]

VALOR PROGNÓSTICO DA DISFUNÇÃO ENDOTELIAL NA HIPERTENSÃO ARTERIAL

Segundo alguns autores, a disfunção endotelial que menos dilata as coronárias pode predizer progressão de doença aterosclerótica e a ocorrência de eventos cardiovasculares no longo prazo.[63] Assim, a vasorreatividade endotelial coronária pode fornecer informação prognóstica e diagnóstica em pacientes com risco para doença arterial coronariana.

Pacientes com hipertensão arterial também têm demonstrado relação entre a disfunção endotelial e o risco cardiovascular. Em uma dessas evidências, pacientes com hipertensão arterial e disfunção endotelial avaliada pela capacidade de vasodilatação arterial induzida por acetilcolina apresentaram maior risco de ocorrência de eventos cardiovasculares[64] (Figura 28.2). A disfunção endotelial avaliada por dilatação fluxomediada também foi associada a maior risco cardiovascular em mulheres após a menopausa, e os autores sugerem que esta avaliação em mulheres pós-menopausa com fatores de risco, sobretudo hipertensão, pode ser uma estratégia eficaz de mensurar o risco nesta população.[65] Em recente metanálise, Matsuzawa observou, em 35 estudos envolvendo quase 18 mil participantes que avaliaram o valor prognóstico da vasodilatação fluxomediada, que a disfunção endotelial determinada por este método foi um excelente preditor de eventos cardiovasculares.[66]

TRATAMENTO DA HIPERTENSÃO ARTERIAL E ENDOTÉLIO

Em relação ao tratamento anti-hipertensivo, várias evidências com inibidores da enzima conversora da angiotensina (IECA), bloqueadores dos receptores da angiotensina-II (BRA), bloqueadores de canais de cálcio (BCC) e certos betabloqueadores, particularmente no grupo que contém a molécula nebivolol, mostraram efeitos benéficos sobre a função endotelial. Assim, os IECA melhoram a função do endotélio pela redução dos efeitos da angiotensina sobre o mesmo. Além disso, os IECA promovem a estabilização de bradicinina, que induz a liberação de óxido nítrico e prostaciclina, e reduz a produção de radicais livres por meio da NADPH oxidase vascular, que é estimulada pela angiotensina-II.[67] No estudo Trend,[68] seis meses de tratamento com um IECA (quinapril) promoveu melhora da disfunção endotelial em pacientes normotensos com doença arterial coronária. Estes benefícios ocorrem provavelmente devido à atenuação dos efeitos vasoconstritores e da geração de superóxido pela angiotensina-II e pelo aumento de liberação de óxido nítrico endotelial celular secundário à diminuição da quebra da bradicinina. Uma recente metanálise mostrou que os IECA melhoram a função endotelial em pacientes com disfunção endotelial causada por várias condições e são superiores aos BCC e betabloqueadores. Não houve diferença significativa en-

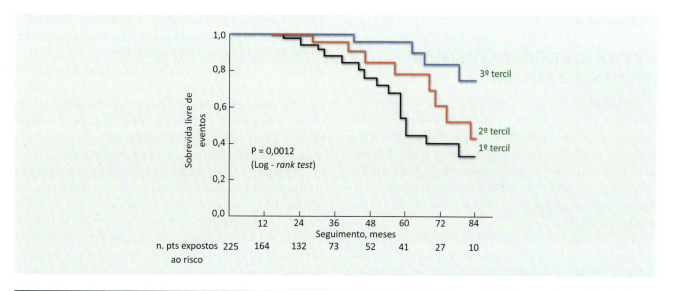

Figura 28.2 Valor prognóstico da disfunção endotelial em pacientes com hipertensão arterial. Pacientes do primeiro tercil (menor capacidade de vasodilatação) tiveram menor sobrevida livre de eventos cardiovasculares do que os do terceiro tercil (maior capacidade de vasodilatação). Adaptada de Perticone F, et al. 2001.[64]

se está avaliando. Assim, um ambiente rico em citocinas pró-inflamatórias irá promover a ativação de células imunes, que produzem mais citocinas e exacerbam a cascata inflamatória, e que, sob certas circunstâncias, pode contribuir para mecanismos que levam a hipertensão e lesões de órgãos-alvo.

Vários estudos clínicos demonstraram aumento de marcadores inflamatórios e marcadores de lesão vascular em pacientes com hipertensão.[41] A PCRus é o marcador de inflamação vascular mais estudado, mais robusto e reprodutível na hipertensão. Encontra-se aumentada em pacientes hipertensos, de forma contínua e gradual, e níveis elevados dessa proteína em normotensos e pré-hipertensos são preditores do desenvolvimento de hipertensão.

Dados referentes à associação de outros marcadores inflamatórios (citocinas IL-6 e IL-1β, TNF-α) existem, mas os dados não são tão consistentes. A lista de marcadores de lesão vascular envolvidos na inflamação e hipertensão está sempre sendo acrescida (fibrinogênio, VWF, VCAM-1, ICAM-1, P-selectina, E-selectina, D-dímero, PAI-1, endotelina, MP-2, ligante CD40).[29]

No contexto clínico, inflamação causa disfunção endotelial e, consequentemente, alteração da síntese de fatores vasoconstritores e vasodilatadores. Nesse contexto, a disfunção endotelial pode representar a base sobre a qual a inflamação crônica leva à hipertensão, mas os mecanismos não estão totalmente esclarecidos.[51] Alterações nos vasos, incluindo a remodelação, enrijecimento, calcificação e inflamação, têm em comum a possibilidade de aumentar a resistência periférica total (TPR).[40]

ENDOTÉLIO E RIGIDEZ ARTERIAL NA HIPERTENSÃO ARTERIAL

O aumento da rigidez arterial resulta de vários fenômenos que envolvem a estrutura do vaso, tais como fibrose da parede, ruptura das fibras de elastina, acúmulo de colágeno, inflamação, calcificação, difusão de macromoléculas para a parede arterial e disfunção endotelial, e podem ser influenciados por condições fisiológicas, constituição genética e fatores de risco cardiovasculares.[52-54]

Em indivíduos com hipertensão arterial, a principal modificação da parede arterial é a hipertrofia da camada média.[55] Em hipertensos jovens, as alterações das propriedades mecânicas resultam principalmente do efeito hemodinâmico *per se* (aumento da pressão), pois a diminuição da distensibilidade arterial de carótida desaparece em condições isobáricas.[54,55]

Entretanto, em outros territórios, tais como a artéria femoral ou a aorta torácica, alterações intrínsecas da rigidez (isto é, rigidez aumentada em condições isobáricas) também podem ser observadas.[55] Em pacientes hipertensos, mecanismos ativos no interior da parede arterial devem estar envolvidos, pois, em artérias periféricas preferencialmente musculares, como a artéria radial, o diâmetro é inalterado apesar da pressão elevada, enquanto em artérias centrais, preferencialmente elásticas, o diâmetro aumenta de acordo com a pressão.[55]

Entre os hipertensos mais idosos, a hipertrofia da parede está associada ao maior desenvolvimento de matriz extracelular da camada média e da adventícia. Esse padrão está associado com redução de complacência e distensibilidade arteriais, independentemente do nível da PA.[55] Essas alterações são observadas em artérias centrais, mas não nas periféricas.[56]

Além do efeito hemodinâmico isolado sobre as propriedades funcionais e estruturais dos grandes vasos, a hipertensão arterial pode modificar essas propriedades por meio de modificações de diferentes sistemas envolvidos no controle da pressão arterial. Assim, um aumento da atividade do sistema renina-angiotensina-aldosterona pode ter importante papel no desenvolvimento da rigidez arterial em hipertensos, pois a angiotensina-II estimula a hipertrofia de células musculares lisas vasculares e o acúmulo de colágeno, enquanto a aldosterona promove o crescimento da matriz extracelular pelos fibroblastos; ambas as alterações promovem repercussões sobre a função das grandes artérias.[57] De outra parte, inflamação crônica de baixo grau está associada a infiltração de células musculares lisas, macrófagos e células mononucleares; conteúdo aumentado de citocinas e metaloproteinases de matriz; calcificações mediais; alterações na composição de proteoglicanos e infiltração celular ao redor da *vasa vasorum*, levando a isquemia vascular.[58] Além disso, senescência e disfunção das células endoteliais podem gerar alterações estruturais que levam a aumento da rigidez intrínseca da parede arterial.[59]

As modificações das propriedades funcionais e estruturais das grandes artérias em hipertensos parecem ser também geneticamente mediadas.[60] Em estudos que avaliaram os determinantes genéticos da rigidez arterial em hipertensos, demonstramos que o polimorfismo do gene da elastina[61] determinou alterações da rigidez de artérias centrais. O aumento da rigidez arterial em hipertensos também pode sofrer influência da presença de outras comorbidades frequentemente associadas, como aterosclerose, diabetes, insuficiência renal crônica e apneia obstrutiva do sono.[62]

de fatores humorais (citocinas) e de células inflamatórias em diferentes modelos animais de hipertensão e também em ensaios clínicos. Existem várias excelentes revisões sobre o sistema imunológico em hipertensão.[40-43] Grande parte dos dados apresentados é oriunda de estudos experimentais e clínicos observacionais, pois ensaios que avaliem mecanismos de intervenção sobre esse fator na prática clínica estão ainda se iniciando.

Revela-se, então, novo paradigma, que inclui a participação ativa de diferentes componentes do sistema imune, incluindo as imunidades inata (p. ex. macrófagos) e adaptativa (linfócitos T efetores e linfócitos T reguladores) nos mecanismos associados à fisiopatologia da hipertensão. Além disso, alguns estudos demonstraram o efeito benéfico da terapia imune, que foi capaz de melhorar ou prevenir a hipertensão experimental em modelos animais.[40,41,43] Neste cenário, apresentaremos, de forma breve, os dados mais atuais sobre mecanismos imunes e hipertensão.

A inflamação subclínica está sendo reconhecida como parte integral da fisiopatologia do desenvolvimento e da progressão da doença vascular.[39] Estudos iniciados há quatro décadas já sugeriram a relação entre sistema imune e hipertensão, em modelos de infarto renal, hipertensão induzida por mineralocorticoide, e ratos espontaneamente hipertensos. Após um período de poucas informações na área, a literatura na última década acrescentou informações sobre a base imunológica da hipertensão, mediada por citocinas inflamatórias e células do sistema imune.[29]

Guzik e cols. reconheceram um papel para a resposta imune adaptativa em promover aumento da pressão arterial.[44] Camundongos RAG-1 -/- (animais geneticamente com deficiência de linfócitos T e B) foram resistentes ao desenvolvimento de hipertensão e protegidos do dano vascular induzido pela infusão de angiotensina-II. A transferência adotiva de células T, mas não B, restaurou a resposta hipertensiva. Esses pesquisadores mostraram ainda um padrão característico de infiltração de células T para a adventícia dos vasos sanguíneos, que a expressão de NADPH oxidase e citocinas, tais como interleucina-17 (IL-17), das células T, foram necessárias para a elevação máxima da pressão sanguínea.[44] Crowley et al. realizaram um experimento em camundongos com imunodeficiência combinada, que não desenvolvem linfócitos T ou B (numa maneira semelhante ao camundongo RAG-1 -/-), e também observaram resistência à elevação da pressão arterial e menores graus de hipertrofia ventricular, fibrose cardíaca e albuminúria nesses animais após infusão de angiotensina-II.[45]

Cunhou-se a hipótese pelo grupo de Harrison et al. que um estímulo hipertensivo leva à injuria renal, formação de antígenos (neoantígenos), e ativação de linfócitos T nos rins. Citocinas originadas dos linfócitos T promovem[41] a entrada de outras células inflamatórias, como macrófagos, nos rins, e gordura perivascular, levando à vasoconstrição renal e maior reabsorção de sódio, aumentando a severidade da hipertensão.[41]

Especificamente, os linfócitos Th17 contribuem para aumentos de BP e outras lesões, enquanto os linfócitos T reguladores (Tregs) são imunossupressores e limitam os aumentos de pressão arterial.[46] Estudos em animais evidenciaram que a administração de imunossupressores reduz a pressão de animais espontaneamente hipertensos, associada a um incremento nas células Tregs e redução de células Th17.[47] Além disso, os linfócitos Tregs reduzem o estresse oxidativo vascular e a disfunção endotelial induzida por angiotensina-II, reduzindo, dessa forma, a lesão vascular.[48] Essas células também reduzem o dano cardíaco (hipertrofia, fibrose, inflamação) em resposta à infusão de angiotensina-II, por meio de ações anti-inflamatórias.[49]

Entre as questões levantadas por esses estudos, deve-se verificar se a resposta dos linfócitos T reflete imunidade para antígenos específicos, ou é, simplesmente, uma resposta inespecífica à lesão tecidual. Estudos recentes do grupo de Harrison et al. sugerem que a resposta das células T específicas de antígeno conduz hipertensão.[45] Outro ponto de discussão é a participação de áreas do sistema nervoso central como integrantes do circuito de ativação imune, causando hipertensão dependente de angiotensina-II.[50] Esses achados são provocativos, mas ainda não se sabe o quanto dessas informações pode ser transportada para a patogênese da hipertensão primária em humanos.

PAPEL DAS CITOCINAS NA HIPERTENSÃO

Citocinas são os maiores componentes que regulam os linfócitos T, e são produzidas por células do sistema imune e de outros tecidos. Existem citocinas pró-inflamatórias (p. ex. IL-6, IFN-γ) e citocinas anti-inflamatórias (p. ex. IL-10). A importância de determinadas citocinas tem sido explorada em estudos com diferentes modelos de hipertensão: na hipertensão relacionada à gestação (IL-10), injúria renal isquêmica (IL-10, IL-17); infusão de angiotensina-II (IL-10, IL-17, TNF-α); sobrecarga de frutose (TNF-α).[42] É importante ressaltar que o resultado final não depende exclusivamente de uma específica citocina, mas de um conjunto de diversas citocinas presentes no meio que

BH4 também diminui a PA em pacientes com hipertensão mal controlada.[28]

A evidência acumulada na última década apoia fortemente a noção de que as espécies reativas de oxigênio (ERO) são geradas na vasculatura principalmente pelo NADPH oxidase, num mecanismo que é dependente da angiotensina-II.[29,30] A ativação dessa enzima leva à produção de superóxido e desacoplamento oxidonitrico-sintase endotelial (eNOS), que sustenta o estresse oxidativo, aumentando os níveis de peroxinitrito prejudiciais aos tecidos. Este último pode resultar em disfunção vascular. A formação de ERO NADPH-dependente, em particular H_2O_2, pode também contribuir para a lesão vascular por meio da manutenção da ativação da NADPH oxidase, que promove a expressão inflamatória de genes, a reorganização da matriz extracelular e crescimento (hipertrofia/hiperplasia) de células musculares lisas vasculares. O efeito das ERO parece ser mediado por alvos de redox, tais como tirosinas quinases e fosfatases, quinases de proteínas ativadas por mitogênios, fatores de transcrição, metaloproteinases de matriz, pelo proliferador de peroxissoma ativado o receptor-alfa, poli (ADP-ribose) polimerase-1, Ca (2+) de sinalização mecanismos e fatores secretados, como ciclofilina A e proteína de choque térmico 90-alfa.[31] Alvos de redox parecem desempenhar um papel central na função vascular normal, mas também podem levar à remodelação da parede vascular, aumentar a reatividade vascular e hipertensão. Os polimorfismos do gene promotor p22phox poderiam determinar a suscetibilidade ao estresse oxidativo mediado pela NADPH oxidase em seres humanos e animais com hipertensão. Embora as ERO estejam fortemente implicadas na etiologia da hipertensão, os ensaios clínicos com antioxidantes são inconclusivos em relação à sua eficácia no tratamento da doença. Novas drogas com ação anti-hipertensiva e também propriedades antioxidantes (celiprolol, carvedilol) oferecem resultados promissores no manejo da hipertensão.

Outra via de sinalização que, quando estimulada, pode interromper o funcionamento normal da célula, desencadeando estresse oxidativo ou atuando em vias de sobrevivência celular, é o estresse de retículo endoplasmático (ERE).[32] O acúmulo de proteínas não dobradas (*unfolded proteins*) no retículo desencadeia uma sequência de ativações intracelulares denominadas resposta à proteína desdobrada (UPR, do inglês *unfolded protein response*) para restaurar a homeostase celular.[33] A ativação prolongada desse mecanismo de resposta celular resulta em ERE, e estudos recentes têm vinculado esse estresse a diferentes tecidos no desenvolvimento de hipertensão.[34] É interessante ressaltar que o ERE no órgão subfornicial precede o desenvolvimento do estresse oxidativo induzido pela angiotensina-II em camundongos, e que a inibição do ERE bloqueia o incremento de pressão arterial mediada pela angiotensina-II.[35] Esses dados corroboram outras observações de que a inibição do ERE diminui marcadores de estresse oxidativo nos vasos desses animais.[36] Esses estudos levantam a possibilidade de que o ERE possa ser o alvo terapêutico mais efetivo no bloqueio do aumento no estresse oxidativo, caso se determine, de fato, que o ERE é um modulador que antecede esse processo (*upstream modulator*).

Considerando agora a possibilidade de que a disfunção endotelial, associada ao estado hipertensivo, possa ser decorrente do aumento da síntese e liberação de substâncias vasoconstritoras pelo endotélio, temos que destacar a participação da endotelina-1 (ET-1). A ET-1 é um dos mais potentes vasoconstritores produzidos pelo organismo, e apresenta ação natriurética nos rins.[37] As características moleculares e bioquímicas da ET-1 estão bem definidas, mas sua importância na regulação cardiovascular e renal ainda está sendo avaliada. A ET-1 pode causar aumento nos valores de pressão arterial, ativando receptores específicos do tipo A (ETA), ou produzir efeitos anti-hipertensivos pela ativação da via que se inicia pela estimulação dos receptores tipo B nos rins. Assim, a habilidade da ET-1 em influenciar a regulação da PA é muito dependente da região onde está sendo produzida e qual o tipo de receptor ativado. A ET-1, por meio da ativação dos receptores ETA, produz vasoconstrição sistêmica e renal, altera a curva de pressão-natriurese, reduz a taxa de filtração glomerular e induz a proliferação celular em diversas doenças, incluindo a hipertensão. Apesar da participação da ET-1 em modelos de hipertensão animal, seu papel na hipertensão humana ainda é obscuro. O uso clínico de uma droga que inibe os receptores ETA-ETB não se mostrou eficaz para o tratamento da hipertensão. Novas drogas, com maior seletividade para os receptores da ET-1 estão sendo estudadas.[38]

MECANISMOS IMUNOLÓGICOS E HIPERTENSÃO ARTERIAL

Apesar de extensa pesquisa, a etiologia da hipertensão primária permanece indefinida. Ao longo dos últimos anos, cada vez mais estudos têm abordado o papel da imunidade na doença cardiovascular.[39] A inflamação "de baixo grau", ou subclínica, é atualmente uma característica reconhecida de hipertensão, e há uma literatura em expansão sobre o papel

vada morbimortalidade associada à HAS. Entretanto, há a hipótese provocativa de que a atuação de drogas capazes de melhorar a função endotelial, independentemente de seu efeito nos valores de pressão arterial, possa adicionar efeito benéfico no prognóstico cardiovascular dos pacientes hipertensos.[14] Dessa forma, fica evidente a relevância de se compreender, à luz dos conhecimentos atuais, a relação entre função endotelial, HAS e morbi-mortalidade cardiovascular.

O endotélio apresenta inúmeras funções fisiológicas, que em conjunto visam manter a saúde vascular.[15] Como as células endoteliais estão em posição estratégica na parede do vaso, elas recebem sinais hemodinâmicos e humorais; em resposta a esta sinalização, sintetizam substâncias que afetam não somente as células do próprio vaso como também as células circulantes no sangue. Funcionam, portanto, como efetores de respostas adaptativas locais. De maneira ampla, os fatores produzidos pelo endotélio regulam o tônus vascular, a proliferação de monócitos, o metabolismo lipídico local, o crescimento e a migração celular, e a integração com a matriz extracelular. Além disso, o endotélio produz proteínas de adesão e pode funcionar como iniciador crítico para a resposta inflamatória, mediando a passagem de células inflamatórias pela parede vascular.[16]

VASODILATADORES: O ÓXIDO NÍTRICO

As substâncias que regulam o tônus vascular atuam no músculo liso dos vasos, causando dilatação (p. ex. óxido nítrico, prostaciclinas (PGI-2), fator hiperpolarizante do endotélio, bradicinina) e contração (endotelina, tromboxano A2, prostaglandina H2, angiotensina-II e ânions superóxido). Em condições fisiológicas, há equilíbrio na liberação de substâncias vasodilatadoras e vasoconstritoras pelo endotélio. Quando há desequilíbrio na liberação desses fatores, decorrente do aumento de liberação de vasoconstritores ou da redução da disponibilidade de vasodilatadores, denomina-se disfunção endotelial. O aumento da constrição dos vasos da microcirculação torna o sistema vascular periférico mais resistente, elevando os valores da pressão arterial. Por outro lado, a disfunção endotelial nas grandes artérias (coronárias, renais, braquial, femoral) limita a vasodilatação desses segmentos arteriais, bem como se relaciona diretamente com o processo de remodelamento da parede arterial e ao desenvolvimento da doença ateromatosa.[17] Mais recentemente, demonstramos disfunção endotelial no território venoso de pacientes hipertensos.[18] O impacto funcional da menor vasodilatação desse território parece ser a redução da capacidade de acomodação do volume venoso, ou seja, de dois terços do volume de sangue do organismo.

Os mecanismos celulares e moleculares envolvidos no desenvolvimento da hipertensão podem ser devidos à menor biodisponibilidade de óxido nítrico e ao aumento dos estresses oxidativo e do retículo endoplasmático.

O óxido nítrico é um importante vasodilatador produzido pelo endotélio, mas tem inúmeras outras funções.[14] É uma molécula de sinalização que regula diversas vias intracelulares do próprio endotélio e interfere no metabolismo das células adjacentes de outros tecidos. Como resultado de suas ações, o óxido nítrico é considerado o principal estímulo vasodilatador, além de ter propriedades anti-inflamatórias, antiproliferativas e antitrombóticas. A vasodilatação e todos os efeitos dependentes desse óxido ocorrem em função da quantidade realmente disponível nos tecidos, isto é, da sua biodisponibilidade, que depende da relação entre sua síntese e degradação, de menor liberação, ou da maior degradação dessa molécula. Diferentes modelos animais de hipertensão arterial cursam com menor biodisponibilidade de óxido nítrico, mas apresentam diferentes capacidades de síntese e degradação. Além disso, a inibição crônica da oxidonitrico-sintase (NOS), por meio de drogas ou manipulação genética, provoca hipertensão em animais experimentais, ao passo que o aumento dos níveis de óxido nítrico diminui a pressão arterial nesses modelos experimentais.[19]

Estudos em humanos demonstraram menor biodisponibilidade de óxido nítrico, redução do óxido nítrico *per se*, e menor efeito vasodilatador, em diferentes fases do desenvolvimento da HAS.[20]

A NOS pode também servir como uma fonte de espécies ativas de oxigênio quando o fluxo de elétrons é desacoplado da síntese de óxido nítrico e desviado para a produção de superóxido.[21,22] A perda do cofator da NOS, tetra-hidrobiopterina (BH4), tem sido apontada como a principal causa do desacoplamento, e o estresse oxidativo pode também esgotar os níveis de BH4.[23] O aumento dos níveis de BH4 baixa a pressão em modelos animais e melhora a vasodilatação em artérias femorais de animais espontaneamente hipertensos[24] e no antebraço de indivíduos com hipertensão.[25] A suplementação com BH4, visando reverter o desacoplamento da NOS, é atualmente aprovada pelo Food and Drug Administration (FDA) para fenilcetonúria e tem sido usada para tratar a hipertensão em ensaios clínicos.[26,27] De fato, a suplementação oral de

capítulo 28

Fernanda Marciano Consolim-Colombo
Luiz Aparecido Bortolotto

Endotélio e Hipertensão Arterial

INTRODUÇÃO

A hipertensão arterial sistêmica (HAS) é considerada um dos mais importantes fatores de risco para o desenvolvimento de doenças cardiovasculares, como as síndromes coronarianas, o acidente vascular encefálico (AVE) e a insuficiência cardíaca congestiva.[1] Considerando os valores atuais que definem o quadro de HAS, valores mantidos de pressão arterial iguais ou acima de 140/90 mmHg, estima-se que 25% a 30% da população acima de 18 anos é hipertensa. Entretanto, existe aumento progressivo e linear de mortalidade por cardiopatia à medida que a pressão arterial atinge valores acima de 115 mmHg para a sistólica e acima de 75 mmHg para a diastólica.[2] O desenvolvimento da HAS ocorre quando há disfunções em diferentes mecanismos que normalmente atuam mantendo a pressão dentro de uma faixa de normalidade. Vários sistemas se mostram importantes, como o nervoso simpático, renina-angiotensina-aldosterona, e os mecanismos de excreção de sódio e água controlados pelos rins.[3] Desde o reconhecimento do endotélio como sistema endócrino ativo, de grande importância na regulação do tônus vascular, o papel da disfunção endotelial no desenvolvimento da HAS, bem como no desenvolvimento de lesão dos órgãos-alvo, vem sendo amplamente estudado.[4]

DISFUNÇÃO ENDOTELIAL

Assim se definiu a incapacidade de um segmento vascular (p. ex., artéria coronária) se dilatar em resposta a estímulos direcionados para as células endoteliais como a infusão de acetilcolina.[5] Com o aumento do conhecimento sobre o papel das células endoteliais na dinâmica do vaso e nos componentes sanguíneos, ampliou-se esse conceito. Atualmente, entende-se "disfunção endotelial" como uma alteração funcional do endotélio, que passa a ter fenótipo pró-trombótico, pró-inflamatório e pró-constritivo.[6]

A presença de disfunção endotelial é frequentemente detectada em modelos animais de HAS e em pacientes hipertensos, em estágios muito iniciais da doença.[7,8] De fato, essa disfunção já foi registrada de forma sistemática, em hipertensos primários (Figura 28.1), secundários, e até mesmo em filhos de hipertensos ainda normotensos.[9-11] Porém, apesar de muitas pesquisas, ainda não foi esclarecido se a disfunção endotelial é causa ou consequência da HAS.[12] As descobertas mais recentes sobre mecanismos fisiopatológicos da disfunção endotelial associada à condição de HAS indicam que o estresse oxidativo e processos inflamatórios são elementos fundamentais, tanto para iniciar como para manter as alterações funcionais e estruturais dos vasos, que caracterizam essa patologia.[13]

O uso de diversas classes de fármacos anti-hipertensivos mostrou-se eficaz em reduzir os valores de pressão arterial e, consequentemente, reduzir a ele-

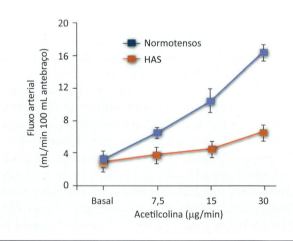

Figura 28.1 Função endotelial avaliada por resposta vasodilatadora induzida por acetilcolina em pacientes com hipertensão primária (HAS) e alterada em comparação a indivíduos normotensos.

Fonte: Equipe de Hipertensão Arterial, InCor.

453

26. Chitalia N, Recio-Mayoral A, Kaski JC, et al. Vitamin D deficiency and endothelial dysfunction in non-dialysis chronic kidney disease patients. Atherosclerosis. 2012;220:265-8.
27. Westerweel PE, Verhaar M. Protective actions of PPAR-g activation in renal endothelium. PPAR Research. 2008;10:1-9.
28. Santana-Santos E, Gowdak LH, Gaiotto FA, et al. High dose of N-acetylcystein prevents acute kidney injury in chronic kidney disease patients undergoing myocardial revascularization. Ann Thorac Surg. 2014;97:1617-23.
29. Xu C, Chang A, Hack BK, et al. TNF-mediated damage to glomerular endothelium is an important determinant of acute kidney injury in sepsis. Kidney Int. 2014;85:72-81
30. Pergola PE, Raskin PR, Toto RT, et al. Bardoxolone methyl and kidney function in CKD with type 2 diabetes. N Engl J Med. 2011;365:327-36.
31. Kohan DE Pritchett Y, Molitch M, Wen S, et al. Addition of atrasentan to renin-angiotensin system blockade reduces albuminuria in diabetic nephropathy. J Am Soc Nephrol. 2011; 22:763-72.
32. Lu A, Miao M, Schoeb TR, et al. Blockade of TSP1-dependent TGF- activity reduces renal injury and proteinuria in a murine model of diabetic nephropathy. Am J Pathol. 2011;178:2573-86.

é um ponto importante, uma vez que a função do endotélio avaliada sistemicamente pode não se correlacionar necessariamente com o seu comportamento em diferentes órgãos. É também evidente que maiores informações sobre a biologia e características fenotípicas e genotípicas das células endoteliais renais ainda são necessárias para gerar condutas capazes de afetar a evolução das nefropatias. Essas condutas devem ser focadas na prevenção das lesões endoteliais e de meios para acelerar a sua recuperação.

REFERÊNCIAS BIBLIOGRÁFICAS

1. Baylis C, Mitruka B, Deng A. Chronic blockade of nitric oxide synthesis in the rat produces systemic hypertension and glomerular damage. J Clin Invest. 1992;90:278-81.
2. Ribeiro MO, Antunes E, de Nucci G, et al. Chronic inhibition of nitric oxide synthesis: a new model arterial hypertension. Hypertension. 1992;20:298-303.
3. Cherla G, Jaimes EA. Role of L-Arginine in the Pathogenesis and Treatment of Renal Disease. J Nutr. 2004;134:2801S–2806S.
4. Klahr S. The role of nitric oxide in hypertension and renal disease progression. Nephrol Dial Transplant. 2001;16[suppl 1]:60-2.
5. Malyzco J. Mechanism of endothelial dysfunction in chronic kidney disease. Clin Chim Acta. 2010;411:1412-20.
6. Kang DH, Kanellis J, Hugo C, et al. Role of microvascular endothelium in progressive renal disease. J Am Soc Nephrol. 2002;13:806-16.
7. Filser D. Perspectives in renal disease progression: the endothelium as a treatment target in chronic kidney disease. J Nephrol. 2010;23:369-76.
8. Reys A, Karl IE, Kissane J, et al. L-Arginine administration prevents glomerular hyperfiltration and decreases proteinuria in diabetic rats. J Am Soc Nephrol. 1993;4:1039-45.
9. Small DM, Coombes JS, Bennett N, et al. Oxidative stress, anti-oxidant therapies and chronic kidney disease. Nephrology (Carlton). 2012;17:311-21.
10. Cachofeiro V, Goicochea M, de Vinuesa SG, et al. Oxidative stress and inflammation, a link between chronic kidney disease and cardiovascular disease. Kidney Int. 2008;74:S4–S9.
11. Ruiz S, Pergola PE, Zager RA, et al. Targeting the transcription factor Nrf2 to ameliorate oxidative stress and inflammation in chronic kidney disease. Kidney Inter. 2013;83:1029-41.
12. Csányi G, Miller Jr FJ. Oxidative stress in cardiovascular disease. Int J Mol Sci. 2014;15:6002-8.
13. Jun M, Venkataraman V, Razavian M, et al. Antioxidants for chronic kidney disease. Cochrane Renal Group Published Online: 2012.
14. Boaz M, Smetana S, Weintein T, et al. Secondary prevention with antioxidants of cardiovascular disease in endstage renal disease (SPACE): randomized placebo-controlled trial. Lancet. 2000;356:1213-8.
15. Zatz R, Fujihara CK. Mechanisms of progressive renal disease: role of angiotensin II, cyclooxigenase products and nitric oxide. J Hypertens. 2002;20(suppl 3):S37-S44.
16. Zhong JC, Guo D, Chen CB, et al. Prevention of Angiotensin II–Mediated Renal Oxidative Stress, Inflammation, and Fibrosis by Angiotensin Converting Enzyme 2. Hypertension. 2011;57:314-22.
17. Wang Y, Harris DCH. Macrophages in Renal Disease. J Am Soc Nephrol. 2011;22:21-7.
18. Maguire JJ, Davenport AP. Endothelin@25 - new agonists, antagonists, inhibitors and emerging research frontiers: IUPHAR Review 12Br. J Pharmacol. 2014;171:5555-72.
19. Sorensen SS, Madsen JK, Pedersen EB. Systemic and renal effect of intravenous infusion of endothelin-1 in healthy human volunteers. Am J Physiol. 1994;266:F411-F418.
20. Haynes WG, Ferro CJ, O'Kane KPJ, et al. Systemic endothelin receptor blockade decreases peripheral vascular resistance and blood pressure in humans. Circulation. 1996;93:1860-70.
21. Tabit CE, Chung WB, Hamburg NM, et al. Endothelial dysfunction in diabetes mellitus: Molecular mechanisms and clinical implications. Rev Endocr Metab Disord. 2010;11:61–74.
22. Boyer O, Niaudet P. Hemolytic Uremic Syndrome: New developments in pathogenesis and treatment. Interl J Nephrol. 2011;2011:908407.
23. Noori M, Donald AE, Angelakopoulou A, et al. Prospective study of placental angiogenic factors and maternal vascular function before and after preeclampsia and gestational hypertension. Circulation. 2010;122:478-87
24. Bortolotto LA, Costa-Hong V, Jorgetti V, et al. Vascular changes in chronic renal disease patients with secondary hyperparathyroidism. J Nephrol. 2007;20:1-7.
25. Costa-Hong V, Jorgetti V, Gowdak LHW, et al. Parathyroidectomy reduces cardiovascular events and mortality in renal hyperparathyroidism. Surgery. 2007;142:699-703.

-se de uma doença multissistêmica peculiar à gestação. Hipertensão, proteinúria, comprometimento da função renal e sinais de microangiopatia compõem o quadro clínico. Tal como acontece no caso da síndrome hemolítico-urêmica, a patogenia não está completamente esclarecida. No entanto, o comprometimento do endotélio pode ser explicado pela redução da produção do VEGF gerada por um inibidor originário da placenta, causando a endoteliose, proteinúria e queda da filtração glomerular.[23]

As lesões endoteliais são também observadas na lesão renal aguda (LRA), provocadas por isquemia ou sepse e parecem estar associadas à ativação de fatores inflamatórios e ao aumento da expressão nas células endoteliais de moléculas que facilitam a adesão de células inflamatórias ao endotélio.

Alterações no endotélio microvascular renal são características relevantes da doença crônica do enxerto (DCE) e a principal causa de perda de função de transplantes renais. Nestes casos, a presença de antígenos de histocompatibilidade classe II no endotélio cortical renal desempenha um papel importante. Na DCE, observa-se depósito do marcador de ativação do sistema complemento, C4d, no endotélio e este achado é um preditor independente de fibrose intersticial e de perda do enxerto. Dados do nosso laboratório sugerem que o hiperparatireoidismo secundário exerce efeito negativo sobre a função endotelial de pacientes tratados por hemodiálise[24] e que a paratiroidectomia reduz a mortalidade cardiovascular.[25] Deficiência de vitamina D foi associada com disfunção endotelial em renais crônicos em um estudo.[26]

IMPLICAÇÕES TERAPÊUTICAS

As medidas gerais que beneficiam o sistema cardiovascular também melhoram a função endotelial. Entre elas, destacam-se a prática regular de exercícios, abstenção do tabaco, controle do peso, da dislipidemia, do diabetes e da hipertensão. O valor de intervenções mais específicas de proteção do endotélio, no entanto, ainda carecem de sólida comprovação experimental. A melhor opção consiste no uso de inibidores do sistema renina-angiotensina que aumentam a biodisponibilidade de óxido nítrico pela redução do estresse oxidativo. Outras drogas que possivelmente reduzem o estresse oxidativo, tais como vitamina E e N-acetilcisteína, apresentam potencial terapêutico e estão sendo avaliadas. O ácido fólico participa como cofator do catabolismo da ADMA e é habitualmente prescrito para pacientes renais crônicos, mas sua eficácia ainda é debatida. Uma outra abordagem consiste no uso de drogas que estimulam a preservação e reparação do endotélio renal. As tiazolidinedionas são fármacos utilizados no tratamento do diabetes e exercem seus efeitos pelo aumento da expressão da isoforma γ do PPAR (PPAR-γ) na membrana de vários tecidos, inclusive o endotélio. Em animais e em estudos in vitro, a ativação do receptor do PPAR-γ estimula regeneração das células endoteliais por fatores como o VEGF, além de aumentar a produção de óxido nítrico e inibir a síntese de endotelina-1.[27] Drogas que estimulam a angiogênese apresentam grande potencial terapêutico sob o ponto de vista teórico, mas existem problemas com o seu emprego devido à possibilidade de aumento da incidência de tumores e piora da retinopatia em diabéticos. O valor da eritropoetina continua sendo investigado. Em modelos experimentais e em seres humanos, a N-acetilcisteína (NAC), um redutor do estresse oxidativo, diminui a incidência da lesão renal aguda. Recentemente, o nosso grupo demonstrou que a NAC em doses máximas diminui em cerca de 50% a incidência de lesão renal aguda em pacientes com doença renal crônica submetidos à intervenção coronária.[28] Outros autores também demonstraram a importância do endotélio na lesão renal aguda.[29] Em pacientes com diabete tipo 2, *bardoxolone methyl*, um modulador da resposta inflamatória e antioxidante que atua como ativador da via Keap1-Nrf2[11] foi recentemente testado em seres humanos com resultados animadores quanto à preservação da filtração glomerular.[30] Atrasentan, um bloqueador da endotelina, reduziu proteinúria em pacientes com diabetes em um estudo.[31] Em ratos, o bloqueio da atividade de trombospondina-1 (TSP-1) reduz proteinúria nos animais diabéticos,[32] mas este tratamento ainda não foi avaliado. Estudos clínicos mais numerosos ainda são necessários nessa área bastante promissora.

CONCLUSÕES

O endotélio renal desempenha funções importantes na regulação da pressão arterial e da resistência e tônus vascular. Não é surpreendente, portanto, que o rim seja particularmente sensível à disfunção endotelial, que é encontrada praticamente em todos os pacientes com doença renal, nos quais desempenha papel primordial na evolução e prognóstico. Além disso, em algumas patologias renais a disfunção endotelial parece se encontrar no centro dos distúrbios responsáveis pela instalação da doença. Sob o ponto de vista clínico, existem ainda poucas modalidades de intervenção sobre o endotélio capaz de influenciar o curso das nefropatias. Faltam ainda métodos que permitam a avaliação direta do endotélio renal. Este

exercido sobre o glomérulo[21] contribuem para lesar e alterar a função do endotélio renal. No glomérulo, essas alterações levam a aumento da permeabilidade, com passagem de proteínas e de outras macromoléculas para o espaço urinário; proliferação mesangial com consequente esclerose glomerular; estimulação de fatores que favoreçam fibrose como endotelina e angiotensina-II. Hiperglicemia e produtos de glicação tecidual são particularmente nocivos, pois inativam o óxido nítrico e reduzem a expressão da eNOS no endotélio.[21]

A patogenia da síndrome hemolítico-urêmica e sua variante púrpura trombocitopênica trombótica ainda não foi completamente esclarecida, mas não existem dúvidas da participação do endotélio renal nas principais manifestações da síndrome, que inclui insuficiência renal aguda, hipertensão arterial e anemia hemolítica microangiopática. Recentes evidências sugerem que deficiência ou inativação de uma protease, provavelmente de origem endotelial, capaz de despolimerizar moléculas de alto peso molecular do fator de von Willebrand, é crítica para desencadear a síndrome.[22] O fator de von Willebrand de alto peso molecular, quando presente em altas concentrações no plasma, causa agregação plaquetária, tromboembolismo e lesão endotelial disseminada, mas que atinge sobretudo os rins. Essas alterações quase sempre vêm junto de outros sinais de disfunção endotelial, como aumento dos radicais livres de oxigênio e de fatores vasoconstritores e pró-trombóticos. Na síndrome hemolítico-urêmica causada por linhagens de *Escherichia coli* que expressam verotoxina, a maior suscetibilidade dos vasos corticais pode ser explicada pela abundância de receptores para verotoxina no endotélio cortical em comparação a outras regiões do rim.

A nefroesclerose maligna apresenta vários pontos em comum com a síndrome hemolítico-urêmica: hipertensão, elevação da resistência vascular renal, anemia hemolítica microangiopática, hipercoagulabilidade e fibrinólise. Tal como acontece no modelo de hipertensão induzida por L-NAME,[1] a renina plasmática é acentuadamente aumentada. Estas alterações são em grande parte devidas à destruição do endotélio renal.

A pré-eclâmpsia é outra condição na qual a participação do endotélio renal parece ser relevante. Trata-

Tabela 27.3 Alterações do endotélio em condições experimentais e clínicas.

Condição	Alteração	Tratamento	Referência
Administração de L-NAME (rato)	Redução de óxido nítrico, hipertensão, proteinúria, glomeruloesclerose, hiper-reninemia	L-arginina	1,2
Ablação renal (rato)	Redução de óxido nítrico, fibrose intersticial, proteinúria, uremia	L-arginina	7
Uropatia obstrutiva (rato)	Redução de óxido nítrico, fibrose intersticial	L-arginina	3
Diabetes espontânea (rato)	Redução de óxido nítrico, aumento da geração renal de angiotensina	L-arginina, inibidores da ECA	4,8
IRC humana	Aumento do estresse oxidativo	Inibidores da ECA	9,10,13
Endotelina EV (homem)	Vasoconstrição renal		19
Nefrite experimental e espontânea, diabetes e ablação renal (rato)	Hipertensão, proteinúria, fibrose intersticial, uremia	Bloqueio de ET_A/ET_B	18
Diabetes	Aumento da geração renal de angiotensina, radicais livres, redução de óxido nítrico	Inibidores da ECA	4,21
Síndrome hemolítico-urêmica	Destruição de endotélio, redução de óxido nítrico, hipertensão, uremia, hipercoagulação/fibrinólise	Plasma fresco (protease?)	22
Nefroesclerose maligna (homem)	Lesão de endotélio, redução de óxido nítrico, hipertensão, uremia, hipercoagulação/fibrinólise, hiper-reninemia	Inibidores da ECA	22,23
Pré-eclâmpsia	Lesão de endotélio, hipertensão, proteinúria	Aspirina	23

renal com aumento da resistência vascular.[19] Estes resultados indicam que o rim é particularmente sensível à ação da endotelina, que é sugerida em doenças renais por estudos em modelos animais com vários tipos de nefropatias, nos quais o bloqueio de receptores da endotelina resultou em atenuação dos sintomas.

Resultados positivos com o uso de bloqueadores foram observados em animais com nefrite de Heymann, nefrite espontânea autoimune, nefropatia da ciclosporina e diabete experimental, no modelo de ablação renal, e em vários tipos de insuficiência renal aguda.[18] Nestes modelos, o bloqueio da endotelina reduziu a proteinúria, o grau de fibrose intersticial e a pressão arterial, e melhorou a filtração glomerular, com intensidade variável. Existem poucos estudos clínicos com o uso de bloqueadores de receptores de endotelina. Em voluntários saudáveis, o bloqueio da endotelina causou queda da pressão arterial e da resistência vascular sistêmica.[20] Outras investigações estão em andamento em pacientes com hipertensão essencial. Trombospontina-1 (TSP-1) é um fator antiangiogênico inibidor da proliferação das células endoteliais e promotor da apoptose presente em macrófagos, em outras células inflamatórias e em células do parênquima renal em animais com nefropatia experimental. No rim normal, a produção de TSP-1 é pequena, mas é muito aumentada em vários modelos experimentais de nefropatia, especialmente pelas células mesangiais.[6] A TSP-1 promove rarefação vascular renal e isquemia; sua presença se correlaciona com a progressão da doença renal.

Outro inibidor da angiogênese associado ao desenvolvimento de doença renal crônica é a proteína SPARC (*secreted protein, acidic, cysteine-rich* [*osteonectin*]) que inibe a proliferação endotelial. Ela é reduzida em modelos de hipertrofia renal, como no diabetes, e aumentada em modelos que acompanham fibrose e rarefação vascular.[6]

A deficiência de fatores renoprotetores também faz parte da progressão da doença renal. A eritropoetina (EPO) é um fator de origem renal que regula a hematopoiese. Outras importantes ações da EPO compreendem inibição da apoptose e proteção contra os efeitos da isquemia por meio da ativação das vias JAK2-STAT5 e PI3K/AKT.[7] Estes efeitos são observados com o uso de doses de EPO reduzidas que não interferem na eritropoiese. Células endoteliais expressam receptores para a EPO, que, por sua vez, estimula a produção de óxido nítrico via ativação da oxidonitrico-sintase endotelial (eNOS) e aumenta o número de células progenitoras de células endoteliais. Uma vez que a EPO é reduzida na insuficiência renal, especula-se que esta deficiência pode contribuir para a progressão da nefropatia. No entanto, investigações em seres humanos ainda não demonstraram conclusivamente o efeito renoprotetor da EPO.

Como já foi referido, receptores para o VEGF estão presentes no endotélio. Este é um fator angiogênico constitutivamente expresso pelas células do epitélio visceral da membrana basal glomerular (podócitos) e em células tubulares renais. O VEGF aumenta a atividade da eNOS no endotélio e protege o endotélio contra vários tipos de agressões vasculares; é reduzido na doença renal e esta deficiência contribui para a redução da regeneração de células endoteliais lesadas. Citocinas inflamatórias, tais como IL-1β, TNF-α e IL-6, reduzem a expressão de VEGF pelas células renais.

BIOMARCADORES DA FUNÇÃO ENDOTELIAL

Devido à importância da disfunção endotelial na patogênese das nefropatias, métodos que permitam a detecção precoce do comprometimento do endotélio, sobretudo renal, têm potencial importância clínica. Embora ainda não incluídos na prática corrente, estes marcadores podem ser usados no futuro para avaliar a gravidade e a progressão das nefropatias, além de verificar a eficácia de intervenções terapêuticas. Dentre os mais promissores, estão a determinação dos níveis da ADMA, das micropartículas endoteliais e das células progenitoras do endotélio circulantes e citocinas inflamatórias. Estes marcadores, no entanto, não são específicos das doenças renais, podendo estar alterados na disfunção endotelial sistêmica.

ENDOTÉLIO EM ALGUNS TIPOS DE DOENÇA RENAL

Como vimos, o endotélio participa da progressão de diversos tipos de nefropatias. Existem algumas doenças nas quais a disfunção endotelial desempenha papel central na patogenia. Dentre estas, se encontram a nefropatia diabética, a síndrome hemolítico-urêmica e a pré-eclâmpsia. A Tabela 27.3 resume as principais alterações endoteliais encontradas em patologia humana e em modelos experimentais, e as abordagens terapêuticas utilizadas ou que se encontram em fase de avaliação. O diabetes pode ser considerado o protótipo da doença na qual o comprometimento do endotélio é quase constante, dado o grande número de fatores capazes de agredir este tecido. Dislipidemia, hipertensão, hiperglicemia, aumento dos radicais livres e estresse mecânico

antioxidantes. Marcadores de estresse oxidativo foram descritos em renais crônicos.[9] Os radicais livres inativam o óxido nítrico, causando alterações funcionais renais como as descritas no item anterior, além de favorecer aterogênese, apoptose e proliferação celular.[10] Radicais livres são gerados por várias células e tecidos. No rim, suas principais fontes são as células endoteliais, glomerulares e intersticiais. A geração de radicais livres é elevada quando o endotélio torna-se disfuncional. Células inflamatórias, especialmente macrófagos,[11] são também sítios importantes de geração de espécies reativas de oxigênio. Estas células estão presentes em infiltrados intersticiais na maioria das nefropatias.

O estresse oxidativo pode ser devido não apenas ao aumento de geração de radicais livres, mas também à diminuição de fatores antioxidantes. O Nrf2 (*nuclear factor-erythroid-2-related factor 2*) controla a expressão de vários genes envolvidos na atividade anti-oxidante. A deficiência desse fator foi amplamente documentada na doença renal crônica[11] e provavelmente contribui para o aumento do estresse oxidativo nesta condição.

Na doença renal crônica, além do estresse oxidativo, outros fatores contribuem para a redução da disponibilidade de óxido nítrico. Assim, a geração de óxido é comprometida na doença renal devido a inibição competitiva da enzima NOS pela dimetilarginina assimétrica (ADMA). Este composto é normalmente produzido por diversas células, inclusive as células endoteliais a partir do metabolismo protéico, sendo que seu catabolismo é inibido na insuficiência renal. Isto se deve à redução da produção pelos rins da enzima dimetilarginina dimetilamino-hidrolase (DDAH) que hidrolisa ADMA. Simultaneamente, na doença renal, a excreção de ADMA é reduzida aumentando a sua concentração sistêmica. O acúmulo de ADMA na circulação se correlaciona com várias alterações características da deficiência de óxido nítrico, tais como hipertensão e aterosclerose, e é um fator de risco independente de morte e de eventos cardiovasculares em pacientes com doença renal crônica. Em seres humanos, a infusão de ADMA aumenta a resistência vascular sistêmica e a pressão arterial, além de reduzir o fluxo plasmático renal e a excreção renal de sódio. Finalmente, a ADMA favorece a geração de radicais livres, possivelmente via produção local de angiotensina, e reduz o número de células progenitoras do endotélio na circulação.

Outro aspecto importante é a relação entre disfunção endotelial e doença cardiovascular em pacientes renais crônicos. A uremia crônica vem acompanhada de alta morbidade e mortalidade cardiovascular, enquanto na população em geral o estresse oxidativo correlaciona-se com doença cardiovascular.[12] A relação entre estresse oxidativo e complicações cardiovasculares nesses indivíduos continua sendo motivo de debate na literatura.[13] A utilização de antioxidantes parece reduzir as complicações cardiovasculares em pacientes com insuficiência renal avançada.[14] Em pacientes com insuficiência renal menos grave não existem informações a respeito. Intervenções destinadas a reduzir o estresse oxidativo podem interferir na progressão das nefropatias crônicas. Neste sentido, inibidores do sistema renina-angiotensina têm se mostrado promissores como medicamentos que podem reduzir o estresse oxidativo.[10]

OUTROS FATORES ENVOLVIDOS NA EVOLUÇÃO DAS NEFROPATIAS

As células endoteliais de animais e pacientes com nefropatia crônica são submetidas a estresse mecânico resultante de estiramento e aumento da pressão hidrostática. Estas alterações tornam o endotélio disfuncional e colaboram para estimular a produção pelo endotélio e por outras células autóctones ou infiltrativas de uma grande variedade de fatores pró-fibrose, tais como TGF-β, endotelina, angiotensinogênio, fibronectina e laminina.[15] A angiotensina-II gerada na circulação renal, além de promover elevação da pressão intraglomerular, estimula proliferação celular, atrai células inflamatórias e promove fibrose possivelmente mediada pelo TGF-β. A constatação de que a angiotensina-II é capaz de gerar radicais livres é de interesse para a patogênese da disfunção endotelial nas nefropatias.[16] A atividade da cicloxigenase endotelial é aumentada em modelos de insuficiência renal, favorecendo a produção de prostaciclina, tromboxano e prostaglandina F2-α.[15] Estes fatores atraem células inflamatórias. Finalmente, o óxido nítrico derivado da forma induzível da NOS (iNOS), liberado sobretudo por células inflamatórias, exerce efeitos citopáticos e participa da patogênese de nefropatias experimentais.[17]

Endotelina (ET) é um peptídeo de 21 aminoácidos produzido em três isoformas, ET-1, ET-2 e ET-3, via endotélio, rins, cérebro e pulmões.[18] Os efeitos fisiológicos da ET são mediados pelos receptores ET_A e ET_B. A estimulação de ET_A causa vasoconstrição e proliferação celular, enquanto a ligação a ET_B aumenta a produção de óxido nítrico pelo endotélio acompanhada por vasodilatação. A endotelina também é implicada como mediador da resposta inflamatória. A infusão endovenosa de ET-1 no homem, em doses que não alteram a pressão arterial, resulta em acentuada vasoconstrição da rede vascular, diminuindo o fornecimento de oxigênio e de nutrientes para os tecidos. O comprometimento da integridade endotelial desempenha papel central no estabelecimento das lesões renais, tanto em doenças crônicas como agudas. De fato, a disfunção endotelial é atualmente considerada um dos processos-chave na evolução das nefropatias de todas as causas.

Devido à sua localização estratégica entre o sangue e o parênquima, o endotélio vascular renal é o alvo primário de vários processos mórbidos, como glomerulonefrites, vasculites, nefrite lúpica, pré-eclâmpsia, síndrome hemolítico-urêmica (SHU), insuficiência renal aguda (IRA), doença crônica do enxerto e na progressão da doença renal. Em todas essas condições o dano endotelial tem papel patogenético importante. A diversidade do endotélio vascular renal explica em parte as manifestações clínicas e patológicas do rim frente a diversos fatores de agressão. Estes aspectos serão discutidos em detalhe mais adiante.

ÓXIDO NÍTRICO E O RIM

O óxido nítrico é um dos principais fatores endoteliais que controlam a homeostase vascular. O endotélio, por meio da liberação do óxido, promove vasodilatação e inibe inflamação, trombose e proliferação celular. A função dessa substância na regulação da hemodinâmica renal é melhor avaliada em linhagens de animais nos quais o gene da enzima constitutiva oxidonitrico-sintase (NOS) é abolido ou em experimentos nos quais a função dessa enzima é bloqueada pelo inibidor competitivo N-nitro L-arginina metil éster (L-NAME). Esses animais apresentam aumento das pressões arterial sistêmica e capilar glomerular, queda da filtração glomerular e redução do coeficiente de filtração e do fluxo plasmático renal.[1] Essas anomalias se acompanham de nítida elevação da renina plasmática, proteinúria, e, em fases mais tardias, de esclerose glomerular,[2] e são total ou parcialmente revertidas pela administração de L-arginina.[3,4] Esses achados sugerem que fatores capazes de interferir na síntese e a liberação de óxido nítrico podem causar alterações funcionais e até lesões irreversíveis nos rins.

ENDOTÉLIO E PROGRESSÃO DAS NEFROPATIAS

A integridade das células endoteliais é essencial para a sobrevida de outras células em decorrência do papel do endotélio como intermediário no fornecimento de oxigênio e nutrientes para os tecidos. Um dos problemas mais complexos em nefrologia diz respeito à tendência de várias doenças renais, das mais diversas causas, evoluírem para uremia terminal mesmo após o aparente controle ou extinção dos agentes iniciantes. A explicação clássica para esse fenômeno indica que ajustes hemodinâmicos em resposta à redução da população de néfrons causam aumento da pressão intraglomerular, que, por sua vez, levam a alterações permanentes na estrutura endotelial e de outras células com consequente destruição progressiva dos néfrons sobreviventes. Recentemente, novas evidências sugerem que soma-se ao fator hemodinâmico um componente isquêmico devido à contínua destruição do endotélio e diminuição do número dos vasos, levando à rarefação vascular. Nesse sentido, a deficiência do VEGF causada pela interferência de fatores pró-inflamatórios, tais como IL-1β, IL-6 e TNF-α, parece desempenhar papel importante. A deficiência do VEGF impede a restauração das células endoteliais e contribui para a rarefação vascular. Este último fenômeno acrescenta à agressão hemodinâmica descrita um componente de isquemia que acelera a destruição dos néfrons remanescentes.

A redução do óxido nítrico que acompanha a doença renal resulta da diminuição de síntese ou aumento da destruição ou ambos. Em vários modelos animais de insuficiência renal observa-se hipertensão glomerular, proteinúria e diminuição do fluxo plasmático renal, lembrando as anormalidades observadas nos exemplos de animais deficientes em óxido nítrico já discutidos. A correção dessa deficiência por administração prolongada de L-arginina resulta em melhora do fluxo plasmático renal e da proteinúria, e redução da pressão intraglomerular em alguns modelos.[3,5-7] Em ratos diabéticos, a L-arginina, por favorecer a síntese de óxido nítrico, também reduz a pressão glomerular e a proteinúria.[8] Talvez mais importante é a constatação de que a melhora do metabolismo do óxido nítrico em alguns modelos acompanha a atenuação da reação inflamatória e da fibrose intersticial. Como se sabe, a fibrose intersticial, em particular, é um dos mais sensíveis marcadores de evolução desfavorável das doenças renais e, em geral, é precedida por inflamação local. Existe atualmente grande interesse na determinação dos fatores que interferem na produção e/ou destruição de óxido nítrico nas nefropatias e na busca de meios de reverter estas anomalias. Um dos candidatos é o estresse oxidativo mediado por radicais livres.

ESTRESSE OXIDATIVO E DOENÇA RENAL CRÔNICA

O estresse oxidativo resulta do desequilíbrio entre a formação de radicais livres e mecanismos de defesa

capítulo 27

José Jayme Galvão de Lima

Rim e Endotélio

INTRODUÇÃO

O endotélio é um dos órgãos mais vastos do corpo e desempenha importantes funções na regulação da pressão arterial, tônus vascular, hemodinâmica, neurotransmissão e coagulação, entre outros. Por esses motivos, a disfunção endotelial tem consequências que atingem praticamente todo o organismo (Tabela 27.1). O objetivo desse capítulo é discutir a disfunção endotelial sob o ponto de vista de suas relações com o rim.

Tabela 27.1 Alterações vasculares associadas a disfunção endotelial.

Tromboembolismo
Agregação plaquetária
Fatores de coagulação
Moléculas de adesão endotelial
Vasoconstrição
Tônus vascular
Reatividade vascular
Efeitos tróficos
Hipertrofia
Hiperplasia
Lesão vascular
Fibrose
Aterogênese
Estresse oxidativo
Inflamação

ENDOTÉLIO RENAL

As características morfológicas e funcionais do endotélio renal variam marcadamente nas diferentes regiões do rim, refletindo multiplicidade das funções do órgão (Tabela 27.2). Essas diferenças são mais evidentes quando comparamos as regiões cortical e medular. Assim, as células endoteliais que revestem os capilares glomerulares, associadas sobretudo à filtração glomerular, são fenestradas, isto é, descontínuas, o que facilita a passagem do filtrado. Essas células secretam tanto óxido nítrico como endotelina-1, angiotensina e TNF-α, expressam antígenos de histocompatibilidade classe II (HLA-DR) e receptores para o fator de crescimento endotelial (VEGF). Este último é produzido principalmente pelos podócitos, aumenta a permeabilidade endotelial, promove a formação de fenestras e é fundamental nos processos de reparação do endotélio. Em contrapartida, o endotélio que reveste a vasa reta apresenta canais de transporte de água e de ureia, e apenas aquele associado à porção ascendente da alça de Henle é fenestrado.

Tabela 27.2 Características morfológicas e funcionais do endotélio renal.

Vaso	Endotélio	Função principal
Arteríola aferente	Não fenestrado	Regulação do fluxo sanguíneo glomerular
Capilar glomerular	Fenestrado, sem diafragma	Filtração seletiva de macromoléculas
Arteríola eferente	Não fenestrado	Regulação da fração de filtração
Plexo peritubular	Fenestrado	Absorção isosmótica de água e eletrólitos
Vasa reta descendente	Não fenestrado	Permutador em contra-corrente
Vasa reta ascendente	Fenestrado com diafragma	Permutador e multiplicador em contra-corrente

Em condições basais, o endotélio mantém os vasos em um estado de relativa dilatação e libera substâncias que se opõem à agregação plaquetária e à fibrose. Agressão endotelial por condições como hipertensão, diabetes e aumento de radicais livres tornam o endotélio vasoconstritor e pró-trombótico. A disfunção endotelial pode progredir para destruição do endotélio e redução

Seção VII

Rim e Hipertensão

286. Adisakwattana S, Ngamrojanavanich N, Kalampakorn K, et al. Inhibitory activity of cyanidin-3-rutinoside on alpha-glucosidase. J Enzyme Inhib Med Chem. 2004;19:313–6.
287. Matsui T, Ueda T, Oki T, et al. Alpha-Glucosidase inhibitory action of natural acylated anthocyanins. 2. alpha-Glucosidase inhibition by isolated acylated anthocyanins. J Agric Food Chem. 2001;49:1952–6.
288. Matsui T, Ueda T, Oki T, et al. Alpha-Glucosidase inhibitory action of natural acylated anthocyanins. Survey of natural pigments with potent inhibitory activity. J Agric Food Chem. 2001;49:1948–51.
289. Lee DS, Lee SH. Genistein, a soy isoflavone, is a potent alpha-glucosidase inhibitor. FEBS Lett. 2001;501:84–6.
290. Adisakwattana S, Chantarasinlapin P, Thammarat H, et al. A series of cinnamic acid derivatives and their inhibitory activity on intestinal alpha-glucosidase. J Enzyme Inhib Med Chem. 2009;24:1194–200.
291. Chauhan A, Gupta S, Mahmood A. Effect of tannic acid on brush border disaccharidases in mammalian intestine. Indian J Exp Biol. 2007;45:353–8.
292. Schafer A, Hogger P. Oligomeric procyanidins of French maritime pine bark extract (Pycnogenol) effectively inhibit alpha--glucosidase. Diabetes Res Clin Pract. 2007;77:41–6
293. Welsch CA, Lachance PA, Wasserman BP. Dietary phenolic compounds: Inhibition of Na+ − dependent D-glucose uptake in rat intestinal brush border membrane vesicles. J Nutr. 1989;119:1698–704.
294. Cermak R, Landgraf S, Wolffram S. Quercetin glucosides inhibit glucose uptake into brushborder-membrane vesicles of porcine jejunum. Br J Nutr. 2004;91:849–55.
295. Kobayashi Y, Suzuki M, Satsu H, et al. Green tea polyphenols inhibit the sodium-dependent glucose transporter of intestinal epithelial cells by a competitive mechanism. J Agric Food Chem. 2000;48:5618–23.
296. Shimizu M, Kobayashi Y, Suzuki M, et al. Regulation of intestinal glucose transport by tea catechins. Biofactors. 2000;13:61–5.
297. Johnston K, Sharp P, Clifford M, et al. Dietary polyphenols decrease glucose uptake by human intestinal Caco-2 cells. FEBS Lett. 2005;579:1653–7.
298. Li JM, Che CT, Lau CB, et al. Inhibition of intestinal and renal Na+ − glucose cotransporter by naringenin. Int J Biochem Cell Biol. 2006;38:985–95.
299. Song J, Kwon O, Chen S, et al. Flavonoid inhibition of sodium-dependent vitamin C transporter 1 (SVCT1) and glucose transporter isoform 2 (GLUT2), intestinal transporters for vitamin C and Glucose. J Biol Chem. 2002;277:15252–60.
300. Zhang ZF, Li Q, Liang J, et al. Epigallocatechin-3-Ogallate (EGCG) protects the insulin sensitivity in rat L6 muscle cells exposed to dexamethasone condition. Phytomedicine. 2010;17:14–8.
301. Park CE, Kim MJ, Lee JH, et al. Resveratrol stimulates glucose transport in C2C12 myotubes by activating AMP-activated protein kinase. Exp Mol Med. 2007;39:222–9.
302. Guarente L. Sirtuins, aging, and medicine. N Eng J Med. 2013;364:2235–44.
303. Deng JY, Hsieh PS, Huang JP, et al. Activation of estrogen receptor is crucial for resveratrol-stimulating muscular glucose uptake via both insulin-dependent and − independent pathways. Diabetes. 2008;57:1814–23.
304. Breen DM, Sanli T, Giacca A, et al. Stimulation of muscle cell glucose uptake by resveratrol through sirtuins and AMPK. Biochem Biophys Res Commun. 2008;374:117–22.
305. Lagouge M, Argmann C, Gerhart-Hines Z, et al. Resveratrol improves mitochondrial function and protects against metabolic disease by activating SIRT1 and PGC-1alpha. Cell. 2006;127:1109–22.
306. Fang XK, Gao J, Zhu DN. Kaempferol and quercetin isolated from Euonymus alatus improve glucose uptake of 3T3-L1 cells without adipogenesis activity. Life Sci. 2008;82:615–22.
307. Wolfram S, Raederstorff D, Preller M, et al. Epigallocatechin gallate supplementation alleviates diabetes in rodents. J Nutr. 2006;136:2512–8.
308. Collins QF, Liu HY, Pi J, et al. Epigallocatechin-3-gallate (EGCG), a green tea polyphenol, suppresses hepatic gluconeogenesis through 50 -AMP-activated protein kinase. J Biol Chem. 2007;282:30143–9.

255. Semba RD, Nicklett EJ, Ferrucci L. Does accumulation of advanced glycation end products contribute to the aging phenotype? J Gerontol A Biol Sci Med Sci. 2010;65:963–75.
256. Kilhovd BK, Juutilainen A, Ronemaa T, et al. Increased serum levels of advanced glycation end products predict total, cardiovascular and coronary mortality in women with type 2 diabetes: a population-based 18 year follow-up study. Diabetologia. 2007;50:1409–17.
257. Samuel VT, Petersen KF, Shulman GI. Lipid-induced insulin resistance: unravelling the mechanism. Lancet. 2010;375:2267–77.
258. Bucala R, Makita Z, Vega G, et al. Modification of low density lipoprotein by advanced glycation end products contributes to the dyslipidemia of diabetes and renal insufficiency. Proc Natl Acad Sci USA. 1994;91:9441–5.
259. Verma N, Manna SK. Advanced glycation end products (AGE) potently induce autophagy through activation of RAF kinase and NF-κB. J Biol Chem. 2016;291(3):1481-91.
260. Adachi T, Inoue M, Hara H, et al. Relationship of plasma extracellular-superoxide dismutase level with insulin resistance in type 2 diabetic patients. J Endocrinol. 2004;181:413–7.
261. Liang F, Kume S, Koya D. SIRT1 and insulin resistance. Nat Rev Endocrinol. 2009;5:367–73.
262. Yoshizaki T, Milne JC, Imamura T, et al. SIRT1 exerts anti-inflammatory effects and improves insulin sensitivity in adipocytes. Mol Cell Biol. 2009;29:1363–74.
263. de Kreutzenberg SV, Ceolotto G, Papparella I, et al. Downregulation of the longevity-associated protein sirtuin 1 in insulin resistance and metabolic syndrome: potential biochemical mechanisms. Diabetes. 2010;59:1006–15.
264. Migliaccio E, Giorgio M, Mele S, et al. The p66shc adaptor protein controls oxidative stress response and life span in mammals. Nature. 1999;402:309–13.
265. Bierhaus A, Shiekofer S, Schwaninger M, et al. Diabetes-associated sustained activation of the transcription factor nuclear factor-κB. Diabetes. 2001;50:2792–808.
266. Basta G, Schmidt AM, De Caterina R. Advanced glycation end products and vascular inflammation: implications for accelerated atherosclerosis in diabetes. Cardiovasc Res. 2004;63:582–92.
267. Borra MT, Smith BC, Denu JM. Mechanism of human SIRT1 activation by resveratrol. J Biol Chem. 2005;280:17187–95.
268. Langley E, Pearson M, Faretta M, et al. Human SIR2 deacetylates p53 and antagonizes PML/p53-induced cellular senescence. EMBO J 2002;21:2383–96.
269. Sadowska-Bartoz I, Galiniak S, Barttoz G. Polypenols protect against protein glycation. Free Rad Biol Med. 2014;75(suppl1):S47.
270. Orgaard A, Jensen L. The effects of soy isoflavones on obesity. Exp Biol Med. 2008;233:1066–80.
271. Wolfram S. Effects of green tea and EGCG on cardiovascular and metabolic health. J Am Coll Nutr. 2007;26:373S–88S.
272. Jang HJ, Ridgeway SD, Kim J. Effects of the green tea polyphenol epigallocatechin-3-gallate on high-fat diet-induced insulin resistance and endothelial dysfunction. Am J Physiol Endocrinol Metab. 2013;305(12):E1444-E1451.
273. van Dam RM, Hu FB. Coffee consumption and risk of type 2 diabetes: A systematic review. JAMA. 2005;294:97–104.
274. Zunino S. Type 2 diabetes and glycemic response to grapes or grape products. J Nutr. 2009;139:1794S–800S.
275. Boyer J, Liu RH. Apple phytochemicals and their health benefits. Nutr J. 2004;3:5.
276. Hui H, Tang G, Go VL. Hypoglycemic herbs and their action mechanisms. Chin Med. 2009;4:11.
277. Iwai K, Kim MY, Onodera A, et al. Alpha-glucosidase inhibitory and antihyperglycemic effects of polyphenols in the fruit of Viburnum dilatatum Thunb. J Agric Food Chem. 2006;54:4588–92.
278. Tadera K, Minami Y, Takamatsu K, et al. Inhibition of alpha-glucosidase and alpha amylase by flavonoids. J Nutr Sci Vitaminol. 2006;52:149–53.
279. Lo Piparo E, Scheib H, Frei N, et al. Flavonoids for controlling starch digestion: Structural requirements for inhibiting human alpha-amylase. J Med Chem. 2008;51:3555–61.
280. Kim JS, Kwon CS, Son KH. Inhibition of alpha-glucosidase and amylase by luteolin, a flavonoid. Biosci Biotechnol Biochem. 2000;64:2458–61.
281. Funke I, Melzi MF. Effect of different phenolic compounds on alpha-amylase activity: Screening by microplate-reader based kinetic assay. Pharmazie. 2005;60:796–7.
282. Narita Y, Inouye K. Kinetic analysis and mechanism on the inhibition of chlorogenic acid and its components against porcine pancreas alpha-amylase isozymes I and II. J Agric Food Chem. 2009;57:9218–25.
283. McDougall GJ, Shpiro F, Dobson P, et al. Different polyphenolic components of soft fruits inhibit alpha-amylase and alpha--glucosidase. J Agric Food Chem. 2005;53:2760–6.
284. Lee YA, Cho EJ, Tanaka T, et al. Inhibitory activities of proanthocyanidins from persimmon against oxidative stress and digestive enzymes related to diabetes. J Nutr Sci Vitaminol. 2007;53:287–92.
285. Adisakwattana S, Charoenlertkul P, Yibchok-Anun S. Alpha-Glucosidase inhibitory activity of cyanidin-3-galactoside and synergistic effect with acarbose. J Enzyme Inhib Med Chem. 2009;24:65–9.

228. Avellone G, Di Garbo V, Campisi D, et al. Effects of moderate Sicilian red wine consumption on inflammatory biomarkers of atherosclerosis. Eur J Clin Nutr. 2006;60:41–7.
229. Droste DW, Iliescu C, Vaillant M, et al. A daily glass of red wine associated with lifestyle changes independently improves blood lipids in patients with carotid atherosclerosis: results from a randomized controlled trial. Nutr J. 2013;12:147.
230. Rifler JP, Lorcerie F, Durand P, et al. A moderate red wine intake improves blood lipid parameters and erythrocytes membrane fluidity in post myocardial infarct patients. Mol Nutr Food Res. 2011;56:345–51.
231. Estruch R, Sacanella E, Mota F, et al. Moderate consumption of red wine, but not gin, decreases erythrocyte superoxide dismutase activity: A randomised cross-over trial. Nutr Metab Cardiovasc Dis. 2011;21:46–53.
232. Chiva-Blanch G, Urpi-Sarda M, Ros E, et al. Effects of red wine polyphenols and alcohol on glucose metabolism and the lipid profile: a randomized clinical trial. Clin Nutr. 2013;32(2):200-6.
233. De Oliveira E, Silva ER, Foster D, et al. Alcohol consumption raises HDL cholesterol levels by increasing the transport rate of apolipoproteins A-I and A-II. Circulation. 2000;102:2347-52.
234. Nishiwaki M, Ishikawa T, Ito T, et al. Effects of alcohol on lipoprotein lipase, hepatic lipase, cholesteryl ester transfer protein, and lecithin: cholesterol acyltransferase in high-density lipoprotein cholesterol elevation. Atherosclerosis. 1994;111:99-109
235. Taskinen MR, Nikkila EA, Valimaki M, et al. Alcohol-induced changes in serum lipoproteins and in their metabolism. Am Health J. 1987;113:458-64.
236. Leifert WR, Abeywardena MY. Grape seed and wine polyphenol extracts inhibit cellular cholesterol uptake, cell proliferation, and 5-lipoxygenase acitivity. Nutr Res. 2008;28:842-50.
237. Yashiro T, Nanmoku M, Shimizu M, et al. Resveratrol increases the expression and activity of the low density lipoprotein receptor in hepatocytes by the proteolytic activation of the sterol regulatory element-binding proteins. Atherosclerosis. 2012;220(2):369-74.
238. Koppes LL, Dekker JM, Hendriks HF, et al. Moderate alcohol consumption lowers the risk of type 2 diabetes: a meta-analysis of prospective observational studies. Diabetes Care. 2005;28:719–25.
239. Baliunas DO, Taylor BJ, Irving H, et al. Alcohol as a risk factor for type 2 diabetes: A systematic review and meta-analysis. Diabetes Care. 2009;32:2123–32.
240. Kim SH, Abbasi F, Lamendola C, et al. Effect of moderate alcoholic beverage consumption on insulin sensitivity in insulinresistant, nondiabetic individuals. Metabolism. 2009;58:387–92.
241. Napoli R, Cozzolino D, Guardasole V, et al. Red wine consumption improves insulin resistance but not endothelial function in type 2 diabetic patients. Metabolism. 2005;54:306–13.
242. Cai W, Torreggiani M, Zhu L, et al. AGER1 regulates endothelial cell NADPH oxidase-dependent oxidant stress via PKC-delta: implications for vascular disease. Am J Physiol Cell Physiol. 2009;298:C624–C634.
243. Kota SK, Meher LK, Kota SK, et al. Implications of serum paraoxanase activity in obesity, diabetes mellitus, and dyslipidemia. Indian J Endocrinol Metab. 2013;17(3):402-12.
244. Bachetti T, Masciangelo S, Armeni T, et al. Glycation of human high density lipoprotein by methoxilglyoxal: effects on HDK--paraoxanase activity. Metabolism. 2014;63(3):307-11.
245. Shen Y, Ding FH, Sun JT, et al. Association of elevated apoA-I glycation and reduced HDL-associated paraoxanase1, 3 activity, and their interaction with angiographic severity of coronary disease in patients with type 2 diabetes mellitus. Cardiovasc Diabetol. 2015;14:52.
246. Taniguchi CM, Emanuelli B, Kahn CR. Critical nodes in signalling pathways: insights into insulin action. Nat Rev Mol Cell Biol. 2006;7:85–96.
247. Cusi K, Maezono K, Osman A, et al. Insulin resistance differentially affects the PI 3-kinase- and MAP kinase-mediated signaling in human muscle. J Clin Invest. 2000;105:311–20.
248. Das Evcimen N, King GL. The role of protein kinase C activation and the vascular complications of diabetes. Pharmacol Res. 2007;55:498–510.
249. Rask-Madsen C, King GL. Proatherosclerotic mechanisms involving protein kinase C in diabetes and insulin resistance. Arterioscler Thromb Vasc Biol. 2005;25:487–96.
250. Brownlee M. Biochemistry and molecular cell biology of diabetic complications. Nature. 2001;414:813–20.
251. Fu MX, Requena JR, Jenkins AJ, et al. The advanced glycation end product, Nepsilon-(carboxymethyl)lysine, is a product of both lipid peroxidation and glycoxidation reactions. J Biol Chem. 1996;271:9982–6.
252. Schalkwijk CG, Stehouwer CD, van Hinsbergh VW. Fructose-mediated non-enzymatic glycation: sweet coupling or bad modification. Diabetes Metab Res Rev. 2004;20:369–82.
253. Zhang Q, Ames JM, Smith RD, et al. A perspective on the Maillard reaction and the analysis of protein glycation by mass spectrometry: probing the pathogenesis of chronic disease. J Proteome Res. 2009;8:754–69.
254. Monnier VM, Bautista O, Kenny D, et al. Skin collagen glycation, glycoxidation, and crosslinking are lower in subjects with long--term intensive versus conventional therapy of type 1 diabetes: relevance of glycated collagen products versus HbA1c as markers of diabetic complications. DCCT Skin Collagen Ancillary Study Group Diabetes Control and Complications Trial. Diabetes. 1999;48:870–80.

202. Toth A, Sandor B, Papp J, et al. Moderate red wine consumption improves hemorheological parameters in healthy volunteers. Clin Hemorheol Microcirc. 2014;56(1):13-23:
203. Tousoulis D, Ntarladimas I, Antoniades C, et al. Acute effects of different alcoholic beverages on vascular endothelium, inflammatory markers and thrombosis fibrinolysis system. Clin Nutr. 2008;27:594–600.
204. Djousse L, Pankow JS, Arnett DK, et al. Alcohol consumption and plasminogen activator inhibitor type 1: The National Heart, Lung, and Blood Institute Family Heart Study. Am Heart J. 2000;139(4):704–9.
205. Rimm EB, Williams P, Fosher K, et al. Moderate alcohol intake and lower risk of coronary heart disease: Meta-analysis of effects on lipids and hemostatic factors. BMJ. 1999;319(7224):1523–8.
206. Pace-Asciak CR, Hahn S, Diamandis EP, et al. The red wine phenolics trans-resveratrol and quercetin block human platelet aggregation and eicosanoid synthesis: Implications for protection against coronary heart disease. Clin Chim Acta. 1995;235:207–19.
207. Olas B, Wachowicz B, Saluk-Juszczak J, et al. Effect of resveratrol, a natural polyphenolic compound, on platelet activation induced by endotoxin or thrombin. Thromb Res. 2002;107:141–5
208. Wang Z, Huang Y, Zou J, et al. Effects of red wine and wine polyphenol resveratrol on platelet aggregation in vivo and in vitro. Int J Mol Med. 2002;9:77–9.
209. Fragopoulou, E, Nomikos T, Antonopoulou S, et al. Separation of biologically active lipids from red wine. J Agric Food Chem. 2000;48:1234–8
210. Yang Y, Wang X, Zhang L, et al. Inhibitory effects of resveratrol on platelet activation induced by thromboxane a(2) receptor agonist in human platelets. Am J Chin Med. 2011;39:145–59
211. Oh WJ, Endale M, Park SC, et al. Dual Roles of Quercetin in Platelets: Phosphoinositide-3-Kinase and MAP Kinases Inhibition and cAMP-Dependent Vasodilator-Stimulated Phosphoprotein Stimulation. Evid-Bas Complement Altern Med. 2012;2012:485262.
212. Janssen K, Mensink RP, Cox FJ, et al. Effects of the flavonoids quercetin and apigenin on hemostasis in healthy volunteers: results from an in vitro and a dietary supplement study. Am J Clin Nutr. 1998;67:255–62.
213. Fan PS, Gu ZL, Liang ZQ. Effect of quercetin on adhension of platelets to microvascular endothelial cells in vitro. Acta Pharmacol. 2001;22:857–60.
214. Hubbard GP, Stevens JM, Cicmil M, et al. Quercetin inhibits collagen-stimulated platelet activation through inhibition of multiple components of the glycoprotein VI signaling pathway. J Thromb Haemost. 2003;1 (5):1079–88.
215. Nelson S, Bagby GJ, Bainton BG, et al. The effects of acute and chronic alcoholism on tumor necrosis factor and the inflammatory response. J Infect Dis. 1989;160:422–9.
216. Kolls JK, Xie J, Lei D, et al. Differential effects of in vivo ethanol on LPS-induced TNF and nitric oxide production in the lung. Am J Physiol. 1995;268:L991–8.
217. Szabo G, Mandrekar P, Catalano D. Inhibition of superantigeninduced T cell proliferation and monocyte IL-1 beta, TNF-alpha, and IL-6 production by acute ethanol treatment. J Leukoc Biol. 1995;58:342–50.
218. Verma BK, Fogarasi M, Szabo G. Down-regulation of tumor necrosis factor alpha activity by acute ethanol treatment in human peripheral blood monocytes. J Clin Immunol. 1993;13:8–22.
219. Chiva-Blanch G, Urpi-Sarda M, Llorach R, et al. Differential effects of polyphenols and alcohol of red wine on the expression of adhesion molecules and inflammatory cytokines related to atherosclerosis: a randomized clinical trial. Am Clin Nut. 2012;95:326–34.
220. Wannamethee SG, Lowe GD, Shaper G, et al. The effects of different alcoholic drinks on lipids, insulin and haemostatic and inflammatory markers in older men. Thromb Haemost. 2003;90:1080–7.
221. Estruch R, Sacanella E, Badia E, et al. Different effects of red wine and gin consumption on inflammatory biomarkers of atherosclerosis: a prospective randomized crossover trial; effects of wine on inflammatory markers. Atherosclerosis. 2004;175:117–23.
222. Grefen FR, Karin M. The IKK/NFKB activation pathway – a target for prevention and treatment of cancer. Cancer Letters. 2004;206:193–9
223. Schubert SY, Neeman I, Resnick N. A novel mechanism for the inhibition of NF-κB activation in vascular endothelial cells by natural antioxidants. FASEB J. 2002;16(14):1931–3.
224. Martinez N, Casos K, Simonetti P, et al. De-alchoolized white and red wines decreases inflammatory makers and NF-κB in atheroma plaques in apoE-deficient mice. Eur J Nutr. 2013;52(2):737–47.
225. Rimm EB, Williams P, Fosher K, et al. Moderate alcohol intake and lower risk of coronary heart disease: meta-analysis of effects on lipids and haemostatic factors. BMJ. 1999;319(7224):1523–8.
226. Brien SE, Ronksley PE, Turner BJ, et al. Effect of alcohol consumption on biological markers associated with risk of coronary heart disease: systematic review and meta-analysis of interventional studies. Br Med J. 2011;342:d636.
227. Schafer C, Parlesak A, Ekoldt J, et al. Beyond HDL-cholesterol increase: phospholipid enrichment and shift from HDL3 to HDL2 in alcohol consumers. J Lipid Res. 2007;48:1550–8.

175. Di Santo S, Diehm N, Ortmann J, et al. Oxidized low density lipoprotein impairs endothelial progenitor cell function by down-regulation of E-selectin and integrin alpha(v) beta5. Biochem Biophys Res Commun. 2008;373:528–32.
176. Wu Y, Wang Q, Cheng L, et al. Effect of oxidized low-density lipoprotein on survival and function of endothelial progenitor cell mediated by p38 signal pathway. J Cardiovasc Pharmacol. 2009;53:151–6.
177. Hill JM, Zalos G, Halcox JPJ, et al. Circulating endothelial progenitor cells, vascular function, and cardiovascular risk. N Eng J Med. 2003;348:593-600.
178. Asahara T, Murohara T, Sullivan A, et al. Isolation of putative endothelial progenitor cells for angiogenesis. Science. 1997;275:964-7.
179. Ito H, Rovira II, Bloom ML, et al. Endothelial progenitor cells as putative targets for angiostatin. Cancer Res. 1999;59:5875-7.
180. Schmidt-Lucke C, Rossig L, Fichtlscherer S, et al. Reduced number of circulating endothelial progenitor cells predicts future cardiovascular events: proof of concept for the clinical importance of endogenous vascular repair. Circulation. 2005;111(22):2981–7.
181. Werner N, Kosiol S, Schiegl T, et al. Circulating endothelial progenitor cells and cardiovascular outcomes. N Engl J Med. 2005;353(10):999–1007.
182. Cuadrado-Godia E, Regueiro A, Nunez J, et al. Endothelial progenitor cells predict cardiovascular events after atherothombotic stroke and acute myocardial infarction. A PROCELL substudy. PloS ONE. 2015;10(9):e013245
183. Vasa M, Fichtlscherer S, Aicher A, et al. Number and migratory activity of circulating endothelial progenitor cells inversely correlate with risk factors for coronary artery disease. Circ Res. 2001;89(1):E1–E7.
184. J G, Cq W, Hh F, et al. Effects of resveratrol on endothelial progenitor cells and their contributions to reendothelialization in intima-injured rats. J Cardiovasc Pharmacol. 2006;47:711–21.
185. Balestrieri ML, Fiorito C, Crimi E, et al. Effect of red wine antioxidants and minor polyphenolic constituents on endothelial progenitor cells after physical training in mice. Inter J Cardiol. 2008;126:295-7.
186. Hamed S, Alshiek J, Aharon A, et al. Red wine consumption improves in vitro migration of endothelial progenitor cells in young healthy individuals. Am J Clin Nutr. 2010;92:161-9.
187. Huang PH, Chen YC, Tsai HY, et al. Intake of red wine increases the number and functional capacity of circulating endothelial progenitor cells by enhacing nitric oxide bioavaiability. Arterioscler Thromb Vasc Biol. 2010;30:869-77.
188. Xia L, Wang XX, Hu XS, et al. Resveratrol reduces endothelial progenitor cells senescence through augmentation of telomerase activity by Akt-dependent mechanisms. Br J Pharmacol. 2008;155:387–94.
189. Zhu JH, Wang XX, Chen JZ, et al. Effects of puerarin on number and activity of endothelial progenitor cells from peripheral blood. Acta Pharmacol Sin. 2004;25(8):1045–51.
190. Zhu J, Wang X, Shang Y, et al. Puerarin reduces endothelial progenitor cells senescence through augmentation of telomerase activity. Vascul Pharmacol. 2008;49(2-3):106–10.
191. Lefèvre J, Michaud SE, Haddad P, et al. Moderate consumption of red wine (cabernet sauvignon) improves ischemiainduced neovascularization in ApoE-deficient mice: effect on endothelial progenitor cells and nitric oxide. FASEB J. 2007;21(14):3845–52.
192. Wang XB, Huang J, Zou JG, et al. Effects of resveratrol on number and activity of endothelial progenitor cells from human peripheral blood. Clin Exp Pharmacol Physiol. 2007;34(11):1109–15.
193. Dong XX, Hui ZJ, Xiang WX, et al. Ginkgo biloba extract reduces endothelial progenitorcell senescence through augmentation of telomerase activity. J Cardiovasc Pharma. 2007;49(2):111-5
194. Xu MG, Wang JM, Chen L, et al. Berberine-induced upregulation of circulating endothelial progenitor cells is related to nitric oxide production in healthy subjects. Cardiology. 2009;112(4):279–86.
195. Li YJ, Duan CL, Liu JX, et al. Pro-angiogenic actions of Salvianolic acids on in vitro cultured endothelial progenitor cells and chick embryo chorioallantoic membrane model J Ethnopharmacol. 2010;131(3):562–6.
196. He W, Wu WK, Wu YL, et al. Ginsenoside-Rg1 mediates microenvironment-dependent endothelial differentiation of human mesenchymal stem cells in vitro. J Asian Nat Prod Res. 2011;13(1):1–11.
197. Volpato S, Pahor M, Ferrucci L, et al. Relationship of alcohol intake with inflammatory markers and plasminogen activator inhibitor-1 in well-functioning older adults: The Health, Aging, and Body Composition study. Circulation. 2004;109(5):607–12.
198. Grenett HE, Aikens ML, Torres JA, et al. Ethanol transcriptionally upregulates t-PA and u-PA gene expression in cultured human endothelial cells. Alcohol Clin Exp Res. 1998;22:849–53.
199. Abou-Agag LH, Aikens ML, Tabengwa EM, et al. Polyphyenolics increase t-PA and u-PA gene transcription in cultured human endothelial cells. Alcohol Clin Exp Res. 2001;25:155–62.
200. Mukamal KJ, Jadhav PP, D'Agostino RB, et al. Alcohol consumption and hemostatic factors: Analysis of the Framingham Offspring cohort. Circulation. 2001;104(12):1367–73.
201. Mukamal KJ, Cushman M, Mittleman MA, et al. Alcohol consumption and inflammatory markers in older adults: The Cardiovascular Health Study. Atherosclerosis. 2004;173(1):79–87.

147. Lorenz M, Wessler S, Follmann E, et al. A constituent of green tea, epigallocatechin-3-gallate, activates endothelial nitric oxide synthase by a phosphatidylinositol-3-OH-kinase-, cAMP-dependent protein kinase-, and Akt-dependent pathway and leads to endothelial-dependent vasorelaxation. J Biol Chem. 2004;279:6190–5.
148. Taubert D, Berkels R, Klaus W, et al. Nitric oxide formation and corresponding relaxation of porcine coronary arteries induced by plant phenols: essential structural features. J Cardiovasc Pharmacol. 2002;40:701–13.
149. Burns J, Gardner PT, O'Neil J, et al. A. Relationship among antioxidant activity, vasodilation capacity, and phenolic content of red wines. J Agric Food Chem. 2000;48:220–30.
150. Diebolt M, Bucher B, Andriantsitohaina R. Wine polyphenols decrease blood pressure, improve NO vasodilatation, and induce gene expression. Hypertension. 2001;38:159-65.
151. Cui J, Tosaki A, Cordis GA, et al. Cardioprotective abilities of white wine. Ann NY Acad Sci. 2002;957:308–16.
152. Samuel SM, Thirunavukkarasu M, Penumathsa SV, et al. Akt/FOXO3a/SIRT1-mediated cardioprotection by n-tyrosol against ischemic stress in rat in vivo model of myocardial infarction: switching gears toward survival and longevity. J Agric Food Chem. 2008;56:9692–8.
153. Thirunavukkarasu M, Penumathsa SV, Samuel SM. White wine induced cardioprotection against ischemia-reperfusion injury is mediated by life extending Akt/FOXO3a/NFkappaB survival pathway. J Agric Food Chem. 2008;56:6733–9.
154. MIgliorini M, Cantaluppi V, Mannari C, et al. Caffeic Acid, a Phenol Found in White Wine Modulates Endothelial Nitric Oxide Production and Protects from Oxidative Stress-Associated Endothelial Cell Injury. Plos One. 2015;10(4): e0117530.
155. Spanier G, Xu H, Xia N, et al. Resveratrol reduces endothelial oxidative stress by modulating the gene expression of superoxide dismutase 1 (SOD1), glutathione peroxidase 1 (GPx1) and NADPH oxidase subunit (Nox4). J Physiol Pharmacol. 2009;60(Suppl. 4):111-6.
156. Yang J, Wang N, Li J, et al. Effects of resveratrol on NO secretion stimulated by insulin and its dependence on SIRT1 in high glucose cultured endothelial cells. Endocrine. 2010;37:365-72.
157. Arunachalam G, Yao H, Sundar IK, et al. SIRT1 regulates oxidant- and cigarette smoke-induced eNOS acetylation in endothelial cells: role of resveratrol, Biochem. Biophys Res Commun. 2010;393:66-72.
158. Gresele P, Pignatelli P, Guglielmini G, et al. Resveratrol, at concentrations attainable with moderate wine consumption, stimulates human platelet nitric oxide production. J Nutr. 2008;138:1602-8.
159. Kargacin ME, Emmett TL, Kargacin GJ. Epigallocatechin-3-gallate has dual, independent effects on the cardiac sarcoplasmic reticulum/endoplasmic reticulum Ca2+ ATPase. J Muscle Res Cell Motil. 2011;32:89–98.
160. Soler F, Asensio MC, Fernández-Belda F. Inhibition of the intracellular Ca2+ transporter SERCA (Sarco-Endoplasmic Reticulum Ca2+-ATPase) by the natural polyphenol epigallocatechin-3-gallate. J Bioenerg Biomembr. 2012;44:597–605.
161. O'Neill LA, Hardie DG. Metabolism of inflammation limited by AMPK and pseudo-starvation. Nature. 2013;493:346–55.
162. Ruderman NB, Carling D, Prentki M, et al. AMPK, insulin resistance, and the metabolic syndrome. J Clin Invest. 2013;123:2764–72.
163. Towler MC, Hardie DG. AMP-activated protein kinase in metabolic control and insulin signaling. Circ Res. 2007;100:328–41.
164. Hellermann R, Solomonson LP. Calmodulin promotes dimerization of the oxygenase domain of human endothelial nitric-oxide synthase. J Biol Chem. 1997;272:12030–4.
165. Hong Byun E, Fujimura EY, Yamada K, et al. TLR4 signaling inhibitory pathway induced by green tea polyphenol epigallocatechin-3- gallate through 67-kDa laminin receptor. J Immunol. 2010;185:33–45.
166. Hotta Y, Huang L, Muto T, et al. Positive inotropic effect of purified green tea catechin derivative in guinea pig hearts: the measurements of cellular Ca2þ and nitric oxide release. Eur J Pharmacol. 2006;552:123–30.
167. Michel JB, Feron O, Sacks D, et al. Reciprocal regulation of endothelial nitric-oxide synthase by Ca2þ-calmodulin and caveolin. J Biol Chem. 1997;272:15583–6.
168. Urbich C, Dimmeler S. Endothelial progenitor cells: characterization and role in vascular biology. Circ Res. 2004;95:343–53.
169. Rafii S, Lyden D. Therapeutic stem and progenitor cell transplantation for organ vascularization and regeneration. Nat Med. 2003;9:702–12.
170. Khakoo AY, Finkel T. Endothelial progenitor cells. Annu Rev Med. 2005;56:79–101.
171. Dernbach E, Urbich C, Brandes RP, et al. Antioxidative stress associated genes in circulating progenitor cells: evidence for enhanced resistance against oxidative stress. Blood. 2004;104:3591–7.
172. Wang X, Chen J, Tao Q, et al. Effects of ox-LDL on number and activity of circulating endothelial progenitor cells. Drug Chem Toxicol. 2004;27:243–55.
173. Ma FX, Zhou B, Chen Z, et al. Oxidized low density lipoprotein impairs endothelial progenitor cells by regulation of endothelial nitric oxide synthase. J Lipid Res. 2006;47:1227–37.
174. Zhou B, Ma FX, Liu PX, et al. Impaired therapeutic vasculogenesis by transplantation of OxLDL-treated endothelial progenitor cells. J Lipid Res. 2007;48:518–27.

120. Davenpeck KL, Gauthier TW, Lefer AM. Inhibition of endothelial-derived nitric oxide promotes P-selectin expression and actions in the rat microcirculation. Gastroenterology. 1994;107:1050-8.
121. Gauthier TW, Scalia R, Murohara T, et al. Nitric oxide protects against leukocyte±endothelium interactions in the early stages of hypercholesterolemia. Arterioscler Thromb Vasc Biol. 1995;15:1652-9.
122. De Caterina R, Libby P, Peng HB, et al. Nitric oxide decreases cytokine-induced endothelial activation. Nitric oxide selectively reduces endothelial expression of adhesion molecules and proinflammatory cytokines. J Clin Invest. 1995;96:60-8.
123. Tsao PS, Buitrago R, Chan JR, et al. Fluid flow inhibits endothelial adhesiveness. Nitric oxide and transcriptional regulation of VCAM-1. Circulation. 1996;94:1682-9.
124. Cardona-Sanclemente LE, Born GV. Effect of inhibition of nitric oxide synthesis on the uptake of LDL and fibliurinogen by arterial walls and other organs of the rat. Br J Pharmacol. 1995;114:1490-4.
125. Draijer R, Atsma DE, van der Laarse A, et al. cGMP and nitric oxide modulate thrombin-induced endothelial permeability. Regulation via different pathways in human aortic and umbilical vein endothelial cells. Circ Res. 1995;76:199-208.
126. Wallerath T, Poleo D, Li H, et al. Red wine increases the expression of human endothelial nitric oxide synthase: A mechanism that may contribute to its beneficial cardiovascular effects. J Am Coll Cardiol. 2003;4:471–8.
127. Wallerath T, Deckert G, Ternes T, et al. Resveratrol, a polyphenolic phytoalexin present in red wine, enhances expression and activity of endothelial nitric oxide synthase. Circulation. 2002;106:1652–8.
128. Wallerath T, Li H, Godtel-Ambrust U, et al. A blend of polyphenolic compounds explains the stimulatory effect of red wine on human endothelial NO synthase. Nitric Oxide. 2005;12:97–104.
129. Spanier G, Xu H, Xia N, et al. Resveratrol reduces endothelial oxidative stress by modulating the gene expression of superoxide dismutase 1 (SOD1), glutathione peroxidase 1 (GPx1) and NADPH oxidase subunit (Nox4). J Physiol Pharmacol. 2009;60 (Suppl. 4):111-6.
130. Yang J, Wang N, Li J, et al. Effects of resveratrol on NO secretion stimulated by insulin and its dependence on SIRT1 in high glucose cultured endothelial cells. Endocrine. 2010;37:365-72.
131. Arunachalam G, Yao H, Sundar IK, et al. SIRT1 regulates oxidant- and cigarette smoke-induced eNOS acetylation in endothelial cells: role of resveratrol. Biochem Biophys Res Commun. 2010;393:66-72.
132. Gresele P, Pignatelli P, Guglielmini G, et al. Resveratrol, at concentrations attainable with moderate wine consumption, stimulates human platelet nitric oxide production. J Nutr. 2008;138:1602-8.
133. Leikert JF, Rathel TR, Wohlfart P, et al. Red wine polyphenols enhance endothelial nitric oxide synthase expression and subsequent nitric nitric oxide release from endothelial cells. Circulation. 2002;106:1614-7.
134. Huang PH, Chen YH, Tsai HY, et al. Intake of red wine increases the number and functional capacity of circulating endothelial progenitor cells by enhancing nitric oxide bioavailability. Arterioscler Thromb Vasc Biol. 2010;30:869–77.
135. Fitzpatrick DF, Bing B, Rohdewald P. Endothelium-dependent vascular effects of Pycnogenol. J Cardiovasc Pharmacol. 1998;32(4):509–15.
136. Yamakoshi J, Kataoka S, Koga T, et al. Proanthocyanidin-rich extract from grape seeds attenuates the development of aortic atherosclerosis in cholesterol-fed rabbits. Atherosclerosis. 1999;142(1):139–49.
137. Stoclet JC, Kleschyov A, Andriambeloson E, et al. Endothelial NO release caused by red wine polyphenols. J Physiol Pharmacol. 1999;50(4):535–54.
138. Martin S, Andriambeloson E, Takeda K, et al. Red wine polyphenols increase calcium in bovine aortic endothelial cells: a basis to elucidate signaling pathways leading to nitric oxide production. Br J Pharmacol. 2002;136(6):1579-87.
139. Fitzpatrick DF, Fleming RC, Bing B, et al. Isolation and characterization of endothelium-dependent vasorelaxing compounds from grape seeds. J Agric Food Chem. 2000;48:6384-90.
140. Andriambeloson E, Magnier C, Haan-Archipoff G, et al. Natural dietary polyphenolic compounds cause endothelium-dependent vasorelaxation in rat thoracic aorta. J Nutr. 1998;128:2324–33.
141. Chen ZY, Zhang ZS, Kwan KY, et al. Endothelium-dependent relaxation induced by hawthorn extract in rat mesenteric artery. Life Sci. 1998;63 :1983–91.
142. Duarte J, Jimenez R, Villar IC, et al. Vasorelaxant effects of the bioflavonoid chrysin in isolated rat aorta. Planta Med. 2001;67:567–9.
143. Fitzpatrick DF, Hirschfield SL, Ricci T, et al. Endothelium-dependent vasorelaxation caused by various plant extracts. J Cardiovasc Pharmacol. 1995;26:90-5.
144. Karim M, McCormick K, Kappagoda CT. Effects of cocoa extracts on endothelium-dependent relaxation. J Nutr. 2000;130:2105S-2108S.
145. Kim SH, Kang KW, Kim KW, et al. Procyanidins in crataegus extract evoke endothelium-dependent vasorelaxation in rat aorta. Life Sci. 2000;67:121–31.
146. Lemos VS, Freitas MR, Muller B, et al. Dioclein, a new nitric oxide- and endothelium-dependent vasodilator flavonoid. Eur J Pharmacol. 1999;386:41–6.

92. Loke WM, Hodgson JM, Proudfoot JM, et al. Pure dietary flavonoids quercetin and (−)-epicatechin augment nitric oxide products and reduce endothelin-1 acutely in healthy men. Am J Clin Nutr. 2008;88:1018–25.
93. Nicholson SK, Tucker GA, Brameld JM. Physiological concentrations of dietary polyphenolsnregulate vascular endothelial cell expression of genes important in cardiovascular health. Br J Nutr. 2010;103(10):1398-403.
94. Corder R, Douthwaite JA, Lee DM, et al. Endothelin-1 synthesis reduced by wine. Nature. 2001;414:863-4
95. Khan NQ, Lees DM, Douthwaite JA, et al. Comparison of red wine extract and polyphenol constituents on endothelin-1 synthesis by cultured endothelial cells. Clin Sci. 2002;103(Suppl. 48):72S-75S.
96. Reiter CEN, Kim J, Quon MJ. Green tea polyphenol epigallocatechin gallate reduces endothelin-1 expression and secretion in vascular endothelial cells: Roles for AMP-activated protein kinase, Akt, and FOXO1. Endocrinology. 2010;151:103–14.
97. Romero M, Jimenez R, Sanchez M, et al. Quercetin inhibits vascular superoxide production induced by endothelin-1: Role of NADPH oxidase, uncoupled eNOS and PKC. Atherosclerosis. 2009;202:58–67.
98. Lopez-Sepulveda R, Gomez-Guzman M, Zarzuelo MJ, et al. Red wine polyphenols prevent endothelial dysfunction induced by endothelin-1 in rat aorta: Role of NADPH oxidase. Clin Sci. 2011;120:321–33.
99. Liu JC, Chen JJ, Chan P, et al. Inhibition of cyclic strain-induced endothelin-1 gene expression by resveratrol. Hypertension. 2003;42:1198-205.
100. Zhao X, Gu Z, Attele AS, et al. Effects of quercetin on the release of endothelin, prostacyclin and tissue plasminogen activator from human endothelial cells in culture. J Ethnopharmacol. 1999;67:279-85.
101. Liu JC, Chen JJ, Chan P, et al. Inhibition of cyclic strain-induced endothelin-1 gene expression by resveratrol. Hypertension. 2003;42:1198-205.
102. Zhao X, Gu Z, Attele AS, et al. Effects of quercetin on the release of endothelin, prostacyclin and tissue plasminogen activator from human endothelial cells in culture. J. Ethnopharmacol. 1999;67:279-85.
103. El Mowafy AM, White RE. Resveratrol inhibits MAPK activity and nuclear translocation in coronary artery smooth muscle: reversal of endothelin-1 stimulatory effects. FEBS Lett. 1999;451:63–7.
104. Squadrito F, Altavilla D, Morabito N, et al. The effect of the phytoestrogen gensitein on plasma nitric oxide concentration, endothelin-1 levels and endothelium dependent vasodilatation in postmenopausal women. Atherosclerosis. 2002;162:339-47.
105. Jimenez R, Lopes-Sepulveda R, Kadmiri M, et al. Polyphenols restore endothelial function in DOCA-salt-hypertension: role of endothelin-1 and NADPH oxidase. Free Radic Biol Med. 2007;43(3):462-73
106. Forstermann U, Closs EI, Pollock JS, et al. Nitric oxide synthase isozymes. Characterization, purification, molecular cloning, and functions. Hypertension. 1994;23:1121–31.
107. Forstermann U. Regulation of nitric oxide synthase expression and activity. In: Mayer B. Handbook of Experimental Pharmacology—Nitric Oxide. Berlin: Springer, 2000. p.71–91.
108. Hemmens B, Mayer B. Enzymology of nitric oxide synthases. Methods Mol Biol. 1998;100:1–32.
109. Pritchard KA Jr, Ackerman AW, Gross ER, et al. Heat shock protein 90 mediates the balance of nitric oxide and superoxide anion from endothelial nitric-oxide synthase. J Biol Chem. 2001;276:17621–4.
110. Song Y, Cardounel AJ, Zweier JL, et al. Inhibition of superoxide generation from neuronal nitric oxide synthase by heat shock protein 90: implications in NOS regulation. Biochemistry. 2002;41:10616–22.
111. Sowa G, Pypaert M, Sessa WC. Distinction between signaling mechanisms in lipid rafts vs. caveolae. Proc Natl Acad Sci USA. 2001;98:14072–7.
112. Zeiher AM, Fisslthaler B, Schray Utz B, et al. Nitric oxide modulates the expression of monocyte chemoattractant protein 1 in cultured human endothelial cells. Circ Res. 1995;76:980-6.
113. Tsao PS, Wang B, Buitrago R, et al. Nitric oxide regulates monocyte chemotactic protein-1. Circulation. 1997;96:934-40.
114. Arndt H, Smith CW, Granger DN. Leukocyte±endothelial cell adhesion in spontaneously hypertensive and normotensive rats. Hypertension. 1993;21:667-73.
115. Garg UC, Hassid A. Nitric oxide-generating vasodilators and 8- bromo-cyclic guanosine monophosphate inhibit mitogenesis and proliferation of cultured rat vascular smooth muscle cells. J Clin Invest. 1989;83:1774-7.
116. Nakaki T, Nakayama M, Kato R. Inhibition by nitric oxide and nitric oxide-producing vasodilators of DNA synthesis in vascular smooth muscle cells. Eur J Pharmacol. 1990;189:347-53.
117. Nunokawa Y, Tanaka S. Interferon-gamma inhibits proliferation of rat vascular smooth muscle cells by nitric oxide generation. Biochem Biophys Res Commun. 1992;188:409-15.
118. Hogan M, Cerami A, Bucala R. Advanced glycosylation end products block the antiproliferative effect of nitric oxide. Role in the vascular and renal complications of diabetes mellitus. J Clin Invest. 1992;90:1110-5.
119. Kubes P, Suzuki M, Granger DN. Nitric oxide: an endogenous modulator of leukocyte adhesion. Proc Natl Acad Sci U S A. 1991;88:4651-5.

64. Heiss C, Kleinbongard P, Dejam A, et al. Acute consumption of flavanol-rich cocoa and the reversal of endothelial dysfunction in smokers. J Am Coll Cardiol. 2005;46:1276–83.
65. Machha A, Achike FI, Mustafa AM, et al. Quercetin, a flavonoid antioxidant, modulates endothelium-derived nitric oxide bioavailability in diabetic rat aortas. Nitric Oxide. 2007;16:442-7.
66. Rizza S, Muniyappa R, Iantorno M, et al. Citrus polyphenol hesperidin stimulates production of nitric oxide in endothelial cells while improving endothelial function and reducing inflammatory markers in patients with metabolic syndrome. J Clin Endocrinol Metab. 2011;96:E782–E792.
67. Coimbra SR, Lage SH, Brandizzi L, et al. The action of red wine and purple grape juice on vascular reactivity is independent of plasma lipids in hypercholesterolemic patients. Braz J Med Biol Res. 2005;38(9):1339-47.
68. Chen CK, Pace-Asciak CR. Vasorelaxing activity of resveratrol and quercetin in isolated rat aorta. Gen Pharmacology. 1996;27(2):363-6.
69. Andriambeloson E, Stoclet JC, Andriantsitohaina R. Mechanism of endothelial nitric oxide-dependent vasorelaxation induced by wine polyphenols in rat thoracic aorta. J Cardiovasc Pharmacol. 1999;33:248-54.
70. Cishek MB, Galloway MT, Karim M, et al. Effect of red wine on endothelium-dependent relaxation in rabbits. Clin Sci. 1997;93:507-11.
71. Flesch M, Schwarz A, Bohm M. Effects of red and white wine on endothelium-dependent vasorelaxation of rat aorta and human coronary arteries. Am J Phys. 1998;275:H1183-H1190.
72. Stein JH, Keevil JG, Wiebe DA, et al. Purple grape juice improves endothelial function and reduces the susceptibility of LDL cholesterol to oxidation in patients with coronary artery disease. Circulation. 1999;100:1050-5.
73. Teragawa H, Fukuda Y, Matsuda K, et al. Effect of alcohol consumption on endothelial function in men with coronary artery disease. Atherosclerosis. 2002;165(1):145-52
74. Whelan AP, Sutherland WH, McCormick MP, et al. Effects of white and red wine on endothelial function in subjects with coronary artery disease. Intern Med J. 2004;34:224–8.
75. Lekakis J, Rallidis LS, Andreadou I, et al. Polyphenolic compounds from red grapes acutely improve endothelial function in patients with coronary heart disease. Eur J Cardiovasc Prev Rehabil. 2005;12:596-600.
76. Suzuki K, Elkind MS, Boden-Albala B, et al. Moderate alcohol consumption is associated with better endothelial function: a cross sectional study. BMC Cardiovasc Disord. 2009;9:8
77. Yanagisawa M, Kunihara H, Kimura S, et al. A novel potent vasoconstrictor peptide produced by vascular endothelial cells. Nature. 1988;332:411–5.
78. Corder R. Handbook of Experimental Pharmacology. In: Warner TD. Endothelin and its Inhibitors. Berlin: Springer, 2001. p35-67.
79. Caligiuri G, Levy B, Pernow J, et al. Myocardial infarction mediated by endothelin receptor signaling in hypercholesterolemic mice. Proc Natl Acad Sci USA. 1999;96:6920–4.
80. Rubanyi GM, Polokoff MA. Endothelins: molecular biology, biochemistry, pharmacology, physiology, and pathophysiology. Pharmacol Rev. 1994;46:325–415.
81. Xu D, Emoto N, Giaid A, et al. ECE-1: a membrane-bound metalloprotease that catalyzes the proteolytic activation of big endothelin-1. Cell. 1994;78:473–85
82. Schiffin EL. Vascular endothelium in hypertension. Vasc Pharmacol. 2005;43:19-29
83. Elijovich F, Laffer CL, Amador E, et al. Regulation of plasma endothelin by salt in salt-sensitive hypertension. Circulation. 2001;103:263-8.
84. Bohm F, Pernow J. The importance of endothelin-1 for vascular dysfunction in cardiovascular disease. Cardiovasc Res. 2007;76:8-18.
85. Bouallegue A, Daou GB, Srivastava AK. Endothelin-1-induced signaling pathways in vascular smooth muscle cels. Curr Vasc Phamacol. 2007;5:45-52.
86. Haak T, Marz W, Jugmann E, et al. Elevated endothelin levels in patients with hyperlipoproteinemia. Clin Investig. 1999;72:580-4;
87. Manea AS, Todirita A, Manea A. High glucose-induced expression of endothelin-1 in human endothelial cells is mediated by activated CCAAT/enhacer-binding proteins. PLoS ONE. 2013;8(12):e84170.
88. Yu AP, Tam BT, Yau WY, et al. Association of endothelin-1 and matrix metalloproteinase-9 with metabolic syndrome in middle-aged and older adults. Diabetol Metab Syndr. 2015;7:111.
89. Bau PF, Bau CH, Rosito GA, et al. Alcohol consumption, cardiovascular health, and endothelial function markers. Alcohol. 2007;41:479–88.
90. Li M, Ma G, Han L, et al. Regulating effect of tea polyphenols ond endothelin, intracelullar calcium concentration, mitochondrial membrane potentials in vascular cells injured by angiotensin II. Annals Vasc Surg. 2014;28(4):1016-22
91. Storniolo CE, Rosello-Catafau J, Pinto X, et al. Polyphenol fraction of extra virgin olive oil protects against endothelial dysfunction induced by high glucose and free fatty acids through modulation of nitric oxide and endothelin-1. Redox Biol. 2014;2:971-7.

35. Sinclair DA, Guarent L. Small-molecule allosteric activators of sirtuins. Annu Rev Pharmacol Toxicol. 2014;54:363-80.
36. Smoliga JM, Blanchard O. Enchancing the delivery of resveratrol in humans: if low bioavailability is the problem, what is the solution? Molecules. 2014;19:17154-72.
37. Goldberg DM, Yan J, Soleas GJ. Absorption of three wine-related polyphenols in three diferent matrices by healthy subjects. Clin Biochem. 2003;36:79-87.
38. Kennedy DO, Wightman EL, Reay JL, et al. Effects of resveratrol on cerebral blood flow variables and cognitive performance in humans: a double-blind, placebo-controlled, crossover investigation. Am J Clin Nutr. 2010;91:1590-7.
39. Andreadi C, Britton RG, Patel KR. Resveratrol-sulfates provide an intracellular reservoir for generation of parent resveratrol, which induces autophagy in cancer cells. Autophagy. 2014;10:524-5.
40. Gronbaek M, Becker U, Johansen D, et al. Type of alcohol consumed and mortality from all causes, coronary heart disease, and cancer. Ann Intern Med. 2000;133:411-9.
41. Klatsky AL, Friedman GD, Armstrong MA, et al. Wine, liquor, beer and mortality. Am J Epidemiol. 2003;158:585-95.
42. Reanud SC, Gueguen R, Siest G, et al. Wine, beer, and mortality in middle-aged men from eastern France. Arch Intern Med. 1999;159:1865-70.
43. Mukamal KJ, Conigrave KM, Mittleman MA, et al. Roles of drinking pattern and type of alcohol consumed in coronary heart disease in men. N Engl J Med. 2003;348:109-18.
44. Da Luz PL, Fialdini RC, Nishiyama M. Red wine resveratrol and vascular aging: implications for dementia and cognitive decline. In: Martin CR, Preedy VR. Diet and Nutrition in Dementia and Cognitive Decline. Massachusetts: Ed. Academic Press, 2015. p.943.
45. Truelsen T, Thudium D, Gronbaek M. Amount and type of alcohol and risk of dementia: the Copenhagen City Heart Study. Neurology. 2002;59:1313-9.
46. Mukamal KJ, Kuller LH, Fitzpatrick AL, et al. Prospective study of alcohol consumption ond risk of dementia in older adults. JAMA. 2003;289:1405-13.
47. Orgogozo JM, Dartigues JF, Lafont S, et al. Wine consumption and dementia in the elderly: a prospective community study in the Bordeaux area. Ver Neurol. 1997;153:185-92.
48. Stampfer MJ, Kang JH, Chen J, et al. Effects of moderate alcohol consumption on cognitive function in women. N Engl J Med. 2005;352:245-53.
49. Mukamal KJ, Longstreth WT Jr, Mittleman MA, et al. Alcohol consumption and subclinical findings on magnetic resonance imaging of the brain in older adults: the cardiovascular health study. Stroke. 2001;32:1939-46.
50. O´Keefe JH, Bybee KA, Lavie CJ. Alcohol and cardiovascular health: the razor-sharp double-edged sword. J Am Coll Cardiol. 2007;50:1009-14.
51. Castelli WP. How many drinks a day? JAMA. 1979;242:2000.
52. Fernandez-Sola J, Estruch R, Grau JM, et al. The relation of alcoholic myopathy to cardiomyopathy. Ann Intern Med. 1994;120:529-36.
53. Lauer MS, Sorlie P. Alcohol, cardiovascular disease, and cancer: treat with caution. J Natl Cancer Inst. 2009;101:282-3.
54. Panagiotakos DB, Chryssohoou C, Siasos G, et al. Sociodemographic and lifestyle statistics of oldest old people (>80 years) living in Ikara Island: the Ikara study. Cardiol Res Pract. 2010;2011:679187.
55. Werle MH, Moriguchi E, Fuchs SC, et al. Risk factors cardiovascular disease in the very elderly: results of a cohort study in a city in southern Brazil. Eur J Cardiovasc Prev Rehabil. 2011;18:369-77.
56. Caramori PR, Zago AJ. Endothelial dysfunction and coronary artery disease. Arq Bras Cardiol. 2000;75:163-82.
57. Ceravolo R, Maio R, Pujia A, et al. Pulse pressure and endothelial dysfunction in never treated hypertensive patients. J Am Coll Cardiol. 2003;41:1753-8.
58. Shechter M, Issachar A, Marai I, et al. Long-term association of brachial artery flow mediated vasodilation and cardiovascular events in middle aged subjects with no apparent heart disease. Int J Cardiol. 2009;134:52-8.
59. Yeboah J, Crouse JR, Hsu FC, et al. Brachial flow-mediated dilation predicts incident cardiovascular events in older adults: the Cardiovascular Health Study. Circulation. 2007;115:2390-7.
60. Rossi R, Nuzzo A, Origliani G, et al. Prognostic role of flow-mediated dilation and cardiac risk factors in postmenopausal women. J Am Coll Cardiol. 2008;51:997-1002.
61. Nogueira LP, Knibel MP, Torres MR, et al. Consumption of high-polyphenol dark chocolate improves endothelial function in individuals with stage 1 hypertension and excess body weight. Int J Hypertens. 2012;2012147321
62. Grassi D, Necozione S, Lippi C, et al. Cocoa reduces blood pressure and insulin resistance and improves endothelium-dependent vasodilation in hypertensives. Hypertension. 2005;46:398–405.
63. Kim W, Jeong MH, Cho SH, et al. Effect of green tea consumption on endothelial function and circulating endothelial progenitor cells in chronic smokers. Circ J. 2006;70(8):1052–7.

7. Mukamal KJ, Chen CM, Rao SR, et al. Alcohol consumption and cardiovascular mortality among US adults, 1987 to 2002. J Am Coll Cardiol. 2010;55:1328-35.
8. Fuchs FD, Chambless LE, Folsom AR, et al. Association between alcoholic beverage consumption and incidence of coronary heart disease in whites and blacks: the Atherosclerosis Risk in Communities Study. Am J Epidemiol. 2004;160:466-74.
9. King DE, Mainous AG, Geesey ME. Adopting moderate alcohol consumption in middle age: subsequent cardiovascular events. Am J Med. 2008;121:201-36.
10. Berger K, Ajani UA, Kase CS, et al. Light-to-moderate alcohol consumption and risk of stroke among U.S. male physicians. N Engl J Med. 1999;341:1557-64.
11. Arriola L, Martinez-Camblor P, Larrañaga N, et al. Alcohol intake and the risk of coronary heart disease in the Spanish EPIC cohort study. Heart. 2009;96(2):124-30.
12. Pai JK, Mukamal KJ, Rimm EB. Long-term alcohol consumption in relation to all-cause and cardiovascular mortality among survivors of myocardial infarction: the Health Professionals Follow-up Study. Eur Heart J. 2012;33:1598-605.
13. Beulens JWJ, Rimm EB, Ascherio A, et al. Alcohol consumption and risk for coronary heart disease among men with hypertension. Ann Intern Med. 2007;146:10-9.
14. Brien ES, Ronksley PE, Turner BJ, et al. Effect of alcohol consumption on biological markers associated with risk of coronary heart disease: systematic review and meta-analysis of interventional studies. BMJ. 2011;342:d636.
15. Chiuve S, Rimm E, Mukamal K, et al. Light to moderate alcohol consumption and risk of sudden cardiac death in women. Heart Rhythm. 2010;7:1374-80.
16. Allen NE, Beveral V, Casabonne D, et al. Moderate alcohol intake and cancer incidence in women. J Natl Cancer Inst. 2009;101:296-305.
17. Gepner Y, Golan R, Harman-Boehm I, et al. Effects of initiating moderate alcohol intake on cardiometabolic risk in adults with type 2 diabetes. Ann Intern Med. 2015;163:569-79.
18. Di Castelnuovo A, Rotondo S, Iacoviello L, et al. Meta-analysis of wine and beer consumption in relation to vascular risk. Circulation. 2002;105:2836-44.
19. Yusuf S, Hawken S, Ounpuu S, et al. Effect of potentially modifiable risk factors associated with myocardial infarction in 52 countries (the INTERHEART study): case-control study. Lancet. 2004;364:937-52.
20. Trichopoulou A, Bamia C, Trichopoulos D. Anatomy of healthy effects of Mediterranean diet: Greek Pic prospective cohort study. BMJ. 2009;338:b2337.
21. Gea A, Beunza JJ, Estruch R, et al. Alcohol intake, wine consumption and the development of depression: the PREDIMED study. BMC Med. 2013;11:192.
22. Da Luz PL, Coimbra S, Favarato D. Coronary artery plaque burden and calcium scores in healthy men adhering to long-term wine drinking or alcohol abstinence. Braz J Med Biol Res. 2014;47:697-705.
23. Puri R, Nicholls SJ, Shao M, et al. Impact of statins on serial coronary calcification during atheroma progression and regression. J Am Coll Cardiol. 2015;65:1273-82.
24. Howitz KT, Bitterman KJ, Cohen HY, et al. Small molecule activators of situins extend Saccharomyces cerevisiae lifespan. Nature. 2003;425:191-6.
25. Lin Su-ju, Desfossez PA, Guarente L. Requirement of NAD and SIR2 for life-span extendion by colorie restriction in saccharomyces cerevisiae. Science. 2000;289:2126-8.
26. Wood JG, Rogina B, Lavu S, et al. Sirtuin activators mimic caloric restriction and delay ageing in metazoans. Nature. 2004;430:686-9.
27. Baur JA, Pearson KJ, Price NL, et al. Resveratrol improves health and survival of mice on a high-calorie diet. Nature. 2006;444:337-42.
28. Da Luz PL, Serrano CV, Chacra AP, et al. The effect of red wine on experimental atherosclerosis: lipid-independent protection. Exp Mol Path. 1999;65:150-9.
29. Da Luz PL, Tanaka L, Brum PC, et al. Red wine and equivalent oral pharmacological doses of resveratrol delay vascular aging but do not extend life span in rats. Atherosclerosis. 2012;224:136-42.
30. Pearson KJ, Baur JA, Lewis KN, et al. Resveratrol delays age-related deterioration and mimics trscriptional aspects of dietary restriction without extending lifespan. Cell Metab. 2008;8:157-68.
31. Barger JL, Kayo T, Vann JM, et al. A low dose of dietary resveratrol partially mimics caloric restriction and retards aging parameters in mice. Plos One. 2008;3:e2264.
32. Opie LH, Lecour S. The red wine hypothesis: from concepts to protective signaling molecules. Eur Heart J. 2007;28:1683-93.
33. Stoclet J-C, Chataigneau T, Ndiaye M, et al. Vascular protection by dietary polyphenols. Eur J Pharmacol. 2004;500:299-313.
34. Wallerath T, Deckert G, Ternes T, et al. Resveratrol, a polyphenolic phytoalexin present in red wine, enchances expression and activity of endothelial nitric oxide synthase. Circulation. 2002;106:1652-8.

arterial, proteção da função endotelial por indução de eNOS e óxido nítrico, ação antiplaquetária, inibição da produção de endotelina e NF-κB são efeitos benéficos e protetores contra aterosclerose.

Portanto, no que respeita a recomendações práticas, pode-se dizer que o consumo leve/moderado de vinho tinto pode ser benéfico na proteção contra aterosclerose, desde que não haja contraindicações.

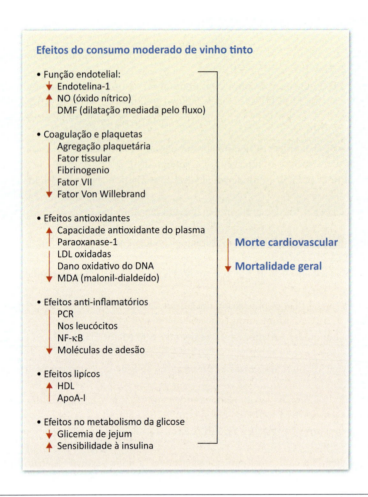

Figura 26.8 Esquema dos mecanismos básicos de ação de vinho tinto.

REFERÊNCIAS BIBLIOGRÁFICAS

1. Da Luz PL, Coimbra SR. Wine, alcohol and atherosclerosis: clinical evidences and mechanisms. Braz J Med. 2004;37:1275-95.
2. Da Luz PL, Nishiyama M, Chagas ACP. Drugs and lifestyle for the treatment and prevention of coronary artery disease a comparison. Braz J Mes Biol Res. 2011;44:973-99.
3. Renaud S, de Lorgeril M. Wine, alcohol, platelets, and the French paradox for coronary heart disease. Lancet. 1992;339:1523-26
4. Evans A. Dr Black's favourite disease. Br Heart J. 1955;74:696-7.
5. Ronksley PE, Brien SE, Turner BJ, et al. Association of alcohol consumption with selected cardiovascular disease outcomes: a systematic review and meta-analysis. BMJ. 2011;342:d671.
6. Schoenborn CA, Adams PF, Barnes PM, et al. Health behaviors of adults: United States, National Health Interview Surveys (NHIS). Vital Health Stat 10. 2004;219:1-79.

No diabetes há uma alteração fundamental na sequência sinalizadora celular da insulina. Em vez da via normal de fosforilação em tirosina IRS-1 que ativa via da PI3 quinase, que aumenta a captação de glicose, a síntese de glicogênio, de proteína e de lipídeos e fosforilação da eNOS, há fosforilização em serina que leva à ativação da via da MAP quinase, a qual promove sinalização de crescimento, proliferação, diferenciação, inflamação e expressão gênica.[246-249]

Os AGEs são pró-oxidantes formados a partir da elevação da concentração de glicose e pela reação não enzimática de redução dos açúcares e aminas de proteínas, aminolipídeos e ácidos nucleicos.[250] Esse processo altera definitivamente as proteínas do tecido conectivo, lipoproteínas plasmáticas, fosfolipídeos de membrana e o DNA. A ativação dos receptores dos AGEs (RAGEs) leva à amplificação do processo oxidativo.[251-254]

Os AGEs, tanto em indivíduos normais como em diabéticos, elevam o estresse oxidativo, aumentam a inflamação TNF-α, VCAM-1, PCR, aumentam a resistência à insulina, pioram a disfunção vascular, diminuem a adiponectina e aumentam a deacetilação da subunidade p65 do NF-κB, isto é, sua ativação.[255-268]

Os polifenóis do vinho contrabalançam essa via anormal, inibindo-a e ativando a via fisiológica.[269] Em modelos animais e alguns estudos em humanos, os polifenóis e bebidas ricas em polifenóis atenuaram a hiperglicemia de jejum e o pico glicêmico pós-prandial e melhoraram a secreção aguda e a sensibilidade à insulina. Os mecanismos aventados são a inibição da digestão de carboidratos e da absorção da glicose no intestino, estímulo à secreção de insulina, modulação da neoglicogênese hepática, ativação dos receptores e da captação de glicose nos tecidos insulino-sensíveis e a modulação de vias sinalizadoras e expressão genética celulares.

Na síndrome metabólica e no *diabetes mellitus* tipo 2, várias fontes alimentares ricas em polifenóis têm sido estudadas, entre elas, a soja rica em isoflavonas;[270] o chá rico em epigalocatequina;[271,272] café com ácidos fenólicos;[273] uva, principalmente pelo resveratrol;[274] maçãs, pelos flavonoides,[275] e várias outras ervas.[276]

Vários polifenóis inibem a alfa-amilase e a alfa-glicosidase, incluindo os flavonoides – antocianinas, catequinas, flavanonas, flavonóis, flavonas e isoflavonas; os ácidos fenólicos e os taninos – proantocianidinas e elagitaninas. Esse efeito foi verificado pelo fato dos polifenóis consistentemente diminuírem a glicemia após a ingestão de maltose e amido, mas nem todos inibirem a hiperglicemia após a ingestão de glicose.[277-292]

Vários polifenóis inibem também a absorção da glicose. O SGLT-1 é inibido pelos ácidos clorogênico, ferúlico, cafeico e tânico;[293] quercetina,[294] catequinas[295-297] e naringerina.[298]

Já o transporte pelo GLUT-2 é inibido pela quercetina, miricetina, apigenina e catequinas.[297,299] A epigalacatequinaa aumenta a captação de glicose em músculos esqueléticos por aumentar a translocação do GLUT-4 para a membrana celular; como há aumento da fosforilação de AMPK, crê-se que essa via sinalizadora seja responsável pela translocação do GLUT-4.[300]

O resveratrol também aumenta a captação de glicose por células musculares esqueléticas via ativação da AMPK. Na presença de insulina de insulina ativa, na via sinalizadora da PI3K-Akt,[301] contudo na sua ausência, a ativação da AMPK ocorre pela sirtuina (SIRT1).[302-305]

O kempferol e a quercetina melhoram a captação de glicose em tecido adiposo somente na presença de insulina, sugerindo que atuem como sensibilizadores periféricos da insulina por atuação nos PPAR-γ, como as glitazonas.[306]

Em estudo com camundongos db/db, Wolfram e colaboradores[307] demonstraram que a epigalocatequina reduziu a glicemia e ocorreu aumento da expressão hepática da glicoquinase e diminuição da enzima gliconeogênica fosfofoenolpiruvato carboquinase.[308] Isto é, houve deslocamento do estado com predomínio da gliconeogênese para aquele gerador de glicogênio.

Em síntese, o vinho tinto, especialmente pela ação de polifenóis, atua em várias vias metabólicas que podem diminuir a mortalidade, como ilustrado na Figura 26.8.

CONCLUSÕES

Os inúmeros estudos clínicos que sugerem ações protetoras do vinho sobre mortalidade global e cardiovascular são observacionais. Portanto, embora bastante sugestivos, não oferecem provas concretas desse potencial efeito benéfico porque os vários fatores de confusão interferem em proporção não quantificável com certeza.

Assim, estilos de vida sadios, incluindo dietas adequadas, especialmente do tipo mediterrâneas, atividade física regular, ausência de tabagismo, manutenção de peso adequado, menores graus de estresse, estreitos laços familiares, repouso após o almoço e quantidade adequada de sono (incluindo sesta) se juntam a consumo leve/moderado de vinho para conferir proteção cardiovascular.

Por outro lado, os estudos mecanísticos sobre ações de vinho tinto e polifenóis dão apoio fisiopatológico aos achados clínicos. Por exemplo, vasodilatação

A ingestão de vinho, cerveja ou destilados tem sido associada à diminuição de proteína C reativa PCR, fibrinogênio, viscosidade e contagem de leucócitos em indivíduos idosos.[220]

A expressão das moléculas de adesão VCAM-1 e ICAM-1 também é diminuída com a ingestão moderada de vinho tinto.[221]

Os estímulos inflamatórios, como o TNF-α e lipossacarídeos e moléculas de adesão, promovem a fosforilação do IKB (inibidor do fator nuclear kappa B), moléculas que mantêm o NF-κB inativo no citoplasma, propiciando sua ubiquitinação e degradação, liberando as subunidades do NF-κB, p50 e p65, esta última a mais ativa, para migrarem ao núcleo e iniciarem a transcrição de genes pró-inflamatórios, relacionados com apoptose, regulação de ciclo celular, invasão celular e crescimento metastático.[222] Em relação à aterosclerose, o NF-κB promove a transcrição de moléculas de adesão, fatores de crescimento e metaloproteinases de matriz intercelular.

O NF-κB é regulado por estado redox, os estímulos inflamatórios aumentam a geração de espécies reativas de oxigênio, os quais ativam as vias fosforilativas que levam à ubiquitinação do IKB e liberação do NF-κB para o núcleo.

A N-acetilcisteína inibe a fosforilação em serina 536 da unidade P65, sem agir sobre o complexo IKK/NF-kB enquanto o vinho tinto não age nesse ponto, bloqueando a fosforilação da serina 32 da IKBα, com os mesmos efeitos finais de bloquear a ativação do NF-kB pelo TNF-α.[223,224]

EFEITOS LIPÍDICOS

Entre os diversos efeitos dos compostos fenólicos e do resveratrol, enumeram-se: aumento do efluxo do colesterol, elevação do HDL, redução do LDL oxidado e queda na formação das células espumosas. Metanálises revelaram que a ingesta moderada de bebidas alcoólicas eleva o HDL entre 8% e 9%, reduz LDL em 11%, não altera o colesterol total nem os triglicérides. Há elevação de apolipoproteína A-I entre 1% e 7%.[225,226]

Alguns autores encontraram diferenças no impacto do tipo de bebida no perfil lipídico. O etanol por si só diminui a concentração de ApoB, enquanto o vinho tinto, mas não o gin, aumenta a ApoA-I e a ApoA-II em voluntários saudáveis. Contudo, outros autores que avaliaram população de alto risco para doença cardiovascular encontraram que o etanol eleva não só o HDL, mas também as ApoA-I e ApoA-II.[227-232]

Entre mecanismos propostos para elevação das HDL estão o aumento a taxa de transporte e aumento da atividade da lipase lipoproteica.[233-235] Outro mecanismo de ação do vinho e dos polifenóis na redução de colesterol é a inibição à captação de colesterol intestinal pelo transportador de colesterol Nieman-Pick-C1 símile, o mesmo sítio de ação da ezetimiba.[236]

E, ainda, há aumento da expressão dos receptores de LDL nos hepatócitos por ativação proteolítica das proteínas ligadoras ao elemento regulador de esteróis SREBPs.[237]

METABOLISMO GLICÊMICO

Duas metanálises demonstraram que o consumo moderado de bebidas alcoólicas tem efeito protetor contra o *diabetes mellitus* tipo 2.[238,239]

A Figura 26.7 mostra as vias de atuação dos polifenóis que influenciam o metabolismo glicídico.

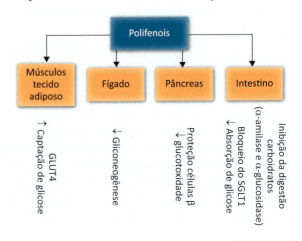

Figura 26.7 Representação esquemática das vias de atuação dos polifenóis que influenciam o metabolismo glicídico. GLUT4: transportador de glicose tipo 4; SGLT1: proteína transportadora de glicose acoplada ao Na⁺.

Esse efeito benéfico relaciona-se com melhora da sensibilidade à insulina com correspondente diminuição da insulinemia.[240,241]

O diabetes e a hiperglicemia estão ligados a doença aterosclerótica prematura e acelerada pelas alterações lipídicas que os acompanham – elevação da concentração de VLDL e queda da concentração HDL e alteração qualitativa das lipoproteínas por sua oxidação. A lipo-oxidação está exacerbada no diabetes por vários sistemas pró-oxidantes, incluindo a elevada formação de produtos avançados da glicação (AGEs – *advanced glycation end products*), ativação da proteína C quinase delta (PKC δ) e aumento da atividade da NADPH oxidase nos macrófagos.[242] A par dessas alterações oxidativas, ocorre depleção celular de antioxidantes, tais como a enzima hidrolisadora de lipídeos oxidados, a paraoxanase 1 PON1, a glutationa reduzida GSH e vitaminas C e E.[243-245]

lo de acetilcolina.[154] O resveratrol eleva a produção de óxido nítrico por aumentar a expressão de eNOS e diminuir a da NADPH oxidase nas paredes arteriais. O mecanismo sugerido é a ativação de estruturas ligadas à membrana celular, tais como os receptores de estrogênio que desencadeiam uma cascata de vias sinalizadoras cujo alvo é AMPK quinase de proteínas ativada por AMP e ativação da eNOS por fosforilação da serina 1177.[155] Essa via também poderia ativar a SIRT1, provocando decréscimo da acetilação e, também, ativando a eNOS. Essa é a mesma via pela qual a insulina aumenta a biodisponibilidade do óxido nítrico.[156-158]

A epigalocatequina aumenta a concentração do cálcio no citosol o que ativa várias enzimas cálcio-dependentes, incluindo a proteino-quinase calomodulino-dependente II e CaMKKβ Calcium/calmodulin-dependent protein kinase kinase,[159,160] essa última uma das iniciadoras da cascata da quinase dependente de AMP AMPK, enzima que tem papel crucial no metabolismo energético.[161-163] Esse aumento do cálcio citosólico leva a calmodulina a liberar a oxidonitrico-sintase das cavéolas e aumentar a síntese de óxido nítrico.[164-167]

CÉLULAS PROGENITORAS ENDOTELIAIS

As células progenitoras endoteliais são células mononucleares originadas da medula óssea e têm várias funções reparativas do endotélio disfuncional, na neovasculogênese de tecidos isquêmicos e no microambiente tumoral.[168-170] As células progenitoras endoteliais também são suscetíveis ao estresse oxidativo.[171-176]

Hill e colaboradores[177-179] demonstraram que as células endoteliais progenitoras exibem várias características endoteliais, tais como a expressão de CD31, TIE2 receptor de tirosina-quinase e receptor 2 do fator de crescimento endotelial de crescimento vascular.[177-179]

Hill e colaboradores[177] revelaram que o número de células progenitoras endoteliais estavam reduzidas na hipercolesterolemia, na hipertensão e no diabetes.

Outros também encontraram essa correlação inversa entre fatores de risco e o número de células progenitoras endoteliais circulantes e relacionaram com o prognóstico nessa situação.[180-183] Baixas concentrações de resveratrol aumentam a proliferação, migração e adesão de células progenitoras em cultura e aumentaram a expressão do mRNA da eNOS.[184]

Balestrieri e colaboradores[185] revelaram aumento das células progenitoras endoteliais com adição de vinho tinto à dieta de camundongos submetidos a exercícios físicos, o que foi observado também em adultos jovens com vinho tinto[186,187] e em fumantes, com uso de chá verde.[63] O mecanismo mais aceito é pelo aumento da biodisponibilidade de óxido nítrico.[187]

O resveratrol diminui a senescência da célula progenitora endotelial através do aumento da atividade da telomerase.[188]

Todos os polifenóis, como a puerarina,[189,190] o resveratrol do vinho,[184,185,191,192] do ginkgo biloba,[193] berberina,[194] ácidos salvionólicos[195] e ginsenosídeos,[196] aumentam a bioatividade das células progenitoras endoteliais.

COAGULAÇÃO E PLAQUETAS

Enquanto o consumo moderado de bebidas alcoólicas é acompanhado da queda de vários fatores de coagulação fator VII, fator tissular, fibrinogênio e fator de von Willebrand, da viscosidade e aumento da capacidade fibrinolítica, o seu consumo elevado tem efeitos opostos. O consumo de cerveja e destilados, mas não de vinho, eleva a proporção PAI-1/tPA. Alguns autores demonstraram que o álcool e alguns polifenóis, como a catequina e a quercetina, elevam a transcrição do t-PA. Essas ações podem estar associadas às observações de redução de trombose venosa com o uso moderado de vinho.[197]

Por sua ação ativadora da eNOS e inibidora da COX-2, o consumo de vinho tem atividade antiplaquetária.[197]

O resveratrol inibe a agregação plaquetária induzida pela trombina, colágeno, PAF (fator de ativação plaquetária) e ADP.[114] O resveratrol inibe também a agregação plaquetária por tromboxano B2 devido a sua inibição da via da proteína quinase C.[198] A quercertina também inibe a agregação induzida por trombina e ADP, e a ativação plaquetária pelos agonistas peptídeo-6 (ativador do receptor de trombina), ácido araquidônico, ADP, epinefrina, colágeno e ristocetina, imobilização por cálcio, secreção de grânulos e ligação de fibrinogênio.[199] Além disso, a quercertina inibe a adesão plaquetária às células endoteliais vasculares e agregação plaquetária estimulada por colágeno por inibir a via sinalizadora da glicoproteína VI.[200-214]

EFEITOS ANTI-INFLAMATÓRIOS

Em estudos experimentais, o álcool suprime a síntese de citocinas pró-inflamatórias, tais como o TNF-α, IL-1b, IL-6, IL-8 e MCP-1 em macrófagos alveolares e monócitos.[215-218] Tais efeitos também foram observados pelo uso de vinho em indivíduos com alto risco de desenvolver doença cardiovascular, o qual aumentou a interleucina-10, anti-inflamatória, e diminuiu a interleucina-6, inflamatória.[219]

Ações na sintase do NO e óxido nítrico

A oxidonitrico-sintase endotelial (eNOS), além de ser expressa em células endoteliais, o é também em cardiomiócitos, plaquetas, certos neurônios cerebrais, no sinciciotrofoblasto da placenta humana e células epiteliais tubulares renais.[106,107] A calmodulina ativada por cálcio é um importante regulador da atividade da eNOS.[108] O aumento dos íons cálcio intracelular faz a calmodulina ligar-se à eNOS e aumenta sua atividade. Várias outras proteínas também interagem com a eNOS e regulam sua atividade, tal como a *heat shock* proteína 90 (HSP 90), a qual se liga alostericamente e ativa-a por reacoplamento.[109]

A fração de eNOS localizada na cavéola interage com a proteína que a recobre, a caveolina-1, tonando-se inativa. A calmodulina e HSP90 ligam-se à caveolina-1 e deslocam a eNOS, ativando-a.[110]

Contudo, há maneiras de ativação da eNOS não dependentes da concentração de cálcio, como o estresse de cisalhamento que ativa a enzima por fosforilação.[111] Tal mecanismo é exercido também pelo estrogênio e pelo *vascular endothelium growth factor* (VEGF).

O óxido nítrico é uma das principais moléculas vasoprotetoras, pois além de vasodilatadora tem atividades antiateroscleróticas, tais como inibição da agregação plaquetária, da adesão leucocitária, da proliferação de células musculares lisas e expressão de genes aterogênicos, como a proteína quimioatrativa-1 (MCP-1), molécula de adesão celular vascular -1 (VCAM-1) e molécula de adesão intercelular -1 (ICAM-1).[112-115] Tais moléculas adesivas estão relacionadas à adesão e migração de leucócitos através da parede vascular. Além disso, a diminuição da permeabilidade endotelial reduz o fluxo de LDL para dentro da parede arterial, reduz sua oxidação e portanto adiciona mais efeitos antiaterogênicos.[116-125]

A hipercolesterolemia, o *diabetes mellitus*, a hipertensão arterial e o tabagismo estão associados tanto à redução da síntese ou aumento da degradação do óxido nítrico. Essa diminuição da biodisponibilidade do óxido nítrico acompanha-se de disfunção endotelial com alteração da vasomotricidade e estado pró-aterogênico.

Os polifenóis do vinho tinto elevam fortemente a expressão e a atividade da oxidonítrico-sintase e, assim, a liberação de óxido nítrico.[126] O resveratrol aumenta a atividade do promotor da eNOS (efeito transcricional) e estabiliza o mRNA da eNOS (efeito pós-transcricional).[127,128]

O resveratrol, além de elevar a produção de óxido nítrico, por aumentar a expressão de eNOS, diminui a atividade da NADPH oxidase nas paredes arteriais. O mecanismo sugerido é a ativação de estruturas ligadas à membrana celular, tais como os receptores de estrogênio que desencadeiam uma cascata de vias sinalizadoras cujo alvo é a AMPK quinase de proteínas ativada por AMP e ativação da eNOS por fosforilação da serina 1177.[129] Essa via também poderia ativar SIRT1, provocando decréscimo da acetilação e, também, ativando a eNOS. A insulina aumenta a biodisponibilidade do óxido nítrico por essa via.[130-132]

Os polifenóis do vinho relaxam os anéis de aorta por potencializarem a síntese de óxido nítrico e aumentarem a expressão da eNOS, e não por aumento da efetividade biológica do óxido nítrico ou protegê-lo da ação do superóxido.[132,133] Huang e colaboradores compararam os efeitos da água, vinho tinto, cerveja e vodca sobre a função endotelial, determinada pela DMF, e somente o vinho tinto melhorou a função endotelial e elevou os níveis de óxido nítrico no plasma.[134-136]

O extrato de polifenóis de vinho tinto causa vasodilatação de anéis de aorta previamente contraídos por norepinefrina por marcante elevação do óxido nítrico, efeito compartilhado pela antocinina delfinidina, mas não por malvidina, cianidina, quercetina, catequina e epicatequina.[137] O extrato de vinho tinto eleva também a concentração intracelular de íon cálcio, o qual é via de sinalização principal da elevação da produção de óxido nítrico pelos polifenóis do vinho.[138,139]

Vários autores replicaram esses efeitos dos polifenóis de várias fontes, tais como diferentes vinhos, cacau, chá, espinheiro e casca de pinheiro marítimo, em vasos isolados de animais ou de seres humanos. Todos produziram vasodilatação endotélio-dependente com aumento do GMP cíclico e bloqueada por inibidores da eNOS.[71,140-148] Além disso, Burns e colaboradores encontraram que esse efeito estava fortemente relacionado com a concentração de polifenóis no vinho.[149]

A administração de compostos fenólicos do vinho diminuiu a pressão arterial em ratos. Esse efeito foi por aumento da expressão dos genes da oxidonítrico-sintase e da cicloxigenase na parede arterial.[150]

A observação de que o vinho branco, pobre em resveratrol, também tem efeitos protetores cardiovasculares levou alguns pesquisadores a investigarem o papel do ácido cafeico e do tirosol, abundantes no vinho branco, na vasodilatação mediada pelo fluxo.[151-153] Migliorini e colaboradores demonstraram em células endoteliais humanas que o ácido cafeico, mas não o tirosol, elevou a produção de óxido nítrico ao estímu-

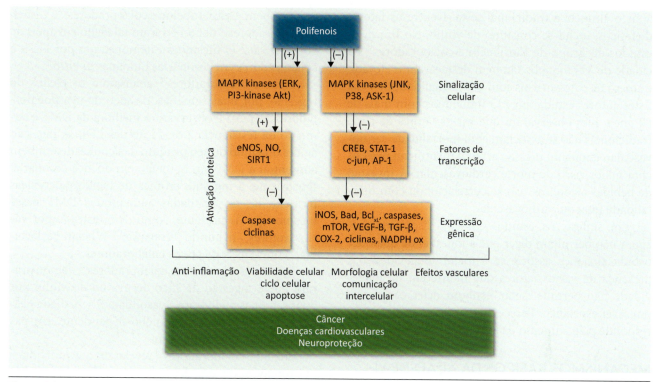

Figura 26.6 Vias metabólicas de ações de polifenóis que podem influenciar situações clínicas.

AP-1: proteína ativadora 1; ASK 1: quinase sinal-reguladora de apoptose 1; Bad: promotor de morte associado a Bcl-XL/Bcl-2; Bcl: família proteínas antiapoptoicas; COX-2: cicloxigenase 2; CREB: proteína ligadora do elemento responsivo ao AMP cíclico; eNOS: oxidonítrico-sintase endotelial; ERK: quinase regulada por sinalização extracelular; iNOS: oxidonítrico-sintase induzida; JNK: c-Jun amino-terminal quinase; MAPK: quinases de proteínas ativadoras de mitose; mTOR: alvo da rapamicina em mamíferos; NADPH ox: NADPH oxidase; NO: óxido nítrico; STAT: Transdutor de sinal e ativador de transcrição; TGF-β: fator de crescimento e transformação β; SIRT-1: sirtuina 1.

cardiomiócitos, hepatócitos, neurônios, osteoblastos, queratinócitos e adipócitos, enquanto o receptor ETB é expresso em células endoteliais, células musculares lisas, cardiomiócitos, hepatócitos, células do duto coletor renal, neurônios, osteoblastos, queratinócitos e adipócitos.[80,81]

A endotelina-1 contribui na patogênese da hipertensão sal-sensível em animais e humanos[82] e hipertensão secundária com renina baixa.[83] Esses efeitos podem ser devidos ao efeito vasoconstritor direto e pelo aumento da produção superóxido via receptor ETA e NADPH oxidase.[84,85] A endotelina-1 está elevada não só na hipertensão arterial, mas também na hipercolesterolemia, na hiperglicemia e na síndrome metabólica.[86-88]

O etanol por si só pode reduzir os níveis de endotelina-1.[89] No entanto, os polifenóis presentes no vinho, no chá verde e no óleo de oliva extravirgem também diminuem a síntese da ET-1 em células endoteliais por supressão da transcrição do gene da ET-1 e aumento da atividade da oxidonítrico-sintase.[90-92]

Nicholson e colaboradores[93] demonstraram que os polifenóis da dieta diminuem a expressão do gene da endotelina; outros autores demonstraram que os polifenóis do vinho (quercetina e epicatequina purificadas) diminuem as concentrações e endotelina-1 por ação no equilíbrio redox da célula.[90-92]

Corder[94] e Khan,[95] com colaboradores, demonstraram tais efeitos em células endoteliais de aorta bovina. Segundo Khan, essas ações seriam ocasionadas por modificações da sinalização da tirosina quinase. Por outro lado, o resveratrol inibe a secreção de endotelina-1, os níveis de mRNA de endotelina-1 e atividade do gene promotor da endotelina por interferir na via ERK1/2 e atenuar a formação de espécies reativas de oxigênio.[96, 102-103] Além disso, a quercetina e a epicatequina inibem a liberação de endotelina-1.[92,101-103] As isoflavonas, como a genisteína, também melhoram a DMF em mulheres na menopausa e reduzem os níveis de endotelina-1, melhorando a razão óxido nítrico/endotelina-1.[104]

Em modelo de hipertensão induzida por DOCA (acetato deoxicorticosterona) e sal, o resveratrol e a apocinina reduziram os níveis plasmáticos de endotelina-1 e a hiperexpressão do gene p22^{phox} em aorta com melhora da DMF.[105]

após o almoço, a tradicional sesta. Dentre os fatores dietéticos, inclui-se consumo de vinho. No Brasil, os estudos do grupo de Moriguchi e colaboradores[55] na cidade de Veranópolis também destacaram o elevado número de octogenários com ótima qualidade de vida. Estes autores estudaram 213 indivíduos com mais de 80 anos. Eles observaram que vários fatores de risco tradicionais não se associam com mortalidade cardiovascular, enquanto pressão arterial identificou pessoas com maior risco de morte cardiovascular. A ingestão de bebidas alcóolicas não se correlacionou com mortalidade total ou cardiovascular.

Em síntese, os estudos clínicos disponíveis até agora não permitem dizer que a ingestão de qualquer bebida alcoólica associa-se à maior longevidade. A presença de vários fatores que interferem na longevidade não permite isolar nenhum deles como responsável específico. Parece que o conjunto de fatores responde pelo aumento da sobrevida.

MECANISMOS BÁSICOS DA AÇÃO DE VINHO E POLIFENÓIS

Ações no endotélio

A disfunção endotelial pode ser avaliada de modo não invasivo pela medida da vasodilatação mediada pelo fluxo em artérias de membro superior, pela técnica da oclusão transitória por compressão pneumática das artérias ao montante do ponto de avaliação do diâmetro arterial pela ultrassonografia. O endotélio disfuncionante já é detectado na presença dos fatores de risco, tais como a hipertensão arterial, a obesidade, a hipercolesterolemia, o HDL baixo, o diabetes e o tabagismo, mesmo antes das manifestações clínicas da aterosclerose. A disfunção endotelial não só é marcador de doença coronária como é bom indicador de eventos cardiovasculares futuros.[56-60]

Já está bem demonstrada a eficácia do vinho tinto na melhora da dilatação mediada pelo fluxo em hipertensos,[61,62] fumantes,[63,64] diabéticos,[65] em síndrome metabólica[66] e hipercolesterolêmicos.[67]

Chen e colaboradores[68] demonstraram que os polifenóis, resveratrol e quercetina, presentes tanto no vinho tinto como no suco de uvas vermelhas induziam vasodilatação de anéis arteriais, que era revertida pela L-nitroarginina, um inibidor da oxidonitrico-sintase, somente quando os polifenóis eram acrescentados em doses baixas, sem contudo bloqueá-la em concentrações elevadas, supondo efeitos vasodilatadores indiretos e diretos dessas substâncias.

Também Andriambelon e colaboradores[69] e Cishek e colaboradores[70] demonstraram tal efeito em anéis de aorta de rato. O mesmo foi demonstrado por Flesh e colaboradores em coronárias humanas *in vitro*.[71]

Stein e colaboradores[72] analisaram os efeitos da ingestão, por duas semanas, de suco de uva por portadores de DAC e observaram melhora da DMF e aumento da resistência à oxidação das LDL. A ingestão aguda do vinho ou seu produto dealcoolizado também aumentou a DMF em homens sem doença coronária. Igualmente, a ingestão crônica de bebidas alcoólicas fermentadas ou destiladas aumentou a DMF nesse mesmo tipo de paciente, como demonstrado por vários autores, incluindo Teragawa,[73] Whelan[74] e Lekakis,[75] com seus respectivos colaboradores.

Entre nós, Coimbra e colaboradores[67] demonstraram que a ingestão de suco de uva ou do vinho por duas semanas melhoram a vasodilatação mediada pelo fluxo, a vasodilatação endotélio-dependente, em pacientes hipercolesterolêmicos.

Suzuki e colaboradores[76] revelaram que indivíduos que tomavam de uma dose por mês até duas doses diárias de bebida alcoólica apresentavam maior dilatação mediada pelo fluxo do que abstêmios e bebedores mais pesados.[76] Vários outros comprovaram tal eficácia.

A seguir, analisaremos os mecanismos pelos quais o vinho e os polifenóis levam à melhora da DMF e de outras ações do endotélio disfuncionante.

A Figura 26.6 mostra as ações dos polifenóis nos sistemas sinalizadores celulares.

Ação no sistema endotelial

A endotelina-1 (ET-1) foi inicialmente descrita como potente vasoconstritor, sua superprodução relaciona-se com doença vascular e aterosclerose.[77] Em modelos experimentais, a sua inibição previne a iniciação da aterogênese, por impedir a disfunção endotelial e formação da estria gordurosa; mesmo na aterosclerose instalada seu bloqueio diminui a incidência de infarto. Sabe-se que em portadores de DAC a superprodução local de ET-1 reduz acentuadamente o fluxo coronário.[78,79]

A ET-1 atua em dois receptores: o ETA (vasoconstritor e indutor de crescimento) e o ETB (vasodilatador e inibidor de crescimento celular) e, ainda, no clareamento dos receptores ETA da superfície da membrana, ambos ativando famílias de proteínas sinalizadoras G. O gene da ET-1 é expresso em células endoteliais, cardiomiócitos, hepatócitos, células do duto coletor renal, neurônios e queratinócitos. Os receptores são expressos em células musculares lisas,

mais que 30 g de álcool/dia também causa elevação da pressão arterial e das enzimas hepáticas; e ingestão mais intensa aumenta mortalidade em proporção direta à dose.[32]

Ao contrário, beber 1 a 2 *drinks*/dia reduz o risco em DAC, especialmente mortalidade, hospitalização e angina, em ambos os sexos.[18] Pequenas doses diárias parecem ter maior efeito protetor do que uma única dose igual ao dia. Indivíduos que já sofreram infarto também são protegidos por ingestão moderada por terem redução de novos eventos coronários. A curva J independe do tipo de bebida consumida.

Em cuidadosa revisão, O'Keefe e colaboradores[50] observaram clara relação em J para mortalidade por todas as causas, em homens e mulheres, e a mesma coisa para acidente vascular cerebral. Os autores também notaram efeito protetor da ingestão de 1,50-29,9 g álcool/dia em 8.867 homens com idade média que seguiam estilo de vida saudável; já ingestões menores ou maiores não induziram proteção.

Em suma, os inúmeros estudos clínicos demonstram que aqueles que não tomam nenhuma bebida alcoólica, e no outro extremo, os que tomam em excesso, não obtêm vantagens. Especificamente, o excesso de álcool associa-se à redução da fração de ejeção do ventrículo esquerdo, hipertrofia progressiva ventricular esquerda, maior risco de acidente cerebral hemorrágico e demência.

EFEITOS ADVERSOS DO ÁLCOOL

Em contraposição aos efeitos benéficos do vinho, o álcool pode causar sérios efeitos adversos, dependendo da dose e da susceptibilidade individual. As causas de mortalidade aumentada em consumidores de grandes quantidades de álcool incluem câncer no fígado, cirrose, cânceres do trato digestivo e respiratório, boca, esôfago, laringe e faringe, tendência a suicídios, acidentes, homicídios e eventos cardiovasculares.

Não se deve subestimar os efeitos deletérios do álcool. Não apenas a mortalidade deve ser considerada. O consumo de álcool pode causar neoplasias gastrintestinais, fatais e não fatais, arritmias cardíacas, tais como fibrilação atrial e extrassístole ventricular em indivíduos suscetíveis. Acidentes de carro e acidentes industriais, alcoolismo crônico, psicose, desemprego e assédio sexual também foram documentados.[51,52] Caso especial é o de adolescentes que podem facilmente beber exageradamente, em especial por causa do efeito tipo "zebra". Assim, indivíduos que consomem álcool em excesso podem fazer parte de um contexto socioeconômico especial, com tabagismo, uso de drogas e dieta inadequada; nessa situação fica difícil isolar os efeitos do álcool. Algumas pessoas devem se abster: os que tem história de alcoolismo na família, pacientes com pancreatite, doenças hepáticas, hipertensão não controlada, mulheres grávidas e indivíduos que usam medicação que interferem no metabolismo do álcool (sedativos, antidepressivos). Contra-indicações também incluem arritmias cardíacas, miocardiopatias, disfunção ventricular, insuficiência cardíaca, diabetes descompensada, alcoolismo e hipertrigliceridemia. Como visto antes, Allen e colaboradores[16] observaram aumento na incidência de vários cânceres, mesmo com baixa ingestão de bebidas alcoólicas; eles calcularam que aproximadamente 13% dos cânceres de mama, trato digestivo, fígado e reto poderiam ser atribuídos ao álcool. Assim, num editorial que acompanha o relato, Lauer e Sorlie[53] recomendam cautela na interpretação, especialmente porque o estudo tem importantes limitações. Por exemplo, as participantes do estudo foram todas vistas numa clínica para diagnóstico de câncer; portanto elas podem não representar a população geral; segundo, os dados são todos oriundos de questionários, e não de determinações objetivas; terceiro, não há informações sobre mortalidade total ou eventos cardiovasculares. Portanto, o estudo levanta um problema potencialmente importante, mas conclusões não podem ser tidas como definitivas.

RESVERATROL E LONGEVIDADE

O resveratrol aumenta a sobrevida de várias espécies, incluindo vermes, insetos, fungos e peixes.[24,25] Em mamíferos como camundongos e ratos, esse polifenol influencia beneficamente fatores que protegem contra o envelhecimento vascular, induzindo redução de P53, aumento do comprimento do telômero e de telomerase. Já a questão do envelhecimento humano é mais complexa.[53] Por exemplo, um estudo na ilha grega Ikaria[54] documentou que 13% das pessoas, dentre 1.420 examinadas, tinham mais que 80 anos, e que 6 de 10 indivíduos com mais de 90 anos eram ativos fisicamente. Esses dados estão acima da média da população europeia. Portanto, a longevidade se destaca não apenas pelo número de anos, mas também pela excelente qualidade de vida das pessoas longevas. Acredita-se que vários fatores contribuem para tal longevidade, incluindo dieta com muitas frutas e vegetais, o exercício regular da população que habita essa região montanhosa, a qualidade do ar, os estreitos laços familiares e o próprio comportamento das pessoas que parecem conviver com níveis baixos de estresse emocional; entre tais hábitos inclui-se o descanso

brancos (nestes eles estão em menor quantidade). Os estudos de Gronbaek e colaboradores,[40] Klasky e colaboradores,[41] Renaud e colaboradores[42] e a metanálise de Dr. Castelnuovo[18] mostram a supremacia do vinho sobre outras bebidas alcoólicas. Porém, um estudo americano[43] não registra diferenças.

O álcool em si tem alguns efeitos benéficos, dos quais o mais importante parece ser o aumento do HDL;[22] também o álcool poderia aumentar a absorção intestinal de polifenóis do vinho tinto. Assim, os estudos clínicos no conjunto são inconclusivos.[32]

No entanto, quando se analisam os estudos mecanísticos, os dados favorecem os polifenóis. Por exemplo, o resveratrol mimetiza restrição calórica; os polifenóis são agregantes plaquetários e vasodilatadores ao estimular produção de eNOS e óxido nítrico; estimulam produção de sirtuinas e modulam o metabolismo da glicose.[24,26,34] A análise dos dados fica complicada porque os bebedores de vinho tinto podem ter um estilo de vida mais saudável, com dieta sadia, mais exercícios e menos tabagismo.

Em síntese, o conjunto das evidências mecanísticas e clínicas parecem favorecer os polifenóis como principais responsáveis pelos efeitos benéficos; mas um efeito coadjuvante do álcool não pode ser desprezado.

VINHO, RESVERATROL E FUNÇÃO COGNITIVA

Redução das funções cognitivas é consequência natural da idade avançada, e começa, em geral, a partir de aproximadamente 60 anos.[44] Com o envelhecimento progressivo da população, esse fenômeno assume proporções consideráveis, com enormes repercussões pessoais e socioeconômicas. O conceito predominante atual é que, embora essa queda seja um fenômeno natural, existe espaço para que tal redução seja diminuída; exercício físico e mental parecem ser as intervenções que melhor protegem. Resveratrol, pelas suas ações vasodilatadoras, melhora da função endotelial, indução de biogênese mitocondrial e possível efeito antiestresse oxidativo e efeitos no metabolismo glicêmico apresentam caraterísticas químicas capazes de proteger o cérebro contra o declínio da função cognitiva.

Existem evidências experimentais de que em camundongos com lesão cerebral induzida o resveratrol aumenta o fluxo cerebral para as áreas atingidas e melhora a recuperação funcional.[39] Estudos *in vitro* documentaram que resveratrol e epigalocatequina modificam a estrutura reticular de particular de amiloide, transformando-as em complexos que não são absorvidos pelos neurônios, e assim protegeriam contra o mal de Alzheimer.[43] Além disso, tem se observado clinicamente que vinho protege contra Alzheimer e demência.[45-47]

Um estudo em mulheres idosas[48] documentou que o consumo leve de bebidas alcoólicas antagonizou parcialmente a queda da função cognitiva. Isto é corroborado pelos achados de Mukamal e colaboradores[49] que observaram em idosos que bebiam moderadamente, redução de eventos cardiovasculares, redução de fibriogênio plasmáticos e outros fatores trombóticos em relação aos não bebedores. E mais notaram preservação da vasculatura cerebral e diminuição de acidentes vasculares cerebrais subclínicos Mukamal e colaboradores[46] notou "pronunciada redução de demência vascular e Alzheimer entre pessoas que consumiam 1 a 6 drinques/semana".

Em contrapartida, um estudo de Kennedy e colaboradores[38] em indivíduos normais, que receberam resveratrol, mostrou aumento do fluxo cerebral para a região frontal, porém sem modificações da função cognitiva examinada em testes psicológicos padrão.

Nós estudamos função cognitiva em indivíduos sem demência e bebedores habituais de vinho tinto, comparando-os com abstêmios, ambos submetidos a exercício físico padronizado durante três meses. Os indivíduos de ambos os grupos foram avaliados por ressonância magnética cerebral funcional (RMCF) e por testes psicológicos padronizados. Observamos na RMFC que existe um padrão diferente do sinal BOLD (sinal de ressonância magnética dependente da concentração de oxigênio sanguíneo cerebral) entre os grupos, achado que pode representar um padrão diferente de ativação cerebral. Na avaliação preliminar dos resultados quanto à memória operacional, foi observado maior sinal BOLD em indivíduos que apresentaram menor VO2 sistêmico durante o teste cardiopulmonar (dados não publicados).

No conjunto, as evidências atuais não permitem concluir que vinho tinto ou polifenóis de alimentação protejam efetivamente contra declínio da função cognitiva em homens. Porém, este campo certamente merece maiores investigações futuras.

A CURVA J

A relação entre quantidade de ingestão de bebidas alcoólicas e mortalidade geral ou eventos cardiovasculares tem sido constantemente observado como uma curva J. Ou seja, indivíduos abstêmios e que ingerem mais do que 30 g de álcool/dia experimentam mortalidade maior do que os que ingerem quantidades pequenas/moderadas de bebidas alcoólicas. Consumir

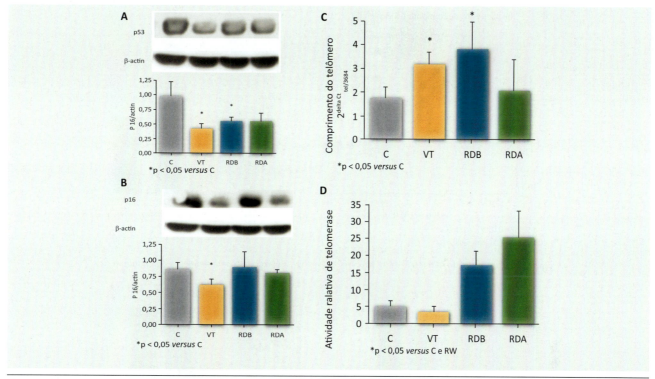

Figura 26.5 Biomarcadores de envelhecimento celular em homogeneizados de aorta de ratos normais. **(A)** P53 foi reduzido por VT e resveratrol em baixa dose. **(B)** P16 também foi reduzido por VT mas não por resveratrol. **(C)** comprimento de telômero aumentou com VT e dose baixa de resveratrol, mas não com altas doses. **(D)** telomerase foi aumentada por ambas doses de resveratrol, mas não por VT.[28] C: controles; VT: vinho tinto; RDB: resveratrol, dose baixa; RDA: resveratrol, dose alta. Adaptada de Da Luz PL, et al. 2012.[29]

binações como múltiplos polifenóis (comida + bebida e formulações líquidas); estas combinações aumentaram nitidamente a biodisponibilidade quando comparados à ingestão isolada.

Diferentes formulações, tais como uso de nanopartículas e infusão intravenosa, também foram testadas. Esta última aumenta nitidamente a biodisponibilidade, mas não é prática. Em paralelo, há pesquisas suficientes demonstrando que pequenas doses de resveratrol são benéficas. Por exemplo, resveratrol aumenta atividade da eNOS desde 0,1 μM a 1 μM em células endoteliais humanas com apenas 2 min de incubação. Resveratrol também aumenta atividade de AMK via SIRT-1 a 3 μM de concentração.[35] Outro estudo em homens documentou aumento do fluxo cerebral em doses de resveratrol de 5,65 a 14,4 ng/dL 0,025 e 0,061 μM.[38]

O paradoxo biodisponibilidade baixa e efeitos benéficos também foi abordado por Andreadi e colaboradores.[39] Resveratrol ingerido é extensamente metabolizado em conjugados de sulfato e "glucoronide", o que limita sua biodisponibilidade plasmática. Os autores demonstraram que o sulfato de resveratrol na verdade se constitui num reservatório intracelular de resveratrol. Eles estudaram células colorretais humanas cancerosas incubadas com doses de resveratrol compatíveis com doses clínicas. Notaram que as maiores concentrações de sulfato ocorreram na linhagem HT-29; nestas também observaram o maior efeito antiproliferativo, o qual ocorreu por autofagia. O sulfato também aumentou a beta-galactosidase ácida associada à senescência nestas células, indicando que elas estavam em processo de envelhecimento.

Esses autores concluíram que o resveratrol em si, e não seus metabólicos, é responsável pela autofagia e senescência das células cancerosas. Assim, os achados também poderiam explicar os efeitos benéficos do resveratrol, mesmo com baixa biodisponibilidade plasmática.

POLIFENÓIS *VERSUS* ÁLCOOL

Vários estudos mostram os benefícios de bebidas alcóolicas, especialmente do vinho tinto, sobre o risco cardiovascular. A supremacia do vinho tinto é atribuída especialmente a seus compostos polifenólicos, especialmente resveratrol. Os polifenóis também explicam porque os vinhos tintos são melhores que os

Ação do Vinho Tinto e Polifenóis sobre a Função Endotelial e Eventos Clínicos

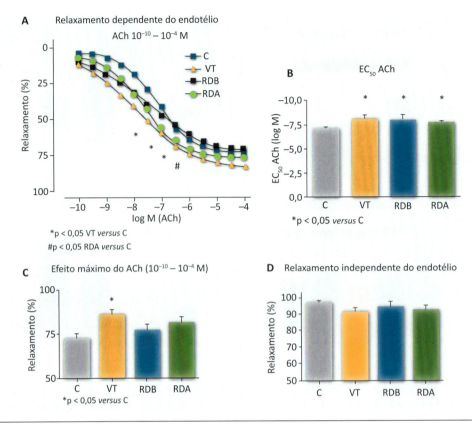

Figura 26.4 Função vascular em anéis de aorta de ratos normais. **(A)** DMF aumentou significativamente após VT e doses baixas de resveratrol. **(B)** E50 aumentou tanto com VT quanto com ambas doses de resveratrol. **(C)** Relaxamento máximo aumentou apenas com VT. **(D)** Dilatação endotélio-independente não foi afetada por nenhum tratamento. Adaptada de Da Luz PL, et al. 2012.[29]

De modo semelhante, Pearson e colaboradores[30] observaram em camundongos sob dieta normal que resveratrol induz a expressão de genes que são semelhantes aos induzidos por restrição calórica; resveratrol também reduziu a expressão de índices de envelhecimento, tais como albuminúria, inflamação e apoptose no endotélio vascular, aumentou a elasticidade da aorta, melhorou a coordenação motora e reduziu a formação de cataratas. No entanto, a sobrevida não aumentou. Assim, os autores concluíram que camundongos alimentados com dieta normal, e que receberam resveratrol a partir de 12 meses de idade, obtiveram vários benefícios funcionais, mas não aumento de sobrevida.

Barger e colaboradores[31] igualmente mostraram, em camundongos, que o resveratrol mimetiza restrição calórica em termos de transcrição gênica no coração, músculo esquelético e cérebro. Especificamente, o resveratrol dietético mimetizou os efeitos da restrição calórica na captação de glicose mediada por insulina no músculo. Concluíram que resveratrol pode retardar o envelhecimento por alterações na estrutura da cromatina e na transcrição.

Outros tantos efeitos benéficos de vinho tinto e polifenóis foram documentados em estudos de bancada ou experimentação animal, em diferentes espécies.[32-35]

Em síntese, inúmeros estudos experimentais em diversos modelos e espécies, bem como experiências em humanos, sugerem benefícios cardiovasculares do vinho tinto e especialmente polifenóis, entre os quais se destaca o resveratrol. Os mecanismos envolvidos nesses fenômenos são discutidos adiante.

BIODISPONIBILIDADE DE RESVERATROL

Esta é uma questão das mais importantes e controversas.[36] Várias observações *in vitro* e *in vivo* indicam que a biodisponibilidade é dose-dependente. Estudos experimentais mostram que efeitos *in vitro* são obtidos com doses bem maiores do que se obteria com doses orais *in vivo*.[35] Por outro lado, há discrepância entre biodisponibilidade, que é baixa, e os efeitos uniformemente benéficos experimentais.[37] Na tentativa de elucidar esse paradoxo aparente e aumentar a biodisponibilidade, várias alternativas foram testadas, incluindo aumento da absorção intestinal, com com-

Assim, Baur e colaboradores[27] testaram os efeitos do resveratrol na sobrevida de camundongos submetidos a dieta hipocalórica. Esses animais tiveram sobrevida nitidamente reduzida, enquanto aqueles que receberam resveratrol junto com a dieta tiveram sobrevida igual aos controles. Portanto, o resveratrol antagonizou os efeitos deletérios da dieta hipercalórica a ponto de aumentar a sobrevida.

Nós também estudamos a ação de vinho tinto e vinho sem álcool, produtos não alcóolicos do vinho (PNAV) sobre a formação de placas ateroscleróticas na aorta de coelhos alimentados com dieta hipercolesterolêmica, utilizando coloração com Sudan IV.[28] Animais que receberam vinho tinto na água junto com dieta gordurosa desenvolveram menos placas do que os controles; os que receberam produtos não alcóolicos do vinho também desenvolveram menos placas que os controles, porém, este efeito foi algo menor que com vinho tinto. Curiosamente, a redução da formação de placas não se acompanhou da diminuição de lípides plasmáticos, sugerindo que ações protetoras do vinho tinto e PNAV independem dos lípides (Figura 26.2).

Por outro lado, analisamos os efeitos de vinho tinto, doses baixas e altas de resveratrol em ratos normais submetidos a exercício.[29] Vinho tinto e resveratrol, em qualquer dose, não influenciaram a sobrevida, porém, vinho tinto e doses baixas de resveratrol melhoraram a capacidade física dos animais, aumentaram a dilatação endotélio-dependente de anéis de aorta, e reduziram a expressão de P53 e P16; ao mesmo tempo, induziram aumento do comprimento de telômero em homogeneizados de aorta, o que se associou a aumento da atividade de telomerase (Figuras 26.3 a 26.5). Portanto, vinho tinto e resveratrol em baixa dose melhoraram a função vascular e reduziram índices de envelhecimento.

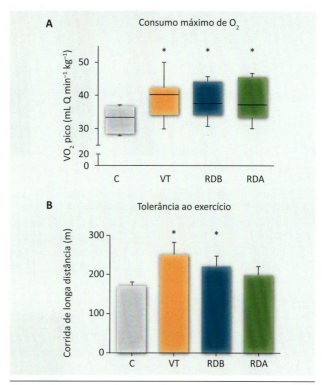

Figura 26.3 Capacidade aeróbica e resposta ao exercício em ratos que consumiram vinho tinto (VT) e resveratrol em dose baixa (RDB) e alta (RDA) **(A)** VO$_2$ máximo aumentou significativamente em animais que receberam VT e as duas doses de resveratrol em comparação aos controles. **(B)** Já a tolerância ao exercício aumentou significativamente apenas com VT e doses baixas de resveratrol. Adaptada de Da Luz PL, et al. 2012.[29]

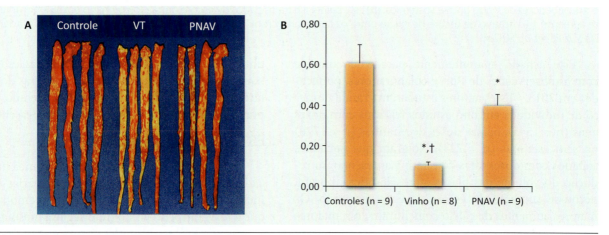

Figura 26.2 Ação protetora de vinho tinto (VT) e vinho sem álcool (PNAV) em coelhos submetidos a dieta hipercolesterolêmica por três meses. **(A)** Espécimes representativas de aortas de coelhos coradas com Sudan IV. O grupo-controle mostra infiltração praticamente completa de toda a superfície da aorta; já os animais que receberam dieta mais VT na água de beber, ou dieta e PNAV, mostram evidente diminuição das placas de aterosclerose. **(B)** Análise da espessura íntima/média da aorta nos grupos controle, VT e PNAV. Nota-se redução estatisticamente significativa nos dois grupos tratados em relação ao controle, sem diferença significativa entre os dois grupos de tratamento. *: $p < 0,001$, controles versus vinho; †: $p < 0,005$, vinho versus PNAV. Adaptada de Da Luz PL, et al. 1999.[28]

Ação do Vinho Tinto e Polifenóis sobre a Função Endotelial e Eventos Clínicos

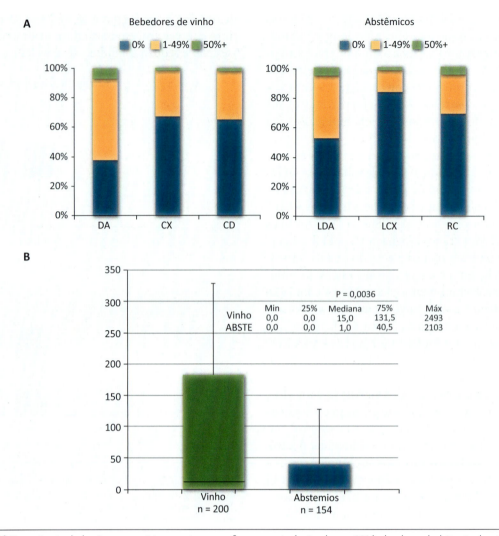

Figura 26.1 (A) Frequência de lesões coronárias por tomografia computadorizada em 101 bebedores habituais de vinho tinto e 104 abstêmios. Não há diferença significativa entre lesões coronárias nas artérias descendente anterior, circunflexa ou coronária direita, entre bebedores de vinho tinto e abstêmios. **(B)** Este painel ilustra os dados de escore de cálcio coronário em 354 indivíduos. Nota-se aumento significativo de escore de cálcio entre os bebedores crônicos de vinho em comparação aos abstêmios. Adaptada de Da Luz PL, et al. 2012.[22]

Este achado aparentemente paradoxal coincide com as observações de Puri e colaboradores, publicadas em 2015.[23] Estes autores estudaram grande número de indivíduos em oito estudos tratados com doses altas (n = 1545), baixas doses de estatinas (n = 1726) ou sem estatinas (n = 224). Notaram que pacientes tratados com doses altas de estatina apresentaram redução do volume das placas ateroscleróticas, porém, notou-se aumento do escore de Ca^{++} coronário. Os maiores aumentos de cálcio coincidiram com maiores doses de estatina e regressão de placas. Interpretaram tais achados como indicador de que, nestes casos, a calcificação resulta do fenômeno de "cicatrização" ou estabilização das lesões.

Nós interpretamos nossos achados relativos ao vinho tinto com raciocínio semelhante; ou seja, o vinho tinto provavelmente leva à estabilização das lesões coronárias. Isso explicaria em parte as inúmeras documentações clínicas de que o consumo moderado a longo prazo de vinho tinto reduz eventos cardiovasculares.

ESTUDOS EXPERIMENTAIS

Sabe-se que a restrição calórica é a única intervenção capaz de aumentar a sobrevida de várias espécies incluindo vermes, peixes e fungos.[24-26] Demonstrou-se que o resveratrol do vinho tinto segue a mesma via metabólica da RC, ao estimular sirtuinas (SIRT2, SIRT1), que são membros da família de deacetilases NAD dependente, as quais participam de inúmeros processos metabólicos. Esse processo leva à estabilidade e reparo do DNA, silenciamento transcricional e regulação de P53, resultando no aumento da sobrevida.[24]

Capítulo 26

nunca tinham bebido álcool e aquelas que não estavam bebendo agora, mas o fizeram no passado. Os pesquisadores suspeitavam que muitos abstêmios fossem na realidade os ex-consumidores que pararam de beber por motivo de doença. Eles encontraram risco aumentado de câncer em abstêmias quando comparados com o grupo que bebeu dois drinques por semana ou menos. Adicionalmente, foram realizadas análises de tendência da associação entre a quantidade de álcool consumido e o risco de câncer. Todas as estimativas foram ajustadas para potenciais fatores de confusão, como idade, tabagismo, uso de contraceptivos orais e terapia de reposição hormonal. Cada bebida adicional regularmente consumida por dia foi associada com 11 neoplasias adicionais de mama por 1000 mulheres até os 75 anos; com um adicional de câncer da cavidade oral e da faringe e um adicional de câncer do reto; e de 0,7 para outros tipos de neoplasia, a exemplo de: esôfago, de laringe e hepático.[16]

No estudo Cascade,[17] 224 pacientes com diabetes tipo 2 foram randomizados para receber 150 mL de água mineral (n = 83), vinho branco (n = 68) ou vinho tinto (n = 73) durante o jantar, por dois anos, sendo que todos seguiram dieta mediterrânea sem restrição calórica. Ao final da observação, os bebedores de vinho tinto obtiveram aumento do HDL (2,0 mg/dL) e de poliproteína A (0,03 g/L), e redução da relação colesterol total/HDL (0,27) todos estatisticamente significativos. Essas modificações não ocorreram nos outros grupos. Do ponto de vista genético, apenas os metabolizados lentos de etanol portadores de alelos ADH1B*1 dehidiogenase alcoólica, experimentaram efeitos sobre o controle glicêmico comparados aos metabolizados rápidos de etanol. Além disso, a qualidade do sono melhorou em ambos os grupos bebedores de vinho. Não houve diferenças quanto à pressão arterial, adiposidade, função hepática, sintomas, terapêutica medicamentosa ou qualidade de vida, exceto a melhoria do sono.

No conjunto, os bebedores de vinho tinto experimentaram redução no número de componentes da síndrome metabólica. Portanto, esse estudo original, randomizado, demonstrou que vinho, especialmente tinto, em pacientes diabéticos bem controlados é seguro como parte de uma dieta sadia e reduz o risco cardiometabólico. Os dados genéticos também sugerem que o etanol influencia o metabolismo da glicose. Até o momento, este é o único estudo randomizado em pacientes, que mostra efeitos benéficos do vinho tinto sobre componentes do síndrome metabólico.

Di Castelnuovo e colaboradores[18] publicaram uma metanálise de 26 estudos que avaliaram especificamente vinho e cerveja em relação ao risco cardiovascular. Em 13 estudos com vinho, em 209.418 pessoas, o risco relativo foi 0,68 em relação aos não bebedores. Observou-se curva em J e relação inversa estatisticamente significativa entre quantidade consumida e risco até 150 mL/dia. Já em 15 estudos com cerveja, o risco relativo foi 0,78, mas não houve relação com quantidade ingerida. Os autores concluíram que o vinho protege contra risco cardiovascular. Quanto à cerveja, tal proteção foi considerada incerta, visto que não houve relação com quantidade ingerida. Também no estudo InterHeart,[19] no qual 27.000 pacientes de 52 países foram analisados em relação a fatores associados a infarto do miocárdio, observou-se que o consumo regular de bebida alcoólica, em doses moderadas, reduziu a incidência de infarto em ambos os sexos e em todas as faixas etárias.

Trichopoulou e colaboradores,[20] no estudo grego EPIC, analisaram a contribuição de diferentes componentes da dieta mediterrânea que se associaram à redução de mortalidade em 23.349 indivíduos homens e mulheres, seguidos por 8,5 anos. Eles calcularam que a ingestão regular de quantidade moderada de vinho correspondeu a 23,5% do efeito protetor total e representou a maior contribuição isolada para o efeito positivo; no conjunto uso moderado de etanol, baixo consumo de carne e derivados e alta ingesta de vegetais, frutas, castanhas, óleo de oliva e legumes associaram-se à proteção contra mortalidade global.

No estudo Predimed,[21] realizado na Espanha no seguimento de 5.505 indivíduos, homens e mulheres, por até sete anos, documentou-se redução da incidência de depressão em consumidores moderados de vinho tinto, enquanto grandes bebedores estiveram em maior risco.

Em nosso grupo,[22] fizemos um estudo observacional em 101 homens sadios, bebedores habituais de vinho tinto por 18 anos em média, comparando-os a 104 abstêmios, da mesma idade. Contrariamente à nossa expectativa, o grau de lesões nas artérias descendente anterior, coronária direita e circunflexa analisadas por angiotomografia computadorizada não foi diferente em relação aos abstêmios. Porém, os bebedores de vinho tinto tinham HDL mais alto (46,9 ± 10,9 *versus* 39,5 ± 9 mg/dL) e glicemia mais baixa (97,6 ± 18,2 *versus* 105,9 ± 32,0 mg/dL) do que os abstêmios. Associando o escore de cálcio coronário de outra população (dados não mostrados), observamos que bebedores crônicos de vinho tinto tinham escore Ca^{++} coronário significativamente mais elevado que os abstêmios, como demonstrado na Figura 26.1.

"mudanças estatisticamente significativas nos níveis de HDL, fibrinogênio e adiponectina após o consumo de álcool foram de magnitude farmacológica relevante". O efeito sobre o HDL elevou-se com o grau de ingestão de álcool, um aumento de 0,072 mmol/L em um ou dois drinques por dia até 0,14 mmol/L em mais de quatro drinques por dia p = 0,013 para a tendência. Os efeitos foram independentes do fato de o álcool ter sido consumido na cerveja, vinho ou destilados.[5,13] A Tabela 26.7 apresenta níveis de biomarcadores durante os períodos de uso de álcool *versus* períodos de abstenção.

Tabela 26.7 Níveis de biomarcadores durante os períodos de uso de álcool *versus* períodos de não consumo (modificada).[14]

Biomarcador	Número de estudos	Média de diferença 95% CI
HDL mmol/L	33	0,094 0,064-0,123
Apolipoproteína A1 g/L	16	0,101 0,073-0,129
Fibrinogênio g/L	7	-0,20 -0,29 a -0,11
Adiponectina mg/L	4	0,56 0,39-0,72

Em mulheres, as evidências sobre os benefícios e riscos associados ao consumo moderado ainda permanecem controversas. Apesar de estudos observacionais sugerirem redução de eventos cardiovasculares, existe a sugestão de aumento na incidência de neoplasias. O risco de morte súbita cardíaca (MSC) diminuiu de modo significante: 36% entre as mulheres inicialmente livres de doença cardíaca que relataram consumir 5 a 15 g de álcool por dia, em comparação às que se consideram abstêmias, ao longo de mais de 25 anos de acompanhamento no *Nurses' Health Study* (Tabela 26.8).[15] O risco de MSC subiu em níveis mais elevados de consumo de álcool. A análise prospectiva incluiu 85.067 mulheres, inicialmente sem doença crônica aparente cujo histórico médico, fatores de risco cardiovascular e estilo de vida, incluindo o consumo de álcool, foram monitorados por meio de questionários a cada quatro anos entre 1980 e 2006. A relação observada entre a ingestão de álcool e risco de MSC, ajustado para uma série de fatores de risco cardiovascular, era em forma de U (p < 0,02) ao passo que a relação com o risco de doença cardíaca coronária fatal e não fatal era mais linear (p < 0,001).

Tabela 26.8 Risco relativo de morte cardíaca súbita para ingestão de álcool total em comparação com relato de não ingestão de álcool (modificada).[15]

Faixa de consumo	Modelo 1*	Modelo 2**
Ex-consumidores	0,78 (0,54-1,12)	0,79 (0,55-1,14)
0,1-4,9 g/dia	0,67 (0,49-0,91)	0,77 (0,57-1,06)
5,0-14,9 g/dia	0,54 (0,36-0,80)	0,64 (0,43-0,95)
15,0-29,9 g/dia	0,58 (0,32-1,05)	0,68 (0,38-1,23)
≥ 30,0 g/dia	1,01 (0,62-1,64)	1,15 (0,70-1,87)

* Ajustado para idade, consumo calórico, tabagismo, índice de massa corpórea, histórico familiar de IAM, *status* de menopausa, uso de terapia hormonal pós-menopausa, uso de aspirina, consumo de suplemento vitamínico, atividade física, razão de consumo de gordura poli-insaturada/saturada, consumo de ômega 3, ácido alfa-linoleico e gordura trans (p = 0,002 para tendência).
** Ajustado também para diagnóstico de doença coronária, acidente vascular cerebral, diabetes, pressão sanguínea elevada, colesterol elevado (p = 0,02 para tendência).

Segundo os autores, uma das limitações desse estudo é que não houve grande quantidade de mulheres que beberam doses mais altas de álcool, assim, apenas cerca de 4% da amostra bebeu dois ou mais drinques por dia, e menos de 1% bebeu quantidades maiores. Portanto, não podemos tirar conclusões definitivas sobre a associação entre o alto consumo de álcool e o risco de MSC.

Por outro lado, de acordo com o *Million Women Study*,[16] conduzido no Reino Unido, mesmo para baixo a moderado consumo de álcool, há aumento significativo do risco de câncer, tanto em termos globais como em locais específicos. As mulheres neste estudo eram de idade média de 55 anos e 75% disseram que bebiam álcool, consumindo, em média, um drinque por dia (10 g de álcool). Poucas bebiam mais de três ou mais drinques por dia, e não houve diferença entre o vinho ou outras bebidas, como destilados, embora a maioria das mulheres bebesse vinho. Consumir uma bebida por dia aumentou em 13% a incidência de neoplasias em relação ao esperado na população geral. A maior parte dos eventos era relacionada a câncer de mama, mas também observou-se aumento na incidência de neoplasias hepáticas, intestinais e de cabeça e pescoço em mulheres que também fumavam. Vale destacar que, a exemplo de estudo semelhantes na área, o consumo de álcool foi autorrelatado. Os pesquisadores não usaram abstêmios como grupo de referência, porque suspeitavam que houvesse "risco relativamente alto neste grupo". Os dados coletados não diferenciavam aqueles que

coronária em homens. Consumo moderado de álcool, alto e muito alto foi associado com risco reduzido de doença coronariana. A taxa de risco ajustado HR foi de 0,90 IC95% (0,56-1,44) para ex-consumidores – 0,90 IC95% (056-1,4); consumidores leves – 0,65 IC95% (0,41-1,04); consumidores moderados – 0,49 IC95% (0,32-0,75); consumidores de doses elevadas – 0,46 IC95% (0,30-0,71); e consumidores de doses muito elevadas – 0,50 IC95% (0,2900,85). As mulheres também se beneficiaram de ingestão de álcool, mas os efeitos não foram estatisticamente significativos, talvez por causa do pequeno número de eventos coronarianos que eles experimentaram.[11]

Muitos autores questionam se o efeito potencial cardioprotetor do consumo moderado de álcool não pode ser explicado por viés de confusão, principalmente adesão adequada a modificações no estilo de vida em pacientes que consomem álcool de forma moderada. Esta hipótese foi testada por recente análise do *Health Professionals Follow-up Study* HPFS,[12] a qual sugere que mesmo após correção para fatores de confusão o efeito permanece inalterado. O HPFS foi um estudo prospectivo de 42.847 profissionais de saúde do sexo masculino, com idade entre 40 e 75 anos, que, em 1986, responderam ao questionário de dieta e histórico clínico e, posteriormente, relataram regularmente informações de acompanhamento sobre dieta, saúde, e estilo de vida. A coorte de estudo consistiu de 8.867 participantes que estavam inicialmente livres de doença cardiovascular, câncer e diabetes, e que relataram a presença de quatro características de estilo de vida saudáveis ou comportamentos: índice de massa corporal < 25, "moderada a vigorosa" atividade física de pelo menos 30 minutos por dia, abstinência de fumo, e pontuação de dieta alta. Tais pontuações mais altas, de acordo com o grupo, reflete ingestão abundante de legumes, frutas, "de fibra de cereais", de peixe, proteínas de galinha, vegetais, gorduras poli-insaturadas e baixa ingestão de gorduras trans e carnes vermelhas. Nessa análise, o risco cardiovascular menor observou-se entre os homens que relataram consumo diário de álcool de 5 g até 30 g, o que corresponde a cerca de 1 a 2 drinques (Tabela 26.6).[12]

Novos dados do HPFS sugerem que homens com hipertensão e que bebem moderadamente podem não precisar cessar o consumo de álcool devido ao risco de doença cardiovascular. Nesse estudo, Beulens e colaboradores[13] analisaram o consumo de álcool, avaliando a cada quatro anos os casos incidentes de IAM não fatal, doença coronária fatal e acidente vascular cerebral em 11.711 homens com hipertensão entre 1986 e 2002. Ao todo, ocorreram 653 eventos durante o período do estudo. Razões de risco para IAM diminuíram com aumento do consumo de álcool, em comparação com pessoas que se abstinham de álcool, variando de 1,09 em indivíduos que bebiam 0,1-4,9 g de álcool por dia para 0,41 em pacientes que consumiam 50 g ou mais de álcool por dia (p < 0,001 para a tendência). O risco de derrame, no entanto, pelo menos em pacientes que consumiam 10 a 29,9 g de álcool por dia, não foi diferente da dos abstêmios, com taxa de risco de 1,40 e 1,55, respectivamente. Não houve diferenças estatisticamente significativas entre o tipo de bebida e risco de IAM.[13]

Será que a melhora de desfechos substitutos biomarcadores pode explicar o efeito potencial benéfico do consumo de álcool? Essa questão foi endereçada por revisão sistemática com metanálise de 44 estudos observacionais avaliando o efeito do consumo de álcool sobre biomarcadores.[14] Não foi observado efeito significativo do uso de álcool nos níveis de colesterol total e níveis de LDL, triglicérides ou Lpa. No entanto,

Tabela 26.6 Risco relativo de IAM em 16 anos por nível de consumo de álcool em 8.867 homens com níveis saudáveis de quatro fatores de estilo de vida: peso, atividade, tabagismo e dieta.

Parâmetro	0	0,1-4,9 g/d	5,0-14,9 g/d	15,0-29,9 g/d	> 30,0 g/d
Nº	1.889	2.252	2.730	1.282	714
Prevalência de IAM%	1,5	1,5	1,0	0,6	1,3
RR	1,00	0,98	0,59	0,38	0,86
95% IC*		0,55-1,74	0,33-1,07	0,16-0,89	0,36-2,05
RR	1,00	0,92	0,52	0,32	0,70
95% IC**		0,51-1,65	0,28-0,96	0,13-0,75	0,29-1,70

*Ajustado para idade, histórico familiar de IAM, uso regular de aspirina, hipertensão e hipercolesterolemia: P < 0,04 para tendência.
**Ajustado para níveis de massa corporal individual, dieta, atividade física e tabagismo: P < 0,04 para tendência. IAM: infarto agudo do miocárdio. Adaptada de Pai JK,, et al. 2012.[12]
RR: Risco Relativo.

a avaliação inicial de seis anos. Todo o grupo foi monitorado por mais quatro anos, e aqueles que começaram a beber foram comparados aos que continuaram a não beber álcool. Os resultados mostraram que os novos consumidores moderados tiveram uma probabilidade 38% menor de desenvolver doença cardiovascular definida como morte cardiovascular, infarto, doença cardíaca coronariana diagnosticada, procedimento relacionado a doença cardíaca coronariana, ou definitivo ou provável acidente vascular cerebral do que os seus opostos abstêmios persistentes, uma diferença que se manteve após o ajuste para fatores de risco demográficos e cardiovasculares. No entanto, não houve diferença em todas as causas de mortalidade entre os consumidores novos e os não consumidores. A Tabela 26.4 apresenta risco de doença cardiovascular e mortalidade em novos consumidores em relação a abstêmios.

Tabela 26.4 Risco de doença cardiovascular e mortalidade em novos consumidores *versus* abstêmios.

Desfecho	OR	95% IC
Doença cardiovascular	0,62	0,40-0,95
Mortalidade	0,71	0,31-1,64

OR: *odds ratio*. Adaptada de Fuchs FD, et al. 2004.[8]

Os novos consumidores também mostraram melhora modesta nos níveis de HDL-colesterol e nenhum efeito adverso sobre a pressão arterial. Os pesquisadores dizem que esses dados apoiam a ideia de que o início do uso de álcool na meia-idade pode ter impacto global positivo na saúde cardiovascular e que, para indivíduos cuidadosamente selecionados, uma "dieta saudável para o coração" pode incluir o consumo limitado de álcool mesmo entre indivíduos que não incluíram o álcool anteriormente.[9]

Estudos de coorte originários do seguimento de pacientes incluídos em ensaios clínicos randomizados vêm avaliando os efeitos do consumo de álcool sobre eventos cardiovasculares maiores, a exemplo do *Physicians' Health Study*,[10] originalmente um estudo randomizado de aspirina e beta caroteno. O estudo incluiu mais de 88 mil médicos do sexo masculino, os quais forneceram informações autorreferidas de seu consumo de álcool. Na base de dados desta coorte, os pesquisadores identificaram 14.125 homens no *baseline* com histórico de tratamento atual ou passado de hipertensão e que estavam livres de IAM, câncer, acidente vascular cerebral ou doença hepática. Eles foram seguidos para a ocorrência de todas as causas de mortalidade ou mortes consideradas devido à doença cardiovascular.

Durante 75.710 pessoas-anos de acompanhamento, houve 1.018 mortes, 579 por doença cardiovascular (DCV). Comparando com aqueles que se classificaram como consumidores raros ou abstêmios, os indivíduos que relataram consumo de álcool mensal, semanal ou diário tinham risco decrescente de morte, tanto para a mortalidade total (p < 0,001 para tendência linear) quanto para a mortalidade por DCV (p < 0,001 para tendência linear). A Tabela 26.5 apresenta risco relativo ajustado de mortalidade por DCV *versus* consumo de álcool de acordo com o *Physicians Health Study*.

Tabela 26.5 *Physicians Health Study*: risco relativo ajustado de mortalidade por DCV *versus* consumo de álcool.

Consumo de álcool	Risco relativo	95% IC
Raramente ou nunca		
Mensal	0,83	0,62-1,13
Semanal	0,61	0,49-0,77
Diário	0,56	0,44-0,71

DAC: doença arterial coronária; AVC: acidente vascular cerebral; RR: risco relativo; IC: intervalo de confiança. Adaptada de Berger K, et al. 1999.[10]

Resultados observados na população norte-americana também são consistentes em outras localidades. No estudo EPIC,[11] por exemplo, pesquisadores avaliaram o consumo de álcool entre 15.630 homens e 25.808 mulheres na Espanha para uma mediana de 10 anos a partir de suas respostas a questionário validado de histórico de dieta. Os participantes relataram a quantidade de cerveja, sidra, vinho, licor doce e de outras bebidas destiladas consumiam por dia ou por semana durante os 12 meses antes de serem recrutados no EPIC. A ingestão total de álcool foi calculada utilizando a média do teor de etanol de um copo padrão de qualquer tipo de bebida que tenha sido consumida. Na Espanha, uma "bebida padrão" ou um "copo de bebida" é estimado a conter cerca de 10 g de álcool. Os participantes também forneceram informações sobre estilo de vida, incluindo exercício físico, tabagismo e outros fatores de risco para doenças cardiovasculares, tais como obesidade e níveis elevados de colesterol. Todos estavam livres da doença coronária no *baseline*. Durante os 10 anos de acompanhamento, houve 609 eventos coronarianos (481 em homens e 128 em mulheres) para uma taxa de incidência de 300[56] em 100.000 pessoas-anos para os homens e 47[93] em 100.000 pessoas-anos para as mulheres. Em análise multivariada, os pesquisadores encontraram associação inversa entre o consumo de álcool e doença

Tabela 26.2 Risco relativo RR ajustado para desfechos por consumo diário *versus* não consumo – metanálise de 84 estudos de coorte.

Desfecho	< 2,5 g/d, RR 95% IC	2,5-14,9 g/d* RR 95% IC	15-29,9 g/d RR 95% IC
Mortalidade cardiovascular	0,71 (0,57-0,89)	0,77 (0,71-0,830	0,75 (0,70-0,80)
DAC	0,96 (0,86-1,06)	0,75 (0,65-0,88)	0,66 (0,59-0,75)
Mortalidade por DAC	0,92 (0,80-1,06)	0,79 (,73-0,86)	0,79 (0,71-0,88)
AVC	0,81 (0,74-0,89)	0,80 (0,74-0,87)	0,92 (0,82-1,04)
Mortalidade por AVC	1,00 (0,75-1,34)	0,86 (0,75-0,99)	1,15 (0,86-1,54)

*Cerca de um drinque por dia.
DAC: doença arterial coronária; AVC: acidente vascular cerebral; RR: risco relativo; IC: intervalo de confiança. Adaptada de Ronksley PE, et al. 2011.[5]

tudos individuais de grande porte. Recente inquérito envolveu 245.207 adultos participantes no US *National Health Interview Survey* (NHIS),[6] um levantamento anual de amostras nacionalmente representativas de adultos nos EUA, entre 1987 e 2000. Este inquérito inclui perguntas detalhadas sobre o consumo de álcool. Os participantes foram divididos em abstêmios, consumidores leves (três bebidas ou menos por semana), consumidores moderados (4 a 7 drinques por semana para mulheres e 4 a 14 drinques por semana para os homens) e consumidores pesados (mais de 7/14 drinques por semana, respectivamente). A mortalidade foi verificada por meio da ligação da base de dados do NHIS com o índice National Death Index em 2002. Os resultados foram ajustados para diversas covariáveis, informações que também foram registradas no questionário NHIS. Durante o total de 1.987.439 pessoas-anos de *follow-up*, houve 10.670 mortes cardiovasculares, incluindo 6.135 relacionadas com doença coronariana e 1.758 relacionadas a acidente vascular cerebral. Os resultados mostraram que, em geral, o consumo moderado foi associado a menor mortalidade cardiovascular e o consumo leve também foi associado com resultado melhor do que a abstinência, ao passo que o consumo excessivo não foi claramente relacionado com maior ou menor risco (Tabela 26.3).

Houve pouca diferença de risco entre os abstêmios ao longo da vida, raros/esporádicos consumidores ao longo da vida e ex-consumidores. Os resultados também não apresentaram nenhum padrão de frequência de consumo de álcool ou de consumo excessivo de álcool. Adicionalmente, os resultados forneceram algumas das evidências mais fortes até agora de que as associações observadas de relação inversa entre leve/moderado consumo de álcool e mortalidade cardiovascular pode ser generalizada para a população dos EUA e não estão limitados a grupos de voluntários intensamente monitorados.[7]

O *Atherosclerosis Risk in Communities* (ARIC),[8] um estudo epidemiológico prospectivo de homens e mulheres com idades entre 45 e 64 anos, em quatro comunidades dos Estados Unidos, identificou 7.697 participantes que eram abstêmios no *baseline*. Destes, 6% começaram a beber quantidades moderadas de álcool, como dois drinques por dia ou menos para homens e um drinque por dia ou menos para mulheres, durante

Tabela 26.3 Taxas de risco ajustadas* IC 95% para doenças cardiovasculares, doença coronariana, acidente vascular cerebral e mortalidade de acordo com o consumo de álcool.

Consumo de álcool	Não consumidores	Leve	Moderado	Alto
Mortes cardiovasculares	1,00	0,76 (0,68-0,85)	0,67 (0,59-0,77)	0,89 (0,73-1,10)
Mortes cardiovasculares ajustado para dieta/atividade física	1,00	0,77 (0,69-0,85)	0,69 (0,61-0,80)	0,90 (0,73-1,10)
Mortalidade por doença coronária	1,00	0,75 (0,66-0,84)	0,67 (0,57-0,79)	0,80 (0,61-1,05)
Mortalidade por AVC	1,00	0,80 (0,61-1,05)	0,76 (0,58-0,99)	1,25 (0,92-1,70)

Ajustado para idade, sexo, raça, tabagismo, status matrimonial, escolaridade, região, urbanização, índice de massa corpórea IMC e índice geral de saúde. DAC: doença arterial coronária; AVC: acidente vascular cerebral; RR: risco relativo; IC: intervalo de confiança. Adaptada de Schoenborn CA, et al. 2004.[6]

capítulo 26

Protásio Lemos da Luz
Desidério Favarato
Otavio Berwanger

Ação do Vinho Tinto e Polifenóis sobre a Função Endotelial e Eventos Clínicos

INTRODUÇÃO

O álcool e, particularmente, polifenóis presentes no vinho tinto possuem potenciais ações cardioprotetoras, incluindo vasodilatação, antioxidação e antiagregação plaquetária, além de aumento de HDL. Estudos mecanísticos indicam que os flavonoides podem influenciar na formação e na evolução de placas ateroscleróticas, no entanto, os mecanismos envolvidos em tal efeito protetor só recentemente começaram a ser elucidados. Acredita-se que os flavonoides do vinho tinto possam diminuir a produção de endotelina-1, bloquear a expressão de NF-κB e aumentar a secreção de óxido nítrico pelas células endoteliais.[1-3]

O efeito cardioprotetor sugerido por estudos mecanísticos também encontra respaldo em estudos epidemiológicos envolvendo diferentes populações. Em geral, estudos observacionais de larga escala demonstram de forma consistente o efeito protetor do consumo moderado de álcool sobre o desenvolvimento de doença aterosclerótica e morbimortalidade cardiovascular, estimando-se uma redução de risco que varia entre 20% e 40%. Isso é consistente com observações históricas; assim, em 1819, Samuel Blac observou alta incidência de DAC em autópsias na Irlanda e baixa incidência nos casos da França e países mediterrâneos.[4]

Uma recente metanálise de 84 estudos de coorte prospectivos em adultos sem doença cardiovascular manifesta avaliou a associação entre consumo de álcool e incidência de eventos cardiovasculares maiores e mortalidade total.[5] Dentre os estudos, o tempo de seguimento mediano foi de 11 anos, sendo que 85% deles acompanharam os participantes por mais de 5 anos. Os principais resultados estão na Tabela 26.1, na qual se observa efeito protetor do consumo de álcool em relação a eventos cardiovasculares maiores fatais e não fatais.

Tabela 26.1 Risco relativo (RR) de eventos cardiovasculares entre consumidores de álcool comparado a não consumidores – metanálise de 84 estudos de coorte.

Desfecho	Número de estudos	RR 95% IC
Mortalidade cardiovascular	21	0,75 (0,70-0,80)
DAC	29	0,71 (0,66-0,77)
Mortalidade por DAC	31	0,75 (0,68-0,81)
AVC	17	0,98 (0,91-1,06)
Mortalidade por AVC	10	1,06 (0,91-1,23)

DAC: doença arterial coronária; AVC: acidente vascular cerebral; RR: risco relativo; IC: intervalo de confiança. Adaptada de Ronksley PE, et al. 2011.[5]

Além do efeito protetor demonstrado sobre eventos cardiovasculares maiores, o risco relativo ajustado para mortalidade total foi de 0,87 IC 95% 0,83-0,92 comparando consumidores e não consumidores. Este achado é importante na medida em que contabilizamos óbitos secundários a acidentes de trânsito e cirrose hepática. Por outro lado, conforme sugerido por muitos estudos individuais e confirmado pela metanálise dos estudos incluídos na Tabela 26.2, o efeito protetor é mais pronunciado em menores doses. O risco ajustado para acidente vascular cerebral (AVC) foi significativamente aumentado com o consume diário excedendo 15 g/d.

Os achados dessa revisão sistemática são consistentes com evidências observacionais oriundas de es-

224. Corella D, Sorlí JV, Estruch R, et al. MicroRNA-410 regulated lipoprotein lipase variant rs13702 is associated with stroke incidence and modulated by diet in the randomized controlled PREDIMED trial. Am J Clin Nutr. 2014;100(2):719-31.
225. Sekirov I, Russell SL, Antunes LCM, et al. Gut microbiota in health and disease. Physiol Rev. 2010;90(3):859–904.
226. Power SE, O'Toole PW, Stanton C, et al. Intestinal microbiota, diet and health. Br J Nutr. 2014;111(3):387–402.
227. Albenberg LG, Wu GD. Diet and the intestinal microbiome: associations, functions, and implications for health and disease. Gastroenterology. 2014;146(6):1564-72.
228. De Filippo C, Cavalieri D, Di Paola M, et al. Impact of diet in shaping gut microbiota revealed by a comparative study in children from Europe and rural Africa. Proc Natl Acad Sci U S A. 2010;107(33):14691-6.
229. Claesson MJ, Jeffery IB, Conde S, et al. Gut microbiota composition correlates with diet and health in the elderly. Nature. 2012;488(7410):178-84.
230. Cotillard A, Kennedy SP, Kong LC, et al. Dietary intervention impact on gut microbial gene richness. Nature. 2013;500(7464):585-8.
231. Wang Z, Klipfell E, Bennett BJ, et al. Gut flora metabolism of phosphatidylcholine promotes cardiovascular disease. Nature. 2011;472(7341):57-63.
232. Tang WH, Wang Z, Levison BS, et al. Intestinal microbial metabolism of phosphatidylcholine and cardiovascular risk. N Engl J Med. 2013;368(17):1575-84.
233. Koeth RA, Wang Z, Levison BS, et al. Intestinal microbiota metabolism of L-carnitine, a nutrient in red meat, promotes atherosclerosis. Nat Med. 2013;19(5):576-85.
234. Cardona F, Andrés-Lacueva C, Tulipani S, et al. Benefit of polyphenols on gut microbiota and implications in human health. J Nutr Biochem. 2013;24(8):1415-22.
235. Medina FX. Food consumption and civil society: Mediterranean diet as a sustainable resource for the Mediterranean area. Public Health Nutr. 2011;14(12A):2346–9.
236. Willett WC, Stampfer MJ. Current evidence on healthy eating. Annu Rev Public Health. 2013;34:77–95.
237. Huffman MD, Capewell S, Ning H, et al. Cardiovascular health behavior and health factor changes (1988-2008) and projections to 2020: results from the National Health and Nutrition Examination Surveys. Circulation. 2012;125(21):2595–602.
238. Meschia JF, Bushnell C, Boden-Albala B, et al. American Heart Association Stroke Council; Council on Cardiovascular and Stroke Nursing; Council on Clinical Cardiology; Council on Functional Genomics and Translational Biology; Council on Hypertension. Guidelines for the primary prevention of stroke: a statement for healthcare professionals from the American Heart Association/American Stroke Association. Stroke. 2014;45(12):3754-832.
239. Trichopoulou A, Martínez-González MA, Tong TY, et al. Definitions and potential health benefits of the Mediterranean diet: views from experts around the world. BMC Med. 2014;12:112.

199. Psaltopoulou T, Kosti RI, Haidopoulos D, et al. Olive oil intake is inversely related to cancer prevalence: a systematic review and a meta-analysis of 13,800 patients and 23,340 controls in 19 observational studies. Lipids Health Dis. 2011;10:127.
200. Bonaccio M, Di Castelnuovo A, De Curtis A, et al. Nut consumption is inversely associated with both cancer and total mortality in a Mediterranean population: prospective results from the Moli-sani study. Br J Nutr. 2015;114(5):804-11.
201. Trichopoulou A. Traditional Mediterranean diet and longevity in the elderly: a review. Public Health Nutr. 2004;7(7):943-7.
201a. Lopez-Garcia E, Rodriguez-Artalejo F, Li TY, et al. The Mediterranean-style dietary pattern and mortality among men and women with cardiovascular disease. Am J Clin Nutr. 2014;99(1):172-80.
202. Tognon G, Nilsson LM, Lissner L, et al. The Mediterranean diet score and mortality are inversely associated in adults living in the subartic region. J Nutr. 2012;142(8):1547-53.
203. Samieri C, Sun Q, Townsend MK, et al. The association between dietary patterns at midlife and health in aging: an observational study. Ann Intern Med. 2013;159(9):584-91.
204. Avogaro A, de Kreutzenberg SV, Federici M, et al. The endothelium abridges insulin resistance to premature aging. J Am Heart Assoc. 2013;2(3):e000262.
205. Blasco MA. Telomeres and human disease: ageing, cancer and beyond. Nat Rev Genet. 2005;6(8):611-22.
206. Crous-Bou M, Fung TT, Prescott J, et al. Mediterranean diet and telomere length in Nurses' Health Study: population based cohort study. BMJ. 2014;349:g6674.
207. Gu Y, Honig LS, Schupf N, et al. Mediterranean diet and leukocyte telomere length in a multi-ethnic elderly population. Age (Dordr). 2015;37(2):24.
208. Boccardi V, Esposito A, Rizzo MR, et al. Mediterranean diet, telomere maintenance and health status among elderly. PLoS One. 2013;30;8(4):e62781.
209. Scientific Report of the 2015 Dietary Guidelines Advisory Committee. Office of Disease Prevention and Health Promotion. Washington, DC. [Internet] [Acesso em 21 Jun 2016]. Disponível em: http://health.gov/dietaryguidelines/2015-scientific-report
210. Roman Viñas B, Ribas Barba L, Ngo J, et al. Projected prevalence of inadequate nutrient intakes in Europe. Ann Nutr Metab. 2011;59(2-4):84-95.
211. Zazpe I, Sánchez-Taínta A, Santiago S, et al. Association between dietary carbohydrate intake quality and micronutrient intake adequacy in a Mediterranean cohort: the SUN (Seguimiento Universidad de Navarra) Project. Br J Nutr. 2014 Mar 25;1-10 [Epub ahead of print].
212. Louie JCY, Buyken AE, Brand-Miller JC, et al. The link between dietary glycemic index and nutrient adequacy. Am J Clin Nutr. 2012;95(3):694-702.
213. Serra-Majem L, Bes-Rastrollo M, Román-Viñas B, et al. Dietary patterns and nutritional adequacy in a Mediterranean country. Br J Nutr. 2009;101 Suppl:S21-8.
214. Maillot M, Issa C, Vieux F, et al. The shortest way to reach nutritional goals is to adopt Mediterranean food choices: evidence from computer-generated personalized diets. Am J Clin Nutr. 2011;94(4):1127-37.
215. Castro-Quezada I, Román-Viñas B, Serra-Majem L. The Mediterranean diet and nutritional adequacy: a review. Nutrients. 2014;6(1):231-48.
216. León-Muñoz LM, Guallar-Castillón P, López-García E, et al. Mediterranean diet and risk of frailty in community-dwelling older adults. J Am Med Dir Assoc. 2014;15(12):899-903.
217. Milaneschi Y, Bandinelli S, Corsi AM, et al. Mediterranean diet and mobility decline in older persons. Exp Gerontol. 2011;46(4):303-8.
218. Feart C, Peres K, Samieri C, et al. Adherence to a Mediterranean diet and onset of disability in older persons. Eur J Epidemiol. 2011;26(9):747-56.
219. Corella D, Ordovas JM. Nutrigenomics in cardiovascular medicine. Circ Cardiovasc Genet. 2009;2(6):637-51.
220. Corella D, Ortega-Azorín C, Sorlí JV, et al. Statistical and biological gene-lifestyle interactions of MC4R and FTO with diet and physical activity on obesity: new effects on alcohol consumption. PLoS One. 2012;7(12):e52344.
221. Ortega-Azorín C, Sorlí JV, Asensio EM, et al. Associations of the FTO rs9939609 and the MC4R rs17782313 polymorphisms with type 2 diabetes are modulated by diet, being higher when adherence to the Mediterranean diet pattern is low. Cardiovasc Diabetol. 2012;11(1):137.
222. Corella D, Carrasco P, Sorlí JV, et al. Mediterranean diet reduces the adverse effect of the TCF7L2-rs7903146 polymorphism on cardiovascular risk factors and stroke incidence: A randomized controlled trial in a high-cardiovascular-risk population. Diabetes Care. 2013;36(11):3803-11.
223. Ortega-Azorín C, Sorlí JV, Estruch R, et al. Amino acid change in the carbohydrate response element binding protein is associated with lower triglycerides and myocardial infarction incidence depending on level of adherence to the Mediterranean diet in the PREDIMED trial. Circ Cardiovasc Genet. 2014;7(1):49-58.

171. Niu K, Hozawa A, Kuriyama S, et al. Dietary long-chain n-3 fatty acids of marine origin and serum C-reactive protein concentrations are associated in a population with a diet rich in marine products. Am J Clin Nutr. 2006;84(1):223–9.
172. Fernandez-Real JM, Broch M, Vendrell J, et al. Insulin resistance, inflammation, and serum fatty acid composition. Diabetes Care. 2003;26(5):1362–8.
173. Klein-Platat C, Drai J, Oujaa M, et al. Plasma fatty acid composition is associated with the metabolic syndrome and low-grade inflammation in overweight adolescents. Am J Clin Nutr. 2005;82(6):1178-84.
174. Ferrucci L, Cherubini A, Bandinelli S, et al. Relationship of plasma polyunsaturated fatty acids to circulating inflammatory markers. J Clin Endocrinol Metab. 2006;91(2):439-46.
175. Chiuve SE, Fung TT, Rexrode KM, et al. Adherence to a low-risk, healthy lifestyle and risk of sudden cardiac death among women. JAMA. 2011;306(1):62–9.
176. Bertoia ML, Triche EW, Michaud DS, et al. Mediterranean and Dietary Approaches to Stop Hypertension dietary patterns and risk of sudden cardiac death in postmenopausal women. Am J Clin Nutr. 2014;99(2):344–51.
177. Beunza JJ, Toledo E, Hu FB, et al. Adherence to Mediterranean diet, long-term weight change, and incident overweight or obesity: the Seguimiento Universidad de Navarra (SUN) cohort. Am J Clin Nutr. 2010;92(6):1484-93.
178. Romaguera D, Norat T, Vergnaud AC, et al. Mediterranean dietary patterns and prospective weight change in participants of the EPIC-PANACEA project. Am J Clin Nutr. 2010;92(4):912-21.
179. Buckland G, Bach A, Serra-Majem L. Obesity and the Mediterranean diet: A systematic review of observational and intervention studies. Obes Rev. 2008;9(6):582-593.
180. Esposito K, Kastorini CM, Panagiotakos DB, et al. Mediterranean diet and weight loss: meta-analysis of randomized controlled trials. Metab Syndr Relat Disord. 2011;9(1):1-12.
181. Martinez-Gonzalez MA, García-Arellano A, Toledo E, et al. A 14-item Mediterranean assessment tool and obesity index among high-risk subjects: the PREDIMED trial. PLoS One. 2012;7(8):e43134.
182. Mozzafarian D, Hao T, Rimm EB, et al. Changes in diet and lifestyle and long-term weight gain in women and men. N Engl J Med. 2011;364(25):2392-404.
183. Mozaffarian D, Ludwig DS. The 2015 US Dietary Guidelines. Lifting the ban on total dietary fat. JAMA. 2015;313(24):2421-2.
184. Ritchie K, Lovestone S. The dementias. Lancet. 2002;360(9347):1759-66.
185. Iqbal K, Liu F, Gong CX. Alzheimer disease therapeutics: Focus on the disease and not just plaques and tangles. Biochem Pharmacol. 2014;88(4):631-9.
186. Vos SJ, Xiong C, Visser PJ, et al. Preclinical Alzheimer's disease and its outcome: a longitudinal cohort study. Lancet Neurol. 2013;12(10):957-65.
187. Otaegui-Arrazola A, Amiano P, Elbusto A, et al. Diet, cognition, and Alzheimer's disease: food for thought. J Nutr. 2014;53(1):1-23.
188. Lourida I, Soni M, Thompson-Coon J, et al. Mediterranean diet, cognitive function and dementia: a systematic review. Epidemiology. 2013;24(4):479-89.
189. Psaltopoulou T, Sergentanis TN, Panagiotakos DB, et al. Mediterranean diet and stroke, cognitive impairment, depression: a meta--analysis. Ann Neurol. 2013;74(4):580-91.
190. Singh B, Parsaik AK, Mielke MM, et al. Association of Mediterranean diet with mild cognitive impairment and Alzheimer's disease: A systematic review and meta-analysis. J Alzheimers Dis. 2014;39(2):271-82.
191. Valls-Pedret C, Sala-Vila A, Serra-Mir M, et al. Mediterranean diet and age-related cognitive decline: a randomized clinical trial. JAMA Intern Med. 2015;175(7):1094–103.
192. Valls-Pedret C, Lamuela-Raventós RM, Medina-Remón A, et al. Polyphenol-rich foods in the Mediterranean diet are associated with better cognitive function in elderly subjects at high cardiovascular risk. J Alzheimers Dis. 2012;29(4):773-82.
193. Berr C, Portet F, Carriere I, et al. Olive oil and cognition: results from the Three-City Study. Dement Geriatr Cogn Disord. 2009;28(4):357-64.
194. Nooyens AC, Bueno-de-Mesquita HB, van Boxtel MP, et al. Fruit and vegetable intake and cognitive decline in middle-agedmen and women: the Doetinchem Cohort Study. Br J Nutr. 2011;106(5):752-61.
195. O'Brien J, Okereke O, Devore E, et al. Long-term intake of nuts in relation to cognitive function in older women. J Nutr Health Aging. 2014;18(5):496-502.
196. Schwingshackl L, Hoffmann G. Adherence to Mediterranean diet and risk of cancer: A systematic review and meta-analysis of observational studies. Int J Cancer. 2014;135(8):1884-97.
197. de Lorgeril M, Salen P, Martin JL, et al. Mediterranean dietary pattern in a randomized trial: prolonged survival and possible reduced cancer rate. Arch Intern Med. 1998;158(11):1181–7.
198. Toledo E, Salas-Salvadó J, Donat-Vargas C, et al. Mediterranean diet and invasive breast cancer risk among women at high cardiovascular risk in the PREDIMED trial. A randomized clinical trial. JAMA Intern Med. 2015,175(11); Sep 14. [Epub ahead of print] PMID: 26365989

145. Roncaglioni MC, Tombesi M, Avanzini F, et al. n-3 fatty acids in patients with multiple cardiovascular risk factors. N Engl J Med. 2013;368(19):1800–8.
146. Harris WS. Are n-3 fatty acids still cardioprotective? Curr Opin Clin Nutr Metab Care. 2013;16(2):141–9.
147. Montori VM, Farmer A, Wollan PC, et al. Fish oil supplementation in type 2 diabetes: a quantitative systematic review. Diabetes Care. 2000;23(9):1407–15.
148. Hartweg J, Perera R, Montori V, et al. Omega-3 polyunsaturated fatty acids (PUFA) for type 2 diabetes mellitus. Cochrane Database Syst Rev. 2008;(1):CD003205.
149. Serhan CN, Chiang N, Van Dyke TE. Resolving inflammation: dual anti-inflammatory and pro-resolution lipid mediators. Nat Rev Immunol. 2008;8(5):349–61.
150. Calder PC. The role of marine omega-3 (n-3) fatty acids in inflammatory processes, atherosclerosis and plaque stability. Mol Nutr Food Res. 2012;56:1073–80.
151. Cawood AL, Ding R, Napper FL, et al. Eicosapentaenoic acid (EPA) from highly concentrated n-3 fatty acid ethyl esters is incorporated into advanced atherosclerotic plaques and higher plaque EPA is associated with decreased plaque inflammation and increased stability. Atherosclerosis. 2010;212(1):252–9.
152. Balakumar P, Taneja G. Fish oil and vascular endothelial protection: Bench to bedside. Free Radic Biol Med. 2012;53(2):271–9.
153. Rangel-Huerta OD, Aguilera CM, Mesa MD, et al. Omega-3 long-chain polyunsaturated fatty acids supplementation on inflammatory biomakers: a systematic review of randomised clinical trials. Br J Nutr. 2012;107 Suppl 2:S159-70.
154. Wang Q, Liang X, Wang L, et al. Effect of omega-3 fatty acids supplementation on endothelial function: A meta-analysis of randomized controlled trials. Atherosclerosis. 2012;221(2):536-43.
155. Pischon T, Hankinson SE, Hotamisligil GS, et al. Habitual dietary intake of n-3 and n-6 fatty acids in relation to inflammatory markers among US men and women. Circulation. 2003;108(2):155–60.
156. Lopez-Garcia E, Schulze MB, Manson JE, et al. Consumption of (n-3) fatty acids is related to plasma biomarkers of inflammation and endothelial activation in women. J Nutr. 2004;134(7):1806–11.
157. Zampelas A, Panagiotakos DB, Pitsavos C, et al. Fish consumption among healthy adults is associated with decreased levels of inflammatory markers related to cardiovascular disease: the ATTICA study. J Am Coll Cardiol. 2005;46(1):120–4.
158. He K, Liu K, Daviglus ML, et al. Associations of dietary long-chain n-3 polyunsaturated fatty acids and fish with biomarkers of inflammation and endothelial activation (from the Multi-Ethnic Study of Atherosclerosis [MESA]). Am J Cardiol. 2009;103(9):1238-43.
159. van Bussel BC, Henry RM, Schalkwijk CG, et al. Fish consumption in healthy adults is associated with decreased circulating biomarkers of endothelial dysfunction and inflammation during a 6-year follow-up. J Nutr. 2011;141(9):1719-25.
160. Anderson JS, Nettleton JA, Herrington DM, et al. Relation of omega-3 fatty acid and dietary fish intake with brachial artery flow-mediated vasodilation in the Multi-Ethnic Study of Atherosclerosis. Am J Clin Nutr. 2010;92(5):1204-13.
161. Petersen MM, Eschen RB, Aardestrup I, et al. Flow-mediated vasodilation and dietary intake of n-3 polyunsaturated acids in healthy subjects. Cell Mol Biol (Noisy-le-grand). 2010;56(1):38-44.
162. Buscemi S, Vasto S, Di Gaudio F, et al. Endothelial function and serum concentration of toxic metals in frequent consumers of fish. PLoS One. 2014;9(11):e112478.
163. Merino J, Sala-Vila A, Kones R, et al. Increasing long-chain n-3PUFA consumption improves small peripheral artery function in patients at intermediate-high cardiovascular risk. J Nutr Biochem. 2014;25(6):642–6.
164. Seierstad SL, Seljeflot I, Johansen O, et al. Dietary intake of differently fed salmon; the influence on markers of human atherosclerosis. Eur J Clin Invest. 2005;35(1):52–9.
165. de Mello VD, Erkkilä AT, Schwab US, et al. The effect of fatty or lean fish intake on inflammatory gene expression in peripheral blood mononuclear cells of patients with coronary heart disease. Eur J Nutr. 2009;48(8):447-55.
166. Lindqvist HM, Langkilde AM, Undeland I, et al. Herring (Clupea harengus) intake influences lipoproteins but not inflammatory and oxidation markers in overweight men. Br J Nutr. 2009;101(3):383-90.
167. van den Elsen LW, Noakes PS, van der Maarel MA, et al. Salmon consumption by pregnant women reduces ex vivo umbilical cord endothelial cell activation. Am J Clin Nutr. 2011;94(6):1418-25.
168. de Mello VD, Schwab U, Kolehmainen M, et al. A diet high in fatty fish, bilberries and wholegrain products improves markers of endothelial function and inflammation in individuals with impaired glucose metabolism in a randomised controlled trial: the Sysdimet study. Diabetologia. 2011;54(11):2755-67.
169. Kondo K, Morino K, Nishio Y, et al. A fish-based diet intervention improves endothelial function in postmenopausal women with type 2 diabetes mellitus: a randomized crossover trial. Metabolism. 2014;63(7):930-40.
170. Madsen T, Skou HA, Hansen VE, et al. C-reactive protein, dietary n-3 fatty acids, and the extent of coronary artery disease. Am J Cardiol. 2001;88(10):1139–42.

118. Chiva-Blanch G, Arranz S, Lamuela-Raventos RM, et al. Effects of wine, alcohol and polyphenols on cardiovascular disease risk factors: evidences from human studies. Alcohol Alcohol. 2013;48(3):270-7.
119. Ronksley PE, Brien SE, Turner BJ, et al. Association of alcohol consumption with selected cardiovascular disease outcomes: a systematic review and meta-analysis. BMJ. 2011;342:d671.
120. Baliunas DO, Taylor BJ, Irving H, et al. Alcohol as a risk factor for type 2 diabetes: A systematic review and meta-analysis. Diabetes Care. 2009;32(11):2123-32.
121. Brien SE, Ronksley PE, Turner BJ, et al. Effect of alcohol consumption on biological markers associated with risk of coronary heart disease: systematic review and meta-analysis of interventional studies. BMJ. 2011;342:d636.
122. Costanzo S, Di Castelnuovo A, Donati MB, et al. Wine, beer or spirit drinking in relation to fatal and non-fatal cardiovascular events: a meta-analysis. Eur J Epidemiol. 2011;26(11):833-50.
123. Chiva-Blanch G, Urpi-Sardá M, Ros E, et al. Dealcoholized red wine decreases systolic and diastolic blood pressure and increases plasma nitric oxide: Short communication. Circ Res. 2012;111(8):1065-8.
124. Estruch R, Sacanella E, Mota F, et al. Consumption of red wine, but not gin, decreases erythrocyte superoxide dismutase activity: A randomised cross-over trial. Nutr Metab Cardiovasc Dis. 2011;21(1):46-53.
125. Covas MI, Gambert P, Fitó M, et al. Wine and oxidative stress: up-to-date evidence of the effects of moderate wine consumption on oxidative damage in humans. Atherosclerosis. 2010;208(2):297-304.
126. Sacanella E, Vázquez-Agell M, Mena MP, et al. Anti-inflammatory effects of moderate wine consumption in women. Am J Clin Nutr. 2007;86(5):1463-9.
127. Chiva-Blanch G, Urpi-Sarda M, Llorach R, et al. Differential effects of polyphenols and alcohol of red wine on the expression of adhesion molecules and inflammatory cytokines related to atherosclerosis: a randomized clinical trial. Am J Clin Nutr. 2012;95(2):326-34.
128. Karatzi K, Karatzis E, Papamichael C, et al. Effects of red wine on endothelial function: postprandial studies vs clinical trials. Nutr Metab Cardiovasc Dis. 2009;19(10):744-50.
129. Mangoni AA, Stockley CS, Woodman RJ. Effects of red wine on established markers of arterial structure and function in human studies: current knowledge and future research directions. Expert Rev Clin Pharmacol. 2013;6(6):613-25.
130. De Caterina R. n-3 fatty acids in cardiovascular disease. N Engl J Med. 2011;364(25):2439–50.
131. Mozaffarian D, Rimm EB. Fish intake, contaminants, and human health: evaluating the risks and the benefits. JAMA. 2006;296(15):1885-99.
132. Mozaffarian D, Wu JHY. Omega-3 fatty acids and cardiovascular disease: effects on risk factors, molecular pathways, and clinical events. J Am Coll Cardiol. 2011;58(20):2047–67.
133. Kris-Etherton PM, Harris WS, Appel LJ. American Heart Association. Omega-3 fatty acids and cardiovascular disease: new recommendations from the American Heart Association. Arterioscler Thromb Vasc Biol. 2003;23(2):151–2.
134. Zheng J, Huang T, Yu Y, et al. Fish consumption and CHD mortality: an updated meta-analysis of seventeen cohort studies. Public Health Nutr. 2012;15(4):725–37.
135. Leung Yinko SS, Stark KD, Thanassoulis G, et al. Fish consumption and acute coronary syndrome: a meta-analysis. Am J Med. 2014;127(9):848–57.
136. Xun P, Qin B, Song Y, et al. Fish consumption and risk of stroke and its subtypes: accumulative evidence from a meta-analysis of prospective cohort studies. Eur J Clin Nutr. 2012;66(1):1199–207.
137. Chowdhury R, Stevens S, Gorman D, et al. Association between fish consumption, long chain omega 3 fatty acids, and risk of cerebrovascular disease: systematic review and meta-analysis. BMJ. 2012;345:e6698.
138. Djoussé L, Akinkuolie AO, Wu JH, et al. Fish consumption, omega-3 fatty acids and risk of heart failure: a meta-analysis. Clin Nutr. 2012;31(6):846–53.
139. Wu JH, Micha R, Imamura F, et al. Omega-3 fatty acids and incident type 2 diabetes: a systematic review and meta-analysis. Br J Nutr. 2012;107 Suppl 2:S214–27.
140. Burr ML, Fehily AM, Gilbert JF, et al. Effects of changes in fat, fish, and fibre intakes on death and myocardial reinfarction: diet and reinfarction trial (DART). Lancet. 1989;2(8666):757-61.
141. Kromhout D, Giltay EJ, Geleijnse JM. n-3 fatty acids and cardiovascular events after myocardial infarction. N Engl J Med. 2010;363(21):2015–26.
142. Rauch B, Schiele R, Schneider S, et al. OMEGA, a randomized, placebo-controlled trial to test the effect of highly purified omega-3 fatty acids on top of modern guideline-adjusted therapy after myocardial infarction. Circulation. 2010;122(21):2152–9.
143. Galan P, Kesse-Guyot E, Czernichow S, et al. Effects of B vitamins and omega 3 fatty acids on cardiovascular diseases: a randomised placebo controlled trial. BMJ. 2010;341:c6273.
144. Gerstein HC, Bosch J, Dagenais GR, et al. n-3 fatty acids and cardiovascular outcomes in patients with dysglycemia. N Engl J Med. 2012;367(4):309–18.

91. Afshin A, Micha R, Khatibzadeh S, et al. Consumption of nuts and legumes and risk of incident ischemic heart disease, stroke, and diabetes: a systematic review and meta-analysis. Am J Clin Nutr. 2014;100(1):278-88.
92. Luo C, Zhang Y, Ding Y, et al. Nut consumption and risk of type 2 diabetes, cardiovascular disease, and all-cause mortality: a systematic review and meta-analysis. Am J Clin Nutr. 2014;100(1):256-69.
93. Zhou D, Yu H, He F, et al. Nut consumption in relation to cardiovascular disease risk and type 2 diabetes: a systematic review and meta-analysis of prospective studies. Am J Clin Nutr. 2014;100(1):270-7.
94. Grosso G, Yang J, Marventano S, et al. Nut consumption on all-cause, cardiovascular, and cancer mortality risk: a systematic review and meta-analysis of epidemiologic studies. Am J Clin Nutr. 2015;101(4):783-93.
95. van den Brandt PA, Schouten LJ. Relationship of tree nut, peanut and peanut butter intake with total and cause-specific mortality: a cohort study and meta-analysis. Int J Epidemiol. 2015;44(3):1038-49.
96. Mukuddem-Petersen J, Oosthuizen W, Jerling JC. A systematic review of the effects of nuts on blood lipid profiles in humans. J Nutr. 2005;135(9):2082–9.
97. Griel AE, Kris-Etherton PM. Tree nuts and the lipid profile: a review of clinical studies. Br J Nutr. 2006;96 Suppl 2:S68–78.
98. Sabaté J, Oda K, Ros E. Nut consumption and blood lipids: A pooled analysis of 25 intervention trials. Arch Intern Med. 2010;170(9):821-7.
99. Mohammadifard N, Salehi-Abargouei A, Salas-Salvadó J, et al. The effect of tree nut, peanut, and soy nut consumption on blood pressure: a systematic review and meta-analysis of randomized controlled clinical trials. Am J Clin Nutr. 2015;101(5):966-82.
100. Kendall CW, Josse AR, Esfahani A, et al. Nuts, metabolic syndrome and diabetes. Br J Nutr. 2010;104(4):465-73.
101. Viguiliouk E, Kendall CW, Blanco Mejia S, et al. Effect of tree nuts on glycemic control in diabetes: a systematic review and meta-analysis of randomized controlled dietary trials. PLoS One. 2014;9(7):e103376.
102. Blanco Mejia S, Kendall CW, Viguiliouk E, et al. Effect of tree nuts on metabolic syndrome criteria: a systematic review and meta-analysis of randomised controlled trials. BMJ Open. 2014;4(7):e004660.
103. Babio N, Toledo E, Estruch R, et al. Mediterranean diets and metabolic syndrome status in the PREDIMED randomized trial. CMAJ. 2014;186(17):E649-57.
104. Jiang R, Jacobs DR Jr, Mayer-Davis E, et al. Nut and seed consumption and inflammatory markers in the Multi-ethnic Study of Atherosclerosis. Am J Epidemiol. 2006;163(3):222-31.
105. López-Uriarte P, Bulló M, Casas-Agustench P, et al. Nuts and oxidation: a systematic review. Nutr Rev. 2009;67(9):497-508.
106. Banel DK, Hu FB. Effects of walnut consumption on blood lipids and other cardiovascular risk factors: a meta-analysis and systematic review. Am J Clin Nutr. 2009;90(1):56-63.
107. Ros E, Núñez I, Pérez-Heras A, et al. A walnut diet improves endothelial function in hypercholesterolemic subjects: a randomized crossover trial. Circulation. 2004;109(13):1609–14.
108. Ma Y, Njike VY, Millet J, et al. Effects of walnut consumption on endothelial function in type 2 diabetic subjects: a randomized controlled crossover trial. Diabetes Care. 2010;33(2):227–32.
109. West SG, Krick AL, Klein LC, et al. Effects of diets high in walnuts and flax oil on hemodynamic responses to stress and vascular endothelial function. J Am Coll Nutr. 2010;29(6):595-603.
110. Katz DL, Davidhi A, Ma Y, et al. Effects of walnuts on endothelial function in overweight adults with visceral obesity: a randomized, controlled, crossover trial. J Am Coll Nutr. 2012;31(6):415–23.
111. Orem A, Yucesan FB, Orem C, et al. Hazelnut-enriched diet improves cardiovascular risk biomarkers beyond a lipid-lowering effect in hypercholesterolemic subjects. J Clin Lipidol. 2013;7(2):123–31.
112. Kasliwal RR, Bansal M, Mehrotra R, et al. Effect of pistachio nut consumption on endothelial function and arterial stiffness. Nutrition. 2015;31(5):678-85.
113. López-Uriarte P, Nogués R, Saez G, et al. Effect of nut consumption on oxidative stress and the endothelial function in metabolic syndrome. Clin Nutr. 2010;29(3):373–80.
114. Cortés B, Núñez I, Cofán M, et al. Acute effects of high-fat meals enriched with walnuts or olive oil on postprandial endothelial function. J Am Coll Cardiol. 2006;48(8):1666–71.
115. Berryman CE, Grieger JA, West SG, et al. Acute consumption of walnuts and walnut components differentially affect postprandial lipemia, endothelial function, oxidative stress, and cholesterol efflux in humans with mild hypercholesterolemia. J Nutr. 2013;143(6):788–94.
116. Kendall CW, West SG, Augustin LS, et al. Acute effects of pistachio consumption on glucose and insulin, satiety hormones and endothelial function in the metabolic syndrome. Eur J Clin Nutr. 2014;68(3):370-5.
117. Chiang YL, Haddad E, Rajaram S, et al. The effect of dietary walnuts compared to fatty fish on eicosanoids, cytokines, soluble endothelial adhesion molecules and lymphocyte subsets: a randomized, controlled crossover trial. Prostaglandins Leukot Essent Fatty Acids. 2012;87(4-5):111-7.

64. Perez-Martinez P, Lopez-Miranda J, Blanco-Colio L, et al. The chronic intake of a Mediterranean diet enriched in virgin olive oil, decreases nuclear transcription factor kappaB activation in peripheral blood mononuclear cells from healthy men. Atherosclerosis. 2007;194(2):e141-6.
65. Harvey KA, Walker CL, Xu Z, et al. Oleic acid inhibits stearic acid-induced inhibition of cell growth and pro-inflammatory responses in human aortic endothelial cells. J Lipid Res. 2010;51(12):3470-80.
66. Tsimikas S, Philis-Tsimikas A, Alexopoulos S, et al. LDL isolated from Greek subjects on a typical diet or from American subjects on an oleate-supplemented diet induces less monocyte chemotaxis and adhesion when exposed to oxidative stress. Arterioscler Thromb Vasc Biol. 1999;19(1):122-30.
67. Yaqoob P, Knapper JA, Webb DH, et al. Effect of olive oil on immune function in middle-aged men. Am J Clin Nutr. 1998;67(1):129-35.
68. Esposito K, Marfella R, Ciotola M, et al. Effect of a mediterranean-style diet on endothelial dysfunction and markers of vascular inflammation in the metabolic syndrome: a randomized trial. JAMA. 2004;292(12):1440-6.
69. Bogani P, Galli C, Villa M, et al. Postprandial anti-inflammatory and antioxidant effects of extra virgin olive oil. Atherosclerosis. 2007;190(1):181-6.
70. Pacheco YM, Bemúdez B, López S, et al. Minor compounds of olive oil have postprandial anti-inflammatory effects. Br J Nutr. 2007;98(2):260-3.
71. Fitó M, Cladellas M, de la Torre R, et al. Anti-inflammatory effect of virgin olive oil in stable coronary disease patients: a randomized, crossover, controlled trial. Eur J Clin Nutr. 2008;62(4):570-4.
72. Risérus U, Willett WC, Hu FB. Dietary fats and prevention of type 2 diabetes. Prog Lipid Res. 2009;48(1):44-51.
73. Ros E. Dietary cis-monounsaturated fatty acids and metabolic control in type 2 diabetes. Am J Clin Nutr. 2003;78(3 Suppl):617S-25S.
74. Sala-Vila A, Cofán M, Mateo-Gallego R, et al. Inverse association between serum phospholipid oleic acid and insulin resistance in subjects with primary dyslipidaemia from a Mediterranean population. Clin Nutr. 2011;30(5):590-92.
75. Vessby B, Uusitupa M, Hermansen K, et al. Substituting dietary saturated for monounsaturated fat impairs insulin sensitivity in healthy men and women: The KANWU Study. Diabetologia. 2001;44(3):312-9.
76. Corpeleijn E, Feskens EJM, Jansen EHJM, et al. Improvements in glucose tolerance and insulin sensitivity after lifestyle intervention are related to changes in serum fatty acid profile and desaturase activities: the SLIM study. Diabetologia. 2006;49(10):2392-401.
77. Pérez-Jiménez F, López-Miranda J, Pinillos MD, et al. A Mediterranean and a high-carbohydrate diet improve glucose metabolism in healthy young persons. Diabetologia. 2001;44(11):2038-43.
78. Covas M-I, Nyyssönen K, Poulsen HE, et al. The effect of polyphenols in olive oil on heart disease risk factors: a randomized trial. Ann Intern Med. 2006;145(5):333-41.
79. Machowetz A, Poulsen HE, Gruendel S, et al. Effect of olive oils on biomarkers of oxidative DNA stress in Northern and Southern Europeans. FASEB J. 2007;21(1):45-52.
80. Hernáez Á, Remaley AT, Farràs M, et al. Olive oil polyphenols decrease LDL concentrations and LDL atherogenicity in men in a randomized controlled trial. J Nutr. 2015;145(8):1692-7.
81. Ryan M, McInerney D, Owens D, et al. Diabetes and the Mediterranean diet: a beneficial effect of oleic acid on insulin sensitivity, adipocyte glucose transport and endothelium dependent vasoreactivity. QJM. 2000;93(2):85-91.
82. Moreno-Luna R, Muñoz-Hernandez R, Miranda ML, et al. Olive oil polyphenols decrease blood pressure and improve endothelial function in young women with mild hypertension. Am J Hypertens. 2012;25(12):1299-304.
83. Vogel RA, Corretti MC, Plotnick GD. The postprandial effect of components of the Mediterranean diet on endothelial function. J Am Coll Cardiol. 2000;36(5):1455-60.
84. Ruano J, Lopez-Miranda J, Fuentes F, et al. Phenolic content of virgin olive oil improves ischemic reactive hyperemia in hypercholesterolemic patients. J Am Coll Cardiol. 2005;46(10):1864-8.
85. Karatzi K, Papamichael C, Karatzis E, et al. Postprandial improvement of endothelial function by red wine and olive oil antioxidants: a synergistic effect of components of the Mediterranean diet. J Am Coll Nutr. 2008;27(4):448-53.
86. Tousoulis D, Papageorgiou N, Antoniades C, et al. Acute effects of different types of oil consumption on endothelial function, oxidative stress status and vascular inflammation in healthy volunteers. Br J Nutr. 2010;103(1):43-9.
87. Ros E, Mataix J. Fatty acid composition of nuts. Implications for cardiovascular health. Br J Nutr. 2006;96(Suppl 29:S29-S35. Erratum in: Br J Nutr. 2008 Feb;99(2):447-8.
88. Segura R, Javierre C, Lizarraga MA, et al. Other relevant components of nuts: phytosterols, folates and minerals. Br J Nutr. 2006;96(Suppl 2):S36-S44. Erratum in: Br J Nutr. 2008 Feb;99(2):447-8.
89. Salas-Salvadó J, Bulló M, Pérez-Heras A, et al. Dietary fibre, nuts and cardiovascular disease. Br J Nutr 2006;96(Suppl 2):S45-S51. Erratum in: Br J Nutr. 2008;99(2):447-8.
90. Ros E. Health benefits of nut consumption. Nutrients. 2010;2(7):652-82.

39. Fitó M, Guxens M, Corella D, et al. Effect of a traditional Mediterranean diet on lipoprotein oxidation: a randomized controlled trial. Arch Intern Med. 2007;167(11):1195–203.
40. Lapointe A, Goulet J, Couillard C, et al. A nutritional intervention promoting the Mediterranean food pattern is associated with a decrease in circulating oxidized LDL particles in healthy women from the Québec City metropolitan area. J Nutr. 2005;135(3):410–5.
41. Shukla S, Gupta S. Suppression of constitutive and tumor necrosis factor alpha-induced nuclear factor (NF)-kappaB activation and induction of apoptosis by apigenin in human prostate carcinoma PC-3 cells: correlation with down-regulation of NF-kappaB-responsive genes. Clin Cancer Res. 2004;10(9):3169–78.
42. Efentakis P, Iliodromitis EK, Mikros E, et al. Effects of the olive tree leaf constituents on myocardial oxidative damage and atherosclerosis. Planta Med. 2015;81(8):648–54.
43. Martínez-González MA, Toledo E, Arós F, et al. Extra-virgin olive oil consumption reduces risk of atrial fibrillation: The PREDIMED Trial. Circulation. 2014;130(1):18-26.
44. Pastori D, Carnevale R, Bartimoccia S, et al. Does Mediterranean diet reduce cardiovascular events and oxidative stress in atrial fibrillation? Antioxid Redox Signal. 2015;23(8):682-7.
45. Fargnoli JL, Fung TT, Olenczuk DM, et al. Adherence to healthy eating patterns is associated with higher circulating total and high-molecular-weight adiponectin and lower resistin concentrations in women from the Nurses' Health Study. Am J Clin Nutr. 2008;88(5):1213–24.
46. Lopez-Garcia E, Schulze MB, Fung TT, et al. Major dietary patterns are related to plasma concentrations of markers of inflammation and endothelial dysfunction. Am J Clin Nutr. 2004;80(4):1029–35.
47. Chrysohoou C, Panagiotakos DB, Pitsavos C, et al. Adherence to the Mediterranean diet attenuates inflammation and coagulation process in healthy adults: The ATTICA Study. J Am Coll Cardiol. 2004;44(1):152–8.
48. Schwingshackl L, Hoffmann G. Mediterranean dietary pattern, inflammation and endothelial function: a systematic review and meta-analysis of intervention trials. Nutr Metab Cardiovasc Dis. 2014;24(9):929–39.
49. Fuentes F, López-Miranda J, Sánchez E, et al. Mediterranean and low-fat diets improve endothelial function in hypercholesterolemic men. Ann Intern Med. 2001;134(12):1115–9.
50. Rallidis LS, Lekakis J, Kolomvotsou A, et al. Close adherence to a Mediterranean diet improves endothelial function in subjects with abdominal obesity. Am J Clin Nutr. 2009;90(2):263–8.
51. Buscemi S, Verga S, Tranchina MR, et al. Effects of hypocaloric very-low-carbohydrate diet vs. Mediterranean diet on endothelial function in obese women. Eur J Clin Invest. 2009;39(5):339–47.
52. Fuentes F, López-Miranda J, Pérez-Martínez P, et al. Chronic effects of a high-fat diet enriched with virgin olive oil and a low-fat diet enriched with α-linolenic acid on post-prandial endothelial function in healthy men. Br J Nutr. 2008;100(1):159–65.
53. Perez-Martinez P, Moreno-Conde M, Cruz-Teno C, et al. Dietary fat differentially influences regulatory endothelial function during the postprandial state in patients with metabolic syndrome: from the LIPGENE study. Atherosclerosis. 2010;209(2):533–8.
54. Marin C, Ramirez R, Delgado-Lista J, et al. Mediterranean diet reduces endothelial damage and improves the regenerative capacity of endothelium. Am J Clin Nutr. 2011;93(2):267–74.
55. Fernández JM, Rosado-Álvarez D, Da Silva Grigoletto ME, et al. Moderate-to-high-intensity training and a hypocaloric Mediterranean diet enhance endothelial progenitor cells and fitness in subjects with the metabolic syndrome. Clin Sci (Lond). 2012;123(6):361–73.
56. Ambring A, Friberg P, Axelsen M, et al. Effects of a Mediterranean-inspired diet on blood lipids, vascular function and oxidative stress in healthy subjects. Clin Sci (Lond). 2004;106(5):519–25.
57. Cioni G, Boddi M, Fatini C, et al. Peripheral-arterial tonometry for assessing endothelial function in relation to dietary habits. J Investig Med. 2013;61(5):867–71.
58. Inaba Y, Chen JA, Bergmann SR. Prediction of future cardiovascular outcomes by flow-mediated vasodilatation of brachial artery: a meta-analysis. Int J Cardiovasc Imaging. 2010;26(6):631–40.
59. López-Miranda J, Pérez-Jiménez F, Ros E, et al. Olive oil and health: Summary of the II International Conference on Olive Oil and Health consensus report, Jaén and Córdoba (Spain) 2008. Nutr Metab Cardiovasc Dis. 2010;20(4):284-94.
60. Martínez-González MA, Dominguez LJ, Delgado-Rodríguez M. Olive oil consumption and risk of CHD and/or stroke: a meta-analysis of case-control, cohort and intervention studies. Br J Nutr. 2014;112(2):248–59.
61. Guasch-Ferré M, Hu FB, Martínez-González MA, et al. Olive oil intake and risk of cardiovascular disease and mortality in the PREDIMED Study. BMC Med. 2014;12:78.
62. Carluccio MA, Massaro M, Bonfrate C, et al. Oleic acid inhibits endothelial activation: A direct vascular antiatherogenic mechanism of a nutritional component in the mediterranean diet. Arterioscler Thromb Vasc Biol. 1999;19(2):220–8.
63. Massaro M, Basta G, Lazzerini G, et al. Quenching of intracellular ROS generation as a mechanism for oleate-induced reduction of endothelial activation and early atherogenesis. Thromb Haemost. 2002;88(2):335–44.

13. Tunstall-Pedoe H, Kuulasmaa K, Mähönen M, et al. Contribution of trends in survival and coronary-event rates to changes in coronary heart disease mortality: 10-year results from 37 WHO MONICA project populations. Monitoring trends and determinants in cardiovascular disease. Lancet (London, England). 1999;353(9164):1547–57.
14. Dilis V, Katsoulis M, Lagiou P, et al. Mediterranean diet and CHD: the Greek European Prospective Investigation into Cancer and Nutrition cohort. Br J Nutr. 2012;108(4):699–709.
15. Sofi F, Abbate R, Gensini GF, et al. Accruing evidence on benefits of adherence to the Mediterranean diet on health: an updated systematic review and meta-analysis. Am J Clin Nutr. 2010;92(5):1189–96.
16. Fung TT, Rexrode KM, Mantzoros CS, et al. Mediterranean diet and incidence of and mortality from coronary heart disease and stroke in women. Circulation. 2009;119(8):1093–100.
17. Guallar-Castillón P, Rodríguez-Artalejo F, Tormo MJ, et al. Major dietary patterns and risk of coronary heart disease in middle-aged persons from a Mediterranean country: the EPIC-Spain cohort study. Nutr Metab Cardiovasc Dis. 2012;22(3):192–9.
18. Trichopoulou A, Costacou T, Bamia C, et al. Adherence to a Mediterranean diet and survival in a Greek population. N Engl J Med. 2003;348(26):2599–608.
19. Bamia C, Trichopoulos D, Ferrari P, et al. Dietary patterns and survival of older Europeans: the EPIC-Elderly Study (European Prospective Investigation into Cancer and Nutrition). Public Health Nutr. 2007;10(6):590–8.
20. De Lorgeril M, Salen P, Martin JL, et al. Mediterranean diet, traditional risk factors, and the rate of cardiovascular complications after myocardial infarction: final report of the Lyon Diet Heart Study. Circulation. 1999;99(6):779–85.
21. Barzi F, Woodward M, Marfisi RM, et al. Mediterranean diet and all-causes mortality after myocardial infarction: results from the GISSI-Prevenzione trial. Eur J Clin Nutr. 2003;57(4):604–11.
22. Estruch R, Ros E, Salas-Salvadó J, et al. Primary prevention of cardiovascular disease with a Mediterranean diet. N Engl J Med. 2013;368(14):1279–90.
23. Bulló M, Lamuela-Raventós R, Salas-Salvadó J. Mediterranean diet and oxidation: nuts and olive oil as important sources of fat and antioxidants. Curr Top Med Chem. 2011;11(14):1797–810.
24. Estruch R, Martínez-González MA, Corella D, et al. Effects of a Mediterranean-style diet on cardiovascular risk factors: a randomized trial. Ann Intern Med. 2006;145(1):1–11.
25. Doménech M, Roman P, Lapetra J, et al. Mediterranean diet reduces 24-hour ambulatory blood pressure, blood glucose, and lipids: one-year randomized, clinical trial. Hypertension. 2014;64(1):69-76.
26. Salas-Salvadó J, Bulló M, Estruch R, et al. Prevention of diabetes with Mediterranean diets: a subgroup analysis of a randomized trial. Ann Intern Med. 2014;160(1):1–10.
27. Babio N, Toledo E, Estruch R, et al. Mediterranean diets and metabolic syndrome status in the PREDIMED randomized trial. CMAJ. 2014;186(17):E649-57.
28. Mena MP, Sacanella E, Vázquez-Agell M, et al. Inhibition of circulating immune cell activation: a molecular anti-inflammatory effect of the Mediterranean diet. Am J Clin Nutr. 2009;89(1):248-56.
29. Llorente-Cortés V, Estruch R, Mena MP, et al. Effect of Mediterranean diet on the expression of pro-atherogenic genes in a population at high cardiovascular risk. Atherosclerosis. 2010;208(2):442–50.
30. Casas R, Sacanella E, Urpí-Sardà M, et al. The effects of the mediterranean diet on biomarkers of vascular wall inflammation and plaque vulnerability in subjects with high risk for cardiovascular disease. A randomized trial. PLoS One. 2014;9(6):e100084.
31. Garcia-Arellano A, Ramallal R, Ruiz-Canela M, et al. Dietary inflammatory index and incidence of cardiovascular disease in the PREDIMED Study. Nutrients. 2015;7(6):4124–38.
32. López S, Bermúdez B, Pacheco YM, et al. Distinctive postprandial modulation of beta cell function and insulin sensitivity by dietary fats: monounsaturated compared with saturated fatty acids. Am J Clin Nutr. 2008;88(3):638–44.
33. Panagiotakos DB, Tzima N, Pitsavos C, et al. The association between adherence to the Mediterranean diet and fasting indices of glucose homoeostasis: the ATTICA Study. J Am Coll Nutr. 2007;26(1):32–8.
34. Shai I, Schwarzfuchs D, Henkin Y, et al. Weight loss with a low-carbohydrate, Mediterranean, or low-fat diet. N Engl J Med. 2008;359(3):229–41.
35. Esposito K, Maiorino MI, Ciotola M, et al. Effects of a Mediterranean-style diet on the need for antihyperglycemic drug therapy in patients with newly diagnosed type 2 diabetes: a randomized trial. Ann Intern Med. 2009;151(5):306–14.
36. Elhayany A, Lustman A, Abel R, et al. A low carbohydrate Mediterranean diet improves cardiovascular risk factors and diabetes control among overweight patients with type 2 diabetes mellitus: a 1-year prospective randomized intervention study. Diabetes Obes Metab. 2010;12(3):204–9.
37. Lasa A, Miranda J, Bulló M, et al. Comparative effect of two Mediterranean diets versus a low-fat diet on glycaemic control in individuals with type 2 diabetes. Eur J Clin Nutr. 2014;68(7):767–72.
38. Peña-Orihuela P, Camargo A, Rangel-Zuñiga OA, et al. Antioxidant system response is modified by dietary fat in adipose tissue of metabolic syndrome patients. J Nutr Biochem. 2013;24(10):1717–23.

por segmentos consideráveis da população se estratégias focadas em dieta fossem implementadas.

Embora não haja padrão alimentar perfeito adequado para todos, e as pessoas geralmente sejam aconselhadas a escolher uma dieta saudável, que é adaptada ao seu contexto cultural, e que pode seguir ao longo da vida, existem certos princípios baseados em evidências para dietas a serem consideradas saudáveis.[237] Por qualquer padrão, a MedDiet está entre os poucos padrões alimentares supostamente saudáveis desde que satisfaz muitos dos critérios listados por grandes sociedades internacionais. Por exemplo, constituintes da MedDiet cumprem aqueles na dieta saudável definida pelo Comitê Estratégico da AHA entre os comportamentos que definem a saúde cardiovascular ideal,[238] e aqueles no Guia do Estilo de vida de 2013 AHA/American College of Cardiology.[9] Notavelmente, com base nas conclusões do estudo *Predimed*,[22] as recentes diretrizes da AHA/American Stroke Association para a prevenção primária de AVC sugerem especificamente que uma MedDiet suplementado com nozes podem ser considerados na redução do risco de AVC.[239] Mais importante, a MedDiet, um padrão alimentar adaptável em todo o mundo com algumas modificações,[240] tem lugar de destaque no Relatório Científico de 2015 do Comitê Consultivo de Diretrizes Dietéticas que estabelece recomendações dietéticas atualizadas para americanos.[210] Tendo resistido ao teste do tempo para cinco milênios e agora os testes da ciência moderna, a recompensa da redução de risco seguindo a MedDiet é um dos melhores em ciências médicas. Esse conhecimento precisa ser transmitido para o público, pois a qualidade da dieta ainda está longe de ser ideal em grandes segmentos da população, em parte devido a desigualdades sócioeconômicas, desde que dieta saudável está associada com a situação financeira e educacional. Assim, além de elogiar a MedDiet, a política de saúde pública deve concentrar-se nos segmentos mais vulneráveis da sociedade, a fim de melhorar a qualidade de sua dieta e, consequentemente, seu estado de saúde.

REFERÊNCIAS BIBLIOGRÁFICAS

1. Schwerin HS, Stanton JL, Riley AM, et al. Food eating patterns and health: a reexamination of the Ten-State and HANES I surveys. Am J Clin Nutr. 1981;34(4):568–80.
2. Hu FB. Dietary pattern analysis: a new direction in nutritional epidemiology. Curr Opin Lipidol. 2002;13(1):3–9.
3. Millen BE, Quatromoni PA, Gagnon DR. Dietary patterns of men and women suggest targets for health promotion: the Framingham Nutrition Studies. Am J Health Promot. 2015;11(1):42–52; discussion 52–3.
4. Appel LJ, Moore TJ, Obarzanek E, et al. A clinical trial of the effects of dietary patterns on blood pressure. N Engl J Med. 1997;336(16):1117–24.
5. Shen J, Wilmot KA, Ghasemzadeh N, et al. Mediterranean dietary patterns and cardiovascular health. Annu Rev Nutr. 2015;35:425-49.
6. Chiuve SE, Fung TT, Rimm EB, et al. Alternative dietary indices both strongly predict risk of chronic disease. J Nutr. 2012;142(6):1009-18.
7. Harmon BE, Boushey CJ, Shvetsov YB, et al. Associations of key diet-quality indexes with mortality in the Multiethnic Cohort: the Dietary Patterns Methods Project. Am J Clin Nutr. 2015;101(3):587–97.
8. US Department of Agriculture, US Department of Health and Human Services. Dietary guidelines for Americans 2010. 7.ed. Washington: US Government Printing Office, 2010.
9. Eckel RH, Jakicic JM, Ard JD, et al. 2013 AHA/ACC guideline on lifestyle management to reduce cardiovascular risk: a report of the American College of Cardiology/American Heart Association Task Force on practice guidelines. J Am Coll Cardiol. 2014;63(25):2960–84.
10. Bach-Faig A, Berry EM, Lairon D, et al. Mediterranean diet pyramid today. Science and cultural updates. Public Health Nutr. 2011;14(12):2274-84.
11. Hoffman R, Gerber M. Evaluating and adapting the Mediterranean diet for non-Mediterranean populations: a critical appraisal. Nutr Rev. 2013;71(9):573–84.
12. Keys A, Menotti A, Karvonen MJ, et al. The diet and 15-year death rate in the seven countries study. Am J Epidemiol. 1986;124(6):903–15.

Agradecimentos: todos os autores leram e aprovaram o manuscrito final. CIBERDEM e CIBEROBN são iniciativas de ISCIII, Espanha.

contribuem para o desenvolvimento da doença, especialmente DCV. Esse é sintetizado pelo metabolismo de colina, um aminoácido produzido pela hidrólise do fosfatidileolino (abundante em ovos) por microbiota intestinal, resultando na formação de trimetilamina, que é transformada pelo fígado em óxido de trimetilamina (TMAO),[232] uma pequena molécula mostrada em um estudo prospectivo fundamental que é fortemente associada a risco aumentado de doença coronária.[233] Uma via microbiana semelhante foi identificada para a conversão de carnitina dietética, abundante em carne vermelha, em TMAO.[234]

Por último, mas não menos importante, a biodisponibilidade e efeitos biológicos de polifenois dietéticos dependem em grande parte de sua transformação pela microbiota intestinal, em relação de reciprocidade em que os polifenois e os seus metabolitos modulam equilíbrio microbiano em favor de organismos benéficos, exercendo ação prebiótica similar.[235] Apesar de, até agora, não existirem estudos publicados quanto à adesão à MedDiet às mudanças no microbioma intestinal ou derivados metabólitos, não é difícil imaginar que tal dieta baseada em vegetais, rica em complexos de carboidratos, fibras e polifenois e pobre em ovos, carne e produtos de carne processada que contém os precursores TMAO colina e carnitina, deve promover um microbioma saudável. Os resultados dos estudos em curso sobre esse tema crítico são ansiosamente aguardados.

CONCLUSÕES

Apesar de possuir variabilidade específica do país de origem, a MedDiet pode ser definida em geral por elevado consumo de alimentos de origem vegetal (legumes, frutas, grãos integrais, feijões, nozes e especiarias, todos boas fontes de fibras e polifenois), consumo moderado de vinho com as refeições, baixa ingestão de carne, baixa/moderada ingestão de produtos lácteos e ovos, peixes e frutos do mar pelo menos duas vezes por semana, e alta ingestão de gordura total, gordura insaturada (~ 35-45% da energia), principalmente devido à não restrição do uso de azeite na cozinha e na mesa. Na verdade, a MedDiet tem relação elevada de AGMI comparado a outras gorduras e maiores quantidades de planta e AGPI n-3 CL do que a maioria dos outros padrões alimentares saudáveis. Além disso, a MedDiet é reconhecida pela sua variedade, equilíbrio, palatabilidade, poder saciante e por nutrir o meio social em que os alimentos são consumidos.[10] Significantemente, a MedDiet não envolve alimentos processados em sacos, caixas ou latas, *fast food*, confeitaria ou bebidas adoçadas, sendo, portanto, o oposto do padrão alimentar ocidental supostamente não saudável. E mais, a MedDiet foi testada quanto à sua capacidade de reduzir a carga de doenças crônicas e aumentar a longevidade como um experimento da natureza, muito antes de sua descoberta por Keys e colegas.[12] Não foi uma dieta artificialmente construída, projetada por um comitê de especialistas, com base em características antecipadas de uma mistura de nutrientes. Portanto, não havia um plano deliberado para adicionar número mínimo de porções de produtos, ou moldagem de conteúdo para assegurar uma baixa ingestão de sódio, baixa carga glicêmica ou preocupação sobre o processamento para atrasar a degradação de nutrientes. Por isso, intrinsecamente, há maior volume de frutas e legumes do que em outros padrões de dieta, especialmente nos países mediterrânicos e da eu (União Europeia).[10] A base do padrão MedDiet foi sempre alimentos frescos predominantemente de origem vegetal, que contêm elevada proporção de potássio-sódio, e inerentemente mais rico em fibras, magnésio e outros nutrientes benéficos, em comparação com padrões alimentares ocidentais ou contemporâneos comuns. Outra consequência muitas vezes esquecida e a da predominância de comida cultivada localmente na MedDiet é um *crowding-out* de alimentos processados e de elevado grau de sustentabilidade.[236]

Décadas de pesquisa epidemiológica alimentar e nutricional e ECRs baseadas em padrões dietéticos têm fornecido evidências de alta qualidade sobre o poder da MedDiet e seus componentes principais, tais como OOEV, nozes, vinho tinto e frutos do mar, para melhorar a função endotelial, um componente crítico da saúde cardiovascular e vias biológicas ligadas a longevidade. Como discutido, a MeDiet parece ser ótima para a prevenção de DCV e DM 2 e, embora a evidência não seja tão forte, também há efeito salutar sobre outras doenças crônicas como hipertensão, disfunção cognitiva, demência e câncer. A adesão à MedDiet também se refere a envelhecimento saudável, em parte por causa da garantia de elevado nível de adequação de nutrientes e as evidências de estudos nutrigenomicos que poderiam contrariar a susceptibilidade genética para a doença. O conhecimento do benefício global da MedDiet pode ter papel especialmente importante na promoção da sua adesão: a manutenção da saúde física, cognitiva, mental e com o envelhecimento deveria ser uma força motriz poderosa para a mudança na dieta do que simplesmente prolongar a vida ou evitar uma única doença crônica. A abordagem dietética para a saúde é custo/eficiente em comparação com farmacoterapia padrão; alto custo/benefício que poderia ser evitado

sua adequação nutricional.[217] Outros grandes estudos prospectivos, em idosos de países do Mediterrâneo, revelou que a adesão à MedDiet foi associada a declínio mais lento na mobilidade da extremidade inferior[218] ou com atraso no início da deficiência em atividades da vida diária,[219] embora neste estudo o efeito benéfico fosse limitado a mulheres.

Pesquisas em andamento: a nutrigenômica e microbiota intestinal

A disciplina de genômica nutricional tem se desenvolvido desde a década de 1990, com o objetivo de adquirir conhecimentos sobre a interação entre fatores da dieta e do fundo genético e o papel que têm na modulação de ambas as características fenotípicas e risco de doença.[220] Assim, a nutrigenômica tenta compreender a base genética para as respostas interindividuais conhecidos à dieta (um exemplo clássico: alterações de colesterol no sangue após o consumo de ovos), e as razões para os fenótipos clínicos muitas vezes desiguais observados em portadores da mesma variante genética. No que se refere à identificação de interações gene-dieta que determinam o risco de DCV ou características metabólicas relacionadas, alguns estudos *Predimed* investigaram se os efeitos da MedDiet diferem dependendo do perfil genético do indivíduo.[221-225] A pontuação genética, incluindo o receptor melanocortina 4 (MC4R) rs17782313 e massa gorda e obesidade (FTO) rs9939609 variantes, ambos fortemente associados com o IMC (índice de massa corpórea), não tinha nenhuma interação estatisticamente significativa com a MedDiet, mas maior aderência a este padrão alimentar reduziu significativamente o IMC em indivíduos geneticamente susceptíveis.[221] Uma avaliação complementar dessas variantes relacionadas com a obesidade enfocando o fenótipo diabetes mostrou interações significativas entre eles e a MedDiet na determinação do risco DT2, de tal forma que maior aderência reduziu o risco em indivíduos susceptíveis.[222] O gene de fator de transcrição *7-like 2* (*TCF7L2*) está fortemente associado com DT2, mas é contrário a lipídios de plasma e DCV. A adesão à MedDiet reduziu o efeito adverso dos *TCF7L2* rs7903146 (C > T) polimorfismo sobre fatores de risco DCV (glicose e lipídeos em jejum) e, sobretudo, sobre a incidência de AVC.[223] Outro estudo *Predimed* centrou-se na variante rs3812316 anteriormente associada com triglicérides mais baixos de proteína Max-like X interagindo com o gene da proteína do tipo (*MLXIPL*), que codifica a resposta de carboidratos ao elemento de ligação de proteína. Os resultados mostraram que a MedDiet aumenta o efeito de redução de triglicérides dessa variante enquanto fortalece seu efeito protetor sobre a indecência de infarto do miocárdio.[224] Efeitos genéticos e epigenéticos combinados, com foco em microRNA alvo em polimorfismos locais também foram analisados. A MedDiet interagiu com o ganho de função do polimorfismo microRNA-410 rs13702 T > C no gene LPL, conhecido por estar associado com níveis de triglicérides mais baixos, aumentando o seu efeito de redução dos triglicérides, bem como a diminuição da incidência de AVC.[225] Até agora, a lição importante a partir desses estudos nutrigenômicos é que a adesão à MedDiet neutraliza a suscetibilidade genética para desenvolver fenótipos cardiometabólicos adversos e eventos cardiovasculares associados.

O intestino humano é o lar de grande número de microrganismos, principalmente bactérias e fungos, conhecidos como a microbiota intestinal, que influenciam profundamente a fisiologia e o metabolismo. A microbiota desempenha papel fundamental no metabolismo de xenobióticos e vários nutrientes, em particular os componentes não digeríveis de carboidratos complexos (fibra) que levam a produção de ácidos graxos de cadeia curta por meio de fermentação,[226] mas também têm uma natureza dinâmica, especialmente na resposta a mudanças na dieta, o que pode resultar em alterações metabólicas benéfica ou prejudicial para o hospedeiro, afetando especialmente a susceptibilidade a doenças cardiovasculares e obesidade. Esse é tema importante de pesquisa contemporânea.[227,228] Que a taxonomia e as propriedades do microbioma intestinal são moldadas pela dieta, foi elegantemente comprovada por um estudo comparativo das crianças que vivem em uma aldeia rural africana e os que vivem na Europa.[229] A microbiota de crianças africanas mostrou maior riqueza microbiana global e produziu níveis mais altos de ácidos graxos de cadeia curta do que a de crianças europeias. Em comparação com a dieta da Europa Ocidental (rica em proteína animal, açúcar, amido e gordura e pobre em fibras), a dieta rural Africana (rica em carboidratos complexos e fibras de frutas e legumes e pobre em proteína animal) deve ter tido papel proeminente nas diferenças observadas na microbiota intestinal, tornando-o menos pró-inflamatório. Outros estudos clínicos têm relacionado dietas mais elevada em frutas, vegetais e fibras com o aumento da riqueza *microbiome*, que por sua vez se relacionada com a melhoria da saúde, enquanto a riqueza inferior bacteriana foi associada com a obesidade, resistência à insulina, dislipidemia e desordens inflamatórias.[230,231] Há também importante evidência emergente de que os efeitos de dieta sobre a microbiota

temente ligada a melhor saúde e bem-estar (sem as principais doenças crónicas ou deficiências na cognição, função física ou saúde mental) em mulheres que sobreviveram até 70 anos ou mais velhas.[204]

Uma contribuição significativa para o envelhecimento acelerado, particularmente em indivíduos com resistência à insulina, é a disfunção endotelial, a senescência e reparação inadequada do endotélio.[205] Assim, os efeitos salutares da MedDiet sobre a função endotelial provavelmente constituem a base, em parte, o aumento da longevidade observada em populações que aderem a esse padrão alimentar.

Um biomarcador crítico do envelhecimento é o comprimento dos telômeros, mas telômeros mais curtos estão associados a diminuição da expectativa de vida e aumento nas taxas de desenvolvimento de doenças crônicas. Os telômeros são sequências de DNA repetitivas localizadas nas extremidades dos cromossomas que se submetem a atrito cada vez que uma célula somática se divide, um processo que é acelerado pelo estresse oxidativo e inflamação; assim são modificáveis.[206] Tendo em conta os efeitos protetores da MedDiet sobre o estresse oxidativo e inflamação crônica, não é surpresa que a maior aderência a esse padrão alimentar foi associada com telômeros mais longos em dois estudos transversais grandes dos idosos conduzidos nos EUA[207,208] e um estudo menor na Itália.[209] Esses resultados apoiam o benefício de adesão à MedDiet para promover a longevidade ao apontar para um mecanismo biológico relevantes para os seus efeitos anti-envelhecimento.

Adequação nutricional

Infelizmente o uso habitual da palavra dieta evoluiu para significar dieta de perda de peso em vez do significado correto, a totalidade do que é ingerido numa base regular. Como resultado, a MedDiet tem sido frequentemente discutidas em relação aos efeitos sobre a adiposidade em comparação com dietas de perda de peso, distorcendo seu devido lugar como padrão dietético de apoio à saúde. De forma significativa, a MedDiet está em conformidade com o novo paradigma de saúde pública de abordar a promoção da saúde e prevenção de doenças crônicas, em vez de cuidados agudos orientados para doença. No entanto, também como dieta terapêutica, a MedDiet agora é a mais acreditada cientificamente, particularmente em relação ao DCV e seus fatores de risco. Entre os méritos da MedDiet, há vantagem única no amplo espectro de nutrientes que contém. Adequação de nutrientes na dieta habitual é importante porque o conteúdo de micronutrientes na dieta deficiente tem sido associada a doenças cardiovasculares, menor resistência à infecção, complicações cirúrgicas, defeitos de nascimento, câncer, obesidade e osteoporose e se reconhece que as deficiências de micronutrientes persistem em regiões desenvolvidas do mundo como a América[210] e da União Europeia.[211] Mudanças nos padrões alimentares e taxas de macronutrientes influenciam micronutrientes na dieta. Por exemplo, elevação na quantidade, juntamente com diminuição da qualidade de hidratos de carbono, estão associados com a ingestão de micronutrientes mais pobre,[212] assim como carga glicêmica alta da dieta.[213]

A questão se a MedDiet sustenta o conceito de variedade alimentar ao mesmo tempo cumprindo exigências nutricionais para a saúde otimizada foi examinada em vários estudos. Um relatório da coorte SUN na Espanha dividiu os participantes em aqueles com melhor aderência a MedDiet ou a um padrão alimentar ocidental.[214] Avaliação probabilística de adequação dos nutrientes foi feita para ≥ 19 vitaminas e minerais, um número maior do que os nutrientes de preocupação habituais; maior adesão à MedDiet foi claramente associada com melhor perfil de micronutrientes. Em um estudo francês usando modelos de dieta, a adequação de nutrientes foram traduzidas em recomendações de combinações de opções de alimentos reais.[215] Os pesquisadores variaram macronutrientes, procurando minimizar alterações em outros alimentos para alcançar a adequação de nutrientes, utilizando dietas personalizadas geradas por computador. Usando oito modelos, observou-se que os alimentos típicos da MedDiet foram necessários para o equilíbrio e eram o caminho mais direto para chegar a adequação global de nutrientes. Uma recente revisão das evidências disponíveis sobre as propriedades nutricionais da MedDiet indicou que este padrão alimentar foi associado com ingestão adequada de micronutrientes em adultos e crianças e concluiu que ela poderia ser usada em políticas de nutrição em saúde pública para prevenir deficiências de micronutrientes em populações vulneráveis.[216]

Uma consequência da inadequação de micronutriente a longo prazo na dieta (e proteínas), em idosos, é a fragilidade, por exeplo, diminuição da força, capacidade de resistência e funcionamento fisiológico no geral, com perda de massa magra e maior vulnerabilidade a doenças e morte; observou-se que o aumento da adesão à MedDiet foi associada com fragilidade reduzida em estudo de coorte prospectivo espanhol de 1.815 indivíduos residentes na comunidade com idade ≥ 60 anos; isto apoia ainda mais a necessidade de

MedDiet também protege contra a deterioração cognitiva relacionada com a idade, doença de Alzheimer e outros tipos de demência.[188-190] Novas descobertas recentes do estudo *Predimed* em um subgrupo de participantes submetidos a testes neurocognitivos sequenciais indicam que, ao contrário da dieta controlada, as intervenções de MedDiets suplementadas com OOEV e nozes foram capazes de contrabalançar o declínio cognitivo relacionado com a idade.[191] Uma avaliação transversal anterior na base do mesmo subcoorte do *Predimed* mostraram que o aumento do consumo de alimentos ricos em polifenois (azeite de oliva, nozes, vinho e café) associou-se com melhores escores de memória, reforçando a noção de que os compostos fenólicos protegem a função cerebral.[192] Em relação aos dois alimentos principais da MedDiet que foram suplementados no estudo *Predimed*, há evidência epidemiológica escassa de associação entre o consumo de azeite de oliva[193] e nozes[194,195] e melhor cognição em idade mais avançada.

A falta de terapias eficazes para o declínio cognitivo e desordens neurodegenerativas associadas sublinha a necessidade de estratégias preventivas para atrasar a apresentação e/ou reduzir a carga dessas condições devastadoras. Os resultados do estudo *Predimed* com a MedDiet, a primeira demonstração de um efeito benéfico de um padrão alimentar sobre a cognição, são encorajadores, mas mais pesquisas são claramente indicadas.

Câncer

Devido ao longo período de incubação de muitos cânceres e sua etiologia multifatorial, os efeitos da dieta são difíceis de detectar em estudos epidemiológicos e ainda mais em estudos clínicos randomizados. A metanálise de estudos observacionais de Sofi e cols. relatando os efeitos benéficos da adesão à MedDiet em diversas condições crônicas concluiu que existiu um efeito protetor modesto contra a incidência total de câncer e mortalidade.[15] A mais recente metanálise de estudos epidemiológicos, incluindo 21 estudos prospectivos de coorte e 12 estudos de caso-controle, focou exclusivamente sobre os efeitos da MedDiet sobre o câncer em geral e câncer de tipo específico.[196] Essa avaliação sistemática fornece evidências convincentes de que elevada adesão à MedDiet está associada com risco reduzido de mortalidade global por câncer/incidência (10%), bem como o câncer colorretal (14%), e evidência provável de associação com risco reduzido de câncer de próstata (4%), e provavelmente nenhum efeito sobre a mama e o risco de câncer gástrico. Em relação à evidência de ECR, os resultados do estudo do *Lyon Diet Heart Study* com 605 participantes mostrou uma redução de 61% do risco total de câncer no grupo designado para dieta cardioprotetora de tipo Mediterrâneo, em comparação com o grupo de controle, após quatro anos de acompanhamento; mas esses resultados foram baseados apenas no total de 14 tipos de câncer.[197] A incidência de câncer foi resultado secundário pré-especificado do estudo *Predimed*. Recentemente, o primeiro relato *Predimed* nessa condição avaliou 4.282 mulheres e mostrou redução de 68% no risco de câncer de mama naqueles alocados para o grupo MetDiet com OOEV em comparação com o grupo de controle após acompanhamento de 4,8 anos.[198] Mais uma vez, esses resultados são baseados em poucos casos confirmados de câncer de mama (n = 33).

Em relação à exposição ao azeite e o risco de câncer, recente revisão sistemática e metanálise de 19 estudos observacionais, sugeriram probabilidades 34% menor de ter qualquer tipo de câncer quando se compara a categoria mais elevada de consumo de azeite com o valor mais baixo.[199]

As nozes também se associaram com diminuição do risco de mortalidade por câncer, quando comparado categorias mais elevadas com mais baixas de consumo, em uma metanálise de três grandes estudos prospectivos (RR 0,86; IC, 0,75-0,98).[94] Uma metanálise mais recente, incluindo um estudo prospectivo adicional relata proteção similar do consumo de nozes contra a mortalidade por câncer (RR 0,85; IC, 0,77-0,93).[95] Finalmente, um relato recente do grande estudo prospectivo Moli-sani da Itália também sugere a redução da mortalidade do câncer com o aumento do consumo de nozes.[200] No entanto, dados sobre o consumo de nozes e a incidência de câncer não estão disponíveis.

Longevidade

A evidência consistente de efeito benéfico da MedDiet sobre a incidência e mortalidade por condições prevalentes crônicas, como doenças cardiovasculares, demência e alguns tipos de câncer, juntamente com efeito protetor sobre a obesidade e DM 2, indicam que a adesão a este padrão alimentar está associada com aumento da longevidade e vida útil saudável.[201,201a] A metanálise de Sofi e cols.[15] já concluiu que o aumento da adesão à MedDiet diminuiu mortalidade geral, uma descoberta que foi confirmada em estudos prospectivos posteriores nos EUA[202] e norte da Europa.[203] Relato recente do NHS prospectivo também sugere que maior adesão à MedDiet na meia-idade está for-

saudáveis da MedDiet que vale a pena resumir para captar imagem mais abrangente de suas múltiplas propriedades benéficas. Eles incluem a proteção de MCS, a ausência de ganho de peso, apesar de seu alto teor de gordura e efeitos benéficos além da saúde cardiometabólica em condições devastadoras crônicas, tais como demência e câncer. Logicamente, dados os efeitos benéficos acima, a adesão à MedDiet está associada com longevidade e vida útil saudável. A adequação ideal de nutrientes da MedDiet também será discutida. Finalmente, dois temas de crescente interesse e pesquisa em curso, efeitos nutrigenômicos e microbiota intestinal em relação a MedDiet, vai ser brevemente revisto.

Morte súbita cardíaca

Entre os benefícios cardiovasculares da MedDiet, um que merece ser mencionado à luz das propriedades antiarrítmicos acima discutidas de peixes e seus principais constituintes AGPI n-3 CL, o principal componente da MedDiet, é a proteção contra MSC. Como MSC ocorre em poucos minutos, sem tempo para intervir, a prevenção primária é fundamental. Chiuve e cols. examinaram a associação entre uma escala alternativa MedDiet e o risco de MSC em mulheres do NHS prospectivo e relataram que pontuações mais elevadas relacionados com risco reduzido (RR 0,60; IC, 0,43-0,84). Um relato recente da grande coorte de estudo *Women's Health Initiative* também sugere relação inversa entre a pontuação MedDiet e MSC, com taxa de risco de 0,64 (IC, 0,43-0,94), mas não quando se usa alta pontuação de dieta DASH.[176] Naquele estudo, o consumo total de peixes foi associado individualmente com menor risco de MSC, com taxa de risco de 0,63 (IC, 0,42- 0,95) para quintil 5 comparado com quintil 1.[176] Assim, o aumento do consumo de peixe dentro da MedDiet provavelmente contribui para a proteção contra o MSC. Um componente crítico MedDiet, a ingestão moderada de álcool (vinho), também pode ajudar a reduzir MSC.[119] O *Lyon Diet Heart Study* também relatou efeito benéfico da MedDiet em MSC, mas havia apenas oito casos.[20] Houve também poucos MSC eventos no estudo *Predimed* para tirar conclusões sobre os efeitos de intervenções das MedDiets.

Peso corporal

Apesar do alto teor de gordura do MedDiet, uma descoberta consistente em ambos os estudos epidemiológicos[177-179] e ECRs[179,180] é a ausência de ganho de peso ao longo do tempo ou o baixo risco de desenvolver sobrepeso ou obesidade relatado em indivíduos com maior adesão a esse padrão alimentar. A MedDiet também foi examinada pelos efeitos sobre a perda de peso, mas a conclusão de recente metanálise de ECR de curto prazo é que o peso corporal é reduzido apenas quando a dieta possui restrição calórica.[180] A análise transversal da coorte *Predimed* também mostrou associação inversa entre a aderência à MedDiet e indicadores de adiposidade.[181] A ausência de ganho de peso com a MedDiet não é inesperado, pois é rica em alimentos que não tinham sido associados com efeitos deletérios a longo prazo sobre a adiposidade, como nozes, legumes, frutas e cereais integrais, e é pobre em alimentos e bebidas que se relacionam com o ganho de peso a longo prazo, como *fast-foods*, doces e sobremesas, manteiga, carne vermelha e carne processada e bebidas adoçadas com açúcar.[182]

A falta de efeito de engorda da MedDiet com alto teor de gordura tem implicações práticas, pois o medo de ganho de peso em uma era de pandemia de obesidade não precisa mais ser obstáculo à adesão a padrão alimentar conhecido por proporcionar muito benefício clínico e metabólico. Essa observação é também relevante para a saúde pública, uma vez que apoia a ingestão irrestrita de gordura, conforme apropriado para a manutenção do peso corporal e da saúde cardiometabólica global, como reconheceu recentemente o Comitê Consultivo do *Dietary Guidelines for Americans* 2015.[183]

Declínio cognitivo e demência

O aumento progressivo da vida útil nas últimas décadas deu origem a um grande aumento da frequência de doenças relacionadas à idade, incluindo desordens neurodegenerativas como a doença de Alzheimer, o tipo mais comum de demência.[184] O ônus social e econômico de cuidar de pessoas com demência está aumentando de forma exponencial e até a presente data agentes farmacológicos mostraram-se ineficazes para prevenir ou tratar a doença.[185] Muito provavelmente, para ser bem-sucedido, uma intervenção teria de ser iniciada na fase pré-clínica, uma situação comum na população idosa em todo o mundo.[186]

Há evidências emergentes sugerindo associação entre hábitos alimentares e desempenho cognitivo.[187] Como se acredita que o estresse oxidativo desempenhe papel importante no declínio cognitivo e demência, é plausível que os alimentos ricos em antioxidantes ou padrões dietéticos como a MedDiet possam proteger. De fato, vários grandes estudos prospectivos relacionaram exposições dietéticas de longo prazo ao prejuízo cognitivo ou demência e, como recentemente revisto e avaliados em metanálise, os resultados sugerem que a

Efeitos da Dieta Mediterrânea sobre a Função Endotelial

Tabela 25.3 Estudos em humanos avaliando os efeitos dos peixes sobre a função endotelial. *(Continuação)*

Autor, ano, (referência)	Projeto	População	Intervenção	Avaliação FE	Principais Descobertas
Lindqvist, 2009.[166]	RCT (6-sm, cruzado)	35 homens com sobrepeso	2 dietas: arenque vs. controle	Inflamação/ moléculas de ativação endotelial	Não houve efeito da dieta de peixe em CRP, IL-6, IL-18, ou ICAM-1
van den Elsen, 2011.[167]	RCT (≈ 6-me, grupo pararelo)	123 mulheres grávidas	2 dietas: peixe gordo (salmão) vs. controlada	Ativação endotelial expressão de moléculas em células endoteliais cultivadas no cordão umbilical	Expressão de dieta de peixe reduzida de ICAM-1
De Mello, 2011.[168]	RCT (12-sm, grupo pararelo)	104 indivíduos com MetSyn	3 dietas: rica em peixe, e cereais integrais; grão integral; controlado	Inflamação/ moléculas de ativação endotelial	Dieta rica em peixe reduziu CRP e E-selectina vs dieta controlada
Chiang, 2012.[117]	RCT (4-sm, cruzado)	25 indivíduos saudáveis ou com hiperlipidemia	3 dietas: salmão; nozes; controlada	Moléculas de ativação endotelial	Dieta rica em peixe reduziu sICAM-1 vs dieta controlada
Vogel, 2000.[83]	RCT (cruzado)	10 indivíduos saudáveis ou com hiperlipidemia	5 refeições com 50 g de gordura: salmão vermelho enlatado; azeite; azeite com legumes; azeite com vitaminas; óleo de canola	DMF pós prandial	Refeição com salmão preservou EF pós prandial
Kondo, 2014.[169]	RCT (4-sm, cruzado)	23 mulheres com DT2	2 dietas: rica em peixe gordo vs. controlada	POV	Dieta rica em peixe melhorou FE

FE: função endotelial; sTNF-R: receptor do fator de necrose tumoral solúvel; CRP: proteína C-reativa; VCAM: molécula de adesão celular vascular; ICAM: molécula de adesão intercelular; IL: interleucina; TNF: fator de necrose tumoral; MMP: metaloproteinase; vWF: fator von Willebrand fator; TM: trombomodulina; RCT: teste controlado randomizado; TAP: tonometria arterial periférica; FDM: fluxo de dilatação mediada; POV: pletismografia de oclusão venosa.

de AGPIs n-3 CL, podem melhorar a função endotelial medida diretamente no leito arterial. Um estudo clássico testando várias refeições quanto a efeitos sobre a função endotelial pós-prandial descobriram que uma refeição de salmão impediu a disfunção endotelial que se segue a uma refeição gordurosa.[83] Um único estudo crônico realizado em mulheres japonesas com DT2 examinou os efeitos de dieta rica em peixes gordos *versus* dieta controlada e relataram melhora na função endotelial medida pelo POV com a dieta dos peixes (Tabela 25.3).[169]

Estudos transversais adicionais têm demonstrado que o consumo de peixe e AGPI n-3 CL com a dieta habitual está associada com níveis mais baixos de PCR[170,171] e que o aumento das proporções de EPA e DHA julgado por frações lipídicas plasmáticas como marcadores con-fiáveis de consumo, também se relacionam para níveis mais baixos de moléculas inflamatórias e de ativação endotelial.[172-174] Assim, embora nem todos os estudos forneceram evidências de benefício, o quadro geral é que, por meio de suas propriedades anti-inflamatórias, peixe e produtos derivados de peixe, de fato, melhoram a função endotelial.

CONSIDERAÇÕES ADICIONAIS SOBRE A DIETA MEDITERRÂNEA E SAÚDE

A nossa breve visão geral anterior sobre as propriedades salutares da MedDiet estava focada em risco de DCV e biomarcadores intermediários, a fim de apresentar os seus efeitos sobre a função endotelial. No entanto, existem dimensões adicionais para os efeitos

Tabela 25.3 Estudos em humanos avaliando os efeitos dos peixes sobre a função endotelial.

Autor, ano, (ref)	Projeto	População	Intervenção	Avaliação FE	Principais descobertas
Pischon, 2003.[155]	Transversal	405 homens saudáveis e 454 mulheres saudáveis	Nenhuma intervenção (dieta habitual)	Inflamação/ moléculas de ativação endotelial	Associação inversa da ingestão de n-3 CL PUFA de peixe com sTNF-R1 e sTNF-R2, menor que CRP
Lopez-Garcia, 2004.[156]	Transversal	727 mulheres saudáveis	Nenhuma intervenção (dieta habitual)	Moléculas de ativação endotelial	Associação inversa da ingestão AGPI n-3 CL de peixe VCAM-1 e ICAM-1
Zampelas, 2005.[157]	Transversal	1514 homens saudáveis e 1528 mulheres saudáveis	Nenhuma intervenção (dieta habitual)	Inflamação/ moléculas de ativação endotelial	Maior ingestão de peixes relacionados com níveis mais baixos de PCR e TNF-α
He, 2009.[158]	Transversal	5677 homens e mulheres saudáveis	Nenhuma intervenção (dieta habitual)	Inflamação/ moléculas de ativação endotelial	Maior ingestão de AGPI n-3 CL a partir de peixe inversamente associado com níveis de PCR, IL-6 e MMP-3
Van Bussel, 2012.[159]	Transversal	301 homens e mulheres saudáveis	Nenhuma intervenção (dieta habitual)	Inflamação/ moléculas de ativação endotelial	Consumo de peixe e LC n-3 AGPI n-3 CL inversamente associado com o vWF, TM, VCAM-1, E-selectin e IL-8
Anderson, 2010.[160]	Transversal	3045 homens e mulheres saudáveis	Nenhuma intervenção (dieta habitual)	DMF	Nenhuma associação do consumo de peixe com FE
Petersen, 2010.[161]	Transversal	40 indivíduos saudáveis	Nenhuma intervenção (dieta habitual)	DMF	Nenhuma associação do consumo de peixe com FE
Buscemi, 2014.[162]	Transversal	54 indivíduos saudáveis	Nenhuma intervenção (dieta habitual)	DMF	FE melhorada em altos consumidores de peixe
Merino, 2014.[163]	Transversal com intervenção dietética RCT	108 pacientes com alto risco para DCV	Aconselhamento dietético intensivo para 1 ano	TAP e inflamação/ moléculas de ativação endotelial	Alta ingestão de derivados de peixe AGPI n-3 CL associado a uma melhora de FE pelo TAP e menor CRP, TNF-α, ICAM-1 e VCM-1
Seierstad, 2005.[164]	RCT (6-sm, grupos paralelos)	60 pacientes com CHD	3 dietas: alimentação com salmão e óleo de peixe; alimentação com salmão e óleo de colza; alimentação com salmão 50% de peixe e óleos de colza	Moléculas de ativação endotelial	Alimentação com salmão, óleo de peixe reduzido VCAM-1 e IL-6
De Mello, 2009.[165]	RCT (8-sm, grupos paralelos)	27 pacientes com CHD	3 dietas: peixe gordo; peixes magros; controle	CMP expressão de genes funcionais e inflamatórias endoteliais	Nenhum efeito de peixe gordo ou peixe magro

(Continua)

recebem tratamento cardíaco atualizado, impedem conclusões firmes, como discutido recentemente.[146] Outra consideração importante na questão de peixes contra suplementos de óleo de peixe é que o alimento integral tem outros nutrientes benéficos que não estão presentes em suplementos, embora estes últimos sejam presumivelmente desprovidos de metais pesados e outros poluentes.

Como extensamente avaliada por Mozaffarian e Wu,[132] AGPI n-3 CL são moléculas bioativas que têm efeito benéfico sobre diversos fatores de risco de DCV intermediários, incluindo hipertrigliceridemia, pressão arterial, frequência cardíaca em repouso, trombose, inflamação de baixo grau e peroxidação lipídica. Alguns desses efeitos são observados com doses baixas de AGPI n-3 CL, como os encontrados com o consumo de peixe habitual, por exemplo, redução da pressão arterial, enquanto outros, como a redução de triglicérides, mesmo que relacionado com a dose, só são relevantes em doses farmacológicas > 3-4 g/d. Em concordância com o efeito nulo de AGPI n-3, CL sobre o risco de DM 2, metanálises de ensaios clínicos randomizados que avaliaram os efeitos de suplementos de óleo de peixe (0,9 a 18 g/dia) sobre o controle glicêmico em pacientes com DM 2 não encontrou efeitos na glicemia de jejum ou hemoglobina A1c.[147,148]

Os mecanismos de ação de AGPI n-3 CL envolvem diversos efeitos a nível molecular, incluindo modificações na estrutura e função da membrana, o metabolismo do tecido, e da regulação genética, bem conhecido para receptor ativado por proliferador de peroxissoma gama (PPARγ), um anti-inflamatório, sensibilizador da insulina, receptor nuclear hipolipidêmico que é ativado quando ligada a AGPI n-3 CL. Dados experimentais têm confirmado a capacidade de EPA e DHA para modular célula, estrutura e função de membrana, canais iônicos e eletrofisiologia celular, a regulação dos receptores nucleares e fatores de transcrição; e da competição de seus metabólitos com eicosanóides derivados do ácido araquidônico pró-inflamatórios.[132] O último é um processo biológico de AGPI n-3 CL que tem sido extensivamente estudado ao nível experimental: EPA e DHA são precursores para uma família de mediadores lipídicos anti-inflamatórios conhecidos como *resolvins* e *protectins*, que são antagonistas da inflamação.[149,150] Há, no entanto, evidências escassas desses efeitos nos seres humanos. É de se notar, que em um ECR realizado em pacientes que aguardavam endarterectomia carotídea, placas carotídeas de indivíduos suplementados com EPA durante várias semanas antes da cirurgia, tinham proporção mais baixa de ácido araquidônico para EPA e maior estabilidade (células espumosas reduzidas e atividade reduzida de macrófagos inflamatórios) em comparação com placas de pacientes que receberam placebo, sugerindo efeito direto anti-aterosclerótica de AGPI n-3 CL ligada à sua ação anti-inflamatória.[151] A influência do consumo de peixe na dieta ou doses usuais de suplementos de óleo de peixe sobre níveis desses mediadores de resolução de inflamação e sua relevância clínica são áreas de pesquisa promissoras.

As propriedades anti-inflamatórias de AGPI n-3 CL sustentam um efeito benéfico sobre a função endotelial. Existe também evidência experimental e clínica, que esses ácidos graxos promovem a síntese de NO, uma molécula fortemente ligada à saúde endotelial.[152] A maior parte da evidência clínica sobre os efeitos de AGPI n-3 CL na inflamação e na função endotelial deriva de ECRs que usavam doses suplementares de óleo de peixe em vez de produtos de peixe naturais. Recente revisão sistemática de 26 estudos clínicos randomizados, usando várias doses de EPA e DHA em indivíduos saudáveis, os pacientes com doença cardiovascular ou DM 2 ou pacientes com doença aguda conclui que a ingestão de AGPI n-3 CL está associada com níveis circulantes de biomarcadores, refletindo menores níveis de inflamação e ativação endotelial.[153] Uma metanálise de óleo de peixe, de 16 estudos clínicos randomizados, avaliando a função endotelial no leito arterial indicou que, em comparação com placebo, suplementos AGPI n-3 CL aumentou significativamente em 2,30% a DMF em jejum (IC, 0,89-3,72) em doses que variam de 0,45 para 4,5 g/dia ao longo de 56 dias em média.[154]

Em relação a estudos cientificamente corretos de testes de função endotelial quanto ao consumo de peixe ou de produtos de peixe, os resultados de 9 estudos transversais[155-163] e 8 ECRs,[83,117,164-169] foram publicados (Tabela 25.3). A intervenção testada em estudos transversais foi o consumo de peixe com a dieta habitual. Cinco desses estudos utilizaram níveis circulantes de moléculas inflamatórias ou de ativação endotelial como desfecho e em todos o consumo de peixe tinha efeito benéfico.[155-159] Por outro lado, a função endotelial arterial melhorou com o aumento do consumo de peixe em apenas dois de quatro estudos transversais usando a DMF ou TAP.[160-163] Foram misturados os resultados de seis estudos clínicos randomizados que avaliaram os efeitos crônicos de dietas enriquecidas com peixes gordos contra dietas controladas, sobre biomarcadores circulantes; quatro estudos mostraram efeito benéfico e dois não mostraram nenhum efeito.[117,164-168] Surpreendentemente, poucos estudos clínicos randomizados têm procurado avaliar se uma dieta de intervenção à base de peixe, em vez de suplementos

tinto e vinho branco em vias inflamatórias mostraram que as duas bebidas diminuíram PCR, ICAM-1, e IL-6, enquanto o vinho tinto somente reduziu VCAM-1 e selectina E.[126] Além disso, ambos os vinhos reduziram a expressão de adesão celular de moléculas por células mononucleares e reduziram a adesão de monócitos às células endoteliais estimuladas, com efeito maior de vinho tinto. Outro ECR a partir do mesmo grupo de testes de vinho tinto e vinho tinto sem álcool mostraram redução de biomarcadores no plasma e em monócitos inflamatórios, nos estágios iniciais da aterosclerose após ambas as bebidas, o que sugere que polifenois do vinho (não álcool) exercem um efeito anti-inflamatório sobre o endotélio vascular.[127] Outros estudos têm apoiado as propriedades benéficas do vinho tinto sobre a inflamação e função endotelial, ambos medidos como moléculas de ativação endotelial circulante e no leito arterial após estudos crônicos ou após a ingestão aguda para avaliação de alterações pós-prandiais, como mencionado.[118,128,129] Esses tópicos não serão discutidos aqui, porque um capítulo inteiro deste livro é dedicado aos efeitos do vinho tinto e polifenois sobre a função endotelial (Capítulo 37).

Frutos do mar

Peixe (usado aqui para se referir a peixes e moluscos) é outro alimento fundamental da MedDiet que se acredita contribuir para seus benefícios de saúde.[10] Há grande corpo de evidências sobre as propriedades cardioprotetoras de AGPI, n-3, de cadeia longa (CL) principalmente eicosapentaenoico (C20: 5n3, EPA) e docosahexaenoico (C22: 6n3, DHA).[130] A carne de peixes gordos, como a cavala, arenque, salmão, atum ou sardinha, é a principal fonte alimentar desses ácidos graxos, enquanto em peixes magros, como o bacalhau, pargo, linguado ou bodião estão confinados ao fígado, que é importante fonte natural de óleo de peixe. Além disso, o peixe contém vitamina D, taurina, selênio, minerais adicionais e outros componentes bioativos que podem contribuir para os benefícios à saúde atribuídos ao consumo de peixe. Os efeitos salutares do peixe, no entanto, podem ser neutralizados pela contaminação poluente, bifenilos policlorados e especialmente os metais pesados como o mercúrio.[131]

Evidências de várias linhas de pesquisa, incluindo estudos *in vitro*, experiências com animais, estudos observacionais e ensaios clínicos randomizados, sustentam os benefícios cardiovasculares do AGPI n-3 CL. Evidências consistentes de estudos epidemiológicos sugerem que o consumo de peixe ou de suplementos de óleo de peixe protegem de DCV, em especial morte cardíaca súbita (MCS), em razão do efeito antiarrítmico bem estabelecido que pode ser observado em consumos tão baixos quanto 250 mg/d de EPA+DHA.[131,132] Isso é facilmente conseguido mediante o cumprimento das recomendações da *AHA* para consumir pelo menos duas porções de peixe por semana, de preferência peixe gordo.[133] Metanálises recentes têm confirmado o efeito benéfico do consumo de peixe contra DCV.[132,134-137] Uma metanálise de 17 estudos prospectivos em coortes de prevenção primária relatou que, em comparação com indivíduos com o mais baixo consumo, aqueles que consumiram peixe uma vez por semana tiveram um risco 16% menor de DC fatal.[134] Além disso, em análise de dose à resposta de dados de 8 estudos prospectivos, cada porção de 100 g adicionais de peixe por semana foi associado com redução de 5% do risco de síndrome coronário agudo.[135] Em relação ao consumo de peixe e o risco de AVC, uma metanálise de dados de 19 coortes forneceram evidências de associação benéfica modesta, em especial contra acidente vascular cerebral isquêmico (AVCI).[136] Um incremento de duas porções/semana de qualquer tipo de peixe foi associado com uma média de 4% de redução do risco de doença cerebrovascular em outra metanálise.[137] Há também evidências consistentes de estudos epidemiológicos que o consumo de peixe protege contra insuficiência cardíaca.[138] No entanto, de acordo com uma metanálise recente de estudos observacionais, peixe/frutos do mar ou a ingestão de EPA+DHA não está associado com o risco de DT2.[139]

Em relação aos ECRs quanto aos resultados sobre eventos cardiovasculares, uma questão importante a considerar é que os peixes raramente tem sido o principal alimento em um estudo de intervenção nutricional; uma exceção notável é o estudo *DART*, que mostrou efeito benéfico sobre a morte cardíaca e a mortalidade geral em uma dieta contendo duas porções/semana de peixes gordos por dois anos em pacientes com angina estável.[140] A maioria dos estudos clínicos randomizados têm usado suplementos de óleo de peixe, geralmente em doses mais elevadas do que aqueles que podem ser obtidos a partir do consumo regular de peixes. É digno de nota que, nos últimos cinco anos, os resultados de vários grandes estudos clínicos randomizados foram publicados mostrando pouco efeito de suplementos de AGPI n-3 CL na mortalidade por DCV,[141-145] levando assim a visão pessimista sobre o papel cardioprotetor de AGPI n-3 CL. No entanto, as limitações metodológicas desses estudos, tais como a dieta de base, baixo poder estatístico, a duração da intervenção, e especialmente o tipo de participantes, em sua maioria pacientes com DCV prévia ou múltiplos fatores de risco que

mia.[114] Isso ocorreu na ausência de mudanças em estresse oxidativo, mas em associação com a diminuição dos níveis circulantes de E-selectina, uma molécula de adesão envolvida nos passos iniciais do recrutamento de monócitos ao endotélio. Outro estudo agudo avaliou a função endotelial pós-prandial pelo TAP em indivíduos com hipercolesterolemia após as refeições de teste que consistiam de nozes integrais (85 g), peles de nozes (5,6 g), nozes desengorduradas (34 g), ou óleo de noz (51 g).[115] Só óleo de noz teve o efeito favorável de preservar a reatividade vascular pós-prandial. Esse estudo relatou aumento do efluxo de colesterol de macrófagos carregados de colesterol expostos ao soro coletado após as nozes ou refeições a base de óleo de noz. Efluxo de colesterol de macrófagos é um passo importante na via de transporte reverso de colesterol anti-aterogênico. Essa é uma descoberta nova e importante que precisa ser confirmada em estudos posteriores, a qual sugere que o consumo de noz melhora a funcionalidade da HDL, as lipoproteínas principais partículas envolvidas no transporte reverso de colesterol. Um terceiro estudo agudo também usou TAP pós-prandial para avaliar mudanças após várias refeições com ou sem pistache adicionados e relataram função endotelial pós-prandial preservada com as refeições com pistache.[116]

Um ECR recente enfatizando moléculas circulantes de ativação endotelial relataram que dieta com nozes reduziu os níveis de E-selectina em comparação com dieta rica em peixes gordurosos.[117] Esse estudo, e 6 de 10 estudos clínicos randomizados examinando a função endotelial no leito arterial, usaram nozes e todos relataram os efeitos benéficos. Entre todas as nozes, a noz da nogueira-comum tem a melhor composição nutricional para melhorar a função endotelial, porque além de ter elevado teor de polifenóis, que são ricos em ALA, o ácido graxo vegetal n-3, e ambos são fortes moléculas bioativas.[90]

Vinho tinto

O consumo excessivo de álcool é um fator de risco global para a morbidade e mortalidade, mas beber com moderação, principalmente na forma de vinho ou cerveja, é cardioprotetor.[118] O consumo moderado de bebidas alcoólicas é considerado parte integrante do estilo de vida saudável, e beber vinho com moderação com as refeições é um componente-chave do estilo de vida mediterrâneo.[10] A associação da exposição a bebidas alcoólicas e resultados de DCV foi examinado em diversos estudos observacionais. Uma metanálise de 84 estudos prospectivos concluiu que, em comparação com a abstinência de álcool, o consumo de bebidas alcoólicas leve a moderado reduziu DCC fatal e não fatal em cerca de 30% e de mortalidade geral em 13%, mas não houve efeito sobre AVC.[119] Consumo moderado de álcool protege contra novos casos de DM 2, bem, como mostrado em metanálise de 20 estudos de coorte.[120]

Uma metanálise de ensaios clínicos randomizados que avaliaram os efeitos do consumo moderado de álcool sobre os marcadores de risco intermediários para DCV mostra que o aumento do colesterol HDL é efeito universal observado com qualquer tipo de bebida alcoólica, ou seja, pode ser atribuída ao etanol por si só;[121] como colesterol HDL relaciona-se inversamente com o risco de DCV, este tem sido tradicionalmente considerado o principal mecanismo para a proteção conferida à DCV por bebidas alcoólicas. Além disso, o consumo de álcool tem sido associado a risco reduzido de trombose venosa e os níveis de fibrinogênio inferiores.[121] Uma metanálise de estudos usando diferentes bebidas alcoólicas sugere que o consumo diário moderado de vinho e cerveja pode conferir maior proteção contra doenças cardiovasculares do que a ingestão moderada de bebidas espirituosas, o que pode ser atribuído ao maior teor de polifenóis de bebidas alcoólicas fermentadas.[122]

Um ECR recente mostrou que doses moderadas de vinho tinto sem álcool diminuiu a pressão arterial sistólica e diastólica, aumentando as concentrações plasmáticas de ON.[123] Vinho tinto tende a ter efeitos semelhantes aos de vinho tinto sem álcool, mas as mudanças não atingiram significância estatística; e gin não teve nenhum efeito. Esses resultados sugerem que os efeitos salutares de vinho tinto sobre a função vascular são atribuíveis a polifenóis em vez de álcool. O benefício cardiovascular do consumo moderado de vinho tem sido relacionado com efeitos benéficos sobre o estado oxidativo e inflamação da parede arterial. Embora o próprio álcool induza estresse oxidativo polifenóis do vinho e cerveja são fortes antioxidantes que podem neutralizar as propriedades pró-oxidantes de etanol. ECRs mostraram que o vinho tinto aumenta a capacidade antioxidante do plasma, suprime espécies reativas de oxigênio e diminui a oxidação do LDL e dano oxidativo ao DNA.[124] Redução do estresse oxidativo pós-prandial também foi observada após o consumo de vinho tinto, um efeito interessante que apoia a forma mediterrânea de beber vinho com as refeições.[125]

Um dos mecanismos de proteção de DCV pelo vinho tinto e seus polifenóis residem na redução da inflamação de baixo grau e na proteção da ativação endotelial. Um ECR comparando os efeitos de vinho

deste tipo foi realizada por Ros e cols. em 21 indivíduos com hipercolesterolemia após MedDiet no qual receberam nozes (40-65 g/d, ≈18% da energia total) ou uma dieta controlada isoenergética por quatro semanas, em estudo cruzado.[107] Em comparação com a dieta controlada, a dieta de nozes associou-se ao aumento médio de 2,3% na DMF VCAM-1 reduzida no soro. Três ensaios clínicos randomizados crônicos subsequentes usaram dietas de nozes *versus* dietas de controle em estudos de DMF realizados em pacientes com DM 2,[108] indivíduos com hipercolesterolemia[109] e adultos com sobrepeso e obesidade visceral;[110] os resultados de três estudos confirmaram efeito benéfico das nozes na reatividade vascular. Melhoria da DMF também foi mostrada por avelãs em indivíduos com hipercolesterolemia[111] e pistache em uma população ligeiramente dislipidêmicas.[112] As concentrações séricas de LDL oxidada, PCR e VCAM-1 também foram menores com a dieta de avelã em comparação com a dieta controlada.[111]

O único estudo crônico que avaliou a função endotelial por TAP não conseguiu mostrar qualquer efeito de dieta de nozes misturadas (30 g/d) sobre a função endotelial.[113] Em relação à disfunção endotelial pós-prandial após refeição gordurosa, o estudo de Cortés e cols. mostrou que, em comparação com a imersão do pão em um sanduíche rico em gordura saturada com óleo de azeite comum (não virgem), acrescentando nozes para um sanduíche semelhante, preservou DMF 4 horas pós-prandial em indivíduos saudáveis e aumentou-a em 1% em pessoas com hipercolestero-

Tabela 25.2 Estudos clínicos randomizados que avaliaram o efeito do consumo de nozes na função endotelial.

Autor, ano (ref)	População do estudo	Intervenção	Avaliação FE	Resultado principal
Ros, 2004.[107]	21 indivíduos HC	MedDiet com ou sem nozes (4-sm, cruzado)	DMF	Dieta de nozes EF melhorada
Ma, 2010.[108]	24 pacientes com diabetes tipo2	Dietas com nozes vs. dieta controlada (8-sm, cruzado)	DMF	Dieta de nozes EF melhorada
West, 2010.[109]	12 indivíduos HC	Dieta ocidental vs. nozes + dieta de óleo de nozes + dieta óleo de linhaça (6-sm, cruzada)	DMF	Nozes + óleo de nozes + dieta óleo de linhaça EF melhorada
Katz, 2012.[110]	46 indivíduos com sobrepeso	Dieta de nozes vs. dieta controlada (8-sm, cruzado)	DMF	Dieta de nozes EF melhorada
Orem, 2013.[111]	21 indivíduos HC	Dietas controladas-avelãs (4-sm, sequencial)	DMF	Dieta da avelã com EF melhorada
Kasliwal, 2015.[112]	60 indivíduos dislipidêmicos	Dieta de pistache vs. dieta controlada (12-sm, grupo paralelo)	DMF	Dieta de pistache com EF melhorada
López-Uriarte, 2010.[113]	50 Indivíduos com síndrome metabólica	Dieta saudável com ou sem nozes mistas (12-sm, grupo paralelo)	TAP	Nenhuma diferença significante em EF
Cortés, 2006.[114]	12 HC e 12 indivíduos saudáveis	Refeições ricas em gordura com nozes ou azeite de oliva (controle) (cruzado)	DMF pós-prandial	Refeição com nozes melhorou EF pós-prandial
Berryman, 2013.[115]	15 indivíduos HC	Teste de refeições variadas com nozes, peles de nozes, carne desengordurada ou óleo de noz (cruzado)	PAT pós-prandial	Óleo de noz preservado EF pós-prandial
Kendall, 2014.[116]	20 indivíduos com síndrome metabólica	Teste de refeições variadas com pão, e/ou manteiga e queijo, com ou sem pistache (cruzado)	PAT pós-prandial	Óleo de pistache preservado EF pós-prandial

FE: função endotelial; HC: hipercolesterolemia; DMF: dilatação mediada pelo fluxo; TAP: tonometria arterial periférica; sm: semana.

de nozes em CHD fatal e não fatal, resultando em associação inversa com CHD fatal [risco relativo (RR) 0,76; CI 0,69-0,84] e CHD não fatal (RR 0,78; IC 0,67-,92), com 4 porções de nozes/semana (uma porção equivale a 28,4 g). Quando os resultados foram expressos por porção/dia, o RR reunido para CHD (fatal e não fatal) foi de 0,72 (IC 0,64-0,81). A relação dose-resposta entre o consumo de nozes e os resultados de CHD reduzidos foi descrita em todos os estudos. A consistência dos resultados em todos os estudos prospectivos sugere fortemente uma associação causal entre o consumo de nozes e proteção CHD. No estudo *Predimed*, os participantes randomizados para a MedDiet suplementado com nozes exibiram 30% de diminuição do risco de DCV.[22]

O consumo de nozes também se relacionou inversamente com DM 2, com RR de 0,87 (IC 0,81-0,94) para quatro porções semanais.[91] Por outro lado, essas metanálises não sugerem associação entre o consumo de nozes e risco de AVC.[91,92] Os resultados do estudo *Predimed*, no entanto, indicam que as MedDiet suplementadas com nozes reduziram o risco de AVC.[22] A metanálise de estudos prospectivos em que a exposição a nozes foi relacionada ao evento de hipertensão também mostrou efeito protetor.[93] Também merece ser mencionado que RR reunido para cada porção/dia foi de 0,83 (IC 0,76-0,91) para todas as causas de mortalidade, apuradas em 5 estudos.[92,93] Duas metanálises adicionais dos estudos epidemiológicos focados em mortalidade apoiam a associação inversa entre o consumo de nozes, mortalidade por todas as causas e, por causas específicas, especialmente de DCV e câncer.[94,95]

Muitos estudos de alimentação têm mostrado claramente que o consumo regular de todos os tipos de nozes tem efeito de redução do colesterol, mesmo no contexto de alimentação saudável.[96-98] A análise dos resultados de Sabaté e cols. de 25 ECRs usando várias nozes indicou diminuição de colesterol consistente, com média de 7,4% de redução de colesterol LDL para consumo médio de 67 g (2,4 oz) de nozes, que era independente do tipo de noz testadas.[98] Dietas de nozes também reduziram os triglicérides quando eles estavam elevados no início do estudo. Conforme indicado em recente metanálise de 21 ensaios clínicos randomizados, o consumo de nozes também tem propriedades modestas de diminuição da pressão sanguínea em indivíduos sem DM 2, pistache tendo o efeito mais forte.[99]

Estudos agudos utilizando refeições de teste com alto índice glicêmico com ou sem nozes têm mostrado respostas reduzidas de glicose pós-prandial com refeições com nozes, sugerindo que as nozes poderiam ser úteis no controle do diabetes.[100] Recente metanálise de estudos de alimentação 12 de nozes em pacientes com DM 2 sugere que, em relação a dietas controladas, as dietas de nozes diminuem modestamente HbA1c e glicose de jejum, mas não têm efeito sobre a insulina de jejum ou HOMA-IR.[101] Outra metanálise de 49 ensaios clínicos randomizados com nozes em relatórios sobre pelo menos um componente do Mets conclui que as dietas de nozes também reduzem a glicemia de jejum em indivíduos não diabéticos.[102] O outro critério SM que foi significativamente reduzida nessa metanálise foram triglicérides séricos. No estudo *Predimed*, a MedDiet com nozes foi associada ao aumento da reversão da SM, e esse efeito foi em grande parte relacionado aos efeitos favoráveis sobre a glicemia e circunferência da cintura.[103]

Os estudos de coorte também têm relatado associação entre o consumo de nozes e redução de níveis circulantes de marcadores inflamatórios.[90] Em análise transversal dos dados de 6.000 participantes no Estudo Multiétnico de Aterosclerose prospectivo,[104] as concentrações de marcadores inflamatórios solúveis (CRP, IL-6 e fibrinogênio) diminuiu durante aumento no consumo de nozes e de sementes. Um subestudo de corte transversal da coorte *Predimed* envolvendo 772 participantes relataram diminuição das concentrações séricas de marcadores inflamatórios ICAM-1 e VCAM-1, mas não os de PCR ou IL-6, entre o aumento do consumo de nozes. Quando examinado como resultados secundários em estudos de alimentação com nozes, moléculas inflamatórias diminuíram de modo variado em comparação com dietas controladas, como se mostra em diversos relatórios do estudo *Predimed*.[24,28-30]

Dado que as nozes são fonte rica de antioxidantes, não é de se estranhar que o seu consumo tem sido associado com a melhoria do estado oxidativo. Isso foi relatado para nozes ricas em AGPI, como amêndoas, pistaches e avelãs,[105] mas não para as nozes ricas em AGMI, embora não tenham sido descritos efeitos deletérios sobre a oxidação.[106]

A composição de nutrientes ideal de nozes e os seus efeitos benéficos consistentes sobre DCV, DM2 e fatores de risco cardiometabólico falam a favor de efeito salutar das nozes sobre a reatividade vascular. Vários estudos clínicos randomizados têm examinado o efeito do consumo crônico de nozes sobre a função endotelial (Tabela 25.2), avaliada pela DMF da artéria braquial[107-112] ou de pequenas artérias por TAP. Três estudos avaliaram a função endotelial pós-prandial no leito vascular depois de controle de refeições ou de nozes.[114-116] Alguns desses estudos também avaliaram moléculas circulantes relacionadas com a ativação endotelial. O primeiro ECR

a razão colesterol total: proporção de colesterol HDL e danos oxidativos do DNA.[78,79] Consumo de azeite de conteúdo fenólico médio e alto também reduziu LDL oxidado circulante e outros biomarcadores de oxidação. Em outro ECR realizado em 25 homens saudáveis, o consumo de azeite com teor de polifenois modestamente elevado (mas real) contra teor de polifenois baixo induziu diminuição significativa os níveis de apolipoproteína B, o número total de partículas de LDL e de partículas pequenas densas de LDL.[80] Assim, além de ácido oleico, os polifenois do azeite, nas variedades virgem, são presumivelmente responsáveis por muitos dos seus benéficos efeitos cardiometabólicos, incluindo a preservação da função endotelial.

Alguns ECRs testaram os efeitos do consumo de diferentes tipos de azeite sobre a função endotelial em estudos tanto crônicos quanto agudos. No que se refere estudos crônicos, um pequeno estudo não aleatório em 11 pacientes diabéticos revelou que dieta rica em azeite atenuou a disfunção endotelial presente durante o consumo de dieta basal elevada em AGPI, enquanto, ao mesmo tempo, reduziu a resistência à insulina; não foram fornecidos detalhes sobre o tipo de azeite utilizado.[81] Em outro estudo crônico, um ECR cruzado de suplementação dietética; com 30 mL de azeite enriquecido com polifenois contra azeite com depleção de polifenois durante 4 meses, em 24 mulheres com hipertensão leve, a função endotelial medida por TAP melhorou com óleo rico em polifenois. Junto com diminuição da pressão sanguínea e diminuição dos níveis de PCR e LDL oxidada.[82]

Vários estudos agudos examinaram os efeitos de refeições de azeite sobre a função endotelial medidos no estado pós-prandial. Refeições ricas em gordura prejudicam a função endotelial pós-prandial, o que é um resultado relevante em estudos de dieta. O primeiro estudo de DMF pós-prandial usando azeite foi realizada por Vogel e cols. em 10 voluntários saudáveis, que receberam 5 refeições diferentes, contendo 50 g de gordura cada.[83] A DMF foi medida no início do estudo e 3 horas pós-prandialmente. Uma refeição com 50 mL OOEV e pão prejudicaram a DMF pós-prandial, enquanto as refeições semelhantes com óleo de canola e pão, salmão e cereais, OOEV com pão e vitaminas e OOEV com pão, vinagre e vegetais não, o que implica que a reatividade vascular foi preservada devido a antioxidantes em vegetais. Que antioxidantes (polifenois) são importantes para preservar a função endotelial pós-prandial foi demonstrada por Ruano e cols. em estudos realizados em 21 indivíduos com hipercolesterolemia que receberam refeições teste contendo pão e 40 mL de azeite virgem seja enriquecido ou empobrecido em polifenois.[84] Melhoria do IHR (medido com o TAP) via redução do estresse oxidativo e aumento de metabólitos de NO foi relatado após a ingestão de azeite de oliva rico em fenol em comparação com a baixo em fenol. Outro estudo agudo mostrando melhoria pós-prandial na DMF em indivíduos saudáveis após o consumo agudo de ambos 250 mL de vinho tinto e 50 mL de azeite de olivas verdes (virgem), dois componentes principais da MedDiet, apoia a importância de polifenois para melhorar a reatividade vascular.[85] No entanto, nem todos os estudos são consistentes em demonstrar efeito benéfico do OOEV. Por exemplo, em outro estudo agudo, 37 voluntários saudáveis foram distribuídos aleatoriamente para receber 50 mL de óleo de milho, óleo de fígado de bacalhau, óleo de soja, OOEV ou água como uma refeição isolada; a função endotelial foi medida por POV na linha de base e 3 horas pós-prandialmente.[86] Não foram observadas alterações de fluxo sanguíneo no antebraço pós-isquêmia, VCAM-1 no soro ou peroxidação total lipídica após OOEV. No entanto, o consumo de quantidade considerável de óleo sem qualquer outro alimento está longe de ser uma refeição habitual, o que pode explicar a discrepância com outros estudos. Além disso, nem todos os azeites etiquetados como extravirgem contêm quantidades comparáveis de polifenois.

Nozes

O termo nozes engloba frutos de árvores, tais como amêndoas, castanha do Brasil, avelãs, macadâmias, pinhão, pistache, nozes e mas também amendoim, que botanicamente são legumes, mas que têm um perfil nutricional semelhante a nozes de árvores. Nozes têm sido tradicionalmente evitadas por causa do seu elevado teor de gordura. No entanto, o seu perfil de ácidos graxos é favorável, sendo rico em AGMI e AGPI, e também contêm quantidades substanciais de nutrientes benéficos, tais como fibras, minerais (p. ex., potássio, magnésio e cálcio), vitaminas (p. ex., ácido fólico, vitamina E), e outros compostos bioativos, tais como fitoesterois e polifenois.[87-89] Tal composição ideal de nutrientes provê os benefícios à saúde do consumo frequente de nozes.[90] Na verdade, há grande corpo de evidências científicas que sustentam as propriedades cardioprotetores das nozes. Diversos grandes estudos prospectivos têm relatado sobre incidência de CHD em relação à frequência de consumo de nozes, incluindo amendoim e manteiga de amendoim. Atestando o interesse do tema para a comunidade nutrição, três metanálises de estudos prospectivos foram publicadas recentemente em uma única edição de um jornal líder em nutrição.[91-93] Estudos consistentemente relataram efeito protetor do consumo

cardiovasculares (39%) e de mortalidade por DCV (48%), e para cada aumento de 10 g/d (2 colheres de chá) na ingestão de OOEV, DCV e risco de mortalidade diminuiu 10% e 7%, respectivamente.[61] Recente uma metanálise concluiu que estudos epidemiológicos consistentemente encontraram associação inversa entre o consumo de azeite e AVC, mas havia inconsistências entre os estudos em relação à ingestão de azeite de oliva e DC como o ponto final.[60]

Vários estudos examinaram os efeitos anti-inflamatórios e vasculoprotetores de compostos de azeite. Em estudos *in vitro* demonstrou-se que o ácido oleico impede a ativação do endotélio através da inibição da expressão de moléculas de adesão de leucócitos,[62] eliminação de espécies reativas de oxigênio intracelular[63] ou interferindo com a ativação de NF-κB, um modulador chave da resposta inflamatória.[64] Em estudos *in vitro*, Carluccio e cols. demonstraram que a incubação de células endoteliais com ácido oleico aumentou a proporção de oleato em lipídeos celulares totais enquanto diminui as proporções relativas dos AGS, em associação com as ações anti-inflamatórias endoteliais.[62] O ácido oleico reduziu os efeitos inflamatórios da AGS em células endoteliais da aorta humana por suprimir a incorporação de ácido esteárico em fosfolípidos.[65] LDL humano enriquecido em ácido oleico diminuiu quimiotaxia de monócitos em 52% e reduziu a adesão de monócitos em 77%, em comparação com LDL enriquecido com ácido linoleico, o que aumentou o estresse oxidativo.[65] LDL isolado de indivíduos saudáveis que tinham consumido dieta rica em ácido oleico durante 8 semanas promoveu diminuição na expressão de ICAM-1.[66] Marcadores inflamatórios, como a PCR, IL-6 e ICAM-1, foram menores tanto após curto prazo (3 meses) quanto longo prazo (2 anos) em consumo de dietas ricas em azeite.[67,68] Após o consumo de OOEV (contendo 1.125 mg de polifenois/kg e 350 mg de tocoferois/kg), em comparação com azeite refinado (não contendo polifenois ou tocoferois), houve redução pós-prandial dos níveis de mediadores inflamatórios derivados de ácido araquidónico, tais como o tromboxano B2 e 6-keto-prostaglandin F1alfa,[69] com decréscimo dos níveis séricos de ICAM-1 e VCAM-1.[70] Em pacientes com DAC, o consumo diário de 50 mL de azeite refinado com diferentes doses de compostos fenólicos durante três semanas melhorou outros marcadores inflamatórios como a PCR ou a IL-6.[71] Vários relatos *Predimed* confirmam o efeito anti-inflamatório da MedDiet suplementado com OOEV em comparação com a dieta de controle.[24,28-30]

O papel da gordura dietética na resistência à insulina e DM 2 tem sido de interesse clínico por décadas.

Em geral, a ingestão de MUFA ou enriquecimento de lipídeos da membrana com esses ácidos graxos tem se mostrado neutros em relação ao risco de diabetes em estudos epidemiológicos[72] ou o controle glicêmico em pacientes diabéticos em ECR comparando dietas AGMI ricos em carboidratos.[73] Entretanto, dados recentes de indivíduos de um país Mediterrâneo com alta ingestão de MUFA dietético na forma de azeite de oliva demonstra associação inversa significante entre proporções de soro fosfolipídio de ácido oleico, AGMI principal e resistência à insulina avaliado pelo método HOMA.[74] O estudo *Kanwu* foi um ensaio paralelo de alimentação em 162 indivíduos saudáveis que receberam dietas com 37% de energia provenientes de gordura, tanto para dieta rica em AGS (17% AGS, 14% AGMI) ou dieta rica em AGMI (8% AGS, 23% AGMI).[75] A principal conclusão foi que a substituição de AGMI para AGS melhorou a sensibilidade à insulina, a qual foi prejudicada com a dieta de AGS (−10%), mas não alterou a dieta de AGMI. Outro achado importante foi que os indivíduos com ingestão de gordura total > 37% como fonte de energia não obtiveram nenhum benefício a partir de AGMI. Embora isso seja consistente com os resultados de um estudo controlado de intervenção de estilo de vida, no qual mudanças nas atividades estimadas *desaturases* (derivadas da composição de ácidos graxos do plasma) foram relacionadas com alterações na sensibilidade à insulina única em indivíduos com ingestão total de gordura abaixo de 35,5% do consumo de energia,[76] não concorda com as conclusões do estudo *Predimed*, no qual a MedDiet com OOEV reduziu o risco de DT2, apesar de ingestão total de gordura de 42% como fonte da energia diária.[26] Em concordância com o estudo *Kanwu*, outro ensaio de curto prazo controlado em 59 indivíduos saudáveis, relatou sensibilidade à insulina prejudicada em pessoas que consumiram dieta AGS - enriquecida em comparação à aqueles que consumiam uma dieta rica em AGMI −, ambas com teor de gordura total de 38% de energia.[77]

Os resultados do estudo *Eurolive* confirmaram as propriedades antioxidantes *in vitro* de polifenois de azeite de oliva nos seres humanos.[78] O *Eurolive* foi um grande estudo clínico multicêntrico, realizado em 200 indivíduos de 5 países europeus. Os participantes foram aleatoriamente escolhidos para receber 25 mL/dia de 3 azeites semelhantes, mas com conteúdo fenólico diferente, em períodos de 3 semanas de intervenção. Os resultados mostraram que todos os azeites aumentaram o colesterol HDL, e a proporção entre formas reduzidas e oxidadas de glutationa, e reduziram triglicérides,

liar o jejum e a função endotelial pós-prandial após duas dietas ricas em gordura, enriquecidos em OOEV (MedDiet) ou AGS, e uma dieta de baixa gordura enriquecida com ALA.[52] Em comparação com as outras duas dietas, a MedDiet melhorou a função endotelial tanto no jejum quanto prandial, enquanto reduziu ICAM-1 circulante e aumentou o óxido nítrico (NO). Um ECR de 8 semanas realizado na Grécia, em 90 indivíduos com obesidade abdominal, mostrou que, em comparação com o aconselhado na MeDiet (controle), a intervenção com dieta de estilo mediterrânico reforçada melhorou DMF em média 2,05% junto a queda significativa na pressão diastólica.[50] Em estudo italiano de perda de peso de grupos paralelos, dietas de baixa caloria (MedDiet e poucos carboidratos) feitas por 8 semanas foram comparados para efeitos sobre a DMF, em 7 dias e 2 meses, em 20 mulheres com sobrepeso ou obesas.[51] Aos 7 dias, a DMF foi reduzida no grupo de dieta de poucos carboidratos e aumentou no grupo MeDiet, porém ao chegar aos 2 meses, voltou à linha de base em ambos os grupos.

Além do estudo de Fuentes e cols.,[52] três ECRs adicionais testaram os efeitos da MedDiet sobre a função endotelial medida pelo TAP. No estudo *Lipgene*, Pérez-Martinez e cols. avaliaram a função endotelial pós-prandial pelo TAP em indivíduos com SM submetidos a quatro dietas diferentes em quantidade e qualidade da gordura durante 12 semanas.[53] O índice de hiperemia reativa pós-prandial (IHR) após refeições testes com uma composição semelhante à dieta crônica foi mais elevada após MedDiet alta em AGMI de azeite de oliva que após dietas ricas em AGS ou duas dietas de baixo teor de gordura (suplementado com AGPI n-3). Menores níveis pós-prandiais de ICAM-1 e superior ON foram também observados após a dieta rica em AGMI. Em ECR realizado na Espanha, Marin e cols. randomizaram 20 idosos saudáveis para 3 dietas: MedDiet, dieta rica em AGS e dieta com baixo teor de gordura enriquecido com ALA por 4 semanas em estudo cruzado.[54] O IHR foi maior com a MedDiet e dieta de baixa gordura em comparação com a dieta rica em AGS, mas apenas a MedDiet reduziu o número de micropartículas de células endoteliais circulantes e aumentou o número de células progenitoras endoteliais circulantes, dois marcadores relevantes da função vascular. Outro estudo do mesmo grupo espanhol usando TAP randomizou 45 indivíduos com síndrome metabólica em MedDiet controlada ou MedDiet com treinamento intensivo de exercícios físicos durante 12 semanas cada um em desenho de grupo paralelo.[55] O IHR melhorou apenas após a MedDiet com exercício, que também aumentou o número de células progenitoras endoteliais circulantes. Por outro lado, Ambring e cols. não mostraram efeito benéfico de dieta de estilo mediterrânico sobre a função endotelial medida invasiva por POV dada por um mês a indivíduos saudáveis.[56]

Um estudo transversal recente da Itália, avaliou 95 indivíduos encaminhados para avaliação de risco de DCV e encontraram correlação significativa entre a adesão à MedDiet e o IHR medida pela TAP.[57] A metanálise de ensaios clínicos randomizados citada[48] mostrou que, em comparação com intervenções de controle, a MedDiet aumentou valores de DMF (diferença de média ponderada: 1,86%; IC 95%, 0,23-3,48), juntamente com aumento da adiponectina. Como demostrado em outra metanálise recente,[58] cada aumento de 1% na DMF está associado com diminuição de 13% no risco de futuros eventos de DCV. Assim, a melhoria da DMF após a MedDiet se traduz em redução significativa do risco de DCV.

Efeitos dos principais componentes da dieta mediterrânea

Os principais componentes da MedDiet mais estudados para efeitos sobre a função endotelial são 3 alimentos particularmente ricos em polifenois bioativos: azeite de oliva virgem, nozes e vinho tinto. Frutos do mar são outros alimentos críticos da MedDiet e seus principais nutrientes, ácidos graxos poli-insaturados (AGPI) de cadeia longa (LC) n-3, têm sido avaliados quanto a efeitos sobre a função endotelial.

Azeite de oliva

Azeite de oliva rico em AGMI é a principal fonte de gordura na MedDiet. Azeite virgem, produzido por prensagem mecânica de azeitonas maduras contém compostos bioativos múltiplos além de AGMI, tais como polifenois, fitoesteróis e vitamina E.[59] Evidências epidemiológicas sugerem que o consumo de azeite é inversamente associado com o risco de DCV e mortalidade por todas as causas, entre elas mortalidade cardiovascular.[60] Recentemente, o estudo *Predimed* revelou que MedDiet enriquecido com OOEV diminuiu o risco de DCV em 30%.[22] Da mesma forma, efeito benéfico foi demonstrado para fenótipos intermediários, como os lipídios do sangue, a sensibilidade à insulina, o controle da glicemia e da pressão arterial;[24,25] uso de MedDiet enriquecido com OOEV também foi inversamente associado com início de DM 2 recente.[26] Em subestudo do *Predimed*, o consumo total de base de azeite, especialmente a variedade OOEV, estava associada com risco significativamente menor de eventos

ocidental, com maior ingestão de carne vermelha, doces e cereais refinados, foi positivamente associado a níveis de PCR, IL-6, E-selectina, ICAM-1 e VCAM-1.[46] Os participantes do estudo grego Attica que eram altamente aderentes à MedDiet tradicional tiveram menores concentrações plasmáticas de PCR, IL-6, homocisteína e fibrinogênio, bem como baixa contagem de células brancas do sangue e diminuição dos limites de TNF-α e níveis de amiloide - A comparados com aqueles que foram menos aderentes.[47] De acordo com esses estudos, uma recente revisão sistemática e metanálise de 17 ECRs examinando os efeitos da MedDiet *versus* dietas de controle sobre a função endotelial em 2.300 indivíduos mostraram, que o MedDiet melhorou significantemente os marcadores de inflamação como a PCR e IL-6 e da função endotelial, tais como ICAM-1.[48]

Medições no leito arterial

Os efeitos da MedDiet sobre a função endotelial medidos no leito arterial foram avaliados em vários ECRs utilizando diferentes metodologias validadas (Tabela 25.1). Estudos examinaram os efeitos da MedDiet usando dilatação mediada pelo fluxo (DMF), por ultrassom na artéria braquial,[49-51] tonometria arterial periférica (TAP) em pequenas artérias,[52-55] ou pletismografia de oclusão venosa (POV) no antebraço.[56] Em uma das primeiras ECRs avaliando todo padrão dietético em relação à função endotelial. Fuentes e cols. usaram DMF em 22 homens hipercolesterolêmicos consumindo MedDiet ou uma dieta de baixa gordura, durante 4 semanas, com desenho cruzado.[49] Os resultados mostraram melhoria significativa da DMF somente com a MedDiet, que foi enriquecida com OOEV. Os mesmos autores utilizaram TAP para ava-

Tabela 25.1 Estudos clínicos randomizados que avaliaram o efeito da dieta mediterrânea sobre a função endotelial.

Autor, ano (ref)	População do estudo	Intervenção	Avaliação FE	Resultado principal
Fuentes, 2001.[49]	20 homens com HC	MedDiet *vs.* dieta de baixa gordura (4-sm, cruzado)	DMF	Melhoria da FE com MedDiet
Rallidis, 2009.[50]	90 indivíduos com obesidade abdominal	Melhoria da MedDiet *vs.* MedDiet controlada (8-sm, grupo paralelo)	DMF	FE melhorada com MedDiet aprimorada
Buscemi, 2009.[51]	20 mulheres obesas ou com sobrepeso	MedDiet *vs.* dieta CHO muito baixa, ambas hipocalóricas (8-sm, grupo paralelo)	DMF	CHO; baixa FE comparado com MedDiet
Fuentes, 2008.[52]	20 homens saudáveis	MedDiet enriquecida com OOEV vs dieta AGS *vs.* baixa gordura, dieta ALA-enriquecida (4-sm, cruzado)	Jejum e TAP pós-prandial	Melhoria de jejum e FE pós-prandial com MedDiet
Pérez-Martínez P, 2010.[53]	75 indivíduos com síndrome metabólica	4 dietas diferentes em AGS, AGMI e conteúdo AGPI n-3 (12-sm, grupo paralelo)	TAP pós-prandial	FE melhorada com dieta rica em AGMI
Marin, 2011.[54]	20 indivíduos saudáveis	MedDiet *vs.* dieta AGS *vs.* dieta de baixa caloria (4-sm, cruzado)	TAP	Dieta AGS teve menor FE do que MedDiet e dieta de baixa gordura
Fernández, 2012.[55]	45 indivíduos com síndrome metabólica	MedDiet com exercício físico *vs.* MedDiet só (12-sm, grupo paralelo)	TAP	FE melhorada com MedDiet mais exercícios
Ambring, 2004.[56]	22 indivíduos saudáveis	MedDiet enriquecido com AGPI n-3 e fitoesteróis *vs.* dieta controle (4-sm, cruzado)	POV	Não houve diferença na FE

FE: função endotelial; HC: hipercolesterolemia; sm: semana; DMF: dilatação mediada pelo fluxo; CHO: carboidratos; AGS: ácidos graxos saturados; ALA: ácido alfa-linolénico; AGMI: ácidos graxos monoinsaturados; AGPI: ácidos graxos poli-insaturados; TAP: tonometria arterial periférica; POV: pletismografia de oclusão venosa.

menos com MedDiet, refere-se à ocorrência de eventos cardiovasculares.[31]

A inflamação é um fator importante ligando dieta com a adiposidade visceral e resistência à insulina, uma característica central do MetS. Vários estudos têm-se centrado na associação entre a MedDiet e sensibilidade à insulina. À medida que a proporção dietética MUFA/SFA aumenta, tanto a sensibilidade à insulina quanto a função pancreática das células-beta melhoram no estado pós-prandial.[32] Em uma população grega adulta, encontrou-se associação inversa entre a aderência à MedDiet e índices de homeostase de glicose e resistência à insulina em indivíduos não diabéticos.[33] Em um ECR que testava várias dietas durante 24 meses para a perda de peso, a resistência à insulina avaliada pelo Método de Modelo de Avaliação da Homeostase (HOMA-IR) melhorou com MedDiet em comparação com dieta baixa em gordura.[34] Em 215 pacientes com DM2 recém-diagnosticados randomizados para MedDiet ou dieta de baixa gordura, observou-se associação inversa semelhante entre a MedDiet e o índice HOMA-IR após um ano de intervenção dietética.[35] Em contraste, não houve diferença nos índices de HOMA-IR, em um ano, em 116 pacientes com DM2, atribuído a MedDiet ou o padrão de dieta sugerido pela *American Diabetes Association* (ADA).[36] Utilizando menos carboidratos e de menor índice glicêmico em uma MedDiet tradicional pareceu maximizar o controle clínico em um subestudo *Predimed* de 191 participantes diabéticos acompanhados por um ano. Houve também aumento dos valores de relação adiponectina/leptina e adiponectina/HOMA-IR, e circunferência da cintura significativamente menor nos três braços de dieta; em ambos os grupos MedDiet, mas não no grupo de dieta de baixa gordura, esses resultados se associaram a reduções significativas no peso corporal.[37]

O estresse oxidativo é elo fundamental para doenças cardiometabólicas e DCV que podem ser moduladas pela MedDiet. O estudo *Lipgene* mostrou recentemente que dieta rica em MUFA (*Mono-unsaturated Fatty Acids*) aumenta os níveis de glutationa pós-prandial e a razão glutationa reduzida/oxidada em comparação com dieta de baixa gordura e dieta rica em AGS.[38] Esses resultados concordam com os do subestudo *Predimed*, de três meses, mostrando que as duas intervenções MedDiets associaram-se com níveis mais baixos de LDL plasmáticos oxidados[39] e com dados coletados em estudo de intervenção MedDiet em mulheres canadenses.[40]

O alto teor de OOEV da MedDiet pode explicar em parte as propriedades antioxidantes e anti-aterogênicas desse padrão alimentar. Pelo menos *in vitro*, polifenois a partir de OOEV suprimiram as espécies reativas de oxigênio (ROS), mediaram a ativação de NF-B bem como a expressão de moléculas pró-aterogênicas metaloproteinase de matriz (MMP)-9 e ciclooxigenase-2.[41] Outros polifenois potentes encontrados em azeitonas e OOEV são o *hydroxytyrosol* e *oleuropein*; a biologia desses compostos sugere um possível papel na prevenção de DCV, embora a evidência seja somente pré-clínica.[42] Um dos resultados secundários do estudo *Predimed* foi a incidência fibrilação atrial, uma condição ligada ao estado inflamatório. Após seguimento de 4,7 anos, a dieta mediterrânea com OOEV reduziu significativamente o risco de fibrilação atrial, com taxa de risco de 0,62 comparado com o grupo de controle de dieta, resultado que é consistente com as propriedades anti-inflamatórias da MedDiet em geral e OOEV polifenois em particular.[43] Estudo prospectivo recente, da Itália, realizado em pacientes com fibrilação atrial mostrou que aqueles com melhor adesão à MedDiet tinha reduzido as taxas de eventos de DCV em comparação com os participantes menos aderentes, por um mecanismo antioxidante, como mostrado pela concomitante diminuição da regulação da Nox2 e diminuição da excreção de F2-isoprostanos.[44]

DIETA MEDITERRÂNEA E FUNÇÃO ENDOTELIAL

O padrão alimentar completo e função endotelial

Avaliação utilizando moléculas circulantes

A disfunção endotelial compreende um estado específico de ativação endotelial, que é caracterizada por aumento da expressão e liberação para a circulação de citocinas inflamatórias e moléculas de adesão. Diferentes padrões alimentares foram relacionados com a melhoria em marcadores de inflamação e disfunção endotelial incluindo PCR, IL-6, ICAM-1 e VCAM-1 no coorte do *Nurses Health Study*. Em um grupo de 1.900 mulheres com SM, aquelas com adesão próxima a um padrão MedDiet tinham reduzido concentrações séricas de PCR, IL-6, IL-7 e IL-18, diminuição da resistência à insulina e melhoria na função endotelial comparadas àquelas com fraca adesão.[45] Além disso, padrão dietético prudente semelhante a MedDiet foi inversamente associado com concentrações de PCR plasma e E-selectina, ao passo que padrão de dieta

ficiaram de uma redução de 49% do risco de morte por qualquer causa em comparação com aqueles que não aderiram.[21] Até recentemente, não havia qualquer evidência do efeito da MedDiet na prevenção primária da doença cardiovascular. O estudo *Predimed* (PREvenção com DIeta MEDiterrânea) é um ECR multicêntrico de prevenção de DCV primária realizado na Espanha.[22] Esse estudo incluiu 7.447 participantes (com idades entre 55 e 80 anos, dos quais 57% eram mulheres) com alto risco de DCV, mas sem DCV no momento da inscrição. Os participantes foram randomizados para um dos três grupos de intervenção: (i) MedDiet suplementado com OOEV; (ii) MedDiet suplementado com nozes mistas; ou (iii) uma dieta controlada (conselhos para seguir dieta de baixo teor de gordura). Os participantes receberam educação nutricional trimestral em sessões individuais e de grupo e, dependendo do grupo atribuído, livre prestação de OOEV, nozes mistas (nozes, avelãs e amêndoas), ou presentes não alimentares. O principal objetivo do *Predimed* era avaliar o efeito da MedDiet sobre o risco de grandes eventos cardiovasculares com desfecho primário composto de infarto do miocárdio, AVC ou morte por DCV. Após seguimento médio de 4,8 anos, 288 participantes sofreram um evento de DCV e os resultados mostraram que, em comparação com os participantes do grupo de dieta controlada, aqueles randomizados para a MedDiet suplementada com OOEV e a MedDiet suplementada com nozes, ambos tinham quase 30% menor risco de DCV.[22]

Mecanismos de proteção

O efeito cardioprotector da MedDiet pode ser explicado pelo efeito benéfico sobre os fatores de risco cardiovasculares clássicos e emergentes, incluindo resistência à insulina, inflamação e estresse oxidativo.[23] Outros relatos *Predimed* demonstraram que ambas as MedDiets suplementadas se associam com pressão arterial mais baixa, perfil lipídico melhorado, concentrações reduzidas de marcadores inflamatórios circulantes, e diminuição da resistência à insulina e subsequente risco de diabetes tipo 2 (DM2) e síndrome metabólica (SM).[24-27] Embora os mecanismos subjacentes básicos de protecção contra a DCV por MedDiet não sejam totalmente compreendidos, sua riqueza em compostos bioativos benéficos provavelmente indica que seja altamente relevante.

Os efeitos anti-inflamatórios das MedDiet têm sido testados em vários subestudos *Predimed*. Em estudo piloto de 3 meses conduzido com os primeiros 772 participantes recrutados para o ensaio, as concentrações plasmáticas de interleucina-6 (IL-6), a molécula de adesão celular vascular (VCAM)-1 e molécula de adesão intercelular endotelial (ICAM)-1 diminuíram significativamente nos grupos de intervenção MedDiet, enquanto as concentrações no plasma de proteína C-reativa de alta sensibilidade (PCR) diminuiu apenas no MedDiet com OOEV.[24] Em contraste, as concentrações plasmáticas de VCAM-1 e ICAM-1 aumentaram no grupo controle. Um estudo adicional examinou as alterações na expressão de mediadores inflamatórios de superfície celular em células sanguíneas mononucleares, periféricas aos 3 meses.[28] Mais uma vez, os *Predimed* MedDiets exerceram efeitos benéficos sobre a adesão de moléculas e expressão CD40 em linfócitos T e monócitos. Além disso, verificaram-se reduções significativas na CD49d em linfócitos-T periféricos e CD11b, CD49d (uma molécula de adesão crucial para *homing* de leucócitos) e CD40 (um ligante pró-inflamatório) em monócitos, o que sugere uma via mecânica pela qual a MedDiet pode influenciar o estado inflamatório.[28] Um subestudo *Predimed* adicional, com dados recolhidos aos 3 meses, demonstrou que os MedDiets tinham efeito benéfico sobre a expressão de genes envolvidos na inflamação vascular, a formação de células espumosas e estabilidade das placas.[29] Um outro subestudo *Predimed* de mais 12 meses envolvendo 164 participantes, relatou que os participantes do MedDiet suplementados com nozes tiveram uma redução significativa de 34% na expressão de CD40 em superfícies de monócitos em comparação com aqueles na dieta controle.[30] Além disso, os biomarcadores inflamatórios relacionados com a instabilidade da placa, tais como PCR e IL-6 foram reduzidos em 45% e 35% respectivamente, na MedDiet com OOEV, e 95% e 90%, respectivamente, na MedDiet com nozes em comparação a dieta controle. Da mesma forma, em comparação com o grupo de dieta controle, ICAM-1 solúvel e P-selectina também foram reduzidas em 50% e 27%, respectivamente, no grupo MedDiet com OOEV, e P-selectina em 19% no grupo MedDiet com nozes. A conclusão foi de que a MedDiet suplementada com OOEV ou nozes modifica o processo de adesão dos monócitos circulantes e linfócitos-T nas células endoteliais durante a inflamação, um passo crucial na iniciação e progressão da aterosclerose.[30] Portanto, em pacientes com alto risco de DCV, MedDiets induz uma infrarregulação celular e de biomarcadores inflamatórios circulatórios, que supõe-se estarem envolvidos na patogênese de doenças cardiovasculares. Um relato recente da *Predimed* mostrou que o potencial inflamatório da dieta, mais pronunciado quando se relaciona

Definição da dieta mediterrânea

A antiga palavra grega *diaita*, a partir do qual deriva a palavra dieta, significa estilo de *vida equilibrada*; e isso é exatamente o que a MedDiet é – muito mais do que um padrão nutricional. A MedDiet é um estilo de vida, não simplesmente uma coleção de alimentos e nutrientes. Em vez disso, os alimentos são cultivados localmente e preparados com receitas e métodos de cozimento únicos de cada local; as refeições são compartilhadas, juntamente com celebrações e tradições, unindo à atividade física moderada, favorecido por clima acolhedor e tempo adequado ao ar livre na luz do sol,[10] que completa um estilo de vida que a ciência moderna agora recomenda para otimizar a saúde a longo prazo.[11] O modelo de estilo de vida MedDiet é caracterizado por alimentos de origem vegetal em abundância, tais como verduras, legumes, frutas, cereais integrais e nozes; o uso de azeite como a principal fonte de gordura culinária, o consumo moderado de peixe, frutos do mar, aves, produtos lácteos (iogurte, queijo) e ovos, bem como pequenas quantidades de carne vermelha e ingestão moderada diária de vinho, geralmente em refeições. O padrão envolve baixa ingestão de ácidos graxos saturados (AGS), alto teor de ácidos graxos monoinsaturados (AGMI), carboidratos complexos e fibras, bem como antioxidantes abundantes.[10] Os benefícios de saúde são atribuídos ao *equilíbrio*, *variedade* e *moderação* alimentar, mas vai além de alimentos e nutrientes para aplicar esses mesmos princípios para o modo de vida. Também variedade, simplicidade e sustentabilidade são as principais características. Uma característica única da MedDiet é que tem sido, e continua sendo, uma herança cultural evolutiva, dinâmica e vital.

EVIDÊNCIA CIENTÍFICA QUE LIGA A DIETA MEDITERRÂNEA À PREVENÇÃO CARDIOVASCULAR

Visão geral de estudos epidemiológicos

A primeira evidência científica sobre as propriedades de saúde da MedDiet surgiu a partir do estudo sete Países, realizado na década de 1950.[12] Esse estudo ecológico, comparando os hábitos alimentares em 7 países, informou que tanto o regime alimentar global e o tipo de gordura consumida nas regiões mediterrânicas esteve associada com baixas taxas de mortalidade por doença cardiovascular (DCV). Evidência posterior veio do projeto MONICA, no qual as taxas mais baixas de doença das artérias coronárias (DAC) e seus fatores de risco observados em países do sudeste da Europa também foram atribuídos ao efeito cardioprotetor da MedDiet.[13]

Estudos de coorte prospectivos têm encontrado consistentemente que o padrão MedDiet está associado a diminuição do risco de DCC e mortalidade.[14,15] No notável *Nurse's Health Study* (NHS), maior adesão a MedDiet foi associada a risco 29% menor de DCC incidente, e risco 27% menor de acidente vascular cerebral (AVC).[16] No *European Prospective Investigation Into Cancer and Nutrition* (EPIC), o estudo de coorte espanhola, a MedDiet foi associada a risco 27% menor de DCC.[17] O EPIC mostrou evidência de aumento de 2 pontos na escala da MedDiet que foi associada a redução de risco de 25% de mortalidade por todas as causas na população Grega[18] e risco similar menor de 14% em indivíduos idosos.[19] Além disso, uma metanálise incluindo 7 estudos de coorte prospectivos e 200 mil indivíduos concluiu que aumento de 2 pontos em uma escala de 9 pontos de aderência à MedDiet foi associada a redução de 8% na mortalidade total e redução de 10% da incidência e mortalidade de DCV.[15]

Evidências de ensaios clínicos sobre desfechos essenciais: o estudo *Predimed*

Estudos de intervenção têm ajudado a estabelecer a causalidade em relação ao papel protetor da MedDiet sobre a saúde cardiovascular. O *Lyon Diet Heart Study* foi um ensaio controlado randomizado (ECR) de prevenção secundária a DAC que avaliou o efeito de uma MedDiet modificada no risco de infarto do miocárdio recorrente após a intervenção por 46 meses.[20] Nesse ECR, recomendações dietéticas enfatizaram o consumo de mais grãos integrais, raizes, verduras e peixes, menos carne bovina, cordeiro e porco (substituídos por aves), nenhum dia sem frutas, manteiga e creme substituídos por margarina rico em ácido alfalinolênico (ALA), o ácido graxo n-3 vegetal. No entanto, o uso de azeite de oliva não foi aconselhado e, portanto, um componente crítico da MedDiet estava faltando. Comparado com o grupo controle, aqueles que foram randomizados no grupo MedDiet tiveram risco reduzido em 47% para infarto do miocárdio e mortalidade por DCV.[20] No ensaio de prevenção secundária *GISSI-Prevenzione* com 11 mil pacientes que tinham sofrido infarto do miocárdio, os participantes foram aconselhados a aumentar o consumo de alimentos da MedDiet tradicional, como o óleo de oliva extravirgem (OOEV), peixe, frutas, legumes crus e cozidos e nozes. Depois de 6 anos de acompanhamento, os participantes que relataram maior adesão à MedDiet se bene-

capítulo 25

Jordi Merino
Richard Kones
Emilio Ros

Efeitos da Dieta Mediterrânea sobre a Função Endotelial

INTRODUÇÃO

Conceito de padrões alimentares como as melhores medidas de exposição em relação aos resultados da doença em ciência nutricional

Os alimentos são consumidos em várias combinações, proporcionando uma gama de nutrientes e outros componentes dietéticos, que interagem de forma complexa. Os efeitos da dieta são resultados do entrelaçamento de miríades de substâncias químicas dentro dos alimentos, que reagem com uma rede ainda maior de vias bioquímicas humanas, constituindo um contexto complexo que exige múltiplas abordagens para examinar a relação entre a dieta e o risco de doença. Na década de 1980, Schwerin e cols.[1] primeiro tentaram analisar a prevalência, aa magnitude e a distribuição de desnutrição e problemas de saúde relacionados dentro dos EUA, usando um conceito teórico proposto na Conferência da Casa Branca sobre Alimentação, Nutrição e Saúde, em 1969. Na época, a hipótese nascente enfatizou a importância de examinar a relação de consumo alimentar e os padrões de alimentação para a saúde da população americana. As descobertas desse estudo demonstraram o valor do uso de um modelo padrão de alimentação para explorar a associação complexa entre consumo de alimentos e saúde. Hoje, essa metodologia tem surgido como alternativa e abordagem complementar ao examinar a relação entre dieta e risco de doença crônica. Conceitualmente, padrões dietéticos representam um quadro maior de alimentos e consumo de nutrientes, que pode ainda ser mais preditivo do risco de doença complexa do que em alimentos individuais ou nutrientes.[2] Um exame dos padrões alimentares também se aproxima bastante dos eventos no mundo real, em que os nutrientes e alimentos são consumidos em combinação; então, seus efeitos conjuntos podem ser melhor investigados, considerando todo o padrão alimentar.

Os padrões alimentares não são diretamente mensuráveis, razão pela qual várias técnicas têm sido usadas para caracterizá-los a partir de informações coletadas na dieta. Dois métodos são amplamente utilizados: a informação é obtida a partir dos dados dietéticos recolhidos para definir padrões por técnicas estatísticas *a posteriori* (fator ou conjunto de análises)[2,3] ou índices dietéticos são definidos *a priori* com base em conhecimento prévio sobre o que constitui uma dieta saudável, como a dieta da *Dietary Approaches to Stop Hypertension* (DASH),[4] a Dieta Mediterrânea *(MedDiet)*,[5] ou outros índices alimentares saudáveis.[6,7] Estudar os padrões alimentares tem implicações importantes para a saúde pública, porque os padrões globais de consumo de alimentos em suas múltiplas combinações são mais fáceis para o público entender e aplicar. Na verdade, as orientações alimentares atuais (p. ex., *Dietary Guidelines for Americans* 2010 e 2013; *American Heart Association (AHA)/American College of Cardiology Guideline on Lifestyle Management to Reduce Cardiovascular Risk*) recomendam uma abordagem padrão de dieta para reduzir o risco de doenças crônicas.[8,9] Um padrão, originalmente descrito como a dieta tradicional e estilo de vida dos habitantes olivícolas de Creta, Grécia, sul da Itália, e Espanha nas décadas de 1950 e 1960, tem raízes que remontam a Creta, 2700-1450 a.C.. Nesse padrão, a MedDiet, tem atraído interesse crescente por investigadores de nutrição e público em geral.[6]

223. Sies H. Oxidative stress: oxidants and antioxidants. Exp Physiol. 1997;82:291-5.
224. Murphy MP, Holmgren A, Larsson NG, et al. Unraveling the biological roles of reactive oxygen species. Cell Metab. 2011;13(4):361–6.
225. Schieber M, Chandel NS. ROS function in redox signaling and oxidative stress. Curr Biol CB. 2014;24(10):R453–R462.
226. Sies H, Stahl W, Sevanian A. Nutritional, dietary and postprandial oxidative stress. J Nutr. 2005;135(5):969-72.
227. Ramyaa P, Krishnaswamy R, Padma VV. Quercetin modulates OTA-induced oxidative stress and redox signalling in HepG2 cells - up regulation of Nrf2 expression and down regulation of NF-kB and COX-2. Biochim Biophys Acta. 2014;1840(1):681-92.
228. Cho BO, Ryu HW, Jin CH, et al. Blackberry extract attenuates oxidative stress through up-regulation of Nrf2-dependent antioxidant enzymes in carbon tetrachloride-treated rats. J Agric Food Chem. 2011;59(21):11442-8.
229. Uzun A, Yener U, Cicek OF, et al. Does vitamin C or its combination with vitamin E improve radial arteryendothelium-dependent vasodilatation in patients awaiting coronary artery bypass surgery? Cardiovasc J Afr. 2013;24:255-9.
230. Sahu BD, Kumar JM, Sistla R. Bioflavonoid, Prevents Cisplatin-Induced Acute Kidney Injury by Up-Regulating Antioxidant Defenses and Down-Regulating the MAPKs and NF-kB Pathways. PLoS One. 2015;10(7):e0134139.
231. Da Costa CA, de Oliveira PR, de Bem GF, et al. Euterpe oleracea Mart-derived polyphenols prevent endothelial dysfunction and vascular structural changes in renovascular hypertensive rats: role of oxidative stress. Naunyn Schmiedeberg's Arch Pharmacol. 2012;385(12):1199–209.
232. Widmer RJ, Freund MA, Flammer AJ, et al. Beneficial effects of polyphenol-rich olive oil in patients with early atherosclerosis. Eur J Nutr. 2013;52(3):1223–31.
233. Loke WM, Proudfoot JM, Hodgson JM, et al. Specific dietary polyphenols attenuate atherosclerosis in apolipoprotein e-knockout mice by alleviating inflammation and endothelial dysfunction. Atheroscler Thromb Vasc Biol. 2010;30(4):749–57.
234. Scoditti E, Calabriso N, Massaro M, et al. Mediterranean diet polyphenols reduce inflammatory angiogenesis through MMP-9 and COX-2 inhibition in human vascular endothelial cells: a potentially protective mechanism in atherosclerotic vascular disease and cancer. Arch Biochem Biophys. 2012;527(2):81–9.
235. Meydani M, Kwan P, Band M, et al. Long-term vitamin E supplementation reduces atherosclerosis and mortality in Ldlr−/− mice, but not when fed Western style diet. Atherosclerosis. 2014;233(1):196–205.
236. Bozaykut P, Karademir B, Yazgan B, et al. Effects of vitamin E on peroxisome proliferator-activated receptor γ and nuclear factor-erythroid 2-related factor 2 in hypercholesterolemia-induced atherosclerosis. Free Radic Biol Med. 2014;70:174-81.
237. Leong XF, Mohd Najib MN, Das S, et al. Intake of repeatedly heated palm oil causes elevation in blood pressure with impaired vasorelaxation in rats. Tohoku J Exp Med. 2009;219:71–8.
238. Knekt P, Ritz J, Pereira MA, et al. Antioxidant vitamins and coronary heart disease risk: a pooled analysis of 9 cohorts. Am J Clin Nutr. 2004;80(6):1508-20.
239. Chen GC, Lu DB, Pang Z, et al. Vitamin C intake, circulating vitamin C and risk of stroke: a meta-analysis of prospective studies. J Am Heart Assoc. 2013;2(6):e000329.
240. Bjelakovic G, Nikolova D, Gluud LL, et al. Antioxidant supplements for prevention of mortality in healthy participants and patients with various diseases. Cochrane Database Syst Rev. 2012;3:CD007176.
241. Sesso HD, Buring JE, Christen WG, et al. Vitamins E and C in the prevention of cardiovascular disease in men: the Physicians' Health Study II randomized controlled trial. JAMA. 2008;300(18):2123-33.
242. Giannini C, Mohn A, Chiarelli F, et al. Macrovascular angiopathy in children and adolescents with type 1 diabetes. Diabetes Metab Res Rev. 2011;27:436-60.
243. Loomans CJM, De Koning EJP, Staal FJT, et al. Endothelial progenitor cell dysfunction in type 1 diabetes: another consequence of oxidative stress? Antiox Redox Signal. 2005;7:1468-75.
244. Hirsch IB, Brownlee M. Should minimal blood glucose variability become the gold standard of glycemic control? J Diabetes Complicat. 2005;19:178-81.
245. Hoffman RP. Vascular endothelial dysfunction and nutritional compounds in early type 1 diabetes. Curr Diabetes Rev. 2014;10(3):201-7.
246. Halliwell B. Free radicals and antioxidants: updating a personal view. Nutr Rev. 2012;70(5):257-65.
247. Santos RD, Gagliardi AC, Xavier HT, et al. [First guidelines on fat consumption and cardiovascular health]. Arq Bras Cardiol. 2013;100(1 Suppl 3):1-40.
248. Brasil. Ministério da Saúde. Secretaria de Atenção à Saúde. Departamento de Atenção Básica. Guia alimentar para a população brasileira / Ministério da Saúde, Secretaria de Atenção à Saúde, Departamento de Atenção Básica. 2.ed. Brasília: Ministério da Saúde, 2014. p.156.
249. WHO. NCD Global Monitoring Framework, 2011. [Internet] [Acesso em 22 Jul 2016]. Disponível em:http://www.who.int/nmh/global_monitoring_framework/en/

191. Majid DS, Prieto MC, Navar LG. Salt-Sensitive Hypertension: Perspectives on Intrarenal Mechanisms. Curr Hypertens Rev. 2015;11(1):38-48.
192. Todd AS, Macginley RJ, Schollum JB, et al. Dietary salt loading impairs arterial vascular reactivity. Am J Clin Nutr. 2010;91(3):557-64.
193. Seals DR, Tanaka H, Clevenger CM, et al. Blood pressure reductions with exercise and sodium restriction in postmenopausal women with elevated systolic pressure: role of arterial stiffness. J Am Coll Cardiol. 2001;38(2):506-13.
194. Stingo AJ, Clavell AL, Heublein DM, et al. Presence of C-type natriuretic peptide in cultured human endothelial cells and plasma. Am J Physiol. 1992;263(4 Pt 2):H1318-21.
195. Boegehold MA. The effect of high salt intake on endothelial function: reduced vascular nitric oxide in the absence of hypertension. J Vasc Res. 2013;50(6):458-67.
196. Zhou MS, Schulman IH, Raij L. Role of angiotensin II and oxidative stress in vascular insulin resistance linked to hypertension. Am J Physiol Heart Circ Physiol. 2009;296:H833-9.
197. Moncada S, Higgs A. The L-arginine-nitric oxide pathway. N Engl J Med 1993;329:2002–12.
198. Tsao PS, Buitrago R, Chan JR, et al. Fluid flow inhibits endothelial adhesiveness: nitric oxide and transcriptional regulation of VCAM-1. Circulation 1996;94:1682–9.
199. Ferri C, Bellini C, Desideri G, et al. Clustering of endothelial markers of vascular damage in human salt-sensitive hypertension: influence of dietary sodium load and depletion. Hypertension. 1998;32(5):862-8.
200. Hayakawa Y, Aoyama T, Yokoyama C, et al. High salt intake damages the heart through activation of cardiac (pro) renin receptors even at an early stage of hypertension. PLoS One. 2015;10(3):e0120453.
201. Baker KM, Booz GW, Dostal DE. Cardiac actions of angiotensin ll. Role of an intracardiac renin-angiotensin system. Annu Rev Physiol. 1992;54:227–41.
202. Ferreira DN, Katayama IA, Oliveira IB, et al. Salt-induced cardiac hypertrophy and interstitial fibrosis are due to a blood pressure-independent mechanism in Wistar rats. J Nutr 2010;140:1742–51.
203. Laursen JB, Rajagopalan S, Galis Z, et al. Role of superoxide in angiotensin II-induced but not catecholamine-induced hypertension. Circulation. 1997;95(3):588-93.
204. Katayama IA, Pereira RC, Dopona EP, et al. High-salt intake induces cardiomyocyte hypertrophy in rats in response to local angiotensin II type 1 receptor activation. J Nutr. 2014;144(10):1571-8.
205. Ostlund RE Jr. Phytosterols in human nutrition. Annu Rev Nutr. 2002;22:533-49.
206. de Jong A, Plat J, Mensink RP. Metabolic effects of plant sterols and stanols. J Nutr Biochem. 2003;14(7):362-9.
207. Katan MB, Grundy SM, Jones P, et al. Efficacy and safety of plant stanols and sterol in the management of blood cholesterol levels. Mayo Clin Proc. 2003;78(8):965-78.
208. Patel MD, Thompson PD. Phytosterols and vascular disease. Atherosclerosis. 2006;186(1):12-9.
209. Lottenberg AM, Nunes VS, Nakandakare ER, et al. Food phytosterol ester efficiency on the plasma lipid reduction in moderate hypercholesterolemic subjects. Arq Bras Cardiol. 2002;79(2):139-42.
210. Law M. Plant sterol and stanol margarines and health. BMJ. 2000;320(7238):861-4.
211. Ikeda I, Tanaka K, Sugano M, et al. Inhibition of colestherol absorption in rats by plant sterols. J Lipid Res.1988;29(12):1573-82.
212. Garcia-Calvo M, Lisnock J, Bull HG, et al. The target of ezetimibe is Niemann-Pick C1-Like 1 (NPC1L1). Proc Natl Acad Sci U S A. 2005;102(23):8132-7.
213. Yu L, Hammer RE, Li-Hawkins J, et al. Disruption of Abcg5 and Abcg8 in mice reveals their crucial role in biliary cholesterol secretion. Proc Natl Acad Sci USA. 2002 10;99(25):16237-42.
214. Lin DS, Steiner RD, Merkens LS, et al. The effects of sterol structure upon sterol esterification. Atherosclerosis. 2010;208(1):155-60.
215. Sanclemente T, Marques-Lopes I, Fajó-Pascual M, et al. A moderate intake of phytosterols from habitual diet affects cholesterol metabolism. J Physiol Biochem. 2009;65(4):397-404.
216. Ge L, Wang J, Qi W, et al. The cholesterol absorption inhibitor ezetimibe acts by blocking the sterol-induced internalization of NPC1L1. Cell Metab. 2008;7(6):508-19.
217. von Bergmann K, Sudhop T, Lütjohann D. Cholesterol and plant sterol absorption: recent insights. Am J Cardiol. 20054;96(1A):10D-14D.
218. Van Der Velde AE, Brufau G, Groen AK. Transintestinal cholesterol efflux. Curr Opin Lipidol. 2010;21,167-71
219. Brufau G, Kuipers F, Lin Y, et al. A reappraisal of the mechanism by which plant sterols promote neutral sterol loss in mice. PLoS One. 2011;6(6):e21576.
220. Lottenberg AM, Bombo RP, Ilha A, et al. Do clinical and experimental investigations support an antiatherogenic role for dietary phytosterols/stanols? IUBMB Life. 2012;64(4):296-306.
221. Halliwell B, Gutteridge JC. The definition and measurement of antioxidants in biological systems. Free Radic Biol Med. 1995;18:125.
222. Siti HN, Kamisah Y, Kamsiah J. The role of oxidative stress, antioxidants and vascular inflammation in cardiovascular disease. Vascul Pharmacol. 2015;71:40-56.

162. Rebello T, Hodges RE, Smith JL. Short-term effects of various sugars on antinatriuresis and blood pressure changes in normotensive young men. Am J Clin Nutr. 1983;38(1):84-94.
163. Rowe JW, Young JB, Minaker KL, et al. Effect of insulin and glucose infusions on sympathetic nervous system activity in normal man. Diabetes. 1981;30(3):219-25.
164. Spruss A, Bergheim I. Dietary fructose and intestinal barrier: potential risk factor in the pathogenesis of nonalcoholic fatty liver disease. J Nutr Biochem. 2009;20(9):657-62.
165. Hirahatake KM, Meissen JK, Fiehn O, et al. Comparative effects of fructose and glucose on lipogenic gene expression and intermediary metabolism in HepG2 liver cells. PLoS One. 2011;6(11):e26583.
166. Nakagawa T, Hu H, Zharikov S, et al. A causal role for uric acid in fructose-induced metabolic syndrome. Am J Physiol Renal Physiol. 2006;290(3):F625-31.
167. Singh VP, Aggarwal R, Singh S, et al. Metabolic Syndrome Is Associated with Increased Oxo-Nitrative Stress and Asthma-Like Changes in Lungs. PLoS One. 2015;10(6):e0129850.
168. Stanhope KL, Schwarz JM, Keim NL, et al. Consuming fructose-sweetened, not glucose-sweetened, beverages increases visceral adiposity and lipids and decreases insulin sensitivity in overweight/obese humans. J Clin Invest. 2009;119(5):1322-34..
169. Niskanen LK, Laaksonen DE, Nyyssonen K, et al. Uric acid level as a risk factor for cardiovascular and all-cause mortality in middle-aged men: a prospective cohort study. Arch Intern Med. 2004;164:1546-51.
170. Gagliardi AC, Miname MH, Santos RD. Uric acid: A marker of increased cardiovascular risk. Atherosclerosis. 2009;202(1):11-7.
171. Hallfrisch J. Metabolic effects of dietary fructose. FASEB J. 1990;4(9):2652-60.
172. Strazzullo P, Puig JG. Uric acid and oxidative stress: relative impact on cardiovascular risk? Nutr Metab Cardiovasc Dis. 2007;17(6):409-14.
173. Glushakova O, Kosugi T, Roncal C, et al. Fructose induces the inflammatory molecule ICAM-1 in endothelial cells. J Am Soc Nephrol. 2008;19(9):1712-20.
174. Khosla UM, Zharikov S, Finch JL, et al. Hyperuricemia induces endothelial dysfunction. Kidney Int. 2005;67(5):1739-42.
175. Mazzali M, Hughes J, Kim YG, et al. Elevated uric acid increases blood pressure in the rat by a novel crystal-independent mechanism. Hypertension. 2001;38(5):1101-6.
176. Sauder KA, Proctor DN, Chow M, et al. Endothelial function, arterial stiffness and adherence to the 2010 Dietary Guidelines for Americans: a cross-sectional analysis. Br J Nutr. 2015;113(11):1773-81.
177. Oude Griep LM, Wang H, Chan Q. Empirically-derived dietary patterns, diet quality scores, and markers of inflammation and endothelial dysfunction. Curr Nutr Rep. 2013;2(2):97-104.
178. Lowndes J, Sinnett S, Yu Z, et al. The effects of fructose-containing sugars on weight, body composition and cardiometabolic risk factors when consumed at up to the 90th percentile population consumption level for fructose. Nutrients. 2014;6(8):3153-68.
179. Bray GA. Fructose: should we worry? Int J Obes (Lond). 2008;32 Suppl 7:S127-31.
180. Gibson SA. Dietary sugars intake and micronutrient adequacy: a systematic review of the evidence. Nutr Res Rev. 2007;20(2):121-31.
181. Frary CD, Johnson RK, Wang MQ. Children and adolescents' choices of foods and beverages high in added sugars are associated with intakes of key nutrients and food groups. J Adolesc Health. 2004;34(1):56-63.
182. Instituto Brasileiro de Geografia e Estatística. Pesquisa de Orçamentos Familiares 2008/2009: antropometria e estado nutricional de crianças, adolescentes e adultos no Brasil. Rio de Janeiro: Instituto Brasileiro de Geografia e Estatística, 2010.
183. World Health Organization. Global Strategy on Diet, Physical Activity and Health: A Framework to Monitor and Evaluate Implementation. Geneva, World Health Organization, 2006. [Internet] [Acesso em 21 Jun 2016]. Disponível em: http://www.who.int/dietphysicalactivity/Indicators%20English.pdf
184. U.S. Department of Agriculture and U.S. Department of Health and Human Services. Dietary Guidelines for Americans, 2010. 7.ed. Washington: U.S. Government Printing Office, 2010.
185. Sacks FM, Svetkey LP, Vollmer WM, et al. DASH-Sodium Collaborative Research Group. Effects on blood pressure of reduced dietary sodium and the Dietary Approaches to Stop Hypertension (DASH) diet. DASH-Sodium Collaborative Research Group. N Engl J Med. 2001;344(1):3-10.
186. Hendriksen MA, Van Raaij JM, Geleijnse JM, et al. Health gain by salt reduction in europe: a modelling study. PLoS One. 2015;10(3):e0118873.
187. Sarno F, Claro RM, Levy RB, et al. Estimated sodium intake for the Brazilian population, 2008-2009. Rev Saude Publica. 2013;47(3):571-8.
188. Centers for Disease Control and Prevention. Sodium's Role in Processed Food. 2012. [Internet] [Acesso em 22 Jun 2016]. Disponível em: http://www.cdc.gov/salt/pdfs/sodium_role_processed.pdf
189. Zhao D, Qi Y, Zheng Z, et al. Dietary factors associated with hypertension. Nat Rev Cardiol. 2011;8(8):456-65.
190. DuPont JJ, Greaney JL, Wenner MM, et al. High dietary sodium intake impairs endothelium-dependent dilation in healthy salt-resistant humans. J Hypertens. 2013;31(3):530-6.

131. Cassagno N, Palos-Pinto A, Costet P, et al. Low amounts of trans 18:1 fatty acids elevate plasma triacylglycerols but not cholesterol and alter the cellular defence to oxidative stress in mice. Br J Nutr. 2005;94:346-52.
132. Fournier N, Attia N, Rousseau-Ralliard D, et al. Deleterious impact of elaidic fatty acid on ABCA-1-mediated cholesterol efflux from mouse and human macrophages. Biochim Biophys Acta. 2012; 1821: 303-12.
133. Salmerón J, Hu FB, Manson JE, et al. Dietary fat intake and risk of type 2 diabetes in women. Am J Clin Nutr. 2001;73:1019-26.
134. Wang L, Manson JE, Forman JP, et al. Dietary fatty acids and the risk of hypertension in middle-aged and older women. Hypertension. 2010;56:598-604.
135. Zapolska-Downar D, Kośmider A, Naruszewicz M. Trans fatty acids induce apoptosis in human endothelial cells. J Physiol Pharmacol. 2005;56:611-25.
136. Bryk D, Zapolska-Downar D, Malecki M, et al. Trans fatty acids induce a proinflammatory response in endothelial cells through ROS-dependent nuclear factor-κB activation. J Physiol Pharmacol. 2011;62:229-38.
137. Baer DJ, Judd JT, Clevidence BA, et al. Dietary fatty acids affect plasma markers of inflammation in healthy men fed controlled diets: a randomized crossover study. Am J Clin Nutr. 2004;79:969-73.
138. Han SN, Leka LS, Lichtenstein AH, et al. Effect of hydrogenated and saturated, relative to polyunsaturated, fat on immune and inflammatory responses of adults with moderate hypercholesterolemia. J Lipid Res. 2002;43:445-52.
139. Mozaffarian D, Rimm EB, King IB, et al. Trans fatty acids and systemic inflammation in heart failure. Am J Clin Nutr. 2004;80:1521-5.
140. Johnson RK, Appel LJ, Brands M, et al. American Heart Association Nutrition Committee of the Council on Nutrition, Physical Activity, and Metabolism and the Council on Epidemiology and Prevention. Dietary sugars intake and cardiovascular health: a scientific statement from the American Heart Association. Circulation. 2009;120(11):1011-20.
141. World Health Organization. Guideline: Sugars intake for adults and children. Geneva, 2015.
142. Yudkin J. Dietary factors in arteriosclerosis: sucrose. Lipids. 1978;13:370–2.
143. Yudkin J. Sugar and ischaemic heart disease. Practitioner. 1967;198:680–3.
144. Liu S, Willett WC, Stampfer MJ, et al. A prospective study of dietary glycemic load, carbohydrate intake, and risk of coronary heart disease in US women. Am J Clin Nutr. 2000;71(6):1455-61.
145. Parks EJ, Hellerstein MK. Carbohydrate-induced hypertriacylglycerolemia: historical perspective and review of biological mechanisms. Am J Clin Nutr. 2000;71:412–33.
146. Merchant AT, Anand SS, Kelemen LE, et al. Carbohydrate intake and HDL in a multiethnic population. Am J Clin Nutr. 2007;85:225–30.
147. Vartanian LR, Schwartz MB, Brownell KD. Effects of soft drink consumption on nutrition and health: a systematic review and meta-analysis. Am J Public Health. 2007;97:667–75.
148. Frayn KN, Kingman SM. Dietary sugars and lipid metabolism in humans. Am J Clin Nutr. 1995;62(1 Suppl):250S–261S.
149. Fung TT, Malik V, Rexrode KM, et al. Sweetened beverage consumption and risk of coronary heart disease in women. Am J Clin Nutr. 2009;89:1037–42.
150. Welsh JA, Sharma AS, Cunningham SA, et al. Consumption of added sugars and indicators of cardiovascular disease risk among US adolescents. Circulation. 2011;123:249–57.
151. Bantle JP, Raatz SK, Thomas W, et al. Effects of dietary fructose on plasma lipids in healthy subjects. Am J Clin Nutr. 2000;72:1128–34.
152. Havel PJ. Dietary fructose: implications for dysregulation of energy homeostasis and lipid/carbohydrate metabolism. Nutr Rev. 2005;63:133–57.
153. Johnson RJ, Segal MS, Sautin Y, et al. Potential role of sugar (fructose) in the epidemic of hypertension, obesity and the metabolic syndrome, diabetes, kidney disease, and cardiovascular disease. Am J Clin Nutr. 2007;86:899–906.
154. Brown CM, Dulloo AG, Yepuri G, et al. Fructose ingestion acutely elevates blood pressure in healthy young humans. Am J Physiol Regul Integr Comp Physiol. 2008b;294:R730–R737.
155. Elliott SS, Keim NL, Stern JS, et al. Fructose, weight gain, and the insulin resistance syndrome. Am J Clin Nutr. 2002;76(5):911-22.
156. Xi B, Huang Y, Reilly KH, et al. Sugar-sweetened beverages and risk of hypertension and CVD: a dose-response meta-analysis. Br J Nutr. 2015;113(5):709-17.
157. Van der Schaaf MR, Koomans HA, Joles JA. Dietary sucrose does not increase twenty-four-hour ambulatory blood pressure in patients with either essential hypertension or polycystic kidney disease. J Hypertens. 1999;17:453–4.
158. Black RN, Spence M, McMahon RO, et al. Effect of eucaloric high- and low-sucrose diets withidentical macronutrient profile on insulin resistance and vascular risk: a randomized controlled trial. Diabetes. 2006;55(12):3566-72.
159. Raben A, Vasilaras TH, Moller AC, et al. Sucrose compared with artificial sweeteners: different effects on ad libitum food intake and body weight after 10 weeks of supplementation in overweight subjects. Am J Clin Nutr. 2002;76:721–9.
160. Nguyen S, Choi HK, Lustig RH, et al. Sugar-sweetened beverages, serum uric acid, and blood pressure in adolescents. J Pediatr. 2009;154:807–13.
161. Dhingra R, Sullivan L, Jacques PF, et al. Soft drink consumption and risk of developing cardiometabolic risk factors and the metabolic syndrome in middle-aged adults in the community. Circulation. 2007;116:480-8. [published correction appears in Circulation. 2007;116:e557.

103. Fox JC, McGill HC Jr, Carey KD, et al. In vivo regulation of hepatic LDL receptor mRNA in the baboon. Differential effects of saturated and unsaturated fat. J Biol Chem. 1987;262:7014-20.
104. Bennett AJ, Billett MA, Salter AM, et al. Modulation of hepatic apolipoprotein B, 3-hydroxy-3-methylglutaryl-CoA reductase and low-density lipoprotein receptor mRNA and plasma lipoprotein concentrations by defined dietary fats. Comparison of trimyristin, tripalmitin, tristearin and triolein. Biochem J. 1995;311:167-73.
105. Srivastava RA, Ito H, Hess M, et al. Regulation of low density lipoprotein receptor gene expression in HepG2 and Caco2 cells by palmitate, oleate, and 25-hydroxycholesterol. J Lipid Res.1995;36:1434-46.
106. Lin J, Yang R, Tarr PT, et al. Hyperlipidemic effects of dietary saturated fats mediated through PGC-1 coactivation of SREBP. Cell. 2005;120:261–73.
107. Steinberg D. Thematic review series: the pathogenesis of atherosclerosis. An interpretive history of the cholesterol controversy, part V: the discovery of the statins and the end of the controversy. J Lipid Res. 2006;47:1339-51.
108. de Lima-Salgado TM, Alba-Loureiro TC, do Nascimento CS, et al. Molecular mechanisms by which saturated fatty acids modulate TNF-α expression in mouse macrophage lineage. Cell Biochem Biophys. 2011;59:89-97.
109. Holland WL, Bikman BT, Wang LP, et al. Lipid-induced insulin resistance mediated by the proinflammatory receptor TLR4 requires saturated fatty acid-induced ceramide biosynthesis in mice. J Clin Invest. 2011;121:1858-70.
110. Schilling JD, Machkovech HM, He L, et al. Palmitate and lipopolysaccharide trigger synergistic ceramide production in primary macrophages. J Biol Chem. 2013;288:2923-32.
111. Lee JY, Zhao L, Youn HS, et al. Saturated fatty acid activates but polyunsaturated fatty acid inhibits Toll-like receptor 2 dimerized with Toll-like receptor 6 or 1. J Biol Chem. 2004;279:16971-9.
112. Lee HU, Lee HJ, Park HY, et al. Effects of heme oxygenase system on the cyclooxygenase in the primary cultured hypothalamic cells. Arch Pharm Res. 2001;24:607-12
113. Weatherill AR, Lee JY, Zhao L, et al. Saturated and polyunsaturated fatty acids reciprocally modulate dendritic cell functions mediated through TLR4. J Immunol. 2005;174:5390-7.
114. Wen H, Gris D, Lei Y, et al. Fatty acid-induced NLRP3-ASC inflammasome activation interferes with insulin signaling. Nat Immunol. 2011;12:408–15.
115. Csak T, Ganz M, Pespisa J, et al. Fatty acid and endotoxin activate inflammasomes in mouse hepatocytes that release danger signals to stimulate immune cells. Hepatology. 2011;54:133-44.
116. Duewell P, Kono H, Rayner KJ, et al. NLRP3 inflammasomes are required for atherogenesis and activated by cholesterol crystals. Nature. 2010;464:1357-61.
117. Rocha VZ, Libby P. Obesity, inflammation, and atherosclerosis. Nat Rev Cardiol. 2009;6:399-409.
118. Gao D, Pararasa C, Dunston CR, et al. Palmitate promotes monocyte atherogenicity via de novo ceramide synthesis. Free Radic Biol Med. 2012;53:796-806.
119. Cao J, Dai DL, Yao L, et al. Saturated fatty acid induction of endoplasmic reticulum stress and apoptosis in human liver cells via the PERK/ATF4/CHOP signaling pathway. Mol Cell Biochem. 2012;364(1-2):115-29.
120. Ron D, Walter P. Signal integration in the endoplasmic reticulum unfolded protein response. Nat Rev Mol Cell Biol. 2007:519-29.
121. Ozcan U, Cao Q, Yilmaz E, et al. Endoplasmic reticulum stress links obesity, insulin action, and type 2 diabetes. Science. 2004;306:457-61.
122. Liao X, Sluimer JC, Wang Y, et al. Macrophage autophagy plays a protective role in advanced atherosclerosis. Cell Metab. 2012;4:545-53.
123. Li S, Sun Y, Liang CP, et al. Defective phagocytosis of apoptotic cells by macrophages in atherosclerotic lesions of ob/ob mice and reversal by a fish oil diet. Circ Res. 2009;105:1072-82.
124. Stentz FB, Kitabchi AE. Palmitic acid-induced activation of human T-lymphocytes and aortic endothelial cells with production of insulin receptors, reactive oxygen species, cytokines, and lipid peroxidation. Biochem Biophys Res Commun. 2006;346:721-6.
125. Wolff RL, Precht D, Nasser B, et al. Trans- and cis-octadecenoic acid isomers in the hump and milk lipids from Camelus dromedarius. Lipids. 2001;36:1175-8
126. Block JM, Barrera-Arellano D. Hydrogenated products in Brazil: trans isomers, physico-chemical characteristics and fatty acid composition. Arch Latinoam Nutr. 1994;44:281-5.
127. Lichtenstein AH, Ausman LM, Jalbert SM, et al. Effects of different forms of dietary hydrogenated fats on serum lipoprotein cholesterol levels. N Engl J Med. 1999;340:1933-40.
128. Grundy SM, Denke MA. Dietary influences on serum lipids and lipoproteins. J Lipid Res. 1990;31:1149-72.
129. Matthan NR, Welty FK, Barrett PH, et al. Dietary hydrogenated fat increases high-density lipoprotein apoA-I catabolism and decreases low-density lipoprotein apoB-100 catabolism in hypercholesterolemic women. Arterioscler Thromb Vasc Biol. 2004;24:1092-7.
130. Mauger JF, Lichtenstein AH, Ausman LM, et al. Effect of different forms of dietary hydrogenated fats on LDL particle size. Am J Clin Nutr. 2003;78:370-5.

74. Parthasarathy S, Steinberg D, Witztum JL. The role of oxidized low-density lipoproteins in the pathogenesis of atherosclerosis. Annu Rev Med. 1992;43:219-25.
75. Calzada C, Colas R, Guillot N, et al. Subgram daily supplementation with docosahexaenoic acid protects low-density lipoproteins from oxidation in healthy men. Atherosclerosis. 2010;208:467-72.
76. Serhan CN, Savill J. Resolution of inflammation: the beginning programs the end. Nat Immunol. 2005;6:1191-7.
77. Levy BD. Resolvins and protectins: natural pharmacophores for resolution biology. Prostaglandins Leukot Essent Fatty Acids. 2010;82:327-32.
78. Oh DY, Talukdar S, Bae EJ, et al. GPR120 is an omega-3 fatty acid receptor mediating potent anti-inflammatory and insulin-sensitizing effects. Cell. 2010;142:687-98.
79. Sykaras AG, Demenis C, Case RM, et al. Duodenal enteroendocrine I-cells contain mRNA transcripts encoding key endocannabinoid and fatty acid receptors. PLoS One. 2012;7:e42373.
80. Oh DY, Olefsky JM. Omega 3 fatty acids and GPR120. Cell Metab. 2012;15:564-5.
81. Ichimura A, Hirasawa A, Poulain-Godefroy O, et al. Dysfunction of lipid sensor GPR120 leads to obesity in both mouse and human. Nature. 2012;483:350-4.
82. Xue B, Yang Z, Wang X, et al. Omega-3 polyunsaturated fatty acids antagonize macrophage inflammation via activation of AMPK/SIRT1 pathway. PLoS One. 2012;7:e45990.
83. Stienstra R, van Diepen JA, Tack CJ, et al. Inflammasome is a central player in the induction of obesity and insulin resistance. Proc Natl Acad Sci U S A. 2011;108:15324-9.
84. L'homme L, Esser N, Riva L, et al. Unsaturated fatty acids prevent activation of NLRP3 inflammasome in human monocytes/macrophages. J Lipid Res. 2013;54:2998-3008.
85. Khallou-Laschet J, Varthaman A, Fornasa G, et al. Macrophage plasticity in experimental atherosclerosis. PLoS One. 2010;5:e8852.
86. Brown AL, Zhu X, Rong S, et al. Omega-3 fatty acids ameliorate atherosclerosis by favorably altering monocyte subsets and limiting monocyte recruitment to aortic lesions. Arterioscler Thromb Vasc Biol. 2012;32:2122-30.
87. Chang HY, Lee HN, Kim W, et al. Docosahexaenoic acid induces M2 macrophage polarization through peroxisome proliferator-activated receptor γ activation. Life Sci. 2015;120:39-47.
88. Chawla A. Control of macrophage activation and function by PPARs. Circ Res. 2010;106:1559-69.
89. Ikonen E. Cellular cholesterol trafficking and compartmentalization. Nat Rev Mol Cell Biol. 2008;9:125-38.
90. Singh R, Kaushik S, Wang Y, et al. Autophagy regulates lipid metabolism. Nature. 2009;458:1131-5.
91. Razani B, Feng C, Coleman T, et al. Autophagy links inflammasomes to atherosclerotic progression. Cell Metab. 2012;15:534-44.
92. Williams-Bey Y, Boularan C, Vural A, et al. Omega-3 Free Fatty Acids Suppress Macrophage Inflammasome Activation by Inhibiting NF-κB Activation and Enhancing Autophagy. PLoS ONE. 2014;9:e97957.
93. Menotti A, Keys A, Aravanis C, et al. Seven Countries Study. First 20-year mortality data in 12 cohorts of six countries. Ann Med. 1989;21:175-9
94. Menotti A, Kromhout D, Blackburn H, et al. Food intake patterns and 25-year mortality from coronary heart disease: Cross-cultural correlations in the Seven Countries Study. Eur J Epidemiol. 1999;15:507-15
95. Rumsey SC, Galeano NF, Lipschitz B, et al. Oleate and other long chain fatty acids stimulate low density lipoprotein receptor activity by enhancing acyl coenzyme A:cholesterol acyltransferase activity and altering intracellular regulatory cholesterol pools in cultured cells. J Biol Chem. 1995;270:10008-16.
96. Yu-Poth S, Yin D, Kris-Etherton PM, et al. Long-chain polyunsaturated fatty acids upregulate LDL receptor protein expression in fibroblasts and HepG2 cells. J Nutr. 2005;135:2541–5.
97. Ouimet M, Marcel YL. Regulation of lipid droplet cholesterol efflux from macrophage foam cells. Arterioscler Thromb Vasc Biol. 2012;32:575-81.
98. Tsimikas S, Philis-Tsimikas A, Alexopoulos S, et al. LDL isolated from Greek subjects on a typical diet or from American subjects on an oleate-supplemented diet induces less monocyte chemotaxis and adhesion when exposed to oxidative stress. Arterioscler Thromb Vasc Biol. 1999;19:122-30.
99. Wang S, Wu D, Matthan NR, et al. Reduction in dietary omega-6 polyunsaturated fatty acids: eicosapentaenoic acid plus docosahexaenoic acid ratio minimizes atherosclerotic lesion formation and inflammatory response in the LDL receptor null mouse. Atherosclerosis. 2009;204:147-55.
100. Massaro M, Carluccio MA, Paolicchi A, et al. Mechanisms for reduction of endothelial activation by oleate: inhibition of nuclear factor-kappaB through antioxidant effects. Prostaglandins Leukot Essent Fatty Acids. 2002;67:175-81.
101. Spady DK, Dietschy JM. Dietary saturated triacylglycerols suppress hepatic low density lipoprotein receptor activity in the hamster. Proc Natl Acad Sci U S A. 1985;82:4526-30.
102. Mustad VA, Ellsworth JL, Cooper AD, et al. Dietary linoleic acid increases and palmitic acid decreases hepatic LDL receptor protein and mRNA abundance in young pigs. J Lipid Res. 1996;37:2310-23.

47. McLennan PL. Myocardial membrane fatty acids and the antiarrhythmic actions of dietary fish oil in animal models. Lipids. 2001;36 Suppl:S111-4
48. Spritz N, Mishkel MA. Effects of dietary fats on plasma lipids and lipoproteins: an hypothesis for the lipid-lowering effect of unsaturated fatty acids. J Clin Invest. 1969;48:78-86.
49. Chan DC, Watts GF, Mori TA, et al. Randomized controlled trial of the effect of n-3 fatty acid supplementation on the metabolism of apolipoprotein B-100 and chylomicron remnants in men with visceral obesity. Am J Clin Nutr. 2003;77:300-7.
50. Ouguerram K, Maugeais C, Gardette J, et al. Effect of n-3 fatty acids on metabolism of apoB100-containing lipoprotein in type 2 diabetic subjects. Br J Nutr. 2006;96:100-6.
51. Woollett LA, Spady AK, Dietschy JM. Saturated and unsaturaed fatty acids independetly regulate low density lipoprotein receptor activity and production rate. J Lipid Res. 1992; 33:77-88.
52. Lottenberg SA, Lottenberg AM, Nunes VS, et al. Plasma cholesteryl ester transfer protein concentration, high-density lipoprotein cholesterol esterification and transfer rates to lighter density lipoproteins in the fasting state and after a test meal are similar in Type II diabetics and normal controls. Atherosclerosis. 1996;127:81-90.
53. Brown MS, Goldstein JL. The SREBP pathway: regulation of cholesterol metabolism by proteolysis of a membrane-bound transcription factor. Cell. 1997;89:331-40.
54. Ou J, Tu H, Shan B, et al. Unsaturated fatty acids inhibit transcription of the sterol regulatory element-binding protein-1c (SREBP-1c) gene by antagonizing ligand-dependent activation of the LXR. Proc Natl Acad Sci U S A. 2001;22:6027-32.
55. Gale SE, Westover EJ, Dudley N, et al. Side chain oxygenated cholesterol regulates cellular cholesterol homeostasis through direct sterol-membrane interactions. J Biol Chem. 2009;284:1755-64.
56. Jelinek D, Castillo JJ, Richardson LM, et al. The Niemann-Pick C1 gene is downregulated in livers of C57BL/6J mice by dietary fattyacids, but not dietary cholesterol, through feedback inhibition of the SREBP pathway. J Nutr. 2012;142:1935-42.
57. Kim SK, Seo G, Oh E, et al. Palmitate induces RIP1-dependent necrosis in RAW 264.7 cells. Atherosclerosis 2012;225:315-21.
58. Uehara Y, Miura S, von Eckardstein A, et al. Unsaturated fatty acids suppress the expression of the ATP-binding cassette transporter G1 (ABCG1) and ABCA1 genes via an LXR/RXR responsive element. Atherosclerosis. 2007;191:11-21.
59. Wang Y, Oram JF. Unsaturated fatty acids inhibit cholesterol efflux from macrophages by increasing degradation of ATP-binding cassette transporter A1. J Biol Chem. 2002;277:5692-7.
60. Wang Y, Oram JF. Unsaturated fatty acids phosphorylate and destabilize ABCA1 through a protein kinase C delta pathway. J Lipid Res. 2007;48:1062-8.
61. Ishiyama J, Taguchi R, Yamamoto A, et al. Palmitic acid enhances lectin-like oxidized LDL receptor (LOX-1) expression and promotes uptake of oxidized LDL in macrophage cells. Atherosclerosis. 2010;209:118-24.
62. Ishiyama J, Taguchi R, Akasaka Y, et al. Unsaturated FAs prevent palmitate-induced LOX-1 induction via inhibition of ERstress in macrophages. J Lipid Res. 2011;52:299-307.
63. De Caterina R, Bernini W, Carluccio MA, et al. Structural requirements for inhibition of cytokine-induced endothelial activation by unsaturated fatty acids. J Lipid Res. 1998;39:1062-70.
64. Jinno Y, Nakakuki M, Kawano H, et al. Eicosapentaenoic acid administration attenuates the pro-inflammatory properties of VLDL by decreasing its susceptibility to lipoprotein lipase in macrophages. Atherosclerosis. 2011;219:566-72.
65. Cawood AL, Ding R, Napper FL, et al. Eicosapentaenoic acid (EPA) from highly concentrated n-3 fatty acid ethyl esters is incorporated into advanced atherosclerotic plaques and higher plaque EPA is associated with decreased plaque inflammation and increased stability. Atherosclerosis. 2010;212:252-9.
66. De Caterina R, Cybulsky MI, Clinton SK, et al. The omega-3 fatty acid docosahexaenoate reduces cytokine-induced expression of proatherogenic and proinflammatory proteins in human endothelial cells. Arterioscler Thromb. 1994;14:1829-36.
67. Okuda Y, Kawashima K, Sawada T, et al. Eicosapentaenoic acid enhances nitric oxide production by cultured human endothelial cells. Biochem Biophys Res Commun. 1997;232:487-91.
68. Stevens MJ, Dananberg J, Feldman EL, et al. The linked roles of nitric oxide, aldose reductase and, (Na+,K+)-ATPase in the slowing of nerve conduction in the streptozotocin diabetic rat. J Clin Invest. 1994;94(2):853-9.
69. Tousoulis D, Plastiras A, Siasos G, et al. Omega-3 PUFAs improved endothelial function and arterial stiffness with a parallel anti-inflammatory effect in adults with metabolic syndrome. Atherosclerosis. 2014;232:10-6.
70. Callow J, Summers LK, Bradshaw H, et al. Changes in LDL particle composition after the consumption of meals containing different amounts and types of fat. Am J Clin Nutr. 2002;76:345-50.
71. Mata P, Varela O, Alonso R, et al. Monounsaturated and polyunsaturated n-6 fatty acid-enriched diets modify LDL oxidation and decrease human coronary smooth muscle cell DNA synthesis. Arterioscler Thromb Vasc Biol. 1997;17:2088-95.
72. Vecera R, Skottová N, Vána P, et al. Antioxidant status, lipoprotein profile and liver lipids in rats fed on high-cholesterol diet containing currant oil rich in n-3 and n-6 polyunsaturated fatty acids. Physiol Res. 2003;52:177-87.
73. Mazière C, Dantin F, Conte MA, et al. Polyunsaturated fatty acid enrichment enhances endothelial cell-induced low-density-lipoprotein peroxidation. Biochem J. 1998;336:57-62.

16. Marin C, Ramirez R, Delgado-Lista J, et al. Mediterranean diet reduces endothelial damage and improves the regenerative capacity of endothelium. Am J Clin Nutr. 2011;93(2):267-74.
17. Calder PC. Fatty acids and inflammation: the cutting edge between food and pharma. Eur J Pharmacol. 2011;668 Suppl 1:S50-8.
18. Massaro M, Scoditti E, Carluccio MA, et al. Omega-3 fatty acids, inflammation and angiogenesis: nutrigenomic effects as an explanation for anti-atherogenic and anti-inflammatory effects of fish and fish oils. J Nutrigenet Nutrigenomics. 2008;1(1-2):4-23.
19. Rubanyi GM. The discovery of endothelin: the power of bioassay and the role of serendipity in the discovery of endothelium-derived vasocative substances. Pharmacol Res. 2011;63:448-54.
20. Vanhoutte PM. Regeneration of the endothelium in vascular injury. Cardiovasc Drugs Ther. 2010;24:299-303.
21. Lu H, Daugherty A. Atherosclerosis. Arterioscler Thromb Vasc Biol. 2015;35:485-91.
22. Witztum JL, Steinberg D. Role of oxidized low density lipoprotein in atherogenesis. J Clin Invest. 1991;88:1785-92.
23. Ross R. Atherosclerosis--an inflammatory disease. N Engl J Med. 1999;340:115-26.
24. Lewis GF, Rader DJ. New insights into the regulation of HDL metabolism and reverse cholesterol transport. Circ Res. 2005;96(12):1221-32.
25. Tall AR, Yvan-Charvet L, Terasaka N, et al. HDL, ABC transporters, and cholesterol efflux: implications for the treatment of atherosclerosis. Cell Metab. 2008;7(5):365-75.
26. Lusis AJ. Atherosclerosis. Nature. 2000 Sep 14;407(6801):233-41.
27. Barter PJ. Cardioprotective effects of high-density lipoproteins: the evidence strengthens. Arterioscler Thromb Vasc Biol. 2005;25(7):1305-6. Ou Barter P. The inflammation: lipoprotein cycle. Atheroscler Suppl. 2005;6(2):15-20.
28. Rudijanto A. The role of vascular smooth muscle cells on the pathogenesis of atherosclerosis. Acta Med Indones. 2007;39(2):86-93.
29. Rong JX, Shapiro M, Trogan E, et al. Transdifferentiation of mouse aortic smooth muscle cells to a macrophage-like state after cholesterol loading. Proc Natl Acad Sci U S A. 2003;100(23):13531-6.
30. Doran AC, Meller N, McNamara CA. Role of smooth muscle cells in the initiation and early progression of atherosclerosis. Arterioscler Thromb Vasc Biol. 2008;28:812-819.
31. Choi HY, Rahmani M, Wong BW, et al. ATP-binding cassette transporter A1 expression and apolipoprotein A-I binding are impaired in intima-type arterial smooth muscle cells. Circulation. 2009;119:3223-31.
32. Nicolosi RJ, Wilson TA, Rogers EJ, et al. Effects of specific fatty acids (8:0, 14:0, cis-18:1, trans-18:1) on plasma lipoproteins, early atherogenic potential, and LDL oxidative properties in the hamster. J Lipid Res. 1998;39:1972-80.
33. Bray GA, Lovejoy JC, Smith SR, et al. The Influence of Different Fats and Fatty Acids on Obesity, Insulin Resistance and Inflammation. J Nutr. 2002;132:2488–91.
34. Haag M, Dippenaar NG. Dietary fats, fatty acids and insulin resistance: short review of a multifaceted connection. Med Sci Monit. 2005;11:359-67
35. Manco M, Calvani M, Mingronr G. Effects of dietary fatty acids on insulin sensitivity and secretion. Diabetes, Obesity and Metabolism. 2004;6:402–413.
36. Harris WS, Mozaffarian D, Rimm E, et al. Omega-6 fatty acids and risk for cardiovascular disease: a science advisory from the American Heart Association Nutrition Subcommittee of the Council on Nutrition, Physical Activity, and Metabolism; Council on Cardiovascular Nursing; and Council on Epidemiology and Prevention. Circulation. 2009;119:902-7
37. Reaven PD, Grasse BJ, Tribble DL. Effect of linoleate-enriched and oleate-enriched diets in combination with a-tocopherol on the susceptibility of LDL and LDL subfractions to oxidative modification in humans. Arterioscler Thromb. 1994;14:557-66.
38. De Lorgeril M, Salen P. The Mediterranean-style diet for the prevention of cardiovascular diseases. Public Health Nutr. 2006;9:118-23.
39. Nicolosi RJ, Stucchi AF, Kowala MC, et al. Effect of dietary fat saturation and cholesterol on LDL composition and metabolism. In vivo studies of receptor and nonreceptor-mediated catabolism of LDL in cebus monkeys. Arteriosclerosis. 1990;10:119-28.
40. Warensjö E, Sundström J, Vessby B, et al. Markers of dietary fat quality and fatty acid desaturation as predictors of total and cardiovascular mortality: a population-based prospective study. Am J Clin Nutr. 2008;88:203-9.
41. Mozaffarian D, Wu JH. Omega-3 fatty acids and cardiovascular disease: effects on risk factors, molecular pathways, and clinical events. J Am Coll Cardiol. 2011;58:2047-67.
42. Campos H, Baylin A, Willett WC. Alpha-linolenic acid and risk of nonfatal acute myocardial infarction. Circulation. 2008;118:339-45.
43. Lavie CJ, Milani RV, Mehra MR, et al. Omega-3 polyunsaturated fatty acids and cardiovascular diseases. J Am Coll Cardiol. 2009;54:585-94.
44. Skeaff CM, Miller J. Dietary fat and coronary heart disease: summary of evidence from prospective cohort and randomised controlled trials. Ann Nutr Metab. 2009;55:173-201.
45. Harris WS, Bulchandani D. Why do omega-3 fatty acids lower serum triglycerides? Curr Opin Lipidol. 2006;17:387-93.
46. Dangardt F, Osika W, Chen Y, et al. Omega-3 fatty acid supplementation improves vascular function and reduces inflammation in obese adolescents. Atherosclerosis. 2010;212:580-5.

nessa revisão foi realizada em células e animais e poucos estudos clínicos foram incluídos. Em razão da falta de estudos clínicos mostrando eficiência da suplementação vitamínica sobre a função endotelial em diabéticos, a Associação Americana de Diabetes permanece com a recomendação de não haver necessidade de suplementação vitamínica em indivíduos diabéticos.[12]

Embora os micronutrientes sintéticos possam ter estrutura química similar àquelas encontradas nos alimentos, as frutas e hortaliças possuem outros nutrientes e fitoquímicos, os quais potencializam a biodisponibilidade das vitaminas e de outros compostos antioxidantes.[222] Dessa forma, embora a concentração plasmática de antioxidantes provenientes da dieta esteja associada a melhora na função endotelial, megadoses de antioxidantes se mostraram ineficientes para a prevenção ou redução da mortalidade cardiovascular.[246]

CONCLUSÕES

As recomendações nutricionais para a prevenção cardiovascular, com ênfase na melhora da função endotelial, baseiam-se na adequação do consumo de calorias da dieta, retirada de ácidos graxos *trans* e redução do consumo de ácidos graxos saturados, açúcar e sal, bem como o aumento a inclusão de ácidos graxos monoinsaturados.[247] O Guia Alimentar para a População Brasileira,[248] publicado recentemente, enfatiza a importância do consumo de alimentos minimamente processados e, entre outras recomendações, reitera a importância da inclusão de frutas, legumes e verduras, grãos, nozes, castanhas, produtos lácteos e carnes magras. Estas recomendações nutricionais as contemplam algumas das nove metas globais projetadas para o ano de 2025 pela Organização Mundial de Saúde,[249] com a finalidade de prevenção de doenças crônicas, entre elas a doença cardiovascular.

REFERÊNCIAS BIBLIOGRÁFICAS

1. Mente A, de Koning L, Shannon HS, et al. A systematic review of the evidence supporting a causal link between dietary factors and coronary heart disease. Arch Intern Med. 2009;169(7):659-69.
2. Keys A. Diet and the epidemiology of coronary heart disease. J Am Med Assoc. 1957;164(17):1912-9.
3. Appel LJ, Moore TJ, Obarzanek E, et al. A clinical trial of the effects of dietary patterns on blood pressure. DASH Collaborative Research Group. N Engl J Med. 1997;336(16):1117-24.
4. Mensink RP, Zock PL, Kester AD, et al. Effects of dietary fatty acids and carbohydrates on the ratio of serum total to HDL cholesterol and on serum lipids and apolipoproteins: a meta-analysis of 60 controlled trials. Am J Clin Nutr.2003;77(5):1146-55.
5. Bombo RP, Afonso MS, Machado RM, et al. Dietary phytosterol does not accumulate in the arterial wall and prevents atherosclerosis of LDLr-KO mice. Atherosclerosis. 2013;231(2):442-7.
6. Machado RM, Nakandakare ER, Quintao EC, et al. Omega-6 polyunsaturated fatty acids prevent atherosclerosis development in LDLr-KO mice, in spite of displaying a pro-inflammatory profile similar to trans fatty acids. Atherosclerosis. 2012;224:66-74.
7. Hu FB, Stampfer MJ, Manson JE, et al. Dietary fat intake and the risk of coronary heart disease in women. N Engl J Med. 1997;337:1491-9.
8. Vlachopoulos C, Aznaouridis K, Stefanadis C. Prediction of cardiovascular events and all-cause mortality with arterial stiffness: a systematic review and meta-analysis. J Am Coll Cardiol. 2010;55(13):1318-27.
9. Yeboah J, Folsom AR, Burke GL, et al. Predictive value of brachial flow-mediated dilation for incident cardiovascular events in a population-based study: the multi-ethnic study of atherosclerosis. Circulation. 2009;120(6):502-9.
10. Eckel RH, Jakicic JM, Ard JD, et al. 2013 AHA/ACC guideline on lifestyle management to reduce cardiovascular risk: a report of the American College of Cardiology/American Heart Association Task Force on Practice Guidelines. Circulation. 2014;129(25 Suppl 2):S76-99.
11. National Cholesterol Education Program (NCEP) Expert Panel on Detection, Evaluation, and Treatment of High Blood Cholesterol in Adults (Adult Treatment Panel III). Third Report of the National Cholesterol Education Program (NCEP) Expert Panel on Detection, Evaluation, and Treatment of High Blood Cholesterol in Adults (Adult Treatment Panel III) final report. Circulation. 2002;106(25):3143-421.
12. American Diabetes Association. Standards of Medical Care in Diabetes. Diabetes Care. 2014;37(1):S14-80.
13. Sacks FM, Appel LJ, Moore TJ, et al. A dietary approach to prevent hypertension: a review of the Dietary Approaches to Stop Hypertension (DASH) Study. Clin Cardiol. 1999;22(7 Suppl):III6-10.
14. Yusuf S, Hawken S, Ounpuu S, et al. INTERHEART Study Investigators. Effect of potentially modifiable risk factors associated with myocardial infarction in 52 countries (the INTERHEART study): case-control study. Lancet. 2004;364(9438):937-52.
15. Estruch R, Martínez-González MA, Corella D, et al. Effects of a Mediterranean-style diet on cardiovascular risk factors: a randomized trial. Ann Intern Med. 2006;145(1):1-11.

zindo a transcrição de genes que condificam para as enzimas SOD, GPx, CAT, glutathione-S-transferase (GST) e glutationa reduzida (GSH).[227,228] Além disso, os compostos com atividade antioxidante também diminuem a fosforilação da quinase inibidora do NF-κB (IkBa), inibindo, desta forma, a translocação de NF-κB e, consequentemente, a expressão de genes induzidos por este fator de transcrição, tais como as moléculas de adesão VCAM-1, ICAM-1, P-selectina, a proteína de quimioatrativa de monócitos (MCP-1) e as citocinas pró-inflamatórias.[229,230] Todos esses fatores, aliados ao aumento na atividade da eNOS, contribuem para a prevencao da disfunção endotelial.[231,232]

A vitamina C age na sinalização Redox, diminuindo o estresse oxidativo por atuar como sequestradores de ROS e seus derivados, com isso, diminui secreção de citocinas pró-inflamatórias e melhora a função endotelial.[229]

Os polifenois (flavonoides, *theaflavina* e *epicathecin*) encontrados de forma difusa nos alimentos vegetais e azeite de oliva também atuam na sinalização Redox, diminuindo ROS e aumentando HO-1, além disso, diminuem LTB4, P-selectina plasmática, VCAM, ICAM, MCP-1 e a expressão de NF-κB.[233,234] No endotélio, os flavonoides aumentam a produção de eNOS e previnem a disfunção endotelial e remodelamento vascular.[231,232]

A vitamina E, presente nos óleos vegetais e oleoginosas como castanhas e amêndoas, diminui o numero de transcritos para moléculas de adesão e receptor CD-36,[235] aumenta a fosforilação de Nrf2[236] e aumenta a concentração plasmática de óxido nítrico, fatores que melhoram a função endotelial.[237]

A elucidação desses mecanismos de ação levou diversos pesquisadores a investigarem os possíveis benefícios da suplementação de antioxidantes sobre a prevenção e tratamento da DCV em estudos experimentais, epidemiológicos e clínicos.

Estudo clínico conduzido em indivíduos com doença arterial coronariana (DAC) mostrou que o consumo agudo de 2 g de ácido ascórbico melhorou a vasodilatação do fluxo mediada.[229] Estudos que avaliaram o efeito da alimentação sobre o risco cardiovascular, não encontrou associação entre a ingestão alimentar de vitamina C ou de vitamina E com a incidência de DAC.[238] Essa metanálise mostra ainda que entre indivíduos com suplementação superior a 700 mg/dia de vitamina C foi encontrado menor risco de DAC (RR = 0,75; IC95%: 0,60-0,93). A associação entre suplementação de vitamina C e risco de DAC manteve-se após ajustes para fatores de risco não relacionados com a dieta (tabagismo, diabetes) e para fatores dietéticos (ingestão de fibras e gordura saturada). Os autores concluíram que em razão de os efeitos da ingestão elevada de antioxidantes não são totalmente esclarecidos, os resultados não fornecem evidências suficientes para que sejam recomendadas altas doses de vitamina C.

A análise de 16 estudos prospectivos discutida em metanálise publicada recentemente mostrou que tanto a ingestão de vitamina C proveniente de alimentos como a concentração plasmática de vitamina C apresentou associação inversa com o risco de acidente vascular cerebral (AVC). Por outro lado, a suplementação da vitamina, não influenciou o risco para esse evento cardiovascular.[239] Outra importante metanálise com ensaios clínicos (n = 78, 296.707 participantes) avaliou a suplementação de antioxidantes (vitamina A, C, E ou selênio) sobre a mortalidade cardiovascular.[240] A idade média dos participantes era de 63 anos e todos apresentavam doenças controladas de diversas etiologias, incluindo doenças cardiovasculares.[240] Tanto o betacaroteno quanto a vitamina E aumentaram significativamente a mortalidade, enquanto vitamina A, vitamina C e selênio não influenciaram a mortalidade.[240]

O efeito da suplementação de vitamina E associada a vitamina C, em dias alternados por um período de 8 anos, foi avaliado em 14.641 médicos americanos com idade superior a 50 anos. A suplementação de vitamina E ou de vitamina C não reduziu a incidência de infarto, AVC total e mortalidade cardiovascular. No entanto, a suplementação de vitamina E foi associada com aumento da incidência de AVC hemorrágico.[241]

A hiperglicemia é um dos principais indutores da disfunção endotelial observada no diabetes, por induzir a atividade de poliol, hexosaminas proteína C Kinase e shunt da via das pentoses,[242] além de aumentar o anion superóxido com diminuição da produção de óxido nítrico.[243] A flutuação glicêmica potencializa o estresse oxidativo das células endoteliais[244] e, nesse contexto, a dieta assume um papel central na prevenção de danos causados pelo estresse oxidativo.

Com relação aos benefícios da suplementação vitamínica com a finalidade de melhorar a função endotelial no diabetes, os resultados dos estudos são conflitantes. Em recente revisão concluiu-se que a suplementação com ácido ascórbico, taurina e nicotinamida poderia melhorar a função endotelial em crianças diabéticas tipo 1.[245] A explicação para essa melhora foi o fato de a função endotelial manter-se menos sensível às flutuações da glicemia. Apesar da conclusão dos autores em relação ao favorecimento da suplementação vitamínica, a grande maioria dos estudos discutidos

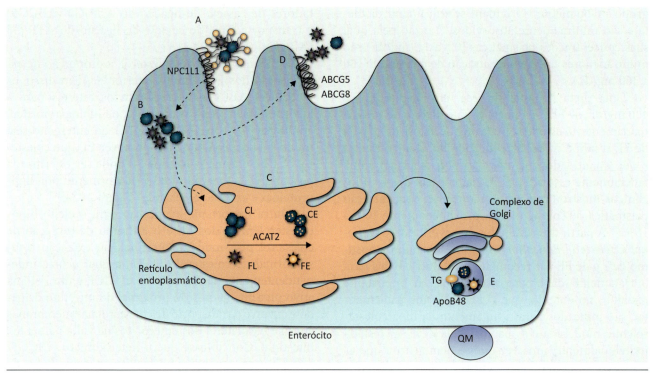

Figura 24.3 Absorção dos esteróis no enterócito: **(A)** aproximação da micela na borda em escova do enterócito; **(B)** o colesterol e os FE não esterificados, isto é, na forma livre (CL e FL), entram na célula através da proteína transportadora de esteróis NPC1L1 **(C)** o CL é esterificado pela ACAT2 no retículo endoplasmático (RE), assim como uma pequena parte dos FL também pode ser esterificada por meio dessa mesma enzima; **(D)** a maior parte dos FL retorna à luz intestinal através das proteínas transportadoras ABCG5 e ABCG8 – o CE, juntamente com o fitoesterol éster, TG e apoB 48, formam os QM, que são carreados pelo sistema linfático; **(E)** Cholesteryl ester (CE), phytoesterol ester (PE), triglicérides (TG) e apolipoproteína B-48 (Ape B48) são processadas no aparelho de Golgi para formar quilomicrons.[220]

A suplementação com FE é segura para o consumo humano,[207] reduz a concentração plasmática de colesterol e não induz o acúmulo desses esteróis na parede da artéria, além de prevenir o desenvolvimento da lesão aterosclerótica, conforme demonstrado em camungos LDLr-KO.[5] Embora não haja estudos com FE sobre desfechos cardiovasculares, recente revisão de estudos clínicos mostrou que não prejudicam a função endotelial.[220]

Antioxidantes

Antioxidantes são substâncias que retardam ou inibem a oxidação de substratos quando presentes em baixas concentrações em relação aos produtos oxidáveis.[221] Diferem entre si quanto a sua estrutura molecular, razão pela qual exibem mecanismos de ação distintos e atuam em diferentes alvos, modulando a função endotelial.[222] Classificam-se em antioxidantes endógenos (enzimas glutationa peroxidase [GPx], glutationa redutase [GR], superóxido dismutase [SOD] e catalase [CAT] e exógenos, os quais são provenientes da dieta, sendo as vitaminas C e E, o selênio e o ácido nicotínico os mais estudados em relação a sua possível ação na redução do risco cardiovascular. Os antioxidantes melhoram a função endotelial, reduzem os processos inflamatórios e tornam a LDL mais resistente a oxidação.[222]

O estresse oxidativo e os processos inflamatórios são condições que conjuntamente propiciam a disfunção endotelial. Particularmente, o primeiro, caracteriza-se por um desequilíbrio entre oxidantes, com prevalência dos antioxidantes, como anion superóxido ($O_2^{\cdot-}$), peroxinitrito ($ONOO^-$), hidroxila (OH^-) e peróxido de hidrogênio (H_2O_2).[222,223] Apesar da formação desses compostos ser um processo contínuo e fisiológico[224,225] em situações em que a geração desses radicais livres é maior que a capacidade de degradação deles, instaura-se o estresse oxidativo.[226]

Em contrapartida, já foi demonstrado na literatura que antioxidantes naturalmente presentes nos alimentos podem atuar em vias de sinalização envolvidas nos processos oxidativo e inflamatório, melhorando a função endotelial. Uma das principais vias de atuação dos compostos antioxidantes envolve a fosforilação e translocação nuclear de fator nuclear derivado de eritrócito 2 (Nrf2) fator de transcrição que se liga ao elemento responsivo a antioxidantes (ARE) indu-

grupo etil ou metil.[205] Originam-se unicamente da dieta e são minimamente absorvidos,[206] razão pela qual suas concentrações plasmáticas (0,3 a 1,7 mg/dL) são muito menores que a concentração de colesterol (150 a 260 mg/dL).

Uma dieta habitual fornece, em média, 150 a 400 mg/dia de FE[207] e uma relevante revisão de aproximadamente 40 estudos observou que a dose de 2 g/dia de FE resultou na redução de 10% do LDL-colesterol e que quantidades maiores não potencializam substancialmente essa ação.[207] A maior parte dos estudos clínicos mostrou que os FE reduzem a concentração plasmática de colesterol em aproximadamente 10% a 15%.[208] A partir dos resultados desses estudos, o *National Cholesterol Education Program*,[11] incluiu o consumo de 2 g de FE nas recomendações nutricionais para o tratamento da hipercolesterolemia. É importante ressaltar, no entanto, que o FE na forma suplementar, são indicados para o tratamento da hipercolesterolemia moderada e a sua eficiência deve ser testada individualmente, uma vez que se demonstrou que as respostas são muito heterogêneas.[209]

O efeito hipocolesterolêmico dos FE pode ser explicado por dois mecanismos: competição no momento da absorção e estímulo da excreção de colesterol transintestinal (TICE). Durante o processo de absorção, ocorre competição com o colesterol nas micelas, estruturas compostas de ácidos biliares, ácidos graxos, diglicerídeos, monoglicerídeos, fosfolípides, lisofosfolípides, colesterol, FE e vitaminas lipossolúveis.[210] Tanto os FE como os fitoestanóis, por serem muito hidrofóbicos, possuem grande afinidade físico-química pela micela na luz intestinal, interferindo assim na solubilização do colesterol nessa estrutura, favorecendo a maior permanência em seu interior em detrimento do colesterol.[211] Dessa forma, o colesterol é deslocado para fora dessa estrutura, aumentando a sua excreção nas fezes (Figura 24.2).

Embora o processo de absorção dos esteróis não esteja ainda completamente elucidado, diversos mecanismos moleculares envolvidos nessa etapa já foram propostos.[208] A proteína *C1-símile de Niemann-Pick* 1 (NPC1L1) é a principal proteína na membrana da borda em escova responsável pela captação desses esteróis.[212] No interior do enterócito, o colesterol é, em sua maior parte, esterificado pela enzima ACAT2 e, posteriormente, incorporado aos quilomícrons na membrana basolateral, culminando na secreção dessas partículas para o sistema linfático. Uma pequena quantidade de colesterol não esterificado retorna para a luz intestinal por meio de transportadores específicos, denominados transportadores de cassete de ligação do ATP G5 (ABCG5) e transportadores de cassete de ligação do ATP G8 (ABCG8) (Figura 24.3).[213]

Em comparação ao colesterol, a proporção de esterificação dos FE é muito inferior.[214] Além disso, os receptores ABCG5/G8 excretam os esteróis para a luz intestinal.[215] Por essas razões, na biologia normal, admite-se que o receptor NPC1L1 do enterócito seja muito menos eficiente para absorver FE que colesterol.[216] Uma ínfima parte dos FE pode ser esterificada pela ACAT2, transportada posteriormente por lipoproteínas e excretada pela bile (Figura 24.3).[217]

Outra importante explicação para o efeito hipocolesterolêmico dos FE é o estímulo de excreção de colesterol pela mucosa intestinal, ou excreção transintestinal de colesterol (TICE), a qual ocorre independentemente da via biliar.[218] O TICE é um sistema ativo presente na porção proximal do intestino delgado e envolve o transporte de colesterol nas membranas apical e basolateral dos enterócitos de volta para a luz intestinal. Concluiu-se que o heterodímero ABCG5/ABCG8 está envolvido na facilitação desse fluxo de colesterol induzido pelos FE.[219]

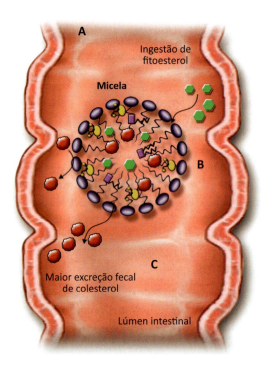

Figura 24.2 Estrutura da micela e mecanismo de competição entre colesterol e FE no interior dessa estrutura: **(A)** suplementação alimentar de FE; **(B)** mecanismo de competição no interior da micela: o FE possui maior afinidade físico-química pela micela, dificultando a solubilização e incorporação do colesterol em seu interior; **(C)** maior excreção fecal de colesterol.[220]

distribuídos em cardiomiócitos, célula endotelial e vascular da musculatura lisa que são regulados independentemente dos níveis circulatórios.[202] A angiotensina II aumenta a produção de ROS no endotélio, reduzindo a biodisponibilidade de NO[203] induzindo o estresse oxidativo.[196] Conforme evidenciado em estudos experimentais com modelos de animais para hipertensão, o excesso de sal aumenta expressão de mRNA e proteína do receptor de angiotensina II (AT-1) na aorta e produção de ROS,[196] também aumenta síntese de receptor de pró-renina, do receptor AT-1 e angiotensinogênio no tecido miocárdio induzindo aumento da fibrose intersiticial e hipertrofia de cardiomiócitos.[204] Em outro estudo, elevada ingestão de sal aumentou a expressão e conteúdo de receptores de renina e pró-renina e, induziu aumento na atividade dos receptores de angiotensinogênio e angiotensina II do tipo AT-1 em tecido cardíaco. Isso levou a ativação das vias de sinalização da quinase regulada por sinal extracelular (ERK 1/2) e proteína-quinase ativada por mitógeno (MAPK38p), induzindo secreção de TGF-1β, que levou a fibrose intersticial cardíaca e fibrose perivascular além de hipertrofia de cardiomiócito.[200]

FITOESTERÓIS

Os fitoesteróis (FE) são constituintes naturais de plantas, presentes em sementes e óleos vegetais, sendo os mais abundantes o beta-sitosterol, campesterol e estigmasterol, predominando o beta-sitosterol. Estão relacionados estruturalmente com o colesterol, diferenciando-se na cadeia lateral pela presença de um

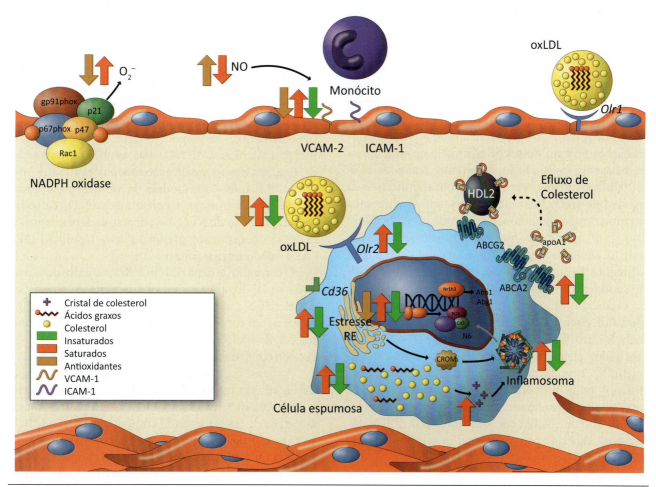

Figura 24.1 oxLDL: LDL oxidada, VCAM-1: molécula de adesão da célula vascular, ICAM-1: molécula de adesão intercelular-1, LOX-1: receptor de LDL oxidada-1, CD36: "cluster" de diferenciação 36, RE: retículo endoplasmático, IL-1β: interleucina-1β, IL-6: interleucina-6, NF-κB: fator nuclear-kB, Ccl2/MCP-1: proteína quimioatraente de monócitos, EROs: espécies reativas de oxigênio, HDL: lipoproteína de alta densidade, ABCA1: transportador de cassete de ligação de ATP-A1, ABCG1: transportador de cassete de ligação de ATP-G1, NO: óxido nítrico, O_2^-: ânion superóxido, Nr1h3/LXR-: liver X receptor.

chás ou refrigerantes por induzirem menor saciedade.[180,181] Dessa forma, recomenda-se adequação do consumo de frutose e sacarose para prevenção de hipertensão. Embasando ainda mais esta recomendação, o tratamento dietético da hipertensão é fundamentado na dieta DASH, a qual contempla baixo consumo de sacarose/frutose.[149]

SÓDIO

Segundo a última pesquisa de orçamento familiar (POF)[182] o consumo médio de sódio na população brasileira é de 3.200 mg/dia, quantidade superior a recomendação da OMS[183] e do Guia Alimentar Americano[184] que preconizam o consumo de 2.000 mg/dia e 2.300 mg/dia, respectivamente. A redução na ingestão de sódio está diretamente associada à queda da pressão arterial.[185]

A redução de 30% no consumo médio de sódio pela população é uma das nove metas globais implementadas pela OMS projetada para o ano de 2025 para a redução de doenças crônicas não transmissíveis. Hendriksen e cols. (2015) mostraram que a redução de 30% no consumo de sal levou a queda na prevalência de infarto entre 6,4% e 13,5% e de doença isquêmica do coração entre 4% e 9%, em nove países europeus.[186]

A maior parte do sódio consumido nos domicílios brasileiros provém do sal de cozinha e de condimentos à base de sódio (74%), entretanto, dados da POF de 2008-2009 demonstraram aumento significativo da ingestão de sódio pelo maior consumo de alimentos ultraprocessados, quando comparado à POF 2002-2003.[187] O mesmo se observa nos Estados Unidos, onde os alimentos ultraprocessados, juntamente com a alimentação em restaurante, respondem pelo consumo superior a 75% do sódio total da dieta.[188]

O consumo excessivo de sódio é um dos principais fatores de risco para a hipertensão arterial[189] e outras doenças cardiovasculares uma vez que o sódio também induz efeitos independentes sobre a função endotelial.[190] Dessa forma, o excesso de sódio em pessoas sensíveis pode influenciar negativamente o sistema nervoso simpático, aumentar a angiotensina II, catecolaminas e outros fatores como citocinas inflamatórias e ou espécies pró-oxidantes, induzindo estresse oxidativo.[191]

O balanço de sódio no organismo está associado a sistemas e hormônios, incluindo o sistema renina-angiotensina-aldosterona, sistema nervoso simpático, peptídeos natriuréticos atriais e outros.[192] Seals e cols. (2001) demonstraram, em mulheres pós menopausadas, que a redução de sódio na dieta após quatro semanas reduziu a pressão arterial e pressão de pulso mediado, alterações que podem ser explicadas pela redução na rigidez das grandes artérias elásticas na circulação central.[193] Um dos mecanismos associado a menor elasticidade na parede arterial é a menor concentração plasmática de peptídeo natriurético-C (CNP) como demonstrado em 35 indivíduos hipertensos.[192] O CNP é um peptídeo sintetizado e estocado pelas células endoteliais, agonista vasodilatador do músculo liso vascular[193] e pode ser encontrado em baixas concentrações em indivíduos saudáveis.[194]

Estudos clínicos e experimentais vêm demonstrando o efeito do sódio sobre a função endotelial, independentemente da pressão arterial.[190,192] O tônus vascular é determinado pelo balanço entre agentes vasoconstritores e vasodilatadores no meio endotelial e o sódio apresenta associação significativa na vasodilatação dependente do endotélio, por reduzir a biodisponibilidade de NO.[195,196] O NO é o primeiro composto responsável pela vasodilatação nas artérias,[197] além disso, inibe agregação plaquetária, modula interação leucócito-endotélio pela alteração na expressão de moléculas de adesão celular e redução de aderência de monócito, e inibe a proliferação de célula muscular lisa.[198]

A redução de NO tem forte associação com aumento nos níveis de ROS, geradas pela NADPH oxidase, xantina oxidase ou óxido nítrico sintase endotelial (eNOS) dentro da parede vascular, levando não somente a varredura de NO, mas também interrupção de algumas vias de sinalização mediadoras da sua produção.[195] Estudo com modelo de animais para hipertensão demonstrou que o consumo excessivo de sódio reduz produção de NO e vasodilatação dependente do endotélio com menor prejuízo da via insulina/PI3K-AKT/óxido nítrico sintase.[196]

O consumo de dieta rica em sódio por indivíduos sensíveis ao sal demonstrou maior concentração plasmática de seletina-S e -E, endotelina-1 e excreção de albumina urinária, em contraste não houve diferença nas concentrações de moléculas de adesão (ICAM-1 e VCAM-1) quando comparado aos indivíduos resistentes ao sal.[199]

A maior ingestão de sódio por 14 indivíduos saudáveis resistentes ao sal demonstrou menores concentrações plasmáticas de angiotensina II, aldosterona e atividade de renina quando comparada a dieta de baixa ingestão de sódio.[190] No entanto, o excesso de sal prejudicou a dilatação dependente do endotélio. Estudo experimental com modelos animais, tanto hipertensos como normotensos, demonstrou que o maior consumo de sódio reduz as concentrações plasmáticas de angiotensina II e atividade de renina.[200]

Os componentes do sistema renina-angiotensina são sintetizados localmente no tecido cardíaco[201] e

Welsh e cols. (2011) demonstraram que o consumo de bebidas adoçadas com açúcar por adolescentes americanos foi positivamente associado ao aumento dos riscos para as DCV.[150]

O aumento do risco cardiovascular observado com a frutose pode, em parte, ser atribuído ao seu efeito sobre a elevação da concentração plasmática de TG, cuja via é explicada por dois mecanismos distintos. O primeiro deles relaciona-se ao fato de que a captação da frutose ocorre independentemente da ação da insulina e a sua metabolização não á regulada pelas concentrações de adenosina trifosfato (ATP) ou de citrato intracelular, não havendo, portanto, um *feedback* de regulação desta etapa. Dessa forma, a frutose pode entrar na via glicolítica e gligoneogênica de forma contínua e incontrolada, produzindo grande quantidade de glicogênio, lactato e piruvato, sendo os dois últimos precursores do glicerol.[164] Adicionalmente, o elevado consumo de frutose aumenta a expressão de enzimas lipogênicas hepáticas.[165]

O segundo mecanismo envolvido no potencial aterogênico da frutose, está associado à sua ação sobre a elevação da pressão arterial, provavelmente em função da disfunção endotelial.[166] Com a finalidade de avaliar o efeito dos açucares sobre a resposta cardiovascular aguda, indivíduos saudáveis receberam 60 g de frutose, sacarose ou glicose e observou-se o aumento de respostas hemodinâmicas com a frutose. Essas alterações culminaram em aumento significativo da pressão arterial resultado da ativação simpática cardíaca, aumento do débito cardíaco e menor índice de contratilidade e sem alteração da resistência periférica.[154] Quanto ao consumo da glicose, verificou-se aumentou do débito cardíaco com concomitante vasodilatação periférica, não havendo, no entanto, mudança na pressão arterial.[154]

Estudo experimental em camundongos comparou o consumo de dieta rica em frutose (xarope de milho) a dieta hiperlipídica e mostrou que ambas as dietas levaram a hiperinsulinemia, hiperglicemia e hiperlipidemia quando comparadas a dieta normocalórica. Entretanto, apenas a dieta rica frutose induziu aumento da pressão arterial, ou seja, o consumo de frutose apresenta repercussões metabólicas similares ao consumo excessivo de gordura.[167]

A frutose, tanto em estudos experimentais como em humanos, induziu maior concentração de ácido úrico plasmático, hiperinsulinemia e menor sensibilidade à insulina.[166,168] O ácido úrico é fator de risco independente para as DCV e tem importante papel no desenvolvimento da hipertensão arterial.[169,170]

A etapa intermediária de metabolização da frutose gera a formação de ácido úrico e induz ao acúmulo de ROS como consequência da degradação de ATP em adenosina difosfato (ADP).[171-173] Dessa forma, a hiperuricemia leva ao aumento de ROS que reduz a biodisponibilidade de óxido nítrico acarretando disfunção endotelial e elevação da pressão arterial.[166,174] Outra via de atuação do ácido úrico na hipertensão arterial é a ativação do sistema renina-angiotensina-aldosterona e inibição de NO sintase neural[175] que também leva a disfunção endotelial, como demonstrado em estudos experimentais.[174] Esse mesmo trabalho avaliando a ação do ácido úrico em célula endotelial de aorta bovina também demonstrou redução da produção de NO induzida pelo fator de crescimento endotelial vascular.[174]

Estudo *in vitro* demonstrou que o tratamento de células, do tipo HAEC, com concentrações fisiológicas de frutose aumentou a expressão de ICAM-1 de forma tempo e dose dependente, possivelmente em razão da redução das concentrações intracelulares de ATP que levou a menor síntese de NO e a disfunção endotelial. Essas alterações foram independentes da atividade do NF-κB.[173] Já em animais, o consumo de frutose foi associado a maior expressão e concentração plasmática de ICAM-1 em célula endotelial renal.[173]

Estudo recente avaliando, em 5.887 adultos participantes da terceira geração do *Framingham Heart Study*, a associação entre função endotelial e aderência ao Guia Alimentar para Americanos (2010) demonstrou que maior aderência ao guia se associava a velocidade de fluxo sanguíneo e onda arterial, ou seja, a melhor qualidade da dieta está associada a saúde vascular.[176]

O consumo de frutose, dentro de dieta rica em hortaliças e frutas, é inversamente associado com biomarcadores de disfunção endotelial, como, moléculas de adesão, PCR e outros biomarcadores inflamatórios.[177,178] No entanto, o maior consumo de frutose em dieta de padrão Ocidental está positivamente associado a disfunção endotelial, possivelmente pelo alto conteúdo de frutose presente nas bebidas adoçadas com xarope de milho,[179] além do maior conteúdo de gordura total na dieta, principalmente gordura saturada e *trans*, que também contribuem para o prejuízo do endotélio.[4,40]

Apesar de não haver consenso sobre a ação direta da frutose/sacarose sobre a pressão arterial e consequentemente na função endotelial, sabe-se que o alto consumo desses açúcares está relacionado com hábitos alimentares inadequados e aumento de obesidade, especialmente quando consumidos na forma de sucos,

por entender que o consumo de açúcar inferior a 5% do valor calórico total pode representar maiores benefícios à saúde comparados aos 10% preconizados anteriormente.[140,141]

Desde a década de 1960, Yudkin e cols. demonstraram que o consumo elevado de açúcar estava associado ao aumento das DCV.[142,143] Posteriormente, estudo realizado com 75.521 mulheres americanas, acompanhadas por 10 anos, demonstrou que dieta com alto índice glicêmico em decorrência ao aumento do consumo de carboidratos simples, aumentava o risco para o desenvolvimento das DCV, independentemente de outros fatores de risco.[144]

Resultados de diversos estudos epidemiológicos e experimentais têm demonstrado evidências que relacionam o alto consumo de carboidratos[145-147] e açúcares[148-150] – particularmente a frutose[151-154] ao aumento do risco para as DCV.

SACAROSE

A sacarose é um dissacarídeo composto por 50% de glicose e 50% de frutose, encontrada em grande quantidade no mel e na cana-de açúcar e em todos os seus derivados, tais como caldo cana, açúcar mascavo, açúcar branco e, em menor quantidade, em algumas frutas. Estudos epidemiológicos e clínicos têm associado o seu alto consumo a maior risco para DCV.[155]

Um estudo longitudinal que acompanhou por 24 anos 88.520 mulheres demonstrou que a incidência de DCV aumentou significativamente entre as mulheres que consumiam duas porções de bebidas adoçadas com açúcar por dia.[149] O aumento de múltiplos fatores de risco cardiovascular também foi observado em estudo conduzido em adolescentes, cujo consumo médio de açúcar era superior a 20% das calorias da dieta.[150] Independente de outras variáveis, incluindo o peso corporal, o alto consumo de açúcar foi inversamente associado com a concentração plasmática de HDL-c e diretamente associado à concentração plasmática de LDL-c.

Apesar de existirem várias evidências de que a sacarose possa aumentar a pressão arterial,[156] os resultados de estudos clínicos são ainda muito controversos. Estudo realizado por Van der Schaaf e cols. (1999) demonstrou em adultos hipertensos e portadores de doença renal policística que o consumo de dieta rica em sacarose (40% do total de calorias ingerido) por um período de seis semanas, não induziu alteração na pressão arterial.[157] Da mesma forma, indivíduos jovens e saudáveis consumindo dietas isocalóricas, por período de seis semanas, com 10% ou 25% das calorias na forma de sacarose, não apresentaram aumento de pressão com o consumo das diferentes dietas.[158] No entanto, observou-se aumento da pressão arterial com o consumo de bebidas adoçadas com sacarose (28% do total de calorias) durante um período de 10 semanas em comparação ao consumo de bebidas adoçadas com adoçantes artificiais.[159] O efeito deletério observado nesse estudo, diferentemente dos estudos anteriores, pode ter sido em decorrência da diferença significativa do consumo calórico entre os grupos sacarose e adoçantes artificiais, o que também induziu diferença de ganho de peso e tecido adiposo.

Quanto aos estudos epidemiológicos, evidenciaram-se a associação entre açúcar e o aumento da pressão arterial. Um estudo com 4.867 adolescentes americanos (de 12 a 18 anos) utilizando os dados do *National Health and Nutrition Examination Survey* (NHANES 1999-2004) demonstrou que o consumo elevado de bebidas adoçadas com açúcar estava associado ao aumento da pressão arterial.[160] Os resultados foram ajustados para uma série de fatores relacionados ao risco de DCV, tanto do ponto de vista clínico como do ponto de vista nutricional. O *Framingham Heart Study*[161] demonstrou que o consumo de pelo menos uma porção de refrigerante (350 mL) está associado ao aumento de marcadores das DCV, como aumento da prevalência e da incidência da hipertensão arterial, da hipertrigliceridemia e da diminuição da concentração de HDL. A sacarose e glicose podem elevar a pressão arterial também por ação anti-natriurética, com maior retenção de sódio.[162] O consumo de açúcar pode também estar relacionado ao aumento da atividade do sistema nervoso simpático, conforme demonstrado após a administração oral de glicose em indivíduos saudáveis levou ao aumento dos níveis de norepinefrina circulante.[163]

FRUTOSE

As principais fontes de frutose na dieta são as frutas, a sacarose e o xarope de milho, sendo esses dois últimos compostos por partes iguais de frutose e glicose. O aumento expressivo do consumo de frutose nos Estados Unidos ocorreu após 1967, em razão do enriquecimento de sucos e refrigerantes com xarope de milho.[153,154]

Diversos autores demonstraram que a frutose poderia ser o componente crítico dessa relação entre o aumento do consumo do açúcar e o aumento da incidência das DCV.

Um estudo longitudinal que acompanhou 88.520 mulheres, por 24 anos, demonstrou aumento da incidência de DCV entre as mulheres que consumiam por dia duas porções de bebidas adoçadas com açúcar.[149]

Reafirmando todos os mecanismos já descritos, a substituição de 5% do valor calórico fornecido sob a forma de saturados por insaturados reduz o risco cardiovascular em 42%, e a substituição de 2% das calorias sob a forma de *trans* por insaturados pode reduzir cerca de 53% o risco cardiovascular.[94]

ÁCIDOS GRAXOS *TRANS*

Os ácidos graxos *trans* são isômeros geométricos dos ácidos graxos *cis*. Podem ser produzidos por meio da bio-hidrogenação da gordura por ação microbiana em animais ruminantes[125] ou pela hidrogenação industrial de óleos vegetais.[126] Na dieta, o ácido graxo *trans* encontra-se principalmente sob a forma de ácido elaídico (*trans*18:1, n-9) e provém basicamente do consumo de produtos industrializados preparados com gordura hidrogenada.

Os ácidos graxos *trans* possuem ações deletérias e seu consumo induz aumento das concentrações de TG, colesterol total e LDL-c e VLDL-c. Além disso, frente aos ácidos graxos saturados, reduzem as concentrações de HDL-c.[127,128] O consumo de *trans* aumenta o catabolismo da apo AI levando a menor formação de pré-beta-HDL e HDL e diminui o catabolismo da apolipoproteína B100 (Apo B100) levando ao aumento plasmático de partículas aterogênicas.[129] Além disso, aumenta a concentração de partículas de LDL pequenas e densas, que são mais aterogênicas por penetrarem mais facilmente na parede das artérias.[130]

Estudo em animais demonstrou que dieta enriquecida em ácidos graxos *trans* aumentou a expressão hepática de genes envolvidos na síntese de lípides, ácido graxo sintase, SREBP, da proteína microssomal de transferência de triglicérides (MTP) e de apo B100. Além disso, consumo de dieta *trans* reduziu 30% as concentrações plasmáticas de vitamina E, alterando os mecanismos de defesa contra o estresse oxidativo, o que pode explicar o aumento da expressão de mRNA da proteína regulada pela glicose-78 (Grp78), chaperona do retículo endoplasmático cuja expressão está aumentada durante o estresse oxidativo.[131]

Outra ação deletéria do ácido elaídico envolve a diminuição do efluxo celular de colesterol mediado pelo transportador ABCA-1, um efeito atribuído à alteração na fluidez da membrana celular.[132] Dessa forma, esse ácido graxo contribui para o acúmulo de colesterol em macrófagos e, portanto, com a progressão da lesão aterosclerótica

O *Nurses Health Study* concluiu que a substituição alimentar dos ácidos graxos saturados e *trans* por monoinsaturados e poli-insaturados é mais eficaz para a prevenção de DCV que a redução do total de gordura da dieta.[7] Utilizando dados da mesma poulação do *Nurses Health Study*, avaliou-se a relação entre o consumo de diferentes tipos de gordura e o risco de DM 2 e evidenciou-se que o consumo de ácidos graxos saturados e monoinsaturados não apresentou associação com o risco de DM 2, porém, o consumo de ácidos graxos *trans* aumentou e o de poli-insaturados reduziu o risco de DM 2.[133]

Em uma análise prospectiva em um subgrupo do Women's Health Study (WHS) avaliou a associação entre o consumo dos diferentes tipos de gordura e o risco de desenvolvimento de hipertensão em mulheres. Após análise multivariada com ajuste para fatores relacionados à obesidade, apenas o consumo de ácidos graxos *trans* apresentou associação positiva com risco de hipertensão.[134]

Além de elevarem a incidência de doença cardiovascular por ação direta sobre fatores de risco, os ácidos graxos *trans* também o fazem por meio da indução de injúria endotelial. Estudo *in vitro* em células endoteliais de cordão umbilical humano (HUVEC) demonstrou que o ácido elaídico pode provocar morte celular por induzir a ativação da via das caspases.[135] Em outro estudo, em células endoteliais de aorta humana (HAEC), o ácido graxo *trans* induziu ativação de NF-κB, mediada pelo aumento na produção de ROS, o que levou ao aumento da expressão de VCAM-1 e ICAM-1 e, consequentemente, aumento da adesão de leucócitos.[136]

Estudos em humanos corroboram resultados dos estudos experimentais. Baer e cols. (2004) observaram aumento das concentrações plasmáticas de E-selectina e proteína C reativa (PCR) em homens consumindo dieta enriquecida com *trans* por cinco semanas.[137]

Com relação à resposta inflamatória, o consumo de ácidos graxos *trans* é capaz de aumentar a produção de TNF-α e IL-6 em humanos.[138] Em indivíduos com DCV estabelecida, os ácidos graxos *trans* foram positivamente associados com inflamação sistêmica, representada pelo aumento das citocinas proinflamatórias IL-1β, IL-6, TNF-α e MCP-1.[139] Esses estudos demonstram que, além dos efeitos adversos no metabolismo lipídico, o ácido graxo *trans* é capaz de induzir perfil proinflamatório agravando ainda mais suas ações deletérias à saúde.

Em razão de os ácidos graxos *trans* apresentarem o maior potencial aterogênico em comparação a todos os ácidos graxos da dieta, o seu consumo não é recomendado por todas as diretrizes internacionais.[10-12]

CARBOIDRATOS SIMPLES

A American Heart Association (AHA) e a Organização Mundial de Saúde (OMS) recomendam, atualmente, a redução na ingestão de açúcares de adição

ocasionados pelos ácidos graxos saturados é mediada pelos receptores da família *Toll-like* (TLR2 e TLR4), os quais disparam a cascata de sinalização mediada pelas serinas quinases c-Jun N-terminal (JNK) e quinase IkB (IKK), proteínas *upstream* na via de sinalização do NF-κB e da proteína ativadora-1 (AP-1).[111]

A ativação do NF-κB mediada pelos ácidos graxos saturados favorece a síntese e secreção de citocinas pró-inflamatórias, como TNF-α, IL-6 e MCP-1, contribuindo para maior recrutamento de células inflamatórias e acúmulo de colesterol na área de lesão.[99] Demonstrou-se também que ativação do NF-κB por ácidos graxos saturados induz a expressão de cicloxigenase-2 (COX-2), Interleucina 1 α (IL-1α) e óxido nítrico sintase indusida (iNOS).[112]

Em outro estudo, foi demonstrado que o ácido graxo saturado promove a maturação de células dendríticas, aumentando a expressão de moléculas de histocompatibilidade de classe II (MHC-II) e moléculas coestimuladoras induzindo à secreção de citocinas pró-inflamatórias (IL-12p70 e IL-6) levando a ativação de células T *naive*. Essa regulação é, em parte, modulada por TLR 4 e inibida por ácidos graxos poli-insaturados de cadeia longa.[113]

Ainda em relação à ação inflamatória dos ácidos graxos saturados, estes pré-sensibilizam os macrófagos via ativação transcricional de NF-κB e ativam o complexo inflamassoma, induzindo a clivagem de caspase-1 e aumentando a secreção de IL1β e IL-18.[114,115] Além disso, os ácidos graxos saturados, por aumentarem a captação de partículas de LDL, induzem o acúmulo intracelular de colesterol livre, o que leva a formação de cristais de colesterol. Estes, por sua vez, são capazes de induzir a formação do complexo inflamassoma.[116]

O recrutamento de células inflamatórias, especialmente os monócitos ao espaço subendotelial, é condição *sine qua non* para a formação de lesão aterosclerótica. Nesse ambiente, o MCSF converte monócitos a macrófagos, os quais expressam receptores responsáveis pela captação da LDL modificada, como receptor de LDL oxidada (LOX-1), *cluster of differentiation* 36 (CD36) e receptores *scavenger* classe A e B (SRA e SR-BI, respectivamente).[23,117] Os ácidos graxos saturados induzem a diferenciação mediada pelo MCSF e aumentam a expressão dos receptores que captam a LDL modificada quando comparados aos ácidos graxos insaturados.[61,62,100,118]

Um dos possíveis mecanismos pelos quais os ácidos graxos saturados induzem a expressão dos receptores *scavenger* envolve a ativação do estresse do retículo endoplasmático (RE).[119] O estresse do RE é caracterizado pelo acúmulo de proteínas não-enoveladas e mal enoveladas no retículo, excedendo a capacidade da organela e induzindo uma resposta adaptativa conhecida como UPR (resposta a proteínas mal enoveladas – *unfolded protein response*), que visa restabelecer a homeostase do retículo. Nesse processo, primeiramente a célula reduz a síntese protéica, a fim de reduzir o acúmulo de proteínas no retículo; em seguida, a capacidade do retículo em processar as proteínas não enoveladas é aumentada; por fim, caso a homeostase do retículo não seja restabelecida, é induzida apoptose.[120] Estudos recentes mostraram que condições crônicas como inflamação, dislipidemia e hiperglicemia, associadas à obesidade e ao diabetes, podem induzir e estresse do RE.[121]

Já está demonstrado que o ácido palmítico induz a ativação do estresse do RE em macrófagos levando ao aumento da expressão de LOX-1, efeito que foi atenuado pela presença de ácidos graxos insaturados (oleico e linoleico), uma vez que estes suprimiram o estresse do RE induzido por ácido palmítico.[62] Estudo desse mesmo grupo mostrou ainda que o aumento da expressão de LOX-1 em macrófagos, induzida por ácido palmítico, levou ao aumento da captação de LDLox,[61] o que favorece o acúmulo de colesterol nos macrófagos, levando a formação da célula espumosa e contribuindo para o desenvolvimento de aterolclerose.

Pelo fato de induzirem estresse do RE, bem como estresse inflamatório e estresse oxidativo, os ácidos graxos saturados contribuem para a apoptose dos macrófagos, esses são então depurados por outras células fagocitárias, em um processo conhecido como eferocitose.[122] Já foi descrito que em placas avançadas esse mecanismo se torna ineficiente e, a maior concentração de os ácidos graxos saturados na membrana plasmática pode prejudicar ainda mais o processo. Por outro lado, os poli-insaturados da serie ômega 3 restabeleceram a eferocitose em camundongos LDLr-KO obesos por um mecanismo dependente de fosfatidil inositol 3 quinase (PI3K).[123]

Sabe-se que elevadas concentrações de glicose são capazes de ativar tanto células T como células endoteliais, tornando-as responsivas a insulina. A incubação com ácido palmítico foi capaz de ativar ambas as células, induzindo a expressão de receptor de insulina, transportador de glicose 4 (GLUT 4) e aumento na produção de espécies reativas de oxigênio e de citocínas pró-inflamatórias (TNF-α, IL-2, IL-6, e IL-1β) por ambas as linhagens celulares. Esses resultados indicam que a ativação crônica, de ambas as células tanto pela hiperglicemia como por elevadas concentrações de palmítico, podem contribuir para o avanço da DCV.[124]

Já se demonstrou que o tipo de acido graxo alimentar é capaz de influenciar a susceptibilidade das LDL à oxidação. Dessa forma, ao se comparar as LDL de indivíduos que consomem dieta rica em ácido oleico, com LDL rica em poli-insaturados da série ômega 6, observou-se que as partículas ricas em ômega 6, eram mais suscetíveis à oxidação e capazes de estimular vias inflamatórias associadas à quimiotaxia de macrófagos e expressão de genes que codificam moléculas de adesão.[98] Vale ressaltar que, diferentemente dos ômega 3, os ácidos graxos poli-insaturados da série ômega 6, como AA, são conhecidos por sua capacidade pró-inflamatória,[99] especialmente por serem substratos para a síntese de prostaglandina E2 (PGE2), TXA2 e leucotrieno B4 (LTB4), que estão associados à vasoconstrição, agregação plaquetária e inflamação.[17] Sabe-se que a composição dos lípides da membrana celular reflete os ácidos graxos da dieta e que essa composição promove diferenças na fluidez de membrana, o que pode interferir na atividade de proteínas e também na sinalização celular. Dessa forma, além de mais suceptíveis a oxidação, a incorporação de ácidos graxos da série ômega 6 na membrana plasmática de células inflamatórias pode modular sua resposta.[17]

Além de mais estável e menos suscetível a oxidação, o ácido oleico é também capaz de reduzir a ativação de células endoteliais. Massaro e cols. (2002), demonstraram que o tratamento com ácido oleico reduziu a ativação de células endoteliais induzida por LPS e IL-1, preveniu a depleção dos estoques intracelulares de glutationa, bem como a ativação do NF-κB e inibiu a expressão de VCAM-1 e secreção de fator estimulante da colônia de macrófagos (MCSF) no meio de cultura.[100] Vale ressaltar que os efeitos do ácido oleico demonstrados neste estudo estão diretamente ligados ao aumento da incorporação dos mesmos nos lípides celulares.

ÁCIDOS GRAXOS SATURADOS

Os ácidos graxos saturados estão naturalmente presentes na dieta, principalmente na forma de ácido palmítico (16:0) e, em menor quantidade, ácido mirístico (14:0) e ácido esteárico (18:0). Já ácido láurico (12:0) é minimamente encontrado na dieta. Além das gorduras animais (palmítico), as gorduras vegetais como coco (láurico), palma (palmítico) e cacau (esteárico) são fontes alimentares de ácidos graxos saturados.

Já é consenso na literatura que dieta rica em gordura saturada aumenta o colesterol plasmático, quando comparado a gordura poli-insaturada e vários mecanismos de ação já foram descritos: 1) os ácidos graxos saturados apresentarem cadeia retilínea de carbono e por isso empacotam-se linearmente no núcleo das lipoproteínas, permitindo que estas transportem maior quantidade de colesterol éster.[48] 2) a menor expressão e/ou atividade do LDLr diminui a remoção das partículas de LDL do plasma;[51,101,102] nesse sentido a gordura saturada é capaz de reduzir a expressão mRNA,[103,104] bem como a atividade do LDLr quando ingerida em associação com colesterol, possivelmente em razão da alteração da fluidez de membrana devido à incorporação de ácido graxo saturado aos FL.[105] 3) os ácidos graxos saturados induzem a expressão hepática do coativador do receptor ativado por proliferadores do peroxisoma 1b (PGC-1beta), o qual induz a expressão de fatores de transcrição relacionados síntese hepática de lípides, elevando a síntese, produção e secreção de VLDL ricas em colesterol e TG.[106]

Estudo experimental realizado em animais com ablação gênica para o receptor de LDL (LDLr-KO) alimentados com dieta rica em colesterol e suplementados com palmítico, ômega 3 ou ômega 6 demonstrou que o ácido graxo saturado induziu o desenvolvimento de maior área de lesão aterosclerótica e aumento do recrutamento de células inflamatórias para a intima arterial, fato que foi prevenido pelo consumo de ômega 3 e ômega 6.[86]

Wang e cols. mostraram que animais LDLr-KO alimentados com dieta rica em gordura saturada suplementada com ômega 6: ômega 3 apresentaram menor área de lesão, menor acúmulo de colesterol em macrófagos e menor expressão de marcadores inflamatórios (IL-6, TNF-α e proteína quimiotática de monócitos 1 – MCP-1) quando receberam a menor razão de ômega 6: ômega 3 quando comparados com aqueles que receberam suplementação apenas com ômega 6.[99] Em outro estudo, animais LDLr-KO alimentados com diferentes dietas hiperlipídicas, mostrou que a dieta rica em ômega 6 induziu resposta inflamatória mais acentuada, comparada a dieta rica em gordura saturada, com aumento IL-6 e TNF-α no plasma e em macrófagos de peritônio estimulados com LPS; entretanto, os animais que consumiram dieta rica em ômega 6 apresentaram menores concentrações plasmáticas de colesterol e menor área de lesão.[6] Esses estudos demonstram que mesmo com perfil inflamatório desfavorável, as concentrações plasmáticas de lípides são preponderantes para o avanço da lesão aterosclerótica, confirmando a hipótese lipídica.[107]

Sabe-se que os ácidos graxos, como palmítico e esteárico, precursores na formação de ceramidas, são capazes de ativar a resposta inflamatória de macrófagos induzindo aumento das concentrações de TNF-α no meio de cultura.[108-110] Parte dos eventos inflamatórios

matórios.[78,79] Uma vez ativado por DHA esse receptor recruta a proteína beta-arrestina 2 que bloqueia a atividade de proteínas *upstream* à via de sinalização do fator nuclear kappa B (NF-κB), e é capaz de prevenir a secreção de TNF-α e IL-6 em macrófagos estimulados com LPS.[78] Trabalhos recentes mostraram que polimorfismos no receptor GPR120 com perda de função estão associados à obesidade e resistência insulínica, em modelos animais e em humanos.[80,81] Além disso, os ácidos graxos da série ômega 3 ativam a via do AMPK/SIRT1 (proteína quinase ativada por AMP/sirtuína-1) e reprimem a atividade transcricional do NF-κB em macrófagos estimulados com LPS, exercendo assim ação anti-inflamatória.[82]

Esses mecanismos anti-inflamatórios mediados pelos poli-insaturados contribuem para redução na formação do inflamassoma uma vez que a ativação do NF-κB pré-sensibiliza os macrófagos para a formação dele. O inflamassoma é um complexo multiproteico, componente do sistema imune inato, que ativa cascata inflamatória por meio da ativação da caspase-1 levando a secreção de interleucina 1-β (IL1-β) e interleucina 18 (IL-18).[83] Foi demonstrado que o componente responsivo a nutrientes, NLRP3 (NLR *family pyrin domain-containing 3*), pode ser ativado por ácidos graxos saturados levando a secreção de IL1-β, em contrapartida, os insaturados atuam prevenindo a formação do inflamassoma induzida por saturados em monócitos/macrófagos humanos, impedindo a secreção de IL1-β.[84]

A progressão da lesão aterosclerótica esta diretamente associada com o infiltrado de macrófagos.[6,85] No entanto, a classificação do subtipo de macrófago presente na lesão depende da identificação de sua polarização, podendo ser do tipo M1, ativação clássica, associados à produção de citocínas pró-inflamatórias (TNF-α e IL-6), ou do tipo M2, ativação alternativa, relacionado ao processo de reparo tecidual e a produção de citocínas anti-inflamatórias (IL-4, fator transformador de crescimento beta – TGF-β). Lesões iniciais apresentam predomínio do subtipo M2, com o avanço da lesão ocorre aumento de macrófagos do subtipo inflamatório (M1).[85]

Os ácidos graxos poli-insaturados podem modular a polarização do macrófago. Camundongos LDLr-KO alimentados com dieta rica em ômega 3 apresentaram menor numero de monócitos Ly6C[hi], associados ao subtipo M1, quando comparados aos animais que consumiram o óleo de palma.[86] Já macrófagos incubados com DHA aumentaram a capacidade de eferocitose, produção de citocínas anti-inflamatórias e de marcadores associadas à polarização M2. Essa ação do DHA foi dependente da ativação do receptor ativado por proliferadores de peroxisoma-γ (PPAR-γ),[87] que tem papel chave na programação ativação alternativa do macrófago.[88]

O excesso de colesterol livre é toxico para a célula, dessa forma a enzima acilcolesterol aciltransferase (ACAT) esterifica o colesterol para que este seja armazenado em estruturas conhecidas como *lipid droplets*.[89] A liberação de colesterol dos *lipid droplets* pode ocorrer pela ação da enzima colesterol éster hidrolase neutra (nCEH),[89] ou por um processo autofágico, conhecido como macrolipofagia, no qual ocorre a fusão dos *lipid droplets* com os lisossomas, que contêm lipases ácidas.[90] Foi demonstrado que durante a aterogênese, o processo autofágico torna-se progressivamente ineficiente, favorecendo o acumulo dos *lipid droplets* e mantendo o complexo inflamassoma ativado,[91] já que o processo autofágico é necessário para degradação de proteínas citosólicas. Os ácidos graxos da série ômega 3 também reduzem a ativação do complexo inflamassoma porque promovem a degradação desse complexo em um processo mediado pela autofagia.[92]

ÁCIDOS GRAXOS MONOINSATURADOS

Os ácidos graxos monoinsaturados possuem uma única dupla ligação e seu principal representante na dieta é o ácido oleico (18:1, ômega 9), sendo as principais fontes o óleo de oliva e de canola. O conceito de que esses ácidos graxos conferem proteção contra DCV, advém especialmente de estudos realizados em populações de regiões do Mediterrâneo, que apresentam baixa prevalência de DCV e cujo principal componente da gordura da dieta é o azeite de oliva, rico em ácidos graxos monoinsaturados.[93,94]

O ácido oleico possui efeito neutro sobre a colesterolemia, especialmente por ser o substrato preferencial da enzima que esterifica o colesterol, a ACAT, reduzindo o *pool* intracelular de colesterol livre, fator que contribui para o aumento na atividade dos receptores hepáticos de LDL.[95,96] Quando as concentrações de colesterol livre se elevam, a enzima ACAT esterifica o colesterol para que este seja armazenado em *lipid droplets*.[89] Se por um lado esse efeito pode ser considerado benéfico por diminuir a toxicidade do colesterol livre, por outro, o acúmulo de colesterol esterificado em *lipid droplets* pode dificultar o efluxo de colesterol celular mediado pelos receptores da família ABCA1 e ABCG1, favorecendo assim o acúmulo celular de lípides.[97]

plasmática, diminuindo a capacidade de remoção de colesterol celular. Os mecanismos descritos envolvem a repressão da transcrição dos transportadores, bem como modulações pós-traducionais que induzem a degradação do ABCA1.[58-60] Entretanto é preciso lembrar que os ácidos graxos insaturados reduzem as concentrações plasmáticas de colesterol e de lipoproteínas aterogênicas[49] e também a expressão de receptores envolvidos na captação de LDL oxidada pelo macrófago, reduzindo o acúmulo intracelular de colesterol.[61,62] Nesse contexto a redução na transcrição de proteínas que removam o colesterol celular não confere potencial aterogênico.

Já está demonstrado que os ácidos graxos ômega 3 reduzem a produção de moléculas quimioatrativas e a expressão de moléculas de adesão e aumentam a estabilidade da placa aterosclerótica,[18] sendo esse efeito mais pronunciado quanto maior o numero de duplas ligações na cadeia carbônica do acido graxo.[63-65] O tratamento de células endoteliais com DHA preveniu a ativação delas, mesmo quando estimuladas com citocínas, inibiu a expressão de moléculas de adesão (molécula de adesão celular vascular 1 - VCAM-1, E-selectina, molécula de adesão intercelular 1 - ICAM-1) de forma dose-dependente e reduziu a secreção de citocínas pró-inflamatórias (IL-6 e interleucina-8 - IL-8) bem como a adesão de monócitos. Esses achados se correlacionaram positivamente com a incorporação de DHA nos fosfolípides (FL) de membrana e inversamente com a incorporação de ômega 6.[66]

Em outro estudo, observou-se que EPA aumentou a produção de NO por células endoteliais na presença de concentrações elevadas de glicose.[67] Sabe-se que em altas concentrações a glicose é, em parte, convertida a sorbitol em uma reação catalisada pela aldose redutase, que utiliza NADH como cofator, o qual é também necessário para a atividade de óxido nítrico sintase endotelial (eNOS). Essa competição pelo cofator pode levar a diminuição da produção de NO pelas células endoteliais. Além disso, o acúmulo intracelular de sorbitol pode diretamente contribuir para disfunção da célula endotelial.[68] A adição de EPA ao meio de cultura enriquecido com glicose impediu a diminuição da produção de NO induzida pela glicose, e elevou as concentrações intracelulares de cálcio. O estudo sugere ainda que a ação de EPA no aumento da produção de NO é dependente do sistema cálcio-calmodulina, uma vez que o efeito no aumento da produção de NO foi abolido pelo uso de inibidor de calmodulina.[67] A enzima eNOS expressa constitutivamente em células endoteliais, é cálcio-calmodulina dependente. Além disso, o tratamento com EPA aumentou a concentração deste ácido graxo na membrana plasmática das células endoteliais, aumentando a razão molar EPA/AA. Essa alteração na composição dos FL da membrana das células endoteliais pode refletir no tipo de prostanóides e prostaglandinas a serem formados a partir da liberação do ácido graxo presente no FL.[67]

Estudo recente, em humanos, mostrou que a suplementação com ômega 3 (2g; 46% EPA e 38% DHA) por 12 semanas reduziu as concentrações plasmáticas de IL-6, aumentou as de inibidor do ativador de plasminogênio (PAI-1) e melhorou o perfil lipídico de indivíduos portadores de síndrome metabólica. A melhora do perfil metabólico favoreceu a função endotelial, levando ao aumento linear na dilatação fluxo-mediada.[69]

O conteúdo de ácidos graxos das LDL reflete o tipo de gordura proveniente da dieta.[70] Dessa forma, dieta rica em poli-insaturados pode aumentar a suscetibilidade das LDL à oxidação, quando comparados a saturados e monoinsaturados,[71,72] uma vez que as insaturações na cadeia carbônica dos ácidos graxos poli-insaturados os tornam menos estáveis e mais suscetíveis à peroxidação.[73] As partículas de LDL, quando oxidadas, são captadas por receptores *scavengers* de macrófagos, podendo agravar o processo aterosclerótico.[73,74] Entretanto, contradizendo esses resultados, Calzada e cols. (2010),[75] mostraram em indivíduos normolipidêmicos que a suplementação de DHA, com doses entre 200 a 800 mg/dia, pode conferir efeito protetor e antioxidante às LDL. A discrepância entre os resultados pode ser atribuída a diferentes razões, como sexo, idade e perfil lipídico dos participantes, bem como as diferentes doses de ômega 3 utilizadas nos estudos.

Outras moléculas estão envolvidas no processo de resolução da inflamação denominadas resolvinas e protectinas, ambas derivadas dos ácidos graxos da série ômega 3, EPA e DHA. Esses compostos promovem uma série de ações que visam restaurar a homeostase do tecido afetado. A bioatividade anti-inflamatória desses mediadores inclui: diminuição da migração de células inflamatórias para o sítio de inflamação, redução da síntese de citocínas pró-inflamatórias e promoção do clearance de células apoptoticas.[76,77]

Além dos efeitos anti-inflamatórios clássicos dos poli-insaturados da série ômega 3, relacionados à sua capacidade de sintetizar eicosanoides da série ímpar, mais recentemente foi descrita outra via pela qual os ômega 3, mais especificamente DHA e EPA, exercem ação anti-inflamatória. Esses ácidos graxos são ligantes de receptores acoplados a proteína G (GPR120), amplamente expressos em adipócitos e macrófagos infla-

Heart.[36] Em relação aos ácidos graxos monoinsaturados, quando comparados ao consumo de gordura saturada, são capazes de reduzir a concentração plasmática de colesterol.[37] Além disso, já está bem documentado que populações do Mediterrâneo, que consomem altas quantidades de ácido oleico, apresentam menor prevalência de obesidade, síndrome metabólica, *diabetes mellitus* tipo 2 (DM2) e eventos cardiovasculares.[38] Por outro lado, os ácidos graxos saturados[39] e os ácidos graxos *trans* são consensualmente apontados como aterogênicos, aumentando o risco cardiovascular.[4,40]

ÁCIDOS GRAXOS POLI-INSATURADOS

Os ácidos graxos poli-insaturados possuem duas ou mais duplas ligações na cadeia de carbono e a localização da primeira dupla ligação, a partir do terminal metila, é identificada pela letra ω e determina a série do ácido graxo. Desta forma, esses ácidos graxos são classificados em séries ômega 3 e ômega 6.

O ácido graxo alfalinolênico (ALA; C18:3, ômega 3), assim como o ácido graxo linoleico (C18:2, ômega 6), são encontrados principalmente em oleaginosas e seus óleos. O ácido linoleico é encontrado em todos os óleos vegetais (soja, canola, girassol e milho), enquanto o ALA é encontrado em quantidades significativas apenas nos óleos de canola e soja. Por não serem sintetizados pelo organismo humano, são considerados essenciais e devem ser providos pela dieta. Já o ácido docosaexaenoico (DHA; C22:6, ômega 3), ácido eicosapentaenoico (EPA; C20:5, ômega 3), bem como o ácido araquidônico (AA; C 20:4, ômega 6) podem ser sintetizados a partir dos ácidos graxos essenciais por meio de sucessivas etapas que envolvem a ação das enzimas delta 6 dessaturase e enlongase.[18] Todavia, a maior parte do conteúdo tecidual e circulante de EPA e DHA provém da dieta, uma vez que esta conversão é bastante limitada em humanos.[41]

Maior atenção tem sido dada aos efeitos das diferentes classes de ácidos graxos poli-insaturados na prevenção de DCV, especialmente da série ômega 3. Embora alguns estudos suportem ação cardioprotetora do ALA,[42] a ação benéfica dos poli-insaturados parece estar mais associada ao consumo de EPA e DHA presentes em peixes de águas muito frias e profundas.[41,43,44]

As ações dos ácidos graxos da série ômega 3 sobre o desfecho cardiovascular, incluem: redução da colesterolemia e trigliceridemia,[45] melhora da função endotelial,[46] ação anti-inflamatória, com redução de biomarcadores inflamatórios como interleucina 1-β (IL-1β), fator de necrose tumoral-alfa (TNF-α) e interleucina 6 (IL-6),[46] efeitos anti-trombótico e anti-arrítmico. Alem disso, estudos *in vitro* e *in vivo* sugerem ação direta dos ácidos graxos ômega 3 na eletrofisiologia de miócitos atriais e ventriculares, o que levaria a redução de episódios de arritimia.[47]

Os mecanismos pelos quais os ácidos graxos poli-insaturados reduzem a coelsterolemia envolvem: 1) alteração da estrutura espacial das partículas de LDL, em função das angulações na cadeia carbônica dos poli-insaturados, esses ocupam maior espaço dentro das partículas de LDL o que diminui o volume disponível dessa partícula para transportar colesterol;[48] 2) redução da síntese hepática de partículas ricas em apolipoproteína B (apo B)[49,50] associada ao aumento do catabolismo de LDL, que pode estar envolvido com o aumento da atividade do receptor de LDL (LDLr), bem como com aumento da fluidez da partícula conferida pelo conteúdo de colesterol e triglicérides (TG), o que pode afetar propriedades de sua superfície, influenciando o catabolismo da partícula;[51] 3) diminuição da transferência de ésteres de colesterol das HDL para partículas de VLDL/LDL mediada pela Proteína transferidora de colesterol esterificado (CETP).[52]

A redução da trigliceridemia mediada pelos ácidos graxos poli-insaturados está envolvida com a ação destes na transcrição da proteína de ligação ao elemento responsivo a esteroide (SREBP), fator de transcrição que regula a transcrição de genes relacionados a biossíntese de ácidos graxos, TG e colesterol. A transcrição do SREBP é dependente do receptor X hepático (LXR), que após ativado por óxidos de colesterol, forma heterodímeros com o receptor X retinoico (RXR), se liga ao elemento responsivo, no núcleo celular, ativando a transcrição de seus genes-alvo.[53] Os ácidos graxos poli-insaturados atuam como antagonistas de LXR impedindo sua ativação e, consequentemente, a transcrição do SREBP.[54]

Além disso, a incorporação dos poli-insaturados em fosfolípide de membrana do retículo endoplasmático interfere na compartimentalização da membrana e também, inibe a degradação da proteína gene induzido pela insulina (INSIG), que mantém o complexo proteína ativadora da clivagem do SREBP (SCAP)-SREBP ancorado na membrana do retículo endoplasmático, impedindo a maturação e translocação do SREBP para o núcleo reduzindo, dessa forma, sua atividade transcricional.[55-57]

Ainda em relação às ações dos ácidos graxos insaturados sobre o metabolismo de lípides, demonstrou-se que esses reduzem a disponibilidade dos transportadores ABCA1 e ABCG1 na membrana

subendotelial e a sua subsequente interação entre células endoteliais, plaquetas e células da musculatura lisa,[4,16,17] condições que alteram a função endotelial.

O endotélio é capaz de reconhecer alterações nas forças hemodinâmicas e responder com síntese e secreção de substâncias vasoativas, por exemplo, o óxido nítrico (NO), capaz de promover relaxamento da musculatura lisa, induzindo vasodilatação e broncodilatação.[18] Dessa forma, em resposta a diferentes estímulos, como força de cisalhamento ou hipóxia, a célula endotelial é capaz de secretar moléculas vasoativas que coordenam a função vasomotora e promovem vasoconstrição ou vasodilatação. Os principais fatores vasoconstritores são prostaglandina H2 (PGH2) e tromboxano A2 (TXA2) (derivados do ácido araquidônico), endotelina-1 (ET-1) e espécies reativas de oxigênio (ROS), enquanto os principais vasodilatadores são NO e fator hiperpolarizante derivado de endotélio (EDHF).[19,20]

Diferentes estímulos podem promover ativação endotelial, incluindo a presença de LDL oxidada (LDL-ox), lipopolissacarídeo (LPS), citocinas e radicais livres, dislipidemia, hiperhomocisteinemia, hiperglicemia, hiperinsulinemia e tabagismo. Uma vez ativado, o endotélio passa a expressar moléculas de adesão e secretar citocinas e quimiocinas.[21,22]

A redução nas concentrações plasmáticas de LDL é uma das principais metas para redução do risco cardiovascular. Isso porque elevadas concentrações de LDL, especialmente as partículas pequenas e densas, favorecem sua retenção no espaço subendotelial, onde são modificas, seja por processo oxidativos ou de glicação.[22,23]

A homeostase de colesterol nos macrófagos arteriais não é governada apenas pela captação de partículas de LDL, mas também pela remoção intracelular de colesterol em um mecanismo denominado transporte reverso de colesterol (TRC). Nesse processo a HDL remove o colesterol de tecidos periféricos e de macrófagos presentes na íntima dos vasos enviando-o ao fígado para ser excretado na bile. Assim, a apolipoproteína A-I (Apo A-I), principal proteína da HDL, remove colesterol por meio da interação com o transportador de cassete de ligação de ATP-A1 (ABCA1 - *ATP-binding cassette transporter A1*), enquanto a HDL interage com o transportador ABCG1 para promover a remoção de colesterol celular.[24,25] Esse processo é fundamental para a homeostase do colesterol em células da periferia, já que essas não são capazes de degradá-lo.

Os macrófagos contidos no interior da placa são capazes de secretar citocinas pró-inflamatórias, que estão envolvidas na progressão da lesão,[23,26] bem como fatores de crescimento e metaloproteinases, que induzem a proliferação celular e degradação da matriz, o que pode alterar a estabilidade da placa aterosclerótica.[27] A injúria da célula endotelial leva à ativação de diferentes tipos celulares (células endoteliais, plaquetas e leucócitos), liberando mediadores inflamatórios, como citocinas e fatores de crescimento, que induzirão alterações fenotípicas nas células da musculatura lisa (CML). As CML existem em diferentes fenótipos, o mais comum é o quiescente ou contrátil que tem como principal função regular o tônus dos vasos. Em resposta a estímulos deletérios a CML é convertida ao fenótipo sintético. Ao contrário do fenótipo contrátil, o sintético tem pouco controle sobre a regulação da contratilidade do vaso, por outro lado, possui maior capacidade de gerar proteínas de matriz extracelular e de promover migração para a íntima do vaso e proliferação celular.[28] Além disso, CML, quando ativadas, são capazes de expressar receptores para lipoproteínas e captar lípides, como LDL modificadas, levando a formação de células espumosas de forma similar aos macrófagos, contribuindo para o avanço da lesão.[29,30]

Choi e cols. (2009),[31] demonstraram que a CML presente na camada íntima apresenta menor expressão de ABCA1 e com isso tem menor capacidade de ligação a Apo A-I, o que leva a menor formação de HDL e redução da remoção de colesterol celular, favorecendo ainda mais o acúmulo intracelular de lípides.

Em razão da importância fundamental da dieta em quase todas essas etapas descritas, esse capítulo tem como objetivo discutir os achados mais relevantes da literatura relacionados à ação de micro e macronutrientes nos processos lipídicos e inflamatórios, bem como sobre a imunidade inata e adquirida, condições estreitamente envolvidas na gênese da disfunção endotelial.

GORDURAS ALIMENTARES

Já está estabelecido que tanto a quantidade quanto o tipo de gordura alimentar exercem influência direta sobre a concentração de lípides e de lipoproteínas plasmáticas, resistência à insulina econsequentemente sobre o risco cardiovascular.[32-34] Isso se deve ao tipo de ácido graxo presente na gordura, que é capaz de modular diversos mecanismos regulatórios a em nível celular.[35]

Em termos gerais as investigações apontam ação protetora da gordura poli-insaturada sobre o desenvolvimento das DCV,[7] razão pela qual o seu consumo foi estimulado pelo Comitê de Nutrição da *American*

capítulo 24

Ana Maria Pita Lottenberg
Maria Silvia Ferrari Lavrador

Milessa da Silva Afonso
Roberta Marcondes Machado

Influências de Dietas sobre a Função Endotelial

INTRODUÇÃO

Diversas causas, entre elas, a genética e o estilo de vida, no qual a qualidade da dieta assume um papel fundamental, estão comprovadamente envolvidas na gênese da doença cardiovascular (DCV). A relação entre a dieta e a doença arterial coronariana foi um dos principais pontos de convergência nas pesquisas em saúde por quase meio século.[1] O estudo pioneiro foi publicado por Keys e cols., os quais demonstraram no Seven Countries Study a forte associação entre o risco cardiovascular com consumo de gorduras superior a 30% das calorias da dieta.[2] Nos anos subsequentes, a forte associação entre o efeito dos nutrientes sobre o risco cardiovascular foi evidenciada em uma grande variedade de estudos epidemiológicos, clínicos e experimentais.[3-7] Todos esses achados, juntamente com os avanços na nutrigenômica e biologia molecular, motivaram a realização de protocolos de pesquisa com o objetivo de avaliar o efeito de micro e macronutrientes sobre diversas etapas envolvidas na gênese da disfunção endotelial, a qual juntamente com o espessamento das artérias, caracteriza-se como preditor precoce da DCV.[8,9] Os resultados desses estudos reforçaram as diretrizes nutricionais que preconizam dieta isenta de ácidos graxos *trans* e o consumo de até 7% de ácidos graxos saturados.[10-12]

Embora a recomendação nutricional seja pautada basicamente em percentual de macronutrientes (carboidratos, proteínas e gorduras), mais recentemente as mesmas diretrizes internacionais passaram a priorizar a recomendação de padrões alimentares saudáveis,[10] com a valorização do tipo e variedade de alimentos consumidos na dieta. Essa nova conduta baseia-se no resultado de importantes estudos epidemiológicos observacionais e de intervenção, como DASH (dietary approach to stop hypertension),[13] Interheart[14] e Predmed.[15] O estudo DASH é considerado a melhor investigação clínica envolvendo a relevância da dieta no controle da pressão arterial sistêmica (PAS) e mostrou que o consumo de frutas e hortaliças potencializa o efeito da redução de sal sobre a hipertensão.[3] Esse efeito foi ainda mais pronunciado com o consumo adequado de gorduras e com a inclusão de produtos lácteos desnatados. No Interheart (caso-controle),[14] avaliou-se o consumo alimentar da população de 52 países e identificou-se 3 padrões alimentares utilizados ao longo do mundo. O primeiro padrão, caracterizado por quantidade normal de gordura e pequena quantidade de frutas, foi definido como Oriental. O segundo, denominado Ocidental, apresenta alto teor de gordura na dieta e baixa quantidade de frutas e hortaliças. O outro padrão, definido como Prudente, assemelha-se ao asiático com relação ao teor de gorduras, mas apresenta maior quantidade de frutas e hortaliças. Esse último associou-se com menor risco para infarto agudo do miocárdio (IAM) e conferiu proteção cardiovascular. Adicionalmente, uma importante revisão sistemática conduzida pela equipe da Universidade de Toronto,[1] avaliou o resultado de estudos randomizados e controlados e demonstrou que o padrão alimentar mediterrâneo associou-se de forma pronunciada a um menor risco cardiovascular.

Dessa forma, torna-se evidente a forte a influência da dieta sobre todas as etapas associadas ao desenvolvimento da aterosclerose, que se inicia com a retenção das partículas de LDL-colesterol, recrutamento e diferenciação de células imunológicas no espaço

Seção VI

Dietas e Endotélio

93. Bulgarelli A, Leite AC Jr, Dias AA, et al. Anti-atherogenic effects of methotrexate carried by a lipid nanoemulsion that binds to LDL receptors in cholesterol-fed rabbits. Cardiovasc Drugs Ther. 2013;27:531-9
94. Leite AC Jr, Solano TV, Tavares ER, et al. Use of combined chemotherapy with etoposide and methotrexate, both associated to lipid nanoemulsions for atherosclerosis treatment in cholesterol-fed rabbits. Cardiovasc Drugs Ther. 2015;29:15-22.
95. Mello SB, Tavares ER, Bulgarelli A, et al. Intra-articular methotrexate associated to lipid nanoemulsions: anti-inflammatory effect upon antigen-induced arthritis. Int J Nanomedicine. 2013;8:443-9
96. Lourenço-Filho DD, Maranhão RC, Méndez-Contreras CA, et al. An artificial nanoemulsion carrying paclitaxel decreases the transplant heart vascular disease: a study in a rabbit graft model. J Thorac Cardiovasc Surg. 2011;141:1522-8.
97. Arora S, Gullestad L. The challenge of allograft vasculopathy in cardiac transplantation. Curr Opin Organ Transplant. 2014;19:508-14.
98. Maranhão RC, Tavares ER. Advances in non-invasive drug delivery for atherosclerotic heart disease. Expert Opin Drug Deliv. 2015;12:1135-47.

66. Gagliardi AC, Maranhão RC, de Sousa HP, et al. Effects of margarines and butter consumption on lipid profiles, inflammation markers and lipid transfer to HDL particles in free-living subjects with the metabolic syndrome. Eur J Clin Nutr. 2010;64:1141-9.
67. Cesar TB, Aptekmann NP, Araujo MP, et al. Orange juice decreases low-density lipoprotein cholesterol in hypercholesterolemic subjects and improves lipid transfer to high-density lipoprotein in normal and hypercholesterolemic subjects. Nutr Res. 2010;30:689-94.
68. Maranhão RC, Freitas FR. HDL metabolism and atheroprotection: predictive value of lipid transfers. Adv Clin Chem. 2014;65:1-41.
69. Maranhão RC, Garicochea B, Silva EL, et al. Increased plasma removal of microemulsions resembling the lipid phase of low-density lipoproteins (LDL) in patients with acute myeloid leukemia: a possible new strategy for the treatment of the disease. Braz J Med Biol Res. 1992;25:1003-7.
70. Maranhão RC, Garicochea B, Silva EL, et al. Plasma kinetics and biodistribution of a lipid emulsion resembling low-density lipoprotein in patients with acute leukemia. Cancer Res. 1994;54:4660-6.
71. Ho YK, Smith RG, Brown MS, et al. Low-density lipoprotein (LDL) receptor activity in human acute myelogenous leukemia cells. Blood. 1978;52:1099-114.
72. Vitols S, Angelin B, Ericsson S, et al. Uptake of low density lipoproteins by human leukemic cells in vivo: relation to plasma lipoprotein levels and possible relevance for selective chemotherapy. Proc Natl Acad Sci U S A. 1990;87:2598-602.
73. Graziani SR, Igreja FA, Hegg R, et al. Uptake of a cholesterol-rich emulsion by breast cancer. Gynecol Oncol. 2002;85(3):493-7.
74. Ades A, Carvalho JP, Graziani SR, et al. Uptake of a cholesterol-rich emulsion by neoplastic ovarian tissues. Gynecol Oncol. 2001;82:84-7.
75. Dias ML, Carvalho JP, Rodrigues DG, et al. Pharmacokinetics and tumor uptake of a derivatized form of paclitaxel associated to a cholesterol-rich nanoemulsion (LDE) in patients with gynecologic cancers. Cancer Chemother Pharmacol. 2007;59:105-11.
76. Pires LA, Hegg R, Valduga CJ, et al. Use of cholesterol-rich nanoparticles that bind to lipoprotein receptors as a vehicle to paclitaxel in the treatment of breast cancer: pharmacokinetics, tumor uptake and a pilot clinical study. Cancer Chemother Pharmacol. 2009;63:281-7.
77. Rodrigues DG, Covolan CC, Coradi ST, et al. Use of a cholesterol-rich emulsion that binds to low-density lipoprotein receptors as a vehicle for paclitaxel. J Pharm Pharmacol. 2002 Jun;54(6):765-72.
78. Maranhão RC, Graziani SR, Yamaguchi N, et al. Association of carmustine with a lipid emulsion: in vitro, in vivo and preliminary studies in cancer patients. Cancer Chemother Pharmacol. 2002;49:487-98.
79. Rodrigues DG, Maria DA, Fernandes DC, et al. Improvement of paclitaxel therapeutic index by derivatization and association to a cholesterol-rich microemulsion: in vitro and in vivo studies. Cancer Chemother Pharmacol. 2005 Jun;55(6):565-76.
80. Valduga CJ, Fernandes DC, Lo Prete AC, et al. Use of a cholesterol-rich microemulsion that binds to low-density lipoprotein receptors as vehicle for etoposide. J Pharm Pharmacol. 2003;55:1615-22.
81. Almeida CP, Vital CG, Contente TC, et al. Modification of composition of a nanoemulsion with different cholesteryl ester molecular species: effects on stability, peroxidation, and cell uptake. Int J Nanomedicine. 2010;5:679-86.
82. Kretzer IF, Maria DA, Maranhão RC. Drug-targeting in combined cancer chemotherapy: tumor growth inhibition in mice by association of paclitaxel and etoposide with a cholesterol-rich nanoemulsion. Cell Oncol. 2012;35(6):451-60.
83. Hungria VT, Latrilha MC, Rodrigues DG, et al. Metabolism of a cholesterol-rich microemulsion (LDE) in patients with multiple myeloma and a preliminary clinical study of LDE as a drug vehicle for the treatment of the disease. Cancer Chemother Pharmacol. 2004 Jan;53(1):51-60.
84. Pinheiro KV, Hungria VT, Ficker ES, et al. Plasma kinetics of a cholesterol-rich microemulsion (LDE) in patients with Hodgkin's and non-Hodgkin's lymphoma and a preliminary study on the toxicity of etoposide associated with LDE. Cancer Chemother Pharmacol. 2006;57:624-30.
85. Naoum FA, Gualandro SF, Latrilha M da C, et al. Plasma kinetics of a cholesterol-rich microemulsion in subjects with heterozygous beta-thalassemia. Am J Hematol. 2004 Dec;77(4):340-5.
86. Maranhão RC, Tavares ER, Padoveze AF, et al. Paclitaxel associated with cholesterol-rich nanoemulsions promotes atherosclerosis regression in the rabbit. Atherosclerosis. 2008;197:959-66.
87. Ross R, Glomset JA. The pathogenesis of atherosclerosis (first of two parts). N Engl J Med. 1976;295:369–77.
88. Ross R, Glomset JA. The pathogenesis of atherosclerosis (second of two parts). N Engl J Med. 1976;295:420–5.
89. Inflammation in atherosclerosis. Libby P. Arterioscler Thromb Vasc Biol. 2012;32:2045-51.
90. Hansson GK, Libby P, Tabas I. Inflammation and plaque vulnerability. J Intern Med. 2015;278(5):483-93.
91. Tavares ER, Freitas FR, Diament J, et al. Reduction of atherosclerotic lesions in rabbits treated with etoposide associated with cholesterol-rich nanoemulsions. Int J Nanomedicine. 2011;6:2297-304.
92. Bulgarelli A, Martins Dias AA, Caramelli B, et al. Treatment with methotrexate inhibits atherogenesis in cholesterol-fed rabbits. J Cardiovasc Pharmacol. 2012 Apr;59(4):308-14.

38. Morikawa AT, Maranhão RC, Alves MJ, et al. Effects of anabolic androgenic steroids on chylomicron metabolism. Steroids. 2012;77:1321-6.
39. Sposito AC, Santos RD, Hueb W, et al. LDL concentration is correlated with the removal from the plasma of a chylomicron-like emulsion in subjects with coronary artery disease. Atherosclerosis. 2002;161:447-53.
40. Carneiro MM, Miname MH, Gagliardi AC, et al. The removal from plasma of chylomicrons and remnants is reduced in heterozygous familial hypercholesterolemia subjects with identified LDL receptor mutations: study with artificial emulsions. Atherosclerosis. 2012;221:268-74.
41. Maranhão RC, Cesar TB, Pedroso-Mariani SR, et al. Metabolic behavior in rats of a nonproteinmicroemulsion resembling low-density lipoprotein. Lipids. 1993;28:691-6.
42. Hirata RD, Hirata MH, Mesquita CH, et al. Effects of apolipoprotein B-100 on the metabolism of a lipid microemulsion model in rats. Biochim Biophys Acta. 1999;1437:53-62.
43. Santos RD, Hueb W, Oliveira AA, et al. Plasma kinetics of a cholesterol-rich emulsion in subjects with or without coronary artery disease. J Lipid Res. 2003;44(3):464-9.
44. Santos RD, Chacra AP, Morikawa A, et al. Plasma kinetics of free and esterified cholesterol in familial hypercholesterolemia: effects of simvastatin. Lipids. 2005;40:737-43.
45. Vinagre CG, Ficker ES, Finazzo C, et al. Enhanced removal from the plasma of LDL-like nanoemulsion cholesteryl ester in trained men compared with sedentary healthy men. J Appl Physiol. 2007;103:1166-71.
46. Ficker ES, Maranhão RC, Chacra AP, et al. Exercise training accelerates the removal from plasma of LDL-like nanoemulsion in moderately hypercholesterolemic subjects. Atherosclerosis. 2010;212:230-6.
47. da Silva JL, Vinagre CG, Morikawa AT, et al. Resistance training changes LDL metabolism in normolipidemic subjects: a study with a nanoemulsion mimetic of LDL. Atherosclerosis. 2011;219:532-7.
48. Pinto LB, Wajngarten M, Silva EL, et al. Plasma kinetics of a cholesterol-rich emulsion in young, middle-aged, and elderly subjects. Lipids. 2001;36:1307-11.
49. Puk CG, Vinagre CG, Bocchi E, et al. Plasma kinetics of a cholesterol-rich microemulsion in patients submitted to heart transplantation. Transplantation. 2004;78:1177-81.
50. Couto RD, Dallan LA, Lisboa LA, et al. Deposition of free cholesterol in the blood vessels of patients with coronary artery disease: a possible novel mechanism for atherogenesis. Lipids. 2007;42:411-8.
51. Maranhão RC, Roland IA, Hirata MH. Effects of Triton WR 1339 and heparin on the transfer of surface lipids from triglyceride-rich emulsions to high density lipoproteins in rats. Lipids. 1990 Nov;25(11):701-5.
52. Charles MA, Kane JP. New molecular insights into CETP structure and function: a review. J Lipid Res. 2012 Aug;53(8):1451-8.
53. Albers JJ, Vuletic S, Cheung MC. Role of plasma phospholipid transfer protein in lipid and lipoprotein metabolism. Biochim Biophys Acta. 2012;1821:345-57.
54. Rye KA, Barter PJ. Cardioprotective functions of HDLs. J Lipid Res. 2014; 55:168-79.
55. Lo Prete AC, Dina CH, Azevedo CH, et al. In vitro simultaneous transfer of lipids to HDL in coronary artery disease and in statin treatment. Lipids. 2009;44:917-24.
56. Maranhão RC, Freitas FR, Strunz CM, et al. Lipid transfers to HDL are predictors of precocious clinical coronary heart disease. Clin Chim Acta. 2012;413:502-5.
57. Sprandel MC, Hueb WA, Segre A, et al. Alterations in lipid transfers to HDL associated with the presence of coronary artery disease in patients with type 2 diabetes mellitus. Cardiovasc Diabetol. 2015;14:107-16
58. Giribela AH, Melo NR, Latrilha MC, et al. HDL concentration, lipid transfer to HDL, and HDL size in normolipidemicnonobese menopausal women. Int J Gynaecol Obstet. 2009;104:117-20.
59. Feitosa AC, Feitosa-Filho GS, Freitas FR, et al. Lipoprotein metabolism in patients with type 1 diabetes under intensive insulin treatment. Lipids Health Dis. 2013;12:15.
60. Martinez LR, Santos RD, Miname MH, et al. Transfer of lipids to high-density lipoprotein (HDL) is altered in patients with familial hypercholesterolemia. Metabolism. 2013;62:1061-4
61. Puk CG, Bocchi EA, Lo Prete AC, et al. Transfer of cholesterol and other lipids from a lipid nanoemulsion to high-density lipoprotein in heart transplant patients. J Heart Lung Transplant. 2009;28:1075-80.
62. Sigal GA, Medeiros-Neto G, Vinagre JC, et al. Lipid metabolism in subclinical hypothyroidism: plasma kinetics of triglyceride-rich lipoproteins and lipid transfers to high-density lipoprotein before and after levothyroxine treatment. Thyroid. 2011;21:347-53.
63. Casella-Filho A, Chagas AC, Maranhão RC, et al. Effect of exercise training on plasma levels and functional properties of high-density lipoprotein cholesterol in the metabolic syndrome. Am J Cardiol. 2011;107:1168-72.
64. Bachi AL, Rocha GA, Sprandel MC, et al. Exercise Training Improves Plasma Lipid and Inflammatory Profiles and Increases Cholesterol Transfer to High-Density Lipoprotein in Elderly Women. J Am Geriatr Soc. 2015;63:1247-9.
65. Vaisberg M, Bachi AL, Latrilha C, et al. Lipid transfer to HDL is higher in marathon runners than in sedentary subjects, but is acutely inhibited during the run. Lipids. 2012;47:679-86.

11. Maranhão RC, Feres MC, Martins MT, et al. Plasma kinetics of a chylomicron-like emulsion in patients with coronary artery disease. Atherosclerosis. 1996;126:15-25.
12. Sposito AC, Ventura LI, Vinagre CG, et al. Delayed intravascular catabolism of chylomicron-like emulsions is an independent predictor of coronary artery disease. Atherosclerosis. 2004;176(2):397-403.
13. Sposito AC, Lemos PA, Santos RD, et al. Impaired intravascular triglyceride lipolysis constitutes a marker of clinical outcome in patients with stable angina undergoing secondary prevention treatment: a long-term follow-up study. J Am Coll Cardiol. 2004;43:2225-32.
14. Chacra AP, Santos RD, Amâncio RF, et al. Clearance of a 3H-labeled chylomicron-like emulsion following the acute phase of myocardial infarction. Int J Cardiol. 2004;93:181-7.
15. Groot PH, van Stiphout WA, Krauss XH, et al. Postprandial lipoprotein metabolism in normolipidemic men with and without coronary artery disease. Arterioscler Thromb. 1991;11:653-62.
16. Patsch JR, Miesenböck G, Hopferwieser T, et al. Relation of triglyceride metabolism and coronary artery disease. Studies in the postprandial state. Arterioscler Thromb. 1992;12:1336-45.
17. Nurmohamed MT, Heslinga M, Kitas GD. Cardiovascular comorbidity in rheumatic diseases. Nat Rev Rheumatol. 2015;11(12):693-704.
18. Borba EF, Bonfá E, Vinagre CG, et al. Chylomicron metabolism is markedly altered in systemic lupus erythematosus. Arthritis Rheum. 2000;43:1033-40.
19. Oliveira MR, Maranhão RC. Plasma kinetics of a chylomicron-like emulsion in normolipidemic obese women after a short-period weight loss by energy-restricted diet. Metabolism. 2002;51:1097-103.
20. Oliveira MR, Maranhão RC. Relationships in women between body mass index and the intravascular metabolism of chylomicron-like emulsions. Int J Obes Relat Metab Disord. 2004;28:1471-8.
21. Silva VM, Vinagre CG, Dallan LA, et al. Plasma lipids, lipoprotein metabolism and HDL lipid transfers are equally altered in metabolic syndrome and in type 2 diabetes. Lipids. 2014;49:677-84.
22. Rocha MP, Maranhão RC, Seydell TM, et al. Metabolism of triglyceride-rich lipoproteins and lipid transfer to high-density lipoprotein in young obese and normal-weight patients with polycystic ovary syndrome. Fertil Steril. 2010;93:1948-56.
23. Bernardes-Silva H, Toffoletto O, Bortolotto LA, et al. Malignant hypertension is accompanied by marked alterations in chylomicron metabolism. Hypertension. 1995;26:1207-10.
24. Schmauss D, Weis M. Cardiac allograft vasculopathy. Recent developments. Circulation. 2008;117:2131-41.
25. Vinagre CG, Stolf NA, Bocchi E, et al. Chylomicron metabolism in patients submitted to cardiac transplantation. Transplantation. 2000;69:532-7.
26. Sakashita AM, Bydlowski SP, Chamone DA, et al. Plasma kinetics of an artificial emulsion resembling chylomicrons in patients with chronic lymphocytic leukemia. Ann Hematol. 2000;79:687-90.
27. Hungria VT, Brandizzi LI, Chiattone CS, et al. Metabolism of an artificial emulsion resembling chylomicrons in patients with multiple myeloma. Leuk Res. 1999;23:637-41
28. Gonçalves RP, Hungria VT, Chiattone CS, et al. Metabolism of chylomicron-like emulsions in patients with Hodgkin's and with non-Hodgkin's lymphoma. Leuk Res. 2003;27:147-53.
29. Santos RD, Sposito AC, Ventura LI, et al. Effect of pravastatin on plasma removal of a chylomicron-like emulsion in men with coronary artery disease. Am J Cardiol. 2000;85:1163-6.
30. Sposito AC, Santos RD, Amâncio RF, et al. Atorvastatin enhances the plasma clearance of chylomicron-like emulsions in subjects with atherogenic dyslipidemia: relevance to the in vivo metabolism of triglyceride-rich lipoproteins. Atherosclerosis. 2003;166:311-21.
31. Santos RD, Ventura LI, Spósito AC, et al. The effects of gemfibrozil upon the metabolism of chylomicron-like emulsions in patients with endogenous hypertriglyceridemia. Cardiovasc Res. 2001;49:456-65.
32. Spósito AC, Maranhão RC, Vinagre CG, et al. Effects of etofibrate upon the metabolism of chylomicron-like emulsions in patients with coronary artery disease. Atherosclerosis. 2001;154:455-61.
33. Mangili OC, Moron Gagliardi AC, Mangili LC, et al. Favorable effects of ezetimibe alone or in association with simvastatin on the removal from plasma of chylomicrons in coronary heart disease subjects. Atherosclerosis. 2014;233:319-25.
34. Benjó AM, Maranhão RC, Coimbra SR, et al. Accumulation of chylomicron remnants and impaired vascular reactivity occur in subjects with isolated low HDL cholesterol: effects of niacin treatment. Atherosclerosis. 2006;187:116-22.
35. César TB, Oliveira MR, Mesquita CH, et al. High cholesterol intake modifies chylomicron metabolism in normolipidemic young men. J Nutr. 2006;136:971-6.
36. Vinagre JC, Vinagre CC, Pozzi FS, et al. Plasma kinetics of chylomicron-like emulsion and lipid transfers to high-density lipoprotein (HDL) in lacto-ovo vegetarian and in omnivorous subjects. Eur J Nutr. 2014;53:981-7.
37. Vinagre JC, Vinagre CG, Pozzi FS, et al. Metabolism of triglyceride-rich lipoproteins and transfer of lipids to high-density lipoproteins (HDL) in vegan and omnivore subjects. Nutr Metab Cardiovasc Dis. 2013;23:61-7.

No balanço desse esforço exploratório, destacamos a confirmação de que a diminuição do catabolismo dos quilomícrons está associada com a presença e com o desenvolvimento de DAC. A demonstração original de que condições clínicas como o LES, síndrome metabólica e o transplante cardíaco acompanham-se de distúrbios do catabolismo dos quilomícrons contribuem para a explicação da causa do aumento da aterosclerose e suas complicações nesses pacientes. Além disso, têm importantes implicações fisiopatológicas e terapêuticas as observações do nosso grupo sobre a ação de drogas hipolipemiantes, como estatinas e fibratos e de fatores dietéticos no sentido de promover maior eficiência no catabolismo dos quilomícrons.

Entre os estudos com o uso da LDE, destacamos os resultados que sugerem depósito da forma não esterificada do colesterol na artéria como possível fator pró-aterogênico. Tendo em vista que essa forma de colesterol é determinante na fluidez da membrana e no estado de ativação das enzimas presentes na superfície da célula, seu excesso pode causar distúrbios da função endotelial. Ainda nesta linha de trabalho, a demonstração de que o treinamento físico acelera a remoção plasmática da LDE e, por analogia, da LDL, provavelmente por aumentar a expressão dos receptores de LDL em tecidos periféricos, proporciona um *insight* inteiramente novo no campo exercício, lípides e aterosclerose.

A LDE, usada como partícula doadora de lípides para a HDL, possibilitou a padronização do que nos parece ser o primeiro teste *in vitro* para avaliar as transferências de lípides entre lipoproteínas, além de constituir-se em teste para avaliar o metabolismo das HDL. As alterações de transferência de colesterol para as HDL encontradas nos pacientes com DAC podem ser, na verdade, o primeiro achado associando as transferências com a aterosclerose, já que até o momento não se mostrou que as atividades da CETP ou da PLTP tenham relação com a presença de DAC.

Como vimos, após a demonstração pioneira de que a LDE é capaz de concentrar drogas anticâncer nos tumores e reduzir drasticamente a toxicidade delas, abrimos uma nova fronteira ao mostrar a possibilidade da aplicação desse vasto e potente arsenal de quimioterápicos na terapêutica cardiológica. Sendo a aterosclerose um processo crônico, de progressão lenta, que se arrasta desde a juventude até à senescência, o potencial desse novo tratamento não invasivo estaria dirigido a casos onde o agravamento da doença requeira ação farmacológica mais enérgica e rápida.

Porém, apesar dos nossos promissores resultados expostos acima, é necessária plena confirmação do uso da associação de quimioterápicos à LDE na aterosclerose humana, o que requer grande esforço de pesquisa clínica.

REFERÊNCIAS BIBLIOGRÁFICAS

1. Redgrave TG, Maranhao RC. Metabolism of protein-free lipid emulsion models of chylomicrons in rats. Biochim Biophys Acta. 1985;835:104-12.
2. Maranhao RC, Tercyak AM, Redgrave TG. Effects of cholesterol content on the metabolism of protein-free emulsion models of lipoproteins. Biochim Biophys Acta. 1986;875:247-55.
3. Redgrave TG. Chylomicron metabolism. Biochem Soc Trans. 2004;321:79-82.
4. Sacks FM. The crucial roles of apolipoproteins E and C-III in apoB lipoprotein metabolism in normolipidemia and hypertriglyceridemia. Curr Opin Lipidol. 2015;26:56-63
5. Huang Y, Mahley RW. Apolipoprotein E: structure and function in lipid metabolism, neurobiology, and Alzheimer's diseases. Neurobiol Dis. 2014;72:3-12.
6. Zilversmit DB. Atherogenesis: a postprandial phenomenon. Circulation. 1979;60:473-85.
7. Karpe F, Bickerton AS, Hodson L, et al. Removal of triacylglycerols from chylomicrons and VLDL by capillary beds: the basis of lipoprotein remnant formation. Biochem Soc Trans. 2007;35:472-6.
8. Hirata MH, Oliveira HC, Quintão EC, et al. The effects of Triton WR-1339, protamine sulfate and heparin on the plasma removal of emulsion models of chylomicrons and remnants in rats. Biochim Biophys Acta. 1987;917:344-6.
9. Oliveira HC, Hirata MH, Redgrave TG, et al. Competition between chylomicrons and their remnants for plasma removal: a study with artificial emulsion models of chylomicrons. Biochim Biophys Acta. 1988; 958:211-7.
10. Redgrave TG, Maranhao RC, Tercyak AM, et al. Uptake of artificial model remnant lipoprotein emulsions by the perfused rat liver. Lipids. 1988;23:101-5.

Agradecimentos: o autor agradece à Farmacêutica-Bioquímica Thauany Martins Tavoni pela revisão de texto. As pesquisas descritas neste Capítulo foram realizadas com suporte financeiro da Fundação de Amparo à Pesquisa do Estado de São Paulo (FAPESP), Conselho Nacional de Desenvolvimento Científico e Tecnológico (CNPq) e Financiadora de Estudos e Projetos (FINEP).

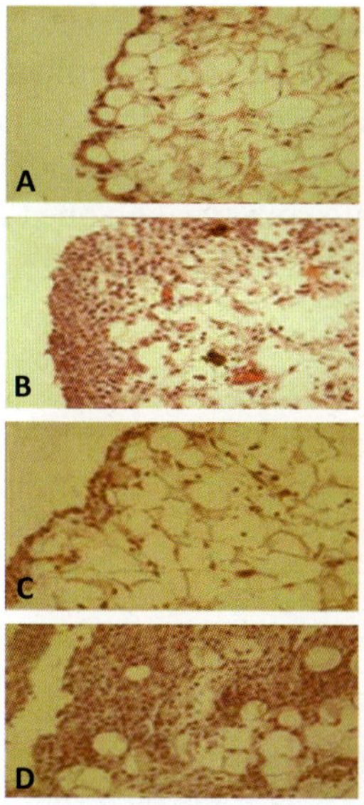

Articulação	Células/100 μm²
Salina	0,41 ± 0,01
AIA	23,46 ± 2,6
AIA + LDE-MTX	2,96 ± 0,44*
AIA + MTX comercial	19,1 ± 1,2

Figura 23.16 Efeito do metotrexato associado à LDE em modelo de artrite induzida em coelho por albumina metilada: microscopia das articulações após: **(A)** controle 1, sinóvia normal. **(B)** Controle 2, sinóvia de coelho com indução de artrite, sem tratamento. **(C)** Tratado com a preparação de metotrexato associado à LDE. **(D)** Tratado com metotrexato comercial. À direita, número de células inflamatórias no líquido sinovial retirado das articulações.[95] Esta claro pelas imagens, que o tratamento com LDE-MTX reduziu drasticamente o processo inflamatório. Isto também foi confirmado pela contagem de células no líquido sinovial em que o tratamento com LDE-MTX reduziu drasticamente o número de células inflamatórias. Este efeito não foi conseguido pelo MTX comercial.

Em outro desdobramento, foi levantada a hipótese de que preparações de quimioterápicos de ação anticâncer pudessem atuar no processo de rejeição imunológica e da vasculopatia do enxerto, problema de primeira grandeza no manejo de pacientes do pós-transplante cardíaco.[96] O paclitaxel veiculado na LDE foi testado no modelo de transplante cardíaco heterotópico em coelho.[97] Essas experiências estão descritas no Capítulo 49 Doença Vascular do Coração Transplantado: Fisiopatologia e Opções Terapêuticas. Recentemente, foi publicado um artigo de revisão abordando as novas estratégias terapêuticas baseadas em *drug delivery* visando o tratamento das doenças cardiovasculares originadas da aterosclerose.[98]

Em experiência-piloto recente, foi testada uma preparação de LDE-metotrexato administrada intraperitonialmente em ratos com infarto agudo de miocárdio (IAM) induzido por ligadura da artéria coronária descendente anterior. Na avaliação realizada seis semanas após o IAM, verificou-se, comparando-se com controles não tratados, que o tratamento resultou em melhora muito acentuada dos parâmetros ecocardiográficos. A análise histopatológica dos corações infartados mostrou redução acentuada da área de infarto, assim como do infiltrado inflamatório e substituição de tecido cicatricial por tecido muscular (dados não publicados, apresentados no Congresso da Sociedade Brasileira de Cardiologia, 2015).

Em estudo-piloto realizado no Instituto Dante Pazzanese, em São Paulo, testamos o uso da preparação paclitaxel veiculado na LDE em pacientes idosos com ateroma de aorta extenso. A dose e o esquema quimioterápico do paclitaxel foram o mesmo usado no tratamento oncológico, ou seja, 175 mg/m² de superfície corpórea a cada 3 semanas, administrado por 6 ciclos. A toxidade observada durante o período de tratamento foi praticamente irrelevante. De oito pacientes nos quais foram observadas as lesões por angiotomografia realizada antes e depois do tratamento, houve redução do volume das placas em quatro; em três o volume não se alterou e em um houve aumento de volume (dados não publicados, apresentados no Congresso da International Society of Atherosclerosis, Amsterdam, 2015).

CONCLUSÕES

Como vimos, com uso de abordagens metodológicas originais, baseadas em dois tipos de lipoproteínas artificiais, o quilomícron artificial e a LDE, investigamos os grandes ciclos de transporte de lípides na circulação e o fenômeno de transferência de lípides entre as lipoproteínas.

minuindo o número de células inflamatórias no líquido sinovial.[95] A preparação comercial não teve efeito tanto sobre a inflamação da sinóvia quanto no número de células inflamatórias no fluido intra-articular. Isso provavelmente se deve ao fato de que nas preparações comerciais a captação do metotrexato seja muito pequena, aumentando de cerca de 90 vezes quando é incorporado à LDE. O tratamento dos coelhos com artrite reumatoide com a injeção endovenosa da LDE-metotrexato também se mostrou nitidamente superior ao metotrexato comercial no que tange à efetividade terapêutica[95] (Figura 23.16).

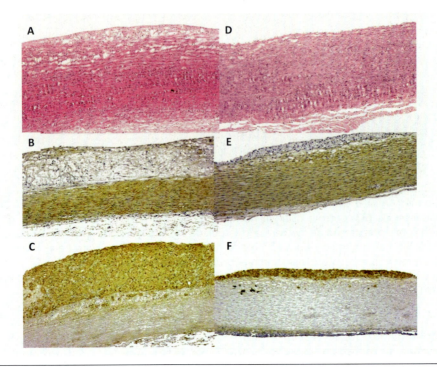

Figura 23.14 Efeito do tratamento com LDE-paclitaxel de coelhos com aterosclerose induzida por consumo de dieta rica em colesterol. Microscopia da parede da aorta com coloração de hematoxilina-eosina (imagens de cima) Imuno-histoquímica para marcação de de células musculares lisas (imagens do meio) e de macrófagos (embaixo). À esquerda **(A, B, C)**, coelhos tratados com solução salina (controles); à direita **(D, E, F)** tratados com LDE-paclitaxel.[86]

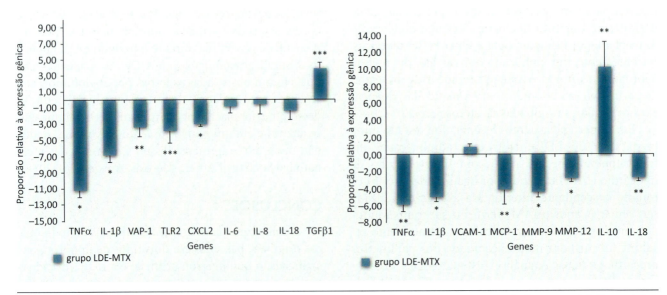

Figura 23.15 Quimioterápicos associados à LDE, como o metotrexato, diminuem a expressão de fatores pró-inflamatórios, como TNF-α, IL1β e outros, em aorta de coelho com aterosclerose induzida por dieta rica em colesterol.[93]

Em grupo de sete pacientes como mieloma múltiplo mostramos claramente a eficácia da preparação LDE-carmustina em melhorar o estado clínico e a concentração sérica do marcador da doença, a gama-globulina M.[83] Em vários pacientes com tumores sólidos observamos melhora da doença e tempo livre de progressão tumoral prolongada. No entanto, a questão da eficácia terapêutica nos pacientes com neoplasias malignas e das indicações precisas do tratamento do câncer com quimioterápicos veiculados pela LDE é complexa, e envolve um programa de trabalho muito extenso ainda a ser realizado.

Processos proliferativos não neoplásicos também fazem com que estas desenvolvam a super-expressão dos receptores de LDL. Em pacientes com talassemia minor, em que a destruição acelerada das hemácias leva a proliferação acelerada das células hematopoiéticas, também houve aumento das taxas de remoção plasmática da LDE.[85]

Em 2008, relatamos que a LDE também se concentra nas lesões ateroscleróticas induzidas em coelho pela dieta rica em colesterol.[86] Conforme o entendimento consolidado a partir do trabalho de Ross[87,88] que levou à concepção fisiopatológica atual, a aterosclerose é basicamente um processo inflamatório-proliferativo crônico.[89,90] Como os medicamentos usados no tratamento anticâncer são os mais potentes anti-proliferativos e anti-inflamatórios no arsenal terapêutico, levantamos a hipótese do seu uso, veiculado na LDE, no tratamento da aterosclerose. Essa abertura torna-se possível porque a associação com a LDE neutraliza a toxicidade dos quimioterápicos. Assim, o que seria inconcebível do ponto de vista da cardiologia, um tratamento com toxicidade alta, torna-se perfeitamente tolerável.

De fato, o tratamento dos coelhos com aterosclerose com a LDE-paclitaxel resultou em redução das lesões ateroscleróticas da ordem de 60% a 70%,[86] o que foi conseguido também com LDE-etoposídeo[91] e LDE-metotrexato.[92,93] A invasão macrofágica da íntima, bem como a proliferação na íntima de células musculares lisas provenientes da camada média e identificadas por imuno-histoquímica foram marcadamente reduzidas.[86,92,93] Mostramos que esses efeitos foram conseguidos pela ação inibitória das drogas sobre fatores pró-inflamatórios, bem como o efeito estimulador sobre os citocinas anti-inflamatórias.[92,93] O tratamento de coelhos com aterosclerose por meio da associação de drogas anti-proliferativas veiculadas na LDE, como LDE-metotrexato e LDE-paclitaxel, levou a redução ainda maior das lesões[94] (Figuras 23.13, 23.14 e 23.15).

A acentuada redução da toxicidade e a marcante atividade antiproliferativa e anti-inflamatória observada na aterosclerose experimental nos levaram a divisar uma nova e fascinante avenida nas aplicações da LDE: a utilização do arsenal anticâncer, drogas como o paclitaxel, etoposídeo e metotrexato, no tratamento das doenças cardiovasculares e também outras doenças degenerativas crônicas.

Procurando explorar essas possibilidades, em experiências conduzidas em modelo de coelhos com indução de artrite reumatoide, a injeção intra-articular da preparação LDE-metotrexato reduziu drasticamente o processo inflamatório na membrana sinovial, di-

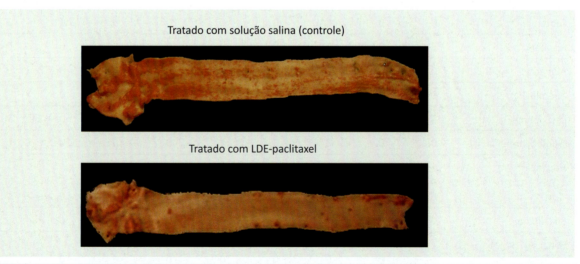

Figura 23.13 Efeito do tratamento com paclitaxel associado à LDE sobre as lesões ateroscleróticas de coelhos com indução da aterosclerose por dieta rica em colesterol: acima, aorta de coelhos-controle, tratados com injeção de solução salina; abaixo, aorta de coelhos tratados com paclitaxel associado à LDE.[86]

tológica, hepática, renal, pulmonar e outras, além de mucosites e alopécia.[76,78,83,84]

Na realização de estudo fase 1 com a LDE-carmustina, respostas ao tratamento que não seriam esperadas pela quimioterapia convencional aconteceram em vários pacientes. Foi possível também, com esse quimioterápico de alta toxicidade, realizar tratamentos muito prolongados, tempo superior a dois anos, sem que houvesse toxicidade apreciável, em pelo menos dois pacientes, o que seria impensável pela terapêutica convencional (dados não publicados).

É difícil de compreender a notável diminuição de toxicidade que é conseguida associando-se os quimioterápicos com a LDE. Certamente, não pode ser exclusivamente atribuída à concentração dos fármacos no sítio de ação. Deve ser resultado da nova biodistribuição dos quimioterápicos criada pela associação com a LDE, à meia-vida prolongada, à proteção conferida na circulação pela embalagem das drogas no interior das nanopartículas, além de outros fatores.

Uma redução tão acentuada da toxicidade possibilita (Tabela 23.1):

a) O tratamento quimioterápico de pacientes debilitados ou muito idosos, para os quais não haveria alternativa dos quimioterápicos;

b) A quimioterapia por tempo prolongado, já que a toxicidade cumulativa, que obriga interrupção dos tratamentos, passa a não existir;

c) O aumento das doses dos quimioterápicos, o que aumentaria a eficácia anticâncer do tratamento, pois as drogas exibem comportamento dose-resposta. Esses pontos foram demonstrados em nossa experiência até aqui.

Tabela 23.1 Estudo de toxicidade da preparação de carmustina (BCNU) associada à LDE: grupos de pacientes, em um total de 46, foram tratados com doses crescentes do quimioterápico (protocolo de escalonamento de dose). As toxicidades são classificadas desde grau zero, ausência de toxicidade, até grau 4, toxicidade muito alta. Apenas toxicidades grau 1 e 2 foram observadas, ainda assim apenas em pequeno percentual. Note-se que a carmustina é quimioterápico conhecido, em sua preparação comercial, pela alta toxicidade, que faz com que seu uso atualmente seja bastante restrito.[78]

	\multicolumn{10}{c	}{Dose de carmustina (mg/m² de superfície corporal)}
	\multicolumn{2}{c	}{150}	\multicolumn{2}{c	}{190}	\multicolumn{2}{c	}{240}	\multicolumn{2}{c	}{300}	\multicolumn{2}{c	}{350}
	Grau 1	Grau 2	Grau 1	Grau 2	Grau 1	Grau 2	Grau 1	Grau 2	Grau 1	Grau 2
Náusea	25	0	0	0	18	0	14	0	14	0
Vômito	13	0	20	0	0	0	0	0	24	0
Dor local	31	0	60	0	14	0	40	0	59	0
Hipertensão arterial	0	0	0	0	0	0	3	0	7	0
Febre	0	0	0	0	0	0	0	0	0	0
Dispneia	0	0	0	0	0	0	0	0	0	0
Alopecia	0	0	0	0	0	0	3	0	0	0
Anemia	0	0	0	0	0	0	3	0	17	0
Leucopenia	0	0	0	0	0	0	3	0	24	0
Trombocitopenia	0	0	0	0	7	0	6	0	0	0

Hepática
  AST
  ALP
	0
	0
		0
		0
			0
			0
				0
				0
					14
					0
						0
						0
							6
							6
								3
								0
									17
									34
										0
										0

Bilirrubina	0	0	0	0	0	0	6	0	5	0

Renal
  Ureia
  Creatina
	0
	0
		0
		0
			0
			0
				0
				0
					0
					0
						0
						0
							6
							0
								0
								0
									0
									0
										0
										0

Fosfatase alcalina	0	0	10	0	10	0	20	0	34	7

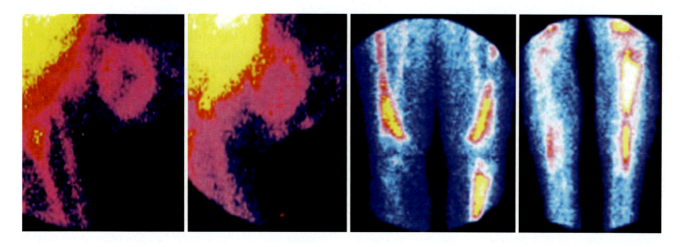

Figura 23.10 Prova de conceito da capacidade da LDE de se concentrar em tecidos de tumores malignos: a LDE foi marcada com Tecnécio 99m, radioisótopo capaz de gerar imagens de medicina nuclear. Após a injeção E.V. e aquisição das imagens em pacientes com carcinoma de mama, vê-se que a LDE é captada mais intensamente tanto pelo tumor primário quanto nas metástases, no caso, ósseas.[73]

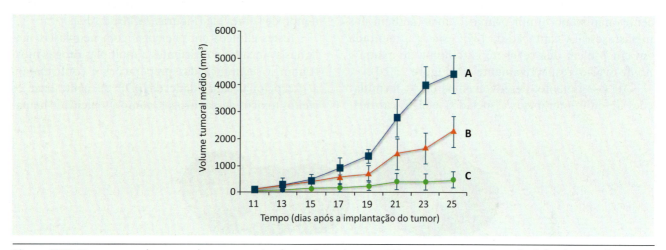

Figura 23.11 Tratamento de camundongos com implante de melanoma B16 com uma única dose de: **(A)** solução salina (controle); **(B)** etoposídeo na sua apresentação comercial; **(C)** etoposídeo associado à LDE. As curvas representam a evolução do tamanho tumoral após os tratamentos.[79]

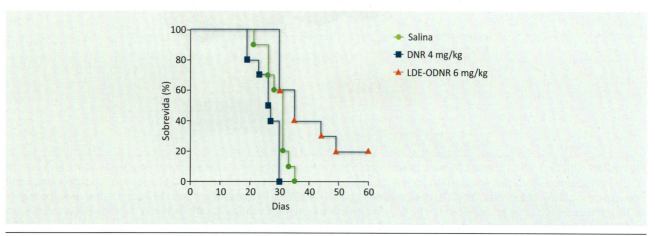

Figura 23.12 *Plots* de Kaplan Meier de sobrevivência de camundongos com implante de melanoma B16 tratados com dose única de solução salina (controles), com a preparação comercial de daunorrubicina (DNR) ou com a DNR associada à LDE.

vas membranas requerida pela duplicação celular. Isso resulta em captação aumentada da LDL por essas células e também pode diminuir a concentração sérica do LDL--colesterol.[72] A LDE que se liga aos mesmos receptores, mas ainda com mais afinidade do que a própria LDL nativa, pelo fato de se ligar via apo E, também é captada avidamente pelas células neoplásicas (Figura 23.9).

Em pacientes com leucemia mielocítica aguda, a remoção da LDE do plasma foi muito mais rápida do que nos indivíduos sem a doença.[69,70] Quando os pacientes foram tratados, a captação diminuiu, ficando igual à dos controles, ao mesmo tempo que o nível de colesterol de LDL aumentava.[70] Por cálculos baseados em cinética plasmática, estimamos que a concentração da LDE em células de leucemia mielocítica aguda foi de cerca de 50 vezes. Em outro estudo, marcamos a LDE com Tecnécio 99m para gerar imagens de medicina nuclear em pacientes com carcinoma de mama. Mostramos que a LDE se concentra não só no tumor primário, mas também nas metástases.[73] A captação da LDE estava aumentada em cinco e em dez vezes no carcinoma de mama e no de ovário, respectivamente[74,75] (Figura 23.10).

Até o momento, desenvolvemos cinco formulações de quimioterápicos associados à LDE: carmustina (BCNU) e derivados de paclitaxel, etoposídeo, metotrexato e daunorrubicina. A necessidade de derivatizar os quatro últimos quimioterápicos para associá-los à LDE visou aumentar sua lipofilicidade e, assim, o rendimento da associação e para a obtenção de preparações estáveis. Em cultura celular e em estudos de farmacocinética em animais e, depois, em pacientes, mostrou-se que as diversas preparações quimioterápicos-LDE eram de fato estáveis, sendo o fármaco transportado pelas nanopartículas até às células, o que é fundamental para obtenção do efeito *drug-targeting*.[75-82]

A experimentação animal mostrou, com base nos parâmetros clássicos de farmacologia, como o cálculo das doses letais, que esse processo de veiculação reduz drasticamente a toxicidade dos quimioterápicos.[79,80] Na experimentação animal com modelos oncológicos, mostrou-se também que a associação com a LDE aumenta a ação terapêutica dos fármacos[79,80] e prolonga o tempo de sobrevida (Figuras 23.11 e 23.12).

Testes clínicos em pacientes com neoplasias malignas avançadas e resistentes a múltiplas drogas mostraram a segurança das preparações e confirmaram a excepcional capacidade da LDE de neutralizar os efeitos tóxicos dessas drogas, como a toxicidade hema-

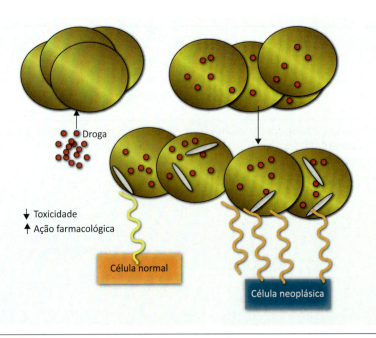

Figura 23.9 Utilização do sistema LDE para tratamento do câncer: as drogas anti-câncer são associadas às nanopartículas da LDE e injetadas na circulação. Em contato com o plasma, as nanopartículas contendo a droga adquirem apoliproteína E das lipoproteínas plasmáticas, como as VLDL, quilomícrons ou HDL. A LDE se liga aos receptores de lipoproteína, principalmente os receptores de LDL, que reconhecem a apo E na superfície das nanopartículas. A LDE, então, é captada pelas células por endocitose mediado por receptor, despejando no citoplasma a sua carga de drogas. Como a expressão dos receptores de LDL está muito aumentada nos tecidos neoplásicos, a LDE é muito mais captada por esses tecidos do que pelos tecidos normais, cujas células têm menos receptores de LDL. Este é o mecanismo que confere à LDE suas propriedades de *drug targeting*.[69,70]

da HDL como potente droga endógena, protetora contra o longo processo da aterogênese e manifestações clínicas da doença. Diversas das facetas funcionais dessa lipoproteína podem ser independentes da concentração do HDL-colesterol, pelo menos a partir de um certo patamar de concentração, como demonstram nossos resultados e estudos prévios na literatura. Ao contemplar o resultado de HDL-colesterol de seus pacientes, o clínico pode ter a consciência de que está diante de um fator de risco por si só muito importante. No entanto, muita coisa sobre o estado da HDL não está traduzida por esses valores e, se pudessem ser estimadas pelo Laboratório Clínico poderiam constituir-se em fatores de risco independentes, com significado próprio.

O teste de transferência lipídica têm dois aspectos. Um deles é a demonstração de que um passo metabólico ou funcional da HDL, no caso as transferências de lípides para essa lipoproteína, está alterado na aterosclerose. O outro é de que as transferências de lípides, como fenômeno amplo, ocorrendo entre as várias classes de lipoproteínas mas mensurado aqui em apenas um vetor específico – lípides da lipoproteína doadora indo para a fração HDL, receptora – estão alteradas nesta doença.

Ambos os aspectos tiveram aqui uma abordagem pioneira.[68] Do nosso conhecimento, trata-se do primeiro teste bioquímico, *in vitro* prático e abrangente do fenômeno das transferências.

O fato da transferência do colesterol livre (não esterificado) estar diminuída em condições associadas com a aterosclerose completa a descrição da nossa hipótese de que haja um novo mecanismo adicional de depósito dos lípides na parede arterial.[68] Certamente, haverá ainda um caminho a ser percorrido para comprovar essa hipótese (Figura 23.8).

USO DA LDE PARA VEICULAR FÁRMACOS AOS SEUS SÍTIOS DE AÇÃO

O avanço maior das nossas linhas de investigação em lipoproteínas artificiais foi sem dúvida, a descoberta de que a LDE pode ser usada como veículo de drogas capaz de concentrá-las no seu sítio de ação (*drug targeting*). Este tem sido há longo tempo uma das grandes metas da Terapêutica, formulada inicialmente por Paul Ehrlich (1854-1915), prêmio Nobel de Medicina de 1908, no seu conceito das "balas mágicas". No tratamento do câncer, devido ao baixo índice terapêutico e a alta toxicidade dos quimioterápicos, essa estratégia pode ser especialmente útil na tentativa de aumentar a ação farmacológica e diminuir a toxicidade dos antineoplásicos. Foi com os lipossomas, vesículas esféricas formadas basicamente por bicamadas de fosfolípides com o meio aquoso no interior, que se fizeram os primeiros estudos de *drug delivery*. Além dos sistemas lipossomais, micelas, dendrímeros, partículas lipídicas sólidas ou nanoemulsões lipídicas, nanopartículas metálicas ou semi-condutoras e poliméricas têm sido estudados também como veículos de fármacos e uma nova disciplina organizou-se, a Nanotecnologia Aplicada às Ciências Biomédicas, com potencial de revolucionar a área terapêutica e diagnóstica.

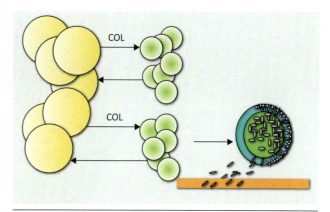

Figura 23.8 Depósito direto do colesterol livre (não-esterificado) no endotélio: uma hipótese. Nesta hipótese, a transferência do colesterol livre das outras lipoproteínas para as HDL, onde é esterificado, é deficiente. Assim, o colesterol livre em excesso desprender-se-ia da lipoproteína e, pela sua baixa solubilidade no plasma, iria depositar-se na superfície dos vasos, causando distúrbio na função endotelial.[43,48,68]

Sistemas emulsificados têm sido utilizados há muito tempo em farmácia como veículos de fármacos para uso parenteral sem, no entanto, possuírem efeito de *drug targeting*. Em artigos que publicamos a partir de 1992,[69,70] mostramos que a LDE pode concentrar-se nas células neoplásicas e com isso carrear quimioterápicos dirigidos àquelas células. Tratou-se de descoberta pioneira na área de nanotecnologia aplicada à medicina, já que foi a primeira vez que se demonstrou o direcionamento de partículas sólidas feitas artificialmente, não liposomais, para o sítio de ação. A descoberta foi objeto de patentes concedidas pelo Departamento de Comércio dos EUA.

A expressão dos receptores de LDL torna-se aumentada nas células neoplásicas. Esse fenômeno, descrito por Ho e pelos dois detentores do Prêmio Nobel de Medicina de 1985, Michael Brown e Joseph Goldstein,[71] é decorrente da aceleração da mitose das células neoplásicas, que demanda lípides para atender à síntese de no-

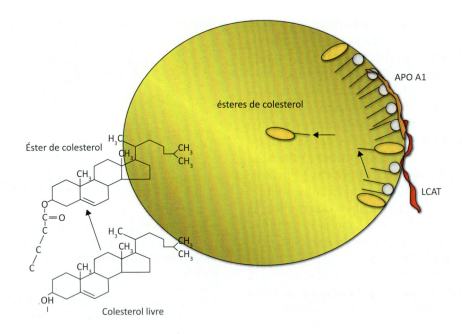

Figura 23.7 HDL e esterificação do colesterol. As moléculas de colesterol livre (não esterificado) localizam-se na monocamada de fosfolípides que envolve a HDL. No processo de esterificação, o colesterol recebe dos fosfolípides um radical acil, reação catalizada pela acil-colesterol-acil-transferase, que é ativada pela apolipoproteína A-I (apo AI), principal apo da HDL. O colesterol recém-esterificado, mais hidrofóbico, move-se da camada superficial para o núcleo da HDL, onde fica sequestrado e só é retirado para outras lipoproteínas por meio da ação da CETP. A esterificação estabiliza o colesterol no compartimento plasmático, além de ser processo que propele o transporte reverso do colesterol. LCAT: *Lecitin Cholesterol Acyl Transferese*.

gênero é muito importante, tendo em vista que a concentração de HDL-colesterol é maior nas mulheres, e o fato delas terem menos propensão a desenvolver DAC. A propósito, o sobrevir da menopausa não resultou mudanças nos fluxos de transferência de lípides para as HDL.[58] A presença do DM 2 também é fator importante, tendo em vista que esses pacientes têm maior propensão a desenvolver DAC.

Além da questão central de como as transferências lipídicas para a HDL ocorrem na DAC, investigamos também a influência sobre esses parâmetros de algumas outras doenças ou situações clínicas, de fatores dietéticos e do exercício físico. Verificamos assim que DM 2, mas não o DM tipo 1, altera as transferências.[59] Na hipercolesterolemia a transferência de colesterol não esterificado para a HDL está diminuída, o que pode contribuir para a piora do quadro pró-aterogênese resultante do acúmulo no sangue do LDL-colesterol.[60]

Documentamos também diminuição da transferência de colesterol para a HDL em pacientes com transplante cardíaco,[61] onde, como já mencionamos, ocorre aterosclerose de evolução rápida, a vasculopatia do enxerto. Em pacientes com hipotireoidismo subclínico, onde há possibilidade de maior desenvolvimento de aterosclerose, a transferência diminuída de fosfolípides para a HDL foi o único marcador lipídico alterado.[62]

O exercício físico,[63-65] tanto o aplicado a indivíduos com síndrome metabólica[63] quanto o aplicado a indivíduos idosos,[64] pode mudar as transferências lipídicas. Maratonistas apresentam transferências de todos os quatro lípides muito aumentadas comparados com sedentários; no entanto, durante as corridas, as transferências são inibidas.[65] Fatores dietéticos também podem alterar as transferências lipídicas para a HDL.[36,37,66,67]

Diferentemente dos testes de cinética plasmática baseados nos modelos de quilomícrons artificiais e da LDE, o teste *in vitro* de transferência de lípides para a HDL é perfeitamente adaptável e operacional para a rotina do laboratório clínico. Abrangente, já que avalia simultaneamente a transferência dos quatro principais lípides presentes nas lipoproteínas, traz para o tubo de ensaio a maior parte dos fatores que operam no processo, como as proteínas de transferência e as lipoproteínas, na concentração em que se encontram no plasma.

Das lições para a prática clínica que possam ter trazido até aqui os dados obtidos do teste de transferência de lípides, chama a atenção o fato de que o HDL-colesterol conta apenas uma parte da história

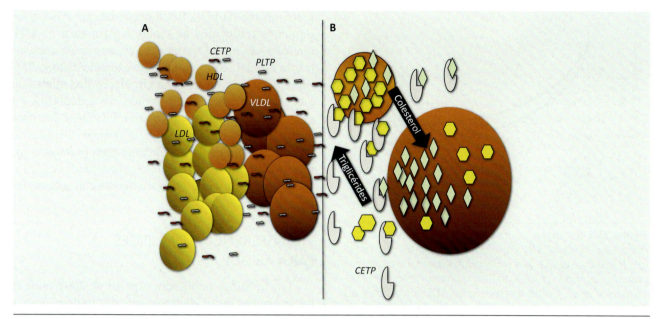

Figura 23.6 (A) Transferência de lípides entre as lipoproteínas: os lípides que compõem as diversas classes de lipoproteínas, como o colesterol, nas suas duas formas, livre e esterificada, os triglicérides e os fosfolípides saltam de uma partícula de lipoproteína para outra. Essa transferência é facilitada pelas proteínas de transferência, a CETP (de *cholesteryl ester transfer protein*) e a PLTP (de *phospholipid transfer protein*). **(B)** O movimento de transferência dos lípides é bi-direcional, mas a CETP tende a favorecer a saída de triglicérides da VLDL para a HDL e a saída de ésteres de colesterol da HDL para a VLDL. Assim, quando há acúmulo de VLDL no plasma, pela lei de ação de massas, a VLDL recebe mais ésteres de colesterol e a HDL recebe mais triglicérides. Para a HDL, as consequências da troca são desfavoráveis. O excesso de triglicérides na sua estrutura faz com que esta classe sofra a ação da lipase hepática, resultando na aceleração do catabolismo da HDL e baixa na concentração do HDL-colesterol. Isto causa a "gangorra" que se observa na rotina da prática clínica: sobem os triglicérides (VLDL), desce o HDL-colesterol.

cia de lípides entre as lipoproteínas depende também de fatores outros, como concentração e composição das diversas classes de lipoproteínas, entre outros. Afeta principalmente a HDL, lipoproteína formada principalmente no compartimento plasmático, à diferença das outras, formadas no enterócito e no hepatócito. A formação da HDL depende da transferência de lípides, principalmente colesterol e fosfolípides das outras lipoproteínas e das células para a apo A-I. No processo de lipidação da apo A-I vão se formando discos de fosfolípides e colesterol em torno da proteína. A entrada de colesterol livre nos discos e a esterificação pela ação da lecitina-colesterol acil transferase (LCAT) vai tornando as partículas de HDL nascente cada vez mais arredondadas.[54] As transferências de lípides estão diretamente ligadas às funções da HDL, como o transporte reverso e estabilização do colesterol no compartimento plasmático (Figura 23.7).

Tendo em vista que as transferências de lípides entre as lipoproteínas afetam principalmente as HDL, sendo processo fundamental no metabolismo e para as funções dessa lipoproteína, imaginamos e desenvolvemos um método direcionado à avaliação da transferência de lípides para a HDL.[55] Nesta nova abordagem, em ensaio *in vitro* em que a LDE marcada com lípides radioativos – colesterol livre e esterificado, fosfolípides e triglicérides – é incubada com plasma total, a LDE serve de doadora de lípides para as lipoproteínas. A transferência dos lípides para a HDL é quantificada após contagem radioativa da fração HDL isolada por precipitação química.[56]

Por meio desta abordagem metodológica, obtivemos um novo marcador da DAC: observamos que, em pacientes com DAC precoce, a transferência de colesterol livre para a HDL bem como a do éster de colesterol estavam diminuídas. Naquela casuística específica, o perfil lipídico plasmático dos pacientes com DAC não diferia do perfil dos indivíduos-controle, sem a doença, sendo as transferências de colesterol para a HDL os únicos marcadores bioquímicos encontrados no trabalho. Também entre pacientes com DM 2, naqueles que desenvolveram DAC a transferência das duas formas do colesterol estava diminuída.[57] Outro aspecto é que essa diminuição da transferência associada à DAC ocorre tanto nos homens quanto nas mulheres, sejam eles diabéticos ou não (dados não publicados). O fator

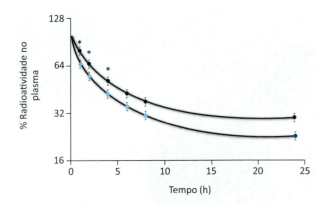

Figura 23.5 Remoção plasmática da LDE com marcação radioativa injetada E.V. em atletas praticantes de ciclismo (círculos azuis) e em indivíduos sedentários (circulos pretos). Os dois grupos tinham concentração de LDL-colesterol igual. Como a remoção da LDE foi muito mais rápida nos atletas, presume-se que o fígado produza mais LDL-colesterol, havendo portanto um maior *turnover* de LDL nos atletas. Assim, a LDL deles seria mais "nova" do que a dos sedentários e menos suscetível à oxidação e outros processos de modificação envolvidos com a aterogênese. Isto seria um dos mecanismos pelos quais o exercício tem ação anti-aterosclerótica.[45]

duas formas de colesterol. A análise dos fragmentos de vasos descartados pelo cirurgião mostrou que o depósito do colesterol não esterificado da LDE era percentualmente maior que a do esterificado.[50] Com esses dados, elaboramos a hipótese de um novo mecanismo para aterogênese em que o colesterol na forma não esterificada desprende-se da lipoproteína e deposita-se diretamente no endotélio arterial. O suposto depósito da forma não esterificada na artéria poderia levar a disfunção endotelial, tendo em vista que o excesso de colesterol na membrana plasmática pode levar a alterações estruturais e de fluidez da membrana que têm grande influência em reações enzimáticas e outros processos ocorrendo na célula.

Como a apo E, presente na LDE, mas não na LDL, tem afinidade muito maior que a apo B100, única apo da LDL, a LDE é removida mais rapidamente que a LDL natural.[42] Isso facilita muito a realização de testes cinéticos, já que o tempo de acompanhamento da remoção plasmática, ou seja, o tempo de colheita seriada de amostras de sangue, é bem menor. A extrapolação dos resultados da LDE para o metabolismo da LDL natural, no entanto, deve ser criteriosa. É esperado que, em algumas circunstâncias, a LDE não imite o metabolismo da LDL natural, e isso precisa ser levado em conta na interpretação dos resultados.

Como lição para o clínico desse conjunto de trabalhos relativo ao uso da LDE para exploração do metabolismo da LDL, fica a noção de que existem fenômenos traduzidos na cinética plasmática da LDL que não são necessariamente expressos pela concentração do LDL-colesterol. Como exemplo disto, o *clearance* acelerado da LDL na circulação dos atletas ou vice-versa, o *clearance* diminuído nos sedentários e a cinética da forma livre do colesterol na DAC descritos anteriormente. Embora não haja exames na rotina do laboratório clínico para mensurar esses eventos, o conhecimento deles é importante para entender os fenômenos predisponentes à aterosclerose e as estratégias para como lidar com eles.

TRANSFERÊNCIAS DE LÍPIDES PARA AS HDL

Em trabalhos publicados a partir de 2008, após as incursões nos ciclos de transporte dos quilomícrons e da LDL passamos a focar o metabolismo das HDL. Mimetizar sua estrutura geral para realizar estudos cinéticos *in vivo*, como fez-se com os quilomícrons e LDL, não pareceu uma boa estratégia, em razão das dificuldades de produzir uma partícula tão diminuta, na faixa de 8-12 nm de diâmetro. Isso exigiria a presença, no processo de preparo, da apo A-I, principal apo da HDL e um importante elemento estruturante da lipoproteína. Isolar a apo A-I do soro ou produzi-la por engenharia genética seria sempre um fator complicador dos experimentos. Resolvemos então acoplar nossa abordagem da HDL com a das transferências de lípides, tema que nos fascinava há muito tempo. Foi, inclusive, objeto da nossa Tese de Livre-Docência, apresentada em 1987.[51] O interesse nas transferências lipídicas apenas começava a tomar corpo naquela época.

As transferências lipídicas são um aspecto intrigante do metabolismo dos lípides no plasma. Na circulação, continuamente, moléculas das diversas espécies de lípides, como colesterol, triglicérides e fosfolípides, passam de uma lipoproteína para outra e vice-versa. É como um tipo de frenético ping-pong molecular entre as partículas lipoproteicas, que é facilitado por proteínas especializadas nesse jogo, as chamadas proteínas de transferência. São elas a *cholesteryl ester transfer protein* (CETP)[52] e a *phospholipid transfer protein* (PLTP).[53] A primeira facilita principalmente a transferência de ésteres de colesterol e triglicérides, enquanto a PLTP facilita a de fosfolípides, tendo também alguma ação na transferência da forma livre (não esterificada) do colesterol (Figura 23.6).

Não há consenso se ação maior ou menor da CETP ou da PLTP resulte em menor ou maior propensão para desenvolvimento de aterosclerose. A transferên-

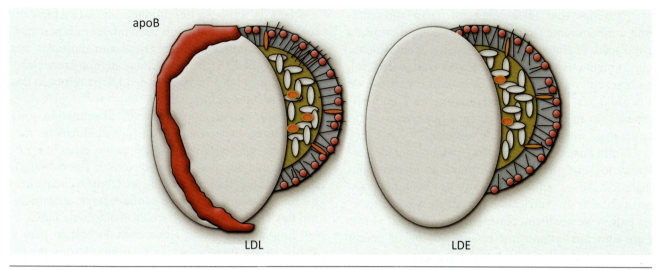

Figura 23.4 Estrutura química da lipoproteína de densidade baixa (LDL) e da LDE: uma monocamada de fosfolípides, envolve um núcleo de ésteres de colesterol. Na monocamada, também há uma pequena percentagem de colesterol livre e no núcleo pequena percentagem de triglicérides. A LDL possui na superfície uma grande molécula (> 300 kD) de proteína, a apo B100 que liga a lipoproteína a seus receptores de membrana celular. A LDE é fabricada sem proteína.

docitose mediada pelo receptor de LDL. Portanto, após adquirir as apolipoproteínas em contato com o plasma, a LDL artificial passa a imitar o metabolismo da LDL nativa.[41,42] Frequentemente nos referimos às nanoemulsões como LDE para lembrar a semelhança estrutural com a LDL e a apo E que é o meio ligante das nanopartículas aos receptores de lipoproteína.

À época, ainda corria forte a polêmica recorrente sobre o valor da concentração de colesterol de LDL como fator de risco de DAC. Esperávamos que, ao injetar a LDE na circulação em dois grupos de pacientes com nível igual de LDL-colesterol, um deles sem DAC e o outro com DAC, no grupo com a doença a remoção da LDE do plasma seria mais lenta. Se a diferença na cinética da remoção fosse muito acentuada e o desvio-padrão reduzido, teríamos sem dúvida um novo e potente biomarcador da doença.

O resultado da experiência foi, porém, decepcionante: as curvas de remoção do colesterol da LDE foram iguais.[43] Mais adiante, mostramos que pacientes com hipercolesterolemia tiveram a remoção da LDE diminuída, a qual, no entanto, era aumentada pelo uso de estatinas.[44]

Usando a LDE como instrumento de investigação do metabolismo da LDL, mostramos, por exemplo, que o exercício físico, fator que diminui o risco de DAC, acelera a remoção plasmática da LDE e, por extensão, da LDL nativa.[45] Trata-se de um resultado importante, já que implica que o exercício físico aumenta o *turnover* da LDL. Com isso a LDL, mais renovada, fica menos exposta aos processos de modificação e oxidação que a levam a captação por macrófagos e a gênese da aterosclerose. Em ciclistas amadores com prática diária do exercício aeróbico, as taxas de remoção plasmática foram cinco vezes maiores do que nos indivíduos sedentários[45] (Figura 23.5).

É interessante notar que pacientes hipercolesterolêmicos também se beneficiam com os efeitos do exercício: também neles o *clearance* da LDL é aumentado.[46] Da mesma forma que o aeróbico, o exercício de resistência realizado por indivíduos normocolesterolêmicos também aumenta o *clearance* da LDE e, por extrapolação, da LDL.[47] Outro tópico importante, em razão do fato de que o avanço da idade é crítico no aparecimento das manifestações da aterosclerose, mostramos que a LDL, estudada pela cinética plasmática da LDE, tem remoção diminuída nos indivíduos idosos. Isso já havia sido mostrado antes, mas em nosso trabalho, onde injetamos uma preparação-padrão, no caso a LDE, e não a LDL de cada indivíduo reinjetada nele mesmo, ficou claro que os mecanismos de remoção, e não modificações na composição da lipoproteína, são que determinam a perda de eficiência de remoção da LDL associada à idade.[48]

Estudamos também a cinética da LDE em pacientes com transplante cardíaco, observando que o transplante é acompanhado de menor remoção da LDL.[49]

Estudando a cinética das formas de colesterol na LDE, a esterificada e a não esterificada, observamos que o colesterol não esterificado tende a se dissociar da LDE em pacientes com DAC.[43] Em outras experiências, injetamos LDE marcada radioativamente nas

Pacientes com HDL-colesterol baixo apresentaram também remoção deficiente dos quilomícrons da circulação. O tratamento com niacina, medicamento que aumenta os níveis circulantes do HDL-colesterol, na apresentação *slow-release, low-flush* e na dose de 1,5 g/dia não alterou o metabolismo dos quilomícrons.[34] No entanto, é digno de nota que o tratamento tenha melhorado a reatividade vascular.[34]

Outra faixa de influências no metabolismo de quilomícrons que investigamos foram as intervenções dietéticas. Nesse sentido, visitamos de novo uma polêmica clássica em Nutrição. A ingesta de ovos é deletéria para o metabolismo plasmático dos lípides? O ovo é um alimento bastante interessante pelo seu conteúdo proteico e alto valor nutricional. No entanto, a gema do ovo tem um dos maiores conteúdos de colesterol por grama entre os vários alimentos que consumimos. Assim, ao ovo foi atribuído caráter pró-aterogênico, apesar de as gorduras saturadas terem potência bem maior que o colesterol como fator dietético capaz de elevar o LDL-colesterol. Infelizmente, em estudo prospectivo em que avaliamos os efeitos da ingesta de três ovos por dia, constatamos que a remoção dos remanescentes foi reduzida pelo consumo de ovos, embora a lipólise dos triglicérides não tenha sido alterada.[35] Esses resultados corroboram as diretrizes da American Heart Association (AHA) para o consumo de ovos. Outro grande marco da Nutrição e Dietética também foi explorado em nossos trabalhos: o padrão vegetariano mais extremado, a dieta vegana, na qual é excluída a ingesta de qualquer alimento de origem animal. Veganos foram comparados com indivíduos com dieta de padrão ovo-lácteo e onívoro. Verificamos que indivíduos do grupo vegano são os mais eficientes em metabolizar os quilomícrons artificiais, seguidos dos ovo-lácteos, e os onívoros apresentam as taxas menores de remoção plasmática dos remanescentes.[36,37] Entretanto, a lipólise não é diferente entre os adeptos da dieta vegana, ovo-láctea e onívora.[20,21]

Um tema toxicológico de importância em saúde pública também foi abordado: o uso de anabolizantes androgênicos por praticantes do fisioculturismo, notoriamente prejudicial à saúde, resultou em diminuição da remoção plasmática dos remanescentes de quilomícron.[38]

Uma faceta da fisiologia e fisiopatologia das TRLP também abordada em nosso laboratório foram as relações entre mecanismos de remoção em comum dos quilomícrons e da LDL. O encontro de correlação positiva entre o *clearance* plasmático dos remanescentes de quilomícrons e a concentração do LDL-colesterol e o fato da remoção de quilomícrons e remanescentes estarem diminuídos em pacientes com hipercolesterolemia familiar heterozigótica, com mutações dos receptores de LDL diagnosticadas, demonstram claramente o papel dos receptores de LDL na remoção dos remanescentes da circulação.[39,40]

Assim, nosso laboratório foi acumulando uma considerável experiência em estudos clínicos do metabolismo de quilomícrons, utilizando essas lipoproteínas artificiais, mostrando aspectos de fisiopatologia, mudanças metabólicas em função de intervenções medicamentosas e dietéticas, e a influência do metabolismo das TRLP no prognóstico de evolução da DAC.

Embora não exista ainda método prático para a avaliação do metabolismo dos quilomícrons no laboratório clínico, é importante que se tenha a clara noção de que ao fazer uma orientação dietética ou ao se prescrever estatinas ou fibratos não se está apenas reduzindo a concentração de LDL-colesterol ou dos triglicérides. Na verdade, todo um processo de remoção da corrente sanguínea da gordura e do colesterol absorvidos da dieta está sendo acelerado. A rapidez e eficiência no catabolismo plasmático dos quilomícrons se traduz em proteção contra o processo de aterogênese.

LDL ARTIFICIAL OU LDE

A partir de 1987, desenvolveu-se em laboratório um novo modelo baseado em emulsões artificiais, visando agora adquirir uma ferramenta para explorar o metabolismo plasmático da LDL. Para isso, criou-se uma LDL artificial, emulsões compostas de nanopartículas com estrutura parecida com as da LDL. Essa emulsão é formada pelos mesmos compostos que constituem o quilomícron artificial, porém, em proporções muito diferentes. Tal como a LDL, a proporção de triglicérides é muito pequena e a proporção de ésteres de colesterol constitui predominantemente o cerne das partículas. Proporção mínima de colesterol na forma livre também está presente, e a partícula é envolta, como toda lipoproteína, por uma monocamada de fosfolípides (Figura 23.4).

As LDL artificiais são produzidas sem proteína, por meio de tecnologias baseadas em irradiação ultrassônica prolongada seguida de ultracentrifugação ou em microfluidização sob alta pressão. Observamos que, em contato com o plasma, adquirem várias apolipoproteínas presentes nas lipoproteínas da circulação. Uma dessas apos, a apo E, é reconhecida pelos receptores de LDL e isso permite que a nanoemulsão seja captada pelas células pelo mesmo processo de captação da LDL, a en-

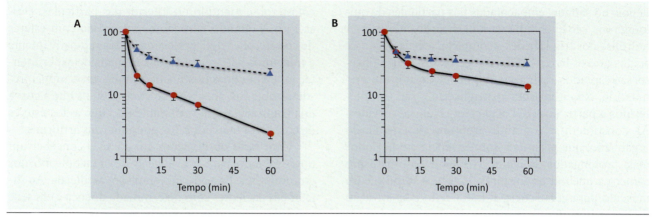

Figura 23.3 Curvas de remoção plasmáticas dos triglicérides **(A)** e dos ésteres de colesterol **(B)** dos quilomícrons artificiais em pacientes com doença arterial coronária (DAC, linha pontilhada) e em indivíduos sem a doença (linha contínua). Os quilomícrons são produzidos com marcação de lípides radioativos e são injetados E.V. Seguem-se coletas de plasma de até 1 hora em tempos pré-determinados para contagem da radioatividade. Tanto a remoção dos triglicérides, que representa a lipólise dos quilomícrons, que ocorre no endotélio dos capilares por atividade da lipase lipoproteica, quanto a remoção dos ésteres de colesterol, que representa a captação dos remanescentes pelo fígado, são mais lentas nos pacientes com DAC.[11]

artificiais e a presença de DAC, passamos a estudar três vertentes da relação quilomícrons-aterosclerose: o estado dos quilomícrons em doenças cujo a incidência de complicações cardiovasculares é maior, os efeitos de medicamentos hipolipemiantes, ou seja, que diminuem o colesterol e os triglicérides plasmáticos e, finalmente influências dietéticas.

Doenças inflamatórias crônicas frequentemente se acompanham de risco de desenvolver doenças cardiovasculares, em especial DAC. No caso do lúpus eritematoso sistêmico (LES), o risco de DAC está aumentado cerca de 50 vezes, lembrando que a doença incide principalmente em mulheres jovens, onde DAC é improvável.[17] Documentamos em pacientes com LES que tanto a lipólise quanto a remoção dos remanescentes estavam marcadamente diminuídas.[18] Em conjunto com aumento dos triglicérides plasmáticos e da diminuição do HDL-colesterol observados nesses pacientes, o distúrbio do metabolismo dos quilomícrons deve contribuir para a predisposição ao desenvolvimento de doença cardiovascular aterosclerótica.

Em indivíduos obesos, a remoção dos remanescentes está diminuída.[19,20] Os quilomícrons estão também alterados tanto na síndrome metabólica quanto no *diabetes mellitus* (DM) tipo 2.[21] Era de se esperar que a alteração fosse mais intensa no diabetes do que na síndrome metabólica. No entanto, isso não aconteceu, o distúrbio foi de igual intensidade nas duas condições, o mesmo tendo sucedido com o perfil lipídico. Na síndrome dos ovários policísticos, onde há também resistência à insulina, a lipólise não estava alterada, mas a remoção dos remanescentes diminuiu.[22] Em pacientes com hipertensão arterial maligna, pelo contrário, a lipólise estava diminuída, mas os remanescentes eram removidos normalmente.[23] No transplante cardíaco, desenvolve-se uma forma de aterosclerose acelerada, a doença coronária do transplante, que é a principal causa de falência do procedimento após o primeiro ano da cirurgia.[24] Em pacientes com transplante cardíaco tanto a lipólise quanto a remoção de remanescentes foram acentuadamente diminuídos,[25] o que pode contribuir para o desenvolvimento da vasculopatia do enxerto. Em todas essas doenças, há uma inflamação crônica que provoca ou interage com as alterações lipídicas para desenvolver o processo aterogênico. Neoplasias hematológicas também alteram o metabolismo dos quilomícrons, o que observamos tanto nas leucemias[26] e mieloma múltiplo[27] quanto nos linfomas de Hodgkin e não Hodgkin.[28] Esse achado está possivelmente relacionado à secreção pelas células neoplásicas de fatores, como o TNF-α, que têm ação no metabolismo lipídico.

Outro aspecto que exploramos foi o da ação de drogas hipolipemiantes sobre o metabolismo dos quilomícrons. Estatinas como a sinvastatina e a atorvastatina aceleraram tanto a remoção dos triglicérides quanto a dos remanescentes de quilomícron.[29,30] Fibratos como o gemfibrozil e o etofibrato também tiveram ação aceleradora do metabolismo de quilomícrons.[31,32] O tratamento de pacientes hipercolesterolêmicos com uma classe de drogas mais recente, com ação na absorção intestinal de colesterol, a ezetimiba, também teve ação aceleradora do metabolismo dos quilomícrons.[33] A associação de ezetimiba com sinvastatina, em uso comercial como o medicamento Vitorin®, no entanto, não teve efeito adicional.[33]

depois no sangue, empacotadas nas partículas de quilomícrons, são quebradas na superfície do endotélio. A hidrólise dos triglicérides é completa, até a geração de ácidos graxos livres (AGL) e glicerol. Os AGL e glicerol são captados e armazenados no tecido adiposo e no músculo. No citoplasma, os triglicérides são ressintetizados a partir dos AGL e glicerol recém-absorvidos. Aí, constituem-se o grande armazém de energia do organismo, que permite a sobrevivência em períodos mais prolongados de jejum. No jejum, o organismo começa a quebrar as gorduras do tecido adiposo e do músculo para gerar energia. Isso é feito pela ativação da lipase hormônio-sensível, enzima intracelular. Os AGL da célula são transportados ao fígado ligados à albumina.

Os remanescentes de quilomícron, gerados pela atividade da lipase lipoproteica, podem participar na aterogênese, hipótese que foi explicitada por Zilversmit na teoria da aterosclerose pós-prandial.[6]

Sintetizamos em laboratório as emulsões lipídicas, compostas de nanoesferas com a composição química parecida com a dos quilomícrons, mas sem as apolipoproteínas. Usamos para o preparo das emulsões método baseado em irradiação ultrassônica e ultracentrifugação de misturas lipídicas contendo fosfolípides, as duas formas de colesterol, esterificado e não esterificado, e triglicérides em proporção definida. Os triglicérides constituem predominantemente o cerne das partículas da emulsão, que são envoltas por uma monocamada de fosfolípides.[1,2]

Ao injetarmos as emulsões na circulação de ratos, verificamos que elas adquiriam todas as apolipoproteínas, em contato com as lipoproteínas naturais, com exceção da apo B. Isso porque a apo B, molécula muito grande e hidrofóbica, não é passível de deslocar-se da partícula natural para a artificial. Uma das apo adquiridas era a apo CII que, agora aderida à superfície das partículas artificiais, é capaz de ligar-se à lipase lipoproteica na superfície do endotélio e estimular a quebra dos triglicérides dos quilomícrons artificiais pela enzima. Outra apo adquirida, a apo E, permite a ligação dos remanescentes de quilomícrons artificiais, depletados de triglicérides, a receptores hepáticos, como o receptor de LDL e outros. Após a ligação aos receptores, os remanescentes são captados pelas células, principalmente pelos hepatócitos.[1,2,7-10]

É interessante notar que os remanescentes de quilomícrons naturais, assim como os artificiais, são partículas depletadas de triglicérides, já que a maior parte desses compostos é retirada das partículas pela ação da lipase lipoproteica. No entanto, o conteúdo de colesterol, principalmente na forma de ésteres de colesterol, é mantido no interior das partículas. Dessa forma, quando fabricamos a emulsão com ésteres de colesterol e triglicérides marcados radioativamente e injetamos na circulação dos animais de experimentação, colhendo amostras de sangue em tempos pré-determinados, até uma hora, verificou-se que a curva dos triglicérides era mais rápida do que a dos ésteres de colesterol marcados dos quilomícrons artificiais.[1]

Com essas observações, foi possível conceber um novo método para a avaliação do metabolismo dos quilomícrons, baseado nas emulsões artificiais. Ao injetar em pacientes com determinada doença e em seus controles a emulsão duplamente marcada, padronizamos uma nova abordagem, prática e específica, de estudar o metabolismo dos quilomícrons no homem, contornando dificuldades técnicas dos métodos anteriores de estudo. A dose de radioatividade injetada nos pacientes resulta em exposição menor até do que a de um RX simples de tórax, garantindo a segurança do procedimento.

Utilizando o novo método cinético, exploramos vários aspectos do metabolismo e fisiopatologia dos quilomícrons e, por inferência, das VLDL, já que estas são TRLP e têm metabolismo intravascular análogo ao dos quilomícrons.

Mostramos que em pacientes com doença arterial coronária (DAC) tanto o *clearance* plasmático dos triglicérides, que representa o processo de lipólise pela lipase lipoproteica, quanto o dos ésteres de colesterol, que representa a remoção dos remanescentes pelo fígado, estão diminuídos.[11] Vimos que o *clearance* plasmático dos quilomícrons estava diminuído nos pacientes com DAC e diretamente correlacionado com a intensidade das lesões do leito coronário[12] (Figura 23.3).

Em estudo prospectivo, mostramos que a remoção plasmática mais lenta dos triglicérides da circulação esteve associada ao desenvolvimento de DAC.[13] Portanto, em cenário mais amplo, extrapolando os resultados descritos, é possível imaginar dois grandes grupos de indivíduos na população geral. No primeiro grupo, após uma refeição gordurosa, os processos de lipólise e remoção pelo fígado dos remanescentes circulantes são mais eficientes e rápidos. No segundo, esses processos pós-prandiais acontecem de maneira mais lenta e menos eficiente, a lipólise dos quilomícrons é mais lenta e os remanescentes circulam por mais tempo no sangue. Esses resultados convergiram com outros trabalhos nos quais, por métodos distintos, a participação do metabolismo dos quilomícrons na aterogênese foi sendo fundamentada.[14-16]

Estabelecida esta relação principal, entre velocidade de metabolização plasmática dos quilomícrons

Endotélio e Doenças Cardiovasculares

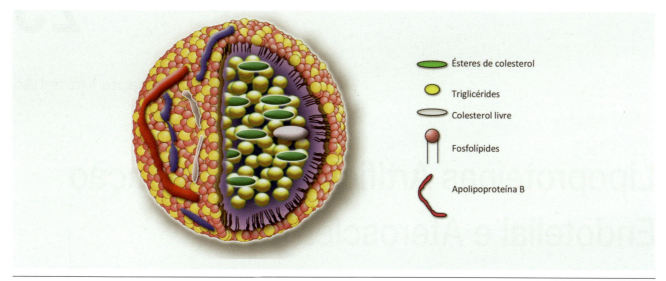

Figura 23.1 Estrutura das lipoproteínas ricas em triglicérides (TRLP – quilomícrons e VLDL). Uma monocamada de fosfolípides, com colesterol livre, envolve os triglicérides, que constituem a maior parte da partícula. Moléculas de ésteres de colesterol também estão na parte central das TRLP.

e, no caso das VLDL, as lipoproteínas de densidade intermediária (IDL) e as LDL. As LDL são produtos finais de degradação, onde a proporção de triglicérides nas partículas são apenas residuais. Remanescentes de quilomícrons são captados finalmente pelas células, principalmente no fígado, por receptores de membrana celular que reconhecem apo E e, também, por outros mecanismos[2-5] (Figura 23.2).

A lipólise das TRLP pela lipase lipoproteica na superfície do endotélio é fundamental para o organismo. Por meio desse mecanismo, as gorduras da alimentação absorvidas no intestino e transportadas na linfa e

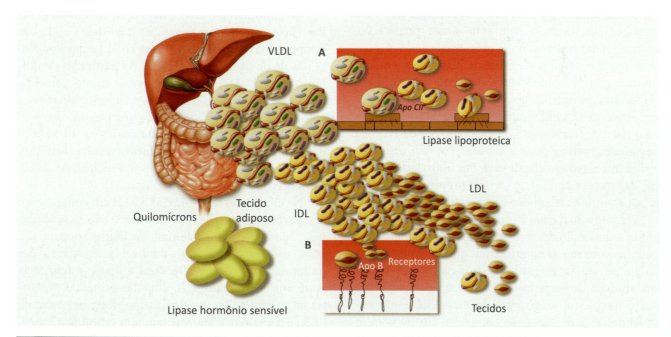

Figura 23.2 Metabolismo das lipoproteínas ricas em triglicérides (TRLP – quilomícronse VLDL). As lipoproteínas sintetizadas no intestino (quilomícrons) ou no fígado (VLDL), após cairem na circulação sistêmica, sofrem dois processos principais: **(A)** lipólise, ou quebra dos triglicérides das partículas, pela lipase lipoproteica, enzima presa ao endotélio por proteoglicanos e que é estimulada pela apo CII presente nas TRLP. **(B)** Os remanescentes de quilomícron ou de VLDL (LDL), que vão sendo gerados, desprendem-se da enzima e após depleção substancial do conteúdo de triglicérides são captados pelo fígado, principalmente, por receptores que reconhecem apo E ou a apo B, e outros mecanismos.

capítulo 23

Raul Cavalcante Maranhão

Lipoproteínas Artificiais na Disfunção Endotelial e Aterosclerose

INTRODUÇÃO

Uma das maneiras de estudar a natureza é imitá-la. As lipoproteínas são, na verdade, emulsões naturais compostas de lípides e proteínas. Produzir emulsões artificiais imitando a composição e estrutura das lipoproteínas foi a estratégia que usou-se como ponto de partida para explorar o metabolismo de lípides no plasma.

Essas emulsões artificiais, produzidas em laboratório, sem a parte proteica das lipoproteínas, têm uma vantagem inestimável: com uma única preparação, marcada com radioisótopos ou outros meios, é possível realizar estudos de cinética plasmática em um número grande de indivíduos, de forma segura. Isso é importante porque, se lipoproteínas naturais isoladas de sangue de um indivíduo forem injetadas em outro, há o risco de transmissão de vírus como o da HIV ou hepatite e provocar reações imunes. Por isso, esse procedimento é vedado eticamente. Por outro lado, a injeção das frações obtidas do soro do próprio indivíduo é processo muito trabalhoso e pouco operacional.

O estudo do metabolismo dos quilomícrons exemplifica a aplicação dessa abordagem metodológica. Os quilomícrons são as lipoproteínas que transportam na linfa e no sangue as gorduras da dieta. Sua obtenção em animais de experimentação exige canulação de ducto linfático e longo período de colheita, processo laborioso e de execução complexa. No homem, o isolamento dos quilomícrons no plasma após refeição gordurosa é difícil, já que os quilomícrons têm características físico-químicas que se sobrepõem às das lipoproteínas de densidade muito baixa (VLDL). Como os quilomícrons artificiais são injetados endovenosamente, em bolo, o componente de absorção intestinal é suprimido, o que dá grande vantagem sobre os métodos baseados na ingesta de carga de gordura seguida das colheitas de sangue no período pós-prandial, que exigem um tempo muito maior de observação e sofrem a interferência das variações de velocidade de absorção intestinal que ocorrem de indivíduo para indivíduo.

QUILOMÍCRONS ARTIFICIAIS

Os quilomícrons constituem uma das quatro grandes classes de lipoproteínas, ao lado das VLDL, das lipoproteínas de densidade baixa (LDL) e das lipoproteínas de densidade alta (HDL). As partículas de quilomícrons e VLDL têm composição muito parecida, sendo as duas classes chamadas de lipoproteínas ricas em triglicérides (TRLP, de *triglyceride-rich lipoproteins*). Os quilomícrons são sintetizados no intestino, a partir de lípides, como as gorduras da dieta, fosfolípides e colesterol absorvidos pelos enterócitos. As VLDL são sintetizadas pelo fígado[1] (Figura 23.1).

Na circulação sistêmica, as TRLP, em contato com a superfície endotelial dos capilares, são degradadas pela lipase das lipoproteínas, ou lipase lipoproteica, como essa enzima é mais conhecida. A ligação dos quilomícrons e das VLDL com a lipase é feita pela apolipoproteína (apo) CII, uma das proteínas presentes na superfície das partículas lipoproteicas. Além da ligação à enzima, a apo CII também estimula a hidrólise dos triglicérides das TRLP. Após sofrerem a ação da lipase, as TRLP degradadas desligam-se da enzima, ligando-se de novo, corrente abaixo, a outra molécula de lipase, em processo continuado de lipólise. As partículas resultantes, portanto, depletadas de triglicérides, são os chamados remanescentes de quilomícrons

153. Ibanez B, Giannarelli C, Cimmino G, et al. Recombinant HDL(Milano) exerts greater anti-inflammatory and plaque stabilizing properties than HDL(wild-type). Atherosclerosis. 2012;220:72-7.
154. Nofer JR, van der Giet M, Tölle M, et al. HDL induces NO-dependent vasorelaxation via the lysophospholipid receptor S1P3. J Clin Invest. 2004;113:569-81.
155. Spieker LE, Sudano I, Hürlimann D, et al. High-density lipoprotein restores endothelial function in hypercholesterolemic men. Circulation. 2002;105:1399-402.
156. Barter PJ, Caulfield M, Eriksson M, Grundy SM, Kastelein JJ, Komajda M, et al. Effects of torcetrapib in patients at high risk for coronary events. N Engl J Med. 2007;357:2109–22.
157. Bots ML, Visseren FL, Evans GW, Riley WA, Revkin JH, Tegeler CH, et al. Torcetrapib and carotid intima-media thickness in mixed dyslipidaemia (RADIANCE 2 study): a randomised, double-blind trial. Lancet. 2007;370:153–60.
158. Kastelein JJ, van Leuven SI, Burgess L, Evans GW, Kuivenhoven JA, Barter PJ, et al. Effect of torcetrapib on carotid atherosclerosis in familial hypercholesterolemia. N Engl J Med. 2007;356:1620–30.
159. Clerc RG, Stauffer A, Weibel F, Hainaut E, Perez A, Hoflack JC, et al. Mechanisms underlying off-target effects of the cholesteryl ester transfer protein inhibitor torcetrapib involve L-type calcium channels. J Hypertens. 2010;28:1676–86.
160. Hu X, Dietz JD, Xia C, Knight DR, Loging WT, Smith AH, et al. Torcetrapib induces aldosterone and cortisol production by an intracellular calcium-mediated mechanism independently of cholesteryl ester transfer protein inhibition. Endocrinology. 2009;150:2211–9.
161. Okamoto H, Yonemori F, Wakitani K, Minowa T, Maeda K, Shinkai H. A cholesteryl ester transfer protein inhibitor attenuates atherosclerosis in rabbits. Nature. 2000;406:203–7.
162. Niesor EJ, von der Marck E, Brousse M, Maugeais C. Inhibition of cholesteryl ester transfer protein (CETP): different in vitro characteristics of RO4607381/JTT-705 and torcetrapib (TOR). Atherosclerosis. 2008;199:231.
163. de Grooth GJ, Kuivenhoven JA, Stalenhoef AF, de Graaf J, Zwinderman AH, Posma JL, et al. Efficacy and safety of a novel cholesteryl ester transfer protein inhibitor, JTT-705, in humans: a randomized phase II dose–response study. Circulation. 2002;105:2159–65.
164. Kuivenhoven JA, de Grooth GJ, Kawamura H, Klerkx AH, Wilhelm F, Trip MD, et al. Effectiveness of inhibition of cholesteryl ester transfer protein by JTT-705 in combination with pravastatin in type II dyslipidemia. Am J Cardiol. 2005;95:1085–8.
165. Stein EA, Roth EM, Rhyne JM, Burgess T, Kallend D, Robinson JG. Safety and tolerability of dalcetrapib (RO4607381/JTT-705): results from a 48-week trial. Eur Heart J. 2010;31:480–8.
166. Ranalletta M, Bierilo KK, Chen Y, Milot D, Chen Q, Tung E, et al. Biochemical characterization of cholesteryl ester transfer protein inhibitors. J Lipid Res. 2010;51:2739–52.
167. Krishna R, Anderson MS, Bergman AJ, Jin B, Fallon M, Cote J, et al. Effect of the cholesteryl ester transfer protein inhibitor, anacetrapib, on lipoproteins in patients with dyslipidaemia and on 24-h ambulatory blood pressure in healthy individuals: two double-blind, randomized placebo-controlled phase I studies. Lancet. 2007;370:1907–14.
168. Bloomfield D, Carlson GL, Sapre A, Tribble D, McKenney JM, Littlejohn TW 3rd, et al. Efficacy and safety of the cholesteryl ester transfer protein inhibitor anacetrapib as monotherapy and coadministered with atorvastatin in dyslipidemic patients. Am Heart J. 2009;157:352–60.
169. Yvan-Charvet L, Kling J, Pagler T, Li H, Hubbard B, Fisher T, et al. Cholesterol efflux potential and antiinflammatory properties of high-density lipoprotein after treatment with niacin or anacetrapib. Arterioscler Thromb Vasc Biol. 2010;30:1430–8.
170. Gutstein DE, Krishna R, Johns D, Surks HK, Dansky HM, Shah S, et al. Anacetrapib, a novel CETP inhibitor: pursuing a new approach to cardiovascular risk reduction. Clin Pharmacol Ther. 2012;91:109–22.
171. Shinkai H. Cholesteryl ester transfer-protein modulator and inhibitors and their potential for the treatment of cardiovascular diseases. Vasc Health Risk Manag. 2012;8:323–31.
172. Cao G, Beyer TP, Zhang Y, Schmidt RJ, Chen YQ, Cockerham SL, et al. Evacetrapib is a novel, potent, and selective inhibitor of cholesteryl ester transfer protein that elevates HDL cholesterol without inducing aldosterone or increasing blood pressure. J Lipid Res. 2011;52:2169–76.
173. Nicholls SJ, Brewer HB, Kastelein JJ, Krueger KA, Wang MD, Shao M, et al. Effects of the CETP inhibitor evacetrapib administered as monotherapy or in combination with statin on HDL and LDL cholesterol. A randomized controlled trial. JAMA. 2011;306:2099–109.

123. Yu R, Yekta B, Vakili L, et al. Proatherogenic high-density lipoprotein, vascular inflammation, and mimetic peptides. Curr Atheroscler Rep. 2008;10:171-6.
124. Shah PK, Chyu KY. Apolipoprotein A-I mimetic peptides: potential role in atherosclerosis management. Trends Cardiovasc Med. 2005;15:291-6.
125. Navab M, Anantharamaiah GM, Reddy ST, et al. Mechanisms of disease: proatherogenic HDL—an evolving field. Nat Clin Pract Endocrinol Metab. 2006;2:504-11.
126. Tolle M, Huang T, Schuchardt M, et al. High-density lipoprotein loses its anti-inflammatory capacity by accumulation of pro-inflammatory-serum amyloid A. Cardiovasc Res. 2012;94:154-62.
127. Dullaart RP, de Boer JF, Annema W, et al. The inverse relation of HDL anti-oxidative functionality with serum amyloid A is lost in metabolic syndrome. Obesity. 2013;21:361-6.
128. Sprandel MC, Hueb WA, Segre A, et al. Alterations in lipid transfers to HDL associated with the presence of coronary artery disease in patients with type 2 diabetes mellitus. Cardiovasc Diabetol. 2015;14:1-9.
129. Maranhão RC, Freitas FR, Strunz CM, et al. Lipid transfers to HDL are predictors of precocious clinical coronary heart disease. Clin Chim Acta. 2012;413:502-5.
130. World Health Organization. Definition, diagnosis and classification of diabetes mellitus and its complications. Report of a WHO consultation. Geneva: World Health Organization, 1999. p.1.
131. Casella-Filho A, Chagas AC, Maranhão RC, et al. Effect of exercise training on plasma levels and functional properties of high-density lipoprotein cholesterol in the metabolic syndrome. Am J Cardiol. 2011;107:1168-72.
132. Borggreve SE, De Vries R, Dullaart RP. Alterations in high-density lipoprotein metabolism and reverse cholesterol transport in insulin resistance and type 2 diabetes mellitus: role of lipolytic enzymes, lecithin: cholesterol acyltransferase and lipid transfer proteins. Eur J Clin Invest. 2003;33:1051-69.
133. Sorrentino SA, Besler C, Rohrer L, et al. Endothelial-vasoprotective effects of high-density lipoprotein are impaired in patients with type 2 diabetes mellitus but are improved after extended-release niacin therapy. Circulation. 2010;121:110-22.
134. Benjo AM, Maranhão RC, Coimbra S, et al. Accumulation of chylomicron remnants and impaired vascular reactivity occur in subjects with isolated low HDL cholesterol: effects of niacin treatment. Atherosclerosis. 2006;187:116-22.
135. Crouse JR, Kastelein J, Isaacsohn J, et al. A large, 36 week study of the HDL-C raising effects and safety of simvastatin versus atorvastatin. Atherosclerosis. 2000;151:8-9.
136. Hunninghake DB, Stein EA, Bays HE, et al. Rosuvastatin improves the atherogenic and atheroprotective lipid profiles in patients with hypertriglyceridemia. Coron Artery Dis. 2004;15:115-23.
137. Kersten S, Desvergne B, Wahli W. Roles of PPARs in health and disease. Nature. 2000;405:421-4.
138. Rotllan N, Llaverías G, Julve J, et al. Differential effects of gemfibrozil and fenofibrate on reverse cholesterol transport from macrophages to feces in vivo. Biochim Biophys Acta. 2011;1811:104-10.
139. Dujovne CA, Ettinger MP, McNeer JF, et al. Efficacy and safety of a potent new selective cholesterol absorption inhibitor, ezetimibe, in patients with primary hypercholesterolemia. Am J Cardiol. 2002;90:1092-7.
140. Araújo RG, Casella Filho A, Chagas AC. Ezetimibe-pharmacokinetics and therapeutics. Arq Bras Cardiol. 2005;85:20-4.
141. Goldberg RB, Guyton JR, Mazzone T, et al. Ezetimibe/simvastatin vs atorvastatin in patients with type 2 diabetes mellitus and hypercholesterolemia: the VYTAL study. Mayo Clin Proc. 2006;81:1579-88.
142. Bell DA, Hooper AJ, Watts GF, et al. Mipomersen and other therapies for the treatment of severe familial hypercholesterolemia. Vasc Health Risk Manag. 2012;8:651-9.
143. Seidah NG, Awan Z, Chrétien M, et al. PCSK9: a key modulator of cardiovascular health. Circ Res. 2014;114:1022-36.
144. Reiner Ž. PCSK9 inhibitors--past, present and future. Expert Opin Drug Metab Toxicol. 2015;11:1517-21.
145. Cockerill GW, Rye KA, Gamble JR, et al. High-density lipoproteins inhibit cytokine-induced expression of endothelial cell adhesion molecules. Arterioscler Thromb Vasc Biol. 1995;15:1987-94.
146. Tang C, Liu Y, Kessler PS, et al. The macrophage cholesterol exporter ABCA1 functions as an anti-inflammatory receptor. J Biol Chem. 2009;284:32336-43.
147. De Nardo D, Labzin LI, Kono H, et al. High-density lipoprotein mediates anti-inflammatory reprogramming of macrophages via the transcriptional regulator ATF3. Nat Immunol. 2014;15:152-60.
148. Moore KJ, Fisher EA. High-density lipoproteins put out the fire. Cell Metab. 2014;19:175-6.
149. Chyu KY, Shah PK. HDL/ApoA-1 infusion and ApoA-1 gene therapy in atherosclerosis. Front Pharmacol. 2015;6:187.
150. Stoekenbroek RM, Stroes, Hovingh GK. ApoA-I mimetics. Handb Exp Pharmacol. 2014;224:631-48.
151. Chenevard R, Hürlimann D, Spieker L, et al. Reconstituted HDL in acute coronary syndromes. Cardiovasc Ther. 2012;30:e51-e57.
152. Uehara Y, Chiesa G, Saku K. High-Density Lipoprotein-Targeted Therapy and Apolipoprotein A-I Mimetic Peptides. Circ J. 2015;79:2523-8.

94. Stoll LL, Denning GM, Weintraub NL. Potential role of endotoxin as a proinflammatory mediator of atherosclerosis. Arterioscler Thromb Vasc Biol. 2004;24:2227–36.
95. Rizzo M, Otvos J, Nikolic D, et al. Subfractions and subpopulations of HDL: an update. Curr Med Chem. 2014;21:2881-91.
96. Campbell LA, Rosenfeld ME. Infection and Atherosclerosis Development. Arch Med Res. 2015;46:339-50.
97. Karliner JS. Sphingosine kinase and sphingosine 1-phosphate in the heart: a decade of progress. Biochim Biophys Acta. 2013;1831:203-12.
98. Sattler K, Levkau B. Sphingosine-1-phosphate as a mediator of high-density lipoprotein effects in cardiovascular protection. Cardiovasc Res. 2009;82:201–11.
99. Levkau B. HDL-S1P: cardiovascular functions, disease-associated alterations, and therapeutic applications. Front Pharmacol. 2015;6:243.
100. Zhang QH, Zu XY, Cao RX, et al. An involvement of SR-B1 mediated PI3K-Akt-eNOS signaling in HDL-induced cyclooxygenase 2 expression and prostacyclin production in endothelial cells. Biochem Biophys Res Commun. 2012;420:17-23.
101. Sorci-Thomas MG, Thomas MJ. High density lipoprotein biogenesis, cholesterol efflux, and immune cell function. Arterioscler Thromb Vasc Biol. 2012;32:2561-5.
102. Bartel DP. MicroRNAs: genomics, biogenesis, mechanism, and function. Cell. 2004;116:281-97.
103. Friedman RC, Farh KK, Burge CB, et al. Most mammalian mRNAs are conserved targets of microRNAs. Genome Res. 2009;19:92–105.
104. Canfrán-Duque A, Ramírez CM, Goedeke L, et al. microRNAs and HDL life cycle. Cardiovasc Res. 2014;103:414-22.
105. Niculescu LS, Simionescu N, Sanda GM, et al. miR-486 and miR-92a identified in circulating HDL discriminate between stable and vulnerable coronary artery disease patients. PLoS One. 2015;10:e0140958.
106. Creemers EE, Tijsen AJ, Pinto YM. Circulating microRNAs: novel biomarkers and extracellular communicators in cardiovascular disease? Circ Res. 2012;110:483-95.
107. Vickers KC, Palmisano BT, Shoucri BM, et al. MicroRNAs are transported in plasma and delivered to recipient cells by high--density lipoproteins. Nat Cell Biol. 2011;13:423-33.
108. Tabet F, Vickers KC, Cuesta Torres LF, et al. HDL-transferred microRNA-223 regulates ICAM-1 expression in endothelial cells. Nat Commun. 2014;5:3292.
109. Rayner KJ, Suárez Y, Dávalos A, et al. miR-33 contributes to the regulation of cholesterol homeostasis. Science. 2010;328:1570-3.
110. Cochran BJ, Bisoendial RJ, Hou L, et al. Apolipoprotein A-I increases insulin secretion and production from pancreatic β-cells via a G-protein-cAMP-PKA-FoxO1-dependent mechanism. Arterioscler Thromb Vasc Biol. 2014;34:2261-7.
110a Vaisar T, Pennathur S, Green PS, et al. Shotgun proteomics implicates protease inhibition and complement activation in the antiinflammatory properties of HDL. J Clin Invest. 2007 Mar;117(3):746-56
111. Eren E, Yilmaz N, Aydin O. Functionally defective high-density lipoprotein and paraoxonase: a couple for endothelial dysfunction in atherosclerosis. Cholesterol. 2013;2013:792090.
112. Annema W, von Eckardstein A, Kovanen PT. HDL and atherothrombotic vascular disease. Handb Exp Pharmacol. 2015;224:369-403
113. Otocka-Kmiecik A, Mikhailidis DP, Nicholls SJ, et al. Dysfunctional HDL: A novel important diagnostic and therapeutic target in cardiovascular disease? Prog Lipid Res. 2012;51:314–24.
114. Huang Y, Wu Z, Riwanto M, et al. Myeloperoxidase, paraoxonase-1, and HDL form a functional ternary complex. J Clin Invest. 2013;123:3815-28.
115. deGoma EM, deGoma RL, Rader DJ. Beyond high-density lipoprotein cholesterol levels evaluating high-density lipoprotein function as influenced by novel therapeutic approaches. J Am Coll Cardiol. 2008;51:2199-211.
116. de la Llera Moya M, Atger V, Paul JL, et al. A cell culture system for screening human serum for ability to promote cellular cholesterol efflux. Relations between serum components and efflux, esterification, and transfer. Arterioscler Thromb. 1994;14:1056-65.
117. Zhang Y, Zanotti I, Reilly MP, et al. Overexpression of apolipoprotein A-I promotes reverse transport of cholesterol from macrophages to feces in vivo. Circulation. 2003;108:661-3.
118. Clay MA, Pyle DH, Rye KA, et al. Time sequence of the inhibition of endothelial adhesion molecule expression by reconstituted high density lipoproteins. Atherosclerosis. 2001;157:23-9.
119. Ragbir S, Farmer JA. Dysfunctional High-Density Lipoprotein and Atherosclerosis. Curr Atheroscler Rep. 2010;12:343-8.
120. Riwanto M, Landmesser U. High-density lipoprotein structure, function, and metabolism high density lipoproteins and endothelial functions: mechanistic insights and alterations in cardiovascular disease. J Lipid Res. 2013;54:3227-43.
121. Yuhanna IS, Zhu Y, Cox BE, et al. High-density lipoprotein binding to scavenger receptor-BI activates endothelial nitric oxide synthase. Nat Med. 2001;7:853-7.
122. Knetsch ML, Aldenhoff YB, Koole LH. The effect of high-density-lipoprotein on thrombus formation on and endothelial cell attachement to biomaterial surfaces. Biomaterials. 2006;27:2813-9.

67. Mineo C, Shaul PW. Role of high-density lipoprotein and scavenger receptor B type I in the promotion of endothelial repair. Trends Cardiovasc Med. 2007;17:156-61.
68. Tran-Dinh A, Diallo D, Delbosc S, et al. HDL and endothelial protection. Br J Pharmacol. 2013;169:493-511.
69. de Souza JA, Vindis C, Nègre-Salvayre A, et al. Small, dense HDL 3 particles attenuate apoptosis in endothelial cells: pivotal role of apolipoprotein A-I. J Cell Mol Med. 2010;14:608-20.
70. Navab M, Berliner JA, Subbanagounder G, et al. HDL and the inflammatory response induced by LDL-derived oxidized phospholipids. Arterioscler Thromb Vasc Biol. 2001;21:481-8.
71. Annema W, von Eckardstein A. High-density lipoproteins. Multifunctional but vulnerable protections from atherosclerosis. Circ J. 2013;77:2432-48.
72. Kontush A, Chantepie S, Chapman MJ. Small, denseHDL particles exert potent protection of atherogenic LDLagainst oxidative stress. Arterioscler Thromb Vasc Biol. 2003;23:1881-8.
73. Carreón-Torres E, Rendón-Sauer K, Monter Garrido M, et al. Rosiglitazone modifies HDL structure and increases HDL-apo AI synthesis and catabolism. Clin Chim Acta. 2009;401:37–41.
74. Deakin SP, Bioletto S, Bochaton-Piallat ML, et al. HDL-associated paraoxonase-1 can redistribute to cell membranes and influence sensitivity to oxidative stress. Free Radic Biol Med. 2011;50:102-9.
75. Précourt LP, Amre D, Denis MC, et al. The three-gene paraoxonase family: physiologic roles, actions and regulation. Atherosclerosis. 2011;214:20-36.
76. Aviram M, Hardak E, Vaya J, et al. Human serum paraoxonases (PON1) Q and R selectively decrease lipid peroxides in human coronary and carotid atherosclerotic lesions: PON1 esterase and peroxidase-like activities. Circulation. 2000;101:2510-7.
77. Kunutsor SK, Bakker SJ, James RW, et al. Serum paraoxonase-1 activity and risk of incident cardiovascular disease: The PREVEND study and meta-analysis of prospective population studies. Atherosclerosis. 2015;245:143-54.
78. Sozer V, Himmetoglu S, Korkmaz GG, et al. Paraoxonase, oxidized low density lipoprotein, monocyte chemoattractant protein-1 and adhesion molecules are associated with macrovascular complications in patients with type 2 diabetes mellitus. Minerva Med. 2014;105:237-44.
79. Zhu Y, Huang X, Zhang Y, et al. Anthocyanin supplementation improves HDL-associated paraoxonase 1 activity and enhances cholesterol efflux capacity in subjects with hypercholesterolemia. J Clin Endocrinol Metab. 2014;99:561-9.
80. Riwanto M, Rohrer L, Roschitzki B, et al. Altered activation of endothelial anti- and proapoptotic pathways by high-density lipoprotein from patients with coronary artery disease: role of high-density lipoprotein-proteome remodeling. Circulation. 2013;127:891-904
81. Vuilleumiera N, Dayer JM, Eckardstein A, et al. Pro- or anti-inflammatory role of apolipoprotein A-1 in high-density lipoproteins?. Swiss Med Wkly. 2013;143:1-12.
82. Brewer HB Jr. The Evolving Role of HDL in the Treatment of High-Risk Patients with Cardiovascular Disease. J Clin Endocrinol Metab. 2011;96:1246-57.
83. Mineo C, Shaul PW. Novel biological functions of high-density lipoprotein cholesterol. Circ Res. 2012;111:1079-90.
84. Ossoli A, Remaley AT, Vaisman B, et al. Plasma-derived and synthetic high-density lipoprotein inhibit tissue factor in endothelial cells and monocytes. Biochem J. 2016;473:211-9
85. Nofer JR, Brodde MF, Kehrel BE. High-density lipoproteins, platelets and the pathogenesis of atherosclerosis. Clin Exp Pharmacol Physiol. 2010;37:726-35.
86. Brodde MF, Korporaal SJ, Herminghaus G, et al. Native high-density lipoproteins inhibit platelet activation via scavenger receptor BI: role of negatively charged phospholipids. Atherosclerosis. 2011;215:374–82.
87. Ząbczyk M, Hondo Ł, Krzek M, et al. High-density cholesterol and apolipoprotein AI as modifiers of plasma fibrin clot properties in apparently healthy individuals. Blood Coagul Fibrinolysis. 2013;24:50-4.
88. Kaba NK, Francis CW, Moss AJ, et al. Effects of lipids and lipid-lowering therapy on hemostatic factors in patients with myocardial infarction. J Thromb Haemost. 2004;2:718-25.
89. Asselbergs FW, Williams SM, Hebert PR, et al. Gender-specific correlations of plasminogen activator inhibitor-1 and tissue plasminogen activator levels with cardiovascular disease-related traits. J Thromb Haemost. 2007;5:313-20.
90. van der Stoep M, Korporaal SJ, Van Eck M. High-density lipoprotein as a modulator of platelet and coagulation responses. Cardiovasc Res. 2014;103:362-71.
91. Van Lenten BJ, Hama SY, de Beer FC, et al. Anti-inflammatory HDL becomes pro-inflammatory during the acute phase response. Loss of protective effect of HDL against LDL oxidation in aortic wall cell cocultures. J Clin Invest. 1995;96:2758-67.
92. Ma J, Liao XL, Lou B, et al. Role of apolipoprotein A-I in protecting against endotoxin toxicity. Acta Biochim Biophys. 2004;36:419–24.
93. Pajkrt JE, Doran F, Koster Lerch PG, et al. Antiinflammatory effects of reconstituted high density lipoprotein during human endotoxemia. J Exp Med. 1996;184:1601–8.

37a. Wang F, Gu HM, Zhang DW. Caveolin-1 and ATP binding cassette transporter A1 and G1-mediated cholesterol efflux. Cardiovasc Hematol Disord Drug Targets. 2014;14:142-8.
38. Westerterp M, Bochem AE, Yvan-Charvet L, et al. ATP-binding cassette transporters, atherosclerosis, and inflammation. Circ Res. 2014;114:157-70.
39. Fredrickson DS. The inheritance of high density lipoprotein deficiency (Tangier disease). J Clin Invest. 1964;43:228.
40. Rust S, Rosier M, Funke H, et al. Tangier disease is caused by mutations in the gene encoding ATP-binding cassette transporter 1. Nat Genet. 1999;22:352-55.
41. Wang N, Lan D, Chen W, et al. ATP-binding cassette transporters G1 and G4 mediate cellular cholesterol efflux to high-density lipoproteins. Proc Natl Acad Sci U S A. 2004;101:9774-9.
42. Terasaka N, Wang N, Yvan-Charvet L, et al. High-density lipoprotein protects macrophages from oxidized low-density lipoprotein-induced apoptosis by promoting efflux of 7-ketocholesterol via ABCG1. Proc Natl Acad Sci U S A. 2007;104:15093-8.
43. Kennedy MA, Barrera GC, Nakamura K, et al. ABCG1 has a critical role in mediating cholesterol efflux to HDL and preventing cellular lipid accumulation. Cell Metab. 2005;1:121-31.
44. Drayna D, Jarnagin AS, McLean J, et al. Cloning and sequencing of human cholesteryl ester transfer protein cDNA. Nature. 1987;327:632-4.
45. Tall AR. Plasma lipid transfer proteins. Annu Rev Biochem. 1995;64:235-57.
46. Barter PJ. CETP and atherosclerosis. Arterioscler Thromb Vasc Biol. 2000;20:2029-31.
47. Barter PJ, Hopkins CJ, Calver GD. Transfers and exchanges of esterified cholesterol between plasma lipoproteins. Biochem J. 1982;208:1-7.
48. Marcel YL, McPherson M, Hogue H, et al. Distribution and concentration of cholesteryl ester transfer protein in plasma of normolipemic subjects. J Clin Invest. 1990;85:10-7.
49. Gautier T, Masson D, de Barros JP, et al. Human apolipoprotein CI accounts for the ability of plasma high density lipoproteins to inhibit the cholesteryl ester transfer protein activity. J Biol Chem. 2000;275:37504-9.
50. Savel J, Lafitte M, Pucheu Y, et al. Molecular cloning low levels of HDL-cholesterol and atherosclerosis, a variable relationship—a review of LCAT deficiency. Vasc Health Risk Manag. 2012;8:357-61.
51. Chapman MJ, Le Goff W, Guerin M, et al. Cholesteryl ester transfer protein: at the heart of the action of lipid-modulating therapy with statins, fibrates, niacin, and cholesteryl ester transfer protein inhibitors. Eur Heart J. 2010;31:149-64.
52. Williams KJ, Tabas I. The response-to-retention hypothesis of early atherogenesis. Arterioscler Thromb Vasc Biol. 1995;15:551-61.
53. Chung BH, Segrest JP, Franklin F. In vitro production of beta-very low density lipoproteins and small, dense low density lipoproteins in mildly hypertriglyceridemic plasma: role of activities of lecithin: cholesterol acyl transferase, cholesteryl ester transfer protein and lipoprotein lipase. Atherosclerosis. 1998;141:209-25.
54. Newnham HH, Barter PJ. Synergistic effects of lipid transfers and hepatic lipase in the formation of very small high density lipoproteins during incubation of human plasma. Biochim Biophys Acta. 1990;1044:57-64.
55. Liang HQ, Rye KA, Barter PJ. Dissociation of lipid-free apolipoprotein A-I from high density lipoproteins. J Lipid Res. 1994;35:1187-99.
56. Rye KA, Hime NJ, Barter PJ. Evidence that CETP-mediated reductions in reconstituted high density lipoprotein size involve particle fusion. J Biol Chem. 1997;272:5953-60.
57. Mann CJ, Yen FT, Grant AM, et al. Mechanism of cholesteryl ester transfer in hypertriglyceridemia. J Clin Invest. 1991;88:2059-66.
58. Barter PJ, Jones ME. Kinetic studies of the transfer of esterified cholesterol between human-plasma low and high-density lipoproteins. J Lipid Res. 1980;21:238-49.
59. Ihm J, Quinn DM, Busch SJ, et al. Kinetics of plasma protein-catalyzed exchange of phosphatidylcholine and cholesteryl ester between plasma lipoproteins. J Lipid Res. 1982;23:1328-41.
60. Zhang L, Yan F, Zhang S, et al. Structural basis of transfer between lipoproteins by cholesteryl ester transfer protein. Nat Chem Biol. 2012;8:342-9.
61. Gomez Rosso L, Benitez MB, Fornari MC, et al. Alterations in cell adhesion molecules and other biomarkers of cardiovascular disease in patients with metabolic syndrome. Atherosclerosis. 2008;199:415-23.
62. Coniglio R I, Merono T, Montiel H, et al. HOMA-IR and non-HDL-C as a predictors of high cholesterol ester transfer protein activity in patients at risk for type 2 diabetes. Clin Biochem. 2012;45:566-70.
63. Jonker JT, Wang Y, de Haan W, et al. Pioglitazone decreases plasma cholesteryl ester transfer protein mass, associated with a decrease in hepatic triglyceride content, in patients with type 2 diabetes. Diabetes Care. 2010;33:1625-8.
64. Oliveira HC, de Faria EC, Cholesteryl ester transfer protein: the controversial relation to atherosclerosis. IUBMB Life. 2011;63:248-57.
65. Nair DR, Nair A, Jain A. HDL genetic defects. Curr Pharm Des. 2014;20:6230-7.
66. Khera AV, Cuchel M, de la Llera-Moya M, et al. Cholesterol efflux capacity, high-density lipoprotein function, and atherosclerosis. N Engl J Med. 2011;364:127-35.

8. Barter PJ, Rye KA. Targeting High-density Lipoproteins to Reduce Cardiovascular Risk: What Is the Evidence? Clin Ther. 2015;37:2716-31.
9. Mabuchi H, Nohara A, Inazu A. Cholesteryl ester transfer protein (CETP) deficiency and CETP inhibitors. Mol Cells. 2014;37:777-84.
10. Arora S, Patra SK, Saini R. HDL-A molecule with a multi-faceted role in coronary artery disease. Clin Chim Acta. 2016;452:66-81.
11. Martin SS, Jones SR, Toth PP. High-density lipoprotein subfractions: current views and clinical practice applications. Trends Endocrinol Metab. 2014;25:329-36.
12. Segrest P, Harvey SC, Zannis V. Detailed molecular model of apolipoproteins A-I on the surface of high-density lipoproteins and its functional implications. Trends Cardiovasc Med. 2000;10:246-52.
13. Maric J, Kiss RS, Franklin V, et al. Intracellular lipidation of newly synthesized apolipoprotein A-I in primary murine hepatocytes. J Biol Chem. 2005;280:39942-9.
14. Castro GR, Fielding CJ. Early incorporation of cell-derived cholesterol into pre beta-migrating high-density lipoprotein. Biochemistry. 1988;27:25-9.
15. Tall AR, Sammett D, Vita GM, et al. Lipoprotein lipase enhances the cholesteryl ester transfer protein-mediated transfer of cholesteryl ester from high density lipoproteins to very low density lipoproteins. J Biol Chem. 1984;259:9587-94.
16. Czarnecka H, Yokoyama S. Regulation of cellular cholesterol efflux by lecithin: Cholesterol acyl transferase reaction through nonspecific lipid exchange. J Biol Chem. 1996;271:2023-8.
17. Rousset X, Vaisman B, Amar M, et al. Lecithin: cholesterol acyltransferase - from biochemistry to role in cardiovascular disease. Curr Opin Endocrinol Diabetes Obes. 2009;16:163-71.
18. Rosenson RS, Brewer Jr HB, Ansell B, et al. Translation of high-density lipoprotein function into clinical practice: current prospects and future challenges. Circulation. 2013;128:1256-67.
19. Rosenson RS, Brewer HB, Chapman MJ, et al. HDL measures, particles heterogeneity, proposed nomenclature and relation to atherosclerotic cardiovascular events. Clin Chem. 2011;57:392-410.
20. Wróblewska M. The origin and metabolism of a nascent pre-ß high density lipoprotein involved in cellular cholesterol efflux. Acta Biochim Pol. 2011;58:275-85.
21. Rye KA, Barter PJ. Regulation of high-density lipoprotein metabolism. Circ Res. 2014;114:143-56
22. Diffenderfer MR, Schaefer EJ. The composition and metabolism of large and small LDL. Curr Opin Lipidol. 2014;25:221-6.
23. Superko HR, Pendyala L, Williams PT, et al. High-density lipoprotein subclasses and their relationship to cardiovascular disease. J Clin Lipidol. 2012;6:496-523.
24. Martin SS, Khokhar AA, May HT, et al. HDL cholesterol subclasses, myocardial infarction, and mortality in secondary prevention: the Lipoprotein Investigators Collaborative. Eur Heart J. 2015;36:22-30.
25. Davis CE, Williams DH, Oganov RG, et al. Sex diference in high density lipoprotein cholesterol in six countries. Am J Epidemiol. 1996;143:1100-6.
26. Gardner CD, Tribble DL, Young DR, et al. Population frequency distributions of HDL, HDL(2), and HDL(3) cholesterol and apolipoproteins A-I and B in healthy men and women and associations with age, gender, hormonal status, and sex hormone use: the Stanford Five City Project. Prev Med. 2000;31:335-45.
27. Mascarenhas-Melo F, Sereno J, Teixeira-Lemos E, et al. Markers of increased cardiovascular risk in postmenopausal women: focus on oxidized-LDL and HDL subpopulations. Dis Markers. 2013;35:85-96.
28. Mei X, Atkinson D. Lipid-free Apolipoprotein A-I Structure: Insights into HDL Formation and Atherosclerosis Development. Arch Med Res. 2015;46:351-60.
29. Tailleux A, Duriez P, Fruchart JC, et al. Apolipoprotein A-II, HDL metabolism and atherosclerosis. Atherosclerosis. 2002;164:1-13.
30. Nanjee MN, Crouse JR, King JM, et al. Effects of intravenous infusion of lipid-free apo A-I in humans. Arterioscler Thromb Vasc Biol. 1996;16:1203-1214.
31. Kunnen S, Van Eck M. Lecithin:cholesterol acyltransferase: old friend or foe in atherosclerosis? J Lipid Res. 2012;53:1783-99.
32. Wang S, Smith JD. ABCA1 and nascent HDL biogenesis. Biofactors. 2014;40:547-54.
33. Phillips MC. Molecular mechanisms of cellular cholesterol efflux. J Biol Chem. 2014;289:24020-9.
34. Fisher EA, Feig JE, Hewing B, et al. High-Density Lipoprotein Function, Dysfunction, and Reverse Cholesterol Transport. Arterioscler Thromb Vasc Biol. 2012;32:2813-20.
35. Barter PJ, Rye KA. Cholesteryl ester transfer protein inhibition as a strategy to reduce cardiovascular risk. J Lipid Res. 2012;53:1755-66.
36. Maranhão RC, Freitas FR. HDL metabolism and atheroprotection: predictive value of lipid transfers. Adv Clin Chem. 2014;65:1-41.
37. Ashen MD, Blumenthal RS. Clinical practice. Low HDL cholesterol levels. N Engl J Med. 2005;353:1252-60.

as propriedades da apo A-I e HDL nascente em interagir com o transportador? E as interfaces funcionais da HDL com a CETP ou a PLTP, como intervenções terapêuticas nestas proteínas de transferência podem aumentar o transporte reverso de colesterol e outras funções relacionadas? Ou, pelo contrário, prejudicar essas funções e a proteção à camada íntima arterial? E as possibilidades de se aumentar a expressão das várias proteínas cuja função se associa às propriedades protetoras da HDL, como a PON1? Ou usar como ferramenta os miRNAs, tendo em vista que eles são transportados na HDL e, além disso, podem modular funções atribuídas à lipoproteína?

Outro leque de questões refere-se ao estado das HDL na hipertrigliceridemia e outras disfunções originárias dos circuitos das lipoproteínas que contém apo B que se refletem na HDL, levando a deficit funcional dessa. Outra questão crucial que também envolve todo o sistema de transporte de lípides, HDL inclusive é relativa aos estados de resistência à insulina. Também é intrigante o que acontece com a HDL quando a apo A-I é permutada pela SAA nas doenças infecciosas e também quando a lipoproteína se torna francamente pró-aterogênica.

Tendo em vista que alguns medicamentos que reduzem o colesterol e triglicérides, como estatinas e fibratos, também aumentam o HDL-colesterol, o notório benefício cardiovascular que é proporcionado por eles pode ser, pelo menos em parte, devido aos seus efeitos sobre a HDL e os eventos metabólicos a ela relacionados e que não são avaliados pela medida do HDL-colesterol. Por outro lado, em pacientes com baixo HDL-colesterol, observamos que a remoção dos remanescentes de quilomícrons, que são lipoproteínas aterogênicas, está diminuída, levantando a suspeita de que haja envolvimento dos quilomícrons no aumento de eventos cardiovasculares associado aos baixos níveis de HDL.[134]

A HDL pode ser vista como uma espécie de medicamento endógeno cujos efeitos benéficos são mais apreciados a cada nova função que se lhe atribui. Em outra ótica, a HDL é parte de uma entidade bem mais ampla e multifacetada, um gigantesco *pool* plasmático para onde converge um complexo de inúmeras proteínas e miRNAs com múltiplas funções capazes de proteger o endotélio e o organismo e que se entrelaça com o circuito dos quilomícrons e da VLDL, de onde sofre influências metabólicas cruciais.

A HDL, com suas múltiplas ações, torna-se um dos caminhos bioquímicos atraentes que se abrem à pesquisa na busca de uma sobrevida mais longa e saudável. Certamente, as estratégias só poderão ser testadas na medida em que se obtenham meios terapêuticos seguros para conseguir os diversos efeitos possíveis sobre a HDL. Não se deve, porém, esquecer que ela é parte de um todo maior que abrange também as lipoproteínas que contém apo B. Enquanto isso, a cessação do tabagismo, a prática do exercício físico, a reversão do sobrepeso e da obesidade, o consumo etílico moderado, o tratamento dietético e medicamentoso das hiperlipidemias, todas essas medidas aumentam o HDL-colesterol e, o que é mais importante, sabidamente promovem a integridade do endotélio e a saúde cardiovascular.

REFERÊNCIAS BIBLIOGRÁFICAS

1. Subedi BH, Joshi PH, Jones SR, et al. Current guidelines for high-density lipoprotein cholesterol in therapy and future directions. Vasc Health Risk Manag. 2014;10:205-16.
2. Gordon DJ, Probstfield JL, Garrison RJ, et al. High-density lipoprotein cholesterol and cardiovascular disease. Four prospective American studies. Circulation. 1989;79:8-15.
3. Morris PB, Ballantyne CM, Birtcher KK, et al. Review of clinical practice guidelines for the management of LDL-related risk. J Am Coll Cardiol. 2014;64:196-206.
4. Chelland Campbell S, Moffatt RJ, Stamford BA. Smoking and smoking cessation -- the relationship between cardiovascular disease and lipoprotein metabolism: a review. Atherosclerosis. 2008;201:225-35.
5. Gordon B, Chen S, Durstine JL. The effects of exercise training on the traditional lipid profile and beyond. Curr Sports Med Rep. 2014;13:253-9.
6. Matsumoto C, Miedema MD, Ofman P, et al. An expanding knowledge of the mechanisms and effects of alcohol consumption on cardiovascular disease. J Cardiopulm Rehabil Prev. 2014;34:159-71.
7. Tenenbaum A, Klempfner R, Fisman EZ. Hypertriglyceridemia: a too long unfairly neglected major cardiovascular risk factor. Cardiovasc Diabetol. 2014;13:159.

Agradecimentos: os autores agradecem à Dra. Fatima R. Freitas, e à farmacêutica-bioquímica Thauany M. Tavoni, pela colaboração na revisão do texto.

cluindo o aumento da pressão arterial sistêmica, e dos níveis plasmáticos de sódio, bicarbonato e aldosterona e diminuição do potássio.[159,160] A hipertensão arterial foi consequente ao aumento da produção dos esteróides adrenais, como a aldosterona e o cortisol.

O dalcetrapibe, um derivado de benzenotiol, foi a primeira molécula pequena a exibir ação inibitória sobre CETP, além de possuir efeito anti-aterogênico *in vivo*.[161] Liga-se à CETP irreversivelmente, mas diferentemente do torcetrapibe, o dalcetrapibe parece não induzir a formação de um complexo CETP-HDL em concentrações plasmáticas terapêuticas.[162] O dalcetrapibe é menos potente do que o torcetrapibe quanto ao aumento de HDL-colesterol. Em indivíduos sadios, o tratamento diário na dose de 600 mg aumentou o HDL-colesterol em 23% após 4 semanas,[163] e em 28% nos pacientes com hipercolesterolemia familiar em uso de pravastatina, com diminuição dos níveis de LDL-colesterol da ordem de 7%.[164] Após 24 semanas, o dalcetrapibe, na dose de 900 mg/dia, foi capaz de elevar os níveis de HDL-colesterol em 33% em pacientes recebendo atorvastatina, mas os níveis de LDL-colesterol não se alteraram.[165] Apesar dos efeitos no HDL-colesterol, o dalcetrapibe não reduziu os eventos cardiovasculares levando à interrupção dos ensaios clínicos em 2012.

O anacetrapibe é outro derivado de 3,5-bis (trifluorometil) fenil usado como inibidor da CETP, formando ligação firme mas reversível a proteína.[166] O anacetrapibe inibe a transferência de éster de colesterol da HDL para a LDL e da HDL3 para a HDL2.[166] Em indivíduos normolipidêmicos e em pacientes dislipidêmicos tratados com atorvastatina, o anacetrapibe na dose de 300 mg/dia foi capaz de elevar os níveis de HDL-colesterol em 130%, apo A-I em 47%, além de diminuir o LDL-colesterol em 40%. O tratamento com anacetrapibe não aumentou a pressão arterial sistêmica nem a síntese de aldosterona.[167,168]

O anacetrapibe pode também melhorar a função da HDL. A HDL de pacientes tratados com anacetrapibe aumentou o efluxo de colesterol de células espumosas em cultura, independentemente do nível de HDL-colesterol, mantendo também a atividade anti-inflamatória da HDL.[169]

A fase III do estudo REVEAL que está em andamento foi desenhada para testar se o anacetrapibe reduziria a incidência de eventos coronarianos em 30 mil pacientes com doença cardiovascular estabelecida, em uso de estatinas e sua conclusão é aguardada para 2017.[170,171]

Evacetrapibe, o mais recente inibidor da CETP está em fase de testes clínicos. É um novo composto benzazepínico com atividade inibitória seletiva e potente da CETP.[172] Em monoterapia, o medicamento produz um aumento do nível de HDL-colesterol dose-dependente variando de 54% a 130% e uma diminuição do LDL-colesterol em 14% a 36%.[173] Em combinação com terapia estatínica, o evacetrapibe também aumentou HDL-colesterol e diminuiu o nível de LDL-colesterol, em 83% e 13%, respectivamente. Nesse ensaio, não se encontraram alterações na pressão arterial nem na concentração de aldosterona ou dos mineralocorticoides.[173] Ensaios clínicos do evacetrapibe estão atualmente em andamento.

CONCLUSÕES

Como vimos, enquanto o papel principal dos quilomícrons e das VLDL é o de transportar no plasma as gorduras absorvidas no intestino ou produzidas pelo fígado para, após lipólise na superfície do endotélio, armazená-las nos tecidos como o adiposo, o papel da HDL está ligado principalmente ao transporte reverso e homeostase do colesterol no plasma e no organismo. Pode-se assumir que as lipoproteínas que contém apo B tendem a estressar o endotélio enquanto a HDL tem efeito reparador do pavimento endotelial.

Em princípio, tendo em vista a regulação ideal dos lípides plasmáticos, o organismo melhor adaptado seria aquele capaz de remover mais rapidamente da circulação as lipoproteínas contendo apo B, mantendo mais baixas as concentrações dessas lipoproteínas. Ao mesmo tempo, esse organismo seria capaz de manter HDL-colesterol em concentrações mais altas, removendo mais lentamente a HDL ou aumentando a formação dessa lipoproteína.

Conforme descrevemos, a HDL tem um papel de proteção do endotélio contra quase todos os processos aterogênicos identificados até o momento, como depósito de colesterol nos macrófagos, oxidação das lipoproteínas, inflamação, trombogênese, apopoptose das células endoteliais e outros. A apo A-I, apo A-II e várias outras proteínas associadas à fração HDL conferem a ela várias propriedades de proteção ao endotélio e ao organismo.

Um conjunto de sistemas e processos que envolvem a HDL e que só recentemente começamos a compreender lança uma multiplicidade de questões em aberto. Por exemplo, até que ponto o aumento do HDL-colesterol favorece cada uma das ações da HDL? Em determinada função da lipoproteína, quanto mais partículas de HDL na circulação mais amplificada fica esta função? No primeiro passo do transporte reverso, qual seja o efluxo do colesterol da célula, o que é mais importante, a eficiência do transportador ABCA1 ou

promissoras. Alguns peptídeos miméticos da apo A-1 mostraram efeitos anti-inflamatórios em sistemas experimentais. Assim, a interferência nos mecanismos pró-inflamatórios da aterogênese também está implicada nessa estratégia para tratar a doença.[150-153]

Recentemente, mostrou-se que a ligação da HDL ao receptor SR-BI ativa a enzima eNOS através da mobilização intracelular de Ca^{++} e da fosforilação da eNOS em Ser1177, induzida e medida por meio das enzimas fosfatidilinositol-3 (PI3K) e Akt quinases, promovendo liberação de NO pelas células endoteliais.[154] Os efeitos vasoativos parecem se relacionar com lisofosfolípides carreados pela HDL e representam um aspeto interessante da função antiaterogênica destas biomoléculas.[154]

Comprovando clinicamente esses dados, foi mostrado que a infusão aguda de HDL reconstituído em indivíduos hipercolesterolêmicos era eficaz na melhora da disfunção endotelial, que geralmente acompanha esses casos. Esse efeito foi obtido por aumento de biodisponibilidade de NO, indicando claramente que a HDL possui efeitos endotélio-protetores por mecanismos de efeitos rápidos.[155]

A Figura 22.5A mostra que a dilatação arterial do endotélio dependente está reduzida em indivíduos hipercolesterolêmicos comparada aos controles, mas é revertida após infusão de HDL recombinante. A Figura 22.5B mostra que infusão intra-arterial de L-NMMA (N^G-monomentil-L-Arginina), um inibidor da síntese de NO, bloqueia o efeito da HDL recombinante sobre a dilatação mediada pelo fluxo (DMF), identificando a maior disponibilidade do NO como o mecanismo responsável pela melhora da disfunção endotelial. A Figura 22.5C apresenta DMF antes e após infusão de HDL recombinante.[155]

Inibidores da CETP e HDL

O aumento da concentração sérica da CETP tende a reduzir e a deficiência da CETP a aumentar o HDL-colesterol, o que torna essa proteína alvo terapêutico para expandir a fração HDL. Vários inibidores químicos da CETP foram desenvolvidos, incluindo o torcetrapibe (Pfizer, EUA), o dalcetrapibe (Roche, Suíça), o anacetrapibe (Merck, EUA) e o evacetrapibe (Lilly, EUA).

O torcetrapibe, um derivado 3,5-bis (trifluorometil) fenil, é um potente inibidor da atividade da CETP capaz de elevar o nível de HDL-colesterol em 72% e diminuir o LDL-colesterol em 25%.[156] Entretanto, apesar das mudanças lipídicas, foi ineficaz em diminuir o espessamento da íntima-média da carótida em pacientes com hipercolesterolemia familiar e dislipidemia mista.[157,158]

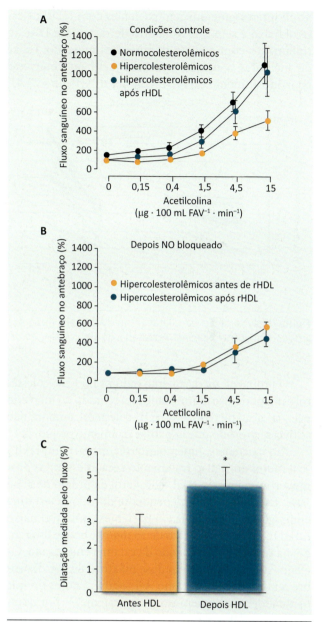

Figura 22.5 (A) Dilatação arterial do endotélio dependente está reduzida em indivíduos hipercolesterolêmicos comparada aos controles, mas é revertida após infusão de HDL recombinante. **(B)** Infusão intra-arterial de L-NMMA (N^G-monomentil-L-Arginina) um inibidor da síntese de NO – bloqueia o efeito da HDL recombinante sobre a DMF, identificando a maior disponibilidade do NO como o mecanismo responsável pela melhora da disfunção endotelial. **(C)** DMF antes e após infusão de HDL recombinante. Adaptada de Spieker LE, et al., 2002.[155]

Em 2006, o estudo ILLUMINATE foi prematuramente encerrado em razão dos efeitos adversos do medicamento, excesso de óbitos e doença cardiovascular.[156]

Análises posteriores dos dados do estudo revelaram outros efeitos indesejáveis do torcetrapibe, in-

É interessante que, em pacientes com HDL-colesterol baixo e sem outros fatores de risco para DAC, o tratamento com niacina durante três meses foi capaz de melhorar a função endotelial sem que houvesse ocorrido aumento do HDL-colesterol[134] (Figura 22.4).

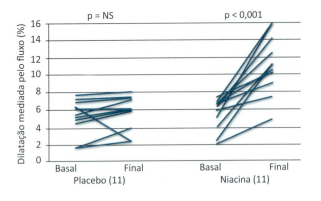

Figura 22.4 Variação da dilatação mediada pelo fluxo nos grupos Placebo e Niacina. Adaptada de Benjó AM, et al., 2006.[134]

O probucol, medicamento redutor do LDL-colesterol e um poderoso antioxidante, foi retirado do mercado pela sua ação de reduzir o HDL-colesterol, embora não se tivesse provado que isso fosse realmente prejudicial.

Em pacientes hipercolesterolêmicos com HDL-colesterol normal, o tratamento com as estatinas promoveu aumento do HDL-colesterol da ordem de 5% a 10%. Esse efeito foi independente do tipo de estatina empregado e da dose. Já em pacientes com nível baixo de HDL-colesterol, abaixo de 35 mg/dL, houve diferenças na resposta dependendo da estatina empregada. Os efeitos da sinvastatina em dose máxima, 80 mg/dL, sobre o HDL-colesterol e apo A-I foram maiores do que os da atorvastatina em dose equivalente.[135] Em casos de baixo HDL-colesterol associado a hipertrigliceridemia, foi observado aumento de HDL-colesterol de 20% a 30% com o uso de rosuvastatina.[136]

Os fibratos aumentam o HDL-colesterol pelo estímulo do PPAR-alfa sobre a expressão da apo A-I e apo A-II, o que resulta no aumento do HDL-colesterol.[137] O efeito sobre o HDL-colesterol é mais importante em pacientes com hipetrigliceridemia, quando o efeito gangorra ocorre, por diminuir a passagem de triglicérides para as HDL e assim o catabolismo acelerado da lipoproteína. Além disso, há aumento da formação da HDL a partir dos produtos de lipólise das lipoproteínas ricas em triglicérides: como o tratamento intensifica a lipólise, há maior lipidação da apo A-I e formação de HDL nascente. O fenofibrato tem ação mais potente que a do gemfibrozil em promover aumento do HDL-colesterol.[138]

Ezetimiba tem pouco efeito tanto sobre os triglicérides quanto sobre o HDL-colesterol.[139,140] Em combinação com estatinas, esquema em que o medicamento é recomendado com frequência, produziu aumento significativo do HDL-colesterol comparado com a própria ezetimiba ou a estatina em uso isolado.[141]

Dois novos medicamentos em processo de introdução na clínica levam a reduções acentuadas do LDL-colesterol. O mipomersen é um nucleotídeo anti-senso complementar e específico para o mRNA da apo B100, que inibe a síntese da apo B100 pelo fígado. Mipomersen não altera significantemente os níveis de HLD-colesterol.[142] Os inibidores da PCSK9 (*proprotein convertase subtilisin/kexin type 9*) são anticorpos monoclonais que bloqueiam a PCSK9, que degrada o receptor da LDL; com isso, aumentam a remoção da LDL da circulação.[143] Os inibidores da PCSK9 *evolocumab* e *alirocumab* aumentam apenas modestamente o HDL-colesterol.[144]

TRATAMENTOS COM HDL, MIMÉTICOS DA HDL E INIBIDORES DA CETP

Na metade dos anos 1990, observou-se que a apoA-1 possui propriedades anti-inflamatórias inibindo a expressão das moléculas de adesão celular induzidas por citocinas como VCAM-1, ICAM-1 e E-selectina, as quais desempenham um papel chave na diapedese das células imunocompetentes da circulação para a parede arterial.[145] Em pesquisas subsequentes, foi encontrado que a interação da apoA-1 com o complexo ABCA1, através do qual o colesterol é transferido das células para HDL, promove a ativação do sinal de transdução e ativação da transcrição (STAT-3) pela *janus kinase* 2 (JAK2). Finalmente, essa abole o lipopolissacáride (LPS) induzido na resposta pró-inflamatória, envolvendo produção de IL-1β, IL-6 e TNF-α pelos monócitos.[146] Isso ocorreu sem afetar o efluxo de colesterol das células para a HDL, a primeira etapa do transporte reverso do colesterol.

Recentemente, outro mecanismo anti-inflamatório relacionado a HDL foi descrito, envolvendo a ativação do fator transcritor 3 (ATF3), um modulador transcricional que inibe a sinalização imune do TLR (*Toll-like receptor*).[147,148] O tratamento prévio com partículas de HDL nativa ou HDL reconstituída inibiu a produção de citocinas *in vivo* e também em células mononucleares humanas de sangue periférico.

Tratamentos experimentais com infusões endovenosas de HDL contendo apo A-1$_{Milano}$,[149] a mutação da apolipoproteína com propriedades anti-ateroscleróticas incrementadas, ou com peptídeos sintéticos miméticos da apo A-I tem sido testados com espectativas

outro lado, encubando células endoteliais com um inibidor da eNOS e mensurando a concentração dos radicais livres do oxigênio, permite-se testar agentes usados para restaurar a capacidade endotelial. O achado de uma concentração diminuída de radicais livres de oxigênio pode sugerir que o agente testado possui em efeito anti-aterogênico.[115]

Para acessar os efeitos da atividade anti-plaquetária e antitrombótica da HDL, a inibição da liberação da serotonina e agregação de preparados plaquetários tem sido estudadas.[115,122]

HDL pró-aterogênica

Em algumas condições tais como estados inflamatórios, *diabetes mellitus*, ou síndrome metabólica, a apo A-I pode ser modificada pelas espécies reativas de oxigênio.[123] As modificações oxidativas da apo A-I podem dificultar a ação da HDL no efluxo do colesterol das células por dificultar a interação da apo A-I com o complexo ABCA1, o qual bombeia para fora o colesterol da célula.[123] As enzimas antioxidantes associadas com a HDL podem também ser inativadas, e proteínas oxidadas e lípides podem acumular-se na HDL, comprometendo assim a função anti-inflamatória da lipoproteína.[124,125] A substituição da SAA por apo A-I na estrutura da HDL pode reverter a função da HDL, tornando a lipoproteína pró-inflamatória e pró-aterogênica. Isso pode ocorrer em condições associadas com níveis séricos de SAA elevados, como acontece na síndrome metabólica, *diabetes mellitus* e doença renal crônica.[125-127]

Transferências de lípides para a HDL e proteção antiaterosclerose

No Instituto do Coração (InCor-FMUSP) foi desenvolvido um ensaio *in vitro* para avaliar a transferência de lípides para a HDL. Nesse método, é medida a transferência simultânea de lípides radioativos – fosfolípides, triglicérides, colesterol esterificado e não esterificado – de uma emulsão lipídica doadora para a HDL. Mostrou-se que a transferência de colesterol na forma esterificada estava diminuída na presença da doença arterial coronária, tanto em pacientes não diabéticos tanto naqueles com DM 2.[128] Além disso, condições clínicas que favorecem o desenvolvimento de doença arterial coronária, como acontece no transplante cardíaco, na hipercolesterolemia familiar e o sedentarismo, a transferência de colesterol não esterificado para a HDL esteve diminuída.[21,129] Esses resultados mostram a importância de fenômenos ligados ao metabolismo da HDL e ao transporte reverso, como fatores pró-aterogênicos.

HDL na síndrome metabólica e no *diabetes mellitus* tipo 2

Juntamente com o sobrepeso ou obesidade, intolerância à glicose, hipertensão arterial sistêmica e hipertrigliceridemia, a baixa concentração de HDL-colesterol é uma das características que fecham o conceito de síndrome metabólica.[130] É importante notar que o conceito da síndrome é uma tentativa de tipificar indivíduos que estejam sob risco maior de desenvolver DM 2 e doenças cardiovasculares.

Na síndrome metabólica a resistência à insulina é maior, geralmente como resultado de sobrepeso e obesidade. Isso manifesta-se como hipertrigliceridemia e baixo HDL-colesterol, que se constituem no padrão de dislipidemia típico da resistência à insulina e do DM 2, daí a inclusão dessas duas alterações lipídicas no critério diagnóstico. A doença arterial coronária é a complicação fatal mais frequente no DM 2, que tem um risco 2-4 vezes aumentado e é responsável por 60% das mortes dos diabéticos. Em pacientes com síndrome metabólica, o exercício moderado por um período de três meses não foi capaz de aumentar o HDL-colesterol mas melhorou a atividade anti-oxidante da HDL e da PON1.[131]

Entre vários e importantes passos do metabolismo lipídico, a insulina regula a degradação das lipoproteínas ricas em triglicérides pela lipase lipoproteica, e a lipase hormônio-sensível que catalisa a liberação de ácidos graxos dos tecidos periféricos como músculo e tecido adiposo e a síntese da VLDL. Com a tendência a aumento dos triglicérides na síndrome metabólica e no DM 2, a concentração do HDL-colesterol tenderia a diminuir. No entanto, a resistência à insulina tem também efeitos diretos na síntese e metabolismo da HDL.[132]

A terapia com niacina em pacientes com DM tipo 2 melhorou várias propriedades funcionais da HDL, inclusive aquelas relativas ao funcionamento do endotélio. Observou-se que a HDL isolada de pacientes diabéticos após terapia com niacina tinha maior capacidade de estimular a produção de NO endotelial e melhorar a vasodilatação endotélio-dependente.[133]

Efeitos de medicamentos hipolipemizantes sobre a HDL e função endotelial

O agente hipolipemizante usual com maior ação de aumento do HDL-colesterol é a niacina (ácido nicotínico). O aumento de HDL-colesterol é da ordem de 20% a 30%, ao mesmo tempo que reduz o LDL-colesterol em proporção semelhante, 20% a 30%, e os triglicérides em 35% a 45%.[134]

doença reumática, doença arterial coronariana, síndrome coronária aguda ou disfunção renal crônica, podem causar alterações na composição e na estrutura da HDL. Finalmente, isso poderá diminuir a função da HDL apesar de os níveis séricos de HDL-colesterol permanacerem normais ou até eventualmente elevados. Essa HDL disfuncional poderá até mesmo possuir atividade pró-inflamatória e pró-oxidante, assim tornando-se uma lipoproteína pró-aterogênica.

Reações de fase aguda como as que ocorrem em infecções e após cirurgias podem mudar a HDL em uma lipoproteína pró-inflamatória. A amiloide sérica A (SAA) e a ceruloplasmina, as quais estão elevadas na resposta de fase aguda, ligam-se à HDL e substituem a apo-AI na estrutura da lipoproteína. Além disso, a síntese de apo A-I está reduzida nos estados inflamatórios.

A HDL disfuncional perde o efeito protetor vascular e, consequentemente, os efeitos anti-inflamatórios, assim a capacidade da HDL de reparo endotelial poderá ser afetada. A HDL disfuncional não estimula a liberação de NO das células endoteliais e até mesmo inibe a liberação por meio da inibição da ativação do eNOS. Além disso, também ocorre inibição da expressão do VCAM-1 endotelial e a inibição da adesão das células brancas do sangue às células endoteliais ativadas. A atividade de produção de MCP-1 pelas células da parede arterial humana está aumentada e consequentemente a migração dos monócitos para dentro da parede arterial também. Finalmente a HDL disfuncional perde os efeitos anti-apoptóticos sobre as células endoteliais.

As enzimas antioxidantes associadas com a HDL tem a sua atividade diminuída quando HDL é disfuncional. A diminuição da atividade da PON1 é possivelmente em razão das alterações na composição da lipoproteína, especialmente da apo-AI,[111] também da diminuição da expressão do gene da PON1 no fígado ocorrendo durante a resposta da fase aguda. As outras enzimas associadas à HDL com funções antioxidantes, como Lp-PLA2 e LCAT, também podem estar afetadas durante uma inflamação. A possibilidade também levantada é a de que a HDL disfuncional pode ter efeitos pró-trombóticos.[112,113]

Um aspecto interessante é o das mieloproteinases (MPO). Elas são uma fonte de ROS nos processos inflamatórios e podem oxidar a apo A-I na HDL, inibindo as funções ateroprotetoras da lipoproteína. Descreveu-se recentemente a formação de um complexo de MPO com PON1 na HDL, onde PON1 inibe parcialmente a atividade da MPO e esta, por sua vez, inativa a PON1. Esse complexo parece cumprir uma finalidade de modulação recíproca entre essas duas enzimas durante a inflamação, na qual a HDL serve de suporte para as duas.[114]

Métodos para avaliar HDL disfuncional

Ensaios clínicos reprodutíveis tais como efluxo de colesterol, índices de quimiotaxia de monocitos, inflamação endotelial, oxidação, produção de NO e trombose tem sido propostos para acessar a funcionalidade da HDL.[115]

O efluxo do colesterol das células, uma importante etapa no transporte reverso do colesterol, tem sido estimado encubando células doadoras em meio contendo aceptores como o soro humano. Medindo a quantidade de colesterol liberada das células doadoras para o meio é possível estimar o efluxo de colesterol.[116]

Também outra metodologia possibilita medir o efluxo de colesterol dos macrófagos para a HDL que é mais especificamente relacionada ao transporte reverso de colesterol.[117]

Os efeitos da HDL na prevenção da lesão endotelial podem ser acessados medindo a capacidade da HDL de inibir a expressão proteica, mediada por citocinas, do VCAM-1, ICAM-1 e da E-selectina.[118] Esses efeitos também podem ser avaliados *in vivo* e a diminuição da expressão de VCAM-1 and ICAM-1 após a infusão de HDL numa lesão carotídea cirúrgica tem sido demonstrada em modelos animais.[115]

As ações pró-inflamatórias da HDL podem ser acessadas realizando testes que estimam a atividade quimiotáxica do monócito medindo a migração desta célula para dentro do espaço subendotelial na presença e na ausência de HDL. O aumento da migração observada numa cocultura de células endoteliais aórticas tem sido a base para demonstrar a atividade pró-inflamatória da HDL.[115]

A atividade antioxidante da HDL pode ser acessada encubando HDL com fosfolípides comumente encontrados na LDL oxidada e medindo o efeito da HDL na diminuição da formação de fosfolípides oxidados. A inibição da oxidação da LDL pela HDL ou a oxidação do PAPC (1-alfa-1-palmitol-2- aracnidonol-sn-glicero-3-fosforilcolina) ou a inativação do PAPC oxidado tem sido comumente empregados. Utilizando espectroscopia e um marcador fluorescente da oxidação fosfolipídica é possível estimar quantitativamente a atividade oxidante da HDL e assim demonstrar se a HDL está tendo atividade anti ou pró-oxidante.[115,119,120]

Os efeitos da HDL na melhora da função endotelial podem ser estimados mensurando a produção de NO pelas células endoteliais estimuladas pela HDL. Esse teste é efetuado incubando células endoteliais com L-arginina e um dos agonistas da eNOS, e medindo a quantidade de L-citrulina produzida a partir da L-arginina[121] ou a produção de nitrito e nitrato. Por

de 2.500 sequências de miRNA. Eles circulam nos fluidos corpóreos, no sangue inclusive, de forma altamente estável, associados à micropartículas, corpos apoptópticos, exossomas, complexos proteicos e, o que nos interessa particularmente, em lipoproteínas. Essa associação os torna resistentes à degradação fora das células por nucleases séricas. Os miRNAs foram uma das descobertas em Biologia mais importantes dos últimos tempos.[103]

A HDL transporta miRNAs e os entrega a diferentes tipos celulares. A expressão de vários genes associados ao metabolismo das HDL, como os genes do ABCA1, ABCG1 e receptor SR-BI, é influenciada por miRNAs.[104] Dois diferentes miRNAs, miR-486 e miR-92a, apontados como marcadores de doença coronária estável ou instável, respectivamente, são transportados na HDL.[105]

O mais abundante dos miRNAs ligados à HDL é o miR-223. As partículas de HDL mostraram ser capazes de liberar o miR-223 para células recipientes e mediar redução da expressão de certos genes envolvidos na via SR-BI.[106,107] Transferidos para células endoteliais, miR-223 da HDL reduziu a expressão de ICAM-1 (intracellular adhesion molecule 1) e, por meio disso, reduziu a adesão de monócitos e a inflamação. Isso poderia ser um mecanismo no conjunto dos efeitos anti-inflamatórios da HDL.[108] Portanto, os miRNAs carreados na HDL merecem foco de atenção de pesquisa. Foi fundamental a descoberta de que a expressão do ABCA1 é amplamente regulada por miRNAs,[104,109] o que abre perspectiva de novos alvos terapêuticos para a aterosclerose.

HDL e células-β das ilhotas de Langhans

A HDL e a apo A-I têm propriedades antidiabetogênicas, aumentando a função da célula beta pancreática e aumentando a sensibilidade à insulina. A HDL e a apo A-I aumentam a síntese e secreção de insulina pelas células betas. O mecanismo para esse efeito envolve a ativação da subunidade Gαs da proteína G na superfície da célula beta das ilhotas. Isso leva à ativação de uma adenilil-ciclase transmembrana e aumento da adenosina monofosfato e níveis de cálcio intracelular, com ativação da proteina-quinase A. Essa ativa a síntese de insulina excluindo FoxO1 do núcleo da célula beta, o que aumenta a síntese e secreção da insulina pelas células pancreáticas e desrepressão da transcrição do gene da insulina.[110]

Embora essa propriedade da HDL não tenha relação direta com o endotélio, ela pode ser protetora dele, uma vez que a instalação da resistência à insulina e do DM 2 deflagram vários fatores pró-aterogênicos, inclusive a dislipidemia.

A Figura 22.3 apresenta a proteômica da HDL.

HDL DISFUNCIONAL E HDL PRÓ-ATEROGÊNICA

Condições como tabagismo, infecções, cirurgias ou doenças como inflamação sistêmica crônica, aterosclerose, *diabetes mellitus*, síndrome metabólica,

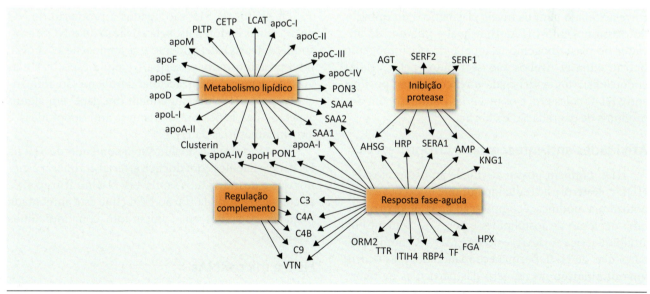

Figura 22.3 Proteômica da HDL: as proteínas identificadas associadas à HDL estão envolvidas em diferentes funções. Apo: apolipoprotein; AGT: angiotensinogen; AHSG: α-2-HS-glycoprotein; AMP: bikunin; CETP: cholesterol ester transfer protein; FGA: fibrinogen; HPX: hemopexin; HRP: haptoglobin-related protein; ITIH4: inter-α-trypsin inhibitor heavy chain H4; KNG1: kininogen-1; LCAT: lecithin-cholesterol acyltransferase; ORM2: α-1-acid glycoprotein 2; PLTP: phospholipid transfer protein; PON: paraoxonase; RBP4: retinol binding protein; SAA: serum amyloid A; SERA1: α-1-antitrypsin; SERF1: serpin peptidase inhibitor (clade F, member 1); SERF2: α-2-antiplasmin; TF: transferrin; TTR: transthyretin; VTN: vitronectin. Adaptada de Vaisar T, Pennathur S, 2007.[110a]

perexpressão da ICAM-1 e da VCAM-1 induzida pela LDL oxidada na superfície das células endotelial. Isso contribui para a diminuição da ligação e infiltração dos leucócitos e produção de radicais livres.[83]

Funções antitrombóticas

A HDL tem propriedades antitrombóticas e fibrinolíticas. Possivelmente, os mais importantes efeitos antitrombóticos da HDL devem-se aos seus efeitos vasculares. Nesse sentido, a HDL reduz a expressão das moléculas de adesão na superfície da célula endotelial e modula o fluxo sanguíneo por meio de efeitos na produção de NO. A HDL também diminui a produção, mediada pela trombina, do fator tecidual nas células do endotélio[84] e inibe o fator X.

Além dessas ações na vasculatura, que são efeitos antitrombóticos indiretos, a HDL também inibe a agregação plaquetária. Isso ocorre pela inibição da trombina, adenosina difosfato e mecanismos dependentes de adrenalina.[85] A ativação das plaquetas também é inibida pela HDL. A apoE presente na HDL pode induzir a produção de NO pelas plaquetas e isso inibe a ativação plaquetária.[86]

Com respeito às ações fibrinolíticas da HDL, níveis elevados de HDL-colesterol estão associados à melhora da permeabilidade e lise do coágulo de fibrina.[87] A HDL pode estar associada ao aumento da fibrinólise consequente ao aumento da geração da plasmina.[88] Além do mais, o HDL-colesterol está inversamente correlacionado com os níveis plasmáticos do inibidor do plasminogênio-I (PAI-I), o qual é inibidor do ativador do plasminogênio tecidual e do plasminogênio tipo-urokinase. Ambos são secretados pelas células endoteliais e foi evidenciada uma correlação positiva entre HDL-colesterol e os níveis de D-dímero, um dos produtos de degradação da fibrina.[89,90]

Atividades anti-infecciosas e citoprotetoras

HDL também possui atividade anti-infecciosa. O HDL-colesterol está reduzido durante infecções e a endotoxemia modifica a composição da HDL ocorrendo uma depleção de fosfolípides e apoA1 e aumento da amiloide sérica A (SAA) e do PAF-AH.[91] O número de partículas de HDL permanece inalterado, mas ocorre uma diminuição no número das partículas de tamanho pequeno e médio. Decorrente da sua capacidade de se ligar ao lipopolissacáride (LPS) das bactérias gram-negativas e ao ácido lipoteicóico (LTA) das bactérias gram-positivas, a HDL neutraliza e aumenta o clareamento plasmático dessas substâncias. Pela interação direta com a apo A-I,[92] a lipoproteína liga e remove as endotoxinas da circulação para excreção pela bile, diminuindo a produção de endotoxinas induzida pelo TNF-α e a expressão de CD14 nos monócitos. Também foi sugerido que a HDL teria um papel de proteção contra infecções virais e parasitárias.[93-95] As implicações dos processos infecciosos, como fatores de agressão ao endotélio, têm sido bastante estudadas.[96]

HDL e esfingosina-1-fosfato

Os esfingolípides são componentes da membrana celular e também importantes moléculas de sinalização. S1P é um esfingolípide sintetizado e liberado a partir da fosforilação da esfingosina pela esfingosina kinase.[97] As maiores fontes de S1P são as células sanguíneas, em especial os eritrócitos, mas as células endoteliais vasculares e linfáticas também sintetizam e liberam S1P. As células endoteliais expressam receptores de S1P que são estimulados pela trombina e em condições de hipóxia.[98]

Os níveis de S1P nos tecidos são baixos, mas são elevados no plasma. S1P no plasma se liga às lipoproteínas, 70% a 90% à HDL, preferencialmente ao à HDL3. A transferência da S1P das membranas celulares para a HDL requer o contato da HDL com a membrana celular. Possivelmente o ABCA1 é o transportador no efluxo do S1P da célula para o plasma, e a apoA-I seria um intermediário na migração da S1P para a apoM da HDL. A S1P se liga à HDL com muito grande afinidade e a ligação S1P-HDL é biologicamente ativa.[99]

Os efeitos da S1P são ligados à produção de NO pelas células endoteliais, pela ativação do e-NOS, a vasodilatação NO-dependente e a angiogênese. A Akt, uma proteíno-quinase serina/treonina-específica e as vias de regulação extracelular também são influenciadas pela S1P e desempenham um papel em alguns aspectos das ações antioxidantes, anti-apoptóticas e anti-inflamatórias da HDL.[100]

É interessante assinalar que o conteúdo de S1P na HDL de pacientes com doença arterial coronária é menor que o de indivíduos saudáveis. O contrário acontece com a S1P fora da fração HDL, que está aumentada naqueles pacientes em comparação com indivíduos saudáveis.[101]

HDL e microRNAs

MicroRNAs (miRNAs) são pequenas cadeias de RNA, com 18 a 25 nucleotídeos, que atuam na regulação da expressão gênica.[102] Os miRNAs não são RNAs codificadores, mas eles regulam a expressão gênica pós-transcrição, por meio da inibição da translação ou promovendo a degradação do mRNA. A essa altura, já foram descritas mais

Endotélio e Doenças Cardiovasculares

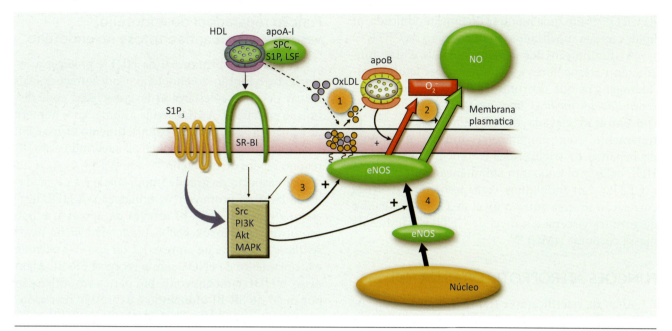

Figura 22.2 Ligação de HDL ao receptor *Scavenger*-BI (SR-BI) ativando a enzima eNOS. Adaptada de Mineo C, *et al.*[76] (siglas, ver texto).

Os melhores transportadores da PON1 são as partículas menores da HDL, contidas na subfração HDL3. Supõe-se que a HDL transfira a PON1 para os tecidos.[74] As possíveis ações da PON1 incluem inibição da oxidação dos lípides, retardo da agregação da LDL e da formação da LDL oxidada e prevenção do acúmulo de peróxidos lipídicos nessa lipoproteína.[75] Essa enzima também promove o aumento da quebra de lípides oxidados específicos na LDL oxidada, reduz a síntese do colesterol, diminui a captação da LDL oxidada pelo macrófago, estimula o efluxo do colesterol dos macrófagos, mediado pela HDL e suprime a diferenciação dos monócitos para macrófagos.[75]

Foi mostrado que a PON1 promove a hidrólise de peróxidos lipídicos nas artérias coronárias e nas lesões ateroscleróticas carotídeas no homem.[72,73,76] A atividade sérica da PON1 tem uma relação inversa com o risco de doença cardiovascular[77] e baixa atividade da PON1 foi observada em pacientes com aterosclerose, hipercolesterolemia e *diabetes mellitus*.[78,79]

A atividade antioxidante da HDL é maior nas subfrações menores e mais densas. Essa diferença de atividade antioxidante entre as subfrações da HDL deve-se, provavelmente, à distribuição não uniforme das apolipoproteínas e enzimas ao longo do espectro das subfrações. A potente atividade antioxidativa protetora observada nas subfrações de partículas menores e mais densas deve-se, provavelmente, ao sinergismo dos vários mecanismos não enzimáticos e enzimáticos (PON, LCAT e PAF-AH) na inativação de lípides oxidados.[72]

Funções anti-inflamatórias

A HDL tem atividades anti-inflamatórias relacionadas com a proteção contra a doença cardiovascular. Quando expostas à HDL de indivíduos saudáveis, as células endoteliais e os leucócitos atenuam a expressão das moléculas pró-inflamatórias. Esse efeito é atribuido à esfingosina-1-fosfato (S1P), a qual faz parte dos lípides da HDL, ou igualmente às proteínas associadas à HDL, tais como apo A-1, PON1 ou clusterina.[80]

A apo A-I, por mediação do SR-BI, tem a capacidade de reduzir a expressão das moléculas de aderência, como VCAM-1, ICAM-1 e selectina-E, e a produção de IL-8 e IL-1.[81,82] A HDL e a apo A-I diminuem a migração e difusão dos neutrófilos e a interação neutrófilo-plaqueta.[83] A HDL atenua a ativação dos monócitos/macrófagos e neutrófilos e inibe a ligação das micropartículas da célula T aos monócitos, diminuindo assim a produção de citocinas pró-inflamatórias.[83]

A presença da HDL reduz a expressão da MCP-1 (*monocyte chemoattractant protein*-1) e com isso enfraquece a ligação das células inflamatórias ao endotélio disfuncional e diminui o movimento das células inflamatórias para o espaço subendotelial. A HDL também aumenta a produção da citocina anti-inflamatória IL-10, a qual é uma importante proteção contra o desenvolvimento de lesões ateroscleróticas avançadas.[83] A HDL tem também efeito inibitório sobre a su-

da CETP.[59,60] Em uma hipótese do túnel modificada, os lípides seriam tunelizados em um dímero da CETP.[45]

A diminuição dos níveis da HDL e das funções anti-aterogênicas e o aumento dos fatores pró-aterogênicos que ocorrem na síndrome metabólica e no *diabetes mellitus* tipo 2 (DM2) coexistem com concentração elevada de CETP no plasma.[61,62] O tratamento com pioglitazona diminui o conteúdo hepático de triglicérides e aumenta os níveis de HDL-colesterol enquanto simultaneamente diminui a CETP.[63] Em indivíduos com peso normal existe correlação inversa entre o nível de CETP e o ganho de gordura visceral e o nível de CETP e o índice de massa corpórea (IMC).[64]

FUNÇÕES ATEROPROTETORAS DA HDL

Além da esterificação e transporte reverso do colesterol, várias outras funções anti-aterogênicas têm sido atribuídas à HDL. Essas funções são exercidas pelas apolipoproteínas, especialmente a apo A-I, e por inúmeras outras proteínas encontradas na fração HDL, presumivelmente associadas à superfície das partículas da lipoproteína. Pode-se supor que cada subclasse da HDL, dependendo do elenco de proteínas associadas à superfície das partículas, tenha variações no tipo e intensidade de ações protetoras.

Nos últimos anos, tem tomado mais vulto o conceito de que o nível de HDL-colesterol, embora seja importante marcador e preditor da doença arterial coronária, não é inteiro potencial protetor da lipoproteína. Talvez a observação mais notável disso fora a descoberta da apo A-I$_{Milano}$, um polimorfismo com prevalência em população do norte da Itália. Essa isoforma da apo A-I determina níveis mais baixos de HDL-colesterol, apesar disso, a incidência de doença cardiovascular naquela população é mais baixa.[66] Por outro lado, níveis muito altos de HDL-colesterol podem não estar conferindo proteção anti-aterogênica. Verificou-se também que a maior retirada de colesterol celular pela HDL, primeiro passo do transporte reverso, correlaciona-se apenas em parte (40%) com a concentração plasmática de HDL-colesterol.[66]

As diversas funções que têm sido atribuídas à HDL, desde a esterificação do colesterol pela LCAT na HDL e o envolvimento desta no transporte reverso de colesterol até suas funções anti-apoptótica, de vasodilação, antioxidante, anti-inflamatória, antitrombóticas e outras, concorrem para a reparação dos efeitos da injúria endotelial, primeiro evento do processo de aterogênese, e para atenuar a instalação e o desenvolvimento do processo e suas manifestações clínicas.

Função reparadora do endotélio, vasodilatação e antiapoptose no endotélio

Uma função primordial da HDL é proteger a integridade e função do endotélio. Concentrações mais baixas de HDL-colesterol estão associadas com disfunção endotelial. A HDL tende a aumentar o número de células progenitoras no compartimento sérico e em regiões onde há injúria endotelial, sugerindo ação direta no reparo do endotélio.[67]

Um aspecto de grande importância é a capacidade da HDL de promover vasodilatação. A HDL liga-se aos receptores SR-BI através da apo A-I, e isso promove ativação da eNOS (*endotelial nitric oxide synthase*), de vez que a presença da apo A-I permite o acoplamento da eNOS com o receptor SR-BI. Além disso, a HDL também contribui para a vasodilatação por meio do SR-BI induzindo a expressão da ciclooxigenase 2 e produção de prostaciclina (PGI2) pelas células endoteliais. A PGI2 tem não só função vasodilatadora, mas também inibe a agregação plaquetária.

A HDL pode inibir a apoptose das células endoteliais induzida pela LDL oxidada e pelo TNF-α. Possivelmente, o efeito antiapoptótico da HDL é devido aos esfingolípides e à apo A-I, inibindo a geração intracelular das espécies ativas de oxigênico (ROS), a via apoptótica mitocondrial e a via apoptótica caspase-independente.[68,69]

A Figura 22.2 apresenta a ligação de HDL ao receptor S*cavenger*-BI (SR-BI) ativando a enzima eNOS.

Função antioxidante

Um dos efeitos antioxidantes da HDL é o de inibir a produção de fosfolípides oxidados na LDL. Apo A-I é capaz de remover os fosfolípides oxidados da LDL oxidada e das células ligando essas moléculas e formando fosfolípides biologicamente ativos na LDL. Além disso, inativam hidroperóxidos lipídicos.[70,71] Outras apolipoproteínas presentes na fração HDL, como A-II, C, E, A-IV, J, D e M, podem também proteger a LDL da oxidação induzida por radicais livres.

Enzimas antioxidantes presentes na fração HDL, como a paraoxonase 1 (PON1) e a PAF-AH (*platelet activating factor acetylhydrolase*) que catalisa a hidrólise de fosfolípides oxidados, pró-inflamatórios, convergem na atividade antioxidante da HDL.

A PON1 é uma esterase e lactonase que catalisa a hidrólise dos peróxidos e lactonas. É sintetizada e secretada pelo fígado e depende da apo A-I para ativação completa. A PON1 associa-se exclusivamente à HDL por interações hidrofóbicas. Fica localizada em subfrações da HDL que contém apo J (clusterina) e apo A-I.[72,73]

muito importante para o efluxo do colesterol. Após a ligação com o ABCA1, a apo A-I vai sendo lipidada e vai tomando forma discoide, cada disco contendo duas moléculas de apo A-I, o que promove o desligamento da lipoproteína nascente do ABCA1.[32] Aparentemente, ABCA1 pode também mover-se da membrana plasmática para o interior e atuar no tráfego do colesterol e promover sua saída dos compartimentos intracelulares. O ABCA1 foi descoberto originalmente em pacientes com doença de Tangier. Essa doença, na qual há defeito genético do transportador, mostra a importância dele na formação da HDL: nas formas homozigóticas de Tangier, o HDL-colesterol é quase ausente por deficiência do ABCA1.[39,40]

Diferente do ABCA1, o transportador ABCG1 não efetua o efluxo de colesterol pela apo A-I ainda sem lípides, mas sim por interação com a HDL em formas já mais maduras.[41] Também promove o efluxo de oxisteroides que podem ser tóxicos para as células, como os 7-cetocolesterol.[42]

Em camundongos *knock-out* para ABCG1, há deficit no efluxo de colesterol dos macrófagos, havendo formação de células espumosas em vários tecidos, principalmente no pulmão.[43] No entanto, nos camundongos *knock-out* ABCG1, há pouca mudança no perfil lipídico plasmático, o que pode ser explicado pela baixa expressão hepática desse transportador. O ABCG1 tem efeitos aditivos ao ABCA1 no macrófago e papel no tráfego intracelular do colesterol.[38]

CETP

A CETP, uma proteína glicosilada de 476 aa e 75-kDa, é primariamente secretada pelo fígado, tecido adiposo, enterócitos e baço[44] e circula no plasma associada principalmente à HDL.[45]

A CETP promove apenas a transferência de lípides entre as subclasses de lipoproteínas que tem diferentes coeficientes de massa de colesterol éster/triglicérides. Assim, a CETP medeia a transferência de colesterol éster da HDL para as lipoproteínas que contém apo B em troca de triglicérides; e a transferência de triglicérides das lipoproteínas que contém apo B em troca de colesterol ésteres.[46-48] A CETP também favorece a transferência de colesterol éster entre as subfrações da HDL.[46]

A atividade da CETP depende da sua concentração e também da sua habilidade de interagir com as lipoproteínas. A interação pode ser estimulada pelos ácidos graxos livres gerados durante a hidrólise dos triglicérides provenientes da alimentação ou inibida por apolipoproteínas específicas, tais como a apo C-I.[49] A maior parte do colesterol éster do plasma se origina da reação de esterificação catalisada pela LCAT, a qual ocorre principalmente na fração HDL.[50] Os triglicérides da circulação estão presentes em sua maioria nos quilomícrons e na VLDL antes da hidrólise efetuada pela lipase lipoproteica.[45]

Como um dos reguladores do fluxo do colesterol através do sistema de transporte reverso do colesterol, a CETP pode ser vista como tendo potencialmente tanto propriedades pró-aterogênicas quanto anti-aterogênicas. Em sua ação pró-aterogênica, a transferência de ésteres de colesterol mediada pela CETP pode diminuir o fluxo do colesterol da HDL para o SR-BI hepático, com consequente aumento da massa do colesterol transportado pelas aterogênicas VLDL, IDL e LDL da parede arterial e aumento do nível da LDL.[51,52] Na sequência, tende-se a aumentar o depósito de colesterol nos tecidos periféricos e na parede arterial.[52] Além disso, a CETP também interage com lipases dos triglicérides gerando a LDL pequena e densa que é a mais aterogênica subclasse de LDL.[53,54] A redução do tamanho da partícula HDL mediada pela CETP é acompanhada pela dissociação da apo A-I pobre em lípides da partícula.[55,56]

Por outro lado, a CETP pode também exercer efeitos anti-aterogênicos, por promover o fluxo de éster de colesterol para o fígado pela via indireta do transporte reverso do colesterol, com a captação hepática do éster de colesterol predominantemente através da via anti-aterogênica do receptor de LDL.[46]

O nível de atividade da CETP é determinante da partição do *pool* do colesterol éster plasmático entre a LDL e a HDL. O excesso de atividade da CETP aumenta a transferência bidirecional entre a HDL e a LDL sem acarretar mudanças importantes na distribuição do éster de colesterol entre essas duas frações.[47] Quando o nível da VLDL é normal, a transferência do colesterol éster da HDL mediada pela CETP é direcionada, preferencialmente, para a LDL, mas quando a VLDL se acumula no plasma, o colesterol éster da HDL é preferencialmente transferido pela CETP para as partículas VLDL.[57]

No tocante aos mecanismos pelos quais a CETP atua na transferência de lípides, algumas hipóteses foram propostas. A CETP transportaria éster de colesterol entre lipoproteínas doadoras e aceptoras, por meio da fase aquosa.[58] Alternativamente, em mecanismo do tipo túnel, a CETP conectaria duas lipoproteínas. A HDL ligar-se-ia no N-terminal e a LDL ou a VLDL na extremidade C-terminal. Um complexo ternário transitório seria formado, com lípides neutros fluindo da lipoproteína doadora para a aceptora pela molécula

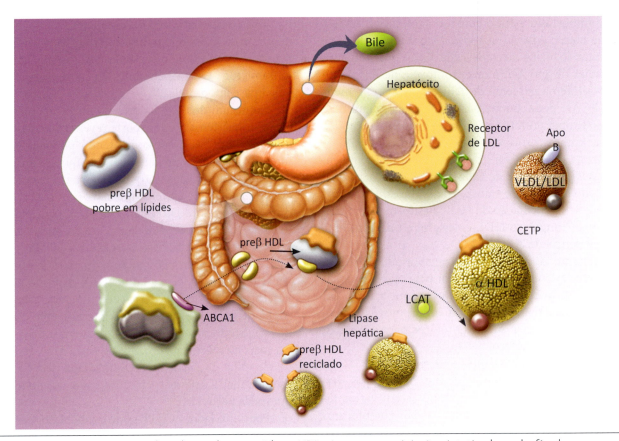

Figura 22.1 Transporte reverso de colesterol – as pré-beta HDL, ricas em apo A-I, são sintetizadas pelo fígado ou mucosa intestinal e liberadas para a circulação onde, promovendo a transferência do excesso de colesterol livre dos macrófagos, vão aumentando de tamanho e se transformando nas HDL3 e HDL2. Estas são transportadas ao fígado onde são processadas. Adaptada de Ashen M.D. e Blumenthal R.S., 2005.[37a]

Transportadores ABCA1 e ABCG1

Proteínas ABC (ATP-*binding cassette*) estão universalmente presentes em procariotas e eucariotas. No organismo elas realizam o primeiro passo do transporte reverso, a retirada do colesterol celular para a HDL.[37] A maior parte das células no organismo não tem capacidade de catabolizar o colesterol, de forma que a saída do colesterol da célula (efluxo) é essencial para a homeostase.

Os macrófagos, células de importância fundamental na aterogênese, têm quatro vias de saída de colesterol na forma não esterificada para o meio extracelular. Processos passivos consistem na difusão simples via pela fase aquosa e difusão facilitada pelo SR-BI.[37] O transporte ativo é mediado pelos transportadores ABCA1 e ABCG1, que são translocases de lípides de membrana. O efluxo de fosfolípides e colesterol não esterificado para a apo A-I promovido pelo ABCA1 é essencial para a homeostase do colesterol.

A caveolina 1 (CAV1), uma proteína que organiza e concentra certas moléculas de sinalização e receptores nas cavéolas das membranas plasmáticas da célula, tem papel regulatório no efluxo de colesterol mediado por ABCA1 e ABCG1.[37]

Um aspecto importante dos transportadores ABC é a ação deles no controle da proliferação das células-tronco do sistema hematopoiético e células progenitoras multipotentes na medula óssea e mobilização dessas células. A ativação das vias de efluxo de colesterol por infusões de HDL resulta em supressão da mobilização das células-tronco do sistema hematopoiético levando a inibição da produção de monócitos e neutrófilos e da aterosclerose em camundongos *knock-out* para apo E.[38] ABCG4, um transportador símile ao ABCG1 que media o efluxo de colesterol em células precursoras de megacariócitos, controla a produção de plaquetas e trombose.[38]

O transportador ABCA1 localiza-se na membrana plasmática celular. A apo A-I e outras apolipoproteínas, como apo E, ligam-se diretamente ao transportador. A apo A-I liga-se com pouca eficiência ao colesterol, de forma que o efluxo de fosfolípides para a proteína é

de um segmento alfa-hélice N-terminal (aa 1-184) e um domínio C-terminal (aa 185-243) sem estrutura definida. Este último é responsável pela iniciação de ligação e agregação de lípides à apo A-I e também pelo efluxo do colesterol das células para a HDL. Os primeiros 43 resíduos estabilizam a estrutura da apoA-I livre de lípides.[28] Fica claro, por essa exposição, que as funções da HDL dependem em grande parte das propriedades da apo A-I.

A apo A-II tem papel importante na conformação e estabilidade da estrutura da HDL, conferido pela sua maior hidrofobicidade. Também colabora para a estabilidade da HDL inibindo a ação de lipases sobre a lipoproteína, como sugerem estudos com animais transgênicos.[29]

Injetada na forma delipidada em indivíduos com HDL-colesterol baixo, a apo A-I apresentou meia-vida no plasma de 15-54 horas; a HDL madura, discoide tem meia-vida maior.[30]

LCAT

A LCAT, na sua forma madura, é uma proteína com 416 aminoácidos que na circulação tende a associar-se à fração HDL. No plasma é a única enzima capaz de esterificar o colesterol, o que ocorre por meio de reação de transesterificação. Nesta, a LCAT cliva um ácido graxo da posição sn-2 da lecitina, por sua atividade como fosfolipase A2. Segue-se, no segundo passo, a atividade da LCAT como aciltransferase, na qual o ácido graxo clivado é transesterificado para o grupo hidroxila do colesterol, no carbono 3 do anel esteroide.[31] Embora a apo A-I seja o melhor ativador da LCAT, a apo E também pode ativar esta enzima no plasma, o que pode ocorrer nas apolipoproteínas que contém apo B. As apo A-II, apo A-IV, apo C-I e apo C-III são ativadores muito fracos da enzima.[31]

Transporte reverso de colesterol

O transporte reverso de colesterol consiste no transporte do colesterol celular dos tecidos periféricos para o fígado, onde é eliminado nas fezes como ácido biliar, colesterol e outros produtos de catabolismo. O colesterol excretado também pode ser reciclado após reabsorção intestinal.

No início do processo, que compreende várias etapas, partículas discoides de apo A-I, com pouco fosfolípide e colesterol (subfração pré-beta1 HDL) interagem com o transportador ABCA1, havendo efluxo de colesterol acumulado na membrana celular para a HDL.[32] Um segundo mecanismo envolve o efluxo de colesterol para partículas maduras de HDL que interagem com a membrana celular por meio dos transportadores, ABCG1.[33] É possível também que o colesterol seja transferido da membrana para as partículas de HDL por difusão passiva. O colesterol livre esterificado na HDL, ao se tornar muito hidrofóbico, é empurrado para o centro da lipoproteína, longe do contato com o meio aquoso. A partir desse instante, pode tomar duas vias de fluxo. Na primeira, continua na partícula de HDL até a captação final pelo fígado, por meio dos receptores SR-BI. Na segunda, é transferido para outras classes de lipoproteínas, como a VLDL ou LDL, sendo finalmente captado pelo fígado como componente dessas, por meio dos receptores de LDL.[33]

Um aspecto pontual mais direto de participação do transporte reverso mediado pela HDL na defesa anti-aterogênica consiste na remoção do colesterol depositado nos macrófagos na camada íntima arterial, por meio tanto dos transportadores ABCA1 quanto dos ABCG1. Esse processo pode contribuir para estabilização ou mesmo regressão das lesões ateroscleróticas.[34]

A Figura 22.1 apresenta o transporte reverso de colesterol.

Transferências de lípides

Transferências de lípides são mediadas pelas proteínas de transferência, CETP e PLTP (*phospholipid transfer protein*). A CETP facilita a transferência dos ésteres de colesterol e triglicérides e fosfolípides, enquanto a PLTP favorece a de fosfolípides, influindo também um pouco na transferência de colesterol não esterificado. As transferências de lípides entre as classes de lipoproteínas são bidirecionais, mas podem enriquecer uma determinada classe de um determinado lípide e deplétá-la de outro lípide.[35] Nesse sentido, nas trocas entre VLDL e HDL tende a haver maior transferência de ésteres de colesterol da HDL para a VLDL e mais triglicérides da VLDL para a HDL. Na hipertrigliceridemia, em decorrência do acúmulo da VLDL, pela lei de ação de massas, a HDL fica enriquecida em triglicérides e empobrecida em ésteres de colesterol. Com isso, ao sofrer ataque da lipase hepática, a HDL desestabiliza-se e é removida mais rapidamente da circulação, o que resulta na diminuição da concentração do HDL-colesterol. Nessa gangorra, sobem triglicérides, desce HDL-colesterol; descem triglicérides, sobe HDL-colesterol.[36]

suas funções. No que concerne ao endotélio, esse excesso pode ter consequências importantes na deflagração dos processos de aterogênese. Portanto, há na circulação uma imensa máquina de esterificação de colesterol, baseada principalmente na fração HDL, embora possa ocorrer em escala menor nas outras frações lipoproteicas. Cada partícula de HDL recebendo colesterol livre, compreendendo o conjunto LCAT e seu cofator apo A-I, constitui uma minúscula unidade dessa máquina. A esterificação do colesterol também cria o gradiente entre a membrana celular e a HDL que possibilita a execução do transporte reverso de colesterol.[17]

Subfrações da HDL

No intervalo de densidade que corresponde à fração HDL (1,63-1,210 g/mL) há um contínuo de partículas de tamanho e densidade crescente.[18] Distinguem-se habitualmente duas grandes subclasses na fração HDL, que podem ser separadas por diferentes métodos: HDL2, maior, mais leve e mais rica em lípides (d 1,63-1,125) e HDL3, menor, mais densa e mais rica em proteína (d 1,125-1,210 g/mL).[18]

É possível separar as HDL em um número bem maior de subfrações, usando métodos como eletroforese uni ou bidimensional, de mobilidade iônica ou métodos mais discriminativos de ultracentrifugação. Com essas abordagens, HDL2 e HDL3 podem ser separadas em 5 subpopulações por eletroforese em gradiente gel, de acordo com tamanho: HDL3c (7,2-7,8 nm), HDL3b (7,8-8,2 nm), HDL3a (8,2-8,8 nm), HDL2a (8,8-9,7 nm), e HDL2b (9,7-12,9 nm).[19] Por eletroforese bidimensional, é possível separar a HDL por carga em mais de 10 subclasses. A HDL pode também ser separada na base da composição proteica em subpopulações por métodos de imunoafinidade.[19] Por eletroforese em gel de agarose, foi separada uma subfração da HDL com mobilidade pré-beta (pré-β HDL) mais lenta, por causa da fraca carga negativa na sua superfície relacionada com a falta de um núcleo lipídico neutro, mobilidade esta diferente da maioria das partículas HDL as quais apresentam uma mobilidade alfa (α-HDL). A pré-beta HDL apresenta uma forma discoide, achatada e mostrou-se que seria a subfração que recebe inicialmente o colesterol livre proveniente das células. Cerca de 60% do efluxo do colesterol celular depende dessa subfração.[20]

O perfil de subclasses da HDL reflete a dinâmica do complexo metabolismo dessa lipoproteína no compartimento plasmático. Inúmeros fatores continuamente interferem nesse metabolismo. Transferências de lípides entre as classes de lipoproteínas, atividade das várias enzimas que intervêm no metabolismo de lípides, em geral, e da HDL em particular, como a LCAT, cinética e concentração as várias lipoproteínas, entre vários outros fatores, podem modificar esse perfil. Esse processo é referido frequentemente como remodelamento da HDL.[21]

É interessante notar que, no caso das subfrações da LDL, está bem estabelecido que a subfração das LDL pequenas e densas têm maior aterogenicidade comparada à subfração de partículas maiores e menos densas.[22] Pode-se determinar, inclusive, um perfil de subfrações de LDL associado a gênero e idade, em que a fração maiores e menos densas estão mais proeminentes no sexo feminino, no qual as manifestações da aterosclerose são mais tardias. A LDL, no entanto, é um produto final de catabolismo, no qual não acontecem os eventos bioquímicos maiores, além da própria remoção da lipoproteína do compartimento plasmático por meio dos receptores da LDL.[22] No caso das HDL, seu metabolismo no compartimento plasmático é muito mais complexo e dinâmico do que o da LDL e talvez por essa razão a associação do perfil de subclasses da HDL com os eventos cardiovasculares seja controverso, não havendo evidência segura de que determinada subclasse seja menos protetora do que outras. Em metanálise recente, postulou-se que as duas classes maiores, HDL2 e HDL3, não tenham diferença quanto à cárdio-proteção.[23] Há relato recente de que em 2.414 casos de infarto agudo do miocárdio (IAM), houve risco aumentado de eventos cardiovasculares associados a HDL3 baixa e não a HDL2.[24] Porém, os autores não encontraram correlação dos eventos com o HDL-colesterol, o que contraria o caudal dos estudos da literatura.[3]

HDL e gênero

Todos os parâmetros relativos à concentração plasmática da HDL são mais altos nas mulheres em comparação com os homens.[25] Isso inclui tanto o HDL-colesterol quanto o colesterol das subfrações HDL2 e HDL3. A concentração de apo A-I também é mais alta nas mulheres que nos homens.[26] O advento da menopausa não acarreta alteração nos níveis de HDL-colesterol ou de apo A-I,[27] mas o uso de anticoncepcionais ou terapia de reposição de estrógenos aumenta o HDL-colesterol e a apo A-I no plasma. O ajuste por idade, índice de massa corpórea, tabagismo ou etilismo não altera essas diferenças de gênero.[26]

Apo A-I e apo A- II

As duas principais apos da HDL são a apo A-I e apo A-II, com respectivamente, 243 e 154 aminoácidos. A estrutura molecular anfipática da apo A-I compreen-

eles não tiveram até agora êxito em reduzir a incidência das complicações da doença cardiovascular. É interessante notar que os inibidores de CETP também podem levar à diminuição do LDL-colesterol.[8,9] Em contrapartida, vários medicamentos hipolipemizantes, como as estatinas e fibratos, também aumentam o HDL-colesterol. Teria esse aumento do HDL-colesterol também relação com a diminuição de eventos cardiovasculares, conseguida pelo tratamento com esses fármacos?

Assim, embora a correlação negativa entre HDL-colesterol e doença arterial coronária seja um fato, falta evidência clínica de que o aumento do HDL-colesterol, *per se*, seja benéfico para prevenção dessas doenças, seja em termos de prevenção primária seja de prevenção secundária. Por outro lado, um número crescente de funções protetoras do endotélio, anti-aterogênicas e outras, ligadas à HDL, têm sido demonstradas.[10] Essas descobertas levam a crer que a medida do HDL-colesterol, que traduz apenas quantidade de HDL, seja apenas um lado da questão e que na avaliação dos aspectos qualitativos, multifacetados, esteja o caminho para entender o significado mais amplo dessa lipoproteína. Entre perguntas e respostas, há a imensa complexidade do metabolismo da HDL.

O objetivo deste capítulo é mostrar alguns aspectos do metabolismo da HDL mais relevantes para a compreensão de como a HDL contribui para a proteção e reparo do endotélio e das intervenções medicamentosas atualmente em uso que modificam o HDL-colesterol. O objetivo também é levantar as possibilidades de encontrar novos biomarcadores associados à fisiopatologia cardiovascular e novos instrumentos terapêuticos para manter a integridade do endotélio e assim conseguir longevidade maior e mais saudável.

ESTRUTURA E METABOLISMO DA HDL, ESTERIFICAÇÃO E TRANSPORTE REVERSO DO COLESTEROL

A HDL é a fração de lipoproteínas com partículas de menor tamanho (aproximadamente 10 nm). A HDL é constituída de partículas esféricas ou discoidais variando de 1,063 a 1,21 g/mL, devido ao elevado conteúdo proteico (> 30%) em comparação com as outras classes de lipoproteínas.[11] As HDLs discoidais são as menores partículas de HDL, constituídas de apo A-I com monocamada de fosfolípides e colesterol livre. A HDL esférica é maior e contem um núcleo hidrofóbico formado por ésteres de colesterol e pequenas quantidades de triglicérides rodeadas por uma monocamada de fosfolípides e colesterol não esterificado.[11,12] Várias apolipoproteínas, além de uma variedade de outras proteínas vão se ancorando à superfície das partículas da fração HDL.

Mais de uma centena de diferentes proteínas e enzimas, evidenciadas por técnica de proteômica, que estão em constante movimentação proporcionam características funcionais da fração HDL.[11] Muitas dessas proteínas e enzimas associadas têm função ainda desconhecida e apenas parte delas estão relacionadas diretamente com o metabolismo lipídico. As outras estão relacionadas com processos de inibição de proteases, regulação do complemento, resposta de fase aguda, entre outros.

Em contraste com as lipoproteínas que contêm apo B, a formação da HDL começa com a lipidação da apo A-I que ocorre principalmente no compartimento plasmático e não no citoplasma, como acontece com as lipoproteínas que contêm apo B.[13] A apo A-I é produzida pelo fígado, principalmente, mas também pelo intestino. Recebe fosfolípides no retículo endoplasmático e após a extrusão para o compartimento plasmático continua a receber fosfolípides e colesterol não esterificado, provenientes das células de onde os lípides são retirados e incorporados às HDL pelos transportadores ABCA1 (ATP-*binding cassette transporter* A1) e ABCG1 (ATP-*binding cassette transporter* G1).[14] Recebe também colesterol e fosfolípides das outras lipoproteínas plasmáticas, assumindo formas discoides, as HDLs nascentes. Como vimos, a lipólise dos quilomícrons e das VLDL reduz o tamanho daquelas lipoproteínas; o excesso de fosfolípides e colesterol na superfície após a lipólise descola-se da VLDL e dos quilomícrons, podendo incorporar-se à apo A-I e com isso contribuir para a formação da HDL.[15]

A forma não esterificada de colesterol é continuamente esterificada pela ação catalítica da LCAT (*lecithin-cholesterol-acyl-transferase*), da qual a apo A-I é cofator. A esterificação do colesterol na HDL nascente leva ao arredondamento progressivo dos discos, no que se chama de maturação da lipoproteína. Ésteres de colesterol são mais hidrofóbicos do que o colesterol não esterificado e assim, após a esterificação, o colesterol é deslocado da camada superficial para o núcleo das partículas, onde fica isolado do meio aquoso em volta da lipoproteína.[16]

A esterificação e o sequestro do colesterol para o interior da lipoproteína é fundamental para a estabilização do *pool* plasmático do colesterol. A concentração do colesterol livre, não esterificado, tem de ser mantida em limite estreito: o excesso de colesterol livre altera a permeabilidade da membrana celular e interfere com as

capítulo 22

Raul Cavalcante Maranhão
Antonio Casela Filho
Gilbert Alexandre Sigal

Antonio Carlos Palandri Chagas
Protásio Lemos da Luz

HDL e Endotélio

INTRODUÇÃO

Na concepção da participação dos lípides plasmáticos na aterogênese existem dois pilares principais com sólidos fundamentos em estudos epidemiológicos. O primeiro, que a fração plasmática das lipoproteínas de baixa densidade (LDL), medida pelo colesterol contido nessa fração (LDL-colesterol), correlaciona-se positivamente com a incidência de doença cardiovascular aterosclerótica, em especial a doença arterial coronária. O segundo, que as lipoproteínas de alta densidade (HDL), medidas pelo HDL-colesterol, correlacionam-se negativamente com a incidência dessas doenças.[1] Em metanálise de quatro estudos, totalizando mais de 15 mil indivíduos, foi estimado que a cada 1 mg/dL a menos nos níveis de HDL-colesterol houve 2% mais de casos de doença arterial coronária em homens e 3% a mais em mulheres.[2]

A lipoproteína densidade muito baixa (VLDL) e seus produtos de catabolismo, como a lipoproteína de densidade intermediária (IDL) e a LDL, assim como os quilomícrons e seus remanescentes, contêm apolipoproteína (apo) B. Nas organelas do citoplasma, a apo B é o elemento de agrupamento dos lípides, como os triglicérides e, portanto, central da síntese intracelular tanto dos quilomícrons, no intestino, quanto das VLDL, no fígado. Quilomícrons e VLDL saem dos enterócitos e hepatócitos para a circulação com carga máxima de triglicérides, que vão sendo hidrolisados no endotélio dos capilares pela lipase lipoproteica, passando das lipoproteínas para os tecidos onde são armazenados, como tecido adiposo e músculo. Nessa cascata catabólica, as lipoproteínas vão ficando progressivamente menores, depletadas de sua carga de triglicérides e são finalmente captadas pelos tecidos, principalmente pelo fígado.

A HDL constitui um circuito à parte de transporte de lípides na circulação e não contém a apo B. A formação da HDL está centrada na apo A-I, proteína com propriedades bastante distintas que, em interação com outros sistemas celulares e plasmáticos, possibilita a retirada do colesterol dos tecidos e promove a homeostase do colesterol no compartimento plasmático e no organismo.

Medidas dietéticas, como a redução do percentual das gorduras saturadas da dieta, e os medicamentos disponíveis atualmente, destacando-se as estatinas, são muito eficientes em diminuir a concentração plasmática do LDL-colesterol. Com esses meios, obteve-se a evidência epidemiológica de que a redução do LDL-colesterol é benéfica, tanto na prevenção primária quanto na prevenção secundária das doenças cardiovasculares.[3]

No tocante ao efeito de elevar os níveis do HDL-colesterol, os meios para este fim são mais indiretos, menos específicos e menos eficientes. Um deles depende da presença de hipertrigliceridemia: o tratamento desta resulta no aumento do HDL-colesterol, o chamado efeito gangorra que discutiremos mais adiante.

O tabagismo reduz o HDL-colesterol e o abandono do hábito pode resultar no aumento dessa fração.[4] Igualmente, a prática do exercício físico, preferencialmente mais intenso, e o consumo moderado de bebidas alcoólicas elevam o HDL-colesterol.[5,6] Entretanto, essas respostas do HDL-colesterol podem ser atribuídas, pelo menos em parte, à trigliceridemia: o treinamento físico diminui e o hábito de fumar aumenta os triglicérides, o que pode, indiretamente, afetar a HDL pelo efeito gangorra.[7]

Medicamentos que têm como alvo terapêutico o aumento do HDL-colesterol, como os inibidores da CETP (*cholesteryl ester transfer protein*), foram desenvolvidos apenas em época mais recente. Nos ensaios clínicos, apesar desses medicamentos aumentarem acentuadamente a concentração de HDL-colesterol,

86. Xiong Y, Hla T. S1P control of endothelial integrity. Curr Top Microbiol Immunol. 2014;378:85-105.
87. Wilkerson BA, Argraves KM. The role of sphingosine-1-phosphate in endothelial barrier function. Biochim Biophys Acta. 2014;1841(10):1403-12.
88. Christoffersen C, Nielsen LB. Apolipoprotein M: bridging HDL and endothelial function. Curr Opin Lipidol. 2013;24(4):295-300.
89. Spijkers LJ, Alewijnse AE, Peters SL. Sphingolipids and the orchestration of endothelium-derived vasoactive factors: when endothelial function demands greasing. Mol Cells. 2010;29(2):105-11.
90. Camont L, Lhomme M, Rached F, et al. Small, dense high-density lipoprotein-3 particles are enriched in negatively charged phospholipids: relevance to cellular cholesterol efflux, antioxidative, antithrombotic, anti-inflammatory, and antiapoptotic functionalities. Arterioscler Thromb Vasc Biol. 2013;33(12):2715-23.

57. Cheng AM, Handa P, Tateya S, et al. Apolipoprotein A-I attenuates palmitate-mediated NF-κB activation by reducing Toll-like receptor-4 recruitment into lipid rafts. PLoS One. 2012;7(3):e33917.
58. Li X, Gonzalez O, Shen X, et al. Endothelial acyl-CoA synthetase 1 is not required for inflammatory and apoptotic effects of a saturated fatty acid-rich environment. Arterioscler Thromb Vasc Biol. 2013;33(2):232-40.
59. Krogmann A, Staiger K, Haas C, et al. Inflammatory response of human coronary artery endothelial cells to saturated long-chain fatty acids. Microvasc Res. 2011;81(1):52-9.
60. Listenberger LL, Han X, Lewis SE, et al. Triglyceride accumulation protects against fatty acid-induced lipotoxicity. Proc Natl Acad Sci U S A. 2003;100(6):3077-82.
61. Peter A, Weigert C, Staiger H, et al. Induction of stearoyl-CoA desaturase protects human arterial endothelial cells against lipotoxicity. Am J Physiol Endocrinol Metab. 2008;295(2):E339-49.
62. Young MM, Kester M, Wang HG. Sphingolipids: regulators of crosstalk between apoptosis and autophagy. J Lipid Res. 2013;54(1):5-19.
63. Symons JD, Abel ED. Lipotoxicity contributes to endothelial dysfunction: a focus on the contribution from ceramide. Rev Endocr Metab Disord. 2013;14(1):59-68.
64. Chakraborty M, Lou C, Huan C, et al. Myeloid cell-specific serine palmitoyltransferase subunit 2 haploinsufficiency reduces murine atherosclerosis. J Clin Invest. 2013;123(4):1784-97.
65. De Caterina R, Massaro M. Omega-3 fatty acids and the regulation of expression of endothelial pro-atherogenic and pro-inflammatory genes. J Membr Biol. 2005;206(2):103-16.
66. Dessì M, Noce A, Bertucci P, et al. Atherosclerosis, dyslipidemia, and inflammation: the significant role of polyunsaturated Fatty acids. ISRN Inflamm. 2013;2013:191823.
67. Miyoshi T, Noda Y, Ohno Y, et al. Omega-3 fatty acids improve postprandial lipemia and associated endothelial dysfunction in healthy individuals - a randomized cross-over trial. Biomed Pharmacother. 2014;68(8):1071-7.
68. Ishida T, Naoe S, Nakakuki M, et al. Eicosapentaenoic Acid Prevents Saturated Fatty Acid-Induced Vascular Endothelial Dysfunction: Involvement of Long-Chain Acyl-CoA Synthetase. J Atheroscler Thromb. 2015;22(11):1172-85.
69. Bosch J, Gerstein HC, Dagenais GR, et al. n-3 fatty acids and cardiovascular outcomes in patients with dysglycemia. N Engl J Med. 2012;367(4):309-18.
70. Tran-Dinh A, Diallo D, Delbosc S, et al. HDL and endothelial protection. Br J Pharmacol. 2013;169(3):493-511
71. Mineo C, Deguchi H, Griffin JH, et al. Endothelial and antithrombotic actions of HDL. Circ Res. 2006;98(11):1352-64.
72. Uittenbogaard A, Shaul PW, Yuhanna IS, et al. High density lipoprotein prevents oxidized low density lipoprotein-induced inhibition of endothelial nitric-oxide synthase localization and activation in caveolae. J Biol Chem. 2000 Apr 14;275(15):11278-83.
73. Ou Z, Ou J, Ackerman AW, et al. L-4F, an apolipoprotein A-1 mimetic, restores nitric oxide and superoxide anion balance in low-density lipoprotein-treated endothelial cells. Circulation. 2003;107(11):1520-4.
74. Mineo C, Shaul PW. Regulation of signal transduction by HDL. J Lipid Res. 2013;54(9):2315-24.
75. Yuhanna IS, Zhu Y, Cox BE, et al. High-density lipoprotein binding to scavenger receptor-BI activates endothelial nitric oxide synthase. Nat Med. 2001;7(7):853-7.
76. Mineo C, Yuhanna IS, Quon MJ, et al. High density lipoprotein-induced endothelial nitric-oxide synthase activation is mediated by Akt and MAP kinases. J Biol Chem. 2003;278(11):9142-9.
77. Drew BG, Fidge NH, Gallon-Beaumier G, et al. High-density lipoprotein and apolipoprotein AI increase endothelial NO synthase activity by protein association and multisite phosphorylation. Proc Natl Acad Sci U S A. 2004;101(18):6999-7004.
78. Nofer JR, van der Giet M, Tölle M, et al. HDL induces NO-dependent vasorelaxation via the lysophospholipid receptor S1P3. J Clin Invest. 2004;113(4):569-81.
79. Ramet ME, Ramet M, Lu Q, et al. High-density lipoprotein increases the abundance of eNOS protein in human vascular endothelial cells by increasing its half-life. J Am Coll Cardiol. 2003;41:2288–97.
80. Campbell S, Genest J. HDL-C: clinical equipoise and vascular endothelial function. Expert Rev Cardiovasc Ther. 2013;11(3):343-53.
81. Prosser HC, Ng MK, Bursill CA. The role of cholesterol efflux in mechanisms of endothelial protection by HDL. Curr Opin Lipidol. 2012;23(3):182-9.
82. Seetharam D, Mineo C, Gormley AK, et al. High-density lipoprotein promotes endothelial cell migration and reendothelialization via scavenger receptor-B type I. Circ Res. 2006;98(1):63-72.
83. Kimura T, Tomura H, Mogi C, et al. Role of scavenger receptor class B type I and sphingosine 1-phosphate receptors in high density lipoprotein-induced inhibition of adhesion molecule expression in endothelial cells. J Biol Chem. 2006;281(49):37457-67.
84. Assanasen C, Mineo C, Seetharam D, et al. Cholesterol binding, efflux, and a PDZ-interacting domain of scavenger receptor-BI mediate HDL-initiated signaling. J Clin Invest. 2005;115(4):969-77.
85. Cutuli L, Pirillo A, Uboldi P, et al. 15-lipoxygenase-mediated modification of HDL3 impairs eNOS activation in human endothelialcells. Lipids. 2014;49(4):317-26.

28. Ryoo S, Lemmon CA, Soucy KG, et al. Oxidized low-density lipoprotein-dependent endothelial arginase II activation contributes to impaired nitric oxide signaling. Circ Res. 2006 Oct 27;99(9):951-60.
29. Förstermann U, Sessa WC. Nitric oxide synthases: regulation and function. Eur Heart J. 2012;33(7):829-37, 837a-837d.
30. Sakurai K, Cominacini L, Garbin U, et al. Induction of endothelin-1 production in endothelial cells via co-operative action between CD40 and lectin-like oxidized LDL receptor (LOX-1). J Cardiovasc Pharmacol. 2004 Nov;44 Suppl 1:S173-80.
31. Montecucco F, Pende A, Mach F. The renin-angiotensin system modulates inflammatory processes in atherosclerosis: evidence from basic research and clinical studies. Mediators Inflamm. 2009;2009:752406.
32. Salvayre R, Auge N, Benoist H, et al. Oxidized low-density lipoprotein-induced apoptosis. Biochim Biophys Acta. 2002;1585(2-3):213-21.
33. Imanishi T, Hano T, Sawamura T, et al. Oxidized low density lipoprotein potentiation of Fas-induced apoptosis through lectin-like oxidized-low density lipoprotein receptor-1 in human umbilical vascular endothelial cells. Circ J. 2002 Nov;66(11):1060-4.
34. Chen J, Mehta JL, Haider N, et al. Role of caspases in Ox-LDL-induced apoptotic cascade in human coronary artery endothelial cells. Circ Res. 2004;94(3):370-6.
35. Jagla A, Schrezenmeir J. Postprandial triglycerides and endothelial function. Exp Clin Endocrinol Diabetes. 2001;109(4):S533-47.
36. Zilversmit DB. Atherogenic nature of triglycerides, postprandial lipidemia, and triglyceride-rich remnant lipoproteins. Clin Chem. 1995 Jan;41(1):153-8.
37. Wallace JP, Johnson B, Padilla J, et al. Postprandial lipaemia, oxidative stress and endothelial function: a review. Int J Clin Pract. 2010;64(3):389-403.
38. Sodré FL, Paim BA, Urban A, et al. Reduction in generation of reactive oxygen species and endothelial dysfunction during postprandial state. Nutr Metab Cardiovasc Dis. 2011;21(10):800-7.
39. Muntwyler J, Sütsch G, Kim JH, et al. Post-prandial lipaemia and endothelial function among healthy men. Swiss Med Wkly. 2001;131(15-16):214-8.
40. Botham KM, Wheeler-Jones CP. Postprandial lipoproteins and the molecular regulation of vascular homeostasis. Prog Lipid Res. 2013;52(4):446-64.
41. Norata GD, Grigore L, Raselli S, et al. Post-prandial endothelial dysfunction in hypertriglyceridemic subjects: molecular mechanisms and gene expression studies. Atherosclerosis. 2007;193(2):321-7.
42. Anderson RA, Evans ML, Ellis GR, et al. The relationships between post-prandial lipaemia, endothelial function and oxidative stress in healthy individuals and patients with type 2 diabetes. Atherosclerosis. 2001;154(2):475-83.
43. Goldberg IJ, Bornfeldt KE. Lipids and the endothelium: bidirectional interactions. Curr Atheroscler Rep. 2013;15(11):365.
44. Kuda O, Pietka TA, Demianova Z, et al. Sulfo-N-succinimidyl Oleate (SSO) Inhibits Fatty Acid Uptake and Signaling for Intracellular Calcium via Binding CD36 Lysine 164: SSO also inhibits oxidized low density lipoprotein uptake by macrophages. J Biol Chem. 2013;288(22):15547-55.
45. Sandoval A, Fraisl P, Arias-Barrau E, et al. Fatty acid transport and activation and the expression patterns of genes involved in fatty acid trafficking. Arch Biochem Biophys. 2008;477(2):363-71.
46. Furuhashi M, Hotamisligil GS. Fatty acid-binding proteins: role in metabolic diseases and potential as drug targets. Nat Rev Drug Discov. 2008;7(6):489-503.
47. Mehrotra D, Wu J, Papangeli I, et al. Endothelium as a gatekeeper of fatty acid transport. Trends Endocrinol Metab. 2014;25(2):99-106.
48. Hagberg CE, Falkevall A, Wang X, et al. Vascular endothelial growth factor B controls endothelial fatty acid uptake. Nature. 2010;464(7290):917-21.
49. Hagberg CE, Mehlem A, Falkevall A, et al. Targeting VEGF-B as a novel treatment for insulin resistance and type 2 diabetes. Nature. 2012;490(7420):426-30.
50. Marx N, Mach F, Sauty A, et al. Peroxisome proliferator-activated receptor-gamma activators inhibit IFN-gamma-induced expression of the T cell-active CXC chemokines IP-10, Mig, and I-TAC in human endothelial cells. J Immunol. 2000;164(12):6503-8.
51. Pasceri V, Wu HD, Willerson JT, et al. Modulation of vascular inflammation in vitro and in vivo by peroxisome proliferator-activated receptor-gamma activators. Circulation. 2000;101(3):235-8.
52. Jackson SM, Parhami F, Xi XP, et al. Peroxisome proliferator-activated receptor activators target human endothelial cells to inhibit leukocyte-endothelial cell interaction. Arterioscler Thromb Vasc Biol. 1999;19(9):2094-104.
53. Kanda T, Brown JD, Orasanu G, et al. PPAR gamma in the endothelium regulates metabolic responses to high-fat diet in mice. J Clin Invest. 2009;119(1):110-24.
54. Goto K, Iso T, Hanaoka H, et al. Peroxisome proliferator-activated receptor-γ in capillary endothelia promotes fatty acid uptake by heart during long-term fasting. J Am Heart Assoc. 2013;2(1):e004861.
55. Erridge C. Endogenous ligands of TLR2 and TLR4: agonists or assistants? J Leukoc Biol. 2010;87(6):989-99.
56. Wong SW, Kwon MJ, Choi AM, et al. Fatty acids modulate Toll-like receptor 4 activation through regulation of receptor dimerization and recruitment into lipid rafts in a reactive oxygen species-dependent manner. J Biol Chem. 2009;284(40):27384-92.

REFERÊNCIAS BIBLIOGRÁFICAS

1. Head BP, Patel HH, Insel PA. Interaction of membrane/lipid rafts with the cytoskeleton: impact on signaling and function: membrane/lipid rafts, mediators of cytoskeletal arrangement and cell signaling. Biochim Biophys Acta. 2014;1838(2):532-45.
2. Frank PG, Woodman SE, Park DS, et al. Caveolin, caveolae, and endothelial cell function. Arterioscler Thromb Vasc Biol. 2003;23(7):1161-8.
3. Fang JC, Kinlay S, Behrendt D, et al. Circulating autoantibodies to oxidized LDL correlate with impaired coronary endothelial function after cardiac transplantation. Arterioscler Thromb Vasc Biol. 2002;22(12):2044-8.
4. Mizuno T, Matsui H, Imamura A, et al. Insulin resistance increases circulating malondialdehyde-modified LDL and impairs endothelial function in healthy young men. Int J Cardiol. 2004;97(3):455-61.
5. Yin WH, Chen JW, Tsai C, et al. L-arginine improves endothelial function and reduces LDL oxidation in patients with stable coronary artery disease. Clin N utr. 2005;24(6):988-97.
6. Woodman RJ, Watts GF, Playford DA, et al. Oxidized LDL and small LDL particle size are independently predictive of a selective defect in microcirculatory endothelial function in type 2 diabetes. Diabetes Obes Metab. 2005;7(5):612-7.
7. Delporte C, Van Antwerpen P, Vanhamme L, et al. Low-density lipoprotein modified by myeloperoxidase in inflammatory pathways and clinical studies. Mediators Inflamm. 2013;2013:971579.
8. Le NA. Lipoprotein-associated oxidative stress: a new twist to the postprandial hypothesis. Int J Mol Sci. 2014;16(1):401-19.
9. Mineo C, Shaul PW. Novel biological functions of high-density lipoprotein cholesterol. Circ Res. 2012 Sep 28;111(8):1079-90.
10. Camont L, Chapman MJ, Kontush A. Biological activities of HDL subpopulations and their relevance to cardiovascular disease. Trends Mol Med. 2011 Oct;17(10):594-603.
11. Steinberg D, Witztum JL. Oxidized low-density lipoprotein and atherosclerosis. Arterioscler Thromb Vasc Biol. 2010;30(12):2311-6.
12. Hermida N, Balligand JL. Low-density lipoprotein-cholesterol-induced endothelial dysfunction and oxidative stress: the role of statins. Antioxid Redox Signal. 2014;20(8):1216-37.
13. Delles C, Dymott JA, Neisius U, et al. Reduced LDL-cholesterol levels in patients with coronary artery disease are paralleled by improved endothelial function: An observational study in patients from 2003 and 2007. Atherosclerosis. 2010;211(1):271-7.
14. Gradinaru D, Borsa C, Ionescu C, et al. Oxidized LDL and NO synthesis-Biomarkers of endothelial dysfunction and ageing. Mech Ageing Dev. 2015;151:101-13.
15. Levitan I, Volkov S, Subbaiah PV. Oxidized LDL: diversity, patterns of recognition, and pathophysiology. Antioxid Redox Signal. 2010;13(1):39-75.
16. Pirillo A, Norata GD, Catapano AL. LOX-1, OxLDL, and atherosclerosis. Mediators Inflamm. 2013;2013:152786.
17. Lubrano V, Balzan S. LOX-1 and ROS, inseparable factors in the process of endothelial damage. Free Radic Res. 2014;48(8):841-8.
18. Mollace V, Gliozzi M, Musolino V, et al. Oxidized LDL attenuates protective autophagy and induces apoptotic cell death of endothelialcells: Role of oxidative stress and LOX-1 receptor expression. Int J Cardiol. 2015;184:152-8.
19. Rueckschloss U, Galle J, Holtz J, et al. Induction of NAD(P)H oxidase by oxidized low-density lipoprotein in human endothelial cells: antioxidative potential of hydroxymethylglutaryl coenzyme A reductase inhibitor therapy. Circulation. 2001 Oct 9;104(15):1767-72.
20. Rueckschloss U, Duerrschmidt N, Morawietz H. NADPH oxidase in endothelial cells: impact on atherosclerosis. Antioxid Redox Signal. 2003;5(2):171-80.
21. Cominacini L, Pasini AF, Garbin U, et al. Oxidized low density lipoprotein (ox-LDL) binding to ox-LDL receptor-1 in endothelial cells induces the activation of NF-kappaB through an increased production of intracellular reactive oxygen species. J Biol Chem. 2000;275(17):12633-8.
22. Chen XP, Xun KL, Wu Q, et al. Oxidized low density lipoprotein receptor-1 mediates oxidized low density lipoprotein-induced apoptosis in human umbilical vein endothelial cells: role of reactive oxygen species. Vascul Pharmacol. 2007;47(1):1-9.
23. Fleming I, Mohamed A, Galle J, et al. Oxidized low-density lipoprotein increases superoxide production by endothelial nitric oxide synthase by inhibiting PKCalpha. Cardiovasc Res. 2005;65(4):897-906.
24. Shi Y, Cosentino F, Camici GG, et al. Oxidized low-density lipoprotein activates p66Shc via lectin-like oxidized low-density lipoprotein receptor-1, protein kinase C-beta, and c-Jun N-terminal kinase kinase in human endothelial cells. Arterioscler Thromb Vasc Biol. 2011;31(9):2090-7.
25. Shi Y, Lüscher TF, Camici GG. Dual role of endothelial nitric oxide synthase in oxidized LDL-induced, p66Shc-mediated oxidative stress in cultured human endothelial cells. PLoS One. 2014;9(9):e107787.
26. Blair A, Shaul PW, Yuhanna IS, et al. Oxidized low density lipoprotein displaces endothelial nitric-oxide synthase (eNOS) from plasmalemmal caveolae and impairs eNOS activation. J Biol Chem. 1999; 274(45):32512-9.
27. Cominacini L, Rigoni A, Pasini AF, et al. The binding of oxidized low density lipoprotein (ox-LDL) to ox-LDL receptor-1 reduces the intracellular concentration of nitric oxide in endothelial cells through an increased production of superoxide. J Biol Chem. 2001;276(17):13750-5.

É importante salientar que modificações oxidativas da HDL impedem seu papel protetor do endotélio vascular. Após incubação da HDL com a enzima 15-lipoxigenase, a HDL3 deixa de ativar eNOS e induzir a geração de NO, tanto por redução de sua afinidade de ligação com o SR-BI, como por redução de expressão desse receptor após exposição das células endoteliais à HDL modificada.[85]

S1P é um mediador lipídico produzido pelo metabolismo de esfingolípides e está presente em altas concentrações no plasma, particularmente ligado a HDL (HDL-S1P) e em baixas quantidades nos tecidos. Esse gradiente vascular é essencial para a modulação da permeabilidade vascular mediada por HDL-S1P.[86,87] O S1P encontrado na HDL está ligado a apolipoproteína M. O S1P-ApoM pode ativar os receptores S1P nas células endoteliais, enquanto a deficiência da ApoM abole a presença de S1P nas HDL. Camundongos deficientes de ApoM tem disfunção endotelial especialmente manifesta nos pulmões.[88]

A diminuição da ativação endotelial também é uma ação da HDL. Isso tem consequências antitrombóticas, ocorre principalmente por redução da expressão de fator tecidual, da P-selectina e E-selectina e através do já mencionado aumento de produção de NO.[71]

Outra propriedade da HDL é a manutenção da integridade da monocamada endotelial por meio da redução de apoptose e aumento de proliferação e migração endotelial. As ações anti-apoptóticas da HDL incluem a prevenção do aumento persistente de cálcio intracelular induzido por agentes pró-apoptóticos como a LDLox e a inibição da ativação de caspase 3 e 9. A estimulação da proliferação e migração das células endoteliais por HDL é dependente de cálcio e mediada por múltiplas cascatas de cinases envolvendo PI3K, p38 e p42/44 MAPK, Rho cinase e as pequenas GTPases Rac.[71]

Uma vez que os fosfolípides e derivados representam um dos principais componentes bioativos da HDL,[89] o fosfoesfingolipidoma das diferentes subclasses de HDL foi caracterizado e relacionado às funcionalidades da HDL.[90] As atividades biológicas principais de efluxo de colesterol, antioxidante, antitrombótica, anti-inflamatória e anti-apoptótica foram predominantemente associadas com as HDL pequenas, densas e ricas em proteínas (HDL3). As atividades biológicas também foram correlacionadas com múltiplos componentes do fosfoesfingolipidoma. Especificamente o conteúdo de fosfatidilserina correlacionou-se com todas as medidas de funcionalidades da HDL.[90]

Em resumo, neste capítulo, chamamos a atenção para os mecanismos moleculares pelos quais os mediadores lipídicos e lipoproteicos plasmáticos contribuem com a manutenção da homeostase endotelial ou desencadeiam respostas celulares mal adaptativas que culminam com o rompimento desta homeostase. Os principais componentes destacados e discutidos estão apresentados no Quadro 21.1.

Quadro 21.1 Principais mediadores lipídicos da função e disfunção endotelial.

Lipoproteínas	Componentes	Respostas
LDL	LDL oxidadas: lípides peroxidados (fosfo e lisofosfolípides) inicialmente, mas também oxidação de seu componente proteico ApoB.	• Estresse oxidativo vasoconstrição • Inflamação • Permeabilidade • Morte celular
LP ricas em TG	Produtos de lipólise: ácidos graxos saturados, ácidos graxos e lisofosfolípides peroxidados Substrato para síntese de ceramidas.	• Possível estresse oxidativo agudo • Vasoconstrição • Inflamação • Permeabilidade • Citotoxicidade
LP ricas em TG	Produtos de lipólise: ácidos graxos mono e poli-insaturados (especialmente ômega-3 como EPA e DHA). Substrato para síntese de esfingosina-1-fosfato (S1P).	• Ativação de vias anti-inflamatórias e de sobrevivência celular
HDL	HDL (especialmente pequenas e densas, HDL3): ApoA1, fosfolípides (fosfatidilserina), lisofosfolípides, esfingosilfosforilcolina (SPC), esfingosina-1-fosfato (S1P) e lisosulfatídeos (LSF).	• Efluxo de colesterol • Vasodilatadora • Antioxidante • Anti-inflamatória • Antitrombótica • Anti-apoptótica

EPA: ácido eicosapentanoico; DHA: ácido docosahexaenoico.

e HDL no endotélio, as vezes em cooperação com os ABCA1 e G1.[75,82,83] A ativação da eNOS tanto por HDL como por MBCD são dependentes de SR-BI.[84] Considerando que os efeitos de MBCD não requerem nenhum tipo de proteína na superfície celular, esses achados sugerem que a ativação da eNOS pela HDL requer 1) efluxo de colesterol, 2) que a ApoAI e os fosfolípides da HDL são suficientes para iniciar a sinalização intracelular e 3- que o SR-BI serve como sensor do movimento de colesterol através da membrana.[74]

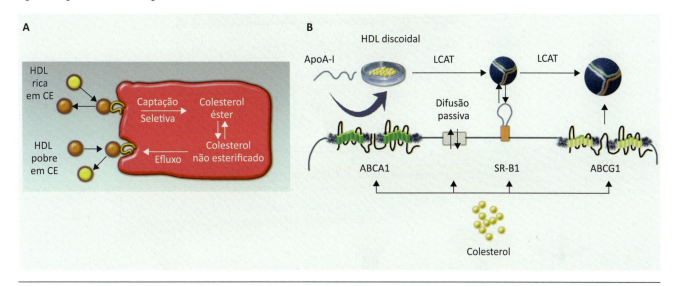

Figura 21.5 Interações da HDL com receptores de membrana que podem resultar em fornecimento (influxo) ou remoção (efluxo) de colesterol celular. CE: colesterol éster; SR-BI: *scavenger receptor class B type I*; ABCA1/G1: ATP *binding cassette tranporter* A1 *and* G1. (siglas, ver texto).

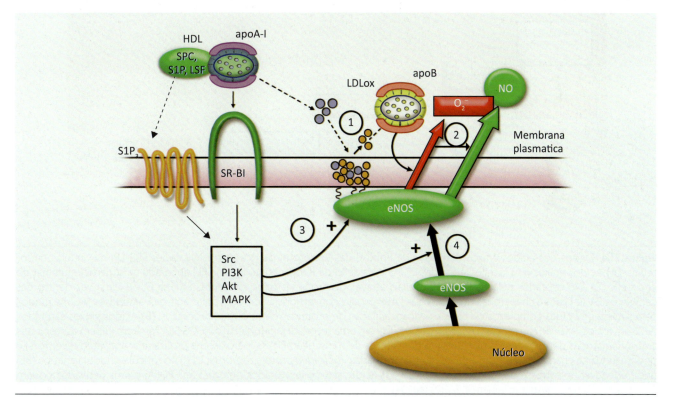

Figura 21.6 Mecanismos pelos quais a HDL desempenha uma ação vasodilatadora dependente de endotélio modulando a sintase de óxido nítrico endotelial (eNOS): 1. regula a estabilidade da eNOS na membrana; 2. previne o chamado "desacoplamento" da eNOS induzido pela LDLox; 3. desencadeia sinalização via SR-BI e receptor de S1P que resulta no aumento da atividade da eNOS; 4. regula a abundância da eNOS na célula. Adaptada de Mineo *et al.*, 2006.[71]

Mediadores Lipídicos e Lipoproteicos da Função e Disfunção Endotelial

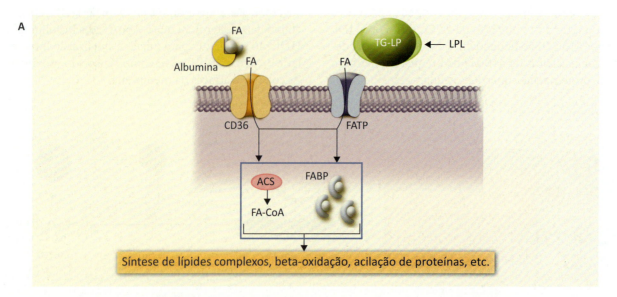

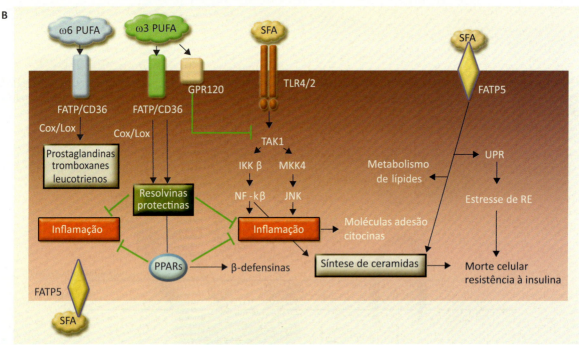

Figura 21.4 Efeitos dos ácidos graxos derivados da lipólise das lipoproteínas ricas em triglicérides (TG-LP) nas células endoteliais. **(A)** Ácidos graxos (FA) são liberados das LP-TG pela ação da lipoproteína lipase (LPL) ancorada na superfície luminal do endotélio. FA são captados pelas células endoteliais através de proteínas transportadoras FATP e CD36. Uma vez dentro das células, os FA se ligam a chaperonas denominadas FABP ou são convertidos a acil-CoA pelas acil-coA sintetases (ACS) e usados para síntese de lípides complexos ou beta-oxidação, acilação de proteínas entre outros processos. **(B)** Ácidos graxos saturados (SFA) ativam os *Toll-like receptors* (TLR4/2) o que resulta em uma resposta pró-inflamatória. Os SFA também inibem as respostas anti-inflamatórias desencadeadas por ativação dos fatores de transcrição PPARs (peroxisome proliferator activated receptors) e podem induzir a chamada "resposta à proteínas mal formadas" (*unfolded protein response*, UPR) no retículo endoplasmático (RE) que pode levar ao estresse de retículo e apoptose. Os ácidos graxos insaturados omega-3 (ω3 PUFA) e seus derivados podem induzir ativação dos PPAR que inibem a expressão de genes pró-inflamatórios e ativam genes anti-inflamatórios. Os ω3 PUFA tem ação anti-inflamatória direta por gerar os eicosanoides denominados resolvinas e protectinas, enquanto os ω6 PUFA geram eicosanoides pró-inflamatórios (prostaglandinas, tromboxanes e leucotrienos). TAK1: TGF beta Activated Kinase 1; IKKb: inhibitor of kappa B kinase; NF-κB: nuclear factor kappa beta; MKK4: Mitogen-Activated Protein Kinase Kinase 4, JNK-c: Jun N-terminal kinase.

Capítulo 21

efeitos, geralmente benéficos, especialmente dos ácidos graxos ômega-3, tais como EPA e DHA.[65-68] No entanto, há ainda controvérsias sobre o papel anti-aterogênico dessas moléculas em estudos clínicos.[69] É importante considerar que o endotélio nunca está exposto a um único tipo de ácido graxo *in vivo*, e que as combinações de ácidos saturados e insaturados que mimetizam aquelas observadas no plasma humano não induzem os efeitos inflamatórios e apoptóticos observados para os ácidos graxos saturados nas células endoteliais.[43,58] As possíveis ações de ácidos graxos derivados das lipoproteínas pós-prandiais nas células endoteliais discutidas aqui estão esquematizadas na Figura 21.4.

Lipoproteínas de alta densidade

A HDL é uma lipoproteína anti-aterogênica.[10] Essa ação tem sido atribuída principalmente a sua capacidade de remover colesterol de membranas de tecidos periféricos, incluindo os macrófagos vasculares das lesões ateroscleróticas e transportá-lo ao fígado, de onde pode ser excretado do corpo, processo denominado transporte reverso de colesterol. Além dessa função muito bem estabelecida em estudos experimentais e clínicos, a HDL tem várias outras funções protetoras relacionadas ao endotélio, tais como antioxidante, anti-apoptótica, anti-inflamatória e antitrombótica. Os mecanismos pelos quais a HDL exerce essas funções estão relacionados ao seu tamanho e composição lipídica e proteica.[70]

A vasodilatação via produção de NO é uma ação da HDL nas células endoteliais bem caracterizada. A HDL induz a produção de NO por diversos mecanismos,[71] conforme descrito a seguir:

1. A HDL regula a estabilidade da eNOS na membrana. A eNOS está localizada na cavéola e a HDL regula o conteúdo de colesterol na cavéola. Lipoproteínas que podem servir de aceptoras ou doadoras de colesterol podem perturbar a estrutura da cavéola e a função da eNOS. Por exemplo, a LDLox causa depleção de colesterol da cavéola via CD36, levando a uma redistribuição da eNOS para uma localização intracelular e redução da atividade da enzima.[26] No entanto, a HDL mantém o conteúdo de colesterol da cavéola por fornecer colesterol éster para a célula via SR-BI, e assim preserva a localização da eNOS na cavéola.[72] É importante salientar que diferentes tipos de HDL promovem distintos fluxos de colesterol através de interações com o SR-BI e com os transportadores de membrana ABCA1/G1. Na interação com SR-BI, HDL ricas em colesterol éster promovem influxo de colesterol e as HDL pobres em colesterol promovem o efluxo de colesterol das células (Figura 21.5A). Por outro lado, a interação das HDL com os transportadores ABC sempre resulta em efluxo de colesterol da membrana para a lipoproteína. HDL pequenas e pobres em lípides (pré-beta HDL) interagem com os ABCA1 e as HDL esféricas contendo colesterol esterificado (HDL2 e 3) interagem com os transportadores ABCG1 (Figura 21.5B).

2. Baseado em estudos com miméticos da ApoAI, postula-se que a HDL previne a o chamado desacoplamento da eNOS induzido pela LDLox, o qual resulta em mais produção de superóxido, comprometendo a disponibilidade de NO em condições de estresse oxidativo e hipercolesterolemia.[73]

3. HDL desencadeia sinalização iniciada na membrana que resulta no aumento da atividade da eNOS.[74] A ligação da HDL ao SR-BI via ApoAI causa rápida ativação da tirosina-quinase Src, levando a ativação de cinases *downstream* como a PI3K, Akt e MAP cinases, as quais aumentam a atividade da eNOS.[75-77] Embora a ApoAI e os fosfolípides da HDL sejam necessários para ativação da sinalização mediada pela HDL, pode haver também o envolvimento de lisofosfolípides, esfingosilfosforilcolina (SPC), esfingosina-1-fosfato (S1P) e lisosulfatídeos (LSF), todos transportados na HDL, os quais causam relaxamento dependente de eNOS em anéis de aorta de camundongos pré-contraídos. Essas espécies agem via receptor de lisofosfolípides S1P3 presentes na membrana das células endoteliais.[78]

A HDL regula a massa da eNOS. A ligação da HDL ao SR-BI e receptores S1P acoplados à proteína G resulta não só no aumento da produção de NO, mas também no aumento da abundância de eNOS. O mecanismo responsável pelo aumento da massa da eNOS parece ser resultado de diminuição de sua degradação.[79,80]

Esses quatro mecanismos pelos quais a HDL desempenha ação vasodilatadora dependente de endotélio (eNOS) estão representados na Figura 21.6.

Postula-se que as alterações de sinalização intracelular desencadeadas pela HDL sejam dependentes de efluxo de colesterol da membrana endotelial, uma vez que o aceptor de colesterol metil-beta-ciclodextrina (MBCD) mimetiza as ações da HDL.[74,81] Partículas compostas de apoAI e fosfolípides, porém, sem colesterol, ativam a eNOS, enquanto partículas carregadas com colesterol não tem esse efeito. Por outro lado, o receptor SR-BI é requerido para as ações diretas da ApoAI

Altas concentrações locais de ácidos graxos livres derivados da lipólise das lipoproteínas ricas em triglicérides podem ainda romper a função de barreira endotelial aumentando potentemente sua permeabilidade e, assim, facilitando a entrada não só dos próprios ácidos graxos, como também de LDL e das próprias lipoproteínas remanescentes.[43]

A captação de ácidos graxos pelas células endoteliais não está completamente elucidada e deve envolver tanto transporte mediado por receptor como também transporte não específico. Os transportadores mais bem caracterizados são o CD36/FAT (*fatty acid trasnlocase*) e a família das FATP (*fatty acid transport proteins*). O sítio de ligação do CD36 com ácidos graxos se sobrepõe ao sítio de ligação com LDLox.[44] As células endoteliais expressam, principalmente as FATP1 e FATP4,[45] sendo outros membros da família FATP menos expressos. Intracelularmente, o transporte dos ácidos graxos é mediado pelas FABP (*fatty acid binding proteins*), proteínas que também tem uma distribuição tecido-específica.[46]

Evidências recentes revelam que o VEGF-B (*vascular endothelial growth factor-B*) também tem como alvo o transporte de ácidos graxos pelo endotélio e a promoção de seu armazenamento em tecidos subjacentes, tais como músculo esquelético, cardíaco e tecido adiposo.[47] Como resultado da ligação de VEGF-B com seu receptor (VEGFR1 e NRP1) na célula endotelial, ocorre aumento da expressão de FATP3 e FATP4. Esses estudos foram comprovados com modelos de manipulação genética do VEGF-B e seus receptores especificamente em células endoteliais e mostraram que a inibição dessa via de sinalização foi relevante para atenuação do acúmulo lipídico indesejável em músculo esquelético e cardíaco no contexto de dietas ricas em gordura e diabetes.[48,49] Porém, antes de extrapolar a inibição do VEGF-B como possível alvo terapêutico, é importante considerar seus efeitos angiogênicos e neurogênicos, especialmente relevantes em condições de isquemia vascular e neuropatia diabética.

Estudos prévios em cultura de células endoteliais usando ativadores farmacológicos de PPARg (glitazonas) mostraram que a ativação desses receptores nucleares, que também são ativados por ácidos graxos insaturados, como oleico, linoleico, linolênico, EPA e DHA, resultam em redução de resposta inflamatória, incluindo inibição de NF-κB, redução de expressão de quimiocinas e de moléculas de adesão.[50-52] Por outro lado, a deleção específica de PPARg em células endoteliais reduz a expressão de CD36 e da chaperona intracelular FABP4 (*fatty acid binding protein*, também conhecida como AP2) nas células endoteliais, reduzindo o influxo de ácidos graxos pelo endotélio. Essa manipulação genética reduz o acúmulo lipídico e melhora a sensibilidade à insulina em músculo esquelético, mas prejudica a vasodilatação mediada pelo endotélio, sugerindo a participação de vias independentes para os efeitos metabólicos e os vasculares.[53,54] Portanto, ambos, VEGF-B e PPARg parecem promover captação de ácidos graxos pelo endotélio. No entanto, os efeitos de VEGF-B estão mais restritos aos tecidos que expressam tal fator (músculo esquelético, coração e tecido adiposo marrom), sendo que sua inibição redireciona o fluxo de ácidos graxos para o tecido adiposo branco. Por outro lado, o PPARg endotelial tem o efeito de aumentar captação de ácidos graxos de modo mais abrangente, mas sua ativação persistente *in vivo* (p. ex., por glitazonas) poderia ter efeitos adversos no próprio endotélio.[47]

Os ácidos graxos saturados podem ser ligantes ou ativadores de outra família de receptores de membrana, os *toll like receptors* (TLR), especialmente TLR2 e 4,[55-57] os quais são responsáveis por ativação de vias inflamatórias. *In vitro*, os ácidos graxos saturados, tais como palmitato (C16:0) e estearato (C18:0), induzem a geração e secreção de várias moléculas pro-inflamatórias das células endoteliais, por exemplo, citocinas da família CCL e CXCL e IL-6, que podem estar envolvidas no recrutamento de monócitos e outros leucócitos.[58,59] Essa resposta é provavelmente mediada pela via do NF-κB e estresse de retículo endoplasmático.[59] Em vários sistemas, os ácidos graxos saturados potencialmente tóxicos podem ser neutralizados pela adição de ácido oleico (monoinsaturado), talvez por induzirem maior esterificação de palmitato à triacilglicerol.[60] Ácidos graxos saturados parecem também induzir apoptose de células endoteliais de maneira independente do TLR4.[58] Esses efeitos são neutralizados na presença de ácidos graxos insaturados ou pela superexpressão da enzima estearoil-CoA dessaturase (SCD) que converte C16:0 e C18:0 em C16:1 e C18:1, respectivamente.[61]

Outro possível mecanismo inflamatório dos ácidos graxos saturados é a geração de excesso de ceramidas. A serina-palmitoil-transferase (SPT) catalisa a primeira etapa da síntese de ceramida, esfingomielina e esfingosina-1-fosfato (S1P). Enquanto alguns esfingolípides regulam a sobrevivência celular (p. ex., S1P), outros induzem morte celular (p. ex., ceramidas).[62] As ceramidas são intermediários implicados em morte celular e inibição da eNOS.[63] A inibição da SPT protege o endotélio do comprometimento do vasorrelaxamento dependente de endotélio induzido por palmitato. Além disso, a redução da atividade da SPT diminui síntese de esfingomielina, perturbando a formação de *lipid rafts*, assim como a função de proteínas associadas a essas estruturas, como os TLR4.[64]

Com relação aos ácidos graxos insaturados, a literatura contém um grande número de estudos mostrando

Endotélio e Doenças Cardiovasculares

Tabela 21.1 Papel do LOX-1 na disfunção endotelial.

Indutores de LOX-1	Ligantes de LOX-1	Resultado da ativação de LOX-1
• Citocinas pró-inflamatórias (TNF-α, IFNg, LPS, PCR) • Lipoproteínas modificadas (LDLox, HDLox) • Hipertensão (AgII, ET-1, *shear stress*) • Hiperglicemia (AGEs) • Outros (homocisteína, radicais livres)	LP modificadas: • LDLox (cobre) • LDLox delipidada • LDL glicoxidada • LDLox (15-lipoxigenase) • HDLox (15-lipoxigenase) • HDL modificada por HOCl Outros: • Células apoptóticas, Plaquetas ativadas, AGEs	↑ Ativação endotelial: • ↑ ROS • Ativação de NF-κB • ↑ expressão de moléculas de adesão (E-selectin, P-selectin, VCAM, ICAM) • ↑ secreção de MCP-1 (via MAP quinase) e outras citocinas ↓ Vasorrelaxamento dependente do endotélio: • ↓ NO • ↑ ET-1 • ↑ ACE ↑ Apoptose: • ↑ expressão de FAS • ↓ proteínas anti-apoptóticas (Bcl-2, c-IAP-1) • ↑ Caspases-3/9

TNF-α: *tumor necrosis factor alpha*; IFNg: *interferon gamma*; LPS: *lipopolysaccharides*; PCR: proteína C reativa; AGEs: *advanced glycation endproducts*; NF-κB: *nuclear factor kappa B*; VCAM: *vascular cell adhesion molecule*; ICAM: *intercellular adhesion molecule*; MCP-1: *monocyte chemoattractant protein-1*; ET-1: *endothelin-1*; ACE: *angiotensin converting enzyme*; FAS: receptor da família dos receptores de morte celular, ou CD95; Bcl-2: *B cell lymphoma 2*; c-IAP-1: *cellular inhibitor of apoptosis protein 1*.

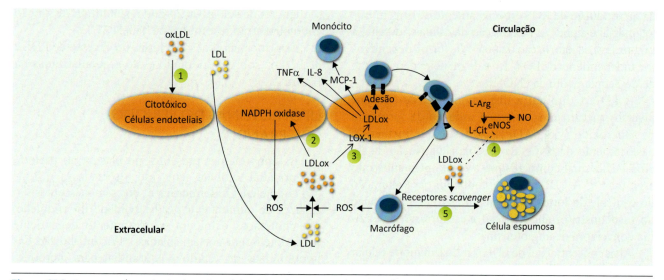

Figura 21.3 Esquema das principais ações deletérias do excesso de LDL e de LDLox sobre o endotélio: 1. citotóxica para célula endotelial, 2. ativadora da NADPH oxidase endotelial, 3. indutora da expressão de moléculas de adesão e da síntese de citocinas proinflamatórias, 4. inibidora da síntese de NO, 5. estimuladora da formação das células espumosas (siglas, ver texto).

produtos de sua lipólise intravascular e são proporcionais à magnitude da lipemia pós-alimentar, evidenciada principalmente em hiperlipidemias secundárias, como no diabetes e na síndrome metabólica,[41,42] embora nesses casos estejam presentes outros fatores importantes além da lipemia *per se*.

Os produtos de lipólise das lipoproteínas pós-prandiais gerados na superfície endotelial, onde se encontra ancorada a lipoproteína lipase (LPL), podem ser tóxicos para o endotélio. A lipólise das lipoproteínas ricas em triglicérides libera diversos tipos de ácidos graxos, lisofosfolípides e lipídeos oxidados. Muitos deles demonstram, pelo menos *in vitro*, propriedades aterogênicas como indução da expressão de moléculas de adesão, redução de geração de NO e aumento de ROS. Por outro lado, a lipólise fornece ácidos graxos poli-insaturados de cadeia longa que são ligantes de PPARs (*peroxisome proliferator activated receptors*), fatores de transcrição que desencadeiam uma resposta anti-inflamatória.[43]

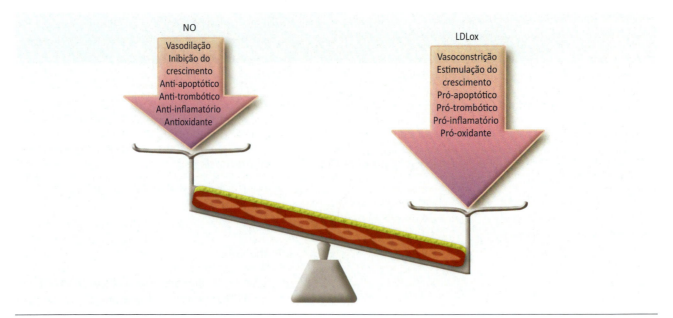

Figura 21.2 Principais ações antagônicas do óxido nítrico (NO) (ateroprotetoras) e das LDL oxidadas (LDLox) (aterogênicas) envolvidas na função e disfunção endotelial. Modificada de Gradinaru D, et al. 2015.[14]

geração de NO.[23] Outra enzima redox que está envolvida na produção de ROS especificamente de origem mitocondrial é a p66[Shc]. A exposição da célula endotelial à LDLox leva a fosforilação da p66[Shc] de forma dependente e independente de LOX-1,[24] e de maneira dependente do desacoplamento da eNOS.[25]

A LDLox diminui a disponibilidade de NO por diversos mecanismos, além da indução da formação de superóxido (via NADPH oxidase), que incluem o deslocamento da eNOS da cavéola e a ativação da arginase II, a qual compete com a eNOS pelo substrato arginina.[26-29] A LDLox ainda contribui para alteração do controle do tônus vascular por estimular a geração do vasoconstritor endotelina-1 e a expressão da enzima conversora de angiotensina.[30,31]

Altas concentrações de LDLox induzem morte celular tanto por necrose como por apoptose. A apoptose é desencadeada por vários mecanismos que incluem aumento de ROS, ativação da via do NF-κB, alteração da homeostase intracelular de cálcio, alteração da expressão de proteínas anti e pró-apoptóticas, ativação de caspases e aumento de expressão do receptor de morte Fas.[22,32-34] A apoptose de células endoteliais resulta em aumento de permeabilidade vascular à moléculas, macromoléculas e células, aumentando também a coagulação e a proliferação das células musculares lisas contribuindo para o desenvolvimento das lesões ateroscleróticas e de suas complicações.

A maior parte das ações da LDLox descritas anteriormente parecem ser mediadas pelo LOX-1, uma vez que o uso de anticorpos anti-LOX-1 inibe ou atenua os efeitos da LDLox.[16] As várias condições indutoras de expressão de LOX-1, seus ligantes e as principais consequências de sua ativação que resultam na disfunção endotelial estão resumidos na Tabela 21.1.

As principais ações deletérias do excesso de LDL e de LDLox sobre o endotélio estão esquematizadas na Figura 21.3.

LIPOPROTEÍNAS DO PERÍODO PÓS-PRANDIAL

As lipoproteínas presentes no plasma no período pós-prandial também têm sido associadas à disfunção endotelial. Quilomícrons e seus remanescentes são capazes de aumentar a permeabilidade do endotélio, são citotóxicos e inibem o relaxamento dependente de endotélio em aortas isoladas.[35] A contribuição das lipoproteínas do estado pós-prandial para aterosclerose tem sido sugerida há longo tempo,[36] mas só mais recentemente estudos em humanos têm demonstrado fortes e consistentes associações entre lipemia pós-prandial e disfunção endotelial e entre lipemia pós-prandial e estresse oxidativo.[37] Vários trabalhos têm demonstrado o aparecimento de um estresse oxidativo agudo associado com as lipoproteínas desse estado alimentar e ele parece ser o mecanismo mais plausível para explicar a disfunção endotelial nesse estado,[8] embora ainda haja controvérsias.[38,39] O pensamento vigente é que as lipoproteínas ricas em triglicérides estão implicadas na aterogênese, além de serem veículos do colesterol da dieta, podem induzir formação de radicais livres, inflamação, ativação de leucócitos e do endotélio.[40] Esses efeitos parecem ser mais relacionados com os

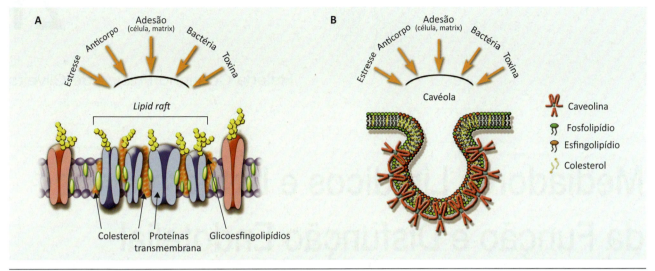

Figura 21.1 Representação esquemática de microdomínios de membrana plasmática chamados *lipid rafts* **(A)** e cavéolas **(B)**, abundantes nas células endoteliais. São microdomínios firmemente empacotados, ricos em glicoesfingolípides, colesterol e proteínas que compartimentalizam processos celulares geralmente relacionados à transdução de sinal e transporte através da membrana (siglas, ver texto).

diabetes e aterosclerose. Assim, o excesso de LDL, a suscetibilidade da LDL à oxidação, a presença de LDL oxidadas (LDLox) ou de anticorpos anti-LDLox são indicativos de estresse oxidativo vascular.[3-8] Por outro lado, outras lipoproteínas, notadamente as lipoproteínas de alta densidade (HDL), são relativamente protegidas e protetoras contra peroxidação lipídica por transportarem vários antioxidantes enzimáticos e não enzimáticos.[9,10] As LDLox são reconhecidas como os principais mediadores em diversos eventos, incluindo a disfunção endotelial, que levam à gênese e progressão da aterosclerose.[11,12] Atualmente, há um sólido corpo de evidências mostrando que o aumento das concentrações plasmáticas de LDL-colesterol induz estresse oxidativo e disfunção endotelial,[12] enquanto em paralelo com a redução de LDL-colesterol ocorre melhora da função endotelial.[13] Tais evidências fazem parte dos fundamentos da chamada hipótese oxidativa da aterogênese.[11]

Nas últimas três décadas, tanto a oxidação da LDL quanto a síntese de NO tem sido intensa e extensamente estudadas e parecem exercer ações antagônicas no microambiente endotelial vascular, influenciando significativamente a aterogênese.[14] Os efeitos principais anti-aterogênicos do NO e as ações pró-aterogênicas da LDLox envolvidas na disfunção endotelial são representados na Figura 21.2. As LDLox antagonizam os efeitos ateroprotetores do NO por induzir: 1) vasoconstrição (inibição da síntese de NO e indução de endotelina-1); 2) apoptose; 3) inflamação; 4) adesividade (expressão de moléculas de adesão); e 5) por perpetuar o ciclo vicioso de geração de espécies reativas de oxigênio (ROS). Com relação a este último, é importante salientar que ROS produzidos pelas células da parede dos vasos causam oxidação da LDL, e estas, uma vez oxidadas, promovem a maior parte de seus efeitos deletérios por induzir mais geração intracelular de ROS, como será comentado mais adiante.

As LDLox agem no endotélio via ligação com vários receptores *scavengers*, incluindo SR-A, SR-BI, CD36, e LOX-1.[15] O receptor LOX-1 foi inicialmente identificado como principal receptor da LDLox em células endoteliais, mas são também expressos em macrófagos e células musculares lisas.[16] LDLox, LOX-1 e ROS são considerados fatores inseparáveis no processo de dano endotelial.[17] Quando as LDLox interagem com LOX-1 ocorre uma retroalimentação positiva em diversas vias resultando no aumento da expressão do próprio LOX-1, aumento de ROS, redução da geração de NO, e aumento de apoptose endotelial.[18] A LDLox ao se ligar ao LOX-1 ativa a NADPH oxidase (complexo enzimático que se constitui na principal fonte de ROS nas células vasculares) por induzir a translocação de subunidades específicas dessa enzima para a membrana das células endoteliais, levando a um rápido aumento da produção de superóxido e peróxido de hidrogênio.[19,20] O superóxido reage rapidamente com NO formando o radical peroxinitrito e diminuindo a disponibilidade de NO, aumentando a expressão de LOX-1 e, assim, aumentando adicionalmente a produção de ROS.[16] Por outro lado, o aumento de ROS ativa vias inflamatórias e de morte celular.[21,22] Adicionalmente, a LDLox induz o chamado desacoplamento da eNOS, por meio do qual a própria eNOS aumenta a produção de superóxido e diminui a

capítulo 21

Helena Coutinho Franco de Oliveira

Mediadores Lipídicos e Lipoproteicos da Função e Disfunção Endotelial

INTRODUÇÃO

Este capítulo pretende enfocar o papel das lipoproteínas plasmáticas, bem como de moléculas a elas associadas sobre a função endotelial, apresentando recentes achados científicos experimentais, observacionais e clínicos. Dependendo do tipo de lipoproteína, especialmente de sua composição lipídica, esta pode contribuir para preservação da função endotelial ou, ao contrário, desencadear seu mau funcionamento, contribuindo de modo significativo para o processo de aterogênese. O conhecimento sobre a interação desses mediadores lipídicos sistêmicos com endotélio pode apontar potenciais alvos de intervenção preventiva ou terapêutica relevantes em casos de riscos de doenças cardiovasculares.

O endotélio, em sua condição fisiológica, está continuamente exposto à várias moléculas da circulação sistêmica que podem ter grande impacto sobre sua função. As lipoproteínas plasmáticas são macroagregados moleculares bastante heterogêneos em termos de tamanho, composição lipídica e proteica, densidade e carga elétrica, reconhecidamente os principais veículos de transporte de lipídeos endógenos e exógenos com funções energéticas, estruturais e regulatórias. As lipoproteínas interagem diretamente com as células endoteliais da vasculatura, por meio de diversos tipos de proteínas, receptores e transportadores localizados na membrana plasmática dessas células, dentro ou fora de regiões especiais denominadas *lipid rafts* e cavéolas. Os *lipid rafts* são microdomínios firmemente empacotados, ricos em glicoesfingolípides, colesterol e proteínas que compartimentalizam processos celulares geralmente relacionados à transdução de sinal e transporte através da membrana. As cavéolas são tipos especiais de *lipid rafts* que contêm uma proteína denominada caveolina-1 e vários receptores e moléculas envolvidas em diversas vias de transdução de sinais (Figura 21.1).[1] As cavéolas são particularmente abundantes em células endoteliais, onde regulam funções tais como tônus vascular, permeabilidade, transendocitose, angiogênese e respostas a vários estresses. Várias moléculas moduladoras da função endotelial localizam-se nas cavéolas, incluindo a enzima óxido nítrico sintase endotelial (eNOS), que regula a produção de óxido nítrico (NO), e os receptores *scavenger* da classe B tipo I (SR-BI) e CD36, que ao interagir com as lipoproteínas plasmáticas regulam direta ou indiretamente a atividade da eNOS.[2] As lipoproteínas plasmáticas podem também induzir sinalização endotelial por interação com proteínas de outras regiões da membrana endotelial tais como os transportadores ABCA1/G1 (*ATP binding cassette transporters*) e o receptor LOX-1 (*lectin-type oxidized LDL receptor 1*), conforme será discutido mais adiante.

LIPOPROTEÍNAS DE BAIXA DENSIDADE

As interações das lipoproteínas plasmáticas com o endotélio podem resultar em efeitos benéficos ou detrimentais dependendo da natureza química da lipoproteína. As lipoproteínas de baixa densidade (LDL) são as lipoproteínas mais abundantes e principais carreadoras de colesterol no sangue. As LDL são ricas em ácidos graxos poli-insaturados (PUFA, *polyunsaturated fatty acids*) como constituintes de seus lipídeos complexos. Os PUFA são os principais substratos para peroxidação lipídica em condições de estresse oxidativo associado a distúrbios metabólicos, como hiperlipidemia, hiperglicemia, resistência à insulina,

Seção V

Lipoproteínas

97. Wang DJJ, Rao H, Korczykowski M, et al. Cerebral blood flow changes associated with different meditation practices and perceived depth of meditation. Psychiatry Res. 2011;191:60-7.
98. Cahn BR, Polich J. Meditation states and traits: EEG, ERP, and neuroimaging studies. Psychol Bull. 2006;132:180-211.
99. Lou HC, Kjaer TW, Friberg L. A 15O-H2O PET study of meditation and the resting state of normal consciousness. Hum Brain Mapp. 1999;7:98-105.
100. Lazar SW, Rosman IS, Vangel M, et al. Functional brain imaging of mindfulness and mantra-based meditation. New Orleans: Paper presented at the meeting of the Society for Neuroscience, 2003.
101. Goleman DJ. The meditative mind: Varieties of meditative experience. New York: Penguin Putnam, 1977/1988.
102. Wallace RK. Physiological effects of transcendental meditation. Science. 1970;167:1751-4.
103. Azari NP, Nickel J, Wunderlich G. Neural correlates of religious experience. Eur J Neurosci. 2003;13:1649-52.
104. Newberg A, Pourdehnad M, Alavi A, et al. Cerebral blood flow during meditative prayer: Preliminary findings and methodological issues. Percept Mot Skills. 2003;97:625-30.
105. Abbott RA, Whear R, Rodgers LR, et al. Effectiveness of mindfulness-based stress reduction and mindfulness based cognitive therapy in vascular disease: a systematic review and meta-analysis of randomised controlled trials. J Psychosom Res. 2014;76:341-51.
106. Pargaonkar V, Goldner J, Edwards KS, et al. The effect of mindfulness-based stress reduction on angina and vascular function in women with non-obstructive coronary artery disease. JACC. 2015;65(10S):A1658.
107. Hofmann SG. Introdução à terapia cognitive-comportamental contemporânea. Porto Alegre: Ed. Artmed, 2014. p.236.
108. Hofmann SG, Asnaani A, Vonk IJJ, et al. The efficacy of cognitive behavioral therapy: A review of meta analyses. Cognit Ther Res. 2012;36:427-40.
109. Lam D, Watkins E, Hayward P, et al. A randomized controlled trial of cognitive theraphy of relapse prevention for bipolar disorder: outcome of the first year. Arch Gen Psychiatry. 2003;60:145-52.
110. Scoot J, Paykel E, Morris R, et al. Cognitive-behavioural therapy for severe and recurrent bipolar disorders. Randomised controlled trial. Br J Psychiatry. 2006;188:313-20.
111. Goldapple K, Segal Z, Garson C, et al. Modulation of cortical-limbic pathways in major depression – Treatment-specific effects of cognitive behavior therapy. Arch Gen Psychiatry. 2004;61:34-41.

69. Boger RH, Sydow K, Borlak J, et al. LDL cholesterol upregulates synthesis of asymmetrical dimethylarginine in human endothelial cells: involvement of S-adenosylmethionine-dependent methyltransferases. Circ Res. 2000;87:99-105
70. Perticone F, Sciacqua A, Maio R, et al. Asymmetric dimethylarginine, L-arginine, and endothelial dysfunction in essential hypertension. J Am Coll Cardiol. 2005;46:518-23.
71. Melikian N, Wheatcroft SB, Ogah OS, et al. Asymmetric dimethylarginine and reduced nitric oxide bioavailability in young Black African men. Hypertension. 2007;49:873-7.
72. Juonala M, Viikari JSA, Alfthan G, et al. Brachial artery flow mediated dilation and asymmetrical dimethylarginine in the cardiovascular risk in young Finns study. Circulation. 2007;116:1367-73.
73. Yuhanna IS, Zhu Y, Cox BE, et al. High-density lipoprotein binding to scavenger receptor-BI activates endothelial nitric oxide synthase. Nat Med. 2001;7:853–7.
74. Besler C, Heinrich K, Rohrer L, et al. Mechanisms underlying adverse effects of HDL on eNOS-activating pathways in patients with coronary artery disease. J Clin Invest. 2011;121:2693–708
75. Xu S, Ogura S, Chen J, et al. LOX-1 in atherosclerosis: biological functions and pharmacological modifiers. Cell Mol Life Sci. 2013;70:2859-72.
76. Undurti A, Huang Y, Lupica JA, et al. Modification of High Density Lipoprotein by Myeloperoxidase Generates a Pro-inflammatory Particle. J Biol Chem. 2009;284:30825–35.
77. Fang Y, Mohler ER, Hsieh E III, et al. Hypercholesterolemia suppresses inwardly rectifying k+ channels in aortic endothelium in vitro and in vivo. Circ Res. 2006;98:1064–71.
78. Steinberg HO, Bayazeed B, Hook G, et al. Endothelial dysfunction is associated with cholesterol levels in the high normal range in humans. Circulation. 1997;96:3287-93.
79. Fuchs LC, Landas SK, Johnson AK. Behavioral stress alters coronary vascular reactivity in borderline hypertensive rats. J Hypertens. 1997;15:301-7.
80. Morimoto K, Kurahashi Y, Shintani-Ishida K, et al. Estrogen replacement suppresses stress-induced cardiovascular responses in ovariectomized rats. Am J Physiol Heart Circ Physiol. 2004;287:H1950-H1956.
81. Strawn WB, Bondjers G, Kaplan JR, et al. Endothelial dysfunction in response to psychosocial stress in monkeys. Circ Res. 1991;68:1270-9.
82. Alkadhi K. Brain Physiology and Pathophysiology in Mental Stress. ISRN Physiology. 2013;doi 10.1155/2013/806104.
83. Iuchi T, Akaike M, Mitsui T, et al. Glucocorticoid excess induces superoxide production in vascular endothelial cells and elicits vascular endothelial dysfunction. Circ Res. 2003;92:81-7.
84. Pan A, Keum N, Okereke OI, et al. Bidirectional association between depression and metabolic syndrome: a systematic review and meta-analysis of epidemiological studies. Diabetes Care. 2012;35:1171-80.
85. Lambert E, Dawood T, Straznicky N, et al. Association between the sympathetic firing pattern and anxiety level in patients with the metabolic syndrome and elevated blood pressure. J Hypertens. 2010;28:543-50
86. Fernandes DC, Bonatto D, Laurindo FRM. The evolving concept of oxidative stress. In: Sauer H, Shah A, Laurindo FR. Oxidative stress in clinical practice: Cardiovascular Diseases. New York: Springer, 2010.
87. Naert G, Ixart G, Maurice T, et al. Brain-derived neurotrophic factor and hypothalamic-pituitary-adrenal axis adaptation processes in a depressive-like state induced by chronic restraint stress. Mol Cell Neurosci. 2011;46:55-66.
88. Amoureux S, Lorgis L, Sicard P, et al. Vascular BDNF expression and oxidative stress during aging and the development of chronic hypertension. Fundam Clin Pharmacol. 2012:26:227-34.
89. Neufeld-Cohen A, Tsoory MM, Evans AK, et al. A triple urocortin knockout mouse model reveals na essential role for urocortins in stress recovery. Proc Natl Acad Sci USA. 2010;107:19020-5.
90. Lassègue B, San Martín A, Griendling KK. Biochemistry, physiology, and pathophysiology of NADPH oxidases in the cardiovascular system. Circ Res. 2012;110:1364-90.
91. Seo JS, Park JY, Choi J, et al. NADPH oxidase mediates depressive behavior induced by chronic stress in mice. J Neurosci. 2012;32:9690-9.
92. Mangiafico RA, Malatino LS, Attinà T, et al. Exaggerated endothelin release in response to acute mental stress in patients with intermittent claudication. Angiology. 2002;53:383–90.
93. García-Bueno B, Caso JR, Leza JC. Stress as a neuroinflammatory condition in brain: damaging and protective mechanisms. Neurosci Biobehav Rev. 2008;32:1136-51.
94. LeMay LG, Vander AJ, Kluger MJ. The effects of psychological stress on plasma interleukin-6 activity in rats. Physiol Behav. 1990;47:957-61.
95. Bierhaus A, Wolf J, Andrassy M, et al. A mechanism converting psychosocial stress into mononuclear cell activation. Proc Natl Acad Sci USA. 2003;100:1920-5.
96. Dunn AL, Trivedi MH, Kampert JB, et al. Exercise treatment for depression efficacy and dose response. Am J Prev Med. 2005;28:1-8.

42. Egashira K, Inou T, Hirooka Y, et al. Effects of age on endothelium-dependent vasodilation of resistance coronary artery by acetylcholine in humans. Circulation. 1993;88:77-81.
43. Da Luz PL, Fialdini RC, Nishiyama M. Red wine, rsveratrol and vascular aging: implications for dementia and cognitive decline in diet and nutriton in dementia and cognitive decline. Edited by Colin R Martin and Victor R Preedy. Rio de Janeiro: Elsevier, 2015. p.943.
44. Celemajer DS, Sorensen KE, Spiegelhalter DJ, et al. Aging is associated with endothelial dysfunction in healthy men years before the age-related decline in women. J Am Coll Cardiol. 1994;24:471-6.
45. Chauhan A, More RS, Mullins PA. Aging-associated endothelial dysfunction is humans is reversed by L-arginine. J Am Coll Cardiol. 1996;28:1796-804.
46. Woo KS, Jane A, Chook P, et al. Chinese adults are less susceptible than whites to age-related endothelial dysfunction. J Am Coll Cardiol. 1997;30:113-8.
47. Kelleher RJ, Soiza RL. Evidence of endotelial dysfunction in the development of Alzheimer´s disease: is Alzheimer´s a vascular disorder? Am J Cardiovasc Dis. 2013;3:197-226.
48. Wagner JA, Tennen H, Mansoor GA, et al. History of major depressive disorder and endothelial function in postmenopausal women. Psychosom Med. 2006;68(1):80-6.
49. Hambrecht R, Wolf A, Gielen S, et al. Effect of exercise on coronary endothelial function in patients with coronary artery disease. N Engl J Med. 2000;342:454-60.
50. Rush JWE, Denniss SG, Graham DA. Vascular nitric oxide and oxidative stress: determinants of endothelial adaptations to cardiovascular disease and to physical activity. Can J Appl Physiol. 2005;30:442-74.
51. Jain D, Shaker SM, Burg M, et al. Effects of mental stress on left ventricular and peripheral vascular performance in patients with coronary artery disease. J Am Coll Cardiol. 1998;31:1314-22.
52. Rozanski A, Krantz DS, Bairey CN. Ventricular responses to mental stress testing in patients with coronary artery disease. Pathophysiological implications. Circulation. 1991;83:II137.
53. Goldberg AD, Becker LC, Bonsall R, et al. Ischemic, hemodynamic, and neurohormonal responses to mantal and exercise stress. Experience from the psychophysiological investigations of myocardial ischemia study (PIMI). Ciculation. 1996;94:2402-9.
54. Okano Y, Utsunomiya T, Yano K. Effect of mental stress on hemodynamics and left ventricular diastolic function in patients with ischemic heart disease. Jpn Circ J. 1998;62:173-7.
55. Bairey CN, Krantz DS, Rozanski A. Mental stress as an acute trigger of ischemic left ventricular dysfunction and blood pressure elevation in coronary artery disease. Am J Cardiol. 1990;66:28G-31G.
56. Yeung AC, Vekshtein VI, Krantz DS, et al. The effect of atherosclerosis on the vasomotor response of coronary arteries to mental stress. N Engl J Med. 1991;325:1551-6.
57. Ludmer PL, Selwyn AP, Shook TL, et al. Paradoxical vasoconstriction induced by acetylcholine in atherosclerosis coronary arteries. N Engl J Med. 1986;315:1046-51.
58. Lavoie KL, Pelletier R, Arsenault A, et al. Association between clinical depression and endothelial function measured by forearm hyperemic reactivity. Psychosom Med. 2010;72:20-6.
59. Cardillo C, Kilcoyne CM, Cannon RO, et al. Impairment of the nitric oxide-mediated vasodilator response to mental stress in hypertensive but not in hypercholesterolemic patients. J Am Coll Cardiol. 1998;32:1207-13.
60. Spruill TM. Chronic Psychosocial Stress and Hypertension. Curr Hypertens Rep. 2010;12:10-6.
61. Gasperin D, Netuveli G, Dias-da-Costa JS, et al. Effect of psychological stress on blood pressure increase: a meta-analysis of cohort studies. Cad Saude Publica. 2009;25:715-26.
62. Karasek RA, Baker D, Marxer F, et al. Job decisin latitude, job demands, and cardiovascular disease: a prospective study of Swedish men. Am J Public Health. 1981;71:694-705.
63. Ranjit N, Diez-Roux AV, Shea S, et al. Psychosocial factors and inflammation in the multi-ethnic study of atherosclerosis. Arch Intern Med. 2007;167:174-81.
64. Ranjit N, Diez-Roux AV, Shea S, et al. Socioeconomic position, race/ethnicity, and inflammation in the multi-ethnic study of atherosclerosis. Circulation. 2007;116:2383-90.
65. Michel JB, Feron O, Sase K, et al. Caveolin versus calmodulin. Counterbalancing allosteric modulators of endothelial nitric oxide synthase. J Biol Chem. 1997;272:25907–12.
66. Feron O, Dessy C, Moniotte S, et al. Hypercholesterolemia decreases nitric oxide production by promoting the interaction of caveolin and endothelial nitric oxide synthase. J Clin Invest. 1999;103:897–905.
67. Feron O, Dessy C, Desager JP, et al. Hydroxymethylglutaryl- coenzyme A reductase inhibition promotes endothelial nitric oxide synthase activation through a decrease in caveolin abundance. Circulation. 2001;103:113–8.
68. Pelat M, Dessy C, Massion P, et al. Rosuvastatin decreases caveolin-1 and improves nitric oxide-dependent heart rate and blood pressure variability in apolipoprotein E -/- mice in vivo. Circulation. 2003;107:2480–6.

12. Rugulies R. Depression as a predictor for coronary heart disease. E review and meta-analysis. Am J Prev Med. 2002;23:51-61.
13. Okamura T, Tanaka H, Miyamatsu N, et al. The relationship between serum total cholesterol and all-cause or cause-specific mortality in a 17.3-year study of a Japanese cohort. Atherosclerosis. 2007;190:216-23.
14. Lespérance F, Frasure-Smith N, Talajic M, et al. Five-year risk of cardiac mortality in relation to initial severity and one-year changes in depression symptoms after myocardial infarction. Circulation. 2002;105:1049-53.
15. Das S, O'Keefe JH. Behavioral cardiology: recognizing and addressing the profound impact of psychosocial stress on cardiovascular health. Curr Atheroscler Rep. 2006;8:111-8.
16. Gonçalves RW, Vieira FS, Delgado PGG. Política de Saúde Mental no Brasil: evolução do gasto federal entre 2001 e 2009. Rev Saúde Pública. 2012;46:51-8.
17. Academy of Medical Sciences. Challenges and priorities for global mental health research in low- and middle-income countries. Londres: Symposium report, 2008.
18. The National Alliance on Mental Illness. Mental Illness: facts and numbers. 2013. [Internet] [Acesso em 24 Jun 2016]. Disponível em: http://www2.nami.org./factsheets/mentalillness_factsheet.pdf
19. Santos EG, Siqueira MM. Prevalência dos transtornos mentais na população adulta brasileira: uma revisão sistemática de 1997 a 2009. J Bras Psiquiatr. 2010;593:238-46.
20. Andrade LH, Wang YP, Andreoni S, et al. Mental disorders in megacities: findings from the São Paulo megacity mental health survey, Brazil. PLoS One. 2012;7:e31879.
21. Feitosa HN, Ricou M, Rego S, et al. A saúde mental das crianças e dos adolescentes: considerações epidemiológicas, assistenciais e bioéticas. Rev Bioet. 2011;19:259-75.
22. Silva-Junior JS, Fischer FM. Adoecimento mental incapacitante: benefícios previdenciários no Brasil entre 2008-2011. Rev Saúde Pública. 2014;48:186-90.
23. Razzouk D. Economia da saúde aplicada à saúde mental. In: Mateus MD. Políticas de saúde mental: baseado no curso Políticas públicas de saúde mental, do CAPS Luiz R. Cerqueira. São Paulo: Instituto de Saúde, 2013. p.230-51.
24. Wang PS, Simon G, Kessler RC. The economic burden of depression and the cost-effectiveness of treatment. Int. J Methods Psychiatr Res. 2003;12:22-33.
25. Da Luz PL, Favarato D. A disfunção Endotelial como Índice Prognóstico e Alvo Terapêutico em Endotélio & Doenças Cardiovasculares de PL Da Luz, FRM Laurindo, ACP Chagas. São Paulo: Atheneu, 2005. p.203-20.
26. Toda N, Nakanishi-Toda M. How mental stress affects endothelial function. Pflugers Arch. 2011;462:779-94.
27. Coimbra S, Da Luz PL. Efeito de Ginkobiloba sobre dilatação endotélio dependente em idosos sadios. Dados não publicados.
28. Inoue, N. Stress and atherosclerotic cardiovascular disease. J Atheroscler Thromb. 2014;21:391-401.
29. Wittstein IS, Thieman DR, Lima JA, at el. Neurohumoral features of myocardial stunning due to sudden emotional stress. N Engl J Med. 2005;352:539-48.
30. Schmidt FP, Basner M, Kröger G, et al. Effect of nighttime aircraft noise exposure on endothelial function and stress hormone release in healthy adults. Eur Heart J. 2013;34:3508-14a.
31. Miller M, Mangano C, Park Y, et al. Impact of cinematic viewing on endothelial function. Heart. 2006;92:261-2.
32. Miller M, Fry WF. The effect mirthful laughter on the human cardiovascular system. Med Hypotheses. 2009;73:636-9.
33. Mausbach BT, Roepke SK, Ziegler MG, et al. Association between chronic caregiving stress and impaired endothelial function in the elderly. J Am Coll Cardiol. 2010;55:2599-606.
34. Harris CW, Edwards JL, Baruch A, et al. Effects of mental stress on brachial artery flow-mediated vasodilation in healthy normal individuals. Am Heart J. 2000;139:405-11.
35. Zieman SJ, Malasky BR. Cardiovascular Risk Factors in the Elderly – Evaluation and Intervention. In: Cardiovascular Disease in the Elderly of Gerstenblith G. New York: Humana Press, 2010. p.79-102.
36. Penninx BW, Beekman AT, Honing A, et al. Depression and cardiac mortality: results from a community-based longitudinal study. Arch Gen Psychiatry. 2001;58:221-7.
37. Berkman LF, Leo-Summers L, Horwitz RI. Emotional support and survival after myocardial infarction. A prospective population-based study of the elderly. Ann Intern Med. 1992;117:1003-9.
38. Frasure-Smith N, Lesperance F. Depression and other psychological risks following myocardial infarction. Arch Gen Psychiatry. 2003;60:627-36.
39. Watkins LL, Scheiderman N, Blumenthal JA, et al. Cognitive and somatic symptons of depressions are associated with medical comorbity in patients after acute myocardial infarction. Am Heart J. 2003;146:48-54.
40. Shiotani I, Sato H, Kinjo K, et al. Depressive symptoms predict 12-month prognosis in elderly patients with acute myocardial infarction. J Cardiovasc Risk. 2002;9:153-60.
41. Berkman LF, Blumenthal J, Burg M, et al. Effects of treating depression and low perceived social support on clinical events after myocardial infarction: the Enhancing Recovery in Coronary Heart Disease Patients (ENRICHD) Randomized Trial. JAMA. 2003;289:3106-16.

Pargaonkar et al.,[106] da Universidade de Stanford, observaram resultados semelhantes no estudo de mulheres com angina, mas sem doença coronária obstrutiva, submetidas a oito semanas de *mindfulness* associadas a uso de medicamentos. Quando comparadas a mulheres que apenas receberam medicação, apresentaram melhorias nas condições psicológicas.

Em conclusão, é importante compreender que existe uma discrepância considerável quando os resultados de diferentes estudos são comparados. Isso se deve provavelmente à ausência de um modelo padronizado para acessar os efeitos da meditação, além de falta de técnicas apropriadas para aplicar em novos estudos. Mais importantes, resultados de exames neurológicos estão começando a demonstrar alguma consistência da localização das práticas meditativas. As áreas frontais e pré-frontais aparecem como locais relativamente de grande demanda de ativação.

Por fim, um número significante de relatórios – tanto na clínica psicológica como na médica – sugerem efeitos significativos, oferecendo correlações significativas entre meditação e atividade cerebral.

Terapia cognitivo-comportamental (TCC)

Reações comportamentais e emocionais são fortemente influenciadas por nossos pensamentos, que determinam como percebemos as coisas. Assim, nossas emoções são consequência não da situação em si, mas de nossas percepções, expectativas e interpretações. Esta é a noção básica da teoria de Aaron T. Beck.[107]

Com base nessa teoria, Beck desenvolveu a terapia cognitivo-comportamental (TCC), cujo objetivo é auxiliar na identificação e avaliação de pensamentos e crenças de ordem superior, de forma a incentivar pensamentos mais realistas, gerando comportamentos mais funcionais e que permitam alcançar bem-estar psicológico.[107]

A TCC é efetiva na redução de sintomas e taxas de recorrência, com ou sem medicação, em ampla variedade de transtornos psiquiátricos, incluindo depressão, tendências suicidas, transtornos de ansiedade e fobias, entre outros.[108-110]

Estudos utilizando neuroimagem vêm comprovando sua eficácia. Por exemplo, Goldapple et al.[111] avaliaram dois grupos de pacientes com depressão: um tratado com paroxetina e o outro tratado com TCC. Concluíram que a TCC promove a recuperação clínica, modulando o funcionamento de sítios específicos em regiões do sistema límbico e cortical.

Além da reestruturação cognitiva, a TCC utiliza várias técnicas complementares, tais como relaxamento, técnicas de respiração, meditação/*mindfulness*.

Em suma, conforme mencionado por Rozansky,[4] a TCC representa hoje um instrumento importante em cardiologia clínica quando se pretende implementar mudanças no estilo de vida de pacientes. Nossa experiência clínica corrobora inteiramente essa noção.

REFERÊNCIAS BIBLIOGRÁFICAS

1. Selye H, Fortier C. Adaptive reactions to stress. Res Publ Assoc Res Nerv Ment Dis. 1949;29:3-18
2. Dimsdale JE. Psychological stress and cardiovascular disease. J Am Coll Cardiol. 2008;51:1237-46
3. PL Da Luz, Nishiyama M, Chagas AC. Drugs and lifestyle for the treatment and prevention of coronary artery disease: comparative analysis of the scientific basis. Braz J Med Biol Res. 2011;44:973-91.
4. Rozanski, A. Behavioral cardiology: current advances and future directions. J Am Coll Cardiol. 2014;64:100-10.
5. Rosengren A, Hawken S, Ounpuu S, et al. Association of psychosocial risk factors with risk of acute myocardial infarction in 11 119 cases and 13 648 controls from 52 countries (the INTERHEART study): case-control study. Lancet. 2004;364:953-62.
6. Rozanski A, Blumenthal JA, Davidson KW, et al. The epidemiology, pathophysiology, and management of psychosocial risk factors in cardiac practice: the emerging field of behavioral cardiology. J Am Coll Cardiol. 2005;45:637-51.
7. Kim CK, McGorray SP, Bartholomew BA, et al. Depressive symptoms and heart rate variability in postmenopausal women. Arch Intern Med. 2005;165:1239-44.
8. Iribarren C, Sidney S, Bild DE, et al. Association of hostility with coronary artery calcification in young adults: the CARDIA study. Coronary Artery Risk Development in Young Adults. JAMA. 2000;283:2546-51.
9. Isso H, Date C, Yamamoto A, et al. Perceived mental stress and mortality from cardiovascular disease among Japanese men and women: the Japan Collaborative Cohort Study for Evaluation of Cancer Risk Sponsored by Monbusho (JACC Study). Circulation. 2002;106:1229-36.
10. Bosma H, Peter R, Siegrist J, et al. Two alternative job stress models and the risk of coronary heart disease. Am J Public Health. 1998;88:68-74.
11. Matthews KA, Gump BB, Harris KF, et al. Hostile behaviors predict cardiovascular mortality among men enrolled in the Multiple Risk Factor Intervention Trial. Circulation. 2004;109:66-70.

frontal, cíngulo anterior, sistema límbico e lobos parietais foram afetadas durante a prática. Observou-se também forte correlação entre a profundidade da meditação e a atividade neural nas áreas frontais do cérebro inferior esquerdo, incluindo a ínsula, o córtex frontal inferior e o polo temporal. Houve mudanças persistentes na ínsula anterior esquerda e o giro pré-central, mesmo após a meditação ser interrompida. O estudo revelou que ocorrem alterações no cérebro durante a meditação e essas alterações estão associadas a experiências subjetivas dos praticantes.

A revisão de Cahn e Polich[98] mostra que estudos de neuroimagem indicam um aumento nas medidas de fluxo sanguíneo cerebral durante a meditação, que parece refletir mudanças no córtex cingulado anterior e nas áreas pré-frontal e dorsolateral.

No estudo de Lou et al.,[99] exames de tomografia por emissão de pósitrons (PET) foram utilizados para mensurar a atividade cerebral em praticantes de ioga meditativa, em diferentes fases. Em todas as fases de meditação observou-se aumento bilateral no hipocampo, parietal e occipital sensorial. Já nas regiões orbitofrontal, pré-frontal dorsolateral, córtex cingulado anterior, lóbulos parietais temporais e inferiores, caudado, tálamo, ponte e cerebelo observou-se uma redução.

No estudo de Lazar et al.,[100] uma prática específica de ioga (Kundalini) que consiste na repetição de um mantra associado a exercícios de respiração foi avaliada por meio de medidas de ressonância magnética cerebral funcional (fMRI). Observou-se que esta prática aumenta a atividade no putâmen, mesencéfalo, córtex cingulado anterior pregenual, e a formação do para-hipocampo, bem como áreas dentro do córtex frontal e parietal. Portanto, supõe-se que com o aumento de tempo de meditação, os indivíduos produzem estados cerebrais alterados, que podem mudar seu estado de consciência à medida que continuam a atividade meditativa. As principais áreas de atividade aumentadas auxiliam a atenção (córtex frontal e parietal, particularmente o córtex pré-frontal dorsolateral) e o controle autonômico (regiões límbicas, mesencéfalo e pregenual córtex cingulado anterior). Assim, existe uma oscilação nos achados em decorrência dos diferentes estilos de ioga meditativa.

O Zen é um tipo de meditação contemplativa. Alguns praticantes foram submetidos a exames de ressonância magnética (RM) e apresentaram ativações nas áreas do hipocampo, frontal esquerdo, temporal direito, e córtex anterior cingulado, com desativações no córtex visual e lobo frontal esquerdo.[98]

O aumento da atividade no córtex pré-frontal dorsolateral pode contribuir para a autorregulação da função cerebral, porque tem sido visto como um autorregulador das reações emocionais. Paralelamente, a diminuição da reatividade emocional é relatada nos indivíduos praticantes de meditação.[101,102]

Cristãos praticantes de oração foram analisados em alguns estudos. Azari et al.[103] compararam indivíduos religiosos com não religiosos enquanto ouviam as narrações de uma poesia infantil e de uma lista telefônica. O grupo religioso relatou atingir uma elevação espiritual durante a leitura, e verificou-se ativação significante do lobo pré-frontal dorsolateral, parietal medial direito e córtex pré-frontal dorsomedial quando comparados aos não religiosos. O aumento dos córtex pré-frontal dorsolateral e dorsomedial foi significativamente maior em todas as comparações. Em contraste, os não religiosos relataram estado de felicidade enquanto ouviam a poesia, que foi associada à ativação da amígdala esquerda, diretamente relacionado aos estados afetivos.[98]

Por outro lado, enquanto freiras franciscanas oravam, foram submetidas a mapeamento com cintilografia tomográfica da perfusão cerebral (SPECT), no estudo de Newberg et al.[104] Em comparação aos valores basais, os scans durante as orações demonstraram aumento do fluxo sanguíneo no córtex pré-frontal (7,1%), inferior nos lobos parietais (6,8%), e lobos frontais inferiores (9%), e também uma forte correlação entre as alterações do fluxo sanguíneo nos córtex pré-frontal e ipsilateral, e no lobo parietal superior. Os resultados sugerem ainda que as experiências meditativas-espirituais são, em parte, mediadas por uma alteração no lobo parietal superior, que ajuda a gerar o sentido normal de consciência espacial.[104]

Mindfulness é uma derivação da meditação que tem sido muito empregada para tratamento e controle de sintomas psicológicos. Uma revisão sistemática, incluindo nove artigos[105] em 2014, avaliou efeitos desse método em pacientes com doença vascular, incluindo DAC, angina, IAM, AVC e doença vascular periférica, além de diabéticos, hipertensos e com hipercolesterolemia, mas que ainda não tinham desenvolvido doença vascular. Avaliaram-se desfechos psicológicos e físicos das intervenções que, na maioria das vezes, duravam oito semanas. Houve melhora significativa dos aspectos psicológicos, tais como sintomas de ansiedade, depressão e estresse, comparados com parâmetros verificados no início dos estudos. Não foram observados efeitos positivos do mindfulness sobre a parte física, porém os autores acreditam que o tempo de intervenção seja insuficiente para alcançar benefícios.

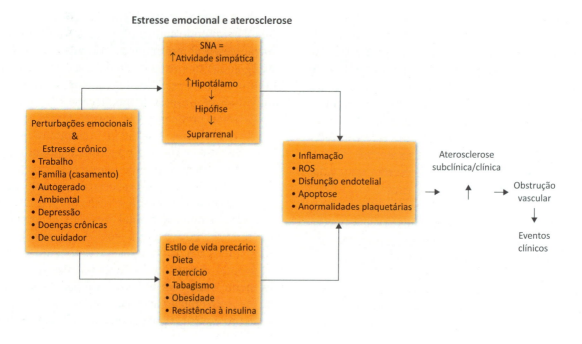

Figura 20.9 Mecanismos dependentes de estresse psicológico que desencadeiam processos bioquímicos e que alteram estilo de vida; ambos levam ao desenvolvimento da aterosclerose. SNA: sistema nervosos autônomo. Adaptada de PL Da Luz, *et al.* 2011.[3]

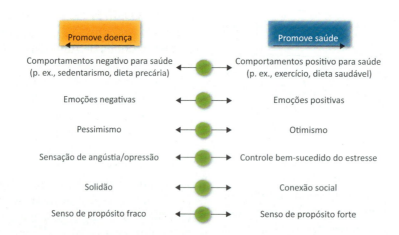

Figura 20.10 Comportamentos saudáveis e prejudicias à saúde. Adaptada de Rozanski A., *et al.* 2014.[4]

Há também circunstâncias que fogem à autonomia da pessoa, tais como instabilidade política de um país, crises econômicas globais, agressão ao meio ambiente, violência, guerras, terrorismo, déficits na previdência e no sistema de saúde, e podem afetar profundamente os indivíduos; o elemento complicador é que o indivíduo sofre as consequências mas não tem como interferir diretamente no curso dos acontecimentos.

Excluídas essas possibilidades, sobram aquelas em que as pessoas têm responsabilidade direta e, portanto, podem influir sobre os desfechos. Como essas exigem análises psicológicas em profundidade e ações correspondentes, a chamada medicina comportamental vem adquirindo cada vez mais relevância.

Meditação, preces, ioga

Wang *et al.*[97] estudaram 10 meditadores experientes, medindo o fluxo sanguíneo cerebral por ressonância magnética funcional e as respostas associadas durante e após a meditação. Detectou-se que as regiões

Capítulo 20

289

alto poder vasoconstritor. Assim, Mangiafico et al.[92] demonstraram que em pacientes com claudicação intermitente os níveis de ET-1 eram mais elevados na situação basal do que em indivíduos sem claudicação. Ainda mais quando submetidos a estresses aritméticos, os pacientes com claudicação intermitente aumentaram os níveis de ET-1 significativamente mais que os controles. Portanto, o aumento da liberação da ET-1 pode ser um gatilho para o desencadeamento de eventos cardiovasculares ou aceleração de aterosclerose.

Existem também inúmeras evidências, experimentais e clínicas, indicando que estresses psicológicos causam produção de citocinas inflamatórias, tais como interleucinas (IL-1, IL-6), TNF-α, interferon-gama, tanto no sangue quanto no cérebro.[93] Citocinas são mediadores bioativos produzidos por vários tipos de célula, especialmente macrófagos e linfócitos, que agem de forma sinérgica ou antagônica, de modo complexo, e estão associadas a inflamação, resposta imune, diferenciação ou morte celular. Estresses psicológicos estão claramente relacionados a tal estimulação, causando um verdadeiro estado inflamatório. Uma das consequências da maior produção de citocinas é a indução do estresse oxidativo, com consequentes efeitos deletérios sobre a dilatação endotélio-dependente, o que se observou, por exemplo, em pacientes com depressão e bipolaridade. Em animais de experimentação submetidos a choques nas patas ou imobilização também se notou aumento na concentração plasmática de IL-6.[94]

Outra consequência do estresse agudo em animais, induzido por imobilização, é a liberação do fator nuclear NF-κB. Em homens submetidos a "discurso forçado", observou-se a mesma coisa junto com aumentos de catecolaminas e glucocorticoides.[95] O NF-κB tem papel-chave na estimulação de inúmeros genes críticos para a função vascular, incluindo a geração de ERO_2.

Em conclusão, do ponto de vista bioquímico, estresses psicológicos causam ativação do eixo HPA com produção de glucorticoides, do SNS com liberação de catecolaminas, liberação de citocinas inflamatórias e do NF-κB, aumento da produção de ET-1 e estresse oxidativo. Esses fatores são responsáveis pela redução da biodisponibilidade do óxido nítrico, diminuição da DMF e aumento do tônus vascular, com consequente ativação do endotélio, cuja função vasodilatadora fica prejudicada a ponto de causar síndromes clínicas como angina e disfunção do ventrículo esquerdo.

Outros aspectos relacionados à disfunção endotelial têm a ver com comportamentos e estilo de vida (Figura 20.9). Assim, distúrbios emocionais tendem a hábitos pouco saudáveis, como fumar, comer alimentos gordurosos e sedentarismo, todos associados à disfunção endotelial.[45] A Figura 20.10 exemplifica práticas que promovem saúde em oposição a outros que causam doenças. Os mecanismos associados a esse tipo de disfunção endotelial contribuem para o desenvolvimento da aterosclerose.

OPÇÕES DE TRATAMENTO DAS DOENÇAS MENTAIS E FUNÇÃO ENDOTELIAL

A maneira clássica de tratar problemas emocionais como depressão e outras formas de estresse inclui o uso de medicamentos, terapias psicológicas e mudanças de estilo de vida. Uma revisão extensa sobre o emprego de medicamentos foge ao propósito desse capítulo. Portanto, mencionaremos apenas algumas medicações mais comuns. Elas incluem antidepressivos:

- Inibidores da monoaminoxidase (ex: tranylcipromina);
- Tricíclicos (ex: amitriptilina, imipramina e clomipramina);
- Inibidores seletivos da receptação de serotonina (ex: fluoxetina, paroxetina, sertralina, citalopram e fluvoxamina);
- Inibidores da receptação de serotonina e noradrelina (ex: duloxetina e venlafaxina);
- Antagonistas do receptor da serotonina (ex: trazodona e mirtazapina);
- Inibidores da receptação de dopamina e noradrenalina (bupropina).

Pode-se dizer que mudanças de estilo de vida são tão importantes quanto difíceis de implementar. Por exemplo, enfrentar problemas familiares que podem requerer separação, combater o uso de drogas pelos filhos ou mudar de emprego para desviar-se de estresse no trabalho podem ser medidas necessárias, mas que requerem enormes mudanças comportamentais. Contudo, demonstrou-se que praticar exercício físico regular pode ser tão eficiente quanto a medicação antidepressiva e evita mais recorrências do que os medicamentos.[96] Mas, na prática, induzir pessoas sedentárias e depressivas a adotar exercícios regulares é notoriamente difícil. Há mesmo situações insolúveis a curto e médio prazos, como uma doença crônica de algum familiar que esteja sob os cuidados da pessoa. Ou, ainda, circunstâncias de pobreza, falta de apoio social ou familiar que interferem claramente na paz espiritual do indivíduo. Enfim, o número de situações que podem causar estresse emocional é quase infinito.

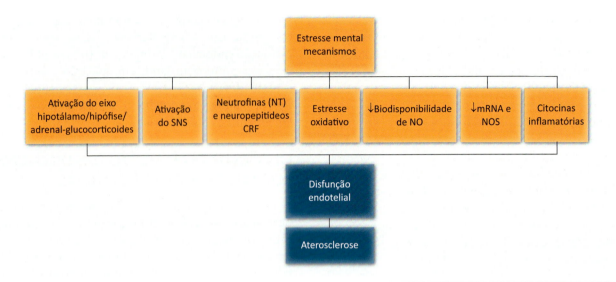

Figura 20.8 Mecanismos bioquímicos que atuam no estresse mental e disfunção endotelial.

dotélio vascular, representando assim um mecanismo de lesão vascular em pacientes com excesso de glucocorticoides.[83]

Além disso, o metabolismo lipídico e da glicose são exacerbados pela produção de glicocorticoides pela ativação do eixo HPA. Por exemplo, Pan et al.[84] revisaram 29 estudos clínicos e documentaram associação significativa entre depressão e síndrome metabólica com risco relativo de 1,34%.

De outro lado, estresse mental causa ativação do SNS, liberando catecolaminas na circulação; catecolaminas e glucorticoides são conhecidos como hormônios de estresse. Por exemplo, Lambert et al.[85] analisaram o padrão de ativação do SNS em pacientes com síndrome metabólica e hipertensão. Os aa. notaram alta incidência de múltiplas espículas de nervos simpáticos associados a sintomas depressivos.

A ativação do SNS aumenta o tônus vascular, o consumo de oxigênio miocárdico, a produção plaquetária e a ativação do sistema renina angiotensina (SRA). Um produto da ativação do SRA é a angiotensina-II (A-II), que, por sua vez, é potente estimuladora da NADPH oxidase vascular, a qual é a principal fonte de ERO_2 no sistema cardiovascular.[86] Portanto, essa via também causa estresse oxidativo e consequente inativação ou diminuição da biodisponibilidade do óxido nítrico e, consequentemente, disfunção endotelial. Além disso, existem fatores humorais adicionais que respondem a estresse emocional. Estes incluem neurotrofinas (NTs), tais como urocortina 1,2,3. As NTs formam uma família de polipeptídeos que incluem NGF (*nerve growth factor*), BDNF (*brain derived neurotrophic factor*) NT3, NT4 e NT5 em humanos. A secreção de NTs pelo hipotálamo, pituitária e nervos periféricos está acentuadamente alterada em condições de estresse psicológico.[87] Em consonância com tal conceito, tem-se proposto que a desregulação do BDNF desempenha papel essencial no mecanismo de depressão. Também se observou que o BDNF causa estresse oxidativo, pois se encontrou expressão associada à maior expressão de NADPH oxidase e produção de superóxido na aorta de ratos com hipertensão espontânea (SHR).[88]

Além disso, membros da família CRF de neuropeptídeos estão envolvidos na fisiopatologia do comportamento e estresse psicológico através da regulação do eixo HPA. A CRF é um neuropeptídeo de 41 aminoácidos, representa uma família que inclui urocortinas 1-3, CRF1, CRF2 que se ligam a proteína G intracelular e a receptores específicos. Este sistema parece crítico para o início da resposta ao estresse. Assim, Neufeld-Cohen et al.[89] mostraram que a urocortina é essencial no processo de recuperação do estresse, em camundongos *knockout* para os três genes de urocortinas. Também se observou que a urocortina se expressa em células endoteliais e tem potente efeito antioxidante.[90]

Seo et al.[91] relataram que a NADPH oxidase, no cérebro, desempenha papel essencial no comportamento depressivo por meio das subunidades p47phox e p67phox. Várias observações sugerem que o comportamento depressivo ocorre via *up-regulation* da NADPH oxidase cerebral.[28]

Há evidências de que a secreção de endotelina-1 (ET-1) fica alterada em situações de estresse psicológico. Ela é um peptídeo com 21 aminoácidos, que tem

percolesterolemia leva à despolarização da membrana das células endoteliais com prejuízo da vasodilatação mediada pelo endotélio.

Os níveis mais elevados de colesterol, mesmo que ainda estejam na faixa normal, levam à diminuição da vasodilatação mediada pelo fluxo e aumento do tônus simpático. Por fim, observou-se que a redução do colesterol por estatinas restaura a função endotelial.[67,78] No entanto, não há estudos controlados acerca do efeito de intervenções psicológicas sobre os níveis de colesterol plasmático e função endotelial.

ESTUDOS COM ANIMAIS SUBMETIDOS A ESTRESSE MENTAL

Alguns estudos em animais merecem atenção. Por exemplo, em artéria coronária isolada de ratos hipertensos, expostos a estresse crônico por jatos de ar durante 2h/dia, por 2 a 10 dias, notou-se que a resposta dilatadora à acetilcolina era menor nos estressados do que nos calmos, mas apenas em ratos idosos com hipertensão limítrofe.[79] Já o relaxamento induzido por nitroprussiato de sódio também foi atenuado, porém a resposta ao isoproterenol não teve nenhum efeito. Em outro experimento realizado com ratas ovariectomizadas, submetidas a altos níveis de estresse por troca de caixas, houve também disfunção endotelial, mas as respostas foram atenuadas pela reposição de estrógeno.[80] O estresse crônico modifica o comportamento sexual de ratas, provavelmente a partir de mudanças nos hormônios sexuais, nos fatores endócrinos e no óxido nítrico. Assim, ratos de ambos os sexos, expostos a um nível moderado de estresse por seis semanas, sofreram diferentes estresses oxidativos e respostas compensatórias. Isso ocorre provavelmente devido a diferentes mecanismos subjacentes oxidantes/antioxidantes. As respostas ao estresse crônico nas fêmeas foram acompanhadas por níveis mais baixos de moléculas solúveis intercelulares tipo 1, o que sugere um endotélio menos prejudicado nas fêmeas.[80]

Em macacos submetidos à dieta rica em colesterol por 36 meses, o grupo submetido a ambiente estressante permanente apresentou DMF por acetilcolina, significativamente reduzida na artéria ilíaca em relação a animais com a mesma dieta, mas sem estresse atual. Outros que haviam passado por estresse, mas não estavam sob estresse no momento da experiência, tiveram resposta normal.[81] Com relação à nitroglicerina, ambos os grupos foram similares. Este experimento sugere que macacos expostos a estresse agudo, não crônico, experimentam redução da vasodilatação dependente do endotélio.

ESTRESSE MENTAL E DISFUNÇÃO ENDOTELIAL – MECANISMOS

As várias formas de estresse mental mencionadas, seja depressão, estresse crônico social ou estresse agudo causado por falar em público (em pessoas), ou choque caudal e imobilização (em animais), causam disfunção endotelial por meio de diversos mecanismos comuns, que são diferentemente ativados dependendo das circunstâncias.

Do ponto de vista bioquímico, o estresse mental atua basicamente por meio da ativação de dois sistemas: a via do eixo hipotálamo/pituitária/suprarrenais (HPA) e o sistema nervoso simpático (SNS). A Figura 20.8 ilustra esquematicamente os vários mecanismos envolvidos no processo de estresse mental, disfunção endotelial e aterosclerose. O estresse psicológico atua influenciando o comportamento, como será discutido adiante.[4,15,26,28]

O estresse mental é sentido pelo córtex cerebral, que envia sinais ao núcleo paraventricular hipotalâmico, o qual induz a liberação de CRF (*corticotropin-releasing fator*) na circulação portal hipofisária; o CRF liga-se aos receptores específicos na pituitária; esta, por sua vez, libera ACTH (*adrenocorticotrofic hormone*). O ACTH libera o glucocorticoide das adrenais (cortisol em humanos e costicosterona em roedores),[82] substância que atenua a dilatação arterial mediada pelo fluxo em homens. Assim, o tratamento com glucocorticoide reduziu a DMF em 20 pacientes tratados com prednisona a longo prazo para doenças crônicas autoimunes.[83] Por outro lado, em HUVEC (*human umbilical vein endothelial cells*) a produção de peróxido de hidrogênio foi significativamente aumentada por dexametasona, ao mesmo tempo em que a quantidade de peroxinitrito aumentou e o óxido nítrico diminuiu; esse estudo também demonstrou que a geração de espécies reativas de oxigênio ERO_2 devia-se à cadeia de transporte de elétrons mitocondriais, NADPH oxidase e xantina oxidase. Como amplamente conhecido, o óxido nítrico é responsável por aproximadamente 80% da dilatação arterial. Ele origina-se da L-arginina sob ativação do gene de eNOS e ação da enzima NADPH, além de vários cofatores, como tióis, flavinas e tetraidrobiopterina; o processo todo resulta na produção de L-citrulina e óxido nítrico.[77,78] Outro fenômeno conhecido é a inativação do óxido nítrico por ERO_2, o que diminui a sua biodisponibilidade. A ERO_2 inclui radical superóxido, peróxido de hidrogênio e peroxinitrito. Portanto, os dados de Iuri et al.[76] indicam que excesso de glucocorticoide leva à produção de ERO_2 com consequente inativação de óxido nítrico no en-

isso também depende da qualidade do casamento; em relacionamentos felizes os problemas são menores do que nos infelizes, segundo várias avaliações, tanto em situações agudas quanto crônicas. Por outro lado, isolamento social avaliado por apoio familiar, morar sozinho, número de amigos e participação em atividades comunitárias ou religiosas influenciam a ocorrência de hipertensão.[60]

A discriminação racial emergiu recentemente como possível fator de hipertensão. Assim, afro-americanos são mais hipertensos que os brancos, e parte disso atribui-se ao racismo.[60,61] Vários estudos registram que os testes de reatividade cardiovascular aplicados a afro-americanos apresentavam mais positivos em relação aos brancos, o que pode também refletir um componente genético ou hábitos alimentares.

Por fim, pertencer a uma classe mais baixa e ser avaliado por grau de instrução, tipo de ocupação, remuneração, grupo social e local de moradia, como documentado no estudo *MESA*,[63,64] tem se associado a maior prevalência de hipertensão. Em geral, regiões com menos recursos econômicos e poucas (ou nulas) oportunidades de instrução tornam o indivíduo mais vulnerável. Isso se explica principalmente pelos estilos de vida comuns nas comunidades.

Os mecanismos associados a estresse emocional e hipertensão são principalmente dependentes da ativação do sistema nervoso simpático (SNS), com liberação de catecolaminas, que aumentam frequência cardíaca, débito cardíaco, resistência vascular e pressão arterial. Pensamentos negativos repetidos, como ocorrem no processo de paranoia, parecem também contribuir. Quanto a medidas terapêuticas, a meditação transcendental foi a única intervenção que reduziu a pressão arterial; isto será discutido adiante.

HIPERCOLESTEROLEMIA

Estudos experimentais e clínicos indicam que altos níveis de colesterol no sangue afetam a função endotelial, e que fatores psicológicos, ao influenciar o estilo de vida, especialmente pelo consumo de dieta rica em gorduras ou sedentarismo, elevam o colesterol e consequentemente diminuem a função endotelial.[3] Portanto, os dois sistemas estão interligados.

As partículas oxidadas de LDL induzem a produção de moléculas de adesão no endotélio e de atração de monócitos, têm efeitos citotóxicos e aumentam a ativação de genes pró-inflamatórios e fatores de crescimento em células endoteliais e da parede vascular, todas levando à disfunção entotelial; esta, por sua vez, propicia a agregação plaquetária, a expressão de metaloproteinases, trombogênese e a formação de células espumosas. Tais processos aumentam o estresse oxidativo e a geração de ERO_2, criando uma espiral viciosa. Vários estudos revelaram que as partículas oxidadas de LDL inibem o relaxamento de endotélio dependente por inativação do óxido nítrico, inativação da oxidonitrico-sintase induzida (iNOS) ou redução da disponibilidade de arginina, o substrato da sintase para geração de óxido. Desse modo, a elevação das LDL acompanha-se de queda na dilatação mediada pelo fluxo.[65-68]

O LDL também afeta a função da oxidonitrico-sintase endotelial (eNOS) por meio da elevação da expressão da caveolina-1 e estabilização do heterocomplexo de sua ligação com a sintase. Sabe-se que a caveolina-1, complexa proteína da capa caveolar, torna a sintase inativa. E este efeito é proporcional ao aumento do colesterol intracelular, o qual modula a transcrição genética da caveolina-1, por meio da proteína reguladora do ligante de esterol (SREBP). Assim, a biodisponibilidade de óxido nítrico pode diminuir independentemente da concentração de oxidonitrico-sintase.[65-68]

A biodisponibilidade do óxido nítrico também é afetada pela relação ADMA (*asymmetrical dimethylarginine*) com colesterol. A liberação da ADMA pelas células endoteliais é aumentada pela presença de LDL nativo ou oxidado, possivelmente mediado pela super-regulação das metil-transferases dependentes de S-adenosilmetionina, com posterior proteólise da dimetil L-arginina. Os níveis de ADMA são mais elevados em portadores de DAC e são marcadores de maior risco de eventos cardiovasculares.[69-72]

Ao contrário do LDL, o HDL ativa a eNOS via SR-BI (*scavenger receptor BI*) por meio de processo que requer a ligação de apo A-I. Essa ação, em complemento às suas atividades antioxidantes e anti-inflamatórias, a torna protetora contra a aterosclerose.

Contudo, em determinadas condições, como o diabetes e doença coronária, o HDL pode perder essas atividades benéficas por inativação de paraoxanase-1 e outras modificações oxidativas, tornando-se bloqueadora da oxidonitrico-sintase via ativação de LOX1 (receptor lectina-símile de LDL oxidado) e PKC beta II (proteína quinase C beta II).[73-76]

Existem ainda ações diretas do colesterol em canais iônicos de potássio, entre eles os canais retificadores da corrente intrusora da célula (Kir). Destacam-se os canais Kir2, Kir4 e Kir6.

O canal Kir2 é suprimido pela elevação do colesterol na membrana celular e potencializado por sua depleção. Foi demonstrado por Fang *et al.*[77] que a hi-

Endotélio e Doenças Cardiovasculares

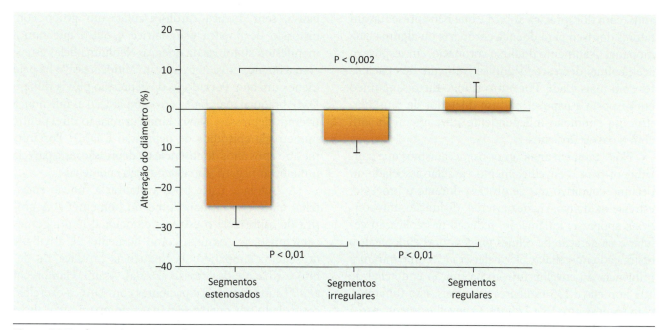

Figura 20.7 Efeitos divergentes do estresse mental em artérias coronárias. Testes psicológicos produziram vasodilatação em segmentos coronários normais e vasoconstrição em segmentos estenosados. Adaptada de Goldberg AD, et al. 1996.[53]

ou riscos de desenvolver a doença. A DMF do antebraço foi avaliada quando eram submetidos à cintilografia miocárdica. Indivíduos com depressão, tanto maior como menor, apresentaram pior função endotelial em comparação aos não depressivos.

Por outro aspecto, em hipertensos, a disfunção endotelial tem sido sistematicamente observada,[59-61] e atribuída a estresse oxidativo dependente de NADPH oxidase vascular e de fontes mitocondriais. Por exemplo, ao superexpressar tioredoxina, que é uma peroxidase importante na conversão de peróxido de hidrogênio em água, camundongos transgênicos tornam-se resistentes à hipertensão por A-II, a estresse oxidativo e à disfunção endotelial.

No que diz respeito a estresse psicológico e hipertensão, Gasperin et al.[61] conduziram uma metanálise que incluiu 34.556 pacientes com seguimento médio em sete anos e meio. Concluíram que indivíduos com respostas mais intensas a testes psicológicos estressores eram 21% mais propensos a desenvolver hipertensão em comparação àqueles com respostas mais atenuadas. Spruill[60] também reviu a influência do estresse crônico, ou seja, ocupacional, aspectos estressantes da vida cotidiana, baixo status social e discriminação racial sobre a ocorrência de hipertensão. De modo geral, a relação entre estresse psicológico crônico e hipertensão está bem estabelecida. Porém, obesidade associa-se à produção de adipocitocinas inflamatórias e não

inflamatórias pelo tecido adiposo e à disfunção endotelial; o tecido adiposo perivascular regula em parte a homeostasia vascular. Obesidade e hipertensão são dois importantes componentes da síndrome metabólica, a qual, por sua vez, tem forte ligação com o desenvolvimento de doença coronária. Portanto, inflamação vascular local e sistêmica também se relacionam com hipertensão.

O estresse ocupacional pode ser avaliado pelo modelo de Karasek et al.,[62] que se baseia em duas variáveis: demanda no trabalho e liberdade de decisão, ou seja, controle que o empregado tenha sobre métodos e estratégias de trabalho. Basicamente, é a relação entre responsabilidade e autoridade; quando alguém é responsabilizado, mas não tem autonomia para gerir o trabalho, está submetido a considerável grau de estresse. Por exemplo, no estudo CARDIA,[8] demandas crescentes no trabalho foram preditoras de hipertensão futura em 3.200 jovens e sadios ao longo de oito anos. O mesmo se observou em 8.395 trabalhadores no Canadá durante sete anos e meio; nesse caso, os funcionários com menores graus de apoio sofriam mais. Igualmente, insegurança no trabalho, desemprego e baixa produtividade agravaram os sintomas.[59-62]

Isolamento social e estado civil também se associam a hipertensão. Em geral, indivíduos casados têm menores índices de complicações cardiovasculares e menor mortalidade do que os solteiros. Naturalmente,

anos, com dor torácica atípica e que não apresentavam fatores de risco para doença coronária ou alguma cardiopatia. O aumento do fluxo coronário, em resposta à acetilcolina, decresceu significativamente nos pacientes com mais idade. Por outro lado, o fluxo sanguíneo em resposta à papaverina (um dilatador da musculatura lisa endotélio-independente) teve alteração sutil com o passar dos anos.

Nós[43] também analisamos os mecanismos que contribuem para o envelhecimento vascular associado ao declínio cognitivo que se observa durante o processo: estresse oxidativo, rigidez arterial, disfunção mitocondrial, apoptose, inflamação, redução na replicação celular e na geração de células progenitoras endoteliais e disfunção endotelial. Celermajer et al.[44] compararam a influência do envelhecimento na função endotelial de 103 homens e 135 mulheres saudáveis, não fumantes, com idades entre 15 e 72 anos. O envelhecimento associou-se à perda progressiva da DMF, mais em homens que em mulheres. Concluíram que o maior declínio da função endotelial em homens relacionado com avançar da idade justifica-se pela alteração da produção de hormônios sexuais, visto que os estrógenos protegem a mulher do enfraquecimento da função vascular.

Chauhan et al.[45] estudaram 34 pacientes de ambos os sexos, com idades entre 27 e 73 anos, que apresentaram dor torácica atípica, testes de exercício e angiografia normais, não fumantes e sem fatores de risco. Verificaram que a administração intracoronária de L-arginina, um precursor do óxido nítrico, poderia reverter a disfunção endotelial provocada pelo envelhecimento. Segundo o estudo de Woo et al.,[46] curiosamente, chineses idosos são menos suscetíveis à disfunção endotelial do que idosos de etnia branca. Os autores levantaram a hipótese de que tais diferenças se devam ao alto consumo de vegetais, peixes e chá verde pelos chineses, por conta dos efeitos antioxidantes e flavonoides.

Inflamação crônica é uma característica do mal de Alzheimer. Kelleher e Souza[47] localizaram 15 estudos sobre disfunção endotelial em pacientes portadores da doença; dez deles apresentavam evidência desse distúrbio. Conclui-se que, independentemente de qualquer fator de risco vascular, a disfunção endotelial está presente nessa enfermidade, sugerindo um componente vascular na doença, embora não exista método direto de avaliação funcional da circulação cerebral.

Indivíduos do sexo feminino podem apresentar características especiais da função vascular dependendo da idade, do ciclo menstrual ou patologias associadas. Wagner et al.[48] estudaram 39 mulheres na pós-menopausa, sem doença cardiovascular; um grupo com histórico de doença psiquiátrica e outro que nunca manifestou sintomas da doença. Nenhuma delas estava com a doença ativa nem usavam antidepressivo há pelo menos um ano. Portadoras de depressão prévia tinham DMF braquial mais baixa em comparação às que nunca tiveram depressão. Havia também relação direta entre número de episódios de depressão e DMF. Portanto, mesmo após anos de ausência da depressão, esta parecia influenciar negativamente a função endotelial.

A atividade física pode restaurar a função endotelial tanto em animais como no homem?[49,50] A prática de esportes e o estresse emocional têm algumas características comuns, como aumento da atividade do sistema simpático, da frequência cardíaca, do débito cardíaco e da pressão arterial. Assim, Hambrecht et al.[49] submeteram 10 pacientes com DAC a exercício controlado por quatro semanas e compararam o fluxo coronariano sob ação de acetilcolina, a nove controles. Esse condicionamento aumentou significativamente o fluxo coronário em comparação aos controles.

DISFUNÇÃO ENDOTELIAL E ESTRESSE EMOCIONAL EM CARDIOPATAS

Alterações induzidas por estresse emocional têm sido sistematicamente documentadas em várias formas de doença coronária, incluindo angina estável, pós-infarto do miocárdio e isquemia silenciosa.[51-55] O estresse emocional pode induzir isquemia miocárdica, morte súbita e disfunção grave do ventrículo esquerdo, além de causar espasmo miocárdico. Por outro lado, tal fenômeno também tem valor prognóstico, como observado por Bairey et al.,[55] identificando pacientes em maior risco de eventos cardiovasculares futuros. No entanto, a função endotelial não foi analisada na maioria dos estudos citados; apenas fez-se menção ao possível efeito vasoconstritor do estresse emocional. Yeung et al.[56] foram talvez os primeiros a identificar disfunção endotelial sob estresse emocional em pacientes com DAC. Eles observaram que o nervosismo ao resolver testes aritméticos causava vasoconstrição em segmentos coronarianos estenosados, mas não afetavam os normais. Estudos em pacientes com aterosclerose coronária também mostraram que segmentos coronários estenosados, bem como segmentos vizinhos, respondem com vasoconstrição à infusão de acetilcolina em vez de vasodilatação, como seria esperado em coronárias.[57]

Lavoie et al.[58] estudaram 323 pacientes com graus de depressão maiores ou menores, com coronariopatia

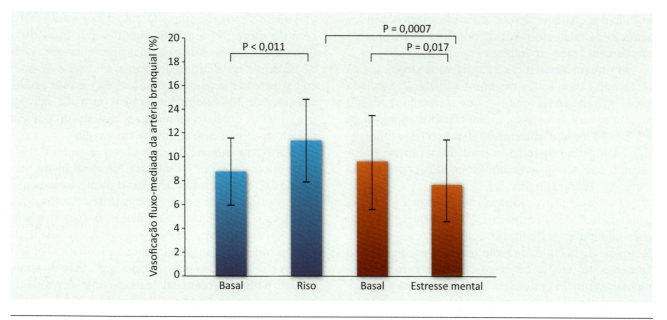

Figura 20.6 Efeito de filme de 15-30 minutos em jovens, um causando risos, e o outro, estresse mental sobre a DMF na artéria braquial. Adaptada de Miller M, Mangano C, et al. 2006.[31]

Em estudantes de medicina que apresentavam um alto nível de estresse, fumavam, não tinham hábitos alimentares saudáveis e levavam vida sedentária, o principal fator que determinou um desequilíbrio da função endotelial foi o estresse emocional e o cigarro.[26] O status social baixo está ligado à redução da DMF da artéria braquial em adultos saudáveis. Observou-se que o status social baixo avaliado pela MacArthur Scale of Subjective Social Status pode estar relacionado à doença cardiovascular devido ao enfraquecimento na vasodilatação. Esses achados explicam, pelo menos em parte, os achados do *Whitehall Study*,[10] nos quais o baixo poder aquisitivo e a impossibilidade de se autodeterminar associaram-se à maior mortalidade entre trabalhadores ingleses.

De acordo com Mausbach et al.,[33] o estresse crônico dos cuidadores de idosos está associado à disfunção endotelial e pode ser um mecanismo potencial relacionado ao aumento de risco de doença cardiovascular nesse grupo. Em adultos saudáveis, um aumento na escala Profile of Mood States, ou seja, depressão/desânimo, tensão/ansiedade, raiva/hostilidade, fadiga/inércia e confusão/desorientação, está ligado à disfunção endotelial.[34] Os distúrbios de humor podem contribuir para doenças cardiovasculares por meio da diminuição da vasodilatação. Existe uma interação significativa entre a espessura da artéria carótida e o grau de exaustão, caracterizado por uma fadiga e irritabilidade interna apenas para os homens. Nenhuma interação foi achada no fluxo de vasodilatação e exaustão, em ambos os sexos. Comportamentos hostis também estão relacionados a aumento dos efeitos adversos do estresse mental na função endotelial.[26,28,34]

Efeitos do envelhecimento sobre a função endotelial têm sido relatados em diversas circunstâncias. Depressão, exaustão e isolamento social com frequência são associados a eventos cardiovasculares em idosos.[35] Depressão maior e menor causam risco de 3% e 1,6% comparados a indivíduos sem a doença, segundo estudo de Penninx et al.[36] em 2.847 homens e mulheres, cuja idade variou de 55 a 85 anos. Outros fatores, como afetividade negativa, raiva, comorbidades e pouco apoio social, também aumentaram o risco de mortalidade cardíaca pós-infarto, em comparação a indivíduos com amparo social adequado.[37-40]

Os mecanismos responsáveis pelo aumento de morbidade/mortalidade incluem fatores pró-trombóticos, pró-inflamatórios, número de leucócitos e plaquetas, fatores VII e VIII e fibrinogênio. Alterações nos sistemas simpático e parassimpático, bem como produção de esteroides também contribuem para a evolução do quadro.

Tratamentos com antidepressivos, reabilitação ou terapia cognitiva comportamental melhoram sintomas depressivos, embora o risco de eventos cardiovasculares, tais como morte e infartos não fatais, não tenha sido reduzido.[35,41]

O envelhecimento é associado a mudanças morfológicas e funcionais na vasculatura de modo geral. Egashira et al.[42] estudaram 18 pacientes, entre 23 e 70

vocado por qualquer tipo de atividade aritmética induz redução da dilatação mediada por fluxo (DMF), tanto em homens como em mulheres saudáveis.

Em nosso laboratório, submetemos idosos sadios ao Stroop Color Test, e medimos a dilatação mediada pela DMF na artéria braquial, que apresentou redução significativa. Em seguida, foram tratados com ginkgo biloba (80 mg/dia) durante 30 dias, e o teste foi repetido. A ingestão da folha normalizou a função endotelial, o que não ocorreu em indivíduos-controle não tratados[27] (Figura 20.5).

O estresse provocado pela raiva e traços de personalidade hostil atenuam a DMF da artéria braquial em indivíduos normais ou com colesterol elevado. Os sinais de hostilidade estão diretamente ligados ao aumento dos efeitos adversos causados pelo estresse mental na função endotelial. Em mulheres na pós-menopausa, com angina e artérias coronárias normais, o estresse gerado pela raiva foi capaz de, em apenas 5 minutos, provocar uma isquemia miocárdica associada com disfunção endotelial.[4,15,26]

Outro tipo de estresse agudo é desencadeado por catástrofes naturais, como terremotos, e por guerras, ataques suicidas ou similares.[15,28] Tanto morte súbita como infarto agudo foram mais frequentes nos sobreviventes de terremotos de Taiwan, durante a primeira semana após o evento, e nos israelenses, logo após os ataques de mísseis no primeiro dia após a guerra do Golfo. Os moradores de Nova York, portadores de desfibrilador cardíaco, experimentaram duas a três vezes mais taquicardias e fibrilações ventriculares durante um mês após os ataques de 11 de setembro 2011.

Emoções intensas também podem causar deterioração da função cardíaca. Wittstein *et al.*[29] observaram que o estresse pode reduzir a função ventricular imediatamente após um impacto emocional muito forte, como a morte de um ente querido. Tais indivíduos tinham coronárias normais, mas apresentavam sinais de isquemia no eletrocardiograma. Os níveis de catecolaminas no plasma, em situações de estresse agudo, são cerca de 30 vezes maiores que o normal e, aproximadamente, quatro a cinco vezes maiores do que em pacientes com infarto agudo do miocárdio.

Por outro lado, Schmidt *et al.*[30] realizaram um estudo duplo-cego em 75 voluntários, com idade média de 26 anos, que foram separados aleatoriamente: um grupo-controle e outro exposto ao barulho (que simulava o som de uma aeronave) em duas frequências. Após avaliarem função endotelial, qualidade de sono e concentração de adrenalina plasmática, observaram que o barulho prejudicou a qualidade do sono, reduziu a função endotelial de modo dose-dependente e aumentou a produção de adrenalina. A disfunção endotelial foi revertida com vitamina C, o que sugere mediação de estresse oxidativo.

Por outro lado, jovens foram solicitados a assistir um filme curto, engraçado, e também um filme estressante.[31] O filme alegre causou aumento da DMF, enquanto o triste causou depressão (Figura 20.6). Os mesmos autores demonstraram que ouvir músicas animadas também melhora a DMF; tais efeitos foram atribuídos à liberação de endorfinas.[32]

Adolescentes expostos a agentes estressores crônicos e negativos, que pioram com o tempo, aumentam suas chances de apresentar alguma manifestação cardiovascular. Estudantes saudáveis do sexo masculino, que tiveram uma privação do sono durante quatro semanas e estavam sob grande pressão devido a atividades acadêmicas, apresentaram diminuição significativa da vasodilatação mediada pelo fluxo sanguíneo.[26]

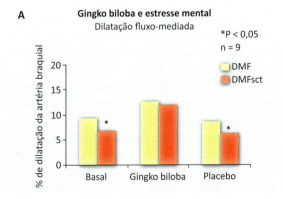 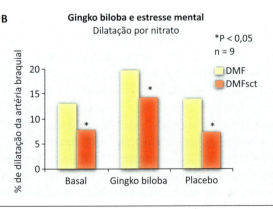

Figura 20.5 Em pacientes idosos, o Stroop Color Test (SCT) causou disfunção endotelial **(A)**; após 30 dias de tratamento com ginkgo biloba, o mesmo teste não causou disfunção endotelial, indicando que o endotélio foi protegido, ao passo que indivíduos-controle permaneceram vulneráveis. A dilatação independente do endotélio **(B)** não foi afetada pelo ginkgo biloba. DMF: dilatação mediada pelo fluxo; amarelo representa FMD sem SCT; DMFsct: em vermelho dilatação mediada pelo fluxo sob efeito da SCT.

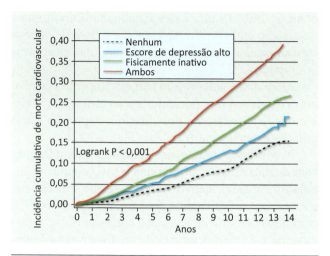

Figura 20.3 Observa-se o efeito cumulativo da associação "depressão e inatividade física" sobre a mortalidade cardiovascular ao longo de 14 anos em adultos idosos no *The Cardiovascular Health Study*. Adaptada de Rozanski A. 2014.[4]

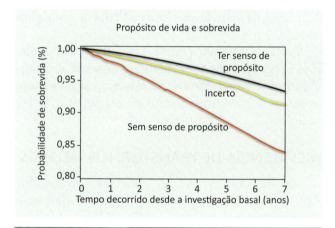

Figura 20.4 Efeito de ter "propósito" na vida e de não tê-lo sob a probabilidade de sobrevida ao longo de sete anos, de acordo com o estudo japônes *Ohsaki Study*. Adaptada de Rozanski A. 2014.[4]

Estados Unidos, 61,5 milhões de americanos, cerca de 25% da população adulta, já sofre de alguma doença mental. A previsão para 2030 é a de que, mundialmente, a depressão deverá ser a segunda causa de doença não transmissível. Transtornos afetivos bipolares também têm alta prevalência na população mundial: 60 milhões de pessoas.[16-18]

Na população adulta brasileira, o predomínio de transtornos mentais varia de 20% a 56%, dependendo da parcela estudada.[19] Os 25 estudos revisados por Santos e Siqueira[19] apontam que as mulheres são mais propensas a transtornos de ansiedade e de humor; homens tendem a apresentar distúrbios relacionados ao uso de substâncias. Na cidade de São Paulo, numa amostra de pouco mais de 5 mil participantes, 29,6% tinham diagnóstico de ao menos uma ocorrência por ano, com destaque para a ansiedade 19,9% e alterações de humor 11%.[20] Estudo realizado em Salvador, com 829 crianças, evidenciou prevalência de 23,2% de casos psiquiátricos.[21]

CUSTOS DE TRANSTORNOS MENTAIS

Incluem aspectos educacionais, sociais, familiares e custos financeiros propriamente ditos. No Brasil, o gasto total do Ministério da Saúde com ações e serviços públicos de saúde, entre 2001 e 2009, cresceu 55%.[22] O transtorno mental comum permanece como a terceira principal causa da concessão dos benefícios previdenciários de auxílio-doença por afastamento do trabalho. O impacto anual médio é de 186 milhões para o sistema previdenciário, com aumento médio de 7,1% ao ano no valor dos gastos com novos auxílios-doença por transtornos mentais.[23] Em países desenvolvidos, os custos chegam a até 4% do PIB. Em 2006, cerca de 36,2 milhões de americanos tiveram despesas com saúde mental de valor equivalente ao que foi gasto em terapias contra o câncer, perdendo apenas para tratamentos de doenças cardiovasculares e traumas.[23]

Considerando-se apenas a depressão, os custos são da ordem de 10 bilhões de dólares por ano, e grande parte está relacionada à perda de emprego ou baixa produtividade.[24] Portanto, não se trata apenas de problema clínico; as altas despesas das doenças mentais representam um grave prejuízo para todos os países.

ENDOTÉLIO E DOENÇAS CARDIOVASCULARES

Além da depressão e outras psicopatologias, há diferentes formas de estresse que causam alterações no endotélio. A disfunção endotelial precede a aterosclerose, além de ser elemento fundamental no seu desenvolvimento e evolução, caracterizando marcador de risco cardiovascular.[25] Transtornos emocionais influenciam diretamente o seu curso, especialmente em doença coronária.

ESTRESSE E DISFUNÇÃO ENDOTELIAL NA POPULAÇÃO EM GERAL

O estresse mental induzido por um teste com divergências de cores causa aumento da atividade plaquetária, como podemos medir pelos níveis de beta-tromboglobulina e atividade endotelial.[26] Isso foi observado em pacientes saudáveis e nos hipertensos. O estresse pro-

nível de estresse mais alto apresentavam o dobro de probabilidade de enfartarem ou terem AVC quando comparadas a outras com menores níveis.

No *Whitehall II Study*,[10] realizado em Londres e que incluiu 10.308 trabalhadores civis, observou-se que condições piores de vida estão associadas com o aumento da frequência cardíaca mesmo em repouso, além de uma baixa variação na frequência cardíaca e maior risco de doença coronariana ao longo de 5,3 anos. Os dados obtidos sugerem também que o aumento de risco proporcional ao baixo poder aquisitivo, em parte, esteja ligado aos prejuízos que o estresse provoca no sistema nervoso autônomo. Situações tensas no trabalho também estão sendo associadas a aumento generalizado de inflamação.

No *Multiple Risk Factor Intervention Trial* (MRFIT),[11] homens com comportamentos hostis foram acompanhados durante 16 anos e apresentavam risco maior de morte por doenças cardiovasculares quando comparados a homens de baixa hostilidade. Observou-se, também, que experiências traumáticas precoces, tais como abuso físico, sexual, negligência e lar disfuncional, podem predispor a doenças coronarianas após algumas décadas.

Rugulies[12] realizou uma metanálise com 11 estudos, nos quais investigou o impacto da depressão no desenvolvimento da doença coronariana em indivíduos saudáveis. Em geral, o risco relativo de desenvolverem a doença era de 1,64% quando o indivíduo era deprimido. Já o *Nippon Data 80*,[13] um estudo prospectivo conduzido no Japão, demonstrou que o risco relativo de morte por doença arterial coronariana entre os indivíduos com níveis de colesterol entre 240-259 mL era de 1,8% comparados a outros cujos níveis eram de 160-179 mL. Esses achados indicaram que a associação entre o estresse mental e o risco de doença cardiovascular é similar ao observado nas altas taxas de colesterol.

Além disso, a depressão tem um impacto negativo no prognóstico dos pacientes com cardiopatia. Existem evidências que no pós-infarto a depressão esteja associada a maior mortalidade (Figura 20.2).

A depressão tem mais incidência nos pacientes com doença arterial coronariana (DAC) do que na população em geral; além disso, nota-se que 45% dos pacientes com infarto agudo sofriam de depressão.[14,15] É complexo demonstrar a relação entre depressão e cardiopatia; no entanto, uma pode predispor os pacientes a desenvolverem a outra, enquanto a doença, por si só, pode deprimir o estado mental do paciente. Somado a isso, o estresse mental resulta numa deterioração e progressão da doença cardíaca, criando um círculo vicioso. As Figuras 20.3 e 20.4 ilustram os impactos da depressão, da inatividade física e da falta de propósitos na vida.

Portanto, inúmeros estudos em diferentes populações e regiões do mundo, de ambos os sexos, demonstraram que várias formas de estresse psicológico se associam ao desenvolvimento de cardiopatias, especialmente doença coronária.

PREVALÊNCIA DE TRANSTORNOS MENTAIS

Os transtornos mentais abrangem no mínimo 12% de todas as ocorrências de doença cardiovascular, devendo chegar a 15% em 2020. Estima-se que, no mundo, uma a cada quatro pessoas será afetada por esses distúrbios em algum momento da vida.[16-18] Nos

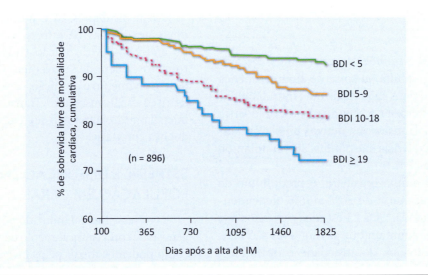

Figura 20.2 Mortalidade pós-infarto segundo o Beck Depression Inventory (BDI). Adaptada de Lespérance F, *et al.* 2002.[14]

Endotélio e Doenças Cardiovasculares

Tabela 20.1 Fatores psicológicos e resultados cardiovasculares.

Autor	Fator	Tipo de estudo	Participantes	Associação
Sofi et al., 2014	Insônia	Metanálise	12.250	Eventos CV
Capuccio et al., 2011	Duração do sono	Metanálise	474.684	CC, acidente vascular encefálico
Nicholson et al., 2006	Depressão	Metanálise	146.538	CC
Roest et al., 2010	Ansiedade	Metanálise	249.846	CC, mortalidade cardíaca
Roest et al., 2010	Ansiedade pós-infarto do miocárdio	Metanálise	5.750	Mortalidade por causas diversas, mortalidade cardíaca, eventos CV
Edmondson et al., 2013	Transtorno do estresse pós-traumático	Revisão sistemática e metanálise	402.274	CC
Chida et al., 2009	Raiva e hostilidade	Revisão metanalítica de evidência prospectiva	2.770	CC
Kivimäki et al., 2012	Estresse psicossocial (tensão do trabalho)	Metanálise	197.473	CC
Roelfs et al., 2011	Desemprego	Metanálise e metarregressão	Mais de 20 milhões	Mortalidade por causas diversas
Holt-lunstad et al., 2010	Relações sociais	Metanálise	308.849	Mortalidade por causas diversas
Martens et al., 2010	Transtorno de ansiedade generalizada	Coorte prospectiva	1.015	Eventos CV
Roest et al., 2012	Transtorno de ansiedade generalizada	Coorte naturalística	438	Mortalidade por causas diversas, eventos CV
Smoller et al., 2007	Ataques de pânico	Coorte prospectiva	3.369	CC, acidente vascular encefálico
Brummett et al., 2006	Escores na escala otimismo-pessimismo	Coorte observacional	6.958	Mortalidade por causas diversas

Adaptada de Rozanski A, 2014.[4]

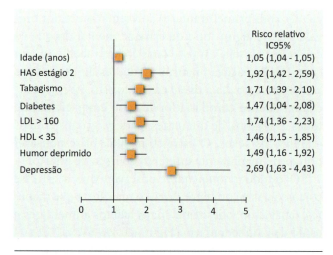

Figura 20.1 Fatores de risco para eventos cardiovasculares no estudo Framingham. Adaptada de Rozanski A, et al. 2005.[6]

que aumentava significativamente a probabilidade de AVC, angina e morte.

Cerca de 374 jovens, com idades entre 18 e 30 anos, se submeteram a uma bateria de testes psicológicos no estudo *Coronary Artery Risk Development in Young Adults* (Cardia).[8] Dez anos depois, aqueles com pontuação de hostilidade acima da média eram duas vezes mais propensos a ter doença aterosclerótica coronariana, conforme documentado pelo escore de cálcio em tomografia computadorizada das coronárias.

Um estudo do *Japan Collaborative Cohort Study* (JACC)[9] contemplou 73.424 indivíduos no Japão. Destes, 30.180 eram homens e 43.244 mulheres, entre 40 e 79 anos. Nenhum apresentava histórico de AVC, cardiopatia ou câncer. Após preencherem um questionário relativo à própria percepção da sua saúde mental, os resultados demonstraram que as mulheres com

capítulo 20

Mayra Luciana Gagliani
Elaine Marques Hojaij
Protásio Lemos da Luz

Estresse Emocional e Influências sobre o Endotélio

INTRODUÇÃO

A íntima relação mente/corpo é conhecida desde o tempo de Hipócrates. No entanto, Hanz Selye[1] fez a clássica descrição da síndrome de estresse, que incluiu várias alterações orgânicas, tais como sangramento digestivo e lesões adrenais. Ele cunhou o termo Síndrome Geral de Adaptação. Recentemente, Dimsdale[2] encontrou aproximadamente 40.000 citações sobre estresse psicológico. Aqui, usaremos o conceito "estresse" como o conjunto de reações do organismo a um desafio, a uma nova circunstância, que provoque emoções ou respostas funcionais orgânicas de vários níveis, podendo incluir processos hemodinâmicos, bioquímicos ou metabólicos.

O estresse pode existir de forma isolada, em indivíduos com saúde mental preservada ou associado a transtornos mentais. É o caso da depressão e da ansiedade; podem aparecer em intensidade suficiente para interferir na qualidade de vida, inclusive comprometendo a saúde física. Além de ser fator de risco isolado para doença cardiovascular, o estresse mental está intimamente ligado a outros fatores associados a estilo de vida, como tabagismo, sedentarismo, diabetes, uso excessivo de álcool, hipertensão e alimentação inadequada.[3]

Este capítulo abordará aspectos gerais das doenças mentais como fatores de risco para doenças cardiovasculares, mecanismos fisiopatológicos e o comprometimento específico do endotélio quando o organismo fica exposto a situações de estresse, além de possíveis intervenções terapêuticas.

TRANSTORNOS MENTAIS E DOENÇAS CARDIOVASCULARES

Como mostra a Tabela 20.1, há vários estudos envolvendo grande número de participantes que associam transtorno de ansiedade generalizada, depressão, estresse pós-traumático, ataques de pânico, ansiedade, fobia social, privação de sono, desemprego, estresse no trabalho, hostilidade e raiva à mortalidade cardiovascular e por todas as causas, eventos cardiovasculares, AVC e prevalência de doença coronária. Os estudos compreendem metanálises, revisões e prospecção de grupos.[4]

O *Interheart*[5] avaliou a relação entre os fatores de risco coronários e infarto agudo do miocárdio. Nesse estudo, 11.119 indivíduos com histórico de infarto agudo foram comparados a outros 13.648 de um grupo-controle. Os resultados mostraram que os pacientes com primeiro infarto apresentaram maior prevalência de algum tipo de estresse mental do que os controles, ou seja, estresse crônico no trabalho ou em casa, preocupações financeiras, depressão ou eventos estressantes no dia a dia O efeito do estresse psicossocial na doença coronária foi decisivo em pacientes de todas as regiões, de diferentes idades e grupos étnicos e ambos os sexos. O estresse mental foi responsável por aproximadamente um terço do risco de infarto.

O estudo *Framingham*[6] observou que o estresse psicossocial foi um fator de risco mais forte que diabetes, tabagismo, obesidade, maus hábitos alimentares e estilo de vida sedentário (Figura 20.1).

O estudo observacional *Womens's Health Initiative* (WHI)[7] demonstrou que os quadros depressivos estavam presentes em cerca de 15,8% das mulheres, o

25. Bertolucci PHF, Sarmento ALR, Wajman JR. Montreal cognitive assessement. Versão experimental brasileira. [Internet] [Acesso em 25 Jun 2016]. Disponível em: www.mocatest.org
26. Brucki SMD, Malheiros SMF, Okamoto IH, et al. Dados normativos para o teste de fluência verbal categoria animais em nosso meio. Arq Neuropsiquiatr. 1997;55:56-61.
27. Aprahamian I, Martinelli JE, Neri AL, et al. The Clock Drawing Test: a review of its accuracy in screening for dementia. Dement Neuropsychol. 2009;3:74-80.
28. Pfeffer RI, Kurosaki TT, Harrah CH Jr, et al. Measurement of functional activities in older adults in the community. J Gerontol. 1982;37(3):323-9.
29. Debette S, Markus HS. The clinical importance of white matter hyperintensities on brain magnetic resonance imaging: systematic review and meta-analysis. BMJ. 2010;341:c3666.
30. Prins ND, Scheltens P. White matter hyperintensities, cognitive impairment and dementia: an update. Nat Rev Neurol. 2015;11:157-65.
31. Fazekas F, Chawluk JB, Alavi A, et al. MR signal abnormalities at 1.5T in Alzheimer`s dementia and normal aging. AJR. 1987;149:351-6.
32. Schmidt R, Fazekas F, Kleinert G, et al. Magnetic resonance imaging signal hyperintensities in the deep and subcortical white matter: a comparative study between stroke patients and normal volunteers. Arch Neurol. 1992;49:825-7.
33. Mäntylä R, Erkinjuntti T, Salonen O, et al. Variable agreement between visual rating scales for White matter hyperintensities on MRI. Stroke. 1997;28:1614-23.
34. Wahlund LO, Barkhof F, Fazekas F. A new rating scale for age-related white matter changes applicable to MRI and CT. Stroke. 2001;32:1318-22.

CONCLUSÕES

Assim como as demais alterações decorrentes de lesões vasculares ateroscleróticas, o CCVL e a DV são doenças de grande relevância em saúde pública, pois, com o envelhecimento cada vez maior da população, o ônus social e econômico devido a essas doenças tem sido cada vez maior. É de grande importância portanto que os profissionais da saúde estejam capacitados para diagnosticar esse tipo de enfermidade o mais precocemente possível para que o acompanhamento e o tratamento adequado sejam prontamente estabelecidos, levando a uma maior qualidade de vida tanto para o paciente como para seus cuidadores e familiares.

REFERÊNCIAS BIBLIOGRÁFICAS

1. Gorelick FB, Scuteri A, Black SE, et al. Vascular Contributions to Cognitive Impairment and Dementia: A Statement for Healthcare Professionals From the American Heart Association/American Stroke Association. Stroke. 2011;42(9):2672-713.
2. Hébert R, Brayne C. Epidemiology of vascular dementia. Neuroepidemiology. 1995;14(5):240.
3. Jorm AF, Jolley D. The incidence of dementia: a meta-analysis. Neurology. 1998;51(3):728.
4. Lobo A, Launer LJ, Fratiglioni L, et al. Prevalence of dementia and major subtypes in Europe: A collaborative study of population-based cohorts. Neurologic Diseases in the Elderly Research Group. Neurology. 2000;54(11 Suppl 5):S4-S9.
5. Kalmijn S, Foley D, White L, et al. Metabolic cardiovascular syndrome and risk of dementia in Japanese-American elderly men. The Honolulu-Asia aging study. Arterioscler Thromb Vasc Biol. 2000;20(10):2255.
6. Solfrizzi V, Scafato E, Capurso C, et al. Italian Longitudinal Study on Ageing Working Group. Metabolic syndrome and the risk of vascular dementia: the Italian Longitudinal Study on Ageing. J Neurol Neurosurg Psychiatry. 2010;81(4):433.
7. Kalaria RN. Cerebrovascular disease and mechanisms of cognitive impairment: evidence from clinicopathological studies in humans. Stroke. 2012 Sep;43(9):2526-34.
8. Venkat P, Chopp M, Chen J. Models and mechanisms of vascular dementia. Exp Neurol. 2015;272:97-108.
9. Rost NS, Rahman RM, Biffi A, et al. White matter hyperintensity volume is increased in small vessel stroke subtypes. Neurology. 2010;75(19):1670-7.
10. Qiu C, Cotch MF, Sigurdsson S, et al. Cerebral microbleeds, retinopathy, and dementia: the AGES-Reykjavik Study. Neurology. 2010;75(24):2221.
11. Luz PL, Fialdini RC, Nishiyama M. Red Wine, Resveratrol and Vascular Aging: Implications for Dementia and Cognitive Decline. In: Martin CR, Preedy VR. Diet and Nutrition in Dementia and Cognitive Decline. Cambridge: Academic Press, 2014. p.944-5.
12. Manual Diagnóstico e Estatístico de Doenças Mentais 5a edição (DSM-5), da Associação Americana de Psiquiatria, tradução portuguesa.
13. Engelhardt E, Tocquer C, André C, et al. Demência vascular. Critérios diagnósticos e exames complementares. Dement Neuropsychol. 2011;5(1):49-77.
14. Wiesmann M, Kiliaan AJ, Claassen JAHR. Vascular aspects of cognitive impairment and dementia. J Cereb Blood Flow Metab. 2013;33(11):1696-706
15. Thal DR, Grinberg LT, Attems J. Vascular dementia: different of vessel disorders contribute to the development of dementia in the elderly brain. Exp Gerontol. 2012;47(11):816-24.
16. Pantoni L. Cerebral small vessel disease: from pathogenesis and clinical characteristics to therapeutic challenge. Lancet Neurol. 2010;9:689-701.
17. Oliveira ASB, Massaro AR, Campos CJR, et al. Encefalopatia subcortical arteriosclerótica de Binswanger. Forma especial de demência associada à hipertensão arterial sistêmica. Arq Neuropsiquiatr. 1986;44(3):255-62.
18. Joutel A, Corpechot C, Ducros N, et al. Notch3 mutations in CADASIL, a hereditary adult-onset condition causing stroke and dementia. Nature. 1996;383(6602):707-10
19. Pantoni L, Pescini F, Nannucci S, et al. Comparison of clinical, familial, and MRI features of CADASIL and NOTCH3-negative patients. Neurology. 2010;74:57-63.
20. World Health Organization. The ICD-10 Classification of Mental and Behavioural Disorders. Geneva: WHO, 1993.
21. Román GC, Tatemichi TK, Erkinjuntti T, et al. Vascular dementia: Diagnostic criteria for research studies: Report of the NINDS-AIREN International Workshop. Neurology. 1993;43:250-60.
22. Hachinski VC, Iliff LD, Zilhka E, et al. Cerebral blood flow in dementia. Arch Neurol. 1975;32:632-7
23. Folstein MF, Folstein SE, McHugh PR. "Mini-mental state": a practical method for grading the cognitive state of patients for the clinician. J Psychiatr Res. 1975;12:189-98.
24. Brucki SMD, Nitrini R, Caramelli P, et al. Sugestões para o uso do Mini-Exame do Estado Mental no Brasil. Arq Neuropsiquiatr. 2003;61:777-81.

Endotélio e Doenças Cardiovasculares

Quadro 19.7 Escala de Fazekas modificada.	
Hipersinais em substância branca	Escore
Ausente	0
Imagens pontuais ou focais	1
Início de confluência	2
Confluente ou hiperintensidades periventriculares irregulares	3

ponderadas em T2 e em FLAIR. A pontuação varia de 0 a 3 conforme a extensão das lesões (Figura 19.4).

Por falta de acesso à RNM em muitos locais, foi proposta recentemente uma nova escala que também pode ser utilizada em imagens obtidas por TC: a escala de classificação para RNM e TC de mudanças em substância branca relacionadas à idade (*Age Related White Matter Changes Rating Scale for MRI and CT – ARWMC scale*)[34] (Quadro 19.8).

TRATAMENTO

O tratamento deve ser voltado para a prevenção dos eventos cerebrovasculares, com controle rigoroso dos fatores de risco, pois, uma vez instalado o quadro demencial, a tendência é que o paciente evolua com declínio gradual das suas funções cognitivas. A maioria dos fatores de risco para o CCVL e a DV não difere dos demais fatores de risco para doenças de cunho vascular aterosclerótico, cujos meios de tratamento, controle e prevenção são bem estabelecidos, podendo ser postos em prática nos níveis primário de atenção à saúde.

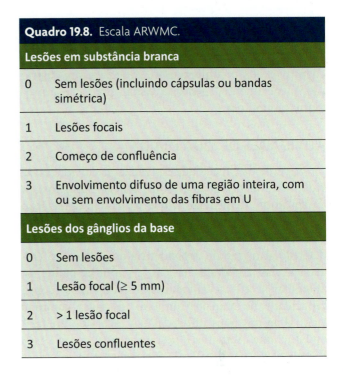

Quadro 19.8. Escala ARWMC.	
Lesões em substância branca	
0	Sem lesões (incluindo cápsulas ou bandas simétrica)
1	Lesões focais
2	Começo de confluência
3	Envolvimento difuso de uma região inteira, com ou sem envolvimento das fibras em U
Lesões dos gânglios da base	
0	Sem lesões
1	Lesão focal (≥ 5 mm)
2	> 1 lesão focal
3	Lesões confluentes

O tratamento medicamentoso do quadro demencial se faz com o uso de anticolinesterásicos. Os dois mais utilizados são o donepezil (classe IIa, nível A de evidência) e a galantamina, que parece mostrar maior benefício em casos de demência mista DA/DV (classe IIa, nível de evidência A). Os benefícios do uso da rivastigmina e da memantina não estão tão bem estabelecidos. Medicações com efeito vasodilatador como o nimodipina e a vimpocetina, bem como outros compostos como a citidina difosfato-colina (citicolina), o piracetam e a huperzina A, não demonstraram dados convincentes até o momento.[1]

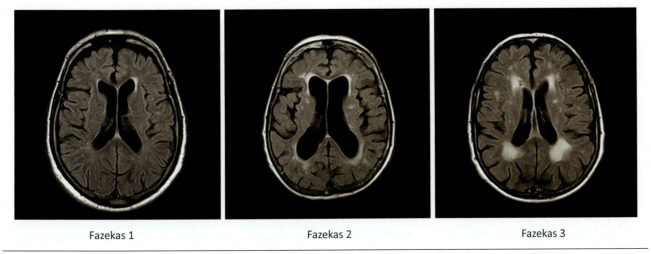

Figura 19.4 Imagens ilustrativas de ressonâncias magnéticas de encéfalo em Axial-FLAIR sobre a classificação de Fazekas.

desenhe em uma folha em branco um relógio, com números e ponteiros marcando a hora solicitada (p. ex.: 11h10). O teste também avalia múltiplos domínios cognitivos como compreensão, concentração, abstração, planejamento, memória visual, execução e programação motora.

ATIVIDADES DE VIDA DIÁRIA

A perda da capacidade de realizar as atividades de vida diária (AVD) faz parte dos critérios diagnóstico da síndrome demencial, o que torna sua apreciação item obrigatório na avaliação desses pacientes. Existem diversas escalas que podem ser utilizadas para determinar o grau de dependência dos pacientes. Deve-se avaliar atividades básicas (como ir ao banheiro, alimentar-se etc.) e atividades instrumentais (como capacidade de manejar dinheiro, de fazer compras etc.). Uma das mais utilizadas é a escala de Pfeffer[28] ou Functional Activities Questionnaire (Quadro 19.6). Pontua-se de 0 (normal) a 3 (não capaz) para cada pergunta totalizando um máximo de 30 pontos. Idosos com 5 pontos ou mais já são considerados dependentes. Quanto maior a dependência do paciente para realizar as suas atividades de vida diária, mais avançado o estágio da doença.

Quadro 19.6 Escala de Pfeffer para avaliação das atividades de vida diária.

1. Ele(a) manuseia seu próprio dinheiro?
2. Ele(a) é capaz de comprar roupas, comida, coisas para casa sozinho(a)?
3. Ele(a) é capaz de esquentar a água para o café e apagar o fogo?
4. Ele(a) é capaz de preparar uma comida?
5. Ele(a) é capaz de manter-se em dia com as atualidades, com os acontecimentos da comunidade ou da vizinhança?
6. Ele(a) é capaz de prestar atenção, entender e discutir um programa de rádio ou televisão, um jornal ou uma revista?
7. Ele(a) é capaz de lembrar-se de compromissos, acontecimentos familiares, feriados?
8. Ele(a) é capaz de manusear seus próprios remédios?
9. Ele(a) é capaz de passear pela vizinhança e encontrar o caminho de volta para casa?
10. Ele(a) pode ser deixado(a) em casa sozinho(a) de forma segura?

Nota: 0 – normal ou nunca o fez mas poderia fazê-lo; 1 – faz com dificuldade ou nunca o fez e agora teria dificuldade; 2 – necessita de ajuda; 3 – não faz.

NEUROIMAGEM

O exame de escolha para o diagnóstico de DV é a ressonância nuclear magnética RNM. Hipersinais em substância branca (HSB) são achados frequentes nesse exame em idosos e estão intimamente relacionados à DV. A prevalência desse tipo de sinal pode variar de 11% a 21% em idosos em torno dos 65 anos a 94% em idosos em torno de 80 anos.[29] Entretanto há de se frisar que esses achados podem estar presentes também em outros tipos de demência, como na DA, ou simplesmente não terem nenhuma relação clínica. Essas imagens geralmente representam processos de desmielinização, astrogliose, ativação de microglia e lesão axonal, e são decorrentes, na maioria dos casos, de um processo isquêmico crônico em pequenos vasos (microangiopatia).[30]

Os hipersinais são vistos nas imagens de RNM ponderadas em T2, em T2 com atenuação de fluido (FLAIR) e nas imagens ponderadas em densidade de prótons, sem que haja hipossinais proeminentes nas imagens ponderadas em T1. Podem ser vistas também em imagens por tensão de difusão antes mesmo de aparecerem na RNM convencional, entretanto o uso desse exame não é comum na prática clínica. Na tomografia computadorizada (TC) as lesões geralmente são vistas como áreas de hipoatenuação.

Em imagens funcionais a tomografia por emissão de pósitrons (PET) pode ajudar na diferenciação entre DA e DV. No primeiro caso o exame evidenciará um menor metabolismo cerebral em região temporoparietal, enquanto no segundo demonstra um maior dano cerebral em região frontal. A tomografia computadorizada por emissão de fóton único (SPECT) pode ser útil para demonstrar as áreas de hipoperfusão cerebral secundárias à lesão isquêmica. Usualmente utilizamos o coletivo de dados de neuroimagem para estabelecer o diagnóstico de DV, ao contrário da DA, na qual marcadores biológicos (p. ex.: atrofia hipocampal ou hipometabolismo temporoparietal) podem isoladamente serem de alto valor diagnóstico complementar.

Normalmente os HSB começam como pequenos pontos ao redor dos cornos frontal e occipital dos ventrículos laterais e, com o avançar da doença, começa a se formar uma pequena "margem" ao redor das paredes laterais desses mesmos ventrículos. Posteriormente as lesões tendem a ficar cada vez maiores, tornando-se confluentes, chegando a atingir áreas subcorticais e substância branca profunda.

Diversas escalas foram propostas para classificar o grau de lesão de substância branca nas imagens. Uma amplamente utilizada é a escala de Fazekas modificada[31-33] (Quadro 19.7), que utiliza imagens de RNM

Existem ainda os critérios do *National Institute of Neurological Disorders and Stroke – Association Internationale pour la Recherche et l'Enseignement en Neurosciences* (NINDS-AIREN),[21] que são mais amplamente utilizados em pesquisas e conhecidos de longa data.

É comum a utilização de escores para estimar a probabilidade de lesões isquêmicas em pacientes com transtornos cognitivos, sendo o escore isquêmico de Hachinski (EIH)[22] o mais utilizado (Quadro 19.5). Ele se baseia inteiramente em dados clínicos e é útil na diferenciação entre DV e DA. Escore maior do que 7 é sugestivo de DV, enquanto escore menor do que 4 é sugestivo de DA. Entre 4 e 7 a maior probabilidade é que se trate de demência mista.

Quadro 19.5 Escore isquêmico de Hachinski.

Achado	Pontuação
Início abrupto	2
Deterioração "em degraus"	1
Curso flutuante	2
Confusão noturna	1
Preservação relativa da realidade	1
Depressão	1
Queixas somáticas	1
Labilidade emocional	1
História de hipertensão	1
Antecedente de AVE	2
Evidência de aterosclerose associada	1
Sintomas neurológicos focais	2
Sinais neurológicos focais	2

TESTES DE RASTREIO COGNITIVO

Os testes de rastreio cognitivo são de grande relevância na prática clínica, pois servem como meio de detecção de novos casos, auxiliam no diagnóstico e no seguimento dos quadros de demência. Nomeamos como testes neuropsicométricos aqueles mais simples, breves e de ampla utilização, como o miniexame do estado mental.[23,24] Reservamos a nomeação testes neuropsicológicos para a avaliação neuropsicológica, administrada por neuropsicólogo habilitado. A identificação precoce de indivíduos com provável quadro demencial é uma das principais medidas que podem trazer benefício para o paciente. O diagnóstico precoce é de vital importância para a imediata identificação de possíveis causas reversíveis de demência, para o controle dos fatores de risco envolvidos e para o início do tratamento medicamentoso a fim de tornar lento o curso do processo.

A maioria dos testes de rastreio cognitivo são de rápida aplicação e pode ser realizada facilmente pelo médico assistente em seu consultório ou em ambiente hospitalar. Os testes podem ser mais ou menos abrangentes, avaliando um ou mais domínios cognitivos. O conhecimento dos testes mais comuns pelo médico não especialista é de grande interesse para o paciente, que poderá assim ser encaminhado prontamente para tratamento especializado. Abaixo estão listados alguns dos testes mais comumente utilizados na prática clínica.

Miniexame do estado mental (MEEM)

O MEEM é o teste de rastreio cognitivo mais utilizado na prática clínica. Além de auxiliar no diagnóstico, pode ser utilizado como método de acompanhamento longitudinal. O teste avalia diversas funções cognitivas, como orientação temporal e espacial, memória imediata, atenção e cálculo, memória de evocação, linguagem e praxia construcional.

Montreal cognitive assessment (MOCA)

O MOCA[25] é um teste de rastreio cognitivo utilizado principalmente para a detecção de déficits cognitivos leves, especialmente em paciente com alta escolaridade e cujo desempenho no MEEM seja normal. O MOCA também é um teste de múltiplos domínios cognitivos, como habilidades visuoespacial e executiva, nomeação, memória, atenção, linguagem, abstração, memória de evocação tardia e orientação.

Fluência verbal semântica (FV)

O testes de FV[26] é de fácil aplicação, amplamente utilizado na prática clínica, avalia função executiva e memória semântica. O teste consiste em solicitar ao paciente que fale o maior números de palavras de determinada categoria em 1 minuto. Geralmente pede-se que o paciente nomeie o maior número de animais possível. Existe ainda um outro modo de aplicação em que se pede que o paciente fale o maior número de palavras que comecem com determinado fonema.

Teste do desenho do relógio (TDR)

O TDR,[27] de simples aplicação, também é muito utilizado na prática clínica. Pede-se ao paciente que

Quadro 19.4 *(Continuação)* Comprometimento cognitivo vascular (AHA/ASA).

Há comprometimento cognitivo e evidência de doença cerebrovascular mas

1. Não há relação temporal, de severidade ou de padrão cognitivo entre a doença vascular (p. ex.: infartos silencioso, doença cerebral de pequenos vasos) e o comprometimento cognitivo;
2. Não existe informação suficiente para o diagnóstico de DV (p. ex.: sintomas clínicos sugerem a presença de doença vascular, mas não há exames de TC ou RNM disponíveis);
3. A severidade da afasia impede a adequada avaliação cognitiva. Entretanto indivíduos que possuam evidência documental de uma função cognitiva normal previamente ao evento clínico que causou a afasia podem ser classificados como possuidores de DV provável;
4. Há evidências de outras doenças ou condições neurodegenerativas, além da doença cerebrovascular, que possam afetar a cognição, tais como:
   a) histórico de outras doenças neurodegenerativas (p. ex.: doença de Parkinson, demência por corpúsculos de Lewy);
   b) presença de doença de Alzheimer confirmada por biomarcadores (p. ex.: PET, LCR, ligantes amiloides);
   c) histórico de câncer em atividade ou doenças metabólicas ou psiquiátricas que possam afetar as funções cognitivas.

Comprometimento cognitivo vascular leve (CCVL)

1. CCVL inclui os quatro subtipos propostos para o comprometimento cognitivo leve: amnéstico, amnéstico mais outros domínios, não amnéstico com um único domínio, não amnéstico com múltiplos domínios.
2. A classificação de CCVL deve ser baseada em testes cognitivos e ao menos quatro domínios cognitivos devem ser avaliados: função executiva, memória, linguagem e funções visuoespaciais. A classificação de ser baseada na avaliação subjetiva de declínio cognitivo em relação a um estado anterior e no comprometimento de pelo menos um domínio cognitivo.
3. Funções instrumentais da vida diária podem estar normais ou levemente alteradas, independentemente da presença de sintomas motores ou sensitivos.

CCVL provável

1. Há comprometimento cognitivo e evidência de imagem de doença cérebro vascular e
   a) existência de uma clara relação temporal entre o evento vascular (p. ex.: AVE) e o início dos déficits cognitivos ou
   b) existência de uma clara relação na severidade e padrão do comprometimento cognitivo e a presença de doença cerebrovascular subcortical difusa.
2. Histórico de déficit cognitivo progressivo e gradual antes ou depois ao AVE que sugira a presença de um transtorno neurodegenerativo não vascular.

CCVL possível

Há comprometimento cognitivo e evidência de doença cerebrovascular mas

1. Não existe uma clara relação temporal, de severidade ou padrão cognitivo entre a doença vascular (p. ex.: infartos silenciosos, doença subcortical de pequenos vasos) e o início dos déficits cognitivos;
2. Não existe informação suficiente para o diagnóstico de CCVL (p. ex.: sintomas clínicos sugerem a presença de doença vascular, mas não há exames de TC ou RNM disponíveis);
3. A severidade da afasia impede a adequada avaliação cognitiva. Entretanto indivíduos que possuam evidência documental de uma função cognitiva normal previamente ao evento clínico que causou a afasia podem ser classificados como possuidores de CCVL provável;
4. Há evidências de outras doenças ou condições neurodegenerativas, além da doença cerebrovascular que possam afetar a cognição, tais como:
   a) histórico de outras doenças neurodegenerativas (p. ex.: doença de Parkinson, demência por corpúsculos de Lewy);
   b) presença de doença de Alzheimer confirmada por biomarcadores (p. ex.: PET, LCR, ligantes amiloides);
   c) histórico de câncer ativo ou doenças metabólica ou psiquiátrica que possam afetar as funções cognitivas.

CCVL instável

Indivíduos com diagnóstico de provável ou possível CCLV, cujos sintomas retornam ao normal, devem ser classificadas como possuindo CCLV instável.

AVE: acidente vascular encefálico; PET: tomografia por emissão de pósitrons; TC: tomografia computadorizada; RNM: ressonância nuclear magnética; LCR: líquido cefalorraquidiano.
Fonte: AHA/ASA, 2011.

> **Quadro 19.3** Demência vascular (CID-10).
>
> - O comprometimento cognitivo e funcional é assimétrico, podendo haver perda de memória, comprometimento intelectual e sinais neurológicos focais. Crítica e julgamento podem estar relativamente preservados. Um início abrupto e uma deterioração progressiva, porém com intervalos de estabilidade, assim como a presença de sinais e sintomas neurológicos focais, aumentam a probabilidade de diagnóstico; em alguns casos, ela só pode ser confirmada com o uso de neuroimagem ou, por fim, pelo exame neuropatológico.
> - Os sintomas devem estar presentes ao menos por seis meses para que o diagnóstico seja feito e o quadro de *delirium* deve ser excluído.

Adaptada de CID-10, classificação de transtornos mentais e comportamentais, descrições clínicas e orientações diagnósticas. WHO, 1993.

vamente no contexto de *delirium* e não são mais bem explicados por outro transtorno mental (p. ex.: transtorno depressivo maior, esquizofrenia).

Os critérios para TNL são: evidências de declínio cognitivo pequeno a partir de um nível anterior de desempenho em um ou mais domínios cognitivos (atenção complexa, função executiva, aprendizagem e memória, linguagem, perceptomotor ou cognição social), com base em preocupação do indivíduo, de um informante com conhecimento ou do clínico de que ocorreu declínio na função cognitiva; prejuízo pequeno no desempenho cognitivo, de preferência documentado por teste neuropsicológico padronizado ou, em sua falta, outra avaliação quantificada; os déficits cognitivos não interferem na capacidade de ser independente nas atividades cotidianas (isto é, estão preservadas atividades instrumentais complexas da vida diária, como pagar contas ou controlar medicamentos, mas pode haver necessidade de mais esforço, estratégias compensatórias ou acomodação); os déficits cognitivos não ocorrem exclusivamente no contexto de *delirium* e não são mais bem explicados por outro transtorno mental (p. ex.: transtorno depressivo maior, esquizofrenia).

Em 2011, a American Heart Association/American Stroke Association (AHA/ASA) também publicou os seus próprios critérios (Quadro 19.4), com um conceito mais amplo que definiu como comprometimento cognitivo vascular (CCV). Nele, estão presentes os critérios para a demência vascular, bem como para o comprometimento cognitivo vascular leve (CCVL), que por sua vez se dividem em prováveis, possíveis e instáveis.[1]

> **Quadro 19.4** Comprometimento cognitivo vascular (AHA/ASA).
>
> 1. O CCV engloba todas as formas de déficits cognitivos desde a demência vascular ao comprometimento cognitivo leve.
> 2. Esses critérios não podem ser usados por indivíduos que possuam diagnóstico ativo de uso abusivo ou dependência de álcool ou drogas. Os indivíduos devem estar livres do uso dessas substâncias por ao menos três meses.
> 3. Esses critérios não podem ser usados por sujeitos com *delirium*.
>
> **Demência vascular (DV)**
>
> 1. O diagnóstico de demência deve estar baseado num declínio cognitivo funcional em relação a um estado anterior e num déficit permanente em dois ou mais domínios cognitivos que sejam suficientes para afetar as atividades de vida diária.
> 2. O diagnóstico de demência deve estar baseado em testes cognitivos, e ao menos quatro domínios cognitivos devem ser avaliados: funções executivas, memória, linguagem e funções visuoespaciais.
> 3. Os déficits nas atividades de vida diária devem ser independentes das sequelas motoras ou sensitivas decorrentes de um evento vascular.
>
> **DV provável**
>
> 1. Existência de comprometimento cognitivo e evidência de doença cerebrovascular em exame de neuroimagem e
>   a) existência de uma clara relação entre um evento vascular (p. ex.: AVE) e o início dos déficits cognitivos ou
>   b) existência de uma clara relação entre a severidade e o padrão do comprometimento cognitivo e a presença de patologia cerebrovascular subcortical difusa.
>   c) DV possível

(Continua)

ca em adultos. Possui como característica a ocorrência de infartos subcorticais sucessivos, com neuroimagem evidenciando alterações em substância branca, que se tornam cada vez mais difusas com o tempo.[18] Os déficits cognitivos tendem a aparecer tardiamente e geralmente estão acompanhados por quadros de enxaqueca, alterações do humor e incapacidade de curso progressivo.[19]

A anemia falciforme é um distúrbio autossômico recessivo no qual a presença de uma hemoglobina anormal leva à deformação da estrutura da hemácia. Frequentemente ocorrem episódios de obstrução vascular causados por conglomerados de células falciformes, que podem ocorrer espontaneamente ou ser provocados por infecção, desidratação ou hipóxia. As lesões em vasos cerebrais podem causar eventos isquêmicos ou hemorrágicos, acarretando, progressivamente, déficit cognitivo.

CRITÉRIOS DIAGNÓSTICOS

Devido à sua heterogeneidade, existe uma grande variedade de critérios diagnósticos para a DV com diferentes sensibilidades e especificidades. Os critérios atualmente mais utilizados são os do Manual Diagnóstico e Estatístico de Doenças Mentais 5ª edição (DSM-5), da Associação Americana de Psiquiatria[12] (Quadro 19.2), e a Classificação Internacional de Doenças (CID-10)[20] (Quadro 19.3).

Os critérios do DSM-5 se dividem em transtorno neurocognitivo maior (TNM) e transtorno neurocognitivo leve (TNL). Os critérios para TNM são: evidências de declínio cognitivo importante a partir de nível anterior de desempenho em um ou mais domínios cognitivos (atenção complexa, função executiva, aprendizagem e memória, linguagem, perceptomotor ou cognição social), com base em preocupação do indivíduo, de um informante com conhecimento ou do clínico de que há declínio significativo na função cognitiva; prejuízo substancial no desempenho cognitivo, de preferência documentado por teste neuropsicológico padronizado ou, em sua falta, por outra investigação clínica quantificada; os déficits cognitivos interferem na independência em realizar atividades da vida diária (isto é, no mínimo, necessita de assistência em atividades instrumentais complexas da vida diária, como pagamento de contas ou controle medicamentoso); os déficits cognitivos não podem ocorrer exclusi-

Quadro 19.2 Transtorno neurocognitivo vascular maior ou leve (DSM-5).

Critérios diagnósticos
A. São atendidos os critérios para transtorno neurocognitivo maior ou leve.

B. Os aspectos clínicos são consistentes com uma etiologia vascular, conforme sugerido por um dos seguintes:
  1. O surgimento de déficits cognitivos está temporariamente relacionado com um ou mais de um evento cerebrovascular.
  2. Evidências de declínio são destacadas na atenção complexa (incluindo velocidade de processamento) e na função executiva frontal.

C. Há evidência de doença cerebrovascular a partir da história, do exame físico e/ou de neuroimagem considerados suficientes para responder pelos déficits cognitivos.
D. Os sintomas não são mais bem explicados por outra doença cerebral ou transtorno sistêmico.

Provável transtorno neurocognitivo vascular é diagnosticado quando um dos seguintes está presente; caso contrário, deve ser diagnosticado possível transtorno neurocognitivo vascular:
  1. Os critérios clínicos têm apoio de neuroimagem de lesão parenquimal significativa, atribuída a doença cerebrovascular (com apoio de neuroimagem).
  2. A síndrome neurocognitiva é temporalmente relacionada com um ou mais eventos cerebrovasculares documentados.
  3. Evidências clínicas e genéticas (p. ex.: arteriopatia cerebral autossômica dominante, com infartos subcorticais e leucoencefalopatia) de doença cerebrovascular estão presentes.

Possível transtorno neurocognitivo vascular é diagnosticado quando critérios clínicos são atendidos, mas não está disponível neuroimagem, e a relação temporal da síndrome neurocognitiva com um ou mais de um evento cerebrovascular não está estabelecida.

Adaptada de Manual Diagnóstico e Estatístico de Doenças Mentais 5ª edição (DSM-5), tradução portuguesa.

quadros de DV de início agudo. Os déficits cognitivos variam conforme a área afetada. Podem ocorrer casos de amnésia, afasia de Wernicke, afasia de Broca, déficit de atenção, desorientação espacial, disfunção executiva, alterações comportamentais, entre outros.

DV por múltiplos infartos

Os sintomas são bem diversificados, podendo gerar déficits cognitivos, funcionais e alterações de comportamento. Usualmente, é mais caracterizado por déficits atencionais, executivos e amnésticos, acompanhados por apatia e outras alterações comportamentais. Sua apresentação é parecida com a DV por infartos subcorticais.

DV por isquemia subcortical

A DV por isquemia subcortical (DVIS) é uma das apresentações clínicas mais comuns,[15] podendo ser responsável por até 50% dos casos de DV.[13] Sua principal característica é ser uma doença de pequenos vasos, com microangiopatia associada a aterosclerose, hipertensão arterial, *diabetes mellitus* e outros fatores de risco relacionados à doença vascular. Outra causa de DVIS é a angiopatia amiloide cerebral, caracterizada por uma deposição progressiva de proteína beta-amiloide nas paredes das pequenas artérias.[15,16] Por afetar os pequenos vasos, a isquemia acarreta lesões subcorticais causando infartos lacunares (menores do que 15 mm), bem como lesões na substância branca, onde promove desmielinização microangiopática, conhecida também como leucoaraiose.[13] A DVIS encontra-se presente também na encefalopatia subcortical arteriosclerótica de Binswanger (Figura 19.2), uma forma de demência vascular associada à hipertensão arterial sistêmica, caracterizada por um processo difuso de desmielinização e perda axonal em substância branca, inicialmente periventricular expandindo-se depois para todo o subcórtex.[17]

DV E ALTERAÇÕES GENÉTICAS

Apesar de raras, duas situações de alterações genéticas associadas à DV merecem destaque por sua importância em nossa população: a arteriopatia cerebral autossômica dominante com infartos subcorticais lacunares (*cerebral autossomal dominant arteriopathy with subcortical infarcts and leucoencephalopaty*, CADASIL) e a anemia falciforme.[13]

A CADASIL (Figura 19.3) é uma doença cerebral de pequenos vasos, de caráter hereditário, sendo a principal causa de infartos cerebrais de origem genéti-

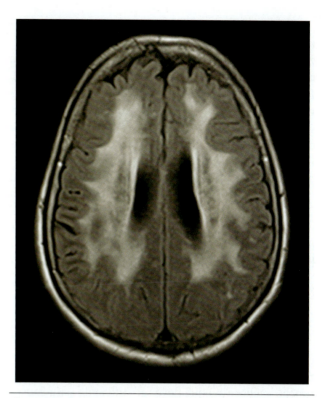

Figura 19.2 Imagem transversal em Axial-FLAIR de ressonância magnética de encéfalo evidenciando extenso hipersinal em quase a totalidade da substância branca subcortical, caracterizando grave microangiopatia. Observam-se múltiplos infartos lacunares no interior da região comprometida.

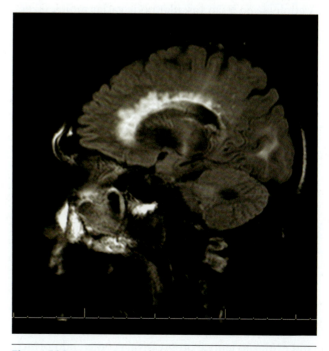

Figura 19.3 Imagem sagital em Axial-FLAIR de ressonância magnética de encéfalo evidenciando extenso hipersinal em quase a totalidade da substância branca subcortical com áreas nodulares.

Algumas exceções a esse cenário devem ser apontadas, nas quais apesar do dano vascular, não se utiliza o termo demência em razão da longa estabilidade clínica do quadro, apesar de um dano substancial. Exemplos disso podem ser observados nas hemorragias subaracnoides, no declínio cognitivo após cirurgia cardíaca com *bypass* e na encefalopatia após parada cardiorrespiratória prolongada. Outro ponto importante é a observação frequente de doença cerebrovascular de pequenos vasos em pacientes com demência de Alzheimer, com exato papel fisiopatológico ainda mal estabelecido. Por fim, o local do dano vascular é de longe mais importante do que seu volume, visto que os infartos estratégicos (no hipocampo, no giro angular, no giro do cíngulo, entre outros) podem ser desastrosos e evoluir com demência logo após o evento.

QUADRO CLÍNICO

A característica básica da DV é o desenvolvimento de comprometimento cognitivo em múltiplos domínios como memória, afasia, apraxia, agnosia ou disfunção executiva e que deve ser suficiente para causar um declínio grave nas atividades cotidianas em relação a um nível prévio de desempenho.[12,13] Devido ao grande número de lesões no lobo frontal, as alterações de humor e comportamento são frequentes, podendo levar a quadros de depressão, ansiedade e desorientação. A etiologia da lesão vascular pode variar muito, fazendo com que a apresentação seja bastante heterogênea, podendo ser consequência tanto de um acidente vascular encefálico em grandes vasos como de lesões microvasculares. Os sintomas clínicos vão depender da localização e da extensão das lesões, podendo ser focais, multifocais ou difusas, especialmente envolvendo o subcórtex. O início geralmente é abrupto, conforme a lesão vascular, e o curso do declínio é gradual, com períodos de piora intercalados com períodos de estabilidade ou até mesmo de alguma melhora, num padrão conhecido como deterioração "em degraus". Essa evolução flutuante se deve à ocorrência de múltiplos infartos cerebrais ao longo do tempo. Entretanto, quando as lesões ocorrem na microvasculatura, especialmente na substância branca, nos gânglios da base ou no tálamo, o início da doença pode ser particularmente mais sutil e o progresso mais lento. O caráter agudo e gradual é o que mais difere a DV da doença de Alzheimer (DA), uma vez que esta apresenta um início mais insidioso, com evolução lenta e progressiva, acometendo principalmente a memória em seu início. Mas essa distinção muitas vezes não é tão clara na prática clínica.[14] Outro ponto de interesse na prática clínica para diferenciar a DV de outras demências é sua própria evolução. Na primeira, observam-se com frequência longos períodos de estabilidade. Por exemplo, podemos citar hipoteticamente dois paciente idênticos: um com DA e outro com DV. Após três anos de evolução da doença, aquele com DA já apresenta piora cognitiva, enquanto o com DV pode estar relativamente estável.

Além do mais, muitos fatores de risco são comuns a ambas as doenças e parte de seus processos fisiopatológicos estão interligados. A disfunção da barreira hematoencefálica causada por lesão vascular, por exemplo, pode levar ao aumento da deposição cerebral da proteína beta-amiloide. Não é incomum portanto que o paciente apresente um processo neurodegenerativo associado a uma patologia cerebrovascular. Nesses casos ocorre o que se denomina de demência mista (DM), sendo a associação mais comum a da DV com a DA. A sintomatologia da DM é bem variável, com manifestações clínicas relacionadas a ambas as condições.

APRESENTAÇÕES CLÍNICAS DA DEMÊNCIA VASCULAR

DV pós-acidente vascular encefálico

A lesão córtico-subcortical secundária a um acidente vascular encefálico isquêmico é a situação mais facilmente caracterizada na prática clínica e decorre da oclusão de um grande vaso. A dimensão da área acometida pode variar bastante e relaciona-se ao local de obstrução arterial. A DV pós-acidente vascular encefálico hemorrágico apresenta manifestações muitas vezes parecidas com a forma isquêmica, com déficits cognitivos variados. Podem ocorrer lesões intraparenquimatosas de diversas formas e extensões. Quando a hemorragia se dá no espaço subaracnoide, pode suceder também lesão isquêmica devido a vasoespasmo arterial secundário.[13] Estima-se que, após um acidente vascular cerebral, 20% a 30% dos pacientes sejam diagnosticados com demência.[12]

DV por infartos em territórios limítrofes

Quadros de hipoperfusão e isquemia em territórios limítrofes provocam um vasto número de lesões cerebrais, que podem acometer o córtex cerebral e estruturas dos núcleos da base.

DV por infarto estratégico

Infarto estratégico tem como característica ser uma lesão de um pequeno vaso, atingindo porém regiões de ampla relevância funcional. Podem provocar

controu uma forte associação.[6] Fatores demográficos como sexo masculino e idade avançada, além de fatores associados à neuroplasticidade, como o baixo nível educacional e a pouca atividade física e mental, também estão intimamente relacionados à maior chance de desenvolvimento de CCVL e DV.

FISIOPATOLOGIA DA DV (FIGURA 19.1)

A patologia e os mecanismos subjacentes à DV ainda não são completamente entendidos. Macroscopicamente, observam-se três eventos intimamente relacionados ao comprometimento cognitivo e à demência associados a disfunção vascular:[7] infartos relacionados a grandes artérias cerebrais com comprometimento cortical e/ou subcortical; infartos menores subcorticais ou lacunares seguindo a distribuição de artérias penetrantes (tálamo, gânglios da base, cápsula interna, cerebelo e tronco cerebral); e, por fim, isquemia cerebral crônica periventricular, ocasionando disfunção endotelial crônica. A hipoperfusão crônica causa uma diminuição do fluxo sanguíneo cerebrovascular, acarretando hipóxia, estresse oxidativo e inflamação, sendo o hipocampo, a substância branca periventricular e os gânglios da base as áreas mais afetadas.[8] Normalmente, a doença cerebrovascular de pequenas artérias envolve tanto a microangiopatia crônica como os infartos lacunares e tem sua origem nos processos de lipo-hialinose e microateromatose.[9] Esse processo apresenta uma origem vascular comum e é corriqueiro em hipertensos, diabéticos e idosos. Com a tecnologia da ressonância magnética de 3 T, somou-se a ocorrência dos microssangramentos encefálicos a essa fisiopatologia. Os sangramentos foram associados tanto a doença cerebrovascular de pequenas artérias como a hipertensão arterial.[10]

A hipóxia produz lesão microvascular e neurovascular, acarretando disfunção da barreira hematoencefálica (BHE), edema, ativação astrocítica e glial. O estresse oxidativo induzido pela hipóxia causa disfunção mitocondrial, promovendo morte neuronal e apoptose por meio da liberação de radicais livres, de espécies reativas de oxigênio e da síntese de óxido nítrico e de malondialdeído. O aumento da permeabilidade da BHE permite a infiltração de fatores inflamatórios, tais como interleucina-1 e 6, fator de necrose tumoral alfa, proteína C reativa e metaloproteinase de matriz. Uma vez dentro do tecido cerebral, esses fatores inflamatórios vão ampliar a inflamação neuroglial, causando lesões na substância branca com desmielinização, perda axonal, degeneração oligodendrocítica e morte celular. No hipocampo o processo inflamatório e o estresse oxidativo vão causar neurodegeneração, perda da plasticidade sináptica e dendrítica e apoptose.[8]

Cronicamente, em qualquer um dos três eventos relacionados ao declínio cognitivo, há uma disfunção endotelial com um ciclo de lesão autorreferido. O processo de aterosclerose desencadeia uma condição de inflamação e hipoperfusão continuada, o que reduz a produção de óxido nítrico e diminui a proteção anti-inflamatória da parede endotelial. Com a redução da vasodilatação, podemos inferir sobre a existência de uma progressiva injúria neuronal e o desenvolvimento de mecanismos de apoptose, resultando em declínio cognitivo e posteriormente demência. Todo esse processo é continuado, com disfunção endotelial ascendente, quebra de barreira hematoencefálica concomitante e penetração de radicais livres e outros produtos neurotóxicos (citocinas, quimiocinas e neurotransmissores em concentrações anormais) ao encéfalo. É essa sequência de hipoperfusão crônica, hipóxia, inflamação, estresse oxidativo e lesão neuronal que leva, gradativamente, o indivíduo ao quadro demencial, provocando incapacidade e por fim a morte.[11]

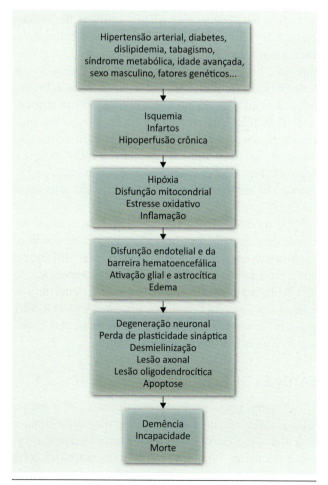

Figura 19.1 Fisiopatologia da DV.

capítulo 19

Ivan Aprahamian
Fabiano Vanderlinde
Marina Maria Biella

Função Vascular e o Declínio Cognitivo

INTRODUÇÃO

A prevalência de demência e outros comprometimentos cognitivos vem aumentando nos últimos anos. Nos países desenvolvidos, principalmente, o avanço da população idosa se deu de forma extremamente rápida. Em 2000, cerca de 600 milhões de pessoas possuíam 60 anos ou mais nesses países. Estimativas indicam que em 2025 o número de pessoas idosas chegue a 1,2 bilhão e em 2050 a 2 bilhões.[1] Calcula-se que a demência vascular (DV) ocorra em 1,2% a 4,2% dos adultos acima dos 65 anos,[2] apresentando um aumento longitudinal de incidência com o envelhecimento,[3] podendo acometer até 30% da população acima dos 80 anos. Entre os tipos de demência, a DV ocupa o segundo lugar em prevalência. Nas Américas e na Europa a DV responde por 10% a 20% de todos os casos de demência.[4]

De modo interessante, observa-se que esses pacientes passam por um período razoável de comprometimento cognitivo leve sem apresentar disfunções sociais ou laborais. A esse estágio pré-demencial, de alta labilidade em sua evolução clínica, denomina-se comprometimento cognitivo vascular leve (CCVL), quando se identifica claro transtorno vascular como sendo a principal causa desse problema.

FATORES DE RISCO

Os principais fatores de risco para a DV e para o CCVL estão relacionados à fisiopatologia da doença vascular aterosclerótica, especialmente às doenças cerebrovasculares (Quadro 19.1). No entanto, há certa controvérsia científica quanto à influência negativa de diversos fatores, como hipertensão, diabetes, dislipidemia, entre outros. Essas diferenças são em parte explicadas por diferentes seleções de grupos-controle. Num grande estudo epidemiológico,[5] a síndrome metabólica, que reúne uma série de fatores classicamente precipitantes da doença vascular, não foi significativamente associada à DV, enquanto outro estudo semelhante en-

Quadro 19.1 Fatores de risco para CCVL e DV.

Fatores demográficos e ambientais	• Idade • Sexo masculino • Baixo nível educacional • Pouca atividade física e mental
Fatores genéticos	• Relacionados aos fatores de risco cardiovasculares e metabólicos • Relacionados a outras doenças (p. ex.: CADASIL, anemia falciforme)
Fatores cardiovasculares	• Doença cerebrovascular • Doença coronariana • AVE prévio • Fibrilação atrial • Doença renal crônica • Baixo débito cardíaco • Doença arterial periférica • Hipertensão arterial • Tabagismo • Inflamação: aumento de PCR, IL-1, IL-6, TNF-α • Dislipidemia
Fatores metabólicos	• *Diabetes mellitus* tipo 2 • Resistência à insulina • Obesidade • Síndrome metabólica

AVE: acidente vascular encefálico; PCR: proteína C reativa; IL-1: interleucina-1; IL-6: interleucina-6; TNF-α: fator de necrose tumoral alfa.

86. Um SH, Frigerio F, Watanabe M, et al. Absence of S6K1 protects against age- and diet-induced obesity while enhancing insulin sensitivity. Nature 2004;43:200–5.
87. Tóth ML, Sigmond T, Borsos E, et al. Longevity pathways converge on autophagy genes to regulate life span in Caenorhabditis elegans. Autophagy. 2008;4:330–8.
88. Bjedov I, Toivonen JM, Kerr F, et al. Mechanisms of life span extension by rapamycin in the fruit fly Drosophila melanogaster. Cell Metab. 2010;11:35–46.
89. Selman C, Tullet JM, Wieser D, et al. Ribosomal protein S6 kinase 1 signaling regulates mammalian life span. Science 2009;326:140–4.
90. Kapahi P, Chen D, Rogers AN, et al. With TOR, less is more: a key role for the conserved nutrient-sensing TOR pathway in aging. Cell Metab. 2010 Jun 9;11(6):453-65.
91. Woo KS, McCrohon JA, Chook P, et al. Chinese adults are less susceptible than whites to age-related endothelial dysfunction. J Am Coll Cardiol. 1997;30:113-8.
92. Hu J, Jiang X, Li N, et al. Effects of salt substitute on pulse wave analysis among individuals at high cardiovascular risk in rural China: a randomized controlled trial. Hypertens Res. 2009;32(4):282-8.
93. DeVan AE, Seals DR. Vascular health in the ageing athlete. Exp Physiol. 2012;97(3):305-10.
94. Santos-Parker JR, LaRocca TJ, Seals DR. Aerobic exercise and other healthy lifestyle factors that influence vascular aging. Adv Physiol Educ. 2014;38(4):296-307.
95. Gutierrez J, Marshall RS, Lazar RM. Indirect measures of arterial stiffness and cognitive performance in individuals without traditional vascular risk factors or disease. JAMA Neurol. 2015;72(3):309-15.
96. Tomiyama H, Matsumoto C, Kimura K, et al. Pathophysiological contribution of vascular function to baroreflex regulation in hypertension. Circ J. 2014;78(6):1414-9.
97. Suboc TB, Knabel D, Strath SJ, et al. Associations of Reducing Sedentary Time With Vascular Function and Insulin Sensitivity in Older Sedentary Adults. Am J Hypertens. 2016;29(1):46-53.
98. Ravussin E, Redman LM, Rochon J, et al. A 2-Year Randomized Controlled Trial of Human Caloric Restriction: Feasibility and Effects on Predictors of Health Span and Longevity. J Gerontol A Biol Sci Med Sci. 2015;70(9):1097–104.
99. Ruetenik A, Barrientos A. Dietary restriction, mitochondrial function and aging: from yeast to humans. Biochim Biophys Acta. 2015;1847(11):1434-47.

58. Castelein N, Cai H, Rasulova M, et al. Lifespan regulation under axenic dietary restriction: a close look at the usual suspects. Exp Gerontol. 2014;58:96-103.
59. Burkewitz K, Zhang Y, Mair WB. AMPK at the nexus of energetics and aging. Cell Metab. 2014;20:10–25.
60. Apfeld J, OConnor G, McDonagh T, et al. The AMP-activated protein kinase AAK-2 links energy levels and insulin-like signals to lifespan in C. elegans. Genes Dev. 2004;18:3004–9.
61. Greer EL, Dowlatshahi D, Banko MR, et al. An AMPK-FOXO pathway mediates longevity induced by a novel method of dietary restriction in C. Elegans. Curr Biol. 2007;17:1646–56.
62. Greer EL, Oskoui PR, Banko MR, et al. The energy sensor AMP-activated protein kinase directly regulates the mammalian FOXO3 transcription factor. J Biol Chem. 2007;282:30107–19.
63. Schlernitzauer A, Oiry C, Hamad R, et al. Chicoric acid is an antioxidant molecule that stimulates AMP kinase pathway in L6 myotubes and extends lifespan in Caenorhabditis elegans. PLoS One. 2013;8:e78788.
64. Onken B, Driscoll M. Metformin induces a dietary restriction-like state and the oxidative stress response to extend C. elegans healthspan via AMPK, LKB1, and SKN-1. PLoS One. 2010;5:e8758.
65. Yin Y, Li W, Son YO, et al. Quercitrin protects skin from UVB-induced oxidative damage. Toxicol Appl Pharmacol. 2013;269:89–99.
66. Eid HM, Martineau LC, Saleem A, et al. Stimulation of AMP-activated protein kinase and enhancement of basal glucose uptake in muscle cells by quercetin and quercetin glycosides, active principles of the antidiabetic medicinal plant Vaccinium vitis-idaea. Mol Nutr Food Res. 2010;54:991–1003.
67. Liu JF, Ma Y, Wang Y, et al. Reduction of lipid accumulation in HepG2 cells by luteolin is associated with activation of AMPK and mitigation of oxidative stress. Phytother Res.2011;25:588–96.
68. Villa F, Carrizzo A, Spinelli CC, et al. Genetic Analysis Reveals a Longevity-Associated Protein Modulating Endothelial Function and Angiogenesis. Circ Res. 2015;117(4):333-45.
69. Tullet JM, Hertweck M, An JH, et al. Direct inhibition of the longevity-promoting factor SKN-1 by insulin-like signaling in C. elegans. Cell. 2008;132(6):1025–38.
70. Goudeau J, Bellemin S, Toselli-Mollereau E, et al. Fatty acid desaturation links germ cell loss to longevity through NHR-80/HNF4 in C. elegans. PLoS Biol. 2011;9(3):e1000599.
71. Suh, Y, Atzmon G, Cho MO, et al. Functionally significant insulin-like growth factor I receptor mutations in centenarians. Proc Natl Acad Sci. 2008;105:3438–42.
72. Kojima, T, Kamei H, Aizu T, et al. Association analysis between longevity in the Japanese population and polymorphic variants of genes involved in insulin and insulin-like growth factor 1 signaling pathways. Exp Gerontol. 2004;39:1595–8.
73. Flachsbart, F, Caliebe A, Kleindorp R, et al. Association of FOXO3A variation with human longevity confirmed in German centenarians. Proc Natl Acad Sci. 2009;106:2700–05.
74. Li Y, Wang WJ, Cao H, et al. Genetic association of FOXO1A and FOXO3A with longevity trait in Han Chinese populations. Hum Mol Genet. 2009;18:4897–904.
75. Lunetta KL, D'Agostino RB SR, Karasik D, et al. Genetic correlates of longevity and selected age-related phenotypes: a genome-wide association study in the Framingham Study. BMC Med Genet. 2007;8(suppl. 1):S13.
76. Kenyon, C. The plasticity of aging: insights from long-lived mutants. Cell. 2005;120:449–60.
77. Stracka D, Jozefczuk S, Rudroff F, et al. Nitrogen source activates TOR (target of rapamycin) complex 1 via glutamine and independently of Gtr/Rag proteins. J Biol Chem. 2014;289(36):25010-20.
78. Zhang X, Camprecióss G, Rimmelé P, et al. FOXO3-mTOR metabolic cooperation in the regulation of erythroid cell maturation and homeostasis. Am J Hematol. 2014;89(10):954-63.
79. Harrison DE, Strong R, Sharp ZD, et al. Rapamycin fed late in life extends lifespan in genetically heterogeneous mice. Nature. 2009;460:392–5.
80. Hansen M, Taubert S, Crawford D, et al. Lifespan extension by conditions that inhibit translation in Caenorhabditis elegans. Aging Cell. 2007;6:95–110.
81. Yano T, Ferlito M, Aponte A, et al. Pivotal role of mTORC2 and involvement of ribosomal protein S6 in cardioprotective signaling. Circ Res. 2014;114(8):1268-80.
82. Zid BM, Rogers AN, Katewa SD, et al. 4E-BP extends lifespan upon dietary restriction by enhancing mitochondrial activity in Drosophila. Cell. 2009;139:149–60.
83. Amiel E, Everts B, Fritz D, et al. Mechanistic target of rapamycin inhibition extends cellular lifespan in dendritic cells by preserving mitochondrial function. J Immunol. 2014;193(6):2821-30.
84. Steffen KK, MacKay VL, Kerr EO, et al. Yeast life span extension by depletion of 60s ribosomal subunits is mediated by Gcn4. Cell. 2008:133:292–302.
85. Syntichaki P, Troulinaki K, Tavernarakis N. eIF4E function in somatic cells modulates ageing in Caenorhabditis elegans. Nature. 2007:445:922–6.

Capítulo 18

28. Ozkor MA, Hayek SS, Rahman AM, et al. Contribution of endothelium-derived hyperpolarizing factor to exercise-induced vasodilation in health and hypercholesterolemia. Vasc Med. 2015;(1):14-22.
29. Taddei S, Virdis A, Mattei P, et al. Hypertension causes premature aging of endothelial function in humans. Hypertension. 1997;29(3):736-43.
30. Taddei S, Virdis A, Ghiadoni L, et al. Age-related reduction of NO availability and oxidative stress in humans. Hypertension. 2001;38(2):274-9.
31. Risbano MG, Gladwin MT. Therapeutics targeting of dysregulated redox equilibrium and endothelial dysfunction. Handb Exp Pharmacol. 2013;218:315-49.
32. Riccioni G, Scotti L, D'Orazio N, et al. ADMA/SDMA in elderly subjects with asymptomatic carotid atherosclerosis: values and site-specific association. Int J Mol Sci. 2014;15(4):6391-8.
33. Rajagopalan S, Kurz S, Munzel T, et al. Angiotensin II-mediated hypertension in the rat increases vascular superoxide production via membrane NADH/NADPH oxidase activation: contribution to alterations of vasomotor tone. J Clin Invest. 1996;97:1916-23.
34. Wang Q, Yang M, Xu H, et al. Tetrahydrobiopterin improves endothelial function in cardiovascular disease: a systematic review. Evid Based Complement Alternat Med. 2014;2014:850312.
35. Alley H, Owens CD, Gasper WJ, et al. Ultrasound assessment of endothelial-dependent flow-mediated vasodilation of the brachial artery in clinical research. J Vis Exp. 2014;(92):e52070.
36. Sun Z. Aging, arterial stiffness, and hypertension. Hypertension. 2015;65(2):252-6.
37. Cunha PG, Cotter J, Oliveira P, et al. Pulse wave velocity distribution in a cohort study: from arterial stiffness to early vascular aging. J Hypertens. 2015;33(7):1438-45.
38. Villella E, Cho JS. Effect of aging on the vascular system plus monitoring and support. Surg Clin North Am. 2015;95(1):37-51.
39. Taddei S, Bruno RM. Endothelial dysfunction in hypertension: implications for treatment. J Hypertens. 2015 Jun;33(6):1137-8.
40. Kenyon CJ. The genetics of ageing. Nature. 2010 Mar 25;464(7288):504-12. Review. Erratum in: Nature. 2010 Sep 30;467(7315):622.
41. Kwon HS, Ott M. The ups and downs of SIRT1. Trends Biochem Sci. 2008;33(11):517-25.
42. Winogradoff D, Echeverria I, Potoyan DA, et al. The Acetylation Landscape of the H4 Histone Tail: Disentangling the Interplay between the Specific and Cumulative Effects. J Am Chem Soc. 2015;137(19):6245-53.
43. Beher D, Wu J, Cumine S, et al. Resveratrol is not a direct activator of SIRT1 enzyme activity. Chem Biol Drug Des. 2009;74:619–24.
44. Li L, Sun Q, Li Y, et al. Overexpression of SIRT1 Induced by Resveratrol and Inhibitor of miR-204 Suppresses Activation and Proliferation of Microglia. J Mol Neurosci. 2015;56(4):858-67.
45. Yoo HG, Lee BH, Kim W, et al. Lithospermum erythrorhizon extract protects keratinocytes and fibroblasts against oxidative stress. J Med Food. 2014;17:1189–96.
46. Hwang E, Lee TH, Park SY, et al. Enzyme-modified Panax ginseng inhibits UVB-induced skin aging through the regulation of procollagen type I and MMP-1 expression. Food Funct. 2014;5:265–74.
47. Kampkötter A, Pielarski T, Rohrig R, et al. The Ginkgo biloba extract EGb761 reduces stress sensitivity, ROS accumulation and expression of catalase and glutathione S-transferase 4 in Caenorhabditis elegans. Pharmacol Res. 2007;55:139–47.
48. Gospodaryov DV, Yurkevych IS, Jafari M, et al. Lifespan extension and delay of age-related functional decline caused by Rhodiola rosea depends on dietary macronutrient balance. Longev Healthspan. 2013;2:5.
49. Sung B, Chung JW, Bae HR, et al. Humulus japonicus extract exhibits antioxidative and anti-aging effects via modulation of the AMPK-SIRT1 pathway. Exp Ther Med. 2015 May;9(5):1819-26.
50. Cohen HY, Miller C, Bitterman KJ, et al. Calorie restriction promotes mammalian cell survival by inducing the SIRT1 deacetylase. Science. 2004;305:390–2.
51. Bordone L, Cohen D, Robinson A, et al. SIRT1 transgenic mice show phenotypes resembling calorie restriction. Aging Cell. 2007;6:759–67.
52. Valenzano DR, Terzibasi E, Genade T, et al. Resveratrol prolongs lifespan and retards the onset of age-related markers in a short-lived vertebrate. Curr Biol. 2006;16:296-300.
53. Baur JA, Pearson KJ, Price NL, et al. Resveratrol improves health and survival of mice on a high-calorie diet. Nature. 2006;444:337–42.
54. Tong C, Morrison A, Mattison S, et al. Impaired SIRT1 nucleocytoplasmic shuttling in the senescent heart during ischemic stress. FASEB J. 2013;27:4332–42.
55. Lee H, Cho JS, Lambacher N, et al. The Caenorhabditis elegans AMP-activated protein kinase AAK-2 is phosphorylated by LKB1 and is required for resistance to oxidative stress and for normal motility and foraging behavior. J Biol Chem. 2008;283(22):14988-93.
56. Anisimov VN, Popovich IG, Zabezhinski MA, et al. Sex differences in aging, life span and spontaneous tumorigenesis in 129/Sv mice neonatally exposed to metformin. Cell Cycle. 2015;14(1):46-55.
57. Greer EL, Dowlatshahi D, Banko MR, et al. An AMPK–FOXO pathway mediates longevity induced by a novel method of dietary restriction in C. elegans. Curr Biol. 2007;17:1646–56.

REFERÊNCIAS BIBLIOGRÁFICAS

1. Yeap BB, McCaul KA, Flicker L, et al. Diabetes, myocardial infarction and stroke are distinct and duration-dependent predictors of subsequent cardiovascular events and all-cause mortality in older men. J Clin Endocrinol Metab. 2015;100(3):1038-47.
2. Wilsgaard T, Loehr LR, Mathiesen EB, et al. Cardiovascular health and the modifiable burden of incident myocardial infarction: the Tromsø Study. BMC Public Health. 2015;15:221.
3. Ong P, Athanasiadis A, Hill S, et al. Coronary microvascular dysfunction assessed by intracoronary acetylcholine provocation testing is a frequent cause of ischemia and angina in patients with exercise-induced electrocardiographic changes and unobstructed coronary arteries. Clin Cardiol. 2014;37(8):462-7.
4. Tarhouni K, Freidja ML, Guihot AL, et al. Role of estrogens and age in flow-mediated outward remodeling of rat mesenteric resistance arteries. Am J Physiol Heart Circ Physiol. 2014;307(4):H504-14.
5. Feher A, Broskova Z, Bagi Z. Age-related impairment of conducted dilation in human coronary arterioles. Am J Physiol Heart Circ Physiol. 2014;306(12):H1595-601.
6. Donato AJ, Morgan RG, Walker AE, et al. Cellular and molecular biology of aging endothelial cells. J Mol Cell Cardiol. 2015. pii:S0022-2828(15)00034-6.
7. Conti V, Corbi G, Simeon V, et al. Aging-related changes in oxidative stress response of human endothelial cells. Aging Clin Exp Res. 2015;27(4):547-53.
8. Sena CM, Pereira AM, Seiça R. Endothelial dysfunction - a major mediator of diabetic vascular disease. Biochim Biophys Acta. 2013;1832(12):2216-31.
9. Gerhard M, Roddy MA, Creager SJ, et al. Aging progressively impairs endothelium-dependent vasodilation in forearm resistance vessels of humans. Hypertension 1996;27:849-53.
10. Greider CW. Telomeres and senescence: the history, the experiment, the future. Curr Biol. 1998;8:R178-R181.
11. Borghini A, Giardini G, Tonacci A, et al. Chronic and acute effects of endurance training on telomere length. Mutagenesis. 2015;30(5):711-6.
12. Srettabunjong S, Satitsri S, Thongnoppakhun W, et al. The study on telomere length for age estimation in a Thai population. Am J Forensic Med Pathol. 2014;35(2):148-53.
13. Tower J. Programmed cell death in aging. Ageing Res Rev. 2015;23(Pt A):90-100.
14. Bodnar AG, Quellete M, Frolkis M, et al. Extension of life-span by introduction of telomerase into normal human cells. Science 1998;279:349-52.
15. Chiodi I, Belgiovine C, Zongaro S, et al. Super-telomeres in transformed human fibroblasts. Biochim Biophys Acta. 2013;1833(8):1885-93.
16. Rudolph KL, Chang S, Lee HW, et al. Longevity, stress response, and cancer in aging telomerase-deficient mice. Cell. 1999;96:701-12.
17. Babizhayev MA, Vishnyakova KS, Yegorov YE. Oxidative damage impact on aging and age-related diseases: drug targeting of telomere attrition and dynamic telomerase activity flirting with imidazole-containing dipeptides. Recent Pat Drug Deliv Formul. 2014;8(3):163-92.
18. Jeanclos E, Schork NJ, Kyvik KO, et al. Telomere length inversely correlates with pulse pressure and is highly familial. Hypertension. 2000;36:195-200.
19. Hunt SC, Kimura M, Hopkins PN, et al. Leukocyte Telomere Length and Coronary Artery Calcium. Am J Cardiol. 2015;116(2):214-8.
20. Minamino T, Miyauchi H, Yoshida T, et al. Endothelial cell senescence in human atherosclerosis: role of telomere in endothelial dysfunction. Circulation. 2002;105:1541-4.
21. Ramezani TF, Behboudi-Gandevani S, Ghasemi A, et al. Association between serum concentrations of nitric oxide and transition to menopause. Acta Obstet Gynecol Scand. 2015;94(7):708-14.
22. Spier SA, Delp MD, Meininger CJ, et al. Effects of ageing and exercise training on endothelium-dependent vasodilatation and structure of rat skeletal muscle arterioles. J Physiol. 2004 May 1;556(Pt 3):947-58.
23. Arora DP, Hossain S, Xu Y, et al. Nitric oxide regulation of bacterial biofilms. Biochemistry. 2015;54(24:3717-28.
24. Alfieri A, Ong AC, Kammerer RA, et al. Angiopoietin-1 regulates microvascular reactivity and protects the microcirculation during acute endothelial dysfunction: role of eNOS and VE-cadherin. Pharmacol Res. 2014;80:43-51.
25. Radomski MW, Palmer RMJ, Moncada S. An L-arginine-nitric oxide pathway present in human platelets regulates aggregation. Proc Natl Acad Sci USA. 1990;87:5193-7.
26. Cockrell A, Laroux FS, Jourd'heuil D, et al. Role of inducible nitric oxide synthase in leukocyte extravasation in vivo. Biochem Biophys Res Commun. 1999;257(3):684-6.
27. Shoker AS, Yang H, Murabit MA, et al. Analysis of the in vitro effect of exogenous nitric oxide on human lymphocytes. Mol Cell Biochem. 1997;171(1-2):75-83.

Modificações do processo – perspectivas

Alterações vasculares próprias do envelhecimento, incluindo enrijecimento arterial e disfunção endotelial, com consequente elevação da pressão arterial sistólica e pressão de pulso, precedem doenças cardiovasculares clinicamente manifestas e tornam o envelhecimento vascular o maior fator de risco para o desenvolvimento de doença aterosclerótica, hipertensão arterial e acidente vascular cerebral.

O estilo de vida exerce grande impacto sobre a velocidade e magnitude com que esse processo de envelhecimento vascular ocorre. Intervenções sobre estilo de vida, com o objetivo de retardar o processo de envelhecimento vascular, devem ser adotadas antes da instalação de doenças clinicamente manifestas. Um estudo comparou a função endotelial de indivíduos de uma população rural da China com uma população urbana da Austrália. A prevalência de doença coronária é cerca de 20% menor na população rural chinesa do que em países industrializados. Demonstrou-se, nesse estudo, que os chineses apresentavam menor disfunção endotelial que os australianos de centro urbano.[91]

Uma dieta com pouco sal se associa à menor rigidez arterial relacionada ao envelhecimento.[92] A prevalência de sedentarismo é enorme nos idosos.[93] O envelhecimento aumenta o risco das doenças cardiovasculares, principalmente devido ao aumento da rigidez das grandes artérias e ao desenvolvimento de disfunção endotelial.

Em contraste, o exercício físico regular age contra o desenvolvimento de rigidez arterial e disfunção endotelial relacionada com o aumento da idade.[94,95] O condicionamento físico melhora a função dos barorreceptores[96] e a função endotelial de indivíduos idosos.[97] Portanto, o processo de envelhecimento vascular pode ser retardado com alterações de estilo de vida, como a prática de atividade física regular e dieta saudável, com consequente melhora da função endotelial e menor rigidez arterial.

Existem poucos estudos controlados sobre os efeitos da restrição calórica em humanos. O grupo de estudos CALERIE[98] avaliou viabilidade, segurança e efeitos da RC sobre preditores de longevidade, fatores de risco e qualidade de vida em humanos não obesos. Duzentos e dezoito sujeitos com idade entre 21 e 51 anos foram randomizados para uma intervenção de dois anos projetada para alcançar 25% de RC ou para uma dieta não controlada. Os resultados avaliados foram mudança da taxa metabólica de repouso (ajustadas para a mudança de peso e temperatura corporal); tri-iodotironina (T3) plasmática e fator de necrose tumoral-alfa, bem como medidas fisiológicas e psicológicas exploratórias. O protocolo foi completado por 82% do grupo RC e 95% do grupo com dieta livre. Redução do peso foi observada apenas no grupo RC e foi de 10,4%. A taxa metabólica de repouso ajustada foi maior no grupo RC em 12 meses (p = 0,04), mas não em 24 meses. A temperatura corporal não diferiu entre os grupos. O nível T3 diminuiu mais no grupo RC aos 12 e 24 meses (p < 0,001), enquanto fator de necrose tumoral-alfa diminuiu significativamente apenas aos 24 meses (p = 0,02). O grupo RC apresentou redução mais intensa nos fatores de riscos cardiometabólicos e no gasto energético diário ajustado para a mudança de peso, sem efeitos adversos sobre a qualidade de vida. Os autores concluíram que a RC sustentada é viável em humanos não obesos. Os efeitos da RC observados nesse estudo sugerem benefícios potenciais para os resultados relacionados com o envelhecimento e serão elucidados com a ampliação dos estudos em curso.

A restrição dietética atenua muitos efeitos negativos do envelhecimento e, consequentemente, promove a saúde e aumenta a longevidade. Embora ao longo dos últimos anos de extensa pesquisa fora dedicada para a compreensão da biologia do envelhecimento, os aspectos mecanicistas precisos da restrição dietética estão ainda a ser resolvidos. No entanto, a literatura também acumula evidências conflitantes a respeito de como a restrição dietética melhora desempenho mitocondrial e se isso é suficiente para retardar a deterioração celular e do organismo dependente da idade.[99]

CONCLUSÕES

A idade é um importante fator modificador da estrutura e da função endotelial em humanos. Os mecanismos envolvidos na diminuição da vasodilatação dependente do endotélio relacionada à idade são centrados, acima de tudo, numa alteração primária na via da L-arginina-NO. O estresse oxidativo na parede arterial desempenha papel importante nos idosos, pois compromete a disponibilidade de NO. O comprometimento da vasodilatação dependente do endotélio na hipertensão parece representar uma aceleração das alterações vistas no envelhecimento. A disfunção endotelial contribui de maneira fundamental para tornar o envelhecimento vascular um forte fator de risco para o desenvolvimento de doenças circulatórias.

Alterações Endoteliais no Envelhecimento

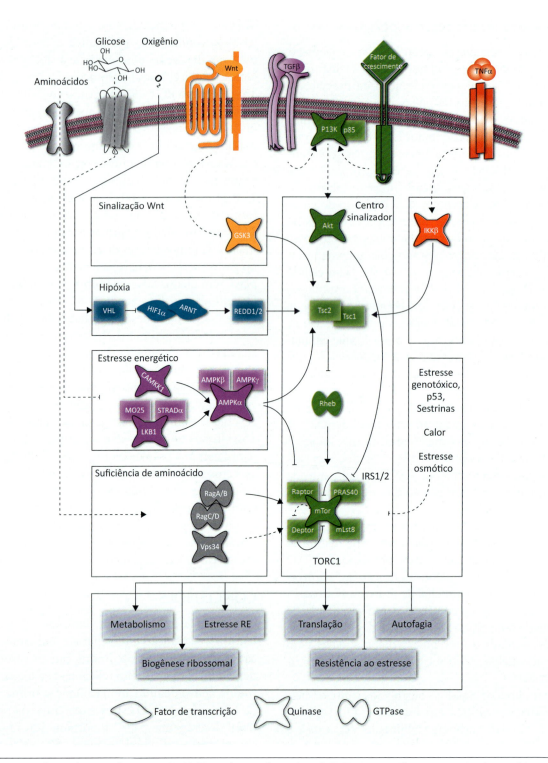

Figura 18.8 Vias de sinalização da TOR. TORC1 (*Transducer of Regulated CREB Activity* 1) integra estímulos ambientais intra e extracelular através de módulos de sinalização que detectam e transmitem diversas entradas para um "núcleo de sinalização" central (em verde). Esta figura resume evidências bioquímicas de vários estudos que identificaram as entradas e saídas de TORC1. Várias saídas (em laranja) que mantêm o crescimento celular em equilíbrio com o meio ambiente são regulados por TORC1. Adaptada de Kapahi P, *et al.*, 2010.[90]

Capítulo 18

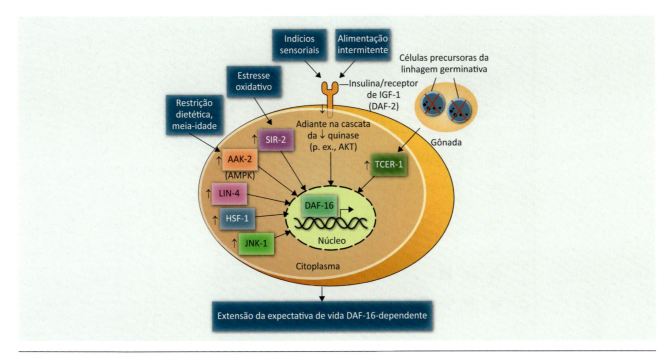

Figura 18.7 O *Caenorhabditis elegans* fator de transcrição DAF-16/FOXO promove a longevidade em resposta a muitos estímulos. Setas a esquerda da proteína retratam aumento ou diminuição da expressão do gene. A superexpressão da sirtuína SIR-2, o fator de transcrição de choque térmico HSF-1, o desenvolvimento de temporização-micro RNA LIN-4, AAK-2 (a subunidade quinase de AMP), Jun quinase 1 (JNK-1) ou a transcrição do fator de alongamento TCER-1 aumenta a vida útil. A inibição da insulina DAF-2/Receptor de IGF-1, ou componentes da sua cascata de quinase, também a jusante prolonga a vida. Em cada caso, a extensão do tempo de vida é DAF-16 dependente. Sinais que ativam estas vias incluem restrição dietética, estresse oxidativo, pistas sensoriais e ablação dos precursores de células germinativas dentro da gonada em desenvolvimento (indicado pelas cruzes vermelhas). Algumas das proteínas listados separadamente na figura pode agir em conjunto na mesma via. Adaptada de Kenyon CJ, 2005.[76]

mundongos S6 quinase mutante exibem padrões de expressão de genes e durabilidade semelhantes aos desencadeados por restrição dietética,[89] sugerindo que a via da TOR/S6 quinase também influencia a resposta a restrição alimentar em mamíferos.

A TOR em animais da classe dos mamíferos atua através de um complexo denominado mTORC1 (alvo do complexo rapamicina 1). Quando existe alimento em abundância, que provoca aumento na produção de insulina e proteínas, a mTORC1 age estimulando a síntese de componentes celulares, propiciando o crescimento e divisão celular, ao tempo que age revertendo a autofagia, entretanto, quando o alimento é escasso a mTORC1 age fazendo com que as células se autopreservem evitando a replicação, promovendo a autofagia para suprir as substâncias necessárias para a reparação celular e geração de energia. Após o amadurecimento a atividade contínua da mTORC1 leva à síntese excessiva de proteínas e à formação de agregados destrutivos da proteína e também pode levar a produção indevida de células musculares lisas, o que pode favorecer o desenvolvimento de aterosclerose, podendo também provocar declínio da função celular e senescência celular, favorecendo o desenvolvimento de toxicidade por suprimir a autofagia, permitindo que o material danificado permaneça nas células, portanto a inibição da mTORC1 torna-se um alvo terapêutico, por interferir nesses mecanismos, e dessa forma retardar o envelhecimento.[87,88] O complexo TOR 1 (TORC1) é sensível a rapamicina e é o elemento central da rede integrada de sinalização TOR (Figura 18.8).

Ele controla e integra um conjunto diversificado de parâmetros intra e extracelulares e controla o tamanho da célula, a proliferação e tempo de vida por meio de uma variedade de vias a jusante. É composto pela serina/treonina quinase TOR, e suas proteínas associadas Raptor (proteína associada reguladora de TOR), mLst8, PRAS40, e, em mamíferos, Deptor). Por outro lado, o complexo TOR 2 (TORC2) é rapamicina insensível e controla a atividade da quinase do soro e é induzida por glicocorticoides (SGK) e contribui para a ativação completa de Akt. Ele contém TOR, Rictor (parceiro rapamicina insensível da mTOR), SIN1, Proctor/PRR5L, mLst8 e (novamente, apenas em mamíferos) Deptor.[90]

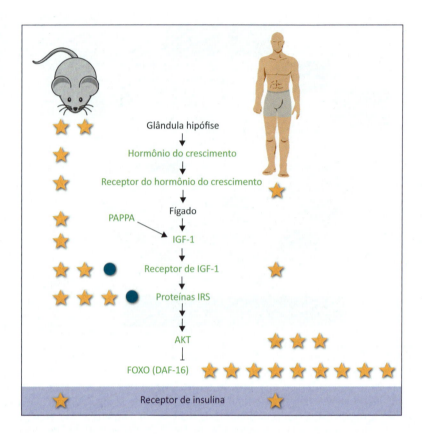

Figura 18.6 Vias de sinalização da Insulina/IGF-1 e da FOXO afetam a vida útil em camundongos e humanos, pois a IGF-1 plasmática é produzida pelo fígado em resposta ao hormônio do crescimento secretado a partir da hipófise. Além disto, PAPPA (proteína plasmática associada à gravidez), uma metaloproteinase que inativa as proteínas de ligação a IGF-1 disponíveis aumenta os níveis de IGF-1. (Inativação de PAPPA reduz a sinalização da IGF-1). Em resposta a IGF-1, o receptor de IGF-1 ativa uma via de sinalização a jusante que contenha diversas proteínas que demonstraram afetar a vida útil. Na figura: IRS (proteínas de substrato do receptor de insulina 1 e 2) e AKT (uma cinase que fosforila e inativa fatores de transcrição FOXO). Cada estrela representa uma estirpe de longa duração do rato mutante (esquerda) ou uma coorte humano em que as variantes de DNA estão associados com aumento da longevidade (à direita). Estudos do receptor de insulina são indicados abaixo da linha. A estrela do rato para IGF-1 representa um estudo em que os níveis de IGF-1 baixo foram correlacionadas com longevidade entre 31 linhagens de camundongos, fornecendo forte evidência de que esse hormônio influencia a longevidade. Círculos representam estudos em que os mutantes semelhantes foram examinados, mas a extensão da vida útil não foi observada. Adaptada de Kenyon CJ, 2010.[40]

A inibição da TOR aumenta a resistência ao estresse ambiental[80] e, em determinadas espécies, essa inibição parece ativar uma via que é distinta da insulina/IGF-1, uma vez que aumenta a vida útil independentemente da DAF-16/FOXO.[80,81]

A inibição da TOR também tem efeitos sobre a translação que implica a respiração na resposta à longevidade e a restrição dietética.[82] Quando os níveis de nutrientes e a atividade da TOR caem, os níveis de translação também caem, com impacto no tempo de vida.[78,79,83-85]

Camundongos idosos *knockout* para S6 quinase aumentaram as taxas de consumo de oxigênio corpóreo,[86] sugerindo que este mecanismo de extensão da vida útil pode ser conservado. A inibição da TOR também estimula a autofagia que, como na via da insulina/IGF-1 mutantes, é necessária para a extensão do tempo de vida.[87,88]

De todas as vias de detecção de nutrientes, a via TOR tem sido a mais consistentemente ligada à restrição alimentar. A TOR imita a inibição dos efeitos fisiológicos de restrição alimentar e, em estudos em animais, a extensão de vida útil produzida pela inibição da TOR não foi aumentada por restrição dietética[77,78,80] em vermes, como em moscas, a restrição dietética crônica prolonga a vida, pelo menos em parte, por estimular a respiração.[82] O mecanismo subjacente não depende somente do controle translacional, uma vez que requer o fator de transcrição SKN-1. Ca-

Em C. elegans, a extensão de tempo de vida desencadeada quando há limitação de alimentos é iniciada na meia-idade e requer a participação da AMP quinase, que parece atuar fosforilando e ativando diretamente DAF-16/FOXO.[57]

Essa via da AMP quinase não é necessária para a extensão da longevidade devido à uma reduzida disponibilidade de alimentos[57] e, por outro lado, os genes envolvidos na extensão da vida relacionada a redução da alimentação não são necessários quando a restrição alimentar é iniciada na meia-idade.[58]

Um estudo[49] mostrou que a EHJ, cujos componentes ativos são a quercetina e luteolina, exibe ação antioxidante e antienvelhecimento através da modulação da via da AMPK (AMP activated protein Knase)-SIRT1. EHJ ativa a AMPK em células de fibroblastos humanos. Tem sido demonstrado que a AMPK exerce uma função-chave no processo de envelhecimento e a determinação do tempo de vida.[59] A sobre-expressão da AMPK tem sido associada com tempos de vida prolongados em C. elegans e na mosca de fruta Drosophila.[60] Assim, diversos trabalhos mostraram que a ativação da AMPK é envolvida com a extensão do tempo de vida.[59-62] Além disso, outros autores demonstraram que a presença da AMPK é essencial para a extensão de tempo de vida por RC em C. elegans por meio da fosforilação do fator de transcrição FOXO.[61] Notavelmente, AMPK tem sido relatada como capaz de fosforilar a FOXO3 em células de mamíferos, o que indica que a modulação da FOXO por AMPK pode ser conservada entre espécies.[62] Os resultados da utilização da EHJ foram consistentes com estudos prévios, os quais demonstraram que as moléculas pequenas, tais como ácido chicórico e metformina, são capazes de prolongar a vida em vermes através da modulação da expressão de AMPK.[63,64] Além disso, estudos prévios têm relatado que a quercetina e a luteolina, ativam a AMPK, o que indica que essas substâncias podem contribuir para o efeito de EHJ sobre os níveis de expressão da AMPK.[65-67] Os resultados desse estudo[67] mostraram que a EHJ foi capaz de prolongar o tempo de vida das células de levedura. Outras experiências demonstraram que EHJ superregula as proteínas associadas a longevidade sirtuína 1 e a proteína quinase ativada AMP, e que inibia eficazmente a produção de espécies reativas de oxigênio (EROs). Além disso, o potencial antioxidante dos componentes ativos da EHJ, incluindo luteolina, glicosídeo da luteolina-7, quercetina e quercitrina, foi avaliado e os resultados demonstraram que estes flavonoides foram capazes de remover EROs celulares e em sistemas intracelulares. Em resumo, os resultados revelaram que o EHJ apresenta potencial de atividade antioxidante; no entanto, mais investigações *in vivo* são necessárias com o objetivo de desenvolver agentes medicamentosos antienvelhecimento seguros e eficazes.

Insulina/fator de crescimento insulina símile

Os dados obtidos com os modelos comumente aceitos para estudar a longevidade demonstram que a redução da insulina/via do receptor do sinal IGF-1 leva a aumento do tempo de vida. Atuaria como um regulador do módulo de longevidade no prolongamento da vida em humanos.[68] A inibição da insulina/sinalização da IGF-1 alteram a longevidade em decorrência de mudanças na expressão gênica: pelo do DAF-16, um fator de transcrição FOXO; o fator de transcrição do choque térmico (HSF-1); e SKN-1,[69] um fator de resposta aos xenobióticos similar a Nrf (*nuclear factor erythroid-2 related factor*). Esses fatores de transcrição, por sua vez, regulam positivamente ou negativamente diversos genes que atuam para produzir efeitos sobre a longevidade.[70] A perturbação da atividade da via da insulina/IGF 1 parece aumentar a longevidade em humanos[40] (Figura 18.6).

Mutações conhecidas por prejudicar a função do receptor da IGF-1 estão sobre representados em uma coorte de judeus centenários Ashkenazi[71] e variantes de DNA no gene do receptor de insulina estão ligados a longevidade em uma coorte japonesa.[72] Variantes de AKT e FOXO3A têm sido associadas à longevidade em diferentes povos por todo o mundo.[73,74] Entre os Alemães, as variantes da FOXO3A são maiores em centenários do que no grupo de 90 anos de idade, reforçando a hipótese de que estas variantes aumentam o tempo de vida. As variantes do gene FOXO1 também estão ligadas ao aumento da longevidade em americanos e chineses.[74,75] Impressiona como as variantes da FOXO estão consistentemente associadas com a longevidade. Possivelmente, essa é a causa pela qual as proteínas FOXO atuem em muitas das vias que afetem a longevidade[76] (Figura 18.7).

Proteína quinase TOR

A proteína quinase TOR é um aminoácido e sensor de nutrientes que estimula o crescimento e bloqueia o salvamento de vias tais como autofagia quando o alimento é abundante. Inibir a via da TOR aumenta a vida útil em muitas espécies, desde levedura até camundongos.[77-79]

ratos, a restrição dietética crônica não pode aumentar a vida útil, na ausência de SIRT1.[44] Consistente com as sirtuínas sendo sensores de nutrientes, elas regulam uma grande variedade de vias metabólicas e de estresse, em resposta à restrição alimentar em camundongos.[44]

Alguns estudos evidenciaram que plantas, tais como *Lithospermum erythrorhizon, Panax ginseng*, Ginkgo biloba e a Rhodiola rósea, podem exercer efeitos benéficos sobre a senescência celular e longevidade, que estão associados com o processo de envelhecimento por um mecanismo que envolve a SIRT1[45-48] e um estudo avaliou o papel da Emulsão de Humulus Japonês (EHJ) nesse processo.[49] A função das sirtuínas na modulação da vida em leveduras foi reconhecido há mais de uma década; no entanto, a capacidade das sirtuínas em prolongar a expectativa de vida em outros organismos permanece controversa. Existem sete homólogos da sirtuína (SIRT1-7) em mamíferos, dos quais o SIRT1 é o mais extensivamente estudado. Em mamíferos, tem sido mostrado o mecanismo de antienvelhecimento decorrente da RC (restrição calórica) envolve a ativação de SIRT1 em numerosos tecidos.[50] Assim, o aumento da expressão de SIRT1 em ratos resulta em fenótipos que se assemelham aos efeitos de prolongamento de vida útil da RC.[51] Desde que se descobriu que a SIRT1 desempenha uma função-chave na modulação da vida útil, a proteína tem atraído cada vez mais atenção como um alvo potencial de droga capaz de retardar o início do envelhecimento e prolongamento da vida útil. Por exemplo, o polifenol resveratrol relacionado a SIRT1, exerce um efeito benéfico sobre o tempo de vida.[52,53] Além disso, níveis reduzidos de SIRT1 foram observados no tecido do coração de ratos idosos.[54] Portanto, é possível que o efeito de prolongamento da vida pela EHJ seja mediado pela regulação de SIRT1. No entanto, o efeito exercido pela EHJ sobre os tempos de vida de organismos de ordem superior ainda está por ser totalmente elucidado.

AMP quinase

AMP quinase é um sensor de nutrientes e energia que ativa as vias catabólicas e inibe as vias anabólicas quando a relação celular AMP/ATP aumenta.

A superexpressão da AMP quinase prolonga a vida em C. elegans,[55] e a metformina, droga antidiabética, que ativa a AMP quinase, pode estender o tempo de vida em camundongos.[56] A AMP quinase também é necessária para as mutações da insulina/IGF-1 capazes de estender o tempo de vida em vermes,[55] mas exatamente como ela se encaixa nesta via não é conhecido. A AMP quinase também pode estender o tempo de vida em resposta à restrição alimentar (Figura 18.5).[55]

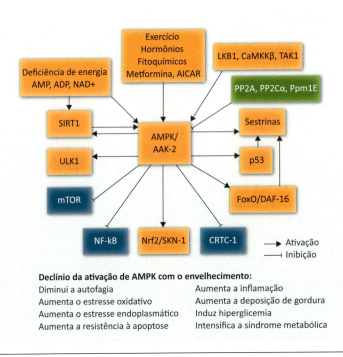

Figura 18.5 Visão esquemática das vias de sinalização alvo de ativação da AMPK. Atividade AMP quinase pode ser estimulada por deficiência de energia e vários agentes fisiológicos e químicos, por exemplo, metformina e muitos fitoquímicos. AMPK: proteína quinase AMP-ativada; NAD+: nicotina adenina dinucleotídeo; SIRT1: Sirtuína 1; FOXO: *forkhead box*, ADP: adenosina difosfato, p53: proteína 53; mTOR: alvo da rapamicina em mamíferos; NF-κB: fator de transcrição Kb; CRTC-1: CREB *regulated transcription coactivator 1*; AAK-2: AMP quinase ativada AAK-2. Adaptada de Lee H, et al., *J Biol Chem*. 2008.[55]

durante o envelhecimento.[42] Essa via poderia potencialmente afetar metazonas, que não têm círculos de rDNA. Em outras espécies a superexpressão do gene da sirtuína SIR-2.1 prolonga a vida ativando o complexo proteico DAF-16/*forkhead box* (FOXO).[40] SIR-2.1 é capaz de ativar a DAF-16 diretamente, por desacetilação e a SIRT1 de mamíferos é conhecida para desacetilar proteínas FOXO em resposta a estresse oxidativo.[40] A descoberta de que sirtuínas podem desacetilar as proteínas FOXO diretamente, bem como o fato de que os mutantes da insulina/via IGF-1 (*insulin growth factor – 1*) não necessitam de Sir-2.1 para o aumento da longevidade, sugere que podem influenciar sirtuínas através do complexo DAF-16/FOXO e a via independente de sinalização da insulina e do IGF- 1 em algumas espécies.[40] A superexpressão da sirtuína não foi capaz de estender o tempo de vida em mamíferos.[43]

O resveratrol foi a única entre as diversas substâncias pesquisadas que efetivamente aumentou a longevidade de diversas espécies em laboratório,[43] exceto mamíferos. Assim, essa substância vem sendo exaustivamente estudada no que refere à sua capacidade terapêutica na profilaxia ou redução das patologias relacionadas ao envelhecimento e, em relação ao seu mecanismo de ação relacionado à uma potente ativação de sirtuínas,[43] especialmente SIRT1, exercendo desta forma uma ação similar à RC.[43] Essa conclusão não significa necessariamente que sirtuínas não podem estender a longevidade em mamíferos, pois a relação entre o resveratrol e sirtuínas não está totalmente esclarecida. O resveratrol não pode realmente ativar sirtuínas de uma forma simples. Ela estimula SIRT1 em mamíferos por desacetilar um substrato fluorescente, mas não os substratos da SIRT1 nativos que foram testados.[41,43] Como NAD+ e NADH (Nicotinamide adenine dinucleotide desidrogenase) são importantes reguladores do metabolismo, sirtuínas são boas candidatas para representarem proteínas que respondem a restrição dietética. No entanto, quaisquer que sejam os efeitos da restrição alimentar sobre os níveis de NAD + e NADH que ocorram está claro que a restrição dietética não aumenta a atividade da sirtuína em leveduras.[41] Em moscas, apenas um modo de restrição dietética foi testado, e aqui sirtuínas foram necessárias para a extensão da vida.[40] Do mesmo modo, em

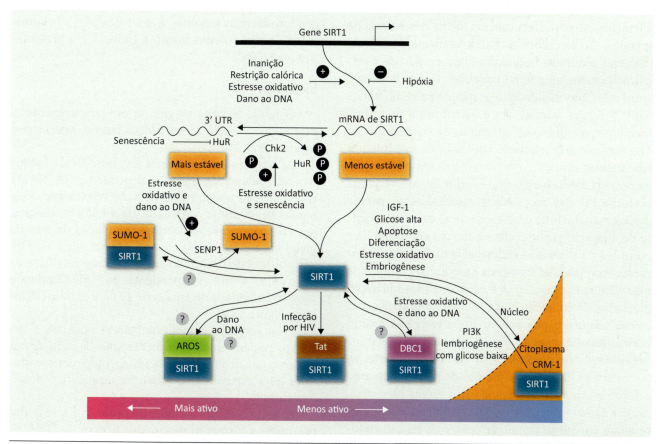

Figura 18.4 Vias de regulação da sirtuína. SIRT1: Sirtuína 1; Gene SIRT1: Gene da sirtuína 1; DNA damage: dano ao DNA; mRNA: ácido ribonucleico mensageiro; HuR: *Hu Antigen R*; Tat: *transactivation active region*; SUMO 1: *small ubiquitin-like modifier*; SENP1: *Sentrin-specific protease 1*; CRM-1: *Chromosomal Maintenance* 1; DBC1: *Deleted in bladder cancer protein* 1; AROS: Active Regulator of SIRT1. Adaptada de Kwon and Ott, Trends Biochem Sci, 2008.[41]

Para investigar a contribuição da produção de vasoconstritores para a disfunção endotelial relacionada ao envelhecimento, um estudo utilizando pletismografia de oclusão venosa para mediar fluxo sanguíneo em antebraço em humanos avaliou se a inibição da via da ciclo-oxigenase pela indometacina, com consequente diminuição da produção de prostanoides vasoconstritores, poderia melhorar a resposta vasodilatadora à acetilcolina. De fato, isso ocorreu apenas nos indivíduos com mais de 60 anos. Por outro lado, em hipertensos, a indometacina potencializou a resposta à acetilcolina em idade mais precoce que nos normotensos (Figura 18.3).[29]

Inter-relação entre enrijecimento arterial e disfunção endotelial

A principal alteração vascular relacionada ao envelhecimento é o enrijecimento arterial.[36] Esse é responsável pela elevação da pressão sistólica e da pressão de pulso relacionada ao envelhecimento e é o principal responsável pelo comprometimento da função cardíaca,[37] predisposição à AVC e doença arterial coronária no idoso.[38] Apesar de esse processo ser decorrente de alterações estruturais da camada média das artérias de grande e médio calibre, incluindo aumento do teor de colágeno, redução e fratura das fibras de elastina e calcificação, existe uma importante interação bidirecional entre essas anormalidades e as que ocorrem no endotélio. A rigidez arterial não é determinada exclusivamente por modificações estruturais da camada média, mas também pela regulação endotelial da musculatura lisa vascular. Esse inter-relacionamento entre alterações da camada média e endotélio é bidirecional, porque as perturbações das propriedades mecânicas da parede vascular são um forte predisponente ao desenvolvimento de aterosclerose, que afeta a função endotelial. Por outro lado, a disfunção endotelial contribui para o enrijecimento vascular através da modulação do tônus da musculatura lisa vascular. À medida que a vasodilatação mediada pelo endotélio passa a ser comprometida com o envelhecimento, perde-se um importante mecanismo normalizador da pressão arterial, que se eleva com o envelhecimento em decorrência do enrijecimento arterial, permitindo a elevação da pressão de pulso e expondo o idoso a um risco aumentado de eventos cardiovasculares. Dessa forma, alterações da camada média, que resultam em enrijecimento arterial, e da função endotelial, com comprometimento da vasodilatação, culminam num processo de envelhecimento vascular que facilita o desenvolvimento das doenças cardiovasculares e promove disfunção no envelhecimento vascular.[39]

Restrição dietética, função vascular e longevidade

Nos últimos anos tem aumentado a busca de conhecimentos sobre nutrição e saúde. Nesse sentido, estudos experimentais avaliaram a relação entre a restrição alimentar e longevidade. Restrição calórica (RC) é a única ingerência não genética que comprovadamente aumentou a longevidade em diversos modelos experimentais desde leveduras a primatas. Abundante, evidência experimental indica que o efeito da restrição dietética em estimular a preservação da função vascular associa várias vias metabólicas e de resistência ao estresse. A identificação de moléculas que possam prevenir o evento de doenças associadas à idade é uma questão crucial para o desenvolvimento da pesquisa médica relacionadas ao envelhecimento.[40-43]

Efeitos a jusante das diversas vias com potencial influência sobre o envelhecimento incluem redução no dano celular induzido pelo estresse oxidativo, maior eficiência das funções mitocondriais, atenuando assim declínios relacionados à idade.

Entre esses mecanismos serão destacados aqueles que envolvem as sirtuínas, a *AMP* quinase, a Insulina/Fator de crescimento insulina símile 1 e a proteino-quinase TOR.

Sirtuínas

O nome sirtuína origina-se do gene responsável pela regulação celular em fungos (*silente information regulation* 2).

As sirtuínas são proteínas da classe III da família das deacetilases de histonas dependentes de NAD+ (*Nicotinamide adenine dinucleotide*) responsáveis pela regulação de uma variedade de funções celulares, tais como resposta ao estresse, regulação da energia metabólica e restrição calórica. Atuam sobre a ADP-ribosil-transferase e exercem atividade catalítica de desacetilação, ambas dependentes de NAD+ podendo regular a atividade de uma série de fatores transcricionais (Figura 18.4).[41]

O incremento desses reguladores positivos e negativos podem elucidar o mecanismo de ação dessas enzimas em diversas patologias abrindo assim caminhos para estabelecer o potencial terapêutico dessas proteínas.[40-43]

A sirtuína Sir2 foi capaz de prolongar a vida útil por inibir a formação de círculos tóxicos de DNA ribossomal extracromossômico, mas pode ter outras funções ainda não conhecidas que contribuem para a longevidade.[42] A Sir2 prolonga a vida através da manutenção de silenciamento de genes nos telômeros

Endotélio e Doenças Cardiovasculares

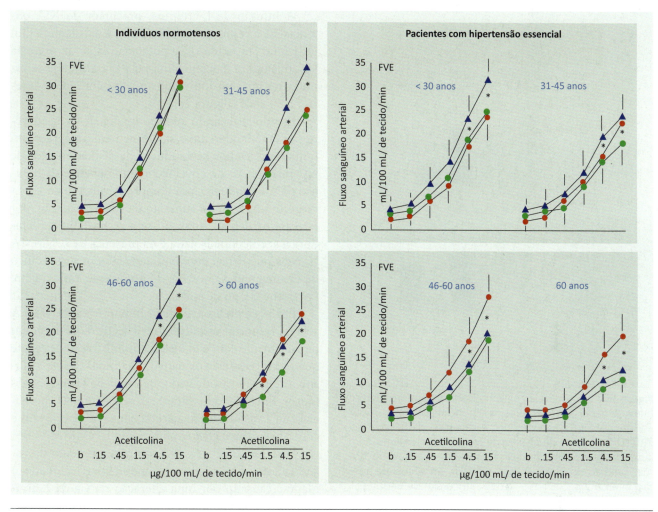

Figura 18.3 Resposta da função vasodilatadora endotelial à infusão de L-arginina e indometacina. (● − indometacina; ▲ − L-arginina; ● − infusão salina [controle]). Resposta da função vasodilatadora endotelial à infusão de L-arginina e indometacina (● − infusão salina; ▲ − L-arginina e ● − indometacina. Os dados são média ffl DP expressos como valores absolutos. *Diferença significativa entre a infusão salina e L-arginina ou indometacina (P < 0,05). FVE: função vasodilatadora endotelial. Adaptada de Taddei et al., 1997.[29]

Quanto às possíveis fontes de estresse oxidativo tanto no envelhecimento como na hipertensão, a evidência experimental indica que alguns sistemas poderiam ser responsáveis pelo aumento de produção de espécies de oxigênio reativo, incluindo estudos com anéis de aorta de rato que avaliaram tanto o sistema NADH/NADPH oxidase[33] quanto à tetraidrobiopterina,[34] ao passo que estudo em artéria braquial de humanos demonstrou que a via da ciclo-oxigenase contribui para a inibição da resposta vasodilatadora à acetilcolina por via da produção de vasoconstritores prostanoides.

A resposta vascular à acetilcolina depende da ligação dela aos receptores muscarínicos na superfície de células endoteliais, que induz ao aumento de cálcio intracelular e à elevação do NO. Com endotélio intacto observa-se vasodilatação, porém, em presença de lesão endotelial ocorre vasoconstrição paradoxal.[35]

AUMENTO DA PRODUÇÃO DE MEDIADORES VASOCONSTRITORES

Além de mediadores vasodilatadores, o endotélio também produz fatores vasoconstritores através da via da ciclo-oxigenase, como o tromboxano A2 e a prostaglandina H2 (prostanoides vasoconstritores). Sua produção exacerbada poderia contribuir para a disfunção endotelial relacionada ao envelhecimento.

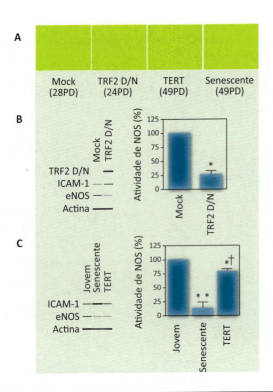

Figura 18.2 Senescência celular endotelial na aterosclerose humana: papel dos telômeros na disfunção endotelial. Mock – Controle; TERT – componente catalítico da telomerase; TRF2 D/N – fator de ligação de repetição telomérica com ausência do domínio de ligação ao Myb e DNA e do domínio básico do terminal NH2; ICAM-1 – molécula de adesão intercelular 1; eNOS – óxido nítrico sintase endotelial. Adaptada de Minamino, et al., 2002.[20]

mento de ações, como: regulação do tônus vascular,[23,24] inibição da agregação plaquetária, inibição da adesão molecular à superfície endotelial e inibição da proliferação de músculo liso vascular.[23-27] Portanto, a redução de sua disponibilidade pode contribuir para aterogênese nos idosos.

Além do óxido nítrico, a célula endotelial produz outros fatores capazes de causar vasodilatação, entre os quais se destacam a prostaglandina I_2, um derivado do ácido araquidônico, via ciclo-oxigenase, e o fator hiperpolarizante derivado do endotélio (FHDE). Em indivíduos com hipercolesterolemia a vasodilatação induzida pelo exercício, predominantemente mediada por FHDE, é prejudicada.[28] O efeito do envelhecimento sobre esses fatores é menos conhecido.

A disponibilidade intracelular e/ou mobilização de L-arginina configura-se como um determinante precoce da função endotelial no envelhecimento e na hipertensão arterial, tal como foi descrito para dislipidemia e aterosclerose.

A infusão de L-arginina, precursor do NO, potencializa a resposta vasodilatadora à acetilcolina. Em indivíduos hipertensos, a potencialização da resposta vasodilatadora à acetilcolina pela L-arginina já se faz notar mesmo em indivíduos jovens, com idade inferior a 30 anos (Figura 18.3).[29]

Estudo utilizando pletismografia de oclusão venosa para estudar fluxo sanguíneo em antebraço em humanos[30] avaliou se a redução da disponibilidade de NO relacionada ao envelhecimento depende da redução de sua produção, por comprometimento da via L-arginina-NO, ou do aumento da sua degradação, por estresse oxidativo. Analisou-se a resposta vasodilatadora à acetilcolina isolada e na presença de L-NMMA (L-Ng monomethyl arginine), um inibidor inespecífico da enzima sintase de NO, de um agente antioxidante (vitamina C), ou de ambos.

Em normotensos, o efeito inibitório de L-NMMA sobre a resposta vasodilatadora à acetilcolina diminuiu paralelamente com a idade e a administração de agente que reduz o estresse oxidativo (vitamina C) potencializou a resposta vasodilatadora à acetilcolina apenas nos idosos. Em indivíduos hipertensos, a vitamina C potencializou a vasodilatação à acetilcolina em mais jovens e contrabalançou o efeito inibitório do L-NMMA.[30]

Portanto, o progressivo comprometimento da vasodilatação dependente do endotélio relacionado à idade é causado por uma alteração na via da L-arginina-NO. Somente nos idosos (> 60 anos), aparece a influência do estresse oxidativo, levando ao completo comprometimento da disponibilidade de NO.

Por outro lado, nos hipertensos, o comprometimento da via da L-arginina já é observado mesmo nos jovens. A produção de estresse oxidativo aparece décadas antes que nos normotensos.

Essa alteração na via da L-arginina-NO, associada à idade, poderia estar relacionada à diminuição de disponibilidade de substrato[31] ou à presença de inibidor endógeno da NOS, como a ADMA (dimetilarginina assimétrica), conhecida como um mediador de disfunção endotelial e de aterosclerose. Os níveis circulantes de ADMA estão relacionados com fatores de risco cardiovasculares, tais como hipercolesterolemia, hipertensão arterial, *diabetes mellitus*, hiperhomocisteinemia, idade e tabagismo. Altas concentrações séricas de ADMA foram associadas com lesões ateroscleróticas carotídeas avaliadas pela medida da espessura média-íntima e pela presença de placas e podem representar um marcador de aterosclerose carotídea assintomática em idosos.[32]

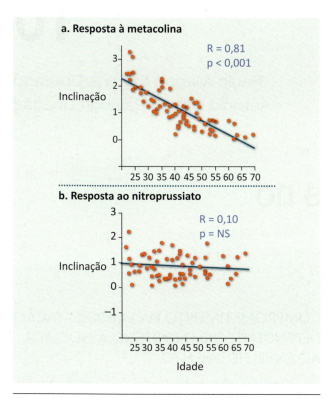

Figura 18.1 Apenas a vasodilatação endotélio-dependente decai com o envelhecimento. A vasodilatação induzida pelo relaxante direto da musculatura lisa vascular, nitroprussiato de sódio, não se altera com a idade. Adaptada de Gerhard M, et al., 1996.[9]

Esse processo também ocorre *in vivo*, pois existe uma relação inversa entre comprimento do telômero em células somáticas replicantes e a idade de seres humanos que doaram as células.[10-13] Portanto, a história replicativa de células somáticas é um determinante importante do comprimento do telômero.

Dados experimentais recentes sugerem que os telômeros possam servir como relógios biológicos, marcando não apenas a idade no nível celular, mas também o envelhecimento no nível sistêmico. Esses dados demonstram que:

- A prevenção de encurtamento do telômero pela expressão forçada em células somáticas em cultura da porção catalítica da *telomerase*, a transcriptase reversa que adiciona repetições de telômero à porção terminal dos cromossomos, adia a senescência replicativa.[14,15]
- O *knock-out* de *telomerase* no rato amplifica algumas características associadas ao envelhecimento sistêmico em gerações posteriores de ratos que exibem comprimento do telômero substancialmente encurtado.[16]

Por outro lado, observações em humanos implicam que o encurtamento de telômero *in vivo* possa contribuir para a patogenia de alterações vasculares associadas ao envelhecimento. De fato, tem sido constatado encurtamento progressivo do telômero em artérias humanas em regiões suscetíveis à aterosclerose,[17] bem como que o comprimento do telômero se correlaciona inversamente com a pressão de pulso e o grau de aterosclerose.[18,19]

Demonstrou-se, em modelo experimental,[20] que a perda da função de telômero induz disfunções endoteliais observadas em artérias envelhecidas, ao passo que a inibição do encurtamento do telômero suprime essas alterações. Para investigar se a senescência da célula endotelial causa disfunção, induziu-se a senescência em células endoteliais de aorta humana, inibindo-se a função do telômero. Consequentemente, surgiram características fenotípicas de senescência celular, como alargamento da forma da célula acompanhada de aumento da expressão de molécula de adesão intracelular-1 (ICAM-1) e redução da atividade de síntese de óxido nítrico (NOS) endotelial, alterações implicadas na aterogênese. Por outro lado, provocou-se o fenômeno inverso ao se introduzir a atividade de componente catalítico de *telomerase*. Essa intervenção estendeu a duração de vida e inibiu as alterações funcionais associadas à senescência das células endoteliais de aorta humana, com redução dos níveis de ICAM-1 e aumento dos níveis de NOS, indicando que a promoção da atividade da *telomerase* conferiu proteção contra a disfunção endotelial associada à senescência replicativa (Figura 18.2).

Diminuição da disponibilidade de NO – o principal mecanismo responsável pelo comprometimento da vasodilatação dependente do endotélio relacionado com o envelhecimento

O principal mecanismo responsável pela disfunção endotelial relacionada ao envelhecimento parece ser a redução da disponibilidade de NO. Vários estudos, tanto em modelos experimentais como em humanos, sugerem que a liberação ou atividade de óxido nítrico está reduzida no envelhecimento.[9,21,22]

O NO é sintetizado nas células endoteliais a partir de seu precursor, L-arginina, pela enzima NOS e induz relaxamento vascular por meio da ativação da guanilato ciclase (GMPc) no músculo liso vascular, que leva à hiperpolarização da célula muscular lisa vascular e ao consequente relaxamento (vasodilatação). De fato, sua redução prejudica a homeostase e a proteção vascular à agressão, na medida em que leva a comprometi-

capítulo 18

Mauricio Wajngarten
Amit Nussbacher

Paulo Magno Martins Dourado
Antonio Carlos Palandri Chagas

Alterações Endoteliais no Envelhecimento

INTRODUÇÃO

A prevalência de aterosclerose aumenta com o envelhecimento. A incidência de infarto agudo do miocárdio (IAM), acidente vascular cerebral (AVC) e insuficiência vascular periférica é elevada em indivíduos idosos, mesmo após o controle da presença de outros fatores de risco cardiovascular, como hipercolesterolemia, tabagismo e hipertensão.[1,2]

O vaso sanguíneo do idoso é menos capaz de se defender de agressões, tal como ocorre em pacientes com doença aterosclerótica. Analogamente a esta, muitas das alterações observadas no envelhecimento e sua consequente vulnerabilidade a doenças cardiovasculares decorrem de disfunção endotelial que se desenvolve com o passar dos anos.

O endotélio constitui-se de uma camada delgada de células que cobre a superfície interna dos vasos sanguíneos, atua como barreira entre o meio circulante e a parede arterial, secreta substâncias vasodilatadoras (FRDE) e vasoconstritoras (FCDE), e dessa forma regula a vasomotricidade arterial, resguarda contra a coagulação do sangue e é antiproliferativo. Exerce função endócrina ativa em resposta a estímulos humorais, neurais e mecânicos, sintetizando e liberando substâncias vasoativas que modulam o fluxo sanguíneo, o tônus e o calibre vascular.

Neste capítulo discutiremos as principais evidências existentes quanto às alterações que culminam na disfunção endotelial relacionada ao envelhecimento. Além disso, serão apresentados dados dos estudos que procuram analisar as relações entre restrição dietética, função vascular e longevidade.

COMPROMETIMENTO DA VASODILATAÇÃO DEPENDENTE DO ENDOTÉLIO ASSOCIADA AO ENVELHECIMENTO

O método mais utilizado para se avaliar a função endotelial é a resposta à vasodilatação endotélio-mediada. A idade é preditora de comprometimento da vasodilatação dependente do endotélio de artérias epicárdicas coronárias, vasos coronarianos de resistência e artérias periféricas.[3-8]

Demonstrou-se que o decaimento da resposta vasodilatadora dependente do endotélio relacionado à idade é progressivo e linear,[9] enquanto a vasodilatação endotélio-independente não se altera com a idade, conforme se pode observar pela resposta à infusão de nitroprussiato de sódio, um estimulante direto do GMPc da musculatura lisa (Figura 18.1).

Portanto, não surpreendem os achados de que a idade seja um forte preditor de vasodilatação endotélio-dependente exercendo maior influência do que clássicos fatores de risco para doença cardiovascular, como níveis séricos de colesterol total, LDL-colesterol ou mesmo níveis de pressão arterial.

ALTERAÇÕES ESTRUTURAIS RELACIONADAS COM A REPLICAÇÃO/REPOSIÇÃO CELULAR – FUNÇÃO DO TELÔMERO

Os telômeros, as partes terminais dos cromossomos, sofrem encurtamento de seu comprimento com cada ciclo replicativo de células somáticas em cultura.[10,11]

Seção IV

Envelhecimento e Funções Cognitivas

27. da Fonseca HA, Fonseca FA, Monteiro AM, et al. Inflammatory environment and immune responses to oxidized LDL are linked to systolic and diastolic blood pressure levels in hypertensive subjects. Int J Cardiol. 2012 May 17;157(1):131-3.
28. Izar MC, Fonseca HA, Pinheiro LF, et al. Adaptive immunity is related to coronary artery disease severity after acute coronary syndrome in subjects with metabolic syndrome. Diab Vasc Dis Res. 2013 Jan;10(1):32-9.
29. Ait-Oufella H, Sage AP, Mallat Z, et al. Adaptive (T and B cells) immunity and control by dendritic cells in atherosclerosis. Circ Res. 2014 May 9;114(10):1640-60.
30. Sage AP, Murphy D, Maffia P, et al. MHC Class II-restricted antigen presentation by plasmacytoid dendritic cells drives proatherogenic T cell immunity. Circulation. 2014 Oct 14;130(16):1363-73.
31. Pirillo A, Norata GD, Catapano AL. LOX-1, OxLDL, and atherosclerosis. Mediators Inflamm. 2013;2013:152786.
32. Zhou X, Robertson AK, Hjerpe C, et al. Adoptive transfer of CD4+ T cells reactive to modified low-density lipoprotein aggravates atherosclerosis. Arterioscler Thromb Vasc Biol. 2006 Apr;26(4):864-70.
33. Hermansson A, Johansson DK, Ketelhuth DF, et al. Immunotherapy with tolerogenic apolipoprotein B-100-loaded dendritic cells attenuates atherosclerosis in hypercholesterolemic mice. Circulation. 2011 Mar 15;123(10):1083-91.
34. Klingenberg R, Lebens M, Hermansson A, et al. Intranasal immunization with an apolipoprotein B-100 fusion protein induces antigen-specific regulatory T cells and reduces atherosclerosis. Arterioscler Thromb Vasc Biol. 2010 May;30(5):946-52.
35. Geng YJ, Jonasson L. Linking immunity to atherosclerosis: implications for vascular pharmacology--a tribute to Göran K. Hansson. Vascul Pharmacol. 2012 Jan-Feb;56(1-2):29-33.
36. Nishiguchi T, Imanishi T, Akasaka T. MicroRNAs and cardiovascular diseases. Biomed Res Int. 2015;2015:682857.
37. Fish JE, Santoro MM, Morton SU, et al. miR-126 regulates angiogenic signaling and vascular integrity. Dev Cell. 2008 Aug;15(2):272-84.
38. Wang S, Aurora AB, Johnson BA, et al. The endothelial-specific microRNA miR-126 governs vascular integrity and angiogenesis. Dev Cell. 2008 Aug;15(2):261-71.
39. Jansen F, Yang X, Hoelscher M, et al. Endothelial microparticle-mediated transfer of MicroRNA-126 promotes vascular endothelial cell repair via SPRED1 and is abrogated in glucose-damaged endothelial microparticles. Circulation. 2013 Oct 29;128(18):2026-38.
40. Wei Y, Nazari-Jahantigh M, Neth P, et al. MicroRNA-126, -145, and -155: a therapeutic triad in atherosclerosis? Arterioscler Thromb Vasc Biol. 2013 Mar;33(3):449-54.
41. Schober A, Nazari-Jahantigh M, Wei Y, et al. MicroRNA-126-5p promotes endothelial proliferation and limits atherosclerosis by suppressing Dlk1. Nat Med. 2014 Apr;20(4):368-76.
42. Adamson P, Etienne S, Couraud PO, et al. Lymphocyte migration through brain endothelial cell monolayers involves signaling through endothelial ICAM-1 via a rho-dependent pathway. J Immunol 1999 Mar 1;162(5):2964-73.
43. Roldán V, Marín F, Lip GY, et al. Soluble E-selectin in cardiovascular disease and its risk factors. A review of the literature. Thromb Haemost. 2003 Dec;90(6):1007-20.
44. Bürkle A, Moreno-Villanueva M, Bernhard J, et al. MARK-AGE biomarkers of ageing. Mech Ageing Dev. 2015;151:2-12.
45. Camici GG, Sudano I, Noll G, et al. Molecular pathways of aging and hypertension. Curr Opin Nephrol Hypertens. 2009 Mar;18(2):134-7.
46. Stampfli SF, Akhemedov A, Gebhard C, et al. Aging induces endothelial dysfunction while sparing arterial thrombosis. Arterioscler Thromb Vasc Biol. 2010 Oct;30(10):1960-7.

REFERÊNCIAS BIBLIOGRÁFICAS

1. Eelen G, de Zeeuw P, Simons M, et al. Endothelial cell metabolism in normal and diseased vasculature. Circ Res. 2015 Mar 27;116(7):1231-44.
2. Asahara T, Murohara T, Sullivan A, et al. Isolation of putative progenitor endothelial cells for angiogenesis. Science. 1997 Feb 14;275(5302):964-7.
3. Zhang M, Malik AB, Rehman J. Endothelial progenitor cells and vascular repair. Curr Opin Hematol. 2014 May;21(3):224-8.
4. Werner N, Kosiol S, Schiegl T, et al. Circulating endothelial progenitor cells and cardiovascular outcomes. N Engl J Med. 2005 Sep 8;353(10):999-1007.
5. Schmidt-Lucke C, Rössig L, Fichtlscherer S, et al. Reduced number of circulating endothelial progenitor cells predicts future cardiovascular events: proof of concept for the clinical importance of endogenous vascular repair. Circulation. 2005 Jun 7;111(22):2981-7.
6. da Silva EF, Fonseca FA, França CN, et al. Imbalance between endothelial progenitors cells and microparticles in HIV-infected patients naive for antiretroviral therapy. AIDS. 2011 Aug 24;25(13):1595-601.
7. Berezin A, Zulli A, Kerrigan S, et al. Predictive role of circulating endothelial-derived microparticles in cardiovascular diseases. Clin Biochem. 2015 Jun;48(9):562-8.
8. Mause SF, Weber C. Microparticles: protagonists of a novel communication network for intercellular information exchange. Circ Res. 2010 Oct 29;107(9):1047-57.
9. Spencer DM, Mobarrez F, Wallén H, et al. The expression of HMGB1 on microparticles from Jurkat and HL-60 cells undergoing apoptosis in vitro. Scand J Immunol. 2014 Aug;80(2):101-10.
10. Winner M, Koong AC, Rendon BE, et al. Amplification of tumor hypoxic responses by macrophage migration inhibitory factor--dependent hypoxia-inducible factor stabilization. Cancer Res. 2007 Jan 1;67(1):186-93.
11. Mezentsev A, Merks RM, O'Riordan E, et al. Endothelial microparticles affect angiogenesis in vitro: role of oxidative stress. Am J Physiol Heart Circ Physiol. 2005 Sep;289(3):H1106-14.
12. Meziani F, Tesse A, Andriantsitohaina R. Microparticles are vectors of paradoxical information in vascular cells including the endothelium: role in health and diseases. Pharmacol Rep. 2008 Jan-Feb;60(1):75-84.
13. Chironi GN, Boulanger CM, Simon A, et al. Endothelial microparticles in diseases. Cell Tissue Res. 2009 Jan;335(1):143-51.
14. Morel O, Morel N, Jesel L, et al. Microparticles: a critical component in the nexus between inflammation, immunity, and thrombosis. Semin Immunopathol. 2011 Sep;33(5):469-86.
15. Schiro A, Wilkinson FL, Weston R, et al. Endothelial microparticles as conveyors of information in atherosclerotic disease. Atherosclerosis. 2014 Jun;234(2):295-302.
16. Amabile N, Guérin AP, Tedgui A, et al. Predictive value of circulating endothelial microparticles for cardiovascular mortality in end-stage renal failure: a pilot study. Nephrol Dial Transplant. 2012 May;27(5):1873-80.
17. Werner N, Wassmann S, Ahlers P, et al. Circulating CD31+/annexin V+ apoptotic microparticles correlate with coronary endothelial function in patients with coronary artery disease. Arterioscler Thromb Vasc Biol. 2006 Jan;26(1):112-6.
18. Sinning JM, Losch J, Walenta K, et al. Circulating CD31+/Annexin V+ microparticles correlate with cardiovascular outcomes. Eur Heart J. 2011 Aug;32(16):2034-41.
19. Nadaud S, Poirier O, Girerd B, et al. Small platelet microparticle levels are increased in pulmonary arterial hypertension. Eur J Clin Invest. 2013 Jan;43(1):64-71.
20. Lukasik M, Rozalski M, Luzak B, et al. Enhanced platelet-derived microparticle formation is associated with carotid atherosclerosis in convalescent stroke patients. Platelets. 2013;24(1):63-70.
21. Michelsen AE, Brodin E, Brosstad F, et al. Increased level of platelet microparticles in survivors of myocardial infarction. Scand J Clin Lab Invest. 2008;68(5):386-92.
22. Chen Y, Xiao Y, Lin Z, et al. The Role of Circulating Platelets Microparticles and Platelet Parameters in Acute Ischemic Stroke Patients. J Stroke Cerebrovasc Dis. 2015 Jul 10. [epub ahead of print].
23. Pinheiro LF, França CN, Izar MC, et al. Pharmacokinetic interactions between clopidogrel and rosuvastatin: effects on vascular protection in subjects with coronary heart disease. Int J Cardiol. 2012 Jun 28;158(1):125-9.
24. Gradinaru D, Borsa C, Ionescu C, et al. Oxidized LDL and NO synthesis-Biomarkers of endothelial dysfunction and ageing. Mech Ageing Dev. 2015;151:101-13.
25. Vicinanza R, Coppotelli G, Malacrino C, et al. Oxidized low-density lipoproteins impair endothelial function by inhibiting non--genomic action of thyroid hormone-mediated nitric oxide production in human endothelial cells. Thyroid. 2013 Feb;23(2):231-8.
26. Brandão SA, Izar MC, Fischer SM, et al. Early increase in autoantibodies against human oxidized low-density lipoprotein in hypertensive patients after blood pressure control. Am J Hypertens. 2010 Feb;23(2):208-14.

afetam a função endotelial, seja por aumento de transcrição de fatores vasoconstritores como a endotelina-1 ou por maior atividade inflamatória.[36]

ICAM, VCAM, SELECTINAS

A molécula de adesão intercelular tipo 1 (ICAM-1) é uma proteína grandemente expressa na presença de estimulação por citocinas, como a interleucina 1-β (IL-1 β) ou o fator de necrose tumoral-alfa (TNF-α). A relevância dessa proteína é sua habilidade em atuar como ligante da integrina LFA-1, um receptor dos leucócitos. Assim, o ICAM-1 participa da transmigração dos leucócitos para a íntima vascular, um aspecto de grande relevância na aterosclerose. Além disso, ICAM-1 também tem sido implicada na internalização viral, portanto, participando ativamente do microambiente inflamatório e infeccioso celular.[42] A molécula de adesão da célula vascular tipo 1 (VCAM-1) também pode ser expressa no endotélio vascular sob os mesmos estímulos de citocinas inflamatórias e está igualmente envolvida na transmigração de leucócitos à íntima vascular. As selectinas (L, E e P-selectinas) possuem grande homologia estrutural, mas diferem por serem expressas em diferentes tipos celulares. As L-selectinas são expressas em leucócitos, as P-selectinas em plaquetas e as E-selectinas no endotélio vascular. As E-selectinas são expressas sob estímulo inflamatório por interleucinas e estão relacionadas com o fenômeno de rolagem dos leucócitos na superfície endotelial, precedendo sua transmigração celular. É interessante que fatores de risco clássicos como diabetes, hipertensão ou hipercolesterolemia estejam associados com aumento da expressão da E-selectinas, sugerindo importante elo na aterosclerose.[43]

CONCLUSÕES

A idade de um indivíduo talvez possa ser melhor estimada pela idade de seus vasos. No campo dos biomarcadores, busca-se o monitoramento do envelhecimento, que inclui parâmetros que espelhem a progressiva disfunção endotelial, associada ao desenvolvimento mais acelerado da aterosclerose e de complicações como infarto do miocárdio e AVC. Uma comissão europeia está presentemente examinando grande número de biomarcadores que possam melhor predizer o risco cardiovascular associado com o envelhecimento, bem como melhorar a qualidade de vida para uma população que amplia progressivamente sua expectativa de vida.[44] Infelizmente, uma profunda mudança no fenótipo da célula endotelial ocorre com a idade, mas a abrangência dessa disfunção parece mais associada com os tradicionais fatores de risco cardiovasculares,[45,46] ressaltando a importância do controle desses clássicos fatores. Mas hoje avançamos muito nos mecanismos moleculares atrelados ao desenvolvimento da aterosclerose e disfunção vascular e novos biomarcadores e alvos de tratamento, que poderão atenuar os mecanismos de doença estão sendo continuamente descritos. A Figura 17.1 sumariza os principais novos biomarcadores da disfunção endotelial.

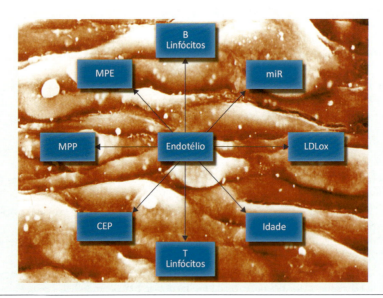

Figura 17.1 Novos biomarcadores para a disfunção endotelial. MPE: micropartículas endoteliais; MPP: micropartículas plaquetárias; CEP: células endoteliais progenitoras; miR-microRNAs; LDLox: LDL oxidada. Aumento de micropartículas, redução de células endoteliais progenitoras, diminuição de alguns miRNAs e aumento da LDL oxidada estão associados com disfunção endotelial. A idade se associa com progressiva disfunção endotelial, sobretudo, na presença de fatores de risco não controlados.

As micropartículas endoteliais têm sido postuladas como marcadores da disfunção vascular e associadas com valor preditivo a desfechos cardiovasculares.[6,12,13] De fato, essas micropartículas modulam inflamação, coagulação, adesão e recrutamento leucocitário, com potencial contribuição para a formação da placa aterosclerótica e desfechos cardiovasculares. Entretanto, mais recentemente, tem sido reconhecido o papel fisiológico dessas micropartículas, que em determinadas concentrações parecem atuar como mecanismos celulares de ações anti-inflamatórias e citoprotetoras.[14] É interessante que o uso de alguns fármacos com reconhecida proteção cardiovascular como estatinas e aspirina, tenham a habilidade de reduzir os níveis circulantes de micropartículas endoteliais.[15] Por outro lado, na presença de comorbidades como a insuficiência renal em estágio final, aumento de micropartículas endoteliais na circulação, foi descrito como preditor independente de mortalidade.[16] A despeito de algumas controvérsias, estudos e revisões mais recentes de fato sugerem que aumento nos níveis de micropartículas endoteliais esteja associado com maior risco de eventos cardiovasculares.[15-18]

Micropartículas plaquetárias são as mais numerosas das micropartículas circulantes e tem sido consideradas como um novos biomarcadores de ativação plaquetária. Aumento de micropartículas plaquetárias têm sido relacionado com aterosclerose, hipertensão arterial, doença coronariana aguda e acidente vascular cerebral (AVC).[19-21] Mais recentemente, foi descrito que o número de micropartículas plaquetárias se associa com o volume de AVC.[22] De forma interessante, em pacientes coronarianos, a despeito da manutenção de dose estável de antiplaquetário, a suspensão de estatina aumentou o número de micropartículas plaquetárias de maneira expressiva.[23]

Lipoproteína de baixa densidade (LDL) oxidada e resposta imune

Em paralelo à descoberta do óxido nítrico (NO) e sua relevância na função vascular, estudos sobre oxidação da LDL também revelaram que sua quantificação possui ação antagônica, constituindo-se em importante biomarcador da disfunção vascular.[24] A oxidação da LDL promove disfunção endotelial e favorece o desenvolvimento da aterosclerose. O mecanismo envolvido na disfunção endotelial parece envolver menor produção de NO e menor expressão de guanosina monofosfato cíclica (GMPc).[25]

Recentes estudos têm mostrado que aumento na produção de anticorpos anti-LDL oxidada possui ação antiaterogênica, formando um dos principais mecanismos de defesa de nosso organismo contra o insulto da LDL oxidada.[26-28] De fato, subtipo de linfócitos B (B1) produz anticorpos naturais contra LDL oxidada (IgM) que a neutralizam e evitam a exposição dessa para células dendríticas, impedindo a apresentação de antígenos para linfócitos T, reduzindo, dessa forma a infiltração destas células na íntima vascular.[29,30]

A LDL oxidada também promove aumento na expressão do seu receptor (LOX-1) na célula endotelial, bem como nas células musculares lisas e em macrófagos. A internalização da LDL oxidada determina profunda modificação na célula endotelial, ocasionando aumento de sua ativação menor vasodilatação, maior taxa de apoptose, proliferação celular, infiltrado inflamatório e ativação plaquetária.[31]

O papel central dos linfócitos na evolução da aterosclerose tem sido muito estudado nos últimos anos, tornando a estratégia da imunomodulação e recuperação da função endotelial, aspectos muito promissores na prevenção ou terapia das doenças cardiovasculares. Isso foi demonstrado experimentalmente em modelos genéticos deficientes em linfócitos B e T. Nesses experimentos, a aterosclerose foi marcantemente atenuada nos animais deficientes em linfócitos T, mas novamente expressa quando linfócitos T CD4+ foram transferidos a estes animais, promovendo aterosclerose e inflamação nas suas artérias[32] Atualmente, estudos promissores têm buscado redução da aterosclerose por meio de aumento de produção de interleucinas protetoras (como IL-10) ou aumento na produção de células T regulatórias, por meio da estimulação com peptídios derivados da apolipoproteína B, ou da apoB100, combinada com subunidade B da toxina da cólera, por meio de vacina.[33-35]

microRNAs E DISFUNÇÃO ENDOTELIAL

MicroRNAs são pequenas sequências de RNA (aproximadamente 22 nucleotídios) que regulam a expressão do RNA mensageiro ao nível pós-transcripcional por degradação ou repressão translacional. Foram descritos mais de 2.500 microRNAs em humanos, que podem interagir cada um com várias centenas de alvos de RNA mensageiro. Os microRNAs influenciam todos os estágios da aterosclerose, incluindo a disfunção endotelial.[36]

MiR-126, um dos mais estudados na doença cardiovascular, está reduzido em pacientes com *diabetes mellitus* tipo 2 (DM2) e não apenas se relaciona com o desenvolvimento de resistência a insulina por inibição do substrato 1 do receptor de insulina, mas também regula a via do fator de crescimento do endotélio vascular (VEGF), diminuindo angiogênese e reparo vascular.[36-38] Além disso, miR-126 é expresso em micropartículas endoteliais postulando-se importante papel na informação para reparo vascular, que se encontra diminuído em pacientes com diabetes.[39-41] Vários outros microRNAs

capítulo 17

Francisco Antonio Helfenstein Fonseca
Maria Cristina O. Izar

Biomarcadores Endoteliais

INTRODUÇÃO

Os vasos sanguíneos suprem de oxigênio e nutrientes os tecidos enquanto os linfáticos filtram e absorvem fluidos intersticiais destes tecidos. Durante as últimas três décadas, modificações em propriedades do endotélio vascular foram associadas a diversas alterações metabólicas e a doenças cardiovasculares. É notável a rápida mudança em propriedades funcionais e metabólicas que o endotélio vascular adquire, passando de um estado quiescente e fisiológico para o estado disfuncional.[1] O endotélio não possui as mesmas características em todos os territórios, assim, a exposição a diferentes concentrações de oxigênio e nutrientes (como na circulação arterial e microcirculação pulmonar), bem como a elevada necessidade metabólica cerebral, também se associa com importantes diferenças no metabolismo endotelial, como a quantidade de mitocôndrias, taxa de glicólise e metabolismo oxidativo.[1] A despeito dessas heterogeneidades, a busca de novos biomarcadores do estado funcional do endotélio tem sido promissora e parece fundamental para melhor compreensão da doença cardiovascular e prevenção de eventos.

CÉLULAS PROGENITORAS ENDOTELIAIS E REPARO VASCULAR

Em 1997, Asahara e cols.[2] descreveram células progenitoras na circulação sanguínea e o potencial dessas células em se diferenciarem no endotélio vascular, tanto para novos vasos como para reparo de células senescentes ou apoptóticas. Nos anos seguintes, houve grande interesse na caracterização e demonstração de subpopulações de células progenitoras endoteliais em diversos estados de saúde e doença, mas devido a quantidade muito pequena dessas células progenitoras na circulação, seu papel no reparo vascular e angiogênese começou a ser questionado e novas evidências da contribuição de células endoteliais residentes foram, mais recentemente, valorizadas.[3] É possível que células endoteliais residentes mantenham sua capacidade de diferenciação em novo endoteliócito, assim como as células progenitoras endoteliais, em forma mais imatura na circulação, também contribuam nesse processo. Muitos dos estudos iniciais envolvendo a quantificação de células progenitoras endoteliais com citometria de fluxo e alguns CDs mais característicos dessas células mostraram resultados promissores, sendo a menor quantidade de células endoteliais progenitoras circulantes associadas com desfechos cardiovasculares.[4,5] Menor taxa de células progenitoras endoteliais circulantes também foi encontrada em pacientes HIV positivos associadas com disfunção endotelial, uma condição que parece contribuir para a gravidade e precocidade da doença cardiovascular nesses pacientes.[6] Assim, menor número de células progenitoras endoteliais circulantes, bem como menor capacidade de diferenciação de células endoteliais residentes parecem contribuir para menor reparação tecidual e exposição da íntima vascular aos fatores trombóticos sanguíneos.

Micropartículas

Micropartículas são fragmentos fosfolipídicos celulares anucleados, com diâmetros entre 100-1000 nm[7] e também são habitualmente quantificadas por citometria de fluxo e uso de anticorpos marcadores desse tipo celular. As micropartículas endoteliais são consideradas novos biomarcadores de lesão endotelial e disfunções vasculares e sua quantidade sérica relacionada com doenças cardiovasculares, inflamatórias e metabólicas.[8]

A quantidade de micropartículas endoteliais parecem refletir o balanço entre proliferação e morte celular[9] e muitas citocinas inflamatórias parecem influenciar seus níveis séricos,[10] bem como a intensidade do estresse oxidativo.[11]

50. Werner N, Kosiol S, Schiegl T, et al. Circulating endothelial progenitor cells and cardiovascular outcomes. N Engl J Med. 2005 Sep 8;353(10):999-1007.
51. Dignat-George F, Boulanger CM. The many faces of endothelial microparticles. Arterioscler Thromb Vasc Biol. 2011 Jan;31(1):27-33.
52. Martinez MC, Tesse A, Zobairi F, et al. Shed membrane microparticles from circulating and vascular cells in regulating vascular function. Am J Physiol Heart Circ Physiol. 2005 Mar;288(3):H1004-H1009.
53. França C, Izar MC, Amaral J, et al. Micropartículas e células progenitoras: novos marcadores da disfunção endotelial. Rev Soc Cardiol Estado de São Paulo. 2013;23(4):33-9.
54. Mallat Z, Benamer H, Hugel B, et al. Elevated levels of shed membrane microparticles with procoagulant potential in the peripheral circulating blood of patients with acute coronary syndromes. Circulation. 2000 Feb 29;101(8):841-3.

23. Thijssen DH, Black MA, Pyke KE, et al. Assessment of flow-mediated dilation in humans: a methodological and physiological guideline. Am J Physiol Heart Circ Physiol. 2011 Jan;300(1):H2-12.
24. Frolow M, Drozdz A, Kowalewska A, et al. Comprehensive assessment of vascular health in patients; towards endothelium-guided therapy. Pharmacol Rep. 2015 Aug;67(4):786-92.
25. Anderson TJ, Phillips SA. Assessment and prognosis of peripheral artery measures of vascular function. Prog Cardiovasc Dis. 2015 Mar;57(5):497-509.
26. Joannides R, Haefeli WE, Linder L, et al. Nitric oxide is responsible for flow-dependent dilatation of human peripheral conduit arteries in vivo. Circulation. 1995 Mar 1;91(5):1314-9.
27. Kooijman M, Thijssen DH, de Groot PC, et al. Flow-mediated dilatation in the superficial femoral artery is nitric oxide mediated in humans. J Physiol. 2008 Feb 15;586(4):1137-45.
28. Celermajer DS, Sorensen KE, Gooch VM, et al. Non-invasive detection of endothelial dysfunction in children and adults at risk of atherosclerosis. Lancet. 1992 Nov 7;340(8828):1111-5.
29. Flammer AJ, Anderson T, Celermajer DS, et al. The assessment of endothelial function: from research into clinical practice. Circulation. 2012 Aug 7;126(6):753-67.
30. Onkelinx S, Cornelissen V, Goetschalckx K, et al. Reproducibility of different methods to measure the endothelial function. Vasc Med. 2012 Apr;17(2):79-84.
31. Anderson TJ, Uehata A, Gerhard MD, et al. Close relation of endothelial function in the human coronary and peripheral circulations. J Am Coll Cardiol. 1995 Nov 1;26(5):1235-41.
32. Kitta Y, Obata JE, Nakamura T, et al. Persistent impairment of endothelial vasomotor function has a negative impact on outcome in patients with coronary artery disease. J Am Coll Cardiol. 2009 Jan 27;53(4):323-30.
33. Karatzis EN, Ikonomidis I, Vamvakou GD, et al. Long-term prognostic role of flow-mediated dilatation of the brachial artery after acute coronary syndromes without ST elevation. Am J Cardiol. 2006 Dec 1;98(11):1424-8.
34. Gokce N, Keaney JF Jr, Hunter LM, et al. Risk stratification for postoperative cardiovascular events via noninvasive assessment of endothelial function: a prospective study. Circulation. 2002 Apr 2;105(13):1567-72.
35. Inaba Y, Chen JA, Bergmann SR. Prediction of future cardiovascular outcomes by flow-mediated vasodilatation of brachial artery: a meta-analysis. Int J Cardiovasc Imaging. 2010 Aug;26(6):631-40.
36. Corretti MC, Anderson TJ, Benjamin EJ, et al. Guidelines for the ultrasound assessment of endothelial-dependent flow-mediated vasodilation of the brachial artery: a report of the International Brachial Artery Reactivity Task Force. J Am Coll Cardiol. 2002 Jan 16;39(2):257-65.
37. Deanfield J, Donald A, Ferri C, et al. Endothelial function and dysfunction. Part I: Methodological issues for assessment in the different vascular beds: a statement by the Working Group on Endothelin and Endothelial Factors of the European Society of Hypertension. J Hypertens. 2005 Jan;23(1):7-17.
38. Harris RA, Nishiyama SK, Wray DW, et al. Ultrasound assessment of flow-mediated dilation. Hypertension. 2010 May;55(5):1075-85.
39. Stout M. Flow-mediated dilatation: a review of techniques and applications. Echocardiography. 2009 Aug;26(7):832-41.
40. Black MA, Cable NT, Thijssen DH, et al. Importance of measuring the time course of flow-mediated dilatation in humans. Hypertension. 2008 Feb;51(2):203-10.
41. Welsch MA, Allen JD, Geaghan JP. Stability and reproducibility of brachial artery flow-mediated dilation. Med Sci Sports Exerc. 2002 Jun;34(6):960-5.
42. Thijssen DH, Dawson EA, Black MA, et al. Heterogeneity in conduit artery function in humans: impact of arterial size. Am J Physiol Heart Circ Physiol. 2008 Nov;295(5):H1927-H1934.
43. Kuvin JT, Patel AR, Sliney KA, et al. Assessment of peripheral vascular endothelial function with finger arterial pulse wave amplitude. Am Heart J. 2003 Jul;146(1):168-74.
44. Higashi Y. Assessment of endothelial function. History, methodological aspects, and clinical perspectives. Int Heart J. 2015;56(2):125-34.
45. McCrea CE, Skulas-Ray AC, Chow M, et al. Test–retest reliability of pulse amplitude tonometry measures of vascular endothelial function: Implications for clinical trial design. Vasc Med. 2012;17(1):29-36.
46. Bonetti PO, Pumper GM, Higano ST, et al. Noninvasive identification of patients with early coronary atherosclerosis by assessment of digital reactive hyperemia. J Am Coll Cardiol. 2004 Dec 7;44(11):2137-41.
47. Rubinshtein R, Kuvin JT, Soffler M, et al. Assessment of endothelial function by non-invasive peripheral arterial tonometry predicts late cardiovascular adverse events. Eur Heart J. 2010 May;31(9):1142-8.
48. Hamburg NM, Palmisano J, Larson MG, et al. Relation of brachial and digital measures of vascular function in the community: the Framingham heart study. Hypertension. 2011 Mar;57(3):390-6.
49. Giannotti G, Doerries C, Mocharla PS, et al. Impaired endothelial repair capacity of early endothelial progenitor cells in prehypertension: relation to endothelial dysfunction. Hypertension. 2010 Jun;55(6):1389-97.

CONCLUSÕES

Em síntese, entre os testes disponíveis para avaliação endotelial, poucos foram sistematicamente avaliados quanto a possibilidade de agregar valor ao prognóstico do paciente. Apesar de os dados clínicos, a natureza dinâmica do endotélio e sua resposta aos fatores ambientais faz com que uma única metodologia para avaliar a função endotelial possa não refletir a função real. Por exemplo, os fatores ambientais afetam a função endotelial podendo ser apenas um estado transitório e não representativo de uma patologia.

A estratificação de risco para DCV e a indicação de medidas terapeuticas, como mudança no estilo de vida ou farmacoterapia, podem ser mais refinadas com a incorporação de métodos que avaliam a função endotelial visando diminuir a incidência da doença cardiovascular.

REFERÊNCIAS BIBLIOGRÁFICAS

1. Aird WC. Endothelium as an organ system. Crit Care Med. 2004 May;32(5 Suppl):S271-S279.
2. Feletou M, Vanhoutte PM. Endothelial dysfunction: a multifaceted disorder (The Wiggers Award Lecture). Am J Physiol Heart Circ Physiol. 2006 Sep;291(3):H985-1002.
3. Aird WC. Phenotypic heterogeneity of the endothelium: I. Structure, function, and mechanisms. Circ Res. 2007 Feb 2;100(2):158-73.
4. Furchgott RF, Zawadzki JV. The obligatory role of endothelial cells in the relaxation of arterial smooth muscle by acetylcholine. Nature. 1980 Nov 27;288(5789):373-6.
5. Alexander RW. Oxidized LDL autoantibodies, endothelial dysfunction, and transplant-associated arteriosclerosis. Arterioscler Thromb Vasc Biol. 2002 Dec 1;22(12):1950-1.
6. Levi M, ten CH, van der Poll T. Endothelium: interface between coagulation and inflammation. Crit Care Med. 2002 May;30(5 Suppl):S220-S224.
7. Reinhart K, Bayer O, Brunkhorst F, et al. Markers of endothelial damage in organ dysfunction and sepsis. Crit Care Med. 2002 May;30(5 Suppl):S302-S312.
8. Bertoluci MC, Ce GV, da Silva AM, et al. Endothelial dysfunction as a predictor of cardiovascular disease in type 1 diabetes. World J Diabetes. 2015 Jun 10;6(5):679-92.
9. Libby P. Current concepts of the pathogenesis of the acute coronary syndromes. Circulation. 2001 Jul 17;104(3):365-72.
10. Deanfield JE, Halcox JP, Rabelink TJ. Endothelial function and dysfunction: testing and clinical relevance. Circulation. 2007 Mar 13;115(10):1285-95.
11. Pedro MA, Coimbra SR, Colombo FMC. Métodos de investigação do endotélio. In: Luz PL, Laurindo FRM, Chagas ACP. Endotélio & doenças cardiovasculares. 1.ed. Rio de Janeiro: Atheneu, 2003. p.53-68.
12. Rubira MC, Consolim-Colombo FM, Rabelo ER, et al. Venous or arterial endothelium evaluation for early cardiovascular dysfunction in hypertensive patients? J Clin Hypertens (Greenwich). 2007 Nov;9(11):859-65.
13. Inoue T, Matsuoka H, Higashi Y, et al. Flow-mediated vasodilation as a diagnostic modality for vascular failure. Hypertens Res. 2008 Dec;31(12):2105-13.
14. Wilkinson IB, Webb DJ. Venous occlusion plethysmography in cardiovascular research: methodology and clinical applications. Br J Clin Pharmacol. 2001 Dec;52(6):631-46.
15. Kura N, Fujikawa T, Tochikubo O. New finger-occlusion plethysmograph for estimating peripheral blood flow and vascular resistance. Circ J. 2008 Aug;72(8):1329-35.
16. Matsuzawa Y, Guddeti RR, Kwon TG, et al. Secondary prevention strategy of cardiovascular disease using endothelial function testing. Circ J. 2015;79(4):685-94.
17. Poredos P, Jezovnik MK. Testing endothelial function and its clinical relevance. J Atheroscler Thromb. 2013;20(1):1-8.
18. Fukuda D, Yoshiyama M, Shimada K, et al. Relation between aortic stiffness and coronary flow reserve in patients with coronary artery disease. Heart. 2006 Jun;92(6):759-62.
19. Benjamin N, Calver A, Collier J, et al. Measuring forearm blood flow and interpreting the responses to drugs and mediators. Hypertension. 1995 May;25(5):918-23.
20. Lima SM, Aldrighi JM, Consolim-Colombo FM, et al. Acute administration of 17beta-estradiol improves endothelium-dependent vasodilation in postmenopausal women. Maturitas. 2005 Apr 11;50(4):266-74.
21. Rabelo ER, Rohde LE, Schaan BD, et al. Bradykinin or acetylcholine as vasodilators to test endothelial venous function in healthy subjects. Clinics (Sao Paulo). 2008 Oct;63(5):677-82.
22. de Sousa MG, Yugar-Toledo JC, Rubira M, et al. Ascorbic acid improves impaired venous and arterial endothelium-dependent dilation in smokers. Acta Pharmacol Sin. 2005 Apr;26(4):447-52.

cias vasodilatadoras, e/ou maior produção de substâncias vasoconstritoras, como marcadores de ativação das vias inflamatórias, fatores trombogênicos, marcadores de estresse oxidativo e de ativação celular. Mais recentemente, a quantificação de células progenitoras endoteliais circulantes têm sido utilizada para estimar a capacidade de reparação do endotélio. Assim, em pacientes hipertensos e pré-hipertensos,[49] bem como em outras situações de risco cardiovascular, há menor número e menor atividade das células progenitoras endoteliais (CPE), associado a uma menor vasodilatação dependente do endotélio e pior prognóstico cardiovascular.

As CPE compreendem um grupo celular extremamente raro de células não hematopoiéticas que podem ser recrutadas a partir da medula óssea por vários estímulos, como citocinas (VEGF, SDF-1), fármacos como estatinas, estrógenos, eritropoietina, atividade física, dentre outras, e possui papel fundamental na manutenção da integridade endotelial. Podem ser identificadas e caracterizadas por técnicas sensíveis como citometria de fluxo.[47]

A quantificação dessas células no sangue periférico pode ser considerada um preditor de risco e extensão da aterosclerose, pois indivíduos com reduzido número de CPE na corrente sanguínea possuem maior risco para desenvolver disfunção endotelial, uma vez que ocorre comprometimento da vasculogênese.[50]

Os avanços na avaliação da função endotelial, por meio da avaliação de marcadores no sangue periférico, terá por base o desenvolvimento de plataformas com combinações de ensaios para dosagens de mediadores solúveis e/ou de micropartículas derivadas de células endoteliais.[51]

As micropartículas (MP) estão elevadas em inúmeras situações patológicas[52] e seu número circulante está associado à disfunção endotelial.

O termo micropartículas é utilizado para descrever pequenas vesículas liberadas por diferentes tipos celulares após ativação ou apoptose, contendo material celular como proteínas, mRNA, lipoproteínas e debris.[53]

As células endoteliais são ricas em fosfatidilserina, que possui potente atividade pró-coagulante, indicando que micropartículas endoteliais (MPE) possam determinar aumento de trombogenicidade da placa aterosclerótica.[54]

As CPE associadas às MP podem ser consideradas biomarcadores úteis da doença cardiovascular por estarem diretamente relacionadas à homeostase endotelial (Figura 16.7).[53] O recrutamento de CPE sugere um mecanismo compensatório de reparo vascular que contribui para a restauração da integridade endotelial. Aumento de MP está diretamente relacionado à disfunção endotelial e, consequentemente, com a progressão da aterosclerose. Assim, a relação MP/CPE pode indicar o grau de desequilíbrio entre dano endotelial e capacidade de reparo.[53]

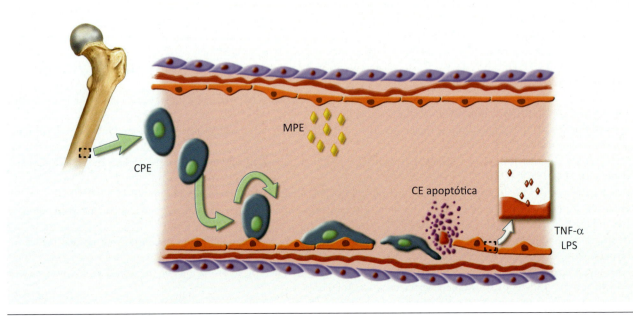

Figura 16.7 Substituição de células endoteliais (CE) que sofrem apoptose na parede vascular pelo recrutamento de células progenitoras endoteliais (CPE) a partir da medula óssea. As CE em apoptose liberam micropartículas endoteliais (MPE), que também são formadas após ativação por diferentes estímulos (TNF-α, LPS, dentre outros – em detalhe). TNF: Fator de necrose tumoral; LPS: lipopolissacarídeos.

do *cuff* pressórico dividido pela média da AOP durante 210 segundos pré-oclusão (Figura 16.6). O IHR é normalizado pelas medidas do braço contralateral, o qual serve como controle do efeito sistêmico da hiperemia reativa.[43]

Esse índice é considerado marcador da função endotelial;[29] entretanto, a amplitude do pulso após a hiperemia reativa é complexa, refletindo mudanças no fluxo e na dilatação da microcirculação digital e é parcialmente dependente de NO.[18]

Estudos mostraram que a função endotelial avaliada pelo método do EndoPAT correlaciona-se com a função microvascular das coronárias em pacientes em fase precoce de aterosclerose[46] e é preditora de eventos cardiovasculares.[47]

A medida da IHR é baseada no mesmo princípio da técnica de DMF, porém, o estudo de Framingham mostrou que não há correlação significante entre a IHR e DMF, contribuindo para a ideia de que as técnicas refletem aspectos diferentes e complementares da função vascular.[17,48]

Quantificação no sangue de substâncias produzidas pelo endotélio

Além da avaliação da capacidade de dilatação do vaso, pode-se usar medidas de substâncias que o endotélio produz.

De forma geral, considera-se a presença de disfunção endotelial quando há menor produção de substân-

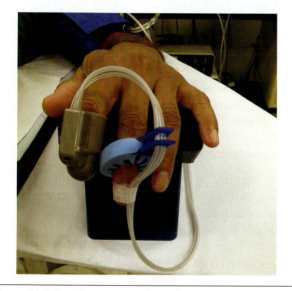

Figura 16.5 Posicionamento do probe.
Fonte: Laboratório de Hipertensão Arterial, InCor.

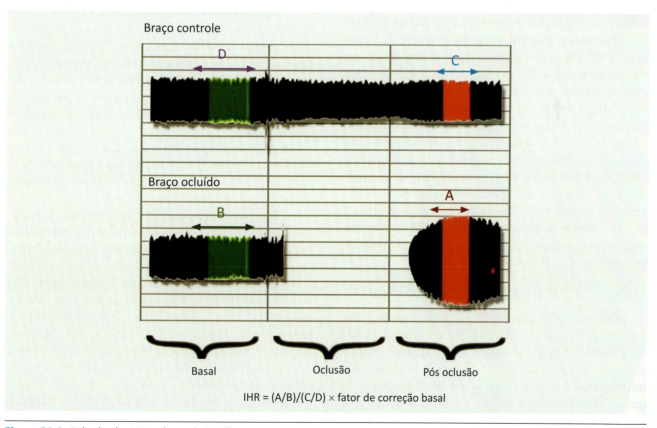

Figura 16.6 Cálculo do IHR pelo endoPAT.[45]
Fonte: Laboratório de Hipertensão Arterial, InCor.

pode-se avaliar o pico da velocidade do fluxo sanguíneo, o valor máximo da dilatação e o momento em que a vasodilatação ocorreu. Na ausência dessa tecnologia o indicado é que a medida do diâmetro seja realizada 1 minuto após a liberação do manguito.

O diâmetro basal do vaso apresenta relação inversa com o grau da vasodilatação obtida após o estímulo pela hiperemia reativa (artérias maiores dilatam menos que artérias menores) e há variação entre o diâmetro arterial de indivíduo para indivíduo. Logo, recomenda-se que os trabalhos apresentem juntamente com o valor da DMF, o valor basal e a variação absoluta do diâmetro. Em estudos comparativos é importante que os valores do diâmetro basal dos grupos sejam iguais, caso haja diferença significativa deve-se utilizar testes estatísticos para correção.

A observação dessas diretrizes melhora a reprodutibilidade da técnica da DMF, a variação observada nos estudos que avaliaram a reprodutibilidade da técnica pode ser explicada pela falta de padronização, uso de transdutor com frequência inapropriada, localização, tempo e pressão utilizada no manguito, preparo do paciente quanto à dieta, atividade física, ciclo menstrual, ritmo circadiano e método de análise, todos esses fatores listados interferem na reprodutibilidade do exame e devem ser rigidamente controlados. Welsch e cols.[41] não observaram diferenças significativas no diâmetro basal e no diâmetro máximo após a hiperemia em três medidas repetidas, porém, observaram diferença quando compararam as medições realizadas entre os dois executantes. As recomendações incluem que os testes sejam realizados por um único executante bem treinado. Estudo recente realizado em homens com doença coronária avaliou a variabilidade da técnica de DMF. A variabilidade observada em medidas repetidas, com intervalo de 30 minutos, apresentou coeficiente de variação de 10% e entre dois dias sequenciais de 11%, comprovando que a DMF é uma ferramenta segura para avaliar a ação de intervenções em pacientes com doença cardiovascular.[30]

Avaliação da DMF em outras artérias de condução

A síntese de NO nos leitos da árvore arterial é heterogênea, o papel do NO na DMF em diferentes leitos é variável. Logo, não é possível extrapolar a técnica utilizada para estudar a DMF na artéria braquial para outros leitos. Entre os vários leitos estudados, sabe-se a DMF da artéria femoral superficial reflete predominantemente a ação da vasodilatação endotélio dependente mediada pelo NO,[27] quando o manguito é colocado distal ao sítio de insonação e a insuflação é mantida por 5 minutos. Outro ponto importante é que o tempo para se alcançar o pico do diâmetro após a HR e pós-nitrato. Artérias menores alcançam o pico mais rápido do que artérias maiores. Como demonstrado no estudo de Thijssen,[42] a avaliação do diâmetro deve ser estendida por um período maior de tempo dependendo do vaso analisado, por exemplo, após 3 minutos, 100% dos pacientes já alcançaram o pico máximo de dilatação quando estudamos a artéria braquial, porém, para esse mesmo período na artéria femoral superficial, somente 58% dos indivíduos teriam dilatado. Quando a avaliação ocorre na artéria femoral deve-se estender para 6 minutos o tempo de análise.

Tonometria arterial periférica

A tonometria arterial periférica (PAT) é uma técnica não invasiva, observador independente, que captura batimento a batimento por pletismografia a amplitude da onda de pulso digital (AOP), que corresponde às medidas da variação de volume digital.[17]

A avaliação da PAT segue as mesmas recomendações da DMF descritas na Tabela 16.1.

Metodologia

O aparelho de EndoPAT (Endo-PAT2000; Itamar Medical, Caesarea, Israel) consiste de dois probes digitais com sistema de membranas internas infláveis. Essas membranas, quando infladas, aplicam uma contra-pressão de 70 mmHg nas falanges distais dos dedos indicadores. As variações nos sinais de pressão são filtradas, amplificadas e estocadas para futuras analises pelo aparelho.[43]

A AOP é avaliada antes e durante a manobra de hiperemia reativa. O *cuff* de pressão é posicionado na parte proximal do braço (braço do estudo) e o braço contralateral funciona como controle.

A medida basal da AOP é determinada por pletismografia pelas sondas posicionadas nos indicadores das duas mãos por um período de 5 minutos (Figura 16.5). A hiperemia tem início com a oclusão do fluxo sanguíneo da artéria braquial por 5 minutos pelo *cuff*, com pressão de 50 mmHg acima da sistólica,[44] a oclusão do fluxo arterial é confirmada pela redução do traçado até zero (Figura 16.5). O sinal da PAT é gravado durante 5 minutos após a liberação do *cuff* pressórico. Os dados são analisados automaticamente pelo *software* do aparelho.

O índice de hiperemia reativa (IHR) é o resultado da razão entre as médias da AOP dos valores pós e pré-oclusão. Para o cálculo do índice utiliza-se a média da AOP durante 1 minuto, após 60 segundos da liberação

tação abaixo da mediana em relação aos com vasodilatação acima desse valor.[21]

A Tabela 34.1 apresenta os fatores de risco e algumas intervenções que podem melhorar a disfunção endotelial.

Tabela 34.1 Fatores que influenciam a função endotelial.	
Fatores de risco	**Melhoram a função endotelial**
Envelhecimento	L-arginina
Sexo masculino	Antioxidantes
História familiar	Cessação de fumo
Hipercolesterolemia	Abaixar colesterol/estatinas
Fumo	Inibidores da enzima conversora
HDL-colesterol baixo	Exercício
Hipertensão arterial	Dieta mediterrânea
Diabetes mellitus	
Obesidade	
Alimentação rica em gorduras	

Um dos métodos mais amplamente usados é a vasodilatação mediada pelo fluxo na artéria braquial. Em nosso Laboratório de Endotélio de Aterosclerose InCor HCFMUSP avaliamos o impacto dos fatores de risco na vasodilatação mediada pelo fluxo, e todos os fatores de risco reduziram-na, com maior impacto da hipertensão arterial e da obesidade (Figura 34.2).

FATORES DE RISCO E FUNÇÃO ENDOTELIAL

História familiar

Sabe-se que a predisposição à doença aterosclerótica das coronárias (DAC) é de origem multifatorial e poligênica. Nas doenças poligênicas os efeitos de genes isolados são pequenos e difíceis de serem observados isoladamente. Assim, a análise de *linkage*, nas quais algumas centenas de marcadores de DNA são utilizadas, não conseguiram identificar genes predisponentes para doenças poligênicas. Só com o surgimento da técnica de GWAS (Gene-Wide Association Study), em que milhões de marcadores de DNA são analisados, foi possível investigar a contribuição de vários genes na definição de fenótipos finais em doenças poligênicas.[22]

Essa técnica, associada às plataformas de genotipagem rápida, permitiu o mapeamento das variantes genéticas para DAC.[23-25]

O estudo CARDIoGRAMplusC4D encontrou 36 variantes genéticas associadas com DAC e essas variantes foram confirmadas em populações diferentes daquela originalmente estudada.[26]

As variantes genéticas associadas à DAC em análises GWAS apresentam várias características em co-

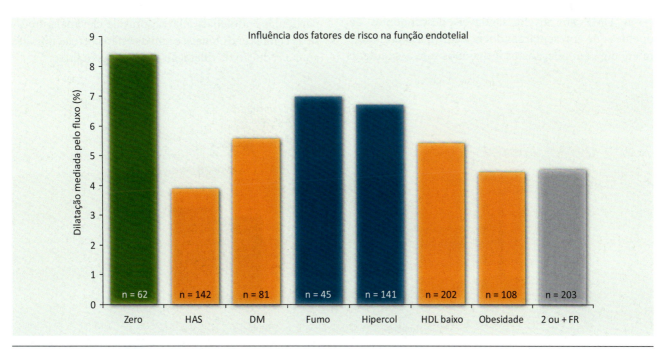

Figura 34.2 Dilatação mediada pelo fluxo, em artéria braquial, influencia os fatores de risco.
Fonte Laboratório de Endotélio, Equipe de Aterosclerose InCor-HCFMUSP.

mum: ocorrência frequente na população; o efeito individual de cada variante é pequeno; menos da metade age por meio dos fatores de risco convencionais, destes predominam efeitos no colesterol, seguido pela hipertensão arterial e lócus ABO, aumentando a propensão à trombose coronária; a maioria tem mecanismos independentes dos fatores de risco convencionais; a maioria dos SNP (*Single Nucleotide Polymorphism*) sinalizadores de risco localiza-se em regiões não codificadoras de proteínas; finalmente, o risco é proporcional ao número de variantes de risco presentes.

Vale ressalvar que as variantes genéticas associadas a aumento de risco de doença coronária ainda não estão indicadas nas avaliações de prevenção e tratamento da DAC, pois ainda desconhecemos a maioria dos mecanismos de suas ações; contudo, as técnicas de GWAS abriram um amplo campo de pesquisa para novos alvos terapêuticos.

Mesmo a abordagem GWAS pode não ser suficiente para determinação da herdabilidade a qual pode ser devida, em sua maioria, à epistase, ou seja, interações gene para gene. As interações gênicas se dão por redes em vez de unidades isoladas e têm efeitos sinergísticos, além de sua soma simples de efeitos.

No estudo *Framingham Offspring* se o pai ou a mãe apresentasse doença coronária prematuramente elevava o risco de seus filhos apresentarem DAC de três a cinco vezes[27] (Figura 34.3).

Contudo, nesse estudo e em estudo na Escócia a frequência de fatores de risco foi maior em indivíduos com história familiar de DAC precoce.[28]

A DMF em jovens saudáveis descendentes de doentes que apresentaram doença coronária prematura era 60% em relação aos indivíduos sem ascendente com doença coronária.[29] Schachinger e colaboradores[30] observaram que o fluxo coronário basal dos descendentes de portadores de DAC era apenas 40% em comparação a não descendentes e o fluxo máximo em resposta à administração de acetilcolina foi 30% menor em filhos de portadores de doença coronária.[29]

No *The Northern Manhatttan Family Study*, a herdabilidade da dilatação mediada pelo fluxo, pela análise de *linkage*, foi estatisticamente significativa e foi de 0,17 após ajuste para os fatores de risco clássicos, seus tratamentos e diâmetro da artéria braquial.[31] Já no *Twins Heart Study* a herdabilidade, em modelo em que houve controle para os fatores de risco, foi de 39%.[32]

Sedentarismo

O repouso prolongado reduz a dilatação mediada por fluxo em indivíduos com níveis elevados de insulina, ou seja, indivíduos insulino-resistentes, bem como em adultos saudáveis.[33,34]

Atividade física aumenta as células progenitoras endoteliais, inibe a formação de neoíntima e potencia a angiogênese. Aumenta os níveis plasmáticos de nitrito, de superóxido dismutase e diminui o estresse oxidativo, além de super-regular a transcrição da NO-sintase e sua atividade e diminuir a atividade da NADPH oxidase. O exercício regular, ao contrário do sedentarismo, é essencial para a manutenção do fenótipo normofuncionante do endotélio.[35-37]

O sedentarismo é acompanhado por diminuição de células endoteliais circulantes e aumento de micropartículas endoteliais, marcadoras de elevada apoptose de células endoteliais, e ambas estão correlacionadas com a redução da dilatação mediada pelo fluxo.[38-41]

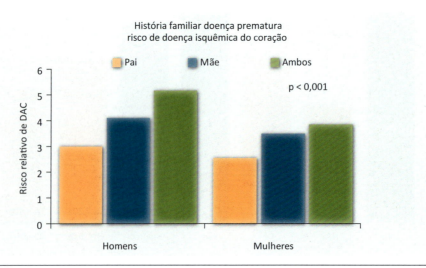

Figura 34.3 Risco relativo de doença isquêmica do coração pela história familiar de doença prematura (*Framingham Offspring Study*). Adaptada de Lloyd-Jones DM, *et al.* 2004.[27]

O exercício por 10 semanas melhora a função endotelial, assim, Clarkson e colaboradores demonstraram que aumenta 80% a dilatação mediada pelo fluxo em jovens. Enquanto eleva 54% em adultos jovens após apenas uma semana de treinamento, contudo retorna aos valores basais após quatro semanas de interrupção do treinamento.[42-45]

Envelhecimento

O avançar da idade é um dos principais fatores de risco. As mortes por doença isquêmica do coração no Brasil se elevam de 10/100.000 entre 30 e 34 anos de idade para 1.200/100.000 aos 80 anos de idade entre homens, e nas mulheres de 6/100.000 para 1.000/100.000. Isso se deve ao aumento da prevalência de fatores de risco, como hipertensão e diabetes e ao próprio envelhecimento.

O envelhecimento é acompanhado pelo declínio da vasodilatação mediada pelo fluxo, há decréscimo de 50% dos jovens para idosos.[8,46] E entre a meia-idade e a velhice a queda é de aproximadamente 25%[47-49] (Figura 34.4).

Em mulheres após a menopausa há aumento de quatro vezes o risco de eventos cardiovasculares naquelas no tercil inferior da vasodilatação mediada pelo fluxo.

Os mecanismos aventados para essa disfunção no envelhecimento seriam alterações estruturais do vaso, mas, principalmente, a queda da disponibilidade de óxido nítrico (NO) pela alteração das isoformas da NO-sintase com a idade.[50] Ocorre também a redução de fatores hiperpolarizantes derivado do endotélio, entre eles o H_2O_2.[51] Outros mecanismos seriam aqueles associados à senescência das células endoteliais, como o fator 1 de *splicing* (remoção de íntrons e fusão de éxons após a transcrição do RNA) e a serina-arginina (SRSF1), que levam à sub-regulação das unidades catalíticas da telomerase com diminuição da reparação endotelial em conjunção com a queda no número das células progenitoras endoteliais circulantes.[52-55]

A atividade física regular preserva a dilatação mediada pelo fluxo impedindo o decréscimo que ocorre com o envelhecimento.[56-62]

Em estudo longitudinal em adolescente foi observado que a dilatação mediada pelo fluxo diminuiu entre os 13 e os 17 anos de idade de 9,1% para 9% em sedentários e se elevou de 8,7% para 12% naqueles que aumentaram a atividade física nesse período.[63]

O mecanismo sugerido para a melhora da vasodilatação mediada pelo fluxo é o aumento da expressão da NO-sintase e da biodisponibilidade do óxido nítrico.[64]

Gênero

Os homens têm maior incidência de aterosclerose que as mulheres.

A evolução do perfil lipídico com a idade difere entre os gêneros, em homens há elevação das partículas de LDL pequenas e densas aterogênicas, e nas mulheres ocorre elevação das LDL grandes e menos aterogênicas. Quanto às HDL pequenas, a concentração na juventude e sua ascensão e queda na meia-idade e velhice são menores nas mulheres que nos homens.[65] Os mecanismos desse comportamento diferenciado seria a proteção hormonal nas mulheres na fase reprodutiva.

Os hormônios sexuais femininos elevam ainda a expressão da NO-sintase constitutiva, via ativação dos receptores nucleares alfa de estrogênio,[66-68] e, também, super-regulam a prostaciclina sintase, o que eleva o fator de crescimento vascular endotelial (VEGF) e inibe a apoptose, a migração e a proliferação das células musculares lisas.[69]

Outra ação dos hormônios femininos é a inibição da oxidação das LDL, assim influenciando de modo positivo o relaxamento dependente do endotélio.[70-72]

Portanto, a vasodilatação mediada por fluxo, que é semelhante em homens e mulheres jovens na primeira fase do ciclo menstrual, evolui de maneira diversa entre os sexos, sofrendo queda a partir de 40 anos nos homens e aos 55 anos nas mulheres.[48,73]

As mulheres têm vasodilatação mediada por fluxo superior à dos homens e, em nosso laboratório de pesquisa do endotélio na aterosclerose no InCor HC-FMUSP, a frequência de vasodilatação anormal foi semelhante em ambos os sexos, 36,5% em homens e 35,5% em mulheres.

As mulheres mantêm vasodilatação mediada pelo fluxo superior à dos homens desde a juventude até a oitava década de vida[74] (Figura 34.5).

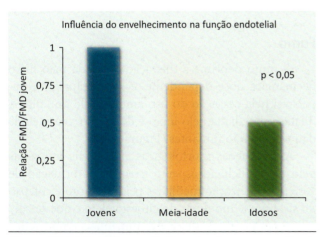

Figura 34.4 Dilatação mediada pelo fluxo e envelhecimento. Adaptada de Celermajer DS, *et al.* 1994.[48]

Endotélio e Doenças Cardiovasculares

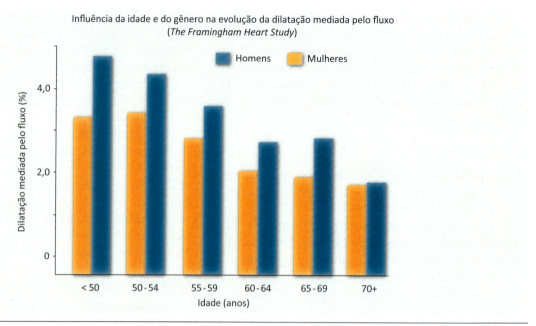

Figura 34.5 Dilatação mediada pelo fluxo influencia o gênero. Adaptada de Schanabel RB, et al. 2011.[74]

Hipertensão arterial

Além da resistência periférica, o endotélio influencia outros fatores que podem levar à hipertensão, como rigidez vascular e ativação endotelial com remodelamento vascular e resposta inflamatória com expressão de moléculas de adesão e citocinas, como o fator de necrose tumoral alfa (TNF-α).

Embora a vasoconstrição pela angiotensina II e os efeitos mineralocorticoides da aldosterona e produção de endotelina sejam implicados na gênese da hipertensão arterial, outro mecanismo adicional seria o aumento da produção do radical livre de oxigênio, o superóxido, pelo aumento da atividade da NADPH oxidase por ação da angiotensina II, com inativação do NO, gerando peroxinitrito e, também, a diminuição da atividade do superóxido dismutase extracelular.[75-78]

Assim, a disfunção endotelial é alteração habitual da hipertensão arterial e é idêntica àquela do envelhecimento. Pode mesmo antecedê-la, pois filhos de hipertensos já apresentam maior rigidez arterial na infância e adolescência ainda com pressão arterial normal.[79-82] E a elasticidade já está diminuída em pré-hipertensos, sofre queda ainda maior em indivíduos com hipertensão estabelecida e aumenta a incidência de eventos em três vezes (Figura 34.6).[83-85]

A dilatação mediada pelo fluxo em artéria braquial em hipertensos melhora com o uso de inibidores da enzima conversora, por estes aumentarem a disponibilidade de NO e por diminuírem a degradação de bradicinina, que causa vasodilatação por ativar os fatores hiperpolarizantes derivados do endotélio.[86-88]

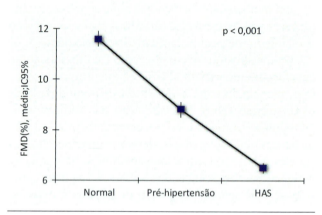

Figura 34.6 Dilatação mediada pelo fluxo e HAS, modificado de Giannotti e colaboradores. Adaptada de Giannotti G, et al. 2010.[83]

Fumo

O fumo deprime a dilatação mediada pelo fluxo de maneira dose-dependente, e essa disfunção é reversível pela cessação do uso em cerca de um ano. A dilatação mediada pelo fluxo é de um terço à metade daquela em não fumantes (Figura 34.7).[89-91]

As alterações morfológicas endoteliais induzidas pelo fumo incluem aspecto irregular e formação de vesículas e retração mediadas pela oxidação e colapso do sistema de tubulinas do citoesqueleto e que se correlacionam com as alterações funcionais como redução da vasodilatação mediada pelo fluxo por redução da biodisponibilidade do NO, redução da produção de

Função Endotelial e Fatores de Risco Cardiovasculares

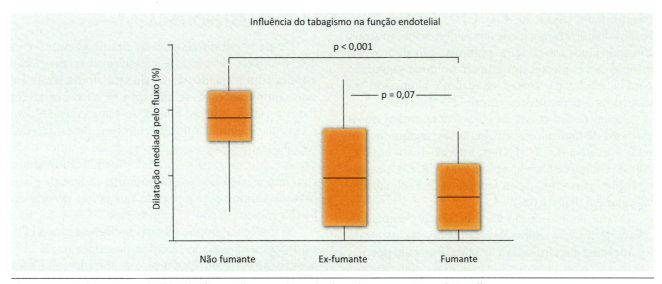

Figura 34.7 Dilatação mediada pelo fluxo e fumo. Adaptada de Celermajer DS, et al. 1993.[89]

prostaciclina e aumento da expressão de moléculas de adesão. O fumo também aumenta a permeabilidade endotelial às LDL, a aderência de plaquetas e macrófagos e leva a estado pró-coagulante e inflamatório.

O tabaco eleva o LDL-colesterol e reduz o HDL-colesterol e leva a alterações qualitativas dos lipídeos. Radicais livres do oxigênio presentes no próprio cigarro e aqueles induzidos no fumante levam à peroxidação lipídica e geram oxidação e inativação de biomoléculas, criando meio favorável a desenvolvimento e complicações da aterosclerose. Assim, o fumo é desencadeador de estresse oxidativo celular, que pode ser revertido pelo uso de antioxidantes como a vitamina C.[92] E quanto maior o desequilíbrio redox maior a incidência de eventos.[7] O estado inflamatório leva à ativação de metaloproteinases de matriz e queda dos seus inibidores (TIMP), propiciando as complicações agudas das placas.[93-103]

Diabetes mellitus

A diabetes reduz sistematicamente a dilatação mediada pelo fluxo e tem sido demonstrada por diversos autores (Figura 34.8). Além disso, a redução é proporcional ao nível glicêmico e à duração da diabetes.[104,105]

A presença de diabetes eleva o risco de eventos cardiovasculares de duas a quatro vezes.[106,107]

A disfunção endotelial, um marcador precoce da doença vascular da diabetes, é comum e preditor independente de eventos cardiovasculares. E é, também, observada nas condições associadas à diabetes tipo 2: obesidade, vida sedentária e síndrome metabólica.[108-111]

Os mecanismos que levam à disfunção endotelial na diabetes se iniciam com a hiperglicemia e aumento

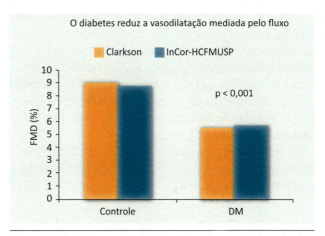

Figura 34.8 Diabetes diminui a dilatação mediada pelo fluxo. Adaptada de Clarkson P, et al. 1996.[105]

de ácidos graxos livres. Levando a aumento do potencial redox do citosol pela concentração aumentada da NADH e do glicerol-3-fosfato, que por sua vez eleva a liberação de elétrons para a cadeia respiratória mitocondrial, com queda na atividade do ciclo Q e do complexo III e desacoplamento da fosforilação oxidativa, com menor produção de ATP e aumento da produção de radical superóxido, que realimenta esse círculo vicioso com menor atividade da NO-sintase constitucional e produção de NO.[112-114]

Há evidências que sugerem relação recíproca entre resistência à insulina e disfunção endotelial. A resistência insulínica opera por meio da sinalização celular em endotélio, tecido adiposo e músculo esquelético. Há alteração do receptor do substrato de insulina-1 (IRS-1) e do sistema fosfatidilinositol-3 quinase Akt, que, além de diminuir a produção da NO-sintase constitucional e de NO, leva também à diminuição da translocação do transportador de glicose-4 (GLUT-4). Estudos em humanos demonstraram a relevância desses mecanismos. Em indivíduos saudáveis a administração de insulina estimula a vasodilatação e aumenta o fluxo sanguíneo para os tecidos periféricos, enquanto é bloqueado em diabéticos e na resistência à insulina.[115-117]

Pacientes diabéticos ou obesos apresentam níveis elevados de marcadores inflamatórios, incluindo proteína C reativa (PCR), TNF-α, interleucina-6 e molécula de adesão celular intercelular-1 (ICAM-1), e essas elevações associam-se com aumento de risco cardiovascular em diabéticos.[118-120]

O fator de transcrição nuclear NF-κB é regulador-chave da ativação endotelial e, também, está associado à patogênese da resistência à insulina. É ativado por ácidos graxos livres, citocinas inflamatórias e pelo receptor de produtos finais de glicação avançada (RAGE).[119-121]

A via sinalizadora/metabólica da proteína quinase C beta (PCKB) é ativada na diabetes, pela elevação dos diacilgliceróis, e pode explicar a relação entre inflamação, disfunção endotelial e resistência à insulina, pois a PCKB inibe a via da PI3 quinase Akt, reduzindo a fosforilação da NO-sintase, e ativa o NF-κB e a geração de espécies reativas de oxigênio pela NADPH oxidase, por moléculas de adesão vascular, citocinas pró-inflamatórias e fatores de crescimento.[122-126]

O uso de antagonistas de angiotensina II diminui o estresse oxidativo e melhora a disfunção endotelial em diabéticos e hipertensos.[127]

HIPERCOLESTEROLEMIA

Desde o estudo clássico de Framingham sabe-se que os níveis elevados de colesterol têm associação estreita com a incidência de doença aterosclerótica e suas complicações. Esse aumento de risco ocorre em todas as faixas etárias, apesar de sua atenuação com o envelhecimento. Contudo, com base no estudo dos sete países observou-se que o risco de eventos pode variar conforme o país em que residam os indivíduos, com maior risco nos países do norte da Europa e nos Estados Unidos e menor risco nos países da orla do Mediterrâneo e Japão[128] (Figura 34.9).

As moléculas implicadas na aterogênese são as LDL oxidadas pelas espécies reativas de oxigênio. As LDL pequenas e densas oxidadas são encontradas nas lesões ateroscleróticas e sua toxicidade se estende através da íntima levando à liberação de fosfolipídeos, que ativam as células endoteliais e produzem reação inflamatória.[129]

Assim, as LDL oxidadas induzem a produção de moléculas de adesão no endotélio, de atração de monócitos, têm efeitos citotóxicos e aumentam a ativação de genes pró-inflamatórios e fatores de crescimento em células endoteliais e da parede vascular, todas levando à disfunção entotelial, a qual propicia a agregação plaquetária, a expressão de metaloproteinases, trombogênse e formação de células espumosas. Processos que, por sua vez, aumentam o estresse oxidativo e a geração de espécies reativas de oxigênio, criando

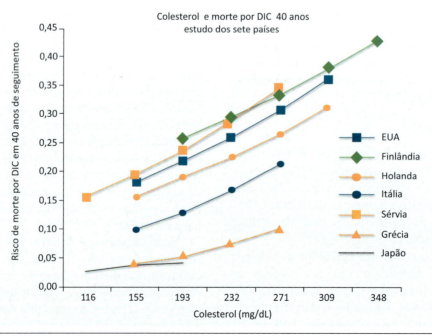

Figura 34.9 Influência dos níveis de colesterol e país de residência sobre a mortalidade por doença isquêmica do coração, relatório do seguimento de 40 anos do estudo dos sete países. Adaptada de Menotti A, et al. 2008.[128]

uma espiral viciosa. Vários estudos revelaram que as LDL oxidadas inibem o relaxamento do endotélio-dependente por inativação do NO, inativação da NO-sintase ou redução da disponibilidade de arginina, o substrato da NO-sintase para geração de NO. Desse modo, a elevação das LDL acompanha-se de queda na dilatação mediada pelo fluxo.[130,131]

Afora as modificações oxidativas, as LDL também afetam a função da NO-sintase endotelial por meio da elevação da expressão da caveolina-1 e da estabilização do heterocomplexo de sua ligação com a NO-sintase. Sabe-se que o complexo proteína da capa caveolar, a caveolina-1, e a NO-sintase tornam-na inativa. E esse efeito é proporcional ao aumento do colesterol intracelular, que modula a transcrição gênica da caveolina-1 por meio da proteína reguladora do ligante de esterol (SREBP). Assim a biodisponibilidade de NO pode ser diminuída independentemente da concentração de NO-sintase.[132-136]

Tanto pela manutenção de sua ligação com a caveolina-1 quanto pela ação da dimetilarginina assimétrica (ADMA), que bloqueiam de modo competitivo o sítio ativo da enzima.

A liberação da ADMA pelas células endoteliais é aumentada pela presença de LDL nativa ou oxidada, possivelmente, mediada pela super-regulação das metiltransferases dependentes de S-adenosilmetionina, com posterior proteólise da dimetil-L-arginina.

Os níveis de ADMA são mais elevados em portadores de doença arterial coronária e são marcadores de maior risco de eventos cardiovasculares.[137-140]

Ao contrário da LDL, a HDL ativa a NO-sintase endotelial via SR-BI (*scavenger* receptor BI) através de processo que requer a ligação de apo-AI. Essa ação, em complemento às suas atividades antioxidantes e anti-inflamatórias, torna-a protetora contra a aterosclerose.[140]

Contudo, em determinadas condições, como diabetes e doença coronária, a HDL pode perder essas atividades benéficas por inativação de paraoxanase-1 e outras modificações oxidativas. Tornando-se bloqueadora da NO-sintase via ativação de Lox1 (receptor lectina-símile de LDL oxidada) e PKC beta II (proteína quinase C beta II).[140-142]

Existem ações diretas do colesterol em canais iônicos de potássio, entre eles os canais de potássio retificadores da corrente intrusora da célula (Kir). Destes o colesterol age sobre os canais Kir2, Kir4 e Kir6.

O canal Kir2 é suprimido pela elevação do colesterol na membrana celular e potenciado por sua depleção. Foi demonstrado por Fang e colaboradores[143] que a hipercolesterolemia leva à despolarização da membrana das células endoteliais com prejuízo da vasodilatação mediada pelo endotélio.

Os níveis mais elevados de colesterol, mesmo ainda na faixa normal, levam a diminuição da vasodilatação mediada pelo fluxo e aumento do tônus simpático.[144]

O uso de estatinas com diminuição da colesterolemia leva a praticamente duplicação da dilatação mediada pelo fluxo.[145]

HDL-COLESTEROL BAIXO

As HDL têm múltiplas ações antiaterosclerótocas – antioxidante, anti-inflamtórias e vasodilatadora. A administração de HDL humana melhora a vasodilatação medidada pelo fluxo em indivíduos com hipercolesterolemia ou diabetes. Essa ação é imediata e por aumento da expressão da NO-sintase e aumento da biodisponibilidade do óxido nítrico. Resposta mais sustentada é pelo aumento de células endoteliais progenitoras circulantes e da reparação do endotélio, por sua mobilização da medula óssea e, também, diminuição da apoptose dessas células por aumento da biodisponibilidade de NO na medula e no endotélio vascular.

A HDL interage com as células endoteliais via apo-E com os receptores SR-BI (*scavenger* receptor BI), promove aumento da concentração intracelular de cálcio e ativa as vias sinalizadoras da Src (serina quinase) e das quinases PI3K, p38 MAPK, p42/44 MAPK, Rho e Rac, as quais promovem proliferação e migração de células endoteliais e expressão da NO-sintase endotelial e diminuem a apoptose por bloqueio da ativação das caspases 3 e 9.[146-157]

A melhora da função endotelial pode decorrer do aumento da concentração de HDL ou da melhora da função dessas partículas, como demonstrou em nosso laboratório Benjo e colaboradores,[158] em que houve melhora da vasodilatação mediada pelo endotélio com uso de niacina, sem alteração na concentração de HDL-colesterol (Figura 34.8). A melhora das funções das HDL propiciada por programa de exercícios aeróbicos de alguns meses, sem alteração dos seus níveis plasmáticos, também foi demonstrada por Casella e colaboradores,[159] no nosso laboratório de estudo do endotélio.

CONCLUSÕES

A disfunção endotelial é o denominador comum entre os fatores de risco e é a ligação deles com aterosclerose. A sua avaliação pode ser usada como marcador de aterosclerose subclínica e preditora de eventos tanto em assintomáticos como em indivíduos com doença vascular manifesta.

Endotélio e Doenças Cardiovasculares

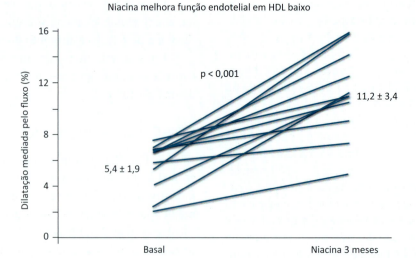

Figura 34.10 Niacina restaura a dilatação mediada pelo fluxo em HDL baixo. Adaptada de Benjo AM, *et al*. 2006.[158]

REFERÊNCIAS BIBLIOGRÁFICAS

1. Mozaffarian D, Benjamin EJ, Go AS, et al. Heart disease and Stroke Statistics – 2015 Update: A Report from the American Heart Association. Circulation. 2015;131:e99-e322.
2. Yusuf S, Hawken S, Ounpuu S, et al. on behalf of the INTERHEART Study Investigators. Effect of potentially modifiable risk factors associated with myocardial infarction in 52 countries (the INTERHEART study): case-control study. Lancet. 2004;364:937-52.
3. Al Suwaidi J, Hamasaki S, Higano ST, et al. Long-Term Follow-Up of Patients With Mild Coronary Artery Disease and Endothelial Dysfunction. Circulation. 2000;101:948-54.
4. Targonski PV, Bonetti PO, Pumper GM, et al. Coronary Endothelial Dysfunction Is Associated With an Increased Risk of Cerebrovascular Events. Circulation. 2003;107:2805-9.
5. Halcox JPJ, Schenke WH, Zalos G, et al. Prognostic Value of Coronary Vascular Endothelial Dysfunction. Circulation. 2002;106:653-8.
6. Perticone F, Ceravolo R, Pujia A, et al. Prognostic Significance of Endothelial Dysfunction in Hypertensive Patients. Circulation. 2001;104:191-6.
7. Heitzer T, Schiling T, Krohn K, et al. Endothelial Dysfunction, Oxidative Stress, and Risk of Cardiovascular Events in Patients With Coronary Artery Disease. Circulation. 2001;104:2673-8.
8. Rossi R, Nuzzo A, Origliani G, et al. Prognostic Role of Flow-mediated Dilation and Cardiac Risk Factors in Post-Menopausal Women. J Am Coll Cardiol. 2008;51(10):997-1002.
9. Fichtlscherer S, Rosenberger G, Walter DH, et al. Elevated C-Reactive Protein Levels and Impaired Endothelial Vasoreactivity in Patients With Coronary Artery Disease. Circulation. 2000;102:1000-6.
10. Shimbo D, Grahame-Clarke C, Miyake Y, et al. The association between endothelial dysfunction and cardiovascular outcomes in a population-based multi-ethnic cohort. Atherosclerosis. 2007;192(1):197-203.
11. Shechter M, Shechter A, Koren-Morag N, et al. Usefulness of brachial artery flow-mediated dilation to predict long-term cardiovascular events in subjects without heart disease. Am J Cardiol. 2014;113(1):162-7.
12. Modena MG, Bonetti L, Coppi F, et al. Prognostic Role of Reversible Endothelial Dysfunction in Hypertensive Postmenopausal Women. J Am Coll Cardiol. 2002;40(3):505-10.
13. Yeboah J, Folsom AR, Burke GL, et al. Predictive value of brachial flow-mediated dilation for incident cardiovascular events in a population-based study: The Multiethnic Study of Atherosclerosis. Circulation. 2009;120:502-9.
14. Brevetti G, Silvestro A, Schiano V, et al. Endothelial Dysfunction and Cardiovascular Risk Prediction in Peripheral Arterial Disease Additive Value of Flow-Mediated Dilation to Ankle-Brachial Pressure Index. Circulation. 2003;108:2093-8.
15. Gokce N, Keaney JF, Hunter LM, et al. Predictive Value of Noninvasively Determined Endothelial Dysfunction for Long-Term Cardiovascular Events in Patients With Peripheral Vascular Disease. J Am Coll Cardiol. 2003;41(10):1769-75.
16. Karatzis EN, Ikonomidis I, Vamyakou GD, et al. Long-Term Prognostic Role of Flow-Mediated Dilatation of the Brachial Artery After Acute Coronary Syndromes Without ST Elevation. Am J Cardiol. 2006;98(11):1424-8.

17. Chan SY, Mancini BJ, Kuramoto L, et al. The Prognostic Importance of Endothelial Dysfunction and Carotid Atheroma Burden in Patients With Coronary Artery Disease. J Am Coll Cardiol. 2003;42(6):1037-43.
18. Patti G, Pasceri V, Melfi R, et al. Impaired Flow-Mediated Dilation and Risk of Restenosis in Patients Undergoing Coronary Stent Implantation. Circulation. 2005;111:7005.
19. Bonetti PO, Pumper GM, Higano ST, et al. Noninvasive identification of patients with early coronary atherosclerosis by assessment of digital reactive hyperemia. J Am Coll Cardiol. 2004;44:2137-41.
20. Rubinshtein R, Kuvin JT, Soffler M, et al. Assessment of endothelial function by non-invasive peripheral arterial tonometry predicts late cardiovascular adverse events. Eur Heart J. 2010;31:1142-8.
21. Heitzer T, Schiling T, Krohn K, et al. Endothelial Dysfunction, Oxidative Stress, and Risk of Cardiovascular Events in Patients With Coronary Artery Disease. Circulation. 2001;104:2673-8.
22. The International Hap Map Consortium. A haplotype map of the human genome. Nature. 2005;437:1299-320.
23. McPherson R, Pertsemlidis A, Kavaslar N. A common allele on chromosome 9 associated with coronary heart disease. Science. 2007;316:1488-91.
24. Helgadottir A, Thorleifsson G, Manolescu A, et al. A common variant on chromosome 9p21 affects the risk of myocardial infarction. Science. 2007;316:1491–3.
25. Preuss M, Konig IR, Thompson JR, et al. Design of the Coronary ARtery DIsease Genome-Wide Replication and Meta-Analysis (CARDIoGRAM) Study: a genome-wide association meta-analysis involving more than 22,000 cases and 60,000 controls. Circ Cardiovasc Genet. 2010;3:475-83.
26. The CARDIoGRAMplusC4D Consortium. Coronary artery disease risk loci identified in over 190,000 individuals implicate lipid metabolism and inflammation as key causal pathways. Nat Genet. 2013;45:25-33.
27. Lloyd-Jones DM, Nam BH, D'Agostino RB Sr, et al. Parental Cardiovascular Disease as a Risk Factor for Cardiovascular Disease in Middle-Aged Adults. A Prospective Study of Parents and Offspring. JAMA. 2004;291:2204-11.
28. Thompson HJ, Pell ACH, Anderson J, et al. Screening families of patients with premature coronary heart disease to identify avoidable cardiovascular risk: a cross-sectional study of family members and a general population comparison group. BMJ Research Notes. 2010;3:132.
29. Clarkson P, Celermajer DS, Powe AJ, et al. Endothelium-dependent dilatation is impaired in young healthy subjects with a family history of premature coronary disease. Circulation. 1997;96:3378-83.
30. Schachinger V, Britten MB, Elsner M, et al. A positive family history of premature coronary artery disease is associated with impaired endothelium-dependent coronary flow regulation. Circulation. 1999;100:1502-8.
31. Suzuki K, Juo SHK, Rundek T, et al. Genetic contribution to brachial artery flow-mediated dilation: The Northern Manhattan Family Study. Atherosclerosis. 2008;197(1):212-6.
32. Zhao J, Cheema FA, Reddy U, et al. Heritability of flow-mediated dilation: a twin study. J Thromb Haemost. 2007;5(12):2386-92.
33. Sonne MP, Hojbjerre L, Alibegovic AC, et al. Endothelial function after 10 days of bed rest in individuals at risk for type 2 diabetes and cardiovascular disease. Exp Physiol. 2011;96(10):1000-9.
34. Nosova EV, Yen P, Chong KC, et al. Short-term physical inactivity impairs vascular function. J Surg Res. 2014;190(2):672-82.
35. Booth FW, Roberts CK. Linking performance and chronic disease risk: indices of physical performance are surrogates for health. Br J Sports Med. 2008;42:950-2.
36. Laughlin MH, Roseguini B. Mechanisms for exercise training-induced increases in skeletal muscle blood flow capacity: differences with interval sprint training versus aerobic endurance training. J Physiol Pharmacol. 2008;59(Suppl. 7):71–88.
37. Laughlin MH, Newcomer SC, Bender SB. Importance of hemodynamic forces as signals for exerciseinduced changes in endothelial cell phenotype. J Appl Physiol. 2008;104:588–600.
38. Edwards DG, Scholfield RS, Lennon SL, et al. Effect of exercise training on endothelial function in men with coronary artery disease. Am J Cardiol. 2004;93(5):617-20.
39. Hambrecht R, Wolf A, Gielen S, et al. Effect of exercise on coronary endothelial function in patients with coronary artery disease. N Engl J Med. 2000;342:454-60.
40. Laufs U, Wassman S, Czech T, et al. Physical inactivity increases oxidative stress, endothelial dysfunction, and atherosclerosis. Arterioscler Thromb Vac Biol. 2005;25:809-14.
41. Boyle LJ, Credeur DP, Jenkins NT, et al. Impact of reduced daily physical activity on conduit artery flow-mediated dilation and circulating microparticles. J Appl Physiol. 2013;115(10):1519-25.
42. Clarkson P, Montgomery HE, Mullen MJ, et al. Exercise training enhances endothelial function in young health men. J Am Coll Cardiol. 1999;33(5):1379-85.
43. Tinken TM, Thijssen DHJ, Black MA, et al. Time course of change in vascular capacity in response to exercise training in humans. J Physiol. 2008;20:5003-12.

44. Hambrecht R, Wolf A, Gielen S, et al. Effect of exercise on coronary endothelial function in patients with coronary artery disease. N Engl J Med. 2000;342:454-60.
45. Hambrecht R, Adams V, Erbs S, et al. Regular physical activity improves endothelial function in patients with coronary artery disease by increasing phosphorylation of endothelial nitric oxide synthase. Circulation. 2003;107:3152-8.
46. DeVan AE, Seals DR. Vascular health in the ageing athlete. Exp Physiol. 2012;97(3):305-10.
47. Siasos G, Chrysohoou C, Tousoulis D, et al. The impact of physical activity on endothrelial function in middle-aged and Elderly subjects: The Ikaria Study. Hellenic J Cardiol. 2013;54:94-101.
48. Celermajer DS, Sorensen KE, Spiegelhaller DJ, et al. Aging is associated with endothelial dysfunction in healthy men years before the age-related decline in women. J Am Coll Cardiol. 1994;24(2):471-6.
49. Wray DW, Nishiyama SK, Harris RA, et al. Acute reversal of endothelial dysfunction in elderly after antioxidant consumption. Hypertension. 2012;59:818-24.
50. Cau SBA, Carneiro FS, Tostes RC. Differencial modulation of nitric oxide synthases in aging: therapeutic opportunities. Frontiers Physiol. 2012;3:1-11.
51. Shimokawa H. Hydrogen peroxide as an endothelial-derived hyperpolarizing factor. Eur J Physiol. 2010;459:915-22.
52. Blanco FJ, Bernabeu C. The splicing factor SRSF-1 as a marker for endothelial senescence. Front Physiol. 2012;article 54:1-6.
53. Voglauer R, Chang MW, Dampier B, et al. SNEV overexpression extends the life span of human endothelial cells. Exp Cell Res. 2006;312:746-59.
54. Grillari J, Grillari-Voglauer R, Jansen-Durr P. Post-translational modification of cellular proteins by ubiquitin and ubiquitin-like molecules: role in cellular senescence and aging. Adv Exp Med Biol. 2010;694:172–96.
55. Schraml E, Voglauer R, Fortschegger K, et al. Haploinsufficiency of senescence evasion factor causes defects of hematopoietic stem cells functions. Stem Cells Dev. 2008;17:355–66.
56. Black MA, Cable NT, Thijssen DHJ, et al. Impact of age, sex, and exercise on brachial artery flow-mediated dilatation. Am J Physiol Heart Circ Physiol. 2009;297:H1109-16.
57. Moyna NM, Thompson PD. The effect of physical activity on endothelial function in man. Act Physiol Scandinavica. 2004;180(2):113-23.
58. Rinder MR, Spina RJ, Ehsani AA. Enhanced endothelium-dependent vasodilation in older endurance-trained men. J Appl Physiol. 2000;88:761-6.
59. Seals DR, DeSouza CA, Donato AJ, et al. Habitual exercise and arterial aging. J Appl Physiol. 2008;105:1323-32.
60. Seals DR, Walker AE, Pierce GL, et al. Habitual exercise and vascular ageing. J Physiol. 2009;587(3):5541-9.
61. Trott DW, Gunduz F, Laughlin MH, et al. Exercise training reverses age-related decrements in endothelium-dependent dilation ins skeletal muscle feed arteries. J Appl Physiol. 2009;106:1925-34.
62. DeSouza CA, Shapiro LF, Clevenger CM, et al. Regular aerobic exercise prevents and restores age-related declines in endothelium--dependent vasodilation in healthy men. Circulation. 2000;102:1351–7.
63. Pahkala K, Heinonen OJ, Simell O, et al. Association of physical activity with vascular endothelial function and intima-media thickness. A longitudinal study in adolescents. Circulation. 2011:124:1956-63.
64. Hambrecht R, Adams V, Erbs S, et al. Regular physical activity improves endothelial function in patients with coronary artery disease by increasing phosphorylation of endothelial nitric oxide synthase. Circulation. 2003;107:3152–8.
65. Freedman DS, Otvos JO, Jeyarajah EJ, et al. Sex and Age Differences in Lipoprotein Sublcasses Measured by Nuclear Magnetic Resonance Spectroscopy: The Framingham Study. Clin Chem. 2004;50(7):1189-200.
66. Darblade B, Pendaries C, Krust A, et al. Estradiol alters nitric oxide production in the mouse aorta through the alfa, but not beta, estrogen receptor. Circ Res. 2002;90:413–9.
67. Evinger 3rd AJ, Levin ER. Requirements for estrogen receptor alpha membrane localization and function. Steroids. 2005;70:361–3.
68. Shearman AM, Cupples LA, Demissie S, et al. Association between estrogen receptor a gene variation and cardiovascular disease. JAMA. 2003;290(17):2263–70.
69. Weiner CP, Lizasoain I, Baylis SA, et al. Induction of calcium- dependent nitric oxide synthases by sex hormones. Proc Natl Acad Sci USA. 1994;91:5212–6.
70. Chowienczyk; Weiner C, Baylis I, et al. Regulation of NO-synthase by sex hormones. Endothelium. 1993;1:s1.
71. Gilligan DM, Quyyumi AA, Cannon RO. Effects of physiological levels of estrogen on coronary vasomotor function in postmenopausal women. Circulation. 1994;89:2545–51.
72. Sack MN, Rader DJ, Cannon III RO. Oestrogen and inhibition of oxidation of low-density lipoproteins in postmenopausal women. Lancet. 1994;343:269-70.
73. Hashimoto M, Akishita M, Eto M, et al. Modulation of endothelium dependent flow-mediated dilatation of the brachial artery by sex and menstrual cycle. Circulation. 1995;92:3431–5.

74. Schanabel RB, Schulz A, Wild PS, et al. Non invasive vascular function measurement in the community. Cross-sectional relations and comparison methods. Circ Cardiovasc Imaging. 2011;4:371-80.
75. Rajagopalan S, Kurz S, Munzel T, et al. Angiotensin II-mediated hypertension in the rat increases vascular superoxide production via membrane NADH/NADPH oxidase activation: contribution to alterations of vasomotor tone. J Clin Invest. 1996;97:1916-23.
76. Grunfeld S, Hamilton CA, Mesaros S, et al. Role of superoxide in the depressed nitric oxide production by the endothelium of genetically hypertensive rats. Hypertension. 1995;26:854–7.
77. Watson T, Goon PK, Lip GY. Endothelial progenitor cells, endothelial dysfunction, inflammation, and oxidative stress in hypertension. Antioxid Redox Signal. 2008;10:1079-88.
78. Lob HE, Vinh A, Li L, et al. Role of Vascular Extracellular Superoxide Dismutase in Hypertension. Hypertension. 2011;58:232-9.
79. Quiroz R, Enserro DM, Xanthakis V, et al. Increased vascular stiffness in non-hypertensive offspring of hypertensive parents: The Framingham Heart Study. Circulation. 2013;128:A15880.
80. Panza JA, Quyyumi AA, Brush JE Jr, et al. Abnormal endothelium-dependent vascular relaxation in patients with essential hypertension. N Engl J Med. 1990;323:22–7.
81. Taddei S, Virdis A, Ghiadoni L, et al. The role of endothelium in human hypertension. Curr Opin Nephrol Hypertens. 1998;7:203-9.
82. John S, Schmieder RE. Impaired endothelial function in arterial hypertension and hypercholesterolemia: potential mechanisms and differences. J Hypertens. 2000;18:363-74.
83. Giannotti G, Doerris C, Mocharla PS, et al. Impaired Endothelial Repair Capacity of Early Endothelial Progenitor Cells in Prehypertension Relation to Endothelial Dysfunction. Hypertension. 2010;55:1389-97.
84. Muisan MM, Massimo S, Paini A, et al. Prognostic role of flow-mediated dilatation of the brachial artery in hypertensive patients. J Hypertension. 2008;26(8):1612-8.
85. Weil BR, Stauffer BL, Greiner JJ, et al. Prehypertension is associated with impaired nitric oxide-mediated endothelium-dependent vasodilation in sedentary adults. Am J Hypertens. 2011:24(9):976-81.
86. Ghiadoni L, Magagna A, Versari D, et al. Different effect of antihypertensive drugs on conduit artery endothelial function. Hypertension. 2003;41:1281–6.
87. Buus NH, Jorgensen CG, Mulvany MJ, et al. Large and small artery endothelial function in patients with essential hypertension – effect of ACE inhibition and beta-blockade. Blood Press. 2007;16:106–13.
88. Ceconi C, Francolini G, Olivares A, et al. Angiotensin converting enzyme (ACE) inhibitors have different selectivity for bradykinin binding sites of human somatic ACE. Eur J Pharmacol. 2007;577:1– 68.
89. Celermajer DS, Sorensen KE, Georgakopoulos D, et al. Cigarette smoking is associated with dose-related and potentially reversible impairment of endothelium-depend dilation in healthy young adults. Circulation. 1993;88(part I):2149-55.
90. Celermajer DS, Sorensen KE, Gooch VM, et al. Non-invasive detection of endothelial dysfunction in children and adults at risk of atherosclerosis. Lancet. 1992;340:1111–5.
91. Zeiher AM, Schächinger V, Minners J. Long-term cigarette smoking impairs endothelium-dependent coronary arterial vasodilator function. Circulation. 1995;92:1094-100.
92. Heitzer T, Just H, Munzel T. Antioxidant vitamin C improves endothelial dysfunction in chronic smokers. Circulation. 1996;94:6-9.
93. Lavi S, Prasad A, Yang EH, et al. Smoking is associated with epicardial coronary endothelial dysfunction and elevated white blood cell count in patients with chest pain and early coronary artery disease. Circulation. 2007;115:2621-7.
94. Bernhard D, Csordas A, Henderson B, et al. Cigarette smoke metal-catalyzed protein oxidation leads to vascular endothelial cell contraction by depolymerization of microtubules. FASEB J. 2005;19:1096–107.
95. Pitrilo RM, Bull HA, Gulatis S, et al. Nicotine and cigarette smoking: effects on the ultrastructure of aortic endothelium. Int J Exp Path. 1990;71:573-86.
96. Pittilo RM, Woolf N. Cigarette smoking, endothelial cell injury and atherosclerosis. J Smoking-Related Dis. 1993;4:17-25.
97. Garbin U, Pasini FA, Stranieri C, et al. Cigarette smoking blocks the protective expression of Nrf2/ARE pathway in peripheral mononuclear cells of young heavy smokers favouring inflammation. PLoS One. 2009;4:e8225.
98. Morrow JD, Frei B, Longmire AW, et al. Increase in circulating products of lipid peroxidation (F2-isoprostanes) in smokers. Smoking as a cause of oxidative damage. N Engl J Med. 1995;332:1198–203.
99. Salonen JT, Ylä-Herttuala S, Yamamoto R, et al. Autoantibody against oxidised LDL and progression of carotid atherosclerosis. Lancet. 1992;339:883–7.
100. Yamaguchi Y, Haginaka J, Morimoto S, et al. Facilitated nitration and oxidation of LDL in cigarette smokers. Eur J Clin Invest. 2005;35:186–93.
101. Pilz H, Oguogho A, Chehne F, et al. Quitting cigarette smoking results in a fast improvement of in vivo oxidation injury (determined via plasma, serum and urinary isoprostane). Thromb Res. 2000;99:209–21.
102. Csordas A, Bernhard D. The biology behind the atherothrombotic effects of cigarette smoke. Nat Rev Cardiol. 2013;10:219–30.

103. Nordskog BK, Blixt AD, Morgan WT, et al. Matrix-degrading and pro-inflammatory changes in human vascular endothelial cells exposed to cigarette smoke condensate. Cardiovasc Toxicol. 2003;3:101–17.
104. Kawano H, Motoyama T, Hirashita O, et al. Hyperglycemia rapidly supresses flow-mediated endothelium-dependent vasodilation of brachial artery. J Am Coll Cardiol. 1999;34(1):146-54.
105. Clarkson P, Celermajer DS, Donald AE, et al. Impaired vascular reactivity in insulin-dependent diabetes mellitus is related to disease duration and low density lipoprotein cholesterol levels. J Am Coll Cardiol. 1996;28(3):573-9.
106. Nitenberg A, Valensi P, Sachs R, et al. Prognostic value of epicardial coronary artery constriction to the cold pressor test in type 2 diabetic patients with angiographically normal coronary arteries and no other major coronary risk factors. Diabetes Care. 2004;27(1):208-15.
107. Hamilton SJ, Watts GF. Endothelial dysfunction in diabetes: pathogenesis, significance, and treatment. Rev Diabet Stud. 2013;10(2-3):133-56.
108. Benjamin EJ, Larson MG, Keyes MJ, et al. Clinical correlates and heritability of endothelial function in the community: the Framingham heart study. Circulation. 2004;109:613–9.
109. Lteif AA, Han K, Mather KJ. Obesity, insulin resistance, and the metabolic syndrome: determinants of endothelial dysfunction in whites and blacks. Circulation. 2005;112:32-8.
110. De Souza CA, Shapiro LF, Clevenger CM, et al. Regular aerobic exercise prevents and restores age related declines in endothelium-dependent vasodilation in healthy men. Circulation. 2000;102:1351–7.
111. Nitenberg A, Pham I, Antony I, et al. Cardiovascular outcome of patients with abnormal coronary vasomotion and normal coronary arteriography is worse in type 2 diabetes mellitus than in arterial hypertension: A 10 year follow-up study. Atherosclerosis. 2005;183(1):113-20.
112. Lind L, Berglund L, Larsson A, et al. Endothelial function in resistance and conduit arteries and 5-year risk of cardiovascular disease. Circulation. 2011;123(14):1545-51.
113. Woodman RJ, Chew GT, Watts GF. Mechanisms, significance and treatment of vascular dysfunction in type 2 diabetes mellitus: focus on lipid-regulating therapy. Drugs. 2005;65(1):31-74.
114. Kim J, Montagnani M, Koh KK, et al. Reciprocal Relationships Between Insulin Resistance and Endothelial Dysfunction: Molecular and Pathophysiological Mechanisms. Circulation. 2006;113(15):1888-904.
115. Kim J, Montagnani M, Koh KK, et al. Reciprocal Relationships Between Insulin Resistance and Endothelial Dysfunction: Molecular and Pathophysiological Mechanisms. Circulation. 2006;113(15):1888-904.
116. Steinberg HO, Brechtel G, Johnson A, et al. Insulin-mediated skeletal muscle vasodilation is nitric oxide dependent. A novel action of insulin to increase nitric oxide release. J Clin Invest. 1994;94:1172–9.
117. Steinberg HO, Chaker H, Leaming R, et al. Obesity/insulin resistance is associated with endothelial dysfunction: implications for the syndrome of insulin resistance. J Clin Invest. 1996;97:2601–10.
118. Lim SC, Caballero AE, Smakowski P, et al. Soluble intercellular adhesion molecule, vascular cell adhesion molecule, and impaired microvascular reactivity are early markers of vasculopathy in type 2 diabetic individuals without microalbuminuria. Diabetes Care. 1999;22(11):1865-70.
119. Festa A, D'Agostino R Jr, Howard G, et al. Chronic subclinical inflammation as part of the insulin resistance syndrome: the Insulin Resistance Atherosclerosis Study (IRAS). Circulation. 2000;102:42–7.
120. Dandona P, Weinstock R, Thusu K, et al. Tumor necrosis factor alpha in sera of obese patients: fall with weight loss. J Clin Endocrinol Metab. 1998;83:2907–10.
121. Bierhaus A, Schiekofer S, Schwaninger M, et al. Diabetes-associated sustained activation of the transcription factor nuclear factor-kappa B. Diabetes. 2001;50:2792–808.
122. Pierce GL, Lesniewski LA, Lawson BR, et al. Nuclear factor-{kappa}B activation contributes to vascular endothelial dysfunction via oxidative stress in overweight/obese middle-aged and older humans. Circulation. 2009;119(9):1284-92.
123. Yao D, Brownlee M. Hyperglycemia-induced reactive oxygen species increase expression of the receptor for advanced glycation end products (RAGE) and RAGE ligands. Diabetes. 2010;59(1):249-55.
124. Naruse K, Rask-Madsen C, Takahara N, et al. Activation of vascular protein kinase C-beta inhibits Akt-dependent endothelial nitric oxide synthase function in obesity-associated insulin resistance. Diabetes. 2006;55:691–8.
125. Geraldes P, King GL. Activation of protein kinase C isoforms and its impact on diabetic complications. Circ Res. 2010;106(8):1319-31.
126. Giacco F, Brownlee M. Oxidative stress and diabetic complications. Circ Res. 2010;107(9):1058-70.
127. Flammer AJ, Hermann F, Wiesli P, et al. Effect of losartan, compared with atenolol, on endothelial function and oxidative stress in patients with type 2 diabetes and hypertension. J Hypertension. 2007;25(4):785-91.
128. Menotti A, Lanti M, Kromhout D, et al. Homogeneity in the relationship of serum cholesterol to coronary deaths across different cultures. 40-years follow-up of the Seven Countries Study. Eur J Cardiovasc Prev Rehabil. 2008;15(6):719-25.
129. Leitinger N. Oxidized phospholipids as modulators of inflammation in atherosclerosis. Curr Opin Lipidol. 2003;14:421–30.

130. Liao JK, Shin WS, Lee WY, et al. Oxidized lowdensity lipoprotein decreases the expression of endothelial nitric oxide synthase. J Biol Chem. 1995;270:319–24.
131. Lind L. Flow-mediated vasodilation over five years in the general elderly population and its relation to cardiovascular risk factors. Atherosclerosis. 2014;237(2):666-70.
132. Michel JB, Feron O, Sase K, et al. Caveolin versus calmodulin. Counterbalancing allosteric modulators of endothelial nitric oxide synthase. J Biol Chem. 1997;272:25907–12.
133. Feron O, Dessy C, Moniotte S, et al. Hypercholesterolemia decreases nitric oxide production by promoting the interaction of caveolin and endothelial nitric oxide synthase. J Clin Invest. 1999;103:897–905.
134. Feron O, Dessy C, Desager JP, et al. Hydroxymethylglutaryl- coenzyme A reductase inhibition promotes endothelial nitric oxide synthase activation through a decrease in caveolin abundance. Circulation. 2001;103:113–8.
135. Pelat M, Dessy C, Massion P, et al. Rosuvastatin decreases caveolin-1 and improves nitric oxide-dependent heart rate and blood pressure variability in apolipoprotein E -/- mice in vivo. Circulation. 2003;107:2480–6.
136. Boger RH, Sydow K, Borlak J, et al. LDL cholesterol upregulates synthesis of asymmetrical dimethylarginine in human endothelial cells: involvement of S-adenosylmethionine-dependent methyltransferases. Circ Res. 2000;87:99-105.
136. Perticone F, Sciacqua A, Maio R, et al. Asymmetric dimethylarginine, L-arginine, and endothelial dysfunction in essential hypertension. J Am Coll Cardiol. 2005;46:518-23.
137. Melikian N, Wheatcroft SB, Ogah OS, et al. Asymmetric dimethylarginine and reduced nitric oxide bioavailability in young Black African men. Hypertension. 2007;49:873-7.
138. Juonala M, Viikari JSA, Alfthan G, et al. Brachial artery flow mediated dilation and asymmetrical dimethylarginine in the cardiovascular risk in young Finns study. Circulation. 2007;116:1367-73.
139. Yuhanna IS, Zhu Y, Cox BE, et al. High-density lipoprotein binding to scavenger receptor-BI activates endothelial nitric oxide synthase. Nat Med. 2001;7:853–7.
140. Besler C, Heinrich K, Rohrer L, et al. Mechanisms underlying adverse effects of HDL on eNOS-activating pathways in patients with coronary artery disease. J Clin Invest. 2011;121:2693-708.
141. Xu S, Ogura S, Chen J, et al. LOX-1 in atherosclerosis: biological functions and pharmacological modifiers. Cell Mol Life Sci. 2013;70(16):2859-72.
142. Undurti A, Huang Y, Lupica JA, et al. Modification of High Density Lipoprotein by Myeloperoxidase Generates a Pro-inflammatory Particle. J Biol Chem. 2009;284:30825–35.
143. Fang Y, Mohler ER, Hsieh E III, et al. Hypercholesterolemia suppresses inwardly rectifying k+ channels in aortic endothelium in vitro and in vivo. Circ Res. 2006;98:1064–71.
144. Steinberg HO, Bayazeed B, Hook G, et al. Endothelial dysfunction is associated with cholesterol levels in the high normal range in humans. Circulation. 1997;96:3287-93.
145. Yildz A, Cakar MA, Baskurt M, et al. The effects of atorvastatin therapy on endothelial function in patients with coronary artery disease. Cardiovascular Ultrasound. 2007;5:51.
146. Spieker LE, Sudano I, Hurlimann D, et al. High-density lipoprotein restores endothelial function in hypercholesterolemic men. Circulation. 2002;105:1399-402.
147. Nieuwdorp M, Vergeer M, Bisoendial RJ, et al. Reconstituted HDL infusion restores endothelial function in patients with type 2 diabetes mellitus. Diabetologia. 2008;51:1081-4.
148. Kaul S, Coin B, Hedayiti A, et al. Rapid reversal of endothelial dysfunction in hypercholesterolemic apolipoprotein E-null mice by recombinant apolipoprotein AI[Milano]-phospholipid complex. J Am Coll Cardiol. 2004;44:1311-9.
149. Van Ostrom O, Nieuwdorp M, Westerweel PE, et al. Reconstituted HDL increases circulating endothelial progenitor cells in patients with type 2 diabetes. Arterioscler Thromb Vasc Biol. 2007;27:1864-5.
150. Kuvin JT, Ramet ME, Patel AR, et al. A novel mechanism for the beneficial vascular effects of high-density lipoprotein cholesterol: enhanced vasorelaxation and increased endothelial nitric oxide synthase expression. Am Heart J. 2002;144:165-72.
151. Lupattelli G, Marchesi S, Lombardini R, et al. Mechanisms of high-density lipoprotein cholesterol effects on the endothelial function in hyperlipemia. Metabolism. 2003;52:1191-5.
152. Lundman P, Eriksson MJ, Stuhlinger M, et al. Mild-to-moderate hypertriglyceridemia in young men is associated with endothelial dysfunction and increased plasma concentrations of asymmetric dimethylarginine. J Am Coll Cardiol. 2001;38:111-6.
153. Sinkey CA, Chenard CA, Stumbo PJ, et al. Resistance vessel endothelial function in healthy humans during transient postprandial hypertriglyceridemia. Am J Cardiol. 2000;85:381–5.
154. Keogh JB, Grieger JA, Noakes M, et al. Flow-mediated dilatation is impaired by a high-saturated fat diet but not by a high--carbohydrate diet. Arterioscler Thromb Vasc Biol. 2005;25:1274-9.
155. Davis N, Katz S, Wylie-Rosett J. The effect of diet on endothelial function. Cardiol Rev. 2007;15:62-6.

156. Clarkson P, Celermajer DS, Donald AE, et al. Impaired vascular reactivity in insulindependent diabetes mellitus is related to disease duration and low density lipoprotein cholesterol levels. J Am Coll Cardiol. 1996;28:573-9.
157. Fisher EA, Feig JE, Hewing JE, et al. High density lipoprotein function, dysfunction, and reverse cholesterol transport. Arterioscler Thromb Vasc Biol. 2012;32:2813-20.
158. Benjo AM, Maranhão RC, Coimbra SR, et al. Accumulation of chylomicron remnants and impaired vascular reactivity occur in subjects with isolated low HDL cholesterol: Effects of niacin treatment. Atherosclerosis. 2006;187(1):116-22.
159. Casella-Filho A, Chagas ACP, Maranhão RC, et al. Effect of exercise training on plasma levels and functional properties of High-Density Lipoprotein cholesterol in metabolic syndrome. Am J Cardiol. 2011;107:1168-72.

capítulo 35

Fernanda Fatureto Borges
Geraldo Lorenzi-Filho
Luciano Drager

Distúrbios do Sono e a Disfunção Endotelial

INTRODUÇÃO

O sono representa aproximadamente um terço de nossas vidas. Sua estrutura é classicamente dividida em estágio NREM (*non-rapid eye movement*) e REM (*rapid eye movement*). O estágio NREM é subdividido em três fases. Cada uma delas apresenta estrutura peculiar que pode repercutir em maior ou menor grau sobre o sistema cardiovascular. De forma geral, já está bem estabelecido que o sono altera o sistema nervoso autônomo[1,2] e modifica a regulação cardiovascular com profundas variações na pressão arterial e na frequência cardíaca.[3]

Atualmente, existem cerca de 80 distúrbios do sono catalogados no código internacional de doenças (CID). Dentro desse grupo de doenças, merece atenção especial a apneia obstrutiva do sono (AOS). A AOS consiste em um distúrbio respiratório caracterizado pela obstrução recorrente das vias aéreas superiores durante o sono, levando a pausas respiratórias recorrentes completas (apneias) ou parciais (hipopneias). Essas obstruções promovem redução da pressão intratorácica, hipóxia intermitente e despertares frequentes.[4]

A AOS é uma condição clínica muito frequente, mas ainda muito subdiagnosticada, inclusive em pacientes com doenças cardiovasculares.[5] Dados epidemiológicos recentes sugerem que entre adultos de 30 a 70 anos, aproximadamente 13% dos homens e 6% das mulheres apresentam formas moderada a importante da AOS (índice de apneia-hipopneia > 15 eventos por hora de sono).[6] Na população de São Paulo, um estudo epidemiológico mostrou que cerca de um terço da população adulta tem algum grau de AOS.[7] Mais do que comum, a AOS está despontando como um novo fator de risco cardiovascular.[8] Quando não tratada, ela é um fator de risco independente para hipertensão, isquemia miocárdica e acidente vascular encefálico.[9-11]

No entanto, os mecanismos de associação entre a AOS e as doenças cardiovasculares ainda não estão completamente elucidados. Pesquisas recentes sugerem que a AOS promove diretamente vários efeitos desfavoráveis, como aumento persistente da atividade simpática, inflamação, aumento do estresse oxidativo, aumento da resistência à insulina, alterações no metabolismo lipídico e disfunção endotelial.[8] Em relação a essa última, existem vários potencias mecanismos pelos quais a AOS pode afetar a integridade endotelial, incluindo alterações do tônus vasomotor e episódios repetitivos de hipóxia/reoxigenação, causando estresse oxidativo e ativação inflamatória e alterando a capacidade de reparo endotelial.[12-14] A disfunção endotelial pode ser uma importante ligação entre a AOS e o desenvolvimento de doenças cardiovasculares.[15]

Outro distúrbio do sono que merece atenção é a privação do sono, já tendo sido demonstrado que a privação de sono pode desencadear ativação simpática[16,17] e inflamação sistêmica.[18] Os distúrbios crônicos do sono e a privação de sono são associados a aumento na incidência de doenças metabólicas e cardiovasculares em humanos.

No presente capítulo, faremos uma revisão do impacto da AOS e da privação do sono sobre a função endotelial, destacando também o efeito do tratamento desses distúrbios do sono sobre o endotélio.

A FUNÇÃO ENDOTELIAL NA APNEIA OBSTRUTIVA DO SONO (AOS)

Evidências crescentes têm demonstrado que a AOS contribui de forma independente para a disfunção endotelial.[19] O endotélio é uma camada de tecido dinâmico que constitui a fonte ou o alvo de múltiplos fatores de crescimento e mediadores vasoativos envolvidos na regulação sistêmica das propriedades físicas e bioquímicas dos vasos, assim como na contratilidade vascular e no crescimento celular. A injúria endotelial é um evento inicial importante na aterogênese, precedendo o espessamento da íntima e a formação de placas ateroscleróticas.[20-24] Os episódios repetitivos de hipóxia/reoxigenação podem afetar a função endotelial por alterar o tônus vasomotor, promover estresse oxidativo e inflamação (com redução direta da produção de NO), desenvolvimento de hipercoagulabilidade e aumento de apoptose (diminuindo a capacidade de reparo endotelial).

Regulação de tônus vasomotor na apneia obstrutiva do sono (AOS)

Estudos observacionais e de intervenção têm demonstrado relação entre AOS e alteração do tônus vasomotor. Kato e colaboradores demonstraram que a vasodilatação no antebraço após infusão de acetilcolina (vasodilatação dependente de endotélio) é reduzida em pacientes com AOS importante comparada a controles com mesma idade e índice de massa corpórea (IMC).[25] Da mesma maneira, a dilatação mediada por fluxo é reduzida em paciente saudáveis com AOS, indicando diminuição na biodisponibilidade de NO. A coorte *Sleep Heart Health Study* demonstrou dilatação da artéria braquial mediada por fluxo prejudicada em pessoas com AOS. Pacientes desse estudo mantiveram vasodilatação prejudicada mesmo após ajuste para IMC a comorbidades cardiovasculares. A associação foi mais forte entre a reatividade da artéria braquial e o grau de hipoxemia do que com o índice de apneia/hipopneia, sugerindo papel importante do fenômeno de hipóxia/reoxigenação em reduzir biodisponibilidade de NO e promover disfunção endotelial.[14]

Mais recentemente, Jelic *et al.* demonstraram pior dilatação mediada por fluxo em paciente com AOS comparados com controles (4,01 ± 2,99% *versus* 9,52 ± 2,79%; p < 0,001).[26] Apesar de esses estudos sugerirem redução da biodisponibilidade de NO, outros trabalhos mostram que há ainda menor quantidade de NO no plasma e em células endoteliais de pacientes com AOS comparados com controles e redução do nível circulante de NO em pacientes com AOS não tratada.[27,28] Níveis de NG-dimetilarginina assimétrica (inibidor endógeno na NO-sintase endotelial) e da fração solúvel do ligante CD40 (um marcador de aterosclerose) estavam elevados em pacientes com AOS independentemente da presença de outros fatores de risco cardiovasculares.[29] As expressões de eNOS, a principal fonte de NO endotelial basal, e P-eNOS, a forma ativada de eNOS, estão reduzidas em 59% e 94%, respectivamente, em pacientes com AOS comparados com controles, enquanto a expressão de nitrotirosina, um marcador de estresse oxidativo e COX-2, marcador de inflamação, foi cinco vezes maior nos pacientes com AOS que nos controles (Figura 35.1).[26]

Por outro lado, a evidência de produção aumentada de substâncias vasoconstritoras como angiotensina II e endotelina-1 (ET-1) em pacientes com AOS ainda é inconsistente. Os níveis plasmáticos de aldosterona e angiotensina II em pacientes com AOS têm sido relatados como elevados ou similares aos controles.[30,31] A endotelina-1 é um potente peptídeo vasoconstrictor presente nas células vasculares endoteliais humanas e tem propriedades mitogênicas.[32] Um estudo demonstrou aumento nos níveis plasmáticos de ET-1 e na pressão arterial em ratos expostos a hipóxia/hipercapnia intermitente, como ocorre na AOS.[33] Apesar de vários estudos demonstrarem que pacientes com AOS têm níveis sistêmicos mais elevados de ET-1 que pessoas saudáveis,[34-36] os estudos humanos avaliando ET-1 ainda são controversos (os níveis sistêmicos são forte-

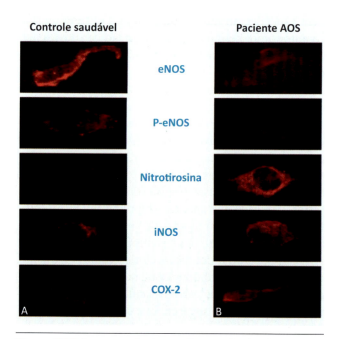

Figura 35.1 Imagens de imunofluorescência de controle saudável **(A)** e paciente com AOS **(B)**. A expressão de eNOS (principal fonte de NO endotelial) e P-eNOS (forma ativada de eNOS) em células endoteliais venosas foi menor em pacientes com AOS, enquanto as expressões de nitrotirosina (marcador de estresse oxidativo), iNOS e COX-2 (marcadores inflamatórios) estavam aumentadas. Extraída de Jelic et al., 2008.[26]

mente afetados por comorbidades cardiovasculares e não se correlacionam bem com a produção tecidual de ET-1).[12] Logo, apesar de a elevação de ET-1 ter papel no desenvolvimento de HAS em AOS, ainda não foi possível comprovar associação entre AOS e elevação ET-1, já que a maioria dos pacientes e controles nesses grupos pesquisados tinha histórico de hipertensão e doenças cardiovasculares, sugerindo possível associação de disfunção endotelial em ambos os grupos (e talvez não diferença significativa no nível de ET-1).[30,37] Outro estudo demonstrou elevação nos precursores plasmáticos de ET-1 em pacientes com AOS não tratada.[38] No entanto, as concentrações plasmáticas de ET-1 estavam em níveis fisiológicos. Finalmente, um estudo demonstrou elevação nos níveis de endotelina-1 em AOS severa a moderada, mas não leve.[31]

Destaca-se ainda estudo com angiografia coronariana e infusão acetilcolina, que mostrou associação na severidade da AOS e vasoconstrição arterial inapropriada e disfunção endotelial nas artérias coronárias.[39]

Homeostase endotelial pró-inflamatória/ anti-inflamatória na apneia obstrutiva do sono (AOS)

A repetição de hipóxia/reoxigenação associada com apneias e hipopneias da AOS aumenta a produção de mediadores inflamatórios, a expressão de moléculas de adesão e a produção de espécies reativas de oxigênio.[40] Espécies reativas de oxigênio são moléculas altamente reativas que podem danificar o tecido celular resultando em inflamação e ativação endotelial. Na vasculatura saudável, seu efeito é balanceado por atividade antioxidante.[19] Em modelos experimentais, episódios repetitivos de hipóxia/reoxigenação podem piorar a função endotelial por reduzir diretamente a produção de NO nos níveis transcricionais e pós-transcricionais e aumentar a produção de espécies reativas de oxigênio.[41,42] Níveis aumentados de espécies reativas de oxigênio causam mais estresse oxidativo, que, por sua vez, reduz e desestabiliza o RNA mensageiro de eNOS, enquanto limita a disponibilidade de cofatores necessários para produção de NO.[43-47] Além disso, estresse oxidativo prolongado, como observado na AOS, reduz a atividade de eNOS suprimindo sua fosforilação,[48] promovendo a produção de superóxido via NO-sintase endotelial[49] e reduzindo a biodisponibilidade de NO.

Foi observado ainda que, em pacientes com AOS, níveis circulantes de moléculas de adesão ICAM-1, molécula de adesão celular ao endotélio vascular-1 (VCAM-1), L-selectina e E-selectina estão elevados se comparados com controles saudáveis ajustados por idade,[50,51] sugerindo ativação endotelial. Em geral, o acúmulo e a adesão de leucócitos circulantes ao endotélio vascular levam a inflamação vascular e progressão da aterosclerose.[52,53] Além disso, a expressão monocitária de moléculas de adesão CD15 e CD11c é aumentada em pacientes com AOS comparados com controles ajustados por idade e comorbidades cardiovasculares.[54] Comparando pacientes com AOS moderada/importante com pacientes com índice de apneia-hipopneia menor que 10 eventos por hora, a produção linfocitária de interleucina-4 (citocina pró-inflamatória) é maior, enquanto a produção de interleucina-10 (potente citocina anti-inflamatória) é diminuída.[55] Níveis de marcadores inflamatórios classicamente associados com aterosclerose (incluindo proteína C reativa de alta sensibilidade, interleucina-6, interleucina-8, fator de necrose tumoral alfa, amiloide sérico A, moléculas de adesão celular, selectinas e proteína 1 quimioatrativa de monócito) têm sido relatados como elevados em AOS.[56,57] Níveis de citocinas pró-inflamatórias interleucina-6 e interleucina-8 são maiores em pacientes com AOS comparados com controles e se relacionam com severidade da AOS.[58] Níveis plasmáticos de antioxidantes como peroxidade glutatiônica, γ-glutamiltransferase, vitaminas A, E e B_{12}, folato e homocisteína estão reduzidos em pacientes com AOS comparados com controles com mesma idade e índice de massa corpórea.

Desse modo, a hipóxia/reoxigenação repetitiva observada na AOS impacta a função endotelial adversamente por promover estresse oxidativo e inflamação, além de redução na disponibilidade de NO. O equilíbrio pró-inflamatório/anti-inflamatório é desregulado para inflamação vascular em pacientes com AOS não tratada.

Homeostase da coagulação na apneia obstrutiva do sono (AOS)

Os fatores secretados pelo endotélio normal – que diminuem a agregação plaquetária (como o óxido nítrico e a prostaciclina) –, a trombomodulina – que promove a geração de proteína C ativada – e a heparina – que atua como cofator para antitrombina III – ajudam a manter a fluidez normal do sangue.[59] A disfunção endotelial pode levar a alterações de homeostase que resultam num estado aterogênico e pró-coagulante. Deslocar a homeostase da coagulação para um estado de pró-coagulabilidade contribui para a progressão da aterosclerose e propicia eventos cardiovasculares.[60]

A AOS tem sido associada a um estado de hipercoagulabilidade e a ativação plaquetária excessiva.[61] Níveis de fatores de coagulação XIIa, VIIa e complexo trombina-antitrombina estão elevados em AOS.[62] Níveis plasmáticos de fibrinogênio e inibidor do ativador de plasminogênio tipo 1 também estão aumentados.[62-66] No entanto, o papel da AOS como estímulo independente pró-coagulação permanece incerto. A coagulação tem sido avaliada em pacientes com AOS com comorbidades que afetam adversamente a coagulação,[67] e níveis aumentados de marcadores de hipercoagulabilidade como complexo trombina-antitrombina III e dímero-D estão mais relacionados à hipertensão coexistente do que a AOS.[68] Além disso, o índice de apneia-hipopneia não é um preditor significativo dos níveis do ativador de inibidor de plasminogênio tipo 1 na presença concomitante de síndrome metabólica em pacientes com AOS.[69] Doenças cardiovasculares coexistentes e hipertensão arterial parecem ter papel mais relevante em alterar a coagulação nesses pacientes.

Capacidade de reparo endotelial na apneia obstrutiva do sono (AOS)

A disfunção endotelial pode resultar de dano direto ao endotélio ou, alternativamente, pode ser causada por reparo endotelial reduzido em resposta ao dano. Células progenitoras endoteliais (EPC) são derivadas da medula óssea e entram na circulação sistêmica para repor células defeituosas ou danificadas prematuramente. Dessa forma, células progenitoras endoteliais são um marcador de capacidade de reparo endotelial. Em geral, níveis reduzidos de EPC estão associados com função endotelial prejudicada e risco cardiovascular aumentado.[70-72]

Há evidências que sugerem que a AOS altere a capacidade reparativa do endotélio. Por exemplo, níveis de células progenitoras circulantes estão reduzidos em pacientes com AOS sem outras doenças cardiovasculares.[26] Níveis reduzidos de EPC podem exacerbar a disfunção endotelial em pacientes com AOS porque essas células são as maiores repositoras de eNOS no local de lesão endotelial induzida por isquemia/reperfusão.[73] Não apenas estão diminuídas as células progenitoras na AOS, mas parece que as células endoteliais estão danificadas e apoptóticas. Níveis de células apoptóticas circulantes parecem ser maiores em pacientes obesos com AOS não tratada sem outras doenças cardiovasculares, comparando com controles ajustados para idade não obesos, sugerindo aumento de apoptose endotelial.[74] O nível de células apoptóticas circulantes foi positivamente relacionado com índice de apneia-hipopneia e com disfunção na vasodilatação dependente de endotélio.[74]

EFEITO DO TRATAMENTO DA APNEIA OBSTRUTIVA DO SONO (AOS) NA FUNÇÃO ENDOTELIAL

Os estudos de intervenção mostram que a melhora da disfunção endotelial é dependente do controle efetivo da AOS. Dessa forma, a modalidade terapêutica deve ser capaz de eliminar completa ou parcialmente o distúrbio de sono respiratório, e a boa adesão ao tratamento da AOS é necessária para produzir efeitos significativos e sustentáveis na vasculatura.

A pressão positiva contínua de vias aéreas superiores (CPAP, em inglês *continuous positive airway pressure*) é um aparelho que fornece fluxo de ar por meio de uma máscara facial nasal ou orofacial, agindo como um *splint* pneumático para manter a patência das vias aéreas superiores durante o sono.

Estudos observacionais mostram melhora sustentada da disfunção endotelial após seis meses de terapia com CPAP.[75,76] A vasodilatação mediada por fluxo no antebraço melhora em duas semanas de terapia com CPAP tanto em normotensos quanto em hipertensos com AOS.[77] Jelic e colaboradores demonstraram melhora significativa na vasodilatação mediada por fluxo em pacientes com AOS que aderiram à terapia com CPAP por mais de quatro horas por dia (7,24 +– 4,24% versus 3,71 +– 3,44%; p = 0,004).[26] Outro estudo demonstrou que a vasodilatação dependente do endotélio aumenta, enquanto a vasodilatação independente do endotélio permanece sem mudanças, em pacientes saudáveis com AOS após três meses de terapia com CPAP, sugerindo aumento da disponibilidade de NO.[78]

Uma revisão sistemática recente (Figura 35.2) avaliou oito estudos clínicos randomizados sobre o efeito do CPAP na função endotelial, mostrando que o CPAP terapêutico por 2 a 24 semanas leva à melhora estatisticamente significativa na função endotelial avaliada por dilatação mediada por fluxo, comparada a nenhuma terapia ou placebo (*sham* CPAP). A melhora da dilatação mediada por fluxo foi estimada em 3,87% (IC 95%: 1,93 a 5,8, p < 0,001), reforçando que a terapia com CPAP pode reduzir o risco global cardiovascular por melhorar a função vascular em pacientes com AOS.[79]

Níveis circulatórios de NO, que estavam reduzidos em pacientes com AOS moderada a severa comparados com indivíduos saudáveis, podem ser normalizados com CPAP duas noites após o início da terapia e permanecem elevados no período de cinco meses.[28]

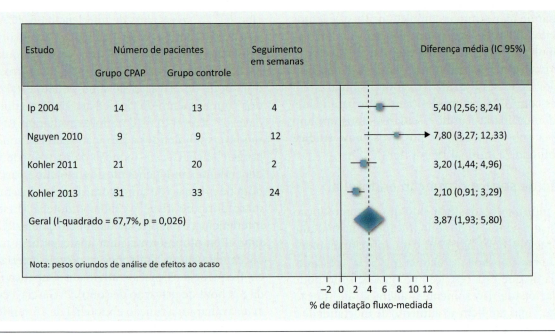

Figura 35.2 Efeito do tratamento com CPAP na dilatação mediada por fluxo em pacientes com AOS. *Forest plot* mostrando diferenças nas médias e intervalo de confiança de 95% do efeito do tratamento na dilatação mediada por fluxo. Adptada de Schwarz EI, et al., 2015.[79]

Além disso, há redução nos níveis sistêmicos de ET-1 que estavam elevados em pacientes com AOS comparados com controles saudáveis[36] e em seus precursores plasmáticos com terapia em longo prazo com CPAP,[42] além da redução da concentração plasmática de NG-dimetilarginina assimétrica (inibidor da eNOS).[80]

A terapia com CPAP reduz os níveis circulantes de moléculas de adesão solúveis e fator de necrose tumoral alfa e reduz a capacidade de adesão de monócitos em células endoteliais cultivadas, indicando redução da inflamação, da ativação leucocitária e da interação leucócito endotélio.[51,54,56,81] Esse tratamento também reduz a expressão de moléculas de adesão (CD15 e CD11c em monócitos), diminui a produção de espécies reativas de oxigênio pelos monócitos CD11 e diminui a aderência monocitária a células endoteliais humanas em culturas.[50] Há redução dos níveis séricos de proteína C reativa, interleucina-6 e de produção espontânea de interleucina-6 após quatro semanas de terapia com CPAP. Níveis plasmáticos de marcadores inflamatórios proteína C reativa, interleucina-6 e fator de necrose tumoral alfa mantêm-se inalterados depois de retirada de CPAP por sete dias, apesar do retorno imediato da AOS.[82] O tratamento com CPAP ainda está associado com queda nos níveis de fibrinogênio e atividade de PAI-1.[66,83]

A terapia em longo prazo com CPAP melhora a capacidade de reparo endotelial, evidenciado por aumento nos níveis circulantes de células progenitoras endoteliais e número reduzido de células circulantes endoteliais apoptóticas.[26,74]

Um recente estudo randomizado controlado mostrou que a retirada de CPAP após duas semanas (comparado com manutenção) levou a retorno de sonolência, elevação da pressão arterial matutina e recorrência na disfunção endotelial, além de recorrência de AOS.[84]

A Figura 35.3 sumariza os possíveis mecanismos de associação de AOS com disfunção endotelial e efeitos da terapia com CPAP.

Entre as opções de tratamento cirúrgico definitivo, a adenotonsilectomia reduz o nível dos marcadores inflamatórios proteína C reativa, interleucina-6 e ligante CD40 e aumenta os níveis do marcador anti-inflamatório interleucina-10 em crianças com AOS.[85,86] A pressão da artéria pulmonar é reduzida e a resposta hiperêmica após oclusão da artéria braquial melhora nesses pacientes.[87,88] Em pacientes adultos, a uvulopalatofaringoplastia diminui os níveis plasmáticos dos mediadores pró-inflamatórios proteína C reativa e fator de necrose tumoral alfa.[89,90]

Os dispositivos de avanço mandibulares aumentam a área seccional transversa da orofaringe e reduzem a chance de colapso da via aérea na AOS. A terapia em longo prazo com esses dispositivos parece ter potencial para reverter parcialmente a disfunção endotelial, apesar de não eliminar completamente os eventos obstrutivos da AOS, especialmente em suas formas mais importantes. A reatividade vascular (avaliada por tonometria arterial periférica) e a peroxidação lipídica (marcador de estresse oxidativo) foram similares em pacientes com AOS e controles (ajustados para idade, IMC e comorbidades cardiovasculares) após um ano de terapia subótima com dispositivos orais (índice apneia-hipopneia residual 19 por hora).[91]

Privação de sono e disfunção endotelial

Nas últimas décadas tem sido observada redução progressiva na duração do sono (de aproximadamente nove horas por noite em 1910 para aproximadamente sete horas por noite atualmente).[92] Há crescente evidência de que essa restrição crônica de sono pode estar relacionada não somente à alteração de função cognitiva,[93] mas também ao aumento de mortalidade e morbidade cardiovascular.[94-97] A disfunção endotelial relacionada à privação de sono é um potencial mecanismo para esse aumento de risco cardiovascular e pode decorrer tanto de privação aguda quanto de restrição crônica de sono.

Em adultos saudáveis, a privação aguda total do sono induz a aumento dos níveis circulantes de marcadores de ativação endotelial (como moléculas de adesão molecular ICAM-1 e E-selectina) e aumento dos níveis circulantes de marcadores pró e anti-inflamatórios, como fator de necrose tumoral alfa, interleucina-1β, antagonista do receptor de interleucina-1 e interleucina-6.[98-100] Níveis altos de interleucina-6, ICAM-1 ou E-selectina podem estar ligados ao desenvolvimento de disfunção endotelial e doença cardiovascular. Já foi demonstrado que mesmo períodos tão curtos quanto uma noite de privação de sono podem estar associados com aumento de rigidez arterial em adultos saudáveis.[101] Sauvet e colaboradores avaliaram 12 homens saudáveis submetidos à privação aguda de sono por 40 horas e encontraram redução da reatividade vascular dependente e independente de endotélio a partir da 29ª hora de privação de sono, com aumento plasmático de marcadores de ativação celular endotelial (E-selectina, interleucina-6 e molécula de adesão celular ICAM-1). Essa alteração microvascular apareceu bem mais precocemente que as alterações de pressão arterial sistólica, frequência cardíaca e atividade simpática (a partir da 32ª hora de privação de sono).[102] Garcia-Fernández et al. avaliaram a função endotelial de 15 residentes de cardiologia após um dia de trabalho comum e após 24 horas de plantão. Apesar da demonstração de redução significativa da vasodilatação dependente de endotélio após 24 horas de plantão, a associação de um segundo fator de estresse (plantão em cenário de emergência médica) limita a associação causal de privação de sono com disfunção endotelial nesse trabalho.[103] De maneira semelhante, outro estudo também avaliou a função endotelial de médicos saudáveis. Foi demonstrada associação independente da redução de horas de sono (plantão de 24 horas de duração) com a redução da vasodilatação mediada por fluxo, sem haver correla-

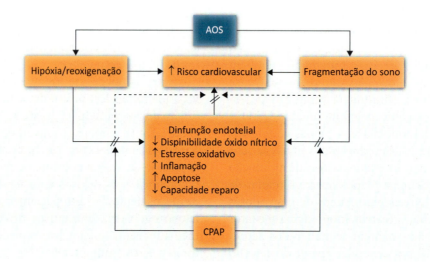

Figura 35.3 Mecanismos associados com disfunção endotelial em pacientes com AOS que contribuem potencialmente para aumento de risco cardiovascular. Hipóxia/reoxigenação repetitivas e fragmentação do sono promovem disfunção endotelial por diminuir a disponibilidade de NO, aumentar estresse oxidativo, inflamação e apoptose, além de reduzir a capacidade de reparo endotelial. A terapia com CPAP melhora essas alterações, revertendo a disfunção endotelial e potencialmente reduzindo o risco cardiovascular na AOS.

ção da alteração endotelial com o escore de dificuldade do plantão (avaliação de estresse mental) ou com consumo de café. Esse dado reforça a privação de sono – e não o estresse mental – como desencadeante da alteração de função endotelial.[104]

Estudos observacionais demonstram a alteração da função endotelial relacionada à restrição crônica do sono. Em comparação com 50 adultos com duração normal de sono (7 a 9 horas por noite), 30 adultos com privação crônica de sono (< 7 horas por noite) tiveram maior tônus vasoconstritor mediado pela endotelina-1.[105] A endotelina-1 é um potente peptídeo vasoconstritor que está associado com disfunção vasomotora endotelial e aumento de risco cardiovascular. Outro estudo demonstrou que a privação crônica de sono pode estar associada com declínio em 50% da vasodilatação mediada por fluxo (um indicativo precoce de doença cardiovascular).[106]

O efeito da restrição parcial de sono sobre a função endotelial também tem sido avaliado em humanos de forma experimental. Um estudo brasileiro avaliou 13 indivíduos saudáveis em um período de controle (7 a 9,5 horas de sono por noite) e submetidos à privação parcial de sono por cinco noites (3,5 a 5 horas de sono). Foi demonstrado aumento significativo na modulação da atividade simpática cardíaca e periférica após a privação de sono, associado à diminuição da venodilatação dependente de endotélio.[107] Calvin e colaboradores submeteram adultos saudáveis à restrição de sono para dois terços de seu período habitual e observaram – após oito dias de restrição – piora significativa da vasodilatação mediada por fluxo. A piora da função endotelial nesse trabalho foi semelhante à reportada previamente em fumantes, pessoas com diabetes ou doença coronariana, destacando o risco cardiovascular associado à privação de sono.[108]

Shearer e colaboradores descreveram um modelo comparando privação total com privação parcial do sono por quatro dias. Foi demonstrada elevação dos níveis de receptor solúvel de fator de necrose tumoral-1 e interleucina-6 no grupo com privação total em relação ao grupo com privação parcial, reforçando o papel da privação de sono como um potente estímulo inflamatório.[109]

PERSPECTIVAS

Há evidências de que os distúrbios do sono promovem um aumento do risco cardiovascular. Os dados apresentados mostram que a AOS e a privação do sono estão independentemente relacionadas à disfunção endotelial e que identificar e tratar esses distúrbios do sono pode ter um efeito benéfico nesse importante marcador de risco cardiovascular. Como o subdiagnóstico ainda é frequente, essas e outras evidências claramente indicam a necessidade de estratégias para a melhoria do reconhecimento e o tratamento dos distúrbios do sono. O entendimento detalhado dos mecanismos envolvidos pode favorecer a criação de potenciais biomarcadores específicos de lesão vascular na AOS e na privação do sono. Em última análise, esses biomarcadores podem servir tanto para a identificação dos distúrbios do sono quanto (e principalmente) para predizer eventos cardiovasculares nesses pacientes.

REFERÊNCIAS BIBLIOGRÁFICAS

1. Smith RP, Veale D, Pepin JL, et al. Obstructive sleep apnoea and the autonomic nervous system. Sleep Med Rev. 1998,2:69-92.
2. Somers VK, Dyken ME, Mark AL, et al. Sympathetic-nerve activity during sleep in normal subjects. N Engl J Med. 1993;328:303-7.
3. Murali NS, Svatikova A, Somers VK. Cardiovascular physiology and sleep. Front Biosci. 2003;8:s636-52.
4. The Report of an American Academy of Sleep Medicine Task Force. Sleep-related breathing disorders in adults: recommendations for syndrome definition and measurement techniques in clinical research. Sleep. 1999;22:667-89.
5. Costa LE, Uchôa CH, Drager LF, et al. Potential underdiagnosis of obstructive sleep apnoea in the cardiology outpatient setting. Heart. 2015;10(16):1288-92.
6. Peppard PE, Young T, Barnet JH, et al. Increased prevalence of sleep-disordered breathing in adults. Am J Epidemiol. 2013;177(9):1006-14.
7. Tufik S, Santos-Silva R, Taddei JA, et al. Obstructive sleep apnea syndrome in the Sao Paulo Epidemiologic Sleep Study. Sleep Med. 2010;11:441-6.
8. Drager LF, Togeiro SM, Polotsky VY, et al. Obstructive sleep apnea: a cardiometabolic risk in obesity and the metabolic syndrome. J Am Coll Cardiol. 2013;62:569-76.
9. Peppard PE, Young T, Palta M, et al. Prospective study of the association between sleep-disordered breathing and hypertension. N Engl J Med. 2000;342:1378-84.
10. Peker Y, Kraiczi H, Hedner J, et al. An independent association between obstructive sleep apnea and coronary artery disease. Eur Respir J. 1999;13:179-84.

11. Yaggi HK, Concato J, Kernan WN, et al. Obstructive sleep apnea as a risk factor for stroke and death. N Engl J Med. 2005;353:2034-41.
12. Atkeson A, Yeh SY, Malhotra A, et al. Endothelial Function in Obstructive Sleep Apnea. Prog Cardiovasc Dis. 2009;51(5):351-63.
13. Ip MS, Tse HF, Lam B, et al. Endothelial function in obstructive sleep apnea and response to treatment. Am J Respir Crit Care Med. 2004;169(3):348-53.
14. Nieto FJ, Herrington DM, Redline S, et al. Sleep apnea and markers of vascular endothelial function in a large community sample of older adults. Am J Respir Crit Care Med. 2004;169(3):354-60.
15. Drager LF, Bortolotto LA, Lorenzi MC, et al. Early signs of atherosclerosis in obstructive sleep apnea. Am J Respir Crit Care Med. 2005;172(5):613-8.
16. Irwin M, Thompson J, Miller C, et al. Effects of sleep and sleep deprivation on catecholamine and interleukin-2 levels in humans: clinical implications. J Clin Endocrinol Metab. 1999;84:1979-85.
17. Irwin MR, Ziegler M. Sleep deprivation potentiates activation of cardiovascular and catecholamine responses in abstinent alcoholics. Hypertension. 2005;45:252-7.
18. Irwin MR, Wang M, Campomayor CO, et al. Sleep deprivation and activation of morning levels of cellular and genomic markers of inflammation. Arch Intern Med. 2006;166:1756-62.
19. Lui MM, Lam DC, Ip MS. Significance of endothelial dysfunctions in sleep related breathing disorder. Respirology. 2013;18(1):39-46.
20. Ross R. Atherosclerosis: an inflammatory disease. N Engl J Med. 1999;340(2):115–26.
21. Shimokawa H. Primary endothelial dysfunction: atherosclerosis. J Mol Cell Cardiol. 1999;31(1):23–7.
22. Celermajer DS. Endothelial dysfunction: does it matter? Is it reversible? J Am Coll Cardiol. 1997;30(2):325–33.
23. Reddy KG, Nair RN, Sheehan HM, et al. Evidence that selective endothelial dysfunction may occur in the absence of angiographic or ultrasound atherosclerosis in patients with risk factors for atherosclerosis. J Am Coll Cardiol. 1994;23(4):833–43.
24. Celermajer DS, Sorensen KE, Gooch VM, et al. Non-invasive detection of endothelial dysfunction in children and adults at risk of atherosclerosis. Lancet. 1992;340(8828):1111–5.
25. Kato M, Roberts-Thomson P, Phillips BG, et al. Impairment of endothelium-dependent vasodilation of resistance vessels in patients with obstructive sleep apnea. Circulation. 2000;102(21):2607-10.
26. Jelic S, Padeletti M, Kawut SM, et al. Inflammation, Oxidative Stress, and Repair Capacity of the Vascular Endothelium in Obstructive Sleep Apnea. Circulation. 2008;117(17):2270-8.
27. Ip MS, Lam B, Chan LY, et al. Circulating nitric oxide is suppressed in obstructive sleep apnea and is reversed by nasal continuous positive airway pressure. Am J Respir Crit Care Med. 2000;162(6):2166-71.
28. Schulz R, Schmidt D, Blum A, et al. Decreased plasma levels of nitric oxide derivatives in obstructive sleep apnea: response to CPAP therapy. Thorax. 2000;55(12):1046-51.
29. Barcelo A, de la Pena M, Ayllon O, et al. Increased plasma levels of asymmetric dimethylarginine and soluble CD40 ligand in patients with sleep apnea. Respiration. 2009;77(1):85–90.
30. Møller DS, Lind P, Strunge B, et al. Abnormal vasoactive hormones and 24-hour blood pressure in obstructive sleep apnea. Am J Hypertens. 2003;16(4):274-80.
31. Gjørup PH, Sadauskiene L, Wessels J, et al. Abnormally increased endothelin-1 in plasma during the night in obstructive sleep apnea: relation to blood pressure and severity of disease. Am J Hypertens. 2007;20(1):44-52.
32. Howard PG, Plumpton C, Davenport AP. Anatomical localization and pharmacological activity of mature endothelins and their precursors in human vascular tissue. J Hypertens. 1992;10(11):1379-86.
33. Kanagy NL, Walker BR, Nelin LD. Role of endothelin in intermittent hypoxia-induced hypertension. Hypertension. 2001;37(2 Pt 2):511-5.
34. Zamarron-Sanz C, Ricoy-Galbaldon J, Gude-Sampedro F, et al. Plasma levels of vascular endothelial markers in obstructive sleep apnea. Arch Med Res. 2006;37(4):552-5.
35. Saarelainen S, Seppala E, Laasonen K, et al. Circulating endothelin-1 in obstructive sleep apnea. Endothelium. 1997;5(2):115-8.
36. Phillips BG, Narkiewicz K, Pesek CA, et al. Effects of obstructive sleep apnea on endothelin-1 and blood pressure. J Hypertens. 1999;17(1):61-6.
37. Grimpen F, Kanne P, Schulz E, et al. Endothelin-1 plasma levels are not elevated in patients with obstructive sleep apnea. Eur Respir J. 2000;15(2):320-5.
38. Jordan W, Reinbacher A, Cohrs S, et al. Obstructive sleep apnea: Plasma endothelin-1 precursor but not endothelin-1 levels are elevated and decline with nasal continuous positive airway pressure. Peptides. 2005;26(9):1654-60.
39. Kadohira T, Kobayashi Y, Iwata Y, et al. Coronary artery endothelial dysfunction associated with sleep apnea. Angiology. 2011;62(5):397-400.
40. Drager LF, Polotsky VY, Lorenzi-Filho G. Obstructive Sleep Anea. An Emerging Risk Factor for Atherosclerosis. Chest. 2011;140(2)534-42.

41. McQuillan LP, Leung GK, Marsden PA, et al. Hypoxia inhibits expression of eNOS via transcriptional and posttranscriptional mechanisms. Am J Physiol. 1994;267(5 Pt 2):H1921-H1927.
42. Liao JK, Zulueta JJ, Yu FS, et al. Regulation of bovine endothelial constitutive nitric oxide synthase by oxygen. J Clin Invest. 1995;96(6):2661-6.
43. Takemoto M, Sun J, Hiroki J, et al. Rho-kinase mediates hypoxia-induced downregulation of endothelial nitric oxide synthase. Circulation. 2002;106(1):57-62.
44. Wang P, Zweier JL. Measurement of nitric oxide and peroxynitrite generation in the postischemic heart. Evidence for peroxynitrite-mediated reperfusion injury. J Biol Chem. 1996;271(46):29223-30.
45. Laursen JB, Somers M, Kurz S, et al. Endothelial regulation of vasomotion in ApoE deficient mice. Implications for interactions between peroxynitriteand tetrahydrobiopterin. Circulation. 2001;103(9):1282-8.
46. Kuzkaya N, Weissmann N, Harrison DG, et al. Interactions of peroxynitrite, tetrahydrobiopterin, ascorbic acid, and thiols: implications for uncoupling endothelial nitric-oxide synthase. J Biol Chem. 2003;278(25):22546-54.
47. Antoniades C, Shirodaria C, Warrick N, et al. 5- Methyltetrahydrofolate rapidly improves endothelial function and decreases superoxide production in human vessels: effects on vascular tetrahydrobiopterin availability and endothelial nitric oxide synthase coupling. Circulation. 2006;114(11):1193-201.
48. Tanaka T, Nakamura H, Yodoi J, et al. Redox regulation of the signaling pathways leading to eNOS phosphorylation. Free Radic Biol Med. 2005;38(9):1231–42.
49. Xia Y, Roman LJ, Masters BS, et al. Inducible nitric-oxide synthase generates superoxide from the reductase domain. J Biol Chem. 1998;273(35):22635–9.
50. Ohga E, Nagase T, Tomita T, et al. Increased levels of circulating ICAM-1, VCAM-1, and L-selectin in obstructive sleep apnea syndrome. J Appl Physiol. 1999;87(1):10-4.
51. Chin K, Nakamura T, Shimizu K, et al. Effects of nasal continuous positive airway pressure on soluble cell adhesion molecules in patients with obstructive sleep apnea syndrome. Am J Med. 2000;109(7):562-7.
52. Aird WC. Phenotypic heterogeneity of the endothelium: representative vascular beds. Circ Res. 2007;100:174-90.
53. Price DT, Loscalzo J. Cellular adhesion molecules and atherogenesis. Am J Med. 1999;107(1):85-97.
54. Dyugovskaya L, Lavie P, Lavie L. Increased adhesion molecules expression and production of reactive oxygen species in leukocytes of sleep apnea patients. Am J Respir Crit Care Med. 2002;165(7):934-9.
55. Dyugovskaya L, Lavie P, Lavie L. Lymphocyte activation as a possible measure of atherosclerotic risk in patients with sleep apnea. Ann N Y Acad Sci. 2005;1051:340-50.
56. Drager LF, Lopes HF, Maki-Nunes C, et al. The impact of obstructive aleep apnea on metabolic and inflammatory markers in consecutive patients with metabolic syndrome. PLos One. 2010;5;e12065.
57. McNicholas WT. Obstructive sleep apnea and inflammation. Prog Cardiovasc Dis. 2009;51(5):392–9.
58. Minoguchi K, Yokoe T, Tazaki T, et al. Increased carotid intima-media thickness and serum inflammatory markers in obstructive sleep apnea. Am J Respir Crit Care Med. 2005;172(5):625-30.
59. Rosenberg RD, Aird WC. Vascular-bed-specific hemostasis and hypercoagulable states. N Engl J Med. 1999;340(20):1555-64.
60. Davies MJ. The contribution of thrombosis to the clinical expression of coronary atherosclerosis. Thromb Res. 1996;82(1):1-32.
61. Bokinsky G, Miller M, Ault K, et al. Spontaneous platelet activation and aggregation during obstructive sleep apnea and its response to therapy with nasal continuous positive airway pressure. A preliminary investigation. Chest. 1995;108(3):625-30.
62. Robinson GV, Pepperell JC, Segal HC, et al. Circulating cardiovascular risk factors in obstructive sleep apnea. Thorax. 2004;59(9):777-82.
63. Wessendorf TE, Thilmann AF, Wang YM, et al. Fibrinogen levels and obstructive sleep apnea in ischemic stroke. Am J Respir Crit Care Med. 2000;162(6):2039-42.
64. Nobili L, Schiavi G, Bozano E, et al. Morning increase of whole blood viscosity in obstructive sleep apnea syndrome. Clin Hemorheol Microcirc. 2000;22(1):21-7.
65. Rangemark C, Hedner JA, Carlson JT, et al. Platelet function and fibrinolytic activity in hypertensive and normotensive sleep apnea patients. Sleep. 1995;18(3):188-94.
66. von Kanel R, Loredo JS, Ancoli-Israel S, et al. Association between sleep apnea severity and blood coagulability: Treatment effects of nasal continuous positive airway pressure. Sleep Breath. 2006;10(3):139-46.
67. von Känel R, Dimsdale JE. Hemostatic alterations in patients with obstructive sleep apnea and the implications for cardiovascular disease. Chest. 2003;124(5):1956-67.
68. von Kanel R, Le DT, Nelesen RA, et al. The hypercoagulable state in sleep apnea is related to comorbid hypertension. J Hypertens. 2001;19(8):1445-51.
69. von Känel R, Loredo JS, Ancoli-Israel S, et al. Elevated plasminogen activator inhibitor 1 in sleep apnea and its relation to the metabolic syndrome: an investigation in 2 different study samples. Metabolism. 2007;56(7):969-76.

70. Hill JM, Zalos G, Halcox JP, et al. Circulating endothelial progenitor cells, vascular function, and cardiovascular risk. N Engl J Med. 2003;348(7):593-600.
71. Werner N, Kosiol S, Schiegl T, et al. Circulating endothelial progenitor cells and cardiovascular outcomes. N Engl J Med. 2005;353(10):999-1007.
72. Urbich C, Dimmeler S. Endothelial progenitor cells: characterization and role in vascular biology. Circ Res. 2004;95(4):343-53.
73. Ii M, Nishimura H, Iwakura A, et al. Endothelial progenitor cells are rapidly recruited to myocardium and mediate protective effect of ischemic preconditioning via "imported" nitric oxide synthase activity. Circulation. 2005;111(9):1114-20.
74. El Solh AA, Akinnusi ME, Baddoura FH, et al. Endothelial cell apoptosis in obstructive sleep apnea. A link to endothelial dysfunction. Am J Respir Crit Care Med. 2007;175(11):1186-91.
75. Bayram NA, Ciftci B, Keles T, et al. Endothelial function in normotensive men with obstructive sleep apnea before and 6 months after CPAP treatment. Sleep. 2009;32(10):1257–63.
76. Duchna HW, Orth M, Schultze-Werninghaus G, et al. Long-term effects of nasal continuous positive airway pressure on vasodilatory endothelial function in obstructive sleep apnea syndrome. Sleep Breath. 2005;9(3):97–103.
77. Imadojemu VA, Gleeson K, Quraishi SA, et al. Impaired vasodilator responses in obstructive sleep apnea are improved with continuous positive airway pressure. Am J Respir Crit Care Med. 2002;165(7):950-3.
78. Lattimore JL, Wilcox I, Skilton M, et al. Treatment of obstructive sleep apnoea leads to improved microvascular endothelial function in the systemic circulation. Thorax. 2006;61(6):491-5.
79. Schwarz EI, Puhan MA, Schlatzer C, et al. Effect of cPAP therapy on endothelial function in obstructive sleep apnoea: A systematic review and meta-analysis. Respirology. 2015;20:886-95.
80. Ohike Y, Kozaki K, Iijima K, et al. Amelioration of vascular endothelial dysfunction in obstructive sleep apnea syndrome by nasal continuous positive airway pressure – possible involvement of nitric oxide and asymmetricNG, NG-dimethylarginine. Circ J. 2005;69:221-6.
81. Ryan S, Taylor CT, McNicholas WT. Selective activation of inflammatory pathways by intermittent hypoxia in obstructive sleep apnea syndrome. Circulation. 2005;112(17):2660-7.
82. Phillips CL, Yang Q, Williams A, et al. The effect of short-term withdrawal from continuous positive airway pressure therapy on sympathetic activity and markers of vascular inflammation in subjects with obstructive sleep apnea. J Sleep Res. 2007;16(2):217-25.
83. Chin K, Ohi M, Kita H, et al. Effects of NCPAP therapy on fibrinogen levels in obstructive sleep apnea syndrome. Am J Respir Crit Care Med. 1996;153(6 Pt 1):1972-6.
84. Kohler M, Stoewhas AC, Ayers L, et al. Effects of continuous positive airway pressure therapy withdrawal in patients with obstructive sleep apnea: a randomized controlled trial. Am J Respir Crit Care Med. 2011;184(10)1192-9.
85. Kheirandis-Gozal L, Capdevila OS, Tauman R, et al. Plasma C-reactive protein in nonobese children with obstructive sleep apnea before e after adenotonsillectomy. J Clin Sleep Med. 2006;2:301-4.
86. Gozal D, Serpero LD, Sana Capdevila O, et al. Systemic inflammation in non-obeses children with obstructive sleep apnea. Sleep Med. 2008;9:254-9.
87. Yilmaz MD, Onrat E, Altuntas A, et al. The effects of tonsillectomy and adenoidectomy on pulmonary arterial pressure in children. Am J Otolaryngol. 2005;26:18-21.
88. Tezer MS, Karanfil A, Aktas D. Association between adenoidal-nasopharyngeal ratio and right ventricular diastolic function in children with adenoid hypertrophy causing upper airway obstruction. Int J Pediatr Otorhinolaryngol. 2005;69:1169-73.
89. Kinoshita H, Shibano A, Sakoda T, et al. Uvulopalatopharyngoplasty decreases levels of C-reactive protein in patients with obstructive sleep apnea syndrome. Am Heart J. 2006;152:692.e1-692.e5.
90. Kataoka T, Enomoto F, Kim R, et al. The effect of surgical treatment of obstructive sleep apnea syndrome on the plasma TNF-alpha levels. Tohuku J Exp Med. 2004;204:267-72.
91. Itzhaki S, Dorchin H, Clark G, et al. The effects of 1-year treatment with a Herbst mandibular advancement splint on obstructive sleep apnea, oxidative stress, and endothelial function. Chest. 2007;131:740-9.
92. Askar V, Hirshkowitz M. Health effects of sleep deprivation. Clin Pulm Med. 2003;10:47-61.
93. Banks S, Dinges DF. Behavioral and physiological consequences of sleep restriction. J Clin Sleep Med. 2007;3(5):519-28.
94. Ayas NT, White DP, Manson JE, et al. A prospective study of sleep duration and coronary heart disease in women. Arch Intern Med. 2003;163(2):205-509.
95. Gangwisch JE, Heymsfield SB, Boden-Albala B, et al. Short sleep duration as a risk factor for hypertension: analyses of the first National Health and Nutrition Examination Survey. Hypertension. 2006;47(5):833-9.
96. Gottlieb DJ, Punjabi NM, Newman AB, et al. Association of sleep time with diabetes mellitus and impaired glucose tolerance. Arch Intern Med. 2005;165(8):863-7.
97. Qureshi, AI, Giles WH, Croft JB, et al. Habitual sleep patterns and risk for stroke and coronary heart disease: a 10-year follow-up from NHANES I. Neurology. 1997;48(4):904-11.

98. Dinges DF, Dougla SD, Zaugg L, et al. Leukocytosis and natural killer cell function parallel neurobehavioral fatigue induced by 64 hours of sleep deprivation. J Clin Invest. 1994;93:1930-9.
99. Frey DJ, Fleshner M, Wright KP Jr. The effects of 40 hours of total sleep deprivation on inflammatory markers in healthy young adults. Brains Behav Immun. 2007;21:1050-7.
100. Vgontzas NA, Zoumakis E, Bixler EO, et al. Adverse effects of modest sleep restriction on sleepiness, performance, and inflammatory cytokines. J Clin Endocrinol Metab. 2004;89:2119-26.
101. Sunbul M, Kanar BG, Durmus E, et al. Acute sleep deprivation is associated with increased arterial stiffness in healthy young adults. Sleep Breath. 2014;18:215–20.
102. Sauvet F, Leftheriotis G, Gomez-Merino D, et al. Effect of acute sleep deprivation on vascular function in healthy subjects. J Appl Physiol. 2010;108:68-75.
103. Garcia-Fernández R, Pérez-Velasco JG, Milián AC, et al. Endothelial Dysfunction in Cardiologists after 24 hours on call. Rev Esp Cardiol. 2002;55(11):1202-4.
104. Amir O, Alroy S, Schliamser JE, et al. Brachial Artery Endothelial Function in Residents and Fellows Working Night Shifts. Am J Cardiol. 2004;93:947–9.
105. Weil BR, Mestek ML, Westby CM, et al. Short sleep duration is associated with enhanced endothelin-1 vasoconstrictor tone. Can J Physiol Pharmacol. 2010;88:777-81.
106. Takase B, Akima T, Uehata A, et al. Effect of chronic stress and sleep deprivation on both flow-mediated dilation in the brachial artery and the intracellular magnesium level in humans. Clin Cardio. 2004;27:223-7.
107. Dettoni JL, Consolim-Colombo FM, Drager LF, et al. Cardiovascular effects of partial sleep deprivation in healthy volunteers. J Appl Physiol 2012, 113:232-236.
108. Calvin AD, Covassin N, Kremers WK, et al. Experimental Sleep Restriction Causes Endothelial Dysfunction in Healthy Humans. J Am Heart Assoc 2014;3(6):e001143. doi: 10.1161/JAHA.114.001143
109. Shearer WT, Reuben JM, Mullington JM, et al. Soluble TNF-alpha receptor 1 and IL-6 plasma levels in humans subjected to the sleep deprivation model of spaceflight. J Allergy Clin Immunol 2001, 107:165-170.

capítulo 36

Juan Carlos Yugar Toledo
Rodrigo Modolo
Heitor Moreno Júnior

Tabagismo e Endotélio

INTRODUÇÃO
Histórico

O ato casual de acender um cigarro e sorver a fumaça tem sua origem perdida no tempo. É praticamente impossível determinar como e quando alguém teve pela primeira vez a ideia de queimar as folhas secas do tabaco e aspirar sua fumaça. Muito antes de os europeus pisarem este lado do planeta, o fumo fazia parte do cotidiano dos nativos da América, e sua função estava muito mais relacionada à crença desses povos do que ao prazer puro e simples do consumo do tabaco. No Brasil, na época do Descobrimento, o fumo fazia parte dos rituais dos índios de todas as tribos que entraram em contato com os portugueses. Como se observou posteriormente, e os relatos dos marujos de Pedro Álvares Cabral confirmaram, a fumaça obtida a partir da queima das folhas era considerada materialização milagrosa do hálito dos pajés.

Na Europa, coube a Jean Nicot, embaixador francês na corte portuguesa, a introdução e divulgação do tabaco. A iniciativa de Nicot fez com que, mais tarde, o botânico De La Champ batizasse o tabaco, cientificamente, como *herba nicotiana* dando o nome do embaixador a todo tipo de plantas ao qual o tabaco pertence.

Somente na década de 1960, foram publicados os primeiros estudos epidemiológicos relacionando o consumo habitual de cigarros a doenças pulmonares[1,2] e posteriormente a doenças cardiovasculares em fumantes (tabagismo ativo)[3] e, a seguir, em não fumantes (tabagismo passivo).[4-6]

As relações entre tabagismo e aumento da mortalidade por doença cardiovascular foram consistente e inequivocamente demonstradas,[3,7-9] sabe-se, ainda, que o risco para doença aterosclerótica cardiovascular entre fumantes relaciona-se com o número de cigarros queimados por dia.[10,11]

O hábito de fumar e a dependência da nicotina, a partir de então, passaram a ser encaradas como doenças que precisavam ser prevenidas, investigadas e tratadas.[12]

Segundo a Organização Mundial de Saúde (OMS),[13,14] a fumaça dos derivados do tabaco é a maior responsável pela poluição em ambientes fechados. Em média, esse ar poluído contém três vezes mais nicotina, três vezes mais monóxido de carbono e até cinquenta vezes mais substâncias cancerígenas do que a fumaça que entra pela boca do fumante depois de passar pelo filtro do cigarro.

Em adultos não fumantes, há maior risco de doença cardiovascular causada pelo tabagismo, proporcionalmente ao tempo de exposição à fumaça, sendo o risco de infarto do miocárdio 30% maior do que em não fumantes que não se expõem.[15] Portanto, esses achados reforçam esforços governamentais para erradicação do tabagismo dos locais públicos.

Epidemiologia

O cigarro – a forma mais importante de utilização do tabaco – constitui um sério problema de saúde pública no Mundo e no Brasil.[16] Segundo a OMS, o tabagismo está relacionado, direta ou indiretamente, à morte de 6 milhões de indivíduos no mundo por ano. Se medidas efetivas de controle do tabagismo não forem tomadas, em 2030 esse número poderá chegar a 8 milhões de mortes –80% delas em países em desenvolvimento.[17]

Recentes estimativas sobre consumo de tabaco no mundo assinalam redução relativa de prevalência estimada por faixas etárias de tabagismo no período de 1980 a 2012. Entre os homens observou-se diminuição de 41,2% para 31,1%, com taxa de declínio anual de 0,9%, e de 10,6% para 6,2% entre as mulheres, com taxa de declínio anual de 1,7%.

Entretanto, devido ao crescimento da população com idade superior a 15 anos, houve aumento do número absoluto de tabagistas em ambos os sexos, passando de 721 milhões de fumantes em 1980 para 967 milhões em 2012.[18] Com relação ao número de cigarros consumidos por dia não foi observada alteração significativa com o tempo, permanecendo em torno de 18 cigarros por dia.

No Brasil, a prevalência estimada de fumantes na população acima de 15 anos de idade encontra-se em 17,2% (24,6 milhões de indivíduos). A prevalência entre os homens é 21,6% (14,8 milhões de indivíduos). Já entre as mulheres, a prevalência é 13,1% (9,8 milhões de habitantes). A maioria faz uso diário de produtos de tabaco (15,1%), enquanto o percentual de fumantes ocasionais é apenas 2,1%. Esse padrão foi observado em todas as regiões do país.

A prevalência de uso de cigarros industrializados foi 14,4%, enquanto a prevalência de uso de cigarros de palha ou enrolados à mão é de 5,1%. O percentual de fumantes de outros produtos do tabaco (charutos, cachimbos, cigarrilhas, cigarros indianos e narguilés) é baixo: 0,8% em média.[17,19]

Dados sobre a prevalência de tabagismo nos Estados Unidos em indivíduos com mais de 18 anos demonstraram redução de 20,9% em 2005 para 17,6 em 2013, com maior redução da prevalência de tabagismo entre os homens (20,5%) do que mulheres (15,3%); houve também significativa diminuição do número de tabagistas inveterados (> 30 cigarros/dia) de 12,7% para 7,1%.[16]

O tabagismo é responsável por aproximadamente 45% das mortes em homens com menos de 65 anos de idade e por mais de 20% de todos os óbitos por doença coronariana em homens com idade superior a 65 anos. Além disso, homens fumantes entre 45 e 54 anos de idade têm quase três vezes mais probabilidade de morrer de infarto do miocárdio que os não fumantes da mesma faixa etária.[20]

Calcula-se que o tabagismo seja responsável por 40% dos óbitos por doença coronariana em mulheres com mais de 65 anos de idade. O risco de infarto do miocárdio, embolia pulmonar e tromboflebite em mulheres jovens que fumam e usam anticoncepcionais orais chega a ser dez vezes maior em relação às que não fumam e usam esse método de controle da natalidade.[21]

Uma vez cessado o hábito de fumar, o risco de doença cardíaca começa a declinar. Após um ano, o risco é reduzido à metade, e após dez anos é semelhante ao de indivíduos sem antecedentes de tabagismo.[22,23]

Constituintes da fumaça do cigarro

Existem duas formas de inalar a fumaça do cigarro: (1) quando o fumante aspira, absorvendo pela boca substâncias tóxicas (corrente primária); e (2) quando a fumaça que sai livremente da ponta acesa do cigarro ou de outro derivado do tabaco para o ar ambiente põe em risco a saúde daqueles que não fumam (corrente secundária).

A fumaça do cigarro é uma mistura complexa de cerca de 5.000 substâncias tóxicas diferentes, muitos desses componentes são gerados durante a queima da folha de tabaco, sendo uma fase gasosa e outra particulada.[24]

A fase gasosa representa aproximadamente 60% da fumaça da queima do tabaco, 99% dessa fase é composta de nitrogênio, oxigênio, dióxido de carbono, monóxido de carbono, hidrogênio, argônio e metano. Sendo o restante 1% representado por 43 outros componentes.

Os hidrocarbonetos aromatizados presentes na fumaça do tabaco considerados carcinogênicos contêm de quatro a seis anéis condensados, cujo principal representante é o benzopireno. Outros componentes tóxicos menos estudados são: nitrosaminas, substâncias radioativas, polônio 210 e carbono 14, agrotóxicos DDT, benzeno, metais pesados (chumbo e cádmio), níquel, cianeto hidrogenado, amônia e formol.

A fase particulada contém nicotina e alcatrão. A quantidade de alcatrão da fumaça de um cigarro varia de 3 a 40 mg de acordo com as condições de queima, condensação, tamanho do cigarro, presença de filtro, porosidade do papel, conteúdo do cigarro, peso e tipo de tabaco. Outro fator determinante na composição da fumaça do tabaco é a temperatura de queima, que alcança 884 °C durante a aspiração. Estima-se que a corrente primária da fumaça do tabaco contenha cerca de 150 mg de constituintes metálicos, principalmente, potássio (90%), sódio (5%), arsênico (0,3% a 1,4%) e traços de alumínio, cálcio e cobre. Os componentes inorgânicos são na sua maioria cloretos, porém, berílio e cromo podem estar presentes em baixas quantidades.

A nicotina é um alcaloide composto presente em plantas da família *Solenacea*, como o tabaco (*Nicotiana tabacum*) e na planta da coca (*Erthrxylum coca*). Sua composição altamente lipofílica permite que seja facilmente absorvida no trato gastrintestinal, pele e mucosas, atravessa as barreiras hematoencefálica e fetoplacentária. A nicotina é a principal responsável pela dependência química e por doenças cardiovasculares relacionadas ao tabagismo. Quando aspirada chega ao cérebro em 8 segundos, ao passo que se aplicada diretamente (via endovenosa) levaria 14 segundos. A nicotina é absorvida entre 50% e 90% durante o ato de fumar, podendo ser detectada e quantificada no plasma e na urina de 24 horas, com vida média de 120 minutos. Sessenta por cento da substância é transformada em cotinina por reações de oxidação pelo citocromo P450. A cotinina, um metabólito de menor toxicidade que apresenta propriedades psicoativas semelhantes às da nicotina, é lentamente depurada da circulação (vida média de 15 horas) por eliminação predominantemente hepática, podendo ainda ser excretada pelos rins, dependendo do pH urinário.[24-26]

A nicotina atua ligando-se a receptores de acetilcolina da membrana celular denominados receptores nicotínicos de acetilcolina (NAChR), que são proteínas pentaméricas originadas de um complexo proteico de 370 kD e formam uma extensa família de subunidades ($\alpha 1$-$\alpha 10$, $\beta 1$-$\beta 4$, γ, δ e ε).[27]

Esses receptores estão amplamente distribuídos no sistema nervoso central e periférico. A dependência de nicotina ocorre por aumento da expressão desses receptores nicotínicos no sistema nervoso central como consequência da exposição por longo período.[28]

BASES FISIOPATOLÓGICAS

Mecanismos pelos quais o tabagismo promove alterações vasculares

O tabagismo é provavelmente o mais complexo e menos compreendido fator de risco para doenças cardiovasculares (DCV). Isso ocorre porque a fumaça do tabaco contém mais de 5.000 substâncias químicas diferentes – de átomos a partículas em suspensão, inclusive as que geram espécies reativas de oxigênio (EROs) que atravessam o epitélio alveolar alcançando a circulação sanguínea e promovendo lesões citotóxicas nos diferentes alvos teciduais.

A interação entre os componentes da fumaça do cigarro, o endotélio e a parede vascular é demonstrada por meio de alterações morfológicas vasculares, como as observadas experimentalmente em culturas de células endoteliais e órgãos isolados, caracterizadas por desnudação endotelial, descamação de células endoteliais, apoptose, reparação e proliferação celular[29] – processo-chave na manutenção da integridade vascular.[30]

Também foram observadas propriedades angiogênicas da nicotina envolvendo as três moléculas pró-angiogênicas relevantes: fator de crescimento de fibroblastos (FGFb), fator de crescimento derivado de plaquetas (PDGF) e fator de crescimento vascular endotelial (VEGF). Além disso, receptores do fator de crescimento vascular endotelial estão expressos nas células endoteliais e nos vasos sanguíneos de indivíduos expostos à fumaça do tabaco.

Dessa maneira, as ações da nicotina sobre o endotélio vascular estão relacionadas à expressão funcional de receptores nicotínicos de acetilcolina na superfície endotelial, como demonstrado experimentalmente.[31] A unidade $\alpha 7$-NAChR – que suporta modificações da sua configuração – está envolvida na mediação dos efeitos proliferativos da nicotina, incluindo: modulação da neoformação e remodelamento vascular, migração, proliferação e diferenciação celular, que contribuem para o desenvolvimento da doença aterosclerótica e carcinogênese.[32]

A ligação da nicotina com o receptor $\alpha 7$-NAChR na célula endotelial promove ativação da tirosina quinase Src e da beta-arrestina, mediadores da expressão dos principais fatores angiogênicos, como o fator transformador de crescimento beta, o fator de crescimento de fibroblastos (FGFb), o fator de crescimento derivado de plaquetas (PDGF) e o fator de crescimento vascular endotelial (VEGF). Tanto Src quanto VEGF estimulam a síntese e liberação de metaloproteinases (MMPs) de degradação de matriz extracelular, que resultam em vários processos patológicos, inclusive alterações da parede vascular, como hiperplasia da camada íntima, progressão da aterosclerose e reestenose. Adicionalmente, especula-se um processo de mobilização de células progenitoras da medula óssea e do baço via estimulação nicotínica em seu receptor NAChR e incorporação dessas células em tecidos isquêmicos. Por essas e outras razões abordadas adiante, a interação dos diversos componentes da fumaça do cigarro, em especial da nicotina, com o endotélio vascular tem sido associada a efeitos citotóxicos e lesivos[33] (Figura 36.1A e B).

Alterações estruturais e funcionais da parede vascular

Evidências experimentais em humanos e animais demonstram que o tabagismo promove alterações funcionais (disfunção endotelial) e estruturais na parede das artérias de condutância (grandes artérias), das artérias musculares (médio calibre) e das artérias de resistência (microcirculação). Essas alterações incluem modificações da complacência e rigidez da parede vascular[34] com importante redução das propriedades elásticas da parede vascular provavelmente mediada por estimulação do sistema nervoso simpático, responsável pelos efeitos sobre pressão arterial, pressão de pulso e amplificação do perfil da onda de pulso na

Endotélio e Doenças Cardiovasculares

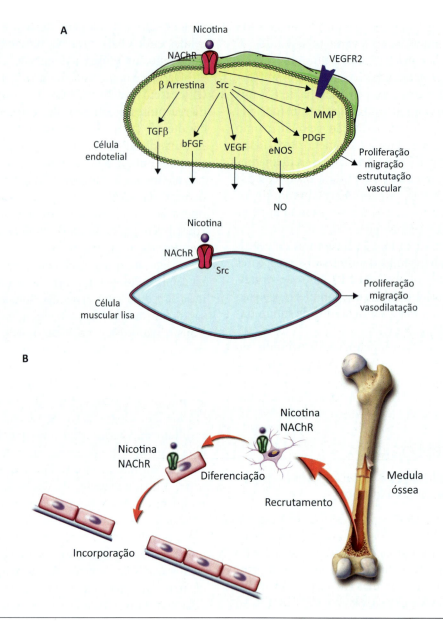

Figura 36.1 (A) Mecanismos moleculares pelos quais o tabagismo promove alterações vasculares. **(B)** Mecanismos moleculares pelos quais o tabagismo promove alterações vasculares (siglas, ver texto). Adaptada de Costa S., 2009.[35a]

aorta com incremento da pressão sistólica central.[35-38] Contribuem para essa manifestação a disfunção endotelial, o remodelamento vascular por aumento da espessura das camadas íntima e média de artérias de médio calibre e no leito microvascular e redução da relação lúmen/espessura parietal.[29,34,39-43]

Disfunção endotelial

Os efeitos da fumaça do tabaco sobre os mecanismos de controle endotelial do tônus vascular têm recebido considerável interesse em artérias *in vivo* e *in vitro*[44-46] e veias *in vivo*.[47] A disfunção endotelial (DE) se manifesta como alteração da vasodilatação dependente do endotélio em diferentes leitos vasculares, como a circulação coronariana,[48-52] a circulação periférica (artéria braquial, veia dorsal da mão) e a microcirculação.[39,53]

O tabagismo promove disfunção endotelial de origem multifatorial, como consequência de: (1) redução da biodisponibilidade de NO, associada a diminuição da expressão da sintase endotelial do NO (eNOS); (2) aumento do estresse oxidativo com geração de espécies reativas de oxigênio por ativação da NADPH oxidase via proteína quinase C; e (3) efeito direto de substâncias oxidantes presentes na fumaça do tabaco que provocam queda dos níveis plasmáticos do antioxidante glutationa (GSH), com consequente aumento do estresse oxidativo.[54]

Além disso, a fumaça do tabaco promove alteração da concentração de substâncias vasoativas como o tromboxano A_2 (TXA_2), angiotensina II (A-II), endotelina-1 (ET-1) e prostaciclina (PGI). Essas substâncias participam da alteração da vasodilatação dependente do endotélio, trombogênese, diminuição da fibrinólise, ativação plaquetária, expressão de fatores inflamatórios e proliferação da célula muscular lisa vascular. Esse processo se dá por estimulação de citocinas liberadas de neutrófilos, monócitos, células T e plaquetas ativadas por efeito de componentes da fase particulada da fumaça do tabaco que contribuem para a perpetuação da disfunção endotelial[55-64] (Figura 36.2).

Reatividade vascular coronariana

As alterações do tônus vascular coronariano ocorrem 5 minutos após o consumo de um cigarro e são caracterizadas por diminuição da velocidade de fluxo em 7% e aumento da resistência coronariana em 21%, independentemente das alterações da frequência cardíaca e da pressão arterial. A vasoconstrição coronariana induzida pelo tabagismo é mediada por estimulação alfa-adrenérgica, que causa imediata constrição proximal e distal dessas artérias e aumento do tônus em vasos de resistência. Esse efeito é atribuído à ação da nicotina, que promove liberação local (norepinefrina) e sistêmica (epinefrina) de catecolaminas. Também ocorre redução dos níveis de prostaciclina (PGI), uma vez que a nicotina diminui sua síntese no endotélio das artérias coronarianas sem afetar a de tromboxano A_2 (TXA_2). O desequilíbrio na relação prostaciclina/tromboxano leva a um predomínio do efeito do tromboxano no endotélio das artérias coronárias e à deficiência basal e estimulada de óxido nítrico (NO).[52,65] A vasorreatividade coronariana comprometida pela fumaça do tabaco é acompanhada de disfunção das células endoteliais coronarianas com consequente liberação de fatores pró-trombóticos, como fator de von Willebrand, fator ativador do plasminogênio tecidual e os inibidores do fator ativador do plasminogênio tecidual PAI-1 e PAI-2. Esses fatores estimulam a peroxidação lipídica das partículas de lipoproteína do colesterol de baixa densidade (LDL), atraem células inflamatórias, estimulam a proliferação de células musculares lisas, promovendo a formação de placas ateroscleróticas e o remodelamento das artérias coronarianas.[66,67]

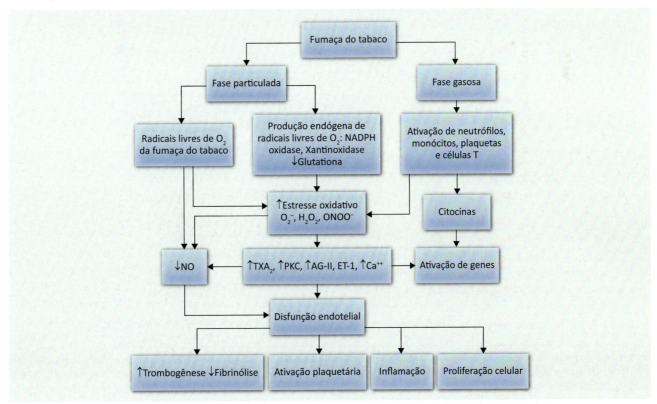

Figura 36.2 Esquema dos mecanismos pelos quais o tabagismo promove disfunção endotelial (siglas, ver texto).

Reatividade vascular periférica

A resposta vasodilatadora dependente do endotélio pode ser avaliada mediante administração intra-arterial de agonistas muscarínicos, como a acetilcolina e a bradicinina (mediadores da liberação de óxido nítrico). Em artérias de condutância, como a artéria braquial, usando-se a pletismografia de oclusão venosa com injeção intra-arterial de acetilcolina, pode ser observada nítida redução da resposta vasodilatadora dependente do endotélio em tabagistas.

Outro método de avaliação da reatividade da artéria braquial é a vasodilatação mediada pelo fluxo (VMF) realizada com ultrassom de alta resolução, que também avalia a função vascular dependente do endotélio – que se encontra comprometida em tabagistas ativos e passivos[44,46] (Figura 36.3A).

A exposição aguda de veias dorsais da mão à infusão de nicotina em concentrações plasmáticas equivalentes às encontradas em tabagistas é acompanhada de diminuição da resposta vasodilatadora à bradicinina (um agonista da liberação de NO e PGI). Nesses experimentos, o bloqueio da síntese de prostaciclina com indometacina sugere que a participação da prostaciclina seja menos importante que a do NO nessa condição.[68,69]

Por outro lado, a disfunção vascular dependente e independente do endotélio em fumantes de grau severo (> 20 cigarros por dia) é normalizada após 24 horas de interrupção do hábito de fumar, como foi demonstrado experimentalmente por Moreno e colaboradores[47] (Figura 36.3B).

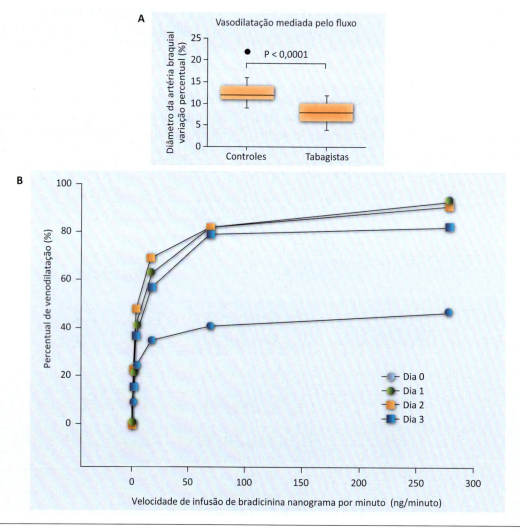

Figura 36.3 (A) Vasodilatação dependente do endotélio. Avaliação da vasodilatação mediada pelo fluxo (VMF) realizada com ultrassom de alta resolução. A função vascular dependente do endotélio se encontra comprometida em tabagistas ativos em relação a controles. P < 0,0001. **(B)** Reversibilidade da disfunção vascular. Figura representativa da curva dose-resposta com bradicinina (técnica da veia dorsal da mão) em voluntário tabagista. A resposta vasodilatadora à bradicinina normaliza-se 24 horas após a interrupção do tabagismo, mantendo-se assim por 48 a 72 horas. * P < 0,05 versus Dia 0. Adaptada de Moreno H Jr, et al. 1998.[47]

A avaliação da resposta vasodilatadora da microcirculação, mediante infusão de nicotina em fragmentos de pele humana devidamente preparada para essa finalidade, tem demonstrado acentuação da vasoconstrição induzida por norepinefrina.[70] Estudos experimentais da circulação arteriolar em mucosa oral de hamsters mostram alteração da vasodilatação dependente do endotélio durante infusão de nicotina, a qual é prevenida pela infusão de superóxido dismutase, sugerindo que a formação de radicais livres de oxigênio contribui para diminuir a resposta vascular dependente do endotélio na microcirculação.[71]

Estresse oxidativo e peroxidação lipídica

O estresse oxidativo ocorre como resposta orgânica a condições que facilitam oxidação, tais como inflamação crônica, baixa ingestão de antioxidantes nutricionais e tabagismo. Produtos derivados do metabolismo do ácido araquidônico via não cicloxigenase (COX), como a 8-iso-prostaglandina $F_2\alpha$-I (IPGF$_2\alpha$-I), produzida durante a peroxidação lipídica do ácido araquidônico por radicais livres, têm sua excreção urinária aumentada, refletindo incremento do estresse oxidativo em tabagistas.[54,72]

As principais espécies reativas de oxigênio presentes na fase gasosa da fumaça do tabaco são ânions superóxidos, peróxido de hidrogênio, hidroxila, peroxinitrito e radicais livres de compostos orgânicos, que são substâncias altamente reativas. Devido à meia-vida curta são prontamente inativados por antioxidantes, como a catalase, a glutationa (GSH) e o superóxido dismutase (SOD) tanto celular (SOD1 – CuZnSOD citoplasmática e SOD2 – MgSOD mitocondrial) quanto extracelular (SOD3 – CuZnSOD), também denominada EC-SOD.

Substâncias mais estáveis como os alfa e beta-aldeídos insaturados (acroleína e crotonaldeído), alfa e betacetona insaturadas e alguns aldeídos saturados – presentes na fase gasosa da fumaça do tabaco – participam da regulação da atividade enzimática da nicotinamida adenina dinucleotídeo fosfato (NADPH) oxidase e da xantina oxidase, que catalisam a formação de ânions superóxidos aumentando o estresse oxidativo. Citocinas, como o fator de necrose tumoral alfa (TNF-α), as interleucinas (IL-1α e IL-6) e os peptídeos vasoativos endotelina-1 e angiotensina II, também aumentam a expressão e atividade da NADPH oxidase promovendo aumento da produção de espécies reativas de oxigênio e redução dos níveis plasmáticos do antioxidante glutationa com aumento de produtos da peroxidação lipídica.

Assim, o resultado deletério mais característico desse distúrbio é a oxidação das moléculas de LDL-colesterol. Os estudos de oxidação *in vitro* mediante incubação de LDL-colesterol em nicotina e/ou cotinina (principal metabólico ativo da nicotina) e monitorização dos marcadores da peroxidação lipídica (diminuição de hidroperóxidos e aumento de substâncias reativas do ácido tiobarbitúrico – TBARS) confirmam a hipótese de que as LDL de tabagistas são altamente suscetíveis à oxidação.[73,74]

Efeitos da nicotina sobre a expressão gênica, síntese de DNA, angiogênese, apoptose, migração, sobrevida e proliferação das células endoteliais

A nicotina promove uma resposta bimodal do DNA na célula endotelial. Enquanto estudos experimentais demonstraram que células endoteliais humanas incubadas com baixas concentrações de nicotina respondem com aumento da síntese de DNA, provavelmente associado à proliferação celular, a incubação com altas concentrações de nicotina provoca citotoxicidade.

Aumento da atividade da NADPH oxidase das membranas celular e mitocondrial, por efeito direto e também modulado pela fosfoquinase C (PKC), é observado após exposição a componentes da fumaça do tabaco. A consequência dessa exposição é o aumento de ânions peróxidos (O_2^-), que a nível citoplasmático se acompanha de aumento da concentração de peroxinitrito ($ONOO^-$), que inativa NO e promove disfunção endotelial. Na mitocôndria o aumento de EROs promove estresse oxidativo mitocondrial, lesão do DNA mitocondrial e disfunção mitocondrial.

O excesso de peroxinitrito promove a ativação do fator nuclear kappa-beta (NF$\kappa\beta$) e da enzima nuclear poli (ADP-ribose) polimerase (PARP-1). Essa ativação contribui para maior expressão do fator nuclear kappa-beta (NF$\kappa\beta$), elevação dos níveis de RNAm – traduzindo dano do DNA nuclear com alteração da expressão gênica de vários sistemas envolvidos na aterogênese como eNOS, ECA (moduladores do tônus vasomotor), fator vWF, t-PA, PAI-1 (mediadores da trombogenicidade) e da VCAM-1 –, promovendo aderência de monócitos e linfócitos T que migram para o espaço subendotelial. Peroxinitrito em excesso inativa glutationa e modula a atividade da mytogen-activated protein kinase (MAPK), que em associação ao NF-$\kappa\beta$ promovem o fenótipo aterogênico.

O excesso de peróxido de hidrogênio, proveniente da inativação de ânions superóxidos pelo superóxido dismutase, está implicado na ativação do NF-$\kappa\beta$ e também no comprometimento do DNA, que em associação a alterações anteriormente citadas promovem apoptose, expressão das moléculas de adesão, ativação de monócitos e finalmente expressão do fenótipo aterogênico (Figura 36.4).

O mecanismo pelo qual a nicotina induz angiogênese patológica envolve a via colinérgica endotelial. Sabe-se que a célula endotelial – que possui receptores de acetilcolina (ACh) – sintetiza ACh a partir de acetilcoenzima-A e colina via acetiltransferase de colina (ChAT). A recaptação de colina é essencial para síntese de ACh. A presença de um transportador de alta afinidade por colina foi demonstrado em células endoteliais e no músculo liso vascular. Todavia, células endoteliais expressam acetilcolinesterase (AChe) e butirilcolinesterase (BChe), que hidrolisam ACh, o que restringe sua ação a um efeito parácrino ou autócrino. A importância desse efeito reside na possibilidade de manutenção da atividade de receptores colinérgicos α7-NAChR, que também são ativados por colina e assim promovem atividade angiogênica.

Portanto, mesmo após a clivagem da ACh esses receptores mantêm atividade de sinalização. Dessa forma, a ativação de receptores NAChR por ACh endógena ou nicotina exógena aumenta a permeabilidade dos canais de cálcio inicialmente via ativação do receptor α7-NAChR e, posteriormente, por abertura de canais secundários como os canais de receptores potencias (trpC).

Aumento do cálcio citoplasmático estimula a ação da fosfolipase C (PLC γ) para formar diacilglicerol (DAG), que ativa PKC e inositol 3 fosfato (IP3), que age no retículo endoplasmático (ER) e libera cálcio das reservas intracelulares.

A elevada concentração de cálcio ativa o complexo cálcio-calmodulina, que estimula a eNOs e aumenta a concentração de NO e citrulina, via que está envolvida na migração celular.

Esse aumento do cálcio intracelular via ativação do receptor α7-NAChR ativa as cascatas das quinases. A ativação da PKC induz ativação do NF-κβ envolvido na proliferação celular.

A ativação da PKA ativa a cascata da Raf-quinase seguida da ativação da MEK (da cascata MAPK) e posteriormente a ERK 2 – cascata que é especificamente ativada em resposta a estimulo nicotínico.[75]

Além disso, efeito pró-sobrevivência também pode ser observado após depleção de beta-arrestina-1 por inibição com shRNA verificando-se aumento de Akt/PKB, que promove fosforilação e inativação das proteínas apoptóticas Bax e Bad resultando em supressão da morte celular. Essa inativação é induzida pela ativação das PKC, PKA, MEK e P13K (Figura 36.5).

Alterações da síntese de prostaglandinas, prostaciclina e tromboxano A₂

O hábito de fumar e o uso terapêutico de nicotina aumentam a formação de tromboxano A_2, potente vasoconstritor e pró-agregante plaquetário, produto do

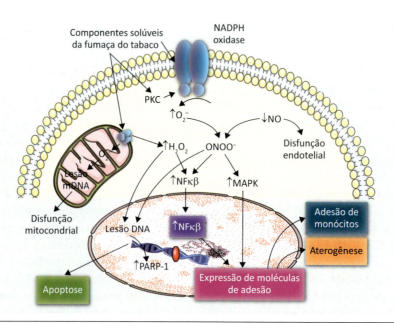

Figura 36.4 Efeitos da nicotina sobre a expressão gênica, disfunção mitocondrial, apoptose, expressão de moléculas de adesão e aterogênese (siglas, ver texto). Adaptada de Csiszar A, et al., 2009.[74a]

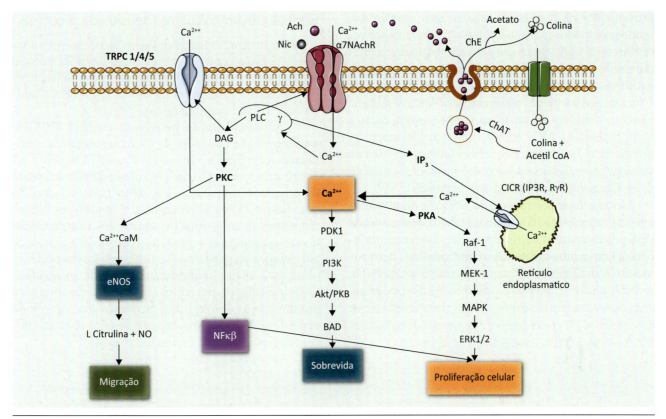

Figura 36.5 Efeitos da nicotina sobre a migração, sobrevida e proliferação celular. NF-κβ: fator nuclear kappa-beta (siglas, ver texto). Adaptada de Lee e Cooke, 2012[78a]

metabolismo do ácido araquidônico via cicloxigenase, de plaquetas e macrófagos pulmonares.[76,77]

A nicotina inibe a síntese de prostaciclina, o principal produto do metabolismo de ácido araquidônico da célula endotelial, com funções vasodilatadoras e antiagregantes plaquetários, em coração isolado e vasos sanguíneos *in vitro*.

Entretanto, em humanos a excreção do metabolito 2-3 dinor-6-ceto-prostaglandina encontra-se aumentada, sugerindo que outras fontes (p. ex.: plaquetas) e outros fatores podem estar envolvidos na síntese da prostaciclina em tabagistas.

ESTÁGIO ATUAL DO CONHECIMENTO
Tabagismo e aterosclerose

A aterosclerose associada ao tabagismo não é necessariamente um efeito da nicotina, mas provavelmente da ação conjunta dos vários constituintes da fumaça do cigarro. As espécies reativas de oxigênio provenientes da fase gasosa da fumaça do tabaco contribuem para o início e a progressão da aterosclerose.

A exposição das células endoteliais à fumaça do tabaco, que contém radicais livres de oxigênio, inativa NO, que convertido em peroxinitrito promove nitrosilação de proteínas, redução da atividade da sintase endotelial do NO (eNOS), maior expressão de eNOS desacoplada, ativação da NADPH oxidase (maior fonte endógena de EROs) e aumento do estresse oxidativo. Como consequência da redução da biodisponibilidade de NO e aumento do estresse oxidativo ocorre ativação do fator de necrose tumoral NF-κB e imediato aumento da expressão de moléculas de adesão (ICAM, VCAM etc.), selectinas (E-selectina, P-selectina), citocinas inflamatórias, recrutamento de plaquetas, macrófagos e linfócitos, assim como ativação e disfunção da célula endotelial e subsequente perda de células endoteliais por apoptose ou necrose.

A redução de NO derivado das células endoteliais promove contração das células musculares lisas vasculares (CMLV) da camada média da parede vascular (vasoconstrição).

Como consequência da redução de NO na célula endotelial ocorre: (1) expressão de receptores de moléculas de adesão na superfície endotelial; e (2) ativação de macrófagos – que, após aderirem à parede vascular, migram para o espaço subendotelial, onde capturam lipídeos oxidados pela produção aumentada de EROs provenientes da fumaça do tabaco. Essa captura dos lipídeos oxidados pelos macrófagos é mediada por receptores *scavenger* que induzem a formação das células espumosas. Com a subsequente morte dessas células há liberação do conteúdo lipídico, contribuindo para a formação das placas ateromatosas. Postula-se também que a fumaça do tabaco aumente a proliferação e a migração das CMLV (célula muscular lisa vascular) provocando espessamento médio-intimal na parede vascular (remodelamento) e posteriormente formação de estrias gordurosas e placas ateromatosas.

Morte celular por necrose da CMLV é outra consequência da exposição à fumaça do tabaco desencadeada pelo processo inflamatório em curso, assim como a liberação de enzimas proteolíticas intracelulares, que promovem a clivagem das proteínas da matriz extracelular. A destruição das proteínas da matriz extracelular é reforçada pelo aumento da expressão das metaloproteinases da matriz (MMPs) e redução da expressão de inibidores teciduais das MMPs – as TIMMPs[78] (Figura 36.6).

Efeitos cardiovasculares agudos da nicotina

Administração intravenosa de nicotina em humanos está claramente associada a aumento da pressão arterial, da resistência vascular periférica e da frequência cardíaca – resultantes da liberação de catecolaminas em terminais adrenérgicos.[79-81]

A variabilidade da frequência cardíaca (VFC) é um importante marcador de risco cardiovascular e atividade autonômica. Durante a exposição aguda a nicotina ocorre redução da VFC mediada pelo aumento da atividade simpática, esse efeito pode ser abolido por bloqueadores adrenérgicos. Contudo, os barorreceptores quando intactos atuam em contraposição a essa estimulação simpática, reduzindo a atividade adrenérgica na periferia. Em mulheres jovens pode ser observado maior comprometimento da integridade do barorreflexo e, portanto, maior atividade simpática durante a exposição aguda a nicotina – efeito que pode explicar ao menos parcialmente o maior risco cardiovascular existente em mulheres tabagistas.

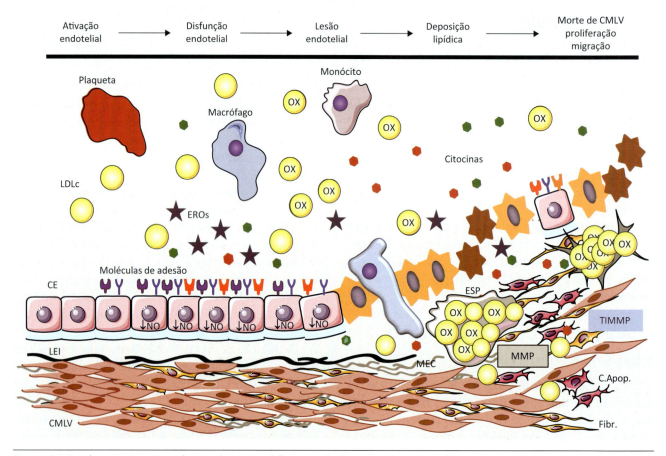

Figura 36.6 Tabagismo e aterosclerose. (CMLV: célula muscular lisa vascular, LDLc: fração do colesterol de baixa densidade, CE: célula endotelial, LEI: lamina elástica interna, NO: óxido nítrico, EROs: espécies reativas de oxigênio, OX: partículas de LDLc oxidadas, MEC: matriz extracelular, ESP: células espumosas, MMP: metaloproteinase, TIMMP: inibidor tecidual de metaloproteinase, C. Apop: célula apoptótica, fibr: fibroblasto. Adaptada de Jacob-Ferreira AL, *et al.* 2010.[78]

Efeitos cardiovasculares crônicos da nicotina

A administração crônica de nicotina causa tolerância (taquifilaxia) e os efeitos hemodinâmicos agudos da nicotina sobre o sistema cardiovascular se estabilizam ou se atenuam.

Aumento do risco de arritmias ventriculares e supraventriculares, infarto do miocárdio, exacerbação de insuficiência cardíaca e morte súbita são efeitos cardiovasculares observados no tabagismo – resultado da ativação do sistema nervoso simpático pela nicotina.[82-84]

Estudos com tabagistas inveterados (consumindo mais de 25 cigarros por dia) demonstraram alteração do ritmo circadiano da pressão arterial caracterizada por diminuição do descenso noturno e elevação matutina dos níveis pressóricos. Esse efeito foi reproduzido experimentalmente em indivíduos submetidos a implante de um patch transdérmico de nicotina após cessação do hábito de fumar por 24 horas.[81]

Aumento da atividade simpática no sistema nervoso central ocorre por dois mecanismos. Primeiro, a nicotina estimula receptores nicotínicos da região rostral ventrolateral do bulbo promovendo aumento de atividade simpática central. Segundo, bloqueia o efeito inibitório de neurotransmissores do SNC mediado pelo NO.[85]

O efeito da exposição à fumaça do tabaco sobre o sistema nervoso autonômico depende da integridade e da sensibilidade do barorreflexo que atua como inibidor da estimulação simpática mediada pela nicotina.[85] Diversos estudos demonstraram que o uso crônico do tabaco causa diminuição da sensibilidade de barorreceptores em tabagistas.[86,87]

A fase particulada da fumaça do tabaco estimula fibras aferentes pulmonares do tipo C que por efeito direto da nicotina ou do aumento do estresse oxidativo desencadeiam maior ativação simpática induzindo inflamação neurogênica com perpetuação do ciclo de hiperatividade simpática.

A supressão do barorreflexo em tabagistas ocorre por três mecanismos: (1) a nicotina induz neuroplasticidade do núcleo do trato solitário, alterando diretamente a capacidade de resposta do barorreflexo em tabagistas; (2) por aumento do estresse oxidativo e diminuição da biodisponibilidade de óxido nítrico (NO); e (3) a disfunção endotelial e o aumento da rigidez arterial comprometem a resposta da parede vascular às oscilações de pressão em resposta a exposição à fumaça do tabaco (Figura 36.7).

Efeitos do tabagismo sobre os lipídeos

Por meio da liberação de catecolaminas, a nicotina induz a lipólise e a liberação de ácidos graxos livres, que são primariamente captados pelo fígado, onde são

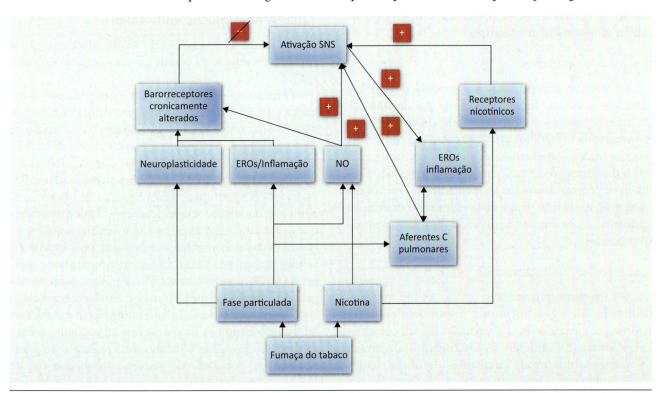

Figura 36.7 Mecanismos de interação entre nicotina, sistema nervoso simpático e barorreflexo. Adaptada de Middlekauff HR, et al., 2014.[85]

transformados em VLDL-colesterol. Ocorre também aumento da atividade da lipase lipoproteica do músculo esquelético e cardíaco e diminuição da atividade da lipase lipoproteica do adipócito.[88] O tabagismo exerce efeitos adversos sobre o metabolismo lipídico, principalmente em tabagistas de grau importante (> 25 cigarros por dia), como elevação dos níveis de VLDL-colesterol e triglicérides, diminuição dos níveis de HDL-colesterol (principalmente HDL-2) e da apolipoproteína A, ações que promovem aumento das partículas oxidadas de LDL-colesterol, com maior tendência aterogênica.[89] As alterações do perfil lipídico podem ser revertidas ao menos parcialmente após duas semanas de cessação do hábito de fumar.[90,91]

Os estudos de oxidação *in vitro* mediante incubação de LDL-colesterol com nicotina e/ou cotinina e monitorização dos marcadores da peroxidação lipídica confirmaram a hipótese de que as LDL de tabagistas são altamente suscetíveis à oxidação.[92,93] Essas LDL oxidadas participam da progressão e da suscetibilidade da placa aterosclerótica à ruptura, uma vez que placas ateromatosas de tabagistas possuem maior teor de lipídeos no espaço extracelular, sugerindo um efeito desfavorável da fumaça do tabaco sobre a composição lipídica e a estabilidade da placa. São importantes determinantes da estabilidade da placa a presença de células inflamatórias, hemorragia intraplaca, crescimento do núcleo lipídico e proteínas de matriz extracelular altamente trombogênicas.

Ativação de neutrófilos

Ocorre um aumento da contagem de neutrófilos circulantes, associado ao tabagismo, que declina rapidamente com a cessação do hábito de fumar.[94,95] O aumento dos neutrófilos circulantes parece contribuir para instalação de eventos coronarianos agudos, por meio da liberação de radicais livres de oxigênio, proteases e leucotrienos. Esses mediadores promovem agregação e ativação plaquetária piorando a disfunção endotelial e por sua vez agravando o processo aterotrombótico.

Aumento da trombogenicidade

O tabagismo provoca um estado de hipercoagulabilidade por: (1) aumento de níveis circulantes de fatores pró-coagulantes; (2) redução de fatores anticoagulantes; (3) aumento da viscosidade sanguínea; (4) aumento dos níveis circulantes de fibrinogênio; (5) aumento dos níveis plasmáticos do fator de von Willebrand; e (6) ativação do fator VII e da cascata da coagulação e do fator tissular derivado de macrófagos.

Além disso, observa-se diminuição da fibrinólise devido a redução da expressão do inibidor do fator tissular, diminuição do ativador do plasminogênio tecidual e aumento do inibidor do ativador do plasminogênio tecidual que se correlaciona positivamente com número de cigarros queimados por dia.[96] Associação desses achados confere ao indivíduo tabagista maior risco de aterotrombose.

Efeitos do monóxido de carbono no transporte de oxigênio

Os tabagistas inalam monóxido de carbono, e seus níveis circulantes de carboxiemoglobina podem atingir 5% a 10% em comparação com 0,5% a 2% em não tabagistas. O monóxido de carbono liga-se à hemoglobina, reduzindo a sua concentração e a liberação de oxigênio na periferia, o que promove aumento da hematimetria a da viscosidade sanguínea.

A exposição de pacientes com doença arterial coronariana a níveis elevados de monóxido de carbono (6%) piora a função ventricular esquerda e aumenta o número e a complexidade das arritmias ventriculares desencadeadas pelo exercício.

IMPLICAÇÕES CLÍNICAS E APLICAÇÕES PRÁTICAS

Tabagismo e placas vulneráveis

As placas vulneráveis têm maior predisposição a ruptura, trombose e eventos clínicos (infarto do miocárdio e AVC).

O início da ruptura da placa é um processo complexo. Os fatores determinantes para vulnerabilidade da placa são: a composição do núcleo lipídico, a espessura da capa fibrosa < 65 μm e o recrutamento de células inflamatórias (> 25 macrófagos por campo). Tabagistas manifestam aumento da expressão de moléculas inflamatórias no interior da placa, migração de macrófagos, aumento da síntese e liberação de metaloproteinases que degradam a matriz extracelular, fenômenos de neovascularização, hemorragia intraplaca, proliferação de células musculares lisas e síntese inapropriada de colágeno. Ainda ocorrem ativação simpática, aumento da pressão arterial de pulso e maior tensão mecânica na zona de transição da placa, que contribuem para desestabilização e ruptura da placa com subsequente evento cardiovascular agudo.[89] Estudo mais recente com grande amostra populacional associou tabagismo ou até mesmo o fato de já ter fumado no passado (mesmo que já abandonado o vício) com a presença de aterosclerose subclínica coronariana (identificada por tomografia de coronárias). No entanto esse mesmo estudo identificou que apenas os tabagistas ativos e que mantêm o hábito apresentam associação mais forte com estenoses significativas de artérias coronárias, mostrando que, para devida proteção de aterosclerose coronariana, o ideal é que não apenas interrompa o tabagismo, mas que nunca inicie o hábito.[97]

Tabagismo em pacientes após intervenção percutânea e revascularização do miocárdio

Vários estudos epidemiológicos sugerem que trombose mediada pelo tabagismo seja o principal fator desencadeante associado a infarto do miocárdio e morte súbita. Por outro lado, paradoxalmente o prognóstico de pacientes infartados, submetidos a trombólise, é melhor em fumantes que em não fumantes. Isso é provavelmente explicado porque infartados fumantes são mais jovens, têm menos fatores de risco e menor gravidade nas lesões arteriais coronarianas quando comparados aos não tabagistas.

Entretanto, recente metanálise de estudos contemporâneos com seguimento superior a um ano demonstrou que não existem evidências para afirmar que ocorra proteção atribuída ao tabagismo, após tratamento intervencionista do infarto agudo do miocárdio. As diferenças observadas nos estudos das décadas anteriores foram atribuídas a erros metodológicos.[98]

Durante a evolução pós-infarto de pacientes submetidos a revascularização do miocárdio por angioplastia ou tratamento cirúrgico, a cessação do hábito de fumar tem mostrado maiores taxas de sobrevida entre tabagistas que pararam de fumar quando comparados a não tabagistas.[98] Talvez este paradoxo ocorra pelo mesmo motivo acima descrito.

Polimorfismos genéticos e tabagismo

A despeito da estreita relação entre tabagismo e morte por doenças cardiovasculares, essa associação é observada apenas em metade dos indivíduos fumantes, a outra metade não manifesta doenças cardiovasculares ao longo da vida apesar da exposição por longo período a fumaça do tabaco. Certamente, fatores genéticos estão envolvidos nessa diferente apresentação das doenças cardiovasculares em tabagistas.

Em tabagistas ativos e ex-tabagistas foi relatada a presença de polimorfismos de base única (*single nucleotide polymhorphisms* – SNPs) da sintase endotelial do NO (eNOS), em particular as variantes T786C da região promotora e a variante G894T do éxon 7, caracterizada por uma conversão da guanina pela timina na posição 894 do gene e consequente substituição da glutamina (alelo mais comum) pelo aspartato (alelo mais raro) no resíduo 298 da eNOS (Glu298Asp), que se acompanham de redução da atividade da eNOS com consequente redução da biodisponibilidade de NO.[99,100]

A atividade do citocromo CYP450 tem importante papel na detoxificação de diversos compostos tóxicos provenientes da fumaça do tabaco. As variantes polimórficas do gene do CYP1A1 como o polimorfismo MspI ou M1 (T6235C na posição 3'), o polimorfismo M2 (A4889G no éxon 7), o polimorfismo M3 (T5639C na posição 3') e polimorfismo M4 (C4887A no éxon 7) estão associados a gravidade da doença cardiovascular em tabagistas.[101,102] Tabagistas portadores do alelo C do polimorfismo MspI têm maior propensão a doença triarterial. Além disso, polimorfismos das enzimas detoxificantes GSTM1 e a GSTT1 participam do desenvolvimento ou da progressão da doença aterosclerótica.[103] Os genes que codificam a síntese de fibrinogênio, glicoproteína IIIa e os genes do fator XIII modificam a expressão fenotípica de tabagistas conferindo maior risco cardiovascular por aumento do fibrinogênio quando o alelo A-455 do gene promotor do fibrinogênio (G-455 a) está presente. Da mesma forma o polimorfismo da glicoproteína IIIa P1 (A2) está relacionado a maior risco de infarto com supradesnivelamento do segmento ST. Polimorfismos do fator XIII afetam a estrutura e a arquitetura da fibrina e os mecanismos de fibrinólise.[104,105]

A peroxidação lipídica desempenha um papel decisivo na fisiopatologia da aterosclerose envolvendo a fumaça do tabaco. A enzima associada a HDL colesterol, paraoxonase (PON1) reduz o acúmulo de peróxidos lipídicos e os hidrolisa nas placas ateroscleróticas. Os níveis plasmáticos e a atividade antiaterogênica de PON1 são modulados geneticamente por duas variações polimórficas: a primeira trata-se de uma substituição de arginina por glutamina na posição 192 (R/Q192) do gene que codifica PON1, enquanto a segunda de uma substituição de metionina por leucina na posição 55 (M/L55). Além desses polimorfismos, variantes genéticas dos genes da PON2 e PON3 foram implicadas no aumento de risco cardiovascular associado ao tabagismo.[106,107]

A presença do alelo E4 do polimorfismo da apo-E está associado a maiores níveis plasmáticos de LDL pequenas e densas com maior potencial aterogênico. Tabagistas com esse polimorfismo apresentam maior propensão a oxidação das partículas de LDL colesterol e maior chance de eventos cardiovasculares.[108]

Tabagistas que são portadores do polimorfismo -344 T-C do gene CYP11B2 da sintase da aldosterona têm maior risco de eventos coronarianos.[109]

O conhecimento da interação entre tabagismo e a modulação da expressão dos genes que codificam as funções celulares, moleculares e bioquímicas das estruturas expostas à fumaça do tabaco permitirá compreender melhor os mecanismos envolvidos nessa complexa relação e auxiliará o desenvolvimento de novas medidas terapêuticas para um eficiente controle e prevenção de eventos cardiovasculares.

Aspectos clínicos e terapêuticos

A relevância do comprometimento cardiovascular em tabagistas ativos ou passivos tem embasamento em robustos dados epidemiológicos. Deve-se acrescentar que o hábito de fumar, mesmo após declínio entre 1980 e 2010, vem ganhando mercado novamente pela ampla divulgação de cigarros sem nicotina entre crianças, adolescentes e jovens.

Sob o ponto de vista farmacológico, é bem conhecido o mecanismo utilizado por produtores de cigarro para causar e manter a dependência química: concentrações mais baixas de nicotina por cigarro consumido levam à necessidade progressiva de maior número de cigarros para que o consumidor obtenha o prazer inicial (mecanismo de tolerância). Portanto, em termos de saúde coletiva, não há dúvidas de que se deve combater o tabagismo, orientando os fumantes quanto à necessidade da interrupção do hábito de fumar o mais breve possível. Além do cigarro, outras modalidades de consumo de tabaco, como charutos e cachimbos, também estão relacionadas a doenças cardiovasculares.

Várias preparações comerciais de nicotina (adesivo, spray nasal, goma de mascar) vêm sendo usadas para auxiliar o tabagista a abandonar o hábito, com cerca de 32% de êxito em seis meses. Sem o acompanhamento de profissionais especializados, esse número cai à metade. Embora o uso de adesivos transdérmicos de nicotina (21 mg) aumente a pressão arterial e a frequência cardíaca em não fumantes e fumantes, não há alterações nessas variáveis em hipertensos leves.[81]

A bupropiona, antes utilizada como antidepressivo, vem sendo usada com o mesmo propósito, obtendo um êxito terapêutico de 30%. Essa droga pode desencadear quadros convulsivos em tabagistas com antecedentes de epilepsia, devendo, nesses casos, ser contraindicada. Poucos e pequenos estudos existem sobre as duas terapêuticas utilizadas simultaneamente, e os resultados apontam para não mais que 50% de abandono do hábito de fumar em seis meses.

A vareniclina, um agonista parcial e seletivo dos receptores nicotínicos de acetilcolina alfa4 beta2 ($\alpha 4\beta 2$-NAChR) envolvidos nos mecanismos de reforço e dependência associados à nicotina, é um novo fármaco desenvolvido especificamente para cessação do tabagismo.

Esse fármaco estimula parcialmente receptores nicotínicos de acetilcolina alfa4 beta2 ($\alpha 4\beta 2$-NAChR), promove liberação de dopamina no centro de compensação cerebral e bloqueia a ação da nicotina sobre esses receptores. Por esse mecanismo duplo a vareniclina mostrou maior eficácia sobre a necessidade imperiosa de fumar (fissura), sobre os sintomas de privação (depressão, irritabilidade, frustração, raiva, ansiedade e dificuldade de concentração) e sobre os efeitos de recompensa, satisfação e reforço associados ao tabagismo. Os efeitos adversos associados ao uso de vareniclina são: náuseas, perturbações do sono, obstipação intestinal, flatulência e vômitos. Esse fármaco está contraindicado durante a gestação.

Segundo estudos que comparam a eficácia entre os diferentes métodos abordados, a vareniclina mostrou-se superior a bupropiona, goma de mascar e adesivo.[110]

As vacinas antinicotina agem estimulando o sistema imunológico a produzir anticorpos específicos que se ligam com grande afinidade à nicotina no plasma e em líquidos extracelulares. Os ensaios clínicos iniciais com vacinas antinicotina sugerem que esse método pode melhorar as taxas de abandono do tabagismo. Todavia, mais estudos são necessários para confirmar a eficácia desse novo método terapêutico.[111]

Portanto, ainda estamos longe do tratamento eficaz para auxiliar na interrupção definitiva do hábito de fumar.

REFERÊNCIAS BIBLIOGRÁFICAS

1. Blackburn H, Labarthe D. Stories from the evolution of guidelines for causal inference in epidemiologic associations: 1953-1965. Am J Epidemiol. 2012;176:1071-7.
2. Alberg AJ, Shopland DR, Cummings KM. The 2014 Surgeon General's report: commemorating the 50th Anniversary of the 1964 Report of the Advisory Committee to the US Surgeon General and updating the evidence on the health consequences of cigarette smoking. Am J Epidemiol. 2014;179:403-12.
3. Kannel WB, D'Agostino RB, Belanger AJ. Fibrinogen, cigarette smoking, and risk of cardiovascular disease: insights from the Framingham Study. Am Heart J. 1987;113:1006-10.

4. Glantz SA, Parmley WW. Passive smoking and heart disease. Epidemiology, physiology, and biochemistry. Circulation. 1991;83:1-12.
5. Glantz SA, Parmley WW. Passive smoking and heart disease. Mechanisms and risk. JAMA. 1995;273:1047-53.
6. He J, Vupputuri S, Allen K, et al. Passive smoking and the risk of coronary heart disease--a meta-analysis of epidemiologic studies. N Engl J Med. 1999;340:920-6.
7. Doll R, Gray R, Hafner B, et al. Mortality in relation to smoking: 22 years' observations on female British doctors. Br Med J. 1980;280:967-71.
8. Peto R, Lopez AD, Boreham J, et al. Mortality from smoking worldwide. Br Med Bull. 1996;52:12-21.
9. Ezzati M, Lopez AD. Regional, disease specific patterns of smoking-attributable mortality in 2000. Tob Control. 2004;13:388-95.
10. Negri E, Franzosi MG, La Vecchia C, et al. Tar yield of cigarettes and risk of acute myocardial infarction. GISSI-EFRIM Investigators. BMJ. 1993;306:1567-70.
11. Parish S, Collins R, Peto R, et al. Cigarette smoking, tar yields, and non-fatal myocardial infarction: 14,000 cases and 32,000 controls in the United Kingdom. The International Studies of Infarct Survival (ISIS) Collaborators. BMJ. 1995;311:471-7.
12. Doll R, Peto R, Boreham J, et al. Mortality in relation to smoking: 50 years' observations on male British doctors. BMJ. 2004;328:1519.
13. WHO urges more countries to require large, graphic health warnings on tobacco packaging: the WHO report on the global tobacco epidemic, 2011 examines anti-tobacco mass-media campaigns. Cent Eur J Public Health. 2011;19:133-51.
14. WHO, Mortality Attributable to Tobacco 2012: WHO Library Cataloguing-in-Publication Data.
15. Barnoya J, Glantz SA. Cardiovascular effects of secondhand smoke: nearly as large as smoking. Circulation. 2005;111:2684-98.
16. Consumption of cigarettes and combustible tobacco--United States, 2000-2011. MMWR Morb Mortal Wkly Rep. 2012;61:565-9.
17. Giovino GA, Mirza SA, Samet JM, et al. Tobacco use in 3 billion individuals from 16 countries: an analysis of nationally representative cross-sectional household surveys. Lancet. 2012;380:668-79.
18. Ng M, Freeman MK, Fleming TD, et al. Smoking prevalence and cigarette consumption in 187 countries, 1980-2012. JAMA. 2014;311:183-92.
19. Health-care provider screening for tobacco smoking and advice to quit – 17 countries, 2008-2011. MMWR Morb Mortal Wkly Rep. 2013;62:920-7.
20. Teo KK, Ounpuu S, Hawken S, et al. Tobacco use and risk of myocardial infarction in 52 countries in the INTERHEART study: a case-control study. Lancet. 2006;368:647-58.
21. Petitti DB. Clinical practice. Combination estrogen-progestin oral contraceptives. N Engl J Med. 2003;349:1443-50.
22. Huxley RR, Woodward M. Cigarette smoking as a risk factor for coronary heart disease in women compared with men: a systematic review and meta-analysis of prospective cohort studies. Lancet. 2011;378:1297-305.
23. Peters SA, Huxley RR, Woodward M. Smoking as a risk factor for stroke in women compared with men: a systematic review and meta-analysis of 81 cohorts, including 3,980,359 individuals and 42,401 strokes. Stroke. 2013;44:2821-8.
24. Fowles J, Dybing E. Application of toxicological risk assessment principles to the chemical constituents of cigarette smoke. Tob Control. 2003;12:424-30.
25. Borgerding MF, Milhous LA Jr, Hicks RD, et al. Cigarette smoke composition. Part 2. Method for determining major components in smoke of cigarettes that heat instead of burn tobacco. J Assoc Off Anal Chem. 1990;73:610-5.
26. Donner CF. [Components of tobacco smoke]. Ital Heart J. 2001;2 Suppl 1:22-4.
27. Millar NS, Harkness PC. Assembly and trafficking of nicotinic acetylcholine receptors (Review). Mol Membr Biol. 2008;25:279-92.
28. Barik J, Wonnacott S. Molecular and cellular mechanisms of action of nicotine in the CNS. Handb Exp Pharmacol. 2009;(192):173-207.
29. Pittilo RM, Bull HA, Gulati S, et al. Nicotine and cigarette smoking: effects on the ultrastructure of aortic endothelium. Int J Exp Pathol. 1990;71:573-86.
30. Hsu PP, Li S, Li YS, et al. Effects of flow patterns on endothelial cell migration into a zone of mechanical denudation. Biochem Biophys Res Commun. 2001;285:751-9.
31. Macklin KD, Maus AD, Pereira EF, et al. Human vascular endothelial cells express functional nicotinic acetylcholine receptors. J Pharmacol Exp Ther. 1998;287:435-9.
32. Egleton RD, Brown KC, Dasgupta P. Nicotinic acetylcholine receptors in cancer: multiple roles in proliferation and inhibition of apoptosis. Trends Pharmacol Sci. 2008;29:151-8.
33. Hakki A, Friedman H, Pross S. Nicotine modulation of apoptosis in human coronary artery endothelial cells. Int Immunopharmacol. 2002;2:1403-9.
34. Esen AM, Barutcu I, Acar M, et al. Effect of smoking on endothelial function and wall thickness of brachial artery. Circ J. 2004;68:1123-6.

35. McVeigh GE, Morgan DJ, Finkelstein SM, et al. Vascular abnormalities associated with long-term cigarette smoking identified by arterial waveform analysis. Am J Med. 1997;102:227-31.
35a Costa F, Soares R. Nicotine: a pro-angiogenic factor. Life Sci. 2009;84(23-24):785-90.
36. Ghiadoni L. Smoking and central blood pressure: a metabolic interaction? Am J Hypertens. 2009;22(6):585.
37. Santarelli MF, Landini L, Positano V. Can imaging techniques identify smoking-related cardiovascular disease? Curr Pharm Des. 2010;16:2578-85.
38. Takami T, Saito Y. Effects of smoking cessation on central blood pressure and arterial stiffness. Vasc Health Risk Manag. 2011;7:633-8.
39. Ijzerman RG, Serne EH, van Weissenbruch MM, et al. Cigarette smoking is associated with an acute impairment of microvascular function in humans. Clin Sci (Lond). 2003;104:247-52.
40. van den Berkmortel FW, Wollersheim H, van Langen H, et al. Two years of smoking cessation does not reduce arterial wall thickness and stiffness. Neth J Med. 2004;62:235-41.
41. Leone A. Biochemical markers of cardiovascular damage from tobacco smoke. Curr Pharm Des. 2005;11:2199-208.
42. Rahman MM, Laher I. Structural and functional alteration of blood vessels caused by cigarette smoking: an overview of molecular mechanisms. Curr Vasc Pharmacol. 2007;5:276-92.
43. Lerant B, Christina S, Olah L, et al. [The comparative analysis of arterial wall thickness and arterial wall stiffness in smoking and non-smoking university students]. Ideggyogy Sz. 2012;65:121-6.
44. Celermajer DS, Sorensen KE, Georgakopoulos D, et al. Cigarette smoking is associated with dose-related and potentially reversible impairment of endothelium-dependent dilation in healthy young adults. Circulation. 1993;88:2149-55.
45. Celermajer DS, Adams MR, Clarkson P, et al. Passive smoking and impaired endothelium-dependent arterial dilatation in healthy young adults. N Engl J Med. 1996;334:150-4.
46. Yugar-Toledo JC, Tanus-Santos JE, Sabha M, et al. Uncontrolled hypertension, uncompensated type II diabetes, and smoking have different patterns of vascular dysfunction. Chest. 2004;125:823-30.
47. Moreno H Jr, Chalon S, Urae A, et al. Endothelial dysfunction in human hand veins is rapidly reversible after smoking cessation. Am J Physiol. 1998;275:H1040-5.
48. Vita JA, Treasure CB, Nabel EG, et al. Coronary vasomotor response to acetylcholine relates to risk factors for coronary artery disease. Circulation. 1990;81:491-7.
49. Campisi R, Czernin J, Schoder H, et al. Effects of long-term smoking on myocardial blood flow, coronary vasomotion, and vasodilator capacity. Circulation. 1998;98:119-25.
50. Ambrose JA, Barua RS. The pathophysiology of cigarette smoking and cardiovascular disease: an update. J Am Coll Cardiol. 2004;43:1731-7.
51. Morita K, Tsukamoto T, Naya M, et al. Smoking cessation normalizes coronary endothelial vasomotor response assessed with 15O--water and PET in healthy young smokers. J Nucl Med. 2006;47:1914-20.
52. Barua RS, Ambrose JA. Mechanisms of coronary thrombosis in cigarette smoke exposure. Arterioscler Thromb Vasc Biol. 2013;33:1460-7.
53. Fujii N, Reinke MC, Brunt VE, et al. Impaired acetylcholine-induced cutaneous vasodilation in young smokers: roles of nitric oxide and prostanoids. Am J Physiol Heart Circ Physiol. 2013;304:H667-73.
54. Seet RC, Lee CY, Loke WM, et al. Biomarkers of oxidative damage in cigarette smokers: which biomarkers might reflect acute versus chronic oxidative stress? Free Radic Biol Med. 2011;50:1787-93.
55. McVeigh GE, Lemay L, Morgan D, et al. Effects of long-term cigarette smoking on endothelium-dependent responses in humans. Am J Cardiol. 1996;78:668-72.
56. Migliacci R, Gresele P. Smoking and impaired endothelium-dependent dilatation. N Engl J Med. 1996;334:1674.
57. Iida H, Iida M, Takenaka M, et al. Angiotensin II type 1 (AT1)-receptor blocker prevents impairment of endothelium-dependent cerebral vasodilation by acute cigarette smoking in rats. Life Sci. 2006;78:1310-6.
58. Varela-Carver A, Parker H, Kleinert C, et al. Adverse effects of cigarette smoke and induction of oxidative stress in cardiomyocytes and vascular endothelium. Curr Pharm Des. 2010;16:2551-8.
59. Grassi D, Desideri G, Ferri L, et al. Oxidative stress and endothelial dysfunction: say NO to cigarette smoking! Curr Pharm Des. 2010;16:2539-50.
60. Shih RH, Cheng SE, Hsiao LD, et al. Cigarette smoke extract upregulates heme oxygenase-1 via PKC/NADPH oxidase/ROS/PDGFR/PI3K/Akt pathway in mouse brain endothelial cells. J Neuroinflammation. 2011;8:104.
61. Naya M, Morita K, Yoshinaga K, et al. Long-term smoking causes more advanced coronary endothelial dysfunction in middle-aged smokers compared to young smokers. Eur J Nucl Med Mol Imaging. 2011;38:491-8.
62. Barbieri SS, Zacchi E, Amadio P, et al. Cytokines present in smokers' serum interact with smoke components to enhance endothelial dysfunction. Cardiovasc Res. 2011;90:475-83.

63. Liao JK. Linking endothelial dysfunction with endothelial cell activation. J Clin Invest. 2013;123:540-1.
64. Messner B, Bernhard D. Smoking and cardiovascular disease: mechanisms of endothelial dysfunction and early atherogenesis. Arterioscler Thromb Vasc Biol. 2014;34:509-15.
65. Quillen JE, Rossen JD, Oskarsson HJ, et al. Acute effect of cigarette smoking on the coronary circulation: constriction of epicardial and resistance vessels. J Am Coll Cardiol. 1993;22:642-7.
66. Gaemperli O, Liga R, Bhamra-Ariza P, et al. Nicotine addiction and coronary artery disease: impact of cessation interventions. Curr Pharm Des. 2010;16:2586-97.
67. Hung MJ, Hu P, Hung MY. Coronary artery spasm: review and update. Int J Med Sci. 2014;11:1161-71.
68. Sabha M, Tanus-Santos JE, Toledo JC, et al. Transdermal nicotine mimics the smoking-induced endothelial dysfunction. Clin Pharmacol Ther. 2000;68:167-74.
69. Chalon S, Moreno H Jr, Benowitz NL, et al. Nicotine impairs endothelium-dependent dilatation in human veins in vivo. Clin Pharmacol Ther. 2000;67:391-7.
70. Black CE, Huang N, Neligan PC, et al. Effect of nicotine on vasoconstrictor and vasodilator responses in human skin vasculature. Am J Physiol Regul Integr Comp Physiol. 2001;281:R1097-104.
71. Mayhan WG, Patel KP. Effect of nicotine on endothelium-dependent arteriolar dilatation in vivo. Am J Physiol. 1997;272:H2337-42.
72. Rangemark C, Benthin G, Granstrom EF, et al. Tobacco use and urinary excretion of thromboxane A2 and prostacyclin metabolites in women stratified by age. Circulation. 1992;86:1495-500.
73. Bernhard D, Wang XL. Smoking, oxidative stress and cardiovascular diseases--do anti-oxidative therapies fail? Curr Med Chem. 2007;14:1703-12.
74. Peluffo G, Calcerrada P, Piacenza L, et al. Superoxide-mediated inactivation of nitric oxide and peroxynitrite formation by tobacco smoke in vascular endothelium: studies in cultured cells and smokers. Am J Physiol Heart Circ Physiol. 2009;296:H1781-92.
74a. Csiszar A, Podlutsky A, Wolin MS, et al. Oxidative stress and accelerated vascular aging: implications for cigarette smoking. Front Biosci (Landmark Ed). 2009 Jan 1;14:3128-44.
75. Schaal C, Chellappan SP. Nicotine-mediated cell proliferation and tumor progression in smoking-related cancers. Mol Cancer Res. 2014;12:14-23.
76. Schmid P, Karanikas G, Kritz H, et al. Passive smoking and platelet thromboxane. Thromb Res. 1996;81:451-60.
77. Ahmadzadehfar H, Oguogho A, Efthimiou Y, et al. Passive cigarette smoking increases isoprostane formation. Life Sci. 2006;78:894-7.
78. Jacob-Ferreira AL, Palei AC, Cau SB, et al. Evidence for the involvement of matrix metalloproteinases in the cardiovascular effects produced by nicotine. Eur J Pharmacol. 2010;627:216-22.
78a Lee J, Cooke JP. Nicotine and pathological angiogenesis. Life Sci. 2012;91(21-22):1058-64.
79. Grassi G, Seravalle G, Calhoun DA, et al. Mechanisms responsible for sympathetic activation by cigarette smoking in humans. Circulation. 1994;90:248-53.
80. Narkiewicz K, van de Borne PJ, Hausberg M, et al. Cigarette smoking increases sympathetic outflow in humans. Circulation. 1998;98:528-34.
81. Tanus-Santos JE, Toledo JC, Cittadino M, et al. Cardiovascular effects of transdermal nicotine in mildly hypertensive smokers. Am J Hypertens. 2001;14:610-4.
82. Benowitz NL, Gourlay SG. Cardiovascular toxicity of nicotine: implications for nicotine replacement therapy. J Am Coll Cardiol. 1997;29:1422-31.
83. Hand S, Edwards S, Campbell IA, et al. Controlled trial of three weeks nicotine replacement treatment in hospital patients also given advice and support. Thorax. 2002;57:715-8.
84. Shinozaki N, Yuasa T, Takata S. Cigarette smoking augments sympathetic nerve activity in patients with coronary heart disease. Int Heart J. 2008;49:261-72.
85. Middlekauff HR, Park J, Moheimani RS. Adverse effects of cigarette and noncigarette smoke exposure on the autonomic nervous system: mechanisms and implications for cardiovascular risk. J Am Coll Cardiol. 2014;64:1740-50.
86. Benowitz NL, Hansson A, Jacob P 3rd. Cardiovascular effects of nasal and transdermal nicotine and cigarette smoking. Hypertension. 2002;39:1107-12.
87. Najem B, Houssiere A, Pathak A, et al. Acute cardiovascular and sympathetic effects of nicotine replacement therapy. Hypertension. 2006;47:1162-7.
88. Sztalryd C, Hamilton J, Horwitz BA, et al. Alterations of lipolysis and lipoprotein lipase in chronically nicotine-treated rats. Am J Physiol. 1996;270:E215-23.
89. Freeman DJ, Griffin BA, Murray E, et al. Smoking and plasma lipoproteins in man: effects on low density lipoprotein cholesterol levels and high density lipoprotein subfraction distribution. Eur J Clin Invest. 1993;23:630-40.

90. Glueck CJ, Heiss G, Morrison JA, et al. Alcohol intake, cigarette smoking and plasma lipids and lipoproteins in 12--19-year-old children. The Collaborative Lipid Research Clinics Prevalence Study. Circulation. 1981;64:III48-56.
91. Imaizumi T, Satoh K, Yoshida H, et al. Effect of cigarette smoking on the levels of platelet-activating factor-like lipid(s) in plasma lipoproteins. Atherosclerosis. 1991;87:47-55.
92. Puri BK, Treasaden IH, Cocchi M, et al. A comparison of oxidative stress in smokers and non-smokers: an in vivo human quantitative study of n-3 lipid peroxidation. BMC Psychiatry. 2008;8 Suppl 1:S4.
93. Sliwinska-Mosson M, Mihulka E, Milnerowicz H. [Assessment of lipid profile in non-smoking and smoking young health persons]. Przegl Lek. 2014;71:585-7.
94. Petitti DB, Kipp H. The leukocyte count: associations with intensity of smoking and persistence of effect after quitting. Am J Epidemiol. 1986;123:89-95.
95. Jensen EJ, Pedersen B, Frederiksen R, et al. Prospective study on the effect of smoking and nicotine substitution on leucocyte blood counts and relation between blood leucocytes and lung function. Thorax. 1998;53:784-9.
96. Barua RS, Ambrose JA, Saha DC, et al. Smoking is associated with altered endothelial-derived fibrinolytic and antithrombotic factors: an in vitro demonstration. Circulation. 2002;106:905-8.
97. Yi M, Chun EJ, Lee MS, et al. Coronary CT angiography findings based on smoking status: Do ex-smokers and never-smokers share a low probability of developing coronary atherosclerosis? Int J Cardiovasc Imaging. 2015;31 Suppl 2:169-76.
98. Hammal F, Ezekowitz JA, Norris CM, et al. Smoking status and survival: impact on mortality of continuing to smoke one year after the angiographic diagnosis of coronary artery disease, a prospective cohort study. BMC Cardiovasc Disord. 2014;14:133.
99. Ciftci C, Melil S, Cebi Y, et al. Association of endothelial nitric oxide synthase promoter region (T-786C) gene polymorphism with acute coronary syndrome and coronary heart disease. Lipids Health Dis. 2008;7:5.
100. Ragia G, Nikolaidis E, Tavridou A, et al. Endothelial nitric oxide synthase gene polymorphisms -786T > C and 894G > T in coronary artery bypass graft surgery patients. Hum Genomics. 2010;4:375-83.
101. Zhang C, Guo L. [Correlation of polymorphisms of adiponectin receptor 2 gene +33371Gln/Arg, cytochrome P4502E1 gene Rsa I and smoking with nonalcoholic fatty liver disease]. Nan Fang Yi Ke Da Xue Xue Bao. 2014;34:1481-7.
102. Tang X, Guo S, Sun H, et al. Gene-gene interactions of CYP2A6 and MAOA polymorphisms on smoking behavior in Chinese male population. Pharmacogenet Genomics. 2009;19:345-52.
103. Grazuleviciene R, Nieuwenhuijsen MJ, Danileviciute A, et al. Gene-environment interaction: maternal smoking and contribution of GSTT1 and GSTM1 polymorphisms to infant birth-weight reduction in a Kaunas cohort study. J Epidemiol Community Health. 2010;64:648.
104. Barakat K, Kennon S, Hitman GA, et al. Interaction between smoking and the glycoprotein IIIa P1(A2) polymorphism in non-ST--elevation acute coronary syndromes. J Am Coll Cardiol. 2001;38:1639-43.
105. Humphries SE, Luong LA, Montgomery HE, et al. Gene-environment interaction in the determination of levels of plasma fibrinogen. Thromb Haemost. 1999;82:818-25.
106. Haj Mouhamed D, Ezzaher A, Mechri A, et al. Effect of cigarette smoking on paraoxonase 1 activity according to PON1 L55M and PON1 Q192R gene polymorphisms. Environ Health Prev Med. 2012;17:316-21.
107. Han Y, Dorajoo R, Ke T, et al. Interaction effects between Paraoxonase 1 variants and cigarette smoking on risk of coronary heart disease in a Singaporean Chinese population. Atherosclerosis. 2015;240:40-5.
108. Grammer TB, Hoffmann MM, Scharnagl H, et al. Smoking, apolipoprotein E genotypes, and mortality (the Ludwigshafen RIsk and Cardiovascular Health study). Eur Heart J. 2013;34:1298-305.
109. Jia EZ, Xu ZX, Guo CY, et al. Renin-angiotensin-aldosterone system gene polymorphisms and coronary artery disease: detection of gene-gene and gene-environment interactions. Cell Physiol Biochem. 2012;29:443-52.
110. Eisenberg MJ, Filion KB, Yavin D, et al. Pharmacotherapies for smoking cessation: a meta-analysis of randomized controlled trials. CMAJ. 2008;179:135-44.
111. Pentel PR, LeSage MG. New directions in nicotine vaccine design and use. Adv Pharmacol. 2014;69:553-80.

capítulo 37

Jenna Maughan
Erika Jones
Puja Mehta

Janet Wei
C. Noel Bairey Merz

Disfunção Endotelial e Disfunção Microvascular Coronária em Mulheres com Angina e Coronárias sem Obstrução

INTRODUÇÃO

Avaliação da dor precordial permanece um desafio na prática médica compreendendo 7% a 24% das consultas de cuidados primários na população.[1] Para as mulheres que se apresentaram para avaliação de suspeita de sintomas isquêmicos, o diagnóstico de artérias coronárias normais é cinco vezes mais comum do que nos homens.[2] O desafio para diagnosticar a doença coronariana em mulheres é amplificado pela presença de carga mais atípica de sintomas, incapacidade funcional e, muitas vezes, grau maior de comorbidade e aglomeração de fatores de risco cardíaco quando comparadas aos homens.[3] Estudos anteriores demonstram que a presença de coronariopatia (DAC) pode ser prevista com menos certeza em mulheres do que em homens,[2] e que as mulheres são menos predispostas do que homens da mesma idade a ter DAC obstrutiva.[4]

As mulheres com sinais e sintomas de isquemia miocárdica, na ausência de estenose coronariana obstrutiva, foram previamente catalogadas como síndrome cardíaca X (SCX);[5] no entanto, esse termo não deve mais ser usado. Angina devido à disfunção microvascular coronariana (DMC)[6] é um mecanismo etiológico comum em mulheres com sinais e sintomas de isquemia. Essas condições são cada vez mais investigadas, mas ainda a elucidação completa da sua patogênese permanece incompleta. Isso resultou em falta de consenso em relação a diagnóstico, tratamento e uso considerável dos recursos de saúde.[7] Noções básicas sobre a patogênese e os fatores subjacentes que contribuem para dor precordial e coronárias normais na angiografia são de vital importância para o manejo adequado de doença isquêmica do coração (DIC).

Neste capítulo vamos apresentar a visão geral e discutir terminologia e anatomia, diagnóstico e vias mecânicas que levam a eventos adversos em pacientes com sinais e sintomas de isquemia com artérias coronárias sem obstrução devido a DMC.

DMC: TERMINOLOGIA E ANATOMIA

O termo "síndrome cardíaca X"[5] foi popularizado por Kemp em 1973 para descrever pacientes com (1) dor no peito tipo angina; (2) alterações isquêmicas em resposta ao estresse; e (3) coronárias angiograficamente normais. Os termos "disfunção microvascular coronariana (DMC)" e "angina microvascular[6] (AMV)" representam um subgrupo da síndrome cardíaca X em pelo menos metade desses pacientes.[8,9]

DMC[6] é ainda definido como: 1) a presença de isquemia miorcárdica; 2) a presença de disfunção coronária vascular em ambos os leitos macro e microvascular (Figura 37.1). Estes resultam em dor no peito manifestada subjetivamente ou respostas isquêmicas objetivamente anormais evidenciadas pelo estresse com resultantes alterações hemodinâmicas,[10,11] anormalidades metabólicas,[12] mudança no ECG,[13] perfusão do miocárdio[14] ou anormalidades no movimento regional da parede.[15] Pacientes com espasmo coronariano, hiper-

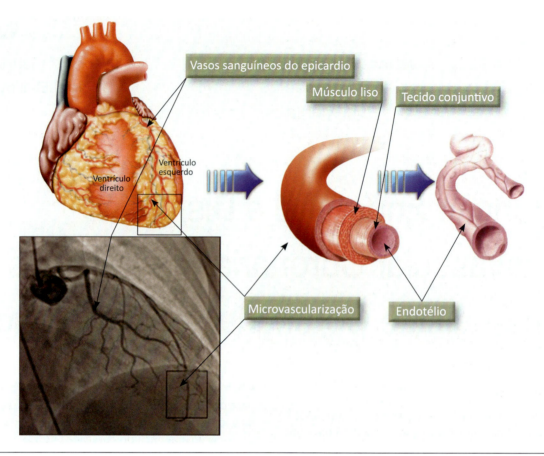

Figura 37.1 Microvasculatura coronária e endotélio.

trofia ventricular esquerda ou doença cardíaca valvar estão excluídos do diagnóstico de DMC.[6,16] No contexto acima é classificado como primária (estável ou instável) para ser diferenciado da DMC secundária de outras configurações específicas de doenças.[8]

Os sintomas e sinais de isquemia miocárdica na ausência de DAC obstrutiva são classicamente reconhecidos como um distúrbio predominante feminino, já que aproximadamente 70% dos pacientes são mulheres.[9] Em uma grande coorte de mulheres com suspeita de isquemia miocárdica e encaminhadas para a angiografia coronária por indicação clínica, 41% delas apresentaram obstrução não significativa da artéria coronária. Somente 8% dos homens estudados mostraram os mesmos resultados de obstrução de artérias coronárias epicárdicas não significativas.[2] O aumento do risco de resultados anormais poderia ser pelo fato de que as mulheres com DMC estão geralmente na perimenopausa ou menopausa, com início dos sintomas entre 40 e 50 anos.[10]

Estudos epidemiológicos mais antigos baseados em acompanhamento intermediário que incluíam mulheres exclusivamente[7,11,12] como maioria[13,14] ou minoria[15] sugeriram que a sobrevida não foi afetada adversamente[13,16] e a morbidade e mortalidade coronariana em pacientes com CSX foram semelhantes à população total,[15] enquanto o aumento do risco de eventos adversos foi encontrado principalmente em pacientes com fatores de risco elevados.[15] No entanto, esses dados mais antigos foram baseados em seleção heterogênea e pequeno número de pacientes, bem como na avaliação não uniforme dos pacientes por fatores como espasmo coronariano epicárdico, disfunção endotelial e caracterização das lesões coronárias por ultrassom intracoronário (UIC).[17] Estudos contemporâneos demonstram elevado risco de eventos adversos[12,18,19] especialmente os que incorporam avaliação da função endotelial e coorte com acompanhamento longitudinal.[14,20-22]

DIAGNÓSTICO

Diagnóstico de DMC é feito de forma invasiva e não invasiva por seus componentes, incluindo dor no peito, disfunção endotelial definida pela redução do fluxo sanguíneo coronariano (CBF) sob acetilcolina e isquemia miocárdica (Figura 37.2). Em grande coorte de mulheres com dor precordial e DAC sem obstrução por angiografia, *dor torácica persistente* definida como dor precordial (típica ou atípica), que durou mais de um ano, ocorreu em 45% delas e ainda foi associada com mais do que o dobro dos eventos cardiovasculares, incluindo infartos, acidentes vasculares cerebrais, insuficiência cardíaca congestiva e morte cardiovascular em comparação com aquelas sem dor no peito.[12] Incapacidade funcional subsequente secundária à dor precordial foi relatada em metade das mulheres com DAC não obstrutiva; nessas, a taxa de repetição da angiografia foi 13,2% e as hospitalizações repetidas após um ano de seguimento foram 1,8 vezes maiores do que nas pacientes com doença de um vaso.[7] *Disfunção endotelial* prevê o desenvolvimento posterior de DAC obstrutiva.[11] Em relatório recente[20] do estudo de Avaliação da Síndrome de Isquemia de Mulheres (do inglês: *Women's Ischemia Syndrome Evaluation* – WISE), 189 mulheres foram acompanhadas por um período médio de 5,4 anos depois de ter sua reserva de fluxo coronariano basal (RFC) medida pelo uso de adenosina intracoronária. Nesse estudo, RFC mais baixo associou-se com resultado adverso de eventos cardiovasculares CV, tanto se as mulheres tinham quanto se não tinham obstrução coronária significativa. Além disso, RFC melhorou significativamente a previsão de resultado adverso de eventos CV, além da gravidade angiográfica e outros fatores de risco. Resultados anteriores do mesmo estudo mostraram que em mulheres com suspeita de isquemia miocárdica a resposta anormal a acetilcolina intracoronária foi um preditor independente de eventos cardiovasculares adversos, incluindo hospitalização por piora da angina, infarto do miocárdio (IM), insuficiência cardíaca congestiva, acidente vascular cerebral, revascularização e morte.[22] A inter-relação entre a estrutura da parede do vaso em comparação com a sua função tem sido sugerida como elemento crítico no prognóstico de doença aterosclerótica, enquanto a disfunção endotelial parece modular o impacto de dada carga de ateroma.[23] Assim, o pior prognóstico ocorre quando as pontuações graves de disfunção endotelial coincidem com elevados graus de carga de ateroma.[23] O acompanhamento de 157 pacientes com aterosclerose coronariana leve associada com disfunção endotelial microvascular revelou que eventos cardíacos ocorreram apenas naqueles com grau severo de disfunção endotelial, enquanto não foram detectados efeitos adversos nos indivíduos com disfunção leve ou função normal[24] (Figura 37.3).

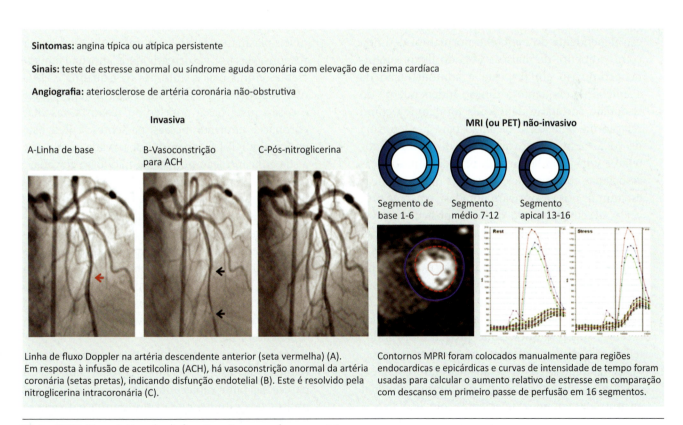

Figura 37.2 Diagnóstico de disfunção microvascular coronária.

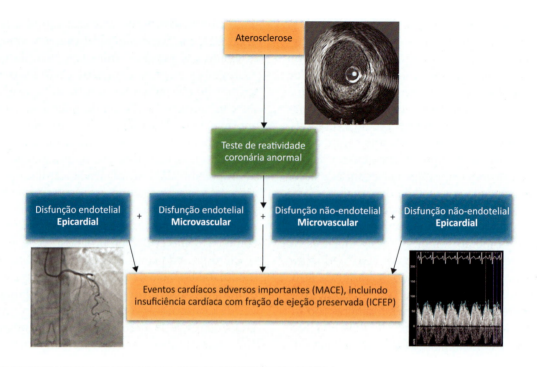

Figura 37.3 Disfunção microvascular coronariana.

- **Disfunção endotelial coronariana:** a disfunção endotelial coronária é tida como pelo menos um dos possíveis mecanismos entre vários que contribuem para DMC.[14,25,26] Em um estudo, a função dependente do endotélio normal foi definida como aumento de mais de 50% do fluxo sanguíneo coronário em resposta à administração de acetilcolina, enquanto a função independente do endotélio coronário danificada foi definida como relação da velocidade de fluxo para a adenosina de $\leq 2,5$.[14] Em grandes artérias, a disfunção endotelial é considerada entre as primeiras mudanças associadas com aterosclerose antes que mudanças estruturais nos vasos sejam notadas[21] e parece prever o desenvolvimento de DAC obstrutiva.[11] Os mecanismos subjacentes sugeridos para disfunção endotelial são baseados em observações de que a disfunção endotelial vasodilatadora está associada à falha do fluxo sanguíneo coronariano durante dipiridamol[6,27] ou infusão de acetilcolina,[28] estimulação[29] ou exposição ao frio.[30] Evidências recentes sugerem que células progenitoras endoteliais circulantes alteradas, normalmente envolvidas na reparação de lesão vascular biológica, constituem fator subjacente à disfunção endotelial encontradas em muitos pacientes com SCX.[31]
- **Desequilíbrio óxido nítrico/endotélio:** outro mecanismo proposto de regulação imprópria de circulação microvascular é o desequilíbrio entre a origem endotelial do óxido nítrico (NO) (vasodilatador) e da endotelina-1 (ET-1) (vasoconstritor). Biodisponibilidade reduzida de NO endógeno e níveis plasmáticos de ET-1 aumentados podem ser responsáveis por vasorreatividade anormal em pacientes com sinais e sintomas da isquemia e DAC não obstrutiva. ET-1 foi significativamente maior e o seu nível basal apresentou resposta vascular coronária anormal nesses pacientes.[32] Resposta anormal a ET-1 também foi observada, ainda que a sua concentração no plasma não fosse elevada.[33] Anomalia genética subjacente à produção endotelial alterada de NO foi sugerida recentemente.[34] Os resultados de um estudo de genética, de polimorfismo no gene de sintase do óxido nítrico endotelial (eNOS é a enzima responsável pela síntese de NO), apresentaram frequência mais elevada do genótipo Intron 4aa nos grupos-controle em comparação com os pacientes com sinais e sintomas da isquemia e DAC não obstrutiva, sugerindo o seu efeito protetor.
- **Relação com reserva de fluxo coronariano:** redução da reserva de fluxo coronariano (RFC) parece ser fator subjacente comum observado em muitos dos estudos que exploraram a patogênese de pacientes com dor torácica e angiograficamente coronárias normais.[6,10,28,35,36] Zeiher e colabora-

dores examinaram pacientes com dor no peito e artérias coronárias normais ou minimamente afetadas, utilizando tomografia de emissão de fóton único (SPECT), e demonstraram que a regulação alterada do fluxo sanguíneo coronariano, dependente do endotélio, nas arteríolas de resistência foi associada à isquemia miocárdica induzida por estresse.[30] No entanto, não ficou claro se isso foi devido à produção anormal ou à destruição de derivados de fatores relaxantes endoteliais como NO, uma anormalidade dos receptores de membrana da célula endotelial ou sensibilidade não especificamente reduzida de células do músculo liso vascular.[30] RFC reduzida em resposta a injeção de adenosina intracoronária também foi relatada em 47% das mulheres com dor precordial e artérias coronárias normais ou com irregularidades mínimas, o que sugere um mecanismo independente do endotélio na disfunção microvascular.[8]

Diagnóstico não invasivo de RFC reduzida usando *Positron Emission Tomography* (PET), método que é comumente usado durante a avaliação invasiva de RFC,[37] sugere distribuição heterogênea dos defeitos microvasculares que não se limita a uma distribuição coronariana única. Essas anormalidades no relaxamento da musculatura lisa, bem como redução na RFC em pacientes com estenose na angiografia coronária, mas sem limitação de fluxo sanguíneo, apoiam a hipótese de que os sinais e sintomas foram microvasculares em origem.[9,17,25,38]

- **Relação com isquemia miocárdica:** documentar a presença de isquemia miocelular como fator etiológico para dor torácica em indivíduos com coronárias angiograficamente normais continua a ser o foco de muitos estudos atuais.[6,30,37,39,40] Testes de DMC não estão bem definidos; no entanto, imagens não invasivas foram usados para determinar se a isquemia está presente ou não e também para estratificar pacientes com risco SCX e DMC.[3,4] O uso de SPECT revelou defeitos de perfusão miocárdica em resposta ao exercício em alguns pacientes com SCX.[30] Uma resposta anormal da vasculatura coronária à acetilcolina durante a angiografia coronariana diagnóstica também pode identificar pacientes que possam ter defeitos de perfusão miocárdica em resposta ao estresse.[30] Usando PET em mulheres com dor torácica e sem obstrução coronária por angiografia, as alterações induzidas pelo adenosina na perfusão miocárdica refletiram padrão heterogêneo de disfunção microvascular.[37] Em uma coorte de mulheres com dor torácica e sem DAC obstrutiva estudadas por ressonância magnética cardíaca (RM), um quinto delas mostraram diminuição anormal em fosfato de alta energia do miocárdio (um marcador metabólico de isquemia) durante o exercício de compressão manual leve. A magnitude da queda foi igual a ou maior do que o observado em pacientes com pelo menos 70% de estenose na artéria descendente anterior.

  Disfunção endotelial na ausência de DAC obstrutiva pode não causar consistentemente isquemia miocárdica detectável não invasivamente.[14,25] Isso pode ser explicado pelo fato de que técnicas nucleares comumente aplicadas para isquemia dependem de diferenças regionais de anormalidades de perfusão em comparação à captação do radiofármaco no miocárdio normal. Isto vai ofuscar detecção de anormalidades microvasculares difusas. Outras análises demonstraram que, mesmo em exames de aparência normal, a maioria dos pacientes com SCX mostraram redução da absorção de tálio-201 e de lavagem em comparação com os respectivos grupos-controle.[41]

  Dado o fato de que as técnicas tradicionais de imagem nuclear se baseiam na detecção de anormalidades comparadas a um miocárdio normalizado, DAC difusa pode aparecer como normal.[3,25] Recentemente, demonstrou-se que RM com estresse é capaz de definir o epicárdio, assim como a hipoperfusão subendocardial após a administração de adenosina IV em mulheres com sinais e sintomas da isquemia, mas DAC não obstrutiva.[40] A adenosina também pode induzir disfunção diastólica do ventrículo esquerdo global e regional, como demonstrado tanto por imagem de radioisótopos como por ecocardiograma de estresse em pacientes com DMC. No mesmo estudo, a disfunção diastólica do eixo longo detectado pelo estudo tecidual com Doppler do anel mitral também foi sugestivo de isquemia subendocardial.[42]

- **Fenômeno de fluxo lento:** o fenômeno de fluxo coronário lento (FFCL) é uma descoberta angiográfica caracterizado por coronárias angiograficamente normais com opacificação atrasada da vasculatura distal, na ausência DAC significativa.[1,2] Esse fenômeno é tipicamente observado em pacientes que se apresentam com dor precordial e se submetem a angiografia para avaliar a síndrome coronariana aguda; é diferente da reserva de fluxo coronário anormal, no qual há capacidade anormal da microvasculatura coronária para vasodilatação diante do aumento da demanda. Ao contrário de RFC anormal o fenômeno de fluxo lento está associado com diminuição da velocidade do fluxo coronário em repouso. Fineschi e colaboradores demonstraram que esses dois fenômenos não ocorrem necessariamente em conjunto. O estudo demonstrou que a RFC estava dentro dos limites normais nos pacientes com fluxo lento coronário.[2] Supõe-se que FFCL é causado por resistência microvascular de repouso anormalmente aumentada, efeito que está associado a uma função endotelial reduzida.[3,4]

QUESTÕES ESPECÍFICAS FEMININAS

O estudo recente *Women's Ischemia Syndrome Evaluation (WISE)*[52] tem contribuído extensamente nesse assunto específico de DMC. As contribuições têm levado não somente a melhor entendimento da fisiopatologia e prognóstico da doença isquêmica do coração em mulheres, mas têm apontado para estudos futuros.[53]

Relatos indicam que a maioria das mulheres está em peri ou pós-menopausa,[2,6,8,16,27,28] o que sugere um papel da mudança dos hormônios sexuais durante essa fase do ciclo da vida da mulher[3,27,28,35] e apoia a hipótese de que a deficiência de estrogênio endógeno encontrado em mulheres pós-menopausa está associada à redução de muitos de seus papéis fisiológicos protetores e mecanismos reguladores que controlam fatores de músculo liso e endoteliais na parede do vaso.[3,27,35] Agrupamentos de fatores de risco, como idade, hipertensão, diabetes, obesidade e síndromes metabólicas, são frequentes em mulheres pós-menopausa e sustentam a hipótese de que agrupamentos de fatores de risco podem ser responsáveis por aumento da carga de ateroma e estão associados à disfunção coronária macro e microvascular em mulheres.[3,27,35] Entretanto, o efeito dos fatores de risco tradicionais na disfunção endotelial não é consistente[8,29] sugerindo que outros possíveis fatores possam ser identificados.[27,35] Outros fatores potenciais, incluindo a duração da exposição aos fatores de risco *versus* sua mera existência[29] ou inflamação e doenças autoimunes mediadas por inflamação encontradas comumente em mulheres e sua relação com a vasculopatia geral, são especulativos e necessitam ser mais avaliados.[3,27,33]

Trabalho experimental recente levantou a plausibilidade de diferenças genéticas que podem exercer o seu efeito independente da função gonadal.[43] Os resultados demonstraram a presença e manutenção de diferenças intrínsecas relacionados ao sexo na expressão dos genes e fenotipagem celular por células endoteliais microvasculares em ambiente gonadal livre. Além disso, concluíram que a célula sexual intrínseca provavelmente contribui de forma significativa para o dimorfismo sexual na função cardiovascular.

MECANISMOS QUE LEVAM A EVENTOS ADVERSOS

Mecanismos e fatores que contribuem[9,10,44] para o DMC incluem a regulação alterada da microcirculação coronária por meio de mecanismos autonômicos e/ou estado de desequilíbrio entre vasodilatadores derivado do endotélio e fatores vasoconstritores, distúrbio generalizado vascular, perfusão subendocardial anormal, inflamação, hiperinsulinemia, troca sódio-hidrogênio aumentada, deficiência hormonal, percepção anormal de dor e por fim vias patogênicas próprias. A Figura 37.3 mostra a relação entre aterosclerose não obstrutiva e disfunção da macro e/ou microcirculação como vias mecanicistas para eventos cardíacos adversos.

- **Resistência à insulina ou hiperinsulinemia:** algumas evidências sugerem que DMC pode estar relacionada à resistência à insulina ou hiperinsulinemia,[45] considerando que as intervenções destinadas a melhorar a sensibilidade à insulina melhoram a função endotelial e diminuem a isquemia miocárdica em pacientes com DMC.[46] No entanto, outros estudos específicos demonstram que CMD por si só não está associada com hiperinsulinemia ou resistência à insulina quando outros fatores de confusão são excluídos.[47]
- **Troca sódio-hidrogênio:** a troca sódio-hidrogênio em glóbulos vermelhos encontrou-se aumentada três vezes em doentes com SCX quando comparada com aqueles com aterosclerose ou em indivíduos saudáveis, o que sugere seu papel potencial como marcador de disfunção vascular coronária.[48]
- **Hiperglicemia:** o estudo do papel da hiperglicemia crônica na patogênese da disfunção endotelial revela redução significativa na função vasodilatadora coronária endotelial dependente e independente em um grupo de mulheres de alto risco.[49]
- **Inflamação:** níveis altos de proteína C reativa, como marcador de inflamação crônica de baixo grau, foram associados a maior frequência de epi-

sódios isquêmicos, detectados pelo ECG ambulatorial, independente de a dor torácica estar presente ou não.[50] É bem conhecido que os processos inflamatórios são ativados na presença de estresse oxidativo. Alguns pesquisadores descreveram alto nível de tioredoxina (conhecido por ser induzido e liberado de células por estresse oxidativo) em pacientes durante espasmo coronário.[51]

- **Anormalidades do músculo liso vascular e não vascular.** A hipótese de que DMC representa uma anormalidade mais generalizada da função muscular lisa vascular e não vascular é apoiada por estudos da função arterial do antebraço[38,52] e hiper-responsividade das vias aéreas frequentemente demonstrada em pacientes com angina microvascular.[53]

REFERÊNCIAS BIBLIOGRÁFICAS

1. Kroenke K, Arrington ME, Mangelsdorff AD. The prevalence of symptoms in medical outpatients and the adequacy of therapy. Arch Intern Med. 1990;150:1685-9.
2. Sullivan AK, Holdright DR, Wright CA, et al. Chest pain in women: Clinical, investigative, and prognostic features. BMJ. 1994;308:883-6.
3. Shaw LJ, Bairey Merz CN, Pepine CJ, et al. Insights from the nhlbi-sponsored women's ischemia syndrome evaluation (wise) study: Part i: Gender differences in traditional and novel risk factors, symptom evaluation, and gender-optimized diagnostic strategies. J Am Coll Cardiol. 2006;47:S4-S20.
4. Mieres JH, Shaw LJ, Arai A, et al. Role of noninvasive testing in the clinical evaluation of women with suspected coronary artery disease: Consensus statement from the cardiac imaging committee, council on clinical cardiology, and the cardiovascular imaging and intervention committee, council on cardiovascular radiology and intervention, american heart association. Circulation. 2005;111:682-96.
5. Kemp HG Jr. Left ventricular function in patients with the anginal syndrome and normal coronary arteriograms. Am J Cardiol. 1973;32:375-6.
6. Cannon RO 3rd, Epstein SE. "Microvascular angina" as a cause of chest pain with angiographically normal coronary arteries. Am J Cardiol. 1988;61:1338-43.
7. Shaw LJ, Merz CN, Pepine CJ, et al. The economic burden of angina in women with suspected ischemic heart disease: Results from the national institutes of health--national heart, lung, and blood institute--sponsored women's ischemia syndrome evaluation. Circulation. 2006;114:894-904.
8. Lanza GA, Crea F. Primary coronary microvascular dysfunction: Clinical presentation, pathophysiology, and management. Circulation. 2010;121:2317-25.
9. Kaski JC. Pathophysiology and management of patients with chest pain and normal coronary arteriograms (cardiac syndrome x). Circulation. 2004;109:568-72.
10. Cannon RO 3rd. Microvascular angina and the continuing dilemma of chest pain with normal coronary angiograms. J Am Coll Cardiol. 2009;54:877-85.
11. Bugiardini R, Manfrini O, Pizzi C, et al. Endothelial function predicts future development of coronary artery disease: A study of women with chest pain and normal coronary angiograms. Circulation. 2004;109:2518-23.
12. Johnson BD, Shaw LJ, Pepine CJ, et al. Persistent chest pain predicts cardiovascular events in women without obstructive coronary artery disease: Results from the nih-nhlbi-sponsored women's ischaemia syndrome evaluation (wise) study. Eur Heart J. 2006;27:1408-15.
13. Kaski JC, Rosano GM, Collins P, et al. Cardiac syndrome x: Clinical characteristics and left ventricular function. Long-term follow-up study. J Am Coll Cardiol. 1995;25:807-14.
14. Suwaidi JA, Hamasaki S, Higano ST, et al. Long-term follow-up of patients with mild coronary artery disease and endothelial dysfunction. Circulation. 2000;101:948-54.
15. Lichtlen PR, Bargheer K, Wenzlaff P. Long-term prognosis of patients with anginalike chest pain and normal coronary angiographic findings. J Am Coll Cardiol. 1995;25:1013-8.
16. Schroeder C, Adams F, Boschmann M, et al. Phenotypical evidence for a gender difference in cardiac norepinephrine transporter function. Am J Physiol Regul Integr Comp Physiol. 2004;286:R851-856.
17. Bairey Merz CN, Shaw LJ, Reis SE, et al. Insights from the nhlbi-sponsored women's ischemia syndrome evaluation (wise) study part ii: Gender differences in presentation, diagnosis, and outcome with regard to gender-based pathophysiology of atherosclerosis and macrovascular and microvascular coronary disease. J Am Coll Cardiol. 2006;47(suppl.1):S21-S29.
18. Diver DJ, Bier JD, Ferreira PE, et al. Clinical and arteriographic characterization of patients with unstable angina without critical coronary arterial narrowing (from the timi-iiia trial). Am J Cardiol. 1994;74:531-7.

19. Shaw LJ, Bugiardini R, Merz CN. Women and ischemic heart disease: Evolving knowledge. J Am Coll Cardiol. 2009;54:1561-75.
20. Pepine CJ, Anderson RD, Sharaf BL, et al. Coronary microvascular reactivity to adenosine predicts adverse outcome in women evaluated for suspected ischemia: Results from the national heart, lung and blood institute wise (women's ischemia syndrome evaluation) study. J Am Coll Cardiol. 2010;55:2825-32.
21. Schächinger V, Britten MB, Zeiher AM. Prognostic impact of coronary vasodilator dysfunction on adverse long-term outcome of coronary heart disease. Circulation. 2000;101:1899-906.
22. von Mering GO, Arant CB, Wessel TR, et al. Abnormal coronary vasomotion as a prognostic indicator of cardiovascular events in women results from the national heart, lung, and blood institute–sponsored women's ischemia syndrome evaluation (wise). Circulation. 2004;109:722-5.
23. Mancini GB. Vascular structure versus function: Is endothelial dysfunction of independent prognostic importance or not? J Am Coll Cardiol. 2004;43:624-8.
24. Camici PG, Crea F. Coronary microvascular dysfunction. N Engl J Med. 2007;356:830-40.
25. Bugiardini R, Bairey Merz CN. Angina with "normal" coronary arteries: A changing philosophy. JAMA. 2005;293:477-84.
26. Pepine CJ, Kerensky RA, Lambert CR, et al. Endothelial dysfunction in patients with chest pain and normal coronary arteries. J Am Coll Cardiol. 2006;47(Suppl. 1):S30-S35.
27. Opherk D, Zebe H, Weihe E, et al. Reduced coronary dilatory capacity and ultrastructural changes of the myocardium in patients with angina pectoris but normal coronary arteriograms. Circulation. 1981;63:817-25.
28. Egashira K, Inou T, Hirooka Y, et al. Evidence of impaired endothelium-dependent coronary vasodilatation in patients with angina pectoris and normal coronary angiograms. N Engl J Med. 1993;328:1659-64.
29. Quyyumi AA, Cannon RO 3rd, Panza JA, et al. Endothelial dysfunction in patients with chest pain and normal coronary arteries. Circulation. 1992;86:1864-71.
30. Zeiher AM, Krause T, Schachinger V, et al. Impaired endothelium-dependent vasodilation of coronary resistance vessels is associated with exercise-induced myocardial ischemia. Circulation. 1995;91:2345-52.
31. Huang PH, Chen YH, Chen YL, et al. Vascular endothelial function and circulating endothelial progenitor cells in patients with cardiac syndrome x. Heart. 2007;93:1064-70.
32. Cox ID, Botker HE, Bagger JP, et al. Elevated endothelin concentrations are associated with reduced coronary vasomotor responses in patients with chest pain and normal coronary arteriograms. J Am Coll Cardiol. 1999;34:455-60.
33. Newby DE, Flint LL, Fox KA, et al. Reduced responsiveness to endothelin-1 in peripheral resistance vessels of patients with syndrome x. J Am Coll Cardiol. 1998;31:1585-90.
34. Sinici I, Atalar E, Kepez A, et al. Intron 4 vntr polymorphism of enos gene is protective for cardiac syndrome x. J Investig Med. 2010;58:23-7.
35. Pepine CJ, Anderson RD, Sharaf BL, et al. Coronary microvascular reactivity to adenosine predicts adverse outcome in women evaluated for suspected ischemia results from the national heart, lung and blood institute wise (women's ischemia syndrome evaluation) study. J Am Coll Cardiol. 2010;55:2825-32.
36. Zeiher AM, Drexler H, Wollschlager H, et al. Endothelial dysfunction of the coronary microvasculature is associated with coronary blood flow regulation in patients with early atherosclerosis. Circulation. 1991;84:1984-92.
37. Marroquin OC, Holubkov R, Edmundowicz D, et al. Heterogeneity of microvascular dysfunction in women with chest pain not attributable to coronary artery disease: Implications for clinical practice. Am Heart J. 2003;145:628-35.
38. Pepine CJ, Kerensky RA, Lambert CR, et al. Some thoughts on vacular pathology of women with ischemic heart disease. J Am Coll Cardiol. 2006;47(Suppl.1):S30-S35.
39. Buchthal SD, den Hollander JA, Merz CN, et al. Abnormal myocardial phosphorus-31 nuclear magnetic resonance spectroscopy in women with chest pain but normal coronary angiograms. N Engl J Med. 2000;342:829-35.
40. Panting JR, Gatehouse PD, Yang GZ, et al. Abnormal subendocardial perfusion in cardiac syndrome x detected by cardiovascular magnetic resonance imaging. N Engl J Med. 2002;346:1948-53.
41. Rosano GM, Peters NS, Kaski JC, et al. Abnormal uptake and washout of thallium-201 in patients with syndrome x and normal-appearing scans. Am J Cardiol. 1995;75:400-2.
42. Vinereanu D, Fraser AG, Robinson M, et al. Adenosine provokes diastolic dysfunction in microvascular angina. Postgrad Med J. 2002;78:40-2.
43. Wang J, Bingaman S, Huxley VH. Intrinsic sex-specific differences in microvascular endothelial cell phosphodiesterases. Am J Physiol Heart Circ Physiol. 2010;298:H1146-54.
44. Merz CNB, Eteiba W, Pepine CJ, et al. Cardiac syndrome x: Relation to microvascular angina and other conditions. Curr Cardiovasc Risk Rep. 2007;1:167-75.
45. Reaven GM. Role of insulin resistance in human disease (syndrome x): An expanded definition. Ann Rev Med. 1993;44:121-31.

46. Jadhav S, Ferrell W, Greer IA, et al. Effects of metformin on microvascular function and exercise tolerance in women with angina and normal coronary arteries: A randomized, double-blind, placebo-controlled study. J Am Coll Cardiol. 2006;48:956-63.
47. Cavallo Perin P, Pacini G, Giunti S, et al. Microvascular angina (cardiological syndrome x) per se is not associated with hyperinsulinaemia or insulin resistance. Eur J Clin Invest. 2000;30:481-486
48. Koren W, Koldanov R, Peleg E, et al. Enhanced red cell sodium-hydrogen exchange in microvascular angina. Eur Heart J. 1997;18:1296-9.
49. Di Carli MF, Janisse J, Grunberger G, et al. Role of chronic hyperglycemia in the pathogenesis of coronary microvascular dysfunction in diabetes. J Am Coll Cardiol. 2003;41:1387-93.
50. Cosin-Sales J, Pizzi C, Brown S, et al. C-reactive protein, clinical presentation, and ischemic activity in patients with chest pain and normal coronary angiograms. J Am Coll Cardiol. 2003;41:1468-74.
51. Miwa K, Fujita M, Sasayama S. Recent insights into the mechanisms, predisposing factors, and racial differences of coronary vasospasm. Heart Vessels. 2005;20:1-7.
52. Turiel M, Galassi AR, Glazier JJ, et al. Pain threshold and tolerance in women with syndrome x and women with stable angina pectoris. Am J Cardiol. 1987;60:503-7.
53. Cannon RO 3rd, Peden DB, Berkebile C, et al. Airway hyperresponsiveness in patients with microvascular angina. Evidence for a diffuse disorder of smooth muscle responsiveness. Circulation. 1990;82:2011-7.

Seção IX

Insuficiência Cardíaca

capítulo 38

Santiago A. Tobar
Michael Andrades

Daniel Umpierre
Nadine Clausell

Alterações Endoteliais na Insuficiência Cardíaca. Mecanismos e Bases Moleculares

INTRODUÇÃO

Distúrbios na função do endotélio vascular têm sido largamente estudados no âmbito da insuficiência cardíaca. As múltiplas funções biológicas do endotélio o credenciam para, ao mesmo tempo, servir de alvo a diferentes agressores e causar diferentes distúrbios cardiovasculares que terão implicações variadas na progressão da insuficiência cardíaca. Neste capítulo abordaremos mecanismos patogênicos envolvidos na disfunção do endotélio na insuficiência cardíaca e a sua potencialidade como alvo terapêutico.

PATOGÊNESE

O elemento-chave servindo como rota comum aos diversos mecanismos implicados na disfunção endotelial da insuficiência cardíaca é o óxido nítrico e os desequilíbrios em suas vias metabólicas. O ponto de partida são as alterações na produção e na regulação da NO-sintase em variados graus e secundariamente a múltiplos sinais. O coração, na insuficiência cardíaca, apresenta uma alteração bem descrita do seu estado redox com produção expressiva de espécies reativas de oxigênio. Na insuficiência cardíaca, as alterações fenotípicas vasculares e cardíacas parecem ser decorrentes de desequilíbrio na biodisponibilidade do óxido nítrico e do estresse oxidante.[1] Por sua vez, esse desbalanço é causado pela ativação neuro-humoral que envolve o sistema renina-angiotensina-aldosterona, ativação adrenérgica, pela produção de citocinas inflamatórias e pelas forças de cisalhamento que modulam a expressão gênica levando a redução da disponibilidade de óxido nítrico e aumentando o estresse oxidante. A resultante disfunção endotelial incrementa ainda mais a produção de citocinas (células endoteliais ativadas são capazes de produzir citocinas inflamatórias no contexto da insuficiência cardíaca[2]), a regulação negativa ou desacoplamento da NO-sintase endotelial (eNOS) e ainda o maior aumento de estresse oxidante.[1,3,4] Fechando o ciclo, ocorre ainda marcada disfunção endotelial com redução da biodisponibilidade do óxido nítrico, o que por sua vez exacerba ainda mais a progressão da insuficiência cardíaca. A confluência de mecanismos alterados convergindo para a alteração do padrão oxidativo de certa forma explicita que a rota do óxido nítrico e seu desequilíbrio exercem papel fundamental na síndrome da insuficiência cardíaca, tanto no seu componente de função cardíaca central como nas alterações do seu componente vascular periférico. Além dos aspectos de regulação do tônus vascular, outras características da disfunção endotelial são importantes no contexto da insuficiência cardíaca, a saber: a propensão a um estado pró-trombótico do endotélio e a capacidade de atrair células inflamatórias para a superfície endotelial ou subendotélio, refletindo a perda das propriedades antitrombóticas e anti-inflamatórias da fisiologia normal do endotélio, respectivamente. Todo esse cenário contribui para o desenvolvimento da apresentação clínica com sinais e sintomas característicos, assim como traz indicadores de prognóstico relevantes.[5]

BASES MOLECULARES

O óxido nítrico é um radical livre produzido por células endoteliais. No entanto, ao contrário do que se preconiza para radicais livres, esse radical exerce papel muito importante na manutenção das funções endoteliais. Como descrito acima, o óxido nítrico não participa apenas como um vaso dilatador, mas também diminuindo a adesão de células inflamatórias e a agregação plaquetária, que em última instância levará a diminuição de eventos tromboembólicos.

Síntese do óxido nítrico

No endotélio, o óxido nítrico é produzido pela isoforma endotelial da NO-sintase (eNOS). Apesar de em sua nomenclatura constar a função sintase, eNOS é na realidade um sistema enzimático com função oxirredutase, representada por seus domínios NADPH oxidase (domínio redutase) e hemeoxidase (domínio oxidase), que participam do processo de desaminação oxidativa – remoção de um grupamento NH_2 – da L-arginina, gerando como produtos L-citrulina e NO (Figura 38.1).

O correto funcionamento da eNOS depende da formação de um homodímero – interação entre duas subunidades de eNOS idênticas –, somente assim ocorrerão a interação do cofator BH_4 (tetra-hidrobiopterina) e da proteína Ca^{++}/Calmudolina e a ligação da L-arginina.

O mecanismo reacional da eNOS segue as seguintes etapas: (1) domínio NADPH oxidase capta elétrons do NADPH; (2) os elétrons são transferidos ao domínio hemeoxigenase com auxílio de FAD, FMN e da Ca^{++}/Calmudolina; (3) o oxigênio ligado ao domínio hemeoxigenase recebe os elétrons; (4) ocorre a ligação da L-arginina no domínio hemoxigenase; e (5) com auxílio do cofator BH_4 ocorre a desaminação oxidativa da L-arginina, gerando como produtos L-citrulina e óxido nítrico[7-9] (Figura 38.2).

O entendimento do mecanismo de ação da enzima eNOS é extremamente importante para compreender o processo de desacoplamento da eNOS e sua associação ao aumento de espécies reativas de oxigênio (ERO) e à indução do estresse oxidante, como veremos à frente.

Proteção endotelial: função do óxido nítrico

A eNOS é a isoforma endotelial da NO-sintase. No entanto, a sua produção não se restringe ao endotélio. Já foi mostrado que a eNOS pode ser detectada em cardiomiócitos, plaquetas e certos neurônios do cérebro.[10,11] O NO produzido pela eNOS pode controlar diversas funções celulares por meio da nitrosilação de proteínas como: (1) atividade da guanilatociclase;[8] e (2) controle da transcrição e tradução de RNAm por meio de sua ligação aos elementos responsivos ao ferro (IRP, do inglês *iron-responsive elements*) – proteínas que se associam ao RNAm e controlam sua tradução.[12,13]

O controle da atividade da guanilato ciclase pelo NO é o mecanismo de ação mais estudado e mais bem descrito, pois é por essa ação que o NO controla o tônus vascular e exerce sua ação antiagregante plaquetária.[8] Nesse processo, a interação do NO com a enzima guanilato ciclase promove um aumento de atividade enzimática, o que culminará com o aumento de GMPc (guanosina monofosfato cíclica).[14,15] Nas células musculares lisas, o GMPc controla a liberação de cálcio pelo retículo sarcoplasmático e, como consequência, promove o relaxamento da fibra.[15] Já na plaqueta, a GMPc vai inibir o receptor de tromboxano A_2 (TXA_2R) e prevenir a ativação e agregação plaquetária, diminuindo a probabilidade de eventos tromboembólicos[15] (Figura 38.3).

Além do mais, o NO controla a expressão da proteína quimioatratora MCP-1 no endotélio e diminui a expressão de proteínas de adesão (CD11/CD18) em leucócitos. Dessa forma, o NO diminui a ativação e a adesão de células inflamatórias, prevenindo, assim, a aterosclerose.[8,16,17]

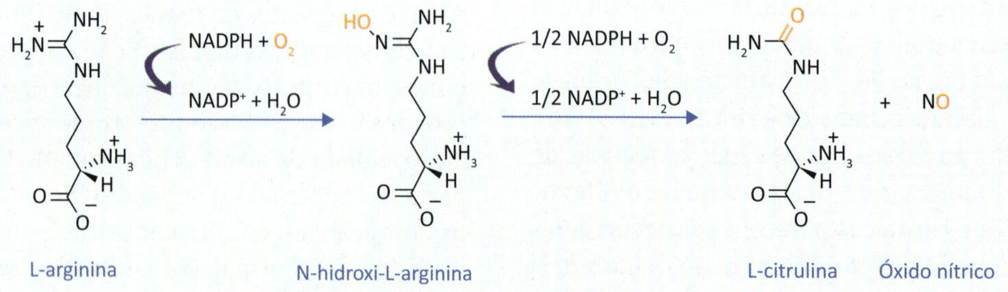

Figura 38.1 Desaminação oxidativada L-arginina ocorre em duas etapas. Na primeira etapa de oxirredução ocorre hidroxilação da L-arginina; na segunda etapa de oxirredução ocorre a desaminação oxidativa, que tem como produto a L-citrulina e o óxido nítrico (siglas, ver texto). Adaptada de Knowles RG, et al., 1994.[6]

Alterações Endoteliais na Insuficiência Cardíaca: Mecanismos e Bases Moleculares

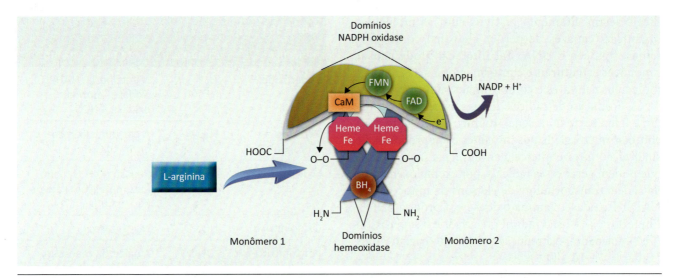

Figura 38.2 Estrutura e organização da eNOS. A estrutura catalítica é formada por dois monômeros idênticos de eNOS. Cada monômero é formado por um domínio NADPH oxidase e um domínio hemeoxidase. Ao domínio NADPH oxidase se associam os cofatores FAD e FMN e a proteína Ca^{++}/Calmudolina (CaM). No domínio hemeoxidase ocorre a ligação do cofator BH$_4$ e a ligação da L-arginina. Os elétrons provenientes da NADPH são direcionados ao oxigênio molecular ligado ao grupamento heme, onde ocorrerá a reação com a L-arginina. A reação completa ocorrerá em dois ciclos de oxidação do NADPH e entrada de duas moléculas de oxigênio molecular (siglas, ver texto). Adaptada de Forstermann U, et al., 2012.[8]

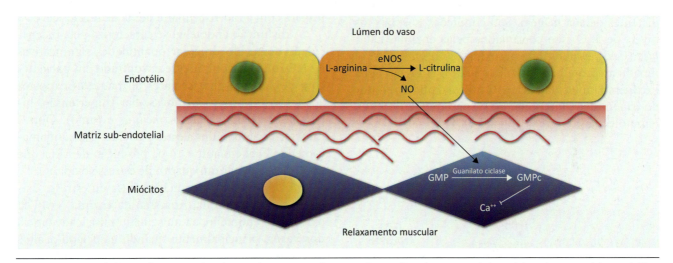

Figura 38.3 Papel do óxido nítrico (NO) no relaxamento da musculatura lisa dos vasos. A L-arginina é convertida em NO e L-citrulina por catálise da enzima NO-sintase. O NO se difunde pelo endotélio e chega às células musculares, promovendo ativação da guanilato ciclase com a síntese GMPc, que controla a liberação de cálcio pelo retículo sarcoplasmático e promove menor contração (siglas, ver texto).

Com todo o exposto, não restam dúvidas de que o correto funcionamento da eNOS é de extrema importância para a fisiologia vascular e que mudanças na atividade dessa enzima, por alterações na disponibilidade de seus substratos e cofatores ou por modificação em sua estrutura por ação de radicais livres, acarretarão no processo denominado desacoplamento da eNOS, que conduzirá a um estado patológico do sistema vascular, com o desenvolvimento de hipertensão arterial, aterosclerose e eventos tromboembólicos.

O ESTRESSE OXIDANTE E AS ALTERAÇÕES NA eNOS

Os radicais livres são átomos ou moléculas que contêm elétrons desemparelhados em suas estruturas moleculares. Essa conformação faz que os radicais sejam altamente reativos com as moléculas orgânicas (capazes de perder elétrons) como proteínas, lipídeos e DNA. Tal interação pode causar mudanças estruturais e conformacionais nas macromoléculas celulares e comprometer suas funções.[18]

A produção de radicais livres nas células é constante e faz parte do arsenal químico empregado para eliminar microrganismos invasores e em processos de sinalização intra e intercelular. Diversas são as fontes que podem gerar esses radicais, por exemplo: enzimas da cadeia transportadora de elétrons da mitocôndria, NADPH oxidase, xantina oxidase e a própria eNOS. Em todos os casos, o radical precursor é o superóxido ($O_2^{\bullet-}$), formado pela redução parcial do oxigênio molecular ($O_2 + 1\bar{e} \rightarrow O_2^{\bullet-}$).[18]

O superóxido, apesar do prefixo "super", é um radical pouco reativo e a sua concentração é mantida sob controle pela ação da enzima superóxido dismutase (SOD), a qual reduz o superóxido para formar o peróxido de hidrogênio (H_2O_2). O H_2O_2 é uma espécie reativa de oxigênio que pode permear pelas membranas celulares e atingir células e tecidos em pontos distantes da sua origem. Sob condições normais, os níveis de H_2O_2 são controlados pelas enzimas catalase (CAT) e glutationa peroxidase (GPx). A CAT é uma hemeproteína capaz de reduzir o H_2O_2 em água e oxigênio molecular. Já a GPx utiliza o poder redutor do tripeptídeo glutationa (GSH) para reduzir o H_2O_2 em moléculas de água[18] (Figura 38.4).

Tabela 38.1 Radicais livres e espécies reativas.		
Molécula	Símbolo	Fonte no organismo
Superóxido	$O_2^{\bullet-}$	Mitocôndria, NADPH oxidase, xantina oxidase, eNOS.
Peróxido de hidrogênio	H_2O_2	A partir da ação da enzima SOD.
Hidroxil	$OH^\bullet$	Reação do H_2O_2 com íons metálicos reativos (Fe^{2+} e Cu^+).
Óxido nítrico	NO	NO-sintase.
Peroxinitrito	^-ONOO	A partir da reação do radical superóxido com o óxido nítrico.

O estresse oxidante é uma condição celular, na qual a produção de radicais livres supera a capacidade de defesa e, como consequência, ocorrerá dano às estruturas celulares (proteínas, lipídeos e DNA) e culminará com a morte celular e perda de tecido viável.[18]

A disfunção endotelial se caracteriza pela incapacidade do tecido de gerar quantidades significativas de NO, quadro comumente encontrado em pacientes com doenças cardiovasculares ou naqueles expostos aos fatores de risco cardiovascular (hipertensão, hipercolesterolemia, *diabetes mellitus* e fumo). Outras características comuns a esses pacientes são a inflamação endotelial e o aumento na produção de ERO, que pode desencadear um quadro de estresse oxidante.[8,19]

Nesse contexto, a principal causa do estresse oxidante é o aumento na expressão da enzima NAPDH oxidase no endotélio, na musculatura lisa e adventícia dos vasos, principalmente quando associado a altos níveis de colesterol, síndrome metabólica, fumo e em resposta ao aumento da angiotensina II (A-II).[8,19]

O primeiro impacto do aumento da produção de superóxido no endotélio é a diminuição do conteúdo de NO devido à reação desse radical com o superóxido, formando o ânion peroxinitrito (^-ONOO) (Figura 38.5), que é uma molécula com potencial citotóxico que pode alterar o funcionamento mitocondrial, a estrutura do DNA e induzir apoptose.[7,19,20]

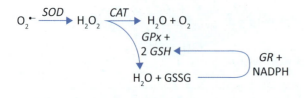

Figura 38.4 Relação entre produção e consumo de radicais livres pelos sistemas antioxidantes enzimáticos.

Portanto, em condições normais, a maior parte do superóxido produzido será neutralizada pela ação dessas enzimas (SOD, CAT e GPx). No entanto, quando ocorre uma produção exacerbada do radical superóxido, haverá acúmulo de H_2O_2 que poderá reagir com íons metálicos, como ferro e cobre, e gerar o radical hidroxil ($^\bullet OH$). O radical hidroxil é o radical livre de maior toxicidade, pois além de ser extremamente reativo (meia-vida biológica 10^{-9} segundos) não existem mecanismos enzimáticos para o controle desse radical.[18]

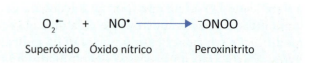

Figura 38.5 Síntese do peroxinitrito pela reação do superóxido com o óxido nítrico.

Em segunda instância, o aumento de superóxido pode levar a um processo chamado de desacoplamento da eNOS. Esse processo se caracteriza pela incapacidade de acoplar a redução do oxigênio (por ação de transferência de elétrons do domínio NADPH oxidase da eNOS) para a reação de desaminação oxidativa no domínio hemeoxidase.[8,21] Essa disfunção pode ocorrer por diferentes mecanismos, descritos a seguir.

Oxidação da tetra-hidrobiopterina (BH_4) e desacoplamento da eNOS

A BH_4 age como cofator no domínio oxigenase da eNOS, participando da reação de desaminação oxidativa da L-arginina no sítio ativo da enzima. A oxidação da BH_4 pelo radical superóxido ($O_2^{\bullet-}$) ou pelo peroxinitrito (^-ONOO) causa a formação do radical $BH_3^{\bullet}$, que não é capaz de se ligar à eNOS como cofator e gera uma situação de desacoplamento enzimático. Devido à ausência do BH_4, a L-arginina não é oxidada no sítio ativo, consequentemente o oxigênio parcialmente reduzido no grupamento heme será liberado na forma de radical superóxido, contribuindo para o estabelecimento do estresse oxidante.[8,9,16] A importância do BH_4 para o correto funcionamento da eNOS e para a manutenção da saúde endotelial fica evidente em pacientes com doenças coronarianas, onde se observa aumento na produção do radical superóxido concomitante com níveis baixos de BH_4 no tecido vascular e ineficácia de agentes vasodilatadores.[22]

Modificação de resíduos de cisteína e desacoplamento da eNOS

Apesar das evidências do envolvimento da oxidação da BH_4 com o desacoplamento da eNOS, ainda assim, esse não é o único mecanismo para o desenvolvimento de uma disfunção endotelial. Corrobora a afirmativa o fato de que, em estudos de estresse oxidante, a suplementação com BH_4 foi incapaz de retomar a atividade da eNOS para níveis basais.[23] Esses dados estão relacionados com maior grau de oxidação da glutationa (GSSG), que comprova o desequilíbrio redox da célula e serve como um marcador de estresse oxidante.[23] Com o aumento da concentração de GSSG, a eNOS fica sujeita a S-glutationilação – uma ligação reversível de glutationa oxidada a um resíduo de cisteína da proteína.[23] De fato, a S-glutationilação ocorre na eNOS em dois resíduos de cisteína (Cys689 e Cys908), o que causa diminuição na atividade da eNOS e menor taxa de formação de NO,[8,23] além de aumento em mais de cinco vezes na taxa de formação de $O_2^{\bullet-}$.[23] Estudos in vitro mostram que mesmo após a adição de agentes redutores como o DTT – que reciclam a glutationa oxidada, reformulando o GSH – a atividade de eNOS é retomada em 80%, o que sugere que o estresse oxidante pode causar danos permanentes à eNOS. Portanto, ainda que células do endotélio recuperem o equilíbrio redox, os danos causados pelo estresse oxidante à eNOS podem persistir por mais tempo e, dessa forma, prolongar a disfunção endotelial.[23]

Em condições normais, a eNOS pode sofrer outro tipo de modificação em domínios de cisteína. Quando em altas concentrações de NO, a S-nitrosilação pode acontecer – ligação do óxido nítrico em resíduos de cisteína reduzidos – nos resíduos Cys101 e Cys107.[24] No entanto, essa oxidação parece atuar como um mecanismo de autoinibição da eNOS a fim de evitar a sua ação prolongada.

Estresse oxidante e apoptose

Nos tópicos acima, discutimos o papel do estresse oxidante no desacoplamento da eNOS e seu efeito sinérgico, que aumenta o desequilíbrio redox no endotélio. Contudo, vale ressaltar que os efeitos deletérios dos radicais livres afetam outras estruturas celulares, além de aumentar o processo inflamatório que pode levar a célula à morte. Em insultos agudos de grande magnitude, as células endoteliais podem perecer por necrose, o que aumenta o processo inflamatório e compromete as células vizinhas, levando a maior comprometimento tecidual. Já em insultos crônicos, antes que as estruturas celulares entrem em colapso, a maquinaria celular apoptótica – morte celular programada – entra em ação para prevenir o extravasamento do conteúdo celular e poupar as células vizinhas. Ainda assim, se o processo apoptótico é sustentado, haverá diminuição muito grande das células endoteliais, levando ao comprometimento de suas funções.[25]

O estresse oxidante pode induzir a apoptose no endotélio pela peroxidação lipídica e pela formação de moléculas pró-inflamatórias, que podem ter efeito sinérgico com sinalizações de peptídeos vasoativos. Na insuficiência cardíaca, as principais moléculas circulantes capazes de induzir a apoptose de células endoteliais são TNF-α, IL-6, angiotensina II, entre outros.[26,27] Citocinas pró-inflamatórias, por exemplo, disparam cascatas celulares que têm como desfecho comum a ativação do fator de transcrição NF-κβ, o qual potencializa o processo inflamatório celular e induz expressão de genes de moléculas de adesão, como E-selectina, VCAM-1 e ICAM-1. Além disso, a ativação do NF-κβ está associada ao início do processo apoptótico.[28]

A detecção de apoptose geralmente necessita de ferramentas de biologia molecular e de células isoladas, o que dificulta sua avaliação em pacientes. Porém, uma alternativa é a observação indireta, por meio da detecção de microvesículas apoptóticas liberadas na corrente sanguínea e que trazem consigo marcadores de membrana que identificam a sua origem endotelial. Essas microvesículas já foram identificadas em hipertensão, doença coronariana, infarto agudo do miocárdio, obesidade e insuficiência cardíaca. Na insuficiência cardíaca, a presença dessas microvesículas circulantes tem um potencial papel na identificação de pacientes com pior prognóstico, sugerindo o importante papel do endotélio na progressão da insuficiência cardíaca.[25]

IMPLICAÇÕES FISIOPATOLÓGICAS

- **Na insuficiência cardíaca aguda:** o desequilíbrio redox exerce papel importante na fisiopatologia da insuficiência cardíaca de apresentação aguda. A regulação da função ventricular e do tônus vascular que depende do óxido nítrico apresenta importantes alterações no contexto agudo. A redução do óxido nítrico na vasculatura induz a vasoconstrição e diminuição da complacência vascular tanto sistêmica como pulmonar, resultando em aumento do trabalho cardíaco sistólico esquerdo e direito. Essa mesma redução de óxido nítrico induz a um aumento da produção de endotelina-1, que exacerbará o grau de vasoconstrição, ativará a liberação de catecolaminas e diminuirá a excreção de sódio pelo rim – todos esses elementos contribuem para maior amplitude da síndrome clínica da insuficiência cardíaca aguda.[29-31] O excesso de espécies reativas de oxigênio reage com óxido nítrico, rompendo rotas fisiológicas de sinalizações e levando à produção de moléculas reativas tóxicas, como o peroxinitrito.[32] Portanto, avaliar o grau de estresse oxidante é importante e pode ser mensurado na urina por dosagem de isoprostano e no plasma pela dosagem de aminotióis – esses produtos indicam o desvio desfavorável do balanço do eixo nitroso-redox e contribuem para os efeitos deletérios no miocárdio e no tônus vascular na insuficiência cardíaca aguda.[33]
- **Na insuficiência cardíaca crônica:** no cenário da insuficiência cardíaca crônica, a redução de óxido nítrico com consequente disfunção endotelial contribui para a progressão da síndrome de várias formas. Além de exercer continuada vasoconstrição no leito vascular sistêmico e pulmonar, ocasionando aumento de pós-carga ao ventrículo esquerdo e direito, respectivamente, a diminuição na disponibilidade do óxido nítrico e o agravamento do estresse oxidante atuam de forma decisiva para promover alterações que contribuem para maior grau de remodelamento adverso do coração. Isso se dá por meio de vários mecanismos deletérios que incluem a ativação de metaloproteinases, influenciando na migração de células, na hipertrofia miocárdica e na instabilização de placas ateroscleróticas. O aumento de tônus vascular também se dá na circulação coronária, comprometendo o fluxo coronário, potencialmente causando/contribuindo para isquemia miocárdica e reduzindo a função ventricular. Níveis elevados de endotelina-1 na insuficiência cardíaca crônica levam à disfunção endotelial, aumentando ainda mais a resistência vascular e promovendo hipertrofia vascular e de cardiomiócitos, assim como sinalizam para aumento na produção de matriz extracelular, com fibrose vascular e miocárdica, participando ativamente no remodelamento vascular e miocárdico.[34] Níveis reduzidos de óxido nítrico na insuficiência cardíaca também contribuem para redução da capacidade regenerativa endotelial no miocárdio, pois alteram as células endoteliais progenitoras.[35,36] Citocinas inflamatórias, sabidamente elevadas na insuficiência cardíaca crônica, como fator de necrose tumoral alfa (TNF-α), promovem uma regulação negativa da síntese de óxido nítrico através da inibição da eNOS, contribuindo para amplificar o grau de disfunção endotelial além de impactar negativamente na função cardíaca – o TNF-α é um agente que reduz o inotropismo cardíaco.[37,38]
- **Na insuficiência cardíaca com disfunção sistólica:** o papel da disfunção endotelial na progressão da insuficiência cardíaca parece bem estabelecido, com uma clara redução na produção de óxido nítrico em consequência à redução da atividade da enzima eNOS, o que culmina em alterações do tônus vascular sistêmico repercutindo em aumento de pós-carga ao ventrículo esquerdo. Entretanto, as modificações tróficas do miocárdio também sofrem influencia do aumento da produção de espécies reativas de oxigênio, promovendo uma sinalização autofágica de cardiomiócitos, apoptose e substituição tecidual por aumento de fibrose intersticial.[21]
- **Na insuficiência cardíaca com fração de ejeção preservada:** o entendimento da patogênese da insuficiência cardíaca com fração de ejeção preservada tem sido alvo de grandes controvérsias, e sua limitada amplitude justifica o relativo fracasso

em alcançar estratégias terapêuticas eficazes. Nem de longe existem hoje ferramentas terapêuticas para essa condição que se assemelhem ao que está disponível para o manejo da insuficiência cardíaca com disfunção sistólica. Recentemente, um novo paradigma vem sendo proposto, no qual, na insuficiência cardíaca com fração de ejeção preservada, o remodelamento ventricular nessa condição seja decorrente de uma multiplicidade de mecanismos, a saber: a) estado pró-inflamatório acentuado; b) esse estado pró-inflamatório induz a uma produção de espécies reativas de oxigênio pelas células endoteliais, limitando a biodisponibilidade de óxido nítrico para os cardiomiócitos adjacentes; c) a redução de óxido nítrico induz a redução da atividade da proteína quinase G nos cardiomiócitos; d) a redução da atividade da proteína quinase G retira/impede o bloqueio à hipertrofia dos cardiomiócitos que vão gerar remodelamento com hipertrofia concêntrica e aumento da rigidez miocárdica; e) por fim, o aumento da rigidez ventricular e o aumento de depósito de colágeno contribuiriam para a síndrome clínica da insuficiência cardíaca com fração de ejeção preservada.[39] Nesse contexto, a disfunção endotelial apresenta relevância especial por conta da redução da biodisponibilidade de óxido nítrico secundária, primariamente à intensa atividade inflamatória circulante. A expressão de moléculas de adesão, por exemplo VCAM-1 e E-selectina, na superfície endotelial da microcirculação cardíaca indica disfunção do endotélio a esse nível. Por sua vez, a ativação inflamatória cria um meio favorável para aumento da síntese de espécies reativas de oxigênio por parte das células do endotélio vascular, por meio da ativação de NADPH oxidase, gerando estresse oxidante.[39] Isso pode explicar o alto estresse nitrosativo/oxidativo recentemente observado no miocárdio de insuficiência cardíaca com fração de ejeção preservada.[39]

IMPLICAÇÕES TERAPÊUTICAS ENVOLVENDO ASPECTOS FISIOPATOLÓGICOS DA DISFUNÇÃO ENDOTELIAL

A importância do estado redox aumentado na gênese da disfunção endotelial que impacta na insuficiência cardíaca credencia-o para servir de alvo terapêutico buscando minimizar as consequências deste sobre o endotélio vascular, tanto sistêmico quanto microvascular coronário. Em ambas as situações, intervenções que possam reduzir o dano oxidativo ao endotélio têm potencial para beneficiar clinicamente os pacientes.

- **O bloqueio do sistema renina-angiotensina-aldosterona** é o caminho mais explorado como sendo crítico para inibir várias vias que impactam no remodelamento adverso do ventrículo esquerdo; uma dessas vias, a inibição da geração de espécies reativas de oxigênio impacta diretamente sobre a função endotelial, recuperando-a. Há vários estudos demonstrando melhora da disfunção endotelial, com retomada da vasodilatação dependente do endotélio, com uso de inibidores da enzima de conversão da angiotensina.[21] Esse efeito se dá por inibição da enzima quinase II, que leva à formação de bradicinina, que por sua vez estimula a liberação de óxido nítrico por parte do receptor B2 da bradicinina endotelial, do fator hiperpolarizante derivado do endotélio e da prostaciclina. Essas ações contribuem favoravelmente para os efeitos antiproliferativos, antitrombóticos e vasodilatadores dos inibidores da enzima de conversão da angiotensina – todos representando modulação favorável ou recuperação da disfunção endotelial e suas múltiplas características presente na insuficiência cardíaca.[4,21] O uso de hidralazina e nitratos é reconhecidamente uma estratégia que melhora desfechos clínicos como mortalidade total e hospitalizações, em pacientes afro-descendentes americanos, em adição à terapêutica padrão da insuficiência cardíaca. O mecanismo proposto para embasar fisiopatologicamente esse resultado é o efeito benéfico sobre a função endotelial, em que a hidralazina seria um potente agente antioxidante ao inibir a formação de espécies reativas de oxigênio por meio da ação supressiva da GTN, visto tanto em experimentos *in vitro* como *in vivo* na vasculatura.[4,21] O resultado desses efeitos é um balanço favorável no equilíbrio redox modulando beneficamente as propriedades endoteliais.

O PAPEL DO EXERCÍCIO FÍSICO NA MELHORA DA FUNÇÃO ENDOTELIAL NA INSUFICIÊNCIA CARDÍACA

A capacidade de vasodilatação auxilia no controle do tônus vascular diante da demanda aumentada de fluxo sanguíneo, como ocorre especialmente nas áreas ativas (membros em movimento) durante a realização de exercício físico. Por outro lado, pacientes com insuficiência cardíaca apresentam inadequada redistribuição sanguínea durante o esforço,[40] a qual também é manifestada diante do estresse térmico, demonstrando menor adaptação circulatória em exposição ao calor.[41] Tais fenômenos podem ter relação com a disfunção endotelial manifestada pela dilatação mediada pelo endotélio em pacientes com insuficiência cardíaca.

Nesse contexto, a reduzida dilatação dependente do endotélio na insuficiência cardíaca, em relação a um grupo sem a doença, é bastante marcada e se manifesta diante de diferentes doses de um agonista vasodilatador em administração intra-arterial.[42] Salienta-se que isso pode contribuir para a reduzida potência circulatória apresentada por pacientes com insuficiência cardíaca.[43] Em contrapartida, o treinamento físico induz a melhora da função endotelial em pacientes com doença cardiovascular, o que ocorre mesmo em artérias coronárias.[44] Na insuficiência cardíaca, após treinamento de membros inferiores durante seis meses, há correção da função endotelial, conforme observado pelo aumento de fluxo sanguíneo em resposta à acetilcolina na artéria femoral.[45] Essas modificações da resposta endotelial se associam positivamente com o ganho em capacidade funcional (r = 0,64; p < 0,005), indicado pelo consumo máximo de oxigênio, o qual possui valor prognóstico na insuficiência cardíaca.[46]

O treinamento físico parece promover melhoria sistêmica da função vascular. Isso tem sido reforçado não somente por análises que demonstram redução da resistência vascular total após o exercício não supervisionado,[44] mas também por estudos desenhados especificamente para testar os efeitos remotos do exercício na insuficiência cardíaca. Nesse sentido, um ensaio clínico em paralelo com pacientes randomizados em grupos que realizaram treinamento exclusivo de membros inferiores ou intervenção controle sem exercício demonstrou que quatro semanas de treinamento podem induzir uma melhora vascular "sistêmica". Naquele estudo, a função endotelial foi avaliada por infusão intra-arterial de acetilcolina em diferentes doses na artéria braquial, portanto em sítio específico não treinado durante a intervenção (bicicleta). Nesse contexto, nosso grupo tem demonstrado que os efeitos remotos (vasculatura não exercitada) parecem ocorrer também após a realização de única sessão de exercício aeróbico[47] ou de força[48] por pacientes com insuficiência cardíaca.

Mais recentemente, estudos têm indicado que o treinamento físico parece induzir um aumento da quantidade e capacidade migratória das células progenitoras endoteliais.[49-51] Tais respostas são induzidas mesmo em um curto prazo de intervenção, por exemplo, três semanas de treinamento aeróbico. As respostas agudas demonstram resultados divergentes (aumento ou atenuação) em relação às mudanças em quantidade e função de células progenitoras,[52,53] o que pode estar associado às diferentes intensidades de exercício utilizadas. Ainda, embora indivíduos jovens possam ser menos responsivos ao efeito do treinamento físico sobre as células progenitoras, é importante salientar que o aumento em quantidade e capacidade migratória ocorreu após quatro semanas de intervenção em pacientes com insuficiência cardíaca.[51]

Portanto, salienta-se que o exercício regular é uma potente intervenção adjuvante para a melhora endotelial na insuficiência cardíaca. Conforme discutido brevemente acima, isso tem sido confirmado por variáveis vasomotoras (resistência vascular, vasodilatação mediada pelo fluxo), bem como pelo estudo celular em resposta a estímulos agudos ou crônicos de exercício físico.

CONCLUSÕES

Disfunção endotelial é parte importante da fisiopatologia da insuficiência cardíaca, em que o estado redox alterado leva a um aumento de espécies reativas de oxigênio contribuindo para alterações fenotípicas cardíacas e periféricas da doença, em grande parte mediados pelo aumento de estresse oxidante e alteração da biodisponibilidade de óxido nítrico. Esse ciclo, por sua vez, interage com a ativação neuro-humoral e a ativação inflamatória presentes na insuficiência cardíaca, levando a uma perpetuação do estresse oxidante. O conceito que combina esses elementos implica um entendimento de que a disfunção endotelial traz importância nas manifestações clínicas da insuficiência cardíaca, assim como implicações prognósticas e terapêuticas.

REFERÊNCIAS BIBLIOGRÁFICAS

1. Marti CN, Gheorghiade M, Kalogeropoulos AP. Endothelial dysfunction, arterial stiffness, and heart failure. J Am Coll Cardiol 2012; 60: 1455-69.
2. Voltan R, Zauli G, Rizzo P. In vitro endothelial cell proliferation assay reveals distinct levels of proangiogenic cytokines characterizing sera of healthy subjects and of patients with heart failure. Mediators Inflamm 2014;2014:257081.

3. Bauersachs J, Bouloumie A, Fraccarollo D. Endothelial dysfunction in chronic myocardial infarction despite increased vascular endothelial nitric oxide synthase and soluble guanylate cyclase expression: role of enhanced vascular superoxide production. Circulation. 1999;100:292-8.
4. Munzel T, Harrison DG. Increased superoxide in heart failure: a biochemical baroreflex gone awry. Circulation. 1999;100:216-8.
5. Shantsila E, Wrigley BJ, Blann AD. A contemporary view on endothelial function in heart failure. Eur J Heart Fail. 2012;14:873-81.
6. Knowles RG, Moncada S. Nitric oxide synthases in mammals. Biochem J. 1994;298(Pt 2):249-58.
7. Bec N, Gorren AFC, Mayer B. The role of tetrahydrobiopterin in the activation of oxygen by nitric-oxide synthase. J Inorg Biochem. 2000;81:207-11.
8. Forstermann U, Sessa WC. Nitric oxide synthases: regulation and function. Eur Heart J. 2012;33:829-37, 837a-837d.
9. Forstermann U, Munzel T. Endothelial nitric oxide synthase in vascular disease: from marvel to menace. Circulation. 2006;113:1708-14.
10. Forstermann U, Closs EI, Pollock JS. Nitric oxide synthase isozymes. Characterization, purification, molecular cloning, and functions. Hypertension. 1994;23:1121-31.
11. Wu KK. Regulation of endothelial nitric oxide synthase activity and gene expression. Ann N Y Acad Sci. 2002;962:122-30.
12. Pantopoulos K, Hentze MW. Nitric oxide signaling to iron-regulatory protein: direct control of ferritin mRNA translation and transferrin receptor mRNA stability in transfected fibroblasts. Proc Natl Acad Sci U S A. 1995;92:1267-71.
13. Liu XB, Hill P, Haile DJ. Role of the ferroportin iron-responsive element in iron and nitric oxide dependent gene regulation. Blood Cells Mol Dis. 2002;29:315-26.
14. Gudi T, Hong GK, Vaandrager AB. Nitric oxide and cGMP regulate gene expression in neuronal and glial cells by activating type II cGMP-dependent protein kinase. FASEB J. 1999;13:2143-52.
15. Wang GR, Zhu Y, Halushka PV. Mechanism of platelet inhibition by nitric oxide: in vivo phosphorylation of thromboxane receptor by cyclic GMP-dependent protein kinase. Proc Natl Acad Sci U S A. 1998;95:4888-93.
16. Kubes P, Suzuki M, Granger DN. Nitric oxide: an endogenous modulator of leukocyte adhesion. Proc Natl Acad Sci U S A. 1991;88:4651-5.
17. Khan BV, Harrison DG, Olbrych MT. Nitric oxide regulates vascular cell adhesion molecule 1 gene expression and redox-sensitive transcriptional events in human vascular endothelial cells. Proc Natl Acad Sci U S A. 1996;93:9114-9.
18. Halliwell B. Oxidative stress and neurodegeneration: where are we now? J Neurochem. 2006;97:1634-58.
19. Capettini LS, Montecucco F, Mach F. Role of renin-angiotensin system in inflammation, immunity and aging. Curr Pharm Des. 2012;18:963-70.
20. Gorren AC, Kungl AJ, Schmidt K. Electrochemistry of pterin cofactors and inhibitors of nitric oxide synthase. Nitric Oxide. 2001;5:176-86.
21. Munzel T, Gori T, Keaney JF Jr. Pathophysiological role of oxidative stress in systolic and diastolic heart failure and its therapeutic implications. Eur Heart J 2015;36(38):2555-64.
22. Antoniades C, Shirodaria C, Crabtree M. Altered plasma versus vascular biopterins in human atherosclerosis reveal relationships between endothelial nitric oxide synthase coupling, endothelial function, and inflammation. Circulation. 2007;116:2851-9.
23. Chen CA, Wang TY, Varadharaj S. S-glutathionylation uncouples eNOS and regulates its cellular and vascular function. Nature. 2010;468:1115-8.
24. Erwin PA, Lin AJ, Golan DE. Receptor-regulated dynamic S-nitrosylation of endothelial nitric-oxide synthase in vascular endothelial cells. J Biol Chem. 2005;280:19888-94.
25. Berezin A, Zulli A, Kerrigan S. Predictive role of circulating endothelial-derived microparticles in cardiovascular diseases. Clin Biochem. 2015;48:562-8.
26. Rossig L, Hoffmann J, Hugel B. Vitamin C inhibits endothelial cell apoptosis in congestive heart failure. Circulation. 2001;104:2182-7.
27. Rossig L, Haendeler J, Mallat Z. Congestive heart failure induces endothelial cell apoptosis: protective role of carvedilol. J Am Coll Cardiol. 2000;36:2081-9.
28. Sprague AH, Khalil RA. Inflammatory cytokines in vascular dysfunction and vascular disease. Biochem Pharmacol. 2009;78:539-52.
29. Bech JN, Nielsen CB, Ivarsen P. Dietary sodium affects systemic and renal hemodynamic response to NO inhibition in healthy humans. Am J Physiol. 1998;274:F914-23.
30. Sartori C, Allemann Y, Scherrer U. Pathogenesis of pulmonary edema: learning from high-altitude pulmonary edema. Respir Physiol Neurobiol. 2007;159:338-49.
31. Sartori C, Lepori M, Scherrer U. Interaction between nitric oxide and the cholinergic and sympathetic nervous system in cardiovascular control in humans. Pharmacol Ther. 2005;106:209-20.
32. Berry CE, Hare JM. Xanthine oxidoreductase and cardiovascular disease: molecular mechanisms and pathophysiological implications. J Physiol. 2004;555:589-606.
33. Kadiiska MB, Gladen BC, Baird DD. Biomarkers of oxidative stress study II: are oxidation products of lipids, proteins, and DNA markers of CCl4 poisoning? Free Radic Biol Med. 2005;38:698-710.

34. Massion PB, Feron O, Dessy C. Nitric oxide and cardiac function: ten years after, and continuing. Circ Res. 2003;93:388-98.
35. Bauersachs J, Widder JD. Endothelial dysfunction in heart failure. Pharmacol Rep. 2008;60:119-26.
36. Thum T, Fraccarollo D, Galuppo P. Bone marrow molecular alterations after myocardial infarction: Impact on endothelial progenitor cells. Cardiovasc Res. 2006;70:50-60.
37. Agnoletti L, Curello S, Bachetti T. Serum from patients with severe heart failure downregulates eNOS and is proapoptotic: role of tumor necrosis factor-alpha. Circulation. 1999;100:1983-91.
38. Hermann C, Zeiher AM, Dimmeler S. Shear stress inhibits H2O2-induced apoptosis of human endothelial cells by modulation of the glutathione redox cycle and nitric oxide synthase. Arterioscler Thromb Vasc Biol. 1997;17:3588-92.
39. Paulus WJ, Tschope C. A novel paradigm for heart failure with preserved ejection fraction: comorbidities drive myocardial dysfunction and remodeling through coronary microvascular endothelial inflammation. J Am Coll Cardiol. 2013;62:263-71.
40. Chiappa GR, Roseguini BT, Vieira PJ. Inspiratory muscle training improves blood flow to resting and exercising limbs in patients with chronic heart failure. J Am Coll Cardiol. 2008;51:1663-71.
41. Green DJ, Maiorana AJ, Siong JH. Impaired skin blood flow response to environmental heating in chronic heart failure. Eur Heart J. 2006;27:338-43.
42. Kubo SH, Rector TS, Bank AJ. Endothelium-dependent vasodilation is attenuated in patients with heart failure. Circulation. 1991;84:1589-96.
43. Dall'Ago P, Chiappa GR, Guths H. Inspiratory muscle training in patients with heart failure and inspiratory muscle weakness: a randomized trial. J Am Coll Cardiol. 2006;47:757-63.
44. Hambrecht R, Gielen S, Linke A. Effects of exercise training on left ventricular function and peripheral resistance in patients with chronic heart failure: A randomized trial. JAMA. 2000;283:3095-101.
45. Hambrecht R, Fiehn E, Weigl C. Regular physical exercise corrects endothelial dysfunction and improves exercise capacity in patients with chronic heart failure. Circulation. 1998;98:2709-15.
46. Ribeiro JP, Stein R, Chiappa GR. Beyond peak oxygen uptake: new prognostic markers from gas exchange exercise tests in chronic heart failure. J Cardiopulm Rehabil. 2006;26:63-71.
47. Umpierre D, Stein R, Vieira PJ. Blunted vascular responses but preserved endothelial vasodilation after submaximal exercise in chronic heart failure. Eur J Cardiovasc Prev Rehabil. 2009;16:53-9.
48. Guindani G, Umpierre D, Grigoletti SS. Blunted local but preserved remote vascular responses after resistance exercise in chronic heart failure. Eur J Prev Cardiol. 2012;19:972-82.
49. Erbs S, Hollriegel R, Linke A. Exercise training in patients with advanced chronic heart failure (NYHA IIIb) promotes restoration of peripheral vasomotor function, induction of endogenous regeneration, and improvement of left ventricular function. Circ Heart Fail. 2010;3:486-94.
50. Gatta L, Armani A, Iellamo F. Effects of a short-term exercise training on serum factors involved in ventricular remodelling in chronic heart failure patients. Int J Cardiol. 2012;155:409-13.
51. Sandri M, Viehmann M, Adams V. Chronic heart failure and aging – effects of exercise training on endothelial function and mechanisms of endothelial regeneration: Results from the Leipzig Exercise Intervention in Chronic heart failure and Aging (LEICA) study. Eur J Prev Cardiol. 2016;23(4):349-58.
52. Van Craenenbroeck EM, Beckers PJ, Possemiers NM. Exercise acutely reverses dysfunction of circulating angiogenic cells in chronic heart failure. Eur Heart J. 2010;31:1924-34.
53. Van Craenenbroeck EM, Bruyndonckx L, Van Berckelaer C. The effect of acute exercise on endothelial progenitor cells is attenuated in chronic heart failure. Eur J Appl Physiol. 2011;111:2375-9.

Fernando Bacal
Iáscara Wozniak de Campos
José Leudo Xavier Júnior

Insuficiência Cardíaca: Influência das Intervenções Medicamentosas sobre os Vasos

INTRODUÇÃO

Durante muito tempo, a única função creditada ao endotélio vascular era a de uma simples barreira fisiológica, que separava o sangue dos tecidos circunjacentes. Entretanto, isso começou a mudar no início da década de 1980, com os trabalhos de Furchgot e Zawadski, que demonstraram o papel do endotélio no controle do tônus vascular, por meio da acetilcolina.[1] Desde então, outras importantes funções da camada interna dos vasos sanguíneos têm sido reveladas: participação na coagulação e fibrinólise locais, ativação e adesão de leucócitos e plaquetas, dentre outras. Atualmente, é considerado um verdadeiro órgão endócrino, perfazendo uma área total de cerca de 1000 m^2, ocupando uma posição estratégica no que diz respeito ao controle vasomotor: entre o sangue e a musculatura lisa dos vasos.[2]

A disfunção endotelial tem participação na fisiopatologia de várias entidades nosológicas relevantes, como insuficiência cardíaca, hipertensão arterial, *diabetes mellitus*, insuficiência renal e infarto do miocárdio.[3] Dentre essas, destaque-se a primeira, que acomete 23 milhões de pessoas em todo o mundo, com dois milhões de novos casos diagnosticados anualmente, e que, com o envelhecimento populacional, tem aumentado tanto na prevalência quanto na incidência mundiais, tornando-a um grave problema de saúde pública.[4] Na disfunção miocárdica, é sabido que, como resposta adaptativa à redução do volume sistólico pela injúria inicial ao músculo cardíaco, ocorre um aumento da ativação do sistema adrenérgico e do sistema renina-angiotensina-aldosterona. Isso resulta em aumento dos níveis circulantes não só de epinefrina, norepinefrina e angiotensina-II, como de outros fatores vasoconstritores, como endotelina-1, vasopressina, neuropeptídeo Y e tromboxano A$_2$ (TXA$_2$). A intensa vasoconstrição resultante afetará o território esplânico, músculos, ossos, pele e rins, em favorecimento da manutenção de um fluxo sanguíneo minimamente adequado para o cérebro e o coração. As altas concentrações de fatores de constrição vascular também são um estímulo para uma maior produção de vasodilatadores, com a liberação de substâncias como óxido nítrico, bradicinina, PGI2 e PGE2. Essa resposta vasodilatadora é principalmente importante em situações de esforço físico, permitindo uma dilatação arterial compensatória, necessária em tais circunstâncias.[5] No entanto, a evolução da insuficiência cardíaca resulta em constante *shear stress* sobre o endotélio, reação inflamatória sistêmica e estresse oxidativo por radicais livres de oxigênio, gerando uma progressiva disfunção endotelial, o que inviabiliza qualquer resposta vasodilatadora. Tal incapacidade tem como consequência a famosa intolerância aos exercícios, típica dessa cardiopatia. As altas concentrações de catecolaminas, angiotensina-II, aldosterona e endotelina-1 também vão interferir na questão do remodelamento cardíaco, já que tais vasoconstritores estão envolvidos na indução de apoptose de miócitos, aumento da reação inflamatória no miocárdio e estímulo à proliferação de fibroblastos, levando a um maior dano cardíaco, menor volume sistólico e maior estímulo à ação das catecolaminas e do sistema renina-angiotensina-aldosterona, gerando um ciclo vicioso.[6] Desse modo, é lógico pensar que drogas vasodilatadoras melhorem os sintomas da insuficiência cardíaca, com possível efeito em redução de mortalidade dessa doença, que é de tão importante impacto nas sociedades mundiais. Tal vasodilatação pode ser alcançada tanto por meio do bloqueio de fatores vasoconstritores, como, por exemplo, a angiotensina-II, no caso dos inibidores da enzima conversora da angiotensina (IECA) ou dos bloqueadores do receptor AT1, ou pela vasodilatação direta, como no caso da hidralazina, nitratos, serelaxina, milrinona, entre outros.[7]

ENDOTÉLIO E CONTROLE VASOMOTOR

O tônus da musculatura lisa vascular resulta de uma complexa interação entre fatores vasoconstritores e vasodilatadores. Assim como em uma balança, pendendo para um lado ou para o outro, o predomínio da dilatação sobre a contração, ou vice-versa, ocorrerá conforme a necessidade momentânea de cada tecido, ou em resposta adaptativa a uma situação orgânica específica. Substâncias de ação sistêmicas, produzidas a distância, as inervações simpática e parassimpática, e o próprio endotélio, por meio da liberação de fatores de ação local, conhecidos como fatores derivados do endotélio, são os principais agentes reguladores desse equilíbrio.[8]

Fatores de vasoconstrição

A norepinefrina, uma amina vasoativa liberada pelas terminações nervosas do sistema simpático, tem uma potente ação vasoconstritora sobre arteríolas e veias. Atua sobre receptores alfa 1 adrenérgicos, com importante participação no ajuste fino da pressão arterial e em mecanismos adaptativos desencadeados pelo déficit perfusional orgânico, consequente ao baixo débito em pacientes portadores de insuficiência cardíaca.[9] A epinefrina é um vasoconstritor menos potente que a norepinefrina, exercendo até mesmo uma leve vasodilatação em vasos específicos, como ocorre nas coronárias, durante o aumento do trabalho cardíaco. Essa ação vasodilatadora das catecolaminas se deve a sua ligação aos receptores beta 2 adrenérgicos.[10]

O neuropeptídeo Y é um peptídeo vasoconstritor liberado juntamente com a norepinefrina nas terminações nervosas simpáticas, agindo sobre receptores Y_1 localizados na membrana pós-sináptica, nos vasos periféricos. Potencializa o efeito de outros vasoconstritores, como agonistas alfa adrenérgicos e angiotensina-II, e inibe a liberação da acetilcolina nas terminações nervosas parassimpáticas para o coração.[11]

O aumento das concentrações séricas do decapeptídeo angiotensina-II resulta predominantemente da ativação do sistema renina-angiotensina-aldosterona. É outro exemplo de potente substância vasoconstritora, exercendo suas ações, principalmente, por meio de sua ligação aos receptores AT1, subtipo prevalente na vasculatura. Estimulada pelo baixo fluxo nas arteríolas aferentes dos glomérulos, a renina é liberada pelo aparelho justaglomerular, levando à conversão do angiotensinogênio em angiotensina-I. Esta, por sua vez, será convertida em angiotensina-II por meio da ação da enzima conversora da angiotensina (ECA). Assim como os neurotransmissores adrenérgicos, a angiotensina-II tem papel fundamental na regulação pressórica e nos mecanismos adaptativos do organismo à insuficiência cardíaca. Tem ainda função neuromoduladora, aumentando a liberação de norepinefrina pela membrana pré-sináptica.[12]

A vasopressina, também conhecida como hormônio antidiurético, é produzida no hipotálamo e armazenada na hipófise posterior. Além de promover maior retenção de água no túbulo coletor do néfron, também atua diretamente sobre arteríolas, gerando uma vasoconstrição ainda mais potente que a da angiotensina-II.[13]

Os fatores vasoconstritores relacionados ao endotélio são principalmente a endotelina-1 e o tromboxane A2. Este último é produto da ação de uma enzima existente nas plaquetas, a troboxano-sintetase, sobre as prostaglandinas G2 e H2. É liberado pelas plaquetas, após sua ativação, processo esse que possui intrincada relação com o endotélio. Exerce sua função vasoconstritora a partir do aumento de concentração de cálcio intracelular e inibição da adenosina-monofosfato-cíclico (AMP cíclico).[14]

O dano endotelial, seja ele um trauma mecânico externo ou mesmo pelo hiperfluxo, gerado, por exemplo, pela hipertensão (shear stress), é o principal estímulo para liberação da endotelina, um peptídeo de 21 aminoácidos, com três diferentes tipos: endotelinas 1, 2 e 3. Apenas a endotelina-1 é produzida pelas células endoteliais. Outros estímulos a sua secreção seriam hipóxia, catecolaminas e angiotensina-II. A endotelina-1 é produzida como pré-endotelina e convertida na forma ativa pela enzima conversora da endotelina (ECE), podendo atuar sobre dois tipos de receptores, ETA e ETB, para causar a vasoconstrição. Em várias situações patológicas, como insuficiência cardíaca, infarto do miocárdio, hipertensão essencial, hipertensão pulmonar e insuficiência renal, os níveis de endotelina-1 encontram-se bastante elevados na circulação.[15]

Como podemos perceber, todos esses agentes vasoconstritores atuam sobre diferentes receptores na membrana da célula do músculo liso vascular. No entanto, o que eles têm em comum é o fato de que a transdução dessas ligações aos receptores em seu estímulo mecânico final se fará pelo mesmo sistema de segundos mensageiros: o sistema do fosfatidilinositol, que, em última análise, leva ao aumento do Ca^{2+} intracelular, e, por conseguinte, a contração do músculo liso vascular.[16] A Figura 39.1 apresenta a representação esquemática do equilíbrio entre fatores de vasoconstrição e vasodilatação.

Fatores de vasodilatação

A acetilcolina é o neurotransmissor liberado na maioria das terminações nervosas do sistema nervoso autônomo parassimpático. Fisiologicamente, o sistema parassimpático contrabalanceia as ações do sistema simpático. Logo, a acetilcolina dilata os vasos sanguíneos. Tal dilatação não ocorre por ação direta sobre o músculo liso, mas por meio da inibição da secreção de noradrenalina pelas terminações simpáticas e pelo estímulo a síntese de óxido nítrico, um potente vasodilatador derivado do endotélio (ver adiante).[17] Atua sobre dois tipos de receptores, actínicos e muscarínicos. Os receptores muscarínicos predominam nos vasos sanguíneos: os tipos M2 no endotélio e M3 no músculo liso vascular. Vale ressaltar que a ação da acetilcolina predomina sobre os receptores M2, gerando a vasodilatação. No entanto, em caso de disfunção endotelial, a ligação da acetilcolina se fará preponderantemente sobre os receptores M3 da musculatura lisa, o que resultará em vasoconstrição. Isso se explica pelo fato de que os receptores M3 estão acoplados ao mesmo sistema de segundos mensageiros que os receptores dos fatores de constrição vascular.[18]

Da clivagem das alfa 2 globulinas por enzimas proteolíticas, presentes no plasma e nos líquidos corporais, com destaque para a calicreína, surge a bradicinina, um polipeptídeo de forte ação vasodilatadora arteriolar e que também aumenta importantemente a permeabilidade capilar. Sua síntese é estimulada principalmente pela inflamação tecidual.[19] Assim como a bradicinina, a histamina também provoca uma vigorosa vasodilatação e aumento da porosidade dos capilares. É sintetizada principalmente no interior de mastócitos e basófilos, e o estímulo a sua liberação ocorre em situações de lesão ou inflamação tecidual, e também em reações alérgicas.[20] A adrenomodulina é um peptídeo de 52 aminoácidos com propriedades vasodilatadoras. Sua concentração sérica está proporcionalmente elevada conforme a gravidade da insuficiência cardíaca. Aparentemente, esse peptídeo exerce uma função compensatória à intensa vasoconstrição pertinente a essa condição.[21]

O óxido nítrico é, de longe, o mais importante dos fatores de relaxamento derivados do endotélio. Em 1980, Furchgot e Zawadski descobriram acidentalmente que a acetilcolina apenas exerce sua função vasodilatadora na presença de endotélio. Mais tarde, evidenciou-se que esse efeito era mediado por uma substância lábil, um radical livre, até que, em 1987, Palmer a identificou: era o óxido nítrico. Foi considerada a molécula do ano em 1992.[22] Trata-se de um gás lipofílico, sintetizado a partir do aminoácido L--arginina, por meio da ação da oxidonitrico-sintase (NOS). Essa enzima possui três subtipos, sendo que o subtipo III é o que predomina na célula endotelial. O óxido nítrico possui uma meia-vida de cerca de cinco segundos, sendo rapidamente inativado por radicais

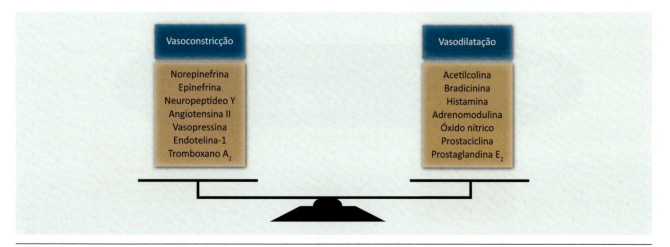

Figura 39.1 Representação esquemática do equilíbrio entre fatores de vasoconstrição e vasodilatação.

Endotélio e Doenças Cardiovasculares

livres do oxigênio, o que explica o fato de a ação desse fator vasodilatador ser predominantemente local. Ele se difunde do endotélio até o músculo liso vascular adjacente, onde vai estimular a enzima guanilato ciclase, levando à síntese da guanosina monofosfato cíclico (GMPc), que, por fim, resultará em relaxamento do músculo liso e vasodilatação. O óxido nítrico age, ainda, como mediador da vasodilatação por outras substâncias, como acetilcolina, bradicinina, histamina, ATP, ADP, serotonina, trombina, dentre outras[23] (Figura 39.2).

Em condições de normalidade, o status basal de contratura vascular é ditado pelo óxido nítrico endotelial, cuja liberação constante mantém uma moderada vasodilatação, que se confirma por meio de experimentos que demonstram a imediata contração vascular após a retirada do endotélio. Em um eventual aumento do fluxo sanguíneo pelos vasos, e consequente aumento das forças de cisalhamento, ocorre estímulo à produção de mais óxido nítrico, o que gera maior vasodilatação. Já a vasoconstrição, resultará da interação entre a cessação da síntese de óxido nítrico e a ativação dos estímulos vasoconstritores.[24] A disfunção endotelial, e a consequente deficiência na vasodilatação, estão presentes em condições patológicas como hipertensão, diabetes, aterosclerose e insuficiência renal crônica, sendo determinantes na fisiopatologia e no prognóstico dessas doenças.[25]

As prostaglandinas são moléculas biologicamente ativas, produzidas por praticamente todos os tecidos do corpo, exercendo funções diferentes em cada um deles. Receberam esse nome porque foram primeiramente identificadas no líquido seminal humano, em 1934, por Goldblatt e Von Euler.[26] São o produto da ação de uma enzima, a cicloxigenase, sobre o ácido aracdônico, o qual advém dos fosfolipídios da membrana plasmática celular pela ação de outra enzima, a fosfolipase A_2 (PLA_2). São classificadas, conforme a arquitetura molecular, de A a I, e conforme o número de duplas ligações carbono-carbono de 1 a 3. A prostaglandina produzida pelo endotélio vascular é a prostaglandina I2 (PGI2), também conhecida com prostaciclina, que tem ação vasodilatadora. Age de forma parácrina no músculo liso vascular, levando ao aumento da AMP cíclico no ambiente intracelular, que, em última análise, resultará em vasodilata-

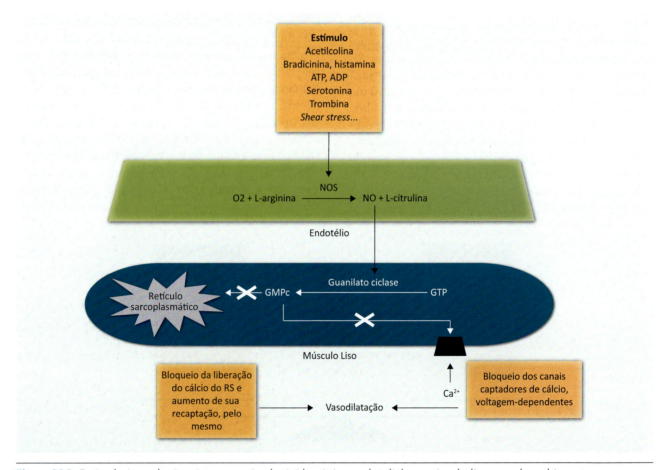

Figura 39.2 Estímulo à produção, síntese e ação do óxido nítrico endotelial no músculo liso vascular subjacente.

ção. Como já citado anteriormente, o tromboxane A2 (TXA2), prostaglandina liberada pelas plaquetas, tem ação antagônica à prostaciclina, promovendo a vasoconstrição.[27]

INTERVENÇÕES MEDICAMENTOSAS NA INSUFICIÊNCIA CARDÍACA AGUDA

Vasodilatadores e insuficiência cardíaca aguda

A importância dos vasodilatadores no tratamento e no prognóstico da insuficiência cardíaca começou a ser observada em meados da década de 1970. Porém, o primeiro grande estudo nesse sentido veio apenas em 1982: Veterans Administration Cooperative Study, um dos raros grandes trabalhos a avaliar a insuficiência cardíaca aguda (ICA) e a estudar o nitroprussiato, cuja ação vasodilatadora se deve provavelmente à metabolização do medicamento a óxido nítrico. Apesar de não ser uma droga inotrópica, ao reduzir a pós-carga, por meio da dilatação arteriolar, esse nitrato acaba gerando um aumento do débito cardíaco. Também é um potente venodilatador, reduzindo a pré-carga e, portanto, as pressões de enchimento ventricular. Nesse estudo, só foi possível demonstrar benefício quanto à mortalidade, em análise de subgrupo, quando o referido nitrato era iniciado nove horas após o infarto (14,4% versus 22,3%, p = 0,04).[28] Em trabalho mais recente, da Cleveland Clinic, 78 pacientes com índice cardíaco $\leq 2,0$ L/min/m^2, pressão arterial média (PAM) ≥ 60 mmHg e pressões de enchimento elevadas (PVC ≥ 08 mmHg e PCP ≥ 18 mmHg) foram avaliados em um estudo retrospectivo de caso controle. Ambos os grupos tiveram melhora nos parâmetros hemodinâmicos, no entanto, houve uma redução de mortalidade, para todas as causas, em favor do grupo que usou nitroprussiato (p = 0,005), mesmo quando foram avaliados apenas os pacientes com PAM < 85 mmHg (p = 0,0001).[29]

Outro importante estudo em insuficiência cardíaca aguda, ainda mais recente, foi o RELAX-AHF (*Serelaxin, recombinant human relaxin-2, for treatment of acute heart failure: a randomized, placebo-controlled trial*, 2013). Nesse trabalho foi utilizada a serelaxina, que é uma forma recombinante da relaxina-2. Esse peptídeo é um dos sete componentes da família das relaxinas, que são hormônios com propriedades vasodilatadoras, de ocorrência natural no ser humano, descobertas em 1929, e um dos principais responsáveis pelas alterações hemodinâmicas da gravidez: aumento do débito cardíaco, redução da resistência vascular sistêmica e maior complacência vascular. Desse modo, foi aventada a possibilidade de que essas adaptações hemodinâmicas pudessem ser benéficas no cenário de insuficiência cardíaca, agudamente descompensada. Em trabalhos experimentais, que antecederam o RELAX-AHF, a serelaxina mostrou ser capaz de reduzir a aptose de cardiomiócitos, diminuir a injúria miocárdica por células inflamatórias e radicais livres, modular a proliferação de colágeno e fibrose do interstício cardíaco e reduzir a concentração sérica de marcadores relacionados à injúria miocárdica. Então, sob a perspectiva de uma atuação não apenas na hemodinâmica, com melhora sintomática, mas também na própria fisiopatologia a nível celular da insuficiência cardíaca, é que foi lançado um estudo sobre a serelaxina na disfunção miocárdica. De fato, houve um melhor resultado em comparação ao placebo, tanto para mortalidade cardiovascular (p = 0,028) quanto para mortalidade por qualquer causa (p = 0,02), ambas em 180 dias, porém estes eram desfechos secundários. Os desfechos primários foram melhora da dispneia, avaliada por uma escala analógica visual do primeiro ao quinto dia (p = 0,007), e a proporção de pacientes com melhora de moderada a importante da dispneia em 6, 12 e 24 horas, pela escala de Likert (p = 0,70). Como podemos perceber, apesar de os resultados sugerirem o possível benefício, o RELAX-AHF não tinha poder suficiente para avaliar de fato a mortalidade, de modo que outro estudo maior seria necessário para apropriadamente elucidar o papel da serelaxina na ICA.[30-32]

Farmacologia dos vasodilatadores na insuficiência cardíaca aguda

Os nitratos endovenosos utilizados na insuficiência cardíaca aguda são a nitroglicerina e o nitroprussiato de sódio.

a) A nitroglicerina é um vasodilatador coronariano, cujo mecanismo de ação se dá pela conversão da nitroglicerina em óxido nítrico, o qual estimula a produção de GMPc, levando ao relaxamento da musculatura vascular lisa, diminuindo a pré-carga e gerando venodilatação sistêmica. Apesar da predominância dos efeitos a nível venoso, a nitroglicerina produz dilatação, tanto a nível arterial como a nível venoso, possui ação rápida, pequenas doses (30 a 40 µg/min) induzem à venodilatação e doses mais elevadas (250 µg/min) causam dilatação arteriolar. O maior benefício na insuficiência cardíaca aguda encontra-se no alívio da congestão pulmonar causada pela vasodilatação e pelo aumento do fluxo coronariano. Cefaleia, náuseas e tonturas são efeitos colaterais comuns.[33,34]

b) O nitroprussiato de sódio também é um vasodilatador potente, de meia-vida curta, que mesmo quando administrado em doses relativamente baixas, diminui a resistência à ejeção ventricular esquerda (pós-carga) e à maior pressão de enchimento ventricular (pré-carga). O medicamento acumula-se nas células dos músculos vasculares, nas quais diminui o tônus muscular devido a sua própria atuação ou por formar o nitrito ativo, diminuindo assim a necessidade de consumo de oxigênio pelo miocárdio. Em doses terapêuticas, a substância é completamente metabolizada em poucos minutos, a diminuição da pré e pós-cargas junto com a queda do consumo miocárdico de oxigênio melhora o desempenho sistólico biventricular, gerando o aumento do débito cardíaco na insuficiência cardíaca descompensada. A dose usual é de 0,5 a 10 μg/kg/min. A hipotensão arterial é o efeito colateral mais comum e pode levar à hipoperfusão e à piora da função renal. A suspensão abrupta da medicação não é recomendada devido ao seu efeito rebote, que pode vir a acontecer, sendo orientada a retirada gradual, utilizando vasodilatadores orais. Com doses elevadas e por tempo prolongado, em especial em pacientes com disfunção renal e/ou hepática, existe risco de intoxicação por tiocianato e cianeto, assim sendo o tiocianato deve ser monitorizado diariamente.[34-36]

Inotrópicos e insuficiência cardíaca aguda

As drogas inotrópicas têm seu principal papel no tratamento da insuficiência cardíaca aguda, em que o paciente se apresenta com sinais de baixo débito. Os inotrópicos mais utilizados são a dobutamina, a milrinona e o levosimendano. A dobutamina é o inotrópico mais usado no mundo. É um agonista não seletivo dos receptores beta 1 e beta 2 adrenérgicos, com ação variável sobre os receptores alfa 1. Em doses baixas, sua ação prevalece sobre os receptores beta, levando a inotropismo e cronotropismo positivos, além de vasodilatação. Isso resulta em aumento do débito cardíaco e redução da pós-carga. Em doses mais elevadas, os receptores alfa 1 passam também a ser estimulados, o que resulta em vasoconstricção, tanto arterial quanto venosa. A dose inicial recomendada é de 2 a 3 mcg/kg/min, e deve ser titulada conforme a resposta clínica do paciente. Em geral, a dose máxima é de 15 mcg/kg/min, podendo chegar a até 20 mcg/kg/min em pacientes com histórico de uso de betabloqueadores. A dobutamina não deve ser suspensa abruptamente, e sim desmamada, conforme a melhora clínica em resposta a uma adequada vasodilatação. O desmame pode ser feito de 2 em 2 mcg/kg/min.[37]

Em 2002, o OPTIME-CHF (*Short-term intravenous milrinone for acute exacerbation of chronic heart failure*) avaliou a milrinona endovenosa em pacientes com exacerbação aguda da insuficiência cardíaca. A milrinona é uma droga do grupo das bipiridinas, que são inodilatadoras, ou seja, ao mesmo tempo em que são inotrópicas positivas, causam também dilatação arterial, com estudos evidenciando aumento em volume sistólico e redução de pressão arterial média e pressão capilar pulmonar. Ao contrário da dobutamina, um inotrópico puro, a milrinona não aumenta a frequência cardíaca nem o consumo miocárdico. Age inibindo a fosfodiesterase tipo III, levando a uma menor degradação da AMP cíclico, tanto no cardiomiócito quanto na musculatura lisa vascular. No estudo em questão, não houve diferenças entre os grupos em relação aos desfechos primários ou secundários, tendo sido o grupo que usou milrinona aquele com maior incidência de hipotensão, fibrilação e flutter atriais novos. Entretanto, uma análise posterior sugeriu que o subgrupo de pacientes cuja etiologia da insuficiência cardíaca era não isquêmica poderia ter um efeito neutro ou positivo ao tratamento com milrinona. Vale ressaltar que pacientes com sinais de baixo débito ou de hipoperfusão periférica foram excluídos do estudo.[38]

O levosimendano age aumentando a afinidade da troponina C pelo cálcio intracelular no cardiomiócito, e abrindo canais de potássio ATP-dependentes na musculatura lisa vascular, resultando, em última análise, em inotropismo positivo e vasodilatação. O principal estudo sobre o levosimedan foi o Survive, de 2007 (*Levosimedan versus dobutamine for patients with acute decompensated heart failure*). Foi um estudo randomizado, controlado e duplo-cego, que comparou o levosimendano com a dobutamina em termos de mortalidade. Não houve diferença para o desfecho primário (mortalidade por qualquer causa durante os 180 dias de acompanhamento do estudo) entre os dois inotrópicos (p = 0,40). Com os desfechos secundários também não foi diferente: mortalidade por qualquer causa no primeiro mês (p = 0,29), mortalidade cardiovascular nos 180 dias de acompanhamento do estudo (p = 0,33), número de dias vivo e fora do hospital durante os 180 dias de acompanhamento pelo estudo (p = 0,30) e mudança na avaliação de dispneia pelo paciente (p = NS). O único desfecho em que houve diferença entre os braços foi a redução do BNP (*brain natriuretic peptide*), que favoreceu o grupo que usou levosimendano (p < 0,001).[39] Estudo de metanálise realizado posteriormente, incluindo 19 trials bem heterogêneos em termos de tamanho e qualidade, não mostrou diferença de mortalidade entre levosimendano e placebo, mas revelou também um aumento de mortalidade em pacientes tratados com dobutamina quando comparado ao levosimendano.[40]

Farmacologia dos inotrópicos na insuficiência cardíaca aguda

a) A dobutamina é uma catecolamina sintética, formulada como uma mistura racêmica com isômeros (–) alfa-agonistas e (+) beta-agonistas, que exerce efeito predominante em receptores beta-adrenérgicos, promovendo aumento do débito cardíaco e redução nas pressões de enchimento ventricular, no modelo dose-dependente. Também ocorre diminuição das pressões venosa central e capilar pulmonar devido à melhor performance do coração, sem haver, contudo, alteração da resistência vascular pulmonar. Até a dose de 15 mg/kg/min promove aumento da contratilidade miocárdica sem elevação significativa da frequência cardíaca. Em doses superiores a 30 mg/kg/min, pode provocar o aparecimento de arritmias ventriculares e aumento da pressão arterial. É importante ressaltar que a dobutamina pode promover diminuição da resistência vascular sistêmica devido à sua interação com receptores beta-adrenérgicos vasculares.[41,42]

b) O levosimendano é uma molécula moderadamente lipofílica, com duplo mecanismo de ação: sensibilização dos miofilamentos ao cálcio, causando assim inotrópico positivo, além de vasodilatação coronariana e periférica, através da abertura dos canais de potássio sensíveis à ATP. Tudo isso sem efetivo aumento do consumo miocárdico de oxigênio. Com uma meia-vida curta de eliminação de cerca de 1 hora, seu metabólito ativo (OR 1896) permanece atuando por 14 a 18 dias após 24 horas de infusão. Esse efeito residual tem se mostrado útil, pois confere um perfil de estabilidade ao paciente até que outras estratégias terapêuticas sejam realizadas, muitas vezes inviáveis no paciente em classe funcional IV ou mesmo III da classificação da New York Heart Association (NYHA).[43-45]

c) A milrinona é um agente inotrópico positivo e vasodilatador, de pouca atividade cronotrópica, e também melhora o relaxamento diastólico do ventrículo esquerdo. Ela difere dos glicosídeos digitálicos, das catecolaminas ou dos inibidores da enzima conversora de angiotensina tanto pela estrutura como pelo modo de ação. Em concentrações adequadas para produzir efeito inotrópico e vasodilatador, a milrinona é um inibidor seletivo da isoenzima fosfodiesterase III do AMP cíclico, na musculatura cardíaca e vascular. Essa ação inibidora é consistente com os aumentos do cálcio intracelular ionizado e da força contrátil do miocárdio, mediados pelo AMP cíclico, assim como com a fosforilação da proteína contrátil e o relaxamento da musculatura vascular, também dependentes do AMP cíclico. A milrinona produz leve aumento da condução do nódulo AV, porém sem outros efeitos eletrofisiológicos significantes. Estudos clínicos realizados em pacientes com insuficiência cardíaca congestiva demonstraram que o Primacor IV produz pronta melhora nos índices hemodinâmicos de insuficiência cardíaca congestiva, incluindo débito cardíaco, pressão capilar pulmonar e resistência vascular, sem efeito clinicamente significativo no ritmo cardíaco ou consumo de oxigênio pelo miocárdio, de acordo com a dose e os níveis plasmáticos. Tanto o efeito inotrópico como o vasodilatador são observados com concentrações plasmáticas de milrinona na faixa de 100 a 300 nanogramas/mL. A posologia indicada é de 50 μg/kg, que deve ser administrada como dose de ataque, em 10 min, e a dose de manutenção situa-se entre 0,375 a 0,750 μg/kg/min, não devendo ultrapassar a dose diária de 1,13 mg/kg/dia. A melhora hemodinâmica ocorre sem aumento significativo do consumo de oxigênio pelo miocárdio. A metabolização da droga é via hepática e a eliminação do medicamento é por via renal, devendo ser ajustada conforme o *clearance* de creatinina. Pode apresentar como efeitos colaterais arritmias e cefaleia, especialmente quando em associação a muitos medicamentos.[34,38,46]

A Tabela 39.1 apresenta a lista dos principais estudos sobre vasodilatadores e inotrópicos em pacientes com insuficiência cardíaca agudamente descompensada.

Tabela 39.1 Principais estudos sobre vasodilatadores e inotrópicos.

Trial em IC aguda	Ano	Objetivo	Desenho	Número de pacientes	Resultado
VA Cooperaive Study	1982	Com Nitropruciato × Sem Nitropruciato	Randomizado Controlado Duplo-cego	812 (405 x 407)	14,4 x 22,3, p = 0,04
OPTIME-CHF	2002	Milrinone × Placebo	Randomizado Controlado Duplo-cego	949 (477 x 472)	12,3 x 12,5, p = 0,71 Milrinone teve mais hipotensão e fibrilação e *flutter* atriais
RELAX-AHF	2004	Serelaxina × Placebo	Randomizado Controlado Duplo-cego	1161 (581 x 580)	Escala analógica, p = 0,007 Escala Likert, p = 0,70 Morte CV, p = 0,028 Morte em geral, p = 0,02
SURVIVE	2007	Levosimedan × Dobutamina	Randomizado Controlado Duplo-cego	1327 (664 x 663)	Mortalidade geral p = 0,40 Mortalidade CV, p = 0,29 Dias vivo e fora do hospital, p = 0,30

Fonte: José Leudo Xavier Júnior.

INTERVENÇÕES MEDICAMENTOSAS NA INSUFICIÊNCIA CARDÍACA CRÔNICA

Ainda nos anos 1980, com a proliferação de pequenos trabalhos sobre vasodilatação em insuficiência cardíaca crônica, embalados pelos primeiros resultados em insuficiência cardíaca aguda, foi lançado o V-HeFT (*Effect of vasodilator therapy on mortality in chronic congestive heart failure. Results of Veterans Administration Cooperative Study*, 1986). Considerado um marco, foi o primeiro trial randomizado e duplo-cego a ter real poder para avaliar a mortalidade causada por insuficiência cardíaca em pacientes com doença crônica, com fração de ejeção (FE) < 45% e redução da tolerância aos exercícios. Foram incluídos 642 pacientes, randomizados para três braços: hidralazina associada ao dinitrato de isossorbida, prazosina (um alfabloqueador) e placebo. Os resultados mostraram que não houve nenhuma diferença entre a prazosina e o placebo, em nenhum aspecto. Os pacientes do grupo hidralazina e nitrato tiveram uma melhora da tolerância aos exercícios e melhora da FE, além de uma redução do risco relativo de 22% quanto à mortalidade.[47] No ano seguinte, um grupo escandinavo lançou o Consensus (*Effects of enalapril on mortality in severe heart failure. Results of the Cooperative North Scandinavian Enalapril Survival Study*), no qual pacientes com insuficiência cardíaca avançada, em sua maioria classe funcional (CF) IV da New York Heart Association (NYHA), foram randomizados para uso de enalapril ou placebo. Houve uma importante redução no risco relativo para todas as causas de morte em 40%, nos primeiros seis meses, com redução absoluta do risco de 18% e um NNT de 6 (p = 0,002). O enalapril faz parte do grupo dos inibidores da ECA, cuja ação final é a redução da produção de angiotensina-II, resultando, portanto, em vasodilatação.[48]

Nesse momento, o paradigma já havia sido mudado, e o tratamento da insuficiência não mais se baseava apenas em digoxina e diuréticos, sendo o uso de vasodilatadores bem difundido. No entanto, o benefício do enalapril havia sido apenas demonstrado em casos avançados. Portanto, havia a perspectiva de um estudo que incluísse pacientes com insuficiência leve a moderada, que era, e ainda é, o perfil de gravidade predominante. Porém, não mais se podia, eticamente falando e à luz das novas evidências, fazer um trabalho sobre vasodilatadores com um braço placebo. Então surgiu, em 1991, o V-HeFT II, que comparou enalapril *vs.* hidralazina e nitrato, em pacientes com o mesmo perfil do primeiro V-HeFT. O trial concluiu que o braço hidralazina e nitrato obteve uma mesma redução de mortalidade que o estudo anterior, porém a redução de mortalidade no braço Enalapril foi ainda maior, com uma redução de mortalidade de 18% em relação ao outro grupo. Esse resultado reforçou o uso de vasodilatadores no tratamento da insuficiência cardíaca, e que, como as drogas aparentemente apresentavam efeitos benéficos independentes, o uso combinado de enalapril com hidralazina e nitrato seria uma possível estratégia para aumentar o ganho de sobrevida e melhora de sintomas.[49] Anos depois, o A-HeFT (*African-American Heart Failure Trial Investigators, Combination of isossorbide dinitrate and hydralazine in blacks with heart failure*, 2004) demonstraria o benefício do uso da combinação hidralazina e nitrato em pacientes negros.[50]

Especificamente quanto aos IECA, após o Consensus, alguns outros estudos se seguiram, para firmar esse grupo de drogas como obrigatórias no tratamento. Em 1991, o SOLVD (*Studies of Left Ventricular Disfunction. Effect of enalapril on survival in patients with reduced left ventricular ejection fractions and congestive heart failure*) trial demonstrou que todas as classes funcionais de NYHA, e não apenas a CF IV, beneficiavam-se de enalapril, com uma redução de risco de 16% (5-26%, P < 0,0036). O Save (Effects of captopril on mortality and morbidity in patients with left ventricular dysfunction after myocardial infarction, results of the Survival and Ventricular Enlargment Trial, 1992), que usou o captopril e não o enalapril, como havia sido feito até então, foi o primeiro estudo a demonstrar impacto em mortalidade com a introdução de um IECA em pacientes com disfunção ventricular, pós-infarto agudo do miocárdio (IAM), porém sem sinais ou sintomas de insuficiência (Redução do risco de morte em 19%, p = 0,019).[51]

Sabendo-se que a angiotensina-II poderia ser sintetizada por outras formas que não por meio da ECA, foi aventada a hipótese de que um bloqueio sequencial do sistema renina-angiotensina-aldosterona poderia gerar maior benefício em termos de mortalidade em insuficiência cardíaca. Dessa forma, iniciou-se a era dos estudos com bloqueadores do receptor AT1 da angiotensina-II (BRA). Em 2001, momento em que a associação de certos betabloqueadores (a saber: Carvedilol, Metoprolol e Bisoprolol) com IECA já havia se afirmado como a pedra fundamental no tratamento da insuficiência, foi lançado o Val-HeFT (*A randomized trial of the angiotensin-receptor blocker Valsartan in chronic Heart Failure*). Nesse estudo, a valsartana foi acrescida ao tratamento da insuficiência cardíaca com betabloqueadores (35% de uso na população estudada) e IECA (93% de uso na população estudada), comparando-se ao placebo. Quanto à morbidade, foi possível mostrar benefícios (melhora de FE: 4,0% × 3,2%, p = 0,001; melhora de CF da NYHA: 23,1% × 20,7%, p < 0,001, e melhor em escore de qualidade de vida, p = 0,005), benefício não demonstrado quanto à mortalidade (19,7% × 19,4%, p = 0,8). Análise de subgrupo demonstrou também aumento do número de mortes no grupo que usou a valsartana, quando esta era associada ao paciente que de fato estava usando betabloqueador e IECA.[52] O Charm-Added Trial (*Effects of candesartan in patients with chronic heart failure and reduced left-ventricular systolic function taking angiotensin-convertin-enzyme inhibitors*, 2003) também acrescentou bloqueadores dos receptores da angiotensina-II BRA ao tratamento de insuficiência com IECA, confirmando a redução de morbidade do estudo anterior. Contudo, diferente do Val-HeFT, não houve aumento de mortalidade quando a candesartana era iniciada em pacientes tomando inibidor da ECA e betabloqueador.[53] Um outro estudo do mesmo grupo, e do mesmo ano, o Charm-Alternative (*Effects of candesartan in patients with chronic heart failure and reduced left-ventricular systolic function intolerant to angiotensin-convertin-enzyme inhibitors*), randomizou para candesartana ou placebo 2028 pacientes que, por algum motivo, eram intolerantes ao IECA. Mostrou redução de 23% no risco relativo para o desfecho composto por mortalidade cardiovascular e internação hospitalar por insuficiência cardíaca (0,77, 0,67 – 0,89, p = 0,0004), com um NNT de 14, similar aos resultados vistos para o enalapril, no SOLVD.[54]

Outra droga que também se destaca por sua propriedade de vasodilatação, principalmente no território pulmonar, é o sildenafil. Aumento da resistência vascular pulmonar, com resultante hipertensão pulmonar, está presente em 68%-78% dos pacientes com grave disfunção miocárdica. Tais parâmetros hemodinâmicos, uma vez presentes, passam a ser de extrema importância prognóstica na insuficiência cardíaca. O sildenafil é um inibidor seletivo da fosfodiesterase tipo V, enzima que degrada o GMPc. Com a maior disponibilidade de GMPc na célula do músculo liso vascular, ocorre a vasodilatação. Pequenos estudos têm demonstrado que o sildenafil é eficaz em reduzir, no pulmão, a resistência vascular, a pressão arterial e a pressão capilar, melhorando a eficiência ventilatória, a cinética de recuperação do consumo de oxigênio, além de melhorar a tolerância aos esforços.[55-57] Em 2005, o estudo *Sildenafil Citrate Therapy for Pulmonary Arterial Hypertension*, duplo-cego placebo-controlado, avaliou 278 pacientes, randomizados para placebo ou sildenafil (20, 40 ou 80 mg), 3 ×/dia por quatro semanas. O estudo mostrou uma redução significativa da pressão arterial pulmonar com todas as doses de sildenafil, assim como o aumento da capacidade funcional demonstrado pelo teste de caminhada de seis minutos no grupo do sildenafil. Esse estudo não avaliou mortalidade.[58] Estudos realizados em pacientes com insuficiência cardíaca grave mostraram melhora no desempenho cardíaco por meio da redução da frequência cardíaca, aumento no índice cardíaco e redução da pós-carga do ventrículo esquerdo via redução da resistência vascular sistêmica.[59,60]

No entanto, faltam grandes ensaios clínicos randomizados, com pacientes que apresentam disfunção cardíaca, para elucidar o uso adequado do sildenafil, especialmente em associação com drogas já bem estabelecidas no tratamento da insuficiência cardíaca.

O Relax (*Effect of phosphodiesterase-5 inhibition on exercise capacity and clinical status in heart failure with preserved ejection fraction*, 2013) falhou em demonstrar real benefício em pacientes com insuficiência cardíaca com fração de ejeção normal. O papel dos inibidores da fosfodiesterase na insuficiência cardíaca sistólica ainda não foi determinado.[61]

O Paradigm-HF (*Angiotensin-neprelysin inhibition versus enalapril in heart failure*, 2014) é o mais recente estudo com vasodilatadores em insuficiência cardíaca. Comparou o enalapril com a LCZ-696, que consiste em uma droga à base de uma molécula resultante da fusão da valsartana com o inibidor da neprelisina, chamado sacubitril. A neprelisina é uma endopeptidase que degrada algumas substâncias vasodilatadoras, como bradicinina e adrenomodulina. Assim, a proposta é conseguir uma vasodilatação ainda mais intensa ao bloquear o sistema renina-angiotensina-aldosterona e aumentar a disponibilidade de vasodilatadores orgânicos. Após 25 anos de hegemonia dos IECA, uma outra droga superou essa classe em termos de sobrevida em insuficiência cardíaca. O estudo foi interrompido antes do tempo previsto. Quanto à mortalidade cardiovascular, houve uma redução de risco em 0,80, p < 0,001. Para hospitalização por piora da insuficiência cardíaca, a redução do risco foi de 0,79, p < 0,001 (Tabela 39.2).[62]

Farmacologia dos vasodilatadores na insuficiência cardíaca crônica

Ação dos IECA/BRA – renina angiotensina

Os IECA são medicações bastante semelhantes entre si. Todos os exemplos testados foram eficazes para o tratamento da insuficiência cardíaca sistólica e podem ser utilizados no dia a dia (Tabela 39.3). Deve-se ressaltar que o maior benefício do seu uso ocorre com doses altas, devendo-se sempre que possível utilizar as doses mais altas toleradas pelos pacientes.

No entanto, pelo risco de hipotensão deve-se sempre iniciar o tratamento com baixas doses e aumentar a dose de forma progressiva, conforme tolerância do paciente, até a dose-alvo.[63,64]

Os IECA aumentam a atividade da renina, que é uma protease com atividade catalítica. A renina cliva o angiotensinogênio, gerando angiotensina-I, que é a precursora do produto ativo do sistema renina-angiotensina ao entrar em contato com a enzima conversora da angiotensina, situada na superfície do endotélio vascular, é convertida no peptídeo efetor angiotensina-II. A renina é formada no rim, a partir do seu precursor inativo, a prorenina, e participa na primeira etapa da ativação do sistema renina-angiotensina, clivando a ligação Leu10 – Val11 do angiotensinogênio. A renina inicia e determina a velocidade de toda a cascata enzimática do sistema renina-angiotensina. O aparecimento dos IECA e, posteriormente, dos BRA permitiu que se confirmasse o importante papel do bloqueio do SRA na insuficiência cardíaca. Essa formação intratecidual de angiotensina-II pode ser fundamental na progressão da doença vascular, além do que essas vias alternativas de formação de angiotensina-II podem estar hiperativadas em situações patológicas, como na sobrecarga de pressão ou volume no coração, levando à falência cardíaca sistólica.[65]

Os IECA aumentam a atividade plasmática de renina (nível de atividade enzimática da renina: a velocidade de formação da angiotensina-I) e o nível de prorenina. Os IECA inibem a enzima conversora da angiotensina tissular e plasmática, o nível de angiotensina I aumenta bastante com o uso dos IECA enquanto há diminuição do nível da angiotensina-II. O sistema renina-angiotensina é bastante complexo, gerando produtos como a angiotensina-III, a angiotensina-IV e a angiotensina-1-7, que parecem ter ações importantes sobre os vasos atuando na vasodilatação. Os IECA aumentam a angiotensina-1-7, possibilitando a formação de angiotensina-II por vias diferentes da ECA e, com o grande acúmulo de angiotensina-I, suplantar o bloqueio dos IECA, que são inibidores competitivos. Além disso, os IECA aumentam a bradicinina que, via receptores B2, liberam óxido nítrico e prostaciclina que aumentam a vasodilatação nos vasos.[51,65]

Os BRA têm efeito clínico bastante semelhante aos IECA. Seu mecanismo de ação está relacionado ao bloqueio dos receptores ATI da angiotensina-II, levando aos mesmos efeitos hemodinâmicos e neuro-

Insuficiência Cardíaca: Influência das Intervenções Medicamentosas sobre os Vasos

Tabela 39.2. Lista dos principais estudos sobre vasodilatadores em insuficiência cardíaca crônica.

Trial em IC crônica	Ano	Objetivo	Desenho	Número de pacientes	Resultado
V-HeFT	1986	Hidralazina/nitrato × prazocin × placebo	Randomizado Controlado Duplo-cego	642 (186 × 183 × 273)	Mortalidade geral 38,7% × 49,7% × 44% RRR 12$, RAR 5,3%
CONSENSUS	1987	Enalapril × Placebo	Randomizado Controlado Duplo-cego	253 (127 × 126)	Mortalidade geral 16% × 44%, p = 0,002 RR 40%, RAR 18% NNT 6, em 6 meses
V-HeFT II	1991	Enalapril × Hidralazina/Nitrato	Randomizado Controlado Duplo-cego	804 (403 × 401)	Mortalidade geral 18% × 25%, p = 0,016
SOLVD	1991	Enalapril × Placebo	Randomizado Controlado Duplo-cego	2569 (1285 × 1284)	Mortalidade geral 35,2% × 39,7% RRR 16%, P < 0,003
SAVE	1992	Captopril × Placebo	Randomizado Controlado Duplo-cego	2231 (1115 × 1116)	Mortalidade geral 20% × 25%, p = 0,019 Mortalidade CV 17% × 20% p = 0,014
Val-HeFT	2001	Varsartana × Enalapril	Randomizado Controlado Duplo-cego	5010 (2511 × 2499)	Mortalidade geral 19,7% × 19,4%, p = 0,8 Mortalidade/Morbidade 28,8% × 32,1% RRR 0,87, p = 0,009
CHARM-add	2003	Candesartana × Placebo	Randomizado Controlado Duplo-cego	2548 (1276 × 1272)	Morte CV ou hospitalização por HF 37,9% × 42,3%, p = 0,011 RRR 15%, RAR 4,4%, NNT23
CHARM-alternative			Randomizado Controlado Duplo-cego	2028 (1013 × 1015)	Morte CV ou hospitalização por HF 33% × 40%, p = 0,0004 RRR 23%, RAR 7%, NNT 14
A-HeFT	2004	Hidralazina/Nitrato × Placebo	Randomizado Controlado Duplo-cego	1050 (518 × 532)	Morte geral ou hospitalização ou queda de QV, p = 0,01
RELAX	2013	Sildenafil × Placebo	Randomizado Controlado Duplo-cego	216 (113 × 103)	Mudança no VO_2 em 24 sem, p = 0,90 Mortalidade, p = 0,25 Hospitalização, p = 0,89
PARADIGM-HF	2014	LCZ-696 × Enalapril	Randomizado Controlado Duplo-cego	8442 (4187 × 4212)	Mortalidade CV 13,3% × 16,5%, RR 0,80, p < 0,001 Hospitalização por IC 12,8% × 15,6%, RR 0,79, p < 0,001

Fonte: José Leudo Xavier Júnior.

Capítulo 39

Tabela 39.3 IECA utilizados na insuficiência cardíaca e suas doses habituais.

Drogas	Dose mínima/dia	Dose máxima/dia
Captopril	6,25 mg – 3 ×/dia	50 mg – 3 ×/dia
Enalapril	2,5 mg – 2 ×/dia	20 mg – 2 ×/dia
Lisinopril	2,5-5 mg – 1 ×/dia	40 mg – 1 ×/dia
Ramipril	1,25-2,5 mg – 1 ×/dia	10 mg – 1 ×/dia
Perindopril	2 mg – 1 ×/dia	16 mg – 1 ×/dia

Fonte: José Leudo Xavier Júnior.

-hormonais dos IECA. O benefício do uso e a aplicação são semelhantes. Apresentam, ainda, atividade antiproliferativa, com pouco efeito no cronotropismo e inotropismo. Não interferem na degradação da bradicinina, reduzindo a incidência de tosse. São uma opção interessante para pacientes que apresentam efeitos colaterais, como tosse incoercível com o uso de IECA. No entanto, apresentam incidência de hipotensão, hipercalemia e piora da função renal semelhante às encontradas com o uso de IECA. Também estão contraindicados durante a gestação. Como trata-se de classe homogênea de medicações, pode-se utilizar qualquer BRA, tendo sempre como objetivo as doses mais altas toleradas pelo paciente[53,64] (Tabela 39.4).

Ação dos nitratos × hidralazina

No tratamento da insuficiência cardíaca crônica, os benefícios estabelecidos nos estudos em relação à mortalidade foram demonstrados com a associação da hidralazina com o nitrato.[66]

A vasodilatação se dá por ação direta na musculatura lisa arteriolar, provavelmente envolvida com a liberação de catecolaminas intravesiculares, dentro de neurônios. A hidralazina reduz a resistência vascular sistêmica e eleva o débito cardíaco, com ligeira diminuição das pressões atriais e discreto aumento da frequência cardíaca. Pode aumentar o fluxo sanguíneo renal, melhorando a função renal devido à melhora secundária do débito cardíaco. A dose habitual é 25 mg, 3 a 4 ×/dia. Entre seus efeitos colaterais, incluem-se cefaleia vascular, edema, rubor, náuseas e vômitos, evitados com o aumento gradativo das doses e, frequentemente, desaparecendo com a continuação do tratamento. Em doses elevadas (300 mg/dia), pode desenvolver uma síndrome semelhante ao lúpus, que desaparece com a supressão da droga.[50]

Nitratos promovem redução principalmente da pré-carga. Pode-se utilizar qualquer nitrato de longa duração nessas situações. Nos pacientes com insuficiência, com pressões de enchimento e capilar pulmonar elevadas, os nitratos reduzem as pressões atriais e aliviam os sintomas congestivos. Além disso, a vasodilatação pulmonar e os efeitos dilatadores nas arteríolas sistêmicas, embora discretos, são suficientes para provocar ligeiro aumento do débito cardíaco, desde que as pressões de enchimento ventricular sejam mantidas em nível adequado. Em pacientes que permanecem dispneicos, a despeito do emprego de IECA, os nitratos constituem importante opção terapêutica em associação com a hidralazina. Os nitratos induzem vasodilatação ao regenerar o radical óxido nítrico livre ou um congênere, S-nitrosotiol. Os efeitos na musculatura lisa se dão pela redução da concentração de cálcio no citosol e baixa na fosforilação da miosina de cadeia leve, o que leva à vasodilatação. Doses baixas de dinitrato de isosorbida (30 mg 3 ×/dia) dilatam preferencialmente o sistema venoso. Vasodilatação arterial é tipicamente associada a doses maiores.[63,64]

Tabela 39.4 BRA utilizados na insuficiência cardíaca e suas doses habituais.

Drogas	Dose mínima/dia	Dose máxima/dia
Losartan	25 mg – 1 ×/dia	50-100 mg – 1 ×/dia
Candersartan	4-8 mg – 1 ×/dia	32 mg – 1 ×/dia
Valsartan	40 mg – 1 ×/dia	320 mg – 2 ×/dia

Fonte: José Leudo Xavier Júnior.

Na insuficiência cardíaca congestiva aguda e crônica, ambas as formas do mononitrato ou dinitrato de isossorbida podem sem utilizadas. A escolha deve ser feita com base principalmente na duração da ação e não na intensidade da resposta, uma vez que esta é a maior diferença observada nessas formas de apresentação. A fim de obter máximo efeito terapêutico, é importante que as doses sejam individualizadas de acordo com as necessidades de cada paciente, resposta clínica e alterações hemodinâmicas. Deve-se iniciar o tratamento com o nitrato com a menor dose eficaz: dinitrato de isossorbida: 40 mg 3-4 ×/dia; mononitrato de isossorbida: 20-40 mg 2-3 ×/dia. A estratégia posológica dos nitratos na insuficiência cardíaca deve prevenir o aparecimento do fenômeno da tolerância, pela administração intermitente, ou seja, permitindo algumas horas diárias livres da ação da droga.

CONCLUSÕES

Os estudos demonstram que, para os pacientes com insuficiência cardíaca, a vasodilatação gera melhora dos sintomas e aumento da sobrevida. Sendo assim, a vasodilatação deve ser buscada independentemente do meio utilizado, tanto por meio do bloqueio de fatores vasoconstritores e/ou pela vasodilatação direta, visando atingir a dose máxima da medicação, tolerada pelo paciente.

REFERÊNCIAS BIBLIOGRÁFICAS

1. Furchgott RF, Zawadzki JV. The oblligatory role endothelial cells in the relaxtion of arterial smooth muscle by acetylcholine. Nature. 1980;188:373-6.
2. Nachman RL, Jafffe EA. Endothelial cell culture: beginnings of modern vascular biology. J Clin Invest. 2004;114:1037.
3. Cines DB, Pollak ES, Buck CA. Endothelial cells in physiology and in the pathophysiology of vascular disorder. Blood. 1998;91:3527.
4. Levy D, Kenchaiah S, Larson SD, et al. Long-term trends in the incidence of and survival with heart failure. N Engl J Med. 2002;347:1397-402.
5. Opie LH. Heart failure and neurohumoral responses. In: Opie LH (ed.) The heart: physiology, from cell to circulation. Philadelphia: Lippincott Williams & Wilkins, 1998. p.475-511.
6. Mann DL, Bristow MR. Mechanisms and models in heart failure: The biomechanical model and beyond. Circulation. 2005 May 31;111(21):2837-49.
7. Francis GS, Cohn JN, Johnson G. Plasma norepinephrine, pasma renin activity, and congestive heart failure: relations to survival and the effects of therapy in V-HeFT II. Circulation. 1993;87:V140-V148.
8. Berne RM, Levy MN. The peripheral circulation and its control. In: Berne RM, Levy MN. Physiology. St Louis: Mosby, 1998. p.442-57.
9. Hoffman BB, Lefkowitz RJ, Taylor P. Neurotransmission: The autonomic and somatic motor nervous systems. In: Hardman JG, Limbird LL, Molinoff PB. Goodman & Gilman's The Pharmacological Basis of Therapeutics. New York: McGraw-Hill, 2012. p.105-39.
10. Guyton AC, Hall JE. Humoral and local tissue blood flow control. In: Guyton AC, Hall JE. Textbook of Medical Physiology. Rio de Janeiro: Saunders, 2012. p.201-11.
11. Feng QP, Hedner T, Anderson B. Cardiac neuropeptide Y and noradrenaline balance in patients with congestive heart failure. Br Heart J. 1994;71:261.
12. Matsusaka T, Ichikawa I. Biological functions of angiotensin and its receptors. Annu Rev Physiol. 1997;59:395-412.
13. Tang WH, Bhavnani S, Francis GS. Vasopressin receptor antagonists in the management of acute heart failure. Expert Pin Investig Drugs. 2005;14:593.
14. Mombouli JV, Vanhoutte PM, Kinins and endothelial control of vascular smooth muscle. Annu Rev Pharmacol Toxicol. 1995;35:679-705.
15. Masaki T. The discovery of endothelins. Cardiovasc Res. 1998;39(3):530-33.
16. Vahoutte PM, Mombouli JV. Vascular endothelium: Vasoactive mediators. Prog Cardiovasc Dis. 1996;39:229-38.
17. Person PB. Modulation of cardiovascular control mechanisms and their interaction. Physiol Rev. 1996;76:193-244.
18. Guyton AC, Hall JE. Nervous regulation of circulation. In: Guyton AC, Hall JE. Textbook of Medical Physiology. Rio de Janeiro: Saunders, 2012. p.213-23.
19. Sharma JN, Sharma J. Cardiovascular properties of th kallikrein-kinin system. Curr Med Res Opin. 2002;18:10.
20. Champion HC, Skaf MW, Hare JM. Role of nitric oxide in the pathophysiology of heart failure. Heart Fail Rev. 2003;8:35-46.
21. Klip IT, Voors AA, Anker SD. Prognostic value of mid-regional pro-adrenomedullin in patients with heart failure after an acute myocardial infarction. Heart. 2011;97:892-8.

22. Koschland Jr DE. The molecule of year. Science. 1992;258:1861.
23. Ignarro LJ. Biosynthesis and metabolism of endothelium-derived nitric oxide. Ann Rev Pharmacol Toxicol. 1990;30:535-60.
24. Davies MG, Fulton GJ, Hagen PO. Clinical biology of nitric oxide. Br J Surg. 1995;82:1598-610.
25. Wennmalm A. Endothelial nitric oxide and cardiovascular disease. J Int Med. 1994;235:317-27.
26. Needleman P, Turk J, Jackschik BA. Arachidonic acid metabolism. Ann Rev Biochemic. 1986;69:102.
27. Dusting GJ, Moncada S, Vane JR. Prostaglandins, their intermediates and precursors: cardiovascular action and regulatory roles in normal and abnormal circulatory systems. Prog Cardiovasc Dis. 1980;21:405-30.
28. Cohn JN, Franciosa JA, Francis GS, et al. Effect of short-term infusion of sodium nitroprusside on mortality rate in acute myocardila infarction complicated by left ventricular failure: results of a Veterans Administration Cooperative study. N Engl J Med. 1982 May 13;306(19):1129-35.
29. Mullens W, Abrahams Z, Francis GS, et al. Sodium nitroprusside for advanced low-output heart failure. J Am Coll Cardiol. 2008;52(3):200-7.
30. Teerlink JR, Cotter G, Davison BA, et al. Serelaxin, recombinant human relaxin-2, for treatment of acute heart failure (RELAX-AHF): a ramdomized, placeb-controlled trial. Lancet. 2013;381:29-39.
31. Dschietzig T, Teichman S, Unemori E, et al. Serelaxin demonstrated favorable hemodynamic effects in a pilot study in patients with chronic heart failure. Ann N Y Acad Sci. 2009;1160:387-92.
32. Perna AM, Masini E, Nistri S, et al. Serelaxin reduces markers of myocardial damage in an in vivo porcine model of ischemia/reperfusion. FASEB J. 2005;19:1525-7.
33. Steinhorn BS, Loscalzo J, Michel T. Nitroglycerin and Nitric Oxide A Rondo of Themes in Cardiovascular Therapeutics. N Engl J Med. 2015;373(3):277-80.
34. Mangini S, Pires PV, Braga FG. Descompensated heart failure. Einsten. 2013:11(3):383-91.
35. Elkayam U, Janmohamed M, Habib M, et al. Vasodilators in the management of acute heart failure. Crit Care Med. 2008;36(1 Suppl):S95-105.
36. Mullens W, Abrahams Z, Francis GS, et al. Sodium nitroprusside for advanced low-output heart failure. J Am Coll Cardiol. 2008;52(3):200-7.
37. Bonow, RO, Mann DL, Zipes, DP. Diagnosis and management of acute heart failure syndromes. In: Braunwald's heart disease: a textbook of cardiovascular medicine. Amsterdam: Elsevier, 2012. p.517-42.
38. Cuff MS, Califf RM, Adams KF, et al. Short-term intravenous milrinone for acute exacerbation of chronic heart failure. JAMA. 2002 Mar 27;287(12):1541-7.
39. Mebazaa A, Nieminen MS, Packer M, et al. Levosimendan vs dobutamine for patients with acute decompensated heart failure. JAMA. 2007;297(17):1883-91.
40. Delaney A, Bradford C, McCaffrey J, et al. Levosimendan for the treatment of acute severe heart failure: a meta-analysis of randomized controlled trials. Int J Cardiol. 2010;138:281-9.
41. Stevenson LW. Clinical Use of Inotropic Therapy for Heart Failure: Looking Backward or Forward? Part I: Inotropic Infusions During Hospitalization. Circulation. 2003;108:367-72.
42. Fonseca J. Drogas vasoativas – Uso racional. Rio de Janeiro: Rev SOCERJ, 2001.
43. Follath F, Cleland JG, Just H, et al. Efficacy and safety of intravenous levosimendan compared with dobutamine in severe low--output heart failure the LIDO study): a randomized doubleblind trial. Lancet. 2002;360(9328):196-202.
44. Nieminem MS, Akkila J, Hasenfuss G, et al. Hemodynamic and neurohormonal effects of continuous infusion of levosimendan in patients with congestive heart failure. J Am Coll Cardiol. 2000;36(6):1903-12.
45. Gerk AMR, Fonseca AG, Andrade ARV. Levosimedan: A new alternative for managing cardiac insufficiency in intensive care. Rio de Janeiro: Rev SOCERJ, 2005.
46. Felker GM, Benza RL, Chandler AB. Heart failure etiology and response to milrinone in decompensated heart failure: results from the OPTIME-CHFstudy. J Am Coll Cardiol. 2003 Mar 19;41(6):997-1003.
47. Cohn JN, Archibald DG, Ziesche S, et al. Effects of vasodilator therapy on mortality in chronic congestive heart failure. Results of a Veterans Administration Cooperative Study. N Engl J Med. 1986 Jun 12;314(24):1547-52.
48. The CONSENSUS trial study group. Effects of enalapril on mortality in severe congestive heart failure. Results of the Cooperative North Scandinavian Enalapril Survival Study. N Engl J Med. 1987 Jun 4;316(23):1429-35.
49. Cohn JN, Johnson G, Ziesche S, et al. A comparison of enalapril with hydralazine-isosorbide dinitrate in treatment of chronic congestive heart failure. N Engl J Med. 1991 Aug 1;325(5):303-10.
50. Taylor AL, Ziesche S, Yancy C, et al. African-American Heart Failure Trial Investigators. Combination of isosorbide dinitrate and hydralazine in blacks with heart failure. N Engl J Med. 2004 Nov 11;351(20):2049-57.
51. The SOLVD investigators. Effects of enalapril on survival in patients with reduced left ventricular ejection fractions and congestive heart failure. N Engl J Med. 1991 Aug 1;325(5):293-302.

52. Cohn JN, Tognoni G. A ramdomized trial of the angiotensin-receptor blocker valsartan in chronic heart failure. N Engl J Med. 2001 Dec 6;345:1667-75.
53. McMurray JJ, Ostergren J, Swedberg K, et al. Effects of candesartan in patients with chronic heart failure and reduced left-ventricular systolic function taking angiotensin-converting-enzyme inhibitors: the CHARM-Added Trial. Lancet. 2003 Sep 6;362:767-71.
54. Granger CB, McMurray JJ, Yusuf S, et al. Effects of candesartan in patients with chronic heart failure and reduced left-ventricular systolic function intolerant to angiotensin-converting-enzyme inhibitors: the CHARM-Alternative Trial. Lancet. 2003 Sep 6;362:772-6.
55. Guazzi M, Vicenzi M, Arena R. PDE-5 inhibition with sildenafil improves left ventricular diastolic function, cardiac geometry, and clinical status in patients with stable systolic heart failure: results of a 1-year, prospective, randomized, placebo controlled study. Cir Heart Fail. 2011;4(1):8-17.
56. Lewis GD, Shah R, Shazad K. Sildenafil improves exercise capacity and quality of life in patients with systolic heart failure and secondary pulmonary hypertension. Circulation. 2011:124(2):164-74.
57. Behling A, Rohde LE, Colombo FC. Effects of 5- Phosphodiesterase Four-Week Long Inhibition With Sildenafil in Patients With Chronic Heart Failure: A Double-Blind, PlaceboControlled Clinical Trial. J Card Faill. 2008;14:189-97.
58. Galiè N, Ghofrani HA, Torbicki A, et al. Sildenafil citrate therapy for pulmonary arterial hypertension. N Engl J Med. 2005;353:2148-215.
59. Freitas Jr AF, Bacal F, Oliveira Jr JL. Sildenafil vs. Nitroprussiato de Sódio Durante Teste de Reatividade Pulmonar Pré-Transplante Cardíaco. Arq Bras Cardiol. 2012;99(3):848-56.
60. Hirata K, Adji A, Vlachopoulos C, et al. Effect of sildenafil on cardiac performance in patients with heart failure. Am J Cardiol. 2005 Nov 15;96(10):1436-40.
61. Redfield MM, Chen HH, Borlaug BA. Effect of phosphosdiesterase-5 inhibition on exercise capacity and clinical status in heart failure with preserved ejection fractrion. JAMA. 2013:309(12):1268-77.
62. McMurray JJ, Packer M, Desai AS, et al. Angiotensin-neprelysin inhibition vs Enalapril in Heart Failure. N Eng J Med. 2014;371(11):993-1004.
63. Santos IS, Bittencourt MS. Insuficiência cardíaca. Heart failure. São Paulo: Rev Med, 2008. p.224-31.
64. Diretriz Brasileira de Insuficiência Cardíaca Crônica – Arquivos Brasileiros de Cardiologia vol.93 no.1 supl.1 São Paulo 2009. [Internet] [Acesso em 27 Jun 2016]. Disponível em: http://dx.doi.org/10.1590/S0066-782X2009002000001
65. Feitosa GS, Carvalho EM. Sistema renina-angiotensina e insuficiência cardíaca: o uso dos antagonistas do receptor da angiotensina I. Rev Bras Hipertens. 2000;7(3).
66. Pfeffer MA, Braunwald E, Moyle LA, et al. Effect of captopril on mortality and morbidity in patients with left ventricular dysfunction after myocardial infarction. N Engl J Med. 1992 Sep 3;327(10):669-77.

Seção X

Intervenções Coronárias Percutâneas e Cirurgia Cardíaca

capítulo 40

Julio Flavio Marchini
Vinicius Esteves
Pedro A. Lemos

Reparação Endotelial Pós-intervenções Percutâneas

INTRODUÇÃO

A evolução da cardiologia intervencionista ao longo dos anos trouxe benefícios clínicos inquestionáveis aos pacientes submetidos a procedimentos invasivos. A recanalização de artérias ocluídas e o reestabelecimento da perfusão miocárdica normal em vasos com lesões ateroscleróticas graves trazem, além de alívio de sintomas, melhora na sobrevida.

No entanto, apesar de todos esses benefícios, a intervenção coronária percutânea está diretamente associada a lesão mecânica endotelial. O dano vascular pode resultar em hiperplasia neointimal (HNI), reestenose intra-*stent* e até mesmo trombose aguda de *stent*, geralmente relacionada a eventos isquêmicos graves. Portanto, o correto entendimento do processo de disfunção endotelial, assim como sua regeneração, causado pelos dispositivos utilizados em procedimentos intervencionistas, torna-se de grande relevância tanto para a prevenção quanto para o tratamento de eventos cardíacos adversos.

Vários estudos histopatológicos demonstraram a presença de monócitos e macrófagos na placa aterosclerótica em todas as fases da placa aterosclerótica[1] (Figura 40.1A). A placa aterosclerótica pode ser composta em variada quantidade de acúmulo extracelular de lipídeos (núcleo lipídico), núcleos calcificados, áreas de hematoma e trombose e núcleos necróticos. Permeando a placa estão macrófagos e células espumosas, células musculares lisas, linfócitos e mastócitos. Capilares se desenvolvem nas margens da placa. A placa é delimitada pela capa fibrosa de menor ou maior espessura composta principalmente de colágeno.

Como consequência da insuflação em altas pressões de balões e da aposição das estruturas rígidas dos *stents* contra a parede do vaso, ocorre lesão vascular local com perda da camada endotelial, compressão e rompimento da placa aterosclerótica e lacerações que se estendem desde a membrana elástica interna até a camada externa.[2,3] Agregados de plaquetas e fibrina se depositam nas superfícies não endotelizadas (Figura 40.1B). Ocorre o desencadeamento local e sistêmico de reações inflamatórias, levando a resposta celular com o recrutamento de monócitos e macrófagos, neutrófilos e linfócitos para a parede arterial (Figura 40.1C e D). A liberação de citocinas e fatores de crescimento estimulam a migração e a proliferação de células musculares e fibroblastos, desencadeando HNI e reestenose intra-*stent* (Figura 40.1E).

NEOÍNTIMA E REESTENOSE

A fase de granulação ou fase de proliferação celular é caracterizada pela liberação de fatores de crescimento de plaquetas, leucócitos e células musculares lisas. Plaquetas ativadas expressam P-selectina e glicoproteína (GP) Ibα. Esses fatores agem sobre as próprias células musculares lisas, estimulando proliferação e migração da média para a íntima nos dias após a lesão. A P-selectina plaquetária se liga a receptores ligantes glicoproteicos da P-selectina presentes em leucócitos circulantes e começam o processo de rolamento. Durante o rolamento, incitado por citocinas, os leucócitos progridem para adesão através da ligação de Mac-1 (CD11b/CD18) com GPIbα e fibrinogênio-GPIIb/IIIa e outros receptores. Após adesão, os leucócitos migram para dentro do ateroma pelo tropismo resultante de citocinas e fatores de crescimento mencionados acima. A neoíntima resultante consiste de células musculares lisas, macrófagos e matriz extracelular composta de hialurônio, fibronectina, osteopontina e vitronectina. No médio a longo prazo ocorre remodelamento da matriz extracelular com degradação e nova síntese das proteínas da matriz e empobrecimento de células presentes na neoíntima (Figura 40.1F).

Além da neoíntima, outro processo de reestenose é a neoaterosclerose. Histologicamente, é semelhante ao processo de ateromatose inicial, mas ocorre tardiamente após a HNI.[4] Caracteriza-se por um agrupamento de macrófagos cobertos por uma camada de lipídeos. Esses podem ser recobertos ou não por tecido necrótico ou calcificado. Esse acúmulo de macrófagos pode progredir para a formação de fibroateroma, podendo ser observado na luz arterial ou nas camadas mais profundas da neoíntima. O núcleo necrótico da placa neoaterosclerótica contém debris acelulares e ocasionalmente apresenta processos hemorrágicos com depósito de fibrina, em

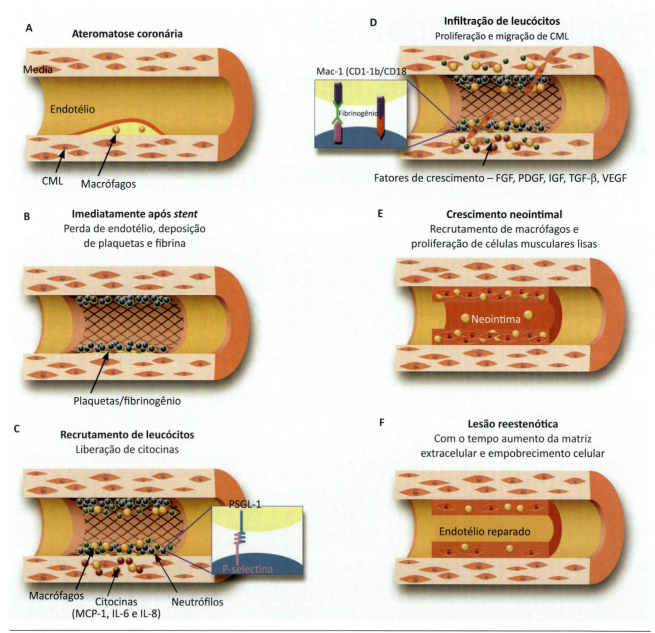

Figura 40.1 Eventos sucessivos no desenvolvimento da reestenose. **(A)** Lesão coronariana aterosclerótica pré-intervenção. **(B)** Resultado imediato após implante de stent com perda do endotélio e deposição de plaquetas e fibrina. **(C e D)** Recrutamento e infiltração leucocitária, proliferação e migração de CML nos dias após a lesão. **(E)** Espessamento neointimal nas semanas após a lesão com continuada proliferação de CML e recrutamento de monócitos. **(F)** A longo prazo a neoíntima se converte de uma placa rica em células para uma placa rica em matriz extracelular e pobre em células. CML: células musculares lisas. Adaptada de Welt FG, Rogers C. 2002.[2]

geral com origem de fissuras e rupturas da face luminal. Ademais, infiltrações adicionais de macrófagos na neoíntima resultam em formação do ateroma de capa fina, que geralmente ocasiona ruptura de placas localizadas dentro dos *stents*. Calcificações também podem ser observadas na neoíntima, especialmente em pacientes submetidos a implante de *stents* com maior tempo de evolução.

A seguir descrevemos, desde a utilização dos balões até a aplicação dos arcabouços bioabsorvíveis, os efeitos da intervenção dos dispositivos no endotélio coronariano.

PROCESSO DE REPARO

Angioplastia com balão

Após o processo de lesão das camadas vasculares pela intervenção coronária percutânea, o processo de reparo depende fundamentalmente do dispositivo utilizado. A angioplastia com balão propicia ganho agudo de luz modesto e ainda sofre de remodelamento negativo importante (Figura 40.2A). No entanto, HNI é relativamente pequena, por volta de 0,3 a 0,4 mm (Figura 40.2B).[2,5] O dano não é limitado à área de contato com balão, ele também se estende por alguns milímetros em ambas as direções. Esses segmentos da coronária também podem ter remodelamento negativo e HNI.

O mecanismo da reestenose envolve ativação de células endoteliais, que começam a expressar moléculas de adesão celular como E-selectina e VCAM-17[6] (*vascular cell adhesion molecule*). Citocinas como MCP-1 (*monocyte chemoattractant protein*-1) e IL-8 começam a ser expressas até horas após a intervenção. Ocorre um infiltrado neutrofílico, que se inicia 30 minutos após, com pico em seis horas. Quanto mais importante esse infiltrado, maior a proliferação de células musculares lisas.[8] Os neutrófilos se concentram principalmente na adventícia, onde promovem síntese de colágeno e contração de tecido.[7] O bloqueio de receptor CCR2 (de MCP-1) não altera o processo de remodelamento na angioplastia com balão, mas o bloqueio de β2-integrina da subunidade beta do CD18, relacionado a recrutamento de neutrófilos, reduz HNI com balão.[9]

O endotélio se reestabelece por contiguidade e pelo implante de células endoteliais progenitoras. Sinais locais como SDF-1 (*stromal cell-derived factor*-1) derivados de plaquetas ativadas recrutam células endoteliais progenitoras da medula óssea para sítios com lesão vascular.[10,11] Em geral, o endotélio se reestabelece em menos de 30 dias. Esse processo de reparo pode não ser completamente benigno e dependendo das condições locais o SDF-1 pode contribuir também com a inflamação local. O SDF-1 pode contribuir com recrutamento de monócitos. Além disso, também foi observado que células endoteliais progenitoras têm capacidade de se diferenciar em células musculares lisas na neoíntima, contribuindo com resposta reparatória exagerada e a reestenose.

ANGIOPLASTIA COM *STENT* CONVENCIONAL

Por meio de seu arcabouço metálico, o *stent* evita a retração elástica observada com o uso de balão. Dessa forma, obtém ganho agudo superior ao obtido após angioplastia com balão simples. Somado a isso, ocorre menos remodelamento negativo. No entanto, a HNI é muito mais exuberante do que a observada com angioplastia por balão. Consequentemente, a perda tardia do *stent* é pior do que com o balão,[12] atingindo de 0,9 a 1 mm.[13] No entanto, o saldo entre ganho agudo inicial e perda tardia ainda é favorável ao uso do *stent* em comparação ao uso do balão.

Vários fatores influenciam a HNI. A extensão de lesão, o diâmetro da coronária, a presença de calcificação

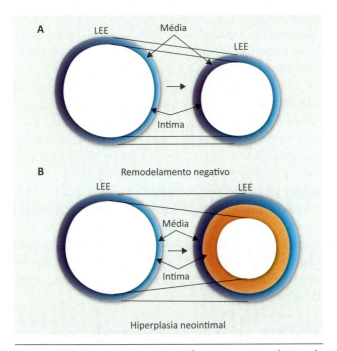

Figura 40.2 Processos que contribuem para a redução da área luminal após angioplastia. **(A)** Remodelamento negativo[6] com redução da área delimitada pela lâmina elástica externa. **(B)** Hiperplasia neointimal, onde ocorre aumento da área da placa aterosclerótica somada à área da média. O remodelamento é definido pela razão da área delimitada pela lâmina elástica externa (LEE) na lesão e pela área da LEE no tecido sadio adjacente. A hiperplasia neointimal é definida pela área transversal da placa somada às médias delimitadas externamente pela LEE.

e de bifurcações, a expansão da lesão após intervenção, a presença de estenose residual e a má aposição de hastes do *stent*. Ocorre um recrutamento importante de monócitos e macrófagos na neoíntima[14] que pode ser detectado pelo menos até 14 dias depois.[15] Tipicamente a HNI ocorre de seis meses a um ano do implante do *stent*.[16] Ao contrário da intervenção com balão, o bloqueio precoce de receptor CCR2, interfere no recrutamento de monócitos e reduz a HNI.[9] As células inflamatórias contribuem com HNI diretamente por efeito de massa,[17] geração de espécies reativas de oxigênio,[18] secreção de fatores de crescimento e quimotácticos[19] e produção de enzimas como metaloproteinases e catepsinas.[20] A modulação enzimática por nitrosilação é capaz de reduzir a HNI e aumentar a reendotelização.[21]

ANGIOPLASTIA COM *STENT* FARMACOLÓGICO

O *stent* eluidor de medicações é capaz de reduzir de forma importante a HNI. Dois fármacos tiveram sucesso para esse papel, o sirolimus e o paclitaxel. O primeiro se liga à proteína de ligação 12, a FK506, e o heterodímero formado se liga à mTOR (*mechanistic target of rapamycin*) impedindo sua ativação. A mTOR é da família das quinases relacionadas a PI3K que participa de passos críticos do ciclo celular.[22] O resultado é a parada do ciclo celular entre a fase G1 e S.[23] Afeta células musculares lisas, monócitos e macrófagos, reduzindo inflamação, migração de células musculares lisas (CML) e síntese de colágeno e reduzindo também a expressão das citocinas MCP-1 e IL6.[24,25] O outro fármaco é o paclitaxel, que se liga à beta-tubulina, promovendo formação e estabilização de microtúbulos. O ciclo celular estaciona entra a fase G2 e M. Da mesma maneira que o sirolimus, interfere com migração e proliferação de CML, também age em leucócitos reduzindo inflamação.[26] Os *stents* farmacológicos foram muito bem-sucedidos em reduzir a HNI, atingindo valores de 0,1 a 0,3 mm de perda luminal tardia.[27] Além de inibir células musculares lisas e leucócitos, também acabam inibindo células endoteliais e células endoteliais progenitoras.[28] *Stents* farmacológicos podem não se recobrir de camada endotelial por períodos prolongados, ultrapassando 40 meses com permanência de hastes expostas, e isso é correlacionado a trombose de *stent* tardia e muito tardia.[29,30]

Pode ocorrer a HNI mesmo com os *stents* farmacológicos. A HNI está associada ao implante subótimo do *stent*, como subexpansão, fratura, prolapso de placa ou então *geographic miss*.[31] Aumenta ainda o risco de reestenose e presença de diabetes, e o tratamento envolve enxerto venoso, lesões já reestenóticas e bifurcações.[32]

Os *stents* farmacológicos consistem não apenas de medicação, mas também de polímero, que permite liberação controlada da medicação. O polímero foi associado a reação de hipersensibilidade, trombose de *stent* tardia e muito tardia, desenvolvimento de neoaterosclerose, redução de vasodilatação mediada por endotélio.[33-37]

De novo aterosclerose ocorre tardiamente e é conhecida como neoaterosclerose. Trata-se de processo distinto de HNI com histologia compatível com desenvolvimento de nova placa aterosclerótica e, quando associado a evento agudo, possui características de placa vulnerável.[4]

Várias mudanças foram implementadas em uma nova geração de *stents* para mitigar os efeitos adversos vistos na primeira geração. As hastes dos *stents* se tornaram mais finas, assim como a camada de polímero, que em alguns casos é biodegradável. Outra inovação é a aplicação do polímero apenas na face abluminal, ou seja, a face do *stent* em contato com a parede do vaso. Para exemplificar a evolução pode-se comparar a haste do *stent cypher*, de primeira geração, que tem 140 μm de espessura e camada de polímero de 13,7 μm, com a haste do *stent* Xience V, que tem 81 μm de espessura e camada de polímero de 7,8 μm.

De fato, a nova geração de *stents* farmacológicos comparada aos *stents* de primeira geração manteve o mesmo desempenho em reduzir a HNI e também mostrou diminuição de hastes não recobertas,[38] diminuição de deposição de fibrina, menor escore de inflamação, menor infiltração eosinofílica e de células gigantes e menor reação de hipersensibilidade. Associada a menor prevalência de hastes não recobertas, menos inflamação e menor deposição de fibrina foi observada menor frequência de trombose tardia e muito tardia.[38-40] Contudo não houve grande diferença na incidência de neoaterosclerose entre as diferentes gerações de *stent* (CoCr-EES: 29%, SES: 35% e PES: 19%).

ANGIOPLASTIA COM ARCABOUÇOS BIOABSORVÍVEIS

A tecnologia mais recente de intervenção coronária percutânea consiste nos arcabouços bioabsorvíveis, formados por polímeros de ácido poli-L-láctico, ácido poliglicólico, entre outros. Dentro de um ano há perda de força estrutural do dispositivo e com dois anos ocorre dissolução do próprio *stent* até completa reabsorção com três anos.

Em modelo porcino com um mês de implante não há diferença com implante de Xience V.[41] A partir de 12 meses começa a se observar remodelamento positivo, ou seja, aumento da área luminal, que é mais importante até os 18 meses e depois em ritmo lento. Inicialmente a área luminal com Xience V é maior, mas com o remodelamento positivo o grupo com *stent* bioabsorvível alcança e até ultrapassa a área luminal do grupo com *stent* farmacológico. O escore de injúria e de deposição de fibrina ficou semelhante nos dois grupos, mas encontra-se maior presença de células inflamatórias no grupo absorb até 36 meses. O pico inflamatório ocorre em 18 meses com a intensidade da resposta inflamatória proporcional à biodegradação do *stent*.[42] Com dois anos após implante observa-se restauração da função endotelial, vasomotricidade e ganho de luz tardio. Estudos estão em andamento para testar se os bioabsorvíveis vão reduzir a presença de neoaterosclerose.[43]

CONCLUSÕES

A cardiologia intervencionista passou por inúmeras mudanças nas últimas décadas, e os avanços permitiram uma redução significativa na incidência de desfechos clínicos desfavoráveis aos pacientes. Durante muitos anos, com o intuito de reduzir as complicações decorrentes das intervenções coronárias percutâneas, focou-se primeiro na oclusão e trombose vascular aguda, depois na supressão da proliferação celular e da hiperplasia neointimal. Em seguida, com o aperfeiçoamento progressivo dos dispositivos implantáveis, conseguiu-se a redução gradual da trombose tardia e muito tardia. Os métodos de avaliação de imagem intravascular, como o ultrassom e principalmente a tomografia de coerência óptica, permitem avaliação precisa da lesão e *feedback* detalhado do procedimento intervencionista. Esse avanço poderá ser de grande importância para melhor entendimento do desenvolvimento de HNI e neoaterosclerose e consequentemente na prevenção dos mecanismos de falha dos *stents*. Novos estudos e estratégias, como a utilização dos *stents* com plataformas vasculares bioabsorvíveis, já são realidade e pode-se vislumbrar tratamentos que vão restituir a artéria a uma condição saudável com sua vasomotricidade preservada sem a presença do dispositivo.

REFERÊNCIAS BIBLIOGRÁFICAS

1. Stary HC, Chandler AB, Dinsmore RE, et al. A definition of advanced types of atherosclerotic lesions and a histological classification of atherosclerosis. A report from the Committee on Vascular Lesions of the Council on Arteriosclerosis, American Heart Association. Circulation. 1995;92:1355-74.
2. Welt FG, Rogers C. Inflammation and restenosis in the stent era. Arterioscler Thromb Vasc Biol. 2002;22:1769-76.
3. Costa MA, Simon DI. Molecular basis of restenosis and drug-eluting stents. Circulation. 2005;111:2257-73.
4. Park SJ, Kang SJ, Virmani R, et al. In-stent neoatherosclerosis: a final common pathway of late stent failure. J Am Coll Cardiol. 2012;59:2051-7.
5. Schwartz RS, Topol EJ, Serruys PW, et al. Artery size, neointima, and remodeling: time for some standards. J Am Coll Cardiol. 1998;32:2087-94.
6. Mintz GS, Popma JJ, Pichard AD, et al. Arterial remodeling after coronary angioplasty: a serial intravascular ultrasound study. Circulation. 1996;94:35-43.
7. Okamoto E, Couse T, De Leon H, et al. Perivascular inflammation after balloon angioplasty of porcine coronary arteries. Circulation. 2001;104:2228-35.
8. Welt FG, Edelman ER, Simon DI, et al. Neutrophil, not macrophage, infiltration precedes neointimal thickening in balloon-injured arteries. Arterioscler Thromb Vasc Biol. 2000;20:2553-8.
9. Horvath C, Welt FG, Nedelman M, et al. Targeting CCR2 or CD18 inhibits experimental in-stent restenosis in primates: inhibitory potential depends on type of injury and leukocytes targeted. Circ Res. 2002;90:488-94.
10. Asahara T, Murohara T, Sullivan A, et al. Isolation of putative progenitor endothelial cells for angiogenesis. Science. 1997;275:964-7.
11. Chatterjee M, Gawaz M. Platelet-derived CXCL12 (SDF-1alpha): basic mechanisms and clinical implications. J Thromb Haemost. 2013;11:1954-67.
12. Fischman DL, Leon MB, Baim DS, et al. A randomized comparison of coronary-stent placement and balloon angioplasty in the treatment of coronary artery disease. Stent Restenosis Study Investigators. N Engl J Med. 1994;331:496-501.
13. Morice MC, Serruys PW, Sousa JE, et al. A randomized comparison of a sirolimus-eluting stent with a standard stent for coronary revascularization. N Engl J Med. 2002;346:1773-80.
14. Rogers C, Welt FG, Karnovsky MJ, et al. Monocyte recruitment and neointimal hyperplasia in rabbits. Coupled inhibitory effects of heparin. Arterioscler Thromb Vasc Biol. 1996;16:1312-8.

15. Paolini JF, Kjelsberg MA, Edelman ER, et al. Sustained expression of chemokines monocyte chemoattractant protein-1 and interleukin-8 after stent – but not balloon-induced arterial injury. J Am Coll Cardiol. 2000;35:15.
16. Kimura T, Yokoi H, Nakagawa Y, et al. Three-year follow-up after implantation of metallic coronary-artery stents. N Engl J Med. 1996;334:561-6.
17. Moreno PR, Bernardi VH, Lopez-Cuellar J, et al. Macrophage infiltration predicts restenosis after coronary intervention in patients with unstable angina. Circulation. 1996;94:3098-102.
18. Chen Z, Keaney JF Jr, Schulz E, et al. Decreased neointimal formation in Nox2-deficient mice reveals a direct role for NADPH oxidase in the response to arterial injury. Proc Natl Acad Sci USA. 2004;101:13014-9.
19. Assoian RK, Fleurdelys BE, Stevenson HC, et al. Expression and secretion of type beta transforming growth factor by activated human macrophages. Proc Natl Acad Sci USA. 1987;84:6020-4.
20. Sukhova GK, Shi GP, Simon DI, et al. Expression of the elastolytic cathepsins S and K in human atheroma and regulation of their production in smooth muscle cells. J Clin Invest. 1998;102:576-83.
21. Manica A, Marchini JF, Travers R, et al. S-Nitrosoglutathione Reductase (GSNOR) Modulates Reendothelialization and Vascular Repair. Circulation. 2011;124:A15820.
22. Schmelzle T, Hall MN. TOR, a central controller of cell growth. Cell. 2000;103:253-62.
23. Marx SO, Jayaraman T, Go LO, et al. Rapamycin-FKBP inhibits cell cycle regulators of proliferation in vascular smooth muscle cells. Circ Res. 1995;76:412-7.
24. Suzuki T, Kopia G, Hayashi S, et al. Stent-based delivery of sirolimus reduces neointimal formation in a porcine coronary model. Circulation. 2001;104:1188-93.
25. Poon M, Marx SO, Gallo R, et al. Rapamycin inhibits vascular smooth muscle cell migration. J Clin Invest. 1996;98:2277-83.
26. Zhou X, Li J, Kucik DF. The microtubule cytoskeleton participates in control of beta2 integrin avidity. J Biol Chem. 2001;276:44762-9.
27. Saito S, Nakamura S, Fujii K, et al. Mid-term results of everolimus-eluting stent in a Japanese population compared with a US randomized cohort: SPIRIT III Japan Registry with harmonization by doing. J Invasive Cardiol. 2012;24:444-50.
28. Liu HT, Li F, Wang WY, et al. Rapamycin inhibits re-endothelialization after percutaneous coronary intervention by impeding the proliferation and migration of endothelial cells and inducing apoptosis of endothelial progenitor cells. Tex Heart Inst J. 2010;37:194-201.
29. Joner M, Finn AV, Farb A, et al. Pathology of drug-eluting stents in humans: delayed healing and late thrombotic risk. J Am Coll Cardiol. 2006;48:193-202.
30. Nakazawa G, Finn AV, Joner M, et al. Delayed arterial healing and increased late stent thrombosis at culprit sites after drug-eluting stent placement for acute myocardial infarction patients: an autopsy study. Circulation. 2008;118:1138-45.
31. Castagna MT, Mintz GS, Leiboff BO, et al. The contribution of "mechanical" problems to in-stent restenosis: An intravascular ultrasonographic analysis of 1090 consecutive in-stent restenosis lesions. Am Heart J. 2001;142:970-4.
32. Marchini JF, Manica A, Croce K. Stent thrombosis: understanding and managing a critical problem. Curr Treat Options Cardiovasc Med. 2012;14:91-107.
33. Virmani R, Guagliumi G, Farb A, et al. Localized hypersensitivity and late coronary thrombosis secondary to a sirolimus-eluting stent: should we be cautious? Circulation. 2004;109:701-5.
34. Maekawa K, Kawamoto K, Fuke S, et al. Images in cardiovascular medicine. Severe endothelial dysfunction after sirolimus-eluting stent implantation. Circulation. 2006;113:e850-1.
35. Togni M, Windecker S, Cocchia R, et al. Sirolimus-eluting stents associated with paradoxic coronary vasoconstriction. J Am Coll Cardiol. 2005;46:231-6.
36. Hofma SH, van der Giessen WJ, van Dalen BM, et al. Indication of long-term endothelial dysfunction after sirolimus-eluting stent implantation. Eur Heart J. 2006;27:166-70.
37. Nakazawa G, Finn AV, Vorpahl M, et al. Coronary responses and differential mechanisms of late stent thrombosis attributed to first-generation sirolimus- and paclitaxel-eluting stents. J Am Coll Cardiol. 2011;57:390-8.
38. Otsuka F, Vorpahl M, Nakano M, et al. Pathology of second-generation everolimus-eluting stents versus first-generation sirolimus- and paclitaxel-eluting stents in humans. Circulation. 2014;129:211-23.
39. Palmerini T, Biondi-Zoccai G, Della Riva D, et al. Stent thrombosis with drug-eluting and bare-metal stents: evidence from a comprehensive network meta-analysis. Lancet. 2012;379:1393-402.
40. Raber L, Magro M, Stefanini GG, et al. Very late coronary stent thrombosis of a newer-generation everolimus-eluting stent compared with early-generation drug-eluting stents: a prospective cohort study. Circulation. 2012;125:1110-21.
41. Otsuka F, Pacheco E, Perkins LE, et al. Long-term safety of an everolimus-eluting bioresorbable vascular scaffold and the cobalt-chromium XIENCE V stent in a porcine coronary artery model. Circ Cardiovasc Interv. 2014;7:330-42.
42. Shive MS, Anderson JM. Biodegradation and biocompatibility of PLA and PLGA microspheres. Adv Drug Deliv Rev. 1997;28:5-24.
43. Shibuya M, Cheng Y, Wang Q, et al. TCT-657 Effect of the Absorb Bioresorbable Vascular Scaffold (BVS) on Features of Neoatherosclerosis in Familial Hypercholesterolemic Swine at 1-Year Follow-Up As Assessed by In Vivo Imaging. J Am Coll Cardiol. 2014;64.

capítulo 41

J. Ribamar Costa Jr.
Daniel Chamie

J. Eduardo Sousa
Alexandre Abizaid

Stents e Endotélio

INTRODUÇÃO

Desde a realização da primeira angioplastia transluminal coronária por Gruentzig, há 30 anos,[1] ocorreram grandes avanços tecnológicos, técnicos e no conhecimento da doença e da resposta vascular ao tratamento percutâneo da doença coronária aterosclerótica, contribuindo para a evolução dos instrumentais e para a expansão de suas indicações. A intervenção coronária percutânea com implante de stents é, atualmente, a principal forma de revascularização miocárdica empregada.

Estimativas recentes apontam para a realização anual de mais de 1 milhão de intervenções coronárias com stents nos Estados Unidos. A intervenção percutânea com o uso dessas endopróteses metálicas resulta em variável grau de agressão ao endotélio e às camadas vasculares subjacentes, motivando diferentes respostas em todo segmento tratado. Neste capítulo, serão discutidas as alterações que se processam no segmento recoberto com os stents, desde a resposta vascular considerada fisiológica até os mecanismos de reestenose e trombose das endopróteses, sobretudo daquelas que liberam fármacos, assunto bastante em voga no presente momento e que, ao menos em parte, pode ser explicado pela resposta coronária a esse tipo de intervenção.

RESPOSTA ENDOTELIAL AGUDA PÓS-STENT: MECANISMOS CELULARES E MOLECULARES

O dano vascular produzido pela ação mecânica da endoprótese e a resposta da parede do vaso à presença das hastes do stent desencadeiam reações de acarpetamento trombótico e de inflamação aguda e crônica parietal. A liberação subsequente de citocinas e de fatores de crescimento induz a ativação das células musculares lisas, que passam a migrar e a proliferar na porção subintimal da parede do vaso e a produzir matriz extracelular.

O efeito no longo prazo da migração e proliferação das células musculares lisas e da produção de matriz redunda no desenvolvimento da hiperplasia neointimal, que, em associação à reendotelização, constitui a resposta reparadora ao dano. Estudos específicos a respeito do processo de resposta vascular em seres humanos encontram limitações na impossibilidade de examinar, de forma direta, o tecido no local abordado, exceto em situações nas quais se emprega aterectomia, procedimento hoje muito pouco utilizado clinicamente. Desse modo, modelos animais são necessários, e muito do que se conhece a respeito da fisiopatologia e da prevenção da reestenose provém desses experimentos,[2] ainda que hoje esteja claro que o tempo de resposta cicatricial às intervenções varia entre as diferentes espécies animais (p. ex.: coelho e porco) e também entre diferentes sítios artérias (p. ex.: artéria ilíaca e coronária em humanos),[3] além dos instrumentais utilizados (p. ex.: stents metálicos não farmacológicos e farmacológicos).

Formação de trombo

Os estudos em modelos animais sugerem que os eventos mais precoces do processo de reestenose são a ativação e a agregação plaquetárias, como resposta à injúria endotelial causada pelo balão e/ou pelo stent. O processo de geração de trombo, no local do dano parietal, é geralmente limitado aos primeiros três dias após a intervenção (Figuras 41.1 e 41.2A) nos modelos experimentais de reestenose, embora alguns investigadores tenham demonstrado deposição de trombo mural ao longo de todo o primeiro mês pós-intervenção coronária percutânea.[4]

A formação local de trombo e a ativação das plaquetas resultam na liberação de potentes mitógenos e agentes vasoativos, incluindo: fator de crescimento derivado de plaquetas, trombina e tromboxano A2. A trombina induz à produção e à secreção de fator de

Endotélio e Doenças Cardiovasculares

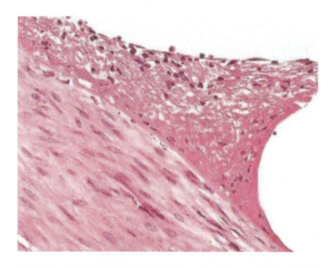

Figura 41.1 Artéria coronária porcina quatro dias após implante de *stent* não farmacológico. Observa-se o acúmulo de trombo mural ao longo das hastes da prótese e já se nota infiltrado inflamatório agudo.

crescimento derivado de plaquetas (entre outros fatores de crescimento) pelas células musculares lisas, razão pela qual se acredita que a trombina possa indiretamente levar à hiperplasia neointimal.

A geração de trombina *in vivo* é acompanhada pela ativação plaquetária e pela liberação de fatores de crescimento, como a serotonina. *In vitro*, a trombina e a serotonina agem sinergicamente, induzindo à proliferação de células musculares lisas.[5] Postula-se que a trombina ligada ao trombo possa potencializar o efeito mitogênico da serotonina e manter as células musculares lisas em estado proliferativo por período prolongado.

Essa fase trombótica do reparo vascular após o dano causado pela intervenção coronária percutânea prolonga-se tanto pela aplicação de irradiação endovascular (braquiterapia) como pelas terapêuticas farmacológicas locais (*stents* farmacológicos), que retardam a endotelização[6] e podem ser responsáveis pela trombose do local tratado, caso não se tomem os cuidados adequados para que essa complicação seja evitada.

Inflamação

Células inflamatórias agudas e crônicas participam do processo de reparo vascular pós-intervenção coronária percutânea. Em modelos experimentais, os neutrófilos infiltram-se na parede vascular no local do dano já nas primeiras 24 horas[7] (Figura 41.2B). A essa fase aguda da inflamação seguem-se a adesão e a infiltração de monócitos. A extensão do infiltrado celular inflamatório agudo é dependente do substrato arterial e do grau do dano provocado pelo instrumental. Farb e colaboradores identificaram que a presença de um núcleo lipídico e de dano arterial profundo está significativamente mais associada à maior infiltrado agudo de células inflamatórias que a ausência de dano vascular ou uma placa apenas fibrocelular subjacente.[4] Células inflamatórias crônicas também contribuem para a liberação de citocinas, como a interleucina-1 (IL-1) e o fator de necrose tumoral alfa (TNF-α), e outras substâncias parácrinas, que estimulam a migração e a proliferação das células musculares lisas.[8] Além disso, a reestenose intra-*stent* é acompanhada de infiltrado de leucócitos, histiócitos e células gigantes, ao redor das hastes dos *stents*, o que contribui adicionalmente para o crescimento das células musculares lisas. A presença ubíqua dessas células inflamatórias crônicas, em artérias coronárias humanas após o implante de *stent*, documenta a importância da resposta do hospedeiro ao corpo estranho.

Proliferação das células musculares lisas

O crescimento das células musculares lisas é um importante componente da fisiopatologia de praticamente todas as formas de doença vascular, incluindo a aterosclerose, a hipertensão arterial e a vasculopatia pós-transplante cardíaco. Cada vez mais, as terapêuticas intervencionistas (percutâneas e cirúrgicas) têm sido indicadas para o tratamento da doença vascular oclusiva. Entretanto, o dano mecânico associado a esses procedimentos induz à migração das células musculares lisas da média para a íntima, onde elas proliferam, transformando-se em células secretoras e sintetizando a matriz extracelular (Figura 41.2C), o que contribui para o crescimento da lesão.

As células musculares lisas ativadas são capazes de liberar vários fatores de crescimento (fator de crescimento derivado de plaquetas, fator de crescimento de fibroblastos, angiotensina II) e agentes quimiotáticos, que participam do processo proliferativo. Adicionalmente, a perda de fatores protetores produzidos pelo endotélio (óxido nítrico e prostaciclina) pode acelerar a migração e a proliferação das células musculares lisas.[9]

O trauma mecânico induzido pelo instrumental é um determinante importante no desencadeamento da resposta proliferativa pós-dano.[3] O tipo de dano em experimentos animais (em que artérias normais receberam *stent*) difere consideravelmente do que ocorre em artérias humanas com aterosclerose. Em artérias normais de porcos, por exemplo, o superdimensionamento do *stent* em relação ao vaso (relação *stent*-artéria > 10%) pode induzir uma lesão neointimal proliferativa resultante do trauma direto das hastes do *stent* na camada média (compressão ou laceração secundárias ao barotrauma). Em contraste, em humanos, cerca de

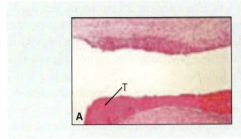 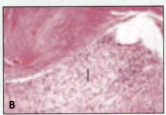 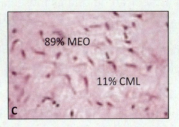

Figura 41.2 Cortes histológicos de uma artéria coronária humana, após implante de *stent* não revestido. Fases evolutivas do processo de reparo vascular após o dano causado pelo instrumental. **(A)** Formação de trombo (T); **(B)** inflamatório (I); **(C)** produção de matriz (MEC).

CML: células musculares lisas.

dois terços das hastes dos *stents* implantados em artérias doentes estão em contato direto com a placa aterosclerótica e não com a média; assim, a compressão da média pelas hastes do *stent* só se verifica em um terço dos casos. Além disso, o dano vascular profundo também parece ser um importante fator de formação de neoíntima após *stents* em humanos.

Matriz extracelular

Hoje sabe-se que a matriz extracelular não tem somente papel inerte e estabilizador estrutural, mas que também contribui para a resposta celular vascular a vários estímulos mecânicos e bioquímicos. Muitos dos componentes extracelulares transmitem seus sinais por meio de receptores especializados da superfície celular, chamados integrinas, e controlam uma variedade de funções celulares, como a migração e a proliferação em resposta aos mitógenos.

Essa compreensão atual e mais precisa da biologia vascular da reestenose, com a identificação dos eventos moleculares responsáveis pela proliferação das células musculares lisas, mediada pelas citocinas e pelos fatores de crescimento, possibilitou a seleção racional dos candidatos terapêuticos potenciais e de sua associação, para um tratamento farmacológico local, tendo como plataforma de liberação o próprio *stent* coronário, que inibiria a hiperplasia neointimal pela ação antiproliferativa de um medicamento potente.

REESTENOSE INTRA-*STENT*

A reestenose é definida angiograficamente como a presença de obstrução coronária > 50% no local previamente tratado e constitui-se na resposta vascular ao dano instrumental provocado durante a revascularização. A reestenose intra-*stent* manifesta-se usualmente com a recorrência gradual dos sintomas de isquemia miocárdica, dentro dos primeiros seis a oito meses após a intervenção.

O reinício dos sintomas muito precocemente (< 1 mês pós-*stent*) após a intervenção sugere resultados imperfeitos (má-expansão protética, dissecção nas bordas dos *stents*, fluxo final TIMI III) e revascularização incompleta ou, quando mais tardio (> 1 ano), progressão de doença coronária.[10]

Cerca de 10% dos casos de reestenose após *stents* não farmacológicos apresentam-se como síndrome coronária aguda com ou sem supradesnivelamento do segmento ST, e até 26% dos pacientes têm como manifestação angina instável requerendo internação,[11] denotando resposta vascular com potencial de gravidade e que necessita prevenção efetiva.

A incidência da reestenose varia de 10% a 30% nos pacientes tratados com *stents* não farmacológicos, na dependência de fatores clínicos, angiográficos e predisposição genética.[12] Embora tenham sido observadas significativas reduções das taxas de ocorrência de reestenose após a introdução de *stents* com liberação de medicamentos em diversos subgrupos de pacientes e lesões tratadas,[13] ela ainda pode ocorrer em determinados subgrupos específicos em alguma proporção.

Conforme descrito anteriormente, a reestenose coronária não é, ao contrário de proposições iniciais, exemplo de aterosclerose acelerada, mas decorre de um processo temporal e fisiopatologicamente distinto.[14]

A resposta vascular após a intervenção coronária constitui-se numa sequência de eventos complexos, dependente não só dos aspectos clínicos dos pacientes tratados, mas também do instrumental empregado (balões, *stents*), da técnica utilizada (pressão de liberação das próteses, cobertura total da lesão, perfeita expansão do *stent*) e das características das lesões (fibróticas, calcificadas, elásticas).[15] De forma didática, é atribuída a três processos, responsáveis pela hiperplasia neointimal reparativa: 1) alterações agudas e crônicas na geometria do vaso (retração elástica aguda e remodelamento negativo cicatricial e tardio); 2) migração e proliferação de células musculares lisas; e 3) produção excessiva de matriz extracelular.[16]

Retração elástica do vaso (remodelamento negativo agudo)

Esse fenômeno era mais frequentemente observado nas angioplastias com balão, principalmente em lesões calcificadas e de localização ostial. Depende das propriedades elásticas da parede do vaso no segmento tratado e pode ser definida como a diferença entre o diâmetro máximo de insuflação do balão e o diâmetro do vaso após a insuflação. É de ocorrência precoce (nas primeiras 24 horas após o procedimento) e deve ser diferenciada do remodelamento negativo cicatricial tardio.

Remodelamento negativo (crônico)

Estudos histopatológicos de fragmentos vasculares obtidos em necropsias demonstram resposta predominantemente fibromuscular nos sítios previamente tratados por angioplastia com balão, em decorrência da migração e da proliferação das células musculares lisas.[17] Esse mecanismo constitui-se no principal processo determinante da reestenose após angioplastia com balão,[18] tendo sido praticamente abolido com a introdução das endopróteses metálicas.

Migração de células musculares lisas e produção excessiva de matriz extracelular (hiperplasia neointimal)

Estudos com ultrassom intracoronário trouxeram contribuição inconteste ao entendimento da reestenose após a intervenção coronária percutânea, por demonstrarem que, diferentemente da angioplastia com balão, os stents virtualmente eliminam a retração elástica e o remodelamento negativo tardio do vaso, sendo a reestenose após implante de stents exclusivamente decorrente da formação de tecido neointimal.[18]

Mais recentemente, com o advento dos stents farmacológicos, a formação desse tecido neointimal foi significativamente reduzida no interior dessas endopróteses (Figura 41.3), resultando na quase total abolição da reestenose intra-stent, até então principal limitação dos procedimentos percutâneos.

TROMBOSE DE STENTS

A trombose de stents tem sido preocupação constante do cardiologista intervencionista, desde a introdução desses dispositivos para o tratamento da doença coronária.[19,20]

Na fase inicial da experiência com stents, eram observadas taxas de trombose de até 24% ao final de seis meses. Em decorrência da trombose, eram prescritos anticoagulantes em associação aos antiplaquetários, e os períodos de internação eram prolongados, o que dificultava a aplicabilidade clínica desses instrumentais.[21] Além disso, as consequências clínicas para aqueles que sofrem trombose de stent são usualmente graves, com ocorrência de infarto do miocárdio em 60% a 70% dos casos e mortalidade no curto prazo de 20% a 25%.[22]

Com a evolução dos conhecimentos fisiopatológicos e o aprimoramento técnico, a trombose de stents foi reduzida a < 1,5% dentro do primeiro ano após intervenção coronária, tanto com stents não farmacológicos como farmacológicos. De fato, com a utilização da pós-dilatação com altas pressões, passou-se a garantir expansão adequada e aposição completa das hastes da prótese à parede vascular, e a farmacoterapia intervencionista pôde ser reduzida à prescrição de dois antiplaquetários apenas.[23]

Nos primeiros anos após a introdução dos stents farmacológicos surgiram novos questionamentos quanto à maior incidência de trombose.[24] Embora os stents farmacológicos determinem significativa redução das taxas de reestenose e de nova revascularização do vaso-alvo, a ocorrência de trombose dos stents não foi reduzida. Nos estudos clínicos que determinaram a eficácia superior dos stents farmacológicos, as taxas de morte e infarto (eventos cardíacos associados à trombose) foram semelhantes às encontradas com stents não farmacológicos, após seis a nove meses.[13]

Outros registros e metanálises sugerem, ainda, que taxas de trombose muito tardia de stents farmacológicos (> 360 dias), antes raras com os stents não farmacológicos, passaram a ser identificadas em certo número de casos (excesso de cinco em mil pacientes tratados, quando se comparam stents farmacológicos versus stents não recobertos).[25,26]

É bem verdade que, nos registros, são incluídos pacientes de maior complexidade e com implante de stents farmacológicos em situações não originalmente investigadas nos estudos clínicos (populações de "mundo real"), o que pode explicar taxas mais elevadas do fenômeno. A causa de trombose de stents é, desde a época dos stents não farmacológicos, sabidamente multifatorial, relacionando-se não só com as características clínicas e anatômicas dos pacientes e das lesões tratadas, como também com os aspectos técnicos do procedimento.

Propriedades biológicas dos stents farmacológicos têm sido apontadas como fatores adicionais para a ocorrência de trombose, a saber: indução de fatores teciduais trombogênicos pelos polímeros carreadores e fármacos

Stents e Endotélio

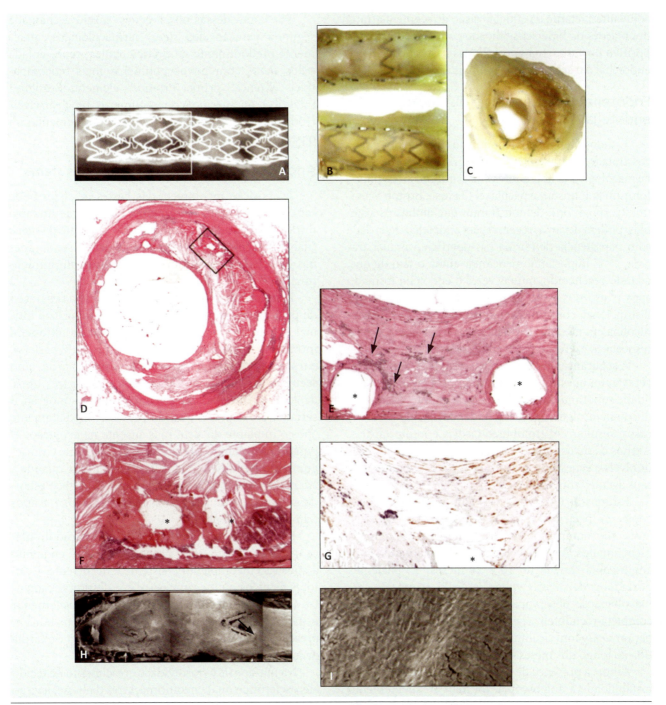

Figura 41.3 Aparência morfológica de *stent* faramcológico eluidor de sirolimus quatro anos após seu implante em coronária humana (avaliação anatomopatológica). **(A)** A radiografia revela boa expansão da endoprótese em toda sua extensão; a região destacada representa a porção proximal do *stent*, cortada longitudinalmente para avaliação à microscopia eletrônica **(H** e **I)**. O restante da endoprótese foi embebido em resina e cortado para avaliação seccional **(D)**. **(B)** À avaliação macroscópica, percebe-se que a luz vascular encontra-se patente, com presença de fina camada neointimal cicatricial; as hastes são observadas em toda a circunferência do vaso. Observa-se ainda à macroscopia que a maioria das hastes encontra-se próxima a luz vascular, e algumas penetram intimamente na placa aterosclerótica adjacente **(C** e **D)**. **(E)** nota-se que a totalidade das hastes encontra-se recoberta por tecido neointimal, com mínima inflamação ao seu redor. A seta indica pequena calcificação peri-haste. **(F)** Nota-se a presença de alguns aglomerados de colesterol, representando incipiente resposta neoaterosclerótica. **(G)** Notam-se células musculares lisas ao redor das hastes (*). **(H** e **I)** à microscopia eletrônica, observa-se quase total cobertura neointimal das hastes do *stent*, exceto por uma única haste, junto de um pequeno ramo lateral (seta). **(I)** Observa-se a presença tecido conectivo maduro. Modificada de J. Eduardo Sousa *et al.*, 2004.[26a]

Capítulo 41

adjuvantes; retardo da endotelização do segmento tratado; reações de hipersensibilidade com remodelamento positivo do vaso e má-aposição das hastes; e disfunção endotelial em segmentos adjacentes ao *stent*.[27]

Endotelização retardada e disfunção endotelial

Estudos pré-clínicos, conduzidos em coelhos e porcos tratados com *stents* de primeira geração de *stents* farmacológicos, liberadores de sirolimus (Cypher®, Johnson & Johnson) e paclitaxel (Taxus®, Boston Scientific Corporation), demonstraram que ambos os sistemas podem levar à regeneração endotelial retardada com persistência de fibrina na superfície vascular tratada.[28-30] É importante mencionar ainda o fato de que, quando regenerado, muitas vezes o endotélio formado após o uso dos *stents* farmacológicos pode se tornar disfuncional, conforme demonstrado pelo uso de acetilcolina em modelos experimentais e por alterações na resposta ao exercício físico em humanos.[31-33]

A segurança dos *stents* farmacológicos de primeira geração foi questionada sobretudo pela biocompatibilidade subótima do polímero e pela endotelização tardia do *stent*, algo imperfeita, podendo, em alguns raros casos, resultar em tromboses tardias e muito tardias. Ambos os *stents* Cypher® e Taxus® utilizam polímeros duráveis e espessos para o transporte e a liberação de seus agentes antiproliferativos.

Estudos *in vivo* realizados com o uso de angioscopia, em pacientes tratados com *stents* farmacológicos, confirmaram os achados dos modelos pré-clínicos mencionados. Awata e colaboradores, analisando com angioscopia seriada (3, 10 e 21 meses) 17 pacientes portadores de *stents* Cypher® e de 11 *stents* não farmacológicos, observaram ausência significante de completa reendotelização entre os pacientes que receberam *stents* com sirolimus, sendo essa diferença mantida ao longo dos meses.[34]

Ainda, a presença de placas amarelas, marcador de instabilidade à angioscopia, foi mais frequentemente observada após uso do *stent* Cypher®. Outra resposta frequente verificada nesses modelos pré-clínicos é a presença de inflamação local, caracterizada pela ocorrência de eosinofilia e granulomatose secundárias à presença de polímero durável utilizado para carrear o fármaco desses *stents*.[35]

A repercussão clínica de achados acima descritos ainda é motivo de grande controvérsia, podendo ter algum papel na gênese das tromboses tardias (> 30 dias) e muito tardias (> 360 dias), descritas após uso dos *stents* farmacológicos.

Por conta dessas observações, surgiu a chamada segunda geração dos *stents* farmacológicos, atualmente predominante na prática clínica, representada pelos *stents* com novos polímeros mais biocompatíveis (Xience® prime, Promus® element, Rezolute® integrity) ou mesmo com polímeros bioabsorvíveis (Biometrix®, Nobori®) que claramente aumentaram o perfil de segurança desses dispositivos.

Aposição incompleta das hastes dos *stents*

A aposição incompleta das hastes de *stents* pode ser observada tanto após o emprego de braquiterapia intracoronária adjunta como após o implante de *stents* (não farmacológicos ou farmacológicos), sendo apenas detectada com a utilização do ultrassom intracoronário.[36]

Esse achado anormal é definido como a separação de pelo menos uma haste do *stent* da superfície intimal da parede vascular, com evidências ao ultrassom intracoronário de fluxo sanguíneo atrás da(s) haste(s), em segmento no qual não se observa presença de ramo secundário.[37] Ela pode ser classificada em três tipos, de acordo com o acompanhamento ultrassonográfico seriado: 1) resolvida, quando presente imediatamente após o implante do *stent* mas ausente na evolução; 2) persistente, quando presente após o implante e no seguimento evolutivo; e 3) tardia ou adquirida, quando a alteração é observada apenas na fase evolutiva, estando ausente na avaliação realizada imediatamente após o implante do stent.

Essa classificação permite a determinação do mecanismo envolvido nesse processo vascular: enquanto a aposição incompleta persistente é decorrente de fatores técnicos ou mecânicos (p. ex.: desproporção entre a dimensão do *stent* implantado e do vaso; menor expansão da prótese, principalmente em seus bordos; presença de cálcio), a má-aposição resolvida e a tardia decorrem de fatores biológicos.

Na má-aposição resolvida, o crescimento de tecido aterosclerótico ou de neoíntima, atrás da haste, leva ao preenchimento do espaço previamente observado.

Embora não completamente elucidada, na fisiopatologia da aposição incompleta tardia estariam incluídos: 1) regressão da placa aterosclerótica atrás do *stent*; 2) dissolução evolutiva de trombo presente no momento do implante de *stent*; e, principalmente, 3) remodelamento positivo do vaso, determinado pelo dano vascular agudo ou crônico. A observação concomitante de remodelamento positivo e as evidências histopatológicas de reações de hipersensibilidade tardia, após implante de *stents* farmacológicos, corroboram tal hipótese.[38] Baseado no fato de que a liberação dos fármacos pelo polímero carreador continua por período finito e de que a meia-vida desses fármacos no tecido é de poucos dias, a possibilidade de o polímero induzir tal resposta vascular também não pode ser afastada.

A aposição incompleta tardia após stents não farmacológicos ocorre em 4% a 5% dos casos, sendo usualmente encontrada nas bordas da prótese.[39] Em estudo com 881 pacientes, a sobrevida livre de eventos cardíacos maiores (morte de origem cardíaca, infarto do miocárdio e revascularização de lesão-alvo), após três anos de seguimento, foi maior que 98% e semelhante nos grupos com e sem evidências de aposição incompleta tardia.[40] Maior incidência tem sido observada após o emprego de stents liberadores de medicamentos. Numa subanálise do estudo Sirius com 80 pacientes, 8,7% dos casos apresentaram má-aposição tardia.[41] Num registro com 557 pacientes tratados com stents com paclitaxel e sirolimus, a incidência de aposição incompleta tardia foi de 12%.[42]

A má-aposição tardia tem sido apontada como um dos fatores responsáveis pela ocorrência de trombose de stents, já que o fluxo sanguíneo que turbilhona entre as hastes do stent e a parede vascular cria um nicho hemodinâmico para a formação de trombo, que, associado à endotelização retardada, pode resultar na oclusão aguda do vaso. Postula-se ainda que a dilatação vascular resultante do remodelamento positivo do vaso poderia determinar, no longo prazo, a formação de aneurisma, com o potencial de rotura da parede vascular. Em estudo retrospectivo, que incluiu 13 pacientes com trombose muito tardia (> 1 ano) de stents farmacológicos, procedeu-se à avaliação com ultrassom intracoronário; os resultados foram comparados aos de 144 pacientes sem trombose. A aposição incompleta das hastes foi o achado mais prevalente no grupo com trombose (77% versus 12%; $p < 0,001$).[43] Em outro estudo com 195 pacientes submetidos a ultrassom após o implante e no seguimento de seis a oito meses, 10 pacientes (5,1%) apresentaram má-aposição tardia, dois dos quais sofreram trombose de stents.[44] Assim, vê-se que é comum a essas experiências a observação de que a propensão à trombose pode se correlacionar com o grau de remodelamento positivo observado.

É importante notar que o fenômeno da má-aposição tardia (ou adquirida) tem sido raramente relatado após a utilização das novas gerações dos stents farmacológicos, o que se atribui à melhor biocompatibilidade de seus componentes, em especial dos novos polímeros desenvolvidos para carrear os fármacos antiproliferativos.

REAÇÕES DE HIPERSENSIBILIDADE

As reações de hipersensibilidade local têm sido demonstradas em estudos patológicos e, quando relacionadas à presença do stent, podem ser decorrentes da interação com o polímero, o fármaco ou a plataforma metálica. A hipersensibilidade a alguns metais, como níquel e cromo, é relatada na literatura, com incidência de até 10% após implante de stents não farmacológicos e é apontada como predisposição à reestenose e não à trombose dos stents.[45] Os processos de hipersensibilidade retardada local decorrente da presença do polímero poderiam resultar, contudo, em excessiva inflamação, destruição da camada arterial média, má-aposição do stent e formação aneurismática com trombose tardia. Num registro de autópsias de 40 pacientes tratados com 68 stents farmacológicos há mais de 30 dias, 14 casos de trombose tardia foram identificados: além da presença de trombo, observou-se reação inflamatória local com endotelização retardada, deposição persistente de fibrina e infiltração de eosinófilos e linfócitos.[46]

Manifestações de hipersensibilidade sistêmica – como febre, rash, mialgias e artralgias – são comumente mais relacionadas aos medicamentos utilizados concomitantemente e não exclusivamente aos stents: de 5.783 casos apresentados ao Food and Drug Administration (FDA), de 2003 a 2004, 17 casos foram provavelmente ou comprovadamente causados pelos stents – quatro autópsias revelaram inflamação eosinofílica intra-stent, ausência de endotelização e trombose.[47] Em 2.067 pacientes incluídos no registro americano e-Cypher, 39 (1,9%) apresentaram reações de hipersensibilidade. Reestenose, trombose ou eventos cardíacos maiores não foram observados nesses pacientes.

SUPORTES VASCULARES BIOABSORVÍVEIS (STENTS BIOABSORVÍVEIS)

Na última década, a ideia de um suporte vascular transitório, que por determinado período impedisse a excessiva hiperplasia intimal reparadora e, ao mesmo tempo, evitasse o remodelamento negativo da artéria coronária tratada, sendo então reabsorvido, e fazendo com que o endotélio retornasse à sua condição funcional normal, tem ganhado destaque dentro da abordagem percutânea da doença coronária.

Os suportes vasculares bioabsorvíveis, também comumente denominados stents bioabsorvíveis, seriam os dispositivos que preencheriam esses requisitos, mantendo as vantagens potenciais óbvias sobre a tecnologia atual dos *stents* farmacológicos: 1) redução da trombose tardia e muito tardia do *stent* – como a liberação dos fármacos e a presença de estruturas estranhas são temporárias, permanecendo somente até a cicatrização do vaso (seis meses a dois anos), nenhum material (potencialmente causador de trombose) persistiria no longo prazo; 2) remoção, através da bioabsorção, de componentes rígidos da parede vascular (fibrose, cálcio etc.), juntamente com o *stent* – isso causa a restauração da vasomotricidade da artéria, com tensão de cisalhamento adaptativa, ampliação luminal tardia e remodelamento positivo tardio, além disso, também pode reduzir os problemas de aprisionamento do óstio dos ramos laterais, como observado nas estruturas metálicas permanentes dos *stents* atuais; 3) melhoria nas opções futuras de tratamento global da aterosclerose – o tratamento da doença multiarterial complexa, por exemplo, frequentemente resulta no uso de múltiplos *stents* farmacológicos longos, nesses casos, um novo procedimento de revascularização, por método de revascularização percutânea ou cirúrgica, é potencialmente desafiador em razão dos suportes metálicos formados pelos *stents* metálicos permanentes implantados previamente, e 4) utilização na intervenção em cardiopediatria, para tratamento de estenoses das artérias pulmonares, coarctação de aorta etc. – uma vez que o dispositivo implantado será absorvido, em nada atrapalhará o crescimento da criança, que poderá receber vários dispositivos durante sua vida, de acordo com as dimensões do vaso tratado.

Os esforços para a criação de *stents* bioabsorvíveis começaram aproximadamente há 20 anos. Os primeiros estudos experimentais, empregando *stents* de malhas entrelaçadas de polietileno-tereftalato não biodegradável, em modelo animal porcino, foram publicados em 199.[48] Nos anos seguintes, Van der Giessen, Lincoff e Yamakawa, trabalhando separadamente, conseguiram provar, em modelos experimentais, o conceito da bioabsorção.[49,50]

Da atual geração de *stents* biorreabsorvíveis, o polímero mais frequentemente utilizado é o de ácido poli-L-láctico (PLLA). Esse material já é bastante empregado clinicamente, sendo utilizado em fios de sutura reabsorvíveis, implantes de tecidos moles, implantes ortopédicos e filtros de diálise.

Entre todos os programas clínicos, sem dúvidas o ABSORB® (Abbott Vascular) é o que se encontra em fase mais avançada, já tendo demonstrado, em populações selecionadas e no médio prazo, resultados bastante encorajadores, tendo inclusive seu uso comercial liberado na Europa, em alguns países do Oriente Médio e recentemente também no Brasil.

Esse *stent* biorreabsorvível possui hastes de 150 µm de espessura diretamente unidas por pontes retas. As extremidades do *stent* possuem dois marcadores adjacentes radiopacos de platina.

O arcabouço do dispositivo ABSORB® é composto de ácido poli-L-láctico (PLLA). O revestimento é feito de poli-D,L-lactídeo (PDLLA), um copolímero randômico de ácido D-láctico e L-láctico, com menor cristalinidade do que o arcabouço. Esse revestimento contém o fármaco antiproliferativo everolimus e também promove o controle de sua liberação. Os polímeros PLLA e PDLLA são completamente biorreabsorvíveis. Durante a reabsorção, as cadeias longas de PLLA e PDLLA são progressivamente encurtadas, conforme as pontes ésteres entre as unidades repetidas de lactídeo vão sendo hidrolisadas, e pequenas partículas, de diâmetro inferior a 2 µm, são fagocitadas por macrófagos. Por fim, os polímeros PLLA e PDLLA são degradados em ácido láctico, que é metabolizado no ciclo de Krebs. Em um modelo de artéria coronária porcina, observou-se redução da massa molecular com o passar do tempo, sendo de 30% aos 12 meses, passando a 60% aos 18 meses e a 100% aos 24 meses pós-implante.

Esse dispositivo foi avaliado em 101 pacientes da coorte B do ensaio clínico ABSORB®. Os principais achados desse estudo clínico incluíram baixa perda luminal tardia do ABSORB® (0,19 mm), que resultou em mínima reestenose clínica (2,4%), e do ponto de vista de segurança observou-se completa endotelização das hastes desse *stent* em mais de 98% dos casos, com nenhuma trombose no período de até quatro anos de seguimento. Ao mesmo tempo, com a utilização de diferentes métodos de imagem (ultrassom, histologia virtual, palpografia e tomografia de coerência óptica), documentou-se pela primeira vez *in vivo* o processo completo de biorreabsorção desses *stents*, com restauração da vasomotricidade coronária e recuperação da capacidade de remodelamento vascular, confirmando assim os achados pré-clínicos.[51,52]

Mais recentemente, foi apresentado o estudo ABSORB® II, a primeira comparação randomizada entre um *stent* farmacológico metálico contemporâneo (Xience, com eluição de everolimus) e o *stent* biorreabsorvível ABSORB®. Esse estudo teve como principal investigador o prof. Patrick Serruys (Holanda) e incluiu 501 pacientes com até duas lesões coronárias de moderada complexidade, randomizados (2:1) para receber o *stent* biorreabsorvível ou metálico. Esse estudo foi conduzido em vários centros da Europa, da Oceania e do Canadá e terá como desfecho primário a comparação da alteração na motricidade vascular e comparação entre o menor diâmetro luminal no segmento tratado de acordo com avaliação angiográfica (novo cateterismo) após três anos do implante dos dispositivos.

Inicialmente foram apresentados apenas os desfechos secundários do estudo, incluindo combinado de óbito, IAM e nova revascularização (por isquemia) e recorrência de angina ao final de 12 meses de seguimento.[53] Como principais resultados, destacamos a similar ocorrência de eventos clínicos adversos nos dois grupos (5% no grupo ABSORB® versus 3% no grupo Xience, p = 0,35), porém com menores taxas de recorrência de angina no grupo tratado com o stent absorvível (22% versus 30%, p = 0,04). As taxas de trombose dos dispositivos foram relativamente baixas (< 1% em ambos os grupos) e similares entre os dois dispositivos.

Embora o achado de redução de angina ainda deva ser visto com cautela, o racional para sua ocorrência estaria relacionado às menores alterações na dinâmica de fluxo coronário (sheer stress) provocadas por um dispositivo polimérico altamente flexível e com boa conformação vascular quando comparado aos rígidos stents metálicos. Ainda que não deva ser visto como um estudo definitivo, principalmente quando se conhecem apenas os resultados de desfechos secundários em um prazo de seguimento relativamente curto, os achados do ABSORB® II não deixam de ser encorajadores, especialmente tendo em vista o excelente stent metálico utilizado como comparador nessa análise.

As Figuras 41.4 e 41.5 ilustram um caso de paciente tratado no Instituto Dante Pazzanese de Cardiologia com stent bioabsorvível de PLLA. Esse paciente foi incluído em protocolo multicêntrico da instituição e submetido a avaliação com cinecoronariografia e métodos de imagem intravascular (OCT) em distintos períodos de sua evolução (6, 18 e 36 meses). Aos 36 meses, quando não mais se notava nenhum vestígio de stent em sua circulação coronária, esse paciente foi submetido a prova de estimulação da reposta endotelial, que demostrou restauração da capacidade de vasocontrair e dilatar no segmento previamente tratado com a endoprótese bioabsorvível.

CONCLUSÕES

A resposta coronária às intervenções percutâneas representa um processo multifacetado, em relação ao qual nem todas as variáveis envolvidas são completamente conhecidas e compreendidas.

O reparo endotelial normal e a proliferação neointimal excessiva representam extremos opostos de um

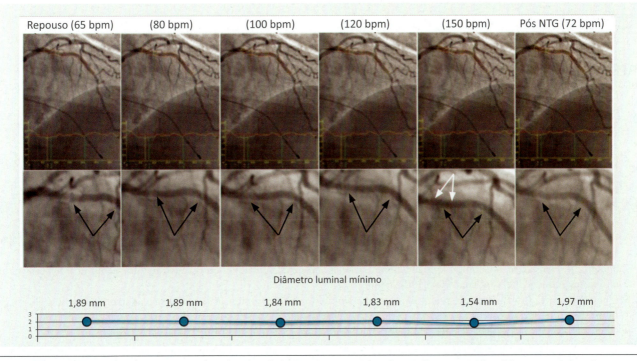

Figura 41.4 Paciente tratado com stent bioabsorvível de PLLA no Instituto Dante Pazzanese. Aos 36 meses após a intervenção coronária percutânea (ICP), o paciente foi submetido a nova cinecoronariografia, que confirmou a patência da luz vascular e, por meio de estimulação com marca-passo temporário, demonstrou-se, durante pico da elevação da frequência cardíaca (150 bpm), a restauração da capacidade de vasodilatação no segmento previamente tratado com stent. Esse tipo de resposta, embora represente a manifestação fisiológica coronária diante do estímulo cronotrópico, não costuma ser observado em segmentos tratados com stents metálicos, que, devido a sua estrutura permanente, limitam a capacidade de expansão vascular tardia.

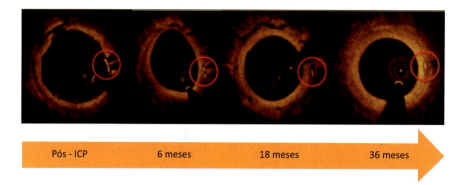

Figura 41.5 Paciente tratado com *stent* bioabsorvível de PLLA no Instituto Dante Pazzanese e submetido a cinecoronariografia em diferentes períodos (6, 18 e 36 meses) após a intervenção coronária percutânea (ICP), como parte de protocolo de estudo *First-in-man* (FIM). Avaliação *in vivo* com tomografia de coerência óptica (OCT) demonstrando as diversas fases da cicatrização e absorção da endoprótese. Chama atenção o fato de que aos 36 meses não há mais nenhum resquício do *stent* previamente implantado na artéria coronária.

processo que se inicia com a lesão do endotélio pelos diversos instrumentais empregados pelos cardiologistas intervencionistas.

Somente uma ampla compreensão dos mecanismos envolvidos nesse processo nos permitirá elevar o sucesso das intervenções percutâneas, garantindo também maior segurança do procedimento.

Por fim, parece justo afirmar que estamos vivendo o início de uma nova era na cardiologia intervencionista, com a incorporação dos *stents* bioabsorvíveis à prática clínica. Caso essa nova tecnologia confirme o potencial demonstrado nas avaliações pré-clínicas e nos primeiros estudos em humanos, em breve, em vez de debatermos modalidades de revascularização miocárdica, estaremos discutindo a chamada terapia de restauração vascular, talvez a mais ambiciosa promessa da cardiologia intervencionista até o momento.

REFERÊNCIAS BIBLIOGRÁFICAS

1. Gruentzig AR, Senning A, Siegenthaler WE. Nonoperative dilatation of coronary-artery stenosis: percutaneous transluminal coronary angioplasty. N Engl J Med. 1979;301:61-8.
2. Schwartz RS, Huber KC, Murphy JG, et al. Restenosis and the proportional neointimal response to coronary artery injury; results in a porcine model. J Am Coll Cardiol. 1991;19:267-74.
3. Finn AV, Nakazawa G, Joner M, et al. Vascular responses to drug eluting stents: importance of delayed healing. Arterioscler Thromb Vasc Biol. 2007 Jul;27(7):1500-10.
4. Farb A, Sangiorgi G, Carter AJ, et al. Pathology of acute and chronic coronary stenting in humans. Circulation. 1999;99:44-52.
5. Pakala R, Benedict C. Synergy between thrombin and serotonin in inducing vascular smooth muscle cell proliferation. J Lab Clin Med. 1999;134:659-67.
6. Cheneau E, John MC, Fournadjiev J, et al. Time course of stent endothelization after intravascular radiationtherapy in rabbit iliac arteries. Circulation. 2003;107(16):2153-8.
7. Tanguay JF, Hammoud T, Geoffroy P, et al. Chronic platelet and neutrophil adhesion: a causal role for neointimal hyperplasia in instent restenosis. J Endovasc Ther. 2003;10(5)968-77.
8. Libby P, Ordovas JM, Birinyi LK, et al. Inducible interleukin-1 gene expression in human vascular smooth muscle cells. J Clin Invest. 1986;78:1432-8.
9. Costa MA, Simon DI. Molecular basis of restenosis and drug-eluting stents. Circulation. 2005;111:2257-73.
10. Chan AW, Moliterno DJ. Restenosis: the clinical issue. In: Topol EJ. Textbook in Interventional Cardiology. Amsterdam: Elsevier Science, 2003. p.415.
11. Chen MS, John JM, Chew DP, et al. Bare metal stent restenosis is not a benign clinical entity. Am Heart J. 2006;151:1260-4.
12. Kastrati A, Schomig A. Predictive factors of restenosis after coronary stent placement. J Am Coll Cardiol. 1997;30:1428-36.
13. Stone GW, Moses JW, Ellis SG, et al. Safety and efficacy of sirolimus- and paclitaxel-eluting coronary stents. N Engl J Med. 2007;356:998-1008.

14. Schwartz RS, Holmes Jr DR, Topol EJ. The restenosis paradigm revisited: an alternative proposal for cellular mechanisms. J Am Coll Cardiol. 1992;20:1284-93.
15. Mercado N, Boersma E, Wijns W, et al. Clinical and quantitative coronary angiographic predictors of coronary restenosis: a comparative analysis from the balloon-to-stent era. J Am Coll Cardiol. 2001;38:645-52.
16. Welt FG, Rogers C. Inflammation and restenosis in the stent era. Arterioscler Thromb Vasc Biol. 2002;22:1769-76.
17. Schwartz RS, Topol EJ, Serruys PW, et al. Artery size, neointima, and remodeling: time for some standards. J Am Coll Cardiol. 1998;32:2087-94.
18. Mintz GS, Popma JJ, Pichard AD, et al. Arterial remodeling after coronary angioplasty: a serial intravascular ultrasound study. Circulation. 1996;94:35-43.
19. Honda Y, Fitzgerald P. Stent thrombosis: an issue revisited in a changing world. Circulation. 2003;108:2-5.
20. Wang F, Stouffer GA, Waxman S, et al. Late coronary stent thrombosis: early vs. late stent thrombosis in the stent era. Catheter Cardiovasc Interv. 2002;55:142-7.
21. Serruys PW, Strauss BH, Beatt KJ, et al. Angiographic follow-up after placement of a self-expanding coronary-artery stent. N Engl J Med. 1991;324:13-7.
22. Cutlip DE, Baim DS, Ho KK, et al. Stent thrombosis in the modern era: a pooled analysis of multicenter coronary stent clinical trials. Circulation. 2001;103:1967-71.
23. Colombo A, Hall P, Nakamura S, et al. Intracoronary stenting without anticoagulation accomplished with intravascular ultrasound guidance. Circulation. 1995;91:1676-88.
24. McFadden EP, Stabile E, Regar E, et al. Late thrombosis in drug-eluting stents after discontinuation of antiplatelet therapy. Lancet. 2004;364:1519-21.
25. Pfisterer M, Brunner-La Rocca H-P, Buser PT. Late clinical events after clopidogrel discontinuation may limit benefit of drug-eluting stents: an observational study of drug-eluting versus bare-metal stents. J Am Coll Cardiol. 2006;48:2592-5.
26. Nordman A, Briel M, Bucher HC. Mortality in randomized controlled trials comparing drug-eluting vs bare metal stents in coronary artery disease: a meta-analysis. Eur Heart J. 2006;27:2784-814.
26a Sousa JE, Costa MA, Farb A, et al. Images in cardiovascular medicine. Vascular healing 4 years after the implatation of sirolimus-eluting stent in humans: a histopathological examination. Circulation. 2004;110(1):e5-e6.
27. Jaffe R, Strauss BH. Late and very late thrombosis of drug-eluting stents: evolving concepts and perspectives. J Am Coll Cardiol. 2007;50:119-27.
28. Parry TJ, Brosius R, Thyagarajan R, et al. Drug-eluting stents: sirolimus and paclitaxel differentially affect cultured cells and injured arteries. Eur J Pharmacol. 2005 Nov 7;524(1-3):19-29.
29. Axel DI, Kunert W, Göggelmann C, et al. Paclitaxel inhibits arterial smooth muscle cell proliferation and migration in vitro and in vivo using local drug delivery. Circulation. 1997 Jul 15;96(2):636-45.
30. Finn AV, Nakazawa G, Joner M, et al. Vascular responses to drug eluting stents: importance of delayed healing. Arterioscler Thromb Vasc Biol. 2007 Jul;27(7):1500-10.
31. Togni M, Räber L, Cocchia R, et al. Local vascular dysfunction after coronary paclitaxel-eluting stent implantation. Int J Cardiol. 2007 Aug 21;120(2):212-20.
32. Togni M, Windecker S, Cocchia R, et al. Sirolimus eluting stents associated with paradoxic coronary vasoconstriction. J Am Coll Cardiol. 2005 Jul 19;46(2):231-6.
33. Hofma SH, van der Giessen WJ, van Dalen BM, et al. Indication of long-term endothelial dysfunction after sirolimus-eluting stent implantation. Eur Heart J. 2006;27:166-70.
34. Awata M, Kotani J, Uematsu M, et al. Serial angioscopic evidence of incomplete neointimal coverage after sirolimus-eluting stent implantation, comparison with bare-metal stents. Circulation. 2007 Aug 21;116(8):910-6.
35. Joner M, Finn AV, Farb A, et al. Pathology of drug-eluting stents in humans: delayed healing and late thrombotic risk. J Am Coll Cardiol. 2006 Jul 4;48(1):193-202.
36. Mintz GS, Weissman NJ. Intravascular ultrasound in the drug-eluting stent era. J Am Coll Cardiol. 2006;48:421-9.
37. Mintz GS, Nissen SE, Anderson WD, et al. American College of Cardiology Clinical Expert Consensus Document on Standards for Acquisition, Measurement and Reporting of Intravascular Ultrasound Studies (IVUS). A Report of the American College of Cardiology. J Am Coll Cardiol. 2001;37:1478-92.
38. Virmani R, Guagliumi G, Farb A, et al. Localized hypersensitivity and late coronary thrombosis secondary to a sirolimus-eluting stent: should we be cautious? Circulation. 2004;109:701-5.
39. Shah VM, Mintz GS, Apple S, et al. Background incidence of late malapposition after bare-metal stent implantation. Circulation. 2002;106:1753-5.
40. Hong MK, Mintz GS, Lee CW, et al. Incidence, mechanism, predictors, and long-term prognosis of late ISA after BMS implantation. Circulation. 2004;109:881-6.

41. Ako J, Morino Y, Honda Y, et al. Late incomplete stent apposition after sirolimus-eluting stent implantation: a serial intravascular ultrasound analysis. J Am Coll Cardiol. 2005;46:1002-5.
42. Hong MK, Mintz GS, Lee CW, et al. Late stent malapposition after drug-eluting stent implantation: an intravascular ultrasound analysis with long-term follow-up. Circulation. 2006;113:414-9.
43. Cook S, Wenaweser P, Togni M, et al. Incomplete stent apposition and very late thrombosis after drugeluting stent implantation. Circulation. 2007;115;2426-34.
44. Siqueira DA, Abizaid AA, Costa Jde R, et al. Late incomplete apposition after drug-eluting stent implantation: incidence and potential for adverse clinical outcomes. Eur Heart J. 2007;28:1304-9.
45. Koster R, Vieluf D, Kiehn M, et al. Nickel and molybdenum contact allergies in patients with coronary instent restenosis. Lancet. 2000;356:1895-7.
46. Nebeker JR, Virmani R, Bennett CL. Hypersensitivity cases associated with drug-eluting coronary stents: a review of available cases from the Research on Adverse Drug Events and Reports (RADAR) Project. J Am Coll Cardiol. 2006;47:175-81.
47. Information for Physicians on Sub-Acute Thromboses (SAT) and Hypersensitivity Reactions with Use of the Cordis CYPHER Coronary Stent. FDA Public Health Web Notification. Rockville, MD: Food and Drug Administration, 2003. p.2.
48. van der Giessen WJ, Lincoff AM, Schwartz RS, et al. Marked inflammatory sequelae to implantation of biodegradable and non biodegradable polymers in porcine coronary arteries. Circulation. 1996;94:1690-7.
49. Lincoff AM, Furst JG, Ellis SG, et al. Sustained local delivery of dexamethasone by a novel intravascular eluting stent to prevent restenosis in the porcine coronary injury model. J Am Coll Cardiol. 1997;29:808-16.
50. Yamawaki T, Shimokawa H, Kozai T, et al. Intramural delivery of a specific tyrosine kinase inhibitor with biodegradable stent suppresses the restenotic changes of the coronary artery in pigs in vivo. J Am Coll Cardiol. 1998;32:780-6.
51. Serruys PW, Onuma Y, Ormiston JA, et al. Evaluation of the second generation of a bioresorbable everolimus drug-eluting vascular scaffold for treatment of de novo coronary artery stenosis: Six-month clinical and imaging outcomes. Circulation. 2010;122:2301-12
52. Ormiston JA, Serruys PW, Onuma Y, et al. First serial assessment at 6 months and 2 years of the second generation of absorb everolimus-eluting bioresorbable vascular scaffold: A multi-imaging modality study. Circ Cardiovasc Interv. 2012;5:620-32.
53. Serruys PW, Chevalier B, Dudek D, et al. A bioresorbable everolimus-eluting scaffold versus a metallic everolimus-eluting stent for ischaemic heart disease caused by de-novo native coronary artery lesions (ABSORB II): an interim 1-year analysis of clinical and procedural secondary outcomes from a randomised controlled trial. Lancet. 2015 Jan 3;385(9962):43-54.

capítulo 42

Alfredo Inácio Fiorelli
Noedir Antonio Groppo Stolf
Raul Cavalcante Maranhão

Doença Vascular do Coração Transplantado: Fisiopatologia e Opções Terapêuticas

INTRODUÇÃO

A despeito de os primeiros transplantes cardíacos experimentais terem sido realizados no início do século passado, o grande feito histórico somente foi concretizado entre humanos, com sucesso, em 1967, por Barnard.[1] O método foi introduzido na América Latina no ano seguinte por Zerbini, no Hospital das Clínicas da Universidade de São Paulo, também com sucesso.[2] Contudo, essa operação somente foi incorporada na prática clínica de forma rotineira na década de 1980 devida, principalmente, ao melhor controle da rejeição. Isso foi possível graças, entre outros fatores, à introdução da ciclosporina no esquema imunossupressor e à biopsia endomiocárdica, que permitiu identificar as alterações histológicas oriundas da rejeição antes da disfunção do enxerto. Assim, o transplante cardíaco se consolidou, até o presente, como a forma mais duradoura de restaurar os padrões hemodinâmicos do paciente portador de falência miocárdica irreversível.

O Registro Internacional mais recente contabiliza mais de 120.000 transplantes de coração realizados em todo o mundo desde 1982 e com melhora significativa na sobrevida, sendo de 81% no primeiro ano e de 69% no quinto ano após a operação.[3] Os dados apontam que a sobrevivência média é de 13 anos para aqueles que ultrapassaram o primeiro ano após o transplante.[4] No período imediato ao transplante as principais causas de morte são atribuídas à disfunção aguda do enxerto e à rejeição. Na fase tardia, quando o enxerto já se encontra adaptado ao novo território vascular, a doença vascular do enxerto, as neoplasias e a insuficiência renal tornam-se as causas mais comuns de morte.[3-5]

Na relação entre enxerto *versus* hospedeiro, os fenômenos imunológicos recebem especial destaque, pois o fato de o receptor reconhecer os aloantígenos do coração doador como proteínas estranhas é o principal motivo de desencadeamento dos mecanismos de rejeição.[6] Esse processo inicia-se já na primeira exposição dos aloantígenos do enxerto aos elementos imunes do receptor, ou seja, imediatamente após a reperfusão do coração recém-transplantado.[7-10]

O objetivo deste capítulo é analisar a fisiopatologia da doença vascular do enxerto no coração transplantado, com ênfase no endotélio, bem como explorar opções futuras de tratamento.

TIPOS DE REJEIÇÃO

A rejeição é um fenômeno de origem imune que ocorre devido à interação entre o coração doado e o receptor, tem caráter dinâmico e interativo; do ponto de vista didático costuma-se dividi-la em entidades aparentemente distintas.[6,9,11] Todavia, o que se nota na prática é a coexistência de diferentes formas de agressão com predomínio maior de umas delas. Assim, a rejeição no transplante cardíaco tem sido classificada como se segue.

Rejeição aguda celular

Costuma ocorrer em torno de quatro a seis dias após o transplante e acompanhará o paciente durante toda a sua vida, sendo mais grave e frequente nos primeiros três a seis meses de pós-operatório. Na rejeição aguda celular, as células apresentadoras de antígeno levam, direta ou indiretamente, a mensagem imune do enxerto até o linfócito T, sendo esse fenômeno denominado alorreconhecimento. Nesse processo, a membrana do linfócito T passa a ser bombardeada por múltiplos estímulos imunes, que ativam diferentes efetores, tendo como especial destaque a calcineurina, que por meio da interleucina-2 promove a expansão clonal dos linfócitos T, levando então à produção de diferentes clones celulares e enzimas.[4,5,7,8,12,13] Os episódios de rejeição aguda costumam ser identificados por meio das biopsias endomiocárdicas de rotina, que orientam a modulação dos imunossupressores.[14-19] Os principais elementos que participam do fenômeno de rejeição encontram-se abaixo descritos.

1. **Linfócitos T auxiliares (CD4 – linfócitos T-helper):** identificam os antígenos na membrana das células que sofreram fagocitose pelos macrófagos e, desse modo, ativam a imunidade específica do organismo.
2. **Linfócitos T citotóxicos (CD8 – linfócitos T-killer):** têm a capacidade de induzir à lise das células-alvo, no caso em questão as células do enxerto.
3. **Linfócitos B:** são responsáveis pela imunidade humoral devido à produção de anticorpos contra antígenos estranhos, podendo dar origem aos plasmócitos (células produtoras de anticorpos) ou às células de memória.
4. **Células citotóxicas naturais (células natural killer):** são linfócitos granulares que destroem células-alvo por aderência, à semelhança dos linfócitos T citotóxicos (CD8).
5. **Sinal de proliferação ou enzima-alvo da rapamicina (mTOR – Target of Rapamycin):** regulamenta a transcrição do RNA mensageiro, atuando no crescimento, proliferação, motilidade, sobrevida e síntese proteica do linfócito.

Rejeição mediada por anticorpos

É outra modalidade de reação imunológica que tem curso geralmente mais grave, pois já existem anticorpos circulantes pré-formados no receptor contra os aloantígenos do sistema HLA (*Human Leukocyte Antigens*) do enxerto. Trata-se de uma situação extremamente catastrófica, que leva à disfunção aguda do órgão transplantado e os imunossupressores não conseguem exercem nenhum efeito imediato, pois os anticorpos já estão formados e circulantes.[6,11,14,15,20]

O tempo de instalação dessa modalidade de rejeição costuma ser variável, podendo ocorrer em poucas horas ou imediatamente após a reperfusão do coração transplantado. A gravidade e a precocidade da agressão estão ligadas, entre outros fatores, à concentração e à afinidade dos anticorpos circulantes ao endotélio do enxerto, o qual representa a primeira interface com os elementos imunes do receptor. A resposta imune desencadeia a ativação dos diferentes sistemas de cascata, levando à obstrução progressiva das artérias coronárias do enxerto e à sua disfunção. A alternativa terapêutica é o emprego da plasmaférese para tentar depurar ao máximo os anticorpos circulantes, associada à imunossupressão agressiva com o objetivo de coibir a formação de novos anticorpos.[20-22]

Como medida preventiva para tentar evitar esse grave evento, tem-se preconizado o conhecimento prévio da reatividade do potencial receptor diante de um painel de linfócitos e o conhecimento prospectivo da prova cruzada de linfócitos (*crossmatch*). Assim, torna-se possível alocar os corações doados de modo mais racional e seguro aos receptores mais adequados.[20-23]

DOENÇA VASCULAR DO ENXERTO

A doença vascular do enxerto representa um tipo de rejeição crônica que leva à obstrução progressiva das artérias coronárias e será tratada aqui com maior destaque. A disfunção endotelial precede o desenvolvimento da vasculopatia, que se caracteriza pelo seu rápido início, proliferação difusa da íntima, culminando no desenvolvimento de estenose e oclusão de pequenos vasos.[24-26] Essa doença foi primeiramente descrita por Alexis Carrel, da Universidade de Chicago, em 1910, em um aloenxerto da artéria carótida canina. As obstruções tardias das artérias coronárias foram descritas inicialmente por Lower e colaboradores, em 1968, nos corações transplantados de cães e confirmadas, mais tarde, nos estudos clínicos realizados por Thomson e colaboradores, em 1969.[6,27]

Esse fenômeno imune tem recebido diferentes denominações devido às suas características multifacetadas, tais como: aterosclerose pós-transplante, rejeição crônica, vasculopatia do coração transplantado, aterosclerose acelerada, vasculopatia do enxerto e outras.[8,9] Todavia, a designação doença vascular do enxerto passou a receber maior aceitação por expressar de forma mais adequada esse fenômeno imunológico que é comum aos demais transplantes de órgãos sólidos.[14,15,28,29]

A doença vascular do enxerto acomete os vasos epicárdicos e a microcirculação, o que dificulta a identificação da doença pela coronariografia e pelo ultrassom intravascular, podendo ser suspeitada a partir de estudos anormais de perfusão coronária, estudos fisiológicos ou pela presença de padrões de enchimento diastólico restritivas. Recentemente, a International Society for Heart Lung Transplantation propôs uma nova nomenclatura para definir a doença vascular do enxerto com base na angiografia e incluiu também a função miocárdica, avaliada tanto por imagem quanto pelo comportamento fisiológico do coração (Tabela 42.1).[14,15,28]

Incidência

A importância dessa entidade pode ser observada na análise comparativa das curvas de sobrevida apresentadas pelo Registro de Transplante Cardíaco da International Society for Heart and Lung Transplantation, onde os pacientes que desenvolvem essa vasculopatia apresentam maior taxa de mortalidade em relação aos demais.[3]

A incidência da doença é variável em função da forma e da preocupação como a investigação diagnóstica é realizada. Essa incidência aumenta quando a investigação da doença é acompanhada do exame anatomopatológico na identificação da causa da morte. A doença vascular do enxerto acomete ambos os sexos e pacientes de diferentes idades, cujas manifestações iniciais podem surgir nos primeiros meses após o transplante.[3,30-32]

A doença vascular do enxerto é responsável por 17% das mortes e pode ser detectada já a partir do primeiro ano após o transplante, atingindo no terceiro ano cifras da ordem de 42% pela cinecoronariografia e 75% pela ultrassonografia intravascular.[24,30,33] Em estudo prévio realizado com pacientes submetidos ao transplante cardíaco no InCor-HCFMUSP e controlados com cinecoronariografia anual durante cinco anos, observou-se que a incidência anual da obstrução coronária era de 13,6%, 15,0%, 21,1%, 25,0% e 44,4%, respectivamente.[30,34] Esses dados estão em concordância com aqueles apontados pelo Registro Internacional, sendo de 8% no primeiro ano, 30% no quinto ano e 50% no décimo ano após o transplante (Figura 42.1).[3]

Fisiopatologia

A doença vascular do enxerto constitui a principal complicação tardia após o transplante e se caracteriza pela agressão imune persistente ao endotélio da coronária, limitando a sobrevida do paciente e do próprio enxerto em longo prazo.[24-26] O endotélio das artérias coronárias representa o primeiro estágio na apresentação dos antígenos do enxerto ao sistema imune do hospedeiro. A lesão prévia do endotélio e fatores não imunológicos também têm sido considerados como coadjuvantes na gênese da doença.[7,35-37]

O endotélio desempenha papel crítico na manutenção do tônus vascular pela detecção de estímulos e liberação de substâncias vasoativas que promovem a contração e o relaxamento vascular.[38-41] Quando esse equilíbrio é quebrado há predisposição à vasoconstrição, aderência de leucócitos, ativação de plaquetas, mitogênese, pró-oxidação, trombose, coagulação deficiente, inflamação vascular e, no receptor de transplante de coração, à doença vascular do enxerto.[26,42-44]

Tabela 42.1 Nomenclatura da doença vascular do enxerto de acordo com a ISHLT.[28]

Grau	Gravidade	Definição
0	Não significativa	Sem lesão angiográfica detectável
1	Discreta	Lesão de tronco principal < 50% ou vaso principal < 70% ou outros ramos com < 70% e lesão difusa com ausência de disfunção do enxerto
2	Moderada	Lesão em vaso único > 70% ou lesão em dois ramos > 70% em dois sistemas Lesão de tronco < 50% com ausência de disfunção do enxerto
3	Severa	Lesão de tronco > 50% ou > dois vasos primários > 70% ou lesão > 70% em três sistemas ou grau 1 ou 2 com disfunção do enxerto ou com restrição fisiológica do enxerto

Disfunção do enxerto – fração de ejeção pela ecocardiografia < 45%.
Restrição fisiológica do enxerto – pela ecocardiografia: velocidade > 2, redução do tempo de relaxamento isovolumétrico (< 60 m) e tempo de desaceleração encurtado (< 150 ms); pela hemodinâmica: pressão atrial direita > 12 mmHg, pressão de capilar pressão > 25 mmHg e índice cardíaco < 2 L/min/m².
ISHLT: International Society for Heart Lung Transplantation.

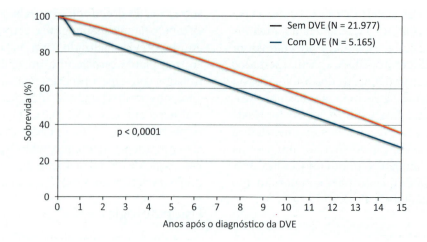

Figura 42.1 Curvas de sobrevidas após o transplante cardíaco, podendo se notar a interferência negativa da presença da doença vascular do enxerto (DVE).[3]

A disfunção endotelial e a hiperplasia da íntima culminam com o remodelamento vascular em resposta à lesão endotelial relacionada ao transplante. Esse fenômeno é potencializado por citocinas inflamatórias, fatores de crescimento e fatores quimiotáticos produzidos por células endoteliais ativadas. O óxido nítrico desempenha importante papel como mediador no relaxamento vascular.[45-47]

A resposta inflamatória imune propicia a disfunção do endotélio, a migração e a proliferação de células do músculo liso. Apoptose e fatores produzidos pelo endotélio, bem como a proliferação de células musculares lisas, conduzem à fibrose. A migração dessas células musculares em conjunto com a fibrose provoca espessamento intimal concêntrico das artérias coronárias, que é a principal característica da doença vascular do enxerto.[10,39]

Os mecanismos íntimos envolvidos na fisiopatologia da vasculopatia ainda são incertos e representam grande desafio para os investigadores no controle dessa complicação que é própria dos transplantes de órgãos sólidos.[24,26,42] As características imunes do doador e do receptor apresentam especial destaque nesse contexto e representam os fatores preponderantes na evolução da enfermidade. Trata-se de enfermidade de origem multifatorial que acomete o aloenxerto de forma lenta e progressiva, limitando a sobrevida do órgão e a do próprio paciente em longo prazo.[3] A obstrução crônica das artérias coronárias leva à necrose miocárdica lenta e progressiva, podendo conduzir à insuficiência cardíaca semelhante àquela que motivou o transplante.

Muito embora a falência aguda do enxerto após transplante tenha melhorado nas últimas duas décadas, o mesmo não se pode dizer em relação à sua evolução tardia, onde as conquistas têm sido menos pronunciadas. Nesse cenário, a doença vascular do enxerto aparece como a principal complicação após o primeiro ano de transplante e carece de terapêutica específica e eficaz.[3,48]

A doença vascular do enxerto é uma forma de vasculopatia coronária acelerada na qual a resposta inflamatória ainda não está totalmente esclarecida, contudo, tem como seu principal participante o sistema imune. A porta de entrada muito provavelmente é a disfunção endotelial secundária ao bombardeio imune, a qual permite a agressão direta da camada subintimal e estimula a proliferação miointimal na parede da artéria. O processo inflamatório se estende para todo o leito arterial e, ocasionalmente, para as veias, poupando apenas os vasos nativos do receptor.[24,35]

Na fase inicial da doença pode se observar a endotelite caracterizada pelo alinhamento de linfócitos e macrófagos sob o endotélio vascular. A íntima torna-se espessa devido à proliferação fibromuscular e ao aumento das proteínas da matriz extracelular. Nessa fase a lâmina elástica interna ainda está intacta e o acometimento limita-se às artérias proximais.[24,36] Posteriormente, o espessamento progride difusamente pela vasculatura coronária, surgindo placas de tecido fibroadiposo e depósito gradativo de cálcio com a formação futura de placas isoladas de ateroma.[24,37] As primeiras alterações da íntima podem ser observadas já a partir do sexto mês após o transplante.[37]

Na fase tardia da doença observa-se que o espessamento da íntima é difuso, com hiperplasia e fibrose concêntrica. Em estudo detalhado das artérias coronárias tem-se constatado a incorporação de lipídeos e placas focais de ateromas entremeadas à arterite difusa. O espessamento das artérias ocorre pela infiltração de células inflamatórias mononucleares em resposta aos estímulos aloimunes ou por infecção, e nessa última situação merece especial destaque a participação do citomegalovírus. À medida que a doença avança a camada média das artérias pode ser total ou parcialmente substituída por tecido fibroso. Somente os vasos com pouca ou nenhuma camada muscular podem ser poupados.[33,40] A Figura 42.2 representa de forma esquemática a evolução temporal da doença vascular do enxerto considerando os principais mecanismos envolvidos em cada uma dessas fases e as respectivas manifestações da doença.[48-52]

Nos primeiros meses após o transplante, a função endotelial coronária e a reserva de fluxo fracionada exibem alterações mesmo em pacientes assintomáticos. Observa-se que a resposta vasoconstritora coronária anormal para a acetilcolina precede o surgimento das alterações histológicas com espessamento intimal.[18] Os segmentos anormais das coronárias costumam desenvolver o espessamento intimal mais precocemente em relação aos demais.[12,53-56] A redução precoce da função endotelial coronariana antes da identificação da doença vascular do enxerto sugere que o rápido declínio da função endotelial é preditor de mau prognóstico. A reserva de fluxo coronário anormal independente do endotélio, avaliada pelo dipiridamol, está associada com a disfunção ventricular esquerda durante o exercício. Por outro lado, a disfunção endotelial das artérias epicárdicas, avaliada pelo índice de resistência da microcirculação, costuma apresentar alterações após o segundo ano de transplante, sugerindo que o acometimento da microcirculação pela doença vascular do enxerto ocorre mais tardiamente.[57-60]

Na doença vascular do enxerto a hiperplasia fibromuscular concêntrica da íntima é uma das características que a diferenciam das lesões produzidas pela doença aterosclerótica. Nesta última, as lesões costumam ser mais bem definidas nos segmentos proximais das artérias epicárdicas e leva décadas para se desenvolverem.[24,57-61]

A morfologia da doença vascular do enxerto inclui três tipos de lesões; hiperplasia fibromuscular da íntima, depósito lipídico e vasculite. A lesão mais característica observada na maioria das vezes é hiperplasia fibromuscular concêntrica da íntima (Figura 42.3).

Tem-se afirmado erroneamente que a doença vascular do enxerto acomete as artérias coronárias de forma centrípeta, ou seja, dos vasos de menor calibre para os maiores. O que se observa de fato é o comprometimento vascular difuso, inclusive no segmento da aorta correspondente ao enxerto. A agressão ao endotélio é difusa e sem grandes preferências pelo tamanho dos vasos e esse processo inflamatório leva à obstrução mais precoce da microcirculação devido ao seu menor diâmetro dos vasos.[25,57-60] Na doença vascular do enxerto a hiperplasia da íntima e a proliferação de células do músculo liso vascular levam ao espessamento da parede dos vasos do epicárdio, das artérias intramiocárdicas (50 a 20 μm), das arteríolas (20 a 10 μm) e dos capilares (< 10 μm), ou seja, o comprometimento é difuso.[33,57-62]

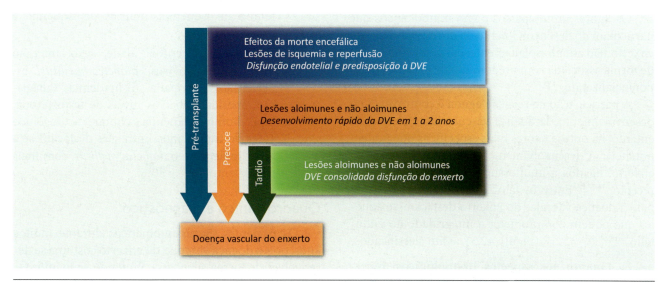

Figura 42.2 Evolução temporal da doença vascular do enxerto (DVE), ressaltando-se na fase inicial a instalação da disfunção endotelial no enxerto devido às características do doador; posteriormente, a ação dos fatores de risco imunológicos e não imunológicos que se iniciam na fase precoce ao transplante; e, finalmente, na fase tardia a detecção da doença vascular do enxerto instalada com disfunção do enxerto.

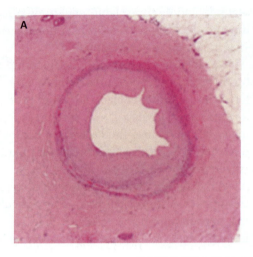 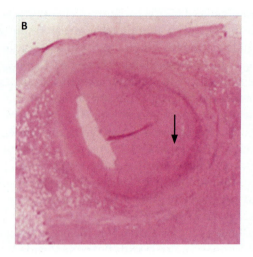

Figura 42.3 Microfotografia do miocárdio com exibição de artérias coronárias com diferentes graus de doença vascular do enxerto. **(A)** Nota-se o padrão habitual com espessamento concêntrico da parede da artéria coronária, devido à hiperplasia fibromuscular da íntima. **(B)** Presença de importante comprometimento da artéria pela doença vascular do enxerto (seta) com redução acentuada da luz do vaso. (Hematoxilina-eosina; aumento de 100×). Fonte: Alfredo Inácio Fiorelli.

A doença vascular do enxerto não poupa nem mesmo os pacientes mais jovens, como as crianças que receberam transplante cardíaco. O processo de evolução das alterações vasculares segue os mesmos princípios com manifestação clínica pobre e produção de marcadores inflamatórios pouco específicos.[12,29,44,53,63]

A Figura 42.4 apresenta de forma esquemática os principais fatores envolvidos no desenvolvimento da doença vascular do enxerto, cabendo ressaltar o papel fundamental que a função endotelial desempenha.

Fatores de risco

Os fatores imunológicos e não imunológicos que participam do desenvolvimento da doença vascular do enxerto não atuam isoladamente; em geral concorrem de forma associada com predomínio de um deles ou se potencializando.[24,35,52]

A participação da rejeição aguda é controversa no desenvolvimento da doença vascular do enxerto. No entanto, há outros fatores mais específicos que podem potenciar o desenvolvimento da doença vascular do enxerto, ligados à imunossupressão, ao doador e ao receptor.[16,17,19] Entre os fatores considerados de risco para a doença vascular do enxerto destacam-se aqueles que podem comprometer a integridade do endotélio[3,9,10,24,29,34,35,45,64,65] (Figura 42.5), assim classificados:

1. **Quanto aos aspectos imunológicos:** hipersensibilidade do receptor com painel linfocitário elevado, grau de incompatibilidade HLA, presença de anticorpos do doador específico, presença de anticorpos não HLA, resposta imune para autoantígenos (miosina e vimentina), episódios de rejeição, complicações dos regimes de imunossupressão intensa, corticosteroides, inibidores da calcineurina, politransfusão e retransplante.

2. **Quanto ao doador:** etiologia da morte encefálica, idade avançada, sexo feminino, doença aterosclerótica prévia, tempo de choque e as suas características clínicas.

3. **Quanto à preservação do enxerto:** condições hemodinâmicas no momento da cardiectomia, tempo de uso de catecolaminas endovenosas, tempo de isquemia, injúrias de isquemia e reperfusão.

4. **Quanto ao receptor:** idade, sexo, infecção pelo citomegalovírus, *diabetes mellitus*, hipertensão, nefropatia, dislipidemia, tabagismo, obesidade, baixos níveis de testosterona, hiper-homocisteinemia e choque cardiogênico antes do transplante. Entre eles destacam-se a hiperlipidemia e o *diabetes mellitus*, com incidência entre 50% e 80%.

Quadro clínico e diagnóstico

Os pacientes são assintomáticos durante muitos anos, pois a doença vascular do enxerto costuma se desenvolver de forma silenciosa, podendo se manifestar com falha do enxerto, arritmias ventriculares ou morte súbita. Assim, o diagnóstico clínico precoce da doença vascular do enxerto é limitado pela desnervação do enxerto e, portanto, cursa na ausência de angina.[24,55,56]

Doença Vascular do Coração Transplantado: Fisiopatologia e Opções Terapêuticas

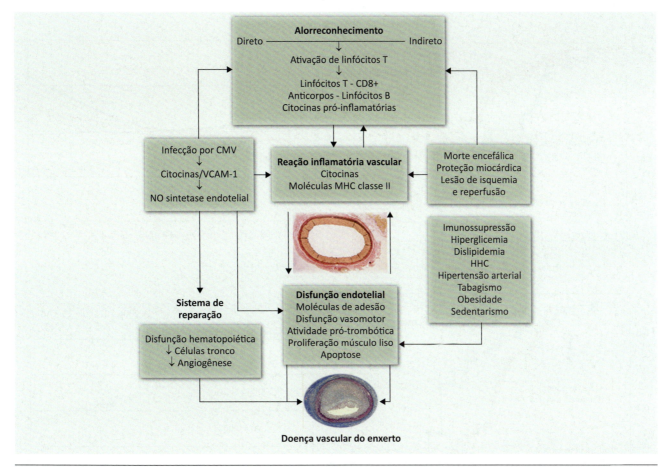

Figura 42.4 Doença vascular do enxerto. O primeiro passo no desencadeamento da doença vascular do enxerto é o alorreconhecimento, que ocorre após a reperfusão do enxerto, agravada pela disfunção endotelial pós-anóxica. As principais citocinas envolvidas no processo de rejeição são: interleucina-2 (IL-2), interferon-gama (IFN-γ) e fator de necrose tumoral alfa (TNF-α). A IL-2 induz a proliferação e diferenciação de linfócitos T; o IFN-γ ativa os macrófagos, e o TNF-α por si só é citotóxico para o coração transplantado. Além disso, o TNF-α aumenta a expressão das moléculas MHC de classe I, enquanto o IFN-γ aumenta a expressão do MHC de ambas as classes I e II. Em geral, essas citocinas podem levar à rejeição crônica do enxerto. O IFN-γ e o TNF-α induzem a produção de molécula de adesão de célula vascular 1 (VCAM-1), promovendo a adesão de monócitos e a passagem através do endotélio e, consequentemente, à doença vascular do enxerto. A morte encefálica oriunda de forma explosiva promove maior liberação de citocinas, moléculas de adesão e aumenta a expressão de antígenos classes I e II do sistema MHC, promovendo reação inflamatória exacerbada no coração do potencial doador e levando à disfunção endotelial.

O ecocardiograma de estresse com dobutamina destaca-se entre os métodos não invasivos e tem oferecido bons resultados, sendo incluído nos protocolos devido ao seu elevado valor preditivo negativo.[34,66-68] O exame merece especial destaque em candidatos que não podem submeter-se à angiografia. Apresenta razoável sensibilidade (80%) e especificidade (88%) para doença vascular do enxerto, oferecendo valor preditivo de futuros eventos.[34,68]

Outros testes não invasivos com resultados promissores incluem a angiotomografia computadorizada de coronária com sensibilidade de 70% e especificidade de 92% em relação ao ultrassom intravascular.[63,69-76] A angiotomografia de coronária tem ganhado cada vez mais espaço no arsenal diagnóstico, pois permite modular a intensidade da doença pela quantidade de cálcio na parede da artéria. Têm-se encontrado resultados promissores na correlação do volume da vasavasorum das coronárias com a evolução das placas na vasculopatia do enxerto, quando analisadas pela ultrassonografia intracoronária.[77] Esse método é limitado aos vasos entre 1 e 1,5 mm de diâmetro, de modo que aqueles com calibre menor não podem ser detectados de forma confiável. A ressonância magnética não demonstrou sensibilidade suficiente para detectar a doença vascular do enxerto, todavia, tem-se tentado atribuir à redução da reserva de perfusão valor preditivo negativo.[78,79]

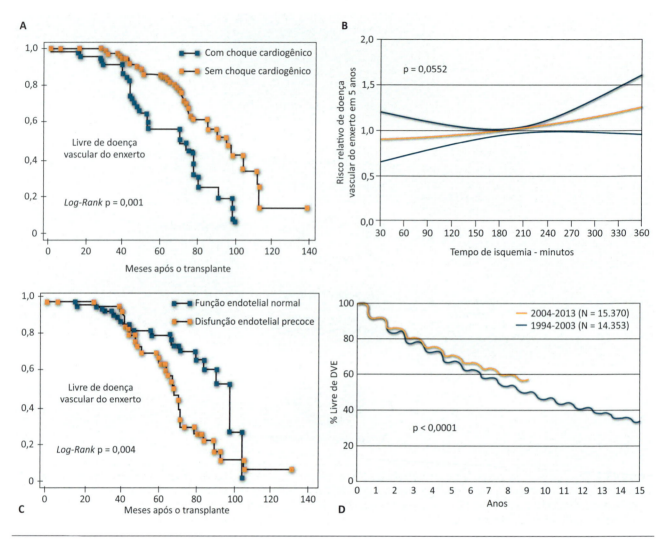

Figura 42.5 (A) Fatores de risco no desenvolvimento da doença vascular do enxerto. Estado de choque no momento do transplante.[64] **(B)** O tempo de isquemia do órgão favorece a lesão endotelial e aumenta o risco da doença.[3] **(C)** O desenvolvimento de disfunção endotelial precoce predispõe ao desenvolvimento de doença vascular do enxerto.[64] **(D)** A incidência da doença tem diminuído nas últimas décadas em função das medidas preventivas e na mudança da imunossupressão. Adaptada de Lund LH, et al., 2015.[3]

A cinecoronariografia, associada ao ultrassom intracoronário, é acreditada atualmente como padrão ouro na avaliação do comprometimento do enxerto.[33,73,80] Mesmo assim, a detecção precoce da lesão coronária por qualquer método de imagem é difícil. Não é incomum detectar-se doença vascular do enxerto grave em necropsia e se constatar que a coronariografia foi considerada normal num passado recente.[42] A avaliação da reserva de fluxo coronário em conjunção com a angiografia coronária pode ser útil para a detecção de doença coronária acometendo pequenos vasos.[17,33,59,60]

A Tabela 42.2 apresenta de forma resumida uma síntese de alguns estudos que analisam a função endotelial nos pacientes submetidos ao transplante cardíaco.[18,22,26,39,42,44,59,81,82]

Diferentes protocolos têm preconizado a realização da avaliação coronariográfica após o primeiro ano de transplante, sendo recomendada nos doadores idosos ou com suspeita de doença coronariana a realização do exame antes da aceitação do órgão ou, em situações especiais, logo nos primeiros meses após o transplante. A angiografia coronária seriada fornece informações significativas sobre o prognóstico evolutivo da doença vascular do enxerto.[15,17,19,80]

Barbir e colaboradores, em 1997, demonstraram que o estreitamento luminal inferior a 25%-50% é um preditor significativo de sobrevida livre de eventos cardíacos em receptores de transplante cardíaco.[71,72] Todavia, o método tem limitações pela falta de sensibilidade no caso da doença vascular do enxerto.[5,33,80,83]

Tabela 42.2 Parâmetros que analisam a função endotelial e a doença vascular do enxerto (DVE) após o transplante cardíaco.[22]

Método	Resultado
Reserva de fluxo coronário (RFC)	1. RFC ≤ 2,6 prediz o risco de eventos cardíacos adversos maiores no transplante de coração, sendo superior à angiocoronariografia padrão na estratificação de risco para DVE. 2. Pacientes que utilizam dipiridamol com RFC < 2,5 têm um declínio significativo na fração de ejeção, quando comparados com indivíduos com RFC > 2,5. 3. A resposta anormal à acetilcolina precede o desenvolvimento da DVE e a morte.
Dilatação mediada pelo fluxo (DMF)	1. DMF está reduzida em receptores jovens de transplante cardíaco. 2. DMF está reduzida após transplante cardíaco.
Dilatação da artéria braquial pelo ultrassom	1. Há diminuição progressiva na vasodilatação endotélio-dependente até 12 meses após o transplante de coração quando comparados aos controles.
Onda de pulso na artéria radial	1. A elasticidade de pequenas artérias é significativamente reduzida em receptores de transplante do coração em relação ao controle e está associada com a presença de DVE.

Assim, observa-se que são escassas e pouco efetivas as medidas que podem ser adotadas para coibir o avanço da proliferação miointimal.[15,26,32,81,82,84-85] Na Tabela 42.3 encontram-se apresentadas as recomendações sobre o diagnóstico, prevenção e tratamento da doença vascular do enxerto, preconizadas pela II Diretriz de Transplante Cardíaco da Sociedade Brasileira de Cardiologia.[17]

Marcadores laboratoriais

Está bem estabelecido que tanto as respostas celulares como humorais contra os antígenos de leucócitos humanos (HLA) estão relacionadas com o desenvolvimento da rejeição crónica.[12,13] No entanto, não só processos imunomediados, mas também fatores não imunes desempenham papel na patogênese da doença (Figura 42.4). O dano endotelial mediado por ambas as vias, imunes e não imunes, ganhou maior impacto nas investigações sobre o desenvolvimento dessa morbidade. Obviamente, seria extremamente vantajoso prever quais os pacientes iriam desenvolver a doença vascular do enxerto. Os investigadores têm pesquisado a utilidade de marcadores sanguíneos e tecidos que possam prever a doença vascular do enxerto.[86-89]

Estudos recentes sobre a doença vascular do enxerto têm analisado diferentes mediadores que participam desse complexo processo.[90-93] Considerando-se a extensão e a complexidade do tema, nas Tabelas 42.4 e 42.5 encontram-se descritos de forma sintética alguns desses biomarcadores e mediadores que apresentam participação de formas e proporções variáveis no desenvolvimento da doença vascular do enxerto.[86-89,92,93] O marcador ideal com maior especificidade e sensibilidade ainda não foi determinado. Talvez no futuro alguns deles, ou outros que venham a ser pesquisados, poderão se transformar em marcadores diagnósticos da reação inflamatória da doença vascular do enxerto, permitindo a identificação precoce da lesão e a melhor orientação na condução terapêutica.[94,95]

Starling e colaboradores, em 2016, publicaram os resultados de um amplo estudo multicêntrico, observacional, uma coorte de 200 receptores adultos de transplante cardíaco seguidos durante o primeiro ano após o transplante.[86] Foi um ensaio muito bem desenhado que teve como objetivo primário análise da mortalidade, perda do enxerto ou retransplante, comprovada a rejeição aguda por biópsia endomiocárdica e a doença vascular do enxerto, confirmada por ultrassom intracoronário. Essas informações foram correlacionadas com as determinações seriadas de anticorpos anti-HLA, autoanticorpos, proteínas angiogênicas, alorreatividade e padrões de expressão gênica do sangue periférico. Os resultados demonstraram que houve correlação significativa com os enxertos de doadores mais velhos e com a presença de anticorpos do receptor anti-HLA. Os receptores que apresentavam sorologia negativa para citomegalovírus, independentemente do padrão do doador, foram associados com maior número de episódios de rejeição aguda e aumento do fator-C plasmático de crescimento do endotélio vascular, combinada com a diminuição na endotelina-1 e associada à maior incidência de doença vascular do enxerto. Os demais biomarcadores não mostraram nenhuma relação com os desfechos do estudo. Os resultados desse estudo multicêntrico mostram os desafios a serem enfrentados na busca de biomarcadores para identificar os receptores mais suscetíveis à morte e à doença vascular do enxerto, observados por outros autores.[38,49,86,90]

Tabela 42.3 Recomendações para diagnóstico, prevenção e tratamento da doença vascular do enxerto (DVE) – II Diretriz de Transplante Cardíaco da Sociedade Brasileira de Cardiologia.[23]

Classe de recomendação	Indicação	Nível de evidência
Diagnóstico		
Classe I	Ecocardiografia de estresse com dobutamina anual para identificação de pacientes com maior risco de eventos cardiovasculares após transplante cardíaco.	C
Classe IIa	Cineangiocoronariografia anual (após primeiro ano) para diagnóstico e prognóstico de pacientes submetidos a transplante cardíaco.	C
	Ultrassonografia intravascular anual para diagnóstico e prognóstico de pacientes submetidos a transplante cardíaco.	C
Classe IIb	Teste ergométrico convencional/cintilografia miocárdica/angiotomografia para diagnóstico de isquemia após transplante cardíaco.	C
Prevenção		
Classe I	Orientação dos pacientes para redução de peso, controle da HAS, diabetes e para prática de atividades físicas.	C
	Estatinas devem ser utilizadas precocemente em todos os pacientes, independentemente das taxas de colesterol, na ausência de contraindicações e com monitoração de enzimas hepáticas e musculares.	A
	Diltiazem precocemente como droga de primeira linha para controle da HAS e prevenção de DVE.	A
Classe IIa	IECA para prevenção de DVE, associado ou não ao diltiazem.	B
	AAS para pacientes diabéticos após transplante cardíaco para prevenção de DVE e eventos cardiovasculares.	C
Tratamento		
Classe I	Angioplastia com colocação de *stent* para lesões proximais > 70% e com documentação de isquemia.	C
	Revascularização cirúrgica para pacientes triarteriais, com leito distal favorável e com documentação de isquemia.	C
Classe IIa	Retransplante para pacientes com DVE difusa multiarterial, com comprometimento do leito distal e disfunção ventricular importante, não passíveis de tratamento percutâneo ou cirúrgico.	C

HAS: hipertensão arterial sistêmica; DVE: doença vascular do enxerto; IECA: inibidores da enzima de conversão da angiotensina.

Tabela 42.4 Biomarcadores e a doença vascular do enxerto.[50,53,58]

Biomarcador	Ação
Proteína C reativa	Marcador de infamação (> 3 mg/L)
Triglicérides/HDL	Resistência à insulina (> 3)
BNP	Pode aumentar na rejeição celular (≥ 250 pg/mL)
Fator de von Willebrand	Disfunção endotelial
Células endoteliais circulantes apoptóticas e micropartículas endoteliais	Lesão de células endoteliais
Fator de crescimento endotelial vascular (VEGF) C, VEGF-A e fator plaquetário	Angiogênese
Troponina de alta sensibilidade	Lesão de cardiomiócito

Tabela 42.5 Receptores celulares, mediadores inflamatórios e metaloproteinases analisados por PCR em tempo real.[29,38,46,49,86]

Sigla	Descrição	Atividade
Receptores celulares		
CD36	Receptor de trombospondina (*Thrombospondin receptor*)	Antiangiogênica. Participa no reparo das lesões, na migração e na proliferação celular.
LDLR	Receptor de lipoproteína de baixa densidade (*Lowdensity lipoprotein receptor*)	Carreadores captadores de lipoproteínas de baixa densidade.
LRP-1	Receptor de lipoproteína de baixa densidade relacionada à proteína 1 (*Low density lipoprotein receptor-related protein 1*)	Participa da função endocítica da célula, do metabolismo das lipoproteínas, da degradação de proteases e da ativação do lisossomo.
Mediadores inflamatórios		
IL-1β	Interleucina-1β	Pró-inflamatória. Origem da IL-1 pela ação da caspase-1. Induz a expressão de E-selectina, VCAM-1 e ICAM-1.
IL-10	Interleucina-10	Inibe as citocinas pró-inflamatórias, tais como interferon-gama, IL-2, IL-3 e TNF-α. Inibe os macrófagos e ativa os linfócitos B.
IL-18	Interleucina-18	Pró-inflamatória. Estimula macrófagos, IL-12 e o interferon-gama.
TNF-α	Fator de necrose tumoral alfa (*Tumor necrosis factor-α*)	Migração de células dendríticas intersticiais para os órgãos linfoides, ativando as células T efetoras.
VCAM-1	Molécula de adesão de célula vascular 1 (*Vascular cell adhesion molecule-1*)	Adesão de proteínas de linfócitos, monócitos, eosinófilos e basófilos ao endotélio vascular.
MCP-1	Proteína quimiotática de monócitos 1 (*Monocyte chemotactic protein-1*)	Diapedese de monócitos, células T de memória e células dendríticas. Efeito protetor na restauração cardíaca.
Metaloproteinases		
MMP-9	Metaloproteinase de matriz 9 (*Matrix metalloproteinase 9*)	Facilita a invasão dos leucócitos nos tecidos.
MMP-12	Metaloproteinase de matriz 12 (*Matrix metalloproteinase 12*)	Participa da quebra da matriz extracelular. Aumenta na doença vascular do enxerto.

ICAM-1: *Intercellular Adhesion Molecule 1*; PCR: *Polymerase Chain Reaction*.

Tratamento

Mais recentemente, as pesquisas têm-se voltado ao desenvolvimento de imunossupressores que tenham ação antiproliferativa associada, tendo em vista a importância que a doença vascular do enxerto desempenha na evolução do transplante. Dessa forma, seria possível controlar a rejeição celular aguda e reduzir a hiperplasia da íntima da artéria.[84,90,96-98]

Tem-se observado que a progressão da doença vascular do enxerto é mais lenta nos pacientes que recebem micofenolato de mofetila em substituição à azatioprina. A combinação de ciclosporina e micofenolato de mofetila tem-se associado à redução de 35% na mortalidade de três anos ou perda do transplante em comparação com os pacientes tratados com ciclosporina e azatioprina.[98] Nota-se também redução significativamente menor na progressão do espessamento da íntima, indicando que a prevenção da doença vascular do enxerto é superior com o uso do micofenolato de mofetila.[98,99]

O micofenolato de mofetila reduz a adesão de leucócitos ao endotélio e inibe a proliferação de células de músculo liso. Inibidores do sinal de proliferação, sirolimus e everolimus, apresentam potencial de reduzir a incidência de microvasculopatia pela proliferação da íntima e, consequentemente, a doença vascular do enxerto. O everolimus é um análogo do sirolimus e tem mostrado resultados semelhantes com diminuição da gravidade e incidência da doença vascular do enxerto.[98]

Com esse cenário, tem-se procurado investigar os reais benefícios clínicos da ação antiproliferativa de micofenolato de mofetila, sirolimus e everolimus na incorporação do arsenal terapêutico. Por outro lado, a adoção de medidas preventivas que possam retardar a progressão da doença vascular do enxerto ainda representa a pedra angular do tratamento dessa afecção.[98,99]

A revascularização cirúrgica do miocárdio ou a angioplastia com *stent* farmacológico são recursos utilizados em alguns casos com lesões graves e surtem poucos efeitos benéficos, uma vez que a doença acomete difusamente as artérias coronárias (Figura 42.6).[26,100,101] O retransplante também deve ser considerado nos casos com falência do enxerto, desde que não tenha contraindicações.[3,31,101,102] No Registro Internacional contabiliza-se cerca de 2.700 (2,3%) retransplantes realizados até 2013, sendo a doença vascular do enxerto responsável pelo maior contingente.[3]

Investigação experimental

Mais pesquisas são necessárias para identificar completamente a dupla interação de ambas as células doadoras e receptoras. Alguns estudos usaram apenas modelos animais ou a criação de modelos experimentais de doença vascular do enxerto experimental. Os resultados desses modelos experimentais visam à extrapolação para o transplante cardíaco em humanos e obter o melhor controle dessa doença. Nos últimos anos as pesquisas experimentais têm aumentado em número e na diversidade dos potenciais biomarcadores envolvidos.

Em nossa instituição, desenvolveu-se uma linha de pesquisa experimental voltada para tal fim.[26-29] O Laboratório de Lípides do InCor desenvolveu uma nanopartícula à base de colesterol LDL, denominada LDE, que apresenta a propriedade de carrear fármacos. Para tanto, confeccionaram-se partículas de LDE-paclitaxel e LDE-metotrexato que obedeceram aos mesmos princípios empregados na obtenção de outros fármacos ligados à LDE.[103-107] Esses fármacos foram escolhidos por serem amplamente utilizados em humanos, inclusive nos transplantes, e apresentam propriedade anti-inflamatória e antiproliferativa. Com esse intuito objetiva-se encontrar uma ação mais seletiva deles e com redução sérica desses agentes e, consequentemente, com menor toxicidade.

No modelo experimental o animal escolhido foi o coelho, devido a sua inabilidade em metabolizar o colesterol e, portanto, sua propensão ao desenvolvimento das placas de ateroma. O procedimento cirúrgico consistiu no transplante heterotópico do coração doador na região cervical do receptor. As principais vantagens desse modelo apoiam-se nos seguintes itens:

1. O modelo em coelhos tem sido considerado mais semelhante ao dos humanos;

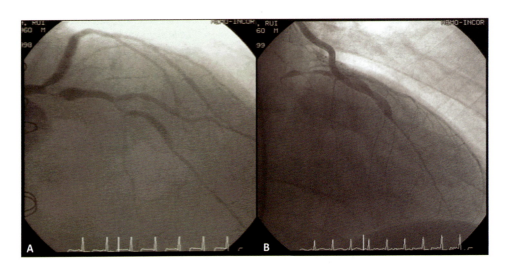

Figura 42.6 (A) Coronariografia realizada quatro anos após o transplante cardíaco. Nota-se o comprometimento difuso no sistema esquerdo com lesões de diferentes estágios de evolução. **(B)** Coronariografia de controle realizada em um paciente no sexto ano de transplante cardíaco que foi submetido à revascularização do miocárdio com anastomose da artéria torácica interna esquerda com a artéria coronária interventricular anterior. Nota-se o grave comprometimento difuso das artérias coronárias, a qual representa uma característica da doença vascular do enxerto e representa um desafio na indicação do tratamento cirúrgico. Fonte: Alfredo Inácio Fiorelli.

2. A lesão se desenvolve de forma tubular semelhante a que ocorre em humanos, ao contrário dos ratos, que é segmentar;
3. Curto tempo de desenvolvimento da arterite, entre cinco e seis semanas, ao contrário dos ratos, que requerem 12 a 24 semanas.

Nesse modelo, a doença vascular do enxerto é caracterizada pela presença da hiperplasia fibrosa da íntima exacerbada pela infiltração gordurosa. Na gênese do processo observa-se o sinergismo de dois eventos: a reação inflamatória imune sobre as coronárias do enxerto devido à rejeição e a hipercolesterolemia induzida.[103,105,106]

Nessas investigações tem-se estudado a interferência dos fármacos acoplados às nanopartículas no desenvolvimento da doença vascular do enxerto. Para tanto, os seguintes parâmetros têm sido estudados: análise histológica do miocárdio pela hematoxilina-eosina e pela imuno-histoquímica; avaliação morfomética das artérias coronárias; expressão gênica de diferentes receptores celulares; mediadores inflamatórios e metaloproteinases analisados por PCR em tempo real (Tabela 42.5).

Os resultados obtidos até então indicam que o modelo experimental adotado apresenta alterações histológicas nas artérias coronárias semelhantes àquelas observadas na doença vascular do enxerto em humanos; ambos os fármacos foram eficazes para bloquear a vasculite induzida pela hipercolesterolemia no coração transplantado do coelho, sendo o paclitaxel com bloqueio mais intenso que o metotrexato (Figuras 42.7, 42.8 e 42.9); o mesmo tem-se observado na atenuação significativa na expressão gênica relativa de diferentes fatores de inflamação.[104-106]

Com base nos resultados obtidos experimentalmente, iniciaram-se pesquisas clínicas com o emprego de nanopartículas LDE-metotrexato em portadores de doença vascular do enxerto, com o intuito inicial de avaliar possível bloqueio da doença já instalada com essa modalidade terapêutica.[105-107] Esses estudos ainda estão em andamento.

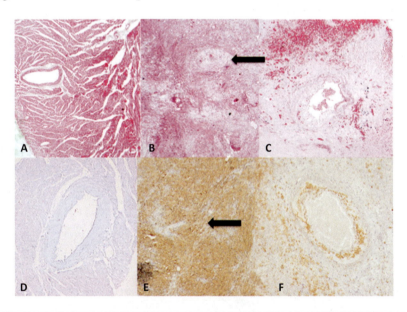

Figura 42.7 Corte representativo de coração nativo (grupo-controle) e transplantado. **(A)** Grupo-controle, nota-se a preservação da arquitetura do tecido miocárdico sem reação inflamatória expressiva e a artéria bem delimitada com a parede íntegra. **(B)** Nota-se no coração transplantado a destruição do tecido miocárdico com a presença de intensa reação inflamatória e infiltração gordurosa. A artéria indicada pela seta perdeu a sua estrutura normal e se encontra totalmente ocluída com limites imprecisos. **(C)** corte de coração transplantado, onde se pode notar que o miocárdio foi agredido pela infiltração gordurosa e pela reação inflamatória. Todavia, as alterações foram atenuadas pelo metotrexato, onde a reação inflamatória é menos intensa em relação ao grupo-controle. Nota-se também o espessamento intimal que ocorreu na parede da artéria, porém ainda mantendo a luz do vaso pérvia e com a presença de restos de coágulos no seu interior pós-morte (hematoxilina-eosina, aumento de 100×). **(D)** No grupo-controle nota-se a presença de raros macrófagos, indicativo da pequena reação inflamatória. A artéria coronária exibe integridade da parede e se encontra pérvia. **(E)** Miocárdio de coração transplantado, exibindo densa população de macrófagos (corados de marrom) devido à reação imune exacerbada, ocupando a maior parte da área examinada. Nota-se com muita dificuldade a presença de uma artéria totalmente ocluída pela hiperplasia intimal, confundindo-se com o tecido adjacente (seta). **(F)** Miocárdio de coração transplantado com aumento da população de macrófagos devido à reação imune, porém reduzida em relação ao grupo-controle. A artéria está pérvia e exibe espessamento da parede com a presença de macrófagos, porém a sua estrutura encontra-se mais bem conservada (anticorpo anti-RAM-11; aumento de 100×). Fonte: Alfredo Inácio Fiorelli.

Endotélio e Doenças Cardiovasculares

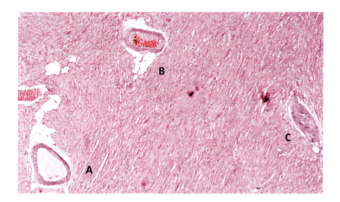

Figura 42.8 Corte representativo de coração transplantado de coelho tratado com LDE-metotrexato. O miocárdio exibe reação inflamatória com infiltração exuberante e infiltração gordurosa, porém atenuada pela ação do metotrexato. Nesse corte é possível observar a presença de três artérias coronárias em diferentes fases de evolução da doença vascular do enxerto, entremeadas no miocárdio parcialmente conservado. A infiltração gordurosa e a reação inflamatória foram parcialmente bloqueadas. **(A)** Artéria coronária pérvia com espessamento intimal. **(B)** A doença vascular do enxerto encontra-se bem evidente com maior espessamento intimal e com estenose ocluindo parcialmente a luz do vaso e com coágulo pós-morte. **(C)** Artéria com a parede quase totalmente destruída e com obstrução pela hiperplasia da íntima (hematoxilina-eosina; aumento de 100x). Fonte: Alfredo Inácio Fiorelli.

CONCLUSÕES

A doença vascular do enxerto é um fenômeno imunológico complexo cuja patogênese não está totalmente esclarecida. Muito provavelmente a doença envolve mecanismos que vão além da interação enxerto e hospedeiro. O sistema imunológico do receptor desempenha seguramente o papel mais importante, uma vez que a ativação imune do receptor inicia respostas imunitárias de aloenxertos, o que acaba por conduzir ao dano vascular. As células imunes derivadas do doador e o coração transplantado são capazes de aumentar a resposta imune do receptor, mas parece que eles não são capazes de induzir, independentemente, a doença vascular do enxerto. Muito provavelmente, há algum tipo de interação sinérgica entre células receptoras e doadoras, o que acelera a patogênese da doença.

No transplante cardíaco a função endotelial sofre constante ataque pela resposta imune ao enxerto, tendo como consequência a lesão que se instala nas artérias coronárias. A proliferação miointimal que se instala de forma crônica e progressiva é o principal fator limitante do transplante em longo prazo. O diagnóstico clínico precoce é difícil devido à desnervação do coração; o que limita sua expressão clínica,

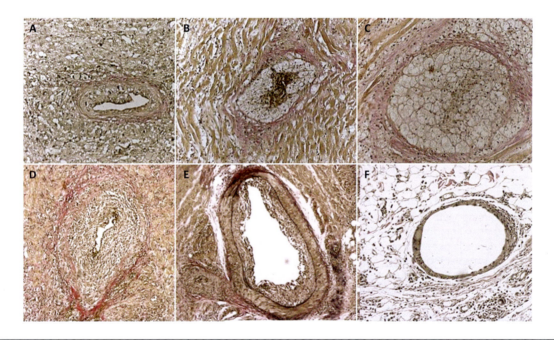

Figura 42.9 Cortes histológicos representativos de artérias coronárias de corações transplantados. Em **(A, B e C)** observam-se as artérias coronárias dos animais do grupo-controle exibindo intensa reação inflamatória com hiperplasia intimal e levando obstrução grave do vaso. Em **(D, E e F)** observa-se o bloqueio da hiperplasia nas coronárias produzido pelas nanopartículas de LDE-paclitaxel. Nota-se que a resposta inflamatória foi menos acentuada em relação ao grupo-controle. Método de Verhoeff van Gieson (aumento de 100×). Fonte: Alfredo Inácio Fiorelli.

como a angina. Contudo, a doença microvascular tem sido amplamente demonstrada pelos achados histopatológicos no retransplante e em necropsia. A doença vascular do enxerto representa terreno fértil para diferentes pesquisas, já que propostas terapêuticas atuais são pouco efetivas. Os avanços na imunossupressão têm se voltado muito mais no controle da rejeição celular e pouco na proliferação miointimal.

REFERÊNCIAS BIBLIOGRÁFICAS

1. Barnard CN. The operation. A human cardiac transplantation: An interin report of the successful operation performed at Groote Schuur Hospital Cape Town. S Afr Med J. 1968;22:584-96.
2. Zerbini EJ, Décourt LV. Experience on three cases of human heart transplantation. In: Symposium Mondial. Deuxiemé.Level, 1969. Heart transplantation, Annals of the 2nd. Quebec: World Symposium, 1969. p.179-82.
3. Lund LH, Edwards LB, Kucheryavaya AY, et al. The Registry of the International Society for Heart and Lung Transplantation: Thirty-second Official Adult Heart Transplantation Report-2015; Focus Theme: Early Graft Failure. J Heart Lung Transplant. 2015;34(10):1244-54.
4. Zhu D, Cai J. Cardiac transplantation in the United States from 1988 to 2010: an analysis of OPTN/ UNOS registry. Clin Transpl. 2011:29-38.
5. Rickenbacher PR, Pinto FJ, Chenzbraun A, et al. Incidence and severity of transplant coronary artery disease early and up to 15 years after transplantation as detected by intravascular ultrasound. J Am Coll Cardiol. 1995;25:171-7.
6. Lower RR, Kontos HA, Kosek JC, et al. Experiences in hearttransplantation. Technic, physiology and rejection. Am J Cardiol. 1968;22:766-71.
7. Jukes JP, Jones ND. Immunology in the Clinic Review Series; focus on host responses: invariant natural killer T cell activation following transplantation. Clin ExpImmunol. 2012;167:32-9.
8. Diujvestijn AM, Derhaag JG, Van Breda Vriesman PJ. Complement activation by anti-endothelial cell antibodies in MHC-mismatched and MHC-matched heart allograft rejection: anti-MHC-, but not anti non-MHC alloantibodies are effective in complement activation. Transpl Int. 2000;13:363-71.
9. Velez M, Johnson MR. Management of allosensitized cardiac transplant candidates. Transplant Rev (Orlando). 2009;23(4):235-47.
10. Jansen MA, Otten HG, de Weger RA, et al. Immunological and Fibrotic Mechanisms in Cardiac Allograft Vasculopathy. Transplantation. 2015;99(12):2467-75.
11. Burke MM. Late Cardiac Allograft Failure, Cardiac Allograft Vasculopathy, and Antibody-Mediated Rejection: Untangling Some Knots? Am J Transplant. 2016;16(1):9-10.
12. Tran A, Fixler D, Huang R, et al. Donor-specific HLA alloantibodies: Impact on cardiac allograft vasculopathy, rejection, and survival after pediatric heart transplantation. J Heart Lung Transplant. 2016;35(1):87-91.
13. Tambur AR, Pamboukian SV, Costanzo MR, et al. The presence of HLA-directed antibodies after heart transplantation is associated with poor allograft outcome. Transplantation. 2005;80:1019-25.
14. Winters GL, Marboe CC, Billingham ME. The International Society for Heart and Lung Transplantation grading system for heart transplant biopsy specimens: clarification and commentary. J Heart Lung Transplant. 1998;17(8):754-60.
15. Billingham ME, Cary NR, Hammond ME, et al. A working formulation for the standardization of nomenclature in the diagnosis of heart and lung rejection: Heart Rejection Study Group. The InternationalSociety for Heart Transplantation. J Heart Transplant. 1990;9(6):587-93.
16. Fiorelli AI, Coelho GB, Santos RH, et al. Successful endomyocardial biopsy guided by transthoracic two-dimensional echocardiography. Transplant Proc. 2011;43(1):225-8.
17. Bacal F, Souza-Neto JD, Fiorelli AI, et al. II Diretriz Brasileira de Transplante Cardíaco. Arq Bras Cardiol. 2009;94(1 supl.1):e16-73.
18. Fish RD, Nabel EG, Selwyn AP, et al. Responses of coronary arteries of cardiac transplant patients to acetylcholine. J Clin Invest. 1988;81:21-31.
19. Fiorelli AI, Benvenuti L, Aielo V, et al. Comparative analysis of the complications of 5347 endomyocardial biopsies applied to patients after heart transplantation and with cardiomyopathies: a single-center study. Transplant Proc. 2012;44(8):2473-8.
20. Gonzalez-Stawinski GV, Cook DJ, Chui J, et al. A comparative analysis between survivors and nonsurvivors with antibody mediated cardiac allograft rejection. J Surg Res. 2007;142:233-8.
21. Loupy A, Toquet C, Rouvier P, et al. Late Failing Heart Allografts: Pathology of Cardiac Allograft Vasculopathy and Association With Antibody-Mediated Rejection. Am J Transplant. 2016;16(1):111-20.
22. Colvin MM, Cook JL, Chang P, et al. Antibody-mediated rejection in cardiac transplantation: emerging knowledge in diagnosis and management: a scientific statement from the American Heart Association. Circulation. 2015;131(18):1608-39.

23. Yamani MH, Taylor DO, Rodriguez ER, et al. Transplant vasculopathy is associated with increased AlloMap gene expression score. J Heart Lung Transplant. 2007;26:403-6.
24. Weis M, Von Scheidt W. Coronary artery disease in the transplanted heart. Annu Rev Med. 2000;5(1):81–100.
25. Segura AM, Buja LM. Cardiac allograft vasculopathy: A complex multifactorial sequela of heart transplantation. Tex Heart Inst J. 2013;40(4):400-2.
26. Avery RK. Cardiac-allograft vasculopathy. N Engl J Med. 2003;349:829-30.
27. Thomson JG. Production of severe atheroma in a transplanted human heart. Lancet. 1969;22:1088-92.
28. Mehra MR, Crespo-Leiro MG, Dipchand A, et al. International Society for Heart and Lung Transplantation working formulation of a standardized nomenclature for cardiac allograft vasculopathy-2010. J Heart Lung Transplant. 2010;29(7):717-27.
29. Fenton M, Simmonds J, Shah V, et al. Inflammatory cytokines, endothelial function and chronic allograft vasculopathy in children: An investigation of the donor and recipient vasculature after heart transplantation. Am J Transplant. 2016;16(5):1559-68.
30. Fiorelli AI, Stolf NAG, Graziosi P, et al. Incidência de coronariopatia após o transplante cardíaco ortotópico. Rev Bras Cir Cardiovasc. 1994;9:69-80.
31. Meyer DM, Rogers JG, Edwards LB, et al. The future direction of the adult heart allocation system in the United States. Am J Transplant. 2015;15(1):44-54.
32. Andrew J, Macdonald P. Latest Developments in Heart Transplantation: A Review. Clin Ther. 2015;37(10):2234-41.
33. Kobashigawa JA, Tobis JM, Starling RC, et al. Multicenter intravascular ultrasound validation study among heart transplant recipients: outcomes after five years. J Am Coll Cardiol. 2005;45:1532-7.
34. Bacal F, Veiga VC, Fiorelli AI, et al. Analysis of the risk factors for allograft vasculopathy in asymptomatic patients after cardiac transplantation. Arq Bras Cardiol. 2000;75:421-8.
35. Khan UA, Williams SG, Fildes JE, et al. The Pathophysiology of Chronic Graft Failure in the Cardiac Transplant Patient. Am J Transplant. 2009;9(10):2211-6.
36. Fishbein A. Predicting the development of cardiac allograft vasculopathy. Cardiovasc Pathol. 2014;23(5):253-60.
37. Labarrere CA, Nelson DR, Faulk WP. Myocardial fibrin deposits in first month after transplantation predict subsequent coronary artery disease and graft failure in cardiac allograft recipients. Am J Med. 1998;105:207-13.
38. Singh N, Heggermont W, Fieuws S, et al. Endothelium-enriched microRNAs as diagnostic biomarkers for cardiac allograft vasculopathy. J Heart Lung Transplant. 2015;34(11):1376-84.
39. Colvin-Adams M, Harcourt N, Duprez D. Endothelial dysfunction and cardiac allograft vasculopathy. J Cardiovasc Transl Res. 2013;6(2):263-77.
40. Valantine HA. Cardiac allograft vasculopathy: central role of endothelial injury leading to transplant "atheroma". Transplantation. 2003;76:891-9.
41. Hirohata A, Nakamura M, Waseda K, et al. Changes in coronary anatomy and physiology after heart transplantation. Am J Cardiol. 2007;99:1603-7.
42. Hollenberg SM, Klein LW, Parrillo JE, et al. Coronary endothelial dysfunction after heart transplantation predicts allograft vasculopathy and cardiac death. Circulation. 2001;104:3091-6.
43. Davis SF, Yeung AC, Meredith IT, et al. Early endothelial dysfunction predicts the development of transplant coronary artery disease at 1 year posttransplant. Circulation. 1996;93:457-62.
44. Asante-Korang A, Amankwah EK, Lopez-Cepero M, et al. Outcomes in highly sensitized pediatric heart transplant patients using current management strategies. J Heart Lung Transplant. 2015;34(2):175-81.
45. Kim MS, Kang SJ, Lee CW, et al. Prevalence of coronary atherosclerosis in asymptomatic healthy subjects: an intravascular ultrasound study of donor hearts. J Atheroscler Thromb. 2013;20(5):465-71.
46. Lattmann T, Hein M, Horber S, et al. Activation of pro-inflammatory and anti-inflammatory cytokines in host organs during chronic allograft rejection: role of endothelin receptor signaling. Am J Transplant. 2005;5:1042-9.
47. Singh N, Van Craeyveld E, Tjwa M, et al. Circulating apoptotic endothelial cells and apoptotic endothelial microparticles independently predict the presence of cardiac allograft vasculopathy. J Am Coll Cardiol. 2012;60(4):324-31.
48. Chantranuwat C, Blakey JD, Kobashigawa JA, et al. Sudden, unexpected death in cardiac transplant recipients: an autopsy study. J Heart Lung Transplant. 2004;23(6):683-9.
49. Verma S, Buchanan MR, Anderson TJ. Endothelial function testing as a biomarker of vascular disease. Circulation. 2003;108:2054-9.
50. Caforio ALP, Tona F, Fortina AB, et al. Immune and nonimmune predictors of cardiac allograft vasculopathy onset and severity: multivariate risk factor analysis and role of immunosuppression. Am J Transplant. 2004;4:962-70.
51. Pratschke J, Neuhaus P, Tullius S. What can be learned from brain–death models? Transplant International. 2005;18:15–21.
52. Johansson I, Andersson R, Friman V, et al. Cytomegalovirus infection and disease reduce 10-year cardiac allograft vasculopathy-free survival in heart transplant recipients. BMC Infect Dis. 2015;15(1):582.
53. Kindel SJ, Law YM, Chin C, et al. Improved Detection of Cardiac Allograft Vasculopathy: A Multi-Institutional Analysis of Functional Parameters in Pediatric Heart Transplant Recipients. J Am Coll Cardiol. 2015;66(5):547-57.

54. Lima ML, Fiorelli AI, Vassallo DV, et al. Comparative experimental study of myocardial protection with crystalloid solutions for heart transplantation. Rev Bras Cir Cardiovasc. 2012;27(1):110-6.
55. Payne GA, Hage FG, Acharya D. Transplant allograft vasculopathy: Role of multimodality imaging in surveillance and diagnosis. J Nucl Cardiol. 2015 Dec 28. [Epub ahead of print]
56. Hansson GK. Inflammation, atherosclerosis, and coronary artery disease. N Engl J Med. 2005;352:1685-95.
57. Mannam VK, Lewis RE, Cruse JM. The fate of renal allografts hinges on responses of the microvascular endothelium. Exp Mol Pathol. 2013; 94(2):398-411.
58. Hollenberg SM, Klein LW, Parrillo JE, et al. Changes in coronary endothelial function predicts progression of allograft vasculopathy after heart transplantation. J Heart Lung Transplant. 2004;23:265-71.
59. Weis M, Hartmann A, Olbrich HG, et al. Prognostic significance of coronary flow reserve on left ventricular ejection fraction in cardiac transplant recipients. Transplantation. 1998;65(1):103-8.
60. Barbir M, Lazem F, Banner N, et al. The prognostic significance of non-invasive cardiac tests in heart transplant recipients. Eur Heart J. 1997;18:692-6.
61. Rahmani M, Cruz R, Granville D, et al. Allograft vasculopathy versus atherosclerosis. Circulation Research. 2006;99:801-15.
62. Costanzo MR, Naftel DC, Pritzker MR, et al. Heart transplant coronary artery disease detected by coronary angiography: a multi-institutional study of preoperative donor and recipient risk factors. Cardiac Transplant Research Database. J Heart Lung Transplant. 1998;17:744-53.
63. Tomai F, De Luca L, Petrolini A, et al. Optical coherence tomography for characterization of cardiac allograft vasculopathy in late survivors of pediatric heart transplantation. J Heart Lung Transplant. 2016;35(1):74-9.
64. Lopez-Fernandez S, Manito-Lorite N, Gómez-Hospital JA, et al. Cardiogenic shock and coronary endothelial dysfunction predict cardiac allograft vasculopathy after heart transplantation. Clin Transplant. 2014;28(12):1393-401.
65. Dasari TW, Saucedo JF, Krim S, et al. Clinical characteristics and in hospital outcomes of heart transplant recipients with allograft vasculopathy undergoing percutaneous coronary intervention: Insights from the National Cardiovascular Data Registry. Am Heart J. 2015;170(6):1086-91.
66. Spes CH, Klauss V, Rieber J, et al. Functional and morphological findings in heart transplant recipients with a normal coronary angiogram: an analysis by dobutamine stress echocardiography, intracoronary doppler and intravascular ultrasound. J Heart Lung Transplant. 1999;18:391-8.
67. Eroglu E, D'hooge J, Sutherland GR, et al. Quantitative dobutamine stress echocardiography for the early detection of cardiac allograft vasculopathy in heart transplant recipients. Heart. 2008;94:e3.
68. Bacal F, Abuhab A, Mangini S, et al. Dobutamine stress echocardiography in heart transplant recipients' evaluation: the role of reinnervation. Transplant Proc. 2010;42(2):539-41.
69. Gregory SA, Ferencik M, Achenbach S, et al. Comparison of sixty-four-slice multidetector computed tomographic coronary angiography to coronary angiography with intravascular ultrasound for the detection of transplant vasculopathy. Am J Cardiol. 2006;98:877-84.
70. Sigurdsson G, Carrascosa P, Yamani MH, et al. Detection of transplant coronary artery disease using multidetector computed tomography with adaptativemultisegment reconstruction. J Am Col Cardiol. 2006;48:772-8.
71. Fearon WF, Shah M, Ng M, et al. Predictive value of the index of microcirculatory resistance in patients with st-segment elevation myocardial infarction. J Am Col Cardiol. 2008;51:560-5.
72. Barbir M, Lazem F, Bowker T, et al. Determinants of transplant-related coronary calcium detected by ultrafast computed tomography scanning. Am J Cardiol. 1997;79:1606-9.
73. JangI K, Bouma BE, Kang DH, et al. Visualization of coronary atherosclerotic plaques in patients using optical coherence tomography: comparison with intravascular ultrasound. J Am Col Cardiol. 2002;39:604-9.
74. Garrido IP, García-Lara J, Pinar E, et al. Optical coherence tomography and highly sensitivity troponin T for evaluating cardiac allograft vasculopathy. Am J Cardiol. 2012;110:655-61.
75. Mirelis JG, García-Pavía P, Cavero MA, et al. Magnetic Resonance for Noninvasive Detection of Microcirculatory Disease Associated With Allograft Vasculopathy: Intracoronary Measurement Validation. Rev Esp Cardiol. 2015;68(7):571-8.
76. Beitzke D, Berger-Kulemann V, Schöpf V, et al. Dual-source cardiac computed tomography angiography (CCTA) in the follow-up of cardiac transplant: comparison of image quality and radiation dose using three different imaging protocols. Eur Radiol. 2015;25(8):2310-7.
77. Sato T, Seguchi O, Ishibashi-Ueda H, et al. Risk Stratification for Cardiac Allograft Vasculopathy in Heart Transplant Recipients – Annual Intravascular Ultrasound Evaluation. Circ J. 2016;80(2):395-403.
78. Muehling OM, Wilke NM, Panse P, et al. Reduced myocardial perfusion reserve and transmural perfusion gradient in heart transplant arteriopathy assessed by magnetic resonance imaging. J Am Col Cardiol. 2003;42:1054-60.
79. Colvin-Adams M, Petros S, Raveendran G, et al. Qualitative perfusion cardiac magnetic resonance imaging lacks sensitivity in detecting cardiac allograft vasculopathy. Cardiol Res. 2011;2:282-7.

80. Nogueira LG, Santos RH, Ianni BM, et al. Myocardial chemokine expression and intensity of myocarditis in Chagas cardiomyopathy are controlled by polymorphisms in CXCL9 and CXCL10. PLoS Neg l Trop Dis. 2012;6(10):e1867.
81. Gao SZ, Hunt SA, Schroeder JS, et al. Does rapidity of development of transplant coronary artery disease portend a worse prognosis? J Heart Lung Transplant. 1994;13(6):1119-24.
82. Furchgott R, Zawadzki J. The obligatory role of endothelial cells in the relaxation of arterial smooth muscle by acetylcholine. Nature. 1980;288:373-6.
83. Tuzcu EM, Kapadia SR, Sachar R, et al. Intravascular ultrasound evidence of angiographically silent progression in coronary atherosclerosis predicts long-term morbidity and mortality after cardiac transplantation. J Am Col Cardiol. 2005;45:1538-42.
84. O'Neill BJ, Pflugfelder PW, Singh NR, et al. Frequency of angiographic detection and quantitative assessment of coronary arterial disease one and three years after cardiac transplantation. Am J Cardiol. 1989;63:1221-6.
85. Crespo-Leiro MG, Marzoa-Rivas R, Barge-Caballero E, et al. Prevention and treatment of coronary artery vasculopathy. Curr Opin Organ Transplant. 2012;17:546-50.
86. Starling RC, Stehlik J, Baran DA, et al. Multicenter Analysis of Immune Biomarkers and Heart Transplant Outcomes: Results of the Clinical Trials in Organ Transplantation-05 Study. Am J Transplant. 2016;16(1):121-36.
87. Pham MX, Teuteberg JJ, Kfoury AG, et al. Gene-expression profiling for rejection surveillance after cardiac transplantation. N Engl J Med. 2010;362:1890-900.
88. Crespo-Leiro MG, Stypmann J, Schulz U, et al. Performance of gene-expression profiling test score variability to predict future clinical events in heart transplant recipients. BMC Cardiovasc Disord. 2015;15:120.
89. Crespo-Leiro MG, Stypmann J, Schulz U, et al. Clinical usefulness of gene-expression profile to rule out acute rejection after heart transplantation: CARGO II. Eur Heart J. 2016 Jan 7. pii: ehv682. [Epub ahead of print]
90. Nogueira LG, Santos RH, Fiorelli AI, et al. Myocardial gene expression of T-bet, GATA-3, Ror-γt, FoxP3, and hallmark cytokines in chronic Chagas disease cardiomyopathy: an essentially unopposed TH1-type response. Mediators Inflamm. 2014;2014914326.
91. Otton J, Hayward C, Macdonald P. Gene-expression profiling after cardiac transplantation. N Engl J Med. 2010;363(14):1374.
92. Schneeberger S, Amberger A, Mandl J, et al. Cold ischemia contributes to the development of chronic rejection and mitochondrial injury after cardiac transplantation. Transpl Int. 2010;23(12):1282-92.
93. Sambiase NV, Higuchi ML, Nuovo G, et al. CMV and transplant-related coronary atherosclerosis: an immunohistochemical, in situ hybridization, and polymerase chain reaction in situ study. Mod Pathol. 2000;13(2):173-9.
94. Colvin-Adams M, Agnihotri A. Cardiac allograft vasculopathy: current knowledge and future direction. Clin Transplant. 2011;25(2):175-84.
95. Crespo-Leiro MG, Stypmann J, Schulz U, et al. Performance of gene-expression profiling test score variability to predict future clinical events in heart transplant recipients. BMC Cardiovasc Disord. 2015;15:120.
96. Kilic A, Allen JG, Weiss ES. Validation of the United States-derived Index for Mortality Prediction After Cardiac Transplantation (IMPACT) using international registry data. J Heart Lung Transplant. 2013;32(5):492-8.
97. Kindel SJ, Pahl E. Current therapies for cardiac allograft vasculopathy in children. Congenit Heart Dis. 2012;7(4):324-35.
98. Watanabe T, Seguchi O, Nishimura K, et al. Suppressive effects of conversion from mycophenolate mofetil to everolimus for the development of cardiac allograft vasculopathy in maintenance of heart transplant recipients. Int J Cardiol. 2016;203:307-14.
99. Vecchiati A, Tellatin S, Angelini A, et al. Coronary microvasculopathy in heart transplantation: Consequences and therapeutic implications. World J Transplant. 2014;4(2):93-101.
100. Schnetzler B, Drobinski G, Dorent R, et al. The role of percutaneous transluminal coronary angioplasty in heart transplant recipients. J Heart Lung Transplant. 2000;19:557-65.
101. Jansen MA, Otten HG, de Weger RA, et al. Immunological and Fibrotic Mechanisms in Cardiac Allograft Vasculopathy. Transplantation. 2015;99(12):2467-75.
102. Goldraich LA, Stehlik J, Kucheryavaya AY, et al. Retransplant and Medical Therapy for Cardiac Allograft Vasculopathy: International Society for Heart and Lung Transplantation Registry Analysis. Am J Transplant. 2015 Aug 14. [Epub ahead of print].
103. Maranhão RC, Garicochea B, Silva EL, et al. Increased plasma removal of microemulsions resembling the lipid phase of low-density lipoproteins (LDL) in patients with acute myeloid leukemia: a possible new strategy for the treatment of the disease. Braz J Med Biol Res. 1992;25:1003-7.
104. Maranhão RC, Tavares ER, Padoveze AF, et al. Paclitaxel associated with cholesterol-rich nanoemulsions promotes atherosclerosis regression in the rabbit. Atherosclerosis. 2008;197:959-66.
105. Lourenço-Filho DD, Maranhão RC, Méndez-Contreras CA, et al. An artificial nanoemulsion carrying paclitaxel decreases the transplant heart vascular disease: a study in a rabbit graft model. J Thorac Cardiovasc Surg. 2011;141:1522-8.
106. Fiorelli AI. Ação da nanopartícula LDE-Metotrexato no desenvolvimento da doença vascular do enxerto em coração transplantado de coelho. Tese apresentada par obtenção do Título de Professor Livre Docente pela Faculdade de Medina da USP, 2013.
107. Bacal F, Veiga VC, Fiorelli AI, et al. Treatment of persistent rejection with methotrexate in stable patients submitted to heart transplantation. Arq Bras Cardiol. 2000;74:141-8.

Seção XI

Diabetes e Disfunção Erétil

capítulo 43

Fabiola Zakia Mónica
Gilberto De Nucci

Disfunção Erétil e Endotélio

INTRODUÇÃO

O ciclo erétil é composto de quatro fases: flacidez, tumescência, ereção e detumescência. O processo de ereção envolve a participação de eventos sinérgicos e simultâneos, a saber: dilatação de artérias e arteríolas penianas com aumento de fluxo sanguíneo, relaxamento da musculatura lisa e aprisionamento do sangue que entra nos sinusoides em expansão, compressão do plexo venular subalbugíneo entre a túnica albugínea e os sinusoides periféricos, reduzindo o efluxo de sangue venoso, estiramento máximo da túnica, com oclusão das veias emissárias entre as camadas circular interna e longitudinal externa da túnica albugínea e decréscimo ainda maior no efluxo venoso, aumento na pressão de oxigênio e na pressão intracavernosa, o que leva o pênis à sua posição ereta (fase de ereção completa) e aumento ainda maior na pressão com contração da musculatura isquiocavernosa (fase rígida). Os eventos descritos envolvem a liberação de substâncias contráteis e relaxantes oriundas tanto de fibras nervosas como da camada endotelial, a qual recobre a musculatura lisa dos sinusoides (Figura 43.1).

A disfunção erétil é definida como a incapacidade de obter ou manter a ereção durante a atividade sexual. É sabido que obesidade, *diabetes mellitus*, hipercolesterolemia, hipertensão, doença arterial coronariana e idade avançada aumentam a incidência. A perda da integridade funcional do endotélio e, subsequentemente, a disfunção endotelial contribuem para o desenvolvimento da disfunção erétil. O presente capítulo visa abordar o papel do endotélio na fisiologia da ereção, bem como na disfunção erétil, principalmente em situações nas quais há fator de risco associado como nas doenças vasculares.

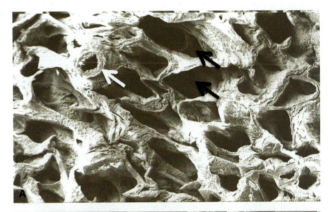
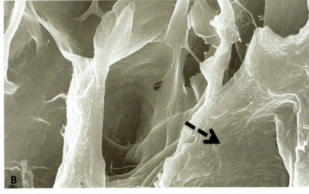

Figura 43.1 Imagens obtidas por microscopia de varredura de corpo cavernoso isolado de humano. **(A)** Setas pretas e branca mostram os sinusoides e artéria, respectivamente. **(B)** Amplificação da camada endotelial que recobre a porção interna dos sinusoides (seta tracejada).

SUBSTÂNCIAS CONTRÁTEIS E RELAXANTES DERIVADAS DO ENDOTÉLIO E DE FIBRAS NERVOSAS

Substâncias contráteis

Na ausência de estímulo sexual, o pênis é mantido em um estado de flacidez pela ação, principalmente, do tônus simpático basal. O tônus simpático desencadeia a liberação de noradrenalina, a qual ativa os receptores alfa 1 adrenérgicos presentes na musculatura lisa, levando à contração tônica de artérias e veias que irrigam o corpo cavernoso, assim como da musculatura lisa dos sinusoides cavernosos. Essa contração muscular resulta em uma resistência contra o influxo de sangue arterial, mantendo o pênis no estado flácido.[1]

Além da noradrenalina, outras substâncias como angiotensina-II, endotelina-1 e histamina, por meio da ativação dos receptores H1, também levam à contração da musculatura lisa cavernosa, das artérias e das veias. Em cultura de célula endotelial de corpo cavernoso humano foi observada a expressão genética e proteica de endotelina-1 nos sinusoides e na musculatura lisa.[2] Em corpo cavernoso isolado de rato notou-se a presença de endotelina-1 e seu receptor ETA na camada endotelial,[3] enquanto em corpo cavernoso de humano os receptores ETA e ETB estão expressos na musculatura lisa.[4] A ativação desses receptores pela endotelina-1 leva a uma contração lenta e duradoura da musculatura lisa cavernosa, artérias e veias.[5] Apesar dos estudos *in vitro* mostrarem que a endotelina-1 contrai a musculatura lisa, sua importância fisiológica no processo de detumescência precisa ser melhor explorada.

Em corpo cavernoso isolado de rato e cachorro foi vista a expressão de angiotensina-II na camada endotelial das artérias e da musculatura lisa cavernosa. A injeção intracavernosa de angiotensina-II reduziu a pressão intracavernosa em cachorro anestesiado, enquanto o losartan, antagonista não seletivo para os receptores AT-1 e AT-2, aumentou esta pressão.[6] Apesar dos achados *in vitro*, não se sabe ao certo se a angiotensina-II é um importante agente que regula o tônus da musculatura lisa cavernosa. Em um estudo realizado com 124 pacientes com disfunção erétil moderada e grave, um dos braços do estudo recebeu losartan ou tadalafil, enquanto o outro grupo recebeu losartan e tadalafil por 12 semanas. A função erétil foi avaliada pelo Índice Internacional de Função Erétil (IIFE). A combinação de losartan e tadalafil mostrou melhoras mais significativas no IIFE do que quando administrados separadamente em pacientes com disfunção erétil moderada.[7] Entretanto, mais estudos precisam ser realizados com os antagonistas de angiotensina-II para avaliar a eficácia dessa classe no tratamento da disfunção erétil. Não existem evidências clínicas de que essa classe farmacológica afeta negativamente a função erétil, assim como ocorre com outros agentes anti-hipertensivos.

O aumento da incidência de impotência sexual é três a quatro vezes maior em indivíduos hipertensos tratados com anti-hipertensivos. Existem evidências de que diuréticos, drogas simpatolíticas de ação central e betabloqueadores possuem impacto negativo na função sexual quando comparados a antagonistas dos canais de cálcio, dos receptores de angiotensina-II e inibidores da enzima conversora de angiotensina.[8,9,10] Estudo realizado pelo Treatment of Mild Hypertension Study (TOMHS) avaliou a incidência da disfunção erétil em homens hipertensos tratados com diferentes agentes anti-hipertensivos. Após 24 meses de tratamento, os pacientes que utilizaram clortalidona apresentaram um aumento da incidência de problemas eréteis (15,7%) comparados ao grupo placebo (4,9%), enquanto os demais agentes não apresentaram diferenças significativas na incidência da disfunção sexual (acebutolol – 7,9%, amlodipina – 6,7%, enalapril – 6,5% e doxazosin – 2,8%).[11] De acordo com os dados obtidos após dois anos de tratamento, a incidência de distúrbios na função erétil foi 10,1% no grupo placebo e 22,6% no grupo que utilizou bendrofluazida (Medical Research Council, 1981). Além disso, outros estudos correlacionaram a redução da libido e da função sexual com o uso frequente dos diuréticos como a hidroclorotiazida e a clortalidona.[8]

Substâncias relaxantes

Em oposição à contração, os principais segundos mensageiros envolvidos no relaxamento de musculatura lisa são o monofosfato de adenina cíclico (AMPc) e o monofosfato de guanosina cíclico (GMPc). Essas moléculas ativam proteína quinases dependentes de AMPc e GMPc, que, por sua vez, fosforilam proteínas e canais iônicos resultando basicamente em abertura de canais de canais de potássio e hiperpolarização, além de sequestro de cálcio intracelular pelo retículo endoplasmático e inibição de canais de cálcio voltagem-dependentes, resultando em menores concentrações citoplasmáticas de cálcio. Assim, substâncias que inibem a degradação de GMPc ou AMPc levam ao relaxamento da musculatura lisa cavernosa e arterial, e, portanto, à ereção peniana.[12]

A via de relaxamento mais estudada no que concerne a mecanismos periféricos de ereção é a do óxido nítrico. Ele é produzido quando o substrato L-arginina é transformado em L-citrulina em uma reação catalisada pelas enzimas oxidonitrico-sintase endotelial (eNOS) e neuronal (nNOS) na presença de oxigênio e dos cofatores calmodulina, tetrahidrobiopterina (BH_4), NADPH, heme, flavina-adenina-dinucleotídeo (FAD), flavina mononucleotídeo (FMN) e cálcio (Ca^{2+}). O óxido nítrico liberado difunde para a musculatura lisa cavernosa e ativa a enzima guanilato ciclase solúvel, a qual converte o substrato trifosfato de guanina (GTP) em GMPc.[13,14] No pênis, o GMPc é hidrolisado ao seu metabólito inativo 5'-GMP por meio da ação, principalmente, da enzima fosfodiesterase-5 (PDE5) (Figura 43.2).

Em 1992, Rafjer e colaboradores[16] demonstraram que a estimulação elétrica induziu relaxamento dependente da frequência em corpo cavernoso isolado de humano, sendo esse efeito significativamente diminuído na presença de inibidores da NOS e GCs. A partir de então, diversos trabalhos foram publicados mostrando a importância do óxido nítrico na fisiologia da ereção e que na disfunção erétil seu efeito está significativamente reduzido por conta da sua menor biodisponibilidade.

Além do óxido nítrico, foi visto que outras substâncias também levam ao relaxamento do corpo cavernoso de humano como prostaglandina E1 (PGE1), peptídeo intestinal vasoativo (VIP),[17] histamina, por meio da ativação dos receptores H2[18] e, mais recentemente, o gás sulfeto de hidrogênio (H_2S),[19] produzido a partir do catabolismo de aminoácidos sulforados. Entretanto, se os últimos três mediadores têm alguma relevância fisiológica na ereção e na disfunção erétil mais estudos precisam ser realizados.

PAPEL DO ENDOTÉLIO NA FUNÇÃO E DISFUNÇÃO ERÉTIL: ENFOQUE NA VIA NO-GCS-PDE5

A ereção peniana é desencadeada por sinais neurais vindos da coluna espinal, aumentando a atividade da nNOS e, portanto, o fluxo sanguíneo para o tecido cavernoso.[20] A enzima eNOS, por sua vez, é ativada pela ação de agonistas (acetilcolina, bradicinina, ADP, endotelina-1) ou pela força de cisalhamento causada pelo aumento do fluxo sanguíneo arterial e pela expan-

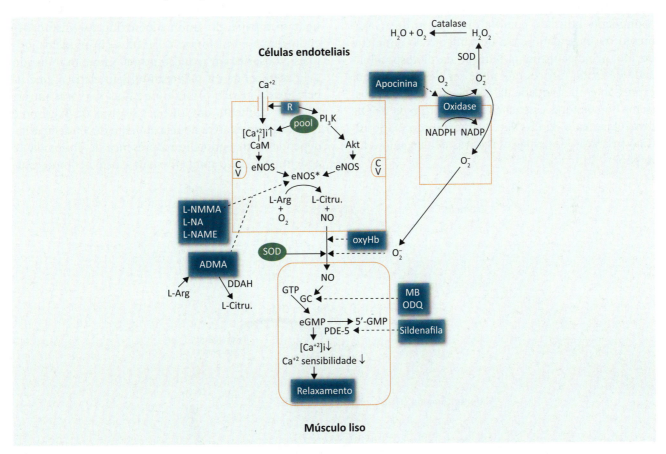

Figura 43.2 O óxido nítrico (NO) é sintetizado a partir da L-arginina em uma reação catatalisada pela enzima sintase de óxido nítrico neuronal (nNOS) ou endotelial (eNOS). Essa reação envolve a participação dos íons cálcio (Ca^{2+}). O NO se difunde para a musculatura lisa dos sinusoides e estimula a guanilato ciclase solúvel (GCs), a qual converte a guanosina trifosfato (GTP) em guanosina monofosfato cíclico (GMPc). O GMPc é degradado a 5-GMP pela ação da fosfodiesterase tipo 5 (PDE5). Substâncias que inibem a atividade da NOS (L-NMMA, L-NA, L-NAME) ou da GCs (MB e ODQ) são utilizadas somente como ferramentas farmacológicas. Adaptada de Toda N. 2012.[15]

são dos espaços sinusoidais do corpo cavernoso. Essa expansão causa ativação da enzima fosfatidilinositol 3 quinase (PI3K) e proteína quinase AKT, levando à fosforilação da Ser1177/1179 da eNOS, resultando em uma maior liberação de óxido nítrico[21] e, portanto, na manutenção da ereção (Figura 43.3). Em corpo cavernoso isolado de camundongo, o relaxamento induzido pela estimulação elétrica ou pela adição intracavernosa de papaverina aumentou a fosforilação da via de sinalização fosfatidilinositol 3 quinase/AKT e da eNOS. Além disso, a ereção induzida pela papaverina foi significativamente reduzida na presença de inibidores da via PI3K/AKT, bem como em animais *knockout* para o gene eNOS,[22] sugerindo que essa via é importante na manutenção da ereção.

Em doenças vasculares, alterações na integridade funcional do endotélio contribuem para a menor responsividade dessa camada frente a estímulos hemodinâmicos e fatores parácrinos e autócrinos, condição denominada como disfunção endotelial. O termo é comumente utilizado como a diminuição do relaxamento da musculatura lisa dependente do endotélio devido, principalmente, à redução da biodisponibilidade de óxido nítrico, que pode ser devido à menor expressão e/ou atividade da eNOS; ausência de substratos ou cofatores essenciais para ativação da eNOS; desacoplamento da eNOS e degradação do óxido nítrico pela ação das espécies reativas de oxigênio e nitrogênio.

Diversos estudos mostram que a incidência de disfunção erétil é maior em pacientes com doenças cardiovasculares. Em ambas as situações, a disfunção endotelial está presente, levando à aterosclerose, e, portanto, alterando de forma importante as circulações peniana e coronariana.[23] Uma vez que o diâmetro da artéria peniana é menor quando comparado ao das artérias coronárias, o mesmo nível de disfunção endotelial pode causar uma redução mais significativa do fluxo sanguíneo peniano em comparação à circulação coronariana. Portanto, do ponto de vista clínico, a disfunção erétil pode ser utilizada como marcador precoce de uma possível doença vascular [23,24] (Figura 43.4).

Diversos estudos pré-clinicos mostraram que o estresse oxidativo, particularmente a reação do óxido nítrico com ânion superóxido (O_2^-) (Figura 43.2), constitui um dos principais fatores que levam à disfunção endotelial nas doenças vasculares, como diabetes, hipertensão, hipercolesterolemia, idade avançada e disfunção erétil. A maioria dos trabalhos que investigaram o papel do ânion superóxido nas disfunções endotelial e erétil foram realizados em modelos animais e observaram redução no relaxamento induzido pela acetilcolina ou pela estimulação elétrica, que libera óxido nítrico oriundo de fibras nervosas nitrérgicas,[26-28] aumento das espécies reativas de oxigênio e melhora significativa no relaxamento dependente e independente de endotélio na presença do antioxidante apocinina.[28] Até o momento, não existe nenhum estu-

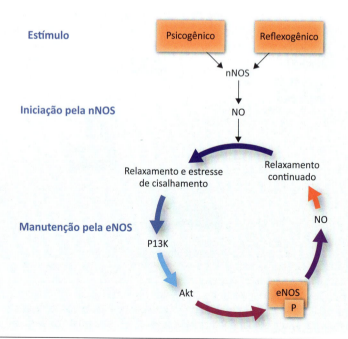

Figura 43.3 Papel das isoformas das oxidonitrico-sintases neuronal e endotelial (nNOS e eNOS) na iniciação e manutenção da ereção peniana.[22] Enzima fosfatidilinositol 3 quinase (PI3K); proteína quinase AKT. Adaptada de Hurt KJ, Musicki B, *et al.* 2002.[22]

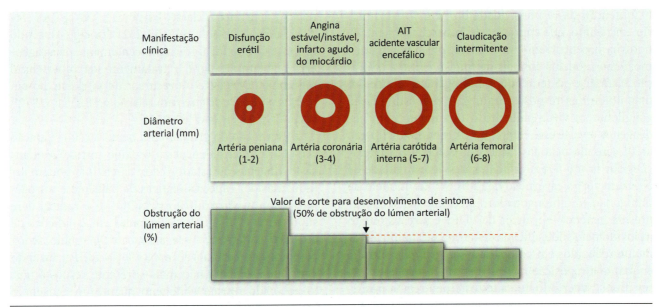

Figura 43.4 Hipótese do "diâmetro da artéria". Uma vez que o diâmetro das artérias penianas (1 a 2 mm) é menor em comparação às artérias coronárias (3 a 4 mm), carótidas (5 a 7 mm) e femorais (6 a 8 mm), o estreitamento das artérias penianas, devido ao processo de ateroesclerose, produzirá manifestações clínicas precoces (disfunção erétil). Ataque isquêmico transiente (AIT). Adaptada de Watts GF, Chew KK, et al. 2007 e Montorsi P, et al. 2005.[23, 25]

do clínico que avaliou se o uso prolongado de antioxidantes teria alguma eficácia na disfunção erétil.

Outro fator que cada vez mais tem sido estudado na disfunção endotelial e causa disfunção erétil é o aumento da expressão e atividade do inibidor endógeno da oxidonitrico-sintase (NOS), denominado como dimetilarginina assimétrica (ADMA). Em corpo cavernoso isquemiado de coelho, os relaxamentos frente à acetilcolina ou estimulação elétrica encontraram-se significativamente reduzidos, assim como a atividade da NOS e os níveis do GMPc, enquanto maiores níveis do inibidor ADMA foram observados.[29] Em homens com disfunção erétil vasculogênica, os níveis da enzima ADMA encontraram-se significativamente aumentados em comparação aos homens com disfunção erétil não vasculogênica.[30,31] Estudo recente mostrou que animais *knockout* para a cicloxigenase-2 (COX-2$^{-/-}$) apresentaram níveis plasmáticos mais elevados de ADMA em comparação ao grupo-controle. O relaxamento induzido pela acetilcolina, mas não do doador de óxido nítrico nitroprussiato de sódio, foi menor em aorta de animais COX-2$^{-/-}$ em comparação ao grupo-controle. A administração de celecoxibe (200 mg, duas vezes ao dia) por sete dias em voluntários sadios aumentou os níveis plasmáticos de ADMA. O mesmo efeito foi observado com anti-inflamatório não seletivo, naproxeno (500 mg, 2 ×/dia).[32]

Os inibidores da PDE5, como sildenafil, tadalafil, vardenafil e carbonato de lodenafil[33,34] são medicamentos de primeira escolha para o tratamento da disfunção erétil. Em corpo cavernoso isolado de humano, esses inibidores produzem relaxamento concentração-dependente, significativamente reduzido na presença do inibidor da NOS. Ainda, o relaxamento induzido pela acetilcolina ou estimulação elétrica foram significativamente aumentados na presença desses inibidores. Esses dados sugerem que o óxido nítrico endógeno e exógeno contribuem para o relaxamento induzido pelos inibidores de PDE5.[33] Em situações de disfunção endotelial severa, a eficácia desses medicamentos pode estar reduzida e, portanto, existe uma parcela de pacientes com disfunção erétil irresponsivos à terapia com inibidores de PDE5, e, mesmo na maior dose recomendada, nenhuma melhora é observada.[35] Nos casos de irresponsividade frente aos inibidores PDE5, o uso de injeção intracavernosa de papaverina, prostaglandina E2 ou fentolamina passa a ser a segunda opção. Entretanto, muitos pacientes não reagem a estas substâncias e a prótese peniana passa a ser considerada como alternativa.

ANDRÓGENOS E FUNÇÃO ERÉTIL

Andrógenos são reconhecidos como potentes moduladores do comportamento sexual masculino, ainda que haja controvérsias a respeito de seu papel na manutenção da responsividade do pênis.[36-38] É notório, entretanto, que episódios de tumescência peniana noturna não ocorrem em homens com hipogonadismo.[39] Em modelos animais de função erétil, a castração cirúrgica ou terapia antiandrogênica reduzem a magnitude das respostas induzidas por estimulação ganglionar *in vivo*, enquanto o tratamento com andrógenos reverte esse efeito.[37,40-42] A redução da função erétil causada pela castração está associada a alterações que levam à redução da expressão e atividade de NOS em corpo cavernoso de ratos.[43,44] Em modelo de hipogonadismo hipogonadotrópico em coelhos, a expressão genética e proteica da PDE5 e o relaxamento induzido pelo sildenafil apresentaram-se significativamente reduzidos em comparação ao grupo-controle, enquanto a reposição de testosterona restabeleceu esses níveis, sugerindo que a testosterona regula positivamente a PDE5.[45] Em pacientes com hipogonadismo e irresponsivos aos inibidores de PDE-5 foi observado que a reposição de testosterona melhorou a função erétil.[46] Em outro estudo em homens com disfunção erétil e hipogonadismo, a injeção intramuscular de testosterona (250 mg) por três semanas melhorou os sintomas do hipogonadismo tardio (perda de libido, falta energia e irritabilidade), bem como a função erétil (de 9 para 13,1) de acordo com o IIFE.[47]

POSSÍVEL PAPEL TERAPÊUTICO DE SUBSTÂNCIAS QUE ATUAM DIRETAMENTE NA GUANILATO CICLASE SOLÚVEL PARA O TRATAMENTO DA DISFUNÇÃO ERÉTIL

Com a descoberta de que o sistema NO-GMPc é o mais relevante e efetivo no mecanismo de ereção peniana, várias substâncias foram identificadas com potencial terapêutico no tratamento da disfunção erétil. Tais agentes estão divididos em dois grupos: os que inibem a degradação do GMPc, como os inibidores da PDE-5, e os que elevam os níveis de GMPc por meio da ativação direta da guanilato ciclase solúvel, que, por sua vez, são representados pelos doadores de óxido nítrico, entre eles a nitroglicerina e o nitroprussiato de sódio.

Duas classes de substâncias que atuam diretamente na guanilato ciclase solúvel foram desenvolvidas pela Bayer: estimuladores e ativadores da guanilato ciclase solúvel, e, diferentemente dos nitrovasodilatadores, não causam tolerância farmacológica e atuam de maneira independente do óxido nítrico.[48] Essas substâncias ainda não foram aprovadas pelos órgãos regulatórios para o tratamento da disfunção erétil. Em relação à primeira classe, existem o YC-1, BAY 41-2272, BAY 41-8543 e BAY 63-2521 (riociguat), sendo que este último foi aprovado recentemente pelas agências regulatórias para o tratamento da hipertensão pulmonar. O YC-1 é o precursor dessa classe, porém menos potente e seletivo em relação ao BAY 41-2272[49] BAY 41-8543[50] e BAY 63-2521.[51]

A remoção do grupamento heme ou sua oxidação (Fe^{3+}) diminuem a eficácia do óxido nítrico. Mudanças endógenas do estado redox da enzima podem ser induzidas por espécies reativas de oxigênio e nitrogênio, como o peroxinitrito ($ONOO^-$) e o radical livre superóxido (O_2^-), que são geradas em condições de estresse oxidativo.[52] Essa alteração do estado redox compromete a sinalização NO-GCs-GMPc, fazendo com que a enzima não mais apresente resposta tanto ao óxido nítrico endógeno quanto ao exógeno.[53] Nesse contexto, diferentemente dos estimuladores da guanilato ciclase solúvel, os ativadores, BAY 58-2667 (cinaciquat), HMR 1766 (ataciguat) e BAY 60-2770 ligam-se na guanilato ciclase solúvel quando o ferro encontra-se no estado ferroso (Fe^{2+}), férrico (Fe^{3+}) ou mesmo ausente[53] (Figura 43.5).

Em corpo cavernoso isolado de coelho e humano[54,55] ou camundongo[56,57] foi visto que o estimulador BAY 41-2272 produziu relaxamento concentração-dependente, significativamente diminuído na presença dos inibidores da guanilato ciclase solúvel e NOS, sugerindo que a eficácia dos estimuladores é reduzida quando o ferro encontra-se no estado oxidado e/ou quando a biodisponibilidade do óxido nítrico é reduzida. Em relação aos ativadores, o BAY 60-2770 produziu relaxamento dependente da concentração em corpo cavernoso isolado de coelho, potencializado na presença do inibidor da guanilato ciclase solúvel, devido, principalmente, aos maiores níveis de GMPc.[58] A injeção intracavernosa de BAY 60-2770 (350 ng/kg) em ratos aumentou a pressão intracavernosa, sendo este efeito ainda mais forte na presença do inibidor da guanilato ciclase solúvel.[59]

Com base nos achados pré-clinicos, pode-se sugerir que os estimuladores e ativadores da guanilato ciclase solúvel constituem uma alternativa terapêutica para o tratamento da disfunção erétil. Além disso, pode-se dizer que os ativadores da guanilato ciclase solúvel solúvel apresentam certas vantagens frente aos estimuladores da guanilato ciclase e inibidores da PDE5, uma vez que os parâmetros farmacológicos não se alteram em situações de menor biodisponibilidade do óxido nítrico e são ainda mais potentes quando a guanilato ciclase solúvel encontra-se oxidada.

Disfunção Erétil e Endotélio

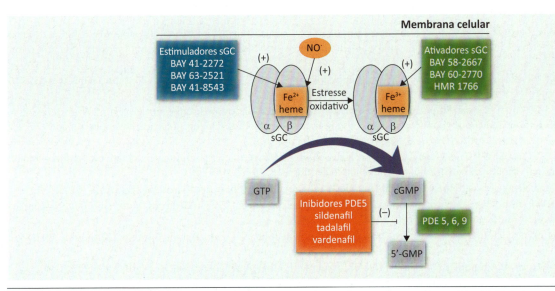

Figura 43.5 Mecanismo de ação dos estimuladores e ativadores da guanilato ciclase solúvel (sGC). A potência dos estimuladores da sGC é maior na presença do NO e quando o ferro encontra-se na sua forma reduzida (Fe^{2+}), enquanto ativadores da sGC atuam de maneira mais potente quando o ferro encontra-se na sua forma oxidada (Fe^{3+}). A ausência do óxido nítrico não interfere nos parâmetros farmacológicos dos ativadores da sGC. Adaptada de Monica FZ, *et al.*, 2014.[60]

CONCLUSÕES

A disfunção endotelial é uma das principais causas que levam à disfunção erétil vasculogênica. A disfunção erétil constitui um importante preditor de doenças cardiovasculares, cujos mecanismos envolvidos estão relacionados, principalmente, com alterações na via do NO-sGC-PDE5, seja pela menor biodisponibilidade do óxido nítrico e/ou menor produção do segundo mensageiro GMPc. Sendo assim, substâncias que melhoram a disfunção endotelial seriam de extrema valia para tratar a disfunção erétil e, consequentemente, retardar a progressão de doenças cardiovasculares. Além disso, substâncias que atuam de maneira independentemente do óxido nítrico podem constituir uma alternativa terapêutica para os casos irresponsivos frente aos inibidores da PDE5.

REFERÊNCIAS BIBLIOGRÁFICAS

1. Andersson K, Stief C. Penile erection and cardiac risk: pathophysiologic and pharmacologic mechanisms. Am J Cardiol. 2000;86:23F-26F.
2. Saenz de Tejada I, Carson MP, de las Morenas A, et al. Endothelin: localization, synthesis, activity, and receptor types in human penile corpus cavernosum. Am J Physiol. 1991;261:H1078-85.
3. Bell CR, Sullivan ME, Dashwood MR, et al. The density and distribution of endothelin 1 and endothelin receptor subtypes in normal and diabetic rat corpus cavernosum. Br J Urol. 1995;76(2):203-7.
4. Christ GJ, Lerner SE, Kim DC, et al. Endothelin-1 as a putative modulator of erectile dysfunction: I. Characteristics of contraction of isolated corporal tissue strips. J Urol. 1995;153:1998-2003.
5. Holmquist F, Kirkeby HJ, Larsson B, et al. Functional effects, binding sites and immunolocalization of endothelin-1 in isolated penile tissues from man and rabbit. J Pharmacol Exp Ther. 1992;261:795-802.
6. Kifor I, Williams GH, Vickers MA, et al. Tissue angiotensin II as a modulator of erectile function. I. Angiotensin peptide content, secretion and effects in the corpus cavernosum. J Urol. 1997;157:1920-5.
7. Chen Y, Cui S, Lin H, et al. Losartan improves erectile dysfunction in diabetic patients: a clinical trial. Int J Impot Res. 2012;24:217-20.
8. Düsing R. Angiotensin II-receptor blocker dosages: how high should we go? Int J Clin Pract. 2006;60:179-83.
9. Düsing R. Overcoming barriers to effective blood pressure control in patients with hypertension. Curr Med Res Opin. 2006;22:1545-53.
10. Papatsoris AG, Korantzopoulos PG. Hypertension, antihypertensive therapy, and erectile dysfunction. Angiology. 2006;57:47-52.

11. Grimm RH Jr, Grandits GA, Prineas RJ, et al. Long-term effects on sexual function of five antihypertensive drugs and nutritional hygienic treatment in hypertensive men and women. Treatment of Mild Hypertension Study (TOMHS). Hypertension. 1997;29:8-14.
12. Dean RC, Lue TF. Physiology of penile erection and pathophysiology of erectile dysfunction. Urol Clin North Am. 2005;32:379-95.
13. Katsuki S, Arnold W, Mittal C, et al. Stimulation of guanylate cyclase by sodium nitroprusside, nitroglycerin and nitric oxide in various tissue preparations and comparison to the effects of sodium azide and hydroxylamine. J Cyclic Nucleotide Res. 1977;3:23-35.
14. Murad F, Mittal CK, Arnold WP, et al. Guanylate cyclase: activation by azide, nitro compounds, nitric oxide, and hydroxyl radical and inhibition by hemoglobin and myoglobin. Adv Cyclic Nucleotide Res. 1978;9:145-58.
15. Toda N. Age-related changes in endothelial function and blood flow regulation. Pharmacol Ther. 2012;133:159-76.
16. Rajfer J, Aronson WJ, Bush PA, et al. Nitric oxide as a mediator of relaxation of the corpus cavernosum in response to nonadrenergic, noncholinergic neurotransmission. N Engl J Med. 1992;326:90-4.
17. Kirkeby HJ, Fahrenkrug J, Holmquist F, et al. Vasoactive intestinal polypeptide (VIP) and peptide histidine methionine (PHM) in human penile corpus cavernosum tissue and circumflex veins: localization and in vitro effects. Eur J Clin Invest. 1992;22:24-30.
18. Cará AM, Lopes-Martins RA, Antunes E, et al. The role of histamine in human penile erection. Br J Urol. 1995;75:220-4.
19. d'Emmanuele di Villa Bianca R, Sorrentino R, Maffia P, et al. Hydrogen sulfide as a mediator of human corpus cavernosum smooth-muscle relaxation. Proc Natl Acad Sci U S A. 2009;106:4513-8.
20. Burnett AL. Novel nitric oxide signaling mechanisms regulate the erectile response. Int J Impot Res. 2004 Jun;16:S15-9.
21. Dimmeler S, Fleming I, Fisslthaler B, et al. Activation of nitric oxide synthase in endothelial cells by Akt-dependent phosphorylation. Nature. 1999;399:601-5.
22. Hurt KJ, Musicki B, Palese MA, et al. Akt-dependent phosphorylation of endothelial nitric-oxide synthase mediates penile erection. Proc Natl Acad Sci U S A. 2002;99:4061-6.
23. Watts GF, Chew KK, Stuckey BG. The erectile-endothelial dysfunction nexus: new opportunities for cardiovascular risk prevention. Nat Clin Pract Cardiovasc Med. 2007;4:263-73.
24. Gandaglia G, Briganti A, Jackson G, et al. A systematic review of the association between erectile dysfunction and cardiovascular disease. Eur Urol. 2014;65:968-78
25. Montorsi P, Ravagnani PM, Galli S, et al. The artery size hypothesis: a macrovascular link between erectile dysfunction and coronary artery disease. Am J Cardiol. 2005;96:19M-23M.
26. Ahn TY, Gómez-Coronado D, Martínez V, et al. Enhanced contractility of rabbit corpus cavernosum smooth muscle by oxidized low density lipoproteins. Int J Impot Res. 1999;11:9-14.
27. Rubbo H, Trostchansky A, Botti H, et al. Interactions of nitric oxide and peroxynitrite with low-density lipoprotein. Biol Chem. 2002;383:547-52.
28. Silva FH, Mónica FZ, Báu FR, et al. Superoxide anion production by NADPH oxidase plays a major role in erectile dysfunction in middle-aged rats: prevention by antioxidant therapy. J Sex Med. 2013;10:960-71.
29. Masuda H, Tsujii T, Okuno T, et al. Accumulated endogenous NOS inhibitors, decreased NOS activity, and impaired cavernosal relaxation with ischemia. Am J Physiol Regul Integr Comp Physiol. 2002;282:R1730-8.
30. Ioakeimidis N, Vlachopoulos C, Rokkas K, et al. Relationship of asymmetric dimethylarginine with penile Doppler ultrasound parameters in men with vasculogenic erectile dysfunction. Eur Urol. 2011;59:948-55.
31. Paroni R, Barassi A, Ciociola F, et al. Asymmetric dimethylarginine (ADMA), symmetric dimethylarginine (SDMA) and L-arginine in patients with arteriogenic and non-arteriogenic erectile dysfunction. Int J Androl. 2012;35:660-7.
32. Ahmetaj-Shala B, Kirkby NS, Knowles R, et al. Evidence that links loss of cyclooxygenase-2 with increased asymmetric dimethylarginine: novel explanation of cardiovascular side effects associated with anti-inflammatory drugs. Circulation. 2015;131:633-42.
33. Toque HA, Teixeira CE, Lorenzetti R, et al. Pharmacological characterization of a novel phosphodiesterase type 5 (PDE5) inhibitor lodenafil carbonate on human and rabbit corpus cavernosum. Eur J Pharmacol. 2008;591:189-95.
34. Mendes GD, dos Santos Filho HO, dos Santos Pereira A, et al. A Phase I clinical trial of lodenafil carbonate, a new phosphodiesterase Type 5 (PDE5) inhibitor, in healthy male volunteers. Int J Clin Pharmacol Ther. 2012;50:896-906.
35. Eardley I. Optimisation of PDE5 inhibitor therapy in men with erectile dysfunction: converting "non-responders" into "responders". Eur Urol. 2006;50:31-3.
36. Arver S, Dobs AS, Meikle AW, et al. Improvement of sexual function in testosterone deficient men treated for 1 year with a permeation enhanced testosterone transdermal system. J Urol. 1996;155:1604-8.
37. Mills TM, Lewis RW. The Role of Andorgens in the Erectile Response: A 1999 Perspective. Mol Urol. 1999;3:75-86.
38. Carruthers M. The diagnosis of late life hypogonadism. Aging Male. 2008;11:45-6.

39. Granata AR, Rochira V, Lerchl A, et al. Relationship between sleep-related erections and testosterone levels in men. J Androl. 1997;18:522-7.
40. Bivalacqua TJ, Rajasekaran M, Champion HC, et al. The influence of castration on pharmacologically induced penile erection in the cat. J Androl. 1998;19:551-7.
41. Marin R, Escrig A, Abreu P, et al. Androgen-dependent nitric oxide release in rat penis correlates with levels of constitutive nitric oxide synthase isoenzymes. Biol Reprod. 1999;61:1012-6.
42. Traish AM, Park K, Dhir V, et al. Effects of castration and androgen replacement on erectile function in a rabbit model. Endocrinology. 1999;140:1861-8.
43. Lugg JA, González-Cadavid NF, Rajfer J. The role of nitric oxide in erectile function. J Androl. 1995;16(1):2-4.
44. Baba K, Yajima M, Carrier S, et al. Effect of testosterone on the number of NADPH diaphorase-stained nerve fibers in the rat corpu cavernosum and dorsal nerve. Urology. 2000;56:533-8.
45. Zhang XH, Morelli A, Luconi M, et al. Testosterone regulates PDE5 expression and in vivo responsiveness to tadalafil in rat corpus cavernosum. Eur Urol. 2005;47:409-16.
46. Yassin AA, Saad F. Testosterone and erectile dysfunction. J Androl. 2008;29:593-604.
47. Heidari R, Sajadi H, Pourmand A, et al. Can testosterone level be a good predictor of late-onset hypogonadism? Andrologia. 2015;47:433-7.
48. Stasch JP, Schmidt P, Alonso-Alija C, et al. NO- and haem-independent activation of soluble guanylyl cyclase: molecular basis and cardiovascular implications of a new pharmacological principle. Br J Pharmacol. 2002;136:773-83.
49. Stasch JP, Becker EM, Alonso-Alija C, et al. NO-independent regulatory site on soluble guanylate cyclase. Nature. 2001;410:212-5.
50. Stasch JP, Dembowsky K, Perzborn E, et al. Cardiovascular actions of a novel NO-independent guanylyl cyclase stimulator, BAY 41-8543: in vivo studies. Br J Pharmacol. 2002;135:344-55.
51. Schermuly RT, Stasch JP, Pullamsetti SS, et al. Expression and function of soluble guanylate cyclase in pulmonary arterial hypertension. Eur Respir J. 2008;32:881-91.
52. Zou MH, Hou XY, Shi CM, et al. Modulation by peroxynitrite of Akt- and AMP-activated kinase-dependent Ser1179 phosphorylation of endothelial nitric oxide synthase. J Biol Chem. 2002;277:32552-7.
53. Stasch JP, Schmidt PM, Nedvetsky PI, et al. Targeting the heme-oxidized nitric oxide receptor for selective vasodilatation of diseased blood vessels. J Clin Invest. 2006;116:2552-61.
54. Kalsi JS, Rees RW, Hobbs AJ, et al. BAY41-2272, a novel nitric oxide independent soluble guanylate cyclase activator, relaxes human and rabbit corpus cavernosum in vitro. J Urol. 2003;169:761-6.
55. Baracat JS, Teixeira CE, Okuyama CE, et al. Relaxing effects induced by the soluble guanylyl cyclase stimulator BAY 41-2272 in human and rabbit corpus cavernosum. Eur J Pharmacol. 2003;477:163-9.
56. Teixeira CE, Priviero FB, Webb RC. Effects of 5-cyclopropyl-2-[1-(2-fluoro-benzyl)-1H-pyrazolo[3,4-b]pyridine-3-yl]pyrimidin-4-ylamine (BAY 41-2272) on smooth muscle tone, soluble guanylyl cyclase activity, and NADPH oxidase activity/expression in corpus cavernosum from wild-type, neuronal, and endothelial nitric-oxide synthase null mice. J Pharmacol Exp Ther. 2007;322:1093-102.
57. Nimmegeers S, Sips P, Buys E, et al. Role of the soluble guanylyl cyclase alpha1-subunit in mice corpus cavernosum smooth muscle relaxation. Int J Impot Res. 2008;20:278-84.
58. Estancial CS, Rodrigues RL, De Nucci G, et al. Pharmacological characterisation of the relaxation induced by the soluble guanylate cyclase activator, BAY 60-2770 in rabbit corpus cavernosum. BJU Int. 2015;116(4):657-64.
59. Lasker GF, Pankey EA, Frink TJ, et al. The sGC activator BAY 60-2770 has potent erectile activity in the rat. Am J Physiol Heart Circ Physiol. 2013;304:H1670-9.
60. Monica FZ, Murad F, Bian K. Modulating cGMP levels as therapeutic drug targets in cardiovascular and non-cardiovascular diseases. OA Biochemistry. 2014;2(1):3-12.

capítulo 44

Mario J. A. Saad

Obesidade, Diabetes e Endotélio: Interações Moleculares

INTRODUÇÃO

A obesidade aumenta o risco de desenvolvimento de doenças metabólicas e cardiovasculares. O funcionamento normal do endotélio é essencial para a preservação da homeostase, mantendo o fluxo sanguíneo e o tônus vascular, prevenindo doenças cardiovasculares. A disfunção endotelial, com redução da liberação de fatores relaxantes ou vasodilatadores e aumento de produção de mediadores vasoconstritores, é a primeira etapa que leva a alterações do fluxo sanguíneo regional, resultando em danos funcionais e histológicos em órgãos e tecidos que evoluirão para a doença cardiovascular aterosclerótica. É amplamente reconhecido que o aumento de risco para doenças cardiovasculares em obesos está associado à disfunção endotelial. Nesses indivíduos, a dilatação da artéria braquial endotélio-dependente está inversamente associada à massa de tecido adiposo visceral.[1] Em voluntários normais, ganhos de peso modestos (~4 kg) são acompanhados de disfunção endotelial, mesmo na ausência de alterações na pressão arterial. A seguir, serão discutidos os mecanismos moleculares que contribuem para a disfunção endotelial no obeso, e posteriormente no diabetes. É fundamental destacar que no diabetes, principalmente no *diabetes mellitus* tipo 2, há uma superposição dos mecanismos moleculares descritos na obesidade com o dano induzido pela hiperglicemia.

MECANISMOS RESPONSÁVEIS PELA DISFUNÇÃO ENDOTELIAL NO OBESO

Resistência à insulina

A resistência à insulina é definida como uma resposta biológica subnormal a uma determinada concentração desse hormônio. Cada vez mais prevalente em nossa sociedade, ela acompanha várias situações clínicas, como a obesidade, o *diabetes mellitus* 2, a hipertensão arterial, processos infecciosos, algumas doenças endócrinas e a síndrome do ovário policístico.[2-5] Essa resistência hormonal tem despertado grande atenção, tanto na pesquisa clínica quanto na básica, em função de sua associação com a doença cardiovascular.[6,7] No entanto, os mecanismos moleculares que ligam a resistência à insulina, à disfunção endotelial, à hipertensão arterial e ao desenvolvimento e progressão da aterosclerose ainda não são completamente conhecidos, apesar dos progressos alcançados nas últimas décadas.[6,8]

Na maioria das vezes, o termo resistência à insulina é empregado tendo como referência o controle glicêmico, refletindo um efeito inadequado da insulina na homeostase da glicose. No entanto, a insulina tem ações pleiotrópicas, modulando diversas funções celulares, como o metabolismo de lipídeos e proteínas, o transporte de íons e aminoácidos, a proliferação e o ciclo celular, a diferenciação celular, apoptose e a síntese de óxido nítrico.[2,9,10] Assim, quando consideramos situações de resistência à insulina, não devemos levar em conta apenas o metabolismo de glicose, mas toda a gama de ações metabólicas, de crescimento e vasculares da insulina. Devemos considerar, também, que a resistência à insulina pode afetar essas funções de forma heterogênea.[6] Entretanto, é preciso destacar que a maioria das situações de resistência à insulina detectadas clinica ou laboratorialmente são acompanhadas de resistência à insulina no endotélio.

Na maioria das situações de redução da sensibilidade à insulina, observamos uma hiperinsulinemia compensatória. Entendemos hoje que o aparecimento de resistência à insulina não é uniforme em relação aos tecidos-alvo desse hormônio, nem em relação às vias intracelulares ativadas pela insulina. Dessa forma, ao mesmo tempo em que a resistência à insulina pode afetar negativamente certas funções metabólicas desse hormônio, a hiperinsulinemia compensatória pode intensificar outras.

Sinalização de insulina no endotélio

O receptor de insulina pertence à família dos receptores de membrana que possuem capacidade tirosina quinase intrínseca. Ele é composto de duas subunidades alfa extracelulares e duas subunidades beta transmembrana, ligadas por pontes dissulfeto.[9] A insulina liga-se à subunidade α do receptor, provocando uma mudança conformacional na subunidade β, que leva a sua autofosforilação em tirosina e ativa sua capacidade tirosina quinase. Uma vez ativado, o receptor de insulina é capaz de fosforilar diversos substratos intracelulares, entre eles os substratos do receptor de insulina (IRS-1-4) e a proteína Shc (*Src homology collagen*).[2,11,12] Essas proteínas, uma vez fosforiladas, recrutam e ativam diversos efetores intracelulares, com diversas funções celulares diferentes.[9] No endotélio, a via da ERK está principalmente envolvida no controle do crescimento, da mitogênese e produção de endotelina, enquanto a ativação da PI-3 quinase pelo IRS-1 está preferencialmente ligada às ações metabólicas da insulina e produção de óxido nítrico[6,13] (Figura 44.1).

Recentemente, demonstrou-se que a regulação da sinalização de insulina pode estar associada a um balanço entre a modulação positiva, que acontece pela fosforilação em tirosina do IRS-1, e a modulação negativa, que ocorre por meio fosforilação em serina do mesmo IRS-1.[14,15] Está bem estabelecido que insulina e IGF-1 induzem a fosforilação em tirosina do IRS-1, enquanto agentes que sabidamente levam à resistência à insulina, tais como TNF-α, ácidos graxos livres, estresse celular e hiperinsulinemia, induzem a ativação de quinases de serina/treonina que fosforilam o IRS-1 em serina, inibindo sua função.[14,15] A fosforilação inibitória do IRS-1 em serina pode ser um mecanismo molecular unificador dos diversos fatores desencadeantes de resistência à insulina. Os indutores de resistência à insulina no endotélio na obesidade podem ser hormônios, adipocitocinas ou lipídeos, oriundos do tecido adiposo, que agem de maneira independente ou via sistema imune inato, e utilizam sinais celulares emanados do estresse oxidativo e do estresse de retículo endoplasmático. Independentemente do mecanismo, o efeito da resistência à insulina no vaso de animais obesos é extremamente deletério para a função endotelial, pois ocorre uma redução de atividade da via IRS/PI3K/Akt/eNOS, com redução da produção de óxido nítrico, e paralelamente, aumento de atividade da via ERK, com estímulo mitogênico e de aumento da produção de endotelina[15] (Figura 44.2).

OBESIDADE, RESISTÊNCIA À INSULINA E ANGIOTENSINA

Diversos estudos clínicos mostram que o bloqueio do sistema renina-angiotensina, seja com inibidores

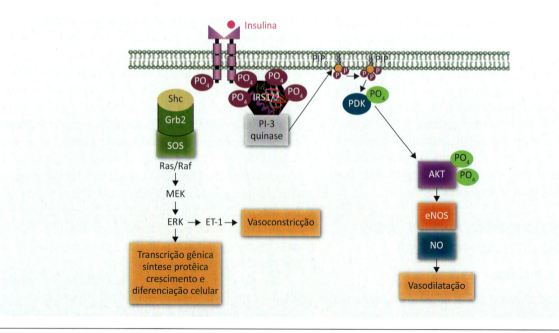

Figura 44.1 Sinalização molecular de insulina endotélio, destacando-se a via IRS/PI3k/Akt/eNOS e a via ERK (siglas, ver texto).

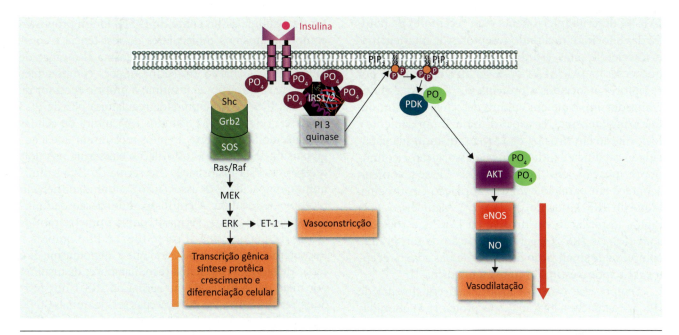

Figura 44.2 Sinalização molecular de insulina em situações de resistência à insulina, com redução de atividade da via IRS/PI3k/Akt/eNOS e aumento de atividade da via ERK (siglas, ver texto).

de enzima conversora ou com bloqueadores do receptor de angiotensina-II AT1, reduzem a incidência de *diabetes mellitus* tipo 2 em pacientes de alto risco. Uma metanálise desses trabalhos, envolvendo dados de mais de 33.100 pacientes, mostrou uma redução na incidência de *diabetes mellitus* tipo 2 quando comparada com outros regimes anti-hipertensivos.[16] A obesidade está relacionada à hipertrofia do tecido adiposo, órgão endócrino ativo que secreta diversos hormônios, os quais podem levar ao desenvolvimento de resistência à insulina, entre eles a angiotensina-II e outras citocinas.[17] O angiotensinogênio secretado pelo tecido adiposo possui papel importante no desenvolvimento do próprio tecido adiposo, assim como na hipertensão arterial associada à obesidade.[18] Mulheres obesas, quando comparadas a não obesas, mostram níveis plasmáticos elevados de enzima conversora, angiotensinogênio, renina e aldosterona, e aumento da expressão gênica de angiotensinogênio no tecido adiposo. Uma perda média de 5 kg no grupo de mulheres obesas provoca diminuições significativas na ativação do sistema renina-angiotensina, refletida pelas quedas nas concentrações plasmáticas dos mediadores citados.[19]

Nas últimas décadas, vários grupos de pesquisadores, incluindo o nosso, buscaram entender como os sistemas de sinalização celular de insulina e angiotensina se relacionam, e chegaram a alguns avanços, mostrando que essa interação ocorre em diferentes níveis de sinalização celular, por meio de proteínas celulares diferentes. Essa interação modula as diversas funções celulares da insulina de uma forma diversificada, afetando funções celulares diferentes.

EVENTOS MOLECULARES RELACIONADOS COM A INTERAÇÃO INSULINA *VERSUS* ANGIOTENSINA

A angiotensina e a via IRS-1/PI-3 quinase

Vários estudos mostram que a angiotensina-II, o principal peptídeo efetor do sistema renina-angiotensina, desempenha um papel fundamental tanto no desenvolvimento da hipertensão arterial quanto da resistência à insulina.[8] Agentes que inibem a ação da angiotensina-II, como os inibidores da enzima de conversão da angiotensina e os bloqueadores do seu receptor AT1, levam à redução da pressão arterial e também a um aumento da sensibilidade à insulina em pacientes hipertensos previamente resistentes à insulina.[20,21]

Levando-se em consideração esses achados clínicos e a associação epidemiológica entre resistência à insulina, hipertensão e doença cardiovascular, vários estudos investigaram a interação das etapas iniciais de sinalização desses dois hormônios. Estudos realizados *in vivo* e em cultura de células mostraram que, de forma similar à insulina, a angiotensina-II é capaz de estimular a fosforilação em tirosina do IRS-1 e do IRS-2.[22-24] Essas fosforilações são induzidas rapidamente e secundárias à ativação da JAK-2, membro da família das *Janus kinases*. A sinalização por meio da família

JAK foi descrita inicialmente para receptores da família das citocinas, incluindo receptores de interleucinas e interferon, mas estudos subsequentes mostraram que a cascata JAK/STAT pode ser ativada também por receptores associados à proteína G.[25] De fato, estudos realizados *in vivo* e em cultura de células mostraram que a angiotensina-II é capaz de induzir rapidamente a fosforilação em tirosina da JAK-2, ativando sua capacidade catalítica e induzindo sua associação e coimunoprecipitação com IRS-1 e IRS-2.[23,24] Esse fenômeno acontece em paralelo com a fosforilação em tirosina, tanto do IRS-1 quanto do IRS-2.[23] Além disso, essa rápida fosforilação em tirosina da JAK2 e associação com IRS-1 e IRS-2 sugere a formação de um grande complexo de sinalização dessas proteínas com o receptor AT1 após o estímulo com angiotensina-II.[23-27]

Sempre que ocorre a fosforilação em tirosina de IRS-1/2 acontece a ligação dessas proteínas à subunidade regulatória p85 da PI-3 quinase. No entanto, de forma antagônica à observada após o estímulo insulínico, a atividade da PI-3 quinase associada à IRS-1 e IRS-2 encontra-se diminuída após o estímulo com angiotensina-II de uma forma dose-dependente.[23] Estudos realizados *in vivo* em músculo cardíaco de ratos mostraram que a angiotensina-II é capaz de estimular a fosforilação em tirosina de IRS-1 e IRS-2 e suas respectivas associações com a PI-3 quinase, mas inibindo a atividade catalítica dessa enzima.[23,24] Bloqueadores do receptor AT1 são capazes de prevenir esse fenômeno.[28] Concluindo, estudos realizados tanto *in vivo* quanto em cultura de células mostram que a angiotensina-II é capaz de inibir a sinalização da insulina por meio da via da PI-3 quinase, possivelmente pela ativação de seu receptor AT1.

A redução da fosforilação em tirosina e o aumento da fosforilação em serina da subunidade beta do receptor de insulina, assim como do IRS-1, foram propostos como mecanismos moleculares de resistência à insulina.[24,29,30] Nesse contexto, a angiotensina-II é capaz de induzir a fosforilação em serina de três componentes da via de sinalização de insulina: o próprio receptor de insulina, IRS-1 e a subunidade regulatória p85 da PI-3 quinase[24] (Figura 44.3). Estudos em cultura de células de músculo liso de aorta de ratos mostraram que a angiotensina-II induziu a fosforilação em serina nos dois receptores. Esta fosforilação em serina do IRS-1 diminuiu sua capacidade de associação à subunidade beta do receptor de insulina. Além disso, a utilização de inibidores de fosfatases de serina/treonina mimetizaram os efeitos da angiotensina-II sobre IRS-1 e PI-3 quinase.[24] Recentemente, foi demonstrado que a angiotensina-II é capaz de bloquear os efeitos vasodilatadores da insulina por meio da fosforilação em serina do IRS-1 nos resíduos Ser[312] e Ser[616], via ativação das serina quinase JNK e ERK1-2, o que leva à modulação negativa da via IRS-1/PI-3 quinase/Akt/ eNOS, diminuindo a produção de óxido nítrico induzida por insulina.[31]

O papel da SOCS-3 na interação insulina/angiotensina

Como discutido anteriormente, a ativação do receptor de angiotensina-II AT1 leva à ativação da via intracelular JAK/STAT. Esta via, além de ativar a transcrição de diversos efetores intracelulares diferentes, induz também a expressão de proteínas da família dos supressores de sinalização de citocina (SOCS), entre elas a SOCS-3, que tem efeito de *feedback* negativo sobre esta via, caracterizando possivelmente a mais duradoura forma de inibição da sinalização pela via JAK/STAT.[32]

Tanto a insulina quanto a angiotensina-II são capazes de induzir a expressão de proteínas da família

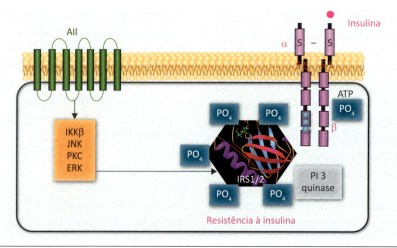

Figura 44.3 Serinas quinases ativadas por AII e capazes de fosforilar o IR e o IRS-1 em serina e induzir resistência à insulina (siglas, ver texto).

SOCS em tecidos de animais *in vivo* e em culturas de células.[33-37] Depois de induzido, SOCS-3 liga-se ao resíduo Tyr[960] do receptor de insulina e diminui sua capacidade de fosforilar em tirosina o STAT-5b, o IRS-1 e o IRS-2.[33,35,38] Além disso, a SOCS-3 é capaz de ligar-se ao IRS-1/2, provocando sua degradação proteossômica, por meio de um mecanismo dependente de ubiquitinação[39] (Figura 44.4).

A interação da SOCS-3 induzida pela angiotensina-II com as proteínas das vias de sinalização insulínica tem implicações moleculares e funcionais. No nível molecular, essa interação impede a fosforilação em tirosina de IRS-1 e IRS-2 e a fosforilação em serina e ativação da AKT.[36] Além disso, a indução da SOCS-3 pela angiotensina-II impede a ativação da via JAK-2/STAT-5b pela insulina.[36] No nível funcional, o aumento da expressão de SOCS-3 induzido pela angiotensina-II impede a translocação do GLUT4 intracelular para a superfície da membrana de células do coração e de células cardíacas isoladas.[36] Portanto, a SOCS-3 representa uma interface distal nos sistemas de sinalização de insulina e angiotensina-II. Se, por um lado, isso pode representar uma proteção dos órgãos-alvo da insulina contra um estímulo constante de crescimento, por outro a indução da expressão da SOCS-3 pode impedir uma transmissão eficiente do sinal de insulina pela via metabólica, dificultando a aquisição de energia, e no endotélio, prevenindo a vasodilatação induzida por insulina.

O papel da MAP quinase na interação insulina/angiotensina

A ERK1/2 é outro ponto distal de interação das vias de sinalização da insulina e angiotensina-II. O sinal insulínico pode ativar a ERK1/2 por dois mecanismos moleculares diferentes. A fosforilação e ativação do receptor de insulina provocam sua interação e fosforilação em tirosina de uma proteína chamada SHC. Uma vez fosforilada, a SHC recruta outra proteína chamada GRB2 e induz a ativação da via RAS-RAF-MEK-ERK.[40,41] O receptor de insulina ativado também fosforila em tirosina os substratos IRS-1 e IRS-2, que podem interagir diretamente com a GRB2 e então ativar a via RAS-RAF-MEK-ERK.[42]

A angiotensina-II também pode ativar a ERK1/2 de duas formas distintas. A primeira é por meio da sua ligação com seu receptor AT1, que ativa a proteína Gq, levando ao aumento do conteúdo de Ca^{++} citoplasmático e a subsequente ativação do receptor de EGF. Uma vez ativado, o receptor de EGF recruta SHC/GRB2 e então ativa a via RAS-RAF-MEK-ERK.[43,44] O segundo mecanismo também depende da ativação da proteína Gq pelo AT1 e do aumento do conteúdo de Ca^{++} citoplasmático, que provoca a ativação da PKC que ativa o RAF1, que pode ativar a MEK e a ERK1/2, independentemente da ativação do RAS.[45,46]

Em células vasculares endoteliais, a insulina estimula a produção de óxido nítrico por meio da ativação da via IRS-1/PI-3 quinase/AKT, que leva à fosforilação e ativação da eNOS.[47,48] O pré-tratamento dessas células com angiotensina-II leva à ativação da ERK 1/2 e da JNK por um mecanismo molecular dependente da ativação do AT1. Essas serina quinases, uma vez ativadas, promovem a fosforilação em serina do IRS-1, impedindo a ativação da eNOS mediada pela insulina.[31] Portanto, nesse tecido, a angiotensina-II é capaz de induzir resistência à insulina pela via do IRS-1 por um mecanismo dependente de JNK e ERK ½ (Figura 44.4).

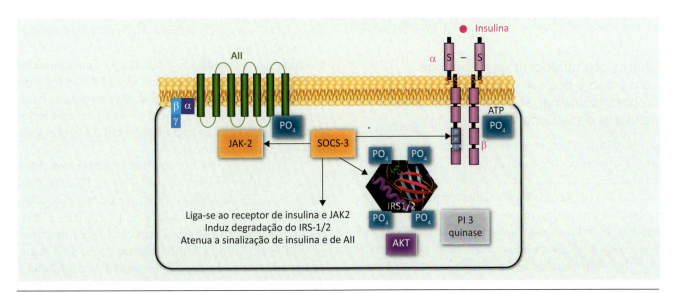

Figura 44.4 Ativação da proteína SOCS-3, *cross-talk* insulina/AII e indução de resistência à insulina (siglas, ver texto).

Em concordância com esse achado, o tratamento simultâneo de cobaias com insulina e angiotensina leva a um bloqueio da sinalização de insulina pela via IRS-1/PI-3 quinase/AKT, ao mesmo tempo em que leva a um aumento da sinalização pela via da ERK.[27] Esse mecanismo está constitutivamente ativo num modelo animal de síndrome metabólica e parece ter um papel de destaque na hipertrofia do miocárdio relacionada à resistência à insulina.[27]

A angiotensina induz resistência à insulina no vaso e disfunção endotelial

Até aqui mostramos que a angiotensina-II é capaz de modular negativamente a transmissão do sinal de insulina, bloqueando a via IRS/PI-3 quinase/AKT, e que os inibidores de enzima de conversão podem reverter esses efeitos em situações de resistência à insulina. Fica estabelecido que essa mesma via é capaz de induzir a produção de óxido nítrico e, portanto, vasodilatação, em células endoteliais, em que a AKT, depois de ativada pela ação da PI-3 quinase, é capaz de fosforilar a eNOS e provocar sua ativação.[5] Esses efeitos estimulatórios da insulina sobre a eNOS e a produção de óxido nítrico podem ser importantes na prevenção da disfunção endotelial e das etapas iniciais da aterosclerose induzidas pelo LDL oxidado, pelo tabagismo e por outros fatores.[5] A angiotensina-II, tendo efeito inibitório sobre essa via de sinalização, pode diminuir a produção de óxido nítrico ao mesmo tempo em que estimula a produção de radicais livres de oxigênio, aumentando o estresse oxidativo e aumentando a degradação do óxido nítrico. Portanto, ao mesmo tempo em que a angiotensina-II tem efeito deletério sobre o metabolismo da glicose mediado pela insulina em tecido muscular esquelético e cardíaco, pode também afetar a sinalização de insulina nos vasos sanguíneos, contribuindo para disfunção endotelial.[5]

Efeitos dos inibidores da enzima de conversão e dos aumentos dos níveis de bradicinina nas ações metabólicas e celulares da insulina

Na prática clínica, os efeitos benéficos da administração dos inibidores da enzima conversora e dos bloqueadores de AT1 em pacientes com *diabetes mellitus* tipo 2 são conhecidos há bastante tempo.[49-51] A hiperatividade do sistema renina-angiotensina prejudica a sinalização intracelular da insulina e contribui para a resistência à insulina observada na hipertensão essencial.[8] Essa hiperatividade do sistema renina-angiotensina modula a sinalização de insulina, diminuindo a captação muscular de glicose induzida por insulina.[51,52]

No nível molecular, o captopril melhora a sensibilidade à insulina por meio do aumento da fosforilação em tirosina do IRS-1 e de sua ligação e ativação da PI-3 quinase, após o estímulo com insulina.[28] Esses dados sugerem que a melhora da sensibilidade à insulina induzida pelo tratamento com captopril está relacionada à sua ação nas etapas iniciais da transmissão do sinal de insulina, o que mostra a importância da interação entre insulina e angiotensina-II.

É importante salientar que os efeitos da inibição da enzima de conversão vão além de somente diminuir a produção de angiotensina, potente vasoconstritor, mas incluem também a diminuição da degradação da bradicinina, eficaz vasodilatador. De fato, a enzima de conversão tem mais afinidade pela bradicinina do que pela angiotensina-I, e pode ser considerada mais uma cininase do que uma angiotensininase.[53] Estudos anteriores mostram que a bradicinina pode melhorar a sensibilidade à insulina no tocante ao metabolismo da glicose,[54] e alguns autores relacionam essa melhora à sua capacidade de melhorar o fluxo sanguíneo capilar, melhorando a distribuição de glicose e insulina para o tecido muscular.[49]

A bradicinina provoca vasodilatação, pois induz a liberação de óxido nítrico pelas células endoteliais e, como consequência, aumenta o transporte de glicose transcapilar.[54] Portanto, a bradicinina é responsável por alguns dos efeitos benéficos dos inibidores de enzima de conversão sobre a transmissão do sinal de insulina, já que é capaz de aumentar a fosforilação em tirosina tanto do IR quanto do IRS-1.[28]

Vias inflamatórias e resistência à insulina no endotélio

Apesar de estar evidente a inflamação crônica de baixo grau no tecido adiposo de indivíduos obesos, os mecanismos pelos quais as citocinas inflamatórias e ácidos graxos medeiam a resistência à insulina ainda não estão totalmente esclarecidos.[2,4,55-58] A inibição das vias de sinalização intracelulares da insulina é um mecanismo primário pelo qual os sinais inflamatórios podem levar à resistência à insulina em diferentes tecidos, incluindo o endotélio.

O tratamento de hepatócitos e adipócitos, bem como de células endoteliais com TNF-α, IL-1, IL-6 ou doses elevadas de ácidos graxos livres, reduz a autofosforilação insulinoestimulada do IR em 20% a 50%. Além disso, outros experimentos com diferentes tipos de células em cultura demonstraram que o TNF-a aumenta a fosforilação do IRS-1 e do IRS-2 em resíduos de serina.[55] Essas modificações são suficientes para reduzir a capacidade do IRS-1 e -2 de interagir com o IR, bem como bloquear os eventos subsequentes da sinalização de insulina, resultando em estados de resistência à insulina. A fosforilação inibitória do IRS-1 em serina também foi observada na obesidade e em outras situações de resistência à insulina. Estudos genéticos e bioquímicos apontaram para a via da JNK (*c-Jun N-terminal kinase*) como uma das responsáveis por essa fosforilação inibitória do IRS-1, e documentaram a ativação da via da JNK pelo TNF-α. Estudos subsequentes demonstraram que a ativação da JNK resulta em fosforilação do IRS-1 no resíduo 307 de serina, e a fosforilação do IRS-1 nesse resíduo foi suficiente para mediar a resistência à insulina induzida pelo TNF-α em alguns modelos.[2,55,56]

Em modelos animais de obesidade induzida por dieta e resistência à insulina, há maior ativação da JNK no fígado e músculo e nos vasos. Camundongos obesos que não expressam a isoforma 1 da JNK (JNK-1) apresentam proteção contra a resistência à insulina associada à obesidade. Além disso, animais com deficiência de JNK-1 apresentam adiposidade reduzida, sugerindo que esta quinase está envolvida na regulação da obesidade e diabete. A inibição farmacológica da JNK também evita a fosforilação do IRS-1 em serina 307 estimulada pelo TNF-α e restaura a fosforilação do IRS-1 em tirosina estimulada pela insulina, elevando a sensibilidade à insulina. Portanto, como a JNK pode ser ativada pelo TNF-α e por outras citocinas, além de ácidos graxos, e estes encontram-se elevados na síndrome de resistência à insulina, a JNK parece ser um elemento-chave para onde convergem diferentes sinais que reduzem a ação da insulina. A via da JNK é também uma importante via de produção de resposta inflamatória, e assim pode estabelecer uma conexão entre estresse/inflamação e regulação metabólica, além de ser uma via com potencial terapêutico para diabete e aterosclerose.[55]

Recentemente, também foi descrito que a mTOR (*mammalian target of rapamycin*) pode fosforilar o IRS-1 em serina na presença do TNF-α. A supressão de serinas/treoninas-fosfatases ou a ativação de proteínas-tirosinas fosfatases (PTPases) também pode ser importante na resistência à insulina provocada pelo TNF-α.[2,4,56]

Além da via da JNK, uma outra via inflamatória ativada pelo TNF-α tem recebido muita atenção devido ao seu potencial para estabelecer conexões entre resposta inflamatória e resistência à insulina: a via da IκB-IKK-NFκB. Em cultura de células, o bloqueio da atividade dessa via pode evitar o surgimento de resistência à insulina induzido pelo TNF-α. Em animais com obesidade induzida geneticamente ou por dieta, o bloqueio da atividade da IKKβ via administração de altas doses de salicilatos ou da mutação em um alelo da IKKβ resulta em melhora da sensibilidade à insulina. Mais recentemente, outra isoforma de IKK, a IKKε, tem recebido destaque. Animais *knockouts* para IKKε são protegidos da resistência à insulina.[55-57]

A IKKβ e IKKε[53] podem interferir na sinalização de insulina por pelo menos duas vias: primeiro, elas podem fosforilar diretamente o IRS-1 em resíduos de serina; segundo, elas podem ativar indiretamente o NF-κB, um fator de transcrição que, dentre outros alvos, pode estimular a produção de vários mediadores inflamatórios, incluindo o TNF-α e a IL-6. A ativação destas quinases na obesidade, especialmente IKKs e JNK, ressalta a sobreposição das vias metabólicas e inflamatórias: essas são as mesmas quinases que são ativadas na resposta imune inata pelo TLR (*Toll-like receptor*) em resposta aos LPS, peptidoglicanos, RNA de dupla fita e outros produtos microbianos.[57,59-62] Os TLRs representam um papel crítico na resposta imune inata em mamíferos. Estudos em animais com mutação ou inativação genética do TLR4 são protegidos contra resistência à insulina no fígado e músculo e os animais com mutação desse receptor são protegidos contra a obesidade induzida por dieta. Esses resultados sugerem que o TLR4 é um modulador do *cross-talk* entre vias metabólicas e inflamatórias[57,59,60] (Figura 44.5).

A oxidonitrico-sintase induzida (iNOS) e a proteína SOCS (*suppressors of cytokine signaling*), cujos genes são alvos das vias da JNK e IKK, também estão implicados na resistência à insulina promovida pelo TNF-α. A expressão da iNOS é estimulada pelo TNF-α e está elevada na obesidade; camundongos com mutações no gene da iNOS desenvolvem menos resistência à insulina associada à obesidade do que seus controles com gene intacto da iNOS.[63,64] A expressão de várias isoformas de SOCS, especialmente da SOCS-3, aumenta na presença de TNF-α na obesidade e pode induzir resistência à insulina, provavelmente pelo aumento da degradação do IRS-1 mediada por proteossomos.[32-35]

Outro mecanismo de resistência à insulina foi descrito: a S-nitrosação do receptor de insulina, do IRS-1 e da AKT. O óxido nítrico produzido pela iNOS pode induzir resistência à insulina no músculo por meio de um mecanismo que envolve a S-nitrosação do IR, IRS-1 e AKT *in vitro* e também em modelos animais de obesidade e resistência à insulina.[63,64]

ESTRESSE DE RETÍCULO ENDOPLASMÁTICO E DISFUNÇÃO ENDOTELIAL

O retículo endoplasmático é uma organela que integra e regula a síntese, o enovelamento e o transporte de pelo menos um terço das proteínas de uma célula. O enovelamento de proteínas é essencial para a sobre-

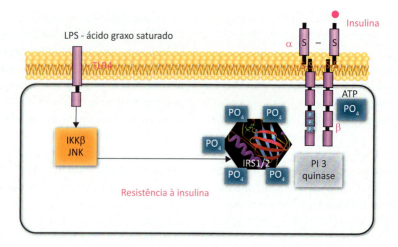

Figura 44.5 TLR4 é um modulador do *cross-talk* entre vias metabólicas e inflamatórias, e sua ativação (por LPS ou AG saturados) pode induzir resistência à insulina por meio da ativação de serinas quinases (siglas, ver texto).

vivência e funções celulares, e numerosos processos ajudam a célula a preservar a homeostase.[65-68]

Assim, algumas condições fisiológicas ou patológicas desafiam essa homeostase do retículo endoplasmático, principalmente sua capacidade de montagem de proteínas. A organela se adapta à nova situação usando um sistema de resposta adaptativa conhecido como resposta de proteínas malformadas – UPR (*Unfolded Protein Response*). Tais condições que podem ativar a UPR incluem aumento da síntese de proteína, a presença de proteínas mutantes, inibição da glicosilação de proteínas, desbalanceamento dos níveis de cálcio, deprivação energética e de glicose, dieta hiperlipídica, hipóxia, patógenos ou componentes ou toxinas associadas a patógenos.[65,66] Essa resposta adaptativa ajuda a célula a se adaptar ao estresse do retículo endoplasmático. Três vias de sinalização são ativadas na UPR: PERK-eIF2α, IRE1α e ativação do fator de transcrição ATF6α (Figura 44.6). Assim, frente a insultos externos ou excessiva síntese proteica ocorre enovelamento inadequado de proteínas na organela, e esse acúmulo de proteínas malformadas é conhecido como estresse do retículo endoplasmático. Em resposta a esse estresse há a ativação de UPR para restaurar a homeostase, e se a situação não é resolvida pode haver morte celular.

A UPR, por meio das três vias ativadas, tenta reduzir a síntese proteica e ao mesmo tempo degradar proteínas malformadas. Merece destaque que na ativação de uma dessas vias, a IRE-1α, há, em sequência, ativação da proteína JNK, que certamente é a serina quinase talvez mais estudada como indutora da fosforilação em serina do IRS-1 com consequente resistência à insulina (Figura 44.6).

A obesidade e o DM2 sobrecarregam a capacidade funcional do retículo endoplasmático induzindo estresse. O estresse de retículo endoplasmático e as vias inflamatórias podem se conectar de várias maneiras. A ativação da via IRE1α induz ativação de JNK e AP-1, aumentando a expressão de vários genes pró-infla-

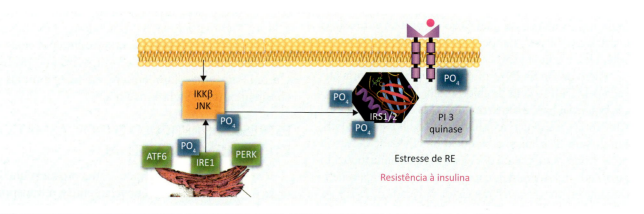

Figura 44.6 Ativação do estresse de retículo endoplasmático e resistência à insulina (siglas, ver texto).

matórios. Além disso, IRE1α e PERK ativam a via da IKKβ-NFkB, levando a resposta inflamatória.[55-57]

MECANISMOS RESPONSÁVEIS PELA DISFUNÇÃO ENDOTELIAL NO DIABETES

A progressão das complicações vasculares do diabetes depende da gravidade e da duração da hiperglicemia. Uma das etapas-chave na indução da disfunção endotelial induzida por hiperglicemia é o estresse oxidativo com origem tanto no citoplasma quanto na mitocôndria.[69-79]

As células endoteliais são capazes de produzir espécies reativas de oxigênio (ROS) a partir de uma variedade de fontes enzimáticas. Os mecanismos que contribuem para a elevação do estresse oxidativo no endotélio do diabetes estão representados nas Figuras 44.7 e 44.8 e incluem elevação de ROS induzida por hiperglicemia tanto de fonte citosólica quanto mitocondrial; mudança de fluxo glicolítico para vias metabólicas alternativas, induzida por hiperglicemia; bloqueio da via das pentoses (PPP) induzido por hiperglicemia; formação de produtos de glicação e produtos finais de glicação avançada (AGE); ativação da

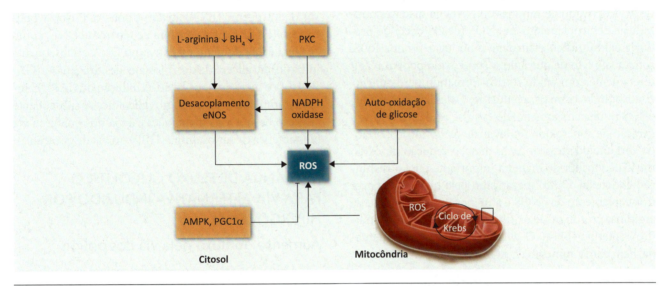

Figura 44.7 Aumento da produção de ROS induzida pela hiperglicemia com componentes mitocondrial e citosólico (siglas, ver texto).

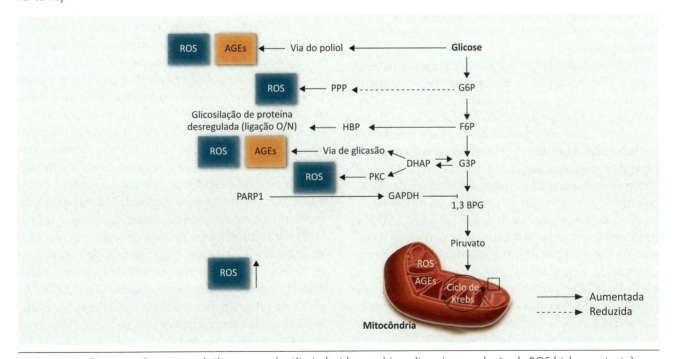

Figura 44.8 Alterações de vias metabólicas no endotélio induzidas por hiperglicemia e produção de ROS (siglas, ver texto).

proteína quinase C (PKC).[70,71] Esses mecanismos têm ampla demonstração *in vitro* em presença de hiperglicemia, mas ainda carecem de melhores estudos *in vivo*.

AUMENTO DA PRODUÇÃO DE ROS INDUZIDO POR HIPERGLICEMIA

Aumento da produção de ROS citosólico

O aumento de produção de ROS induzido por hiperglicemia pode ser consequência da auto-oxidação de glicose ou ativação das NADPH oxidases.[76,77] O aumento de ROS derivado de xantinas ou NADPH oxidases pode induzir desacoplamento da eNOS (eNOS deixa de produzir óxido nítrico e citrulina e no lugar produz ROS) somado ao fato de que ânions superóxido podem reagir diretamente com óxido nítrico formando peroxinitrito, contribuindo assim para reduzi-lo. O desacoplamento da eNOS resulta em aumento do estresse oxidativo devido a geração de superóxido no lugar de óxido nítrico, criando um círculo vicioso. Além disso, a redução de óxido nítrico contribui de maneira importante para a disfunção endotelial. Outro mecanismo pelo qual pode haver desacoplamento da eNOS é a menor disponibilidade de arginina, precursor de óxido nítrico, e do cofator tetraidrobiopterina (BH4), O-glicosilação via HBP aumentada, bem como aumento de AGE.

Aumento da produção de ROS mitocondrial

A hiperglicemia induz mitocondriopatia, evidenciada por aumento de biogênese e autofagia, alteração de função mitocondrial e aumento de fragmentação dessa organela.

A célula endotelial produz sua energia primariamente da glicólise anaeróbia (e não da fosforilação oxidativa na mitocôndria), e as mitocôndrias endoteliais são essenciais para a homeostase de cálcio e geração de ROS, e são também sensores e iniciadores de morte celular. Em consequência da disfunção mitocondrial induzida pela hiperglicemia ocorre aumento de produção de ROS (pela cadeia de transporte de elétrons) e sobrecarga de cálcio, piorando o estresse oxidativo e a disfunção endotelial.[71]

É importante mencionar que a proteína AMPK e o fator de transcrição PGC1α podem participar da regulação do aumento de produção de ROS pela hiperglicemia. O óxido nítrico, por meio da elevação dos níveis de PGC1α protege contra os danos de ROS por regulação da defesa antioxidante mitocondrial. Entretanto, esse ponto é controverso, e dados indicam que a hiperglicemia pode elevar os níveis de PGC1α.

Por outro lado, está bem estabelecido que a ativação de AMPK reduz a geração de ROS induzida por hiperglicemia porque limita a atividade da NADPH oxidase, aumenta a expressão de enzimas antioxidantes mitocondriais e aumenta a biogênese mitocondrial. Assim, a ativação da AMPK reduz a disfunção endotelial induzida por hiperglicemia.[71]

Mudança de fluxo glicolítico para via alternativa induzida por hiperglicemia

O aumento de produção de ROS e de espécies reativas de nitrogênio (ERN) ativam a poli-ADP-ribose polimerase (PARP1), uma enzima de reparo de DNA, como consequência do dano oxidativo no DNA e subsequente inibição da gliceraldeído 3-fosfato desidrogenase (GAPDH) por meio de ribosilação. A inibição da GAPDH induz acúmulo de intermediários glicolíticos e subsequente ativação de três vias metabólicas: a via dos polióis, a via biossintética de hexosamina (HBP) e a via de glicação.

MUDANÇA DE FLUXO GLICOLÍTICO PARA VIA ALTERNATIVA INDUZIDO POR HIPERGLICEMIA

Aumento do fluxo pela via dos polióis

A aldose redutase é a primeira enzima da via do poliol. É uma enzima com baixa afinidade por glicose (alto Km), e, portanto, em níveis glicêmicos normais, a metabolização de glicose por essa via é muito reduzida. Entretanto, em ambiente hiperglicêmico, o aumento da glicose intracelular resulta em maior conversão enzimática de glicose em sorbitol, reação que consome NADPH.

Nessa via do poliol, o sorbitol é oxidado a frutose pela enzima sorbitol desidrogenase, com transformação de NAD^+ em NADH. Essa via, para um mesmo nível de hiperglicemia, tem atividade variável na dependência do tecido analisado, sugerindo que a contribuição da via do poliol para as complicações do diabetes é tecido-específica. Sua ativação pode contribuir para o aparecimento das complicações crônicas, induzindo a maior estresse oxidativo, porque o NADPH consumido na via deixará de regenerar glutationa reduzida (GSH), que é um importante mecanismo de defesa contra espécies reativas de oxigênio. Além disso, por meio de redução da atividade da GAPDH os níveis de gliceraldeído 3-fosfato aumentam, intensificando a síntese de precursores de AGE e de DAG, com consequente ativação de PKC.[70]

MUDANÇA DE FLUXO GLICOLÍTICO PARA VIA ALTERNATIVA INDUZIDA POR HIPERGLICEMIA

Aumento do fluxo pela via biossintética de hexosaminas (HBP)

O excesso de glicose entra na via HBP através da frutose-6 fosfato, que é convertida em glicosamina-6-fosfato e em seguida em N-acetilglicosamina uridina 5'-fosfato (UDP-GlcNAc). Em condições normais, a UDP-GlcNAc é importante para a glicosilação, mas na hiperglicemia essa glicosilação é desregulada e resulta na alteração de expressão de algumas proteínas, como a eNOS.[71]

Aumento do fluxo pela via de glicação e aumento da produção de produtos finais de glicação avançada

A princípio, pensava-se que os AGE originavam-se da reação não enzimática entre proteínas extracelulares e glicose. Entretanto, a velocidade de formação de AGE a partir da glicose é muito mais lenta que a formação a partir de precursores dicarbonil de glicose gerados intracelularmente, e hoje acredita-se que a hiperglicemia intracelular é o evento primário que inicia a formação de AGE nos meios intra e extracelular. Os AGE podem ser produzidos das seguintes maneiras: auto-oxidação de glicose a glioxal; decomposição de produtos de Amadori em 3-deoxiglucosona; fragmentação do gliceraldeído 3-fosfato e diidroxiacetonafosfato em metilglioxal. Esses dicarbonis intracelulares reagem com grupos aminas de proteínas intra e extracelulares, formando AGEs, que podem ser encontrados nos vasos retinianos e glomérulos de diabéticos.

A produção de precursores de AGE intracelulares induz a lesão de células-alvo por três mecanismos diferentes: proteínas intracelulares modificadas por AGE têm funções alteradas; componentes da matriz extracelular modificados por precursores de AGE interagem de maneira anormal com outros componentes e com receptores da matriz (integrinas) em células; proteínas plasmáticas modificadas por precursores de AGE ligam-se a receptores de AGE em células endoteliais, mesangiais e macrófagos, induzindo à produção de espécies reativas de oxigênio (ROS). A ligação a receptores de AGE (RAGE) e a produção de ROS ativam o fator de transcrição nuclear kB (NFkB), causando mudanças patológicas na expressão de genes.

Em relação aos dois primeiros, algumas proteínas e componentes da matriz modificados por AGE são: proteínas envolvidas na endocitose de macromoléculas, algumas peptidases, colágeno tipos I e IV. Isso pode modificar o processo de degradação normal intracelular de proteínas, e também mudar propriedades funcionais de moléculas de matriz, alterando a elasticidade de vasos e a função endotelial.

Em relação ao terceiro, as proteínas de membrana celular que se ligam a AGE são: OST-48, 80K-H, galectina-3 e RAGE. Tais ligações induzem modificações celulares mantidas, que incluem maior expressão de citocinas e fatores de crescimento (IL-1, TNF-α, TGF-β, PDGF) por macrófagos e células mesangiais, e maior expressão de pró-coagulantes e pró-inflamatórios (trombomodulina, fator tecidual, VCAM-1) por células endoteliais.

Um estudo clínico randomizado, duplo-cego e placebo-controlado mostrou que o uso de um inibidor de AGE (aminoguanidina) em *diabetes mellitus* tipo 1 com nefropatia reduziu a proteinúria e a progressão da nefropatia e da retinopatia.

Estudos experimentais demonstram que o bloqueio de RAGE suprime o desenvolvimento de doença macrovascular em camundongos, bem como o desenvolvimento de nefropatia e doença periodontal.

BLOQUEIO DA VIA DAS PENTOSES (PPP) INDUZIDO POR HIPERGLICEMIA

A glicose 6-fosfato, a frutose 6-fosfato e o gliceraldeído 3-fosfato são intermediários glicolíticos gerados fora da via das pentoses (PPP). Em condições hiperglicêmicas, a PPP poderia ter um papel protetor, reduzindo o fluxo nas três vias anteriormente mencionadas, reduzindo o dano, e também por aumentar o NADPH e GSH, que são protetores contra o estresse oxidativo. Entretanto, a hiperglicemia reduz o fluxo pela via PPP, aumentando o estresse oxidativo e reduzindo a produção de óxido nítrico.[71]

ATIVAÇÃO DA PKC INDUZIDA POR HIPERGLICEMIA

A proteína quinase C é uma enzima de ampla expressão, que participa de diversas vias de sinalização celular. Sua atividade está aumentada no tecido vascular de pacientes diabéticos, incluindo grandes vasos, retina e glomérulo. Das dez isoformas de PKC, alfa, beta e delta são as mais comumente implicadas nas complicações vasculares do diabetes. Em animais que não expressam alguma dessas isoformas de PKC há proteção da nefropatia, da retinopatia ou da aterosclerose. Tratamento com inibidores específicos da isoforma beta de PKC reduz a atividade dessa enzima na retina e no glomérulo de animais diabéticos, e consequentemente normaliza o tempo médio de circulação na retina e a taxa de filtração glomerular, além de corrigir parcialmente a microalbuminúria e a expansão glomerular.[70,71]

As isoformas beta e delta podem ser ativadas pelo segundo mensageiro lipídico diacilglicerol (DAG). A hiperglicemia intracelular aumenta o conteúdo de DAG em células microvasculares de retina e glomérulo de animais diabéticos, pois aumenta novamente a síntese desse lipídio a partir do intermediário glicolítico diidroxiacetonafosfato via redução do glicerol 3-fosfato. A PKC também pode ser ativada por espécies reativas de oxigênio.

Em modelos experimentais de diabete, a ativação de isoformas de PKC parece mediar alterações do fluxo sanguíneo na retina e no rim por redução da produção de óxido nítrico – consequência do maior desacoplamento da eNOS – e por aumento de atividade da endotelina-1. Outros efeitos decorrentes da ativação da PKC incluem ativação de oxidases de membranas NADPH dependentes e do fator de transcrição nuclear NF-κB (aumentando a apoptose de pericitos retinianos), maior expressão de TGF-β, fibronectina e colágeno IV, e também maior expressão do ativador 1 do inibidor do plasminogênio (PAI-1) e do VEGF.

Estudos iniciais em humanos mostram que inibidores da PKCβ mostram melhora da retinopatia e da nefropatia, mas estudos clínicos fase III são aguardados. Entretanto, para que se obtenha efeitos significativos na prevenção da nefropatia e retinopatia, seria importante o desenvolvimento de inibidores de múltiplas isoformas como alfa, beta e delta.

CONCLUSÕES

O impacto da hiperglicemia e, potencialmente, das variações glicêmicas na função da célula endotelial parece ser a ligação entre diabetes e aceleração de aterosclerose. O aumento da metabolização de glicose gera elevação dos níveis de ROS, com consequências claras sobre a disfunção endotelial. Além das células endoteliais, os monócitos e as plaquetas também estão expostos a flutuações glicêmicas no diabetes e têm aumento de produção de ROS, com efeitos nos fenômenos inflamatório e trombótico.[79] Assim, o impacto da hiperglicemia nas células endoteliais, nos monócitos e nas plaquetas com aumento da produção de ROS provavelmente representa a ligação causal entre diabetes e aterosclerose.

REFERÊNCIAS BIBLIOGRÁFICAS

1. Toda N, Okamura T. Obesity impairs vasodilatation and blood flow increase mediated by endothelial nitric oxide: an overview. J Clin Pharmacol. 2013 Dec;53(12):1228-39.
2. Samuel VT, Shulman GI. The pathogenesis of insulin resisistance: integrating signaling pathways and substrate flux. J Clin Invest. 2016 Jan 4;126(1):12-2.
3. Kahn BB, Flier JS. Obesity and insulin resistance. J Clin Invest. 2000;106:473-81.
4. Lackey DE, Olefsky JM. Regulation of metabolism by the innate immune system. Nat Rev Endocrinol. 2016 Jan;12(1):15-28.
5. Reaven G. The metabolic syndrome or the insulin resistance syndrome? Different names, different concepts, and different goals. Endocrinol Metab Clin North Am 2004;33:283-303.
6. Wang CC, Goalstone ML, Draznin B. Molecular mechanisms of insulin resistance that impact cardiovascular biology. Diabetes. 2004;53:2735-40.
7. Reaven G, Abbasi F, McLaughlin T. Obesity, insulin resistance, and cardiovascular disease. Recent Prog Horm Res. 2004;59:207-23.
8. Natali A, Ferrannini E. Hypertension, insulin resistance, and the metabolic syndrome. Endocrinol Metab Clin North Am. 2004;33:417-29.
9. Shulman GI. Cellular mechanisms of insulin resistance in humans. Am J Cardiol. 1999;84:3J-10J.
10. Saltiel AR, Kahn CR. Insulin signalling and the regulation of glucose and lipid metabolism. Nature. 2001;414:799-806.
11. Saad MJ, Carvalho CR, Thirone AC, et al. Insulin induces tyrosine phosphorylation of JAK2 in insulin-sensitive tissues of the intact rat. J Biol Chem. 1996;271:22100-4.
12. Velloso LA, Carvalho CR, Rojas FA, et al. Insulin signalling in heart involves insulin receptor substrates-1 and -2, activation of phosphatidylinositol 3-kinase and the JAK 2- growth related pathway. Cardiovasc Res. 1998 Oct;40(1):96-102.
13. Van Gaal LF, Mertens IL, De Block CE. Mechanisms linking obesity with cardiovascular disease. Nature 2006;444:875-80.
14. Hotamisligil GS, Peraldi P, Budavari A, et al. IRS-1-mediated inhibition of insulin receptor tyrosine kinase activity in TNF-alpha- and obesity-induced insulin resistance. Science. 1996;271:665-8.
15. Zecchin HG, Bezerra RM, Carvalheira JB, et al. Insulin signalling pathways in aorta and muscle from two animal models of insulin resistance— the obese middle-aged and the spontaneously hypertensive rats. Diabetologia. 2003;46:479-91.

16. Scheen AJ. VALUE: analysis of results. Lancet. 2004;364:932-3; author reply 935.
17. Knowler WC, Barrett-Connor E, Fowler SE, et al. Reduction in the incidence of type 2 diabetes with lifestyle intervention or metformin. N Engl J Med. 2002;346:393-403.
18. Massiera F, Bloch-Faure M, Ceiler D, et al. Adipose angiotensinogen is involved in adipose tissue growth and blood pressure regulation. Faseb J. 2001;15:2727-9.
19. Engeli S, Bohnke J, Gorzelniak K, et al. Weight loss and the renin-angiotensin-aldosterone system. Hypertension. 2005;45:356-62.
20. Feldman R. ACE inhibitors versus AT1 blockers in the treatment of hypertension and syndrome X. Can J Cardiol. 2000;16(Suppl E):41E-44E.
21. Scheen AJ. Prevention of type 2 diabetes mellitus through inhibition of the Renin-Angiotensin system. Drugs. 2004;64:2537-65.
22. Saad MJ, Velloso LA, Carvalho CR. Angiotensin II induces tyrosine phosphorylation of insulin receptor substrate 1 and its association with phosphatidylinositol 3-kinase in rat heart. Biochem J. 1995;310(Pt 3):741-4.
23. Velloso LA, Folli F, Sun XJ, et al. Cross-talk between the insulin and angiotensin signaling systems. Proc Natl Acad Sci USA. 1996;93:12490-5.
24. Folli F, Kahn CR, Hansen H, et al. Angiotensin II inhibits insulin signaling in aortic smooth muscle cells at multiple levels. A potential role for serine phosphorylation in insulin/angiotensin II crosstalk. J Clin Invest. 1997;100:2158-69.
25. Marrero MB, Schieffer B, Paxton WG, et al. Direct stimulation of Jak/STAT pathway by the angiotensin II AT1 receptor. Nature. 995;375:247-50.
26. Venema RC, Venema VJ, Eaton DC, et al. Angiotensin II-induced tyrosine phosphorylation of signal transducers and activators of transcription 1 is regulated by Janus-activated kinase 2 and Fyn kinases and mitogen-activated protein kinase phosphatase 1. J Biol Chem. 1998;273:30795-800.
27. Carvalheira JB, Calegari VC, Zecchin HG, et al. The cross-talk between angiotensin and insulin differentially affects phosphatidylinositol 3-kinase- and mitogen-activated protein kinase-mediated signaling in rat heart: implications for insulin resistance. Endocrinology. 2003;144:5604-14.
28. Carvalho CR, Thirone AC, Gontijo JA, et al. Effect of captopril, losartan, and bradykinin on early steps of insulin action. Diabetes. 1997;46:1950-7.
29. Tanti JF, Gremeaux T, van Obberghen E, et al. Serine/threonine phosphorylation of insulin receptor substrate 1 modulates insulin receptor signaling. J Biol Chem. 1994;269:6051-7.
30. Mothe I, Van Obberghen E. Phosphorylation of insulin receptor substrate-1 on multiple serine residues, 612, 632, 662, and 731, modulates insulin action. J Biol Chem. 1996;271:11222-7.
31. Andreozzi F, Laratta E, Sciacqua A, et al. Angiotensin II impairs the insulin signaling pathway promoting production of nitric oxide by inducing phosphorylation of insulin receptor substrate-1 on Ser312 and Ser616 in human umbilical vein endothelial cells. Circ Res. 2004;94:1211-8.
32. Krebs DL, Hilton DJ. SOCS: physiological suppressors of cytokine signaling. J Cell Sci. 2000;113(Pt 16):2813-9.
33. Emanuelli B, Peraldi P, Filloux C, et al. SOCS-3 is an insulin-induced negative regulator of insulin signaling. J Biol Chem. 2000;275:15985-91.
34. Sadowski CL, Choi TS, Le M, et al. Insulin induction of SOCS-2 and SOCS-3 mRNA expression in C2C12 skeletal muscle cells is mediated by Stat5★. J Biol Chem. 2001;276:20703-10.
35. Emanuelli B, Peraldi P, Filloux C, et al. SOCS-3 inhibits insulin signaling and is up-regulated in response to tumor necrosis factor--alpha in the adipose tissue of obese mice. J Biol Chem. 2001;276:47944-9.
36. Calegari VC, Bezerra RM, Torsoni MA, et al. Suppressor of cytokine signaling 3 is induced by angiotensin II in heart and isolated cardiomyocytes, and participates in desensitization. Endocrinology. 2003;144:4586-96.
37. Torsoni MA, Carvalheira JB, Calegari VC, et al. Angiotensin II (AngII) induces the expression of suppressor of cytokine signaling (SOCS)-3 in rat hypothalamus – a mechanism for desensitization of AngII signaling. J Endocrinol. 2004;181:117-28.
38. Ueki K, Kondo T, Kahn CR. Suppressor of cytokine signaling 1 (SOCS-1) and SOCS-3 cause insulin resistance through inhibition of tyrosine phosphorylation of insulin receptor substrate proteins by discrete mechanisms. Mol Cell Biol. 2004;24:5434-46.
39. Rui L, Yuan M, Frantz D, et al. SOCS-1 and SOCS-3 block insulin signaling by ubiquitin-mediated degradation of IRS1 and IRS2. J Biol Chem. 2002;277:42394-8.
40. Giorgetti S, Pelicci PG, Pelicci G, et al. Involvement of src-homology/collagen (SHC) proteins in signaling through the insulin receptor and the insulin-like-growth-factor- I-receptor. Eur J Biochem. 1994;223:195-202.
41. Holt KH, Kasson BG, Pessin JE. Insulin stimulation of a MEKdependent but ERK-independent SOS protein kinase. Mol Cell Biol. 1996;16:577-83.
42. Sarbassov DD, Peterson CA. Insulin receptor substrate-1 and phosphatidylinositol 3-kinase regulate extracellular signalregulated kinase-dependent and -independent signaling pathways during myogenic differentiation. Mol Endocrinol. 1998;12:1870-8.
43. Eguchi S, Iwasaki H, Ueno H, et al. Intracellular signaling of angiotensin II-induced p70 S6 kinase phosphorylation at Ser (411) in vascular smooth muscle cells. Possible requirement of epidermal growth factor receptor, Ras, extracellular signal-regulated kinase, and Akt. J Biol Chem. 1999;274:36843-51.

44. Werry TD, Sexton PM, Christopoulos A. "Ins and outs" of seven-transmembrane receptor signalling to ERK. Trends Endocrinol Metab. 2005;16:26-33.
45. Hunyady L, Turu G. The role of the AT1 angiotensin receptor in cardiac hypertrophy: angiotensin II receptor or stretch sensor? Trends Endocrinol Metab. 2004;15:405-8.
46. Zou Y, Komuro I, Yamazaki T, et al. Protein kinase C, but not tyrosine kinases or Ras, plays a critical role in angiotensin II-induced activation of Raf-1 kinase and extracellular signal-regulated protein kinases in cardiac myocytes. J Biol Chem. 1996;271:33592-7.
47. Zeng G, Nystrom FH, Ravichandran LV, et al. Roles for insulin receptor, PI3-kinase, and Akt in insulin-signaling pathways related to production of nitric oxide in human vascular endothelial cells. Circulation. 2000;101:1539-45.
48. Zecchin HG, Priviero FB, Souza CT, et al. Defective insulin and acetylcholine induction of endothelial cell-nitric oxide synthase through insulin receptor substrate/Akt signaling pathway in aorta of obese rats. Diabetes. 2007 Apr;56(4):1014-2.
49. Jauch KW, Hartl W, Guenther B, et al. Captopril enhances insulin responsiveness of forearm muscle tissue in non-insulin-dependent diabetes mellitus. Eur J Clin Invest. 1987;17:448-54.
50. Moan A, Risanger T, Eide I, et al. The effect of angiotensin II receptor blockade on insulin sensitivity and sympathetic nervous system activity in primary hypertension. Blood Press. 1994;3:185-8.
51. Kurtz TW, Pravenec M. Antidiabetic mechanisms of angiotensin-converting enzyme inhibitors and angiotensin II receptor antagonists: beyond the renin-angiotensin system. J Hypertens. 2004;22:2253-61.
52. Fukuda N, Satoh C, Hu WY, et al. Endogenous angiotensin II suppresses insulin signaling in vascular smooth muscle cells from spontaneously hypertensive rats. J Hypertens. 2001;19:1651-8.
53. Weissmann L, Quaresma PG, Santos AC, et al. IKKε is key to induction of insulin resistance in the hypothalamus, and its inhibition reverses obesity. Diabetes. 2014 Oct;63(10):3334-45.
54. Damas J, Garbacki N, Lefebvre PJ. The kallikrein-kinin system, angiotensin converting enzyme inhibitors and insulin sensitivity. Diabetes Metab Res Rev. 2004;20:288-97.
55. Gregor MF, Hotamisligil GS. Inflammatory mechanisms in obesity. Annu Rev Immunol. 2011;29:415-45.
56. Glass CK, Olefsky JM. Inflammation and lipid signaling in the etiology of insulin resistance. Cell Metab. 2012 May 2;15(5):635-45.
57. Velloso LA, Folli F, Saad MJ. TLR4 at the Crossroads of Nutrients, Gut Microbiota, and Metabolic Inflammation. Endocr Rev. 2015 Jun;36(3):245-71.
58. Jin C, Henao-Mejia J, Flavell RA. Innate Immune Receptors: Key Regulators of Metabolic Disease Progression. Cell Metab. 2013;17(6):873-82.
59. Tsukumo DM, Carvalho-Filho MA, Carvalheira JB, et al. Loss-of-function mutation in Toll-like receptor 4 prevents diet-induced obesity and insulin resistance. Diabetes. 2007 Aug;56(8):1986-9.
60. Caricilli AM, Picardi PK, de Abreu LL, et al. Gut microbiota is a key modulator of insulin resistance in TLR 2 knockout mice. PLoS Biol. 2011 Dec;9(12):e1001212.
61. Carvalho BM, Oliveira AG, Ueno M, et al. Modulation of double-stranded RNA-activated protein kinase in insulin sensitive tissues of obese humans. Obesity (Silver Spring). 2013 Dec;21(12):2452-7.
62. Carvalho-Filho MA, Carvalho BM, Oliveira AG, et al. Double-stranded RNA-activated protein kinase is a key modulator of insulin sensitivity in physiological conditions and in obesity in mice. Endocrinology. 2012 Nov;153(11):5261-74.
63. Carvalho-Filho MA, Ueno M, Carvalheira JB, et al. Targeted disruption of iNOS prevents LPS-induced S-nitrosation of IRbeta/IRS-1 and Akt and insulin resistance in muscle of mice. Am J Physiol Endocrinol Metab. 2006 Sep;291(3):E476-82.
64. Carvalho-Filho MA, Ueno M, Hirabara SM, et al. S-nitrosation of the insulin receptor, insulin receptor substrate 1, and protein kinase B/Akt: a novel mechanism of insulin resistance. Diabetes. 2005 Apr;54(4):959-67.
65. Hummasti S, Hotamisligil GS. Endoplasmic reticulum stress and inflammation in obesity and diabetes. Circ Res. 2010 Sep 3;107(5):579-91.
66. Hotamisligil GS. Endoplasmic reticulum stress and the inflammatory basis of metabolic disease. Cell. 2010 Mar 19;140(6):900-17..
67. Wang M, Kaufman RJ. Protein misfolding in the endoplasmic reticulum as a conduit to human disease. Nature. 2016 Jan 21;529(7586):326-3.
68. Lenna S, Han R, Trojanowska M. Endoplasmic reticulum stress and endothelial dysfunction. IUBMB Life. 2014 Aug;66(8):530-7.
69. Shaw A, Doherty MK, Mutch NJ, et al. Endothelial cell oxidative stress in diabetes: a key driver of cardiovascular complications? Biochem Soc Trans. 2014 Aug;42(4):928-33.
70. Brownlee M. The pathobiology of diabetic complications: a unifying mechanism. Diabetes. 2005;54:1615-25.
71. de Zeeuw P, Wong BW, Carmeliet P. Metabolic adaptations in diabetic endothelial cells. Circ J. 2015;79(5):934-41.
72. Monnier L, Mas E, Ginet C, et al. Activation of oxidative stress by acute glucose fluctuations compared with sustained chronic hyperglycemia in patients with type 2 diabetes. JAMA. 2006;295:1681-7.
73. Quagliaro L, Piconi L, Assaloni R, et al. Intermittent high glucose enhances apoptosis related to oxidative stress in human umbilical vein endothelial cell. The role of protein kinase C and NAD(P)H-oxidase activation. Diabetes. 2003;52:2795-804.

74. El-Osta A, Brasacchio D, Yao DC, et al. Transient high glucose causes persistent epigenetic changes and altered gene expression during subsequent normoglycemia. J Exp Med. 2008;205:2409-17.
75. Quijano C, Castro L, Peluffo G, et al. Enhanced mitochondrial superoxide in hyperglycemic endothelial cells: direct measurements and formation of hydrogen peroxide and peroxynitrite. Am J Physiol Heart Circ Physiol. 2007;293:H3404–H3414.
76. Brandes RP, Kreuzer J. Vascular NADPH oxidases: molecular mechanisms of activation. Cardiovasc Res. 2005;65:16-27.
77. Dikalov S. Cross talk between mitochondria and NADPH oxidases. Free Radic Biol Med. 2011;51:1289-301.
78. Sweet IR, Gilbert M, Maloney E, et al. Endothelial inflammation induced by excess glucose is associated with cytosolic glucose 6-phosphate but not increased mitochondrial respiration. Diabetologia. 2009;52:921-31.
79. Fink BD, Herlein JA, O'Malley Y, et al. Endothelial cell and platelet bioenergetics: effect of glucose and nutrient composition. PLoS ONE. 2012;7(6):e39430.

Seção XII

Doenças Não Cardiovasculares e Endotélio

capítulo 45

Soubhi Kahhale
Rossana Pulcineli Vieira Francisco
Marcelo Zugaib

Mecanismos Endoteliais na Pré-eclâmpsia

INTRODUÇÃO

As síndromes hipertensivas são as complicações mais frequentes na gestação e constituem, no Brasil, a primeira causa de morte materna, principalmente quando se instalam nas suas formas graves, como a eclâmpsia e a síndrome HELLP (hemólise, elevação das enzimas hepáticas e plaquetopenia) (Figura 45.1).[7]

A pré-eclâmpsia pode ser responsável por complicações como insuficiência renal aguda, edema agudo de pulmão, insuficiência hepática, hemorragia cerebral, coagulopatia, descolamento prematuro de placenta e sofrimento fetal. A moléstia hipertensiva representa a entidade clínica que determina maior obituário perinatal, acarretando, ainda, substancial número de neonatos vitimados, quando sobrevivem aos danos da hipóxia perinatal.[1]

As síndromes hipertensivas compreendem duas entidades de etiologia completamente diferentes. Uma é a doença hipertensiva específica da gestação (DHEG), ou pré-eclâmpsia, que se reverte após o parto. A outra é a hipertensão crônica que coincide com a gestação. Eventualmente, a pré-eclâmpsia pode instalar-se em uma gestante hipertensa crônica, quadro denominado pré-eclâmpsia superajuntada.

Define-se pré-eclâmpsia como o desenvolvimento de hipertensão, com proteinúria e/ou edema de mãos ou face. Ocorre após a 20ª semana de gravidez, ou anteriormente a esse período, na moléstia trofoblástica gestacional. A pré-eclâmpsia é predominantemente uma patologia da primigesta. A eclâmpsia caracteriza-se pelo aparecimento de convulsões generalizadas, sem outras causas estabelecidas, em gestante com pré-eclâmpsia. Dentre os critérios de gravidade, considera-se a síndrome HELLP como uma entidade clínica que ocorre na pré-eclâmpsia e eclâmpsia, caracterizada por um conjunto de sinais e sintomas associados à hemólise microangiopática, trombocitopenia e alterações nos testes de função hepática. O termo HELLP foi inicialmente utilizado por Louis Weinstein, em 1982, e baseou-se nas iniciais das palavras *hemolisys, elevated liver functions tests* e *low platelet counts,* ou seja, hemólise, elevação de enzimas hepáticas e plaquetopenia (Figura 45.2).

A etiologia da pré-eclâmpsia ainda é desconhecida. Numerosas teorias e fatores têm sido sugeridos para explicar sua causa, porém a maioria não tem sido confirmada. Atualmente, aspectos imunológicos, genéticos e falha na invasão placentária são aceitos unanimemente. Há aumento da reatividade e per-

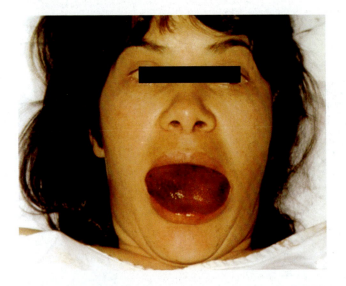

Figura 45.1 Hematoma provocado por mordida de língua numa gestante com eclâmpsia e síndrome HELLP.

Endotélio e Doenças Cardiovasculares

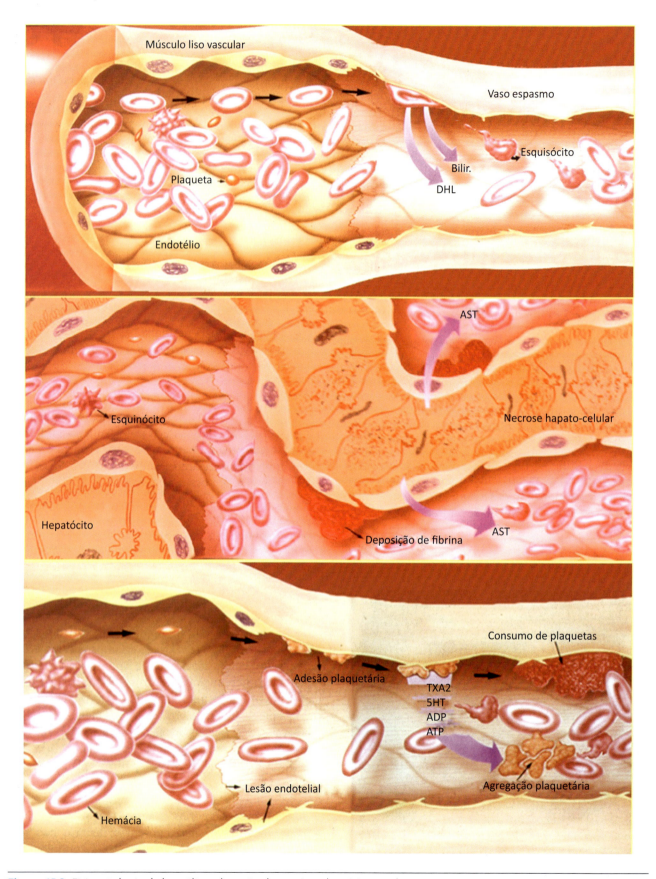

Figura 45.2 Fisiopatologia da hemólise, elevação das enzimas hepáticas e plaquetopenia.

meabilidade vascular e ativação da coagulação com danos principalmente para o endotélio vascular, os rins, o sistema nervoso central, o fígado e a placenta; como resultado, as pacientes podem apresentar envolvimento de múltiplos órgãos com diferentes graus de gravidade. Muitas das anormalidades fisiopatológicas encontradas nessa patologia são semelhantes àquelas da aterosclerose aguda (Figura 45.3).

Não é possível a prevenção da pré-eclâmpsia pelo desconhecimento de sua etiologia, podendo ser utilizada com tal finalidade a aspirina em dose baixa nos casos de alto risco (100 mg/dia).

Uma vez diagnosticada a doença, o objetivo do tratamento é a prevenção das complicações materno-fetais, como o descolamento prematuro da placenta, acidente vascular cerebral, edema agudo de pulmão, insuficiência renal e o agravamento do quadro clínico para pré-eclâmpsia grave, síndrome HELLP e eclâmpsia; para o lado fetal o parto prematuro e o desconforto respiratório do recém-nascido.

O sulfato de magnésio é a droga de escolha para o controle das convulsões eclâmpticas. O melhor tratamento para pré-eclâmpsia continua sendo o pré-natal correto, o diagnóstico e tratamento clínico precoce (dieta hipossódica, sedação e anti-hipertensivos como metildopa, pindolol e amlodipino) e adequado momento para a internação e interrupção da gestação que é o tratamento definitivo.

Três funções do endotélio são particularmente relevantes para o estudo da pré-eclâmpsia: a manutenção da integridade do sistema vascular controlando sua permeabilidade, a modulação do tônus da parede vascular e a prevenção da coagulação intravascular disseminada.[2,3]

EVIDÊNCIAS DE DANO ENDOTELIAL NA PRÉ-ECLÂMPSIA

As células endoteliais, quando injuriadas, não somente perdem a capacidade das funções normais, como também podem expressar novas funções, produzindo substâncias vasoconstritoras, tais como níveis plasmáticos aumentados de endotelina, pró-coagulantes (fator ativador XII e fator tecidual) e mitógenos. Essas novas funções do endotélio são respostas apropriadas para a lesão endotelial secundária à secção de um vaso, pois graças a ela o paciente é capaz de diminuir e estancar uma hemorragia. No entanto, quan-

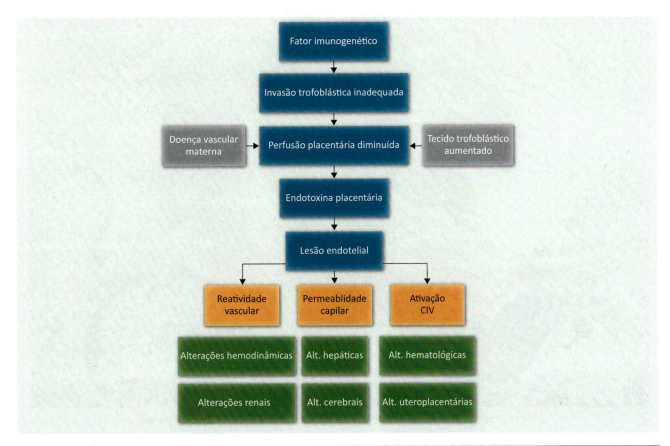

Figura 45.3 Fisiopatologia da pré-eclâmpsia. Adaptado de Kahhale S, 1995. Adaptada de Kahhale S, *et al.*, 1995.[3]

do essas funções ocorrem em vasos íntegros, podem determinar respostas inapropriadas e consequências graves, como aquelas encontradas na pré-eclâmpsia.

Existem vários indícios demonstrando evidências morfológicas, funcionais e bioquímicas de lesão endotelial na pré-eclâmpsia. Alterações morfológicas encontradas nos rins, nas artérias espiraladas, no fígado e nas artérias umbilicais sugerem um dano endotelial na pré-eclâmpsia. A mais consistente anormalidade encontrada na gestante com pré-eclâmpsia é o achado anátomo-patológico renal de endoteliose glomerular,[4] que não está presente em outras formas de hipertensão arterial (Figura 45.4). A tumefação do endotélio glomerular observado nessa lesão é um dos primeiros indícios de que a célula endotelial será atingida por lesão na paciente com pré-eclâmpsia. Evidência funcional direta da permeabilidade aumentada da célula endotelial é a taxa aumentada da eliminação do azul de Evans do compartimento intravascular da gestante com pré-eclâmpsia, assim como a diminuição da expressão da enzima oxidonítrico-sintase endotelial (eNOS).[5,6] Achados bioquímicos incluem taxa tromboxano/prostaciclina aumentada e aumento no plasma de substâncias normalmente encontradas dentro das membranas das células endoteliais ou os chamados marcadores da ativação endotelial, tais como: aumento do fator de von Willibrand, fibronectina celular (cFN), aumento da atividade do fator de crescimento e níveis aumentados de endotelina plasmática (Figura 45.4).[7,8]

Consequências nos eicosanoides

Estudos bioquímicos sugerem que na pré-eclâmpsia ocorre um desequilíbrio funcional entre produtos eicosanoides vasodilatadores e vasoconstritores. A prostaciclina (PGI2) e o tromboxano (TXA2) são os mais importantes eicosanoides que regulam a interação entre parede vascular e plaquetas com funções biologicamente opostas. O TXA2 é um potente vaso constritor e agregante plaquetária. A prostaciclina possui um efeito oposto, é um potente vasodilatador e antiagregante plaquetário. A prostaciclina (PGI2) está reduzida nas gestantes com pré-eclâmpsia enquanto o tromboxano (TXA2), liberado pelas plaquetas ativadas, encontra-se aumentado.[8] Acredita-se que a pré-eclâmpsia seja um estado de deficiência relativa de PGI2 e dominância de TXA2.

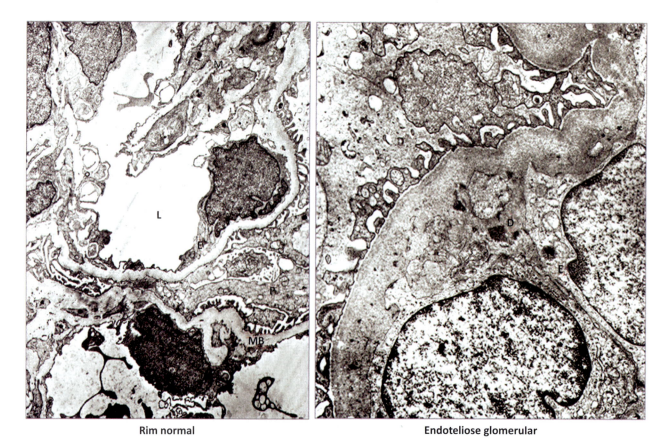

Rim normal Endoteliose glomerular

Figura 45.4 Microscopia eletrônica de rim normal e com endoteliose glomerular.[4]

O desequilíbrio entre prostaglandinas vasodilatadoras e vasoconstritoras, com predomínio das últimas, tal como TXA2 e angiotensina-II, especialmente na circulação uteroplacentária e nos rins, pode ser o principal fator no desenvolvimento da pré-eclâmpsia e explica muitas de suas manifestações clínicas. A ausência de estimulação normal do sistema renina-angiotensina-aldosterona a despeito de significante hipovolemia e aumento da sensibilidade vascular para angiotensina-II e norepinefrina podem explicar por um mecanismo simples, isto é, lesão endotelial com desequilíbrio entre PGI2/TXA2. Esse aumento da reatividade vascular à angiotensina-II pode ser identificado 12 semanas antes do aparecimento clínico da doença (Figura 45.5). Além disso, o aumento da taxa TXA2/PGI2 pode ser a causa da destruição seletiva de plaquetas. A principal função da produção de PGI2 é como um mecanismo protetor, especialmente nos períodos de isquemia e hipóxia.

Consequências renais

Alterações na morfologia e função renal são encontradas na pré-eclâmpsia. Essas alterações também participam na manutenção da hipertensão arterial. A clássica lesão, endoteliose glomerular, caracterizada pela tumefação do endotélio glomerular, sugere lesão endotelial. A produção intrarrenal de PGI2 e PGE2 na pré-eclâmpsia está diminuída. Essa deficiência na produção de substâncias vasodilatadoras pode ser a causa da diminuição do fluxo plasmático renal, do ritmo de filtração glomerular, do *clearance* de uratos e do desenvolvimento da proteinúria. A deficiência de vasodilatadores intrarrenais pode resultar também numa ação vascular não bloqueada da angiotensina-II intrarrenal, ativando o sistema renina-angiotensina-aldosterona, causando uma falha na capacidade do rim ao excretar sódio e, consequentemente, aumentando o tônus vascular e a pressão arterial. Proteinúria e edema generalizado são sinais clínicos que indicam permeabilidade aumentada da célula endotelial.

ATIVAÇÃO DO SISTEMA DE COAGULAÇÃO

Na pré-eclâmpsia ocorre ativação plaquetária. As plaquetas irão aderir e liberar serotonina e tromboxano (TXA2); com isso, mais plaquetas circulantes serão recrutadas. A coagulação será ativada, gerando localmente trombina, contribuindo para a agregação plaquetária e induzindo formação de fibrina para estabilizar o trombo plaquetário, que pode ocluir o fluxo sanguíneo para o cotilédone materno, levando a infarto placentário. Pesquisas recentes demonstram que a

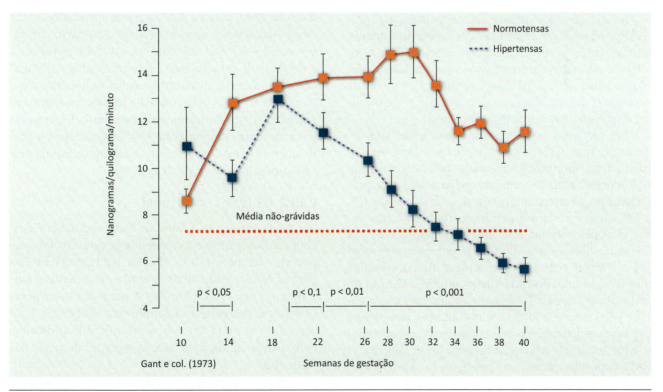

Figura 45.5 Comparação da dose média de angiotensina-II necessária para provocar resposta pressórica em 120 primigestas que se mantiveram normais e 72 primigestas que desenvolveram pré-eclâmpsia. Adaptada de Wang Y, *et al.*, 2004.[5]

ativação do óxido nítrico é importante na regulação feto-placentaria.[9]

O efeito da serotonina derivada das plaquetas no músculo liso vascular depende da integridade da camada endotelial. Nos vasos com o endotélio intacto, a serotonina interage com seus receptores S1, provocando aumento na síntese de PGI2 e EDRF. Entretanto, nos vasos lesados a serotonina interage com receptores subendoteliais S2, amplificando o processo de agregação plaquetária. Como as plaquetas são os maiores fornecedores de serotonina circulante, a agregação plaquetária aumentada na pré-eclâmpsia pode ser a causa dos altos níveis de serotonina encontrados no sangue e nas placentas de pacientes com pré-eclâmpsia. O nível aumentado de serotonina livre circulante derivado das plaquetas pode causar contração por ação direta nos receptores serotoninérgicos, localizados no músculo liso vascular, e amplificar a ação vasoconstritora de outros mediadores neuro-humorais, em particular, catecolaminas, e angiotensina-II. O envolvimento da serotonina na fisiopatologia da pré-eclâmpsia é mostrado por efeitos terapêuticos dos bloqueadores serotonínicos S2, como a ketanserin. Essa substância é efetiva tanto na redução da pressão arterial como na agregação plaquetária da pré-eclâmpsia.

O tempo de sangramento pode estar aumentado. O grau de tal prolongamento não está correlacionado com o grau da trombocitopenia.

A ativação do sistema de coagulação na pré-eclâmpsia pode ser evidenciada por meio do aumento da taxa entre fator VIII antígeno-relacionado e fator VIIIc, e do aumento progressivo no complexo trombina e antitrombina-III. Esses achados e os níveis de proteína C decrescentes na pré-eclâmpsia podem causar tendência para o tromboembolismo.

Em gestantes normotensas, a fibrinólise está diminuída, mas retorna ao normal uma hora após o parto. Essa diminuição mediada pela atividade do tPA ocorre mais precocemente em pacientes com pré-eclâmpsia. O desequilíbrio entre a atividade do tPA e PAI contribui com a deposição de fibrina nos vasos uteroplacentários e na microcirculação renal. A atividade fibrinolítica diminuída em pacientes com pré-eclâmpsia tem sido atribuída a níveis elevados plasmáticos tanto do PAI1 quanto do PAI2. O nível do PAI1 se eleva após a 20ª semana de gravidez e é secretado pelas células endoteliais, fibroblastos, plaquetas e hepatócitos. Esses níveis aumentam mais precocemente e intensamente nas pacientes com pré-eclâmpsia. O PAI2 (tipo placentário) correlaciona-se significativamente com o peso placentário e do recém-nascido, e encontra-se diminuído em gestantes com resultados perinatais desfavoráveis.

Endotelina

Níveis de endotelina plasmática estão normais ou diminuídos na gestante normal. Recentemente, estudos comprovaram o aumento dos níveis de endotelina na pré-eclâmpsia.[7] O aumento de endotelina poderia ser a causa da hipertensão arterial grave rebelde ao tratamento e da falência de múltiplos órgãos que ocorre em algumas pacientes com pré-eclâmpsia grave e síndrome HELLP. O nível aumentado de endotelina poderia ser consequência de dano endotelial extenso. Entretanto, como o pulmão inativa a maior parte da endotelina circulante, novos estudos são necessários para suportar a hipótese de que a endotelina está envolvida na insuficiência pulmonar e de múltiplos órgãos encontrada nas formas graves da pré-eclâmpsia.

Aspectos imunológicos

Quando o endotélio vascular é danificado, ele pode produzir antígenos que fazem dessas células importantes alvos imunológicos. Em significante proporção de pacientes com pré-eclâmpsia grave, anticorpos anticélula endotelial vascular foram encontrados.[10] Esses anticorpos, anticélula endotelial e imunocomplexos contra fragmentos do endotélio, podem alterar a secreção de PGI2, aumentar a aderência plaquetária, ativar a cascata de complemento e quebrar essa monocamada. Além disso, a atividade mitogênica do sangue dessas pacientes é aumentada antes do parto. Há hipóteses de que esse aumento na atividade mitogênica e do fator de crescimento eram resultados da liberação de mitógenos diretos das células endoteliais e das plaquetas ativadas pelo endotélio lesado. As diferenças entre os índices mitogênicos nas gestantes hipertensas e normotensas desaparecem seis semanas após o parto, quando as evidências clínicas e bioquímicas da pré-eclâmpsia não são mais detectadas.

Causa da lesão endotelial

Até o momento, a causa da lesão endotelial é desconhecida e controversa. Acredita-se que o trofoblasto pobremente perfundido elabora substâncias tóxicas para as células endoteliais, levando, finalmente, à síndrome clínica pré-eclâmpsia. A natureza exata dessa substância permanece desconhecida. Roberts e Lain acreditam que seja um anticorpo anticélula endotelial, peroxidação lipídica, ou fator mitogênico derivado das plaquetas.[8]

Zeeman e Dekker acreditam que a formação de radicais livres de oxigênio e o aumento da peroxidação lipídica podem estabelecer um elo entre os hipotéticos mecanismos imunológicos, as injúrias endovasculares trofoblásticas e a lesão endotelial, que ocorrem na pré-eclâmpsia. A lesão endotelial seria decorrente da ativação de neutrófilos e radicais livres que podem causar peroxidação lipídica ou ativação de macrófagos e linfócitos, provavelmente T.[11]

FATOR CITOTÓXICO SÉRICO

Diferentes pesquisadores demonstraram que aortas de coelhos perfundidas com soro de pacientes com pré-eclâmpsia apresentavam reatividade maior à angiotensina-II e noradrenalina, compatível com uma diminuição da função vasodilatadora do endotélio. Outros autores demonstraram que o soro de pacientes com pré-eclâmpsia colocado em cultura de células endoteliais umbilicais humanas provocavam um aumento maior na liberação do chromo 51, marcador de lesão endotelial humana *in vitro*, quando comparados ao soro da mesma gestante após o parto ou outras gestantes sem a doença.[8]

A peroxidação lipídica que provoca vasoconstrição e inibição da síntese de prostaciclina também se encontra aumentada no soro de pacientes com pré-eclâmpsia. Um possível mecanismo de dano endotelial que tem sido sugerido recentemente é o anticorpo anticélula endotelial. Pesquisas demonstraram que pacientes com pré-eclâmpsia possuem títulos mais altos de autoanticorpos dirigidos para as células endoteliais.[10]

Assim, existem evidências crescentes de que o dano endotelial é uma característica precoce da pré-eclâmpsia e a disfunção da célula endotelial pode justificar muitas das alterações fisiopatológicas da doença.

RADICAIS LIVRES

Um radical livre pode ser definido como qualquer molécula pequena livremente difusa, que possui um ou mais elétrons não pareados em sua órbita mais externa. Os radicais livres são altamente reativos, com vida média de microssegundos, produzidos durante os processos fisiológicos normais, mas podem estar aumentados na isquemia, reações imunes e sob influência de estímulos exógenos (radiações ionizantes, cigarro e outros). A ativação de neutrófilos, que ocorre com a resposta imune e períodos prolongados de isquemia, determina um aumento de 2 a 20 vezes no consumo de oxigênio e, consequentemente, a produção de radicais livres (ânions superóxido e peróxido de hidrogênio). Outro mecanismo de produção de radicais livres pelos neutrófilos decorre do metabolismo do ácido aracdônico.

Muita atenção tem sido dada ao ânion superóxido, que é formado quando o oxigênio transforma-se em simples elétron. O ânion superóxido altera o balanço PGI2/TXA2 em favor do TXA2, aumentando a agregação plaquetária e a vasoconstrição. Ele pode ser citotóxico para a célula endotelial pela conversão oxidativa de ácidos graxos insaturados presente nas membranas de peróxidos lipídicos, que, por sua vez, danificam o endotélio e são trombogênicos quando interagem com o sistema plasmático de coagulação. Assim, o aumento da peroxidação lipídica pode estar envolvido na injúria endotelial. Além disso, ânion superóxido e peróxidos lipídicos induzem diretamente contração do músculo liso vascular e podem causar vasoconstrição.

Durante a gestação normal, a atividade dos radicais livres aumenta. Isso pode ser resultado da renovação celular aumentada ou diminuição de mecanismos lavadores de antioxidantes de radicais livres. A atividade da peroxidação lipídica encontra-se diretamente relacionada com o tempo de gestação e diminui após o parto. Além disso, o aumento dos peróxidos lipídicos na gestante normotensa pode estar envolvido com a incidência aumentada de complicações tromboembólicas. Em contrapartida, a gestante com pré-eclâmpsia apresenta alteração do balanço entre oxidantes e antioxidantes decorrente de perfusão placentária inadequada.[12,13]

Na pré-eclâmpsia, a postulada invasão trofoblástica inadequada e envolvimento isquêmico podem determinar aumento na formação de radicais livres pela ativação de neutrófilos, macrófagos e células T. O envolvimento dos radicais livres do oxigênio na fisiopatologia da pré-eclâmpsia foi demonstrado pela deposição hepatocelular do pigmento lipofuscina no fígado de pacientes com pré-eclâmpsia. Além disso, esses pigmentos derivados da peroxidação lipídica estão presentes em altas concentrações em placentas de termo de pacientes com pré-eclâmpsia. A peroxidação lipídica placentária nessa doença provê adicional origem de elevados produtos da peroxidação circulante. Em pacientes com pré-eclâmpsia particularmente grave, altos níveis de radicais livres de oxigênio são detectados antes do início das manifestações clínicas e correlaciona-se com os níveis pressóricos maternos. O aumento na peroxidação lipídica é encontrado particularmente na lipoproteína de alta densidade. É possível que os peróxidos lipídicos produzidos pela membrana celular sejam transferidos para a fração de lipoproteína de alta densidade e circulem no sangue, resultando em dano endotelial disseminado e, consequentemente, pré-eclâmpsia. Além disso, os radicais livres do oxigênio contribuem com a deficiência de PGI2 e inativação do EDRF.[8]

MÉTODOS DE INVESTIGAÇÃO DO ENDOTÉLIO

A investigação do endotélio vascular passou do âmbito da histologia e morfologia para o da fisiologia, farmacologia, fisiopatologia e pesquisa clínica. Assim, os estudos sobre o endotélio podem abranger desde aspectos celulares e moleculares, utilizando metodologias como a cultura de tecidos e biologia molecular, até pesquisas clínicas aplicadas em seres humanos, com métodos invasivos e não invasivos de avaliação da vasodilatação dependente do endotélio (angiografia e ultrassom intravascular, ultrassonografia bidimensional de alta resolução e pletismografia) e determinação de substâncias no plasma que indiquem ativação e lesão endotelial, passando pelas preparações fisiológicas em animais de experimentação e órgãos isolados. Cada um desses métodos de investigação é adequado para elucidar um determinado tipo de questionamento científico, desde a intimidade molecular dos mecanismos de sinalização intra e intercelulares, passando tanto pelos mecanismos de homeostase da circulação e da coagulação como pela fisiopatologia da inflamação e reações da resposta vascular à lesão, até implicações clínicas para diagnóstico, prognóstico e tratamento de determinada patologia.[2]

A possibilidade de estudar vasos obtidos de gestantes com pré-eclâmpsia tem permitido conhecer mais detalhadamente a reatividade vascular a diversas substâncias vasoativas. Dessa forma, o endotélio pode ser mais bem estudado, já que possui um papel fundamental na fisiopatologia da pré-eclâmpsia. Os principais vasos estudados são obtidos do omento e do tecido celular subcutâneo de pacientes com pré-eclâmpsia, comparados a pacientes gestantes normais e não gestantes.

Os estudos que avaliaram o relaxamento dependente da liberação de EDRF nos vasos de pacientes com pré-eclâmpsia mostraram liberação diminuída. Mesmo assim, o número de trabalhos que estudaram o vaso isolado *in vitro* é pouco, em função da dificuldade de conseguir material para o estudo. Os trabalhos concluem que as gestantes com pré-eclâmpsia apresentam uma deficiência de EDRF em relação à gestante normal, contribuindo com o aumento de pressão arterial nessa doença. Além disso, também foram observadas contrações ondulatórias rítmicas nos vasos provenientes de gestantes com pré-eclâmpsia denominadas vasomotricidade, que pode contribuir na grande oscilação dos níveis de pressão arterial encontrados nessas doentes.[14-16] Takiuti e colaboradores também encontraram menor relaxamento endotélio-dependente em aorta de ratas prenhes estressadas e maior vasomotricidade,[17] sugerindo que o estresse possa participar da fisiopatologia da pré-eclâmpsia.[18]

A disfunção endotelial pode ser avaliada pelo teste da dilatação fluxo-mediada da artéria braquial (DILA), fato observado tanto em mulheres que apresentaram pré-eclâmpsia em gestação anterior[19] como naquelas que subsequentemente desenvolveram a doença.[20,21]

CONCLUSÃO E MODELO FISIOPATOLÓGICO

A pré-eclâmpsia ocorre na presença do tecido placentário; trata-se de entidade patológica multifatorial influenciada por fatores ambientais, imunológicos e pela constituição genética das gestantes. A invasão trofoblástica inadequada (Figura 45.6) e o trofoblasto pobremente perfundido elaboram substâncias tóxicas que

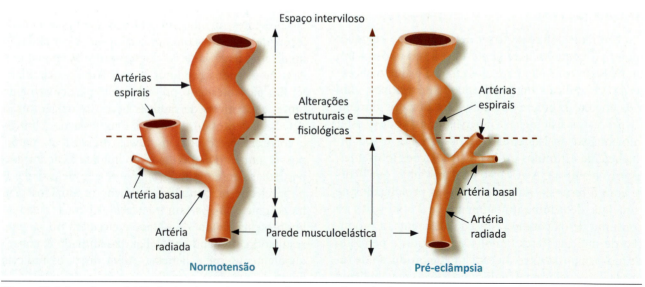

Figura 45.6 Invasão trofoblástica inadequada na pré-eclâmpsia. Adaptada de Luz PL, *et al.*, 2003.[3]

danificam o endotélio, levando à síndrome clínica pré-eclâmpsia. Na sua forma pura, resultaria de má perfusão placentária decorrente de uma invasão trofoblástica inadequada, cuja etiologia ainda é desconhecida. Na sua forma secundária decorrente de outras causas, esta má perfusão é consequência de vasculite e aterosclerose materna, gestação múltipla e molar. Como resultado da lesão endotelial, a integridade do sistema vascular, a produção de vasodilatadores endógenos e a manutenção da anticoagulação estão comprometidas. Há aumento da reatividade vascular e ativação da coagulação.

O êxito da placentação fisiológica depende da regulação dos fatores angiogêncos (PLGF) e antiangiogênicos (sFlt-1). Os mais recentes trabalhos associam a diminuição do PLGF e o aumento do sFlt-1, assim como o aumento da relação sFlt-1/PLGF com a predição,[22] diagnóstico e prognóstico[23] de gestantes com pré-eclâmpsia (Figura 45.7).

Os próximos anos trarão respostas às várias questões sobre a fisiopatologia desse grande enigma que é a pré-eclâmpsia e sua possível correlação com o endotélio.

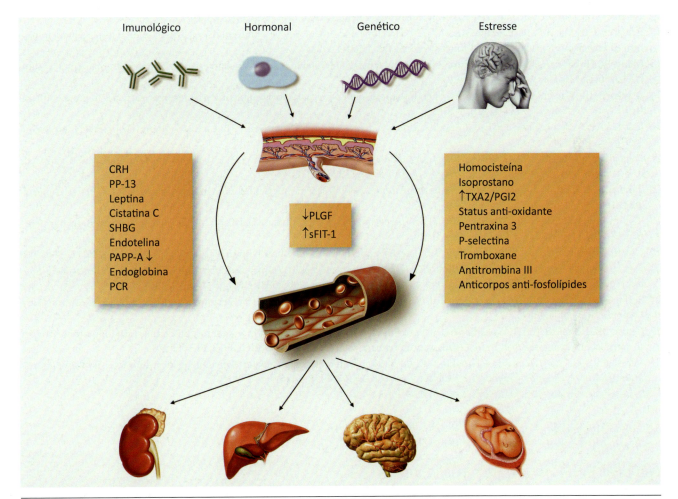

Figura 45.7 Fisiopatologia da pré-eclâmpsia. Fatores angiogênicos (PLGF) e antiangiogênicos (sFlT-1) (siglas, ver texto). Adaptada de Verlohren S, *et al.*, 2012.[23]

REFERÊNCIAS BIBLIOGRÁFICAS

1. Vega C, Kahhale S, Zugaib M. Maternal mortality due to arterial hypertension in São Paulo city (1995-1999). Clinics. 2007;62:679-84.
2. Luz PL, Laurindo FRM, Chagas ACP. Endotélio e doenças cardiovasculares. São Paulo: Atheneu, 2003.
3. Kahhale S, Zugaib M. Síndromes Hipertensivas na Gravidez. São Paulo: Atheneu, 1995.
4. Barros ACSD, Saldanha LB, Paula FJ. Correlação entre os diagnósticos clínico e histopatológico renal na doença hipertensiva específica da gestação. Rev Ginecol Obstet. 1990;1(1):47-54.

5. Wang Y, Gu Y, Zhang Y. Evidence of endothelial dysfunction in preeclampsia: decreased endothelial nitric oxide synthase expression is associated with increased cell permeability in endothelial cells from preeclampsia. Am J Obstet Gynecol. 2004;190(3):817-24.
6. Buhimschi IA, Saade GR, Chwalisz K. The nitric oxide pathway in pre-eclampsia: pathophysiological implications. Hum Reprod Update. 1998;4(1):25-42.
7. Baksu B, Davas I, Baksu A. Plasma nitric oxide, endothelin-1 and urinary nitric oxide and cyclic guanosine monophosphate levels in hypertensive pregnant women. Int J Gynaecol Obstet. 2005;90(2):112-7.
8. Roberts JM, Lain KY. Recent Insights into the pathogenesis of pre-eclampsia. Placenta. 2002;23(5):359-72.
9. Karteris E, Vatish M, Hillhouse EW. Preeclampsia is associated with impaired regulation of the placental nitric oxide-cyclic guanosine monophosphate pathway by corticotropin-releasing hormone (CRH) and CRH-related peptides. J Clin Endocrinol Metab. 2005;90(6):3680-7.
10. Rappaport VJ, Hirata G, Yap HK. Anti-vascular endothelial cell antibodies in severe preeclampsia. Am J Obstet Gynecol. 1990;162(1):138-46.
11. Zeeman GG, Dekker GA. Pathogenesis of preeclampsia: a hypothesis. Clin Obstet Gynecol. 1992;35(2):317-37.
12. Bisseling TM, Maria Roes E, Raijmakers MT. N-acetylcysteine restores nitric oxide-mediated effects in the fetoplacental circulation of preeclamptic patients. Am J Obstet Gynecol. 2004;191(1):328-33.
13. Many A, Hubel CA, Fisher SJ. Invasive cytotrophoblasts manifest evidence of oxidative stress in preeclampsia. Am J Pathol. 2000;156(1):321-31.
14. Ashworth JR, Warren AY, Baker PN. Loss of endothelium-dependent relaxation in myometrial resistance arteries in pre-eclampsia. Br J Obstet Gynaecol. 1997;104(10):1152-8.
15. Cockell AP, Poston L. Flow-mediated vasodilatation is enhanced in normal pregnancy but reduced in preeclampsia. Hypertension. 1997;30(2 Pt 1):247-51
16. Pascoal IF, Lindheimer MD, Nalbantian-Brandt C. Preeclampsia selectively impairs endothelium-dependent relaxation and leads to oscillatory activity in small omental arteries. J Clin Invest. 1998;101(2):464-70.
17. Takiuti NH, Kahhale S, Zugaib M. Stress in pregnancy: a new Wistar rat model for human preeclampsia. Am J Obstet Gynecol. 2002;186(3):544-50
18. Takiuti NH, Kahhale S, Zugaib M. Stress-related preeclampsia: an evolutionary maladaptation in exaggerated stress during pregnancy? Med Hypotheses. 2003;60(3):328-31.
19. Chambers JC, Fusi L, Malik IS. Association of maternal endothelial dysfunction with preeclampsia. JAMA. 2001;285(12):1607-12.
20. Savvidou MD, Hingorani AD, Tsikas D. Endothelial dysfunction and raised plasma concentrations of asymmetric dimethylarginine in pregnant women who subsequently develop pre-eclampsia. Lancet. 2003;361(9368):1511-7.
21. Serrano NC, Casas JP, Diaz LA. Endothelial NO synthase genotype and risk of preeclampsia: a multicenter case-control study. Hypertension. 2004;44(5):702-7.
22. Ghosh SK, Raheja S, Tuli A. Is serum placental growth factor more effective as a biomarker in predicting early onset preeclampsia in early second trimester than in first trimester of pregnancy? Arch Gynecol Obstet. 2012;287:865-73.
23. Verlohren S, Herraiz I, Lapaire O. The sFlt-1/PLGF ratio in different types of hypertensive pregnancy disorders and its prognostic potential in preeclamptic patients. Am J Obstet Gynecol. 2012;206:58.e 1-8.

capítulo 46

Roberta Eller Borges
Elaine Guadelupe Rodrigues

Wagner Luiz Batista
Hugo Pequeno Monteiro

O Endotélio e o Óxido Nítrico: Interações na Evolução do Câncer

VIAS DE SINALIZAÇÃO CELULAR PARTICIPANTES DA ANGIOGÊNESE E DA PROGRESSÃO TUMORAL: O PAPEL DAS GTPases RAS E RAC1

As vias de sinalização são essenciais para o crescimento, a proliferação e a divisão celulares. As células de um organismo pluricelular respondem a um conjunto específico de sinais extracelulares produzidos por outras células. Esses sinais atuam em várias combinações regulando o comportamento celular. A sinalização celular requer, além das moléculas sinalizadoras extracelulares, um conjunto complementar de proteínas receptoras em cada célula, permitindo a ela responder de forma característica a determinado sinal extra ou intracelular. E para que todo esse processo possa ocorrer (migração, sobrevivência, diferenciação e proliferação) é necessário o reconhecimento e a associação de ligantes com seus receptores localizados em domínios específicos da membrana plasmática. Entre esses receptores destacamos os receptores tirosina quinase (RTK) e os receptores acoplados à proteína G (GPCR). Os RTKs sofrem transfosforilação após associação com seus ligantes específicos dando início a cascatas de sinalização celular que vão mobilizar proteínas G monoméricas (GTPases de baixo peso molecular), proteínas adaptadoras e outras proteínas quinases.[1] Os GPCRs transmitem o sinal do ligante para o interior da célula por meio de interações com as proteínas G heterotriméricas.[2] A ação individual ou combinada dos dois tipos de receptores pode ativar ou inibir muitas vias de transdução de sinal, alterando o fenótipo da célula. Processos de sinalização celular são altamente regulados e a perda dessa regulação pode resultar em transformação celular e consequentemente em carcinogênese.

Câncer é o nome dado a um coletivo de 100 doenças que se caracterizam pelo crescimento e pela divisão celular descontrolados, produto da ativação descontrolada de vários processos de sinalização celular, não respeitando os limites teciduais e disseminando-se por diferentes locais. As células tumorais diferem das normais em muitos aspectos, incluindo perda de diferenciação, alterações no material genético, crescimento desordenado associado a rejeições a sinais inibidores de crescimento celular em referência ao espaço ocupado, crescente invasividade e alterações morfológicas.[3] O processo de malignização induz nas células tumorais alterações bioquímicas e morfológicas, por ativação de oncogenes e/ou deleção de genes supressores de tumor, conferindo às células malignizadas propriedades como capacidade de fazer as células endoteliais próximas ao tumor criarem novos vasos sanguíneos para seu próprio suprimento (angiogênese tumoral), separar-se do tecido tumoral para posterior migração e infiltração nos tecidos vizinhos normais, induzindo divisão celular acelerada para a célula se dividir sem controle, além de promover o aparecimento de tumores secundários ou metástases em sítios distantes do tumor primário.[4-6]

A participação de proteínas sinalizadoras durante os processos de angiogênese e de metástase em tumores já está bem documentada.[7] Citamos alguns exemplos, como a proteína quinase fosfatidil-inositol-3 quinase (PI3K),

---

A produção científica do Laboratório de Sinalização Celular do Centro de Terapia Celular e Molecular da UNIFESP citada neste capítulo foi obtida por meio do trabalho de estudantes e colaboradores e do imprescindível auxílio financeiro das instituições de fomento: FAPESP, CNPq e CAPES.

que promove a migração celular por meio da ativação de outra proteína quinase, a proteína FAK.[8] Akt (também conhecida como proteína quinase B ou PKB) desempenha papel crítico na regulação de muitos processos celulares como no crescimento celular, na sobrevivência celular e na progressão tumoral.[9-11] PI3K também pode regular a migração e a polaridade celular por meio de mecanismos independentes, onde as GTPases de baixo peso molecular Rho, Rac1 e Cdc42 quando ativadas estão associadas ao nucleotídeo GTP e promovem o movimento celular, desencadeando vias de sinalização celular que operam a partir das extremidades das células.[12,13]

A família de proteínas Ras desempenha um papel crítico no controle do crescimento e da diferenciação celular, sendo componente fundamental de vias de sinalização associadas a proliferação, sobrevivência e migração celulares.[14] A ativação de Ras inicia uma complexa rede de vias de transdução de sinais, incluindo a via de fosfatidil-inositol-3 quinase (PI3K)/Akt, envolvida na sinalização de sobrevivência celular;[15] a via Rac/Rho remodelagem do citoesqueleto e mobilidade celular;[16] e as vias Rac/JNK e Rac/P38, ambas envolvidas na resposta a estresse, inibição de crescimento e indução de apoptose.[17]

As Rho GTPases integram a superfamília Ras e também controlam uma ampla variedade de vias de sinalização essenciais em todas as células eucarióticas. Em células de mamíferos, as proteínas da família Ras e Rho são de especial interesse, pois as vias de sinalização podem ser alteradas a cada mudança no ambiente intra e intercelular.[18] As GTPases se encontram em dois estados: na conformação inativa (associadas a GDP) e na ativa (associadas a GTP).[19] Fatores de troca de nucleotídeo guanina catalisam a liberação de GDP, seguido pela ligação com GTP (sua concentração intracelular é mais elevada que GDP). E finalmente a atividade GTPase, catalisada por proteínas ativadoras da atividade GTPase, completam o ciclo e as GTPases retornam ao estado inativo, ligado a GDP.[20,21,13] No estado ativo, associadas a GTP, Ras e Rho GTPases recrutam proteínas efetoras de vias de sinalização associadas a proliferação, sobrevivência e migração (Figura 46.1).

Os membros da família Rho GTPases, incluindo Rac1, Cdc42 e Rho, participam na regulação de vários processos relevantes para a migração celular, incluindo a adesão célula-substrato, a adesão célula-célula, a secreção de proteínas, o tráfico de vesículas e a transcrição.[22] Rho GTPases também participam da regulação da polaridade celular. Rac1 especificamente participa da formação do complexo enzimático NADPH oxidase e consequentemente da geração de espécies reativas de oxigênio (ERO).[18,19,23]

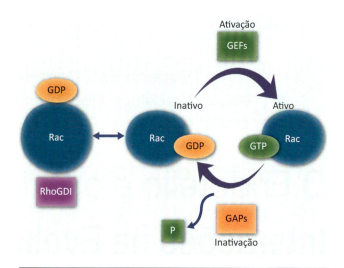

Figura 46.1 Representação esquemática da regulação do estado cíclico de ativação das proteínas da família das GTPases. Elas estão inativas quando ligado ao GDP e ativa quando ligado a GTP. A regulação deste mecanismo que ocorre através de um ciclo de GDP-GTP, é controlado pelas atividades opostas das GEFs que catalisam a troca de GDP por GTP, e das GAPs (que estimulam a hidrólise de GTP para GDP (ver esquema). As proteínas Rho, também são reguladas por inibidores da dissociação de GDP (GDIs), que impedem a troca GDP-GTP. As GTPases interagem com várias proteínas efetoras, influenciando na atividade e/ou localização destes efetores.

Rho GTPases são ativadas por diferentes classes de receptores transmembrana, como os RTKs, e quando esses receptores se ligam a fatores de crescimento polipeptídicos como o fator de crescimento derivado de plaquetas (PDGF) e o fator de crescimento do endotélio vascular (VEGF), eles transmitem esses sinais para suas proteínas efetoras. Dessas vias de sinalização participam, além das GTPases de baixo peso molecular, proteínas adaptadoras e proteínas quinases e fosfatases,[24] além de fatores de transcrição que levam a expressão dos genes necessários para as mudanças morfológicas que acompanham os processos relevantes para a migração celular. No entanto, sob algumas condições, têm sido implicadas na invasão e em alguns aspectos da metástase[25,7] (Figura 46.2).

A importância da expressão da GTPase Rac1 em amostras tumorais foi primeiramente demonstrada em câncer de mama.[26] Observações mais recentes relacionam uma superexpressão de diferentes membros da família Rho GTPases em vários tipos diferentes de tumores humanos.[27]

A angiogênese é um processo complexo e envolve diferentes fases. Inicia-se pela ativação da proliferação

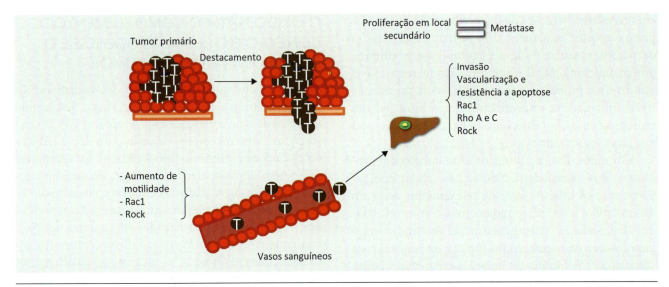

Figura 46.2 Representação esquemática do mecanismo de desenvolvimento das metástases e a participação das GTPases nesses processos.

de células endoteliais, com posterior migração dessas células e formação de estruturas capilares, a forma inicial dos vasos sanguíneos.[28,29] A angiogênese é regulada por cascatas de sinalização iniciadas por RTKs estimulados por seus respectivos ligantes. Fatores de crescimento polipeptídicos como o fator básico de crescimento de fibroblastos (FGFb) e o fator de crescimento VEGF são potentes estimuladores da proliferação e da migração das células precursoras das células endoteliais. A fase posterior envolve a redirenciação das células endoteliais.[29-31]

Além dos fatores de crescimento polipeptídicos mencionados acima, participam dos processos de migração celular na angiogênese as GTPases Ras e Rac1, proteínas reguladas por cálcio, as proteínas constituintes da cascata de sinalização Ras-ERK1/2 MAP quinases, as proteínas quinases PKC e PI3K, as fosfolipases C e D e o óxido nítrico (NO), radical livre com propriedades sinalizadoras que serão discutidas com maior detalhe na próxima seção.[19,32,33]

A motilidade celular ocorre por conta do recrutamento de grande número de proteínas: integrinas, GTPases, proteínas quinases e estruturais, constituintes do complexo de adesão focal,[12] fatores de crescimento e o NO. A motilidade envolve dois aspectos centrais: a transdução de sinais ativados em resposta a estímulos e que podem induzir a motilidade e os componentes celulares que medeiam os aspectos mecânicos da motilidade ou migração.[34] Junto às mudanças do citoesqueleto, na adesão e na matriz extracelulares, a migração e invasão celular são processos constituintes da angiogênese e característicos de progressão das células tumorais.[8]

A angiogênese promove a neovascularização do tumor, o que acarreta um efeito duplo no crescimento tumoral, pois, além de suprir com nutrientes e oxigênio as células endoteliais recém-formadas, essas mesmas células estimulam o crescimento das células malignas adjacentes por secretar peptídeos como o fator de crescimento derivado de plaquetas (PDGF) e a interleucina-1, além de servir como via de disseminação para as células tumorais alcançarem outros locais pela metástase.[35,29]

Um importante elemento de conexão entre os processos de angiogênese e metástase tumoral é o NO; nas próximas seções discutiremos as evidências que levam a essa afirmação.

O ENDOTÉLIO E O ÓXIDO NÍTRICO

O sistema vascular é uma complexa rede de vasos conectando o coração com diversos órgãos e tecidos para manter a homeostase em resposta a mudanças fisiológicas e patológicas. As células endoteliais constituem a camada íntima da parede arterial e venosa e desempenham papel importante no desenvolvimento e no remodelamento dos vasos sanguíneos e linfáticos, na transmigração de leucócitos, na angiogênese, na manutenção do tônus vascular, na fluidez sanguínea, na coagulação, na troca de nutrientes e no desenvolvimento de órgãos. Ele funciona como barreira semipermeável que regula a troca de nutrientes e oxigênio entre as células do sangue e os tecidos subjacentes.[36-38] O endotélio não apenas controla o tráfego de pequenas e grandes moléculas, e mesmo células inteiras, como também controla a dilatação e a contração locais, seja em resposta a alterações do fluxo sanguíneo ou em resposta a agentes vasoativos, além de manter a estrutura da parede vascular.[39] Ele é estruturalmente simples, porém funcionalmente complexo, sendo responsável por diversos processos, como regulação da pressão arterial, inflamação e resposta imune, e, como as células musculares lisas, as células endoteliais são importantes nos processos inflamatórios.

Estímulos, físicos, químicos e/ou hormonais produzem uma variedade de fatores nas células endoteliais, entre os quais o fator de relaxamento derivado do endotélio: o NO. Esse radical livre com propriedades sinalizadoras desempenha papel de fundamental importância na regulação do tônus e da homeostasia vasculares.[40] A família de enzimas conhecidas como NO-sintase (NOS) é responsável pela biossíntese do NO em células de mamíferos. Três isoformas distintas das NOS estão bem caracterizadas: NOS neuronal (nNOS ou NOS I), NOS induzível (iNOS ou NOS II) e NOS endotelial (eNOS ou NOS III). As NOS são enzimas diméricas e catalisam a produção de NO a partir do O_2 e de L-arginina, produzindo NO e L-citrulina. E essa atividade enzimática das NOS depende dos cofatores (Ca^{2+}/calmodulina, BH4, FMN. FAD, NADPH, heme), sofrendo dimerização.[41] A enzima NOS endotelial (eNOS) inicialmente caracterizada no endotélio vascular é constitutivamente expressa e tem sua atividade regulada por modificações pós-tradução com destaque para a fosforilação no resíduo Ser1177, que promove a atividade da enzima.[42]

Uma série de fatores contráteis também é produzida pelo endotélio. Os principais fatores contráteis são a prostaglandina H2, a tromboxana A_2, a angiotensina II, a endotelina-1 e o ânion radical superóxido (O_2^-), produto de redução unieletrônica do oxigênio e uma das ERO. Além desses, também são importantes fatores contráteis o fator ativador de plaquetas e o fator de hiperpolarização derivado de endotélio.[36]

Em condições fisiológicas existe equilíbrio na liberação desses fatores. No entanto, em diversas condições patológicas, esse equilíbrio é alterado com consequente atenuação dos efeitos vasodilatadores do endotélio. Essa diminuição aparente do relaxamento vascular dependente dos fatores endoteliais é chamada de disfunção endotelial. Durante a disfunção endotelial, pode ocorrer o desenvolvimento de doenças vasculares, como hipertensão arterial,[37] aterosclerose,[43] formação de aneurisma,[44] doença vascular associada ao diabetes[45] e angiogênese tumoral, que é essencial no desenvolvimento de metástases tumorais.[46,47]

O ÓXIDO NÍTRICO COMO ELEMENTO DE CONEXÃO ENTRE A ANGIOGÊNESE E O DESENVOLVIMENTO DO TUMOR

A bradicinina (BK) é um peptídeo vasoativo produzido pelo sistema calicreínas-cininas. Seu amplo espectro de ação é mediado por receptores GPCR classificados como receptores de cininas do tipo 1 (B1R) e receptores de cininas do tipo 2 (B2R).[48] Os receptores de BK têm sido associados aos processos de tumorigênese e angiogênese. Estudos clínicos e em animais de experimentação revelaram que os níveis de expressão dos receptores B1 estão elevados em tumores de colo[49] enquanto os níveis de expressão dos receptores B2 estão elevados em gliomas[50] e em tumores gástricos, hepáticos, duodenais, tumores de próstata e de pulmão.[51] Além disso, a participação de BK como mediador positivo da angiogênese se encontra bem documentada,[52] assim como a mediação do NO nesse processo.[53]

Estudos realizados pelo nosso grupo de pesquisa utilizando células endoteliais de veia de cordão umbilical humano (HUVEC) e células endoteliais de aorta de coelho (RAEC) evidenciaram a participação central do NO no processo de angiogênese estimulado nessas células por BK. BK ao se ligar ao receptor B2 em células HUVEC promoveu a ativação da enzima eNOS e a produção endógena de NO. As ações do NO derivado do estímulo das células HUVEC com BK promoveram a fosforilação de resíduos específicos de tirosina e a s-nitrosilação de resíduo(s) específico(s) de cisteína do EGFR, estimulando a atividade desse receptor. O NO também promoveu as s-nitrosilações do resíduo de cisteína conservado e essencial para atividade fosfatase da enzima SHP-1[54] e do resíduo de cisteína (Cisteína118) localizado na região de associação aos nucleotídeos guanina da GTPase Ras.[55] A ativação subsequente das ERK1/2 MAP quinases e a indução de expressão de VEGF nessa cascata de eventos de sinalização destaca a importância do NO nesse processo.[54]

Em outro estudo recente mostramos que em células endoteliais RAEC a s-nitrosilação da GTPase Ras leva ao recrutamento de outra GTPase, Rac1 e da proteína quinase PI3K, resultando em estímulo de migração dessas células[56] (Figura 46.3).

Um número crescente de observações tem enfatizado a importância das modificações pós-tradução (nitrosilação/nitração) mediadas pelo NO em proteínas sinalizadoras associadas à regulação de várias cascatas de sinalização.[57,58] Entre as proteínas sinalizadoras passíveis de serem modificadas por NO e cuja atividade estimulada se correlaciona com transforma-

O Endotélio e o Óxido Nítrico: Interações na Evolução do Câncer

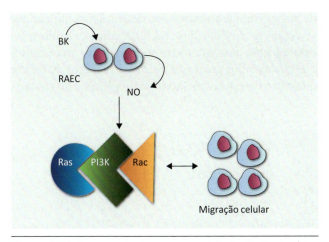

Figura 46.3 Representação esquematica da via de sinalizacao induzida por oxido nitrico e associada a migração de células endoteliais de aorta de coelho (RAEC).

ção celular estão a GTPase Ras e a proteína tirosina quinase Src.[55,59] Em ambos os casos, ficou demonstrado que a s-nitrosilação promovida pelo NO em resíduos de cisteína importantes para a atividade das duas proteínas está associada à progressão de tumores.[60,61]

O NO pode promover ou inibir a progressão tumoral e metástases em diferentes tumores, mas isso depende da atividade e da localização das isoformas de NOS, concentração e tempo de exposição ao NO e da sensibilidade da célula-alvo.[62-64] Em melanomas, o NO derivado da ativação da eNOS desempenha papel importante no recrutamento e na indução de migração de células tumorais precursoras que vão constituir os capilares sanguíneos em processos de angiogênese tumoral em modelo de melanoma murino B16F10.[65]

Estudos envolvendo antagonistas do receptor B2R mostraram que essas drogas inibiam angiogênese e o crescimento do carcinoma de Walker 256 implantado em animais de experimentação.[66] Estudos como esses evidenciam as conexões entre os processos de angiogênese e progressão tumoral.

Em nosso estudo mais recente[67] mostramos que a produção de NO por meio do estímulo com BK promove a migração e a invasão celular de melanomas com alta capacidade metastática. Esses eventos estão relacionados diretamente com a produção de NO intermediando a ativação de Ras, que promoveu o recrutamento da proteína PI3K e a ativação de Rac1, mecanismo análogo àquele que descrevemos anteriormente para as células endoteliais RAEC.[56] Curiosamente, melanomas murinos com crescimento preferencial no sítio primário apresentam um nível basal elevado de produção de NO, e a presença de BK promoveu nesses melanomas uma inibição no processo de migração e de invasão celular.

As células de melanoma murino mostraram outro aspecto em comum com as células endoteliais no que diz respeito às interações entre as duas GTPases, Ras e Rac1. A inibição de atividade de Ras resultou em inibição total do processo de migração e invasão celular na linhagem de melanoma do sítio primário. A atividade de Rac1 se mostrou essencial para o processo de migração das duas linhagens. Entretanto, diferentemente do que acontece nas células endoteliais, a ativação da via de sinalização Ras/PI3K/Rac1 na linhagem de melanoma murino primário ocorre por meio da ação do O_2^-, uma ERO. Duas proteínas sinalizadoras localizadas *downstream* em relação à Ras e à Rac1 têm suas atividades reguladas pelas ERO. Essas proteínas são respectivamente as ERK1/2 MAP quinases e a proteína quinase PAK. As ERK1/2 MAP quinases são efetoras de Ras e PAK é um efetor de Rac que medeia a remodelação do citoesqueleto, é responsável pela migração celular e atua também na angiogênese.[68,69] As ERO também são produtos do metabolismo oxidativo celular e participam como mediadoras e moduladoras de vias de sinalização que controlam os processos biológicos, tais como proliferação celular, diferenciação e migração.[58]

A ativação da via de sinalização Ras/PI3K/Rac1 mediada pelo NO acontece na linhagem metastática. Esses processos ilustram a importância do papel desempenhado pelas espécies reativas NO e O_2^- durante o desenvolvimento tumoral.

Nossas observações aliadas a de outros pesquisadores nos levaram a sugerir a ocorrência de dois mecanismos de regulação da via sinalizadora Ras/PI3K/Rac1. Nas células de melanoma primário é possível que ocorra uma regulação direta de Rac1 pela ação do O_2^-. Essa afirmativa se sustenta no fato de que o O_2^- promovia aceleração da dissociação do nucleotídeo GDP em Rac1 enquanto NO praticamente não alterava os níveis basais dessa dissociação.[70] Nas células de melanoma metastático, a ativação da via ocorre pela s-nitrosilação de Ras de maneira análoga àquela que descrevemos para as células endoteliais.[56]

Evidências crescentes na literatura favorecem a afirmação de que, em condições patológicas, a produção de NO não é alterada, mas sim a sua biodisponibilidade devido à inativação oxidativa resultante da excessiva produção de O_2^- na parede vascular.[71,72] Esse mesmo tipo de regulação da biodisponibilidade de NO deve estar operante em células tumorais, com as células derivadas de tumores primários apresentando níveis endógenos elevados de O_2^- e outras ERO[73] e as células derivadas de tumores metastáticos apresentando níveis endógenos elevados de NO.[74]

O conjunto dessas observações sugere que o NO e por extensão o endotélio e as ERO desempenham papéis importantes na migração celular associada ao processo de angiogênese e ao estágio de desenvolvimento em que se encontra a célula tumoral. O melhor entendimento desses papéis auxiliará na compreensão dos mecanismos que envolvem os processos de invasão e migração celular durante o desenvolvimento da angiogênese e do câncer.

REFERÊNCIAS BIBLIOGRÁFICAS

1. Lemmon MA, Schlessinger J. Cell signaling by receptor tyrosine kinases. Cell. 2010;141:1117-34.
2. Neves SR, Ram PT, Iyengar R. G proteins pathways. Science. 2002;296:1636-9.
3. Croce CM. Oncogenes and cancer. N Engl J Med. 2008;358:502-11.
4. Fidler IJ. The pathogenesis of cancer metastasis: the "seed and soil" hypothesis revisited. Nature Rev Cancer. 2003;3:1-6.
5. Freitas ZF, Rodrigues EG, Oliveira V, et al. Melanoma heterogeneity: differential, invasive, metastatic properties and profiles of cathepsin B, D and L activities in subclones of the B16F10-NEX2 cell line. Melanoma Res. 2004;14:333-44.
6. Chiang AC, Massagué J. Molecular basis of metastasis. N Engl J Med. 2008;359:2814-23.
7. Weinberg RA. The Biology of Cancer. Garland Science Taylor and Francis Group. 2007. p.844.
8. Kallergi G, Agelaki S, Markomanolaki H, et al. Activation of FAK/PI3K/Rac1 Signaling Controls Actin Reorganization and Inhibits Cell Motility in Human Cancer Cells. Cell Physiol Biochem. 2007;20:977-86.
9. Krasilnikov MA. Phosphatidylinositol-3 kinase dependent pathways: the role in control of cell growth, survival, and malignant transformation. Biochemistry (Mosc). 2000;65:59-67.
10. Morales-Ruiz M, Fulton D, Sowa G, et al. Vascular endothelial growth factor-stimulated actin reorganization and migration of endothelial cells is regulated via the serine/threonine kinase Akt. Circ Res. 2000;86:892-6.
11. Carnero A, Blanco-Aparicio C, Renner O, et al. The PTEN/PI3K/AKT signalling pathway in cancer, therapeutic implications. Curr Cancer Drug Targets. 2008;8:187-98.
12. Ridley AJ, Schwartz MA, Burridge K, et al. Cell migration: integrating signals from front to back. Science. 2003;302:1704-9.
13. Huntterlocher A. Cell polarization mechanisms during directed cell migration. Nature. 2005;7:336-7.
14. Ahearn IM, Haigis K, Bar-Sagi D, et al. Regulating the regulator: post-translational modification of RAS. Nat Rev Mol Cell Biol. 2011;13:39-51.
15. Kauffmann-Zeh A, Rodriguez-Viciana P, Ulrich E, et al. Suppression of c-Myc induced apoptosis by Ras signaling Through PI(3)K and PKB. Nature. 1997;385:544-8.
16. Lamarche N, Tapon N, Stowers L, et al. Rac and Cdc42 induce actin polymerization and G1 cell cicle progression independently of p65PAK and JNK/SAPK MAP Kinase cascade. Cell. 1996;87:519-29.
17. Xia Z, Dickens J, Raingeaud J, et al. Opposing effects of ERK and JNK-p38 MAP Kinases on apoptosis. Science. 1995;270:1326-31.
18. Etienne-Manneville S, Hall A. "Rho GTPases in cell biology." Nature. 2002;420:629-35.
19. Hall A. Rho GTPases and the actin cytoskeleton. Science. 1998;279:509-14.
20. Takai Y, Kaibuchi K, Kikuchi A, et al. Small GTP binding proteins. Int Rev Cytol. 1992;133:187-230.
21. Bokoch GM. Assay of Cdc42, Rac1 and Rho GTPase activation by affinity methods. Meths Enzymol. 2003;345:349-59.
22. Ridley AJ. Rho family proteins: coordinating cell responses. Trends Cell Biol. 2001;11:471-7.
23. Bokoch GM, Knaus UG. "NADPH oxidases: not just for leukocytes anymore!". Trends Biochem Sci. 2003;28:502-8.
24. Chrzanowska-Wodnicka M, Burridge K. Rho-stimulated contractility drives the formation of stress fibers and focal adhesions. J Cell Biol 1996;133:1403-15.
25. Schmitz AA, EE Govek, Böttner B, et al. Rho GTPases: Signaling, migration and invasion. Exp Cell Res. 2000;261:1-12.
26. Fritz G, Brachetti C, Bahlmann F, et al. Rho GTPases in human breast tumours: expression and mutation analyses and correlation with clinical parameters. Br J Cancer. 2002;87:635-44.
27. Gómez del Pulgar T, Benitah SA, Valerón PF, et al. Rho GTPase expression in tumourigenesis: evidence for a significant link. Bioessays. 2005;27:602-13.
28. Folkman J, Shing Y. Angiogenesis. J Biol Chem. 1992; 267:10931-4.
29. Carmeliet P. Angiogenesis in health and disease. Nature Med. 2003;9:653-60.
30. Zhang Z, Nie F, Chen X, et al. Upregulated periostin promotes angiogenesis in keloids through activation of the ERK 1/2 and focal adhesion kinase pathways, as well as the upregulated expression of VEGF and angiopoietin1. Mol Med Rep. 2015;11:857-64.
31. Rivas-Fuentes S, Salgado-Aguayo A, Pertuz Belloso S, et al. Role of Chemokines in Non-Small Cell Lung Cancer: Angiogenesis and Inflammation. J Cancer. 2015;6(10):938-52.

32. Ridley AJ. Rho GTPases and Migration. J Cell Sci. 2001;114:2713-22.
33. Oliveira CJ, Curcio MF, Moraes MS, et al. The low molecular weight S-nitrosothiol, S-nitroso-N-acetylpenicillamine, promotes cell cycle progression in rabbit aortic endothelial cells. Nitric Oxide. 2008;18:241-55.
34. Goligorsky MS, Budzikowski AS, Tsukahara H, et al. Co-operation between endothelin and nitric oxide in promoting endothelial cell migration and angiogenesis. Clin Exp Pharmacol Physiol. 1999;26:269-71.
35. Brasileiro F. Disturbios do crescimento e diferenciação celular. Patologia Geral. 2.ed. Rio de Janeiro: Ed. Guanabara, 1998. p.148-92.
36. Flavahan NA. atherosclerosis or lipoprotein-induced endothelial dysfunction. Potential mechanisms underlyng reduction in EDRF/ nitric oxide activity. Circulation. 1992;85:1927-38.
37. Moncada S, Higgs EA. Nitric oxide and the vascular endothelium. Handb Exp Pharmacol. 2006;176:213-54.
38. Marinković G, Heemskerk N, van Buul JD, et al. The Ins and Outs of Small GTPase Rac1 in the Vasculature. J Pharmacol Exp Ther. 2015;354:91-102.
39. Carvalho MHC, Nigro D, Lemos VS, et al. Hipertensão arterial: O endotélio e suas múltiplas funções! Rev Bras Hipertens. 2001;8.
40. Furchgott RF, Zawadzki JV. The obligatory role of endothelial cells in the relaxation of arterial smooth muscle by acetylcholine. Nature. 1980;288:373-6.
41. Nathan C, Xie QW. Regulation of biosynthesis of nitric oxide. J Biol Chem. 1994;269:13725–8.
42. Fulton D, Gratton JP, Sessa WC. Post-translational control of endothelial nitric oxide synthase: why isn't calcium/calmodulin enough? J Pharmacol Exp Ther. 2001;299:818-24.
43. Libby P. Atherosclerosis: disease biology affecting the coronary vasculature. Am J Cardiol. 2006;98:3Q–9Q.
44. Rateri DL, Moorleghen JJ, Balakrishnan A, et al. Endothelial cell-specific deficiency of Ang II type 1a receptors attenuates Ang II-induced ascending aortic aneurysms in LDL receptor-/- mice. Circ Res. 2011;108:574-81.
45. Kim JA, Montagnani M, Koh KK, et al. Reciprocal relationships between insulin resistance and endothelial dysfunction: molecular and pathophysiological mechanisms. Circulation. 2006;113:1888-904.
46. Rüegg C, Mariotti A. Vascular integrins: pleiotropic adhesion and signaling molecules in vascular homeostasis and angiogenesis. Cell Mol Life Sci. 2003;60:1135-57.
47. Kowanetz M, Ferrara N. Vascular endothelial growth factor signaling pathways: therapeutic perspective. Clin Cancer Res. 2006;12:5018-22.
48. Leeb-Lundberg LM, Marceau F, Muller-Esterl W, et al. International union of pharmacology. XLV. Classification of the kinin receptor family: from molecular mechanisms to pathophysiological consequences. Pharmacol Rev. 2005;57:27–77.
49. Zelawski W, Machnik G, Nowaczyk G, et al. Expression and localisation of kinin receptors in colorectal polyps. Int Immunopharmacol. 2006;6:997–1002.
50. Zhao Y, Xue Y, Liu Y, et al. Study of correlation between expression of bradykinin B2 receptor and pathological grade in human gliomas. Br J Neurosurg. 2005;19:322-6.
51. Wu J, Akaike T, Hayashida K, et al. Identification of bradykinin receptors in clinical cancer specimens and murine tumor tissues. Int J Cancer. 2002;98:29-35.
52. Colman RW. Regulation of angiogenesis by the kallikrein-kinin system. Curr Pharm Des. 2006;12:2560-99.
53. Sessa WC. Molecular control of blood flow and angiogenesis: role of nitric oxide. J Thromb Haemost. 2009;7 Suppl 1:35-7.
54. Moraes MS, Costa PE, Batista WL, et al. Endothelium-derived nitric oxide (NO) activates the NO-epidermal growth factor receptor-mediated aignaling pathway in bradykinin-stimulated angiogenesis. Arch Biochem Biophys. 2014;558:14-27.
55. Lander HM, Ogiste JS, Pearce SF, et al. Nitric oxide-stimulated guanine nucleotide exchange on p21ras. J Biol Chem. 1995;270:7017-20.
56. Eller-Borges R, Batista WL, da Costa PE, et al. Ras, Rac1, and phosphatidylinositol-3-kinase (PI3K) signaling in nitric oxide induced endothelial cell migration. Nitric Oxide. 2015;47:40-51.
57. Hess D, Matsumoto A, Kim S, et al. Protein S-nitrosylation: purview and parameters. Nat Rev Mol Cell Biol. 2005;6:150-66.
58. Monteiro HP, Arai RJ, Travassos LR. Protein tyrosine phosphorylation and protein tyrosine nitration in redox signaling. Antioxid Redox Signal. 2008;10:843-89.
59. Curcio MF, Batista WL, Linares E, et al. Regulatory effects of nitric oxide on Src kinase, FAK, p130Cas, and receptor protein tyrosine phosphatase alpha (PTP-alfa): a role for the cellular redox environment. Antioxid Redox Signal. 2010;13:109-25.
60. Lim KH, Ancrile BB, Kashatus DF, et al. Tumour maintenance is mediated by eNOS. Nature. 2008;452:646-9.
61. Rahman MA, Senga T, Ito S, et al. Nitrosylation at Cysteine 498 of c-Src Tyrosine Kinase Regulates Nitric Oxide-mediated Cell Invasion. J Biol Chem. 2010;285:3806-14.
62. Fukumura D, Kashiwagi S, Jain RK. The role of nitric oxide in tumour progression. Nat Rev Mol Cell Biol. 2006;7:521-34.
63. Oliveira GA, Rosa H, Reis AKCA, et al. A role for nitric oxide and for nitric oxide synthases in tumor biology. Forum Immunopathol Dis Therap. 2012;3:169-82.

64. Monteiro HP, Costa PE, Reis AKCA, et al. Nitric oxide: protein phosphorylation and s-nitrosylation in cancer. Biomed J. 2015;38:380-8.
65. Kashiwagi S, Izumi Y, Gohongi T, et al. NO mediates mural cell recruitment and vessel morphogenesis in murine melanomas and tissue-engineered blood vessels. J Clin Invest. 2005;115:1816-27.
66. Ikeda Y, Hayashi I, Kamoshita E, et al. Host stromal bradykinin B2 receptor signaling facilitates tumor-associated angiogenesis and tumor growth. Cancer Res. 2004;64:5178-85.
67. Eller-Borges. R., Monteiro H. Estudo do papel do oxido nítrico na ativacao da GTPase Rac-1 em células endoteliais e de melanoma murino. Tese de Doutorado em Ciências Biológicas, UNIFESP, Brasil. Ano de Obtenção: 2015.
68. Radisky DC, Levy DD, Liu H, et al. Rac1b and reactive oxygen species mediate MMP-3induced EMT and genomic instability. Nature. 2005;436:123-7.
69. Ferraro D, Corso S, Fasano E, et al. Pro-metastatic signaling by c-Met through RAC-1 and reactive oxygen species (ROS). Oncogene. 2006;25:3689-98.
70. Heo J, Campbell SL. Mechanism of redox-mediated guanine nucleotide exchange on redox-active Rho GTPases. J Biol Chem. 2005;280:31003-10.
71. Kojda G, Harrison D. Interations between NO and reactive oxygen species: pathophysiological importance in atherosclerosis, hypertension, diabetes and heart failure. Cardiovasc Res. 1999;43:562-71.
72. Pacher P, Beckman JS, Liaudet L. Nitrico oxide and peroxynitrite in health and disease. Physiol Rev. 2007;87:315-424.
73. Hussain SP, Hofseth LJ, Haris CC. Radical causes of cancer. Nature Rev Canc. 2003;3:276-85.
74. Rinaldi R, Ogata FT, Salo T, et al. A mestatatic cell line permanently silenced for iNOS (SW620-I12) resembles the primary tumor in many important phenotypes: the importance of nitric oxide in the progression of human colon carcinoma. FEBS J. 2013;280:386.

capítulo 47

Cristina Pires Camargo
Rolf Gemperli

Função Endotelial na Microcirculação da Pele

INTRODUÇÃO

A pele é o maior órgão do corpo humano e desempenha várias funções: proteção a agentes externos (microrganimo, irradiação ultravioleta, traumas), termorregulação, excreção (sódio, medicamentos, água). Devido à ação termorreguladora, a pele apresenta alta densidade de vasos. Aliado a esse fato, esses vasos se distribuem em plexos que se localizam perto da superfície externa da pele possibilitando o estudo da função endotelial sistêmica.[1-3]

A microcirculação cutânea se caracteriza por dois plexos: dérmico e subdérmico. Pela sua localização, vários equipamentos como fluxometria a *laser*[4] e medidor de O_2[5] auxiliam a pesquisa da função endotelial sistêmica.

Este capítulo aborda a anatomia da microvascularização da pele, os exames realizados para a análise da função do endotélio e situações desse órgão que possam alterar essa aferição.

ANATOMIA DA MICROVASCULARIZAÇÃO DA PELE

A microvascularização da pele organiza-se em dois plexos:

- **Dérmico:** localizado a 1-1,5 mm abaixo da superfície da pele;
- **Subdérmico:** localizado na junção dérmica-subdérmica.

O plexo subdérmico é formado por vasos perfurantes oriundos da musculatura e do tecido adiposo subadjacente. A partir desse plexo, vasos comunicantes migram para o nível dérmico formando o plexo dérmico[1-3] (Figura 47.1).

Esses dois plexos se conectam por meio de arteríolas ascendentes e vênulas descendentes.

O calibre das arteríolas da derme varia entre 17 e 26 μm e tem como função promover a resistência vascular da pele.

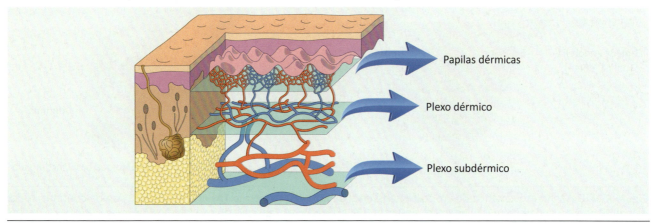

Figura 47.1 Desenho esquemático dos plexos dérmico e subdérmico. No destaque, rede capilar que comunica esses dois plexos.

Endotélio e Doenças Cardiovasculares

A estrutura arteriolar do plexo organiza-se da seguinte forma:

- Células endoteliais;
- Células musculares lisas;
- Fibras elásticas.

As células musculares e as fibras elásticas estão envoltas pela membrana basal, que dependendo do calibre do vaso pode se distribuir por toda a extensão vascular de forma contínua ou descontínua (quando o calibre dos vasos for menor que 12 μm).[2,3]

As células endoteliais das arteríolas repousam sobre duas camadas de células musculares lisas. As células musculares localizadas internamente se organizam horizontalmente, enquanto a camada externa em espiral; essa distribuição é importante para o controle do fluxo e resistência sanguínea local.[2,3]

À medida que o diâmetro dos vasos diminui, certas estruturas não são mais identificadas individualmente, por exemplo, ao se alcançar diâmetro de 15 μm as fibras elásticas e as células musculares da parede dos vasos não são mais contínuas. A esse nível, as células musculares aparecem em uma única camada emitindo filamentos que envolvem as células endoteliais. Esse tipo de organização sugere a formação de esfíncteres pré-capilares, com função vasomotora.[4]

A partir de 12 μm esses vasos são classificados como capilares. Os capilares arteriais apresentam diâmetro externo entre 10 e 12 μm e diâmetro interno de 4 a 6 μm. A camada basal é homogênea e apresenta pericitos, que emitem filamentos na membrana basal. Provavelmente esses pericitos, por conter microfilamentos proteicos contráteis, servem como estrutura de controle do fluxo.[6]

A esse nível as paredes dos vasos são descontínuas, possibilitando trocas de substâncias entre os capilares e a matriz extracelular. A partir dessa rede formam-se capilares venosos que se unem para formar as vênulas pós-capilares.[3]

As papilas dérmicas apresentam importante função na termorregulação; os componentes vasculares dessa região se apresentam a 1-2 mm da superfície da pele. O plexo dérmico emite arteríolas terminais, capilares arteriais e venosos e vênulas pós-capilares. Cada papila dérmica recebe uma única alça capilar originada da arteríola terminal e se dirige a uma vênula pós-capilar. Essa organização estrutural amplia a área de irrigação da pele.[7]

REGULAÇÃO DO FLUXO SANGUÍNEO

Os capilares são os responsáveis pela troca de gazes, nutrientes e excretas celulares; para que essa troca seja eficaz, a regulação do fluxo sanguíneo deve ser realizada ininterruptamente e de maneira rápida. Essa regulação é determinada por diversos fatores, tais como:

a) Resposta miogênica de arteríolas, capilares e vênulas da microcirculação;
b) Vasodilatação do fluxo devido à interação dos componentes das partículas sanguíneas sobre a parede dos vasos;
c) Controle neural e metabólico.

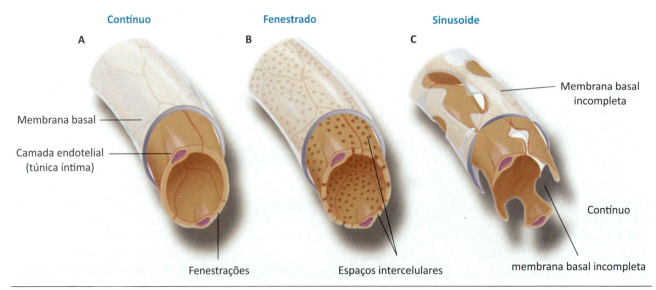

Figura 47.2 Desenho esquemático de um corte transversal da arteríola da derme. **(A)** Arteríola com a parede contínua, todos os componentes da parede muscular estão presentes. **(B)** Arteríola na transição de capilar. Observam-se orifícios na parede para a troca de gazes e nutrientes. **(C)** Sinusoide, a esse nível alguns componentes da parede do vaso estão ausentes, propiciando trocas na microcirculação.

Função Endotelial na Microcirculação da Pele

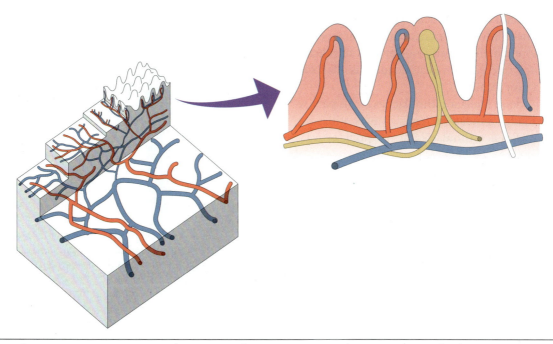

Figura 47.3 Representação esquemática da microcirculação cutânea. Os plexos arteriais profundos intercomunicam-se com os vasos superficiais e finalmente com as arteríolas terminais, as quais iniciam o ramo aferente das alças capilares. Essas alças projetam-se dentro da papila dérmica em orientação perpendicular à superfície da pele. O ramo eferente da alça capilar une-se ao plexo venoso subpapilar superficial (PVS) que se comunica com quatro plexos venosos progressivamente mais profundos. Somente os capilares nas papilas dérmicas e o plexo venoso sub-papilar são visualizados à capilaroscopia peringueal.

Alterações do diâmetro dos vasos podem ocorrer por alterações do microambiente. Elas são ocasionadas por modificações de pressão intralumial da microcirculação e independem da pressão arterial sistêmica. O endotélio desempenha importante função por secretar óxido nítrico, que age como vasodilatador desse microambiente. Outras vias de relaxamento da musculatura das arteríolas são descritas como ação de prostaciclina (PGI2), ácidos epoxieicosatrienoico (EETs) e fator hiperpolarizante derivado do endotélio.[4]

A interação entre a parede dos vasos e os componentes do sangue gera resposta do endotélio, que secreta em maior ou menor quantidade óxido nítrico, causando vasodilatação desse sistema. Como exemplo, mudanças no hematócrito levam a alteração das forças de estresse do plasma e células contra a parede dos vasos, causando alteração do calibre deles.[8,9]

Os dois últimos fatores que interferem na vasodilatação e/ou vasoconstrição dos vasos são fatores neurais e metabólicos. O primeiro age pela via do sistema simpático, promovendo vasoconstrição ao liberar epinefrina e vasodilatação pela liberação da substância P e Calcitonin gene-related peptide (GCRP).[10]

Já na alteração do metabolismo, como ocorre no diabetes,[11] doenças autoimunes[4] ou deficiência de vitamina D[12] levam a alterações da função endotelial e reológica, causando mudanças no fluxo sanguíneo.

Função endotelial

Como descrito anteriormente, a pele é uma das janelas que permitem a análise da função endotelial sistêmica por estar localizada superficialmente, abranger grande superfície corpórea e apresentar correlação linear entre o tempo de isquemia e o tempo de hiperemia. O estudo do tempo de isquemia e hiperemia demonstra a condição funcional dos vasos.[4]

A função endotelial na pele pode ser medida por meio de diversas técnicas; tais como:

Videocapilaroscopia

Por meio de uma lente de aumento pode-se avaliar densidade e recrutamento capilar. A videocapilaroscopia na região da matriz ungueal permite avaliar doenças autoimunes, por exemplo, esclerose sistêmica. Outras técnicas, como imagem espectral polarizada e imagem de campo escuro, também possibilitam a avaliação da microvascularização.[13] Assim, em pacientes com infecção, a análise da microvascularização sublingual é um fator que pode predizer risco de sepse grave.[4]

Fluxometria a *laser*

Basicamente, os diversos tipos de equipamentos que utilizam *laser* medem a velocidade de deslocamento e a densidade das células vermelhas que passam por determinada área. Dependendo do equipamento o fluxo não fornece informações necessárias para o estudo da função endotelial. Para resolver essa limitação, procedimentos que causam reatividade vascular são associados a essa técnica.[14]

Assim, pode-se realizar estimulações locais para se testar reatividade vascular. As técnicas mais utilizadas são: oclusão arterial, estimulação farmacológica e estimulação térmica.[4]

Estímulo por pressão de oclusão

A oclusão arterial causa hiperemia reativa pós-oclusão. Para a sua realização acopla-se um aparelho de pressão no membro superior ou na coxa e se procede a insuflação até o operador observar ausência do fluxo a jusante. Esse tempo de oclusão pode ser de 1 a 15 minutos; comumente é por volta de 5 minutos, ao final do qual o aparelho é desinsuflado. Imediatamente após esse procedimento, inicia-se a análise do fluxo, avaliando o pico absoluto, o pico do fluxo em relação ao inicial e a área sob a curva até o momento que a vascularização atinja os valores basais[4,15] (Figura 47.4).

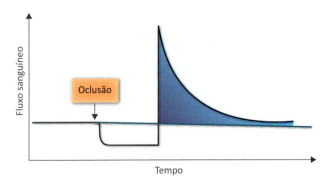

Figura 47.4. Gráfico do teste de hiperemia reativa pós-oclusão. A área hachurada corresponde ao tempo de hiperemia.

Estímulo de pressão

A estimulação pressórica é útil para evitar a formação de úlceras de pressão, como ocorre em pacientes imobilizados por longo tempo Em um tecido saudável o estímulo não nociceptivo leva a hiperemia por vasodilatação prolongada no local de aplicação da pressão.[16]

Estímulo térmico

O protocolo mais utilizado é a elevação da temperatura entre 42 e 44 °C, pois essa temperatura não causa lesão tecidual ou dor. Esse tipo de estímulo origina resposta bifásica do fluxo (Figura 47.5).

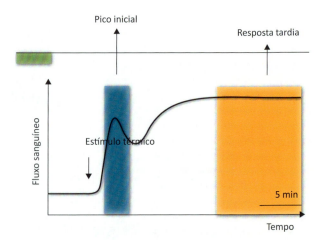

Figura 47.5 Gráfico do teste de hiperemia reativa por estímulo de temperatura. Curva bifásica. As áreas hachuradas correspondem ao tempo de hiperemia.

Para que esse exame seja eficaz, o tempo de observação deve ser no mínimo 30 minutos, podendo se estender até 45 minutos.[17]

Estímulo por iontoforese

A iontoforese utiliza acetilcolina e nitroprussiato de sódio para analisar os efeitos da hiperemia reativa endotélio-dependente e endotélio-independente, respectivamente.

O mecanismo de ação pelo qual essa técnica libera acetilcolina da microvascularização da pele não está esclarecida, porém se aventa a hipótese de interação com receptores de ciclo-oxigenase (COX).[4,14]

Anestesia tópica aplicada previamente a esse procedimento neutraliza parcialmente o efeito de hiperemia reativa provocado pela iontoforese.

Estímulo elétrico

Uma corrente elétrica leve também pode ser utilizada. O mecanismo de ação da vasodilatação é causado pelas fibras C e provavelmente, segundo estudos em ratos, intermediada por prostanoide ($PG1_2$).[4]

Estímulo farmacológico

Para esse tipo de avaliação utilizam-se drogas de ações locais, sem efeito sistêmico; a dose é controlada pelo pesquisador. Esses fármacos podem ser utilizados por via intradérmica. No caso específico da pele as substâncias utilizadas para o estudo da microcirculação por microdiálise são: interleucina-6 (IL-6), albumina e neuropeptídeos.[18]

Na via intradérmica utiliza-se microdiálise. É uma técnica minimamente invasiva necessitando de anestesia prévia para a inserção das fibras transcutâneas. Esse método permite controle da dose e velocidade de infusão das drogas estudadas, porém o anestésico pode interferir nos resultados aferidos.[15,18]

Todas essas técnicas apresentam vantagens e limitações, que estão resumidas na Tabela 47.1.

Tabela 47.1 Técnicas utilizadas para análise da reatividade vascular com indicações e limitações de cada método.

Técnica	Indicações/características	Limitações
Oclusão arterial	Simples	Interferência pelo uso de contraceptivos orais e ciclo menstrual. Está aumentado na presença de fatores de risco para doença cardiovascular, diminuído com uso de estatinas e anti-hipertensivos
Estímulo de pressão	Simples	Reação diminuída em idosos e portadores de diabetes. Não há equipamentos comercializados
Estímulo térmico	Várias técnicas sem padronização	Menor resposta em idosos. Alteração de resultados em hipertensão, portadoras de ovários policísticos e uso de estatinas
Estímulo farmacológico	Necessidade de equipamento específico. Controle de dose de fármaco injetada	A anestesia tópica pode interferir nos resultados. Técnica minimamente invasiva (inserção de fibras)
Estímulo elétrico	Embora não invasivo, a iontoforese deve ter controle no próprio paciente; porém se a solução controle tiver íons o resultado pode ser alterado	Iontoforese é alterada com uso de anestésico tópico e metformina em mulheres diabéticas com angina

Todos os pacientes submetidos a esses exames devem se abster de café, cigarros e chás que contenham cafeína. O ambiente deve ter temperatura padronizada (24 °C) e ser calmo, uma vez que estresse, temperatura ambiente e certas substâncias como as descritas acima podem alterar o fluxo sanguíneo na pele.

ALTERAÇÕES DA FUNÇÃO ENDOTELIAL DEVIDO A CONDIÇÕES PRÓPRIAS DA PELE

Envelhecimento

O envelhecimento leva a diminuição da reatividade vascular da pele.[19]

O idoso apresenta papilas dérmicas mais planas com diminuição da vascularização, a matriz extracelular está diminuída, influindo na regeneração e apoptose da angiogênese da pele;[20] todos esses fatores levam a alteração na aferição da função do endotélio (Tabela 47.1).

Doenças autoimunes do colágeno

Estudos recentes apontam a relação de doenças autoimunes na patogênese de disfunção vascular. Os efeitos da inflamação aguda sobre o sistema vascular são fundamentais para curar infecções. Porém se mantida a médio e longo prazo essa ação inflamatória do sistema vascular provoca alterações irreversíveis e deletérias ao organismo. Esse tipo de reação leva a um discreto aumento da resistência periférica e consequentemente a respostas alteradas à pressão e isquemia, perpetuando o estado de inflamação e originando um ciclo que acomete não somente as proteínas, como também outros componentes vasculares.[21]

No fenômeno de Raynaud constata-se alteração quando a estimulação da reatividade vascular for térmica, principalmente a baixas temperaturas, pela fisiopatologia da doença. Atualmente, esse exame é realizado em pacientes portadores desse fenômeno como forma de controle da eficácia das drogas utilizadas para o seu tratamento.[4]

A esclerodermia sistêmica, além das anomalias vasculares sistêmicas, acomete vasos de grande calibre do pulmão e a médio e longo prazo pode causar doença cardiovascular por hipertensão pulmonar.[22]

Doenças metabólicas

Doenças metabólicas que alteram a estrutura vascular são foco da análise de alterações precoces da função endotelial na microcirculação da pele. Aliadas a isso, alterações das estruturas celulares sanguíneas também alteram a análise da função endotelial.[23]

Segundo estudos sobre microvascularização e alterações metabólicas em humanos, observou-se que os vasos da retina sofrem alterações estruturais por hiperglicemia e dislipidemia. Esse fato demonstra a influência dos componentes sanguíneos na aferição da função endotelial.[4,23]

Radicais livres de oxigênio são responsáveis pela disfunção vascular, entre outros efeitos nocivos ao organismo. Vários estudos demonstraram que a suplementação de vitaminas e antioxidantes melhoram a função endotelial, como as vitaminas A,C, E e D.[24]

A vitamina A age no metabolismo lipídico e consequentemente na arteriosclerose. Além disso, há evidências de que retinoides e seus derivados interferem na liberação de óxido nitroso e na função do endotélio.[25]

Atualmente, vários estudos sugerem que um dos efeitos extratecido ósseo da vitamina D é o efeito sobre a função vascular. A provável via de proteção cardiovascular é o efeito anti-inflamatório dessa vitamina na sua forma ativa 1,25 hidroxivitamina D.[26]

Em conclusão, a função endotelial na pele permite o estudo da microcirculação sistêmica, bem como de doenças restritas a esse órgão. Ainda, pode ser utilizada para o controle de terapias de doenças da pele que comprometam a microvascularização.

REFERÊNCIAS BIBLIOGRÁFICAS

1. Farage M, Miller K, Maibach HI. Textbook of aging skin. Germany: Springer, 2010. p.13-8.
2. Braveman IM. The cutaneous microcirculation. J Inv Dermatol. 2000;5:3-9.
3. Braveman IM. The cutaneous Microcirculation: Ultrastructure and microanatomical organization. Microcirculation. 1997;4:392-40.
4. Roustitand M, Cracowski JL. Assessment of endothelial and neurovascular function in human skin microcirculation. Trends Pharmacol Sci. 2013;34:373-84.
5. Thorn CE, Kyte H, Slaff DW, et al. An association between vasomotion and oxygen extraction. Am J Physiol Heart Circ Physiol. 2011;301:H442-9.
6. Joyce NC, Haire MF, Palade GE. Contractile proteins in pericytes. II. Immunocytochemical evidence for the presence of two isomyosins in graded concentrations. J Cell Biol. 1985;100:1387-95.
7. Yen A, Braveman IM. Ultrastructure of the human dermal microcirculation: the horizontal plexus of the papillary dermis. J Invest Dermatol. 1976;66:131-42.
8. Tsai AG, Friesenecker B, McCarthy M, et al. Plasma viscocity regulates capillary perfusion during extreme hemodilution in hamster skinfolg model. Am J Physiol. 1998;275:H2170-H2180.
9. Tsai AG, Acero C, Nance PR, et al. Elevated plasma viscosity in extreme hemodilution increases perivascular nitric oxide concentration and microvascular perfusion. Am J Physiol Heart Circ Physiol. 2005;288:H1730-9.
10. Hodges GJ, Del Pozzi AT. Noninvasive examination of endothelial, sympathetic, and myogenic contributions to regional differences in the human cutaneous microcirculation. Microvasc Res. 2014;93:870-91.
11. Stirban A. Microvascular dysfunction in the contextof diabetic neuropathy. Curr Diab Rep. 2014;14:541-50.
12. Abdi-Ali A, Nicholl DD, Hemmelgarn BR, et al. 25-Hydroxyvitamin D status, arterial stiffness and the renin–angiotensin system in healthy humans. Clin Exp Hypertens. 2014;36:386-91.
13. Levy BI, Schiffrin EL, Mourad JJ, et al. Impaired tissue perfusion: a pathology common to hypertension, obesity, and diabetes mellitus. Circulation. 2008;118:968-76.
14. Tew GA, Klonizakis M, Moss J, et al. Reproducibility of cutaneous thermal hyperaemia assessed by laser Doppler flowmetry in young and older adults. Microvasc Res. 2011;81:177-82.
15. Cracowski JL, Minson CT, Salvat-Melis M, et al. Methodological issues in the assessment of skin microvascular endothelial function in humans. Trends Pharmacol Sci. 2006;27:503-8.
16. Fromy B, Abraham P, Bouvert C, et al. Early decrease of skin blood flow in response to locally applied pressure in diabetic subjects. Diabetes. 2002;51:1214-7.
17. Brunt VE, Minson CT. Cutaneous thermal hyperemia: more than skin deep. J Appl Physiol. 2011;111:5-7.
18. Clough GF. Microdialysis of large molecules. AAPS J. 2005;26:E686-92.
19. Thijssen DH, Carter SE, Green DJ. Arterial structure and function in vascular ageing: "are you as old as your arteries"? J Physiol. 2016;594(8):2275-84.
20. Chang E, Yang J, Nagavarapu U, et al. Aging and Survival of Cutaneous Microvasculature. J Invest Dermatol. 2002;118:752-8.
21. McCarthy CG, Goulopoulou S, Wenceslau CF, et al. Toll-like receptors and damage-associated molecular patterns: novel links between inflammation and hypertension. Am J Physiol Heart Circ Physiol. 2014;306:H184-96.
22. Ghiadoni L, Mosca M, Tani C, et al. Clinical and methodological aspects ofendothelial function in patients with systemic autoimmune diseases. Clin Exp Rheumatol. 2008;26:680-7.

23. Kraemer-Aguiar LG, Laflor CM, Bouskela E. Skin microcirculatory dysfunction is already present in normoglycemic subjects with metabolic syndrome. Metabolism. 2008;57:1740–6.
24. Ozkanlar S, Akcay F. Antioxidant vitamins in atherosclerosis--animal experiments and clinical studies. Adv Clin Exp Med. 2012;21:115-23.
25. Rhee EJ, Nallamshetty S, Plutzky J. Retinoid metabolism and its effects on the vasculature. Biochim Biophys Acta. 2012;1821:230-40.
26. MozozI, Marginean O. Links between Vitamin D Deficiency and Cardiovascular Diseases. Biomed Res Int. 2015;2015:109275.

Seção XIII

Tratamento da Disfunção Endotelial

capítulo 48

Elisa Alberton Haas
Marcelo Nishiyama
Protásio Lemos da Luz

Disfunção Endotelial na Clínica: Prognóstico e Alvo Terapêutico

INTRODUÇÃO

O endotélio é um importante regulador da homeostase vascular. A disfunção endotelial é um estado patológico caracterizado principalmente por desequilíbrio entre as substâncias com propriedades vasodilatadoras, antimitogênicas e antitrombóticas e as substâncias com características vasoconstritoras, pró-trombóticas e proliferativas.[1] Entre as moléculas vasodilatadoras mais importantes, particularmente nas artérias musculares, está o óxido nítrico (NO), que também inibe outros eventos-chave no desenvolvimento da aterosclerose, tais como adesão e agregação de plaquetas, adesão de leucócitos e migração e proliferação de células do músculo liso. Em geral, a perda de biodisponibilidade de NO indica um fenótipo amplamente disfuncional em muitas propriedades do endotélio.[2]

A prostaciclina atua sinergicamente com o NO para inibir a agregação plaquetária.[3] A bradicinina estimula a liberação de NO, de prostaciclina e do fator hiperpolarizante derivado do endotélio, outro vasodilatador, o que contribui para a inibição de agregação plaquetária.[4] A bradicinina também estimula a produção de plasminogênio tecidual ativado (t-PA) e, assim, pode desempenhar papel importante na fibrinólise. O endotélio também produz substâncias vasoconstritoras, tais como a endotelina e a angiotensina II. A angiotensina II não só atua como vasoconstritor mas também é pró-oxidante[5] e estimula a produção de endotelina. A endotelina e a angiotensina II promovem a proliferação de células musculares lisas e, assim, contribuem para a formação de placa aterosclerótica.[4] Macrófagos ativados e células da musculatura lisa vascular, componentes celulares característicos de placa aterosclerótica, produzem grandes quantidades de endotelina.[6] Danos ao endotélio perturbam o equilíbrio entre vasoconstrição e vasodilatação, e iniciam uma série de processos que promovem ou agravam a aterosclerose; estes incluem aumento da permeabilidade endotelial, agregação de plaquetas, adesão de leucócitos e geração de citocinas.[7] A diminuição da produção ou atividade de NO, manifestado como vasodilatação prejudicada, pode ser um dos primeiros sinais de aterosclerose.

Assim, a avaliação das propriedades vasodilatadoras do endotélio resultantes de NO e outras moléculas pode fornecer informações mais amplas sobre a integridade e função endoteliais. A maioria, senão todos os fatores de risco cardiovasculares, está associada com disfunção endotelial,[8] e a correção dos fatores de risco conduz à melhora da função vascular. A disfunção endotelial tem sido detectada na vasculatura coronária, em diversas artérias periféricas e em veias; portanto, pode ser considerada uma condição sistêmica. Deve-se ressaltar que o processo de aterosclerose começa cedo na vida e que a disfunção endotelial contribui para a aterogênese e precede o desenvolvimento de alterações morfológicas vasculares.[9]

Valor prognóstico

A literatura documenta amplamente que a disfunção endotelial está associada com quase todas as condições predisponentes a aterosclerose e doença cardiovascular. Por exemplo, a disfunção endotelial tem sido observada em: pacientes com hipertensão arterial;[10] pacientes com história familiar de doença aterosclerótica precoce;[11] fumantes[12] e fumantes passivos;[13] pacientes com dislipidemia;[14] idosos;[15] pacientes com *diabetes mellitus*;[16] indivíduos obesos;[17,18] pacientes com hiper-homocisteinemia; e indivíduos com doenças inflamatórias ou infecciosas.[19,20] Ainda, os efeitos de risco cardiovascular no endotélio podem ser vistos em crianças com 7 anos de idade.[21-23]

A Tabela 48.1 mostra a associação da disfunção endotelial em diversos cenários clínicos e seu impacto em eventos cardiovasculares.

O fato de a disfunção endotelial ser uma condição sistêmica pode explicar por que a função endotelial periférica, microvascular e macrovascular correlaciona-se com a função endotelial em artérias coronárias.[24]

Tabela 48.1 Disfunção endotelial e impacto em eventos cardiovasculares.

Presença de disfunção endotelial × prognóstico

Estudo	Nº de pacientes	Diagnóstico/população	Seguimento (médio ± DP)	Eventos cardiovasculares* ou mortalidade geral
Perticone F, et al.[10]	225	HAS	31,5 meses	2,084 (RR)
Modena MG, et al.[25]	400	Mulheres pós-menopausadas	67 meses	3,5 vs. 0,51 (p < 0,0001)
Rossi, et al.[26]	2.264	Mulheres pós-menopausadas	45 meses	4,42 (RR)
Hirsch L, t al.[27]	268	Indivíduos saudáveis, sem DCV aparente	45 meses	14,1% vs. 0,7% (p = 0,007)
Shechter M, et al.[28]	465	Indivíduos saudáveis, sem DCV aparente	32 meses	2,7 (RC)
Yeboah J, et al.[29]	3.026	Indivíduos sem DCV – estudo MESA	5 anos	0,61 p < 0,0001 (HR)
Fichtlscherer S, et al.[30]	198	SCA	47,7 meses	0,54 p < 0,02 (RR)
Shechter M, et al.[31]	82	IC isquêmica	14 meses	2,04 (HR)
Heitzer T, et al.[32]	289	IC	4,8 anos	Preditor independente para eventos 0,97 (HR) p = 0,001
Kübrich M, et al.[33]	185	Pós-transplante cardíaco	25 meses	1,97 (RR)
Schächinger, V et al.[34]	147	Pacientes submetidos à cineangiocoronariografia ou ATC	7,7 anos	Preditor independente para eventos
Halcox JP, et al.[35]	308	Pacientes submetidos à cineangiocoronariografia	46 meses	Curva de sobrevida livre de eventos significativa (p = 0,037)
Schindler TH, et al.[36]	130	Pacientes submetidos à cineangiocoronariografia com resultado normal	45 meses	0,95 (RR) p = 0,040
Gokce N, et al.[37]	187	Pacientes submetidos à cirurgia vascular	30 dias	3,7 (RC) p = 0,007

DP: desvio padrão; HAS: hipertensão arterial sistêmica; RR: risco relativo; CV cardiovascular; DCV: doença cardiovascular; DE: disfunção endotelial; RC: razão de chance; HR: *hazard ratio*; SCA: síndrome coronariana aguda; IC: insuficiência cardíaca; ATC: angioplastia transluminal coronariana.
* Eventos cardiovasculares: infarto agudo do miocárdio; revascularização miocárdica ou angioplastia coronariana; acidente vascular encefálico; morte cardiovascular.

Há boas evidências de que a disfunção endotelial é significativamente associada com a carga de risco cardiovascular e pode ser considerada um "termômetro" da carga total de risco: "o fator de risco dos fatores de risco".

Valor prognóstico nos pacientes assintomáticos

O valor da função endotelial no cenário de prevenção primária é de grande interesse. Em estudo com 268 indivíduos saudáveis, sem doença cardíaca e com baixo risco clínico, seguidos por 45 meses, a dilatação mediada pelo fluxo (DMF) da artéria braquial foi preditor independente de eventos cardiovasculares adversos, com número de eventos significativamente maior nos pacientes com DMF baixa em relação àqueles com DMF normal (14,1% versus 0,7%, p = 0,007).[27] Em outro estudo com 435 pacientes sem doença cardiovascular, seguidos por 32 meses, a DMF alterada associou-se significativamente a eventos cardiovasculares adversos, em comparação aos pacientes com DMF normal: 11,8% versus 4,7%, p = 0,007, com *odds ratio* (OD) de 2,78 (p = 0,003).[28] No *Cardiovascular Healthy Study*, a relação entre a função endotelial e eventos cardiovasculares subsequentes foi avaliada em 2.792 indivíduos aparentemente saudáveis com mais de 72 anos. Durante mais de cinco anos de acompanhamento, a sobrevida livre de eventos foi significativamente maior nos pacientes com função endotelial normal, relação que ainda se mantinha após ajuste para fatores de risco tradicionais, com *hazard ratio* (HR) de 0,91 (p = 0,02).[38] Da mesma forma, no estudo *Mesa* (*Multi-Ethnic Study of Atherosclerosis*), com 3.026 pacientes caucasianos, negros, latino-americanos e chineses, sem doença cardiovascular, seguidos por cinco anos, a DMF previu eventos cardiovasculares futuros, mesmo após o ajuste para o escore de risco de Framingham (HR 0,84, p = 0,04). Além disso, a DMF ajudou a classificar melhor o risco cardiovascular em combinação com o escore de Framingham, em comparação com a DMF ou escore de Framingham isolados.[29]

Nesses estudos, os ajustes para fatores de risco tradicionais enfraqueceram a correlação da função endotelial e desfechos. Isso não surpreende, já que a disfunção endotelial é um mecanismo biológico chave pelo qual os fatores de risco cardiovasculares exercem sua influência para a aterosclerose e eventos adversos.[2]

Valor prognóstico na hipertensão

A disfunção endotelial está intimamente relacionada à hipertensão arterial sistêmica (HAS),[39-41] e possivelmente há uma relação de causalidade bidirecional entre ambas. Dados recentes implicam o aumento no estresse oxidativo e a inflamação vascular como fundamentais na patogênese da HAS.[42,43] Essas também são características centrais no fenótipo de disfunção endotelial, que, quando reduzidas, revertem a disfunção endotelial.[44] A questão do valor prognóstico da disfunção endotelial na hipertensão tem sido motivo de vários estudos, como será visto a seguir.

Publicações recentes sugerem que a hipertensão está associada com aumento da produção de espécies reativas de oxigênio (EROs) de mitocôndrias e NADPH oxidase (*nicotinamide adenine dinucleotide phosphate oxidase*) no endotélio vascular.[45-47]

Carótidas isoladas de ratos expostas a aumento da pressão intraluminal mostraram redução da vasodilatação endotélio-dependente à acetilcolina, aumento na produção de superóxido e na atividade de NAPH oxidase.[46] Outro estudo mostrou expressão coordenada de EROs de NAPDH oxidase e mitocôndria em ratos.[47]

A relevância do tecido adiposo na regulação do metabolismo e da inflamação por meio da produção de adipocinas inflamatórias e anti-inflamatórias tem sido cada vez mais reconhecida.[48] No entanto, a inflamação adiposa não está restrita a obesidade e resistência a insulina: estudos recentes avaliaram o efeito do tecido adiposo perivascular na homeostase vascular na hipertensão. Em ratos hipertensos, o tecido adiposo inserido em segmentos da aorta torácica não suprimiu a vasoconstricção induzida por fenilefrina, em contraste com o tecido adiposo de animais normotensos.[49] De modo similar, ratos obesos e hipertensos com inflamação perivascular mostram função endotelial prejudicada quando comparados a animais normotensos.[50] Esses dados sugerem que o tecido adiposo perivascular e a inflamação influenciam a regulação local e sistêmica da homeostase vascular.

Por outro lado, dados recentes sugerem relevância das respostas imune inata e adaptativa na regulação da função endotelial na HAS. A ativação da via do complemento na imunidade inata pode impactar negativamente a função endotelial vascular na hipertensão,[51] ao passo que aumento na expressão de interleucina-10 (que é anti-inflamatória) na resposta imune adaptativa atenua os efeitos adversos da angiotensina II sobre a função endotelial associada à hipertensão.[52] Células progenitoras endoteliais circulantes (EPCs), derivadas de células-tronco pluripotentes mieloides e que dão origem a células mononucleares maduras, também desempenham papel importante na manutenção da homeostase do endotélio através de seus mecanismos de regeneração e reparação. Redução dos níveis de EPCs circulantes em homens correlacionam-se com função endotelial vascular prejudicada,[53] ao passo que infusões de EPCs ajudam a reverter a disfunção endotelial em ratos propensos à aterosclerose.

A capacidade de regeneração e reparação de EPCs em humanos recém-diagnosticados como pré-hipertensos ou hipertensos é reduzida em relação aos controles saudáveis.[54] Além disso, o nível de EPCs circulantes é influenciado negativamente por fragmentos do complemento ativado C3a em humanos hipertensos.[51] O comprometimento da função endotelial vascular e da lesão vascular relacionada com a proteína C reativa depende da presença do C3.[55] No conjunto, esses dados sugerem que a disfunção endotelial vascular associada à hipertensão está relacionada à inflamação vascular local, bem como à inflamação sistêmica. Excesso de estresse oxidativo e inflamação resultam em disfunção vasomotora endotélio-dependente. A disfunção endotelial pode subsequentemente piorar a hipertensão (Figura 48.1).[56]

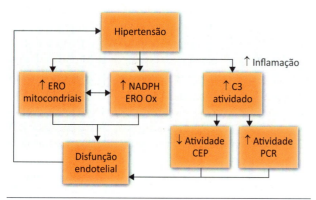

Figura 48.1 Mecanismo potencial de disfunção endotelial associado à hipertensão. ERO mitocondriais: espécies reativas de oxigênio mitocondriais; NADPH ERO Ox: espécies reativas de oxigênio de NADPH (*nicotinamide adenine dinucleotide phosphate*) oxidase, no endotélio vascular; C3 ativado: complemento 3 ativado; CEP: células endoteliais progenitoras; PCR: proteína C reativa. Adaptada de Dharmashankar K, *et al.*, 2011.[56]

O valor prognóstico da disfunção endotelial foi avaliado em 225 pacientes hipertensos, homens e mulheres, entre 35 e 54 anos, seguidos por 31 meses, e encontrou-se um risco relativo de 2,084 para eventos cardiovasculares maiores, isto é, cerebrais, cardíacos e periféricos, mesmo quando ajustado para outros fatores de risco, inclusive os valores de pressão arterial de 24 horas.[10] No estudo de Modena e colaboradores,[25] foram incluídas 400 mulheres pós-menopausadas, com hipertensão leve a moderada e DMF alterada, acompanhadas por 67 meses. No grupo de 150 pacientes em que continuou a haver disfunção endotelial, mesmo após o tratamento, a ocorrência de eventos cardiovasculares foi significativamente maior (3,5 *versus* 0,51 eventos/100 pessoas/ano), com p < 0,0001, quando comparado ao grupo dos pacientes que tinham reversão da disfunção endotelial com tratamento. O achado indica que a reversão da disfunção endotelial influencia beneficamente a evolução clínica, pelo menos nessa população.

Resistência a insulina, *diabetes mellitus* e disfunção endotelial

A disfunção endotelial associa-se a *diabetes mellitus* (DM) e resistência a insulina em estudos clínicos e experimentais.[57]

Estudos clínicos transversais mostram redução da vasodilatação endotélio-dependente em artérias coronárias e periféricas de pacientes com *diabetes mellitus* tipo 1[58,59] e tipo 2.[16,60] A disfunção endotelial também é observada em condições associadas a DM 2, incluindo obesidade,[61,62] sedentarismo e síndrome metabólica.[63,64] Além da função vasodilatadora comprometida, a DM também está associada com aumento dos níveis circulantes de moléculas de adesão e biomarcadores derivados do endotélio, como inibidor-1 do ativador de plasminogênio,[65] o que se reflete em fenótipo endotelial pró-inflamatório e pró-trombótico.

A importância da inflamação para a patogênese da aterosclerose está bem estabelecida.[7] Sob condições fisiológicas, o NO impede a adesão de leucócitos e o endotélio mantém-se num estado de repouso, anti-inflamatório.[44] Na presença de fatores de risco, o endotélio pode ser ativado para expressar moléculas de adesão, tais como molécula de adesão vascular-1 (VCAM-1) e molécula de adesão intercelular-1 (ICAM-1), necessárias para a adesão de leucócitos à superfície endotelial.[66] O endotélio ativado também expressa fatores quimiotáticos, como a proteína quimiotática de monócitos-1 (MCP-1) e outras citocinas pró-inflamatórias, como o fator estimulador de colônias de macrófagos (MCSF) e o fator de necrose tumoral beta (TNF-β).[66] A expressão endotelial desses fatores contribui para o desenvolvimento de inflamação na parede arterial e promoção da aterogênese.[67] Além de regular a inflamação da parede do vaso, o endotélio vascular produz uma série de outras moléculas que afetam a fluidez sanguínea e a trombose.[44] A produção endotelial de moléculas pró-trombóticas, tais como ativador do inibidor de plasminogênio-1 (PAI-1), tromboxano, fator tecidual e fator de von Willebrand (vWF), é contrabalançada pela produção de moléculas de antitrombóticos, tais como NO, heparans, prostaciclina, t-PA e trombomodulina. Fatores de risco, incluindo *diabetes mellitus*, estão associados a mudança nesse equilíbrio em direção a estado pró-trombótico e antifibrinolítico.

A disfunção endotelial pode preceder o desenvolvimento de DM. Indivíduos não diabéticos saudáveis que têm um parente de primeiro grau com DM tipo 2 mostram vasodilatação endotélio-dependente reduzida, bem como marcadores plasmáticos de ativação de células endoteliais aumentados.[68-70] Além desses estudos transversais, estudos prospectivos mostraram que os marcadores sanguíneos de ativação endotelial, tais como vWF, E-selectina e CD49, preveem incidência de DM tipo 2 após o ajuste para outros fatores de risco, incluindo o índice de massa corporal, nível de atividade física, lipídeos, história familiar de *diabetes mellitus* e tolerância a glicose.[65] Da mesma forma, DMF reduzida e polimorfismos da NO-sintase (eNOS) são preditores multivariados de incidência de DM tipo 2.[71,72] A ocorrência de disfunção endotelial antes do desenvolvimento de DM tipo 2 sugere que há mecanismos fisiopatológicos comuns e aumenta a possibilidade de certo nexo de causalidade entre resistência a insulina e disfunção endotelial.

Valor prognóstico na doença arterial coronariana

Embora a disfunção endotelial desempenhe papel importante na patogênese de doenças aterotrombóticas, a questão do seu valor prognóstico em doença coronária (DAC) merece análise especial. As primeiras evidências surgiram em pacientes com DAC não obstrutiva, nos quais a incidência de eventos cardiovasculares e cerebrovasculares na presença de função vascular coronariana diminuída era significativamente elevada. Em 503 pacientes submetidos a cineangiocoronariografia, seguidos por nove anos, os 305 que apresentavam disfunção endotelial coronária tiveram maior chance de eventos cerebrovasculares (OR 4,32).[73] Da mesma forma, a disfunção endotelial periférica avaliada com DMF e pletismografia de oclusão venosa previu eventos CV em pacientes com DAC estável[74] e em pacientes após síndrome coronariana aguda.[30] Em 281 pacientes, homens e mulheres pós-menopausadas, seguidos por 4,5 anos após cineangiocoronariografia eletiva, a disfunção endotelial avaliada pela DMF e pletismografia no momento do exame foi preditor independente de eventos cardiovasculares maiores com OR de 0,9 (p < 0,01).[74]

No cenário de DAC estabelecida, pacientes com disfunção endotelial têm maiores taxas de eventos cardiovasculares adversos, em comparação com aqueles com função endotelial normal;[75] além disso, a DMF reduzida tem-se revelado preditor independente de estenose intra-*stent* após intervenções coronárias uniarteriais.[76]

Valor prognóstico no infarto agudo do miocárdio

Existem vários índices prognósticos para infarto agudo do miocárdio (IAM); aqui avaliaremos especificamente a disfunção endotelial.[77-80] Por exemplo, o fenômeno de *no-reflow* na angiografia prediz fortemente mortalidade em cinco anos, independente do tamanho do infarto, em pacientes com IAM com supradesnivelamento do segmento ST: em 1.046 pacientes acompanhados após a angioplastia, 410 apresentaram *no-reflow*, e a taxa de mortalidade foi significativamente maior nesse grupo, com HR de 1,66; p = 0,004.[81] Curiosamente, *no-reflow* pode ser reversível em alguns casos, o que está associado a melhor prognóstico.[82]

A disfunção endotelial na circulação periférica e nas artérias coronárias não é apenas marcador de risco cardiovascular mas também contribui para a progressão da aterosclerose[83] e eventos cardiovasculares. Interessante notar que os segmentos epicárdicos ateroscleróticos que mostram mais disfunção endotelial são aqueles com características de placas ateroscleróticas vulneráveis.[84] Eles são caracterizados pela perda da atividade de NO e aumento da atividade da endotelina-1,[85] e maior propensão a progredir para doença obstrutiva.[86]

Ressalte-se que a disfunção microvascular pode contribuir para a pior regulação da perfusão miocárdica, reduzindo a capacidade de aumentar a perfusão em resposta ao exercício ou estresse mental, circunstância que pode levar a isquemia miocárdica.[87] No contexto do IAM, a disfunção endotelial microvascular é importante mediador do evento, e não apenas uma consequência.[88] Isso ocorre provavelmente pela redução do fluxo sanguíneo coronário, pela alteração da tensão de cisalhamento no nível epicárdico e por comprometimento da função endotelial, facilitando a formação de trombos. Diabetes e o acúmulo de fatores de risco na síndrome metabólica, por exemplo, têm efeitos deletérios significativos sobre a perfusão miocárdica e sobre o tamanho do infarto em pacientes com IAM.[89-92]

Além disso, os pacientes com alterações da função microvascular pré-procedimento na angioplastia são mais propensos a ter disfunção microvascular pós-procedimento, bem como lesões relacionadas com o procedimento e pior resultado: no estudo *Debate II*,[93]

379 pacientes foram submetidos a avaliação da reserva de fluxo coronário por Doppler pré e pós-procedimento; uma boa reserva de fluxo pré-procedimento previu melhor resultado no implante do *stent* (OR 1,97; p < 0,05). Em contraste, baixa reserva de fluxo foi forte preditor de eventos cardiovasculares maiores em 30 dias (OR 4,71; p = 0,034). Assim, a disfunção microvascular endotelial preexistente leva a maior vulnerabilidade para lesão miocárdica, com destaque para o papel clinicamente relevante da microcirculação disfuncional e seus danos.

Valor prognóstico na insuficiência cardíaca isquêmica e após transplante cardíaco

Também na insuficiência cardíaca existem vários índices prognósticos, tanto hemodinâmicos quanto plasmáticos. Nesse contexto, a função endotelial tem sido considerada.

Assim, em 82 pacientes seguidos por 14 meses, 75 deles homens, com insuficiência cardíaca isquêmica classe funcional IV de NYHA e fração de ejeção média de 22%, a disfunção endotelial avaliada pela DMF braquial foi significativamente associada a desfecho composto de mortalidade geral, IAM e hospitalizações por insuficiência cardíaca descompensada: 22 eventos (53,6%) no grupo com disfunção endotelial contra 8 eventos (19,5%) no grupo sem disfunção com p < 0,01.[31]

Em pacientes com doença vascular do enxerto, a função endotelial normal está associada com menor progressão do espessamento intimal coronariano, e a disfunção endotelial epicárdica prevê independentemente o resultado. Em 73 pacientes, 64 deles homens, seguidos após transplante cardíaco, 14 apresentaram doença cardiovascular do enxerto ou morte cardíaca; nestes, a disfunção endotelial foi significativamente mais prevalente: disfunção endotelial epicárdica (constrição de 11,1 ± 2,9% *versus* dilatação de 1,7 ± 2,2%, p = 0,01) e disfunção endotelial microvascular (aumento de fluxo de 75 ± 20% *versus* 149 ± 16%, p = 0,03) em comparação com os doentes que não tiveram desfechos cardíacos maiores.[94] Outro estudo avaliou 185 pacientes de ambos os sexos após transplante cardíaco por 60 meses. Ficaram livres de eventos 73% deles. A disfunção endotelial epicárdica foi preditor independente para esses resultados na análise multivariada (RR 1,97; p = 0,028).[33]

Valor prognóstico em mulheres pós-menopausadas

O valor prognóstico da disfunção endotelial em mulheres pós-menopausadas tem sido analisado em diferentes circunstâncias. No estudo italiano de Rossi e colaboradores,[26] 2.264 mulheres pós-menopausadas foram submetidas a avaliação de DMF e acompanhadas por 45 meses. Ocorreram 90 eventos cardiovasculares maiores no período. O tercil de pacientes com DMF mais alterada teve RR para eventos de 4,42. Mesmo quando adicionados outros fatores de risco cardiovasculares convencionais, ou seja, idade, tabagismo, hipercolesterolemia, diabetes e hipertensão, a DMF contribuiu significativamente para o modelo de predição de eventos cardiovasculares (qui-quadrado: 10,22; p < 0,0001).

Por outro lado, a reversão da disfunção endotelial em mulheres pós-menopausadas associa-se com melhora do prognóstico. No seguimento de 400 mulheres pós-menopausadas com HAS leve a moderada por 67 meses, a DFM foi avaliada no período inicial e após seis meses de controle ideal da pressão arterial com terapia anti-hipertensiva. Após seis meses de tratamento, a DMF não tinha mudado (≤ 10% em relação ao basal) em 37,5% das 400 mulheres (grupo 1), enquanto melhorou significativamente (≥ 10% em relação ao basal) nas restantes 62,5% (grupo 2). Durante o seguimento, observaram-se 3,50 eventos por 100 pessoas/ano no grupo 1 e 0,51 por 100 pessoas/ano no grupo 2 (p < 0,0001). O estudo mostra, portanto, que uma melhora significativa da função endotelial pode ser obtida após seis meses de terapia anti-hipertensiva, e isso claramente identifica pacientes que têm prognóstico mais favorável.[25]

ENDOTÉLIO COMO ALVO TERAPÊUTICO

Nesta seção analisaremos se a reversão da disfunção endotelial pode ser obtida pelo uso de medicações e mudanças no estilo de vida.

O tratamento com estatinas melhora significativamente a função vascular periférica e coronária. As primeiras provas disso surgiram com dois estudos controlados realizados em 1995, nos quais a redução do colesterol melhorou a função endotelial.[95,96] O tratamento com estatinas agora tem evidências convincentes sobre seu efeito benéfico na função endotelial coronária e periférica,[97] além do efeito hipolipemiante, provavelmente devido às suas propriedades anti-inflamatórias e antioxidantes, bem como devido à restauração da biodisponibilidade vascular do NO.[98]

A LDLox tem papel importante na disfunção endotelial, promovendo inflamação e oxidação vascular, o que leva a ativação endotelial vascular. Níveis circulantes e imunorreatividade tecidual de endotelina-1 (ET-1), uma substância potente vasoconstritora e mitogênica, são elevados em pacientes com aterosclerose avançada e síndrome coronariana aguda.[85] A exposição a LDLox aumenta a produção e liberação de ET-1.[99] ET-1 aumentada em combinação com fatores de crescimento derivados de plaquetas promovem proliferação do músculo liso vascular na neoíntima de lesões ateroscleróticas.[100]

Os mecanismos pelos quais a LDL inibe a atividade de NO endotelial incluem *downregulation* da expressão da NO-sintase endotelial (eNOS),[101] diminuição da liberação de NO mediada por receptor[102] e inativação de NO na produção de ânion superóxido.[103] Além disso, a LDL facilita o desenvolvimento de aterosclerose, aumentando a adesão de monócitos a células endoteliais *in vitro*,[104] processo que pode ser mediado por aumento da expressão de moléculas de adesão, tais como a molécula de adesão intercelular-1 (Figura 48.2).[105]

A hipercolesterolemia prejudica a função endotelial e bloqueia a conversão de 3-hidroxi-3-metilglutaril coenzima A (HMG-CoA) em mevalonato, as estatinas inibem uma etapa limitante da biossíntese do colesterol. Entretanto, a restauração da função endotelial ocorre antes de reduções significativas nos níveis séricos de colesterol,[107] sugerindo efeitos sobre a função endotelial além da redução do colesterol.

A inibição da redutase HMG-CoA por estatinas não só reduz a produção de colesterol mas também inibe a formação de vários intermediários isoprenoides.[108] Isoprenilação de proteínas permite ligação covalente, localização subcelular e trânsito intracelular de várias proteínas associadas à membrana. A inibição destas, como da geranilgeranil-transferases ou Rho, leva a aumento na expressão de eNOS.[109] As estatinas também regulam a expressão de eNOS por prolongar a meia-vida do RNAm da eNOS, mas não a transcrição desse gene.[109] A hipóxia, a LDLox e citocinas como o fator de necrose tumoral alfa (TNF-α) diminuem a expressão de eNOS, reduzindo a estabilidade do RNAm da eNOS. A capacidade das estatinas em prolongar a meia-vida da eNOS pode torná-las agentes eficazes contra condições que regulam negativamente a expressão da eNOS. Além disso, as estatinas podem ativar a proteína quinase Akt.[110] A quinase serina-treonina Akt é importante regulador de vários processos celulares, incluindo metabolismo celular e apoptose. A ativação

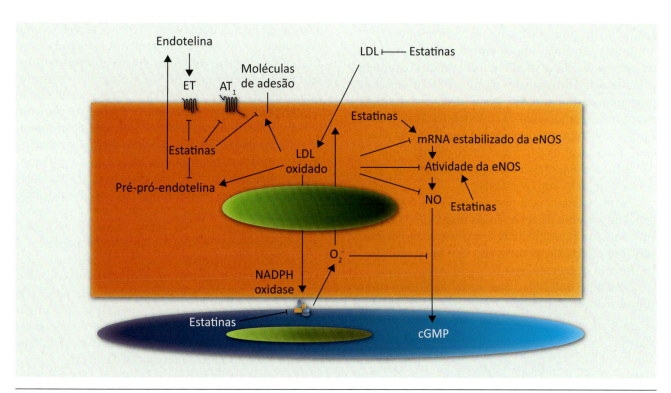

Figura 48.2 Mecanismos de ação das estatinas sobre a função endotelial: a LDL oxidada piora a função endotelial e leva a ativação endotelial celular. As estatinas neutralizam esses efeitos ao reduzir os níveis de LDL circulantes e, em parte, pela ação direta sobre as células endoteliais, levando a aumento da atividade de eNOS, redução da expressão de agentes vasoconstritores e diminuição da produção de espécies reativas de oxigênio. LDL: Lipoproteína de baixa densidade; ox LDL: LDL oxidada; cGMP: monofosfato de guianosina cíclico; ET: endotelina; AT1: receptor de angiotensina subtipo 1; eNOS: óxido nítrico sintase endotelial; mRNA: RNA mensageiro. Adaptada de Wolfrum S., 2003.[106]

de Akt por estatinas inibe a apoptose e aumenta a produção de NO em células endoteliais cultivadas.

Outro mecanismo pelo qual as estatinas melhoram a função endotelial é por seus efeitos antioxidantes – por exemplo, atenuando a produção de radicais livres induzidos por angiotensina II pela inibição da NAPH oxidase e *downregulation* da expressão do receptor AT1.[111]

Um passo inicial na aterogênese envolve a adesão de monócitos ao endotélio e sua penetração nos espaços subendoteliais. Estatinas são capazes de reduzir o número de células inflamatórias em placas ateroscleróticas; portanto, possuem propriedades anti-inflamatórias. Os mecanismos envolvem inibição de moléculas de adesão e citocinas como interleucina-6, leptina, resistina.[112] Em estudo com 30 homens, após SCA e 26 controles, a administração de atorvastatina 40 mg, por três meses, melhorou a função endotelial: foi capaz de melhorar significativamente a DMF e reduzir níveis de PCR.[113] Em outra avaliação após SCA, 87 pacientes sem uso prévio de estatinas foram randomizados para receber 5 ou 40 mg de rosuvastatina. A DMF foi avaliada no início do estudo e após 6 e 12 meses. Houve redução significativa do LDL nos dois grupos (p = 0,001), mas a DMF aumentou significativamente apenas no grupo com alta dose de rosuvastatina.[114]

A atorvastatina induziu em 26 pacientes com insuficiência cardíaca melhora da função endotelial avaliada pela DMF, através da mobilização de células progenitoras do endotélio, possível novo mecanismo para proteção endotelial das estatinas na insuficiência cardíaca.[115] Importante observar que foram avaliadas duas doses de atorvastatina, de 10 e 40 mg; a melhora da disfunção endotelial foi significativamente maior com a dose de 40 mg (p = 0,001).

Entre as estatinas, a pravastatina vem mostrando papel importante da reversão da disfunção endotelial em modelos experimentais e em algumas pacientes com pré-eclâmpsia, e pode ser valiosa candidata ao tratamento dessa patologia.[116,117]

Na terapia anti-hipertensiva com inibidores da enzima de conversão da angiotensina (IECA), bloqueadores do receptor de angiotensina, bloqueadores de canal de cálcio (BCC) e certos betabloqueadores, particularmente no grupo que contém a molécula de nebivolol, as ações sobre o endotélio foram analisadas. Assim, os IECA melhoram a função endotelial inibindo a enzima conversora de angiotensina e reduzindo a produção de angiotensina II. Além disso, os IECA promovem a estabilização de bradicinina, o que induz a liberação de NO e prostaciclina e reduz a produção de radicais livres de oxigênio por meio da NADPH oxidase vascular, que é estimulada pela angiotensina II.[118] No estudo *Trend*,[119] em comparação com placebo, em seis meses de tratamento de quinapril houve melhora na disfunção endotelial em pacientes normotensos com doença arterial coronariana. Esses benefícios ocorrem provavelmente devido à atenuação dos efeitos vasoconstritores, à geração de superóxido pela angiotensina II e ao aumento da liberação de NO endotelial celular secundário à diminuição da quebra de bradicinina. Uma recente metanálise mostrou que os IECA melhoram a função endotelial em pacientes com disfunção endotelial causada por várias condições e são superiores aos bloqueadores dos canais de cálcio e betabloqueadores. Não houve diferença significativa entre os efeitos de IECA e BRA na função endotelial periférica.[120]

Por outro lado, estudos com bloqueadores do receptor da angiotensina (BRA) têm demonstrado efeito positivo sobre a função endotelial, que endossa o papel importante da angiotensina II no desenvolvimento da aterosclerose.[121] No estudo *Island*,[121] os BRA demonstraram melhora da função endotelial e redução dos marcadores inflamatórios, o que implica papel importante nesses fatores na patogênese da aterosclerose.

Quanto aos betabloqueadores, houve uma evolução histórica. Diferentemente da primeira e da segunda geração de betabloqueadores, a terceira geração, como carvedilol[122] e nebivolol,[123] tem efeitos favoráveis sobre a função endotelial. Ambas as drogas estimulam os receptores β3, que ativam eNOS, têm efeitos antioxidantes e aumentam a liberação de NO.[122,124] Em recente estudo randomizado, observou-se que, em comparação com o metoprolol, o carvedilol melhorou significativamente a função endotelial em pacientes com hipertensão e *diabetes mellitus* tipo 2 quando administrado por cinco meses, além de seus medicamentos anti-hipertensivos habituais.[125] Já os bloqueadores de canais de cálcio (BCC) reduzem a entrada de cálcio em canais tipo-L voltagem-dependente em células musculares vasculares, promovendo vasodilatação arterial periférica e coronariana. Além disso, alguns BCC ativam a NO-sintase endotelial ou têm propriedades antioxidantes, aumentando assim a biodisponibilidade de NO.[126] Os estudos *Encore-1*[127] e *Encore-2*[128] mostraram que a nifedipina de ação prolongada melhora a função endotelial coronariana em pacientes com DAC estável, efeito que persistiu mesmo após a interrupção da droga.

Em recente metanálise, envolvendo 150 pacientes, o tratamento da síndrome de Apneia Obstrutiva do Sono (SAOS) com ventilação positiva por CPAP (*continuous positive airway pressure*) mostrou importante melhora da função endotelial.[129] Comparado ao grupo controle, os pacientes que receberam tratamento com CPAP mostraram aumento significativo da DMF de 3,87% (IC de 95%: 1,93-5,80, p<0,001). Para se ter uma ideia da magnitude dessa melhora da DMF, outros tratamentos bem estabelecidos da disfunção endotelial não atingiram o mesmo aumento, como estatinas (aumento da DMF 1,5%),[130] IECA (1,3%)[120] e exercício (2,1%).[131]

Entre as drogas antidiabéticas, merece destaque a empaglifozina. No recente estudo EMPA-REG,[132] com 7.020 pacientes diabéticos, seguidos por três anos, esse inibidor do cotransportador 2 de sódio-glicose (SGLT-2) no túbulo renal, associado ao tratamento padrão, reduziu as taxas dos desfechos isolados e combinados de hospitalizações por insuficiência cardíaca ou morte cardiovascular em pacientes diabéticos tipo 2 com ou sem insuficiência cardíaca prévia. Nesse estudo, observou-se que a droga produziu melhora significativa da função endotelial. Seria necessário seguimento mais longo desses pacientes, mas é possível que a melhora na função endotelial esteja associada a alguns dos benefícios cardiovasculares encontrados nessa amostra.

Dados de estudos clínicos e de bancada indicam que a metformina exerce uma ação direta sobre o endotélio e, assim, proporciona proteção contra o desenvolvimento de doença vascular induzida por hiperglicemia. Em estudo com 42 pacientes diabéticos tipo 1, a metformina melhorou a função endotelial e o estresse oxidativo de forma independente, sem relação com perda de peso ou controle glicêmico.[133] Além disso, a metformina tem surgido como droga promissora no manejo da pré-eclâmpsia. Em placentas de gestantes com pré-eclâmpsia, a metformina reduziu a disfunção endotelial, a vasodilatação nas artérias do omento, e a angiogênese.[134] Notou-se nesse estudo que a metformina reduziu os níveis de duas substâncias antiangiogênicas, que induzem disfunção endotelial: fator solúvel fms-like tirosina quinase-1 (sFlt-1) e a endoglina solúvel (sENG). Essa diminuição se deu possivelmente através da inibição da cadeia de transporte de elétrons mitocondriais. A atividade da cadeia de transporte de elétrons mitocondriais foi aumentada no tecido de placentas de bebês prematuros por pré-eclâmpsia. Assim, a metformina parece ter potencial para prevenir ou tratar a pré-eclâmpsia.

No cenário da disfunção erétil, um recente ensaio clínico com 54 homens diabéticos testando o vardenafil, por seis meses, mostrou melhora significativa da função endotelial – avaliada pela DMF e IL6, com p = 0,04 e 0,19, respectivamente. Além disso, houve melhora do índice de disfunção erétil e dos níveis de testosterona.[135]

A Tabela 48.2 ilustra a influência de diversas drogas na função endotelial.

Redução da ingestão de sódio

Reduções substanciais na morbidade, na mortalidade e nos custos com cuidados de saúde podem ser alcançadas com restrição modesta e alcançável de sal na dieta.[139] Curiosamente, os efeitos anti-hipertensivos da restrição de sal na dieta são relativamente modestos (cerca de 5 mmHg de redução na pressão arterial sistólica e cerca de 2,7 mmHg de redução da pressão arterial diastólica), de acordo com uma recente metanálise de estudos com restrição de sódio para a redução da pressão arterial.[140]

Há evidências de que as reduções no consumo de sal podem reduzir a morbidade e mortalidade cardiovascular, revertendo a disfunção endotelial induzida pela elevada ingestão de sal. Em modelos animais, o efeito hipertensivo da carga de sal parece mecanicamente ligado ao aumento do estresse oxidativo e redução da biodisponibilidade de NO.[141,142] Além disso, o efeito hipertensivo da carga de sal é exacerbado pela inibição de NO.[143]

Em geral, os dados epidemiológicos e mecanicistas sugerem duas hipóteses possíveis para os efeitos benéficos da restrição de sódio, apesar de seus modestos efeitos anti-hipertensivos gerais: 1) a restrição de sódio direto melhora a função endotelial em homens com hipertensão; e 2) as intervenções que melhoram a biodisponibilidade de NO e reduzem o estresse oxidativo sistêmico podem também neutralizar os efeitos da disfunção endotelial induzida por dieta de alto teor salino e reduzir o risco cardiovascular global. Essas hipóteses foram objeto de dois estudos recentes em humanos.[144,145] Em estudo transversal com pacientes hipertensos e pré-hipertensos fase I, os pacientes com ingestão autorreferida de sódio inferior a 100 mmol/dia tinham DMF braquial significativamente mais elevada do que aqueles com uma ingestão entre 100 e 200 mmol/dia; houve forte correlação negativa da DMF com ingestão de sódio autorrelatada.[144] Em outro estudo, 147 indivíduos hipertensos foram randomizados para receberem uma, três ou seis porções de frutas frescas e vegetais por dia, durante 12 semanas, após um período de introdução de quatro semanas de menos de uma porção por dia. A pressão arterial sistólica diminuiu em 4-5 mmHg nos grupos que receberam três e seis porções, embora a diferença seja não estatisticamente significativa. Fluxo sanguíneo endotélio-dependente braquial aumentou significativamente, isto é, 6,2% para cada aumento de uma porção de frutas e vegetais frescos.[145] O teor de sódio na dieta não foi relatado, mas é provável que aqueles randomizados para mais porções de frutas e vegetais também tenham

Tabela 48.2 Influência medicamentosa na disfunção endotelial.

Influência medicamentosa na disfunção endotelial

Droga	População	Nº	Função endotelial	Desfecho clínico
Empaglifozina[132]	DM 2	7.020	↑↑↑	↓ morte CV, internação por IC, mortalidade geral
Metformina[136]	DM2	44	↑↑	—
Metformina[134]	Pré-eclâmpsia	In vitro e ex vivo	↑	—
Rosuvastatina[114]	SCA	87	↑↑	—
Pravastatina[116]	Pré-eclâmpsia	3	↑	—
Atorvastatina[115]	IC isquêmica	26	↑↑	—
Atorvastatina[113]	SCA	56	↑↑	—
Fenofibrato[137]	DM 2	193	↑ em 4 semanas = em 2 anos	—
Vardenafil[135]	DE	54	↑↑	↑ da função erétil
CPAP[129]	SAOS	150	↑↑↑	—
IECA[120]	Metanálise: diversas condições clínicas	1.129	↑↑	—
Irbesatana[121]	Síndrome metabólica	58	↑↑	↓ de marcadores inflamatórios
Carvedilol[125]	HAS e DM2	34	↑↑	—
Nebivolol[138]	HAS	12	↑↑↑	—
Nifedipino[128]	SCA	454	↑↑	—

DM 2: *diabetes mellitus* tipo 2; IC: insuficiência cardíaca; CV: cardiovascular; SCA: síndrome coronariana aguda; IC: insuficiência cardíaca isquêmica; DE: disfunção erétil; CPAP: *continuous positive airway pressure*; SAOS: síndrome da apneia obstrutiva do sono; IECA: inibidores da enzima conversora de angiotensina; BRA: bloqueadores do receptor de angiotensina; HAS: hipertensão arterial sistêmica.

tido uma concomitante redução do consumo de sal por causa da substituição de alimentos calóricos, que tendem a ter maior teor de sal. Parte do efeito pode também ser secundário ao teor elevado de polifenóis nas frutas e vegetais consumidos, o que pode melhorar a biodisponibilidade de NO por meio de mecanismos além da atividade antioxidante (ver Capítulo 25).[146]

Modificações de estilo de vida

Muitas intervenções são benéficas à função endotelial micro ou macrovascular, aumentando a biodisponibilidade de NO, como exercício físico;[147-149] redução de peso,[150,151] incluindo cirurgia bariátrica;[152,153] e intervenções dietéticas com alimentos ricos em polifenóis, especialmente frutas, chá, cacau[154] e vinho tinto.[155] Estudos experimentais indicam que a maioria dos efeitos benéficos do consumo de vinho é atribuída aos flavonoides presentes no vinho tinto, no suco de uva e em diversas frutas e hortaliças. Os mecanismos incluem ações antiplaquetárias, aumento da lipoproteína de alta densidade, antioxidação, redução da endotelina-1 e aumento da expressão de NO-sintase endotelial. Esses resultados levam ao conceito de que moderado consumo de vinho tinto, na ausência de contraindicações, pode ser benéfico para pacientes que estão em risco de eventos cardiovasculares ateroscleróticos. Há também a possibilidade de que o resveratrol e outros polifenóis protejam contra degeneração da função cognitiva.[156] Além disso, uma dieta rica em frutas e legumes que contêm flavonoides pode ser ainda mais benéfica.[157,158] Nos Capítulos 20 e 25, pode-se obter mais informações sobre dietas e endotélio.

Uma modificação importante de estilo de vida com impacto sobre a função endotelial é a cessação do tabagismo, que demonstra claramente efeito favorável sobre a função endotelial coronária epicárdica.[159]

Respondedores *versus* não respondedores

As medidas de função endotelial podem diferenciar respondedores de não respondedores ao tratamento.[160] Na prevenção secundária, observou-se que pacientes que não respondem às intervenções medicamentosas com melhora da função endotelial têm maior risco para futuros eventos. Esses dados preliminares sugerem que terapia individual guiada por medidas da função endotelial poderia ser viável, mas mais estudos são necessários para avaliar se tratamentos guiados pela função endotelial efetivamente melhoram os resultados.

Ao utilizar o escore de risco de Framingham, estamos cientes de como lidar com o paciente na categoria de alto ou baixo risco. No entanto, muitos pacientes têm risco intermediário, nos quais as recomendações são menos claras. Assim, a reclassificação de pacientes com risco intermediário de acordo com sua função endotelial parece ser viável e razoável, embora mais estudos nessa área são necessários.

Em conclusão, a fisiopatologia da disfunção vascular é complexa e provavelmente muda nos diferentes leitos vasculares, assim como na micro e na macrocirculação. O objetivo fundamental da avaliação da função endotelial é identificar pacientes que desenvolverão eventos futuros. O fato de que alguns não respondem adequadamente a tratamentos que habitualmente melhoram a função endotelial também tem valor prognóstico. Muitas intervenções preservam a função endotelial, tanto o uso de medicamentos como outras relacionadas com um estilo de vida sadio. Pode-se esperar, para um futuro próximo, avanços tanto em técnicas de avaliação quanto em intervenções que possam preservar a função endotelial.

REFERÊNCIAS BIBLIOGRÁFICAS

1. Virdis A, Ghiadoni L, Taddei S. Human endothelial dysfunction: EDCFs. Pflugers Arch. 2010;459:1015–23.
2. Flammer AJ, Anderson T, Celermajer DS, et al. The assessment of endothelial function: From research into clinical practice. Circulation. 2012;126:753-67.
3. Lüscher TF, Barton M. Biology of the endothelium. Clin Cardiol. 1997;20:II–3–10.
4. Drexler H. Factors involved in the maintenance of endothelial function. Am J Cardiol. 1998;82:3S–4S.
5. Sowers JR. Hypertension, angiotensin II, and oxidative stress. N Engl J Med. 2002;346:1999-2001.
6. Kinlay S, Behrendt D, Wainstein M, et al. Role of endothelin-1 in the active constriction of human atherosclerotic coronary arteries. Circulation. 2001;104(10):1114–8.
7. Ross R. Atherosclerosis--an inflammatory disease. N Engl J Med. 1990;340:115–26.
8. Anderson TJ, Gerhard MD, Meredith IT, et al. Systemic nature of endothelial dysfunction in atherosclerosis. Am J Cardiol. 1995;75:71B–74B.
9. Juonala M, Viikari JS, Laitinen T, et al. Interrelations between brachial endothelial function and carotid intima-media thickness in young adults: the cardiovascular risk in young Finns study. Circulation. 2004;110:2918–23.
10. Perticone F, Ceravolo R, Pujia A, et al. Prognostic significance of endothelial dysfunction in hypertensive patients. Circulation. 2001;104:191-6.
11. Clarkson P, Celermajer DS, Powe AJ, et al. Endothelium-dependent dilatation is impaired in young healthy subjects with a family history of premature coronary disease. Circulation. 1997;96:3378–83.
12. Zeiher AM, Schächinger V, Minners J. Long-term cigarette smoking impairs endothelium-dependent coronary arterial vasodilator function. Circulation. 1995;92:1094–100.
13. Celermajer DS, Adams MR, Clarkson P, et al. Passive smoking and impaired endothelium-dependent arterial dilatation in healthy young adults. N Engl J Med. 1996;334:150–4.
14. Mäkimattila S, Virkamäki A, Groop PH, et al. Chronic hyperglycemia impairs endothelial function and insulin sensitivity via different mechanisms in insulin-dependent diabetes mellitus. Circulation. 1996;94:1276–82.
15. Linder L, Kiowski W, Bühler FR, et al. Indirect evidence for release of endothelium-derived relaxing factor in human forearm circulation in vivo. Blunted response in essential hypertension. Circulation. 1990;81:1762–7.
16. Steinberg HO, Chaker H, Learning R, et al. Obesity/insulin resistance is associated with endothelial dysfunction. Implications for the syndrome of insulin resistance. J Clin Invest. 1996;97:2601–10.
17. Al Suwaidi J, Higano ST, Holmes DR, et al. Obesity is independently associated with coronary endothelial dysfunction in patients with normal or mildly diseased coronary arteries. J Am Coll Cardiol. 2001;37:1523–8.
18. Apovian CM, Bigornia S, Mott M, et al. Adipose macrophage infiltration is associated with insulin resistance and vascular endothelial dysfunction in obese subjects. Arterioscler Thromb Vasc Biol. 2008;28:1654–9.

19. Parchure N, Zouridakis EG, Kaski JC. Effect of azithromycin treatment on endothelial function in patients with coronary artery disease and evidence of Chlamydia pneumoniae infection. Circulation. 2002;105:1298–303.
20. Hürlimann D, Forster A, Noll G, et al. Anti-tumor necrosis factor-alpha treatment improves endothelial function in patients with rheumatoid arthritis. Circulation. 2002;106:2184–7.
21. de Jongh S, Lilien MR, Roodt J, et al. Early statin therapy restores endothelial function in children with familial hypercholesterolemia. J Am Coll Cardiol. 2002;40:2117-21.
22. Charakida M, Donald AE, Terese M, et al. Endothelial dysfunction in childhood infection. Circulation. 2005;111:1660–5.
23. Sorensen KE, Celermajer DS, Georgakopoulos D, et al. Impairment of endothelium-dependent dilation is an early event in children with familial hypercholesterolemia and is related to the lipoprotein(a) level. J Clin Invest. 1994;93:50–5.
24. Anderson TJ, Uehata A, Gerhard MD, et al. Close relation of endothelial function in the human coronary and peripheral circulations. J Am Coll Cardiol. 1995;26:1235–41.
25. Modena MG, Bonetti L, Coppi F, et al. Prognostic role of reversible endothelial dysfunction in hypertensive postmenopausal women. J Am Coll Cardiol. 2002;40(3):505-10.
26. Rossi R, Nuzzo A, Origliani G, et al. Prognostic Role of Flow-Mediated Dilation and Cardiac Risk Factors in Post-Menopausal Women. J Am Coll Cardiol. 2008;51:997-1002.
27. Hirsch L, Shechter A, Feinberg MS, et al. The impact of early compared to late morning hours on brachial endothelial function and long-term cardiovascular events in healthy subjects with no apparent coronary heart disease. Int J Cardiol. 2011;151:342–7.
28. Shechter M, Isaachar A, Marai I, et al. Long-term association of brachial artery flow-mediated vasodilation and cardiovascular events in middle-aged subjects with no apparent heart disease. Int J Cardiol. 2009;134:52–8.
29. Yeboah J, Delaney JA, Nance R, et al. Predictive value of brachial flow-mediated dilation for incident cardiovascular events in a population-based study: the multi-ethnic study of atherosclerosis. Circulation. 2009;120:502–9.
30. Fichtlscherer S, Breuer S, Zeiher AM. Prognostic value of systemic endothelial dysfunction in patients with acute coronary syndromes: further evidence for the existence of the 'vulnerable' patient. Circulation. 2004;110:1926–32.
31. Shechter M, Matetzky S, Arad M, et al. Vascular endothelial function predicts mortality risk in patients with advanced ischaemic chronic heart failure. Eur J Heart Fail. 2009;11:588–93.
32. Heitzer T, Baldus S, von Kodolitsch Y, et al. Systemic endothelial dysfunction as an early predictor of adverse outcome in heart failure. Arterioscler Thromb Vasc Biol. 2005;25:1174–9.
33. Kübrich M, Petrakopoulou P, Kofler S, et al. Impact of coronary endothelial dysfunction on adverse long-term outcome after heart transplantation. Transplantation. 2008;85:1580–7.
34. Schächinger V, Britten MB, Zeiher A. M. Prognostic impact of coronary vasodilator dysfunction on adverse long-term outcome of coronary heart disease. Circulation. 2000;101:1899–906.
35. Halcox JPJ, Schenke WH, Zalos G, et al. Prognostic value of coronary vascular endothelial dysfunction. Circulation. 2002;106:653–8.
36. Schindler TH, Horning B, Buser PT, et al. Prognostic value of abnormal vasoreactivity of epicardial coronary arteries to sympathetic stimulation in patients with normal coronary angiograms. Arterioscler Thromb Vasc Biol. 2003;23:495–501.
37. Gokce N, Keaney JF Jr, Hunter LM, et al. Risk stratification for postoperative cardiovascular events via noninvasive assessment of endothelial function: a prospective study. Circulation. 2002;105:1567–72.
38. Yeboah J, Crouse JR, Hsu FC, et al. Brachial flow-mediated dilation predicts incident cardiovascular events in older adults: the Cardiovascular Health Study. Circulation. 2007;115:2390–7.
39. Treasure CB, Manoukian SV, Klein JL, et al. Epicardial coronary artery responses to acetylcholine are impaired in hypertensive patients. Circ Res. 1992;71:776–81.
40. Panza JA, Casino PR, Kilcoyne CM, et al. Role of endothelium-derived nitric oxide in the abnormal endothelium-dependent vascular relaxation of patients with essential hypertension. Circulation. 1993;87:1468–74.
41. Panza JA, Quyyumi AA, Brush JE, et al. Abnormal endothelium-dependent vascular relaxation in patients with essential hypertension. N Engl J Med. 1990;323:22–7.
42. Harrison DG, Gongora MC. Oxidative stress and hypertension. Med Clin North Am. 2009;93:621–35.
43. Kizhakekuttu TJ, Widlansky ME. Natural antioxidants and hypertension: promise and challenges. Cardiovasc Ther. 2010;28:e20–32.
44. Widlansky ME, Gokce N, Keaney JF, et al. The clinical implications of endothelial dysfunction. J Am Coll Cardiol. 2003;42:1149–60.
45. Widder JD, Fraccarollo D, Galuppo P, et al. Attenuation of angiotensin II-induced vascular dysfunction and hypertension by overexpression of Thioredoxin 2. Hypertension. 2009;54:338–44.
46. Vecchione C, Carnevale D, Di Pardo A, et al. Pressure-induced vascular oxidative stress is mediated through activation of integrin-linked kinase 1/betaPIX/Rac-1 pathway. Hypertension. 2009;54:1028–34.
47. Doughan AK, Harrison DG, Dikalov SI. Molecular Mechanisms of Angiotensin II-Mediated Mitochondrial Dysfunction: Linking Mitochondrial Oxidative Damage and Vascular Endothelial Dysfunction. Circ Res. 2008;102:488–96.
48. Shoelson SE, Lee J, Goldfine AB. Inflammation and insulin resistance. J Clin Invest. 2006;116:1793–801.

49. Zeng ZH, Zhang ZH, Luo BH, et al. The functional changes of the perivascular adipose tissue in spontaneously hypertensive rats and the effects of atorvastatin therapy. Clin Exp Hypertens. 2009;31:355–63.
50. Marchesi C, Ebrahimian T, Angulo O, et al. Endothelial Nitric Oxide Synthase Uncoupling and Perivascular Adipose Oxidative Stress and Inflammation Contribute to Vascular Dysfunction in a Rodent Model of Metabolic Syndrome. Hypertension. 2009;54:1384–92.
51. Magen E, Feldman A, Cohen Z, et al. Potential link between C3a, C3b and endothelial progenitor cells in resistant hypertension. Am J Med Sci. 2010;339:415–9.
52. Didion SP, Kinzenbaw DA, Schrader LI, et al. Endogenous interleukin-10 inhibits angiotensin II-induced vascular dysfunction. Hypertension. 2009;54:619–24.
53. Hill JM, Zalos G, Halcox JP, et al. Circulating endothelial progenitor cells, vascular function, and cardiovascular risk. N Engl J Med. 2003;348:593–600.
54. Giannotti G, Doerries C, Mocharla PS, et al. Impaired endothelial repair capacity of early endothelial progenitor cells in prehypertension: relation to endothelial dysfunction. Hypertension. 2010;55:1389–97.
55. Hage FG, Oparil S, Xing D, et al. C-reactive protein-mediated vascular injury requires complement. Arterioscler Thromb Vasc Biol. 2010;30:1189–95.
56. Dharmashankar K, Widlansky ME. NIH Public Access. Curr Hypertens Rep. 2011;12:448–55.
57. Creager MA, Lüscher TF, Cosentino F, et al. Diabetes and vascular disease: pathophysiology, clinical consequences, and medical therapy: Part I. Circulation. 2003;108:1527–32.
58. Johnstone MT, Creager SJ, Scales KM, et al. Impaired endothelium-dependent vasodilation in patients with insulin-dependent diabetes mellitus. Circulation. 1993;88:2510–6.
59. Nicolls MR, Haskins K, Flores SC. Oxidant stress, immune dysregulation, and vascular function in type I diabetes. Antioxid Redox Signal. 2007;9:879–89.
60. McVeigh GE, Brennan GM, Johnston GD, et al. Impaired endothelium-dependent and independent vasodilation in patients with type 2 (non-insulin-dependent) diabetes mellitus. Diabetologia. 1992;35:771–6.
61. Benjamin EJ, Larson MG, Keyes MJ, et al. Clinical correlates and heritability of flow-mediated dilation in the community: the Framingham Heart Study. Circulation. 2004;109:613–9.
62. Hamdy O, Ledbury S, Mulloly C, et al. Lifestyle modification improves endothelial function in obese subjects with the insulin resistance syndrome. Diabetes Care. 2003;26:2119–25.
63. Lteif AA, Han K, Mather KJ. Obesity, insulin resistance, and the metabolic syndrome: determinants of endothelial dysfunction in whites and blacks. Circulation. 2005;112:32–8.
64. Hamburg NM, Larson MG, Vita JA, et al. Metabolic syndrome, insulin resistance, and brachial artery vasodilator function in Framingham Offspring participants without clinical evidence of cardiovascular disease. Am J Cardiol. 2008;101:82–8.
65. Meigs JB, Hu FB, Rifai N, et al. Biomarkers of endothelial dysfunction and risk of type 2 diabetes mellitus. JAMA. 2004;291:1978–86.
66. Libby P, Ridker PM, Maseri A. Inflammation and atherosclerosis. Circulation. 2002;105:1135–43.
67. Li H, Cybulsky MI, Gimbrone MA, et al. An atherogenic diet rapidly induces VCAM-1, a cytokine-regulatable mononuclear leukocyte adhesion molecule, in rabbit aortic endothelium. Arterioscler Thromb. 1993;13:197–204.
68. Balletshofer BM, Rittig K, Enderle MD, et al. Endothelial dysfunction is detectable in young normotensive first-degree relatives of subjects with type 2 diabetes in association with insulin resistance. Circulation. 2000;101:1780–4.
69. Caballero AE, Arora S, Saouaf R, et al. Microvascular and macrovascular reactivity is reduced in subjects at risk for type 2 diabetes. Diabetes. 1999;48:1856–62.
70. Tesauro M, Rizza S, Iantorno M, et al. Vascular, metabolic, and inflammatory abnormalities in normoglycemic offspring of patients with type 2 diabetes mellitus. Metabolism. 2007;56:413–9.
71. Rossi R, Cioni E, Nuzzo A, et al. Endothelial-dependent vasodilation and incidence of type 2 diabetes in a population of healthy postmenopausal women. Diabetes Care. 2005;28:702–7.
72. Monti LD, Barlassina C, Citterio L, et al. Endothelial nitric oxide synthase polymorphisms are associated with type 2 diabetes and the insulin resistance syndrome. Diabetes. 2003;52:1270–5.
73. Targonski PV, Bonetti PO, Pumper GM, et al. Coronary endothelial dysfunction is associated with an increased risk of cerebrovascular events. Circulation. 2003;107:2805–9.
74. Heitzer T, Schlinzig T, Krohn K, et al. **Endothelial dysfunction, oxidative stress, and risk of cardiovascular events in patients with coronary artery disease.** Circulation. 2001;104:2673–8.
75. Lerman A, Zeiher AM. Endothelial function: Cardiac events. Circulation. 2005;111:363–8.
76. Patti G, Pasceri V, Melfi R, et al. Impaired flow-mediated dilation and risk of restenosis in patients undergoing coronary stent implantation. Circulation. 2005;111:70–5.

77. Morishima I, Sone T, Okumura K, et al. Angiographic no-reflow phenomenon as a predictor of adverse long-term outcome in patients treated with percutaneous transluminal coronary angioplasty for first acute myocardial infarction. J Am Coll Cardiol. 2000;36:1202–9.
78. Sorajja P, Gersh BJ, Costantini C, et al. Combined prognostic utility of ST-segment recovery and myocardial blush after primary percutaneous coronary intervention in acute myocardial infarction. Eur Heart J. 2005;26:667–74.
79. Wu KC, Zerhouni EA, Judd RM, et al. Prognostic significance of microvascular obstruction by magnetic resonance imaging in patients with acute myocardial infarction. Circulation. 1998;97:765–72.
80. Prasad A, Stone GW, Aymong E, et al. Impact of ST-segment resolution after primary angioplasty on outcomes after myocardial infarction in elderly patients: an analysis from the CADILLAC trial. Am Heart J. 2004;147:669–75.
81. Ndrepepa G, Tiroch K, Fusaro M, et al. 5-year prognostic value of no-reflow phenomenon after percutaneous coronary intervention in patients with acute myocardial infarction. J Am Coll Cardiol. 2010;55:2383–9.
82. Galiuto L, Lombardo A, Maseri A, et al. Temporal evolution and functional outcome of no reflow: sustained and spontaneously reversible patterns following successful coronary recanalisation. Heart. 2003;89:731–7.
83. Halcox JP, Donald AE, Ellins E, et al. Endothelial function predicts progression of carotid intima-media thickness. Circulation. 2009;119:1005–12.
84. Lavi S, Bae JH, Rihal CS, et al. Segmental coronary endothelial dysfunction in patients with minimal atherosclerosis is associated with necrotic core plaques. Heart. 2009;95:1525–30.
85. Lerman A, Edwards BS, Hallett JW, et al. Circulating and tissue endothelin immunoreactivity in advanced atherosclerosis. N Engl J Med. 1991;325:997–1001.
86. Stone GW, Maehara A, Lansky AJ, et al. A prospective natural-history study of coronary atherosclerosis. N Engl J Med. 2011;364:226–35.
87. Hasdai D, Gibbons RJ, Holmes DR, et al. Coronary endothelial dysfunction in humans is associated with myocardial perfusion defects. Circulation. 1997;96:3390–5.
88. Lerman A, Holmes DR, Herrmann J, et al. Microcirculatory dysfunction in ST-elevation myocardial infarction: cause, consequence, or both? Eur Heart J. 2007;28:788–97.
89. Angeja BG, de Lemos J, Murphy SA, et al. Impact of diabetes mellitus on epicardial and microvascular flow after fibrinolytic therapy. Am Heart J. 2002;144:649–56.
90. Kurisu S, Inoue I, Kawagoe T, et al. Diabetes mellitus is associated with insufficient microvascular reperfusion following revascularization for anterior acute myocardial infarction. Intern Med. 2003;42:554–9.
91. Celik T, Turhan H, Kursaklioglu H, et al. Impact of metabolic syndrome on myocardial perfusion grade after primary percutaneous coronary intervention in patients with acute ST elevation myocardial infarction. Coron Artery Dis. 2006;17:339–43.
92. Clavijo LC, Pinto TL, Kuchulakanti PK, et al. Metabolic syndrome in patients with acute myocardial infarction is associated with increased infarct size and in-hospital complications. Cardiovasc Revasc Med. 2006;7:7–11.
93. Albertal M, Voskuil M, Piek JJ, et al. Coronary flow velocity reserve after percutaneous interventions is predictive of periprocedural outcome. Circulation. 2002;105:1573–8.
94. Hollenberg SM, Klein LW, Parrillo JE, et al. Coronary endothelial dysfunction after heart transplantation predicts allograft vasculopathy and cardiac death. Circulation. 2001;104:3091–6.
95. Anderson TJ, Meredith IT, Yeung AC, et al. The effect of cholesterol-lowering and antioxidant therapy on endothelium-dependent coronary vasomotion. N Engl J Med. 1995;332:488–93.
96. Treasure CB, Klein JL, Weintraub WS, et al. Beneficial effects of cholesterol-lowering therapy on the coronary endothelium in patients with coronary artery disease. N Engl J Med. 1995;332:481–7.
97. Reriani MK, Dunlay SM, Gupta B, et al. Effects of statins on coronary and peripheral endothelial function in humans: a systematic review and meta-analysis of randomized controlled trials. Eur J Cardiovasc Prev Rehabil. 2011;18:704–16.
98. Bonetti PO, Lerman LO, Napoli C, et al. Statin effects beyond lipid lowering--are they clinically relevant? Eur Heart J 2003;24:225–48.
99. Martin-Nizard F, Houssaini HS, Lestavel-Delattre S, et al. Modified low density lipoproteins activate human macrophages to secrete immunoreactive endothelin. FEBS Lett. 1991;293:127–30.
100. Weissberg PL, Witchell C, Davenport AP, et al. The endothelin peptides ET-1, ET-2, ET-3 and sarafotoxin S6b are co-mitogenic with platelet-derived growth factor for vascular smooth muscle cells. Atherosclerosis. 1990;85:257–62.
101. Liao JK, Shin WS, Lee WY, et al. Oxidized low-density lipoprotein decreases the expression of endothelial nitric oxide synthase. J Biol Chem. 1995;270:319–24.
102. Liao JK. Inhibition of Gi proteins by low density lipoprotein attenuates bradykinin-stimulated release of endothelial-derived nitric oxide. J Biol Chem. 1994;269:12987–92.

103. Ohara Y, Peterson TE, Harrison DG. Hypercholesterolemia increases endothelial superoxide anion production. J Clin Invest. 1993;91:2546–51.
104. Alderson LM, Endemann G, Lindsey S, et al. LDL enhances monocyte adhesion to endothelial cells in vitro. Am J Pathol. 1986;123:334–42.
105. Smalley DM, Lin JH, Curtis ML, et al. Native LDL increases endothelial cell adhesiveness by inducing intercellular adhesion molecule-1. Arterioscler Thromb Vasc Biol. 1996;16:585–90.
106. Wolfrum S. Endothelium-Dependent Effects of Statins. Arterioscler Thromb Vasc Biol. 2003;23:729–36.
107. O'Driscoll G, Green D, Taylor RR. Simvastatin, an HMG-coenzyme A reductase inhibitor, improves endothelial function within 1 month. Circulation. 1997;95:1126–31.
108. Goldstein JL, Brown MS. Regulation of the mevalonate pathway. Nature. 1990;343:425–30.
109. Laufs U, Liao JK. Post-transcriptional regulation of endothelial nitric oxide synthase mRNA stability by Rho GTPase. J Biol Chem. 1998;273:24266–71.
110. Kureishi Y, Luo Z, Shiojima I, et al. The HMG-CoA reductase inhibitor simvastatin activates the protein kinase Akt and promotes angiogenesis in normocholesterolemic animals. Nat Med. 2000;6:1004–10.
111. Wassmann S, Laufs U, Bäumer AT, et al. Inhibition of geranylgeranylation reduces angiotensin II-mediated free radical production in vascular smooth muscle cells: involvement of angiotensin AT1 receptor expression and Rac1 GTPase. Mol Pharmacol. 2001;59:646–54.
112. Ferreira Grosso A, de Oliveira SF, Higuchi Mde L, et al. Synergistic anti-inflammatory effect: simvastatin and pioglitazone reduce inflammatory markers of plasma and epicardial adipose tissue of coronary patients with metabolic syndrome. Diabetol Metab Syndr. 2014;6:1–8.
113. Altun I, Oz F, Arkaya SC, et al. Effect of Statins on Endothelial Function in Patients With Acute Coronary Syndrome: A Prospective Study Using Adhesion Molecules and Flow-Mediated Dilatation. J Clin Med Res. 2014;6:354–61.
114. Egede R, Jensen LO, Hansen HS, et al. Effect of intensive lipid-lowering treatment compared to moderate lipid-lowering treatment with rosuvastatin on endothelial function in high risk patients. Int J Cardiol. 2012;158:376–9.
115. Oikonomou E, Siasos G, Zaromitidou M, et al. Atorvastatin treatment improves endothelial function through endothelial progenitor cells mobilization in ischemic heart failure patients. Atherosclerosis. 2015;238:159–64.
116. Brownfoot FC, Tong S, Hannan NJ, et al. Effects of Pravastatin on Human Placenta, Endothelium, and Women With Severe Preeclampsia. Hypertension. 2015;66:687–97.
117. Costantine MM, Cleary K, Hebert MF, et al. Safety and pharmacokinetics of pravastatin used for the prevention of preeclampsia in high-risk pregnant women: a pilot randomized controlled trial. Am J Obstet Gynecol. 2016;214:720.e1–720.e17.
118. Rajagopalan S, Harrison DG. Reversing endothelial dysfunction with ACE inhibitors. A new trend. Circulation. 1996;94:240–3.
119. Mancini GB, Henry GC, Macaya C, et al. Angiotensin-converting enzyme inhibition with quinapril improves endothelial vasomotor dysfunction in patients with coronary artery disease. The TREND (Trial on Reversing ENdothelial Dysfunction) Study. Circulation. 1996;94:258–65.
120. Shahin Y, Khan JA, Samuel N, et al. Angiotensin converting enzyme inhibitors effect on endothelial dysfunction: a meta-analysis of randomised controlled trials. Atherosclerosis. 2011;216:7–16.
121. Sola S, Mir MQ, Cheema FA, et al. Irbesartan and lipoic acid improve endothelial function and reduce markers of inflammation in the metabolic syndrome: results of the Irbesartan and Lipoic Acid in Endothelial Dysfunction (ISLAND) study. Circulation. 2005;111:343–8.
122. Kalinowski L, Dobrucki LW, Szczepanska-Konkel M, et al. Third-generation beta-blockers stimulate nitric oxide release from endothelial cells through ATP efflux: a novel mechanism for antihypertensive action. Circulation. 2003;107:2747–52.
123. Toblli JE, DiGennaro F, Giani JF, et al. Nebivolol: impact on cardiac and endothelial function and clinical utility. Vasc Health Risk Manag. 2012;8:151–60.
124. Khan MU, Zhao W, Zhao T, et al. Nebivolol: a multifaceted antioxidant and cardioprotectant in hypertensive heart disease. J Cardiovasc Pharmacol. 2013;62:445–51.
125. Bank AJ, Kelly AS, Thelen AM, et al. Effects of carvedilol versus metoprolol on endothelial function and oxidative stress in patients with type 2 diabetes mellitus. Am J Hypertens. 2007;20:777–83.
126. Tang EHC, Vanhoutte PM. Endothelial dysfunction: a strategic target in the treatment of hypertension? Pflugers Arch. 2010;459:995–1004.
127. Effect of nifedipine and cerivastatin on coronary endothelial function in patients with coronary artery disease: the ENCORE I Study (Evaluation of Nifedipine and Cerivastatin On Recovery of coronary Endothelial function). Circulation. 2003;107:422–8.
128. Lüscher TF, Pieper M, Tendera M, et al. A randomized placebo-controlled study on the effect of nifedipine on coronary endothelial function and plaque formation in patients with coronary artery disease: the ENCORE II study. Eur Heart J. 2009;30:1590–7.
129. Schwarz EI, Puhan MA, Schlatzer C, et al. Effect of CPAP therapy on endothelial function in obstructive sleep apnoea: A systematic review and meta-analysis. Respirology. 2015;20:889–95.

130. Reriani MK, Dunlay SM, Gupta B, et al. Effects of statins on coronary and peripheral endothelial function in humans: a systematic review and meta-analysis of randomized controlled trials. Eur J Cardiovasc Prev Rehabil. 2011;18:704–16.
131. Brockow T, Conradi E, Ebenbichler G, et al. The role of mild systemic heat and physical activity on endothelial function in patients with increased cardiovascular risk: results from a systematic review. Forsch Komplementärmed. 2006;18:24–30.
132. Zinman B, Wanner C, Lachin JM, et al. Empagliflozin, Cardiovascular Outcomes, and Mortality in Type 2 Diabetes. N Engl J Med. 2015;373:2117–28.
133. Pitocco D, Zaccardi F, Tarzia P, et al. Metformin improves endothelial function in type 1 diabetic subjects: a pilot, placebo-controlled randomized study. Diabetes Obes Metab. 2013;15:427–31.
134. Brownfoot FC, Hastie R, Hannan NJ, et al. Metformin as a prevention and treatment for preeclampsia: effects on soluble fms-like tyrosine kinase 1 and soluble endoglin secretion and endothelial dysfunction. Am J Obstet Gynecol. 2016;214:356.e1–356.e15.
135. Santi D, Granata AR, Guidi A, et al. Six months of daily treatment with vardenafil improves parameters of endothelial inflammation and of hypogonadism in male patients with type 2 diabetes and erectile dysfunction: a randomized, double-blind, prospective trial. Eur J Endocrinol. 2016;174:513–22.
136. Mather KJ, Verma S, Anderson T J. Improved endothelial function with metformin in type 2 diabetes mellitus. J Am Coll Cardiol. 2001;37:1344–50.
137. Harmer JA, Keech AC, Veillard AS, et al. Fenofibrate effects on arterial endothelial function in adults with type 2 diabetes mellitus: A FIELD substudy, for the FIELD Vascular Study Investigators. Atherosclerosis. 2015;242:295–302.
138. Tzemos N, Lim PO, MacDonald TM. Nebivolol reverses endothelial dysfunction in essential hypertension: a randomized, double-blind, crossover study. Circulation. 2001;104:511–4.
139. Bibbins-Domingo K, Chertow GM, Coxson PG, et al. Projected effect of dietary salt reductions on future cardiovascular disease. N Engl J Med. 2010;362:590–9.
140. He FJ, MacGregor GA. Effect of longer-term modest salt reduction on blood pressure. Cochrane Database Syst Rev. 2004;(3):CD004937.
141. Kopkan L, Majid DS. A. Enhanced superoxide activity modulates renal function in NO-deficient hypertensive rats. Hypertension. 2006;47:568–72.
142. Kopkan L, Majid DS. A. Superoxide contributes to development of salt sensitivity and hypertension induced by nitric oxide deficiency. Hypertension. 2005;46:1026–31.
143. Majid DSA, Kopkan L. Nitric oxide and superoxide interactions in the kidney and their implication in the development of salt-sensitive hypertension. Clin Exp Pharmacol Physiol. 2007;34:946–52.
144. Jablonski KL, Gates PE, Pierce GL, et al. Low dietary sodium intake is associated with enhanced vascular endothelial function in middle-aged and older adults with elevated systolic blood pressure. Ther Adv Cardiovasc Dis. 2009;3:347–56.
145. McCall DO, Mc Gartland CP, McKinley MC, et al. Dietary intake of fruits and vegetables improves microvascular function in hypertensive subjects in a dose-dependent manner. Circulation. 2009;119:2153–60.
146. Widlansky ME, Duffy SJ, Hamburg NM, et al. Effects of black tea consumption on plasma catechins and markers of oxidative stress and inflammation in patients with coronary artery disease. Free Radic Biol Med. 2005;38:499–506.
147. Hambrecht R, Fiehn E, Weigl C, et al. Regular physical exercise corrects endothelial dysfunction and improves exercise capacity in patients with chronic heart failure. Circulation. 1998;98:2709–15.
148. Clarkson P, Montgomery HE, Mullen MJ, et al. Exercise training enhances endothelial function in young men. J Am Coll Cardiol. 1999;33:1379–85.
149. Hambrecht R, Wolf A, Gielen S, et al. Effect of exercise on coronary endothelial function in patients with coronary artery disease. N Engl J Med. 2000;342:454–60.
150. Dod HS, Bhardwaj R, Sajja V, et al. Effect of intensive lifestyle changes on endothelial function and on inflammatory markers of atherosclerosis. Am J Cardiol. 2010;105:362–7.
151. Meyer AA, Kundt G, Lenschow U, et al. Improvement of early vascular changes and cardiovascular risk factors in obese children after a six-month exercise program. J Am Coll Cardiol. 2006;48:1865–70.
152. Sturm W, Tschoner A, Engl J, et al. Effect of bariatric surgery on both functional and structural measures of premature atherosclerosis. Eur Heart J. 2009;30:2038–43.
153. Gokce N, Vita JA, McDonnell M, et al. Effect of medical and surgical weight loss on endothelial vasomotor function in obese patients. Am J Cardiol. 2005;95:266–8.
154. Sudano I, Spieker LE, Hermann F, et al. Protection of endothelial function: targets for nutritional and pharmacological interventions. J Cardiovasc Pharmacol. 2006;47 Suppl 2:S136–50; discussion S172–6.
155. da Luz P, Nishiyama M, Chagas AC. Drugs and lifestyle for the treatment and prevention of coronary artery disease – comparative analysis of the scientific basis. Braz J Med Biol Res. 2011;44:973–91.

156. Da Luz PL, Fialdini RC, Nishiyama M. Red wine and vascular aging: implications for dementia and cognitive decline. In: Preedy VR. Diet and Nutrition in Dementia and Cognitive Decline. Washington: Ed. Academy Press. p.943.
157. Da Luz PL, Coimbra SR. Wine, alcohol and atherosclerosis: Clinical evidences and mechanisms. Braz J Med Biol Res. 2004;37:1275–95.
158. Coimbra SR, Lage SH, Brandizzi L, et al. The action of red wine and purple grape juice on vascular reactivity is independent of plasma lipids in hypercholesterolemic patients. Braz J Med Biol Res. 2005;38:1339–47.
159. Lavi S, Prasad A, Yang EH, et al. Smoking is associated with epicardial coronary endothelial dysfunction and elevated white blood cell count in patients with chest pain and early coronary artery disease. Circulation. 2007;115:2621–7.
160. Ganz P, Hsue PY. Individualized approach to the management of coronary heart disease: identifying the nonresponders before it is too late. J Am Coll Cardiol. 2009;53:331–3.

capítulo 49

Carlos Eduardo Negrão
Maria Janieire de Nazaré Nunes Alves

Ana Cristina Andrade
Allan Robson Kluser Sales

Exercício Físico e Endotélio

INTRODUÇÃO

O exercício físico pode ser definido como um comportamento que intensifica o funcionamento orgânico para atender as necessidades energéticas, principalmente aquelas relacionadas à musculatura esquelética. Ele desencadeia respostas integradas que envolvem diferentes sistemas, entre eles o cardiovascular, com elevação do débito cardíaco e diminuição da resistência vascular periférica no leito vascular muscular.[1,2] Essa resposta se mantém por horas após o término da atividade – um fenômeno conhecido como efeito agudo do exercício. A somatória dessas respostas, provocadas ao longo de semanas ou meses, pode levar a adaptações crônicas do sistema cardiovascular, o que favorece a perfusão tecidual, com importantes implicações tanto para indivíduos saudáveis quanto para pacientes com doença cardiovascular.

No presente capítulo serão apresentados os mecanismos envolvidos no controle de fluxo sanguíneo durante o exercício físico, com ênfase na função endotelial, e os efeitos da prática durante meses e anos, como promoção de saúde e tratamento de doenças cardiovasculares.

MECANISMOS REGULADORES DO FLUXO SANGUÍNEO VASCULAR DURANTE O EXERCÍCIO

O fluxo sanguíneo vascular é controlado por mecanismos extrínseco e intrínseco que atuam nos vasos de resistência, localizados nas pequenas artérias e arteríolas.[2,3] O mecanismo extrínseco é constituído pelo sistema nervoso central, responsável por modular o estado contrátil da musculatura lisa vascular via fibras simpáticas constritoras; pelo sistema endócrino, que libera hormônios de ação em receptores específicos do vaso, e *shear stress* ou força de cisalhamento na parede vascular.

Os vasos de resistência são ricamente enervados por fibras simpáticas noradrenérgicas, pré-ganglionares, que liberam noradrenalina.[3,4] A ação desse neurotransmissor em receptores alfa 2 adrenérgicos desencadeia vasoconstrição. O controle extrínseco dos vasos sanguíneos envolve, também, a estimulação de receptores α 2 adrenérgicos por conta da adrenalina liberada pela medula da glândula adrenal.[3,4] Ao serem estimulados, esses receptores provocam relaxamento do músculo liso vascular, o que resulta em aumento do fluxo sanguíneo local. O *shear stress* pode provocar a liberação de substâncias tanto vasodilatadoras quanto vasoconstritoras. O aumento da pressão de perfusão causa hiperpolarização da membrana celular e elevação na produção de óxido nítrico.[3-5] Por outro lado, uma ação reduzida ou turbilhonar do *shear stress* (oscilatório) aumenta a liberação de substâncias vasoconstritoras, como endotelina-1 e citocinas inflamatórias.[6-8]

O controle reflexo miogênico é um dos mecanismos intrínsecos mais importantes de controle de fluxo sanguíneo. Ele consiste num processo de autorregulação que controla o fluxo sanguíneo em condições de alterações súbitas da pressão de perfusão.[2,3] Essa resposta é muito importante porque evita um aumento exagerado de fluxo sanguíneo local por elevação súbita da pressão arterial e redução de fluxo de sanguíneo devido à queda da pressão arterial. O controle metabólico local, por sua vez, é dependente de alterações na concentração de metabólitos locais, como potássio, adenosina, nucleotídeos de adenina (ATP, ADP, AMP) e íons de hidrogênio. O aumento na concentração desses metabólitos resulta em relaxamento vascular e vasodilatação.

O controle de fluxo sanguíneo é ainda mais complexo durante o exercício. O aumento na circulação sanguínea, provocado pelo exercício físico, intensifica o *shear stress* ou a força cisalhamento na superfície das células endoteliais,[8] cujo resultado é uma elevação na produção de óxido nítrico. Esse processo inicia com um aumento na concentração de cálcio na célula endotelial, que age como um cofator da enzima oxidonitrico-sintase (NOS).[9,10] Essa enzima converte L-arginina em óxido nítrico e citrulina.[9,10] O óxido nítrico difunde-se para o músculo liso vascular adjacente, ativando a enzima guanilato ciclase, que catalisa a conversão do guanosina trifosfato (GTP) em guanosina cíclica monofosfato (GMPc). Essas respostas levam ao relaxamento do músculo liso vascular e à vasodilatação (Figura 49.1).

É importante ressaltar que o *shear stress* laminar (unidirecional) causado pelo exercício diferencia-se muito do *shear stress* oscilatório (bidirecional), típico de condições patológicas, como a hipertensão arterial.[11] Enquanto o *shear stress* do exercício aumenta a produção de óxido nítrico e tem um papel antiaterogênico, o *shear stress* patológico associa-se ao aumento da produção de substâncias inflamatórias, estresse oxidativo e dano vascular.[6,8]

A modulação do óxido nítrico na resposta vasodilatadora muscular durante o exercício físico pode ser demonstrada pela administração de NG-monometil-L-arginina (L-NMMA). Esse bloqueador da oxidonítrico-sintase (NOS) infundido na artéria braquial reduz significativamente a resposta vasodilatadora muscular.[3,12] Essa redução de fluxo é ainda mais clara quando a inibição na produção de óxido nítrico é associada ao bloqueio na produção de prostaglandina.[2,13] Há evidências, também, de que a adrenalina modula a resposta vasodilatadora muscular durante o exercício. Esse hormônio age nos receptores beta 2 adrenérgicos, provocando intensa vasodilatação. A infusão intra-arterial de propranolol para antagonizar a ação da adrenalina restringe significativamente a resposta vasodilatadora muscular durante o exercício.[4,14]

Os metabólitos produzidos na musculatura esquelética também contribuem para o controle de fluxo muscular no momento da atividade. No entanto, esse mecanismo depende da intensidade e duração do exercício. A diminuição da pressão parcial de oxigênio, a elevação da pressão parcial de dióxido de carbono e, principalmente, o aumento da concentração de hidrogênio provocam relaxamento vascular, favorecendo o aumento de fluxo nos territórios musculares envolvidos no movimento.[2,5] Nos primeiros instantes, a vasodilatação muscular depende principalmente do aumento na concentração de potássio extracelular e de adenosina intracelular.[2,5]

Os mecanismos vasoconstritores também contribuem para o controle de fluxo sanguíneo durante o

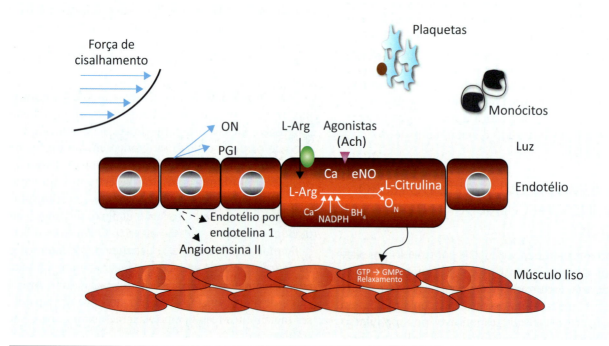

Figura 49.1 Liberação do óxido nítrico derivado do endotélio. O *shear stress* eleva a concentração de Ca^{2+} endotelial, catalisando a conversão da L-arginina em citrulina e óxido nítrico. O óxido nítrico difunde-se para o músculo liso vascular adjacente, ativando a enzima guanilato ciclase que catalisa a conversão de GTP em GMPc, cujo resultado é o relaxamento do músculo liso vascular. ON: óxido nítrico; PGI: prostaciclina. Adaptada de Palmer RM, et al., 1998.[9]

exercício. Eles auxiliam na regulação da pressão arterial e no aumento de fluxo sanguíneo para a musculatura esquelética. No início do exercício, a ativação simpática no coração e nos vasos periféricos é desencadeada pela irradiação cortical na região rostro ventrolateral da medula (centro vasomotor) e pelo aumento no tônus muscular esquelético. O tônus muscular estimula mecanorreceptores, que, por uma via aferente, projetam suas sinalizações no centro vasomotor, aumentando ainda mais a atividade nervosa simpática.[15,16] Um segundo mecanismo de controle do músculo esquelético envolve a acidose metabólica. Terminações quimiossensíveis, conhecidas como metaborreceptores, são estimuladas e, por uma via aferente, projetam-se no centro vasomotor, aumentando ainda mais a ativação nervosa simpática reflexa eferente.[15-17] Essa resposta é fundamental para a elevação da pressão arterial e mesmo do débito cardíaco durante o exercício. Em conjunto, essas respostas reflexas moduladas pelo músculo esquelético são conhecidas como ergorreflexo.[1,15-17] A ativação nervosa simpática é importante também na redistribuição do débito cardíaco. Ela age nos vasos de resistência, em territórios não envolvidos diretamente no exercício, para redirecionar o débito cardíaco à musculatura esquelética que está envolvida no exercício.[1,17,18] A simpatoativação ocorre também em vasos sanguíneos musculares. Essa resposta pode ser comprovada pelo aumento de fluxo no antebraço contralateral durante o exercício com a infusão intra-arterial de fentolamina (um antagonista alfa 1 adrenérgico). Entretanto, a vasoconstrição mediada pelo sistema simpático é sobrepujada pelos mecanismos vasodilatadores inerentes ao exercício físico. Esse mecanismo é conhecido como simpatólise funcional.[5,19]

Os mecanismos vasoconstritores não adrenérgicos também contribuem para o controle de fluxo sanguíneo na musculatura esquelética durante o exercício. Entre eles, destacam-se os neurotransmissores ATP e neuropeptídeo Y (NPY), a angiotensina-II e a endotelina-1. Os neurotransmissores ATP e NPY são liberados em conjunto com a noradrenalina nos terminais nervosos simpáticos.[5,20,21] Estudos em animais mostram que a liberação de ATP no interstício pelas fibras nervosas simpáticas causa vasoconstrição no músculo liso vascular via receptores purinérgicos P2X. Ao contrário, o bloqueio dos receptores P2X durante o exercício causa vasodilatação no músculo esquelético, independentemente da estimulação alfa adrenérgica.[5] Em relação ao NPY, a infusão de um agonista do receptor Y1 durante o exercício aumenta a vasoconstrição muscular.[5] Essa resposta se dá por um mecanismo independente dos receptores alfa adrenérgicos.[5]

A angiotensina-II é um potente vasoconstritor do sistema renina-angiotensina.[22] Sua ação vasoconstritora se dá via receptores AT1 localizados no músculo liso vascular.[22-24] Ela tem um papel importante na regulação de fluxo sanguíneo no músculo em contração. A redução no fluxo mediada por receptores AT1 é semelhante àquela observada na estimulação dos receptores alfa 1 adrenérgicos, embora por mecanismo diferente.[24] A estimulação adrenérgica via receptores alfa 1 adrenérgicos provoca redução no diâmetro do vaso.[24] A estimulação da angiotensina-II via receptores AT1 causa diminuição na velocidade do sangue vascular.[24] Além disso, estudos em animais de experimentação mostram que o efeito vasoconstritor via estimulação dos receptores alfa 1 é menos evidenciado em nível arteriolar pré-capilar,[25] enquanto o da angiotensina-II é mais potente em vasos de resistência.[26] Esses achados sugerem uma distribuição heterogênica dos receptores AT1 e alfa 1 nos leitos arteriais, com implicações nas respostas vasculares.

A endotelina-1 é reconhecida como um dos mais potentes vasoconstritores endógenos.[27] Esse peptídeo é sintetizado pelas células endoteliais, em resposta a diferentes estímulos fisiológicos, tais como, *shear stress*, estresse mecânico, hipóxia e redução no pH sanguíneo.[5,13] Ela atua em receptores ETA e ETB localizados no músculo liso vascular, provocando intensa vasoconstrição. Estudos recentes, tanto em animais quanto em humanos, mostram que o aumento na concentração de endotelina-1 na circulação depende da intensidade do exercício.[27-29] O papel da endotelina-1 no controle de fluxo vascular durante o exercício foi elegantemente demonstrado pelo bloqueio do receptor ETA via BQ-123 (antagonista do receptor ETA).[28] O bloqueio desse receptor provocou aumento no fluxo e na condutância vascular da perna durante o exercício de membros inferiores (extensão de joelho). Observou-se, também, que essas respostas relacionavam-se com intensidade do exercício.[28]

MECANISMOS REGULADORES DO FLUXO SANGUÍNEO VASCULAR DURANTE O EXERCÍCIO EM CONDIÇÕES PATOLÓGICAS

O comportamento vascular pode ser profundamente alterado em condições patológicas. Um dos exemplos mais marcantes é a insuficiência cardíaca. Pacientes portadores dessa síndrome apresentam intensa vasoconstrição periférica, o que pode ser atribuída à exacerbação neuro-humoral. Este comportamento pode ser comprovado pelo aumento significativo na vasodilatação do antebraço após a infusão de fentolamina na artéria braquial, em pacientes com insuficiência cardíaca[30] (Figura 49.2).

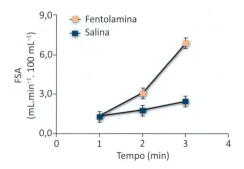

Figura 49.2 Fluxo sanguíneo no antebraço (FSA) contralateral durante o exercício, com administração intra-arterial de fentolamina (antagonista de receptor alfa 1 adrenérgico), em pacientes com insuficiência cardíaca. Note que a fentolamina aumenta significativamente o fluxo sanguíneo muscular. Adaptada de Alves MJ, et al., 2007.[30]

Não menos importante é o papel do endotélio no estado vasoconstritor na insuficiência cardíaca. A vasodilatação muscular diminuída em resposta à infusão de acetilcolina e a ausência de alteração no fluxo sanguíneo muscular após a infusão de L-NMMA na artéria braquial são evidências de que há disfunção endotelial em pacientes com insuficiência cardíaca.[31] A disfunção endotelial tem implicações em certos comportamentos fisiológicos. Pacientes com insuficiência cardíaca têm resposta vasodilatadora muscular diminuída durante o exercício e o estresse mental.[31-33] Este comportamento vascular foi demonstrado também em estudo recente sobre resposta à hipóxia. A infusão de L-NMMA na artéria braquial praticamente elimina a resposta vasodilatadora à hipóxia em indivíduos saudáveis, enquanto em pacientes com insuficiência cardíaca a infusão dessa droga não altera a resposta vascular à hipóxia. (Figura 49.3).[34]

No coração, a estimulação crônica dos receptores beta adrenérgicos, o aumento de fatores pró-inflamatórios (fator de necrose tumoral; interleucinas-1 e 6) e a elevação na expressão de oxidonitrico-sintase induzida (iNOS) causam profundas alterações na microcirculação e na função contrátil.[35] Essas respostas levam progressivamente à redução no número e na sensibilidade dos receptores beta 1 e beta 2 adrenérgicos cardíacos, agravando a disfunção cardíaca.[35] Por outro lado, a estimulação crônica e exacerbada dos receptores beta adrenérgicos no vaso sanguíneo aumenta a despolarização de membrana nas terminações pré-sinápticas e a expressão de calmodulina e de cálcio intracelular, o que contribui ainda mais para o estado vasoconstritor na insuficiência cardíaca.[36]

As alterações vasculares na insuficiência cardíaca têm implicações clínicas. A diminuição de fluxo muscular limita a oferta de oxigênio e substratos energéticos, contribuindo para a intolerância ao esforço no paciente que sofre dessa síndrome.[32,37,38]

EFEITOS DO TREINAMENTO FÍSICO NA FUNÇÃO ENDOTELIAL

O exercício físico praticado com regularidade provoca importantes adaptações na estrutura (remodelamento e angiogênese) e função vascular. Sabe-se, também, que o grau dessas adaptações pode depender

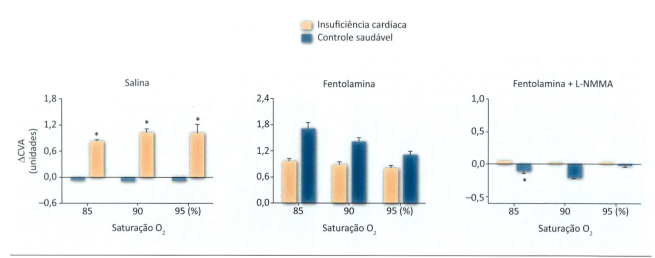

Figura 49.3 Condutância vascular no antebraço (CVA) durante hipóxia com infusão de salina-controle, fentolamina (antagonista de receptor alfa 1 adrenérgico) e fentolamina+L-NMMA (antagonista de receptor alfa 1 adrenérgico mais inibidor da enzima oxidonitrico-sintase), em pacientes com insuficiência cardíaca e indivíduos saudáveis. Note que a fentolamina + L-NMMA reduziu a CVA nos indivíduos saudáveis, mas não nos pacientes com insuficiência cardíaca. Comparação com grupo de insuficiência cardíaca, P < 0,05. Adaptada de Nazare Nunes Alves MJ, et al., 2012.[34]

da: modalidade, intensidade e duração do exercício físico, e presença de fatores de risco para doenças cardiovasculares ou mesmo da própria doença cardiovascular, conforme será discutido a seguir.

Em condições saudáveis

Estudos prévios mostram que um programa de treinamento físico, realizado em ciclo ergômetro (70% do consumo de oxigênio de pico), durante oito semanas, aumenta a concentração de nitrito e nitrato (produtos finais estáveis da degradação do óxido nítrico) e diminui a concentração de endotelina-1 na circulação, o que evidencia melhora na função endotelial e no estado vasoconstritor, respectivamente.[39] Os autores observaram também que os níveis plasmáticos de nitrito e nitrato e de endotelina-1 haviam retornado aos valores pré-treinamento após quatro semanas do término do programa de exercício, o que confirma que as mudanças na função vascular foram devidas ao treinamento físico. Goto e colaboradores mostraram que, ao contrário do treinamento de baixa e alta intensidade, o ritmo moderado provoca aumento na vasodilatação mediada por acetilcolina (endotélio-dependente).[40] Estes resultados sugerem que o exercício moderado traz mais benefícios à função endotelial. Mais recentemente, Spence e colaboradores verificaram que o treinamento de resistência ou aeróbio, realizado por um período de seis meses numa intensidade moderada, provoca melhora na função e na estrutura (redução na espessura da parede e aumento na luz do vaso) de artérias de condução.[41] Esses resultados são consistentes com estudos de angiografia, no qual se demonstrou que atletas apresentavam artérias de resistência com maior área de secção transversa do que indivíduos-controle saudáveis.[42] Em conjunto, esses achados sugerem que a melhora na arquitetura e na função endotelial dos vasos sanguíneos depende da modalidade, do tempo e da intensidade do treinamento.

Em relação à função endotélio-independente, os estudos mostram que a administração de nitroprussiato de sódio por iontoforese provoca uma resposta vasodilatadora semelhante em indivíduos treinados e indivíduos sedentários de mesma idade.[36,43] Resultados similares foram alcançados com nitroglicerina.[43,44] Esses achados evidenciam que o treinamento físico não altera a função vascular por uma via independente do endotélio, isto é, diretamente no músculo liso vascular.

Na presença de fatores de risco e doenças

Estudos desenvolvidos nas últimas décadas mostram que alterações endoteliais predizem o risco de doença aterosclerótica.[6,45] Portanto, a melhora na função endotelial provocada pelo treinamento físico deve ser entendida como uma estratégia de prevenção de doença cardiovascular.[46-49] Os efeitos benéficos do exercício são explicados por alterações que ocorrem diretamente na parede vascular, especialmente ao nível do endotélio, conforme apresentado anteriormente, e por modificações em fatores de risco de doença cardiovascular. Um estudo de metanálise sugere que as modificações em fatores de risco cardiovascular são responsáveis por 59% na melhora da função vascular.[50] O restante pode ser atribuído aos efeitos diretos do *shear stress* na parede vascular, independentemente de outros fatores.[46,51-53] Este fenômeno é conhecido como condicionamento vascular.[46,52] A seguir, serão discutidos os efeitos do exercício físico na função endotelial na presença de fatores de risco cardiovascular.

Dislipidemia

Kraus e colaboradores observaram mudanças nas frações de LDL em homens sedentários com hipercolesterolemia submetidos a oito meses de treinamento físico em intensidades e volumes (quantidade) variados. O grupo treinado em alta intensidade apresentou diminuição nas concentrações de LDL e partículas pequenas de LDL, enquanto o grupo treinado de forma moderada apresentou aumento no tamanho médio das partículas de LDL. A influência do modelo de treino é mais evidenciada nas partículas de HDL. Isto é, quanto maiores forem a intensidade e o volume de treinamento, mais significativo é o aumento no HDL, chegando a 9,8% do valor inicial.[54] Esses resultados foram posteriormente confirmados em um estudo de metanálise.[55] Outros investigadores sugerem que o efeito mais marcante do treinamento físico no perfil lipídico está relacionado à cinética do LDL. Indivíduos treinados apresentam aumento na velocidade de entrada e saída do LDL da circulação quando comparados a indivíduos não treinados.[56] Além disso, o treinamento físico aumenta o tempo que o LDL permanece na forma reduzida na circulação, o que significa que ele demora mais tempo para atingir a forma oxidada (mais aterogênica).[57] Em relação à associação da função vascular e do perfil lipídico, estudos mostram que a melhora na resposta vascular à acetilcolina em treinados não é necessariamente dependente de mudanças no perfil lipídico.[58]

Hipertensão arterial

A hipertensão arterial é uma doença que provoca profundas alterações na função vascular.[59] A resposta vasodilatadora muscular à infusão intra-arterial de acetilcolina é diminuída em pacientes hipertensos e está associada a eventos cardiovasculares.[60] Além disso, a hipertensão altera a resposta vasodilatadora muscular durante o exercício[61] e o estresse mental.[62]

O exercício físico aeróbio praticado regularmente provoca redução significativa na pressão arterial em pacientes hipertensos.[63-66] Embora os mecanismos envolvidos na redução da pressão arterial após treinamento físico ainda não sejam totalmente conhecidos, há consenso de que as mudanças alcançadas em nível de vasos sanguíneos são importantes. O aumento na força de cisalhamento exercida pelo sangue na parede vascular durante o exercício físico leva a um aumento na liberação de óxido nítrico,[67-69] o que favorece a redução na pressão arterial. Estudo recente mostra que três meses de treinamento físico aeróbio, em intensidade de 50% do consumo de oxigênio de pico, realizado três vezes por semana, aumenta a resposta vascular à infusão intra-arterial de acetilcolina.[60] Há também adaptações extrínsecas ao vaso. O exercício físico reduz a atividade nervosa simpática[70] e os níveis de angiotensina-II circulantes,[71] o que potencializa a diminuição da resistência vascular periférica.

A prática regular de exercícios resistidos também provoca queda na pressão arterial.[72-75] No entanto, o efeito dessa modalidade de exercício é muito menos expressivo que o do exercício aeróbio.[72,73,76] Além disso, é importante atentar para o fato de que a elevação da pressão arterial durante a realização do exercício resistido é muito intensa,[77,78] o que não é aconselhável para pacientes com doença cardiovascular ou indivíduos idosos. O exercício resistido deve ser executado em intensidade moderada e de forma que não ultrapasse 10 e 15 repetições. Observações com medida intra-arterial mostram que mesmo exercícios resistidos moderados podem provocar aumento muito intenso na pressão arterial se o número de repetições for elevado.[77-79]

Diabetes

Evidências epidemiológicas mostram que a redução nos eventos cardiovasculares em pacientes com fatores de risco, particularmente diabetes tipo II, está associada a modificações no estilo de vida.[80-84] Um estudo de coorte com seguimento de 14 anos mostrou que a prática regular de exercício físico reduz a mortalidade por todas as causas,[84] além de prevenir ou retardar o desenvolvimento de diabetes.[82-83]

Em relação ao controle do diabetes, estudos mostram que o exercício provoca redução nas concentrações sanguíneas de glicose e insulina de jejum, levando inclusive à diminuição nas doses de hipoglicemiantes oral e insulina.[81-83] Em relação ao efeito do exercício físico na função vascular em pacientes diabéticos, há evidências de que um programa de exercício aeróbio combinado com o exercício resistido provoca melhora significativa na função endotélio-dependente.[85,86] A resposta vascular à infusão intra-arterial de acetilcolina é significativamente aumentada em pacientes com diabetes submetidos a treinamento físico.[87] O treinamento físico também tem efeito no remodelamento vascular. Ele aumenta o lúmen e reduz a espessura médio-intimal de artérias periféricas de condução,[86] o que significa um efeito protetor de doença aterosclerótica que pode beneficiar sobretudo o paciente diabético.

Estudos recentes sugerem que os benefícios alcançados no paciente diabético podem variar com a intensidade do exercício físico. O controle glicêmico com o treinamento intervalado de alta intensidade é mais expressivo que o treinamento moderado contínuo.[88-90] Gibala e colaboradores mostraram que o treinamento intervalado de alta intensidade melhora a glicemia de jejum e a sensibilidade de insulina (avaliados pelo teste de tolerância à glicose orais ou índice HOMA).[88-90] Wisloff e colaboradores verificaram que a melhora na vasodilatação endotélio-dependente alcançada com o treinamento intervalado em pacientes com síndrome metabólica é superior àquela com treinamento moderado.[91] Embora o treinamento intervalado ainda seja motivo de muito questionamento em relação à segurança, dados estatísticos recentes mostram que uma atividade correspondente a 175.820 horas de exercício intervalado não provocou nenhum evento grave em pacientes com insuficiência cardíaca e doença arterial coronariana.[77]

Doença coronária

O treinamento físico é uma importante conduta não farmacológica no tratamento de pacientes com doença da artéria coronária. Estudo clássico mostrou que treinamento físico durante quatro semanas atenua (59%) a resposta vasoconstritora paradoxal da artéria coronária à administração de acetilcolina e aumenta (29%) o fluxo de reserva coronária em resposta à infusão intra-coronária de adenosina, em pacientes com doença da artéria coronária.[92] Estudos mostram também que o treinamento físico diminui a formação de neointima, aumenta a circunferência luminal e provoca angiogênese.[93] Esse último parâmetro está associado ao fator de crescimento derivado do endotélio e de fibroblastos (VEGF e FGF, respectivamente). Aumento na mobilização de células progenitoras do endotélio e na expressão de oxidonítrico-sintase endotelial (eNOS) também tem sido descrito em pacientes treinados.[93]

Outros resultados importantes do treinamento físico estão relacionados ao processo de evolução da doença arteriosclerótica.[94] Pacientes com doença da artéria coronária submetidos a treinamento físico associado à dieta pobre em gorduras por um período de um ano, ao contrário do grupo-controle que recebeu apenas dieta, não apresentaram progressão da doença coronariana.[59]

Os efeitos do treinamento físico em vasos coronários se relacionam com gasto energético e melhora na capacidade física. Há estreita ligação entre o aumento no diâmetro de artérias coronarianas com estenose e a quantidade de energia gasta por semana em treinamento físico.[92] A melhora no limiar de angina tem alta correlação com o aumento na capacidade funcional.[15,25,26] E o aumento de fluxo na circulação colateral se relaciona com o aumento no consumo de oxigênio de pico e à carga de trabalho.[15,25]

Insuficiência cardíaca

Um dos efeitos mais marcantes de um programa de treinamento físico em pacientes com insuficiência cardíaca é a atenuação na vasoconstrição periférica. Essa adaptação se deve a dois fatores: redução neuro-humoral e aumento na função endotelial. Investigações do nosso grupo mostram que o treinamento físico diminui a atividade nervosa simpática muscular em pacientes com insuficiência cardíaca, independentemente do sexo, idade e presença de distúrbio do sono.[95-97] Em relação à função endotelial, o treinamento físico melhora a expressão da eNOS e a resposta vasodilatadora à acetilcolina.[98] Diminuição nos níveis de VCAM-1 e ICAM-1,[38,99] angiotensina-II[71] e endotelina-1[100] também têm sido documentados em pacientes com insuficiência cardíaca. O treinamento físico causa mudanças também na estrutura vascular. Ele diminui a espessura da parede e aumenta o diâmetro vascular, diminuindo, portanto, a razão parede/lúmen.[101]

O aumento de fluxo sanguíneo periférico na insuficiência cardíaca alcançada pelo treinamento físico é muito importante e se assemelha àquele causado pelos medicamentos. O aumento na circulação periférica contribui para a diminuição de pró-inflamatórios e estresse oxidativo.[99] Em conjunto, essas respostas melhoram a miopatia esquelética, cujos resultados clínicos são o aumento na capacidade física e na qualidade de vida do paciente com insuficiência cardíaca.

CONSIDERAÇÕES FINAIS

O aumento de fluxo sanguíneo muscular durante o exercício é uma resposta endotélio-dependente que pode ser influenciada pelo controle neuro-humoral, especialmente na presença de doenças cardiovasculares. O treinamento físico melhora a função vascular

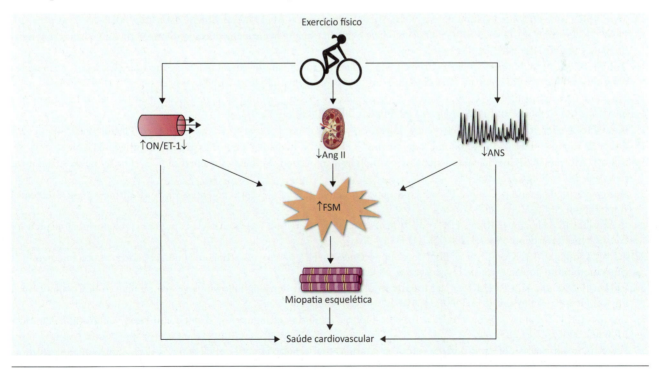

Figura 49.4 O exercício físico provoca redução na atividade nervosa simpática (ANS) e melhora a função endotélio-dependente via aumento na biodisponibilidade de óxido nítrico e diminuição de endotelina-1. Em conjunto, esses efeitos induzem a um aumento no fluxo sanguíneo muscular (FSM) e a uma melhora na miopatia esquelética, resultando em melhora na saúde cardiovascular de pacientes com doenças cardiovasculares (siglas, ver texto).

endotélio-dependente. Em condições patológicas, esse modelo de tratamento baseado em exercício contribui para a correção de alterações vasculares. Ele melhora a função endotelial e reduz a atividade neuro-humoral e os níveis de angiotensina-II, cujo resultado é o aumento na perfusão periférica, diminuição do trabalho cardíaco e reversão da miopatia musculoesquelética. Essas respostas são fundamentais para a saúde cardiovascular (Figura 49.4).

REFERÊNCIAS BIBLIOGRÁFICAS

1. Rowell LB. Ideas about control of skeletal and cardiac muscle blood flow (1876-2003): cycles of revision and new vision. J Appl Physiol (1985). 2004;97(1):384-92.
2. Joyner MJ, Casey DP. Regulation of increased blood flow (hyperemia) to muscles during exercise: a hierarchy of competing physiological needs. Physiol Rev. 2015;95(2):549-601.
3. Green DJ, O'Driscoll G, Blanksby BA, et al. Control of skeletal muscle blood flow during dynamic exercise: contribution of endothelium-derived nitric oxide. Sports Med. 1996;21(2):119-46.
4. Joyner MJ, Halliwill JR. Sympathetic vasodilatation in human limbs. J Physiol. 2000;526 Pt 3:471-80.
5. Holwerda SW, Restaino RM, Fadel PJ. Adrenergic and non-adrenergic control of active skeletal muscle blood flow: implications for blood pressure regulation during exercise. Auton Neurosci. 2015;188:24-31.
6. Chatzizisis YS, Coskun AU, Jonas M, et al. Role of endothelial shear stress in the natural history of coronary atherosclerosis and vascular remodeling: molecular, cellular, and vascular behavior. J Am Coll Cardiol. 2007;49(25):2379-93.
7. Newcomer SC, Thijssen DH, Green DJ. Effects of exercise on endothelium and endothelium/smooth muscle cross talk: role of exercise-induced hemodynamics. J Appl Physiol (1985). 2011;111(1):311-20.
8. Laughlin MH, Newcomer SC, Bender SB. Importance of hemodynamic forces as signals for exercise-induced changes in endothelial cell phenotype. J Appl Physiol (1985). 2008;104(3):588-600.
9. Palmer RM, Ashton DS, Moncada S. Vascular endothelial cells synthesize nitric oxide from L-arginine. Nature. 1988;333(6174):664-6.
10. Hemmens B, Mayer B. Enzymology of nitric oxide synthases. Methods Mol Biol. 1998;100:1-32.
11. Paravicini TM, Touyz RM. Redox signaling in hypertension. Cardiovasc Res. 2006;71(2):247-58.
12. Maxwell AJ, Schauble E, Bernstein D, et al. Limb blood flow during exercise is dependent on nitric oxide. Circulation. 1998;98(4):369-74.
13. Joyner MJ, Casey DP. Muscle blood flow, hypoxia, and hypoperfusion. J Appl Physiol (1985). 2014;116(7):852-7.
14. Dyke CK, Proctor DN, Dietz NM, et al. Role of nitric oxide in exercise hyperaemia during prolonged rhythmic handgripping in humans. J Physiol. 1995;488 (Pt 1):259-65.
15. Antunes-Correa LM, Nobre TS, Groehs RV, et al. Molecular basis for the improvement in muscle metaboreflex and mechanoreflex control in exercise-trained humans with chronic heart failure. Am J Physiol Heart Circ Physiol. 2014;307(11):H1655-66.
16. Negrao CE, Middlekauff HR, Gomes-Santos IL, et al. Effects of exercise training on neurovascular control and skeletal myopathy in systolic heart failure. Am J Physiol Heart Circ Physiol. 2015;308(8):H792-802.
17. Rowell LB. Neural control of muscle blood flow: importance during dynamic exercise. Clin Exp Pharmacol Physiol. 1997;24(2):117-25.
18. Fisher JP, Young CN, Fadel PJ. Autonomic adjustments to exercise in humans. Compr Physiol. 2015;5(2):475-512.
19. Saltin B, Mortensen SP. Inefficient functional sympatholysis is an overlooked cause of malperfusion in contracting skeletal muscle. J Physiol. 2012;590(Pt 24):6269-75.
20. Buckwalter JB, Hamann JJ, Clifford PS. Vasoconstriction in active skeletal muscles: a potential role for P2X purinergic receptors? J Appl Physiol (1985). 2003;95(3):953-9.
21. Buckwalter JB, Hamann JJ, Kluess HA, et al. Vasoconstriction in exercising skeletal muscles: a potential role for neuropeptide Y? Am J Physiol Heart Circ Physiol. 2004;287(1):H144-9.
22. Saris JJ, van Dijk MA, Kroon I, et al. Functional importance of angiotensin-converting enzyme-dependent in situ angiotensin II generation in the human forearm. Hypertension. 2000;35(3):764-8.
23. Zucker IH, Schultz HD, Patel KP, et al. Modulation of angiotensin II signaling following exercise training in heart failure. Am J Physiol Heart Circ Physiol. 2015;308(8):H781-91.
24. Brothers RM, Haslund ML, Wray DW, et al. Exercise-induced inhibition of angiotensin II vasoconstriction in human thigh muscle. J Physiol. 2006;577(Pt 2):727-37.
25. Faber JE. In situ analysis of alpha-adrenoceptors on arteriolar and venular smooth muscle in rat skeletal muscle microcirculation. Circ Res. 1988;62(1):37-50.
26. Vicaut E, Montalescot G, Hou X, et al. Arteriolar vasoconstriction and tachyphylaxis with intraarterial angiotensin II. Microvasc Res. 1989;37(1):28-41.

27. Wray DW, Nishiyama SK, Donato AJ, et al. Endothelin-1-mediated vasoconstriction at rest and during dynamic exercise in healthy humans. Am J PhysiolHeart Circ Physiol. 2007;293(4):H2550-6.
28. Barrett-O'Keefe Z, Ives SJ, Trinity JD, et al. Taming the "sleeping giant": the role of endothelin-1 in the regulation of skeletal muscle blood flow and arterial blood pressure during exercise. Am J Physiol Heart Circ Physiol. 2013;304(1):H162-9.
29. Glaus TM, Grenacher B, Koch D, et al. High altitude training of dogs results in elevated erythropoietin and endothelin-1 serum levels. Comp Biochem Physiol A Mol Integr Physiol. 2004;138(3):355-61.
30. Alves MJ, Rondon MU, Santos AC, et al. Sympathetic nerve activity restrains reflex vasodilatation in heart failure. Clin Auton Res. 2007;17(6):364-9.
31. Katz SD, Yuen J, Bijou R, et al. Training improves endothelium-dependent vasodilation in resistance vessels of patients with heart failure. J Appl Physiol (1985). 1997;82(5):1488-92.
32. Calbet JA, Lundby C. Skeletal muscle vasodilatation during maximal exercise in health and disease. J Physiol. 2012;590(Pt 24):6285-96.
33. Middlekauff HR, Nguyen AH, Negrao CE, et al. Impact of acute mental stress on sympathetic nerve activity and regional blood flow in advanced heart failure: implications for 'triggering' adverse cardiac events. Circulation. 1997;96(6):1835-42.
34. Nazare Nunes Alves MJ, dos Santos MR, Nobre TS, et al. Mechanisms of blunted muscle vasodilation during peripheral chemoreceptor stimulation in heart failure patients. Hypertension. 2012;60(3):669-76.
35. Murray DR, Prabhu SD, Chandrasekar B. Chronic beta-adrenergic stimulation induces myocardial proinflammatory cytokine expression. Circulation. 2000;101(20):2338-41.
36. Creager MA, Quigg RJ, Ren CJ, et al. Limb vascular responsiveness to beta-adrenergic receptor stimulation in patients with congestive heart failure. Circulation. 1991;83(6):1873-9.
37. Esposito F, Mathieu-Costello O, Shabetai R, eet al. Limited maximal exercise capacity in patients with chronic heart failure: partitioning the contributors. J Am Coll Cardiol. 2010;55(18):1945-54.
38. Negrao CE, Middlekauff HR. Adaptations in autonomic function during exercise training in heart failure. Heart Fail Rev. 2008;13(1):51-60.
39. Maeda S, Miyauchi T, Kakiyama T, et al. Effects of exercise training of 8 weeks and detraining on plasma levels of endothelium--derived factors, endothelin-1 and nitric oxide, in healthy young humans. Life Sci. 2001;69(9):1005-16.
40. Goto C, Higashi Y, Kimura M, et al. Effect of different intensities of exercise on endothelium-dependent vasodilation in humans: role of endothelium-dependent nitric oxide and oxidative stress. Circulation. 2003;108(5):530-5.
41. Spence AL, Carter HH, Naylor LH, et al. A prospective randomized longitudinal study involving 6 months of endurance or resistance exercise. Conduit artery adaptation in humans. J Physiol. 2013;591(Pt 5):1265-75.
42. Currens JH, White PD. Half a century of running. Clinical, physiologic and autopsy findings in the case of Clarence DeMar ("Mr. Marathon"). N Engl J Med. 1961;265:988-93.
43. Green DJ, Spence A, Halliwill JR, et al. Exercise and vascular adaptation in asymptomatic humans. Exp Physiol. 2011;96(2):57-70.
44. Birk GK, Dawson EA, Atkinson C, et al. Brachial artery adaptation to lower limb exercise training: role of shear stress. J Appl Physiol (1985). 2012;112(10):1653-8.
45. Huveneers S, Daemen MJ, Hordijk PL. Between Rho(k) and a hard place: the relation between vessel wall stiffness, endothelial contractility, and cardiovascular disease. Circ Res. 2015;116(5):895-908.
46. Joyner MJ, Green DJ. Exercise protects the cardiovascular system: effects beyond traditional risk factors. J Physiol. 2009;587(Pt 23):5551-8.
47. Malloy MJ. Effects of exercise on coronary atherosclerotic lesions. J Am Coll Cardiol. 1993;22(2):478-9.
48. Blair SN, Morris JN. Healthy hearts--and the universal benefits of being physically active: physical activity and health. Ann Epidemiol. 2009;19(4):253-6.
49. Lavie CJ, Arena R, Swift DL, et al. Exercise and the Cardiovascular System: Clinical Science and Cardiovascular Outcomes. Circ Res. 2015;117(2):207-19.
50. Mora S, Cook N, Buring JE, et al. Physical activity and reduced risk of cardiovascular events: potential mediating mechanisms. Circulation. 2007;116(19):2110-8.
51. Green DJ, Eijsvogels T, Bouts YM, et al. Exercise training and artery function in humans: nonresponse and its relationship to cardiovascular risk factors. J Appl Physiol (1985). 2014;117(4):345-52.
52. Green DJ, O'Driscoll G, Joyner MJ, et al. Exercise and cardiovascular risk reduction: time to update the rationale for exercise? J Appl Physiol (1985). 2008;105(2):766-8.
53. Green DJ, Walsh JH, Maiorana A, et al. Exercise-induced improvement in endothelial dysfunction is not mediated by changes in CV risk factors: pooled analysis of diverse patient populations. Am J Physiol Heart Circ Physiol. 2003;285(6):H2679-87.
54. Kraus WE, Houmard JA, Duscha BD, et al. Effects of the amount and intensity of exercise on plasma lipoproteins. N Engl J Med. 2002;347(19):1483-92. Epub 2002/11/08.

55. Kodama S, Tanaka S, Saito K, et al. Effect of aerobic exercise training on serum levels of high-density lipoprotein cholesterol: a meta-analysis. Arch Intern Med. 2007;167(10):999-1008.
56. Vinagre CG, Ficker ES, Finazzo C, et al. Enhanced removal from the plasma of LDL-like nanoemulsion cholesteryl ester in trained men compared with sedentary healthy men. J Appl Physiol (1985). 2007;103(4):1166-71.
57. Ribeiro IC, Iborra RT, Neves MQ, et al. HDL atheroprotection by aerobic exercise training in type 2 diabetes mellitus. Med Sci Sports Exerc. 2008;40(5):779-86.
58. Walsh JH, Yong G, Cheetham C, et al. Effects of exercise training on conduit and resistance vessel function in treated and untreated hypercholesterolaemic subjects. Eur Heart J. 2003;24(18):1681-9.
59. Schuler G, Hambrecht R, Schlierf G, et al. Regular physical exercise and low-fat diet. Effects on progression of coronary artery disease. Circulation. 1992;86(1):1-11.
60. Higashi Y, Sasaki S, Kurisu S, et al. Regular aerobic exercise augments endothelium-dependent vascular relaxation in normotensive as well as hypertensive subjects: role of endothelium-derived nitric oxide. Circulation. 1999;100(11):1194-202.
61. Paniagua OA, Bryant MB, Panza JA. Role of endothelial nitric oxide in shear stress-induced vasodilation of human microvasculature: diminished activity in hypertensive and hypercholesterolemic patients. Circulation. 2001;103(13):1752-8.
62. Cardillo C, Kilcoyne CM, Cannon RO 3rd, et al. Impairment of the nitric oxide-mediated vasodilator response to mental stress in hypertensive but not in hypercholesterolemic patients. J Am Coll Cardiol. 1998;32(5):1207-13.
63. Hagberg JM, Montain SJ, Martin WH 3rd, et al. Effect of exercise training in 60- to 69-year-old persons with essential hypertension. Am J Cardiol. 1989;64(5):348-53.
64. Perticone F, Ceravolo R, Pujia A, et al. Prognostic significance of endothelial dysfunction in hypertensive patients. Circulation. 2001;104(2):191-6.
65. Sales AR, Silva BM, Neves FJ, et al. Diet and exercise training reduce blood pressure and improve autonomic modulation in women with prehypertension. Eur J Appl Physiol. 2012;112(9):3369-78.
66. Whelton SP, Chin A, Xin X, et al. Effect of aerobic exercise on blood pressure: a meta-analysis of randomized, controlled trials. Ann Intern Med. 2002;136(7):493-503.
67. Green DJ, Bilsborough W, Naylor LH, et al. Comparison of forearm blood flow responses to incremental handgrip and cycle ergometer exercise: relative contribution of nitric oxide. J Physiol. 2005;562(Pt 2):617-28.
68. Green DJ, Maiorana A, O'Driscoll G, et al. Effect of exercise training on endothelium-derived nitric oxide function in humans. J Physiol. 2004;561(Pt 1):1-25.
69. Halliwill JR, Buck TM, Lacewell AN, et al. Postexercise hypotension and sustained postexercise vasodilatation: what happens after we exercise? Exp Physiol. 2013;98(1):7-18.
70. Laterza MC, de Matos LD, Trombetta IC, et al. Exercise training restores baroreflex sensitivity in never-treated hypertensive patients. Hypertension. 2007;49(6):1298-306.
71. Gomes-Santos IL, Fernandes T, Couto GK, et al. Effects of exercise training on circulating and skeletal muscle renin-angiotensin system in chronic heart failure rats. PloS One. 2014;9(5):e98012.
72. Pescatello LS, Franklin BA, Fagard R, et al. American College of Sports Medicine position stand. Exercise and hypertension. Med Sci Sports Exerc. 2004;36(3):533-53.
73. Keese F, Farinatti P, Pescatello L, et al. A comparison of the immediate effects of resistance, aerobic, and concurrent exercise on postexercise hypotension. J Strength Cond Res. 2011;25(5):1429-36.
74. Moraes MR, Bacurau RF, Simoes HG, et al. Effect of 12 weeks of resistance exercise on post-exercise hypotension in stage 1 hypertensive individuals. J Hum Hypertens. 2012;26(9):533-9.
75. Tibana RA, de Sousa NM, da Cunha Nascimento D, et al. Correlation between acute and chronic 24-hour blood pressure response to resistance training in adult women. Int J Sports Med. 2015;36(1):82-9.
76. Gomes Anunciacao P, Doederlein Polito M. A review on post-exercise hypotension in hypertensive individuals. Arq Bras Cardiol. 2011;96(5):e100-9.
77. Rognmo O, Moholdt T, Bakken H, et al. Cardiovascular risk of high- versus moderate-intensity aerobic exercise in coronary heart disease patients. Circulation. 2012;126(12):1436-40.
78. MacDougall JD, Tuxen D, Sale DG, et al. Arterial blood pressure response to heavy resistance exercise. J Appl Physiol (1985). 1985;58(3):785-90.
79. Gomides RS, Costa LA, Souza DR, et al. Atenolol blunts blood pressure increase during dynamic resistance exercise in hypertensives. Br J Clin Pharmacol. 2010;70(5):664-73.
80. Knowler WC, Barrett-Connor E, Fowler SE, et al. Reduction in the incidence of type 2 diabetes with lifestyle intervention or metformin. N Engl J Med. 2002;346(6):393-403.
81. Schreuder TH, Maessen MF, Tack CJ, et al. Life-long physical activity restores metabolic and cardiovascular function in type 2 diabetes. Eur J Appl Physiol. 2014;114(3):619-27.

82. Schuler G, Adams V, Goto Y. Role of exercise in the prevention of cardiovascular disease: results, mechanisms, and new perspectives. Eur Heart J. 2013;34(24):1790-9.
83. Sieverdes JC, Sui X, Lee DC, et al. Physical activity, cardiorespiratory fitness and the incidence of type 2 diabetes in a prospective study of men. Br J Sports Med. 2010;44(4):238-44.
84. Tanasescu M, Leitzmann MF, Rimm EB, et al. Physical activity in relation to cardiovascular disease and total mortality among men with type 2 diabetes. Circulation. 2003;107(19):2435-9.
85. Schreuder TH, Green DJ, Nyakayiru J, et al. Time-course of vascular adaptations during 8 weeks of exercise training in subjects with type 2 diabetes and middle-aged controls. Eur J Appl Physiol. 2015;115(1):187-96.
86. Schreuder TH, Van Den Munckhof I, Poelkens F, et al. Combined aerobic and resistance exercise training decreases peripheral but not central artery wall thickness in subjects with type 2 diabetes. Eur J Appl Physiol. 2015;115(2):317-26.
87. Maiorana A, O'Driscoll G, Cheetham C, et al. The effect of combined aerobic and resistance exercise training on vascular function in type 2 diabetes. J Am Coll Cardiol. 2001;38(3):860-6.
88. Gibala MJ, Little JP, Macdonald MJ, et al. Physiological adaptations to low-volume, high-intensity interval training in health and disease. J Physiol. 2012;590(Pt 5):1077-84.
89. Gillen JB, Little JP, Punthakee Z, et al. Acute high-intensity interval exercise reduces the postprandial glucose response and prevalence of hyperglycaemia in patients with type 2 diabetes. Diabetes Obes Metab. 2012;14(6):575-7.
90. Little JP, Gillen JB, Percival ME, et al. Low-volume high-intensity interval training reduces hyperglycemia and increases muscle mitochondrial capacity in patients with type 2 diabetes. J Appl Physiol (1985). 2011;111(6):1554-60.
91. Tjonna AE, Lee SJ, Rognmo O, et al. Aerobic interval training versus continuous moderate exercise as a treatment for the metabolic syndrome: a pilot study. Circulation. 2008;118(4):346-54.
92. Hambrecht R, Wolf A, Gielen S, et al. Effect of exercise on coronary endothelial function in patients with coronary artery disease. N Engl J Med. 2000;342(7):454-60.
93. Laufs U, Werner N, Link A, et al. Physical training increases endothelial progenitor cells, inhibits neointima formation, and enhances angiogenesis. Circulation. 2004;109(2):220-6.
94. Niebauer J, Hambrecht R, Velich T, et al. Attenuated progression of coronary artery disease after 6 years of multifactorial risk intervention: role of physical exercise. Circulation. 1997;96(8):2534-41.
95. Antunes-Correa LM, Kanamura BY, Melo RC, et al. Exercise training improves neurovascular control and functional capacity in heart failure patients regardless of age. Eur J Prev Cardiol. 2012;19(4):822-9.
96. Antunes-Correa LM, Melo RC, Nobre TS, et al. Impact of gender on benefits of exercise training on sympathetic nerve activity and muscle blood flow in heart failure. Eur J Heart Fail. 2010;12(1):58-65.
97. Ueno LM, Drager LF, Rodrigues AC, et al. Effects of exercise training in patients with chronic heart failure and sleep apnea. Sleep. 2009;32(5):637-47.
98. Hambrecht R, Fiehn E, Weigl C, et al. Regular physical exercise corrects endothelial dysfunction and improves exercise capacity in patients with chronic heart failure. Circulation. 1998;98(24):2709-15.
99. Brum PC, Bacurau AV, Medeiros A, et al. Aerobic exercise training in heart failure: impact on sympathetic hyperactivity and cardiac and skeletal muscle function. Braz J Med Biol Res. 2011;44(9):827-35.
100. Thijssen DH, Ellenkamp R, Kooijman M, et al. A causal role for endothelin-1 in the vascular adaptation to skeletal muscle deconditioning in spinal cord injury. Arterioscler Thromb Vasc Biol. 2007;27(2):325-31.
101. Maiorana AJ, Naylor LH, Exterkate A, et al. The impact of exercise training on conduit artery wall thickness and remodeling in chronic heart failure patients. Hypertension. 2011;57(1):56-62.

capítulo 50

Prediman K. Shah

Endotélio e Alterações Imunológicas na Aterosclerose

RESUMO

A aterosclerose é caracterizada pela infiltração e retenção de lipoproteínas aterogênicas na parede arterial, com subsequente iniciação de uma resposta inflamatória crônica na parede arterial, associada à disfunção endotelial. O sistema imune inato e o sistema imune adaptativo respondem a muitos autoantígenos e alguns antígenos exógenos estão implicados na iniciação e perpetuação da resposta inflamatória vascular. Entretanto, os mecanismos imunes exercem papel pró-aterogênico e ateroprotetor na aterosclerose. A modulação do sistema imune, portanto, poderia emergir como uma nova abordagem contra a aterosclerose.

Uma ampla quantidade de dados experimentais e clínicos sustenta o papel em potencial de mecanismos pró-inflamatórios imunomediados na aterogênese.[1-4] Células dos sistemas imune inato e imune adaptativo, como macrófagos, células dendríticas (CDs), linfócitos B e T e mastócitos, estão presentes nas placas ateroscleróticas em animais experimentais e também em seres humanos.[1-4] Outros componentes do sistema imune, como mediadores imunoinflamatórios, moléculas de padrões moleculares associados a patógenos e ameaças, imunoglobulinas, citocinas, quimiocinas e proteínas do complemento, estão todos presentes em graus variados na placa aterosclerótica.[1-4] Há ainda evidência experimental sugerindo que segmentos aórticos com "ateropropensão" contêm número maior de células dendríticas apresentadoras de antígeno, especialmente na adventícia, até mesmo antes da hiperlipidemia ou da indução de aterosclerose, levantando a possibilidade de ocorrência de *imunopriming* pró-inflamatório dos segmentos aterossuscetíveis da aorta normal.[5]

POTENCIAL PAPEL DA IMUNIDADE INATA NA ATEROGÊNESE

A imunidade inata consiste em uma resposta inespecífica rápida para neutralização de patógenos e outros sinais de ameaça. A resposta imune inata é orquestrada por células dendríticas e macrófagos, que atuam como primeiros respondedores, amostrando o ambiente do hospedeiro para detectar sinais moleculares de dano ou perigo, como a lipoproteína de baixa densidade modificada por oxidação (LDLox).[4] Esses padrões moleculares de dano ou perigo atuam como agressões moleculares à parede vascular ao ativarem os receptores *Toll-like*. Esses receptores atuam como receptores de reconhecimento de padrão, levando à ativação de genes pró-inflamatórios com eventual liberação de citocinas inflamatórias, que caracterizam a resposta imune inata aguda. A desorganização dos genes envolvidos nessa resposta imune inata, como MyD88 ou TLR4, inibe aterosclerose, inflamação da placa e citocinas inflamatórias circulantes em camundongos, independentemente dos níveis circulantes de colesterol.[6]

Em adição, os papéis pró-aterogênicos das células do sistema imune inato são demonstrados pela deleção de genes envolvidos em sua diferenciação e proliferação. Assim, camundongos gravemente hipercolesterolêmicos deficientes do gene codificador de fator estimulador de colônias de macrófago, que é essencial a sobrevivência e proliferação de macrófagos, exibem diminuição acentuada da aterosclerose.[7] Um conjunto de evidências sugere ainda a diversidade fenotípica das células mononucleares envolvidas na resposta imune inata. Estudos experimentais com camundongos identificaram dois subtipos amplos de monócitos: monócitos pró-inflamatórios (subtipo M1), que expressam certos marcadores de superfície específicos; e monócitos anti-inflamatórios (subtipo M2), que também têm marcadores de superfície específicos.[8-10] Embora essa visão simplificada dos monócitos-macrófagos ajude os pesquisadores a entender melhor a heterogeneidade fenotípica dos monócitos-macrófagos *in vitro*, as alterações fenotípicas *in vivo* reais tendem a ser muito mais complexas e não tão discretas.[8,10,11] Os experimentos de transplante de medula óssea, bem como os experimentos de depleção de células, demonstraram que as células *natural killer* (NK), outro componente da imunidade inata, também contribuem para a aterogênese.[12,13] A função pró-aterogênica das células NK parece ser dependente de mediadores como a perforina e a granzima B.[13]

Os mastócitos também se acumulam nas lesões ateroscleróticas, e camundongos hipercolesterolêmicos sem mastócitos apresentam inibição da inflamação e da formação da lesão aterosclerótica.[14-16] É interessante notar que dois desses estudos relataram níveis menores de colesterol circulante em camundongos deficientes de mastócito, sugerindo uma ligação entre a sinalização de mastócito intata e a homeostasia do colesterol.[14-16]

As CDs são as células apresentadoras de antígeno mais eficientes, que ajudam a estabelecer a ponte entre o sistema imune inato e a resposta imune adaptativa. As CDs que residem na íntima rapidamente ingerem lipídeos em condições hipercolesterolêmicas, enquanto a depleção de CDs em camundongos transgênicos para receptor da toxina diftérica (DTR) CD11c-específico resulta em inibição da formação da lesão inicial em camundongos LDLR-*null*, sustentando um papel pró-aterogênico para as CDs convencionais.[17] Esses resultados são sustentados por outros experimentos que demonstraram que a deleção genética de CD11c inibe a aterosclerose em camundongos apo-E-*null*.[18] As lesões ateroscleróticas murinas e humanas contêm células dendríticas plasmacitoides (pCDs). A exposição à LDLox permite que as pCDs deflagrem respostas de células T antígeno-específicas. A depleção de pCDs usando anticorpos antiantígeno 1 de pCD murina em camundongos apo-E-*null* diminuiu a aterosclerose no seio aórtico e estava associada com diminuição da inflamação da placa e supressão global da ativação da célula T.[19] O papel intensificador de aterosclerose das pCDs foi mediado pela ativação de respostas imunes aos autoantígenos, via complexos proteína-ácido desoxirribonucleico (DNA).[20]

Neutrófilos, AENs e aterosclerose

O potencial papel dos neutrófilos na aterosclerose experimental e humana foi amplamente ignorado por muitos anos, mas está sendo cada vez mais reconhecido nos dias de hoje.[21] Recentemente, vários estudos experimentais destacaram o papel em potencial dos neutrófilos, de estruturas derivadas de neutrófilos e das armadilhas extracelulares de neutrófilos (AENs) como potenciais mediadores de respostas inflamatórias na aterosclerose via ativação/*priming* do inflamassomo NLRP3.[22] Estudos adicionais se fazem necessários para avaliar totalmente o potencial papel dos neutrófilos como mediadores de aterosclerose e como alvo terapêutico em potencial.

Papel da imunidade adaptativa na aterosclerose

Contrastando com a natureza rápida e inespecífica da resposta imune inata aguda, a resposta imune adaptativa é mais lenta, mais específica e se desenvolve ao longo do tempo por meio do rearranjo estocástico, durante o desenvolvimento dos imunoblastos, gerando ampla variedade de receptores de células T e B que reconhecem antígenos específicos.[1,3] As células imunes inatas, como CDs e macrófagos, apresentam antígenos no contexto de moléculas do complexo principal de histocompatibilidade e moléculas coestimulatórias para reconhecimento pelas células T. A ativação da célula T ocorre mediante apresentação do antígeno no contexto de estado inflamatório, resultando em proliferação clonal. A proliferação clonal de células T CD8+ envolve produção aumentada de citocinas e função citotóxica dirigida contra as células que apresentam o antígeno específico. A ativação da célula T CD4+ também resulta em produção de citocina, que, por sua vez, distorce a ativação subsequente da célula B para produção de imunoglobulinas específicas.

Trabalhos anteriores com células B sugeriram um papel protetor contra a aterosclerose em camundongos hipercolesterolêmicos.[23] Uma série de estudos elegantes conduzidos pelo grupo de Witztum mostrou que os anticorpos naturais do isótipo imunoglobulina M (IgM) são reativos com a cabeça de fosforilcolina presente na lipoproteína de baixa densidade (LDL) oxidada, em células apoptóticas e na célula da parede de *Pneumococcus*. Esses anticorpos naturais do isótipo IgM atenuaram a aterosclerose,[24-26] sustentando o papel do mimetismo molecular na aterogênese. Esses anticorpos IgM são produzidos por células B1 autorrenovadoras, dando suporte ao papel protetor desse subtipo de células B na aterogênese.[27] Em contraste com esses estudos, a depleção de células B com anticorpo anti-CD20 diminuiu a aterosclerose,[28] sugerindo o provável envolvimento de um equilíbrio mais complexo de subtipos de célula B.

Estudos cujo alvo é a via do fator ativador de célula B na aterosclerose murina sustentam esse conceito.[29,30] A deleção do fator ativador de célula B resultou em diminuição do número de células B2 e preservação da população de células B1, estando associada à aterosclerose diminuída. Portanto, evidências cumulativas sugerem que há especificidade de subtipo celular em termos de papel das células B na aterosclerose, com as células B1 tendo efeito ateroprotetor, enquanto as células B2 exercem efeito pró-aterogênico.

As placas ateroscleróticas humanas contêm macrófagos e CDs, ambas com capacidade de atuar como células apresentadoras de antígeno (APCs), bem como células T que expressam marcadores de ativação.[31] Evidências da interação APC-célula T sugerem imunoativação antígeno-específica via sinapses imunológicas na placa.[32] Inicialmente, as células T CD4+ foram relatadas como tendo papel pró-aterogênico generalizado. Isso foi sustentado pela ativação HLA-DR-restrita mediada pela LDLox de células T CD4+ clonadas de placas ateroscleróticas.[33] A transferência adotiva das células T CD4+ para camundongos hipercolesterolêmicos imunodeficientes agravou a aterosclerose.[34] O papel pró-aterogênico das células T CD4+ é, em parte, devido ao efeito pró-inflamatório exagerado da resposta de citocinas Th-1, em particular de interferon-gama.[35,36] A aterosclerose aumentada após a transferência de células T CD4+ reativas à LDL sustentou o suposto papel da LDL como autoantígeno para respostas de células T CD4+ na aterosclerose.[37] Outros relatos sugerem que certas respostas de citocinas Th-2, como a IL-10, conferem proteção contra a aterosclerose.[38,39] Entretanto, nem todas as respostas de citocinas Th-2 são ateroprotetoras. A deficiência de IL-4, outro protótipo de citocina Th-2, em células derivadas da medula óssea promovida pela estratégia de transplante de medula óssea em camundongos LDLR-*null* resultou em aterosclerose diminuída em sítios específicos da árvore vascular, sugerindo um papel pró-aterogênico da IL-4.[40] Camundongos apo-E-*null* geneticamente deficientes de IL-4 também desenvolveram menos aterosclerose, em comparação aos camundongos apo-E-*null* com genótipo IL-4 normal, sustentando adicionalmente um papel pró-aterogênico da IL-4.[41] Em adição às células Th-2 CD4+, outros tipos de células imunes secretam citocinas Th-2. O envolvimento heterogêneo desses numerosos tipos distintos de células e suas possíveis interações com a resposta Th-1 dificultam uma interpretação unificada do papel da resposta Th-2 na aterogênese.[42] Outro subtipo de células T CD4+ que se destacou na aterosclerose é o da célula T CD4+ regulatória (Treg).[43,44] Existem dois subtipos de células Treg CD4+: Treg natural e Treg adaptativa. As células Treg naturais se desenvolvem no timo, com alta expressão de CD25 e especificidade contra autoantígenos. As células Treg adaptativas se desenvolvem a partir de populações de células T maduras sob estimulação antigênica, com níveis variáveis de expressão de CD25 e especificidade contra antígenos teciduais e estranhos.[45] Entretanto, o CD25 não é um marcador exclusivo de células Tregs. Um marcador mais confiável de células Treg é o fator de transcrição FoxP3, que distingue as células Treg CD4+CD25+ de suas contrapartes, as células T CD4+CD25+ efetoras. A depleção das células Treg CD4+CD25+ via deleção de CD80/CD86, CD28 ou com anticorpos neutralizadores de CD25 resulta em diminuição da aterosclerose.[44,46] A deleção seletiva de células FoxP3+ usando a abordagem do receptor transgênico de toxina diftérica ou por vacinação contra FoxP3 resultou em aumento da aterosclerose em camundongos hipercolesterolêmicos.[47,48] Assim, evidência experimental de estudos pré-clínicos sustenta a noção de que as células Treg CD4+ têm propriedades ateroprotetoras. Estudos clínicos também demonstraram que o número de células Treg CD4+CD25+ no sangue periférico de pacientes com síndrome coronariana aguda estava reduzido e a habilidade dessas células de suprimir a proliferação de células T CD4+ respondedoras estava comprometida, em comparação com as células de pacientes com angina estável e de indivíduos com artérias coronárias normais.[49,50] Reduções similares da expressão de FoxP3 em células Treg CD4+CD25+ periféricas e frequência diminuída de células T CD4+CD25+FoxP3+ em pacientes com aneurisma aórtico também foram relatadas.[51] Outro estudo prospectivo revelou que níveis baixos de células Treg CD4+FoxP3+ estavam associados com risco aumentado de desenvolvimento de síndrome coronariana aguda após 11 a 14 anos, sugerindo que os pacientes com níveis basais baixos de células T CD4+FoxP3+ são propensos ao desenvolvimento de uma carga maior de doença coronariana aterosclerótica.[52]

Os pesquisadores estão entusiasticamente interessados no subtipo de células T *natural killer* (NKT), devido à habilidade dessas células de reconhecer antígenos lipídicos apresentados de modo CD1-restrito. Moléculas CD1 estão presentes nas placas ateroscleróticas e colocalizadas nas paredes arteriais contendo células T, indicando a potencial interação entre células CD1+ e células T.[53] A deleção genética de CD1d em camundongos hipercolesterolêmicos diminuiu o tamanho da lesão, enquanto a ativação de células NKT usando um glicolipídeo sintético, uma alfa-galactosilceramida, aumentou a aterosclerose.[54-56] Entretanto, nem todas as células NKT são aterogênicas. Camundongos apo-E-*null* em que a deficiência de células

NKT foi induzida por timectomia no terceiro dia neonatal desenvolveram lesões ateroscleróticas menores. A transferência adotiva de células CD4+, mas não de células NKT duplo negativas, para camundongos apo-E-*null* timectomizados promoveu formação de lesão aterosclerótica. Esses dados sugerem papéis diferenciais dos subtipos de células NKT na aterogênese.[57]

Inicialmente, as células T CD8+ foram marginalizadas por causa da falta de efeitos observados sobre a aterogênese em camundongos com deleções genéticas que diminuíram seriamente ou eliminaram as células T CD8+.[58,59] No entanto, estudos subsequentes relataram que a ativação da célula T CD8+ ocorria antes da resposta de ativação da célula T CD4+ no contexto de hipercolesterolemia.[60] Foi relatado que um *milieu* hipercolesterolêmico intensificava a ativação e a função de células T de ambos os subtipos, CD4+ e CD8+.[61] Um estudo que usou anticorpos depletores em camundongos hipercolesterolêmicos demonstrou um papel patogênico das células T CD8+ na aterosclerose, sustentando o papel das células T CD8+ na aterogênese.[62] Em um recente estudo clínico prospectivo, uma fração maior de células T CD8+ apresentou correlação com características de resistência à insulina, como elevada razão cintura:quadril e altos níveis plasmáticos de glicose de jejum, insulina e triglicerídeos. Pacientes junto dos dois tercis superiores de células T CD8+ exibiram tendência à incidência aumentada de eventos coronarianos durante o seguimento por até 11 a 14 anos.[63] Trabalhos adicionais com células T CD8+ na aterogênese demonstraram a complexidade dos subtipos envolvidos. As células T CD8+CD25+ adotivamente transferidas para camundongos hipercolesterolêmicos diminuíram a aterosclerose associada às funções imunomoduladoras.[64] Dessa forma, similarmente às células T CD4+, os subtipos regulatórios de células T CD8+ também podem atuar regulando negativamente as respostas imunes nas doenças ateroscleróticas. Essa função das células T CD8+ segue a linha da referência histórica a esse tipo de célula como sendo células T supressoras. Investigações adicionais ainda se fazem necessárias à obtenção de conhecimentos mais claros acerca do papel dos subtipos de células T CD8+ na aterogênese.

IMPLICAÇÕES CLÍNICAS

A desregulação imune exerce papel importante na mediação da inflamação na aterosclerose, que, por sua vez, contribui para iniciação e progressão da aterosclerose. Portanto, a modulação do sistema imune com: (a) ativação/intensificação de imunidade ateroprotetora, talvez via regulação positiva de células Treg antígeno-específicas; e/ou (b) supressão de respostas imunes ateropromotoras, pode propiciar uma nova abordagem para prevenção ou estabilização da aterosclerose. Vários estudos experimentais, incluindo estudos conduzidos em nossos laboratórios, demonstraram que a imunomodulação usando antígenos relacionados com apo-B-100 em formulações de vacina se mostra promissora nesse sentido, de modo que o desenvolvimento e os refinamentos adicionais dessa ideia provavelmente valerão a pena.[65]

CONCLUSÕES

Conforme resumido no texto anterior, numerosos componentes dos sistemas imune inato e imune adaptativo participam da modulação da aterogênese, com complexas interações entre esses componentes, podendo levar a piora ou melhora da aterosclerose. Considerando um papel mais relevante do sistema imune adaptativo na aterosclerose, sua modulação com vacina proporciona a oportunidade para uma potencial estratégia de tratamento da aterosclerose. Vários antígenos candidatos à vacinação estão sendo investigados em nossos laboratórios e também em laboratórios de outros pesquisadores, tendo como linha de frente a LDL e seu componente proteico, a apo-B-100.

REFERÊNCIAS BIBLIOGRÁFICAS

1. Chyu KY, Nilsson J, Shah PK. Immune mechanisms in atherosclerosis and potential for an atherosclerosis vaccine. Discov Med. 2011;11:403-12.
2. Libby P, Lichtman AH, Hansson GK. Immune effector mechanisms implicated in atherosclerosis: from mice to humans. Immunity. 2013;38:1092-104.
3. Andersson J, Libby P, Hansson GK. Adaptive immunity and atherosclerosis. Clin Immunol. 2010;134:33-46.
4. Lundberg AM, Hansson GK. Innate immune signals in atherosclerosis. Clin Immunol. 2010;134:5-24.
5. Cybulsky MI, Jongstra-Bilen J. Resident intimal dendritic cells and the initiation of atherosclerosis. Curr Opin Lipidol. 2010;21:397-403.

6. Michelsen KS, Wong MH, Shah PK, et al. Lack of Toll-like receptor 4 or myeloid differentiation factor 88 reduces atherosclerosis and alters plaque phenotype in mice deficient in apolipoprotein E. Proc Natl Acad Sci U S A. 2004;101:10679-84.
7. Rajavashisth T, Qiao JH, Tripathi S, et al. Heterozygous osteopetrotic (op) mutation reduces atherosclerosis in LDL receptor- deficient mice. J Clin Invest. 1998;101:2702-10.
8. Leitinger N, Schulman IG. Phenotypic polarization of macrophages in atherosclerosis. Arterioscler Thromb Vasc Biol. 2013;33:1120-6.
9. Galkina E, Ley K. Leukocyte influx in atherosclerosis. Curr Drug Targets. 2007;8:1239-48.
10. Moore KJ, Sheedy FJ, Fisher EA. Macrophages in atherosclerosis: a dynamic balance. Nat Rev Immunol. 2013;13:709-21.
11. Williams HJ, Fisher EA, Greaves DR. Macrophage differentiation and function in atherosclerosis: opportunities for therapeutic intervention? J Innate Immun. 2012;4:498-508.
12. Whitman SC, Rateri DL, Szilvassy SJ, et al. Depletion of natural killer cell function decreases atherosclerosis in low-density lipoprotein receptor null mice. Arterioscler Thromb Vasc Biol. 2004;24:1049-54.
13. Selathurai A, Deswaerte V, Kanellakis P, et al. Natural killer (NK) cells augment atherosclerosis by cytotoxic-dependent mechanisms. Cardiovasc Res. 2014;102:128-37.
14. Smith DD, Tan X, Raveendran VV, et al. Mast cell deficiency attenuates progression of atherosclerosis and hepatic steatosis in apolipoprotein E-null mice. Am J Physiol Heart Circ Physiol. 2012;302:H2612-21.
15. Sun J, Sukhova GK, Wolters PJ, et al. Mast cells promote atherosclerosis by releasing proinflammatory cytokines. Nat Med. 2007;13:719-24.
16. Heikkila HM, Trosien J, Metso J, et al. Mast cells promote atherosclerosis by inducing both an atherogenic lipid profile and vascular inflammation. J Cell Biochem. 2010;109:615-23.
17. Paulson KE, Zhu SN, Chen M, et al. Resident intimal dendritic cells accumulate lipid and contribute to the initiation of atherosclerosis. Circ Res. 2010;106:383-90.
18. Wu H, Gower RM, Wang H, et al. Functional role of CD11c+ monocytes in atherogenesis associated with hypercholesterolemia. Circulation. 2009;119:2708-17.
19. MacRitchie N, Grassia G, Sabir SR, et al. Plasmacytoid dendritic cells play a key role in promoting atherosclerosis in apolipoprotein E-deficient mice. Arterioscler Thromb Vasc Biol. 2012;32:2569-79.
20. Doring Y, Manthey HD, Drechsler M, et al. Auto-antigenic protein-DNA complexes stimulate plasmacytoid dendritic cells to promote atherosclerosis. Circulation. 2012;125:1673-83.
21. Pende A, Artom N, Bertolotto M, et al. Role of Neutrophils in Atherogenesis: An Update. Eur J Clin Invest. 2016;46(3):252-63.
22. Leavy O. Inflammation: NETing a one-two-punch. Nat Rev Immunol. 2015 Sep 15;15(9):526-7.
23. Caligiuri G, Nicoletti A, Poirier B, et al. Protective immunity against atherosclerosis carried by B cells of hypercholesterolemic mice. J Clin Invest. 2002;109:745-53.
24. Binder CJ, Horkko S, Dewan A, et al. Pneumococcal vaccination decreases atherosclerotic lesion formation: molecular mimicry between Streptococcus pneumoniae and oxidized LDL. Nat Med. 2003;9:736-43.
25. Shaw PX, Horkko S, Chang MK, et al. Natural antibodies with the T15 idiotype may act in atherosclerosis, apoptotic clearance, and protective immunity. J Clin Invest. 2000;105:1731-40.
26. Faria-Neto JR, Chyu KY, Li X, et al. Passive immunization with monoclonal IgM antibodies against phosphorylcholine reduces accelerated vein graft atherosclerosis in apolipoprotein E-null mice. Atherosclerosis. 2006;189:83-90.
27. Kyaw T, Tay C, Krishnamurthi S, et al. B1a B lymphocytes are atheroprotective by secreting natural IgM that increases IgM deposits and reduces necrotic cores in atherosclerotic lesions. Circ Res. 2011;109:830-40.
28. Ait-Oufella H, Herbin O, Bouaziz JD, et al. B cell depletion reduces the development of atherosclerosis in mice. J Exp Med. 2010;207:1579-87.
29. Kyaw T, Cui P, Tay C, et al. BAFF receptor mAb treatment ameliorates development and progression of atherosclerosis in hyperlipidemic ApoE(-/-) mice. PLoS ONE. 2013;8:e60430.
30. Sage AP, Tsiantoulas D, Baker L, et al. BAFF receptor deficiency reduces the development of atherosclerosis in mice--brief report. Arterioscler Thromb Vasc Biol. 2012;32:1573-6.
31. Hansson GK, Jonasson L. The discovery of cellular immunity in the atherosclerotic plaque. Arterioscler Thromb Vasc Biol. 2009;29:1714-7.
32. Koltsova EK, Garcia Z, Chodaczek G, et al. Dynamic T cell-APC interactions sustain chronic inflammation in atherosclerosis. J Clin Invest. 2012;122:3114-26.
33. Stemme S, Faber B, Holm J, et al. T lymphocytes from human atherosclerotic plaques recognize oxidized low density lipoprotein. Proc Natl Acad Sci U S A. 1995;92:3893-7.
34. Zhou X, Nicoletti A, Elhage R, et al. Transfer of CD4(+) T cells aggravates atherosclerosis in immunodeficient apolipoprotein E knockout mice. Circulation. 2000;102:2919-22.
35. Whitman SC, Ravisankar P, Elam H, et al. Exogenous interferon-gamma enhances atherosclerosis in apolipoprotein E-/- mice. Am J Pathol. 2000;157:1819-24.

36. Gupta S, Pablo AM, Jiang XC, et al. IFN-gamma potentiates atherosclerosis in ApoE knock-out mice. J Clin Invest. 1997;99:2752-61.
37. Zhou X, Robertson AK, Hjerpe C, et al. Adoptive transfer of CD4+ T cells reactive to modified low-density lipoprotein aggravates atherosclerosis. Arterioscler Thromb Vasc Biol. 2006;26:864-70.
38. Pinderski OL, Hedrick CC, Olvera T, et al. Interleukin-10 blocks atherosclerotic events in vitro and in vivo. Arterioscler Thromb Vasc Biol. 1999;19:2847-53.
39. Mallat Z, Besnard S, Duriez M, et al. Protective role of interleukin-10 in atherosclerosis. Circ Res. 1999;85:e17-e24.
40. King VL, Szilvassy SJ, Daugherty A. Interleukin-4 deficiency decreases atherosclerotic lesion formation in a site-specific manner in female LDL receptor-/- mice. Arterioscler Thromb Vasc Biol. 2002;22:456-61.
41. Davenport P, Tipping PG. The role of interleukin-4 and interleukin-12 in the progression of atherosclerosis in apolipoprotein E--deficient mice. Am J Pathol. 2003;163:1117-25.
42. Ait-Oufella H, Sage AP, Mallat Z, et al. Adaptive (T and B cells) immunity and control by dendritic cells in atherosclerosis. Circ Res. 2014;114:1640-60.
43. Taleb S, Tedgui A, Mallat Z. Regulatory T-cell immunity and its relevance to atherosclerosis. J Intern Med. 2008;263:489-99.
44. Ait-Oufella H, Salomon BL, Potteaux S, et al. Natural regulatory T cells control the development of atherosclerosis in mice. Nat Med. 2006;12:178-80.
45. Bluestone JA, Abbas AK. Natural versus adaptive regulatory T cells. Nat Rev Immunol. 2003;3:253-7.
46. Gotsman I, Grabie N, Gupta R, et al. Impaired regulatory T-cell response and enhanced atherosclerosis in the absence of inducible costimulatory molecule. Circulation. 2006;114:2047-55.
47. van Es T, van Puijvelde GH, Foks AC, et al. Vaccination against Foxp3(+) regulatory T cells aggravates atherosclerosis. Atherosclerosis. 2009;209:74-80.
48. Klingenberg R, Gerdes N, Badeau RM, et al. Depletion of FOXP3+ regulatory T cells promotes hypercholesterolemia and atherosclerosis. J Clin Invest. 2013;123:1323-34.
49. Cheng X, Yu X, Ding YJ, et al. The Th17/Treg imbalance in patients with acute coronary syndrome. Clin Immunol. 2008;127:89-97.
50. Mor A, Luboshits G, Planer D, et al. Altered status of CD4(+)CD25(+) regulatory T cells in patients with acute coronary syndromes. Eur Heart J. 2006;27:2530-7.
51. Yin M, Zhang J, Wang Y, et al. Deficient CD4+CD25+ T regulatory cell function in patients with abdominal aortic aneurysms. Arterioscler Thromb Vasc Biol. 2010;30:1825-31.
52. Wigren M, Bjorkbacka H, Andersson L, et al. Low levels of circulating CD4+FoxP3+ T cells are associated with an increased risk for development of myocardial infarction but not for stroke. Arterioscler Thromb Vasc Biol. 2012;32:2000-4.
53. Melian A, Geng YJ, Sukhova GK, et al. CD1 expression in human atherosclerosis. A potential mechanism for T cell activation by foam cells. Am J Pathol. 1999;155:775-86.
54. Nakai Y, Iwabuchi K, Fujii S, et al. Natural killer T cells accelerate atherogenesis in mice. Blood. 2004;104:2051-9.
55. Major AS, Wilson MT, McCaleb JL, et al. Quantitative and qualitative differences in proatherogenic NKT cells in apolipoprotein E-deficient mice. Arterioscler Thromb Vasc Biol. 2004 Oct 7 2004;24:2351-7.
56. Tupin E, Nicoletti A, Elhage R, et al. CD1d-dependent activation of NKT cells aggravates atherosclerosis. J Exp Med. 2004;199:417-22.
57. To K, Agrotis A, Besra G, et al. NKT cell subsets mediate differential proatherogenic effects in ApoE-/- mice. Arterioscler Thromb Vasc Biol. 2009;29:671-7.
58. Elhage R, Gourdy P, Brouchet L, et al. Deleting TCR alpha beta+ or CD4+ T lymphocytes leads to opposite effects on site--specific atherosclerosis in female apolipoprotein E-deficient mice. Am J Pathol. 2004;165:2013-8.
59. Kolbus D, Ljungcrantz I, Soderberg I, et al. TAP1-deficiency does not alter atherosclerosis development in Apoe-/- mice. PLoS One. 2012;7:e33932.
60. Kolbus D, Ramos OH, Berg KE, et al. CD8+ T cell activation predominate early immune responses to hypercholesterolemia in Apoe(/) mice. BMC Immunol. 2010;11:58.
61. Chyu KY, Lio WM, Dimayuga PC, et al. Cholesterol lowering modulates T cell function in vivo and in vitro. PLoS One. 2014;9:e92095.
62. Kyaw T, Winship A, Tay C, et al. Cytotoxic and proinflammatory CD8+ T lymphocytes promote development of vulnerable atherosclerotic plaques in apoE-deficient mice. Circulation. 2013;127:1028-39.
63. Kolbus D, Ljungcrantz I, Andersson L, et al. Association between CD8(+) T-cell subsets and cardiovascular disease. J Intern Med. 2013;274:41-51.
64. Zhou J, Dimayuga PC, Zhao X, et al. CD8(+)CD25(+) T cells reduce atherosclerosis in apoE(-/-) mice. Biochem Biophys Res Commun. 2014;443:864-70.
65. Shah PK, Chyu KY, Dimayuga PC, et al. Vaccine for Atherosclerosis. J Am Coll Cardiol. 2014;64:2779-91.

Índice Remissivo

A

Acetilcolina, relaxamento à, 74
Ácido (s)
    acetilsalicílico, 491
        ação exclusiva do, 6
    araquidônico(s)
        epoximetabólitos do, 119
        metabólitos do, 127
    ascórbico, 155
    graxo (s)
        monoinsaturados, 363
        poli-insaturados, 361
        saturados, 364
        trans, 366
    hialurônico, 500
    retinoico, 18
    ribonucleico mensageiro, 75
Adequação nutricional, 400
Adesão (ões), 27
    focais, 100
Adherens junctions, 201
ADMA (dimetilarginina assimétrica), 8, 538
Adutos radiculares de EPR, 152
Agentes
    vasoativos, administração intrabraquial de, 538
    vasoconstritores, 81
    vasodilatadores, 81
Agregações plaqutárias, 160
Alamandina, 216
Álcool, 413
    efeitos adversos do, 424
Aldosterona, efeitos pró-inflamatórios da, 210
Alelo, 165
    "Asp", 174
α-actinina, 201
α-catenina, 201
Alfatoferol, 155
Alteração (ões)
    da parede arterial, nas síndromes coronarianas agudas, 497
    do *shear stress,* 98
    endotelial na doença coronária crônica, 479
    motoras instantâneas, 98
    vascular (es)
        mecanismos moleculares pelos quais o tabagismo promove, 568
        próprias do envelhecimento, 260
Anastrol, 79
Andrógeno, 79
    função erétil e, 665
Anemia falciforme, 269
Angina pectoris, 479
Angiogênese, 57, 58, 64
    instussusceptiva, 60
    por brotamento, 59
Angiografia bipolar quantitativa, 230
Angioplastia
    com arcabouços bioabsorvíveis, 626
    com balão, 625
    com *stent*
        convencional, 625
        farmacológico, 626
Angiopoietinas, 63
Angiotensina II, 131, 132
    vasoconstrição à, 75
Ânion
    peroxinitrito, 111
    superóxido, 127
Anoikis, 499
Anti-inflamatórios não esteroides clássicos, 6
Antioxidante, 372
    aterosclerose e, 155
    o que é?, 142
    redefinição conceitual de, 144
Antitrombina, 161
Aorta
    bifurcação da, 105
    curvatura da, 105
Apneia obstrutiva do sono
    capacidade de reparo endotelial na, 556
    efeito do tratamento na função endotelial, 556
    função endotelial na, 553
    homeostase endotelial na, 555
Apo A, 315
Apoptopse, estresse oxidativo e, 599
Aposição incompleta das hastes dos *stents,* 634
Arcabouços bioabsorvíveis, 626
Arginase I e II, 175
Artéria
    braquial, 230
        diâmetro e fluxo da, 234
    coronária

efeitos divergentes do estresse mental em, 284
   humana, 631
   porcina, 630
  de condutância, 480
  diâmetro das, 232
Arteriogênese, 58, 60
  modulação da, 60
Arteríola
  coronariana, 481
  da derme, 708
  na transição de capilar, 708
Asma, 43
Associação "depressão e inatividade física", 280
Aterogênese
  imunidade inata na, 747
  visão geral da, 517
Ateromatose
  endotelina-1, papel da, 484
  óxido nítrico, papel do, 4842
Aterosclerose, 7, 43, 204, 512
  alterações imunológicas na, 747
  antioxidantes e, 155
  da mecanotransdução às implicações no desenvolvimento da, 97
  endotélio na, 517
  estresse oxidativo e, 527
  forças hemodinâmicas da, 104
  mitocôndrias na fisiopatologia redox da, 154
  NADPH oxidases na fisiopatologia da, 154
  participação do sistema renina-angiotensina-aldosterona na, 527
  patologia da, 104
  prevalência de, 249
  sistema renina angiotensina na, 219
  tagagismo e, 573
Atividade (s)
  anti-infecciosas, 321
  citoproptetoras, 321
  de vida diária, escala de Pfeffer para avaliação das, 273
  endotelial, métodos de avaliação, 537
Autofosforilação em resíduos de tirosina das PTKs, 32
Azeite de oliva, 388

B

"Balas mágicas", 344
Barorreflexo, 575
Barreira endotelial, 201
  estabilização por esfingosina 1 fosfato, 48
  manutenção da, 46
  regulação da função por S1P, 48
  regulação por receptores β2-adrenérgicos, 47
Betabloqueadores, 490
β-catenina, 201

Biogênese, 186
Biomarcador (es)
  de envelhecimento celular, 422
  doença vascular do enxerto e, 650
  endoteliais, 241-245
  na hipertensão pulmonar, 472
  para disfunção endotelial, novos, 243
BRA (bloqueador do receptor AT1 da angiotensina-II), 613
  utilizados na insuficiência cardíaca, 616
Bradicinina, 702

C

Caenorhabditis elegans, 185, 258
Calicreína tissular, 52
Canais iônicos, 100
Câncer, 399
Capa
  fibrótica, 209
  fibrosa, 499
Capsulina, 16
Carboidrato simples, 366
Carbonato, 140
Carbono, 140
Cardiopata, estresse emocional em, 283
Carmustina, estudo de toxicidade da preparação de, 347
Cascata de transdução de sinal de resposta ao VEGF, 63
Catalisador da decomposição de lipoperóxidos, 153
Catálise da desfoforilação do aminoácido tirosina pelas PTPs, 29
Caveolina 1, 317
Célula (s)
  dericada do epicárdio, 17
  derivadas do epicárdio em coronárias
    mecanismos de controle de diferenciação das, 20
  do sistema imunológico, 209
  endocárdica, 17
  endotelial (is), 17, 60, 159, 204, 510, 538
    ativação aguda no choque séptico, 511
    em um estado inflamatório crônico, 512
    diferenças sexuais observadas em, 86
    marcador de, 21
    mecanossensores na, 99
    microRNA e, 187
    processo de ativação, 470
    sob *shear stress,* respostas fisiológicas da, 101
    substituição de, 237
    vias de transdução de sinais em, 27
  epicárdica, 17
  espumosa, 207
    formação da, 524
  muscular lisa, 17, 527
  migração de, 632
  progenitor (as), 57, 64

Índice Remissivo

aplicação terapêutica das, 66
endoteliais, 237, 241, 428
   circulantes, 538
   diferencião de, 65
modulação funcional de, 66
Células-beta
   das ilhotas de Langhans, 322
Células-filhas, 521
Células-tronco
   aplicação terapêutica de, 66
   pluripotentes, 151
CETP (*cholesteryl ester transfer protein*), 313, 318
   inibidores da, 326
Choque séptico, ativação aguda de células endoteliais no, 511
Ciclo erétil, 661
Ciclo-oxigenase, 148
   plaquetária, 6
Cineangiocoronariografia diagnóstica, 230
Circulação
   coronária
      desenvolvimento em peixe-zebra, 21
      origem evolutiva da, 13
   pulmonar, 130
Cisalhamento, forças de, 61
Cisteína, modificação de resíduos de, 599
Citocina na hipertensão, papel das, 456
Citocromo P450, 148
Citoesqueleto, 100
Cladinas, 201
Cluster, 182
Coagulação, 428
   nediada por fatores endoteliais, 160
   sanguínea, endotélio e, 159
Colágeno, 100
Colesterol
   esterificação do, 343
   forma não esterificada de, 314
   livre, depósito direto do, 344
   transporte reverso do, 314, 316, 317
Complexo plaquetas-monócitos em doenças cardiovasculares, 210
Comportamentos
   prejudiciais à saúde, 289
   saudáveis, 289
Comprometimento cognitivo vascular, 270
   leve, fatores de risco, 265
Condutância vascular no antebraço, 738
Condutividade hidráulica, medida da, 50
Conexina, 201
Conjugado histamina-ferritina, 44
Controle vasomotor, endotélio e, 606
Coração
   de mamíferos, regeneração do, 22

normal
   endotélio na regulação do fluxo coronariano no, 481
   fluxo coronarianao no, 479
reativo, 653
transplantado, 654
Coronária
   desenvolvimento a partir de precursores provenientes do epicárido, 15
   modelo para a formação de, 17
Coronariografia
   com administração intracoronária de agentes vasoativos, 538
   quatro anos após o transplante cardíaco, 652
Corpo de Weibel-Palade, 202
Corpúsculo de Weibel-Palade, 160
Crescimento vascular
   fatores envolvidos na regulação do, 61
   regulação do, 62
Cromoglicato, 52
Curva
   de fluxo, 231
   de remoção plasmáticas dos triglicérides, 338
   de sobrevida após transplante cardíaco, 644
   J, 423

D

Dalcetrapibe, 327
Danio rerio, 14, 21
Declínio cognitivo, 398
   função vascular e o, 265
"Deficiência de adesão leucocitária", 203
Demência, 265, 398
   mista, 267
   vascular
      alterações genéticas e, 268
      apresentações clínicas, 267
      CID-10, 270
      fatores de risco, 265
      fisiopatologia da, 266
      por infarto estratégico, 267
      por infartos em territórios limítrofes, 267
      por isquemia subcortical, 268
      por múltiplos infartos, 268
      pós-acidente vascular encefálico, 267
      quadro clínico, 267
Dengue, 43
Derme, arteríola da, 708
Desaminação oxidativa da L-arginina, 596
Desequilíbrio óxido nítrico/endotélio, 586
"Deterioração em degraus», 267
Diabetes, 43
   mecanismos responsáveis pela disfunção endotelial no, 679

mellitus, 543
"Diâmetro da artéria", 232
   hipótese, 665
Diapedese
   da permeabilidade vascular, mecanismos de controle *in vivo,* 51
   de leucócitos, mecanismos de controle *in vivo,* 51
   de monócito, 206
Dieta
   Mediterrânea
      componentes, 388
      definição, 384
      efeitos sobre a função endotelial, 383
      função endotelial e, 386
      prevenção cardiovascular e, evidência científica, 384
      saúde e, 397
      sobre a função endotelial
   estudos clínicos randomizados que avaliaram, 387
      influências de, 359
Diferenciação, 27
DIGeorge syndrome critical region gene 8, 186
Di-hidrotesterona, 79
Dilatação
   média do fluxo, recomendações para avaliação, 233
   mediada pelo fluxo, 325, 537, 539
Dimetilargina assimétrica, 176
concentração de, 8
Dióxido de nitrogênio, 140
Disfunção (ões)
   da sinalização redox, 139
   endotelial, 8, 128, 139, 453
      alterações vasculares associadas com, 445
      classificação, 129
      coronariana, 586
      distúrbios do sono e, 553
      estresse emocional em cardiopatas e, 283
      impacto em eventos cardiovasculares, 718
      induzida por inflamação na hipertensão, 209
      influência medicamentosa na, 726
      na apneia obstrutiva do sono, 553
      na clínica, prognóstico e alvo terapêutico, 717
      no obeso, 671
      papel do LOX-1, 302
      sistema renina angiotensina na, 219
      valor prognóstico na hipertensão arterial, 458
   erétil, 175
      endotélio e, 661
   microvascular
      conceito, 503
   coronariana, 583
      aferição da, 486
      diagnóstico, 584, 585
   mitocondrial, 154

vascular, mecanismos mendotelial, tabagismo promove, 568
Dislipidemia, 739
Distúrbio
   do sono, disfunção endotelial e, 553
   na função do endotélio vascular, 595
DNA, metilação do, 183
Dobutamina, 611
DOCA (acetato deoxicorticosterona), 426
DOCK(*dedicator of cytokinesis*), 191
Doença (s)
   arterial coronariana, 14
   associadas à vasculatura coronária, 14
   aterosclerótica coronariana crônica, 479
   cardiovascular (es)
      complexos plaquetas-monócitos em, 210
      endotélio e, 280
      moléculas de adesão em, participação de, 204
   coronária crônica, alterações endoteliais na, 479
   crônica do enxerto, 446
   da microcirculação coronariana, 502
   de Chagas, 43
   hipertensivas
      da gravidez, 173
      específica da gestação, 689
   isquêmica do coração, risco relativo, 540
   mental, opções de tratamento, 288
   metabólicas, 174, 711
   renal crônica, estresse oxidativo e, 446
   vascular(es)
      aterosclerótica, 204
      de origem aterosclerótica, 537
      do enxerto, 642, 647
         biomarcadores e a, 650
         diagnóstico, prevenção e tratamento, recomendações, 650
         evolução temporal, 645
         fatores de risco no desenvolvimento da, 648
         função endotelial e a, 649
      nomenclatura, 643
   papel dos microRNAs na terapia farmacológica nas, 194
   pulmonar, 463
      endotélio na, 466
      inflamação na, 466
      marcadores de disfunção microvascular na, 468
      plaquetas na, 467
      processo redox em, 151
      trombose na, 466
   vasoespásticas, 502
Domínio
   Hinge, 77
   SH2 e SH3, 32

Dor precordial, 583
Dorsal Hand Vein Technique, 232
Drosha, 186
Drug delivery, estudos de, 344
Drug-targeting, 345
Dual oxidases, 145
Dupla hélice do tipo *hairpin,* 186

E

Ecodopllercardiograma, 488
EDCF (*endothelium-derived contracting factors*), 127
Edema, 201
    tissular, 44
EDHF (*endothelium derived hiperpolarizing factor*), 127, 148
EDRF (*endothelium-deruved relaxing factors*), 127
Efeito (s)
    anti-inflamatóiros, 428
    antioxidantes, 50
    de ter "propósito" de vida e de não tê-lo, 280
    dos estrógenos em reduzir EROs, 81
    lipídicos, 429
    proteína", 50
    vasculares da Arg II e Arg (1-7), vias de sinalização envolvidas, 218
Efrinas, 63
Eicosanoides, 692
Elemento responsivo ao estrógeno, 77
Encéfalo, ressonâncias magnéticas de, 274
Encefalopatia subcortical aterisclerótica de Binswanager, 268
Endoplasmic Reticulum Oxidoreductin, 148
Endotelina, 130, 694
    sistema da, 176
Endotelina-1, 132
Endotélio
    ação
        antitrombótica, 159
        anticoagulante, 159
    alteração em condições experimentais e clínicas, 449
    como alvo terapêutico, 722
    coordenador da inflamação aguda e crônica, 509
    dependente, dilatação arterial do, 326
    disfuncionante, atividades do, 537
    doenças cardiovasculares e, 280
    em alguns tipos de doneça renal, 448
    em ambos os sexos, características, 73-93
    estresse de cisalhamento no endotélio, 97
    estresse emocional e influências sobre, 277-295
    exercício físico e, 735
    forças hemodinâmicas no, 97
    genética e, 165
    hipertensão arterial e, 453
    métodos de investigação do, 696
    moléculas de adesão e, 201
    na aterosclerose
        células musculares lisas, 527
        citocinas, 519
        disfunção endotelial como evento precoce, 518
        erosão da placa, 529
        estresse oxidaativo, 527
        formação da célula espumosa, 524
        formação da placa fibrótica, 527
        implicações fisiopatológicas, 524
        inflamação, conceito de, 525
        macrófagos, 521
        modificações da LDL, 524
        moléculas de adesão, 519
        monócitos, 520
        perspectiva histórica, 517
        recrutamento de células mononucleares, 519
        resposta imune adaptativa, 526
        rotura da placa, 529
        sistema renina-angiotensina-aldosterona, participação do, 527
        trombose, 529
        visão geral da aterogênese, 517
    na disfunção vascular pulmonar, 463
    na regulação do fluxo coronariano no coração normal, 481
    normal
        atividades do, 537
        fatores de risco sobre, levando à disfunção endotelial, 519
    papel na função e disfunção erétil, 663
    processo redox na transdução de sinais induzidos pelo *shear stress* no, 103
    propriedades anticoagulantes do, 161
    renal, características morfológicas e funcionais, 445
    rim e, 445
    rotura do, 532
    saudável, 504
    sinalização celular no, 35
    sistema renina-angiotensina e, 215
    substâncias vasoconstritoras produzidas pelo, 127-137
    vascular, 509
        pesquisa sobre, algumas publicações, 5
        pulmonar, 463
        uma perspectiva, 5-9
        vasodilatação dependente do, 109
Endoteliose glomerular, 692
Endotelização retardada, 634
Endotoxemia, mecanismos inflamatórios na, 512
eNOS
    desacoplamento da, 117
    estrutura e organização da, 597

Enrijecimento arterial e disfunção endotelial, inter-relação entre, 253
Enterócito, absorção dos esteróis no, 372
Envelhecimento, 541
    alterações endoteliais no, 249- 264
    celular, biomarcadores de, 422
Enxerto, doença vascular do, 642
Enxofre, 140
Enzima
    histonas acetiltransferases (HAT), 184
    óxido nítrico sintases, 113
        de mamíferos, isoformas de, 113
        endotelial
        estrutura da, 114
        mecanismos regulatórios, 114
Epicardina, 16
Epicárdio na coronariogênsese, papel do, 16
Epoximetabólito do ácido araquidônico, 119
Equilíbrio
    entre prostaciclina e tromboxano A2, 6
    fisiológico entre volume de sangue circulante e o volume fluido extravascular, 43
ERO (espécies reativas de oxigênio), 81
Erosão superficial, 498
    e rotura da capa fibrosa, contrastes entre, 499
Escala
    ARWMC, 274
    de Fazekas modificada, 274
Escore isquêmico de Hachinski, 272
E-selectina, 202
    solúvel, 538
Esfingosina-1-fosfato, 48
    HDL e, 321
Espasmo das artérias coronárias, 502
Espécie reativas de oxigênio, 81, 132
    deriadas do endotélio, 133
Esrógenos, 75
Estado inflamatório crônico, célula endotelial em, 512
Estatina, 491
    mecanismo de ação das, 723
Esterificação, 314
    do colesterol, 343
Estilo de vida, 491
    modificações de, 726
Estimuladores e ativadores da guanilato ciclase solúvel, 667
Estímulo (s)
    de pressão, 710
    elétrico, 710
    farmacológico, 710
    mecânicos, 97
    por iontoforese, 710
    por pressão de oclusão, 710
    térmico, 710

Estiramento cíclico, mecanorresposta ao, 104
Estresse
    de cisalhamento, padrões de, 98
    de retículo endoplasmático, 455, 677
    disfunção endotelial na população geral e, 280
    mental
        disfunção endotelial e, 286
        estudos com animais submetidos a, 286
        mecanismos bioquímicos que atuam no, 287
    nitrativo, 112
    ocupacional, 284
    oxidativo, 142, 148, 151, 155
        características dos efeitos, 143
        em vasos, 145
    provocado pela raiva, 281
    psicológico, mecanismos dependentes de, 289
    "redutor", 150
Estrogênio, ações clássicas dos, 76
Estrógeno
    homologia dos substipos de, 77
    tratamento hormonal com, estudos clínicos, 84
Estudo
    com animais submetidos a estresse mental, 286
    Framingham, 277
    Predmed, 384
Eventos cardiovasculares, fatores de risco, 278
Exercício
    capacidade aeróbica e resposta ao, em ratos, 420
    físico
        endotélio e, 735
        fluxo sanguíneo vascular durante o, 735
        modulação dos microRNAs pelo, 195
        na melhora da função endotelial na insuficiência cardíaca, 601
Exossomos, 192
Extrato de polifenóis, 427
Ezetimida, 325

F

FAK (*focal adhesion kinase*), 203
Fármacos
    anti-hipertensivos, 490
    inibidores do SRA, 489
Fator (es)
    angiogênico tumoral, 57
    citotóxico sérico, 695
    contráteis dependentes do endotélio, 127
    de crescimento
        do endotélio vascular, 62
        vascular, 57
        vascular endotelial, 176
    de resposta aos xenobióticos similar a Nrf, 256
    de riscos cardiovasculares, 537

de vasconstrição e vasodilatação, equilíbrio entre, 607
de von Willebrand, 160, 538
hiperpolarizantes
  dependentes do endotélio, 127
  derivados do endotélio, 80, 118, 251
nuclear kB, 510
"pró-ativação" versus "pró-restauração" endotelial, 511
vasodilatador dependente do endotélio, 127
Fenofibrato, 325
Fenômeno
  de autorregulação no ventrículo esquerdo normal, 483
  de Glagov, 105
Fenótipo, 165
  associação de polimorfismos com grupos de indivíduos portadores de, 166
Fibratos, 325
Fibrinólise, endotélio e, 162
Fibronectina, 100
Fitoesteróis, 370
Flow Wire, 230
Fluência verbal semântica, 272
Fluometria por laser Doppler, 538
Fluorescência, medidas de, 45
Flutamina, 79
Fluxo
  glicolítico, mudança de, 681
  sanguíneo
    na aorta, padrão, 105
    na carótida, padrão, 105
    no antebraço, 738
    no vaso, forças associadas ao, 98
Fluxometria a *laser,* 709
Fontes enzimáticas radical superóxido em vasos, 144
Força
  de cisalhamento, 61
    sensores da, 99
  hemodinâmicas
    métodos experimentais de estudo de, 102
    no endotélio, 97
Força-área, unidade, 97
Fosforilação, 33
  da VE-caderina, 49
Frutos do mar, 394
Frutose, 367
Fumaça do cigarro, constituintes, 566
Função (ões)
  anti-inflamatórias, 320
  antioxidante, 319
  anti-trombóticas, 321
  endotelial
    alterações devido a condições próprias da pele, 711

avaliada por dilatação fluxo-mediada, 459
avaliada por resposta vasodilatadora induzida por acelticolina, 453
biomarcadores da, 448
efeitos da dieta Mediterrânea sobre, 383
efeitos do treinamento físico na, 738
em humanos
avaliação, 229
métodos de investigação, 229
  fatores
    de risco e, 539
    que influenciam, 539
genes envolvidos, 171
influências de dietas sobre a, 359
na microcirculação da pele, 707
recuperação após perturbações, 504
regulação epinogenética da, 183
erétil, anadrógenos e, 665
reparadora do endotélio, 319
vascular, 253
  em anéis de aorta de ratos normais, 421
  declínio cognitivo e a
    apresentações clínicas da demência vascular, 267
    atividades de vida diária, 273
    fatores de risco, 265
    fisiopatologia da demência vascular, 266
    neuroimagem, 273
    testes de rastreio cognitivo, 272
    tratamento, 274
vasodilatadora endotelial, resposta à infusão de L-arginina e indometacina, 252

G

Gap, 44
  junctions, 119, 201
  venulares, 47
Gatilho para dano endotelial, 501
Gene (s)
  derivadas do *Fatty acid bindign protein* 4, 20
  fli1, 21
  NOS3
    polimorfismos funcionais do, 172
    polimorfismos no, implicações farmoacogenéticas de, 175
  SELE, 202
"Gene-candidato protótipo", 165
Genética, impacto na medicina, 167
Genoma humano, o que mudou depois da conclusão do projeto, 165
Genome Wide Assoxciation Studies (GWAS), 168
Genômica na medicina, citações de grandes cientistas obre, 168
Genótipos, 165

Geração mitocondrial de ROS, 147
Gestação, doença hipertensiva específica da, 689
Ginkgo biloba, 281
Glagov, fenômeno de, 105
Glicocálice, 43
Glicoproteínas heterodiméricas transmembranares, 100
Glicosilação, 33
Glomeronefrite, 446
Gorduras alimentares, 360
Gravidez, doenças hipertensivas da, 173
Guanilil ciclase, 110
GWAS (*Genome Wide Association Studies*), 168

H

Hand grip, 230
Haste dos *stents*, aposição incompleta, 634
HDL
    células-beta das ilhotas de Langhans, 322
    disfuncional, 322
        métidos para avaliar, 323
    efeitos de medicamentos hipolipemizantes sobre, 324
    esfingosina-1-fosfato, 321
    estrutura, 314
    funções ateroprotetoras da, 319
    gênero e, 315
    ligação ao receptor Scavenger, 320
    metabolismo, 314
    microRNAs e, 321
    na síndrome metabólica, 324
    no diabetes *mellitus* tipo 2, 324
    pró-aterogênica, 322, 324
    subfrações da, 315
    transferências de lípides para, 324
    tratamento com, 325
HDL (lipoproteínas de alta densidade), 313
HDL-colesterol, baixo, 545
Hemangioblastos, 16
Hematoma, 689
Hemólise, fisiopatologia da, 690
Hidrocarbonetos aromatizados, 566
Hidroxila, 140
Hipercolesterolemia, 128, 285, 544
Hiperemia reativa, 232
Hipergleicemia, 588, 681
    impacto da, 682
Hiper-homocisteinemia, 129
Hiperinsulinemia, 588
Hiperpolarização
    dependente de endotélio, disfunção patológica da, 121
    mecanismos propostos, 120
Hipersensibilidade, reações de, 635
Hipersinal, 268
    em substância branca, 273
Hipertensão, 209

    arterial, 129, 173, 542
        endotélio e, 453
        mecanismos imunológicos e, 455
        tratamento da, 458
    citocinas na, 456
    pulmonar
        alterações endoteliais na, 463
        biomarcadores na, 472
        resposta inflamatória associada à, 209
Hipóxia tecidual, 60
Histamina, 201
Histona, modificação de, 184
Homeostase
    da coagulação na apneia obstrutiva do sono, 555
    redox, conceito, 139
    vascular, 6
Homologia, 13
Homoplasias, 13
Hormese redox, 1445
Hormônios sexuais
    ação sobre os fatores relaxantes, 79
    gonadais, 76
    mecanismos de ação genômicos e não genômicos dos, 76

I

ICAM-1 (mólecula de adesão intercelular tipo 1), 243
IECA, 616
Imagem por ressonância magnética, 538
Imprinting
    genético, 73
        genômicos, 183
Imunidade
    adaptativa, 748
    inata, 747
lncRNA, 184
Índice de hiperemia reativa, 235
    cálculo do, 236
Infarto
    agudo do miocárdio, artéria descendente anterior em paciente que faleceu por, 530
    do miocárdio humano, 58
Inflamação, 209
    conceito, 525
    crônica, 283
Inibidor
    da CETP, tratamento com, 325
    da PCSK9, 325
iNOS, mecanismo regulatório da, 115
Inotrópicos, 610
    estudos sobre, 612
Insuficiência
    cardíaca
        aguda

farmacologia dos vasodilatadores na, 609
    intervenções medicamentosas, 609
    vasodilatadores e, 609
alterações endoteliais na, 595
crônica, intervenções medicamentosas na, 612
IECA utilizados na, 616
influência das intervenções medicamentosas sobre os vasos, 605

Insulina, 256
no endotélio, sinalização, 672
sinalização molecular de, em situações de resistência à, 673

Integrinas, 100, 3
Integrinas, 202
Interação
entre células endoteliais, plaquetas e leucócitos, 469
entre membros da família VEGF e seus receptores, 61
entre nicotina, sistema nervoso simpático e barorreflexo, 575
leucócito-endotélio, proteínas envolvidas nas, 202
molecular plaqueta-monócito, 210
óxido nítrico-superóxido, 111

Inter-relação entre enrijecimento arterial e disfunção endotelial, 253

Ioga, 289

Íons
metálicos, 141
potássio, 119

Isoformas
das oxidonitrico-sintases neuronal e endotelial, 664
de Nox, 145
do complexo NADPH, 146

Isotiocinato de fluoresceína, 43
Isquemia miocárdica, 486

J

Janela de oportunidade terapêutica, 85
Junção
adherens, 47
do tipo *adherens,* 46
intercelular, 60
interendotelial, 206
mioendotelial, 122
tight, 47

L

Lâmina elástica interna, 513
Laminina, 100
LCAT (*lecithin-cholesterol-acyl-transferase*), 314, 316
LDE, 339, 340
para veicular fármacos aos seus sítios de ação, 344
prova de conceito da capacidade da, 346
quimioterápicos associados à, 349

remoção plasmática da, 341
LDL (lipoproteínas de baixa densidade), 313
artificial, 339
modificações da, 524
LDL-oxidada, 207
Leishmaniose, 43
Leismania major, infecção por, 52
Lesão (ões)
avançada, 209
coronárias, frequência de, 419
de reperfusão, 503
vascular, microRNAs como biomardores de, 191
Leucoaraiose, 268
Leucócito (s), 43
ciruclantes, migração para o foco da lesão, 201
endotélio no recrutamento de, 512
Levosimendano, 611
Ligação da glicoproteína Ibα, 160
Lipid rafts, 299
Lípide (s)
plasmáticos na aterogênese, 313
transferências, 316
entre as lipoproteínas, 342
para as HDL, 341
Lipólise das lipoproteínas pós-prandiais, 302
ricas em triglicérides, efeitos dos ácidos graxos derivados da, 305
Lipoproteína (s)
artificiais, na disfunção emdotelial, 335
de alta densidade, 304
de baixa densidade, 299
oxidada, 242
do período pós-prandial, 301
infiltradas na íntima, 207
plasmáticas, papel das, 299
ricas em triglicérides
estrutura, 336
metabolismo, 336
Lipoxigenases, 148, 253, 399
LOX-1(*lectin-type oxidized LDL receptor 1*), papel na disfunção endotelial, 302
L-selectina, 202

M

Macrófago
lipídios nos, desequilíbrios no metabolismo de, 523
papel dos diferentes, 521
presentes nas lesões, papéis pró-aterogênicas dos, 208
recém-formados, 206
Malondialdeído, 81
MAM (*mitochondrial-associated membranes*), 150,
MAP quinase, na interação insulina/angiotensina, 675
Marcador (es)
circulatórios da função endotelial, 538

de células endoliais, 21
de disfunção microvascular na doença vascular pulmonar, 468
Matriz extracelular, 631
Mecanismos imunológicos, hipertensão e, 455
Mecanorresposta ao estiramento cíclico, 104
Mecanossensor
    na (da) célula endotelial, 99
        caracerísticas de alguns, 100
    na célula endotelial, 99
Mecanotransdução, 97, 99
Mediador (es)
    vasoconstritores, 8
    da vasodilatação dependente de endotélçio, inter-relação dos, 122
    inflamatórios, 177
    lipídico da função e disfunção endotelial, 307
Medicamentos hipolipemizantes, 314, 324
Medicina
    genética na, impacto da, 167
    genômica
        citações de grandes cientistas sobre, 168
        para o futuro tratamento das doenças endoteliais, 177
Medidas dietéticas, 313
Meditação, 289
MEEM (miniexame do estado mental), 272
Membrana plasmática, microdomínios de, 300
Menopausa cirúrgica, 82
Metabolismo glicêmico, 429
Metástases, desenvolvimento das, 701
Metil, 140
Método
    de investigação da função endotelial em humanos, 229
    para avlaiar HDL disfuncional, 323
Metotrexato associado à LDE, efeito do, 350
Micela, estrutura da, 371
Microbiota intestinal, 401
Microcirculação
    cutânea, 709
    da pele, função endotelial na, 707
Micropartículas endoteliais circulantes, 538
Micropartículas, 241
    endoteliais, 242
    plaquetárias, 242
microRNA(s), 106, 184
    célula do músculo liso vascular, 189
    células endoteliais e, 186
    como terapia farmacológica nas doenças vasculares, 194
    da célula
        do músculo liso, 192
        endotelial, 192
    disfunção endotelial e, 242

    função do, 186
    HDL e, 321
    mecanismo do, 187, 193
    modulação dos, pelo exercício físico, 195
    na terapia vascular, 194
    sistema de transporte extracelular dos, 193
microRNA-143, 190
microRNA-145, 190
Microscopia intravital, estudo com, 44
Microvascularização da pele, 707
Microvasculatura
    coronária, endotélio e, 584
    fatores vasodilatadores e vasoconstritores que influenciam segmentos da, 485
Migrânea, 174
Milrinona, 611
Miméticos da HDL, tratamento com, 325
Mindfulness, 290
Miniexame do estado mental, 272
Miocárdio
    esponjoso, 13
    microfotografia do, 646
    trabeculado, 13
MItocôndria (s), 144
    fisiopatologia redox da aterosclerose, 154, 6
MOCA (*Montreal cognitive assessment*), 272
"Modelo de resposta à retenção da aterogênese", 519
Moduladores do *cross-talk*, 678
Molécula (s)
    circulantes, 386
    de adesão, 201
        da célula vascular, 243
        intercelular, 243
Monócito
    na formação da placa, mecanismos de participação de, 522
Monóxido de carbono, efeitos no transporte de oxigênio, 576
Mortalidade pós-infarto, 279
Morte
    celular, 27
        dependente de ancoragem, 499
        por necrose da CMLV, 574
    súbita cardíaca, 398
Mulheres com angina e coronárias sem obstrução, disfunção microvascular coronária em, 583

N

NADPH (nicotinamida adenina dinucleotídeo fosfato), 132
    oxidase
        na fisiopatologia da aterosclerose, 154
        vascular, 145, 146, 154
Nefrite lúpica, 446

Nefropatia
　endotélio e progressão das, 446
　evolução das, fatores envolvidos, 447
Neoíntima, 623
Neutrófilo, ativação de, 576
Niacina, 546
Nicotina, 567
　efeitos
　　cardiovasculares
　　　agudos da, 574
　　　crônicos da, 575
　　sobre
　　　a expressão gênica, 571
　　　a migração, 573
Nitração, 110
　de tirosina, 112
Nitrato, 112
　versus hidralazina, ação dos, 616
Nitrogênio, 140
Nitroglicerina, 609
Nitroprussiato de sódio, 74, 610
Nitrosação, 110
　de tióis, 111
Nitrosilação, 110
nNOS, mecanismo regulatório da, 115
Nomenclatura da doença vascular do enxerto, 643
Nozes, 390
　função endotelial e, estudos clínicos que avaliaram o efeito do consumo, 392
Nrf (*nuclear factor eytroid-2 related factor*), 256
Nutrigenômica, 401

O

Obesidade, 672
Obeso, disfunção endotelial no, 671
Onda de pulso, análise, 537
Oxidação da tetra-hidrobiopterina, 599
Óxido
　nítrico, 35, 79, 109, 240, 250, 454, 663
　　ações antagônicas do, 301
　　como elemento de conexão entre a angiogênese e o desenvolvimento do tumor, 702
　　derivado do endotélio, liberação do, 736
　　efeito antioxidante do, 111
　　efeitos biológicos, 110
　　geração não enzimática de, 118
　　mecanismos de síntese do, 113
　　peróxidos lipídicos e, reação entre, 111
　　reações do, 109
　　reativador do, 110
　　rim e, 446
　　sintase, 79
　　　cofatores das, 116
　　　controle da expressão gênica das, 115
　　　efeitos cardiovasculares das distintas isoformas de, 116
　　　mitocondrial, 116
　　　sintase endotelial, 160
Oxigenase, 148
Oxigênio, 140
　nítrico, 140
　singlete, 140
oxLDL, LDL, 370

P

Paclitaxel associado à LDE, efeito do tratamento com, 348
Paradoxo biodisponibilidade baixa e efeitos benéficos, 422
Parede vascular, alterações estruturais e funcionais da, 567
Peixe, estudos em humanos avaliando os efeitos sobre a função endotelial, 396
Peixe-zebra, 14, 21
Pele
　microcirculação da, 707
　microvascularização da, anatomia da, 707
Pericito, 60
Periodontite, 43
Permeabilidade
　microvascular, 44
　vascular, regulação por abertura e fechamento de junções tipo *adherens*, 46
Peroxidação lipídica, 571
Peróxido de hidrogênio, 140
Peroxinitrito, 140
　química do, 111
Peso corporal, 398
PET *scan*, 538
Pilar transluminal, 60
PKC (proteína quinase C), 680
　ativação induzida por hiperglicemia, 681
Placa (s)
　aterosclerótica(s)
　　complicações trombóticas das, 501
　　instabilização da, 531
　erosão da, 529
　fibrótica, 207
　　formação da, 527
　rotura da, 529
　vulneráveis, 576
Plaqueta, 160, 428
　na doença vascular pulmonar, 467
Plasma
　extravasamento de, 52
　nos tecidos, extravasamento de, 201
Plasminogênio tipo uroquinase, 162
Pletismografia

com oclusão venosa, 230
de oclusão venosa, 537
Plexo
dérmico, 707
subdérmico, 707
Plot de Kaplan Meier, 346
Plug plaquetário, 203
Polifenóis, 373
ação
no endotélio, 425
no óxido nítrico, 427
no sistema endotelial, 425
vias metabólicas que podem influenciar situações clínicas, 426
ação sobre a função endotelial, 413
versus álcool, 422
Polimorfismos genéticos, tabagismo e, 577
Polióis, 680
Ponte de safena, 14
Pool plasmático do colesterol, 314
Porcesso redox, sinais mediados por, 144
PPARs (*peroxisiome proliferator-activated receptor*), 465
Prece, 289
Pré-eclâmpsia, 446
dano endotelial na, 691
etiologia, 689
fisiopatologia da, 691, 697
invasão trofoblástica inadequada na, 696
mecanismos endoteliais na, 689
Probe, posicionamento do, 236
Probucol, 325
Processo
aterosclerótico, 518
inflamatório, 201
redox
características bioquímicas de, 141
em doenças vasculares, 151
na transdução de sinais induzidos pelo shear stress no endotélio, 103
transdução de sinais mediada por, 144
Proepicárdio, 15
Progesterona, 75, 78
Progressão tumoral, 699
Proliferação, 27
Prostaciclina, 6
Prostaglandina, 80
Proteção
anti-aterosclerose, 324
endotelial, 596
Proteína (s)
ABC, 3170
C, via anticoagulante da, 161
C-reativa, 209
da família das conexinas, 201

da matriz extracelular, 100
de adesão, 100
de choque térmico 90, 118
fosfatase, 27
FOXO, 254
hsp90, 118
não dobradas, 455
quinase, 27
TOR, 256
Ras, 33
família das, 700
tirosina fosfatases
catálise da desfoforilação do aminoácido tirosina pelas, 29
famílias das, 28
tirosina quinase, 29
citoplasmáticas, 30
do tipo receptor, protótipos, 31
P-selectina, 202
PTK, ver Proteína tirosina quinase
PTP, ver Proteína tirosina fosfatases

Q

Quilomícrons artificiais, 335
Quimiocina na aterosclerose, diversidade funcional das, 520

R

Radical
hidroxila, 140, 149
livre, 598, 695
características dos efeitos, 143
e espécies relacionadas de importância biológica, 140
estresse oxidativo e, 143
importância biológica, 140
o que é?, 139
preodução e consumo de, relação entre, 598
reatividade de um, 140
pouco reativos, formação de produtos tóxicos a partir de, 141
superóxido, 140
em vasos, fontes enzimáticas, 144
geração de, 152
Ras
alterações conformacionais em, 33
compartimentalização intracelular de, 33
modificações pós-tradução em, 33
módulo de sinalização, 34
sinalização compartimentada de, 34
Reação
de hipersensibilidade, 635
em cadeia, 141

Índice Remissivo

Reatividade
   muscular, técnicas para análise, 711
   vascular
      coronariana, 569
      periférica, 570
Receptor (es)
   acoplados à proteína G, 100
   celulares, 651
   de mebrana acoplado à proteína G, 76
   de membrana, interações da HDL com, 306
   Eph, 63
   MrgD, 216
   PTK, 30
   "redox", 143
   "scavenger", 207
Reestenose, 623
   eventos sucessivos no desenvolvimento da, 624
   intra-*stent*, 631
Regressão tipo Cox Proportional Hazards, análise, 471
Regulação
   de genes associada ao RNA, 184
   epigenética, 184
Rejeição
   aguda celular, 641
   mediada por anticorpos, 642
Relaxamento
   à acetilcolina, 74
   mecanismos propostos, 120
Remodelagem vascular, 464
Remodelamento negativo, 632
Reparação
   endotelial pós-intervenções percutâneas, 623
   vascular à lesão, 151
Reparo vascular, 41
Reperfusão
   lesão de, 503
   miocárdica, 503
Replicação/reposição celular, alterções estruturais relacionadas à, 249
Reserva de fluxo coronariana, 586
   determinação da, 487
Resistência
   à insulina, 129, 588, 672
   transendotelial, efeitos dos receptores beta-adrenérgicos na, 46
Resposta
   endotelial aguda pós-*stent*, 629
   imune, 242
      adaptativa, 526
Restrição
   calórica, 253
   dietética, 253, 260
Resveratrol, biodisponibilidade de, 421
Retículo endoplasmático, 148
   estresse de, 455, 677
Retração elástica do vaso, 632
Reveratrol, longividade e, 424
Rigidez arterial, 253
Rim
   com endoteliose glomerular, 692
   endotélio e, 445
   normal, 692
   óxido nítrico e o, 446
RISC (RNA-*induced silence complex*), 186
Risco cardiovascular, 64
RNA(s)
   longos, 106
   mensageiro, 106
Rolling, 202
ROS (*reative oxygen species*), 139, 300
   aumento da produção induzido por hiperglicemia, 680
   geração mitocondrial de, 147
   mitocondrial, aumento da produção de, 680
Rosiglitazona, 465

S

S1P, ver esfingosina 1 fosfato
Sacarose, 3670
Scaffolding, 115
Sedentarismo, 540
Seio venoso do endocárdio, 19
Selectina, 202, 243
   E, 177
"Semeadura", 153
Senescência celular endotelial, 251
Sensor de estiramento, 230
Sepse, mecanismos inflamatórios na, 512
Serina quinases, 674
Shear
   lLaminar na função celular e aterosclerose, efeitos, 101
   oscilatório na função celular e aterosclerose, efeitos, 101
   stress, 61
      elemento responsivo a, 102
      equipamentos de simulação de, 102
SHR stroke-prone, 81
Sinalização
   celular no endotélio, 35
   mediada por integrinas, 102
   parácrina, 104
   por cálcio nas células endoliais, 128
   redox, 143
      celular, 142
      o que é?, 143
Síndrome (s)
   cardíaca X, 583

coronarianas agudas, 12
  mecanismos que levam a, 498
  mecanismos moleculares das alterações da parede arterial nas, 497
de Eisenmenger, 466
de Waterhouse-Friederichsen, 511
HELLP, 694
hemolítico-urêmica, 446
hipertensivas, 689
metabólica, 154

Síntese
  de prostaciclina, alterações da, 572
  de prostaglandinas, alteração na, 572
  do peroxinitrito, 599
  do tromboxano A2, alterações da, 572
Sinusiste, 708
Sinvastatina, uso de, 66
Sirtuínas, 253
  via de regulação da, 254
Sistema
  arterial coronarianao, 480
  coronariano adulto, arquitetura do, 14
  coronário, desenvolvimento do, 13
  CRISPR/Cas-9, 170
  da endotelina, 176
  de coagulação, ativação do, 693
  de contato, 161
  do óxido nítrico, 171
  Golgi, 114, 150
  LDE para tratamento do câncer, 345
  pós-Golgi, 114, 150
  renina-angiotensina, 83
    ações vasculares do, 216
    eixos modulatórios dos, 221
    endotélio e, 215
      visão atualizada e simplificada do, 216
    mecanismos celulares envolvidos, 216
    na aterosclerose, 219
    na trombose, 219
    na disfunção endolial, 219
S-nitrosilação, 33
SOCS-3 na interação insulina/angiotensina, papel da, 674
Sódio, 369
Solução Ringer condicionada com hemácias, 49
Sonic Hedgehog, 18
Sono, privação do, 558
Splicing alternativo, 77
Src quinase, família de, 31
Stent(s)
  bioabsorvível, 635
    paciente tratado com 637
  convencional, 625
  cypher, 626
  endotélio e, 629
  farmacológico, 626
    aparência morfológica, 633
    implante de, 14
    trombose de, 632
Stop códon, 169
Stroop Color Test, 281
Substância (s)
  contráteis, 661
  relaxantes, 662
  vasoativas, 162
  vasoconstritora, produzidas pelo endotélio, 127-137
Sulfeto de hidrogênio, 121
Superóxido, 140
Suportes vasculares bioabsorvíveis, 635

T

Tabagismo, 128
  ativo, 565
  efeitos sobre os lipídeos, 575
  endotélio e
    bases fisiopatológicas, 567
    constituintes da fumaça do cigarro, 566
    epidemiologia, 565
    estágio atual do conhecimento, 573
    histórico, 565
    implicações clínicas e aplicações práticas, 576
  mecanismos pelos quais promove alterações vasculares, 567
  passivo, 565
Tanometria arterial periférica, 537
TBARS (*thiobarbituric reactive substanaces*), 81
Técnica de complacência, 232
Telomerase, 250
Telômero, função do, 249
Terapia cognitivo-comportamental, 291
Teste
  de rastreio cognitivo, 272
  de transferência lipídica, 344
  do desenho do relógio, 272
Testosterona, 75, 79
Tethering, 202
Tetrafosfato de uridina adenosina, 127, 134
Tetra-hidrobiopterina, 118
Tight junctions, 201
Tiil, 140
TIMI, fluxo de, 488
Timing Hypotesis, 85
Tiol, 110
Tirosina, nitração de, 112
TLR (*toll-like receptor*), 325
Tonometria arterial periférica, 235
Tônus vasomotor, 481
  na apneia obstrutiva do sono, regulação do, 554

TOR, 256
Torcetrapibe, 326
t-PA, 162
Transcriptase reversa, 250
Transdutor, posicionamento do, 232
Transformação, 27
Transplante cardíaco, curva de sobrevida após, 644
Transtorno
   mental
      custos de, 280
      doenças vasculares e, 277
      prevalência de, 279
   neurocognitivo vascular, 269
Trasnplantado, fisiopatologia e opções terapêuticas, 641
Treinamento físico aeróbio, 195
Triglicérides, curvas de remoção plasmáticas dos, 338
Troca sódio-hidrogênio, 588
Troglitasona, 465
Trombina, 201
Trombogenicidade, 576
Trombomodulina, 538
   expressão, 159
Trombose, 7, 209, 529
   de *stents*, 632
   sistema renina angiotensina na, 219
Trypanosoma cruzi, infecção por, 52
Túbulos endoteliais, 18
Tumor óxido nítrico como elemento de conexão entre a angiogênese o desnevolimento do, 702

U

Ubiquitinação, 33
Ultrassom
   Doppler intracoronário, 230
   Vascular de alta resolução, 232
Unfolded protein response, 149
UPAR, 162
UPR (*unfilded protein esponse*), 149, 150
   marcador operacionais da, 150
   vias de sinalização ativadas durante a, 140

V

Vascularização dependente do endotélio associada ao envelhecimento, 249
Vasculatura coronária, desenvolvimento da, 14
Vasculite, 446
Vasculogênese, 14, 58
   no embrião vertebrado, 59
Vasos pré-formados, 15
Vasoconstrição, 133
   à angiotensina II, 75
Vasocosntritor tromboxano A2, 6
Vasodilatação
   dependente do endotélio, 570
   endotélio-dependente, 250
   parácrina mediada pelo endotélio, 123
Vasodilatador
   em insuficiência cardíaca crônica, estudos, 615
   estudos sobre, 612
   prostaciclina, 6
Vasoespasmo, 497
VCAM-1(molécula de adesão da célula vascular tipo 1, 243
VEGF (fator de cresimento endotelial vascular), 16, 18, 62, 176
Via (s)
   "clássica" de ativação de Ras, 34
   das pentoses, bloqueio da, 681
   de regulação da sirtuína, 254
   de sinalização (ões)
      ativadas durante UPR, 149
      celular, 27
      compartimentada de Ras, 34
      da FOXO, 251
      da insulina/IGF-1, 257
      da TOR, 259
      induzida por óxido nítrico, 703
      redox, 145
   de sinalização alvo de ativação da AMPK, 255
   metabólica no endotélio, alteraçõs de, 679
   não radicalares, 141
   radicalares, 141
   redox de sinalização celular, 139
Vinculina, 201
Vinho
   ação
      no endotélio, 425
      no óxido nítrico, 427
      no sistema endotelial, 425
   tinto, 393
      ação protetora de, 420
      ação sobre a função endotelial, 413
      mecanismos básicos de ação, 431
Vírus vaccinia, 28
Vitronectina, 100
VLDL (lipoproteína de densidade muito baixa), 313

W

WHI (*Womens' Health Iniative*), 277
mecanismos básicos de ação, 431
Vinho tinto, 393, 11

X

Xantina oxidase, 148

Z

Zonula occludens, 201

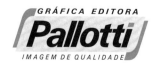

www.graficapallotti.com.br
(51) **3081.0801**